GRUNDRISS DER PATHOLOGISCHEN ANATOMIE

VON

PROF. DR. GOTTHOLD HERXHEIMER

DIREKTOR DES PATHOLOGISCH-BAKTERIOLOGISCHEN INSTITUTES
AM STÄDT. KRANKENHAUS ZU WIESBADEN

ZWANZIGSTE AUFLAGE DES SCHMAUS'SCHEN
GRUNDRISSES DER PATHOLOGISCHEN ANATOMIE

MIT 529 ZUM GROSSEN TEIL
FARBIGEN ABBILDUNGEN

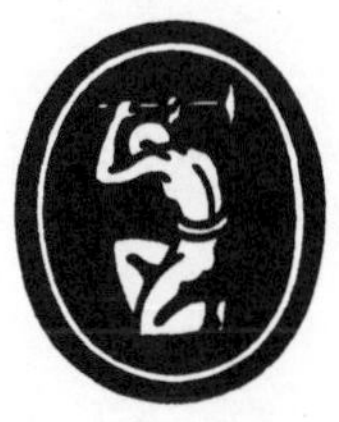

MÜNCHEN / VERLAG VON J. F. BERGMANN / 1932

ISBN-13: 978-3-642-89838-9   e-ISBN-13: 978-3-642-91695-3

DOI: 10.1007/978-3-642-91695-3

Vorwort.

Die neue, zwanzigste, Auflage des „Grundrisses" gab mir willkommene Gelegenheit zu erneuter Umarbeitung. An den Grundsätzen, wie sie vor allem im Vorwort der letzten Auflage ausgesprochen wurden, wurde festgehalten. Trotz vielfacher Ausblicke in benachbarte Gebiete, so physiko-chemische Erklärungen und vor allem Fragestellungen der allgemeinen Pathologie, müssen in einem Lehrbuche der pathologischen Anatomie die anatomische Betrachtungsweise und die auf ihr fußenden Erkenntnisse der Krankheitsursachen und -bedingungen den Hauptton angeben. Nur so kann der Lernende und Lesende den sicheren Untergrund für klinisches Denken und eigene ärztliche Betätigung gewinnen. An dem Bestreben, den der „Grundriß" von je verfolgte, nur Wichtiges und in erster Linie dem heutigen Wissensstande nach sicher Erkanntes zu bringen, wurde festgehalten.

In diesem Rahmen aber wurde überall das Alte überprüft, neues eingefügt, manches etwas anders dargestellt, auch auf die Klarheit der Darlegungen, unter Ausmerzung allzuvieler Fremd-worte, geachtet.

Von jeher betone ich, daß mir der Allgemeine Teil am meisten am Herzen liegt. Er gerade ist die Grundlage für jede ärztliche Ausbildung und, wenn auch der Nachschlagende leicht und schnell über die einzelnen Organveränderungen nachlesen können muß — schon deswegen ist der Spezielle Teil nicht zu entbehren—, so sind doch für den Lernenden die allgemein-pathologisch-anatomischen Vorgänge, aus denen allein er sich das richtige Verständnis für die Pathologie aneignen kann, das Wichtigste und Maßgebende. So wurde denn in der vorliegenden Auflage der Grundriß in dem Sinne noch durchgreifender als bisher umgestaltet, daß der Allgemeine Teil wesentlich ausgebaut, manches, was bisher im Speziellen Teile stand, aber meines Erachtens besser hierher gehört, in ihn aufgenommen und auch mancherlei Neues hinzugefügt wurde. So entstand — nach vorangestellter Besprechung der für die Infektionen maßgebenden allgemeinen Körperbedingungen — durch Zusammenstel-lung der Krankheitserreger, die ja in diesem Buche in erster Linie als solche nicht von rein bakterio-logischen Gesichtspunkten aus wichtig sind, mit den einzelnen sog. infektiösen Granulationen, wie sie bisher zum Teil bei der Entzündung, zum größten Teil bei den einzelnen Organen beschrieben wurden, und den sonstigen Infektionskrankheiten, die bisher teils unter den Organen, zum großen Teil aber etwas unvermittelt ganz am Schlusse des Gesamtbuches abgehandelt wurden, ein großes Kapitel: Infektionserreger, Infektionen, Infektionskrankheiten. Wohl nimmt dieser Abschnitt jetzt einen großen Spielraum ein, aber dies ist durch seine Bedeutung berechtigt. Stehen doch diese Erkrankungen gegenwärtig ganz im Mittelpunkte ärztlicher Betrachtung. Vor allem scheint es mir auf diese Weise und durch die gewählte Reihenfolge erreicht zu sein, ein zusammenhängendes Bild dieser wichtigen Krankheiten für den Gesamtkörper zu geben und so auch den klinischen Bedürfnissen entgegenzukommen. Auch konnte so Zusammengehörendes besser zusammengefaßt und zudem manche Wiederholung (vor allem im Speziellen Teil von im Allgemeinen Gesagtem) vermieden werden. Der betonte Ausbau des Allgemeinen Teiles tritt jetzt auch dadurch schon rein äußerlich zutage, daß er im Gegensatz zu den früheren Auflagen und dem sonst üblichen den Speziellen Teil an Umfang übertrifft.

Von den einzelnen besonders umgeänderten oder erweiterten Abschnitten seien vor allem folgende genannt: Teile des einleitenden Kapitels, Blutungen, Thrombose und Metastase, Ein-fügung der Grundzüge der R i c k e r schen Lehre, das gesamte 2. Kapitel der Stoffwechselstörungen unter Einbeziehung und genauerer Darstellung der verschiedenen Steinarten, im dritten Kapitel der abnormen Wachstumsvorgänge vor allem die Abschnitte Regeneration und Transplantation, im Geschwulstkapitel, das zum Teil anders geordnet wurde, vor allem die von dem Muskelgewebe, Nervengewebe und den Endothelien ausgehenden Geschwülste, auch wurde der Abschnitt Geschwulstentstehung ganz neu bearbeitet; im Mißbildungskapitel der Anhang Hermaphroditis-mus, im Kapitel äußere Krankheitsursachen und ihre Wirkungen die Vergiftungen, welche ein-heitlich zusammengestellt und zum Teil ergänzt wurden. Im folgenden Kapitel der inneren Krank-heitsbedingungen ist der Abschnitt Krankheitsanlage (Disposition) ganz neu bearbeitet, die Ab-schnitte Unempfänglichkeit (Immunität) und Vererbung haben nur einige Ergänzungen erfahren.

Im großen, wie schon dargelegt, neu zusammengestellten und umgearbeiteten Kapitel der Infektionserreger und Infektionskrankheiten erscheint insbesondere der Abschnitt Allgemeines über Infektionen und Infektionskrankheiten in seinem zweiten Teile fast ganz neu; bei den einzelnen Infektionen wurden die Abschnitte über Allgemeines der Tuberkulose sowie über Syphilis und angeborene Syphilis wesentlich erweitert, das Gasgangrän und maligne Ödem neu überarbeitet, Abschnitte über die Sepsis, die Encephalitis epidemica und Polyomyelitis epidemica, das Maltafieber und die B a n g sche Krankheit, die Tularämie, die Schlafkrankheit, die Tollwut, die Psittakose hier neu eingefügt. Im letzten Kapitel des allgemeinen Teiles wurden die Abschnitte Hypertrophie des Herzens (Bluthochdruck) und Arrhytmien besonders umgearbeitet, auch der Abschnitt Icterus neonatorum neu gefaßt, der ganze Abschnitt der Störungen der inneren Sekretion wesentlich erweitert. Im Speziellen Teile wurden die Kapitel Blut und Milz ergänzt oder umgearbeitet, ferner insbesondere der Abschnitt Endokarditis, auch bei den Blutgefäßen einiges eingefügt, die Abschnitte Gastritis und Veränderungen der Nierengefäße umgestaltet. Das Kapitel Zentralnervensystem wurde in manchen Punkten etwas ergänzt, im Kapitel des Bewegungsapparates wurden unter den Knochen die R e c k l i n g h a u s e n sche und P a g e t sche Erkrankung, ferner der ganze Abschnitt, welcher die Gelenke behandelt, unter Einfügung kurzer Darlegungen über die Wirbelsäule, neu dargestellt, endlich auch die Prostatahypertrophie umgearbeitet.

Besondere Sorgfalt wandte ich auch wieder dem Abbildungsteile zu. Manchen Wunsch, der in Besprechungen geäußert wurde, konnte ich erfüllen. Für solche bin ich stets dankbar und suche ihnen zu entsprechen, soweit dies möglich ist ohne das Buch wesentlich zu verteuern — was heute stets ein maßgebender Gesichtspunkt sein muß — und soweit es sich nicht um zu einseitig eingestellte Sonderwünsche von Vertretern von Teilgebieten handelt. Die Zahl der Abbildungen hat sich um 63 erhöht. Doch gibt dies zahlenmäßige allein kein rechtes Bild. Es wurden nämlich 50 alte Abbildungen, die weniger gelungen erschienen, ausgemerzt, dafür einige Abbildungen aus früherer Zeit, die aus Ersparnisgründen in den letzten Auflagen weggefallen waren, wieder eingefügt und vor allem 103 neue, zum großen Teil neu gezeichnete, Abbildungen aufgenommen. Allerdings wurden, um hierdurch dem Preise des Buches nicht zu schaden, manche Farben vereinfacht, eine größere Zahl von Abbildungen schwarz wiedergegeben.

Trotz aller Einfügungen und Umarbeitungen wie vermehrten Abbildungen ist es gelungen, den Gesamtumfang des Buches nicht zu vergrößern. Dies wurde teilweise durch Streichen mancher weniger wichtiger Punkte — besonders im Speziellen Teile —, straffe Zusammenfassung und möglichste Vermeidung von Wiederholungen sowie insbesondere durch reichlichere Verwendung des Kleindruckes erreicht. Es muß aber auch hier wieder hervorgehoben werden, besonders für den nach dem Buche lernenden Studenten, daß das Kleingedruckte — oft ganze längere theoretische Darlegungen u. dgl. — nicht etwa weniger wichtige oder gar unwesentliche Dinge enthielte.

Für die große Arbeit der Neubearbeitung des alphabetischen Sachverzeichnisses bin ich Herrn Dr. R e i n e c k zu Dank verpflichtet. Ebenso der Verlagsbuchhandlung, welche den Notwendigkeiten der neuen Auflage wieder volles Verständnis entgegenbrachte.

Ich hoffe, daß das Buch auch in seiner 20. Auflage sich bewähren wird.

W i e s b a d e n , den 12. Juli 1932.   **Gotthold Herxheimer.**

Inhaltsverzeichnis.

Allgemeiner Teil.

Viertes Kapitel.
Störungen der Gewebe bei geschwulstmäßigem Wachstum (Geschwülste).

Fünftes Kapitel.
Störungen der Gewebe bei fehlerhafter Entwicklung.

Krankheitsursachen und -bedingungen und ihre Folgen.
Sechstes Kapitel.
Äußere Krankheitsursachen (außer Parasiten) und ihre Wirkungen.

Inhaltsverzeichnis.   VII

Siebentes Kapitel.
Innere Krankheitsbedingungen: Disposition. Immunität. Vererbung.

Achtes Kapitel.
Infektionserreger. Infektionen. Infektionskrankheiten.

Neuntes Kapitel.
Tierische Parasiten und Invasionskrankheiten.

Zehntes Kapitel.
Gestörte Organtätigkeit als Krankheitsbedingung für den Gesamtkörper.

Spezieller Teil.
Erstes Kapitel.
Erkrankungen des Blutes und der blutbildenden Organe.

Zweites Kapitel.
Erkrankungen des Kreislaufsapparates.

Drittes Kapitel.
Erkrankungen des Atmungsapparates.

Viertes Kapitel.
Erkrankungen des Verdauungsapparates.

Fünftes Kapitel.
Erkrankungen der großen Verdauungsdrüsen.

Sechstes Kapitel.
Erkrankungen des Harnapparates.

Siebentes Kapitel.
Erkrankungen des Nervensystems.

Achtes Kapitel.
Erkrankungen des Bewegungsapparates.

Neuntes Kapitel.
Erkrankungen der Geschlechtsorgane.

Zehntes Kapitel.
Erkrankungen der endokrinen Drüsen.

Elftes Kapitel.
Allgemeine pathologische Anatomie der äußeren Haut.

Allgemeiner Teil.

Einleitung.   (Allgemeine Pathologie der Zelle.)

Die **Pathologie**, die „Leidenslehre", umfaßt die ganze Lehre vom „Krankhaften" im allgemeinen. Wir können zwei Gruppen unterscheiden, krankhafte Vorgänge und krankhafte Zustände. Zu ersteren gehören die **Krankheiten.** Es sind dies Vorgänge, bei welchen ein lebendes
System in einer oder mehreren Lebensäußerungen so verändert ist, daß eine Funktionsstörung
mit Gefährdung der Fortdauer des Organismus erfolgt. Die Gefahr für den Gesamtkörper gehört zu dem Begriff der „Krankheit" hinzu, denn Funktionsausfall kann auch schon im
normal-physiologischen Leben vor sich gehen ohne irgendeine „Krankheit" darzustellen, z. B. die
physiologische Rückbildung des Thymus. Und ebenso ist damit gesagt, daß die Funktionsstörungen ein die Funktionsschwankungsbreite überschreitendes Maß darbieten und eine gewisse
längere Dauer haben müssen. Das normal-physiologische Leben, d. h. das biologische Bestehen
eines Organismus, wird dadurch gesichert, daß er sich durch Selbstregelungen dem Wechsel der
äußeren Lebensbedingungen genügend anpassen kann. Können sich die Regulationsmechanismen
nicht genügend anpassen, so daß sich Störungen, welche das biologische Dasein gefährden, ergeben,
so sind dies eben „Krankheiten". Es liegt hier also auch ein Weiterleben vor, aber ein solches unter
veränderten Bedingungen. Die Lebensvorgänge unterscheiden sich mengenmäßig von den normal-
physiologischen, oder es finden solche an falschem Ort oder zu falscher Zeit — „anachronistisch" —
statt. Man kann auch kurz sagen, daß es sich bei der Krankheit um einen Vorgang handelt, bei
dem eine „Störung des vitalen Gleichgewichts" besteht. Dieser Vorgang kann entweder auf den
Ausgangspunkt zurückkehren (Heilung), oder wenigstens zu einem dem ursprünglichen Zustand
ähnlichen zurückführen (unvollständige Heilung), oder aber er bleibt, nachdem er eine gewisse
Höhe erreicht hat, ungefähr, oder doch mit geringen Schwankungen, auf dieser stehen (chronische
Krankheit), oder endlich er führt zu einer so hochgradigen Funktionsstörung des Gesamtkörpers,
daß der Tod eintritt. Die Lehre von den Krankheiten wird als **Nosologie** bezeichnet. Krankhafte Vorgänge sind des weiteren Störungen in der Entwicklung, hauptsächlich der embryonalen,
eines Organismus; und zwar haben wir hier solche im Auge, welche auf im Keimplasma gelegenen
inneren Bedingungen beruhen. Wir können die Lehre von diesen Entwicklungsstörungen als
Dysontologie bezeichnen und der Nosologie an die Seite stellen.

Von den krankhaften Vorgängen zu trennen sind die krankhaften Zustände. Sie können
unmittelbar entstehen und sind dann meist vorübergehender Natur; oder sie entstehen mittelbar,
d. h. sie sind die Folge krankhafter Vorgänge (Krankheiten bzw. Entwicklungsstörungen) und
sind dann meist dauernder Natur und viel wichtiger. Andererseits können sich an krankhafte
Zustände auch krankhafte Vorgänge anschließen, oder sie können gleichzeitig nebeneinander verlaufen. Die krankhaften Zustände, besonders die aus Krankheiten sich ergebenden, können wir als
„Schaden" (Schwalbe) bezeichnen, die auf Grund von Entwicklungsstörungen entstehenden als
„Mißbildungen". Eine scharfe Grenze zwischen „Vorgang" und „Zustand" ist praktisch allerdings
nicht stets zu ziehen.

Nach dem Gesagten können wir allgemein einteilen:

Pathologie = Lehre vom „Krankhaften".

I. Lehre von den krankhaften Vorgängen:
　　1. Lehre von den Krankheiten (Nosologie).
　　2. Lehre von den Entwicklungsstörungen (Dysontologie).

II. Lehre von den krankhaften Zuständen:
　　1. Lehre von den „Schäden".
　　[2. Lehre von den Mißbildungen (Teratologie).]

Da die Krankheiten — die der Wichtigkeit nach an erster Stelle stehen — Funktionsstörungen darstellen, ist die Kenntnis der normalen Funktionen der Organe also eine Grundlage der Pathologie. Die Funktionen der normalen Organe hängen von ihrem geweblichen Bau ab. Sind erstere gestört, besteht also eine Krankheit, so ist auch der anatomische Bau des oder der betreffenden bzw. betroffenen Organe verändert. Die Funktionsveränderungen gehören in das Gebiet der **pathologischen Physiologie,** welche sie nach Möglichkeit von Kräften nach der physikalischen oder chemischen bzw. physikochemischen Seite hin ableitet. Die Bau-, d. h. Formveränderungen bei krankhaften Vorgängen wie Zuständen bilden das Objekt der **pathologischen Anatomie.** **Diese ist also die Lehre vom Bau des menschlichen Körpers bzw. seiner Organe allgemein unter pathologischen, d. h. krankhaften Bedingungen.** Es ergibt sich aus alledem, daß ebenso wie normale Anatomie und Physiologie, auch pathologische Anatomie und pathologische Physiologie bzw. Pathologie überhaupt eng zusammengehören. Ebenso wie die makroskopische und mikroskopische Anatomie eine Voraussetzung für die Lehre von den Funktionen der Organe ist, so ist gründliche Kenntnis der pathologischen Anatomie — der makroskopischen wie histologischen — Vorbedingung für das Verständnis der Krankheiten selbst, wie sie dem Arzte am Krankenbett entgegentreten, und in letzter Linie auch für deren sinngemäße Behandlung und Bekämpfung. Geht hieraus auf der einen Seite die besondere Wichtigkeit der pathologischen Anatomie für die klinische Medizin hervor, da ihr Bestreben, den anatomischen Tatbestand festzustellen, allein das richtige Verständnis der Krankheitszeichen ermöglicht, so ist auf der anderen Seite leicht zu ersehen, daß ein lediglich praktisches Bedürfnis die pathologische Anatomie als eigenes Fach abgegrenzt hat, daß sie aber mit allen anderen Zweigen der Medizin in engster Fühlung steht und stehen muß, ein Gesichtspunkt, den ihr Altmeister Virchow bei jeder Gelegenheit scharf betonte. Auch die Wichtigkeit der pathologischen Physiologie als eines Bindegliedes zwischen pathologischer Anatomie und klinischer Pathologie geht aus dieser Überlegung klar hervor. Bei den meisten Krankheiten kennen wir die entsprechenden Veränderungen des anatomischen Baues, die es ohne weiteres erklärlich machen, daß die Organtätigkeit eine beeinträchtigte sein muß; oder es finden sich wenigstens, wenn die Gewebe und Zellen selbst zunächst unverändert erscheinen, veränderte Zustände des Blut- oder Lymphkreislaufes, welche die Funktionsänderung bzw. den Ausfall der Funktion erklären und meist dann doch noch zu nachweisbaren Veränderungen der Organzellen selbst führen.

Bei einem Teile der Krankheiten aber können wir bisher in den Geweben, deren Tätigkeit gestört ist, und deren Gefäßen keinerlei morphologisch wahrnehmbare Formveränderung mit bloßem Auge oder mit Hilfe des Mikroskopes in dem Grade erkennen, daß sie die Krankheitszeichensumme einer Krankheit in genügender Weise erklären könnte, auch Veränderungen anderer Organe — die infolge von Fernwirkung bei dem Zusammenwirken der Organe in Betracht kommen — nicht verantwortlich machen. Ebenso gibt es einige Krankheiten, bei welchen der Gesamtkörper falsche Leistungen aufweist, also in seiner Funktion gestört ist, ohne daß wir anatomisch bisher irgendein Organ regelmäßig so verändert gefunden hätten, daß wir es beschuldigen könnten. Wir sprechen in diesen unserem Verständnis zunächst schwerer zugänglichen Fällen von **rein funktionellen Störungen,** weil eben ihre anatomische Grundlage sich unserer Kenntnis entzieht. Hierher gehören vor allem Erkrankungen des Nervensystems, wie Neurasthenie und Hysterie, Neurosen und zahlreiche psychische Abweichungen. Das Gebiet dieser funktionellen Störungen ist aber ein verhältnismäßig kleines, die fortschreitende Vervollkommnung der Untersuchungsmethoden hat es immer mehr eingeschränkt und engt es immer mehr ein; besonders die verfeinerte mikroskopische Technik, die Verbesserungen des Mikroskopes und die Ausarbeitung feinster Farbmethoden haben hier mitgewirkt. Es ergibt sich schon hieraus die große Wichtigkeit neuzeitlicher histologischer Methodik, die, wie der Meister dieses Gebietes Carl Weigert stets betonte, eben nie Selbstzweck, sondern ein Mittel fortschreitender Erkenntnis sein muß. Ferner ist die anatomische Grundlage mancher Erkrankungen besonders aufgedeckt worden seitdem wir wissen, daß diese nicht in dem anscheinend erkrankten Organ zu sitzen braucht, sondern an anderer Stelle des Körpers liegen kann, vermittelt durch Störung der „inneren Sekretion“ u. dgl., und daß die sog. „endokrinen Drüsen“ untereinander funktionell eng zusammenhängen. Je enger aber der Kreis der funktionellen Störungen, bei denen die pathologische Anatomie noch versagt, wird, desto mehr weitet sich das Gebiet dieser letzteren. Es muß ergänzt werden durch andere Untersuchungsmethoden, besonders chemische und physikochemische.

Wir teilen die **pathologische Anatomie** in eine **allgemeine** und eine **spezielle** ein. Es geschieht dies nur aus praktischen Gründen; tatsächlich ist, da beide Gebiete zusammen ein

Ganzes darstellen, die Teilung in vieler Hinsicht nur eine künstliche. Die allgemeine pathologische Anatomie bzw. die allgemeine Pathologie umfaßt die allgemeinen Gesetze, welche für Veränderungen gelten, die sich in allen oder den meisten Organen und Geweben abspielen. Die spezielle pathologische Anatomie befaßt sich mit den krankhaften Bauveränderungen, welche die einzelnen Organe erleiden. Daß die Vorgänge an verschiedenen Organen wesensgleich sind und somit eine allgemeine unter gemeinsamen Gesichtspunkten zusammenfassende Darstellung überhaupt möglich ist, beruht auf der allen Körperteilen gemeinsamen Zusammensetzung aus Zellen oder deren Zusammenfassungen oder Abkömmlingen. Auch die Fasern des Bindegewebes, der Muskeln und Nerven sind Abkömmlinge von Zellen, und die Zusammensetzung von Blut und Lymphe hängt zum großen Teil von Zellenvorgängen, besonders auch der blutbildenden Organe, ab. Selbst ein großer Teil anscheinend humoraler Stoffe, Antikörper u. dgl. ist von Zelltätigkeit abhängig. Die Zellen, diese Bausteine des Körpers, sind die eigentlichen Träger der Lebenserscheinungen, der normalen wie der krankhaften; so ergeben sich Organveränderungen, als deren Ausdruck sich das Krankhafte uns darstellt. Unsere ganze Pathologie ist somit in diesem Sinne eine „Zellularpathologie". Im Zeichen dieser hat Rudolf Virchow den zuerst von Morgagni schon im 18. Jahrhundert in seinem berühmten Werke „de sedibus et causis morborum" entwickelten Gedanken des Lokalisationsprinzipes krankhafter Vorgänge bis ins feinste im Sinne der Zellenlehre fortgeführt, den „anatomischen Gedanken" zu dem die wissenschaftliche d. h. naturwissenschaftliche Medizin, aber auch die Vorstellungswelt des Arztes, beherrschenden gemacht und so einen unvergleichlichen Aufschwung der Heilkunde herbeigeführt.

Ist bei der normalen Zelle der anatomische Bau mit ihren Lebensäußerungen eng verknüpft, so ist dasselbe unter krankhaften Bedingungen der Fall. Überall tritt der Virchowsche Grundsatz klar zutage, daß Lebensvorgänge unter normalen und krankhaften Bedingungen nicht grundsätzlich, sondern nur dem Grade nach verschieden sind. Die Lebensäußerungen der lebenden Zelle äußern sich im Stoffwechsel, Kraftwechsel und Formwechsel. Doch hängen diese Lebensbetätigungen eng miteinander zusammen, sind gewissermaßen dieselben Vorgänge, nur unter verschiedenen Gesichtspunkten betrachtet. Der Stoffwechsel ist Zeichen des Lebens; er ist also auch bei der Krankheit, da diese ja Weiterleben unter veränderten Bedingungen bedeutet, wenn auch verändert, vorhanden. Bei dem Stoffwechsel wird Substanz umgesetzt — Dissimilation — sie muß ersetzt werden — Assimilation. Die Ernährung der Zelle ist somit eine Voraussetzung für ihre Erhaltung. Die Nährstoffe kommen aus der Blutzufuhr und der aus dem Blute transsudierten Flüssigkeit. Störungen in der Verteilung dieser Körperflüssigkeiten, **Kreislaufstörungen,** um deren Erforschung sich außer Virchow vor allem Cohnheim und v. Recklinghausen grundlegend verdient gemacht haben, bilden daher eine besondere Gruppe von Krankheiten, welche sich bei längerer Dauer auch in Bauveränderungen der Zellen selbst äußern. Wegen seiner allgemeinen Bedeutung stellen wir den Abschnitt über diese Kreislaufstörungen daher voran, und zwar nur die örtlichen, während wir die allgemeinen, besonders vom Herzen ausgehenden, erst später besprechen, da zu ihrem Verständnis die vorangegangene Schilderung anderer Veränderungen Voraussetzung ist. Unter den energetischen Umsetzungen der Zelle interessieren uns diejenigen, welche zur spezifischen Funktion führen, am meisten; es ist dies die auffallendste Lebenstätigkeit der Zellen und Gewebe im normalen Geschehen, und in einer Funktionsstörung sahen wir ja auch schon ein Kennzeichen des Lebens unter krankhaften Bedingungen, der Krankheit. Eine Veränderung der Form ist naturgemäß damit verknüpft; auf ihr beruht ja die Möglichkeit anatomischer Erkennung.

Die Gewebe befinden sich nicht in Ruhelage, dann wäre ein Leben nicht möglich, die Worte Stoff- usw. „wechsel" deuten das schon an. Sie werden durch **Reize** beeinflußt, unter welchen wir alle Veränderungen in den äußeren Lebensbedingungen verstehen können, und die Zellen besitzen die Fähigkeit der **Reizbarkeit,** d. h. sich auf derartige Reize hin selbsttätig zu verändern. Wenn auch die Vermittlung solcher zum größten Teile auf dem Nervenwege vor sich geht, so ist doch auch den Gewebszellen selbst die Fähigkeit des unmittelbaren Beeinflußtwerdens durch verschiedenartige „Reize" nicht abzusprechen. Virchow unterschied den Hauptlebensäußerungen entsprechend drei Reize, den nutritiven, funktionellen und formativen Reiz; der erste sollte die Zelle zur Ernährung, der zweite zur Ausübung ihrer Funktion und der dritte zu Wachstum und Vermehrung anregen und somit am Leben erhalten. Dies geschieht unter normalen und in vermehrtem oder vermindertem Maße unter krankhaften Bedingungen. Diese Beeinflussungen der Zelle sind nun aber einander nicht ganz gleich zu stellen. Naturgemäß kann eine Zelle nur Lebensäußerungen betätigen, zu denen sie befähigt ist, nur was in ihr „determiniert" ist, kann „realisiert" werden. Ein äußerer unmittelbarer Reiz führt — wie wir wohl mit Weigert annehmen dürfen — nur einen Verlust von Zellsubstanz (Katabiose) herbei. Es ist dies bei der Funktion der Fall, bei welcher ja, wie bei Sekretionsvorgängen, Bewegungen usw. lebende Substanz verbraucht wird. Unter pathologischen Bedingungen tritt dasselbe zumeist in noch vermehrtem Maße ein, wenn irgendeine Schädlichkeit die Zelle angreift und stört. Im Gegensatz zu diesen mit Zellsubstanzabbau einhergehenden Vorgängen wird bei den nutritiven und formativen Vorgängen lebende Substanz neu gebildet, indem die Zelle infolge ihrer Assimilationsfähigkeit Nährstoffe aufnimmt und zu organischer Substanz umbaut, infolgedessen sich wieder neu aufbaut und unter Umständen darüber hinaus wächst bzw. sich teilt, so daß neue Zellen entstehen. Solche bioplastischen Vorgänge scheinen im Gegensatz zu den oben genannten mit Stoffverlust einhergehenden nicht durch äußere Reize unmittelbar veranlaßt zu werden, sondern durch innere jeder Zelle von Haus aus innewohnende Kräfte; diese sind ihr vom Keimplasma mitgegeben, ererbt. Während des Wachstums des Organismus ist die bioplastische Energie der Zellen eine sehr lebhafte — kinetische —, später ruht sie, weil der geschlossene Zellbau und der enge Zellverband die einzelnen Zellteile und Zellen an der Betätigung dieser Fähigkeit hindern; allein die bioplastische Energie ist ihnen bewahrt geblieben, wenn auch nur potentiell. Sobald der Zellbau und besonders der Zellverband gelockert wird, eben dadurch daß lebende Substanz verloren geht, wie bei jeder Funktion oder bei dem physiologischen Absterben einzelner Zellen oder einem störenden Eingriff (s. oben), und somit eine Entspannung eintritt, wird eine Umwandlung der bioplastischen Energie aus potentieller in kinetische, ein Wachsen und Vermehren der Zellsubstanz die Folge sein, mindestens bis der Substanzverlust gedeckt ist. Als Voraussetzung hierzu genügt aber auch schon eine durch eine Schädigung bewirkte Desorganisation des normalen Aufbaues der Zellen bzw. ihres in der Regel eukolloiden Zustandes (s. u.). Solches kann auch durch Fernwirkung von einem anderen Organ her bewirkt werden, da wir jetzt wissen, daß die „Korrelationen der Organe" eine sehr große Rolle spielen und somit Störung eines Organes diejenige eines anderen bedingen kann. Wir sehen somit, wie äußere Reize physiologisch die Funktion unmittelbar anregen, die inneren nutritiven und formativen Fähigkeiten der Zelle aber mittelbar durch äußeren Reiz ausgelöst werden. Die enge Zusammengehörigkeit der verschiedenen Lebensäußerungen der Zelle zeigt sich hierbei gleichzeitig. Bei krankhaften Vorgängen ist es wichtig, zwischen der „primären Schädigung" und den daraufhin erst eintretenden „Reaktionen" zu unterscheiden.

Unter krankhaften Bedingungen können wir somit auch 2 Hauptgruppen von Veränderungen der Zellen und ihrer Lebensäußerungen aufstellen. Die erste umfaßt solche, welche zu einem Substanzverlust führen (katabiotische nach Weigert). Sie verdanken nach dem Gesagten ihre Entstehung einem für die Zelle äußeren Reiz, welcher also hier als Schädlichkeit die Zelle trifft, sei es z. B. ein Giftstoff, Unterernährung oder dergleichen. Hierbei wird vornehmlich der Stoffwechsel der Zelle nachteilig beeinflußt, wir können daher auch von **Stoffwechselstörungen** sprechen oder die Vorgänge, da sie besonders im Hinblick auf die spezifische Tätigkeit der betreffenden Zellen mehr passiv-rückgängiger Natur sind, unter der Bezeichnung der **regressiven Vorgänge** zusammenfassen. Es handelt sich hier um fast rein mengenmäßige Gewebsveränderungen, indem sich die Substanz einfach vermindert — **Atrophie** —, oder es kommt auch zu Artveränderungen, die wir meist unter Bezeichnung der sog. Entartungen = **Degenerationen** zusammenfassen, oder gar zu völligem Absterben von Geweben, örtlicher Gewebstod = **Nekrose.** Auf der anderen Seite steht die zweite Hauptgruppe, Vorgänge, welche mit Vermehrung von Zellsubstanz, mit Wachstum und Vermehrung von Zellen einhergehen (bioplastische nach Weigert). Man kann sie unter der Bezeichnung der **progressiven** zusammenfassen und den regressiven gegenüberstellen. Sie werden in Kraft treten, wenn unter pathologischen Bedingungen die Zellen, wie oben besprochen, kraft der ihnen innewohnenden bioplastischen Energie das Bestreben haben, besonders zum Ersatz des Verlorenen und dadurch angeregt gegebenenfalls noch weiter zu wuchern. Ein großer Teil solcher Vorgänge schließt sich daher besonders an regressive, d. h. Schädigungen, an, bzw. wird durch sie eingeleitet; es sind Selbstregelungen, welche — im normal-physiologischen Leben vorgebildet — dem Schutze des Gesamtkörpers dienen. Die Vorgänge dienen dem Ersatz verloren gegangener Zellen (wenn nur veränderte Teile von Zellen zur Norm zurückkehren bzw. durch gesunde wieder ersetzt werden, so können wir von Erholung, Rekreation, sprechen) durch gleichgeartete: **Regeneration.** Teilweise wenigstens steht ihr nahe die **Hypertrophie;** hier liegt eine Mehrbildung vor. Vor allem gehören hierher verwickeltere Vorgänge, Selbstregelungen, welche gegen die Schädlichkeit und Schädigung gerichtet sind. Sie stellen das große Gebiet der **Entzündung** dar. Auch die **Wundheilung** nach größeren Gewebsverletzungen und benachbarte Vorgänge gehören hierher. Für sich stehen Wachstumsvorgänge stärkster Art, die wir als **Geschwülste** zusammenfassen.

Nach neueren Untersuchungen kann man sich den Vorgang des „Reizes" vielleicht physiko-chemisch verständlich machen. Grundlegend ist die Vorstellung, daß die Zelle aus einer wässerigen elektrolythaltigen und einer wasserunlöslichen elektrolythaltigen Phase besteht (Nernst), und daß die Möglichkeit wechselnder Elektrolytverteilung in den Zellen gegeben ist. Als Ursache des Reizerfolges bei der Wirkung eines elektrischen Stromes hat Nernst eine Konzentrationsänderung der Elektrolyte an den Grenzen jener beiden Phasen herangezogen, und dies gilt wahrscheinlich für den „Reiz" überhaupt. Höber erläutert die Erregung als einen Membranvorgang, „der durch eine Änderung der Ionenkonzentration in unmittelbarer Nachbarschaft der Membran ausgelöst wird und in einer kolloidalen Zustandsänderung besteht, die mit Steigerung der Permeabilität einhergeht; der Vorgang ist reversibel". Traube betont die in der Reizwirkung stattfindende Gleichgewichtsstörung. Besonders Kraus und Zondek haben solche Gedankengänge weitergeführt. Die zelluläre Verteilung der Elektrolyte, die teils unmittelbar, teils von den Elektrolyten der Umgebungsflüssigkeit (des Blutes) aus beeinflußbar ist, ist bestimmend für die Grundeinstellung der Zelle und ihre Reaktionsempfindlichkeit (und hat somit Beziehungen zu konstitutionellen Eigentümlichkeiten). Der — meist durch das Nervensystem, besonders das sog. vegetative — vermittelte physiologische Reiz bewirkt durch Änderung der Elektrolytverteilung die quantitative Stoffwechselsteigerung, die gegenüber dem Ruhestoffwechsel der Zelle die Funktion der Zelle bedeutet; die Elektrolyte sind somit Regulatoren der Funktion. Und entsprechendes hat bei abnormen „Reizen" statt, so wenn eine besondere Elektrolytzufuhr zu den Zellen stattfindet, oder vor allem wenn bestimmte Gifte auf die Zellen einwirken. Die in allen diesen Fällen maßgebende Änderung der Elektrolyteverteilung in den Zellen wird teils direkt herbeigeführt, teils auf dem Wege über die Zellkolloide und bewirkt also ihrerseits die kennzeichnende Änderung der chemischen Stoffwechselvorgänge, die wir den katabiotischen Vorgängen Weigerts vergleichen können. Denn auch hier sehen wir das Gemeinsame physiologischer, d. h. funktioneller, und pathologischer, durch die Zellen angreifende Gifte bewirkter, Zellbeeinflussung.

Auch der Fötus kann schon verschiedenen krankmachenden Schädlichkeiten ausgesetzt sein; es gibt wahre **Fötalkrankheiten,** welche den Krankheiten des späteren Lebens gleichen; hierher gehören vor allem Entzündungen. Es kommen aber auch mechanische Beeinflussungen mit ihren Folgen hinzu, welche auf ungünstigen Verhältnissen des Medium (Uterus, Eihäute usw.) beruhen. Zu den eigentlichen Krankheiten gesellen sich hier, wie oben gestreift, besonders im fötalen Leben, die **Störungen in der Entwicklung,** welche auf inneren ererbten Krankheitsanlagen beruhen, oder von selbst ohne nachweisbaren Grund zustande kommen. Daß hier Krankheiten wie Entwicklungsstörungen, da sie den im Werden begriffenen Körper betreffen, auch die weitere Entwicklung nachteilig beeinflussen und so bedeutende Formveränderungen verursachen können, liegt auf der Hand. Das Ergebnis sind **Mißbildungen.** Mit ihnen hat sich in neuerer Zeit vor allem E. Schwalbe beschäftigt.

Die pathologisch-anatomische Forschung hat sich bei der Feststellung der anatomischen Veränderungen gleichzeitig die Frage nach der Entwicklung des veränderten Gewebsbaues aus dem normalen vorzulegen. Dem morphologischen Befund hat sich die Erforschung der Entstehungsart der Veränderung, der „**Pathogenese**" der Erkrankung, anzureihen. Und ebenso wichtig wie diese formale Genese, welche das gestaltliche Geschehen erforschen soll, tritt sofort die Frage der kausalen Genese hinzu, d. h. die weitere Frage, wodurch denn diese Veränderungen des Baues veranlaßt sein mögen: die Frage nach den Krankheitsursachen bzw. Krankheitsbedingungen, der **Ätiologie** der Erkrankung. Zunächst zu nennen sind hier die sog. **äußeren Krankheitsursachen.** Unter ihnen spielen belebte Organismen, **Parasiten** — Tiere und Pflanzen —, eine besondere Rolle; die durch pflanzliche Kleinlebewesen hervorgerufenen Erkrankungen werden als Infektionskrankheiten, die durch höhere tierische bewirkten als Invasionskrankheiten bezeichnet. Am wichtigsten sind kleinste pflanzliche Lebewesen, deren Erforschung sich ihrer Wichtigkeit wegen zu einer eigenen Lehre, der Bakteriologie, ausgewachsen hat. Ihre Altmeister sind Pasteur und Robert Koch. Doch spielen auch kleinste und größere tierische Lebewesen als Erreger von Krankheiten eine wichtige Rolle. Solche Krankheitserreger können natürlich morphologisch nachgewiesen werden, andere äußere Krankheitsursachen hingegen nicht. So kann man z. B. eine Verletzung (Trauma) anatomisch nicht unmittelbar wahrnehmen, sondern nur deren Folgezustände, und dadurch jene erschließen. Außer den Krankheiten mit äußeren Krankheitsursachen gibt es nun andere, bei welchen wir solche nicht nachweisen oder annehmen können und für welche in erster Linie **innere** im Körper selbst wirksame **Krankheitsursachen** in Betracht kommen, wie bei den ererbten Entwicklungsstörungen.

Aber auch bei den Krankheiten mit äußeren Krankheitsursachen kommen noch Bedingungen innerer Natur zugleich in Betracht, welchen es zugeschrieben werden muß, daß die Krankheit nicht die einfache Folge äußerer Einwirkung ist; ebenso wichtig ist die Art und Weise wie der betroffene Organismus auf die Schädigung reagiert. Also auch die Wirkung der äußeren Krankheitsursachen ist zum größten Teil abhängig von gewissen inneren Einrichtungen des Körpers selbst; ganz verschiedenartige Einflüsse können unter Umständen die gleichen Krankheitsvorgänge veranlassen, und das nämliche Agens kann in verschiedenen Fällen ganz ungleiche Erscheinungen auslösen. Man bezeichnet diese Bedingung, welcher im Bau des Körpers selbst liegt, als **Krankheitsanlage** oder **Disposition**. Diese kann in der Keimanlage begründet, also **ererbt**, oder intrauterin bzw. extrauterin **erworben** sein. Auch ist sie keine gleichbleibende Erscheinung, sondern kann zeitlich, örtlich usw. wechseln. Ist gar keine solche Anlage vorhanden, so daß es trotz des Vorhandenseins der äußeren Ursache, z. B. pathogener Bakterien, nicht zur Erkrankung kommt, so bezeichnen wir diesen Zustand als **Immunität**. Sie kann auch künstlich erworben sein. Es geht also hieraus hervor, daß, wenn wir für eine Krankheit den Nachweis einer bestimmten äußeren Ursache führen können, damit unsere Erkenntnis zwar wesentlich gefördert, aber keineswegs abgeschlossen und noch weniger das Wesen der Krankheit damit schon klargelegt ist. Letztere ist nicht einfach mit der Wirkung eines Agens, beispielsweise eines Bakterium, gleichzusetzen; das äußere Agens ist nicht die „Causa efficiens aller jener Folgeerscheinungen", die im Körper nach seiner Einwirkung auftreten, sondern die Krankheit ist ein Vorgang, welcher die Veränderungen des Körpers umfaßt, die von der Art und Weise abhängen wie der betroffene Organismus auf die Einwirkung eines Agens antwortet. Diese Reaktionen aber, also die geweblichen Vorgänge selbst, wechseln, wie wir gerade bei Infektionskrankheiten verfolgen können, im Verlauf dieser sehr je nach der Verstärkung oder Abschwächung der Krankheitserreger — ihrer Zahl und Virulenz — einerseits, der Empfänglichkeits- und Abwehr-Lage des Körpers und seiner Teile andererseits; hier lassen sich oft genug Linien von der einfachen Empfänglichkeit (Normergie) über erhöhte bzw. veränderte Empfänglichkeit = Allergie bis zur nicht mehr vorhandenen Empfänglichkeit (auch Anergie genannt) ziehen.

Wir sehen aus dem Vorhergehenden, daß es sich auch beim krankhaften Geschehen wie überhaupt bei der Kausalität von Vorgängen nie um eine Ursache handeln kann. Als ganze (vollständige) Ursache eines Geschehens kann man mit Roux „die Gesamtheit aller an ihm direkt oder indirekt beteiligten Teilursachen, sog. Faktoren und deren Anordnung" bezeichnen. „Alle zusammen bringen durch ihr Wirken die Folge hervor." Im wesentlichen sind diese Teilursachen dasselbe wie Bedingungen, nach Roux sind die letzteren erst für das zukünftige Geschehen gedacht, erstere beziehen sich auf das reale, wirkliche Geschehen. In der Medizin bezeichnen wir meist eine besonders hervortretende Bedingung als Ursache: „Unter Ursache verstehen wir eine nach den wechselnden Erfordernissen einer bestimmten Fragestellung herausgehobene Bedingung eines Geschehens, durch die unter Vernachlässigung oder selbstverständlicher Voraussetzung anderer Bedingungen das gesetzmäßige Abhängigkeitsverhältnis von Ereignissen ausgedrückt werden soll" (Lubarsch). Bei Infektionskrankheiten können wir also z. B. die Erreger als Ursache bezeichnen, die anderen Bedingungen oder Faktoren aber, wie die Körperverhältnisse, sind ebenso wichtig für das Verständnis des Erfolges. Ost ist es sehr zweckmäßig, den gesamten Faktorenkomplex in determinierende und realisierende Faktoren, d. h. in grundlegende oder disponierende und in auslösende, einzuteilen. Weiterhin ist es gut, scharf zwischen Gesetzen und Regeln zu unterscheiden, wie dies wiederum Roux gut gefaßt hat: „Gesetze des Wirkens bezeichnen das ausnahmslos gleiche Wirken gleicher Faktorenkombinationen, bei vollkommen richtiger Ermittlung der beteiligten Faktoren und ihres Wirkens." Das Wort „Regel" ist dann nur für das, wahre (nicht auf Beobachtungsfehlern beruhende) Ausnahmen zulassende, „Vorkommen" anzuwenden. Das Verständnis eines — auch krankhaften — Vorganges im Organismus ist am weitesten geklärt, wenn wir ihn in seiner Folge und seinem Kausalnexus in physikalische, chemische und physiko-chemische Gesetze bzw. Regeln auflösen können; das ist aber bisher nur verhältnismäßig selten möglich; wir müssen zumeist physisch - kausale Relationen (Ricker) heranziehen, also solche, deren gesetzmäßige Folgen wir im Organismus — vor allem im Tierversuch — als sich kausal bedingend verfolgen können. Nur im kausalen Sinne dürfen wir von der Erklärung eines Vorganges sprechen. Es kann aber eine finale Betrachtungsweise teils als Wegweiser — gewissermaßen Brücke — zur Ursachenergründung, teils als diese ergänzend ebenso wichtig sein. „Causae efficientes dependent causis finalibus" (Leibniz). Kant bezeichnete auch schon die teleologische Beurteilung der Organismen als „nicht allein erlaubt, sondern unvermeidlich." Dabei ist aber niemals an eine bewußte Zweckmäßigkeit, eine Absicht, bei irgendeinem physiologischen oder pathologischen Vorgang im Organismus zu denken. „Natur ist nur ein anderer Namen für die Gesamtheit der grundsätzlich wertfreien Dinge" (Münsterberg). Aber „wir nehmen die Zweckmäßigkeit in der Organisation und in den Funktionen der lebenden Wesen als gegeben hin" (Weigert). Und wir wissen auch, daß der Organismus Regelungen besitzt, seine „Ganzheit" nach Möglichkeit zu erhalten. Selbst Lotze sprach schon von „Selbsterhaltungsfähigkeit". Man hat auch von „ganzheitsbezogener Zweckmäßigkeit" gesprochen. Peter sagt gut, ein Vorgang ist „zweckmäßig aber nicht zwecktätig zielstrebend". Auch können wir uns nicht völlig von Bewertungen bei Vorgängen in der Natur frei machen, und besonders ist dies in der Pathologie der Fall im Hinblick auf ihre Beziehungen zur praktischen Medizin, deren Endziel ja in teleologischen Handlungen, Bessern und Heilen von Kranken, besteht, und so ist dies hier gegebenenfalls auch von Wert. Nochmals sei aber betont, daß alles dies wichtige Erkenntnisse bedeuten kann, aber keine Erklärung von Vorgängen darstellt.

Die natürlich auf der von Schleiden und Schwann erkannten Zellenlehre fußende Zellularpathologie bedarf nun noch Betrachtungen nach mehreren Richtungen hin. Es kann zunächst von Bedeutung sein, die Vorgänge auch in den einzelnen Zellen zu verfolgen. Die beiden Hauptbestandteile der Zelle, Kern und Zelleib (Protoplasma) stehen in einem bestimmten festen Massenverhältnis zueinander (Kernplasmarelation, R. Hertwig). Das Festhalten dieses ist für den Bestand der Zellen von grundlegender Bedeutung; die Gesamtmasse von Kern und Zelleib bleibt auch bei Wachstum und Vermehrung (Teilung) der Zellen in einem festen Verhältnis. Die Kernplasmareaktion bringt den „dynamischen Charakter" der Lebensvorgänge zum Ausdruck (W. Frey). Kern und Zelleib stehen, wenn sie auch verschiedene Bedeutung haben — Protoplasma ohne Kern kann sich nicht regenerieren, Kern mit wenig Protoplasma ist lebensfähig —, in steter Wechselwirkung. Der Zelleib nimmt aus der Umgebung Nährstoffe auf und vermittelt sie dem Kern, dieser andererseits ist der Ort der Hauptoxydationen, der Zellatmung, er bildet Sekrete, Pigmente und dergleichen und gibt sie dem Zelleib und durch diesen nach außen ab. Bei dieser verschiedenen Wertigkeit der beiden Hauptteile der Zelle können sie auch auf Schädigungen hin verschieden reagieren, und so auch Teile von Zellen Träger von Veränderungen sein. Eine nicht richtige Abgabe des Kernes als Stoffbildners oder eine nicht richtige Ernährung des Kernes von seiten des Zelleibes, aber auch Verschiebungen im Verhältnis zwischen Kern und Protoplasma müssen Stoffwechsel und Tätigkeit von Zellen stören. Im Kerne ist das verschieden geformte Chromatin wichtig, zudem das an Zahl und Form wechselnde Kernkörperchen. Die Chromosomen spielen bei der Teilung die entscheidende Rolle und sind Träger der Vererbung, wobei man sie sich aus verschiedenen Chromomeren zusammengesetzt vorstellt. Im Zelleib treten gewisse morphologisch nachweisbare Strukturen hervor. Hier sind, außer dem Zentrosoma mit seiner Sphäre, besonders bemerkenswert Gebilde, die als Altmannsche Granula und, von verschiedener Form, als Mitochondrien zusammengefaßt werden. Sie spielen bei der Zelldifferenzierung und dem Stoffwechsel der Zelle eine besondere Rolle sowohl für die Sekretion (Sekretgranula) wie auch unter krankhaften Bedingungen. So sind viele Stoffe, wie Fett oder Glykogen, besonders nach den ausgedehnten Untersuchungen von Arnold, zunächst an die Altmannschen Granula abgelagert. Unter Veränderungen der osmotischen Bedingungen verändern sich die Mitochondrien in ihrer Form. Vor allem müssen wir den feineren Aufbau der Gesamtzelle und insbesondere ihres Zelleibes in Betracht ziehen. Die Organisation der Zelle ist kolloidchemischer Natur. Es liegt ein kolloides System von Solen und Gelen (reversibler Art) der bekannten Zellbausteine Eiweiß, Kohlehydrate, Fette, Lipoide, Mineralstoffe in bestimmter Orientierung der Teilchen vor. Dabei sind im Organismus verschiedenste kolloide Zustände vorhanden: Starrfestes, Gallartiges, Zähflüssiges, Leichtflüssiges, Gase. Nicht „der" Zustand des Protoplasmas ist zu erklären, sondern die vielen Zustände und ihr Ineinanderübergehen (Liesegang). In diesem kolloiden Milieu gehen katalytische Reaktionen vor sich, deren Ablauf organisch geordnet ist. Wahrscheinlich werden die einzelnen Eiweißteilchen bzw. Assoziation ihrer Elementarteilchen von feinsten Fett(Lipoid)hüllen umgeben, welche eine Mischung verhindern. Dabei sind Cholesterin und Lezithin, z. T. in Gegenwirkung, als Hüllenbildner besonders wichtig. Lipoide spielen wohl bei den Oberflächenvorgängen eine große Rolle, bei deren Permeabilität osmotische Gesetze maßgebend sind. Störungen der Lipoide scheinen einen sehr weitgehenden Einfluß auf das funktionelle Verhalten der Zellen auszuüben und so manche krankhafte Zellveränderung zu erklären. Hierauf weisen Versuche mit lipoidlösenden (bzw. lipoidlöslichen) Mitteln hin; hierher gehört wohl auch das, was Albrecht als „tropfige Entmischung" bezeichnet hat. Und ganz allgemein müssen wir die bestimmte kolloidchemische Organisation jeder Zelle als die für ihre Tätigkeit geeignete betrachten. Diese wird durch eine unter gewöhnlichen Bedingungen etwa konstante „Isoionie", besonders der H- und OH-Ionen, „Isotonie" mit der die Zellen umgebenden Flüssigkeit und „Isothermie" aufrecht erhalten (nach Schade). Jeder Änderung dieser „Eukolloidität" der Zelle — kolloidchemische Desorganisation, „Dyskolloidität" — muß, auch wenn sie mit unseren optischen Mitteln noch nicht nachweisbar ist, eine Beeinträchtigung ihrer Lebensverhältnisse und Tätigkeit bedeuten. Veränderungen der verschiedenen dispersen Teile wie des Dispergens kommen in Betracht. Unter den Vorgängen kolloidchemischer Natur spielen an den Oberflächen Adsorptionsvorgänge eine besondere Rolle. An der Zelloberfläche, der Grenzfläche zwischen der Zelle und dem umgebenden Medium, spielt sich ja auch der Stoffaustausch, die Ernährung der Zellen in Gestalt von Nahrungsaufnahme und die Abgabe abgebauter Zerfallsstoffe ab. Es kommt aber nicht nur die Oberfläche der Zellen und die der Kerne in Frage, sondern die einzelnen kolloidchemisch zu wertenden Teilchen stellen eine Oberfläche und somit im ganzen eine ungeheure Oberflächenvergrößerung, die den Lebensvorgängen der Zelle zugute kommt, dar. Hinzu kommen, wenn auch noch so feine, chemische Veränderungen des Zelleibes, dessen Baustoffe ja eine Vielheit darstellen, Veränderungen besonders der Eiweißstoffe, aber auch, wie schon erwähnt, der Lipoide und anderer Substanzen. Sehr wichtig erscheinen auch fermentative Tätigkeiten in den Zellen; auf ungezählten im Zelleib vorhandenen Fermenten beruht ja in systematischer Kette von Reaktionen der Stoffwechsel der Zelle, in dem ihr Leben besteht. Der fermentativen Tätigkeit nahestehen an Zellteile gebundene Vorgänge, die in das Gebiet der Katalysatoren gehören, d. h. der wirkungsverstärkenden Faktoren. So können im Zelleib von Zellen Körnchen sichtbar gemacht werden, welche als Überträger aktiven Sauerstoffs anzusehen sind (sog. Oxydasen), wobei dem Eisen als Oxydationskatalysator besondere Bedeutung zuzukommen scheint. Aus dem so vielgestaltigen Aufbau der Zellen versteht es sich, daß auch innerhalb einer und derselben Zelle eine Schädigung verschiedene Veränderungen bzw. Reaktionen oder solche nur eines Teiles der Zelle verursachen kann („partielle Zellschädigung"). Verschiebungen wie Veränderungen der in Gestalt von Körnchen u. dgl. erscheinenden Zellstrukturen und des kolloidchemischen Zellaufbaues leiten wohl die allerersten Zellveränderungen ein. Überall zeigt sich auch im Innenleben der Zellen der nahe Zusammenhang zwischen Zellbau und Zelltätigkeit. Beeinträchtigt eine Veränderung des ersteren letztere, so sehen wir andererseits, wie eine besonders gerichtete Zellfunktion sich in verändertem Zellbau äußert. Wir können dies an der Hand besonderer Stoffwechselvorgänge erkennen. So speichern Zellen in bestimmter Funktionslage weit mehr als sonst Stoffe aus der Umgebung, bzw. wenn sie ihnen zugetragen werden, und halten sie fest, so daß sie jetzt auch morphologisch in den Zellen nachweisbar sind. Eine Aufnahme fremder körperlicher Bestandteile (Phagozytose) geht meist mit dem Auftreten kleiner flüssigkeitsgefüllter Hohlräume (Vakuolen) im Zelleib einher. Nach alledem können wir auch von einer „Intrazellularpathologie" sprechen. Aber wir stehen hier erst im Beginn auswertbarer Kenntnisse.

Alle Vorgänge spielen sich fast stets an einer Vielheit von Zellen ab. Wir müssen die einzelnen Zellen als Bausteine — ja wie wir gesehen haben auch ihre Teile — in Betracht ziehen, ferner aber ebenso höhere Systeme, die sich aus einer Zahl von Zellen aufbauen, die aber unter physiologischen und pathologischen Bedingungen zusammengehören und ein Gemeinsames darstellen. Dies hat M. Heidenhain auch für die normale Anatomie, die ja auch uns als Unterbau dient, betont und hier für die Theorie der Organisation und Formbildung der Geschöpfe zur üblichen analytischen Methode die Forderung nach einer synthetischen Denkweise erhoben. Vor allem an Hand der Fortpflanzungserscheinungen hat er erläutert, daß die Gewebszellen stufenweise zu Verbänden oberer Ordnung zusammentreten, welche ihre eigene Art zu funktionieren und zu reagieren besitzen, so daß es hier zu „einer Synthese neuer Formwerte kommt, welche gleichfalls mit dem Vermögen der Fortpflanzung begabt sind und dadurch als systematisierte Zweckverbände sich ausweisen." Dies ist am klarsten bei Zusammenfassungen derselben Zellart, aber auch verschiedene Gewebsarten im Organ üben gegenseitige formbildende, Entwicklung und Differenzierung bestimmende, Funktionen aus, so vor allem Epithel und Bindegewebe, wie dies vor allem Gewebszüchtungen (Explantationen s. u.) verfolgt haben, so daß sich auch verschiedenartige Gewebe zu höheren Einheiten zusammenfügen. Der Gesamtkörper ist so nicht eine Kolonie von selbständigen, unabhängigen Zellen als Einzelwesen, sondern ein Ganzes, ein lebendiger Kosmos. So tritt uns „das konstitutive Element im Bauplan des Organismus entgegen". Eine zusammengehörige höhere Ordnung sehen wir ja auch z. B. im sog. „Neuron" und werden wir in der Pathologie des Nervensystems als wichtig kennen lernen. Auch in der Geschwulstlehre treten uns solche Fragestellungen entgegen; hat doch E. Albrecht schon die Geschwülste als „Organoide" bezeichnet. Zu den eigentlichen Zellen und ihren Verbänden kommen die Interzellularsubstanzen hinzu. Sie gehören ja gleichberechtigt zum Aufbau der Gewebe. Die Zellen und Zwischenzellmassen sind keineswegs scharf geschieden. Schon bei der Keimblattentwicklung scheinen besonders für die Bindesubstanzen, Muskeln und Nerven nicht nur einzelne Zellen, sondern zusammenhängende Zellgebiete — Synzytien — eine besondere Rolle zu spielen, und sich erst später Grundsubstanz und Lamellen sowie Fibrillen nach Regeln kolloidchemischer Natur auszudifferenzieren. Diese Grundsubstanz ist aber auch nicht leblos, sondern kann auch im späteren Leben noch aus sich Fibrillen entstehen lassen (nach Hueck). Kommen dann auch noch solchen „parablastischen" Substanzen reversible Lebensvorgänge, wie Assimilation und Differenzierung, Quellung und Auflockerung, die auch beim pathologischen Geschehen eine Rolle spielen können, zu, so können wir die Zellularpathologie auch nach dieser Richtung hin durch eine „Interzellularpathologie" ergänzen. Auch hier spielen wieder physikalisch-chemische und chemische Gesichtspunkte eine besondere Rolle; ich erwähne Umdifferenzierungen, wie sie z. B. im kollagenen Bindegewebe zu in vielem der Elastika gleichenden Massen vorzukommen scheinen. Wenn so auch die Zwischensubstanzen „Leben" haben und am Stoffwechsel teilnehmen, so sind diese Vorgänge doch bei ihnen geringer als in den zelligen Geweben. Die höchsten Lebensvorgänge spielen sich eben doch im Bereich von Zellen (Kernen) ab und so spielen auch in den Hauptgebieten der Pathologie die Zellen nach wie vor die Hauptrolle.

Die einzelnen Zellen und Gewebe brauchen nicht im selben Sinne verändert zu sein. Als Ergebnis derselben Schädigung können z. B. einzelne Zellen noch Zeichen rückgängiger Stoffwechselveränderungen, andere mit Zellvermehrung einhergehende Vorgänge aufweisen. Außer den Veränderungen der einzelnen Zellen und auch Zwischensubstanzen setzt sich nun die Gewebsveränderung auch aus den Störungen der Beziehungen der Zellen zu einander zusammen. Hier ist die Erscheinung zu erwähnen, daß Zellen gleicher Art in ihrem Verbande untereinander gelockert sind = Dissoziation. Eine gewisse Lockerung des Zellverbandes (Lubarsch) mit Bewegungsfreiheit der Zellen ist wohl auch Voraussetzung für Aufnahme fremder Körper (Phagozytose). Unter vielen Bedingungen werden Epithelien oder Endothelien in Hohlräume abgestoßen (Desquamation). Die gegenseitigen Beziehungen der Zellen und besonders solcher verschiedener Art, z. B. des Epithels und des Bindegewebes, sind ja überhaupt vielgestaltig. Dies zeigt sich schon bei der embryonalen Entwicklung, Gewebsdifferenzierung und Vermehrung in entwicklungsmechanischen Bedingungen, wie sie vor allem Roux aufgestellt hat, und auch bei Zellneubildungsvorgängen unter krankhaften Bedingungen im postembryonalen Leben spielen ähnliche Gesichtspunkte eine Rolle. Einerseits korrelative Vorgänge, andererseits der „Kampf der Teile". Bei allen gegenseitigen Abhängigkeiten kommt aber doch den verschiedenen Geweben eine große Unabhängigkeit bei Wucherungsvorgängen zu. So hat sich bei der durch die Versuche von Harrison und Carrel eingeleiteten, jetzt weit ausgearbeiteten Methode, Gewebe und Zellen von Tier und Mensch nach Art von Bakterien außerhalb des Körpers zu züchten, bei der sog. Explantation von Geweben, gezeigt, daß Epithel und Bindegewebe bei ihrem Wachstum große Selbständigkeit bewahren können. Wir haben im übrigen im Organismus 2 große Systeme, welche fast alle Gewebe versorgen und somit Beziehungen zwischen ihnen herstellen; das ist einmal das Kreislaufsystem mit seinem Inhalt und sodann das Nervensystem. Diese stehen aber insofern wieder in gegenseitiger Abhängigkeit, als die für zahlreiche Erkrankungen maßgebenden Kreislaufstörungen im weiten Maßstabe von Änderungen des die Gefäße und ihre Weite regelnden Einflusses vasomotorischer Nerven, die zum Sympathikus gehören, abhängen. Hierauf wird — besonders nach den Untersuchungen von Ricker — heute wieder ein größeres Gewicht gelegt. Es ist sehr wichtig, die Bedeutung der Nerven für das Verhalten der Gefäße und den gegenseitigen Austausch der Flüssigkeit zwischen ihrem Inhalt und der Gewebsflüssigkeit weitgehend zu berücksichtigen, aber es erscheint nicht richtig Gewebsstörungen nur von Nervenbeeinflussung abzuleiten. In engen Beziehungen zum Gefäßsystem sowie zum Mesenchym überhaupt steht nun auch ein System, das wir heute meist als Retikulo-Endothelien zusammenfassen. Zum Teil handelt es sich um gewisse Endothelien von Kapillaren und Lymphräumen, zum Teil um, wohl auch von Endothelien abstammende, um kleine Gefäße gelegene adventitielle Zellen; Retikulumzellen und im Bindegewebe seßhaft gewordene Zellen kommen dazu. Rechnen wir in gewisser Hinsicht die Glia des Zentralnervensystems auch hierher, so sehen wir, wie verbreitet ein Zellsystem ist, das an verschiedensten Orten das Gemeinsame der Reaktionsart hat. Diese Zellen nämlich bzw. ihre Abkömmlinge stehen in engsten Beziehungen zur Aufnahme und Verarbeitung von Stoffwechselstoffen und zur Säuberung des Körpers, insbesondere zur Phagozytose fremder Stoffe im Körper, und durch ihre Tätigkeit, Wucherung und Wanderung, sowie wohl auch durch Bildung sog. Antikörper, stellen sie das Hauptabwehrmittel des Gesamtkörpers gegen Infektionen und dgl. dar. Auch hier handelt es sich also um ein unter Gesichtspunkten des ganzen Körpers zu betrachtendes System.

Bei den mehr unmittelbaren Beziehungen der Gewebe untereinander kommen nicht nur solche benachbarter zu einem Organ zusammengehöriger in Betracht, sondern auch die gegenseitigen Korrelationen weiter entfernter Organe untereinander. Viele Organe stehen in synergetischen oder antagonistischen funktionellen Beziehungen, und insbesondere gilt das für die sog. endokrinen Drüsen, d. h. die Drüsen mit „innerer Sekretion", deren Hormone genannte Sekrete in das Blut und durch dieses in entferntere Gegenden des Körpers gelangen und hier ihre Wirkung ausüben. Die von diesen Drüsen abgegebenen Stoffe haben insbesondere eine große

Bedeutung für gewisse Stoffwechselvorgänge, zum Teil intermediärer Natur, und ihr Ausfall kann, z. B. durch Bildung oder Nichtentgiftung giftiger Eiweißabbaustoffe und ähnlicher Stoffe, schwerste Erkrankungen oder selbst den Tod bewirken. Es gehört ein Teil der Drüsen mit innerer Sekretion zu den durchaus lebenswichtigen Organen. Die Korrelationen der Organe treten gerade hier sehr deutlich zutage, und eine ganze Reihe von Erkrankungen des Gesamtkörpers und seines Stoffwechsels hat in Veränderungen dieser Organe ihre Erklärung gefunden oder kann wenigstens in ihnen vermutet werden. Zu dem Blut als Vermittler vom Ursprungsort zum entfernten Wirkungsort solcher Substanzen kommt das Nervensystem und hier wieder besonders das sog. autonome hinzu. Und weiterhin kommt ein wichtiger Punkt in Betracht, welcher die Beziehungen der einzelnen Organe und die Abhängigkeit der Tätigkeit einzelner Organe vom Zustand des Gesamtkörpers in den Vordergrund rückt. Es ist dies die Erkenntnis, daß eine Reihe von Substanzen und zwar Elektrolyten im Blut und davon abhängig im Gewebe in dissozierter Form, also in Form sog. Ionen, vorhanden und gerade in dieser Form und in bestimmter Mengenverteilung wirksam und für alle Lebensvorgänge maßgebend ist. Hier kommt in erster Linie eine bestimmte Wasserstoff - Ionen - Konzentration in Betracht. Von ihr, welche das Blut (bzw. die Gewebe) durch bestimmte Regulationen, die wir als Pufferung bezeichnen, mit großer Zähigkeit gleich zu halten bzw. sofort wieder auszugleichen befähigt ist, hängt offenbar die ganze kolloid - chemische Struktur der Gewebe und somit ihre Lebensfähigkeit und Lebenstätigkeit ab. Auf Veränderungen der Wasserstoffionen-Konzentration — je nachdem azidotische oder alkalotische Richtung — sind offenbar auch Abartungen in der Tätigkeit der Organe und somit Erkrankungen zu beziehen, doch stehen wir gerade hier — zum Teil infolge methodischer Schwierigkeiten — erst im Beginn von Kenntnissen. Neben der Wasserstoffionenkonzentration — und zum Teil von ihr abhängig — kommen andere Stoffe in ionisierter Form in Betracht, so z. B. der Gehalt des Blutes und der Gewebe an Ca-Ionen, deren Menge bei der Nervenerregung eine ausschlaggebende Rolle zu spielen und deren Mangel für gewisse auf diesem Gebiete liegende Erkrankungen, wie die Tetanie, maßgebend zu sein scheint. Auf den Antagonismus des Ca gegenüber der Alkaliwirkung kann hier nur hingewiesen werden. Für die Isoionie — und ebenso für die Isotonie und andere Stoffwechselregelungen — scheint aber ein bestimmter Bezirk des Gehirns in regulierendem Sinne übergeordnete Bedeutung zu haben. Zwischen der (Wasserstoff-)Ionenkonzentration, den Inkreten der endokrinen Drüsen und dem autonomen Nervensystem scheinen engste Beziehungen zu bestehen. Von der Wichtigkeit der Elektrolytverteilung in den Zellen und ihrer Änderung ist auch schon oben bei Besprechung des „Reizes" die Rede gewesen.

Wir stehen bei den „Inkreten" schon an der Grenze zellulärer und humoraler Stoffe, doch ist ihr Ursprung auf jeden Fall zellulärer Natur. Und ebenso geht es mit anderen Stoffen, die für die jeweilige Abwehrfähigkeit des Körpers und seiner Organe gegen Infektionen und somit auch für zelluläre Vorgänge von maßgebender Bedeutung sind. Es sind dies verschiedenartigste Stoffe, die man als Antistoffe zusammenfaßt. Auch sie sind, wenigstens zumeist, von Zellen hervorgebracht, oder stehen wenigstens in Beziehungen zu zellulären Vorgängen. Aber die Wirkungsart solcher und ähnlicher Stoffe mag man als „humoral" bezeichnen, wenn sie auch am Wirkungsort doch wieder meist mit Zellvorgängen Hand in Hand geht. Somit treten heute „humorale" Vorgänge wieder mehr in den Vordergrund, aber sie haben mit der einst herrschenden Humoralpathologie, nach deren Beseitigung erst die Zellularpathologie uns den festen Untergrund pathologisch-anatomischer Kenntnisse erbaute, wenig Berührungspunkte. Diese heute als „humoral" bezeichneten Vorgänge sind wenigstens zumeist eben doch das Ergebnis von Zellvorgängen und ihre Angriffspunkte sind wieder Zellen. Diese Art von „Humoralpathologie" widerspricht nicht der Zellularpathologie, sondern ergänzt sie.

Und ähnlich liegt es mit der heute wieder schärferen Betonung der Rolle, welche „Disposition" und „Diathese" bei der Entstehung von Krankheiten spielen. Diese besonderen Organbedingungen sind zum größten Teil im geweblichen Aufbau der Organe gegeben, aber von solchen Feinheiten derselben abhängig, daß wir sie morphologisch noch nicht erkennen, sondern höchstens erschließen können, zum Teil spielen alle oben kurz gestreiften Bedingungen dabei mit, zum größten Teil aber müssen wir zugeben, daß wir den tatsächlichen Untergrund für diese Verhältnisse noch nicht kennen. Auf jeden Fall aber zeigen auch diese Gesichtspunkte, daß wir vielfach in der Pathologie nicht nur das örtliche Gewebe, in dem sich eine Veränderung abspielt, sondern auch den Zustand des Gesamtorganismus im Auge behalten müssen.

So ergibt sich aus allen diesen Betrachtungen, daß wir nicht annehmen dürfen, daß es sich bei den krankhaften Vorgängen um einfache Summation der Veränderungen der einzelnen Zellen handelt. Wir dürfen nie die Beziehungen auf das „Ganze" außer acht lassen, bei denen auch innere „Korrelationen" eine große Rolle spielen. Und bei dem Gesamtorganismus handelt es sich um etwas Einzigartiges und Einmaliges, um eine „Person" unter Einschluß des Seelischen und der Handlungen des Menschen. Darauf dies auch für den kranken Menschen in den Vordergrund zu stellen, bauen gegenwärtige Bestrebungen des „Personalismus" in der Klinik auf. Aber mit Recht sagt O. Schwarz, „daß nur durch eine Biologie des Individuums hindurch eine Wissenschaft von der Person aufgerichtet werden kann", und so sollen wir bei aller Betonung solcher Gesichtspunkte von den Errungenschaften der pathologischen Anatomie im Hinblick auf die makroskopische und mikroskopische Verfolgung krankhafter Gewebsvorgänge nichts aufgeben. Praktisch behält die Erkennung örtlicher Organ- und Gewebsveränderungen ihre volle Bedeutung. Der Untergrund unserer Kenntnisse in der Pathologie und pathologischen Anatomie, die feste Grundlage, in der unser medizinisches Denken überhaupt verankert ist, ist nach wie vor Virchows Zellularpathologie. Unser fortschreitendes Forschen hat sie ergänzt und erweitert, aber keineswegs eine Wertminderung derselben oder eine Beschränkung ihrer beherrschenden Stellung gezeitigt. Kolloidchemische Verfolgung der normal-physiologischen und der krankhaften Lebensvorgänge bedeutet keinen Gegensatz zur Zellularpathologie, sondern erforscht dieselben Objekte und Vorgänge von anderen Gesichtspunkten aus zur gegenseitigen Ergänzung und Bereicherung. Die Bedeutung dieser jüngeren Wissenschaft wollte ich eingangs hervorheben, da ihre Ergebnisse in einem Lehrbuch der pathologischen Anatomie natürlich nur gestreift werden können.

Die Objekte der pathologischen Anatomie sind der Gesamtkörper, seine Organe, Gewebe und Zellen, wie sie uns bei der Sektion vorliegen. Ferner Teile des lebenden Körpers, die operativ entfernt, oder auch von selbst abgegangen (hierher gehören auch Exkrete) zur anatomischen Untersuchung gelangen. Die Mittel, die uns zur Verfügung stehen, sind die Betrachtung mit dem bloßen Auge, mit der Lupe und unter dem Mikroskop. Ein weiteres besonders wichtiges Mittel zur Verfolgung krankhafter Vorgänge, und insbesondere auch ihrer Entwicklung vom Anbeginn an und des Zusammenhanges verschiedener pathologischer Vorgänge untereinander, ist der Tierversuch. Für Fragen der Krankheitsentwicklung und -Ursachen ist er unerläßlich, und überhaupt auf allen Gebieten, auf denen Tierversuche gelungen sind, haben sie wesentlich zur Klärung strittiger Fragen und zu neuen Fragestellungen beigetragen. Gerade auch das funktionelle Denken, das in der Pathologie zum anatomischen hinzutreten muß, wird durch sie besonders gefördert. Zum Experiment können wir auch die Verfolgung von Vorgängen an überlebenden Organen und die schon erwähnte Gewebszüchtung außerhalb des Körpers hinzurechnen.

Bevor wir auf das Gebiet der eigentlich pathologisch-anatomischen Veränderungen eingehen, wollen wir die **Erscheinungen** besprechen, welche sich **mit dem Tode des ganzen Organismus** einstellen.

Unter dem Begriff Tod des Organismus können wir „die mit dem endgültigen Stillstand der Atmung und des Kreislaufes gegebene, von einem Erlöschen sämtlicher Lebensvorgänge gefolgte dauernde Störung und Einstellung der Funktionen" (Jores) verstehen. Es erlischt der Stoffwechsel der Gewebe, der in Gestalt reversibler Vorgänge das „Leben" kennzeichnet. Das Einzelwesen ist vernichtet, wenn die Herz-, Gehirn- und Lungen-Tätigkeit erlischt, was nicht schlagartig gemeinsam, aber infolge innerer Verknüpfungen dieser Organe sehr bald hintereinander, geschieht. Das Herz kann noch bis über eine Stunde nach dem Tode in seltenen Fällen Zusammenziehungen zeigen, auch Atmungsbewegungen werden noch einige Zeit beobachtet. Am häufigsten ist Herztod; steht das Herz still, so erlahmen infolge Mangels an Ernährung alle Organe. Atmungsstillstand muß durch Mangel an Sauerstoff bzw. Kohlensäureüberladung auch Stillstand der Tätigkeit des Gehirns und des Herzens herbeiführen. Auch eine Unfähigkeit der roten Blutkörperchen Sauerstoff zu binden und zu übertragen muß den Tod bewirken. Andere Organe führen zwar nicht, wenn ihre Tätigkeit erlischt, zu sofortigem Tod, aber nach kürzerer oder längerer Zeit. Sie sind also auch „lebenswichtig". Hierher gehören die Leber, die Nieren, ein Teil der Drüsen mit innerer Sekretion, wie die Nebennieren. Nicht zum Leben notwendig ist dagegen z. B. die Milz. Bei paarigen Organen kann ein Organ nach Verlust des anderen genügend Tätigkeit ausüben, um das Leben zu erhalten. Auch sonst können einzelne Organe oder Gewebe für andere eintreten.

Nach dem Tode des Individuums bleiben die einzelnen Gewebe bzw. Zellen noch verschieden lange am Leben und können noch reagieren. Bekannt ist dies von der Körpermuskulatur, auch der Muskulatur des Herzens (s. auch oben), die, besonders erstere, z. B. elektrisch noch längere Zeit reizbar ist. Noch nach Stunden kann das Herz durch Durchspülung mit Ringerscher Lösung oder dgl. zu rhythmischen Zusammenziehungen veranlaßt werden. Die Samenfäden zeigen nach dem Tode noch Bewegungen, ebenso die Flimmern von Epithelien, Mitosen laufen noch ab u. dgl. mehr. Auf der Tatsache, daß sich in den einzelnen Organen und deren Gewebe und Zellen der Tod erst allmählich aus dem Leben entwickelt, beruht die Möglichkeit der Verfolgung von Vorgängen am „überlebenden Organ". Die Lebensfähigkeit der einzelnen Gewebe ist nach Transplantationsversuchen bzw. Explantationen von längere Zeit steril aufgehobenen Gewebsstücken oft eine erstaunlich lange, hängt aber auch von Temperatur und ähnlichen Bedingungen ab. Dabei scheinen im Stoffwechsel der überlebenden Zellen gebildete und angehäufte giftige Stoffwechselstoffe dem Leben der Gewebe oft schädlicher zu sein als die eigentlichen autolytischen (s. u.).

In den allermeisten Fällen führen Erkrankungen bzw. durch Unglücksfälle, Vergiftungen oder dgl. bewirkte Veränderungen den Tod herbei.

Auch im Alter sind es fast stets krankhafte Veränderungen, besonders auch des Gefäßsystems, welche den Tod bewirken. Ein sog. natürlicher (Alters-)Tod ist, wenn es ihn gibt, sicherlich sehr selten. Im Alter überwiegt die Dissimilation über die Assimilation; Ersatz für verlorene Materie wird nicht genügend geleistet, und so kommt es zu an den verschiedenen Organen ganz unterschiedlich sich einstellenden Atrophien (s. unter Altersatrophie und Pigmentatrophie). Auch daran ist zu erinnern, daß sich beim Altern der „eukolloidale" Zustand der Gewebe in einen „dyskolloidalen" verschlechtert. Wahrscheinlich ist der sog. natürliche Tod ein Gehirntod; es erlahmen die Ganglienzellen in ihrer Tätigkeit, sie werden im Laufe des Lebens abgenutzt, weil sie sich nicht, wie die meisten anderen Körperzellen sonst, in kürzeren oder längeren Zeitzwischenräumen ersetzen, sondern zeitlebens bestehen bleiben, worauf ja die Möglichkeit mnemischer Eindrücke, Gedächtnis usw. beruht. Den vielzelligen Organismen überhaupt ist eine in Organisation und Entwicklung begründete natürliche Lebensgrenze gesetzt. Die Keimzellen verbürgen hier die Erhaltung der Art. Der Tod der Gewebe im Zusammenhang des Körpers ist der Preis für ihre Spezialisation (Pearl).

Mit dem allmählichen Abklingen des Lebens der einzelnen Zellen und Gewebe beim Tod des Einzelwesens treten nun an der Leiche eine Reihe von Erscheinungen auf, welche das Individuum als tot kennzeichnen und welche man als **Signa mortis** bezeichnet.

Die Erkaltung des Körpers, Algor mortis, welcher sofort nach dem Tode ganz vorübergehend eine Temperatursteigerung vorangeht, ist wesentlich von der Temperatur der Umgebung abhängig; es kann bis zu 24 Stunden dauern, bis die Leiche deren Temperatur angenommen hat.

Die Totenstarre, Rigor mortis, ist wahrscheinlich folgendermaßen zu erklären. Aus den Muskeln verschwindet mit dem Aufhören des Lebens das Glykogen und dabei wird Milchsäure gebildet. Hierdurch kommt es zu einem Quellungsvorgang und somit zu einer Verkürzung der fibrillären Bestandteile, d. h. zu einer Zusammenziehung der Muskulatur. Dabei gelangen wahrscheinlich innerhalb des doppelbrechenden Anteils der Muskelfibrillen nur ultramikroskopische Formelemente („Myosingranula" Botazzis) auf Kosten der umgebenden eiweißhaltigen Flüssigkeit zur Quellung und bewirken so die Muskelzusammenziehung. Später kommt es zur Gerinnung des Myosins und infolge der hiermit verbundenen Entquellung der Kolloide zur Lösung der Starre. Außer dieser Theorie (v. Fürth) bestehen aber auch andere, welche teils eine Änderung des osmotischen Druckes, teils den Kohlensäuredruck für die Starre anschuldigen. Nach dem Gesagten stellt diese die letzte Lebensäußerung des absterbenden Muskels dar, wie es schon Nysten annahm. Die Totenstarre befällt die Körpermuskulatur meist 2—6 Stunden nach dem Tode. Die Glieder der Leiche werden steif, die Gelenke unbeweglich. Dabei braucht die Erregbarkeit des totenstarren Muskels nicht erloschen zu sein, was damit erklärt wird, daß nicht alle Muskelfibrillen und nicht gleichzeitig verkürzt zu sein brauchen. Die Starre beginnt meist (im wesentlichen Nystensche Regel) an Unterkiefer und Nacken, dann wird aufwärts das Gesicht, abwärts Rumpf, dann obere Gliedmaßen (zuerst Ellenbogen), zuletzt untere Gliedmaßen (hier zuerst Kniegelenke) ergriffen. Doch gibt es auch abweichende Verlaufsarten. Beschleunigend und verstärkend auf das Eintreten der Totenstarre wirken hohe (und sehr niedrige) Temperaturen und vor allem vorangegangene heftige Muskeltätigkeit (auch Krämpfe) mit noch im Leben aufgetretenen sauren Stoffwechselstoffen. Starke Totenstarre spricht also gerade für Leistungsfähigkeit der Muskulatur im Leben. So können manchmal noch bestimmte Stellungen des Rumpfes und der Gliedmaßen festgehalten werden, ob es aber eine echte „kataleptische Totenstarre" gibt, d. h. unmittelbaren Übergang der Muskelzusammenziehungen in die Totenstarre, so daß Haltung der Leiche und Gesichtsausdruck im Augenblick des Todes festgehalten werden, ist noch umstritten. Da die Zusammenziehung des Musculus orbicularis palpebrarum bei der Totenstarre nicht stark genug ist, um Lidschluß zu bewirken, bleiben die im Todesaugenblick meist mehr oder weniger offenen Augen mit offener Lidspalte (wenn diese nicht künstlich geschlossen wird). Auch das intrauterin abgestorbene Kind macht Starre durch. Die Totenstarre der Muskulatur löst sich wieder nach einer Dauer von etwa 42—48 Stunden (bei Kindern früher) in der Reihenfolge der Entstehung. Auch der Herzmuskel erstarrt, und zwar sehr früh, schon nach etwa $1/_2$ Stunde, zuerst gewöhnlich die linke Kammer (der Herzstillstand ist beim Tode stets ein diastolischer), um sich auch früh (längstens nach 24 Stunden) wieder zu lösen. Stärke und Dauer hängen auch hier von der Herztätigkeit im Leben ab; so spricht eine leere (bei frühzeitiger Leichenöffnung stark starre) linke Kammer für gute Tätigkeit im Leben, wogegen eine mit Blutgerinnseln gefüllte auf das Gegenteil hinweist.

Die Totenstarre ergreift auch die glatte Muskulatur, so der Haut, worauf das vorübergehende Auftreten der sog. „Gänsehaut" beruht, des Magens (wo sie tagelang anhalten kann), der Harnblase usw. Durch die Totenstarre werden Form- und Lageveränderungen der Organe nach dem Tode bewirkt. So verkürzt sich zunächst das Herz; die Herzspitze nähert sich der Basis; später tritt aber die umgekehrte Bewegung dadurch ein, daß der jetzt in Starre getretene Zwerchfellmuskel bei seiner Abflachung Herzbeutel mit Herz abwärtszieht. Die Totenstarre des Zwerchfells verändert auch die Gestalt des Brustraumes und bewirkt (gegebenenfalls zusammen mit den anderen Inspirationsmuskeln) durch Zug auch Vergrößerung des Lungenvolumens. Auch auf die Bauchhöhle hat die Zwerchfellstarre Einfluß.

Die Haut wird bleich, wenn nicht schwere Zyanose bestehen bleibt. Später kann als Fäulniserscheinung das Gesicht wieder eine hellrote Farbe bekommen.

Weiterhin ändert sich die Blutverteilung mit dem Eintritt des Todes in mehrfacher Beziehung. Es wirken dreierlei Einflüsse ein:

1. Die beim Tod eintretende starke Zusammenziehung der Arterien — infolge Reizung des vasomotorischen Zentrums der Medulla oblongata durch das mit Aufhören der Herztätigkeit venös werdende Blut —, durch welche fast alles Blut aus denselben in die Kapillaren und die Venen getrieben wird. Vielleicht beteiligt sich auch Totenstarre, welche an den glatten Muskelfasern der Gefäße ebenso wie an der Muskulatur des Herzens eintritt, am Zustandekommen dieser Zusammenziehung.

2. Die postmortale Senkung des Blutes — soweit dasselbe noch flüssig geblieben ist — der Schwere nach, da nach Aufhören der Herztätigkeit und der den venösen Blutumlauf unterstützenden Bedingungen die Schwerkraft allein herrscht. So entstehen einerseits Hypostasen nach dem Tode in den inneren Organen. Vor allem in den Lungen, wo sich bei Rückenlage der Leiche das Blut in die hinteren Abschnitte senkt, im Gehirn, wo aus dem gleichen Grunde der hintere Teil starke Füllung der meningealen Venen aufweist, und im Magendarmkanal, wo an der Leiche mehr oder weniger zahlreiche hypostatische Venenfüllungen sichtbar zu sein pflegen, die in der Schleimhaut als dunkelrote, bei genauem Besehen in feine Verästelungen auflösbare, Flecke erscheinen. Andererseits bewirkt die Blutsenkung nach dem Tode die Totenflecke, Livores. Letztere können aber auch auf Diffusion des Blutfarbstoffes in die Umgebung beruhen. Im ersteren Falle läßt sich durch Druck die Röte zum Verschwinden bringen — und beim Anschneiden erscheint Blut — im letzteren nicht. Die Todenflecke treten zuerst am Rücken, überhaupt den tiefliegenden Teilen, in der Regel nach 3—4 Stunden, auf.

3. Erfolgt der Tod durch Herzlähmung, so steht die linke Kammer in Diastole still und ist also prall mit Blut gefüllt. Mit dem Eintreten der Totenstarre des Herzmuskels und der mit ihr verbundenen Zusammenziehung treibt aber die linke Kammer das in ihr enthaltene Blut in die Aorta und den Vorhof, so daß sie selbst leer gefunden wird; dieser Vorgang bleibt nur dann aus, wenn hochgradige Veränderungen der Muskulatur vorhanden waren. Die rechte Kammer trifft man gemäß ihrer dünneren Wand und damit geringeren Kraft der Zusammenziehung meist mehr oder weniger mit Blut gefüllt an, besonders stark bei Erstickung. Bei Verblutungstod ist das Herz nur sehr gering gefüllt.

Das im Herzen und den großen Gefäßen befindliche Blut erleidet nach dem Tode, meist etwa nach $^1/_2$ bis 1 Stunde, in der Regel eine Gerinnung. Man unterscheidet zweierlei Gerinnsel: die schwarzroten Cruorgerinnsel, welche in ihrer Beschaffenheit dem Blutkuchen des außerhalb der Gefäße gerinnenden Blutes gleichen, und die Speckgerinnsel (Faserstoffgerinnsel oder Fibringerinnsel). Letztere bilden sich durch Scheidung der roten Blutkörperchen bei langsamer Gerinnung und liegen meist oben auf dem sonst roten Gerinnsel. Sie sammeln sich in Herz und großen Gefäßen meist in den Leichenteilen, die zu oberst liegen. Mangelnde oder fehlende Blutgerinnbarkeit findet sich beim Erstickungstode, ferner bei gewissen Vergiftungen, bei hydropischer Beschaffenheit des Blutes, endlich bei septischen und pyämischen Erkrankungen.

Veränderungen des Blutfarbstoffes an der Leiche: Nach dem Tode findet eine allmähliche Lösung des Blutfarbstoffes und Auslaugung aus den roten Blutkörperchen statt, während die Gewebe gleichmäßig oder fleckig imbibiert werden und so eine stark ausgesprochen rote Farbe aufweisen. Man kann dies sehr häufig an der Gefäßinnenhaut und den Herzklappen beobachten und muß sich hüten, diese rote Imbibition, also eine Erscheinung nach dem Tode, mit einer Hyperämie oder Entzündungsröte dieser Teile zu verwechseln. Die Imbibition ist an ihrer diffusen Ausbreitung, die auch in gefäßarmen Bezirken recht ausgedehnt ist, an ihrem Mangel an Gefäßverzweigungen und dem mehr schmutzigroten Farbton zu erkennen. Durch Einwirkung von Schwefelwasserstoff — es bildet sich dabei Methämoglobin durch die Einwirkung des Schwefels auf Oxyhämoglobin — kann die rote Farbe sich in eine schmutziggrüne bis schwarze umwandeln, eine Verfärbung, welche namentlich am Magendarmkanal sowie an den dem Darm anliegenden Teilen von Leber, Milz, und Nieren häufig zu beobachten ist. Auch körniger Blutfarbstoff kann in der Leiche eine schwarze Farbe annehmen und dann große Ähnlichkeit mit Kohle erhalten; durch Einwirkenlassen von Schwefelsäure kann man unter dem Mikroskop leicht den Blutfarbstoff erkennen, da dieser sich in ihr unter Rückkehr der rötlichen Farbe löst, bei langsamer Einwirkung unter Eintreten der für die Gallenfarbstoffreaktion kennzeichnenden Farbabstufungen (blau, grün, rosarot, gelb).

Am Magen, zum Teil auch an der Speiseröhre, kommt ferner noch die Leichen-Selbstverdauung der Wände (schon Hunter bekannt) in Betracht, welche sich über den Magen hinaus in andere Gewebe ausdehnen kann. Ebenso weisen einige Drüsen, besonders die Bauchspeicheldrüse, sehr schnell nach dem Tode Zeichen von Leichen-Selbstverdauung auf. Es handelt sich hier um Wirkung von Fermenten, welche die toten Zellen angreifen. Bei der unter aseptischen Bedingungen auftretenden, auch auf Eiweiß, Fett, Kohlenhydrate spalten den Fermenten, die jetzt nach dem Tode der Zelle einwirken können, beruhenden Autolyse der Zellen nach dem Tode im allgemeinen leiden deren feinere Strukturen, besonders die Mitochondrien, sehr schnell.

Der Gewebsdruck schwindet infolge Stillstand der Herzarbeit. So verliert das Auge seinen Glanz und seine Konsistenz. Die Hornhaut wird trüb und sinkt, wenn die Lider nicht geschlossen wurden, infolge von Wasserverdunstung im Augapfel ein. In diesem Falle zeigen sich am freiliegenden Teile des Auges auch Vertrocknungserscheinungen.

Von den eigentlichen Leichenerscheinungen zu unterscheiden sind jene der eintretenden Fäulnis; zu ihnen gehören der Leichengeruch, die grünlich- bis schmutzig-braune Verfärbung der Haut, welche gewöhnlich zuerst an den Bauchdecken eintritt, Gasbildung im Gewebe, Blasenbildung unter der Epidermis und in inneren Organen, Auftreten von Schaum im Blut.

Man findet in den Geweben vor allem (grampositive) Stäbchen, häufig mit Sporen, als Fäulniserreger. Faulende Organe weisen im Innern eine deutliche Temperatursteigerung auf. An den Geweben ist die einfache nach dem Tode eintretende Autolyse und die Fäulnis nicht mit Sicherheit scharf zu erkennen, abgesehen von der bei der Fäulnis auftretenden Gasbildung mit so bedingter beschleunigter Gewebezerstörung. An den Zellen hält sich die Zellmembran, an den Kernen deren Membran am längsten. Bei schnell verlaufender Autolyse sowie Fäulnis tritt mehr Chromatolyse, bei langsam fortschreitender mehr Kernzerfall hervor. Bei der Fäulnis sind von Zellen Leukozyten und Gliazellen sowie die Epidermiszellen der äußeren Haut sehr widerstandsfähig, kollagenes Bindegewebe hält sich länger als Elastika, Knorpel sehr lange. Fett, Farbstoffe sind auch in stark verfaultem Gewebe noch gut nachweisbar, ebenso erzielt man noch die Oxydasereaktion (nach Walcher).

Aus einzelnen der beschriebenen Todesanzeichen kann man auch bei einer Leichenbesichtigung oft schon auf die seit dem Tode etwa verflossene Zeit Rückschlüsse ziehen, zuweilen auch auf eine bestimmte Todesart schließen.

Allgemeine pathologische Anatomie der Gewebe.

Erstes Kapitel.

Veränderungen der Gewebe bei örtlichen Kreislaufstörungen.

I. Örtliche Blutüberfüllung, Hyperämie.

Als Hyperämie bezeichnen wir eine örtliche Blutüberfüllung der Gefäße. Sie kann bedingt sein A. durch eine **vermehrte Zufuhr von der arteriellen Seite her** und heißt dann **aktive Hyperämie (arterielle, kongestive, Wallungs-Hyperämie, Fluxion)** oder B. durch **verminderten Abfluß des Blutes nach den Venen** und wird dann als **passive Hyperämie (venöse, Stauungs-Hyperämie)** bezeichnet.

A. Eine **aktive (arterielle) Hyperämie** stellt sich ein, wenn die Widerstände in irgendeinem Teil des arterio-kapillaren Gefäßsystems dadurch geringer geworden sind, daß die Gefäßlichtungen erweitert werden, und so dem einströmenden Blut ein breiteres Strombett zur Verfügung steht. Dies tritt ein:

1. Wenn die Muskulatur der Gefäßwand infolge unmittelbarer örtlicher Einflüsse erschlafft — **myoparalytische Form**.

2. Wenn die **vasomotorischen Nerven** beeinflußt werden, und zwar

entweder a) die Gefäßverengerer gelähmt — **neuroparalytische Form**, oder b) die Gefäßerweiterer gereizt werden — **neuroirritative Form**.

Doch ist der Angriffspunkt unmittelbar an der Muskulatur oder an den Gefäßnerven oft schwer scharf zu trennen.

1. **Myoparalytische Form.** Sie kann man an der äußeren Haut, z. B. durch Erhöhung der Temperatur eines Teiles, sowie mechanische Einflüsse, Reibung, fortwährend wiederkehrenden Druck, Streichen usw., bewirken. Ähnlich wirken viele chemische (wie Säuren, Äther, Senföl usw.) und toxisch-bakterielle Einflüsse, manche derselben nach einem vorausgehenden Stadium von Gefäßzusammenziehung und Blutarmut. Auch die sog. sekundäre Fluxion gehört hierher, welche sich dann einstellt, wenn lange Zeit ein äußerer Druck auf einem Gefäßgebiet gelastet hat und er nun plötzlich aufgehoben wird (wahrscheinlich infolge Schädigung der Elastizität und Zusammenziehungsfähigkeit der Gefäßwände durch den vorangegangenen Druck). Eine solche Hyperämie tritt z. B. am Peritoneum oder an der Pleura nach plötzlicher Entleerung reichlicher Exsudatmengen auf (durch gleichzeitige Blutentziehung anderer Gebiete und so bewirkte Anämie des Gehirns kann es sogar zu Ohnmachten kommen), oder an den Gliedmaßen nach Lösung des Esmarchschen, Blutleere bewirkenden Schlauches ein. Es können sich dann selbst heftige parenchymatöse Blutungen anschließen. Überhaupt stellt sich Erschlaffung der Gefäßmuskulatur leicht nach heftigem Zusammenziehungszustand ein.

2. a) **Neuroparalytische Form.**

Sie wird im Tierversuch erzeugt durch Durchschneidung des gefäßverengernde Fasern führenden Sympathikus (Cl. Bernard). Nach dessen Durchtrennung am Hals tritt beim Kaninchen auf derselben Seite Hyperämie des Ohres neben Temperaturerhöhung und Verengerung der Pupille ein (elektrische Reizung des obersten Halsganglions bewirkt das Umgekehrte). Nach Durchschneidung des Nervus splanchnicus kommt es zu starker Hyperämie der Gefäße der Bauchhöhle.

Auch für den Menschen liegen entsprechende Beobachtungen nach Verletzungen, Entartung des Sympathikus durch Druck durch Geschwülste u. dgl. vor. Vielleicht gehören die beim Morbus Basedow auftretenden aktiven Wallungen hierher. Auch die im Verlaufe mancher Infektionskrankheiten sich einstellenden Hyperämien (im Splanchnikusgebiet) werden auf Lähmung des Vasokonstriktorenzentrums durch Toxine bezogen.

2. b) Zu der **neuroirritativen Form** gehören gewisse **Angioneurosen**, vorübergehende, aber sich häufig wiederholende Hyperämien bestimmter Gefäßbezirke zusammen mit sensiblen Reizungen. Auch gewisse Hauterkrankungen, wie flüchtige Erytheme, Nesseln nach Genuß mancher Speisen, gegen die „Idiosynkrasie" besteht, Quaddeln nach Berührung mit Brennesseln, gewissen Insekten, Spinnen usw. und wohl auch der Herpes zoster gehören hierher. Die Nervenerregung, welche zur Hyperämie führt, kann auch auf dem Umweg über das Zentralnervensystem vor sich gehen — **reflektorische Hyperämie** (Zorn- oder Schamröte) bei manchen Hirnerkrankungen, bei Hysterie usw.

Als **kollaterale (kompensatorische) Hyperämie** bezeichnet man jene Formen von Blutfülle, welche in der Umgebung blutleer oder blutarm gewordener Bezirke auftreten. Wird z. B. eine Arterie durch ein Gerinnsel oder eine Unterbindung verschlossen, so strömt das Blut vermehrt in die anderen Äste desselben Arteriengebietes und durch Verbindungsäste in benachbarte. Hierfür sind neben dem erhöhten Blutdruck proximal von der Sperrungsstelle, der sich durch Verteilung auf das ganze Gefäßsystem bald wieder ausgleichen würde, auch vasomotorische, vielleicht reflektorische Vorgänge verantwortlich zu machen.

Eine aktive Hyperämie tritt erfahrungsgemäß reflektorisch an allen Organen ein, welche eine erhöhte Tätigkeit leisten oder in denen die Zersetzungsvorgänge gesteigert sind; so finden wir einen vermehrten Blutgehalt an stärker sezernierenden Drüsen, an entzündeten Geweben usw.

Kennzeichen eines aktiv-hyperämischen Gebietes: es ist hellrot gefärbt, denn der Blutstrom innerhalb desselben ist beschleunigt (da hier das Poiseuillesche Gesetz für Kapillarröhren in Betracht kommt, nach dem in ihnen die Stromgeschwindigkeit dem Quadrate der Durchmesser proportional ist) und damit ist die Berührung mit dem Gewebe eine kürzere und die Abgabe des Sauerstoffes vermindert, so daß das Blut noch arteriell, mit hochroter Farbe, in die Venen gelangt. Zufolge der starken Füllung der Gefäße treten nun auch die kleineren hervor, besonders deutlich an durchsichtigeren Geweben, z. B. der Bindehaut des Auges; so kommt eine **diffus-rote, auf Druck verschwindende Farbe** und ein vermehrter Gewebsdruck zustande. Die **Pulsation** tritt stärker und auch an kleinen Gefäßen hervor. An äußeren Körperteilen, die unter normalen Verhältnissen infolge der Abkühlung niedrigere Temperatur aufweisen als innere Organe, steigt auch die **Temperatur**. Die normale Transsudation ist infolge des erhöhten Druckes vermehrt, wodurch eine stärkere Durchfeuchtung der Gewebe und **Gewebsschwellung** herbeigeführt wird.

Die reine aktive Hyperämie geht meist schnell und ohne Folgen vorüber, doch kann auch die **Funktionsstörung** gefahrdrohend wirken, insbesondere im Gehirn. Auch können Gefäße, besonders zarte, neugebildete, oder schon krankhaft veränderte, unter dem Einfluß der prallen Füllung zerreißen und so **Blutungen** eintreten. Oft bedeutet die Hyperämie nur die **Einleitung einer Entzündung**. Mit dieser sollen auch die auf Hyperämien folgenden Gewebsneubildungen besprochen werden. Erwähnt sei noch, daß bei länger anhaltender Hyperämie die Intima der Gefäße infolge der durch die Gefäßerweiterung hervorgerufenen Gewebsentspannung wuchern kann.

B. Die **passive (venöse) Hyperämie** entsteht durch **verminderten Abfluß des Blutes: Stauungshyperämie.** Sie tritt unter verschiedenen Bedingungen auf:

1. Wenn **mechanische Hindernisse** den Blutabfluß hemmen. Dies kann a) örtlich der Fall sein durch Verstopfung, durch **Thromben** (s. u.) und ähnliches, Druck oder sonstwie, also von außen oder innen zustande kommenden Verschluß größerer Venen. Indes muß selbst nach Verlegung großer Venen nicht notgedrungen Stauungshyperämie zustande kommen, denn der Blutstrom verfügt selbst dann, wenn mehrere Venenzweige undurchgängig werden sollten, über eine größere Zahl von seitlichen Abflußwegen, da auf eine Arterie in der Regel zwei oder mehr Venen treffen, welche durch zahlreiche Anastomosen miteinander verbunden zu sein pflegen. Diese heißen **Kollateralen**, die Herstellung des seitlichen Abflusses, welcher durch ihre Erweiterung und Füllung zustande kommt, **Kollateralkreislauf.** Naturgemäß ist die Stauung um so ausgesprochener, je weniger kollaterale Abflußwege eine Vene hat.

So findet man nach Unterbindung einzelner Venen der Gliedmaßen, selbst großer Äste, kaum eine starke Stauung, oder diese gleicht sich doch in kurzer Zeit wieder aus, während eine solche nach Verschluß der Pfortader sich in deren Wurzelgebiet (Magen, Darm, Milz) sehr ausgesprochen zeigt. Eine Stauung bleibt natürlich auch aus, wenn mit dem Verschluß der Venen gleichzeitig die arterielle Zufuhr entsprechend vermindert ist, z. B. die zuführende Arterie mit zusammengedrückt wird.

Des weiteren kann die Stauung b) eine **allgemeine** sein, wenn das **Hindernis vom Herzen** ausgeht. Bei **Herzschwäche** findet eine unvollständige Entleerung der austreibenden Kammern statt, so wird das Arteriensystem weniger gefüllt und der Arteriendruck ist erniedrigt, auch kann das Blut in der Diastole aus den Hohlvenen nicht genügend in die in der Systole mangelhaft entleerte rechte Herzkammer einströmen, so daß **Rückstauung im Venensystem und Drucksteigerung** hier die Folge ist. Aus Herabsetzung des Druckes in den Arterien und Druckerhöhung in den Venen ergibt sich Stromverlangsamung und Drucksteigerung auch in den Kapillaren. **Unkompensierte Herzklappenfehler** wirken ähnlich.

Als weitere Ursache mehr oder minder ausgedehnter Stauungshyperämie sind endlich noch Erkrankungen der **Atmungsorgane** zu nennen. So erschweren Hustenstöße den Blutabfluß aus den Jugularvenen. Auch allgemeine venöse Stauung kann durch Lungenkrankheiten hervorgerufen werden, indem durch Verödung von zahlreichen Lungenkapillaren der kleine Kreislauf und unmittelbar hierdurch auch der Rückfluß des Blutes zum Herzen gestört wird.

2. Haben sich einmal gewisse Hemmnisse für den venösen Rücklauf ausgebildet, so kann sich beim Zustandekommen der Stauung eine **vermehrte Einwirkung von Bedingungen auswirken, welche schon unter physiologischen Verhältnissen dem Rückfluß des Blutes entgegenstehen** und von demselben überwunden werden müssen; das ist in erster Linie die **Schwere.** Fehlen z. B. bei dauernder, aufrechter Haltung die Muskelbewegungen der unteren Gliedmaßen, so kann sich durch die überwiegende Wirkung der Schwere das Blut in den Venen ansammeln und sogar Erweiterung dieser, sog. **Varizen,** hervorrufen. In ähnlicher Art entstehen bei sitzender Lebensweise die sog. **Hämorrhoiden** durch Erweiterung der Venae haemorrhoidales (doch sind dabei meist auch angeborene Anomalien der betreffenden Gefäße, welche ihre Erweiterung begünstigen, mit im Spiel). Erleichtert werden derartige Blutsenkungen, wenn gleichzeitig mangelhafte Herztätigkeit das Abfließen aus den großen Hohlvenen erschwert, oder in den großen Venenstämmen Hindernisse auftreten. Daher entstehen Varizen am Unterschenkel mit besonderer Vorliebe in der Schwangerschaft, wenn die Gebärmutter auf die Venen im kleinen Becken drückt und gleichzeitig die Schwere des Blutes in den unteren Gliedmaßen, z. B. durch vieles Stehen, zur Wirkung kommt.

Die sog. asthenische oder atonische Hyperämie stellt sich dann ein, wenn die Herzkraft nachläßt und der sinkende Blutdruck nicht mehr imstande ist, die dem Blutkreislauf entgegenstehende Wirkung der Schwere zu überwinden. Die arterielle Blutzufuhr ist vermindert, die erweiterten Kapillaren passen sich bei längerer Dauer dem Füllungszustand an und können sich nicht mehr zusammenziehen. Es kann daher zu diffusen Überfüllungen ausgedehnter Kapillargebiete kommen, mit besonderer Vorliebe an bestimmten Stellen, welche, wie die Hohlhand, die Nägel, die Lippen, die Nase, die Ohren, schon unter normalen Verhältnissen blutreicher sind. Insbesondere treten solche Hyperämien in kennzeichnender Weise in den tieferliegenden unteren, bzw. bei Rückenlage den hinteren Teilen der Organe auf, z. B. in der Lunge in den hinteren Teilen der Unterlappen, und werden hier als **Hypostasen** bezeichnet. Ähnlich wie die sinkende Herzkraft wirken Veränderungen von Arterien, welche zu Verminderung der Elastizität und Zusammenziehungsfähigkeit ihrer Wand führen.

3. Liegt ein **Versagen von Hilfskräften** vor, die unter normalen Bedingungen den Rückfluß des Venenblutes unterstützen, so haben wir die dritte Ursache für die venöse Stauung. Sie wirkt aber oft bei schon aus anderer Ursache bestehender Stauung nur verstärkend ein. Hierher gehören bei dauernder Erweiterung eintretender Verlust von Elastizität und Zusammenziehungsfähigkeit der Venenwand, oder bei krankhafter Erweiterung der Lichtung oder bei Wandveränderungen auftretendes Versagen der **Venenklappen,** die unter normalen Umständen ein Rückströmen des Blutes gegen den Strom hindern. Störungen der Atmung können den venösen Rücklauf einer Hilfsbedingung berauben. Auch die Zusammenziehungen von Muskeln, namentlich an den Gliedmaßen, tragen wesentlich zur Erleichterung des venösen Rückflusses bei.

Gestaute Bezirke haben ein **kennzeichnendes Aussehen.** Da das Blut bei der venösen Stauung längere Zeit mit den Geweben in Berührung bleibt, gibt es mehr Sauerstoff an diese ab und nimmt mehr Kohlensäure auf. Hierdurch erhalten das Blut wie die mit Blut überfüllten Bezirke eine dunkle, blaurote Farbe, die man zyanotisch (Zyanose = Blausucht) nennt. Allgemeine Zyanose bei allgemeiner Stauung als Folge von Herzfehlern oder Herzschwäche macht sich besonders an peripheren Teilen, den Fingern und Zehenspitzen, ferner an den äußerlich sichtbaren Schleimhäuten bemerkbar. Stark gefüllte Venenverzweigungen treten nach dem Tode noch stärker hervor, weil hier die Gefäßfüllung durch Hypostase nach dem Tode erhöht wird. Der Druck in den Venen gestauter Bezirke ist erhöht, indem er von der Arterie her auf das Venensystem übertragen wird. Die Venen können daher Pulsation zeigen. Die **Temperatur der äußeren**

Körperteile ist im allgemeinen nach anfänglicher mäßiger Steigerung herabgesetzt, was als Folge der bei der Stromverlangsamung vermehrten Wärmeabgabe aufgefaßt werden muß. Die Konsistenz der Gewebe ist vermehrt, es transsudiert mehr Flüssigkeit — Stauungsödem.

Die Folgen sind meist bei der Stauungshyperämie schwerer als bei der Wallungshyperämie. Der Blutabfluß ist erschwert, es tritt Drucksteigerung, Erweiterung der Gefäße und leichte Transsudation oft mit Austritt roter Blutkörperchen (s. u. unter „Blutung") auf, aber die schlimmste Folge des völligen Stillstandes des Blutes (s. weiter unten), das Absterben des Bezirkes, bleibt aus. Allerdings auch dann treten, wenn die Stauung hochgradiger ist, infolge des Sauerstoffmangels bzw. der Kohlensäurezunahme funktionelle Störungen ein (bei venöser Hyperämie des Gehirns Schwindel und Depressionserscheinungen, bei solcher der Lunge Atmungserschwerung, der Niere Eiweiß im Urin). Anatomisch findet sich oft Verfettung, z. B. im Herzmuskel, in den Nieren usw. Auch leidet die Gefäßwand selbst; es kommt meist zu Verfettung der Endothelien. In Fällen chronischer Stauung kann der Druck der gedehnten Kapillaren zusammen mit dieser schlechten Ernährung Schädigungen empfindlicher Elemente veranlassen, sog. Stauungsatrophien, z. B. in der Leber. Anschließen kann sich die Stauungsverhärtung (zyanotische Induration). Die Gefäße sind prall gefüllt, Bindegewebe wuchert an Stellen zugrunde gegangenen Parenchyms. Als Reste der bei Stauung oft auftretenden Diapedesis-Blutungen (s. o.) finden wir häufig Pigmentablagerungen.

Stauungshyperämie wird künstlich zu Heilzwecken bakterieller Erkrankungen erzeugt. Die Wirkung beruht wohl auf den durch sie herbeigeführten Stoffwechselveränderungen der Gewebe, welchen die Lebensbedingungen der Bakterien wenig angepaßt sind.

Das Bild der Hyperämie, wie aller Kreislaufstörungen, verwischt sich an der Leiche mit der jetzt veränderten Blutverteilung. Insbesondere aktive und passive Hyperämie lassen sich dann oft nicht unterscheiden.

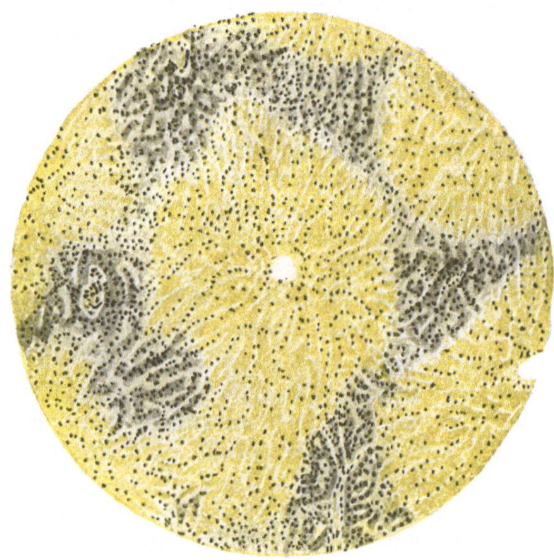

Abb. 1. Stauungshyperämie der Leber.
In der Mitte die Zentralvene. Herum, die stark erweiterten blutgefüllten Kapillaren (gelb) mit Atrophie der Leberzellen. Diese sind am Rande der Läppchen noch gut erhalten.

Besondere Verhältnisse liegen nun vor, wenn der Abfluß nicht nur erschwert, sondern völlig aufgehoben ist. Hier bildet sich ein besonderer sehr eingreifender Zustand aus, die Stase (Blutstockung). Unter normalen Verhältnissen fließen in den kleinen Gefäßen die roten Blutkörperchen vorzugsweise in der Mitte der Lichtung, den sog. Achsenstrom bildend, während in den äußeren Gebieten, in der sog. plasmatischen Randzone, Blutplasma ohne rote Blutkörperchen strömt. Innerhalb dieser Zone bewegen sich auch vorzugsweise die weißen Blutkörperchen, und zwar bedeutend langsamer als die roten. Nur in den eigentlichen Kapillaren, deren Querschnitt bloß für je ein Blutkörperchen Raum hat, fließen die Blutkörperchen einzeln hintereinander durch. Wird nun der venöse Abfluß plötzlich vollkommen aufgehoben, was man z. B. beim Frosch durch Unterbinden der Vena femoralis herstellen kann, so muß die erste Folge eine Drucksteigerung innerhalb des Stauungsbezirkes sein, da ja die unbehinderte arterielle Zufuhr immer noch neue Blutmengen andrängen läßt, und zwar steigt der Druck so lange, bis er die mittlere Höhe des Arteriendruckes erreicht hat. Es tritt zunächst eine Stromverlangsamung, dann eine pulsierende Bewegung, endlich bei jeder Diastole ein Zurückweichen des Blutes ein. Aus kleinen Gefäßen bilden sich große Kollateralgefäße. Mit der Druckerhöhung nimmt auch die Transsudation, d. h. der Austritt flüssiger Blutbestandteile durch die Gefäßwand, erheblich zu; nach einiger Zeit treten auch rote Blutkörperchen mit aus, und zwar auf dem Wege der Diapedesis (s. unter „Blutung"). So wird das Transsudat zu einem Blutkörperchen führenden hämorrhagischen. Es kann auch zu reinen Blutungen kommen (s. auch dort). Mit der stärkeren Füllung der Gefäße schwindet die normale Einteilung in den aus roten Blutkörperchen bestehenden Achsenstrom und die aus Blutplasma mit Blutplättchen und den langsamer fließenden Leukozyten bestehende plasmatische Randzone, indem die roten Blutkörperchen jetzt die Gefäßlichtung nach Abgabe der

Flüssigkeit völlig ausfüllen und also auch der Wand des Gefäßes anliegen. Schließlich legen sie sich innig aneinander und verkleben unter sich so, daß man ihre Grenzen optisch nicht mehr unterscheiden kann; so entstehen gleichmäßige rote Blutzylinder, in welchen nur hie und da Leukozyten als ungefärbte Kugeln hervortreten. Diesen Zustand bezeichnet man als venöse Stase (Blutstockung). Sie ist also kein einfacher Blutstillstand, sondern ein solcher mit veränderter Verteilung der Blutbestandteile, der flüssigen und festen, und unter letzteren wieder der roten und weißen Blutkörperchen und der Blutplättchen, wobei das Maßgebende eben die Zusammenlagerung der roten Blutkörperchen zu einer gleichmäßigen roten Masse ohne Möglichkeit der optischen Trennung der einzelnen Blutkörperchen ist. Noch viel weniger aber ist die Stase eine Thrombose, denn sie geht ohne Gerinnung mit Erhaltung der körperlichen Blutbestandteile vor sich und ist wieder lösbar (s. u.).

Diese Stase, die besonders v. Recklinghausen und neuerdings Ricker verfolgten, beruht also vor allem auf einem Wasserverlust des Blutes. Sie kann überall da eintreten, wo es zu völligem Stillstand der Blutströmung kommt. So genügen bei Verminderung der vis a tergo infolge von Herzschwäche oft geringe örtliche Hindernisse, die in Veränderungen der kleinsten Gefäße oder örtlichen vasomotorischen Störungen begründet sind, um Stase hervorzurufen, namentlich wenn noch äußere Schädlichkeiten, wie Druck (Dekubitus), kleine Verletzungen (Gangraena senilis) od. dgl. hinzukommen. Aber auch außer bei allgemeiner oder örtlicher Stauung kann Stase sich unter anderen Bedingungen entwickeln bei Kälte- oder Hitze-Einwirkung, bei Ätzung sowie Einwirkung von Giften (Toxinen von Bakterien).

Auch sonst ist die Stase besonders im Tierversuch auch mit Hilfe von Einwirkung von allerhand Chemikalien und Pharmaka verfolgt worden. Es handelt sich bei der Stase offenbar um eine meist als Folge des Wasserverlustes der Blutflüssigkeit eintretende, aber auch sonst mögliche Steigerung der Sedimentierung der roten Blutkörperchen, so daß diese sich zusammenballen. Dies hängt aber mit Änderungen der physikalisch-chemischen

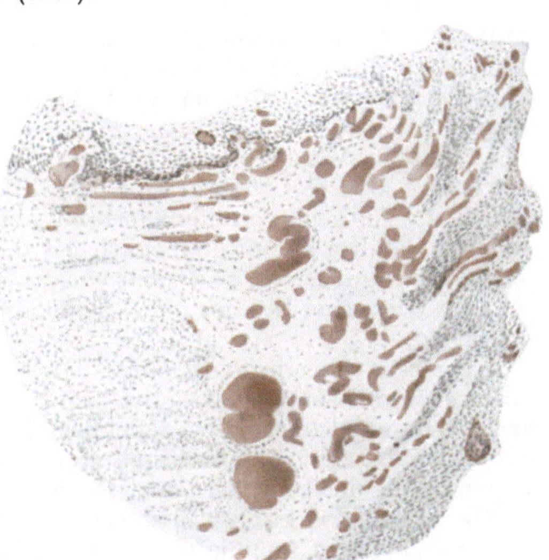

Abb. 2. Stase zahlreicher Kapillaren (braun) bei Ätzung der Haut.
Oben ist die Epidermis gut erhalten, unten beginnt sie nekrotisch zu werden.

Struktur des Plasmas (wie Viskositätsverhältnisse, Oberflächenspannung, Albumin-Globulinfraktion) zusammen, und ebenso der roten Blutkörperchen, wie Quellung derselben mit Viskositätserhöhung. In dem Sinne scheinen (Tannenberg) bei Schädigung von Geweben frei werdende Gewebsabbaustoffe wirksam zu sein, die zugleich Flüssigkeitsentziehung aus den Gefäßen und Festhaltung im Gewebe bewirken. Denn so oder anders bewirkte Wasserabgabe und Bluteindickung muß erst recht die Viskosität des Blutes erhöhen und die Zusammenballung der roten Blutkörperchen steigern. Andererseits vertritt Ricker die Auffassung, die Stase beruhe auf einer Verengerung der vorgeschalteten Arterienstrecke, die erst später — nach einem „prästatischen" Stadium — maximal wird, während die periphersten Abschnitte des Gefäßgebietes stärkst erweitert sind, und dies wiederum sei stets auf Reizung des Gefäßnervensystems zu beziehen.

Ist eine Blutstockung über größere Gebiete ausgedehnt, so muß im zuführenden Gefäßabschnitt Drucksteigerung, im abführenden Druckverminderung die Folge sein. Infolge letzterer kommt es hier zu Stromverlangsamung, und so zur Verbreiterung der plasmatischen Randzone. In dieser ist die Fortbewegung der weißen Blutkörperchen noch mehr verlangsamt, oft bleiben sie längere Zeit stehen und sammeln sich schließlich in dichten Reihen an der Gefäßwand an; diese Erscheinung bezeichnet man als Randstellung der weißen Blutkörperchen. Im zuführenden Abschnitt aber müssen sich die angegebenen Kennzeichen der Stauung ausbilden: Schwinden der Randzone, Transsudation unter Einschluß roter Blutkörperchen. Der erhöhte Druck im zuführenden Gefäßgebiete kann unter günstigen Umständen eine Lösung der Stase bewirken. Die scheinbar verschmolzenen roten Blutkörperchen können sich bei geringeren Graden der Stase wieder voneinander trennen, wenn die die Stase bewirkende Ursache beseitigt wird, die Blutstockung sich also wieder lösen. Vollständige, venöse Stase aber führt Aufheben des Gasaustausches mit den Geweben, also innere Erstickung — Asphyxie —, und, wenn sie nicht bald wieder gelöst wird, infolge der Ernährungsaufhebung Absterben, Nekrose, des Stauungsbezirkes herbei.

II. Örtliche Blutarmut, Anämie.

Unter Anämie verstehen wir Blutarmut. Entweder es besteht allgemeine Anämie (s. Teil II, Kap. I) oder örtliche infolge von Verminderung oder Aufhebung — man spricht dann auch von Ischämie — der arteriellen Zufuhr bei ungehindertem Abfluß des Blutes. Verminderte Herztätigkeit hat zwar auch örtliche Blutarmut, besonders der peripheren Körperteile (sie äußert sich im Gehirn durch Ohnmachten, Schwindel, Schwäche usw.) zur Folge, zumeist aber bewirkt sie, trotz der Verringerung der Blutzufuhr, da die Behinderung des venösen Abflusses überwiegt, Stauungshyperämie (s. den vorigen Abschnitt).

Örtliche Anämien werden durch verschiedene Ursachen herbeigeführt:

1. Durch äußeren Druck, der stark genug ist, um auch die Arterien oder die kapillaren Gefäße zusammenzudrücken, während mäßiger Druck meist nur auf die dünnwandigen Venen wirkt und daher Stauungshyperämie hervorruft. Druckanämie wird z. B. erzeugt bei Unterbindungen, durch die Esmarchsche Binde, ferner durch Geschwülste, Ansammlungen großer Flüssigkeitsmengen, z. B. im Pleuralraum oder den Gehirnventrikeln, durch Narben, Fremdkörper usw.

2. Durch Verstopfung oder sonstigen Verschluß der zuführenden Arterien oder Verengerung der Gefäßlichtung durch Erkrankungen der Gefäßwand (Atherosklerose od. dgl.), die bis zu völligem Verschluß fortschreiten können, in Bezirken, zu denen eine Blutzufuhr von anderen Gefäßen her nicht möglich ist, d. h. also dann, wenn der verschlossene Arterienast bzw. seine Verzweigungen peripherwärts von der Verschlußstelle keine Verbindungen mit anderen Arterien besitzen, oder wenn diese nicht durchgängig oder wenigstens nicht in genügendem Maße erweiterungsfähig sind.

3. Durch Verengerung der Gefäßlichtung infolge von Zusammenziehung der muskulösen Gefäßwand (spastische Anämie). Eine solche wird durch die Gefäßnerven vermittelt, unmittelbar oder reflektorisch. Auf diese Weise wirken örtlich chemische Gifte ein, von denen das Adrenalin praktisch wichtig ist, auch wohl Ergotin, ferner Kälte (an der Haut durch Blässe und Kühle kenntlich; auch die Frostbeulen gehören hierher), so auch bei Ätherspray. Sympathikusreizung wirkt ebenso, so bei gewissen mit halbseitigem Gefäßkrampf auftretenden Formen von Migräne. Die Anämie der Haut im Fieberfrost ist zentralen Ursprungs. Auf zentrale Vasomotorenreizung wird auch z. B. die sog. Raynaudsche Gangrän der Finger, Zehen usw. bezogen. Als Beispiel reflektorischer Anämie sei das bekannte Erblassen bei plötzlichem Schreck, bei Angst usw. erwähnt. Arbeitende Körperteile bekommen auf reflektorischem Wege viel Blut, ruhende wenig. So zeigen gelähmte Gliedmaßen enge Gefäße und geringen Blutgehalt (paralytische Anämie). Im übrigen schlägt Gefäßzusammenziehung oft durch Ermüdung der Muskulatur bald in den entgegengesetzten Zustand der Gefäßerweiterung infolge von Erschlaffung der Muskulatur, d. h. in Hyperämie, um.

4. Durch Entziehung von Blut, wenn in benachbarten Bezirken aktive Hyperämie besteht: kollaterale Anämie. Daß dann Gehirnanämie zu Bewußtseinstörungen führen kann, wurde schon oben erwähnt.

Die Zeichen des Blutmangels bestehen zunächst in Abblassen der betroffenen Bezirke und somit Hervortreten ihrer Eigenfarbe, Abnahme ihrer Temperatur (bei äußeren Körperteilen) und ihres Volumens und ferner in Undeutlicherwerden und weniger geschlängeltem Verlauf der Gefäße. Zunächst besteht nach dem Eintreten einer örtlichen Anämie ein gewisses Bestreben nach einem Ausgleich; das Blut strömt von der Stelle der Sperrung bzw. des Hindernisses in vermehrter Menge in die Gefäße der Umgebung: kollaterale Hyperämie. Sie macht sich nach Verlegung eines Gefäßstammes an den Ästen geltend, welche oberhalb des Hindernisses abgehen, und ebenso, wenn von paarigen Gefäßen das eine undurchgängig wird, an den Bahnen der anderen Seite. Bei dem sich so (ähnlich wie für die Venen schon dargelegt) ausbreitenden Kollateralkreislauf, der das Blut auf Umwegen wieder zu den Organen führt, ist es aber sehr wichtig, ob diese Blutzufuhr zur Ernährung der betreffenden Bezirke genügt. Hierbei spielt auch die Frage mit, ob diese Gefäße selbst unverändert und somit erweiterungsfähig sind, ferner diejenige, ob die Herzkraft eine hinreichend gute ist, um Füllung der Gefäße zu gewährleisten. Ist alles dies in Ordnung, so werden Unterbindungen selbst größerer Arterienäste ermöglicht.

Nach Unterbindung der einen Karotis z. B. wird von der anderen sowie auch von den Arteriae vertebrales dem Gehirn eine absolut größere Menge Blut zugeführt, so daß der Ausfall wieder gedeckt werden kann. Nach Unterbindung der Kruralis in der Mitte des Oberschenkels erweitert sich namentlich die Arteria profunda femoris und führt durch ihre Anastomosen den unteren Ästen der Femoralis — mit denen ihre weiteren Verzweigungen mehrfach zusammenhängen — wieder Blut zu; ja nach Unterbindung der Aorta nimmt das Blut seinen Weg z. B. durch die sich erweiternden Arteriae mammariae internae und die mit ihnen zusammenhängenden Epigastricae zu den unteren Gliedmaßen.

Des weiteren sind die Folgen der Anämie abhängig von Grad und Dauer der Blutleere, von der Empfindlichkeit des betroffenen Organes — so ist Gehirn, wie überhaupt in seiner Tätigkeit sehr hochentwickeltes Gewebe, z. B. auch die Niere, besonders empfindlich — und endlich (wie oben dargelegt) von den Blutkreislaufverhältnissen der Umgebung. So sind spastische Anämien oft nur vorübergehender Natur und ohne schwere Folgen. Besteht aber die Anämie lange und wird nicht aufgehoben oder gemildert, so sind ihre Folgen Aufhören der Nahrungs- und Sauerstoffzufuhr sowie Ansammlung der Zersetzungsstoffe (da ja auch deren Wegfuhr mit dem Wegfall des arteriellen Stromes aufhört). So kommt es zu Funktionsstörungen. Empfindliche Organe stellen sofort ihre Tätigkeit ein, wie die Lähmung der Beine beim Stensonschen Versuch (Unterbindung der Aorta und damit Ischämie des Lendenmarkes) lehrt. Auch schon leichtere Grade der Anämie rufen funktionelle Störungen hervor: im Gehirn Bewußtseinsstörungen, in anderen Fällen auch Erregungszustände (Krämpfe), in der Haut Störungen der Sensibilität (Analgesie) neben Erregungszuständen (Zusammenziehen der Musculi arrectores pilorum, „Gänsehaut") usw. Nach erster anfänglicher Reizsteigerung kommt es zu Herabsetzung der Reaktionsfähigkeit; es bilden sich infolge von Stoffwechselherabsetzung regressive Vorgänge, Verfettung u. dgl. aus. Ist die Anämie eine dauernde und vollständige, so stirbt das Gewebe ab, es verfällt der anämischen Nekrose.

III. Blutung. Hämorrhagie.

Die Blutung, Hämorrhagie, stellt den Austritt von Blut, also vor allem von roten Blutkörperchen, aus der Gefäßwand dar. Den Vorgang benennt man auch Extravasation, das ausgetretene Blut Extravasat.

Einige besondere Namen sind gebräuchlich: Epistaxis = Blutung aus der Nase, Hämatemesis = Blutbrechen, Hämoptoe = Bluthusten, Hämaturie = Auftreten von Blut im Harn (im Gegensatz zur Hämoglobinurie, wobei der Harn nur durch gelöstes Hämoglobin rot gefärbt wird), Metrorrhagien = Uterusblutungen, Hämatozele = Blutung in das Cavum vaginale des Hodens, Hämatoperikard = Blutung in den Herzbeutel, Hämatothorax = solche in den Pleuralraum, Apoplexie = Gehirnblutung mit schlagartigem Aufhören der Funktion. Andere Bezeichnungen gelten der äußeren Beschaffenheit der Blutungen: Kleine flache Blutungen der äußeren Haut, serösen Häute und Schleimhäute heißen Petechien bzw. Ekchymosen, größere der Haut, namentlich wenn sie unter Zersetzung des Blutfarbstoffes verschiedene Farbtönungen annehmen, Suggilationen oder Suffusionen. Große Blutungen in umschlossene Räume, so daß sie diese geschwulstartig aufteilen, nennt man — wenig gut — Hämatome. Endlich unterscheidet man arterielle, venöse und kapillare Blutungen. Parenchymatöse Blutungen sind solche, die aus vielen kleinen Gefäßen zugleich stattfinden, wie sie z. B. nach einer sekundären Fluxion nach vorhergegangener Blutleere an Wundflächen sich einstellen können.

Nach der Art des Blutaustrittes können wir zwei Formen unterscheiden:

A. Bei gröberen Verletzungen der Gefäßwand, sei es von außen durch Verletzung, wie Schuß, Schnitt, Zerreißung, sei es von innen infolge stärkster Steigerung des Blutdruckes, oder infolge so hochgradiger Veränderung der Gefäßwand, daß der gewöhnliche Blutdruck oder eine geringe Erhöhung desselben schon genügt, reißt diese ein: Hämorrhagie **per rhexin.** Bei schweren Verletzungen wird durch ein Zerreißen selbst der zuvor unveränderten Aorta meist sofort tödliche Blutung beobachtet, während das Herz in der Regel nur wenn es verändert ist — besonders Myomalazie (s. dort) — durchreißt. Innerhalb geschwürig zerfallender Gewebe (Eiterungen, tuberkulöse Erweichungen, z. B. Lungenkavernen, zerfallende Geschwülste, Magengeschwüre u. dgl.) können Gefäße in das Gebiet der Zerstörung fallen und so angeätzt werden: Hämorrhagie **per diabrosin.**

B. Auch ohne grobmechanische Verletzung der Gefäßwand können Blutkörperchen aus kleinen Gefäßen, besonders Kapillaren, aber auch kleinen Arterien und Venen, an solchen Stellen der Gefäßwand austreten, wo zwischen deren Endothelzellen kleinste Öffnungen — die Stomata Arnolds — vorhanden sind und sich bei der starken Überfüllung weiten. Diese Stomata werden aber auch als vorgebildete Gebilde in Abrede gestellt, bildeten sich dann also zwischen den Endothelien erst unter den gleich zu erwähnenden Bedingungen. Diese Art von Austritt roter Blutkörperchen ohne größere Zusammenhangstrennung der Wand des Gefäßes nennt man: Hämorrhagie **per diapedesin.** Sie erfolgt also nur aus kleinen Gefäßen. Bei diesen anscheinend spontan auftretenden Blutungen liegt die Ursache in einem Mißverhältnis zwischen dem auf der Gefäßwand lastenden Blutdruck und der Widerstandsfähigkeit der Wand; dies Mißverhältnis ist teils durch eine ungewöhnliche Steigerung des Blutdruckes besonders infolge von Stauung gegeben, teils durch einen durch krankhafte Veränderungen bewirkten Mangel an Festigkeit der Gefäßwände. Meist wirken beide Bedingungen zusammen. Hierher gehören parenchymatöse Blutungen, z. B. des Magens, aber auch die Menstruationsblutungen sowie die Bildung des Corpus haemorrhagicum im Eierstock. Solche Blutungen ohne eigentliche Verletzung der Gefäßwand sind unter pathologischen Bedingungen sehr häufig, können recht bedeutend werden und spielen daher eine große

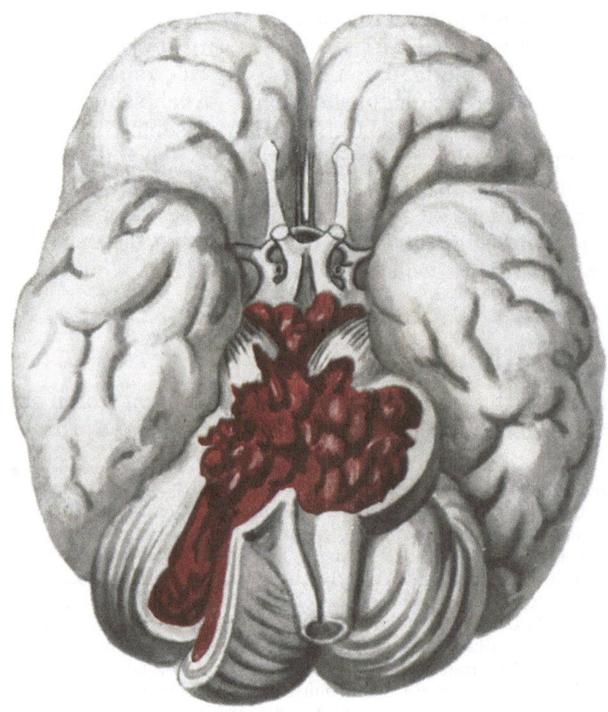

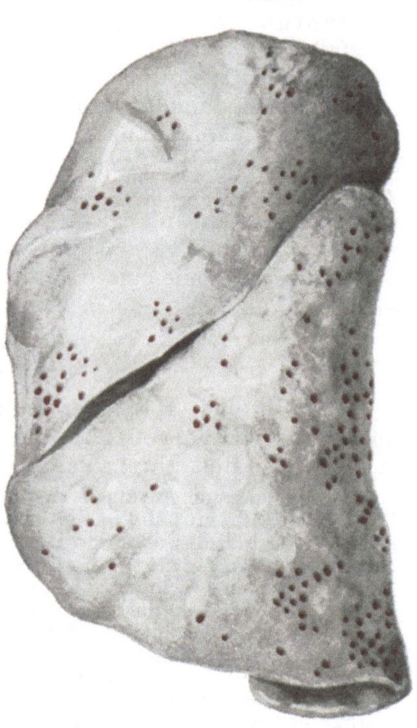

Abb. 3. Blutung in Brücke und Kleinhirn.
(Z. T. nach Cruveilhier, Anatomie pathologique du corps humain.)

Abb. 4. Zahlreiche kleine subpleurale Blutungen.

Rolle, so, wie wir schon gesehen haben, bei der Stauung, ferner bei der Bildung der hämorrhagischen Infarkte (s. weiter unten) und unter zahlreichen sonstigen Bedingungen. Die Blutungen per diapedesin scheinen ein häufigeres Ereignis zu sein, als früher angenommen. Da zwischen den beiden Arten von Blutaustritt eine scharfe Grenze nicht zu ziehen ist, sollen sie von ursächlichen Gesichtspunkten aus zusammen besprochen werden.

Nach den veranlassenden Bedingungen können wir eine Reihe von Gruppen von Blutungen unterscheiden:

1. Blutungen kommen infolge der Druckerhöhung bei aktiver wie passiver Hyperämie vor, sowohl Blutungen per rhexin wie auch gerade solche per diapedesin, letztere besonders auch bei Stauung.

Ein gutes Beispiel einer Stauungsblutung per rhexin sind die meist tödlichen Blutungen aus bei der Leberzirrhose sich ausbildenden Venenerweiterungen (Varizen) der Speiseröhre. Durch Blutung per diapedesin bekommen bei Stauung auftretende Transsudate oft ein blutiges Gepräge, so kommt an eingeklemmten Darmschlingen (Hernien) eine förmliche blutige Durchsetzung zustande. Auch kommt es zu solchen Blutungen, wenn der Blutdruck nur verhältnismäßig zu hoch ist, wie bei der Anwendung von Schropfköpfen, die eine starke Luftverdünnung unter Ansaugung der Haut bewirken, also einen negativen Druck schaffen. Und in der gleichen Weise macht sich beim Aufsteigen in große Höhen die Abnahme des Luftdruckes geltend. Ferner gehören hierher allgemeine Stauungszustände des Körpers, so bei Herzfehlern, oder bei Erstickung, wobei sich vor allem an dem Lungenüberzug sowie Epikard und Endokard oft zahlreiche kleine Blutungen finden (bei Lungenerkrankungen oder Diphtherie, aber auch bei Neugeborenen, die nach einigen ungenügenden Atemzügen bald sterben).

2. Gefäßzerreißungen kommen sehr leicht zustande, wenn die Widerstandsfähigkeit der Gefäßwand durch Veränderungen herabgesetzt ist, z. B. bei Atherosklerose, variköser oder aneurysmatischer Erweiterung usw. Dann vermögen schon einfache arterielle Anschoppungen, wie sie durch plötzliche Erregungen, namentlich bei vorhandener Herzhypertrophie, auftreten, nicht nur kleine kapilläre Blutaustritte, sondern auch große, selbst tödliche Blutungen hervorzurufen. So beruhen Gehirnblutungen weniger auf gröberen Gefäßzerreißungen als auf Diapedesisblutung, vor allem wenn zu atherosklerotischen Veränderungen der Gehirngefäße eine Druckerhöhung hinzukommt. So finden sich Apoplexien (s. u. Gehirn) denn auch zu allermeist bei Leuten mit dauerndem Bluthochdruck. Junge und daher noch zartwandige Gefäße neigen schon an sich sehr zu Blutungen, solchen per diapedesin wie per rhexin, wie man das an granulierenden Wundflächen bei geringen Anlässen beobachten kann.

3. Die Kapillaren anämisch-ischämisch gewesener Bezirke neigen zu Blutungen, offenbar weil die Wände durch Störung der Ernährung durchlässiger geworden sind. Folgt bei Verstopfung oder Engstellung der Arterien der anfangs bestandenen Anämie eine starke kollaterale Fluxion und füllt die Gefäße des Bezirkes in stürmischer Weise wieder, so kommt es, zum Teil wenigstens, hierdurch zu Blutaustritten meist per diapedesin. So entsteht die Mehrzahl der sog. hämorrhagischen Infarkte (s. u.) und dies scheint auch bei Gehirnblutungen nach nervös (spastisch) bedingten Gefäßzusammenziehungen, so lange die Gefäße noch keine schwereren Veränderungen eingegangen sind, eine Rolle zu spielen.

4. Die infektiös-toxischen Blutungen treten bei einer Reihe von Allgemeinerkrankungen auf, teils infolge von regressiven Veränderungen der Gefäßwand, gegebenenfalls mit Verstopfung der Gefäßlichtung, teils vielleicht auch infolge einer Änderung der Blutbeschaffenheit, die dem Blute ein leichteres Durchtreten durch das Gefäßrohr ermöglichen soll. Hier handelt es sich also zumeist auch um Blutungen per diapedesin. Die eigentlichen infektiösen Blutungen schließen sich an Verstopfung der kleinen Gefäße mit Kokkenhaufen oder infizierten Emboli an, vor allem im Verlauf septischer oder pyämischer Infektionen, z. B. Hautblutungen bei ulzeröser Endokarditis; die infektiöstoxischen Blutungen beruhen auf Schädigung der Gefäßwände durch Bakterientoxine, bei Kokkeninfektionen, Lungenentzündung, Diphtherie, Tetanus, Milzbrand, Pest u. dgl., die toxischen Blutungen auf solcher durch Gifte, wie Salvarsan, Phosphor oder Quecksilber oder Schlangengifte, Pilzgifte usw., die autotoxischen Blutungen auf Schädigung durch bestimmte im Körper selbst entstehende Stoffe bei Ikterus, Eklampsie, Skorbut, Möller-Barlowscher Krankheit, Anämien u. dgl.

Um ähnliches mag es sich auch bei Blutungen bei Nephritis handeln, doch wirkt hier auch Blutdrucksteigerung mit. Bei Anämie und Leukämie ist die Beschaffenheit des Blutes, sind aber auch Gefäßwandveränderungen in Betracht zu ziehen. Vor allem bei akuten Leukämien finden sich ausgedehnteste Blutungen, besonders in Mundhöhle und Darm. Auch die Blutungen bei Möller - Barlowscher Krankheit und Skorbut (s. u.) gehören wohl zu den Autointoxikationen; die als Purpura senilis auftretenden Hautblutungen dagegen sind ziemlich sicher auf Veränderungen der Gefäße zurückzuführen.

5. Noch ganz unklar sind Blutungen, die durch nervöse Einflüsse zustande kommen, so Hautblutungen im Verlauf allgemeiner Neurosen (Stigmata der Hysterischen) oder „supplementäre" oder „vikariierende" Blutungen nach Ausbleiben der Menstruation, z. B. in den Atmungsorganen oder der Mundhöhle. Zum Teil spielen wohl vasomotorische Einflüsse gegebenenfalls reflektorischer Art mit, doch sind wir wenig über die genaue Art ihres Zustandekommens unterrichtet. Störungen der Drüsen mit innerer Sekretion sind wohl grundlegend.

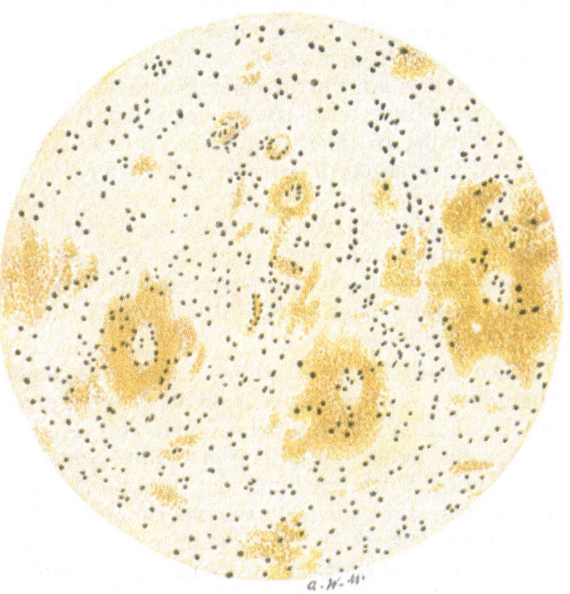

Abb. 5. Zahlreiche kleine Blutungen im Gehirn (sog. Ringblutungen).

Eine besondere Neigung zu Blutungen, die sich in vielfachem Auftreten solcher ohne zureichende Ursache oder von unverhältnismäßiger Stärke und Dauer bei geringsten Anlässen äußert, bezeichnet man als **hämorrhagische Diathese.** Sie findet sich bei allerhand septischen Zuständen, ferner angeboren als sog. Bluterkrankheit, Hämophilie, bei der schon geringfügige Verletzungen tödliche Blutungen bewirken können. Sie beruht auf Gerinnungshemmung, die durch Mangel an Thrombin (oder Insuffizienz desselben) bedingt ist. Der Zustand ist nach der Lossenschen Regel vererbbar (s. dort). Des weiteren ist hier eine Gruppe zu nennen, die als Purpura zusammengefaßt wird, hierbei finden sich Blutungen in Haut, Schleimhäute, innere Organe. Man kann hier u. a. eine thrombopenische Purpura herausheben, besonders mit Hautblutungen, bedingt durch Leistungsschwäche des blutplättchenbildenden Apparates und somit Mangel an Blutplättchen, die auch verändert sind. Auch Gefäßveränderungen scheinen zu bestehen. Die Blutungszeit ist hier stark verlängert. Eine andere Form ist die essentielle Thrombopenie (Frank) auch mit verringerter Blutplättchenzahl. Wieder andere Purpuraformen sind infektiöstoxisch bedingt oder treten bei Vergiftungen oder Zuständen von Kapillarschwäche, so im Alter oder bei Blutkrankheiten, wie Leukämie oder perniziöser Anämie auf, oder auf Grund von Avitaminosen. Hierher gehört der Skorbut, der mit Blutungen in die Haut, besonders der unteren Gliedmaßen (Purpura scorbutica), Muskelblutungen, Blutungen in die Gelenke usw. und meist mit geschwürigen Veränderungen und hämorrhagischer Infiltration des Zahnfleisches einhergeht. Dem Skorbut entspricht die Möller-Barlowsche Krankheit der kleinen Kinder. Beiden Erkrankungen liegen offenbar Veränderungen der Gefäße, vielleicht ihrer wie überhaupt der Kittsubstanzen zugrunde, bedingt durch einseitige Ernährung, bzw. Fehlen gewisser Nährstoffe (s. u. Avitaminosen).

Die Folgen der Blutungen sind teils allgemeine, so sogar Verblutungstod (s. Kap. IX) oder Anämien (s. II, Kap. I), teils örtliche, welche, abgesehen von dem Umfang des Blutaustrittes, von der Beschaffenheit des betroffenen Organes abhängen. Während z. B. in der Haut die Folgen gering sind, haben die so häufigen Blutungen im Gehirn Gewebszerstörungen und unter Umständen schlagartige Unterbrechung der Tätigkeit mit tödlichem Ausgang zur Folge (Apoplexie). Für gewöhnlich steht die Blutung nach einiger Zeit, d. h. sie hört auf. Hierbei wirken mehrere Bedingungen zusammen. Vor allem wird das (per rhexin) blutende Gefäß durch einen Thrombus verschlossen, wobei Blutdrucksenkung infolge größerer Blutungen begünstigend mitwirken kann; später wird der Thrombus auf dem Wege der Organisation (s. später) durch Bindegewebe ersetzt. Ferner wirken bei dem Stehen einer Blutung reflektorische Zusammenziehung des Gefäßes und auch der durch den Blutaustritt in das Gewebe auf das Gefäß ausgeübte Außendruck mit. Bleiben alle diese Vorgänge aus, oder handelt es sich um ein so großes Gefäß, daß sofort zu viel Blut austritt, so kann ein unmittelbar tödlicher Ausgang der Blutung eintreten.

Ist Blut in Gewebe ausgetreten, so fällt es in der Regel sehr bald einer Gerinnung anheim. Das Plasma wird zumeist aus dem Blutkuchen ausgepreßt und rasch aufgesaugt; die roten Blutkörperchen verlieren ihren Farbstoff, welcher die Umgebung rötlich färbt; er macht eine Reihe mit Farbveränderungen einhergehender Umwandlungen durch, die z. B. den Hautblutungen ihre nach Tagen auftretenden verschiedenen Farbtönungen (braun, gelblich, grün, blau) verleihen, und läßt als Rückstand schließlich eine Verfärbung (Pigmentierung) an der Stelle der Blutung zurück. Liegenbleibendes Blut kann organisiert werden (s. u.); das durch die Blutung zerstörte Gewebe kann wieder hergestellt werden. Bei manchen Blutungen, namentlich im Gehirn, kann auch die Organisation auf die äußeren Teile beschränkt bleiben, während in den inneren allmählich Blut und Gewebstrümmer durch klarere Flüssigkeit ersetzt werden; es entsteht so eine von bindegewebiger (bzw. im Gehirn auch gliöser) Wand umgebene Zyste.

IV. Thrombose.

Nach dem Tode (bzw. im Reagenzglas) gerinnt das Blut. Auch während des Lebens bilden sich außerhalb des Blutstromes derartige einfache Gerinnsel. Bei der Gerinnung fällt aus dem Blutplasma das Fibrin in Gestalt einer faserigen Masse aus und schließt die Blutkörperchen ein. So entsteht der Blutkuchen oder Kruor. Die nach Ausfällen des Fibrins vom Blutplasma übrig bleibende Flüssigkeit heißt Blutserum. Bei langsamer Gerinnung (nach dem Tode vielfach in den großen Gefäßen oder im Herzen) kommt eine Dreischichtung zustande, indem sich noch die roten Blutkörperchen zu Boden senken und so von dem darüberstehenden geronnenen Fibrin trennen, welches als Faserstoff- oder Speckgerinnsel eine gelbliche, zähelastische Masse bildet; darüber steht dann das klare Serum

Die Gerinnung geht so vor sich, daß das (vielleicht besonders aus der Leber stammende) Fibrinogen des Blutes in Fibrinoglobulin und Fibrin gespalten wird, und zwar unter dem Einfluß eines Ferments, des Thrombin. Dies entsteht aus der im Blute vorhandenen Vorstufe, dem Thrombogen unter Einwirkung der aktivierenden Thrombokinase bei Gegenwart von Kalksalzen (welche das Blut enthält). Die Thrombokinase leitet somit den ganzen Vorgang ein. Sie ist im Blute nicht vorhanden und hierauf wie auf einem gerinnungshemmenden Antithrombin (das wahrscheinlich in der Leber gebildet wird) beruht es, daß das Blut in den Gefäßen unter gewöhnlichen Bedingungen nicht gerinnt. Zerfallende Blutzellen — besonders Blutplättchen — und Gewebszellen liefern aber die Thrombokinase, und so kommt der Gerinnungsvorgang außerhalb des Körpers und im Körper nach dem Tode sowie im Leben, wenn sich Blut außerhalb der Gefäßbahn befindet, zustande.

Erwähnt werden soll aber, daß neuerdings auch bei der Gerinnung von einer fermentativen Wirkung ganz abgesehen und der ganze Vorgang nach kolloid-chemischen Gesetzen erklärt wird, wenn auch in verschiedener Weise. Auch hier wird von den 3 Substanzen Fibrinogen, Thrombogen, Thrombokinase ausgegangen. Nach Hekma ist das Fibrinogen ein Alkalisol, das durch Thrombin, welches das Alkali adsorbiert, in das Gerinnungsprodukt, also das Gel, und das ist eben Fibrin, übergeführt wird. Fibrin und Fibrinogen sind dann chemisch gleich, aber eben im kolloid-chemischen Zustand verschieden. Eine Fermentwirkung ist nicht nötig.

Auf gesteigertem Fibrinogengehalt des Blutes beruht zumeist die stärkere Spontananeinanderlagerung roter Blutkörperchen (Geldrollenbildung) im Blute, welche eine verminderte Suspensionsstabilität des Blutes in Gestalt der sog. gesteigerten Blutsenkungsgeschwindigkeit bewirkt. Diese wird in der Schwangerschaft und unter zahlreichen krankhaften Bedingungen, vor allem auch fieberhaften Krankheiten gefunden und die Bestimmung der Blutsenkungsgeschwindigkeit spielt daher in der Klinik eine Rolle.

Auch innerhalb der Gefäßbahn (Herz, Arterien, Venen oder Kapillaren) können während des Lebens feste Ausscheidungen aus dem Blute zustande kommen. Man nennt sie dann **Thromben** oder **Blutpfröpfe**, den Vorgang **Thrombose**, um deren Erforschung sich vor allem Virchow, Zahn, Eberth - Schimmelbusch und Baumgarten, sowie Aschoff und neuerdings Dietrich verdient gemacht haben. Das Blut geht hierbei also in den festen Aggregatzustand über. Die Blutelemente zeigen bei der Thrombose starke Zerfallserscheinungen, welche zum Teil dann erst die Gerinnung herbeiführen, so daß Beneke die Thrombose für eine Form im Gefäße vor sich gehenden Blutabsterbens erklärt, wobei das aus mechanischen und chemischen Ursachen (s. u.) abgestorbene Material feste lichtungsverlegende Massen aus einzelnen oder aus mehreren zusammenfließenden Bestandteilen des Blutes bildet. Wir können nun zwei von verschiedenen Bedingungen abhängige, ganz verschiedene Bildungen unterscheiden: die roten Thromben einerseits, die grauen oder weißen andererseits.

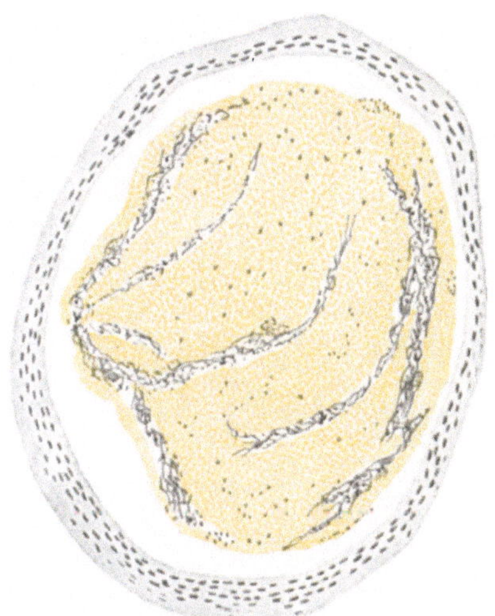

Abb. 6. Gefäß mit einem roten Thrombus.

Der Thrombus besteht aus roten Blutkörperchen (gelb), dazwischen Fibrin mit Leukozyten (schwarz). Außen Gefäßwand.

In **stehendem** oder ganz **langsam fließendem Blute** bilden sich die **roten Thromben** ganz nach der Art der Gerinnung bei Bildung der Kruorgerinnsel nach dem Tode. Untergang von Blutzellen leitet durch Bildung der Thrombokinase in der beschriebenen Weise den Vorgang ein, so daß reichlich Thrombin zur Wirkung kommt. Die Gerinnungsfähigkeit des Blutes kann unter verschiedenen Bedingungen wechseln. So besteht Erhöhung — Hyperinose — bei Leukämien oder manchen Infektionskrankheiten, das Gegenteil — Hypinose — besonders bei den sog. hämorrhagischen Diathesen, bei manchen Infektionskrankheiten, wie Typhus, bei Sepsisformen u. dgl.

Im Tierversuch kann man die Gerinnbarkeit künstlich aufheben durch zitronensaures Natron oder Hirudin (Auszug aus Blutegeln). Nach dem Tode bleibt das Blut lange flüssig, wenn gerinnungshemmende Bedingungen vorliegen, so bei Kohlensäurevergiftungen.

Da das Blut einfach gerinnt, finden sich die Blutelemente in dem Mengenverhältnis der normalen Blutmischung, also weit mehr rote als weiße Blutkörperchen (zwischen ihnen fädig ausgeschiedenes Fibrin); daher die rote Farbe. Gleicht ein derartiges rotes Gerinnsel anfänglich gänzlich dem nach dem Tode entstehenden Kruorgerinnsel, so gehen nach 1—2 Tagen weitere Veränderungen mit ihm vor: es wird heller, wird durch Wasserabgabe trockener, bröckeliger und verklebt mit der Gefäßwand, während die Leichengerinnsel dieser nur locker anhaften, ein diagnostisch sehr wichtiges Unterscheidungsmerkmal beider.

Ganz andere Vorgänge aber bilden den **weißen (grauen) Thrombus,** der innerhalb der Gefäßbahn **im strömenden Blute** entsteht. Die Farbe ist schon im Namen ausgedrückt. Sehr kennzeichnend ist eine feine Riffelung der Oberfläche, d. h. eine netz- oder linienförmige Zeichnung, die auf feinen weißen Erhebungen beruht; sie treten am Übergang zum gemischten Thrombus, von der mehr roten Farbe abgehoben, noch stärker hervor (s. u.). Hier handelt es sich nicht einfach oder auch nur vorzugsweise um Gerinnung, welche zuerst keine Rolle spielt, vielmehr gelangen die einzelnen Blutelemente in sehr verschiedenem Mengenverhältnis und sehr unterschiedlich zur Abscheidung. In erster Linie und zuerst sind es die Blutplättchen (Bizzozero), dann auch die weißen Blutkörperchen, welche sich hier an die Gefäßwand absetzen und hier angehäuft werden

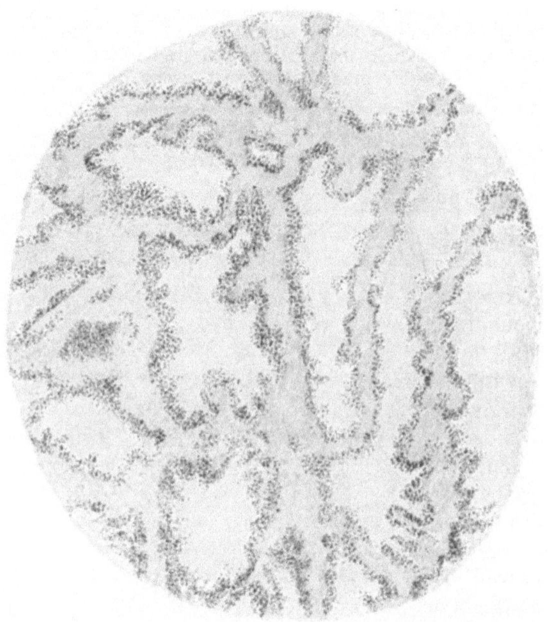

Abb. 7. Typischer Aufbau eines frischen (weißen) Thrombus. Das dunklere Balkenwerk besteht aus Blutplättchen. Die Balken sind von einem Leukozytensaum eingerahmt. In den hell gehaltenen Lücken befindet sich rotes Blut.
(Nach Aschoff-Gaylord, Kursus der pathol. Histologie.)

(verfolgt vor allem von Eberth-Schimmelbusch), während die roten Blutkörperchen größtenteils vorbeiströmen und nur spärlich in den Thrombus eingelagert werden; auch findet jetzt eine mehr oder weniger reichliche Fibrinabscheidung statt. Ein solcher Thrombus ist also, wenn ganz rein, wesentlich aus dreierlei Bestandteilen zusammengesetzt: Blutplättchen, Leukozyten, Fibrin. Die Blutplättchen und Leukozyten liegen gewöhnlich in Haufen zusammen. Rote Blutkörperchen kommen zumeist — wenn auch nur vereinzelt — doch noch dazu (s. u.). Sie spielen also aber doch, ganz entgegengesetzt dem Mengenverhältnis des strömenden Blutes, die kleinste Rolle und werden nur in geringster Zahl abgesetzt; daher die helle Farbe dieser Thromben. Die Blutplättchen treten bei Blutstromverlangsamung aus der normalen Scheidung in den Achsenstrom mit den körperlichen Bestandteilen und die plasmatische Randzone in letztere und bleiben an der Gefäßinnenwand haften. Sie verlieren bei dieser Ausscheidung bald ihre normale Gestalt, sie lagern sich dicht aneinander und verkleben so, irgendwie durch das Plasma bewirkt, zu leichtkörnigen oder gleichmäßigen, erst lockeren, dann dichteren Massen: Agglutination. Dies ist bei der Thrombenbildung der erste Vorgang. Die untereinander verklebten Blutplättchen bilden einen korallenstockartigen Grundstock. Den einzelnen Lamellen liegt eine ungleich breite Schicht weißer Blutkörperchen auf. Es kommt dies so zustande, daß der Blutstrom durch die sich bildenden Blutplättchenberge gewissermaßen in zahlreiche Unterströme geteilt wird, in jedem dieser aber sich die weißen Blutzellen infolge der verlangsamten Blutströmung als die spezifisch leichteren Blutzellen an den Rand stellen und so an den Blutplättchenmassen anlagern. Es ist der Blutstrom selbst, der diese Architektur formt, ähnlich wie die Ablagerung von Sinkstoffen in strömenden Flüssigkeiten vor sich geht und bei Stromverlangsamung ähnliche Lamellen bildet (Aschoff). In den Zwischenräumen des so gebildeten Gerüstes liegt das bald dichtere, bald lockere Fibrinnetz und in dessen Maschen noch einzelne weiße und auch rote Blutkörperchen. Die Fibrinfäden lagern sich dabei (noch öfters bei Gerinnung außerhalb von Gefäßen), oft büschelförmig nach verschiedenen Seiten ausstrahlend, um abgestorbene Zellen und besonders Blutplättchenhaufen als „Gerinnungszentren" (Zenker) ab. Bei der Bildung eines solchen weißen Thrombus sind also **Blutstromverlangsamung** und **Agglutinationsfähigkeit der Blutplättchen** Vorbedingungen. Die Blutplättchenablagerung folgt bestimmten physikalischen Gesetzen, die noch nicht in allen Einzelheiten bekannt sind. Wesentlich beeinflußt wird sie durch die negative elektrische Ladung der Blutplättchen, die von der Ladung der kolloiden Eiweißstoffe des Serums, von denen vor allem die Albumine stark negativ geladen sind, abhängt. Je kleiner die Ladung der Blutplättchen ist, desto leichter scheinen sie sich zu agglutinieren (zusammenzuballen). Die Gerinnung schließt sich erst an die Agglutination an. Man kann die Vorgänge bei der Thrombose bezeichnen (Beneke) als Zellagglutination (besonders Blutplättchen), Fibrinkoagulation und gegebenenfalls Kongelation.

Die für das bloße Auge kennzeichnende Riffelung (s. o.) kommt durch den beschriebenen Aufbau zustande. Die feinen Oberflächenerhebungen entsprechen den Gipfeln des korallenstockartigen Gerüstwerkes. Auf diesen aus Blutplättchen bestehenden Balken beruht auch die weiße Farbe der Thromben.

Es gibt auch Mittelformen, zwischen weißen und roten Thromben, wenn zwar noch Blutströmung vorhanden aber stark verlangsamt, dem Stillstand genähert ist. Mit abnehmender Stromstärke bleiben immer mehr rote Blutkörperchen haften und so nähern sich solche Thromben in Farbe und Zusammensetzung immer mehr den roten. Da im strömenden Blut die Thrombenbildung nicht gleichmäßig und nicht auf einmal vor sich geht, so bilden sich oft deutliche Schichten, indem jede einzelne Schicht abwechselnd dem roten und dem weißen Thrombus entspricht, was man schon mit bloßem Auge erkennen kann. So entsteht der **gemischte Thrombus.**

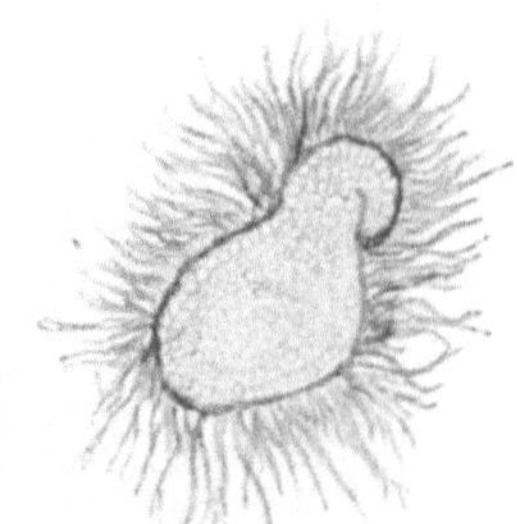

Abb. 8. Blutplättchen als Gerinnungszentren in der Pfortader bei Pyämie nach K. Zenker.

Den weißen Thrombus kann man nach seiner Entstehung im fließenden Blut als Abscheidungsthrombus, den im stehenden Blut entstehenden roten Thrombus als Gerinnungsthrombus bezeichnen (Aschoff). Verschließt ersterer bei Vorgängen während des Lebens ein größeres Gefäß, so bildet sich dahinter im gestauten Blut ein roter Gerinnungsthrombus. Es liegt dann ein fortgesetzter Thrombus mit einem älteren weißen Thrombus am Kopf und einem später gebildeten roten Schwanz vor. Nach dieser Lehre (Aschoff) beginnt jeder Thrombus mit Bildung eines weißen Thrombus. Wichtig erscheint die neuerdings besonders auch von Dietrich betonte Unterscheidung in einen örtlich beschränkt bleibenden Thrombus und den fortschreitenden Thrombus, der durch immer neue Anlagerungen wächst und so von kleinen Gefäßen in Hauptgefäße fortschreitet, wie auch die zu besprechenden wichtigen Thromben in den Femoralvenen meist erst zustande kommen, denn gerade diese fortgesetzten Thromben zeitigen hauptsächlich die noch darzulegenden Folgen und Gefahren.

Nach Sitz usw. der Thromben sind noch einige Bezeichnungen in Gebrauch: Sitzt ein Thrombus an der Gefäßwand, so bezeichnet man ihn als wandständig bzw. an den Venenklappen als klappenständig. Wird die ganze Gefäßlichtung ausgefüllt, so spricht man von obturierendem oder obstruierendem Thrombus. Der ursprünglich entstandene heißt autochthoner, der in der Richtung des Blutstromes weiter gewachsene fortgesetzter Thrombus (s. o.). An der Wand der Herzhöhlen sitzende Thromben heißen Parietalthromben; gelangen sie frei in die Lichtung einer Herzhöhle und werden hier durch die Zusammenziehungen des Herzens abgerundet, so bilden sie die sog. Kugelthromben.

Seltenere Thrombenformen sind die reinen Plättchenthromben, welche eine graue, körnige Oberfläche haben und meist sehr weich sind, daher leicht wieder zersplittern, und die hyalinen Thromben, welche durch Umwandlung der Plättchenhaufen und des Fibrins in derbere, glasige, dicke Balken bildende Massen („Kongelation" der Eiweißkörper, Benecke) zustande kommen und sich — meist unter toxisch-infektiösen Bedingungen — besonders in Kapillaren finden (hier verfolgt besonders von Silbermann und Kaufmann).

Ganz frische rote Thromben sind zuweilen schwer von Kruor, fibrinreiche weiße Thromben von nach dem Tode entstehenden Speckgerinnseln zu unterscheiden. Eine Mittelstellung nehmen Gerinnsel ein, die sich ausbilden, wenn nach Herzstillstand noch Blutbewegung vor sich geht. Doch treten an den Thromben bezeichnende Merkmale gegenüber nach dem Tode entstehenden Gerinnseln doch fast stets deutlich hervor. Sie sind trockener, fester, brüchiger, oft an der Oberfläche deutlich geriffelt oder gerippt, auf dem Durchschnitt oft geschichtet. Und vor allem der Thrombus haftet der Gefäßwand meist schon nach 24 Stunden mit ihr verklebt an und wird dann mit ihr immer fester verlötet. Demgegenüber sind Kruor- wie Fibringerinnsel mehr oder weniger elastisch, an der Oberfläche zumeist glatt und spiegelnd, auf dem Durchschnitt gleichmäßig, von der Unterlage leicht abziehbar, höchstens an bestimmten Stellen wie an Venenklappen oder zwischen Trabekeln des Herzens mit denselben verfilzt. Mikroskopisch kommt besonders beim weißen Thrombus der kennzeichnende architektonische Aufbau dazu.

Wenn auch noch nicht alle Bedingungen zum Zustandekommen der Pfropfbildung restlos geklärt sind, so lassen sich doch die ursächlichen Bedingungen vor allem in folgende drei Gruppen einteilen: Veränderungen 1. der Blutströmung, 2. der Gefäßwand, 3. des Blutes.

1. Von den Veränderungen der Blutströmung sind es namentlich **Verlangsamung** derselben mit Schwäche der Stromkraft, ferner Wirbelbildungen und Wellenbewegungen an bestimmten Stellen der Gefäßbahn, die eine Thrombose begünstigen. Die wichtigste hierher

gehörige Form ist die **Stagnationsthrombose**, die bei aufgehobenem oder erheblich verlangsamtem Blutstrom entstehen kann (s. auch oben). Indes genügt auch eine vollständige Stockung des Blutlaufes für sich allein nicht, um eine Thrombose hervorzurufen. Wenn man ein Blutgefäß mit sorgfältiger Schonung seiner Wand an zwei Stellen unterbindet, zwischen welchen keine Verzweigung abgeht, so kann man noch nach Wochen das Blut in dem abgebundenen Abschnitt flüssig finden (zuerst gezeigt von v. Baumgarten). Es müssen also noch andere Bedingungen hinzukommen, die wohl außer in Veränderungen des Blutes in einer Schädigung der Gefäßwand liegen. In dieser Beziehung wirkt übrigens der Stillstand oder die verlangsamte Blutströmung selbst, indem durch sie die Ernährung der Gefäßwand leidet und die untergehenden Endothelien Ferment bilden.

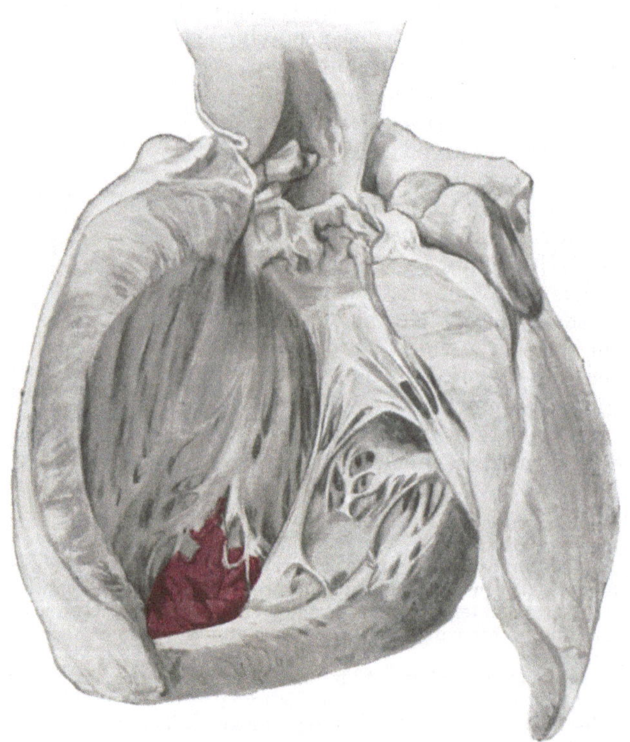

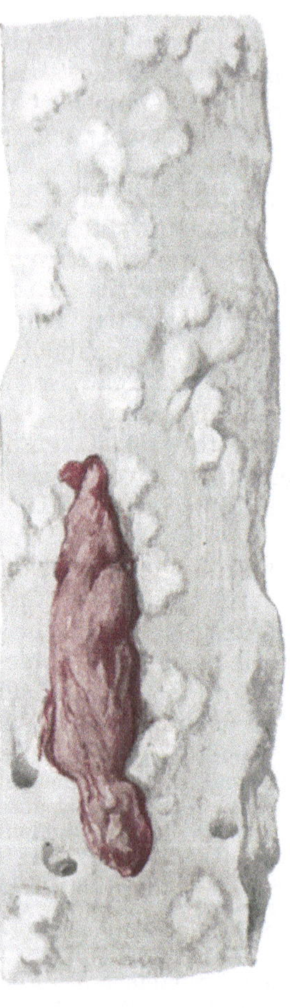

Abb. 9. Thrombus in der aneurysmatisch erweiterten linken Herzkammer nahe der Spitze.

Abb. 10. Thrombus auf Grund einer atherosklerotischen Aorta.

Eine Neigung zur Pfropfbildung bewirkende langsame Strömung kommt auch bei einfachen Gefäßunterbindungen zustande, und zwar in demjenigen Gefäßabschnitte, der zwischen der Unterbindungsstelle und dem letzten (bei Arterien **proximal**, bei Venen **distalwärts**) abgehenden Seitenaste liegt. Eine einfache Überlegung zeigt, daß der Blutstrom dann sofort vorwiegend in dem letzteren seinen Weg nehmen wird, während in dem Abschnitt zwischen ihm und der Unterbindungsstelle nur ein geringer Wechsel des Blutes vor sich geht. Eine Verlangsamung des Blutstromes entsteht ferner bei **Stauungen**, bei **Herzschwäche** usw., bei denen sich auch gerne Thromben in den peripheren Venenästen ausbilden. Im gleichen Sinne wie eine Stauung wirkt auch ein Druck auf Venenstämme: **Kompressionsthrombose**.

An manchen Stellen der Blutbahn bestehen teils plötzliche Erweiterungen derselben (Herz, Arcus aortae, Stellen oberhalb der Venenklappen), teils kommen solche durch krankhafte Vorgänge (Varizen, Aneurysmen) zustande. In ihnen lagern sich mit Vorliebe Pfröpfe ab, deren Bildung durch die örtlichen Verhältnisse insofern begünstigt ist, als hier Wirbelbildungen infolge der plötzlichen Erweiterung des Strombettes eintreten: Dilatationsthrombose. Indes wirken auch hier sicher noch die anderen maßgebenden Bedingungen mit.

Für die sog. marantische Thrombose bzw. die so gebildeten **marantischen Thromben** ist Abnahme der Stromstärke infolge von Herzschwäche eine wesentliche, aber jedenfalls auch nicht die einzig wirkende Bedingung. Vielleicht sind auch bei der Bildung marantischer Thromben Schädigungen der Gefäßwände und insbesondere ihrer Endothelien durch gestörte Ernährung von Bedeutung. Man findet die (meist weißen, vorzugsweise aus Blutplättchen bestehenden) marantischen Thromben besonders in den Herzohren, an der Spitze der Herzkammern („Herzpolypen"), in den Klappentaschen der Venen — sog. klappenständige Thromben —, in den Sinus der Dura mater, besonders aber in den Venae femorales, sowie im Uterin- bzw. Prostatageflecht.

Diese Thromben finden sich vor allem in Venen, die unter den Thrombosen überhaupt über 75% aufweisen, weil hier die Stromverlangsamung leichter eintritt. Bevorzugt sind die unteren Gliedmaßen infolge der Belastung bei aufrecht stehendem Körper (bei Varizen, wo mehrere Bedingungen zusammenkommen, besonders deutlich), bei längerem Liegen besonders die Venae femorales, weil hier, vor allem im Gebiet des Poupartschen Bandes, gerade bei etwa waagerechter Haltung des Körpers eine Steigerung zu überwinden ist (und ähnlich im Gebiete des Prostata- und Uteringeflechtes). Man kann dabei meist die Thromben in den größeren Venenästen von den ersten kleinen, dann festgesetzten Pfropfbildungen im Wurzelgebiete ableiten. Es gibt auch sog. Fernthromben, bei denen ein örtlicher Zusammenhang mit einem Krankheitsherd nicht nachweisbar ist, bzw. Spontanthromben, wobei sich irgendwelche örtlich veranlassende Bedingungen zunächst überhaupt nicht auffinden lassen. Auch solche Thromben gehen gerne von Klappentaschen aus (Dietrich). Alles in allem sehen wir, daß Stromverlangsamung für die Thrombenbildung eine äußerst wichtige Bedingung darstellt, aber allein nicht genügt, größere fortschreitende Thromben zu bewirken, dagegen für den Ort der Pfropfentstehung maßgebend ist.

2. Die Veränderungen der Zusammensetzung des Blutes, welche zu Thrombose führen, sind mannigfaltiger Art. Besonders zu nennen ist Zahl und Viskositätsverhältnisse (gewissermaßen Agglutinationsbereitschaft) der Blutplättchen. Auch besonders große Mengen von Fibrinogen oder von Thrombin wirken wenigstens disponierend, wenn zerfallende Zellen die aktivierende Thrombokinase liefern können. Zu nennen sind zunächst ins Blut gelangte Fremdkörper, vor allem Thromben selbst, welche mit dem Blutstrom weiter getragen werden, wobei sich durch Wellenbildungen und ähnliche Erscheinungen große Thrombenmassen ihnen neu anlegen können, so daß aus kleineren Thromben große werden können, besonders wichtig bei ihrer Embolie (s. u.), ferner Geschwulstzellen oder von außen stammende Fremdkörper. Bei den verschiedenen Blutkrankheiten — wie Anämie, Chlorose, Leukämie —, bei denen sich die Thromben vor allem in den Sinus der Dura mater und in Ober- und Unterschenkelvenen finden, spielen (außer Ernährungsstörungen der Gefäßwand) auch Blutveränderungen eine große Rolle. Vergiftungen — besonders mit Quecksilbersalzen, Kalium chloricum, Morcheln u. dgl. — bewirken, zum größten Teil wenigstens, durch Zerstörung von roten Blutkörperchen Thrombosen. Auch die Injektion von Blut anderer Tierarten, selbst in defibriniertem Zustand, wirkt ebenso. Desgleichen Stoffe bei Autointoxikationen, z. B. bei Eklampsie. Auch bei Verbrennungen oder Erfrierungen auftretende Thromben — teils an den Stellen der unmittelbaren Einwirkung der Schädlichkeit, teils an entfernten Stellen, wie besonders in Kapillaren des Gehirns, der Niere, der Magenwand — hängen wohl mit Giftstoffen zusammen, die zerstörten Blutkörperchen oder Gewebezellen (Nekrosen) entstammen. Eine besondere Rolle spielen infektiöse Erkrankungen, d. h. Bakterien und ihre Giftstoffe. Besonders wichtig scheinen überhaupt allgemein mit Eiweißabbau einhergehende Vorgänge, wie auf verschiedenstem Wege zustande kommende Gewebszerstörungen, also auch Geschwülste u. dgl., nach Starlinger dadurch zu sein, daß hier im Blutplasma eine Verschiebung der Eiweißstoffe derart statthat, daß die grobdispersen Phasen, nämlich Fibrinogen und Globulin, auf Kosten der Albumine zunehmen — und dasselbe wird von verschiedenen Seiten als ein

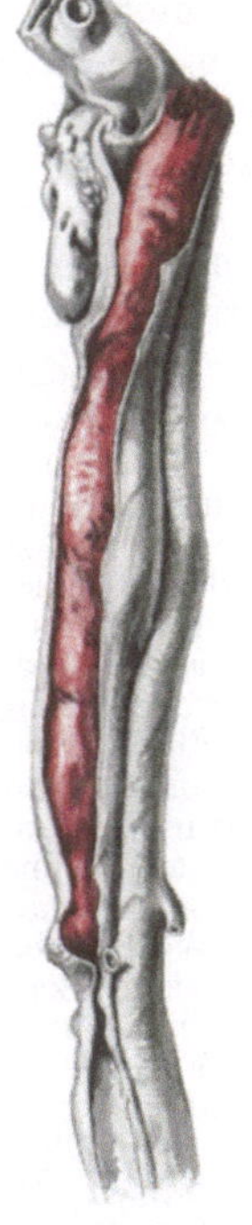

Abb. 11. Thrombus der Vena femoralis.

Hauptentstehungsgrund für postoperative Thromben angenommen —, durch diese verminderte Kolloidstabilität des Blutes aber eine Verminderung der elektrischen Plättchenladung eintritt, welche ihre Zusammenballung begünstigt, so daß sie leichter an der Gefäßwand haften.

Stuber - Lang denken dabei an Säuerung des Blutes (infolge Verschlechterung der Pufferungsmöglichkeit desselben) und beziehen die Verminderung der elektrischen Plättchenladung in erster Linie auf Anhäufung von Kohlensäure. Solches hat schon an sich bei Stromverlangsamung statt, und trifft dies mit abnormem Blutmechanismus, wie Vermehrung der Globin - Fibrinogenfraktion, zusammen, so tritt Verstärkung der bei der Pfropfbildung maßgebenden Bedingungen ein.

3. Von Veränderungen der Gefäßwand befördern vor allem alle Vorgänge die Thrombose, welche das Endothel, das in seinen normalen Zustand gerinnungshemmend wirkt, wesentlich verändern (s. o.), so mechanische oder chemische Schädigungen, vor allem Verletzungen mit Durchtrennung der Gefäße, aber auch Quetschungen und ähnliches, ferner auch atherosklerotische Vorgänge, Aneurysmen u. dgl. Insbesondere gehören infektiöse und toxische Einflüsse hierher, Bedingungen unter denen ja Thromben besonders häufig entstehen. Während sich in kleineren Arterien und Venen — hier besonders häufig bei Phlebitiden — schon bei geringer veränderter Wand Thromben bilden, tritt dies in der Aorta fast nur ein, wenn der Blutstrom infolge von starker Herzschwäche verlangsamt ist, viel leichter dagegen in Aneurysmen. Es ist also auch hier die Stromstärke des Blutes von Einfluß.

Vielleicht spielen auch konstitutionelle Bedingungen mit. So sollen Fettleibige besondere Neigung zu Thrombenbildung aufweisen.

Endlich sei angeführt, daß Dietrich für das Wesentlichste bei der Entstehung von Thromben Änderungen in der Wechselwirkung zwischen Blut und Gefäßwand hält. Es besteht normal ein reger Stoffwechsel zwischen Innenschichten der Wand und dem Inhalt selbst an größeren Gefäßen; Gefäßendothelien und Zusammensetzung des Blutes stehen in offenbaren Abhängigkeitsverhältnissen. Endothelreaktionen, wie sie besonders unter infektiösen Bedingungen bei einer bestimmten Gesamtlage des Körpers eine Rolle spielen, können nach dieser Ansicht Grundlage für Thromben bieten. Erhöhte Aufsaugungsleistung des Endothels schaffe Bereitschaft zur Pfropfbildung. Wie weit es sich dabei um anaphylaktische Zustände handele, so daß eine Überempfindlichkeitsreaktion also vorläge, sei noch nicht sichergestellt. Wiederholte, in Schüben auftretende große Thrombenbildungen, so daß man von einer chronischen „Thrombopathie" gesprochen hat, könnten so ihre Erklärung finden. Gesteigerte Resorptionsleistung des Endothels finden sich vor allem bei Eiweißabbauvorgängen. Dies spielt eine besondere Rolle bei Infektionen und überhaupt in Wundgebieten, aber auch bei Geschwülsten, bei Stoffwechselveränderungen, in Schwangerschaft und Wochenbett usw. Auch Dekubitus kommt hier, und zwar als Wurzelgebiet für Thromben bis in die Vena femoralis, in Betracht (Dietrich). Bei so bedingten Endothelreaktionen kann es nach Klemensiewicz, Dietrich u. a. zunächst zur Abscheidung einer feinen gallertigen Fibrinmasse an der Gefäßwand kommen, an der dann die Blutplättchen haften bleiben, was zum Thrombus führe. „Es entstehen bei erneuten Anforderungen Niederschlagsbildungen oder zellige Reaktionen der Gefäßwand, die bei hinzutretenden Kreislaufstörungen durch weitere Rückwirkungen auf das Blut oder bei begünstigender allgemeiner Blutbeschaffenheit weitere Anlagerungen auslösen und Sitz und Form der Thrombose bestimmen" (Dietrich). Unter den gleichen Bedingungen wie die Endothelreaktionen bzw. diese feinsten Niederschlagsbildungen zustande kommen, eben vor allem bei Infektionen und sonst bedingtem Eiweißabbau, kommen aber auch die oben besprochenen Veränderungen im feineren Aufbau des Blutes zustande. Und ferner kommt es unter denselben, vor allem infektiösen Bedingungen, häufig zu Stromverlangsamung. Und so spielen diese Bedingungen eben doch die ausschlaggebende Rolle für das Zustandekommen eines Thrombus und es kann zweifelhaft erscheinen, ob die Abscheidungen und Zellreaktionen im Dietrichschen Sinne an sich echten Thrombenbildungen entsprechen bzw. zu solchen führen.

Das Zusammenwirken der besprochenen verschiedenartigen Faktoren oft unter den gleichen Bedingungen bringt es mit sich, daß septische und überhaupt infektiöse Erkrankungen, so besonders auch Typhus, Lungenentzündung usw., insbesondere bei etwas längerer Dauer, eine Hauptveranlassung für Thrombose darstellen. Ferner, daß sich Thromben häufiger überhaupt an Operationen oder auch das Wochenbett anschließen, ferner, daß unter den Thrombosen bei internen Erkrankungen Krankheiten der Kreislauforgane (Herz) eine große, anscheinend in letzter Zeit zunehmende Rolle spielen. Die besprochenen Verhältnisse erklären auch, warum in einem großen Teil der Fälle Thromben sich unmittelbar bei infektiösen und ähnlichen Vorgängen im Quellgebiet einstellen, in anderen Fällen aber Fernwirkungen unter ganz ähnlichen Bedingungen zu Thrombenentstehung an entferntem Orte führen.

Zusammenwirken von Störungen der Blutströmung der Gefäßwand, des Blutes und etwa auch der Beziehungen zwischen Gefäßwand und Blut sind also je nach den im Einzelfalle wechselnden Verhältnissen für Auftreten der Thromben, Fortschreiten derselben und die zu besprechenden Folgen verantwortlich. So ist der Vorgang der Thrombose ein gutes Beispiel der Abhängigkeit krankhafter örtlicher Vorgänge von der Gesamtkonstellation des Körpers.

Nachdem Thromben sich gebildet haben, gehen sie bald weitere Veränderungen ein. Einerseits wachsen sie durch Anlagerung neuer thrombotischer Massen, z. B. infolge von Wirbelbildungen u. dgl. (s. o.), andererseits tritt bald autolytische Zersetzung ein. Die roten Blutkörperchen geben ihr Hämoglobin her, werden so zu „Schatten" und zerfallen unter Bildung vielgestaltiger Formen. Durch Auflösung des Hämoglobins wird der Thrombus heller oder durch Umwandlung in Pigment braun gefärbt. Auch die weißen Blutkörperchen zerfallen, das Fibrin und die Blutplättchen werden aufgelöst; so kommt die sog. puriforme Erweichung (die aber mit Eiterung nichts zu tun hat) zustande, besonders bei Blutplättchenthromben in deren Innern. Wirkliche Vereiterung oder Verjauchung ist möglich bei sekundärer Infektion mit Bakterien, besonders von der Gefäßwand aus, also vor allem bei Thrombophlebitiden. Hier besteht dann die Gefahr allgemeiner Pyämie (s. unter Eiterung).

Zumeist wird der Thrombus bald von der Gefäßwand her organisiert, d. h. junges Bindegewebe und Gefäße wachsen in ihn hinein oder ersetzen ihn, indem die thrombotische Masse allmählich aufgesaugt (resorbiert) wird (Näheres s. Kap. III). Hierbei begünstigt die Zusammenziehung des Thrombus durch Wasserverlust die Wucherung von der Gefäßwand her infolge der so eintretenden Entspannung. Durch Erweiterung der einwachsenden Gefäße kann der Thrombus kanalisiert, d. h. das Gefäß teilweise für Blut wieder durchgängig werden. So können sich ganz kavernöse Bildungen, z. B. an thrombosierten Pfortaderästen, ergeben. Auch Kalk kann sich in den in Organisation befindlichen Thromben ablagern. So bilden sich besonders in Venen die sog. Venensteine „Phlebolithen". Organisierte Klappenthromben des Herzens auf Grund von Endokarditis (s. dort) können ganz an geschwulstartige Bildungen wie Angiome oder Myxome erinnern.

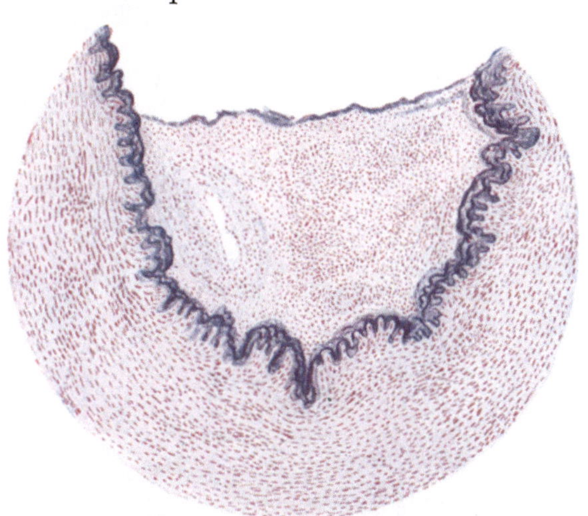

Abb. 12. Organisierter und kanalisierter wandständiger Thrombus.

Die Kerne sind rot (Karmin), die elastischen Fasern violett gefärbt. Man erkennt die Begrenzung der alten Intima an der geschlängelten elastischen Grenzlamelle und eine feine neugebildete Elastika, welche über den organisierten Thrombus hinüberzieht.

Als Folgen der Thrombose kommen zunächst Blutstauung, Blutungen und Hydrops, sodann Gewebsveränderungen an den Gefäßen selbst und Ernährungsstörungen der zugehörigen Bezirke in Betracht. Die größte Gefahr liegt in einer Embolie (s. u.).

V. Metastase und Embolie.

Von frischen, noch lockeren, der Wand noch nicht fester anhaftenden, oder später erweichten Thromben, vor allem großen fortgesetzten, wird nicht selten ein Stück, öfters mit Hilfe von Gefäßzusammenziehungen, durch den Blutstrom abgerissen und fortgeschwemmt. Es bleibt da, wo die Blutbahn für es zu eng wird, als **Embolus** stecken. Den Vorgang der Einkeilung benennt man dementsprechend **Embolie** ($\dot{\varepsilon}\mu\beta\alpha\lambda\lambda\varepsilon\iota\nu$ = hineinwerfen). Das Wesen derselben hat zuerst Virchow klargelegt. In der Regel kann man noch den Rest des Thrombus an seiner Stelle feststellen, zuweilen sogar an ihm die Abrißstelle wahrnehmen, auf die der Embolus paßt. Manchmal findet man den Ursprungsthrombus nicht; dies kann der Fall sein, wenn er ganz losgerissen und als ein großer Embolus oder nach Zersplitterung als mehrere haften geblieben ist. Man kann sehr große Emboli, ja auch ganze Ausgüsse von Venen als Emboli wiederfinden. An einen Embolus können sich weitere thrombotische Massen anhaften (s. o.). Dies kann die sowieso nicht immer leichte Entscheidung, ob ein Embolus oder ein Thrombus vorliegt, besonders wenn letzterer an einer anderen Stelle nicht zu finden ist, erschweren.

Die Richtung, in der solche Stücke weggetragen werden, ist natürlich zumeist die des Blutstroms. Von peripheren Venen aus, besonders der unteren Hohlvene und insbesondere der Vena femoralis, wo ja besonders marantische Thromben häufig sitzen (s. o.), gelangen die Stücke

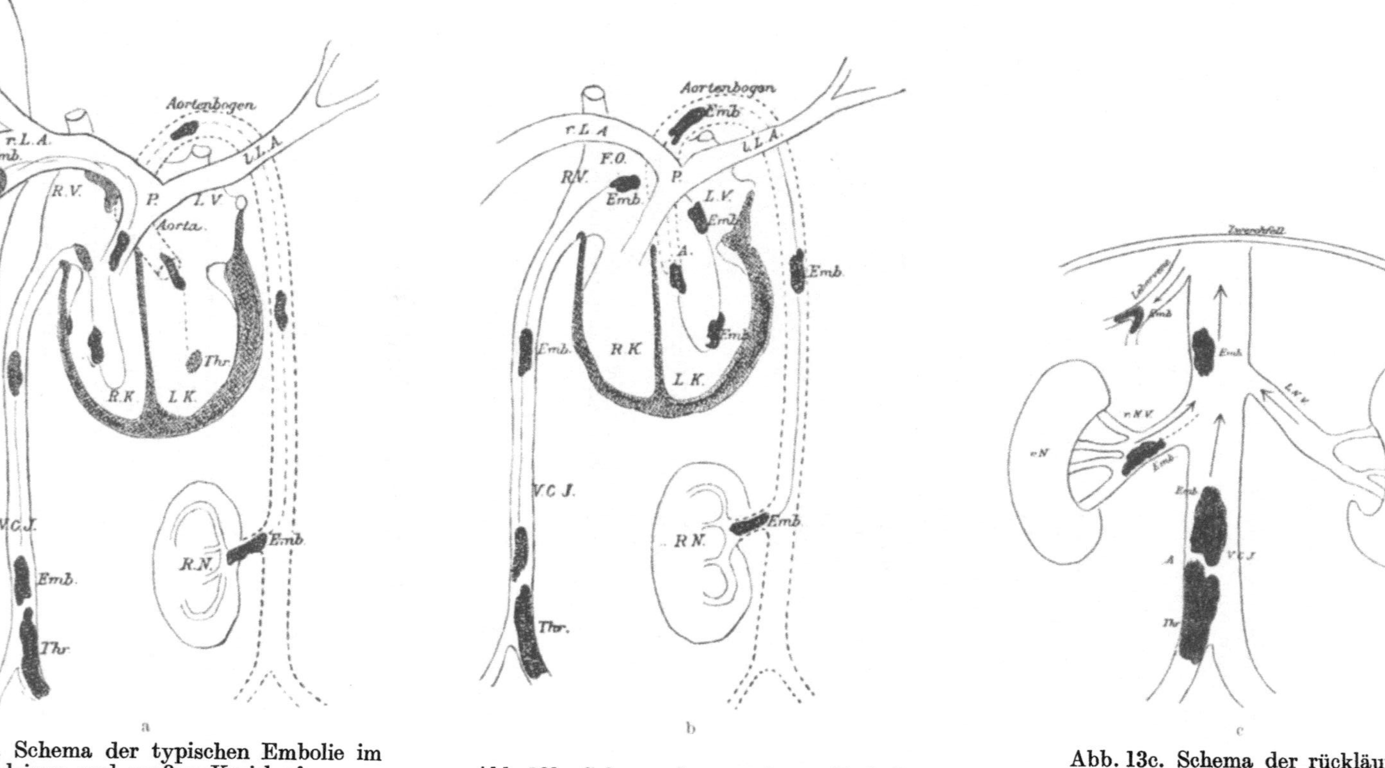

Abb. 13a. Schema der typischen Embolie im kleinen und großen Kreislauf.

Ein Thrombus aus der unteren Hohlvene *(V. C. J.)* gelangt als Embolus in das rechte Herz *(R. K.)*, von dort in den Stamm der Pulmonalis *(P.)* und wird an der Teilungsstelle eines Astes der rechten Lungenarterie *(r. L. A.)* als reitender Embolus festgehalten. Ein Thrombus *(Thr.)* des linken Herzens *(L. K.)* gelangt in die Aorta und wird als Embolus *(Emb.)* in der rechten Nierenarterie festgehalten.

Abb. 13b. Schema der paradoxen Embolie.

Ein Thrombus *(Thr.)* der unteren Hohlvene *(V. C. J.)* fliegt in den rechten Vorhof *(R. V.)* und bei *F. O.* durch das offene Foramen ovale in den linken Vorhof *(L. V.)* und weiter die linke Herzkammer *(L. K.)* und die Aorta und bleibt dann als Embolus *(Emb.)* in der rechten Nierenarterie stecken.

(Nach Lubarsch, Die allgemeine Pathologie.)

Abb. 13c. Schema der rückläufigen Verschleppung in den Blutadern.

Thrombus in der unteren Hohlvene *(V. C. J.)*, der bei *A* losgerissen und zum Embolus *(Emb.)* wird; ein Teil des Pfropfes wird dem normalen Blutstrom folgend in der Richtung des nach oben gerichteten Pfeiles verschleppt, während andere Teile bei Stromumkehr in der Richtung des nach unten gerichteten Pfeiles in die rechte Nierenvene und die Lebervene verschleppt werden.

durch das rechte Herz in die Lungenarterien und verschließen diese, wobei große Thromben oft zusammengerollt sind. **Embolie der Lungenarterien** ist die Hauptgefahr jener Thromben und eine Loslösung von Thrombenteilen aus oberflächlicheren Venen, besonders der Femoralvene, kann schon durch geringere mechanische Einwirkungen veranlaßt werden, so durch Massage oder unvorsichtige Berührung, aber auch durch das erste Aufstehen nach längerem Liegen oder plötzliches Aufrichten im Bett u. dgl. Da der Arzt den Folgen solcher Lungenembolie in der Regel machtlos gegenübersteht, muß er die zugrunde liegende Thrombenbildung nach Möglichkeit zu verhindern bestrebt sein. Denn die Lungenembolie kann, wenn eine Hauptlungenarterie verstopft wird — oft auch in Nachschüben —, oder gar beide, durch plötzlichen Tätigkeitsausfall der Lunge sofortigen Tod bewirken. Gewöhnlich

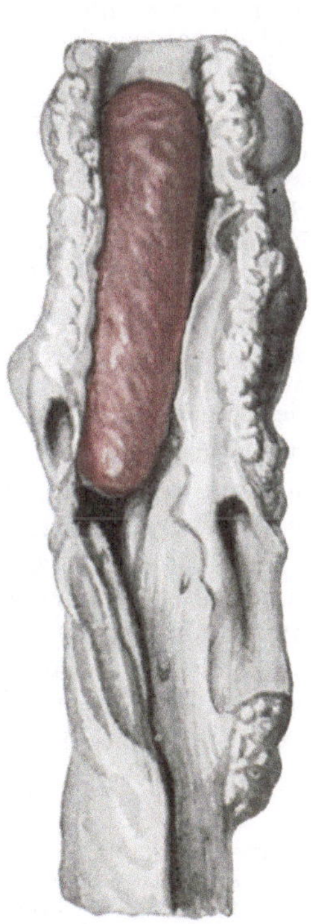

Abb. 14. Thrombus in einer Femoralvene.

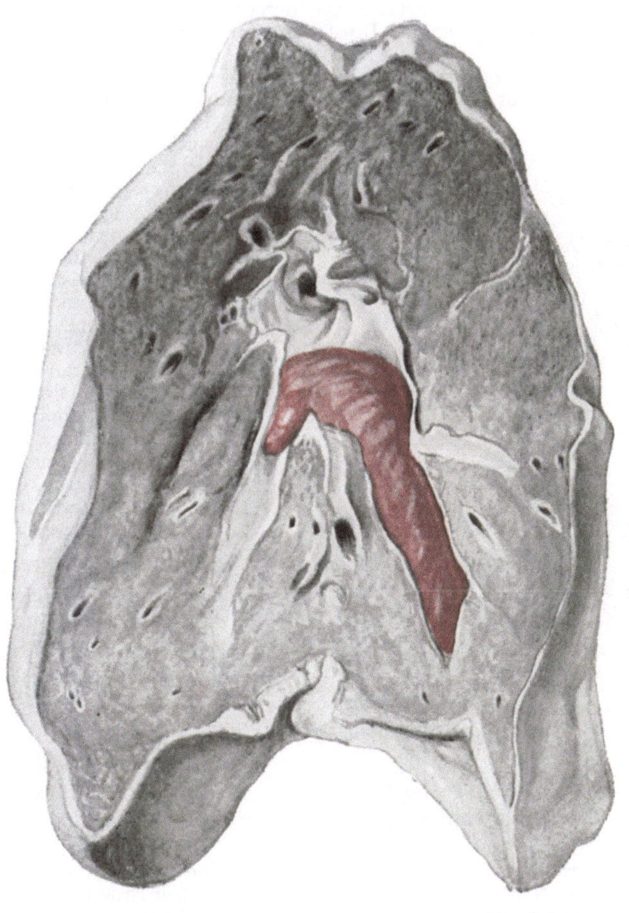

Abb. 15. Embolus im Hauptast der Arteria pulmonalis.

wird angegeben, daß Absperrung von $^3/_4$ des Lungenkreislaufes dieses herbeiführt, aber es ist auch ein ganz gewöhnliches Ereignis bei Verschluß des Hauptastes einer Lunge, oder entsprechender zahlreicher kleinerer Äste einer oder beider Lungen, und wenn die Lunge durch Erkrankung schon zuvor funktionsbeeinträchtigt ist, können auch Verstopfungen von Nebenästen dasselbe Ergebnis haben. Bei der tödlichen Folge der Lungenembolie spielt die Plötzlichkeit des Geschehens eine große Rolle. Der Tod erfolgt unmittelbar von der Lunge aus, oder durch Versagen des Herzens, vielleicht zuweilen auch vom Gehirn aus durch Sauerstoffmangel lebenswichtiger Zentren.

Thrombenstücke von Arterien oder der linken Herzhälfte her müssen weiter distal in Arterien, da wo sie zu eng für das Stück werden, hängen bleiben. Dies ist oft an Teilungsstellen, wo die Gefäßlichtung plötzlich enger wird, der Fall. Längere Emboli ragen dann öfters in die beiden Gefäßäste hinein, d. h. sie „reiten" auf dem Steg der Verzweigungsstelle (so auch in der Lunge). Abgerissene Thrombenstücke aus dem Gebiete des ganzen Pfortaderwurzelgebietes haben ihre Ablagerungsstätte in der Leber.

Außer der der Stromrichtung entsprechenden gewöhnlichen typischen Embolie gibt es unter besonderen Bedingungen zwei Formen von atypischer Embolie, die **retrograde** (rückläufige) und die **paradoxe** (gekreuzte).

Erstere (v. Recklinghausen) kommt durch Stromumkehr, also in einer dem Blut- bzw. Lymphstrom entgegengesetzten Richtung, zustande. Dies ist am leichtesten im Lymphsystem der Fall, wenn die Hauptbahn verschlossen ist. Hier finden sich die wichtigsten Beispiele bei den bösartigen Geschwülsten; treten z. B. bei Krebs des Magens oder der Leber Krebsknoten in den retroperitonealen Lymphknoten auf, so sind diese so zu erklären. Rückläufige Embolie kommt ferner in den Venen vor; so gelangen z. B. Thrombusteile aus der unteren Hohlvene proximalwärts in die Nierenvene, Lebervene od. dgl. Ein rückläufiger Strom kommt hier aber meist nur zustande, wenn im Brustraum der sog. negative Druck (verglichen mit dem Atmosphärendruck) infolge von Erkrankungen der Atmungsorgane, wie Emphysem, oder bei starken Hustenstößen ein positiver wird, und somit eine, wenn auch kurze, Druckänderung im Venensystem eintritt. Auch bei Trikuspidalfehlern kommt ähnliches vor. Am leichtesten findet eine Stromumkehr im Pfortadersystem bei seinem geringen Druck statt (Payr). Wirkt die rückläufige Bewegung nicht auf einmal, sondern werden bei jeder Herzzusammenziehung stoßweise kleine Teile allmählich peripherwärts mehr verschoben, so spricht man von retrogradem Transport. Man soll eine rückläufige Verbreitung nur annehmen, wenn keine andere Erklärungsmöglichkeit gegeben ist.

Von paradoxer (gekreuzter) Embolie (Cohnheim, Hauser) spricht man dann, wenn sich der Embolus auf der entgegengesetzten Seite des Kreislaufes wie der primäre Thrombus befindet; also z. B. letzterer im Venensystem (besonders der Vena cava inferior), ersterer im Arteriensystem. Es kann dies (wenn wir von dem Durchtritt durch den gesamten Lungenkreislauf, was nur bei kleinsten Teilchen möglich ist, absehen) nur so zustande kommen, daß das Foramen ovale offen geblieben ist (oder Septumdefekte im Herzen bestehen), und daher ein losgelöster Thrombus, der aus einer Vene stammt, als Embolus aus der rechten Herzhälfte durch das offene Foramen ovale in die linke übertritt — besonders wenn der Blutdruck im rechten Herzen (meist bei Lungenerkrankungen) erhöht ist —, so in den großen Kreislauf gelangt und irgendwo in einer Arterie hängen bleibt.

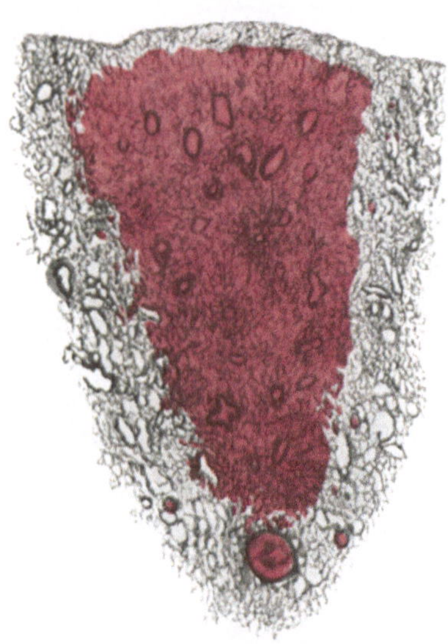

Abb. 16. Roter Infarkt der Lunge. Unter dem Infarkt der ein Gefäß verstopfende Embolus.

Verstopft der Embolus einen Arterienast vollkommen, oder kommt dies nachträglich dadurch zustande, daß sich an den Embolus sekundäre Gerinnsel anlegen, so tritt als Folge eine Blutsperre des peripher gelegenen Verzweigungsgebietes ein. Indem daher das Blut vermehrt die Gefäßbahnen der Umgebung füllt, entsteht kollaterale Hyperämie. Stehen hier wie in vielen Organen reichliche Anastomosen der Kapillaren zur Verfügung, die sich infolge ihrer Anpassungsfähigkeit erweitern, so strömt von der Seite her Blut auch wieder in den gesperrten Bezirk; an Stelle der Anämie tritt vorübergehend Hyperämie, und nach und nach gleicht sich die Blutströmung wieder aus.

Stellen sich aber innerhalb des Sperrungsgebietes Hindernisse entgegen, herrscht hier z. B. schon Stauung, also erhöhter Druck, oder stellt sich in den Kapillaren des abgesperrten Bezirkes, z. B. vielleicht schon unter dem Einfluß einer durch die Anämie bedingten Ernährungsstörung der Gefäßwände, Stase und gegebenenfalls Thrombose der Kapillaren ein, oder ist das Organ gegenüber der eingetretenen Blutleere besonders empfindlich u. dgl. mehr, so sind die Folgen eingreifender. Es besteht dauernde Kreislaufstörung, welche die Ernährung des gesperrten Bezirkes wesentlich beeinträchtigt.

Während also im allgemeinen da, wo reichlich Anastomosen bestehen, die kräftig sich einstellende kollaterale Zufuhr die örtlichen Hemmnisse nicht zur Entwicklung kommen läßt bzw. sie überwindet, gestalten sich die Verhältnisse besonders eingreifend in Organen, deren arterielle Verzweigungen nur wenige Anastomosen unter sich aufweisen, so daß dann alle dem seitlich zuströmenden Blut sich entgegenstellenden Hemmnisse zur Geltung kommen. Arterien, deren Anastomosen so gering sind, daß sie unter diesen Umständen nicht genügen, um die für die Ernährung ausreichende Blutmenge herbeizuführen, nennt man Endarterien (Cohnheim). Solche finden sich in: Gehirn, Leber, Milz, Nieren. Die Arterien anderer Organe, wie Lunge, Herz, Magen, Darm haben zwar reichlichere Anastomosen, sind also keine eigentlichen Endarterien, aber auch diese genügen unter Umständen nicht. Man nennt sie „funktionelle Endarterien". Handelt es sich also um solche Endarterien im Cohnheimschen Sinne (unter Umständen auch funktionelle), so führen die örtlichen Hemmnisse zu Überfüllung und Stase in den Kapillaren und als Folge zu Austritt der Blutkörperchen (per diapedesin), die sich in dem vorher anämischen Absperrungsbezirk in solcher Menge ansammeln, daß dieser eine dunkelrote Farbe erhält. So kommt das widerspruchsvoll erscheinende Ereignis zustande, daß sich infolge von Arterienverschluß eine heftige Blutung einstellt. Einen so veränderten Bezirk nennt man **hämorrhagischen** oder **roten, embolischen Infarkt (Keil).** In diesem Bezirke ist die Ernährung des Gewebes auf das äußerste gestört; es erleidet eine Nekrose, d. h. stirbt ab, eine Erscheinung, die sich in Verschwinden der Kerne äußert (s. Kap. II unter XI.).

In anderen Fällen, die sonst ähnlich liegen, kommt es aber nicht zur Blutfüllung des gesperrten Bezirkes, sei es, daß dessen Kapillaren zu spärliche Verbindungen mit solchen der Nachbarschaft haben, oder daß die Verbindungen infolge krankhafter Veränderungen undurchgängig sind, sei es, daß die Herzkraft so darniederliegt, daß sie nicht ausreicht, um die Verbindungsäste rechtzeitig zu füllen. Dann kommt nur kollaterale Hyperämie der Umgebung oder nur der Randgebiete des gesperrten Gebietes zustande und bildet um dies einen roten hyperämischen und auch hämorrhagischen Hof, das Sperrungsgebiet selbst aber bleibt blutleer, anämisch. Der frische Herd kann geschwollen sein (infolge Quellung der Kolloide) und so über die Organoberfläche vorragen. Unter den gezeichneten Bedingungen stirbt das Gewebe natürlich auch ab, nach Lubarsch übrigens

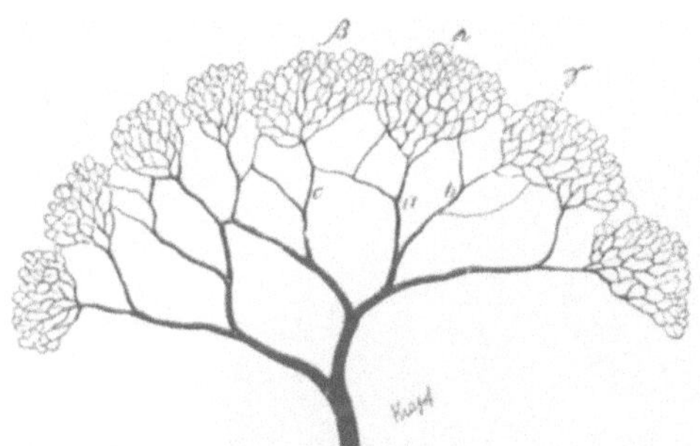

Abb. 17. Schema der Gefäßverzweigung mit Anastomosenbildung.

Sowohl die Kapillargebiete α, β, γ, wie die zu ihnen führenden Gefäße a, b, c sind miteinander durch Anastomosen verbunden.

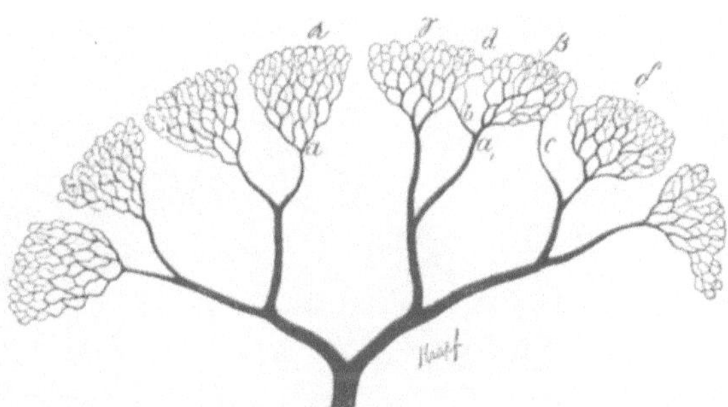

Abb. 18. Schema von Arterien mit geringer Anastomosenbildung (sog. Endarterien).

Links: Reine Endarterien (a, α). Rechts: Geringfügige Anastomosen der Kapillargebiete (β, γ, δ) und der zuführenden Gefäße (a, b, c).

weniger durch die so bedingte ungenügende Nahrungszufuhr als durch schädliche Stoffwechselstoffe noch lebender Zellen, die infolge der Aufhebung des Kreislaufes nicht fortgeschafft werden können, sondern liegen bleiben (eigentlich also eine anämisch-autotoxische Nekrose). Der Herd erscheint hell, derb, wie geronnen. Man wendet in gedanklicher Übertragung den eigentlich eine hämorrhagische Durchsetzung bezeichnenden Namen auch für diese durch anämische Nekrose entstandenen Herde an und benennt sie **anämische** oder **weiße Infarkte (Keile).** Innerhalb des roten Hofes kann um einen solchen weißen Infarkt auch ein gelber Streifen bestehen infolge von Verfettung (durch Aufsaugung der Fettstoffe des abgestorbenen Gewebes) besonders der hier massenhaft abgelagerten Leukozyten, aber auch der Zellen der Nachbargebiete. Hier findet sich auch Glykogen, das dem Säftestrom von der Umgebung her zu entstammen scheint. In dem roten Randhof findet sich Blutpigment, teils Hämosiderin, das bald (vielleicht gelöst) wieder verschwindet (s. später), teils Hämatoidin (über beide Blutpigmente s. unter Farbstoffen), das wahrscheinlich mit Flüssigkeit aus der Umgebung gelöst hierher gelangt, und hier auskristallisiert, vielleicht als Oxydationserscheinung von Hämoglobin.

Zwischen den hämorrhagischen roten und diesen anämischen weißen Keilen gibt es auch nicht selten Übergangsformen, d. h. unvollkommen hämorrhagische Durchsetzung des Gewebes.

Wie die Entstehungsweise bei beiden Formen des embolischen Infarktes von Haus aus die gleiche ist, insofern als beide durch Verschluß arterieller Gefäße zustande kommen, so haben sie auch, wenn wir von der Farbe absehen, gewisse Form- und Lageeigentümlichkeiten gemeinsam. Sie liegen am äußeren Rande der Organe, weil nach diesem hin die Gefäßverzweigung sich ausbreitet. Ihre Gestalt ist annähernd kegelförmig, die Spitze des Kegels dem Sitze des Embolus, die Basis der Organoberfläche entsprechend. Die Größe geht kaum unter Erbsengröße (weil bei Verstopfung ganz kleiner Arterien die kollaterale Blutzufuhr genügend zu sein pflegt, um die Bezirke am Leben zu erhalten). Mikroskopisch zeigen natürlich beide Arten von Keilen als Zeichen der Nekrose das Fehlen der Kerne.

3*

Eine Sonderstellung nimmt in bezug auf das Verhalten nekrotischer Gebiete das Zentralnervensystem, besonders das Gehirn, ein; hier kommt es nach Arterienverschluß nicht zu festen Keilen, vielmehr statt dessen zu autolytischer Verflüssigung und so zu anämischen **Erweichungsherden.** Ihr Entstehen entspricht also ganz dem der Infarkte anderer Organe.

Entsprechend den Gefäßeinrichtungen der einzelnen Organe zeigen die verschiedenen Organe in bezug auf das Auftreten von Infarkten gewisse Regelmäßigkeiten. In manchen Organen sind sie stets hämorrhagisch, in anderen ebenso regelmäßig anämisch, in wieder anderen kommen in wechselnder Häufigkeit beide Arten bzw. gemischte Formen vor. Anämisch sind regelmäßig die Erweichungsherde des Gehirns, wo höchstens an deren Rand kleine Kapillarblutungen auftreten. Ferner treten in der Netzhaut nach Verstopfung der Arteria centralis retinae weiße Keile auf; ebenso im Herzen nach Verstopfung der Kranzgefäße. Meistens hämorrhagisch sind die Herde im Magen-Darmkanal, wo reichlichere Anastomosen der kleinen Äste vorhanden sind und daher eine embolische Infarzierung überhaupt in der Regel nur bei Verlegung der arteriellen Hauptstämme zustande kommt. In der Lunge sind die Anastomosen der Pulmonalarterien untereinander und mit den Arteriae pleurales und bronchiales so reichlich, daß hier Infarkte zumeist überhaupt nur entstehen, wenn die Gefäße durch chronische Stauung verändert sind, so daß die Blutstauung in den Venen das Abströmen des

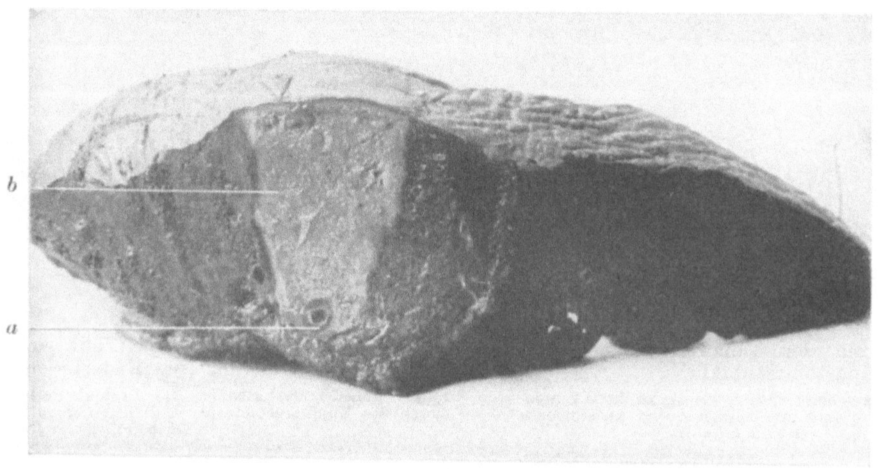

Abb. 19. Embolus bei *a* mit anämischem Infarkt der Milz bei *b*.

Blutes aus den Gebieten hintanzuhalten hilft und die Kapillaren unter solchen Bedingungen zu Blutungen geneigt sind, wie die bei Stauung meist überhaupt auch an anderen Stellen vorhandenen, von ausgetretenen roten Blutkörperchen stammenden, Farbstoffablagerungen schon zeigen. Somit treten Keile in der Lunge besonders bei Herzkranken auf; sie sind naturgemäß hämorrhagisch. In der Niere sind die Infarkte in der Regel anämisch, es kommen aber auch hämorrhagische vor, wenn sie an Stellen entstehen, wo gerade eine Kapselarterie in das Nierengewebe einmündet, weil dann diese eine stärkere kollaterale Blutzufuhr bedingt. Auch in der Milz kommen bald hämorrhagische, bald anämische Infarkte vor. Die Infarkte in Niere und Milz reichen nicht ganz bis zur Oberfläche des Organes, weil die alleräußerste Organschicht von den Gefäßen des Organes ziemlich unabhängig von Kapselgefäßen her ernährt wird. In der Leber (s. o.) treten Infarkte nur selten auf. Im Herzmuskel pflegen Infarkte anämischer Art zu sein. Im Gesäßmuskel kommen, wenn die Glutealgefäße durch langes Liegen, so bei Lähmungen, abgeklemmt werden, hämorrhagische Keile vor, die zu dem Bilde des Dekubitus (s. im nächsten Kapitel) führen (Dietrich). Außer den genannten allgemeinen und die einzelnen Organe belastenden Bedingungen, welche bestimmen, ob rote oder weiße Infarkte auftreten und welche auf die Versorgung mit Gefäßen, ihre Anastomosen u. dgl. bezug nehmen, spielt, wie Wegelin neuerdings wieder mit Recht betont, auch anatomischer Bau und Tätigkeitszustand des Organes eine Rolle. So kommt zu den oben genannten Gründen, weswegen nur unter bestimmten Bedingungen und nur hämorrhagische Infarkte in der Lunge vorkommen, auch der Mechanismus der Atmung, der bei venöser Stauung im Lungenkreislauf häufig dyspnoisch ist, hinzu, und zwar maßgebend für die gleichmäßige Ausdehnung der Blutung im Bezirke der Gefäßverstopfung. Bei dem Darm spielt die Tatsache, daß er ein Hohlorgan darstellt und der geringe Druck, der auf der Schleimhaut lastet, ein Eindringen des einströmenden Blutes in alle Kapillargebiete gestattet, eine ähnliche Rolle. Dann ist (Wegelin) allgemein die Empfindlichkeit der Gewebe gegenüber der Blutabsperrung noch von Belang gerade für das Entstehen der weißen Keile; so erhöht die schnell einsetzende Koagulationsnekrose in den Infarkten der Milz, der Niere, des Herzfleisches den Gewebsdruck und beeinträchtigt so auch besonders in den zentralen Gebieten der Infarkte die Möglichkeit einer Blutströmung.

Infarkte können außer durch embolischen Verschluß auch durch anderen Abschluß der Gefäße, z. B. thrombotischen, zustande kommen, aber seltener, und dann ist die Infarzierung wegen des langsameren Zustandekommens in der Regel weniger ausgeprägt.

Sehr kleine embolische Teilchen können auch erst in den Kapillaren haften bleiben — Kapillarembolien; diese haben, wenn nicht infiziert und vereinzelt, für die Blutströmung kaum Folgen, treten sie aber in großer Zahl auf und verlegen alle oder die meisten Kapillaren eines Bezirkes, so bewirken sie ebenso wie größere Embolie Infarkte. Dies findet sich besonders in den Lungen.

Ein blander (d. h. nichtinfizierter) Embolus und der zugehörige Infarkt bleiben nicht lange Zeit als solche liegen, vielmehr werden sie, ebenso wie schon beim Thrombus erwähnt, mit der Zeit unter Einsetzen von Aufsaugungserscheinungen durch Granulationsgewebe, dann Bindegewebe, auf dem Wege der Organisation ersetzt. So entsteht eine an der Oberfläche eingesunkene, noch Keilform andeutende, derbe, fibröse, weißgraue **„embolische Narbe"**. In anderen Fällen, namentlich bei größeren Erweichungen, bilden sich außen von Bindegewebe abgekapselte Zysten (s. Kap. III). Ist der Embolus infiziert, d. h. mit eitererregenden Bakterien durchsetzt, so kommt es nicht zur Organisation und Vernarbung, sondern zur Vereiterung.

Wir haben, um unmittelbarer an die Thromben anschließen zu können, im vorstehenden nur eine bestimmte Form der Embolie kennen gelernt, nämlich das Wegtragen thrombotischer Massen an andere Stellen der Gefäßbahn, wo sie stecken bleiben. Nun können aber auch andere Körper diese Wanderung durchmachen. Manche Forscher bezeichnen nur die Verschleppung und Festsetzung der Thromben als Embolie, diejenige irgendwelcher anderen in Blut- oder Lymphbahnen gelangten Bestandteile als Metastase. Dann wäre Embolie ein Unterbegriff der Metastase. Andere gebrauchen beide Ausdrücke ohne Unterscheidung. Am besten hält man sich aber an folgende — ursprüngliche — Benennung: man bezeichnet eine jede derartige Verschleppung auf dem Blut- oder auch Lymphwege als **Embolie**, und spricht, wenn sich am neuen Ansiedlungsort eine dem Ausgangsherd gleichartige Veränderung anschließt, von **Metastase**

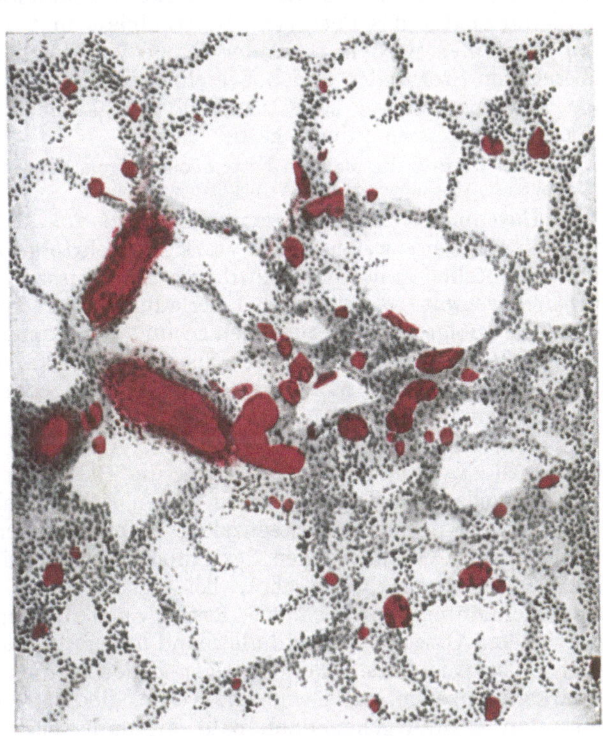

Abb. 20. Fettembolie der Lunge.
Die Kapillaren der Alveolarscheidewände sind mit Fetttropfen (mit Scharlachrot rot gefärbt) angefüllt.

(Absiedlung, Lubarsch). Als solche embolisch verschleppte Körper, teils von außen stammend, teils im Körper selbst gebildet, kommen in Betracht:

1. Thrombotische Massen (Embolie im engeren Sinne, welche bereits besprochen ist)			7. Luft	
2. Fett	im Körper gebildetes Material	8. Exogenes Pigment (Kohlenstaub)	körperfremdes Material.
3. Gas		9. Fremdkörper, Parasiten (Bakterien)	
4. Endogenes Pigment			
5. Gewebe und Zellen			
6. Geschwulstzellen			

Fettembolie entsteht, wenn Fett in eröffnete Venenlichtungen gelangt, so besonders aus dem Knochenmark nach Knochenbrüchen oder Erkrankungen desselben, oder auch schon bei heftigen Erschütterungen des Knochens, oder auch aus dem Unterhautfettgewebe bzw. den sonstigen Fettablagerungsstätten bei Zerreißungen, Quetschungen, entzündlichen oder eitrigen Zerstörungen (mit Eröffnung von Venen) u. dgl. Durch die Venen (gegebenenfalls erst auf dem Lymphweg in diese gelangt) kommt das Fett in das rechte Herz und so in die Lungen, und zwar in alle ihre Lappen. Hier bleibt es zum größten Teil in den Kapillaren und Arteriolen hängen, und, wenn das in ausgedehntem Maße der Fall ist, kann rascher Tod durch Atmungslähmung eintreten (Infarkte bilden sich nicht); ein Teil geht auch durch die Lungen hindurch, gelangt durch die linke Herzhälfte in den großen Körperkreislauf und bleibt in den Kapillaren vor allem der Milz, der Niere (besonders Glomeruli), des Herzens, des Auges, des Magens und insbesondere des Gehirns stecken. Auch auf dem Wege durch ein offenes Foramen ovale kann das Fett unmittelbar in den großen Körperkreislauf gelangen. Örtlich können sich Hyperämie, Ödem, kleine Blutungen anschließen, letzteres besonders im Gehirn (sog. „Purpura cerebri") und in der Haut. Die Fettembolien im Gehirn können Shockerscheinungen und solche überhaupt schwerere Folgen auslösen. Selbst der Tod kann noch vom Gehirn — seltener vom Magen — aus eintreten. Bleibt das Leben erhalten, so kann später das Fett verseift, emulgiert und aufgesaugt, aber auch von benachbarten Zellen aufgenommen werden, so in der Lunge von den Alveolarepithelien oder Gefäßendothelien, in der Leber von Sternzellen und Leberzellen, in Milz und Niere. Wenn bei Osteomyelitis erweichtes Fettgewebe Veranlassung zu Fettembolie gibt, kann das Fett Kokken mit in die Lungen bringen, was hier zu Abszessen führen kann.

Daß ältere Leute mehr zu Fettembolie neigen, kann mit größerer Dünnflüssigkeit des Fettes (höherer Oleinsäuregehalt desselben im Alter) erklärt werden.

Gasembolie tritt ein, wenn Stickstoff aus Blut und Geweben bei Caissonarbeitern (bei Brückenbauten), welche unter stark vermehrtem Luftdruck arbeiten, bzw. bei Tauchern, wenn sie zu plötzlich in normale Luftdruckverhältnisse übergehen, entweicht und das ganze Gefäßsystem überschwemmt, so daß durch Überladung des rechten Ventrikels bzw. der Lungengefäße mit Gas der Tod erfolgen kann. Auch Gehirn und Rückenmark können, wenn nicht der Tod sofort eintritt, schwer geschädigt werden. Bei Neugeborenen kann erhöhter intrapulmonaler Druck (Erstickung, Lufteinblasung, Schulzesche Schwingungen) ebenfalls Gasembolie bewirken; Gasblasen werden im Herzen und in den Gefäßen gefunden.

Endogene Pigmentembolie entsteht, wenn im Körper gebildete Farbstoffe unmittelbar, oder durch die Lymphwege mittelbar, in die Blutbahn gelangen.

Gewebe- und Zellenembolien finden sich vor allem in Gestalt von Knochenmarkgewebe und besonders Knochenmarkriesenzellen (oder nur deren Kerne, Aschoff), welche bei Erschütterungen oder Veränderungen des Knochensystems in die Blutbahn gelangen. Mit Plazentarzellen bzw. -Zotten ist dies schon bei gewöhnlicher Schwangerschaft der Fall (Schmorl). Bei den genannten Geweben wie ferner auch Lebergewebe, Herzklappenstücken, Milzpulpazellen, Fettzellen, Osteoklasten und allerhand anderen Zellen findet dies aber besonders bei den Krämpfen der Eklampsie statt. Alle derartigen Zellen bleiben besonders in den Lungen hängen — Knochenmarksriesenzellen, meist nur die Kerne, finden sich häufig auch in den großen Kreislauf übergetreten — und gehen dann bald zugrunde, sie wuchern nicht. Gelöster Kalk, besonders aus zerstörtem Knochenmark stammend, kann an anderen Stellen, mit dem Blut weiter getragen, ausfallen und liegen bleiben.

Geschwulstembolien kommen zustande, wenn Geschwulstzellen in die Blut- oder Lymphbahnen einwuchern und von ihnen losgelöste Teile so mit dem Blutstrom weitergetragen werden (s. im Kap. Geschwülste und auch unten).

Luftembolie kann so entstehen, daß Luft von außen in große Venenstämme, besonders die leicht klaffenden Halsvenen, in denen der Druck wenigstens zweitweise negativ ist, bei Verletzungen (Operationen) — vom Uterus aus bei der Geburt — eingesaugt wird. Dasselbe kann bei operativer Eröffnung einer Lungenvene (Brauer) und ferner bei gesteigertem Druck in der Lunge (künstlichem Überdruck) sowie besonders bei Kindern, bei In- und Exspirationskrämpfen (Beneke) (eintreten. Kleine Luftmengen werden leicht aufgesaugt, große aber verwandeln das Blut in eine schaumige Masse und können vor allem die rechte Herzkammer ballonartig auftreiben, so daß der Tod an Herzschwäche eintritt; oder aber die Luft füllt die kleinen Kapillaren der Lungen in solcher Ausdehnung, daß Atmungshemmung den Tod herbeiführt. Beides verbindet sich meist. Auch nachträglich kann die Herzschwäche noch zum Tode führen; man findet dann keine Gasblasen mehr im Blut, sondern nur Zeichen der Stauung und des Erstickungstodes: dunkles flüssiges Blut, starke Füllung der Venen, besonders der Bauchorgane, kleine Blutaustritte in verschiedenen Organen, besonders auch unter der Oberfläche des Überzuges der Lungen und des Herzens (außen und innen), Lungenödem. Ferner kann die Luft durch Übertritt in die Gehirngefäße Gehirnerscheinungen auslösen, und man kann die Luft auch in den Kapillaren der Haut und im Auge verfolgen.

Bei der Leichenöffnung können wir, was mit Luftembolie nicht verwechselt werden darf, im Blute Gas finden, das von Fäulnisbakterien oder gasbildenden Bakterien stammt oder bei der Leichenöffnung selbst hineingelangt ist (besonders eröffnete Halsvenen).

Pigmentembolie entsteht, wenn von außen stammende Farbstoffe verschleppt werden. Hier sind die Haupteingangspforten die Lunge und gegebenenfalls die Haut. Darum kommen in erster Linie (Lungen) Kohlenstaub und andere Staubarten in Betracht. Sie gelangen in die Blutbahn auch auf dem Wege über die Lymphwege. So können sie an andere Stellen gelangen. Ein großer Teil bleibt allerdings meist schon in den nächsten Lymphknoten hängen und wird hier auch von Phagozyten, die den Farbstoff auch weiter tragen können, aufgenommen. Mit dem Kohlenstaub wird auch Sandstaub (Kieselsäure) mit verschleppt. Bei Eingang durch die Haut (Tätowierung) gelangt der Farbstoff überhaupt nur bis zu den nächsten Lymphknoten.

Parasitenembolie findet sich vor allem in Gestalt von **Bakterien-** (besonders **Kokken-**) **Emboli**, wenn diese von der Eingangspforte oder ihrer Entwicklungsstelle her mit dem Blute an andere

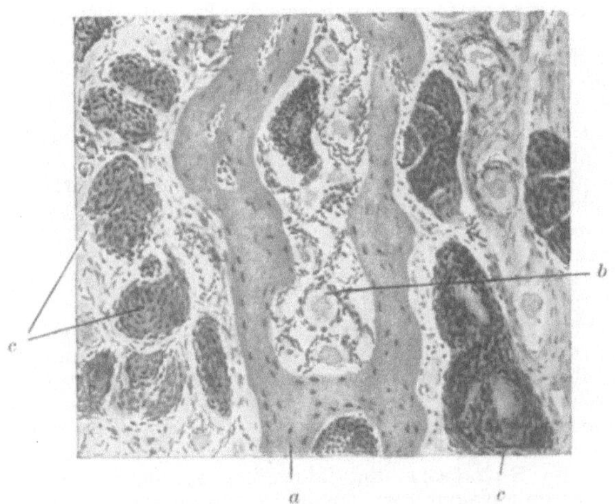

Abb. 21. Krebsmetastasen ins Knochenmark verschleppt und hier weiter gewuchert.

a Knochengewebe, *b* Knochenmark, *c* Krebsmassen.

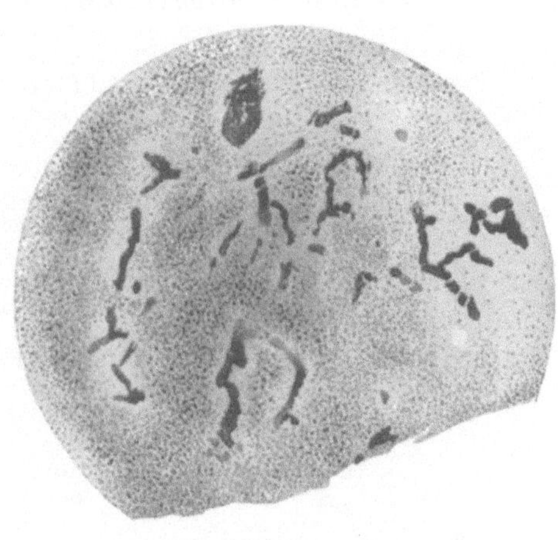

Abb. 22. Kokkenembolien in zahlreichen Kapillaren. In nächster Nähe Nekrose, in einiger Entfernung Eiter.

Stellen getragen werden und hier völlige Verlegung kleiner Gefäße bewirken; sie können auch durch Vermehrung kleine Gefäße völlig verschließen. Auch tierische Parasiten (Trichinen, Bilharzia, Filaria sanguinis, Malariaplasmodien, Echinokokken usw.) können embolisch weitergetragen werden.

Dasselbe kann auch mit anderen Fremdkörpern der Fall sein, z. B. mit Geschoßsplittern.

Für **Metastasen** kommen nach dem oben Dargelegten folgende Verschleppungen in Betracht bei denen sich also am Ansiedlungsort gleichartige Veränderungen wie am Ursprungsort entwickeln):

1. Geschwulstmetastasen. Nicht jede embolisch verschleppte Geschwulstzelle wächst zu einer Metastase heran. Viele gehen wieder unter. Die Metastase kann außer durch Embolie (auf dem Lymph- und Blutwege) auch durch unmittelbare Einimpfung in die Nachbarschaft entstehen (sog. Implantationsmetastase).

2. Parasitenmetastasen besonders **Bakterienmetastasen**. Vor allem embolisch oder auch mehr einzeln verschleppte, sich dann am Siedlungsort vermehrende Eitererreger können hier metastatisch zu, gegebenenfalls über den ganzen Körper verbreiteten multiplen, Abszeßbildungen führen. Die Bakterien können sich auch auf dem Wege im Blute vermehren.

3. Kohlenpigmentmetastasen. Dieselben entzündlichen Veränderungen, welche Kohlenstaub in der Lunge (in größeren Massen eingeatmet) setzt, kann er nach embolischer Verschleppung — auf dem Blutwege (besonders nach Verwachsung der Lungenhiluslymphknoten mit Gefäßen und Durchbruch in diese), auf dem Lymphwege — auch am Ansiedlungsort hervorrufen.

Wenn verschleppter gelöster Kalk niedergeschlagen wird (und auch Entzündungen sich anschließen), spricht man von **Kalkmetastase**.

VI. Störungen der Lymphströmung. — Wassersucht. — Hydrops.

Die Lymphbildung und -strömung ist in letzter Linie von der Blutströmung abhängig. Zwischen den Gefäßen und den Geweben besteht ein Stoffaustausch; es erfolgt aus den Gefäßen eine Transsudation, d. h. ein Durchtritt von flüssigen Bestandteilen mit kolloid verteilten Nährstoffen, in die Umgebung. Die durchtretende Flüssigkeit ist das physiologische Transsudat. Es sind hierbei zunächst zweierlei Kräfte wirksam, denn es handelt sich 1. um Filtrationsvorgänge, 2. um Diffusionsvorgänge, für welche im einzelnen folgende Eedingungen in Betracht kommen: a) Unterschiede in der Höhe des endokapillären und des Gewebedruckes; je größer ersterer gegenüber letzterem, um so stärker ist die Filtration nach außen; b) die chemische Zusammensetzung der Blut- und der Gewebeflüssigkeit, welche wesentlich bestimmend für die vom Filtrationsdruck unabhängige Diffussion ist (osmotischer Druck); c) die Durchlässigkeit der Kapillarwandung, welche sowohl für die Filtration wie auch für die Diffusion mitbestimmend ist (Filtrationspermeabilität und Diffusionspermeabilität nach Klemensiewicz). Neben diesen Bedingungen spielt aber vielleicht auch 3. eine aktive, zum Teil elektive Tätigkeit der Kapillarwände, d. h. ihrer Endothelien, eine Rolle (Heidenhain). Es handelt sich hier um die kolloide Struktur dieser Zellen selbst, und von besonderer Wichtigkeit sind auch die Verhältnisse im kolloiden Aufbau der umliegenden Gewebe. Auf dem Quellungsvermögen der Gewebskolloide, beeinflußt durch Gehalt an Elektrolyten und insbesondere H- bzw. OH-Ionenkonzentration, beruht die Wasserbindung der Gewebe. Endlich haben 4. die

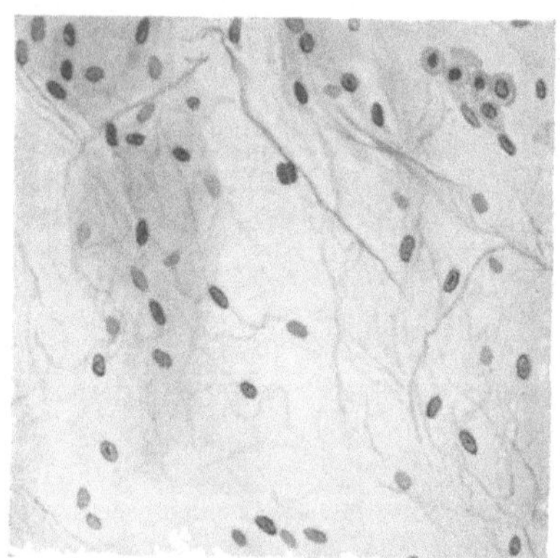

Abb. 23. Lockeres ödematöses
Bindegewebe.

vasomotorischen Nerven einen bestimmenden Einfluß. Dem Transsudat entnehmen nun die durchtränkten Gewebe einerseits die zugeführten Nährstoffe, andererseits geben sie Wasser und darin gelöste Stoffwechselstoffe an es ab. So entsteht durch eine Art innerer Sekretion die Gewebsflüssigkeit, welche die Gewebsspalten erfüllt. Sie ergießt sich als Lymphe in die Lymphkapillaren, die ersten von Endothel umrandeten Anfänge des Lymphgefäßsystems. Sie gelangt dann in die eigentlichen Lymphgefäße, die ihrerseits ihren Inhalt durch die Lymphknoten hindurch in die großen, unmittelbar ins Venensystem mündenden Lymphstämme weiter geben. Die Lymphe fließt aber nicht bloß als Lymphe in die Lymphbahnen ab, sondern es findet auch durch eine sozusagen rückläufige Transsudation eine Wiederaufnahme von Flüssigkeit und in ihr gelösten Stoffen zurück in die Kapillaren statt — (Rücktranssudation oder Resorption, Aufsaugung).

Der chemischen Zusammensetzung nach unterscheiden sich das Transsudat, die Gewebeflüssigkeit und die Lymphe vom Blutplasma durch einen bedeutend geringeren Gehalt an Eiweiß, während der Gehalt an Salzen ungefähr derselbe ist. Die Eiweißstoffe sind vorzugsweise Serumalbumin und Serumglobulin, dagegen äußerst wenig fibrinogene Substanz und Thrombogen; daher zeigt die Lymphe auch sehr wenig Neigung zu Gerinnung. In der Lymphe finden sich Lymphocyten. Übrigens hat die Flüssigkeit in den Geweben und den serösen Höhlen nicht überall dieselbe Zusammensetzung; vor allem ist auch der Eiweißgehalt verschieden, was auch auf örtlich verschiedene Mitwirkung der Zellen hinweist.

Die Lymphe nimmt von außen stammendes wie auch im Körper gebildetes Material in sich auf, führt es in die Lymphgefäße und so zu den nächsten Lymphknotengruppen. Diese wirken als Filter und halten das Material zurück; doch geht ein Teil weiter in mehr proximal gelegene Lymphknoten und schließlich bis ins Venenblut. Dabei beteiligen sich die Zellen der Lymphe vielfach aktiv, indem sie körperliche Teilchen aufnehmen (phagozytieren), mit forttragen und nicht selten an anderen Stellen durch eigenen Zerfall frei werden lassen.

Die in den vom Magendarmkanal stammenden Lymphgefäßen strömende Lymphe heißt Chylus; sie unterscheidet sich bloß zur Zeit der Resorption von der gewöhnlichen Lymphe, und zwar durch die Anwesenheit reichlicher Mengen von äußerst fein verteiltem Fett, welches ihr ein milchähnliches Aussehen verleiht.

Eine vermehrte Ansammlung der, also in geringen Massen normalen, transsudierten Flüssigkeit in den Geweben oder in den physiologischen Hohlräumen des Körpers bezeichnet man als **Hydrops** oder **Wassersucht**. Infiltriert sie die Gewebe selbst, so benennt man sie meist **Ödem**, so des Unterhautbindegewebes, der Lunge, des Gehirns usw. Ausgedehntes Ödem des Unterhautbindegewebes heißt auch Anasarka oder Hyposarka. Die Flüssigkeit ist im allgemeinen klar, leicht gelblich, reagiert alkalisch, gerinnt in der Regel nicht von selbst und enthält keine oder nur Spuren von Fibrinflocken.

Dies pathologische Transsudat entspricht chemisch im allgemeinen der Lymphe und hängt auch von der Beschaffenheit des Blutes selbst ab. Es ist danach ärmer an Eiweiß als das Blutplasma (0,5—2% gegenüber 8—10%, doch sehr schwankend) und so auch von geringerem spezifischem Gewicht. Bei hydrämischen Zuständen ist auch das Transsudat eiweißärmer. Abnorme Beimengungen des Blutes, wie Gallenfarbstoff oder Harnstoff, können in das Transsudat übergehen, auch mischen die Zellen des hydropischen Gewebes selbst Stoffe, wie Schleim oder Fett, der Flüssigkeit bei. Das Transsudat enthält einzelne Leukozyten.

Der Hydrops kann in allgemeiner Verbreitung oder nur örtlich auftreten. Für bestimmte Örtlichkeiten sind folgende Bezeichnungen in Gebrauch: Hydrops im engeren Sinne für Höhlenwassersucht, für Ansammlung in der Pleurahöhle Hydrothorax, im Herzbeutel Hydroperikard, in der Bauchhöhle Aszites, in den Ventrikeln des Gehirns Hydrocephalus internus, in den Gelenkhöhlen Hydarthros, im Cavum vaginale des Hodens Hydrozele.

Die ödematösen Teile sind meist prall geschwellt, voluminös (die Haut ist bei hochgradigem Ödem geradezu gespannt) und haben eine auffallend weiche teigige Beschaffenheit. Die Elastizität ist herabgesetzt; Fingereindrücke bleiben lange bestehen. Beim Einschneiden ergießt sich aus dem ödematösen Gewebe oft schon von selbst eine dünne klare Flüssigkeit; große Mengen davon kann man durch mäßigen Druck auspressen. Da bei starkem Ödem die Gefäße zusammengedrückt werden, ist die Farbe der ödematösen Teile blaß. Die Menge der Flüssigkeit, besonders in den großen Höhlen, so vor allem der Bauchhöhle, kann sehr groß sein.

Das Wesentliche beim Ödem ist die vermehrte Flüssigkeitsansammlung in Lücken und Spalten des Gewebes (besonders Unterhautgewebes). Dessen Baubestandteile werden so auseinandergepreßt. So sieht man häufig Sprenglücken. Hinzu kommt — aber nicht als maßgebend — Quellung der Zellen und vor allem der faserigen Bestandteile; Bindegewebsfasern zeigen dann oft durch Änderungen ihrer Färbbarkeit auch sog. fibrinoide Umwandlung (s. u.); in den Zellen entstehen so Hohlraum- (Vakuolen-) Bildungenund ähnliche Bauveränderungen.

Die Ursachen des Hydrops beruhen auf krankhaften Erscheinungen, welche die Bedingungen beeinflussen, von denen normalerweise die Menge der im Gewebe enthaltenen Flüssigkeit abhängt. Wir können unterscheiden: A. Den aktiven Hydrops, d. h. Transsudatansammlungen, welche auf einer vermehrten Zufuhr von Flüssigkeit aus den Kapillaren in die Gewebe beruhen. Dies wird bewirkt durch Vermehrung des intrakapillären und Herabsetzung des Gewebedruckes, durch Steigerung der Durchlässigkeit der Kapillarwände und insbesondere Schädigung der Endothelien, durch chemische Veränderung von Blutplasma und Gewebeflüssigkeit (Verminderung des osmotischen Druckes). B. Den passiven Hydrops, Stauungshydrops, welcher durch Störung im Abfluß der Gewebeflüssigkeit aus den Geweben durch die Lymphbahnen oder auch Blutbahnen bedingt wird. Meist genügt Abflußstörung allein nicht, vielmehr kommen mehrere dieser Zustände zugleich als Ursachen eines Hydrops in Betracht. Aber auch von

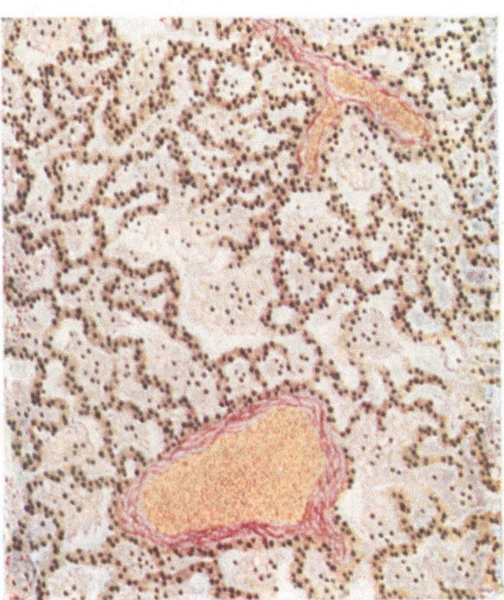

Abb. 24. Hyperämie und Ödem der Lunge.

individuellen Eigentümlichkeiten des Körpers („hereditärer Hydrops"), besonders der betroffenen Stelle, hängt die Größe der hydropischen Ansammlung ab. Dies zeigt sich besonders bei dem allgemeinen Hydrops. Denn hier kommen Allgemeinstörungen nicht überall gleich stark hydropserzeugend zur Wirkung, sondern zuerst und am meisten an gewissen besonders dazu geneigten Stellen. Hierbei spielt offenbar die erschwerte Rücktranssudation in die Blutgefäße, welche an Geweben von festem Gefüge ausgiebiger vor sich gehen kann, eine Rolle (nach Klemensiewicz). Eine solche Neigung zu Ödemen zeigt z. B. das locker gefügte Gewebe der Augenlider sowie der äußeren Geschlechtsteile, ferner alle tiefliegenden Körperteile, an denen unter Umständen die Wirkung der Schwere auf die Blutströmung mehr zur Geltung kommt; besonders sind es der Fußrücken, die Gegend der Knöchel, überhaupt der Unterschenkel, wo sich bei allgemeiner Kreislaufstörung zuerst leichte Schwellung und teigige Beschaffenheit der Haut bemerkbar machen. Bei den serösen Höhlen kommt außer den genannten Bedingungen noch als sehr wichtige der Zustand der Wand, insbesondere des Epithelbelages, hinzu. Ähnlich in der Lunge derjenige der Alveolarepithelien und im Gehirn der der Epithelien der Plexus chorioidei, welche ja die Bereitung des Liquor cerebrospinalis beeinflussen sollen. Besonders für das Zustandekommen des so wichtigen Lungenödems betont Klemensiewicz noch die besondere Beschaffenheit der Lungenkapillaren. Das Lungenödem ist auch nicht nur Stauungsfolge, sondern oft entzündlich.

Unter Berücksichtigung des oben Gesagten können wir folgende Gruppen aufstellen:

A. Aktiver Hydrops:

   1. Wallungshydrops bei Wallungshyperämie, } Erhöhung des intra
   2. neuropathischer Hydrops, } kapillären Druckes,

3. Hydrops e vacuo — Herabsetzung des Gewebedruckes,
4. toxisch-infektiöser Hydrops — vermehrte Durchlässigkeit der Gefäßwände,
5. dyskrasischer Hydrops — chemische Veränderung des Blutes.

B. Passiver Hydrops = Stauungshydrops:
1. Abflußstörung in der Blutbahn,
2. Abflußstörung in der Lymphbahn.

1. Wallungs-Hydrops. Die Wallungs-Hyperämie bewirkt an sich nur einen erhöhten Gewebedruck durch verstärkte Transsudation; erhöhte Rücktranssudation in die Gefäße gleicht diese aber aus. Erst durch Hinzutreten von Stauungshyperämie, entzündlicher Reizung, chemischer Schädigung der Kapillarwand oder Erschwerung des Lymphabflusses usw. kommt es dann zu ausgesprochenem Hydrops. Diese Bedingungen wirken auch zusammen beim sog. kollateralen Ödem, das oft in ziemlich weitem Umkreis von Entzündungsherden auftritt. Hier geht die Ödemflüssigkeit in entzündliches Transsudat (seröses Exsudat) über, was im allgemeinen durch vermehrten Eiweißgehalt angezeigt wird, ohne daß man aber auf Grund des letzteren eine scharfe Grenze zwischen einfachem Transsudat und entzündlichem Exsudat zu ziehen vermöchte.

2. Der neuropathische Hydrops kommt als Folge von Störungen der Strömung von Blut und Lymphe durch Reizung der Vasodilatatoren oder Lähmung der Vasokonstriktoren bei Nervenkrankheiten (Myelitis, Syringomyelie, Ischias, Neuralgien, Hysterie usw.), bei Einwirkung traumatischer, thermischer (Brandblasen, Erkältungsödem) chemischer und toxischer Reize, teils auf reflektorischem Wege, zustande. Ein solches Ödem ist meist nicht sehr ausgedehnt und hält nicht lange an (Oedema fugax). Es kommen aber außer der Veränderung der Gefäßnerven auch noch manche andere Punkte, wie Fehlen der Muskeltätigkeit bei Lähmungen, unmittelbare Einwirkung auf Durchgängigkeit und Tätigkeit der Kapillarwand in Betracht.

Ein Teil der Ödeme bei akuter Nierenentzündung ist auf die Wasserzurückhaltung im Körper — hydrämische Plethora — infolge verminderter Harnmenge und der so eintretenden Erhöhung des intrakapillären Druckes zu beziehen. Dafür, daß eine Wasserstauung im Körper hier mitwirken kann, spricht, daß das Ödem mit der Menge der Harnausscheidung schwanken und selbst bei Anurie ausbleiben kann, wenn Wasserausscheidung auf anderem Wege (starkes Schwitzen, reichliche dünnflüssige Stühle) erfolgt. Auch der Nachweis von Harnstoff in der transsudierten Flüssigkeit weist darauf hin. Doch wirken bei dem Ödem bei akuter Nierenentzündung sicher noch mehr andere Bedingungen, wie Schwäche des Kreislaufes usw. mit.

3. Der Hydrops e vacuo beruht auf vermehrtem Übertritt von Flüssigkeit aus den Kapillaren in die Gewebe, wenn als wesentliche Ursache eine Herabsetzung des Gewebedruckes maßgebend ist. Dies ist der Fall, wenn durch Gewebsverluste, Atrophien u. dgl. Hohlräume entstehen oder sich erweitern, die gewissermaßen vakuumartig wirken. Ein Beispiel ist Piaödem nach Gehirnatrophie.

4. Als infektiös-toxischen Hydrops kann man Ödeme zusammenfassen, die Folge einer Schädigung von Kapillarwänden, und so erhöhter Durchlässigkeit derselben sind, bei Infektionskrankheiten, wie Scharlach, Diphtherie, Influenza, Rheumatismus, Milzbrand, bei Nierenerkrankungen (s. u.) und gewissen Vergiftungen und Autointoxikationen, z. B. Insektenstichen, Schlangengiften, bei manchen Menschen auch nach Genuß von Erdbeeren, Krebsen u. dgl. Hierher gehören auch manche Lungenödeme. Auch soll Mangel an Schilddrüsensekret die Durchlässigkeit der Gefäße im Sinne einer Schädigung derselben steigern (so beim Myxödem).

5. Der dyskrasische Hydrops entsteht namentlich, wenn das Blut infolge dauernder Eiweißausscheidung mit dem Harn, an Eiweiß verarmt und somit sein Wassergehalt verhältnismäßig erhöht ist (relative Hydrämie), oder auch der Wassergehalt wirklich erhöht ist (echte Hydrämie). Solches findet sich bei chronischen Nierenkrankheiten, allgemeiner Amyloiddegeneration, schweren Anämien, Malaria, Skorbut und überhaupt bei mit hochgradigem Siechtum verbundenen Erkrankungen. Hierher gehört auch das sog. Hungerödem. Hier wirkt die wässerige Blutbeschaffenheit fördernd auf Filtration und Diffusion, die Schädigung der Gefäßwände mit erhöhter Durchlässigkeit spielt auf die Dauer dabei aber eine noch größere Rolle.

Auch der dyskrasische Hydrops ist vorzugsweise auf gewisse Gebiete beschränkt, wie Augenlider, überhaupt Gesicht, Geschlechtsteile, untere Gliedmaßen. Es scheint dies auf eine gewisse Mitbeteiligung zirkulatorischer und mechanischer Einflüsse, wenigstens als Hilfsursachen, hinzuweisen. Sicher fällt bei den gegen Ende chronischer Nierenkrankheiten auftretenden allgemeinen Ödemen der Erlahmung der Herztätigkeit eine wesentliche Rolle zu (vgl. Kap. IV, I.). Sie sind in der Hauptsache Stauungsödeme, zurückzuführen auf Herzversagen.

Vorzugsweise durch Ausfall der die Lymphbewegung unterhaltenden Bedingungen (Mangel an Muskeltätigkeit, Atmungs- und Herzschwäche) unter Mitwirkung kachektischer Zustände ist das Ödem bei erschöpfenden Krankheiten und im Greisenalter bedingt — marantisches oder seniles Ödem. Doch spielen beim Greisenödem auch Gefäßveränderungen, wie beim toxischen Ödem, eine große Rolle.

6. Der Stauungshydrops kommt zunächst durch erschwerten oder gesperrten venösen Rückfluß zustande (s. o. unter Stauungshyperämie). Durch die hierbei erzeugte Blutstauung wird der intrakapilläre Druck erhöht, infolge von Ernährungsstörungen werden die Endothelien geschädigt und die Durchgängigkeit der Kapillarwand wird erhöht, das umgebende Gewebe in seiner Elastizität verändert und durch alles dies die Ansammlung von Gewebsflüssigkeit gesteigert. Daher entspricht bei Venensperre das Auftreten und die Stärke des Ödems dem Grade der Kreislaufhemmung und der Hydrops bleibt aus oder schwindet nach kurzem Bestand, wenn ein ausreichender venöser Kollateralkreislauf sich entwickeln kann, wie bei Unterbindung selbst großer Venen des Beines. Andererseits bildet sich stets ein Aszites (Bauchwassersucht) infolge dauernden Verschlusses der Pfortader, so bei der Leberzirrhose, einer Erkrankung, die eine Verödung zahlreicher feiner Pfortaderäste im Gefolge hat, da sich in diesen Fällen nur sehr ungenügende kollaterale Abflußwege für das Pfortaderblut eröffnen (Äste zu den Venen der

Speiseröhre, der Nierenkapseln, der Bauchwand und den Venae spermaticae). Bei Zusammenpressung der großen Venen im kleinen Becken durch Geschwülste oder die schwangere Gebärmutter entstehen Ödeme, wenn noch die Wirkung der Schwere auf den Rücklauf des Blutes hinzukommt (s. o.). Natürlich bleibt der Hydrops bei Unterbindung auch großer Venenstämme aus, wenn gleichzeitig auch die arterielle Zufuhr vollständig gehemmt wird; dagegen steigert bei schon vorhandener venöser Stauung eine sich etwa einstellende arterielle Hyperämie die Transsudation in demselben Grade, wie sie auf die Stauung selbst verstärkend einwirkt; so erhält man nach Unterbindung der Vena cava inferior und gleichzeitiger Durchschneidung des Nervus ischiadicus im Tierversuch ein starkes Ödem der Beine, weil dann durch die Lähmung der Vasokonstriktoren eine Wallungshyperämie zur Stauung hinzukommt. Hierher gehört auch ein Teil der Lungenödeme (s. Abb. 24), wenn Stauung infolge ungenügender Tätigkeit des linken Herzens (z.B. bei Kranzgefäßsklerose) in der Lunge einsetzt. Im Gefolge von unkompensierten Herzfehlern und von Herzschwäche überhaupt tritt, entsprechend der allgemeinen venösen Stauung, auch ein allgemeiner, der sog. kardiale Hydrops auf; doch zeigt sich auch hier, wenigstens im Beginn, der dem Hydrops eigentümliche Sitz an den oben erwähnten Stellen.

7. Zweitens sind die Bedingungen für einen Stauungshydrops gegeben durch Verlegung oder Hinderung des Lymphabflusses. Jedoch kommt diese für sich allein viel weniger als die venöse Stauung als Ursache hydropischer Zustände in Betracht; jedenfalls hauptsächlich deshalb, weil in den reichlich vorhandenen, vielfach verzweigten und anastomosierenden Lymphbahnen so viele Abflußwege der Gewebsflüssigkeit zur Verfügung stehen, daß eine Stauung dieser nicht leicht eintritt. Selbst Verschluß des Ductus thoracicus macht in den meisten Fällen keinen Hydrops. Nur dann, wenn der größere Teil der Lymphwege eines Bezirkes verlegt ist, kann eine Stauung der Lymphe in ihm stattfinden, welche dann aber auch nicht allein das Ödem bewirkt, sondern die Entstehung dieses aus anderen Ursachen (Gefäße usw.) nur begünstigt, wie wir das z. B. bei gewissen Formen von Elephantiasis wahrnehmen, wenn entzündliche Vorgänge zu starker Bindegewebsneubildung und Verödung aller Lymphwege führen.

Nach dem oben Dargelegten kann man auch Ödeme (Hydrops) aus örtlichen Gründen und aus allgemeinen Bedingungen unterscheiden. Zu letzteren gehören vor allem diejenigen **kardialer** und **renaler Herkunft.**

Während die auf Herzschwäche zu beziehenden Formen und überhaupt der passive Hydrops unserem Verständnis Schwierigkeiten in geringerem Maße bereiten, muß zugegeben werden, daß für die sog. aktiven Formen, zu denen ja die bei Nierenerkrankungen auftretenden vorzugsweise (soweit nicht auch hier das Herz in Mitleidenschaft gezogen ist) gehören, vieles noch nicht sicher geklärt ist, vor allem auch wie weit die oben angeführten Bedingungen tatsächlich grundlegend sind, bzw. sich untereinander verbinden. Während überhaupt von manchen Seiten — und wohl mit Recht — das Hauptgewicht auf erhöhte Durchlässigkeit der kleinen Gefäße gelegt wird, was auch der Ausdruck von Veränderungen kolloidchemischer Natur der Wandbestandteile, besonders der Endothelien, sein mag, wird dies, wenigstens als Hauptmoment, von anderen Seiten angezweifelt, und werden entweder kolloidchemische Änderungen des Gewebes (abnorm hoher Quellungsgrad der Gewebsbestandteile, auch der Gefäßendothelien) oder des Blutes in den Vordergrund gestellt. Dabei wird aber öfters übersehen, daß das Wesentliche des Ödems auch zu Beginn nicht in Quellung der Gewebsbestandteile (etwa auf Grund von Ansäuerung), sondern in Flüssigkeitsansammlung in Spalten besteht. Von anderer Seite werden auch Gewebsschädigungen für besonders wichtig beim Zustandekommen des Ödems erklärt, und sie sollen vor allem von der Elektrolytverteilung, aber auch vom vegetativen Nervensystem und den endokrinen Drüsen abhängig sein. Dies komme zur Stauung u. dgl. hinzu. Bei dem Ödem bei Nierenerkrankungen wirken (abgesehen von der häufigen Mitwirkung bei Einwirkungen der Blutströmung) wohl sicher unterschiedliche Bedingungen in den verschiedenen Formen und Stadien der Nierenveränderungen zusammen, von denen einige schon ausgeführt sind. So ist oben von der Hydrämie die Rede gewesen. Störung der Ausscheidungsfähigkeit für Kochsalz, wenigstens wenn infolge von Nieren- bzw. Gefäßschädigung Ödembereitschaft besteht, wird als mitwirkender Faktor angesehen, der sich kolloidchemisch vom Gewebe aus erklären läßt (Aufrechterhaltung des gleichen osmotischen Druckes durch Wasserzurückhaltung im Gewebe). Überhaupt werden diese Ödeme jetzt zumeist nicht mehr unmittelbar auf die Niere bezogen, sondern extrarenal erklärt mit Schädigungen der Gefäße des übrigen Körpers, wobei die Nierenveränderung insofern als grundlegend aufgefaßt wird, als beim Untergang von Nierengewebe freiwerdende Stoffe die Kapillarschädigung bewirken könnten, oder — was wahrscheinlicher ist — die Nierenerkrankung und die Schädigung der Körpergefäße gemeinsam auf dieselbe Schädlichkeit bezogen werden. Es liegen aber auch Anzeichen dafür vor, daß auf Grund von Nierenveränderungen die Zusammensetzung des Blutes geändert wird, was dann auch zur Erklärung von kolloidchemischen Gesichtspunkten aus herangezogen worden ist. Schade hat die Ödeme im allgemeinen nach der wirksamen Kraft in drei Gruppen geteilt: Die erste ist die der kolloidbedingten, d. h. das Bindegewebe soll hier aktiv quellen, verursacht durch Alkali bzw. Kochsalz (s. o.), nicht durch Säuren (s. auch o.); bei der zweiten — den mechanisch bedingten Ödemen, wie bei Stauung — ist die kolloide Kraft, welche den Rückstrom zu den venösen Kapillaren regelt, herabgesetzt und versagt; bei der dritten — den Entzündungsödemen (Genaueres s. dort) — soll der „onkotische" Druck, d. h. Quellungsdruck des Bindegewebes und somit Verschiebung der osmotischen Verhältnisse das Maßgebende sein. Bei den nephritischen Ödemen soll nun nach Schade die Niere nicht mehr imstande sein, entgegen diesem onkotischen Druck das Serumwasser aus dem Blut bis zum Normalmaß abzupressen, da der Quellungsdruck im Blutplasma abnorm niedrig ist, und dementsprechend sollen sich Ödeme im Gewebe, zunächst an den Orten der geringsten Gewebsspannung, wie Augenlidern, Handrücken usw., einstellen. Von primären Veränderungen des Blutes geht auch die Theorie von Ruszyak aus. Er hält die bei Nephritiden gefundene Vermehrung der gröber dispersen kolloiden Eiweiße des Blutes, namentlich des Fibrinogen und der Globuline (gegenüber den Serumalbuminen), für das maßgebende. Hierdurch soll der, durch ein Donannsches Gleichgewicht zwischen eiweißreichem Plasma und eiweißärmerer Gewebsflüssigkeit gegebene osmotische Druck, welcher normalerweise dem umgekehrt wirkenden Filtrationsdruck (der Flüssigkeit aus dem Plasma ins Gewebe abzugeben bestrebt ist) die Waagschale hält, herabgesetzt sein, und so die Kraft wegfallen, welche normal Flüssigkeit aus dem Gewebe auszutreiben strebt. Bei allen kolloidchemischen Ödemerklärungen ist aber eben einmal zu beachten, daß es sich beim Ödem nicht, wie hier zum Teil angenommen, nur um eine Quellung des Bindegewebes, sondern im wesentlichen um eine Ablagerung von Flüssigkeit in Gewebsspalten handelt. Und dann muß wohl doch die Schädigung der Gefäßwand, die erhöhtes Austreten von Flüssigkeit ins Gewebe gestattet, mit herangezogen werden, die aber ihrerseits natürlich wieder auf physiko-chemischen Änderungen des kolloidalen Baues der Gefäßwand beruhen kann.

Die Folgen des Hydrops hängen von seiner Dauer und Ausbreitung sowie der Empfindlichkeit des befallenen Organes ab; Nerven z. B. können nach Ödem völlig entarten. Höhlenwassersucht kann zu Druck auf Organe führen, z. B. auf die Lunge, Hydrops der Hirnventrikel steht zu dem Symptomenkomplex des Hirndruckes in Beziehung. An Ödeme schließen sich unter der Einwirkung von Bakterien leicht Entzündungen an, so Unterschenkelgeschwüre an chronisches Ödem der Haut dieser Gegend. Im übrigen sind die Folgen meist von den Grundursachen des Hydrops abhängig.

Fötale Wassersucht, besonders zahlreicher Körperhöhlen, kommt unter verschiedenen Bedingungen vor, so bei Mißbildungen, wie Stenose des Ductus Botalli, bei örtlichen Stauungszuständen u. dgl. Eine bestimmte Gruppe (Schridde) nun gehört zusammen. Hier findet sich, meist bei Frühgeburten, allgemeine angeborene Wassersucht (auch starker Aszites) zusammen mit Vergrößerung von Leber und Milz. Mikroskopisch sieht man in Leber, Milz, auch Nieren ausgedehnte Blutbildungsherde, bestehend aus Myeloblasten, Erythroblasten usw. Ferner besteht hier starke Hämosiderose, und auch das Blut enthält zahlreiche Erythroblasten und Myeloblasten. Es handelt sich wahrscheinlich um eine Anämie bzw. reaktive Wucherung des blutbildenden Gewebes auf Grund toxischer Einwirkungen von seiten der Mutter, die meist an Nierenkrankheiten, zuweilen auch an Syphilis, leidet. In anderen Fällen bildet sich bei Kindern, die lebend geboren werden, ohne Wassersucht, bei den gleichen krankhaften Veränderungen infolge des sehr starken Blutzerfalles schwerer Ikterus aus. Man hat die Veränderungen auch als fötale Erythroblastose oder Erythroleukoblastose zusammengefaßt.

Der Höhlenwassersucht ähnelt äußerlich der falsche Hydrops, die sog. **Sackwassersucht.** Sie besteht darin, daß sich in vorgebildeten, mit Schleimhaut ausgekleideten Hohlräumen bei Verschluß der Ausführungsgänge das Sekret anfänglich staut und den Hohlraum erweitert, später das Sekret aufgesaugt und durch eine vorzugsweise wässerige Flüssigkeit ersetzt wird. Solche sackförmige Erweiterungen der Gallenblase nennt man Hydrops vesicae felleae, des Uterus Hydrometra, der Tuben Hydrosalpinx, des Nierenbeckens Hydronephrose, um den Hoden Hydrozele.

Lymphorrhagie.

Durch Zerreißung von großen Lymphgefäßen (bei dem geringen Druck, unter dem die Lymphe strömt, kann nur eine Zerreißung größerer Lymphstämme von Bedeutung sein) kann sich Lymphe frei an die Oberfläche eines Organes oder in Körperhöhlen hinein ergießen: Lymphorrhagie; wird die Öffnung des Lymphgefäßes nicht verschlossen, so können sich Lymphfisteln bilden, aus denen sich dauernd die Flüssigkeit entleert. So wird Zerreißung hie und da beobachtet am Ductus thoracicus als Folge von Verletzungen oder von Verschluß durch tuberkulöse bzw. narbige Vorgänge oder Geschwülste; die Lymphe kann sich dann in die Pleurahöhle, seltener in den Herzbeutel, ergießen und dem Inhalt der serösen Höhlen beimischen, welcher dadurch milchig getrübt wird. Nach Zerreißung der Chylusgefäße des Darmes entsteht der sog. **Hydrops chylosus bzw. Ascites chylosus.**

Chylurie ist die Beimengung chylusartig aussehender, aus Leukozyten, Fett und reichlichem Eiweiß bestehender Massen zum Harn; sie erfolgt von den Lymphbahnen der Blase aus und wird durch einen in den Lymphgefäßen der Bauchhöhle sich aufhaltenden Parasiten, das Schistosomum haematobium, verursacht, welches zeitweise auch ins Blut übertritt.

Bei Lymphangitiden kann es zu thrombotischen Verschlüssen von Lymphgefäßen kommen.

Es soll hier eine kurze Darstellung der Rickerschen Lehre von den örtlichen Kreislaufstörungen gegeben werden. Haben wir oben gesehen, wie Gefäßbeeinflussungen von den Nerven her fast bei jeder einzelnen Kreislaufstörung eine große Rolle spielen bzw. einzelne Formen derselben bedingen, so leitet Ricker in seiner „Relationspathologie" ganz allgemein die Kreislaufstörungen überhaupt von Nervenbeeinflussungen ab und als Folge so veränderten Stoffaustausches zwischen Strombahn und Geweben dann auch fast alle krankhaften Gewebsvorgänge. Denn im Gegensatz zu dem allgemein anerkannten Angreifen von Reizen auch unmittelbar an Gewebsbestandteilen (bzw. Schädigung dieser) leugnet Ricker solches und nimmt an, daß Reize nur an einem dafür besonders vorhandenen Organ, nämlich eben am Nervensystem, angreifen, und zwar insbesondere an den Gefäßnerven mit Beeinflussung der Strombahn. So leiten eben nach Ricker örtliche Kreislaufbeeinflussungen fast alle sonstigen Veränderungen ein und geben seiner Lehre die ganze Grundlage.

Kurz dargestellt ergibt sich nach Ricker etwa folgendes. Die Vasokonstriktoren einerseits, die Dilatatoren andererseits halten die Enge und Weite der Gefäße aufrecht, die Gefäßnerven können vom Zentralnervensystem, ebenso aber auch peripher an jeder Stelle und endlich reflektorisch gereizt und somit die Strombahn nerval beeinflußt werden. An unter normalen Bedingungen vorhandenen Wechsel der Enge derselben — physiologische Ischämie — und Weite derselben — physiologische Fluxion — schließen sich krankhafte Vorgänge als Verstärkungen auf Grund abnormer, stärkerer Gefäßnervenreizung mechanischer, chemischer, termischer Art an. Eine

Fluxion (also aktive, Wallungs-Hyperämie) mit Erweiterung der Strombahn und Beschleunigung des Blutstromes tritt auf schwächste, aber doch über das physiologische Maß hinausgehende, also pathische Reize, hin auf, und zwar bei Reizung der Dilatatoren, während die Konstriktoren unverändert erregbar bleiben. Als Kennzeichen dieser Fluxion gibt Ricker noch die Beschränkung auf den Ort der Reizung, die über die Zeit der Reizung hinausragende Wirkungsdauer, die gleichmäßige Ausdehnung im gereizten Gebiet und das Fehlen der Ansammlung von flüssigen Bestandteilen des Blutes in sichtbarer Menge im Gewebe sowie Austritt von Blutkörperchen aus der Strombahn ins Gewebe an.

Eine Steigerung der Reizung bewirkt aus dem fluxionären Zustande oder unmittelbar aus dem physiologischen die krankhafte Ischämie bzw. Anämie durch Reizung der Konstriktoren, während die Dilatatoren erregbar bleiben. Auch hier sind die örtliche Beschränkung, die gleichmäßige Ausbreitung und das Überdauern der Reizungsfolge die gleichen wie bei der Fluxion, und zwar aus denselben Ursachen; auch hier tritt nichts Sichtbares aus der Blutbahn aus, die Gewebsflüssigkeit, soweit sie aus dem Blute stammt, ist sogar vermindert.

Wird der Reiz weiter an Stärke oder Dauer gesteigert, so werden die Konstriktoren nach vorangegangener Erregung, oder bei besonders hoher Reizstärke ohne solche, unerregbar, während die länger erregbar bleibenden Dilatatoren wieder erregt werden und sich daher die Strombahn erweitert. Die so einsetzende Herabsetzung der Widerstände bewirkt eine Beschleunigung des Blutstromes, ähnlich wie bei der Fluxion, wobei aber im Gegensatz zu dieser die Erregbarkeit der Konstriktoren herabgesetzt oder gar schon erloschen ist. Ricker bezeichnet diese Erweiterung und Beschleunigung als prästatisch. Sehr bald kommt es nun aber in dem erweiterten Teil der Strombahn herzwärts, wo die Konstriktorenerregbarkeit erhalten ist, durch deren Reizung zu Verengerung, dann Verschluß der vorgeschalteten Arterienstrecke; so wird die Strömung in der erweiterten Kapillarbahn sowie den Arteriolen und kleinsten Venen, d. h. der sog. „terminalen Strombahn" sehr bald unter weiter zunehmender Erweiterung aus einer beschleunigten zu einer verlangsamten. Es tritt jetzt im starken prästatischen Zustande als Folge höchsten Grades der Stromverlangsamung eine Unordnung des Blutes auf (in den Kapillaren teils dicht gestellte rote Blutkörperchen, teils in manchen Strecken nur Plasma die Bahn füllend, im Venenstrome Aufhebung der plasmatischen Randzone), die Ricker als Ataxie bezeichnet. Besonders stellt sich als Folge der Strombahnerweiterung und Stromverlangsamung im prästatischen Zustande jetzt ein Austritt von Blutbestandteilen aus dem kapillären Teil der Strombahn und Übertritt ins Gewebe ein. Zuerst tritt durch die bei der Erweiterung eröffneten Stomata der Gefäßwand Flüssigkeit durch — Liquordiapedese. Bei geeigneter, besonders sich langsam auswirkender Reizfolge kann bei einem verhältnismäßig schwachen Grad, wenn aber die Verlangsamung des Stromes doch eine nicht zu geringe Zeitdauer erfährt, ein Haften der zunächst im Blute vermehrten weißen Blutkörperchen an der Wand in kleinsten Venen sich einstellen, und diese treten zum Teil dann durch die Wand ins Gewebe über. Doch ist dies stets nur mit einer geringen Zahl von Leukozyten der Fall. Ricker spricht hier von einer leukodiapedetischen Phase des prästatischen Zustandes. Besonders wichtig ist nun aber bei starker Verlangsamung der Strömung — kurz vor ihrem gänzlichen Erlöschen, s. u. — der Austritt von roten Blutkörperchen — Diapedese roter Blutkörperchen. So erklärt Ricker alle Diapedeseblutungen von der Petechie bis zu den tödlichen, z. B. in der Schleimhaut von Magen, Darm, Uterus, Nase oder in der Niere für nervalen Ursprunges, und zwar alle einem starken prästatischen Zustand, wenn die Strömung stark verlangsamt ist, aber noch besteht, zugeordnet. Es entwickelt sich nun bei genügender Reizstärke und Dauer durch völliges Erlöschen der Strömung die Stase, d. h. rote Stase, wenn das im terminalen Gebiet zum Stillstand übergehende Blut sein Plasma verliert (wenn dies nicht der Fall ist, ist von Stillstand des Blutes zu sprechen).

Häufig stellt sich die Erregbarkeit des Nervensystems bei Nachlassen und Erlöschen der Reizwirkung wieder ein, d. h. dann löst sich die Stase wieder. Aber auch hier kann nach Ricker eine sehr wichtige poststatische Kreislaufstörung einsetzen, die mit Austritt weißer Blutkörperchen aus der Gefäßbahn zusammenhängt und die Ricker als poststatischen bzw. postrubrostatischen Zustand, der sehr wechselreich verlaufen und lange bestehen kann, benennt. Der poststatische Zustand gleicht zunächst völlig dem prästatischen. Der Verschluß der vorgeschalteten Arterie durch Konstriktorenreizung hat infolge Abnahme des Erregungszustandes der Konstriktoren etwas nachgelassen, die im terminalen Gebiet in stärkst erweiterter Strombahn bestehende starke Stromverlangsamung veranlaßt auch wieder starke Unordnung, Ataxie, der Strömung bzw. des Blutes, die auch Erythrodiapedese mit sich bringen kann. Wenn nun die Reizung, die zur Stase führte, sehr stark war und die Stase lange bestand, auch sich die Abnahme der Konstriktorenerregung in der vorgeschalteten Arterienstrecke nur sehr langsam vollzieht, so hält die Stufe der (stufenförmig, nicht gleichmäßig verlaufenden) Vorgänge, welche dicht hinter der Lösung der Stase liegt, länger an und nun bei einem bestimmten Grade der Stromverlangsamung treten Leukozyten in großer Zahl aus der Gefäßbahn durch die Wandung ins Gewebe über. Der Zustand hält weit länger an und geht mehr in die Breite und so ist der Austritt der Leukozyten hier ein unvergleichlich viel stärkerer als bei der schwachen und kürzeren leukodiapedetischen Phase des prästatischen Zustandes. Es besteht der — natürlich keineswegs stets nach Lösung der Stase einsetzende — postrubrostatische starke leukodiapedetische Zustand; es treten zusammen mit flüssigem Exsudat soviel Leukozyten aus der Gefäßbahn aus, daß sich Eiter (vgl. im übernächsten Kapitel unter „Entzündung") im Gewebe und auf der Oberfläche von Organen ansammelt. Es kann auch zu Rückfällen in rote Stase kommen — Spätstase — und es kann auch im ausgesprochenen leukodiapedetischen Zustand bei genügend hohem Grade der Reizung, d. h. nach länger bestehender roter Stase, wiederum zu einer Stase kommen, bei der aber der Inhalt der Strombahn nicht aus roten Blutkörperchen, sondern aus Leukozyten besteht, so daß nicht rote, sondern weiße Stase vorliegt, also auch hier auf Grund stärkster Verengerung bzw. Verschluß der vorgeschalteten Arterienstrecke. Löst sich der starke postrubrostatische leukodiapedetische Zustand wieder (ob dies bei der zuletzt besprochenen weißen Stase möglich ist, ist fraglich), so schließt sich ein Zustand an, in dem statt der vorigen Ataxie des Blutes eine Umordnung desselben, eine Metataxie, eintritt, die wahrscheinlich von einem gewissen Tonus der Wand mit richtunggebender Einwirkung auf die körperlichen und flüssigen Blutbestandteile abhängt; alles dies bedeutet also, daß an Stelle der in der Stase völligen Ausschaltung der Strombahnnerven, Konstriktoren wie Dilatatoren, in der Ataxiephase des poststatischen Zustandes eine nur sehr geringe Wiedererregbarkeit getreten ist, diese jetzt in der Metataxiephase aber zugenommen hat. Dann geht der poststatische Zustand in ungefähr derselben Reihenfolge stufenförmig mit Wiedergewinnung der Reizbarkeit der Strombahnnerven, so daß Ricker den prä- und poststatischen Zustand als peristatischen zusammenfaßt, allmählich in den etwa wieder physiologischen Zustand zurück. Die Erregbarkeit der Konstriktoren der vorgeschalteten Arterie läßt nach, im Stromgebiet erlangen die konstriktorischen wie dilatatorischen Nerven allmählich die normale Erregbarkeit und Erregung wieder, unter dem Einfluß der Konstriktoren nimmt die Erweiterung der Gefäße wieder ab und sie treten jetzt wieder unter die Herrschaft der physiologischen Reize. So sind die Vorgänge abgeklungen, zur Norm zurückgekehrt. War die Stase — einer bestimmten Reizstärke entsprechend — nur von kurzer Dauer, so vollzieht sich der rückläufige Ablauf des poststatischen Zustandes bis zur Norm rascher und einfacher, war das Stromgebiet von einem besonders starken Reiz betroffen, so scheinen die Strombahnnerven nie wieder zu einem völlig normalen Verhalten zurückzukehren.

Auf die Folgezustände der geschilderten Kreislaufstörungen in der Beleuchtung Rickers einzugehen ist hier nicht der Ort. Erwähnt sei nur, daß die peristatische Hyperämie Rickers nahe Beziehungen zu dem hat, was man gewöhnlich chronische Entzündung nennt.

Ricker bezieht auch die Thrombose auf nervale Strombahnänderung. Als Grundlage der weißen Thrombose spricht er eine durch irgendwelche Reize hervorgebrachte, starke prästatische, mit in besonderer Form sich vollziehender Metataxie (örtliche Ansammlung, Wandständigwerden, Aneinanderhaften der Blutplättchen) verbundene Verlangsamung des Blutes an, die er, wenn sie zu Thrombose führt, als präthrombotische Verlangsamung bezeichnet. Sie ist abhängig von einem bestimmten Reizungszustand der Strombahnnerven (Konstriktoren wie Dilatatoren), wenn nämlich gemäß der Art der Reizung Stase ausbleibt und ein genügend langer und starker peristatischer Zustand im noch fließendem Blute die „Abscheidungsthrombose" ermöglicht. Rote Thrombose (Stagnationsthrombose) dagegen schließt sich an Stase an und tritt dann auf, wenn in der Stase statt nur der alleinigen Aneinanderlegung der roten Blutkörperchen noch dazu die Blutflüssigkeit Fibrin ausfallen läßt, wie dies, im Gegensatz zu den kleinsten Venen, in den größeren Venen statthat.

Allgemein hat nun Ricker aus seinen Darlegungen über die örtliche Wirkung von Reizen auf das Strombahnnervensystem folgendes „Stufengesetz" derselben entwickelt:

1. Schwache Reizung bewirkt durch Dilatatorenerregung Erweiterung und Beschleunigung; die Konstriktoren bleiben erregbar. Fluxion.

2. Mittlere Reizung ruft durch Konstriktorenerregung Verengerung der Arterien und Kapillaren mit Verlangsamung des Kapillar- und Venenstromes hervor; stärkere Reizung dieser Art verschließt die kleinen Arterien und Kapillaren und läßt den Venenstrom stillstehen. Ischämie, Anämie.

3. Starke Reizung hebt im terminalen Stromgebiet die Erregbarkeit der Kontraktoren auf und erregt die länger erregbar bleibenden, zuletzt ebenfalls der Lähmung verfallenden Dilatatoren; hierdurch entsteht zunächst Erweiterung mit Beschleunigung, doch bewirkt ein früh hinzutretender Einfluß Verlangsamung und Stase, nämlich zunehmende Arterienverengerung auf Grund der herzwärts fortschreitenden segmentären Erregung der schwerer erregbaren Konstriktoren der größeren Arterien. Prästatischer Zustand und rote Stase.

Ein Stufengesetz läßt sich auch für die Exsudation und ihre Beziehung zur Stärke der Reizung aufstellen, die, wie wir gesehen haben, nur in der dritten Stufe (der starken Reizung) zustande kommt; im prästatischen Zustand beginnt sie mit — schwacher — Leukodiapedese, der die Exsudation von Blutflüssigkeit, die Liquordiapedese, darauf die Erythrodiapedese folgt.

Die Haupteigentümlichkeiten des poststatischen Zustandes lassen sich nicht in kurze Sätze bringen; doch dürfen wir eine Charakteristik derselben mit folgenden Worten geben:

Der poststatische Zustand ist eine ungefähre Rekapitulation des prästatischen; nach langer Dauer der roten Stase fällt entsprechend dem zugrunde liegenden starken Grade der Reizung die leukodiapedetische Phase stark aus und liefert flüssigen Eiter.

Es erscheint unzweifelhaft, daß bei allen Kreislaufstörungen die Gefäßnerven, ihre Erregbarkeit und Reizung mit den Folgen des Angreifens an den — besonders den kleineren — Gefäßen eine überaus große Rolle spielen. Fast bei allen Kreislaufstörungen sind ja auch durch Nerven bedingte Formen in meiner Darstellung schon betont. Vielleicht aber kommt den Nervenbeeinflussungen gerade hier noch weiterer Spielraum und größere Bedeutung im Rickerschen Sinne zu, und insbesondere auch das sog. Stufengesetz Rickers scheint im ganzen sich zu bestätigen und von Bedeutung zu sein. Deswegen habe ich geglaubt, die Rickersche Auffassung in ihren Grundlinien hier ausführlicher wiedergeben zu sollen. Es unterliegt auch keinem Zweifel, daß sie im einzelnen auf bewundernswerten, am lebenden Tier ausgeführten Versuchen beruht und in ihrer Gesamtheit — trotz der zunächst auffallenden Bezeichnungsfremdheit und den verwickelten Vorgangsreihen — doch ein einheitliches und klares, gedanklich bestechendes System darstellt. Aber gerade diese Einfachheit im Sinne der Zurückführung auf im wesentlichen stets die gleichen Faktoren und Angriffspunkte — wechselnde Reizstärke greift für die Folgen entscheidend ein — sowie Reihenfolge der Vorgänge ist etwas verdächtig. Es muß sehr fraglich erscheinen, ob andere Beeinflussungen der Gewebe selbst, besonders auch kolloidchemischer Natur, nur eine sekundäre und nur eine unterstützende Rolle spielen, und ob nicht auch auf die Gefäße selbst außer ihren nervalen Beeinflussungen andere, besonders mechanische, Einflüsse unmittelbar so einwirken, daß örtliche Kreislaufstörungen die Folge sind. Es ist eben anzunehmen, daß die Nervenangriffspunkte bei den örtlichen Kreislaufstörungen im einzelnen bestimmte Formen erklären bzw. hier die letzte Ursache darstellen, daß dies aber bei anderen Formen nicht der Fall ist. Ich trage somit, wie fast alle anderen Forscher, starke Bedenken, die von Ricker dargelegten rein nerval beginnenden Vorgänge als allein und allgemein gültig und zur Erklärung aller Formen örtlicher Kreislaufstörungen ausreichend anzusprechen.

Zweites Kapitel.

Veränderungen der Gewebe bei Störungen ihres Stoffwechsels.

Eine der wichtigsten Fragen der Pathologie ist diejenige nach den Veränderungen, die an Geweben und Zellen eintreten, wenn sie angegriffen und irgendwie in ihrem Normalleben gestört werden. Dies kann geschehen einmal durch ungenügende Ernährung, sei es bei allgemeiner zu geringer Ernährungszufuhr oder bei daniederliegender Ausnutzung der Nährstoffe, so z. B. wenn in gealterten Geweben der Gewebsabbau den Gewebsanbau überwiegt, sei es wenn aus örtlichen Gründen, besonders bei Veränderungen der Gefäße (Atherosklerose), die Blutzufuhr und somit Ernährung eine ungenügende ist. Und sodann hat dies insbesondere statt, wenn Gewebe durch mittelbar oder unmittelbar von außen stammende schädliche Stoffe angegriffen werden, vor allem durch Bakterien und deren Gifte, ferner giftige chemische Stoffe und endlich durch autotoxische Stoffe, zum Teil wohl auf Grund gestörter Korrelationen der Organe, besonders derer mit innerer Sekretion (s. später).

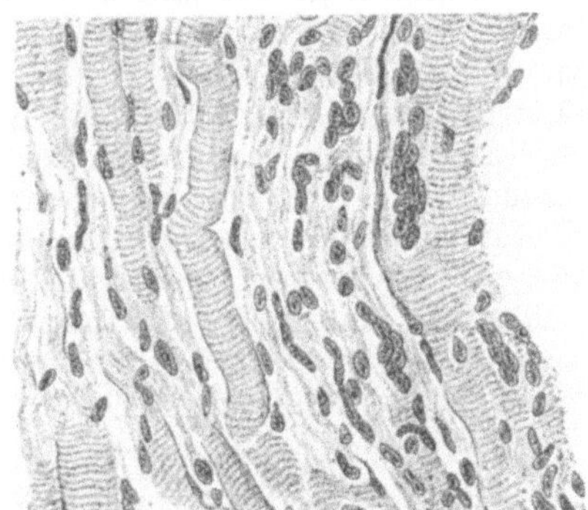

Abb. 25. Atrophie eines Muskels mit starker Vermehrung der Muskelkerne.

Derartige primäre Schädigungen der Gewebe haben also so ziemlich den größten Spielraum und auch die gewaltigste Ausdehnung in der allgemeinen Pathologie überhaupt. Treffen sie Gewebe oder Zellen in einem solchen Maße, daß nicht ohne weiteres ein Ausgleich möglich ist, andererseits aber die Zellen auch nicht unmittelbar abgetötet werden, so verändern sie die Gewebe in dem Sinne, daß sie leiden und daher veränderten Stoffwechsel und auch formale Abweichungen aufweisen. Man kann daher diese Veränderungen als solche des **Stoffwechsels** bezeichnen. Da ein solcher, wenn auch verändert, statthat, kann man nicht von rein passiven Vorgängen sprechen, aber in ihrer spezifischen Leistungsfähigkeit werden die Zellen und Gewebe dabei vielfach, aber doch keineswegs stets, beeinträchtigt. Man faßte daher diese auf Schädigungen folgenden Veränderungen besonders früher als sog. „**regressive Prozesse**" zusammen. Die verhältnismäßig geringste Veränderung ist einfach mengenmäßige Herabsetzung von Stoffwechsel und Tätigkeit; das Volumen der Zellen und Gewebe wird einfach verringert, man spricht von **Atrophie**. Eine weit größere Bedeutung aber haben die auch mit ungleichen mengenmäßigen (indem ein Stoff vermindert, ein anderer vermehrt ist) und vor allem artmäßigen Abweichungen des Stoffwechsels einhergehenden sog. **Entartungen = Degenerationen.** Der Begriff der Degeneration ist alt; er kommt bei Morgagni vor, Andral oder Paget sprechen schon von „fettiger Degeneration", Virchow bestimmte die Bezeichnungen genauer und benannte die eigentlich anatomischen Störungen, d. h. die gestaltlich sichtbaren Veränderungen bei der Degeneration „Metamorphose". Bei der Degeneration vermengen sich oft allgemeine Stoffwechselstörungen mit örtlichen, wie beim Diabetes. Das Ergebnis ist, daß sich Stoffe in den Zellen ablagern oder vermehrt ablagern, die sonst weiter verarbeitet werden, wie Fett oder Glykogen, oder welche physiologisch an den betreffenden Stellen nicht auftreten, wie Kalk, Harnsäure, Pigmente oder überhaupt nicht zu den gewöhnlichen Stoffwechselstoffen des Körpers gehören, wie das Amyloid. Werden diese Stoffe von außen her, meist aus dem Blute, in den Zellen abgelagert, so spricht man von **Infiltration**; die Zellen nehmen Stoffe in abnormer Menge auf und speichern sie. Liegt eine örtliche in der Regel mit tiefergreifenden Schädigungen der Gewebselemente verknüpfte Umwandlung vor, so spricht man von Degeneration im engeren Sinne. Doch verflechten sich infiltrative und eigentlich degenerative, aktive und passive Vorgänge bei der Stoffwechselabartung von Zellen untereinander, so daß auch die Trennung in der Bezeichnung oft verwischt wird. Es handelt sich um Weiterleben der Gewebe, wenn auch mit verändertem Stoffwechsel. Die Folge hiervon ist in einem großen Teil der Fälle eine Verminderung der normalen, d. h. physiologischen spezifischen Tätigkeit der betreffenden Gewebe sowie auch eine Herabsetzung deren Lebensfähigkeit, d. h. der Anpassungsfähigkeit an weitere Schädigungen, was also die Vorstellung der Existenzgefährdung der ergriffenen Zellen einschließt. Natürlich handelt es sich, wie ja schon der Begriff des veränderten Stoff„wechsels" bedingt, um Vorgänge, aber gerade hier kann uns die morphologische Betrachtungsweise meist nur das Bild des geänderten Zustandes, also das Gewordene, darstellen, sie muß durch chemische und physiko-chemische Untersuchungen, die uns auch über das Werden aufklären sollen, ergänzt werden. Gerade auch die Veränderungen des physiologisch angepaßten kolloid-chemischen Aufbaues des Protoplasmas gehören ja auch in dies Gebiet; auch sie bedeuten — vielleicht ist gerade hier Konzentration und Verteilung der H-Ionen und anderer Elektrolyte maß-gebend — verminderte Funktion. Wir können nach alledem die sog. Degenerationen oder Ent-artungen als die sich an Geweben (Zellen) äußernden Stoffwechselveränderungen betrachten, verbunden mit einer, allerdings oft nicht nachweisbaren, Minderung der spezifischen Tätigkeit und mit Existenzgefährdung und hervorgerufen durch schädigende, unmittelbar oder mittelbar auf die Zellen bzw. Gewebe wirkende äußere Einflüsse.

Aber es muß zugegeben werden, daß die Minderung der Tätigkeit der Zellen oft nicht nachweisbar ist und auch offenbar in vielen der als „Degeneration" bezeichneten Vorgänge bzw. Zustände eine höchstens überaus geringe ist. Und weiterhin muß hervorgehoben werden, daß die allermeisten hierher gerechneten Vorgänge reversibel sind. Wenn die Schädigung keine sehr hochgradige war und wenn die Wirkung der Schädlichkeit aufhört oder auch eine solche nur am Gewebe nicht mehr angreift, kann sich die Zelle erholen — Rekreation — und so zu ihrem gewohnten Stoffwechsel und ihrer früheren Form zurückkehren. Die trotz allem noch vorhandene Tätigkeitsmöglichkeit und diese Wiederherstellungsfähigkeit der Gewebe muß scharf betont werden, weil sie diese Degenerationen doch von dem unterscheidet, was man sonst meist als „Entartung" bezeichnet. Wir benennen eben gewohnheitsgemäß viele Stoffwechseländerungen der Zellen als Entartungen oder Degenerationen, die diesen Begriff eigentlich nicht verdienen, und so faßt diese Bezeichnung in nicht sehr glücklicher Weise Vorgänge unterschiedlichster Art und von sehr ver-schiedener biologischer Wertung zusammen. Insbesondere gilt dies für die sog. „trübe Schwellung" und „Verfettung" (s. u.). Auf der anderen Seite bleiben gewisse Stoffe, auch besonders wenn sie keine allzu hochgradige Schädigung bedeuten, dauernd abgelagert, und manche „degenerative" Vorgänge sind in der Tat nicht wieder ausgleichbar.

Ein großer Teil der von alters her hier eingerechneten Vorgänge, die vorgangsmäßig zumeist zu den Infiltrationen, also der Zufuhr von außen auf dem Blutwege (oder auch der Resorption von der Nachbarschaft her) gehören, stellen sich in der Tat als zum wenigsten zu Beginn reversible Ablagerungs-, Speicherungs-, Ausscheidungs- und Durchtränkungsvorgänge (Ernst), vor allem als einfache Speicherungen dar, also auch abhängig vom allgemeinen oder örtlichen Stoff-wechsel, aber ohne daß sich gerade hier eine Bewertung im Sinne einer „Zellentartung" irgendwie aussprechen ließe. Die Speicherstoffe können von außerhalb des Körpers, exogen, stammen, oder sie entstammen dem intermediären Stoffwechsel, sind also endogen. Eine scharfe Grenze ist allerdings nicht zu ziehen, denn auch exogene Stoffe können im Körper noch umgebaut und so erst gespeichert werden. Zu den exogenen Stoffen gehören vor allem gewisse Farbstoffe, zu den endogenen andere Farbstoffe aber auch Stoffe des Eiweiß-, Fett- (Lipoid-), Kohlenhydrat-, Mineral-stoffwechsels (Einzelheiten s. weiter unten in diesem Kapitel). Soweit es sich um Ablagerung von Stoffen handelt, die in zu großer Menge angeboten werden, um genügend weiter verarbeitet zu werden, oder auch um Stoffe, die im normalen Stoffwechsel weiter umgebaut werden sollten, aber weil dies nicht der Fall ist, abnorm liegen bleiben, mag Mangel an Ferment, wie dies v. Gierke vermutet, beteiligt sein. Die speichernden Zellen sind in erster Linie solche des retikulo-endothelialen Stoffwechselsystems, von denen unter „Entzündung" genauer die Rede sein wird, aber auch Epithelien und andere Zellen und Gewebe.

Bei einem Teil der Speicherungen, aber auch bei den eigentlichen Degenerationen gehen örtliche Stoffwechselvorgänge und -veränderungen mit Stoffwechselabartungen des Gesamtkörpers Hand in Hand, oft gegenseitig abhängig und untrennbar. Es handelt sich um Abartungen des Eiweiß-, Fett-, Kohlenhydrat-, Pigment-, Mineral-Stoffwechsels, die vielfach wieder wie der Fett- und Kohlenhydratstoffwechsel, untereinander in Beziehungen stehen.

Die eingreifendste Folge nun, welche Schädlichkeiten hochgradiger Natur bewirken können, ist aber die, daß der Stoffwechsel der betreffenden Zellen ganz erlischt, d. h. daß diese absterben, örtlicher Gewebstod = Nekrose. Setzt die Schädlichkeit erst Entartungen, dann erst den Tod der Zellen und Gewebe, so daß sich also der Tod aus dem Leben allmählich entwickelt, so benennt man dies Nekrobiose; bei unmittelbarem Absterben spricht man von Nekrose im engeren Sinne. Im letzteren Fall ist naturgemäß die Form besser erhalten als im ersteren.

Die in diesem Abschnitte zusammengefaßten, hier zunächst kurz gekennzeichneten Vorgänge bedeuten also vor allem negative Funktionsbilanz; es handelt sich um veränderten — wenn nicht gar aufgehobenen — Stoffwechsel. Man kann daher auch sehr gut von Dystrophien (mit kennzeichnenden Zusätzen) sprechen. Soweit die Vorgänge mit Verlust von Zellsubstanz einhergehen, sind sie in dem in der Einleitung erläuterten Sinne solche katabiotischer Natur. Sie sind der unmittelbare Ausdruck einer primären Schädigung und deren wahrnehmbare Folge. Die gleiche schädigende Ursache kann nun außer den degenerativen Vorgängen gleichzeitig weit verwickeltere reaktive Vorgänge auslösen, die in das später zu erörternde Gebiet der Entzündung gehören; hier liegen dann also nicht Degenerationen allein vor, sondern solche sind dann hier nur eine — meist an Bedeutung zurücktretende — Teilerscheinung einer entzündlichen Krankheit. Andererseits aber lösen die degenerativen Vorgänge als solche katabiotischer Art auch erst bioplastische progressive Vorgänge aus. Werden die Zelltrümmer, besonders wenn die Schädlichkeit einzuwirken aufhört, hinweggeschafft, so kann gleichwertiger Ersatz vom Nachbargewebe aus erfolgen — Regeneration. Oder es erfolgt unter ähnlichen Vorgängen wie bei der Entzündung Ersatzwucherung durch anderes, minderwertiges Gewebe — Reparation. Von alledem wird das nächste Kapitel handeln. Hier sind zunächst nur die „Entartungen" als solche ins Auge zu fassen. Dabei erscheint noch eine Grundregel besonders bemerkenswert, daß nämlich bei irgendwelchen Schädigungen die höchstorganisierten Organzellen — vor allem die sog. parenchymatösen — fast stets zuerst und am stärksten im Sinne der Entartung leiden, während dann die indifferenteren Zellarten, wie das Bindegewebe, um so mehr zu den mit Wachstum verknüpften Folgevorgängen befähigt sind.

I. Atrophie.

Unter Atrophie versteht man also die einfache Verkleinerung von Zellen, Geweben oder Organen ohne wesentliche stoffliche Veränderung. Als physiologisches Vorbild können wir hier die Ermüdung und Erschöpfung der Zellen nach ihrer Tätigkeit anführen. In den reinsten Fällen von Atrophie werden die Organteile, die Zellen usw. einfach kleiner und somit verkleinern sich auch die aus ihnen zusammengesetzten Organe; so finden wir z. B. bei manchen Fällen von Atrophie der Skeletmuskulatur oder des Herzens die Muskelfasern verschmälert und verkürzt, aber mit erhaltenem Bau, insbesondere Querstreifung. Die Atrophie der äußeren Haut kann sich in einer Verdünnung ihrer Epidermislage und Verschmälerung der Papillen äußern. In parenchymatösen Organen atrophieren fast stets die höher entwickelten und somit leichter verletzbaren spezifischen Parenchymzellen zuerst; das Stützgewebe, besonders Bindegewebe, kann sich dann ersatzmäßig vermehren, zumeist aber erscheint es nur nach Ausfall von Parenchym verhältnismäßig mehr. Auch Fettgewebe kann raumfüllend wuchern (Pseudohypertrophie). Im Gehirn verhält sich die Glia ähnlich wie sonst Bindegewebe. Aber auch andere Zellarten können raumfüllend zahlreicher werden, so im Hoden nach Untergang von Hodenparenchymzellen die Zwischenzellen (wobei aber noch verwickeltere Verhältnisse zu bestehen scheinen). In ihrer reinen Form ist aber die Atrophie der Zellen bloß in einer beschränkten Anzahl von Fällen zu finden. Bei der Atrophie des Fettgewebes sehen wir schon außer Verringerung des Umfanges der einzelnen Fettzelle und ihres Fettgehaltes eine Änderung, indem die Fettkugel meist in mehrere kleine Tropfen zerfällt, auch kann der Zelleib dichter, der Kern dunkler erscheinen. Bei der Atrophie von Ganglienzellen schwindet ihr normaler Gehalt an Nisslschen Körpern. Auch sonst können bei Atrophie von Zellen in ihnen abgelagerte Stoffe verloren gehen, so Fett oder Glykogen. Die Atrophie der Knochensubstanz erfolgt zumeist unter Auftreten von kleinen rundlichen Vertiefungen an der Oberfläche der Knochenbälkchen, sog. Howshipschen Lakunen, wodurch die Bälkchen zackig und allmählich verschmälert, sowie schließlich durchbrochen werden; ähnliches findet sich auch an der Wand der Haversschen Kanäle; so kommt es zu Erweiterung dieser wie der Markräume der Spongiosa (s. im II. Teil). Auch gewisse Epithelien, so der Niere und Leber, verlieren ihren besonders hochentwickelten Bau und gleichen dann den weniger hochentwickelten Epithelien der Ausführungsgänge („Rückbildung" nach Ribbert). Vielfach zeigt sich die Atrophie mit Ablagerungen, auch mit echten Degenerationen, verbunden. So erscheint die Atrophie der Muskelfasern und Epithelien häufig zusammen mit Pigmentablagerung, was man zusammenfassend als Pigmentatrophie oder braune Atrophie bezeichnet (genaueres s. später). Außer der Pigmenteinlagerung kommen in atrophierenden Muskeln nicht selten eine

Vakuolisierung sowie eine Zerklüftung und Spaltung ihrer Fasern, endlich auch gleichzeitig eine Wucherung der Muskelkerne (s. Abb. 25) zur Beobachtung. Andererseits kann die Atrophie auch das Endergebnis einer echt degenerativen Veränderung darstellen, bei der die Zerfallsstoffe bereits durch Aufsaugung weggeschafft worden sind, so daß die Zelle nur noch mengenmäßig verändert — verkleinert — erscheint. Oder wenn in einem Gewebe die degenerativ zugrunde gegangenen Gewebsbestandteile bereits weggeschafft sind, erscheint das übrige Gewebe zellärmer, verkleinert, also einfach atrophisch. Das Gesamtorgan ist dann auch einfach verkleinert.

Atrophische Organe werden als solche durch vergleichsweise Messung und vor allem Wägung festgestellt. Sie sind in ihrer Form erhalten; doch kann auch eine Runzelung der gewissermaßen zu groß gewordenen Kapsel in Erscheinung treten, so an der Milz. Die Organe erscheinen zum Teil durch das verhältnismäßige Überwiegen der Stützgewebe fester und dichter, oder auch durch Vermehrung des braunen Pigmentes (s. o.) dunkler. Atrophische Organe sind sehr häufig minder leistungsfähig, z. B. atrophische Skeletmuskulatur. Organe sezernieren weniger, bei Drüsen mit innerer Sekretion können sich Ausfallserscheinungen anschließen (s. dort). Unter Umständen kann man einen Tätigkeitsausfall auch mikroskopisch wahrnehmen, z. B. in Drüsenzellen keine Zymogenkörnchen mehr oder in Hoden keine reifen Samenfäden finden.

Nach ursächlichen Gesichtspunkten können wir verschiedene Formen der Atrophie unterscheiden:

Die Altersatrophie stellt einen besonders hohen und nicht mehr ausgleichbaren Grad von Erschöpfungsatrophie dar, der im Alter infolge der Abnutzung durch Summation der Reize (bzw. Mangel an Wiederaufbaufähigkeit) eintritt. Hier überwiegt dann der Gewebsabbau (Dissimilation) über den Gewebsanbau (Assimilation). Doch scheint auch ein „Altern" der Kolloide des lebenden Substrates mitzuspielen; ihr Zustand wird „dyskolloidal", Wasserbindungsvermögen, Quellbarkeit, Elastizität, Festigkeit, Permeabilität u. dgl. nehmen ab. Die Altersatrophie steht an der Grenze des Physiologischen, sie ist für jede Einzelperson sehr verschieden und befällt besonders Gefäße, Haut, Gehirn, Herzmuskel, Leber, Milz, Knochen und Knorpel. Hier anschließen kann man die Involutionsatrophie schon physiologisch sich rückbildender Organe, so des Thymus etwa nach dem 20. Lebensjahr, oder der Eierstöcke und davon abhängig der Gebärmutter und der Brustdrüse gegen Ende des 5. Jahrzehnts. In ähnlicher Weise wie im Alter können auch Organe, besonders Drüsen bzw. ihre Parenchymzellen, nach übermäßiger Leistung in atrophische Zustände übergehen.

Eine allgemeine Herabsetzung der Ernährung kann auch für sich allein Atrophie der Organe veranlassen, wie der Hungerzustand, z. B. bei chronischen Krankheiten des Verdauungskanals zeigt; hierbei nehmen die einzelnen Organe in sehr verschiedenem Maße ab: in erster Linie das Fettgewebe, die Körpermuskulatur, die Leber, das Blut; am wenigsten das Zentralnervensystem. Bei Säuglingen tritt die sog. Pädatrophie auf, bei zwar genügender Nahrungszufuhr aber nicht hinreichender Ausnutzung derselben bzw. auch bei in der Zusammensetzung ungeeigneter, einseitiger Ernährung. Als Folgen mangelhafter Ernährung bei atherosklerotischen oder anderen Erkrankungen umschriebener Gefäßgebiete pflegen sich herdweise Atrophien einzelner Organabschnitte einzustellen, die zum Teil auf einem Untergang einzelner Organbestandteile beruhen. So finden sich z. B. in atherosklerotischen Nieren häufig atrophische, an der Oberfläche eingesunkene Herde, ähnlich auch im Gehirn. Hier anreihen können wir Atrophien bei gewissen kachektischen und marantischen Zuständen, ferner die Atrophie, welche unter dem Einfluß des Fiebers durch vermehrten Stoffzerfall entsteht.

Wahrscheinlich besteht auch ein „trophischer" d. h. die Ernährung bestimmender Einfluß, der Nerven auf Zellen. Hierfür sprechen die nach Nervenschädigung und Rückenmarkskrankheiten verschiedener Art auftretenden Störungen an den zugehörigen Bezirken der Haut, der Muskeln und anderer Organe. Vasomotorische Störungen wirken bei vielen dieser sog. „Trophoneurosen" mit, genügen aber wohl nicht allein, um ihr Auftreten zu erklären.

Zu den neurotischen Atrophien bestimmter Nervengebiete gehört auch die halbseitige Atrophie des Gesichtes, welche mit Veränderungen am Trigeminus zusammenhängt, die Hemiatrophia facialis, eine gekreuzte Atrophie zerebralen Ursprungs, die den Kopf auf der einen, die Gliedmaßen auf der entgegengesetzten Seite betrifft, endlich die Störungen der Haut bei leprösen Veränderungen der Nerven (Ausfallen der Haare, Schwinden der Haut im Bereich der Lepraknoten, Geschwürsbildung, abnorme Pigmentbildung u. a.).

Herabsetzen oder Aufhören einer Zelltätigkeit führt Atrophie durch Nichtgebrauch herbei, Inaktivitätsatrophie, so an Knochen und Muskeln gelähmter oder sonstwie dem Gebrauch entzogener Gliedmaßen, an Amputationsstümpfen und an den Kiefern nach Ausfallen der Zähne. Durchschnittene Nerven atrophieren selbst nach bestimmten Gesetzen (s. u. Nerven).

Druckatrophie ist vor allem die Folge anhaltenden, nicht allzustarken Druckes (sonst kann Nekrose eintreten). Weiche Organe werden dabei, weil anpassungsfähiger, meist weniger geschädigt als der sonst viel widerstandsfähigere Knochen. So rufen Pacchionische Granulationen Vertiefungen an der Innenfläche des Schädels hervor, ähnlich bewirken Hydrozephalus oder Aneurysmen Atrophie der Wirbel, während die Zwischenwirbelscheiben besser erhalten bleiben. Auch Geschwülste setzen oft Druckatrophie. In zystisch erweiterten Räumen atrophiert häufig durch Druck das die Zyste umrahmende Epithel. Bei den sich an Zustände chronisch venöser Stauung anschließenden atrophischen Veränderungen von Geweben (zyanotische Atrophie) wirken Druck durch die erweiterten Gefäße und verschlechterte Ernährung zusammen.

Auch gewisse chemische Stoffe können Atrophie bewirken, so Jod an Drüsen, besonders der Schilddrüse. Ferner können Röntgen-Radiumstrahlen Atrophie durch Zelluntergang bewirken, z. B. am Hoden. Die einzelnen Organe bzw. ihre spezifischen Teile sind hier sehr verschieden angreifbar. Am empfindlichsten sind im Teilungszustand befindliche Zellen und auch sonst anscheinend jüngere und sich leicht regenerierende, während gewissermaßen Dauerzellen so gut wie ganz unempfindlich sind, so die Ganglienzellen des Gehirns.

Äußere Ähnlichkeit mit Atrophie kann Hypoplasie, d. h. ein Zurückbleiben in der Entwicklung, haben.

II. Sog. Degenerationen und Ablagerungen (Speicherungen).

A. Störungen des Eiweißstoffwechsels.

1. Trübe Schwellung und Verwandtes.

Epithelien drüsiger Organe, besonders der Leber und Niere, sowie auch das Sarkoplasma der Muskelfasern zeigen häufig eine Veränderung des Zellkörpers, welche man als trübe Schwellung (Virchow) oder albuminöse Degeneration bezeichnet. Dem bloßen Auge erscheinen die Organe bei hohem Grade der trüben Schwellung eigentümlich trüb, vergrößert, sie sehen wie gekocht aus. Die Zellen — in Wasser oder Kochsalzlösung untersucht — weisen ein auffallend stark gekörntes trübes Aussehen auf und erscheinen im ganzen vergrößert. Beides beruht auf der Einlagerung zahlreicher feiner Eiweißkörnchen, welche in den Epithelien oft den Zellkern verdecken und in den Muskelfasern in das zwischen den Primitivfibrillen gelegene Sarkoplasma eingelagert sind; auf Zusatz von Essigsäure, desgleichen von Kalilauge hellen sie sich (im Gegensatz zu Fetttröpfchen) auf.

Alles dies sieht man aber nur am frischen Präparat, nicht am gehärteten und gefärbten, und zum Teil darauf ist es zu beziehen, daß die trübe Schwellung, die früher eine so große Rolle spielte, heute mehr zurücktritt. Auch wurde früher manches andere wie vor allem feine Fettkörnchen mit hierher gerechnet. Aber wir fassen auch die Veränderung überhaupt in einem wichtigen Punkte im Sinne obiger Ausführungen heute anders als früher auf. Virchow sah in der trüben Schwellung einen von vornherein aktiven Vorgang im Sinne vermehrter Eiweißaufnahme und so rechnete er ihn eben der damals geltenden parenchymatösen Entzündung zu und sprach daher von Hepatitis parenchymatosa, Nephritis parenchymatosa u. dgl., Ausdrücke, die sich seinerzeit fast in jedem Leichenöffnungsbericht fanden und heute kaum mehr. Allerdings ist auch neuerdings wieder der Versuch gemacht worden, der trüben Schwellung die Kennzeichen eines Vorganges mit erhöhter Zelltätigkeit zu wahren. Einige Forscher glauben nämlich, daß es die fädig-körnigen Zellstrukturen, die Mitochondrien sind, die sich umwandeln und so zum Bilde der trüben Schwellung führen. Dabei sollen die Körnchen zunächst quellen und sich vermehren, was mit der erhöhten Tätigkeit verglichen wird, dann allerdings schnell zerfallen. Aber auch das vorübergehende Stadium ist im Sinne erhöhter Tätigkeit wenig wahrscheinlich, vielmehr liegt bei der trüben Schwellung wohl ein mit Veränderung des feinsten Zellaufbaues einhergehender von vornherein die Tätigkeit der Zelle, wenn auch nur in geringstem Grade, beeinträchtigender Zellvorgang vor. Zum Verständnis desselben müssen wir auf den Grundbau der Zelle zurückgehen, und diesen fassen wir ja heute allgemein im Sinne der Kolloidchemie als eine Verteilung feinster disperser Teilchen in einem Dispergens auf. Bei der trüben Schwellung handelt es sich nun offenbar um eine Aufnahme von Flüssigkeit, verbunden mit Dispersitätsänderungen der Verteilung der kolloiden Teilchen. Die beiden Phasen, die feste und die flüssige, scheiden sich mehr, indem erstere wird grober dispers, und so treten jenseits des ultramikroskopisch sichtbaren mikroskopisch erkennbare Eiweißgranula auf. Es ist also Veränderung des Hydrosolzustandes in der Richtung nach einem Hydrogel. Es kommt hinzu, daß die Zelle dann neues kolloides Eiweiß aus dem Blute bzw. Transsudat in sich heranzieht. Auch ist ihr Wassergehalt wenigstens verhältnismäßig vermehrt. So schwillt bzw. quillt die Zelle, wird größer und zugleich trübe. Grundlegend ist vielleicht eine Säuerung, denn die Wasserstoffionenkonzentration trüb-geschwollener Zellen scheint höher als normal zu sein. Bei dem Eingriff in den Bau der Zelle wirken wahrscheinlich autolytische Vorgänge mit, und vielleicht sind Trübung und Schwellung nicht stets miteinander verbunden und auch verschieden zu bewerten, zum Teil, nämlich die Trübung, auch erst agonaler oder postmortaler Natur (der Übergang in den

Hydrogelzustand steht ja der nach dem Tode eintretenden Gerinnung nahe und auch das Absterben von Zellen ist mit einer Säuerung und Trübung des Zelleibes verknüpft und dann setzen autolytische Vorgänge ein). Offenbar handelt es sich bei der „trüben Schwellung" auch um einen Sammelbegriff in verschiedenen Organzellen unterschiedlich verlaufender Vorgänge. So ist der Begriff der „trüben Schwellung" am besten aufzugeben; behalten wir ihn bei, so stellt sie auf jeden Fall einen nicht sehr tief eingreifenden, wieder ausgleichbaren Vorgang dar, bei dem auch die Kerne unverändert erhalten bleiben, so daß sich die Zellen völlig erholen können.

Besonders tritt die trübe Schwellung an den sog. parenchymatösen Organen (Leber, Niere, Herz usw.) unter dem Einfluß von allgemeinen Infektionskrankheiten (Diphtherie, Typhus u. dgl.) und Vergiftungen mit verschiedenen Giften (Phosphor, Arsen usw.) auf. Mit dem Schwinden der Allgemeininfektion kann die Veränderung wieder rückgängig werden, in vielen Fällen schließt sich aber eine weitere Degeneration an, zumeist Verfettung.

Nierenepithelien weisen unter verschiedenen Bedingungen neben der Körnelung häufig auch flüssige, dann geronnene Eiweißkügelchen auf, die als feinste, dann als größere, besonders färbbare Tröpfchen die Zellen oft in großer Menge füllen und als **tropfiges Hyalin** (s. Abb. 27) bezeichnet werden. Es handelt sich hier wohl um einen ähnlichen Vorgang wie bei der „trüben Schwellung", aber über denselben hinausgehend. Es scheinen sich auch hier örtliche Vorgänge der Änderung des feinsten Zellaufbaues mit Aufnahme von Eiweiß von außen und Speicherung dieses zunächst wohl an zuvor bestehende feinste Strukturen des Zelleibes, die Mitochondrien, zu verbinden

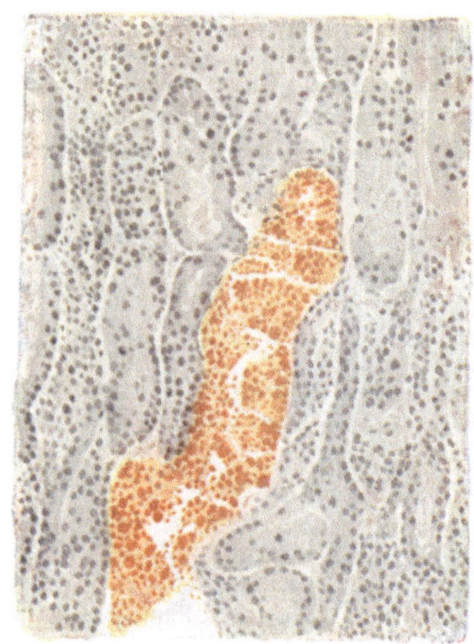

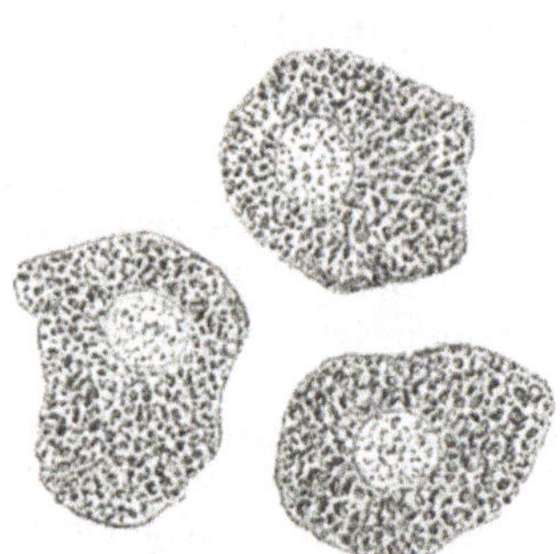

Abb. 26. Leberzellen in trüber Schwellung.   Abb. 27. Tropfiges Hyalin der Niere.

(s. u.). In bezug auf letzteres handelt es sich mehr um einen besonderen Tätigkeitszustand der Zelle, eine Art „Reizzustand" derselben. Die hyalinen Tröpfchen werden größer und fließen zusammen, aber liegen zunächst in der gut erhaltenen Zelle mit unverändertem Kern. So lange ist die Tätigkeit der Zellen kaum wesentlich beeinträchtigt (auch die der ganzen Niere nicht) und es ist die Veränderung auch wieder ausgleichbar. Dann aber schwindet der Kern, die Zelle zerfällt, die hyalinen Tropfen werden frei und gelangen in die Lichtung der Kanälchen. Hier werden sie unter Rückaufsaugung von Flüssigkeit zusammengebacken und geben dann in der Form Röhrchenausgüsse wieder, d. h. sie bilden Zylinder und so entsteht ein Teil der hyalinen Zylinder in der Niere, die dann auch in den Harn gelangen. Die hyalin-tropfige Veränderung der Nierenepithelien mit diesem Ausgang findet sich unter den verschiedensten Bedingungen von Nierenschädigung, so bei Infektionserkrankungen, besonders auch bei der Amyloiddegeneration der Niere, ferner bei Nephritiden. Häufig findet sie sich in denselben Nieren, welche auch „Verfettung" aufweisen, aber meist die eine oder die andere Veränderung überwiegend und gewöhnlich nicht in denselben Nierenepithelien; ist dies — seltener — doch der Fall, so liegt in den Zellen gewöhnlich das Fett mehr außen, die hyalinen Tropfen zunächst mehr innen, der Lichtung zugekehrt.

Die hyalinen Tropfen in den Nierenzellen, die in kleiner Zahl sehr häufig gefunden werden, werden neuerdings (Löschckesche Schule) als sichtbarer Ausdruck einer Ausscheidung körperfremden Eiweißes aufgefaßt, zumeist bei einem Überangebot von Eiweißkörpern, welche aus Gewebszerfall an anderen Stellen des Körpers stammen, durch den Kreislauf. Den Gewebszerfall können bakteriell-toxische Erkrankungen bewirken, bei denen das Auftreten der hyalinen Tropfen besonders häufig ist, aber auch Verbrennungen, Gewebszertrümmerungen, Amyloidosen, Geschwülste,

Entzündungen u. dgl. Örtlicher Gewebszerfall kann durch Eiweißresorption ebenso zu dem tropfigen Hyalin führen. Auch eine Gefäßschädigung mit abnormer Durchlässigkeit mag dasselbe Ergebnis herbeiführen.

Auch andere Epithelien können derartige „hyaline" Tröpfchen aufweisen, so die der Leber oder Zellen der Nebenniere, doch ist dies weit seltener als in der Niere. Ferner finden sich entsprechende kleine hyaline Kügelchen in den Plasmazellen und bilden hier die sog. Russelschen Körperchen. Sie können die Zellen ganz aus-

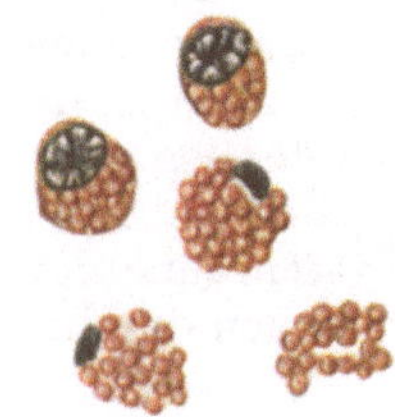

füllen, während der Kern klein, dunkel, geschrumpft, zusammengedrückt wird. Und dann liegen die Kügelchen nach Untergang der Zellen auch frei im Gewebe. Geronnene Eiweißmassen „hyaliner" Art, gegebenenfalls neben Flüssigkeitsvakuolen (s. u.), findet man auch häufiger in regressiv veränderten Krebszellen.

Abb. 28. Plasmazellen mit hyalinen (Russelschen) Körperchen.

Kurz erwähnen wollen wir die hydropische Degeneration bzw. vakuoläre oder wabige Entartung, welche, auf Wasseraufnahme und Abscheidung in Vakuolen von Zellen beruhend, oft mit der trüben Schwellung bzw. auch der Bildung tropfigen Hyalins zusammen besteht und seltener eine selbständige Bedeutung hat. Sie findet sich in der quergestreiften Muskulatur sowie in Epithelien, besonders der Niere, aber auch der Nebennierenrinde, ferner in Krebszellen, hier besonders ausgebreitet (neben hyalinen Massen) nach Radium- oder Röntgenbestrahlung.

Äußerst selten kommt in der Niere eine alle Epithelien der Rinde gleichmäßig ergreifende hydropische Umwandlung vor, und zwar bei chronischen Darmerkrankungen, was auch hier auf den Zusammenhang dieser örtlichen Zelländerung mit einer schweren Stoffwechselstörung des Gesamtkörpers hinweist.

Vielleicht handelt es sich bei den Quellungsvorgängen um solche besonders der Mitochondrien, wobei Reste derselben die Hüllen um die Tropfen darstellen. Daß solche Vakuolen ganz gewöhnlich in phagozytierenden Zellen auftreten, ist schon erwähnt.

Auch in Zellexplantaten treten sie, vom Nährboden abhängig auf. Im Tierversuch kann man mit Giften, besonders Phosphor, Phenylhydrazin usw., eine überaus starke Wasseraufnahme in Leberzellen bewirken, die eine „blasige Entartung" dieser Zellen herbeiführt. Es handelt sich um eine auf Änderung der Zellipoide (alle in diesem Sinne wirksamen Gifte sind lipoidlöslich) beruhende Schädigung der Zellmembran, die zu dieser „Zellwassersucht" führt (B. Fischer-Wasels).

2. Sog. hyaline Umwandlung (Entartung).

Unter „Hyalin" (vor allem von v. Recklinghausen erforscht) verstehen wir Massen von glasig-gleichmäßiger Beschaffenheit, ohne weiteren Bau, mit starkem Lichtbrechungsvermögen, welche dabei fest, derb gegen Säuren und Alkalien widerstandsfähig sind und besondere Neigung für Färbung mit sauren Anilinfarben aufweisen. Es handelt sich um einen Sammelbegriff ohne sehr kennzeichnende Merkmale, am wenigsten einheitlich chemischer Natur, nur allgemein um Stoffe von Eiweißnatur in gallertiger Phase. Das Hyalin steht in gewisser Hinsicht dem im nächsten Abschnitt zu besprechenden Amyloid nahe, ist vielleicht zuweilen eine Vorstufe dieses. Man unterscheidet am besten mit Lubarsch:

1. Intrazellulär gebildetes Hyalin und benennt es auch **Kolloid**. Es wird vor allem in Epithelien gebildet; das physiologische Vorbild ist das Kolloid der Schilddrüse.

2. Extrazellulär gebildetes Hyalin. Diese Veränderung betrifft vor allem die Bindesubstanzen, besonders das Bindegewebe. Hier handelt es sich außer um Aneinanderlagerung und Verschmelzung der Fibrillen

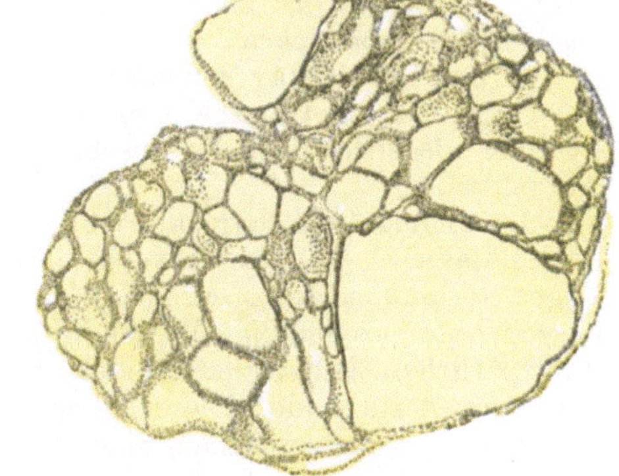

Abb. 29. Struma colloides. Drüsenräume zum Teil stark erweitert, mit Kolloid gefüllt.

und Fibrillenbündel um Einlagerung eines Stoffes, welcher zu Auftreibung und Verklebung der Fasern beiträgt. Offenbar wirkt im wesentlichen eine Quellung, d. h. mit Wasseraufnahme verbundene Änderung des kolloid-chemischen Zustandes des Protoplasmas, mit, welche diesem die oben gekennzeichneten Merkmale verleiht.

1. Das Kolloid der Schilddrüse ist mit dem Muzin und insbesondere den Pseudomuzinen verwandt, unterscheidet sich jedoch von diesen durch die festere an Leimgerte erinnernde Konsistenz, durch eine in der Regel mehr gelbliche oder bräunliche Farbe sowie dadurch, daß Essigsäure keine Gerinnung hervorruft. Chemisch ist das Schilddrüsenkolloid durch an Eiweiß gebundenes Jod gekennzeichnet. Die Bildungsstätte des Kolloids sind die Epithelien der Schilddrüse, in deren Drüsenräumen stets mehr oder weniger reichliche Mengen des Kolloids zu finden sind. In besonders reichlichen Mengen findet sich nun Kolloid in der Schilddrüse bei deren Vergrößerungen, den Strumen (s. dort). Das Kolloid kann dann schon für das bloße Auge das ganze Bild beherrschen bei der sog. Struma colloides. Die einzelnen Kolloidmassen können die Drüsenbläschen derart ausdehnen, daß es zu einer Atrophie der Scheidewände und so zur Bildung größerer kolloidgefüllter Zystenräume kommt (Abb. 29). Das Kolloid kann auch das Bindegewebe zwischen den Drüsenbläschen durchtränken. Häufiger enthalten die kolloiden Massen auch festere geschichtete Körper, sog. Kolloidkonkremente. Auch schließen sie einzelne abgestoßene Epithelien ein. Bei Verflüssigung des Kolloids, besonders in Strumen bei Morbus Basedow (s. Kap. IX) treten im Kolloid, besonders am Rand dieses, flüssigkeitsgefüllte, leer erscheinende, etwa runde Vakuolen auf. Ein ähnliches Kolloid wie die Schilddrüse enthält die Hypophyse schon normal und unter manchen Bedingungen vermehrt. Von dem „tropfigen Hyalin" der Nierenepithelien und anderer Zellen war schon oben die Rede. Epithelial gebildetes Hyalin, auch als Kolloid oder kolloidähnlich bezeichnet, findet sich weiterhin in aus Drüsen hervorgegangenen Retentionszysten (Stauungszysten), hier also in größeren, dem bloßen Auge sichtbaren Massen; so in Zysten der

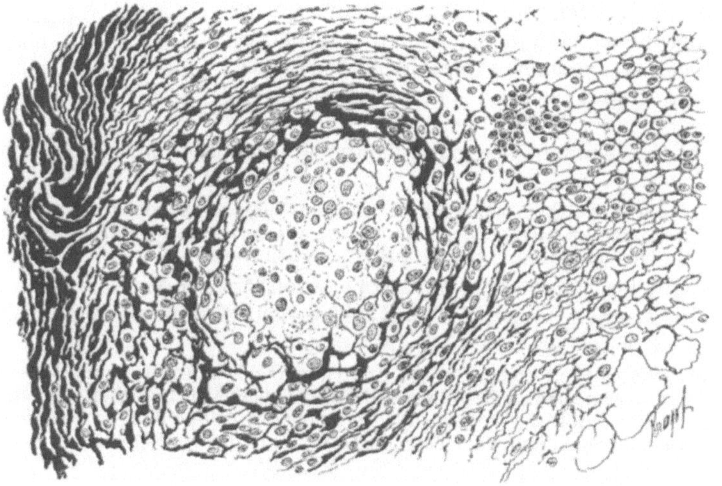

Abb. 30. Hyaline Entartung des faserigen und retikulären Bindegewebes eines Lymphknotens in der Umgebung eines Tuberkels.

Am Rande links fibröses, sonst (verdicktes) retikuläres Gewebe; der Tuberkel erscheint als helleres Knötchen. Rechts normales, nicht verdicktes Retikulum.

Niere, in solchen der Zervikalschleimhaut. Endlich findet es sich in Geschwülsten, besonders solchen des Eierstockes.

2. Extrazellulär gebildetes Hyalin findet sich vor allem im fibrillären Bindegewebe, im retikulären Gewebe und an kleinen Gefäßen. Gerade hier sprechen wir also von hyaliner Degeneration. Es mischen sich örtliche Veränderungen des Gewebes mit infiltrativer Aufnahme.

Im fibrillären Bindegewebe macht sich die hyaline Umwandlung dadurch geltend, daß der feinfaserige Bau des Gewebes allmählich verloren geht und dieses aus dicken gleichmäßigen Zügen zusammengesetzt erscheint, welche sich auch ihrerseits wieder dicht zusammenfügen und ausgedehnte gleichmäßige Massen bilden, innerhalb welcher bloß hie und da noch einzelne schmale, mit spärlichen Zellen ausgekleidete Spalten bestehen bleiben. Nach und nach gehen die Zellen vollkommen zugrunde. Diese „Sklerose des Bindegewebes", wie der Vorgang auch genannt wird (Virchow), kommt vielfach sowohl an zuvor bestehendem wie an neugebildetem Bindegewebe vor, z. B. bei chronischen Entzündungen, in der Intima der Blutgefäße bei der atheromatösen und syphilitischen Erkrankung derselben, wie überhaupt bei Vorgängen, welche zu einer Verdickung der Gefäßintima führen. Ferner an Narben besonders als sog. Keloide, auch in alten tuberkulösen Bildungen. Zu nennen sind ferner bestimmte Geschwülste, die durch hyalin geschichtete Kugeln und Streifen, z. B. offenbar aus fibrillärem Bindegewebe und Gefäßen, zum Teil auch erst aus einer Art Exsudat oder Sekret entstanden, gekennzeichnet sind, die Psammome (s. unter „Geschwülste"). Aber hyaline Massen finden sich auch sonst in Geschwülsten, so in Myomen.

Im retikulären Bindegewebe, besonders in Lymphknoten und Lymphfollikeln, führt die hyaline Entartung zu einer Verdickung des die Maschenräume bildenden Faserwerkes; dieses nimmt dabei eine grob-balkige, durch die besonders starke Verdickung der Knotenpunkte knorrig-ästige Beschaffenheit an; die Binnenräume des Maschenwerkes können bis zum völligen Verschwinden eingeengt werden, so daß größere Strecken des Gewebes ein gleichmäßiges, strukturloses Aussehen erhalten. Die in den Maschenräumen des Retikulums enthaltenen Lymphozyten gehen dabei allmählich, besonders durch Druckatrophie, zugrunde (Abb. 30). Diese Veränderung findet sich vor allem in Lymphknoten bei Tuberkulose.

Ähnlich können sich die Gitterfasern anderer Organe verhalten, so vor allem diejenigen der Leber, des Pankreas usw. Es kommt durch Verdickung und besonders Quellungserscheinungen zu dickeren gleichmäßigen Massen, die dann auch Färbungen des Bindegewebes geben, welche die Gitterfasern selbst sonst nicht aufweisen. Und ganz entsprechende Vorgänge sind sehr häufig an den homogenen Membranen, den Membranae propriae, der Drüsen wahrzunehmen.

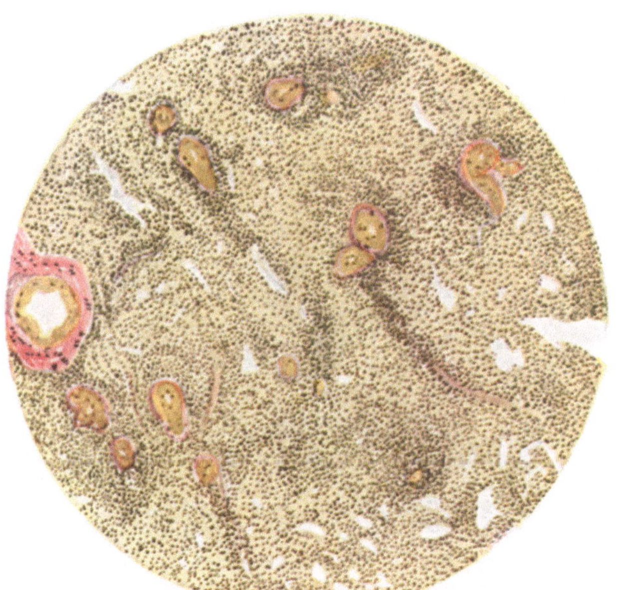

Abb. 31. Hyaline Veränderung der kleinen Milzgefäße.

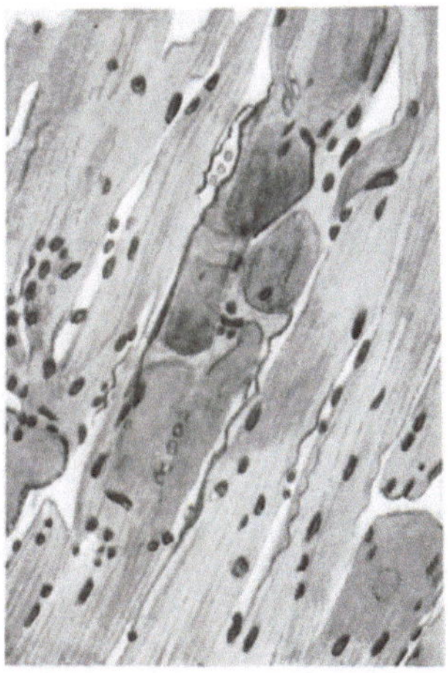

Abb. 32. Nekrose von Herzmuskelfasern mit Bildung hyaliner Schollen.

So an den Hodenkanälchen oder an den Nierenkanälchen oder an der Bowmanschen Kapsel der Glomeruli, auch an den Bläschen der Schilddrüse, vor allem auch den Drüsen der Brustdrüse. Es entstehen dann auch hier dickere, glasige, auch balkige kernlose Massen; sie liegen meist ringförmig um die Kanälchenepithelien und ihre Bildung schließt sich zuallermeist erst an atrophische Vorgänge des Kanälchenepithels an. Man hat auch von „Ödemsklerose" gesprochen. Die hyaline Verdickung kann hier dadurch verstärkt werden, daß Züge hyalin werdenden faserigen Bindegewebes der Umgebung sich der Außenseite solcher Membranen anlegen und mit diesen zu einer hyalinen strukturlosen Masse verschmelzen, so an Glomeruli der Niere. Glomeruli werden häufig ganz „hyalin" umgewandelt.

An Kapillaren sowie kleinen Arterien und Venen stellt hyaline Degeneration ein sehr häufiges Ereignis dar. Das Bild wird gerade hier ein ähnliches wie bei der Amyloidentartung. Die Wand quillt beträchtlich auf, wird sehr dick, die Lichtung wird beträchtlich verengt; die Endothelien sind zunächst noch erhalten, später können sie zugrunde gehen und die Lichtung von Kapillaren völlig verschlossen werden. Es handelt sich auch hier um eine Änderung des Gewebes mit Quellung infolge von Saftstauung und offenbar Einpressung von Plasma aus dem benachbarten Gefäßinhalt. Solches findet sich ganz gewöhnlich in der Milz und unter besonderen Bedingungen, von denen in Kap. IX noch die Rede sein wird, an den kleinsten Arterien (Arteriolen) und Kapillaren besonders der Niere, des Gehirns, Pankreas, der Retina und Leber. An kleinen Arterien und Venen kann die ganze Wand, auch die Media unter Verlust ihrer Muskelfasern, zu einer einzigen hyalinen Masse werden. Hyaline Veränderungen finden sich auch an größeren Gefäßen besonders der weiblichen (und männlichen) Geschlechtsorgane, hier offenbar die Folge funktioneller Abnutzung bei Menstruation und Geburten.

Auch andere homogene Massen werden vielfach als „hyalin" bezeichnet. So kann z. B. bei fibrinösen und diphtherischen Entzündungen eine Fibrinausscheidung von Anfang an in Form eines dickbalkigen, knorrig ästigen Netzwerkes zustande kommen, oder es kann feinfaseriges Fibrin im weiteren Verlauf eine Art von Homogenisierung (Wasserverlust) erleiden. Aus Thromben entstehen homogene, strukturlose Massen, sog. hyaline Thromben. Muskelfasern erleiden bei einer bestimmten Form der Entartung, der sog. „wachsartigen Degeneration", eine Zerklüftung in Bruchstücke und Umwandlung dieser letzteren zu homogenen Schollen. Auch im Herzmuskel treten bei hochgradig degenerativen Vorgängen ähnliche Bilder mit hyalinen Schollen auf (Abb. 32); wahrscheinlich können endlich Bindegewebsfasern infolge Durchtränkung mit einer hinterher gerinnenden Transsudatflüssigkeit zu fibrinähnlichen, dicken, homogenen Balken umgewandelt werden, welche nachher zerfallen und sich zerklüften. Eine solche „fibrinoide Umwandlung" von Bindegewebe kommt, wie es scheint, namentlich bei tuberkulösen Vorgängen vor.

Hyaline Massen neigen sehr zu Verkalkung (s. u.).

3. Amyloidablagerung.

Das Amyloid (Virchow) ist im normalen Gewebe nirgends vorhanden. Seine Ablagerung in größeren Massen verleiht schon den so entarteten Organen bzw. den befallenen Gebieten derbe

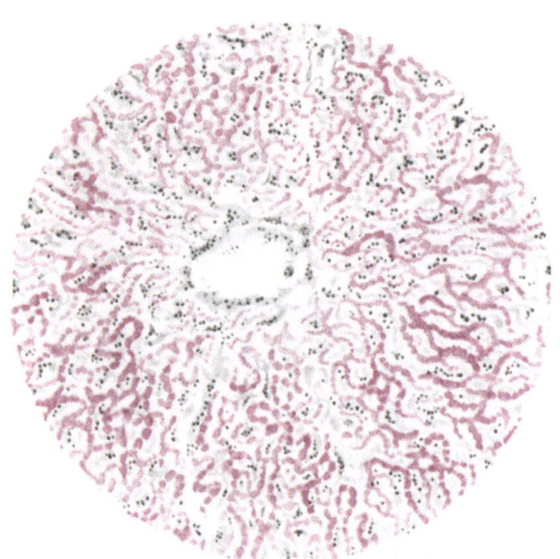

Abb. 33. Amyloiddegeneration der Leber. Übersichtsbild. (Färbung mit Methylviolett.)

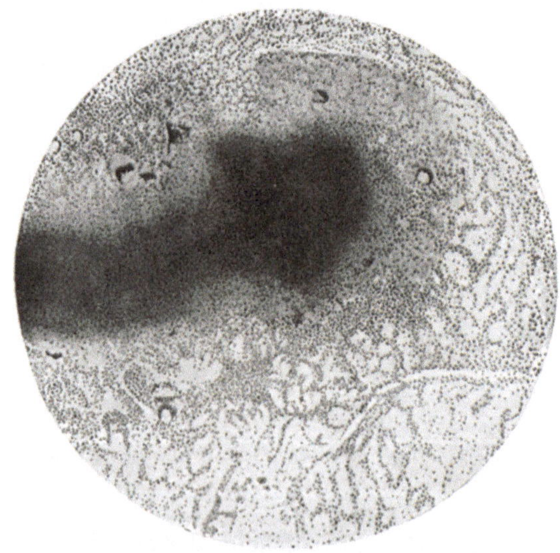

Abb. 34. Amyloid und Tuberkulose der Leber. Epitheloidzellentuberkel mit Riesenzellen und Nekrose. In der unteren Hälfte der Abbildung glasige Massen (Amyloid), ausgehend von den Kapillaren zwischen den Leberzellen, diese zu atrophischen Zellreihen zusammenpressend.

etwas elastische Konsistenz und schon für das bloße Auge ein speckig-glänzendes, leicht durchscheinendes Aussehen. Die Amyloidablagerung kann die ganzen Organe in diesem Sinne verändern oder bei fleckweiser Entartung die betroffenen Stellen hervorheben, so z. B. in der Milz (s. u.). Geringe Amyloidmengen sind nur mikroskopisch erkennbar. Mikroskopisch gleichen die befallenen Gewebe hyalin degenerierten sehr; sie geben aber zudem gewisse Farbreaktionen, die das Amyloid kennzeichnen und vom Hyalin usw. unterscheiden:

Jodlösung färbt Amyloid mahagonibraun, das übrige Gewebe strohgelb. Weiterer Zusatz von Schwefelsäure verleiht dem Amyloid eine dunkelrote, dann violette und schließlich blaue Farbe (daher der Name Amyloid = stärkeähnlich; Stärke bläut sich mit Jod allein schon). Gewisse Anilinfarben färben das Amyloid durch Metachromasie, d. h. Farbumschlag, anders als das übrige Gewebe, so vor allem das Methylviolett rubinrot (das übrige Gewebe blauviolett). Mit Kongorot färbt sich Amyloid rot, während man die Kerne mit Hämatoxilin blau gegenfärben kann. Kongorot färbt auch Amyloidablagerungen im Leben schon, es wird dann an diesen Stätten durch Adsorption gebunden und verschwindet so aus dem Blute bzw. tritt nicht in Urin über, worauf

Amyloidnachweis mit Hilfe dieser Probe schon im Leben beruht (Bennhold). Die Jodreaktion ist auch makroskopisch verwendbar. Das Amyloid ist gegen Säuren wie Alkalien sehr widerstandsfähig, dagegen nach Oxydation mit Kaliumpermanganat in Ammoniak, Natronlauge, Barytwasser löslich. Beimengung lipoider Stoffe verleiht dem Amyloid oft Färbbarkeit mit Fettfarbstoffen. Die genannten Färbungen scheinen zum Teil auf Beimengungen zum Amyloideiweiß zu beruhen, weswegen sie auch wechselnd ausfallen.

Das Amyloid ist seiner chemischen Zusammensetzung nach ein dem Globulin nahestehender hochmolekularer Eiweißkörper, der im normalen Organismus nicht vorhanden ist. Er kann esterartig gebunden sein mit Chondroitinschwefelsäure, doch ist letztere keineswegs ein regelmäßiger Bestandteil des Amyloids, wie man früher glaubte. Auch eine Vermehrung gepaarter Schwefelsäuren und Unvermögen diese weiter zu geben in den Organen, welche Amyloid entarten, ist wohl keine notwendige Vorbedingung. Vielleicht handelt es hierbei um eine den ganzen Körper betreffende Folge eines Ausscheidungsversagens der erkrankten Niere. Im übrigen ist uns die Bildung des Amyloids und seines Eiweißstoffes nicht genau bekannt. Es liegt offenbar eine Stoffwechselstörung vor, bei der sich örtliche Umbau- und vor allem infiltrative Vorgänge verbinden. Mittels eines Gerinnungsvorganges, bei dem Fermente mitwirken mögen, kommt es wohl zur Umbildung der vorher kolloid verteilten Vorstufe zu Amyloid und zu dessen Abscheidung und Ablagerung außerhalb der Zellen in den Gewebsspalten und Lymphbahnen bzw. Niederschlag im Zwischengewebe.

Daß es sich auf jeden Fall um eine Stoffwechselerkrankung handelt, dafür sprechen auch die neuen Tierversuche. Während es früher nur gelang, bei Tieren durch langdauernde Infektionen oder durch Geschwülste ähnlich wie beim Menschen (s. u.) amyloide Degeneration zu erzeugen, kann man neuerdings auch durch vor allem parenterale Zufuhr abgebauter Eiweißkörper verschiedener Art Amyloidablagerungen verfolgen können. Offenbar sind es aber nicht etwa die eingeführten Eiweißstoffe, welche sich zu Amyloid umwandelten, sondern diese geben nur Veranlassung zur Bildung und Ablagerung des Amyloids, und zwar in auffallend kurzer Zeit. Es handelt sich nach den Versuchen (vor allem Kuczynskis) darum, daß bei der Amyloidablagerung das Kreisen abbaubedürftigen Eiweißmaterials Voraussetzung ist.

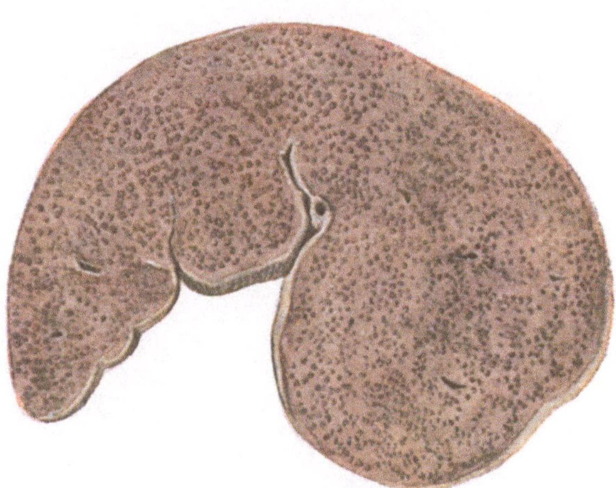

Abb. 35. Amyloid (Sago-) Milz.

Es gelang neuerdings auch mit anderen Stoffen Amyloid zu erzeugen, und vielleicht ist Globulin, unter verschiedenen Bedingungen von Zellen abgegeben, die Muttersubstanz des Amyloids (Letterer) und Hyperglobulinämie Voraussetzung für die Amyloidentstehung. Nach Löschcke handelt es sich bei dem oben besprochenen „Hyalin" um eine Niederschlagsbildung (ein Präzipitat) auf Grund einer Präzipitin-Serumabwehrreaktion, wobei resorbiertes zerfallendes Eiweiß als Antigen den Körper zur Antikörperbildung anreizt (vgl. über solche Reaktionen in einem späteren Kapitel). Das Amyloid stelle einen Sonderfall solcher Reaktion dar, indem hier zerfallendes Leukozyteneiweiß als Antigen wirke. Die Antikörperbildung findet vor allem in dem retikulo-endothelialen Stoffwechselapparat statt, so ließe sich deren auch sonst angenommene Rolle bei der Amyloidbildung erklären. Auch hier sehen wir wieder die Vereinigung örtlicher Ablagerungen und Abartungen mit Stoffwechselvorgängen besonderer Art, welche den ganzen Körper betreffen.

Als ursächliche Bedingungen für die allgemeine Amyloidablagerung sind eine Reihe von Allgemeinerkrankungen anzuschuldigen, denen kachektische mit starkem Gewebszerfall einhergehende Veränderungen des Körpers gemeinsam sind. Offenbar entsteht hierbei der Eiweißzerfall, welcher, nicht mehr regulierbar, den Körper, ähnlich wie im Tierversuch bei der vor allem parenteralen Zufuhr, so überschüttet, daß es zur Ablagerung des Amyloids kommt. Zu jenen mit Siechtum verbundenen Erkrankungen gehören vor allem die Tuberkulose, besonders chronische tuberkulöse, aber auch sonstige Gelenk- und Knocheneiterungen, Syphilis, Intermittens und Geschwülste, auch Leukämie, chronische Darm- oder Nierenerkrankungen, Malaria, Lymphogranulomatose (selten) u. dgl. Bei allen diesen Krankheiten findet sich erfahrungsgemäß die amyloide Degeneration am häufigsten, sehr selten nur ohne erkennbare derartige Grundkrankheit.

Was die Form der Einlagerung betrifft, so bildet das Amyloid schollige oder klumpige Massen, die außerhalb der Zellen in die Zwischensubstanz, und zwar wohl in die Lymphspalten eingelagert sind. Es zeigt eine Vorliebe für gewisse Gewebe, und auch an diesen tritt es

besonders wieder innerhalb bestimmter Organe auf, meist **mehrere Organe oder auch zahlreiche zugleich befallend** (allgemeine Amyloidose); ja es kommt auch ganz allgemein
verbreitete Amyloidose an den verschiedensten Teilen des Körpers vor. Von den bevorzugten
Geweben stehen in erster Linie die **Gefäße**, und zwar die **kleinsten Arterien**, dann die
Kapillaren. An den ersteren zeigen sich die amyloiden Einlagerungen zuerst in der Media, zwischen
den glatten Muskelfasern, die dann dabei zugrunde gehen; an den Kapillaren lagert sich das
Amyloid in Form von homogenen Massen dem Endothelrohr an, dieses nach und nach verengernd.
Weiter ergreift die Amyloidentartung auch **bindegewebige Substanzen**, namentlich das
retikuläre Gerüst der Milz und der **Lymphknoten**, welches dadurch in ein Netzwerk dicker
klumpiger Balken umgewandelt wird (vgl. II. Teil, Milz). An den **drüsigen Organen** kann

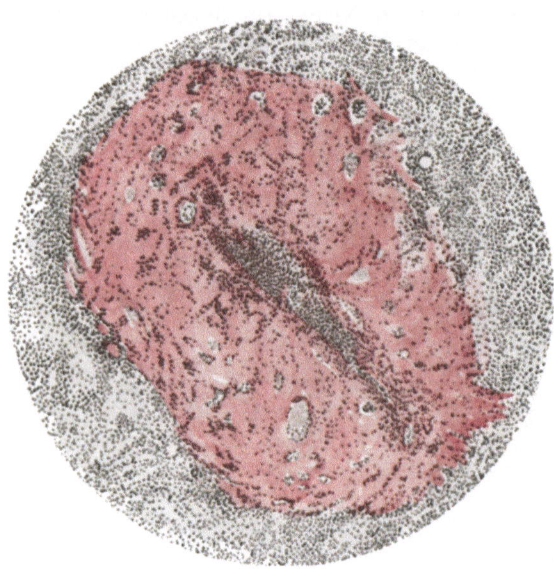

Abb. 36. Milzamyloid. Sagomilz. Ein Follikel mit Kongorot rot, die Kerne mit Hämatoxylin blau gefärbt.

sich außer an den Kapillaren und kleinen Arterien
das Amyloid auch zwischen den Basalmembranen
und den Epithelien ablagern, so z. B. in der
Niere zwischen den Membranae propriae und
den Epithelien der geraden Harnkanälchen.
Endlich findet man hie und da Amyloid in der
Grundsubstanz des Knorpels. **Zellen und
insbesondere Epithelien entarten in
lebendem Zustande nie amyloid.** Dagegen
scheinen Grenzmembranen zwischen Epithel bzw.
Endothel und Bindegewebe bevorzugt zu sein;
vielleicht wird hier die Substanz in Gelzustand
adsorbiert, nachdem sie von Zellen abgebaut
worden ist. Funktionelle Tätigkeit der Zellen
scheint dabei Voraussetzung zu sein.

Von den einzelnen Organen sind von der
Amyloidose besonders bevorzugt: die meist zuerst ergriffene **Milz** (wo man zwei Formen
unterscheidet: wenn vorzugsweise die Follikel
und vor allem perifolliculäre Gebiete ergriffen
sind, die sog. „Sagomilz", wenn besonders
die Pulpa entartet ist, die sog. „Schinkenmilz"), die **Leber** (wo die Kapillaren,
besonders einer mittleren Schicht des
Läppchens, amyloid entarten und so Druck auf die Leberzellen ausüben, Abb. 33 u. 34),
die **Niere** (wo hauptsächlich die Kapillaren der Glomeruli, die Gefäße und die Membranae propriae, besonders der geraden Harnkanälchen, amyloid entarten). Dann
folgen **Nebenniere** (deren Rinde), **Darm, Lymphknoten, Mamma**, seltener Haut (besonders der Achselhöhle und des Kopfes), die Intima der großen Gefäße, Herz (besonders
das Endokard), Schilddrüse, Eierstöcke, Gebärmutter u. a. Auch die Nerven werden häufig mitbefallen, besonders auch die sympathischen, und zwar die Gefäße derselben und das Bindegewebe (Peri- und Endoneurium). Die Entartung betrifft zumeist gleichzeitig mehrere dieser
Organe, besonders die an erster Stelle genannten.

Das Amyloid ist in der Regel **nicht wieder entfernbar**, wenigstens nicht wenn in größeren
Mengen abgelagert (der Tierversuch spricht dafür, daß dies im Anfang noch möglich ist, und es
ist neuerdings ein Fall beim Menschen beschrieben, in dem Resorption des Amyloids, vielleicht
zumeist humoral durch physikalisch-chemische Kräfte anzunehmen war). Als **Folge der Amyloid-
einlagerung** kommt es in hochgradigen Fällen — sei es durch die Gefäßverödung, sei es durch
unmittelbaren Druck der Amyloidsubstanz — stets zu **Entartungen des Parenchyms der
Organe**; teils tritt einfache Atrophie, teils Verfettung ein. Dies findet man in der Leber am deutlichsten ausgesprochen. Die Unterernährung führt in der Niere meist zu beträchtlicher Verfettung;
ferner zu Störungen der Tätigkeit, wie in den befallenen Organen überhaupt, so daß die Amyloidose
zuletzt den Tod herbeiführen kann.

An dieser Stelle sollen eigentümliche Bildungen kurz erwähnt werden, die sog. **lokalen Amyloidtumoren**, besser örtliche, gegebenenfalls **tumorartige Amyloidose** genannt. Es handelt sich hier um
Bildungen, welche in so hohem Grade aus Amyloid bestehen, daß sie ganz durch das oben geschilderte Bild

des Amyloids auch für das bloße Auge schon gekennzeichnet sind, während sich im übrigen Körper Amyloid nicht findet. Fast alle derartige außerordentlich seltene Bildungen wurden an der Augenbindehaut oder in den Atmungsorganen — meist deren oberem Abschnitte — beobachtet. Ein großer Teil der Amyloidsubstanz liegt hierbei in den Lymphbahnen. Riesenzellen bilden sich um die amyloiden Massen und nehmen auch solche phagozytär auf. Die Entstehungsursache und Bildung dieser örtlichen Amyloidose ist noch in völliges Dunkel gehüllt. Doch scheinen, teilweise wenigstens, auch hier Allgemeinerkrankungen mitzuspielen. Ein Teil solcher Bildungen erscheint auch mehr örtlich begründet, so wenn sich Amyloid in Geschwülsten, besonders Sarkomen, findet.

4. Pathologische Schleimbildung: Verschleimung.

Als **Muzine** faßt man eine Anzahl von Körpern zusammen, welche zähflüssige, fadenziehende Massen darstellen, die in Wasser nicht löslich sind, sondern nur quellen, durch Essigsäure fädig oder flockig ausgefällt und im Überschuß nicht wieder gelöst werden, dagegen in alkalischen Flüssigkeiten leicht löslich sind.

Alkohol bewirkt ebenfalls eine Fällung, die jedoch (im Gegensatz zu der durch Essigsäure) bei Wasserzusatz wieder aufgehoben wird. Beim Sieden mit verdünnter Säure geben die Muzine eine Kupferoxyd reduzierende Substanz. Ihrer chemischen Zusammensetzung nach gehören die echten Muzine zu den Glykoproteiden und geben als nächste Spaltungsprodukte Eiweiß und Kohlenhydrate. Sie finden sich in Schleimhäuten, Schleimdrüsen und im Bindegewebe des Nabelstranges. Doch werden unter dem Namen Schleim auch noch andere, von den echten Muzinen mehr oder weniger verschiedene Stoffe (Mukoide) aufgeführt, die zum Teil nicht scharf von ihnen trennbar sind. Hierher gehört z. B. das Pseudomuzin im Knorpel, das sog. Paralbumin, welches wahrscheinlich ein Gemenge von Pseudomuzin mit Eiweiß darstellt usw.

Bei der krankhaften Verschleimung kann man die Schleimbildung von Epithelien einerseits, von Zellen, welche normaliter keinen Schleim bilden, vor allem Bindesubstanzen, andererseits unterscheiden. Ersteres findet sich bei Katarrhen in den Zylinderepithelien der Schleimhäute und den Epithelien der Schleimdrüsen. Hier wird ja schon normal Schleim hervorgebracht, in dem die sog. Becherzellen entstehen, in denen sich ein Teil der Zellen zu einem Schleimtropfen umbildet, der dann ausgestoßen wird. Bei Katarrhen ist die Zahl solcher Becherzellen vermehrt und in den einzelnen Zellen die Schleimbildung gesteigert, so daß fast die ganze Zelle von Schleim erfüllt wird. Bei der Schleimbildung kann man zuerst eine muzigene Vorstufe verfolgen, der Schleim lagert sich zunächst wohl an die Mitochondrien an. Diese können bei gesteigerter Schleimbildung ganz verbraucht werden, und die Zelle so ganz zugrunde gehen. Das schleimige Sekret weist Schleim in großen und kleinen Tropfen, abgestoßene, zumeist ganz in Schleim verwandelte Becherzellen und schleimig gequollene Rundzellen — sog. Schleimkörperchen — auf. Auch die Epithelien von Geschwülsten (Krebsen) können schleimig entarten, besonders wenn sie von schon normal schleimbildenden Schleimhäuten (z. B. Magendarmkanal) ausgehen, aber auch solche der Mamma. Auch findet sich Pseudomuzin in zystischen Geschwülsten (Kystoma pseudomucinosum) der Eierstöcke (s. bei diesen). Bei der schleimigen Entartung des Bindegewebes, Knorpels, Fettgewebes (für die die Whartonsche Sulze der Nabelschnur das normal-anatomische Vorbild ist) wird die Grundsubstanz in eine fadenziehende glasige Masse umgewandelt und es treten (sternförmige) Schleimzellen auf (nicht zu verwechseln mit einer nur ödematösen Durchtränkung). Auch die Zellen können dabei eine schleimige Degeneration erleiden, desgl. eine fettige. Auf einer schleimigen Umwandlung des Bindegewebes der Haut beruht vielleicht das sog. Myxödem. Am Knorpel, bei dem der Verschleimung in der Regel eine Auffaserung der Grundsubstanz vorhergeht, findet sie sich als Alterserscheinung sowie bei verschiedenen Gelenkerkrankungen. In der normalen Gefäßwand kommt ein schleimartiger Stoff in kleinen Mengen vor; diese sog. chromotrope Substanz (nach den Färbungen) oder mukoides Gewebe ist bei Atherosklerose besonders vermehrt und neigt zu Adsorption von Lipoiden. Auch in Geschwülsten können bindegewebige Anteile in Schleim umgewandelt werden.

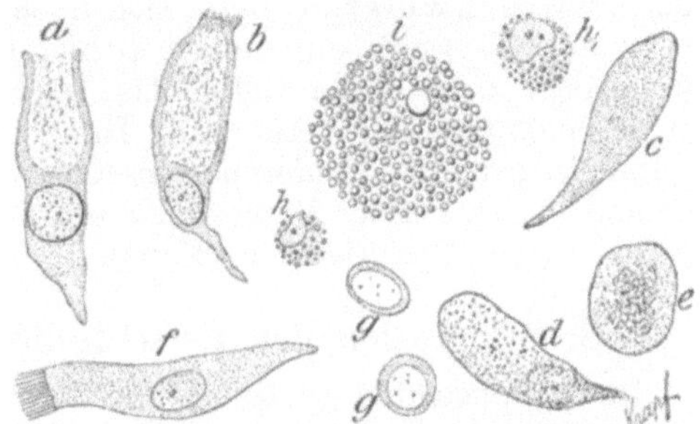

Abb. 37. Zellen aus dem Sekret einer katarrhalischen Bronchitis.

a Becherzelle; *b* Zylinderzelle mit teilweiser schleimiger Umwandlung des Zelleibes; *c, d* schleimig umgewandelte Epithelien; *f* normale Zylinderepithelzelle mit Flimmern; *e, g* Schleimkörperchen; *h, h₁, i* verfettete Zellen.

5. Pathologische Verhornung.

Bei der Verhornung der obersten Lagen der Epidermis, einem Absterbevorgang, wandeln sich die abgeplatteten Epithelzellen zu kernlosen Lamellen um, welche aus einem eigentümlichen festen Eiweißkörper, dem Keratin bestehen; dies ist unlöslich in verdünnten Säuren und Alkalien, dagegen löslich in starken Alkalien. Bei der Verhornung treten in den Zellen Keratohyalin-körner auf, die vielleicht von dem Chromatin bei der Verhornung zugrunde gehender Kerne herstammen. Pathologisch kommt eine Verhornung einmal dadurch zustande, daß am normalen Sitz der Verhornung, also an der Haut, diese das physiologische Maß übersteigt — Hyper-keratose — und in abnormer Tiefenausdehnung auftritt, so besonders an Stellen, welche auf Druck reagieren — hierher gehören die Hühneraugen, Schwielen u. dgl. — oder in aus-gedehnterer Weise bei hyperplastischen Prozessen, wie Ichthyosis oder Psoriasis. Oder die abnorme Verhornung tritt an Epithelien plattenepitheltragender Schleimhäute auf, welche unter physiologischen Bedingungen keine Hornschicht bilden (Mundhöhle, Nasen-schleimhaut bei Ozäna, Harnwege, Portio uteri, Scheide), als sog. prosoplastische Bildung (s. unter Metaplasie), oder — sehr selten — auch an Schleimhäuten mit sonst anders gestalteten Epithelien. Auch in Geschwülsten findet sich hochgradige Verhornung, so besonders in Plattenepithel-krebsen (Kankroiden) und auch hier kommt solches an Stellen vor, wo normal kein Platten-epithel liegt, z. B. in der Gallenblase oder in Bronchien. Abartungen der Verhornung, welche oft mit besonders starker Verhornung Hand in Hand gehen und wobei die Verhornung ohne Kerato-hyalinkörner in der Epidermis einsetzt, werden als Parakeratose bezeichnet (s. unter Haut). Es handelt sich bei der Verhornung um Mehrbildung und Anhäufung von Horn, nicht um einen „degenerativen" (regressiven) Vorgang.

B. Störungen des Fett(Lipoid)stoffwechsels der Gewebe: Verfettung.

Die hauptsächlichste Quelle für Fettbildung ist das Nahrungsfett, das teils in Emulsion, teils verseift von der Darmwand aus in die Chylusgefäße aufgenommen wird. Es wird dann zerlegt, und die Leber spielt bei dem intermediären Fettstoffwechsel offenbar eine große Rolle, indem sie Fettkomponenten in Verbindungen (Seifen, Fettsäuren usw.) umwandelt, die, mit dem Blute dem ganzen Körper zugeführt, von den Zellen, zu deren Ernährung das Fett nötig ist, aufgenommen und hier wahrscheinlich wieder synthetisch zu Fett zusammengesetzt werden.

Die Neutralfette sind ihrer chemischen Zusammensetzung nach Triglyzeride der Fettsäuren (Stearin, Palmitin, Olein); nur in geringer Menge kommen freie Fettsäuren dazu. Neuerdings hat sich der, eigentlich für die den Fetten nahestehenden aber chemisch von ihnen unterschiedenen Körper (s. u.) geltende Name Lipoide als Sammelbegriff für Neutralfette und eigentliche Lipoide im engeren Sinne eingebürgert, wenn auch wenig sinngemäß. Am besten faßt man die Neutralfette, die Stearine (Cholesterin und seine Ester) und die Lipoide als **Fettstoffe** zusammen. Das hat insofern eine Berechtigung, als tatsächlich unter physiologischen wie patho-logischen Bedingungen die Neutralfette überaus häufig mehr oder weniger mit Cholesterinfetten und sonstigen fettähnlichen Körpern gemischt sind. Hiervon wird zunächst abgesehen, wenn im folgenden von „Fett" und „Verfettung" die Rede ist, doch wird unten darauf näher eingegangen. Die Fette sind in größter Menge im Fett-gewebe der Fettdepots des Körpers abgelagert, im subkutanen und intermuskulären Gewebe, im Mesenterium u. dgl. Diese Fettablagerungsstätten erfahren bei reichlicher Ernährung eine entsprechende Zunahme. Daß das Fett unmittelbar dem Nahrungsfett entstammt, ist zweifelsfrei. Ein Beweis ist z. B. die Tranähnlichkeit des Fettdepotfettes beim Eskimokind (Rosenfeld). Die eigentümliche, je nach Art der Ernährung und sonstigen Verhältnissen etwas wechselnde Farbe verdankt das Fettgewebe gewissen in ihm gelösten Farbstoffen (Lipo-chromen, s. dort). Aber Fett findet sich ferner auch schon unter normalen Bedingungen in geringer Menge im Blut und in den Zellen zahlreicher Organe. So vor allem in den Leberzellen (auch in Gestalt größerer Tropfen) und in denen der Nebennieren (hier zumeist Lipoide). Ferner meist in Gestalt kleiner Tröpfchen in Nieren (Henlesche Schleifen und Schaltstücke), Hoden, Thymus, Speicheldrüsen, Tränendrüse, Schilddrüse, Milchdrüse, Haut, deren Schweiß- und Talgdrüsen, Nervengewebe usw. So auch in den Muskeln und hier gerade in den am meisten tätigen, mit Ausnahme des Herzens.

In allen diesen Zellen bedeutet das Fett nichts Krankhaftes, wenn in mäßigen Mengen vorhanden, sondern gerade Stoffwechsel bei der Tätigkeit, also Leben. Erst recht ist dies der Fall bei den sog. Liposomen, d. h. wahrscheinlich mit einer Fett- bzw. Lipoidschicht um-gebenen Eiweißteilchen, die zur physiologischen Struktur des Protoplasmas vor allem der Muskeln gehören. Beim Neugeborenen findet sich auch Fett in zahlreichen Organen. Wir können alle diese Fettbefunde als **physiologische Fettinfiltration** zusammenfassen. Es ist wichtig, sie zu kennen, um nicht Physiologisches für pathologisch zu halten.

Wenn sich nun Fett an solchen Stellen wesentlich vermehrt findet, oder an Stellen, wo es physiologisch nicht vorhanden ist, vorfindet, so bedeutet dies einen abnormen Vorgang bzw.

Zustand. Dies kann unter den verschiedensten Bedingungen der Fall sein und in verschiedener Weise eintreten, und wir sprechen daher zunächst am besten zusammenfassend und indifferent von „**Verfettung**".

Ursprünglich hatte Virchow angenommen, die trübe Schwellung ginge dadurch in die von ihm sog. „fettige Metamorphose" über, daß sich auf Grund eines weitergehenden aktiven Reizvorganges die Eiweißkörnchen in Fetttröpfchen umwandelten. Gestützt war diese Anschauung auf die Lehre Voits von dieser Umwandlungsfähigkeit, also von Eiweiß in Fett. Da setzte die scharfe Kritik des Bonner Physiologen Pflüger ein und Schritt auf Schritt zeigte er, daß die Annahme, daß sich unter den im Körper herrschenden, d. h. unter aseptischen, Bedingungen Eiweiß in Fett umwandeln könne, durch nichts bewiesen ist. Sicher ist ja, daß dies unter Bakterieneinwirkung vor sich gehen kann; hierauf beruht die Käsereifung wie die Leichenwachsbildung. Neuerdings wird physiologisch-chemisch allerdings wieder die Möglichkeit in Betracht gezogen, daß sich Eiweiß, und zwar durch Desamidierung von Aminosäuren oder auch durch den Kohlenhydratrest der Glykoproteide in Kohlenhydrate und letztere, was ja sicher ist, in Fett umwandeln können, also eine mittelbare Verwandlung von Eiweißen in Fette. Aber es ist mehr als fraglich, ob solches bei der im Körper vor sich gehenden Verfettung irgendwie eine Rolle spielt. Mit dem Aufgeben der Virchowschen Lehre ist auch die Bezeichnung der „Fettmetamorphose"

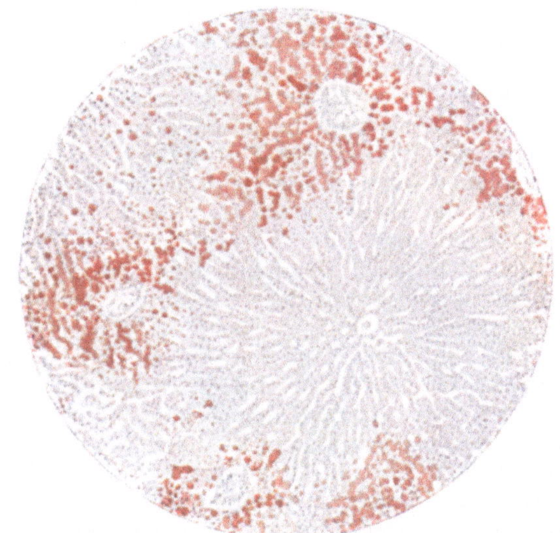

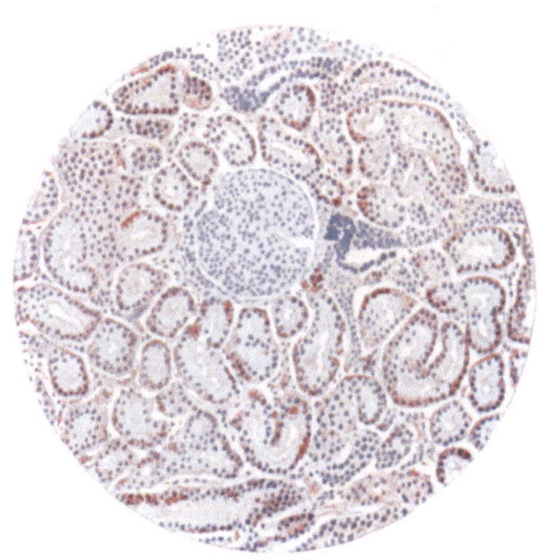

Abb. 38. Fettinfiltration der Leber (Übersichtsbild).
Abb. 39. Verfettung der Niere.

geschwunden. Man unterschied dann die physiologische und pathologische Fettinfiltration, wobei also das Fett von außen mit dem Blutplasma in die Zellen gelangt, und andererseits die fettige Degeneration. Die damals angenommenen morphologischen Merkmale aber, diese beiden Vorgänge durch Fetttröpfchengröße u. dgl. und gegebenenfalls auch chemisch zu unterscheiden, ließen völlig im Stich. Ja das typischste Beispiel eines „degenerativen" Vorganges, die Leberverfettung bei Vergiftungen mit Phosphor, Arsen oder Chloroform u. dgl. erwies sich gerade als ausgesprochen infiltrativer Vorgang. Dies wurde bewiesen durch schöne Versuche von Lebedeff aus früherer Zeit und dann vor allem von Rosenfeld. Ihre Grundlage beruht auf folgendem: Läßt man Hunde hungern, so daß ihre Fettdepots zum großen Teil schwinden, und ernährt sie dann mit Hammeltalg, so lagert sich in den Fettablagerungsstätten der Hunde ein Fett ab, welches nach Jodzahlen, Gerinnbarkeit usw. dem Hammeltalg entspricht. Vergiftet man nun solche Tiere mit Phosphor, Phloridzin oder dergleichen, so tritt in dem hauptergriffenen Organ, d. h. in der Leber, Fett in größeren Massen auf, welches ebenfalls Hammeltalg darstellt. Also ist es, wenigstens im wesentlichen, nicht örtlich entstanden, sondern auf dem Wege des Blutes von den Fettablagerungsstätten in die Leber gelangt, d. h. Infiltrationsfett. Als Vermittler finden wir im Blute auch Fett und fettähnliche Körper vermehrt, Lipämie und Lipoidämie. Unter den verschiedensten Bedingungen, wenn auf Grund von Vergiftungen eine Fettleber entsteht, handelt es sich offenbar um einen primären Glykogenschwund in der Leber, dem dann gleichzeitig die Lipämie und die toxische Leberverfettung folgt. Daß dem Vorgange nach tatsächlich hier das Fett von außen hereingelangt ist, beweisen auch chemische Untersuchungen, welche zeigen, daß unter den genannten Bedingungen die Leber eine wesentlich erhöhte Gesamtfettmenge aufweist. Und umgekehrt der negative Beweis: Läßt man Hunde so lange hungern, daß ihre Fettdepots fast leer sind, und vergiftet sie jetzt mit Phosphor, Arsen usw., so tritt in der Leber trotz schwerster Schädigung und Veränderung fast kein Fett auf. Aus alledem ergibt sich also, daß es sich bei der Leberverfettung bei den genannten Vergiftungen, einem Typus der sog. Fettdegeneration, um einen Vorgang der Infiltration handelt. Aber die Leberzellen sind vom Phosphor bzw. anderen Giften doch angegriffen worden, was sich auch in ihrem Verlust an Glykogen (s. o.) und der Unfähigkeit weiterhin Glykogen zu binden, äußert. So ist der Vorgang zwar ein infiltrativer, aber er ist doch der Ausdruck einer örtlichen Zelländerung.

In solchen Fällen von toxischen (Phosphor, Arsen, Chloroform, giftige Pilze usw.) oder infektiös-toxischen Schädigungen bei vielen allgemeinen Infektionskrankheiten, ferner bei der sog. akuten gelben Leberatrophie, als Teilerscheinung von Entzündungen (s. dort) usw. finden sich Verfettungen. So sieht man Verfettung des Herzmuskels sowie der Hauptstücke der Niere außerordentlich häufig bei irgendwie unter infektiös-toxischen oder toxischen Bedingungen Gestorbenen. Desgleichen findet sich Verfettung häufig in Gebieten, die durch mangelhafte Ernährung geschädigt sind, z. B. bei Atherosklerose oder bei allgemein herabgesetzter Ernährung von Geweben bei anämischen Zuständen, bei solchen nach großen Blutverlusten, bei perniziöser Anämie, bei Leukämie u. dgl. Sie betrifft dann vor allem neben den parenchymatösen Organen den Herzmuskel, das Endokard und die Endothelien der Gefäße. In allen diesen Fällen gelangt das Fett von außen mit dem Blut aus dem Fettbestand des Körpers, besonders den Fettablagerungsstätten, in die Zellen, der Vorgang ist also ein infiltrativer — es liegt eine Fett-

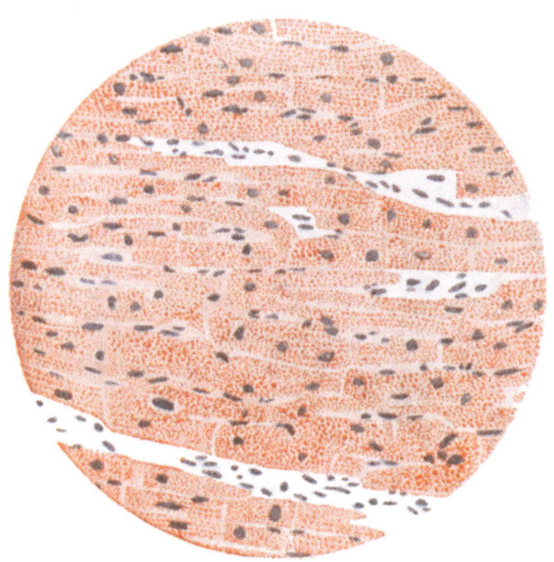

Abb. 40. Diffuse Verfettung des Herzmuskels.
(Fett mit Scharlach-R rot gefärbt.)

speicherung vor — aber er ist doch der Ausdruck einer Zellschädigung. Wir können solche Formen als degenerative Fettinfiltration bezeichnen. Dabei braucht die infiltrative Verfettung an sich kein Maßstab einer schwereren oder leichteren Zellschädigung zu sein und beides kann auch nebeneinander hergehen. Als Beispiel der Fettinfiltration dieser Art können wir auch die viel Fett enthaltenden (worauf die gelbe Farbe des Eiters beruht), Leukozyten des Eiters (Eiterkörperchen) anführen, denn auch hier handelt es sich um geschädigte, meist bald dem Untergang geweihte Zellen.

In zahlreichen anderen Fällen aber wird Fett trotz normaler Zelleistung der vermehrtes Fett aufweisenden Zellen von diesen deswegen gespeichert, weil es ihnen vermehrt angeboten wird. Hier können wir schon Bedingungen anführen, die zu einem Zustand führen, der an der Grenze vom Physiologischen und Pathologischen steht, dem Mastzustand. Auch hier kreist mehr Fett im Blute als sonst (Lipämie) und lagert sich in besonders reichlicher Menge in den Fettablagerungsstätten — als allgemeine Adipositas oder Lipomatosis —, aber auch in zahlreichen Organen vermehrt ab, so vor allem in der Leber, im höchsten Grade alle Leberzellen mit großen Tropfen füllend (z. B. Fettleber der Mastgänse). Ähnliche Vorgänge sehen wir aber auch im Hungerzustand bzw. bei Unterernährung (so auch bei kleinen Kindern mit Ernährungsstörungen). Hier wird das Fett der Fettablagerungsstätten in Bewegung gesetzt, kreist vermehrt im Blute und wird vor allem in die Leber abgelagert, aber auch in zahlreichen wichtigen sonstigen Organen, diese so noch lange vor dem Untergang rettend. Als anatomischen Ausdruck der Lipämie sehen wir in solchen Fällen zuerst die Sternzellen der Leber, die ja allerhand körperlich geformte Massen aus der Blutbahn mit größter Eile an sich reißen, in ihrem Zelleib Fett aufspeichern. Der Körper erhält sich in solchen Zuständen mangelhafter Ernährung gewissermaßen aus sich selbst (dies ist z. B. bei laichenden Fischen, die keine Nahrung zu sich nehmen, der Fall). Dieselbe Lipämie und Verfettung finden wir weiterhin bei allgemeinen Störungen des Fettstoffwechsels, so wenn diese mit einer Störung des Kohlenhydratstoffwechsels verkoppelt sind, beim Diabetes, hier vor allem in der Niere. Bei diesen Fettvermehrungen ist es aber bemerkenswert, daß sie, wenigstens bei Über- und Unterernährung, wie aus Tierversuchen erhellt, nur vorübergehender Natur zu sein brauchen, während sich dann die Zellen den veränderten Stoffwechselverhältnissen anpassen.

Außer mit dem Blute kann Fett auch Zellen von außen zugetragen und in ihnen abgelagert werden, wenn es aus der Nähe stammt, wo es durch Zerfall von Zellen frei geworden ist. Wir sprechen dann von Fettresorption bzw. resorptiver Verfettung. Als Beispiel seien die

Körnchenkugeln im Zentralnervensystem (s. dort) oder Verfettung von Zellen des Zwischengewebes der Niere bei Nephritis erwähnt.

Schon bei dem Mehrangebot in geschädigte Zellen bei der Lipämie spielt nun ein anderer Punkt eine wichtige Rolle, welcher auch ohne Lipämie und pathologisch gesteigerte Fettinfiltration allein maßgebend sein kann. Dies ist die Unmöglichkeit veränderter Zellen, Neutralfette genügend zu verbrennen. Wir sehen dies bei Glykogenmangel von Leberzellen (s. o.), aber auch sonst ist dies bei vielen Zellen, wenn sie infolge von Schädigung an Lebensenergie verloren oder in ihrem Aufbau eine Störung erlitten haben, der Fall. Wird das Fett des intermediären Stoffwechsels der Zelle nicht genügend verbrannt, so bleibt es eben in vermehrter Menge liegen und tritt somit morphologisch als Verfettung, chemisch als Vermehrung des Fettes in die Erscheinung. Als Beispiel erwähne ich die merkwürdige Fettleber bei Phthisikern, oft in so sonderbarem Gegensatz zu der starken Abmagerung, ferner die Fettleber bei chronischem Alkoholismus.

Endlich könnten aber doch auch wirklich örtliche noch weiter gehende Umwandlungen beim Auftreten vermehrten Fettes in Gestalt der Verfettung eine Rolle spielen. Liegt hier auch nicht eine heute nicht anerkannte Umwandlung von Eiweiß zu Fett vor, so bestehen doch andere nahe Beziehungen zu Eiweißkörpern. Im normalen Protoplasmaaufbau sind Eiweißmoleküle mit Fett bzw. Lipoiden sicherlich aufs engste verkoppelt, wobei wahrscheinlich die einzelnen feinsten Eiweißteile des kolloidalen Systems feinste Lipoidhüllen besitzen, was dann gerade für die Oberflächenspannungen der einzelnen Teile des dispersen Systems von größter Bedeutung erscheint. Erleidet nun eine Zelle infolge einer Schädigung eine Störung ihres normalen Baues, so könnte wohl ein Freiwerden von feinst verteilten Fett- bzw. Lipoidmassen eintreten, ein Vorgang der Entmischung, vielleicht auch zugleich chemische Änderungen der Lipoide hinzukommen, und so könnten jetzt bisher unsichtbare, gewissermaßen zusammengeflossene Fettkörnchen und -tröpfchen mikroskopisch zutage treten. Dies Sichtbarwerden vorher schon vorhanden gewesenen, aber anders verteilten, Fettes hat man auch als „Fettphanerose" bezeichnet. Dergleichen könnte man zur Erklärung heranziehen vor allem für Organe wie Herz oder Niere, wenn man hier mikroskopisch schwere Verfettung sieht, chemisch aber keine Vermehrung des Gesamtfettes des Organes feststellen kann. Es ist aber doch sehr fraglich, ob solche Vorgänge während des Lebens vorkommen, oder nicht erst agonaler und postmortaler Natur sind und Beziehungen zur autolytischen Myelinbildung (s. u.) haben. Dasselbe könnte sich dann allerdings auch während des Lebens abspielen, aber nur da, wo Zellen örtlich zugrunde gehen (Nekrobiose, s. dort).

Fassen wir alles dies zusammen, so sehen wir, wie auf Grund verschiedener Vorgänge das gleiche morphologische Bild der „Verfettung" sich ergeben kann und daß ihnen eine Störung des allgemeinen oder bzw. und örtlichen Fettstoffwechsels gemeinsam ist. Daher sprechen wir am besten zunächst allgemein von „Verfettung" und versuchen im Einzelfalle die zugrunde liegenden Vorgänge näher zu erkennen. Es handelt sich also um einen verwickelten Vorgang, der aber in letzter Linie oft Ergebnis oder wenigstens Zeichen einer Zellentartung ist, und so bleibt, der alten Virchowschen Lehre entsprechend, der Befund von vermehrtem Fett als morphologisch nachweisbares Zeichen eines degenerativen Vorganges doch von größter Bedeutung. Die „Verfettung" kann aber ganz verschiedene Wertigkeit besitzen. So braucht besonders bei den oft nur vorübergehenden infiltrativ-lipämischen Vorgängen das Gesamtleben der ergriffenen Gewebe und somit auch die Zelltätigkeit nur sehr gering oder kaum gestört zu sein, so daß dem Vorgang für den Gesamtkörper keine Bedeutung zuzukommen braucht. Andererseits kann aber auch die Verfettung Ausdruck schwerer anatomischer und funktioneller Störung sein, wie etwa die Phosphorleber, Alkoholfettleber oder dgl. Alle Vorgänge zusammen bedeuten veränderten Stoffwechsel, dies setzt aber überhaupt noch Stoffwechsel, d. h. Leben der Zellen voraus; deshalb können nur noch lebende Zellen verfetten, nicht tote. Daher findet sich also Verfettung, wie schon gesagt, nur am Rande von Infarkten (aus dem vermehrt zugeführten Plasma der Umgebung) oder Käse, und wenn in nekrotischen Bezirken selbst Fett morphologisch sichtbar wird, so handelt es sich nur um solches, welches vorher schon hier lag, und auch dies zeigt dann meist das Bild des Zerfalles (Fettdetritus).

Die Diagnose der Verfettung ist im allgemeinen leicht und in einigermaßen ausgeprägten Fällen schon mit bloßem Auge nach der gelben Verfärbung der ergriffenen Organe bzw. Organteile — ausgesprochen gelb verfärbte Bezirke sind stets auf Fette (bzw. Lipoide) verdächtig — und ihrem, namentlich auf der Schnittfläche deutlichen matten Fettglanz zu stellen.

Mikroskopisch sind die Fetttröpfchen durch ihr starkes Lichtbrechungsvermögen (Abblenden!), ihre Unlöslichkeit in Säuren und Alkalien und Löslichkeit in Äther und Alkohol zu erkennen. Bei der Behandlung der Präparate mit Alkohol, Xylol usw. löst sich das Fett; die Räume, wo es gelegen, erscheinen hell und leer. Man kann Fett mit Farbstoffen färben (besonders Osmiumsäure sowie gewissen Diazofarben wie Sudan III oder Scharlach-R).

Verfettung ist ein Vorgang, der fast in allen Geweben eintreten kann: an den Muskelfasern namentlich denen des Herzens, den Epithelien der Drüsen, der Intima und Media der Gefäße, dem Endokard, den Nervenfasern usw.

Das Fett liegt in den Nierenepithelien, besonders der Hauptstücke, in ihrem basalen Zellabschnitt, in den Herzmuskelfasern, anfangs in regelmäßigen Längsreihen, in dem interfibrillären Sarkoplasma, und zwar fleckweise besonders um die Venen angeordnet (sauerstoffärmere Gebiete), in den Leberzellen vorzugsweise um den Kern, in der Fettleber mehr außen im Läppchen (s. Abb. 38), bei Stauungszuständen, toxischen oder dergleichen mehr in der Mitte dieser. Bei der Intimaverfettung (Atherom s. dort) finden sich die Fetttropfen in den ganzen Intimazellen und ihren Ausläufern. Über Ablagerung in Bindesubstanzen, die sog. interstitielle Verfettung, siehe, da hier fettähnliche Stoffe die Hauptrolle spielen, erst weiter unten.

Von den genannten Formen der Verfettung von Zellen sind andere Formen der Fettvermehrung wohl zu unterscheiden, bei welchen es sich um eine Wucherung des interstitiellen, zwischen den Organbestandteilen gelegenen physiologischen Fettgewebes und gegebenenfalls Umwandlung von Bindegewebe durch Fettspeicherung in Fettgewebe handelt, und welche am besten als **Lipomatose** zu bezeichnen sind. Diese kann den ganzen Körper betreffen, man spricht dann auch von **Adipositas (Fettsucht).** Es gibt auch ganz besonders hochgradige allgemeine Adipositas als Folge von Fehlen der Hormone von Drüsen mit innerer Sekretion, so der Keimdrüsen oder des Hypophysenhinterlappens (s. dort), während von anderer Seite das Konstitutionelle mehr betont wird (familiäres Auftreten). Oder die Adipositas ist örtlich begrenzt, besonders als Ersatzwucherung (s. auch im Kapitel Hypertrophie), so in der Muskulatur, der Bauchspeicheldrüse usw. Aber auch bei der allgemeinen Fettsucht sind bestimmte Körpergewebe besonders bevorzugt, so daß die Verteilung ungleichmäßig ist. Thannhauser hat eine Reihe von Typen aufgestellt.

Außer den eigentlichen Fetten = Neutralfetten, Triglyzerinestern der Fettsäuren, finden sich nun im Gewebe unter normalen wie pathologischen Bedingungen noch andere **fettähnliche Körper,** einmal **Cholesterin** bzw. **Cholesterinester** und dann die **Lipoide,** mehr oder weniger allein, meist aber untereinander und mit Neutralfetten gemischt (s. u.). Von den verschiedenen Einteilungen wollen wir hier Aschoff und Kawamura folgen; hierher gehören:

1. N- und P-haltige Körper, sog. Phosphatide. Zu ihnen zu rechnen sind: a) Monoaminophosphatide, zu denen die sog. Lezithine (Glyzerin-Phosphorsäureester zweier Fettsäuren mit Cholin) gehören, sowie die Kephaline. b) Diaminophosphatide = Sphingomyeline.

2. N-haltige aber P-freie Körper = Zerebroside, Galaktoside, zu denen vor allem das Phrenosin, aber auch Kerasin gehört. Sie stellen Verbindungen einer Galaktose mit Sphingosin und Fettsäuren dar. Die sog. Protagone scheinen Gemische der Zerebroside mit den oben genannten Lezithinen darzustellen, sind also chemisch keine reinen Körper.

3. N- und P-freie Körper, zu denen das Cholesterin sowie Cholesterinsäureester (Cholesterinfette) gehören. Ferner natürlich die Neutralfette (Glyzerinfettsäureester) sowie die Fettsäuren und ihre Verbindungen mit Na oder Ka = Seifen, sowie mit Ca = fettsaurer Kalk (Kalkseifen).

Ferner kommen Cholesterin-Glyzerin-Fettsäureester-Gemische in Betracht. Die verschiedenen Stoffe lassen sich nun morphologisch teils durch die sehr wichtige Zuhilfenahme der mikroskopischen Untersuchung im polarisierten Licht teils durch mirkochemische Methoden erkennen (allerdings, nach Kutschera-Aichbergen nur die primär azetonlöslichen Lipoide). Darüber folgende Hauptpunkte: Doppelbrechung im polarisierten Licht zeigen die Cholesterinester bzw. diese enthaltende Gemische; bei leichtem Erwärmen geht sie bei diesen Körpern verloren, kehrt aber beim Erkalten wieder. Doppelbrechung zeigen ferner — ohne Verlorengehen nach leichtem Erwärmen — Sphingomyelin, Zerebroside, Kephalincholesteringemische. Die Seifen weisen fragliche Doppelbrechung, die Fettsäuren und Neutralfette solche nicht auf. Die doppelbrechenden Substanzen heißen anisotrop, die anderen isotrop. Mit Sudan III oder Scharlach-R färben sich die Neutralfette stark, die Cholesterinester und Lipoide heller bzw. weniger schön. Mit der Fischlerschen Methode (einer Modifikation der Weigertschen Markscheidenmethode) lassen sich vor allem die Fettsäuren darstellen. Mit derjenigen von Lorrain-Smith-Dietrich (gleichfalls einer Modifikation derselben Weigertschen Methode) nach Ciaccio und mit Nilblausulfat (letztere Färbung aber sehr unzuverlässig) lassen sich weiter die Lipoide von den Neutralfetten und Cholesterinestern und zum Teil untereinander trennen. Die Seifen können in Kalkseifen übergeführt und dann wie diese selbst durch Überführung in fettsaures Kupfer dargestellt werden. Für Cholesterin ist die Schultzsche Reaktion wichtig, die Cholesterin in Oxycholesterin überführt, welches mit Eisessig und konzentrierter Schwefelsäure grüne bis blaue Farben gibt (Anwendung der Liebermann-Burckhardtschen Probe).

Doch sei betont, daß diese Unterscheidungen im chemischen Sinne keine völlig zutreffenden und vor allem keine allumfassenden zu sein brauchen. Es ist dies schon deswegen morphologisch kaum möglich und dadurch ganz besonders erschwert, daß sich Fett und die verschiedenen Lipoide ganz gewöhnlich untereinander aufs innigste vermischen.

Diese innige Vermischung ist besonders zu betonen, wenn wir zu dem Vorkommen der Stoffe in normalen Organen und bei „Verfettungen" übergehen. Immer mehr zeigt sich die innige Vermischung unter allen möglichen Bedingungen. Dabei finden wir z. B. häufig Neutralfetttropfen, die von einer Randschicht von Lipoiden umgeben sind. Immer mehr sehen wir auch in den normalen Organen, besonders Drüsen, daß die Neutralfette, die sich hier finden (s. o.), mehr oder weniger reichlich mit Lipoid bzw. Cholesterinfetten gemischt sind oder sich auch letztere fast rein vorfinden. Enthält doch schon das gewöhnliche Fettgewebe auch Cholesterin. Das Vorwiegen der einen oder anderen Substanz oder überhaupt ihre Menge hängt einerseits vielfach offenbar von der Nahrung ab, andererseits aber auch von örtlichen Bedingungen. Auch unter pathologischen Bedingungen liegen zu allermeist Gemische vor und auch hier sind dieselben Gesichtspunkte maßgebend. Dabei zeigt sich, daß bei derselben Erkrankung, besonders deutlich beim Diabetes, die „Verfettung" in dem einen Organ mehr in Gestalt von Neutralfetten, in einem anderen von Lipoiden auftreten kann. Über die biologische Bedeutung unter physiologischen wie pathologischen Bedingungen gilt hier im wesentlichen das gleiche wie oben für die Neutralfette und die auf ihnen beruhende „Verfettung" dargelegt. Auch hier handelt es sich fast ausschließlich um infiltrative oder resorptive Vorgänge, von denen die letzteren hier etwas stärker hervortreten. Das Auftreten der Lipoide auch unter abnormen Bedingungen und in besonderer Menge kann, aber braucht keineswegs Zeichen oder Folge eines stärkeren Eingriffes in das Zellenleben zu sein.

Das gesamte Gebiet der „Verfettung" können wir nach Aschoff in drei Gruppen einteilen:

1. Die Glyzerinester = Neutralfett-Verfettung; man benennt sie Lipose (oder Glyzerinsteatose), die gewöhnliche ‚Verfettung".

2. Cholesterinesterverfettung; Cholesterinose (oder Cholesterinsteatose).

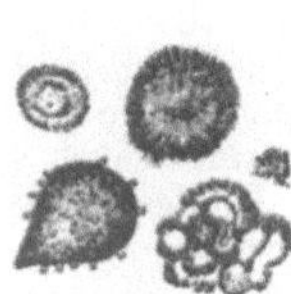

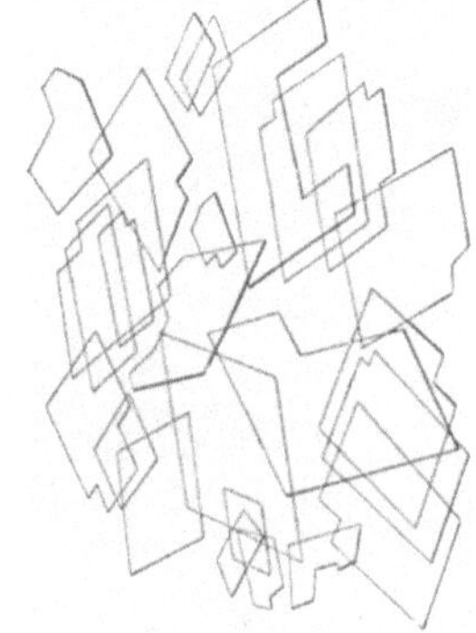

Abb. 41.

Leuzin.　　　　　Tyrosin.　　　　　Abb. 42. Cholesterintafeln.

(Nach Seifert-Müller, Med. klin. Diagnostik, 11. Aufl.)

3. Die Lipoid- (im engeren Sinne) Verfettung; Lipoidose (oder Lipoidsteatose).

Oder aber man rechnet die beiden letzten Gruppen zusammen und unterscheidet nur 1. Lipose und 2. Lipoidose.

Das **Cholesterin** selbst stellt dünne rhombische Tafeln dar, die vielfach übereinander geschichtet sind und oft abgebrochene Ecken zeigen. Bei reichlicher Anwesenheit bilden sie schon dem bloßen Auge wahrnehmbare, perlmutterartige Schüppchen. Durch Zusatz einer Mischung von 5 Teilen Schwefelsäure und 1 Teil Wasser werden die Tafeln von den Rändern her zuerst karminrot, dann violett, durch Zusatz von Schwefelsäure bei nachherigem Jodzusatz nach und nach violett, blaugrün und blau. Cholesterin findet sich in Galle, im Hauttalg, auch im Kot (Koprosterin) unter pathologischen Bedingungen sehr häufig dort, wo cholesterinesterhaltiges Fett zerfällt, so in Atheromen, in Dermoidzysten, dann vor allem in atherosklerotischen Herden der Gefäße, ferner in Xanthomen und xanthomatösen Granulationen (s. u.), hier nicht selten in Riesenzellen eingeschlossen. Besonders wichtig ist das kristallinische Cholesterin für den Bau der Gallensteine (s. dort).

Wir müssen den Cholesterinstoffwechsel in Betracht ziehen, bei dem aber Cholesterin selbst weit weniger wichtig ist als seine Ester. Es ist die biologisch ausschlaggebende Bedeutung des Cholesterins wie der Lipoide, Ester zu bilden. Dies geschieht zum Teil wohl schon in den Darmepithelien und sonst in den Zellen durch überall vorhandene Fermente. Lipoide und Cholesterinester stellen wohl einen Bestandteil aller Zellen dar, in deren Zelleib sie eine große Rolle spielen, weniger für den Energiehaushalt — im Gegensatz zu den Neutralfetten — als vielmehr indem sie für die Grenz- und Oberflächenwirkungen maßgebend sind, wobei ihre Esterifizierung und die Reversibilität dieser, also die so gesetzten Bewegungserscheinungen, offenbar besonders wichtig sind. Man hat diese — morphologisch nicht nachweisbaren — Fettstoffe in den Zellen zusammen mit den Fettstoffen der Markscheiden und des Zentralnervensystems als Bestandfettstoffe von den oben genannten in Fettdepots, Leber usw. abgelagerten Umsatzfettstoffen unterschieden. Das Cholesterin stammt aus der Nahrung. Die frühere Annahme, daß das — dem Cholesterin wohl stereoisomere — Phylosterin der Pflanzen und niedriger Tiere, wo es wahrscheinlich aus der Zerebronsäure bzw. Lignocerinsäure durch Ringschluß entsteht, im menschlichen Körper zu Cholesterin umgewandelt werde, scheint nicht zu Recht zu bestehen, vielmehr das Cholesterin hier aus anderen Grundkörpern aufgebaut zu werden (Schönheimer). Das Cholesterin scheint dann in den Fäzes in zwei isomeren Formen ausgeschieden zu werden, als Dihydrocholesterin, einem intermediären Umwandlungsstoff des Cholesterins, und als Koprosterin, einem Ergebnis der Darmfäulnis (Schönheimer). Das Cholesterin wird verestert. Die Cholesterinester werden sodann in der Leber durch Fermenttätigkeit wieder gespalten und das Cholesterin in die Galle ausgeschieden. Deren Cholesteringehalt ist abhängig von dem des Blutes. Die Leber ist das den Cholesterinstoffwechsel regelnde Organ. Aus dem Cholesterin entstehen offenbar auch die Gallensäuren. Ein Teil des Cholesterins wird resorbiert und wieder verestert, ein anderer Teil in den Darm ausgeschieden und hier zu dem oben genannten Koprosterin des Kotes reduziert oder durch Haut (auch Nieren und Lungen) ausgeschieden. Cholesterin bzw. Estercholesterin findet sich in größeren Massen im Nervensystem, in der Nebennierenrinde, in zahlreichen Organen, besonders Drüsen mit innerer Sekretion, in den Luteinzellen des Corpus luteum (besonders menstruationis), aber auch stets im Blutserum (durchschnittlich 0,13—0,17 %).

Die Menge des Cholesterins im Blut hängt einerseits von dessen Aufnahme ins Blut ab. Und diese wiederum wird beeinflußt durch die Nahrung, aus der ja (s. o.) das Cholesterin stammt (bei der Resorption spielen auch die Neutralfette sowie die Verdauungssäfte wie Galle und Pankreassaft eine wichtige Rolle), die Cholesterinsynthese (s. o.) und die Weitergabe aus cholesterinspeichernden Geweben (Fettgewebe, Nebennierenrinde, gegebenenfalls Retikulo-Endothelien) ins Blut. Und auf der anderen Seite hängt die Cholesterinmenge des Blutes ab von der Cholesterin-Abgabe. Sie geschieht durch die Galle, den Darm (unter Umständen auch Niere und Atmungsorgane) und die Haut (s. auch oben). In der Regel gleichen sich Aufnahme- und Abgabewerte bald aus.

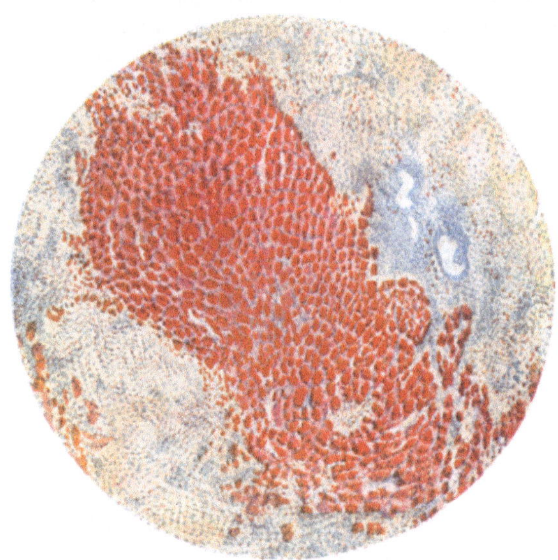

Abb. 43. Pseudoxanthom. (Entzündung mit Ausbildung von „Pseudoxanthomzellen".)
(Scharlach-R-Färbung; Fett rot, Kerne mit Hämatoxilin blau gefärbt.)

Es kann nun zu Vermehrung des Cholesterins bzw. seiner Ester im Blute kommen — Hypercholesterinämie. Dies ist zunächst durch besonders reichliche Aufnahme mit der Nahrung möglich, und dieser Vorgang und seine Folgen sind im Tierversuch gut verfolgbar. Wird hier auf diese Weise Hypercholesterinämie erzeugt, so tritt Ablagerung vor allem in den Retikulo-Endothelien, besonders Sternzellen der Leber, aber auch in Milz, Knochenmark, Lymphknoten usw., und dann besonders auch in der Nebennierenrinde, die sehr groß wird, sowie überall im Fettgewebe auf, und nach langdauernder Cholesterinüberernährung kommt es, besonders leicht bei Kaninchen, zu Gefäßveränderungen, die den atheromatösen des Menschen sehr nahe kommen. Beim Menschen nun kommt eine so cholesterinreiche Ernährung, daß sie dauernd Hypercholesterinämie bewirkte, allein kaum in Frage. Hier tritt Abgabeverminderung durch die Leber (Galle) mehr in den Vordergrund, und dann spielen hier anscheinend Vorgänge der Cholesterinstoffwechsel-Regelung (neben bzw. nach Erhöhung des gesamten Lipoidkomplexes) die Hauptrolle. Unter ihnen die Bedingungen der örtlichen Cholesterinbindung in den Geweben, die wieder, wie der ganze intermediäre Stoffwechsel, beherrscht werden von den 3 zusammenhängenden allgemeinen Momenten der Ionenkonstellation, des vegetativen Nervensystems und der hormonalen Auswirkung der Drüsen mit innerer Sekretion. So spielen auch konstitutionelle Bedingungen mit, über die wir aber noch keine rechte Klarheit besitzen.

Wir finden nun Erkrankungen, bei denen der Blutcholesteringehalt erhöht zu sein pflegt; hierher gehören gewisse Nierenveränderungen, Diabetes, Lebererkrankungen (s. o.), Atherosklerose. Und umgekehrt ist der Cholesterinspiegel des Blutes meist herabgesetzt bei Anämien und Infektionen.

Besteht nun der Zustand der Hypercholesterinämie, so sind an sich bei dem Mehrangebot Ablagerung und Speicherung von Cholesterin und Cholesterinestern in Geweben natürlich leicht möglich. Sie können aber durch regelnde, besonders auch örtliche Bedingungen auch verhindert bzw. ausgeglichen werden, und dementsprechend treten sie erst gerade an solchen Orten zutage, an denen noch örtliche mechanische Bedingungen dazu disponieren. Dies ist besonders der Fall im straffen Bindegewebe, und ganz besonders wenn hier infolge behinderter Lymphströmung Saftstauung besteht. So kommt es dann hier zur Ablagerung von Cholesterinestern, und solche in größeren Mengen können dem Gewebe schon für das bloße Auge eine auffallend gelbe Farbe verleihen. Daher der Name eines Teiles der Bildungen, denn wir finden derartige Ansammlungen von Cholesterinestern (und freiem Cholesterin) besonders in den sog. Xanthomen (s. unter Geschwülsten), doch handelt es sich offenbar nicht um echte Geschwülste. Ganz die gleichen Bildungen kommen nun auch auf Grund von Stoffwechselstörungen vor, besonders bei Lebererkrankungen (Ikterus) und Diabetes, und werden als Xanthelasmen bezeichnet (oder da das Fett auf dem Wege der Infiltration zu den Zellen gelangt, Infiltrationsxanthelasmen). Die sog. Xanthome wie diese Xanthelasmen, finden sich vor allem in der Haut, besonders an den Augenlidern, sie sind teils flach, teils vorspringend, zuweilen in größerer Zahl vorhanden.

Beim Diabetes weist das Blut ja ganz gewöhnlich auch — in seltenen Fällen äußerst hochgradige — Lipämie bzw. Lipoidämie auf. Insbesondere ist der Cholesterinspiegel des Blutes erhöht; die Sternzellen der Leber weisen reichlich Cholesterinesterverfettung auf. In seltenen Fällen kommen bei Diabetes auch hochgradige Speicherungen von Lipoiden (Cholesterinestern) in retikulären Zellen der Milz (auch der Leber, des Knochenmarks, der mesenterialen Lymphknoten) vor mit starker Vergrößerung dieser (lipoidzellige Splenomegalie). Seltener finden sich solche auch bei chronischem Stauungsikterus und bei Atherosklerose infolge längere Zeit anhaltender Anreicherung des Blutes an Lipoiden.

Weiterhin bemerkenswert sind ferner geschwulstartige Bildungen an Sehnenscheiden, vor allem der Hand und des Fußes, sowie in sonstigem straffem Bindegewebe (Gelenke). Sie werden als Xanthofibrome und Xanthofibrosarkome bezeichnet. Sie stellen aber offenbar auch keine Geschwülste dar, sondern Entzündungen besonderer Art, so daß man am besten von Xanthogranulomen spricht, vielleicht auf Grund chronischer geringer Verletzungen zusammen mit einer allgemeinen Lipoidstoffwechselstörung, denn auch bei diesen Bildungen (die mit Diabetes natürlich nichts zu tun haben) findet sich zu allermeist Hypercholesterinämie.

Die genannten Fälle, in denen eine vermehrte Zufuhr von Cholesterin mit dem Blute bei örtlichen Gründen für Stauung desselben maßgebend zu sein scheint, oder auch letzteres überwiegt, auf jeden Fall aber das Cholesterin mit dem Gesamtkreislauf zugeführt wird, können wir als Infiltrations-Cholesterinverfettung zusammenfassen; hierher gehören also vor allem die oben genannten Xanthome und Xanthelasmen. Ganz ähnliche Bildungen findet man nun unter allen möglichen Zuständen von Zellzerfall in der Umgebung, so also vor allem bei Entzündungen, besonders Eiterungen, bei denen Cholesterinfett speichernde Leukozyten wieder zerfallen, z. B. bei gonorrhoisch-eiterigen Salpingitiden, in Granulationen u. dgl. mehr, besonders auch bei Aktinomykose. Auch in diesen Fällen kommt es zu den Xanthomen so ähnlichen, oft schon mit bloßem Auge an der gelben Farbe kenntlichen Herden, daß man sie als Pseudoxanthome bezeichnet. Hier handelt es sich um Speicherung aus der Umgebung, im Gegensatz zu den infiltrativen Vorgängen mit dem zuführenden allgemeinen Blutstrom, also um örtliche resorptive Cholesterinverfettung, so daß man am besten von Resorptionsxantholasmen spricht. Um Resorption handelt es sich auch bei Aufnahme von Cholesterinestern in die Gallenblasenwand. Bei den Xanthomen bzw. Xanthelasmen wie bei den zuletzt erwähnten Pseudoxanthomen nun zeigen die die Cholesterinester enthaltenden Zellen eine so gleichmäßige Durchsetzung mit den feinen Fett-(Cholesterinfett)tropfen, daß sie nach Auflösung desselben (in Alkohol) ein vakuoläres Aussehen darbieten. Man bezeichnet diese sehr kennzeichnenden Zellen als Xanthom- oder Pseudoxanthomzellen (s. Abb. 43), Lipoidzellen oder auch als Schaumzellen. Sie stammen von Bindegewebs-Wanderzellen (Histiozyten) ab.

Inwieweit auch bei der Atherosklerose, bei der ja in den atheromatösen Herden die Cholesterine — neben Phosphatiden — eine so große Rolle spielen, Hypercholesterinämie eine maßgebende ursächliche Bedingung darstellt, ist noch umstritten. Bei Ablagerungen in Nierenepithelien und Zwischengewebe bei bestimmten Nierenerkrankungen ist auch noch nicht sicher, was primär, was sekundär ist. Hier spielen auch Fragen des Versagens der Ausscheidung bzw. des Undurchlässigwerdens des Nierenfilters mit. Bei Ablagerung von Cholesterinestern in Epithelien läßt sich aber wohl allgemein sagen, daß 2 Gesichtspunkte maßgebend sind, einmal reichliche Zufuhr von Cholesterin, sodann daß die Epithelien schon geschädigt sind, vor allem verfettet, so daß sich das Cholesterin hier gelöst halten kann. Auch Alveolarepithelien zeigen oft reichlich Cholesterinester, besonders wenn sie in großer Masse abgestoßen sind. Wieweit Cholesterin- und Lipoidstoffwechsel auch bei der Rachitis eine Rolle spielen, ist noch nicht sicher geklärt.

Bei allen bisher angeführten Vorgängen fand die Cholesterinesterverfettung, ebenso wie die Verfettung überhaupt, in Zellen statt. Bei der Atherosklerose, von der schon erwähnt wurde, daß hier gerade auch Cholesterinesterverfettung eine Hauptrolle spielt, liegt nun aber hauptsächlich eine interstitielle Verfettung vor. Hier werden die Fettstoffe, und zwar eben vornehmlich Cholesterinester, in die Zwischensubstanz abgelagert, und zwar werden sie, wie es scheint, besonders in die sog. Kittsubstanz, vor allem der elastischen Fasern, niedergeschlagen. Es gibt aber auch sonst ganz entsprechende Fett- besonders Cholesterinester-Ablagerungen im straffen Bindegewebe, besonders wenn der an sich hier schon träge Stoffwechsel ganz danniederliegt (auch Lymphstauung), so daß diese Fettstoffe nicht abgebaut und weitergetragen werden, und das ist vor allem im Alter der Fall. Hierher gehört der Arcus senilis des Auges, entsprechende Bildungen am Trommelfell, Fettstoffablagerungen in dem Nierenmark (Fettinfarkt, oft zusammen mit Kalk), in Sehnen und Sehnenscheiden, verdickten Milzkapseln u. dgl. m.

Daß auch Hypocholesterinämie vorkommt, besonders bei Infektionskrankheiten, ist oben schon erwähnt. Vielleicht findet sich eine solche auch konstitutionell bedingt und steht in Beziehungen zu dann sekundären krankhaften Veränderungen; doch ist hier Sicheres kaum bekannt. Da dem Cholesterin auch toxinbindende Eigenschaften zugeschrieben werden, hat man bei der Erniedrigung des Cholesteringehalts des Blutes und der Nebennieren bei Infektionen auch an einen Verbrauch durch Bindung an Toxine der Erreger gedacht. Auch hat man vermutet, daß, da ja die Retikulo-Endothelien Cholesterinester besonders speichern (s. o.) und mit diesen Zellen auch die Antikörperbildung in Zusammenhang gebracht wird (s. später), hier Beziehungen bestehen könnten. In mancher Hinsicht scheint ein Antagonismus zwischen Cholesterin und Lezithinen zu bestehen. Der Cholesteringehalt der Nebennieren scheint auch in bestimmten Mengenverhältnissen zur Tätigkeit der Geschlechtsorgane zu stehen.

Die eigentlichen Lipoide sensu strictiori verhalten sich ähnlich. Unter physiologischen Bedingungen finden sie sich, vor allem die Phosphatide, im Gehirn, aber auch in den Nebennieren, im Corpus luteum des Eierstockes, ferner in kleinen Mengen in Schilddrüse, Epithelkörperchen, Thymus, Hypophyse, Hoden usw., meist zusammen mit anderen Fettstoffen. Die Lipoidverfettung hat wenig selbständige Bedeutung, sondern findet sich unter den gleichen Bedingungen und fast stets zusammen mit der Neutralfett- und Cholesterinfett Vermehrung. Auch die Abnutzungspigmente (Lipofuszine) enthalten Lipoide. Wenn freie Fettsäuren in größerer Menge entstehen, so können sie zum Teil auskristallisieren, zumeist aber bilden sie Seifen, vor allem auch Kalkseifen. Wir sehen beides bei der Zerstörung von Fettgewebe und fermentativer Spaltung des Fettes bei der Pankreas-Fettgewebsnekrose (s. unter Pankreas). Auch die, wie erwähnt, bei der Gefäßatherosklerose in großen Massen auftretenden Cholesterinester werden zum großen Teil wieder zersetzt, wobei (während das Cholesterin in Kristallform liegen bleibt) die freiwerdenden Fettsäuren Kalkseifen bilden. Dieser fettsaure Kalk wird dann allmählich in phosphorsauren Kalk verwandelt, der auch sonst hier abgelagert wird, so ist zur Atherombildung die Verkalkung hinzugetreten (s. unter Gefäße).

Ganz zu trennen von den Lipoiden, welche also ganz entsprechend den Neutralfetten und oft mit ihnen zusammen unter physiologischen wie pathologischen Bedingungen in den Zellen gefunden werden, sind die **Myeline.** Sie sind gekennzeichnet durch die Bildung von auf Quellung beruhenden, wurstförmigen oder ganz bizarren Gebilden, sog. Myelinfiguren, sowie durch ihre Färbung mit Neutralrot, erscheinen nur als Absterbezeichen von Zellen bei nekrobiotischen Vorgängen (s. u.), aber auch bei der Autolyse nach dem Tode und entstehen wahrscheinlich bei Zellzerfall durch Übertritt der Kernphosphatide und -zerebroside in den Zelleib. Sind bei diesen nekrobiotischen und autolytischen Vorgängen schon vorher Fett- oder Lipoidstoffe vorhanden gewesen, so verwandeln sich diese Körper bei dem Zellzerfall ebenfalls und weisen jetzt Färbbarkeit mit Neutralrot auf. Man kann nach dem Gesagten die Bildung dieser Myeline als Absterbeerscheinungen von Zellen auch zur Diagnose der Nekrose (s. u.) heranziehen.

Wo Fett in größerer Menge angesammelt wird, namentlich in Zerfallsherden, kleinen und größeren Hohlräumen, scheiden sich an der Leiche die schwerer schmelzbaren Fette häufig in Form sog. Fett- und Margarinesäurekristalle aus, die in einzelnen Nadeln oder in Büscheln zusammenliegen, wie wir sie auch im Innern von Fettgewebszellen öfters finden.

Nach dem Besprochenen können wir die Verfettung im weitesten Sinne, also unter Einschluß der Cholesterinesterverfettung usw., d. h. die Steatosen als Ausdruck von Störungen des Fett-(Lipoid)stoffwechsels nach Auftreten, Sitz und ursächlichen Bedingungen mit Aschoff bzw. Kawamura folgendermaßen einteilen:

A. Fettinfiltration, indem das Fett als solches hier von außen in die Zellen gelangt.

    I. Die zellulären Fettansammlungen:

        1. Extrazellulären Ursprunges.

            a) Fettspeicherung durch Fettmast.

            b) Fettspeicherung aus dyskrasischen, den Gesamtstoffwechsel betreffenden Ursachen, vor allem hormonalen Störungen (besonders Diabetes).

            c) Fettspeicherung durch Verschleppung (Fetttransport).

            d) Fettspeicherung durch örtliche resorptive Aufnahme.

            e) Fettspeicherung durch Zurückhaltung (Retention), vor allem in der Leber mangels weiterer Verbrennung.

        2. Intrazellulären Ursprunges.

            a) Fettspeicherung bei erhöhter Zelltätigkeit (progressive) z. B. Fettsucht.

            b) Fettspeicherung bei herabgesetzter Zelltätigkeit (regresssive) infolge von Zellschädigung.

    II. Die Fettansammlungen in den Zwischensubstanzen (deren Grundsubstanz).

B. Fettphanerose, Sichtbarwerden von Fetten bei Untergang von Zellen mit Auftreten von Myelinen bei der Autolyse.

C. Fetttransformation aus Eiweißstoffen u. dgl., spielt wohl keine Rolle.

Hier anfügen wollen wir nun eigenartige mit Störungen des Lipoidstoffwechsels (im weitesten Sinne der Lipoide) einhergehende und von ihm abhängige Speicherkrankheiten. Es sind Fälle bekannt, in denen sich Lipoidablagerungen in allen möglichen Schleimhäuten und Organen, Knochenmark, serösen Häuten usw. in verschiedenster Verteilung aus gänzlich unbekannter Ursache finden. Insbesondere aber lassen sich bisher 3 gut gekennzeichnete Krankheitsbilder herausschälen, die, wenn sie auch selten sind, große klinische Bedeutung und anatomisches Interesse haben.

1. Die **Gauchersche Krankheit.** Hier treten Milz- und Lebervergrößerungen von besonderem Ausmaße auf. Es finden sich in Milz, Leber, Lymphknoten und Knochenmark große, auch Gaucher-Zellen benannte, und zwar von den Retikulumzellen abzuleitende Zellen, dazwischen finden sich auch mehrkernige Zellen. Diese Zellen sind gekennzeichnet durch Speicherung eines Stoffes, welcher histologisch keinerlei für Lipoide kennzeichnende Färbungen gibt und auch nicht zu den gewöhnlichen Lipoiden zählt, vielmehr im wesentlichen nach neuen Untersuchungen (Epstein-Lieb) aus Kerasin (zu den Zerebrosiden gehörend, s. oben), vielleicht zuweilen im Gemisch mit dem verwandten Zerebrosid Phrenosin, besteht. Es liegt wohl eine Ablaufstörung, vielleicht auch eine Vermehrung dieser Stoffe zugrunde, also auf jeden Fall eine Stoffwechselstörung, wahrscheinlich, worauf auch familiäres Auftreten hinweist, konstitutioneller Bedingtheit und angeboren. Später besteht meist Anämie, es entwickelt sich oft auch hämorrhagische Diathese. In der Leber findet sich in den Sternzellen (die also im Gegensatz zu den Retikulumzellen nicht zu Gaucherzellen werden, nach Pick) sowie im vermehrten Bindegewebe, auch in Leberzellen Hämosiderin, in der Milz ebenso in den Sinusendothelien. Die Erkrankung ist meist überaus chronisch und führt erst in späterem Lebensalter zum Tode. Selten sind Todesfälle an ihr schon im frühen Kindesalter. In manchen Fällen stehen die Veränderungen am Knochenmark im Vordergrund, so daß sie klinisch als Skeleterkrankungen erscheinen; Pick, dem wir die Kenntnis der Einzelheiten dieser Erkrankung zum großen Teil verdanken, hat als ossäre Form derselben abgegrenzt.

2. Die **Niemann-Picksche Krankheit.** Sie ist offenbar auch familiär, angeboren und befällt stets Säuglinge mit so schnellem Verlauf, daß der Tod spätestens gegen Ende des zweiten Lebensjahres eintritt. Auch hier sind Milz- und Lebervergrößerung besonders stark und auffallend; auch hier sind ferner Knochenmark, Lymphknoten, Thymus, aber auch viele andere Organe befallen. Und zwar sind es die Retikuloendothelien aller möglichen Organe — besonders von Milz, Leber usw. — aber auch verschiedenste Epithelien, Muskelzellen, Ganglien- und Gliazellen, Schwannsche Scheidenzellen, Knorpelzellen, welche in große Zellen von wabig-schaumigem

Bau verändert sind. Dies beruht auf einer Speicherung, und zwar hier von färberisch darstellbaren Lipoiden neben Neutralfetten, Cholesterinestern, insbesondere von Lezithin, daneben auch oft alkohollöslichen Phosphatiden. Grundlegend ist hier also bei dieser Erkrankung der Phosphatidstoffwechsel gestört. Pick bezeichnete die Erkrankung als lipoidzellige Splenohepatomegalie.

3. Die **Handsche Krankheit** (nach Chester richtiger als die Bezeichnung Christiansches Syndrom oder Schüller-Christiansche Krankheit, doch faßt Henschen diese Veränderungen nicht als eigene Krankheit auf, sondern nur als eine besonders vollständige Form allgemeiner Xanthomatose). Sie ist sehr selten und befällt zumeist Jugendliche, besonders Kinder. Hier finden sich in verschiedensten wiederum schaumig-wabig erscheinenden Zellen Speicherungen von Cholesterin und Cholesterinestern, auch Neutralfetten; es treten Granulationszellen und Vermehrung des Bindegewebes hinzu, so daß Chester von einer Lymphoidgranulomatose spricht. Je länger die meist einen chronischen Verlauf nehmende Krankheit dauert, desto mehr tritt Bindegewebe hervor. Befallen sind besonders die Knochen, und zwar vor allem der Schädel in Gestalt von osteoklastischen Zerstörungen (Lückenbildungen). Durch Mitbefallensein der knöchernen Umgebung der Augenhöhle bzw. letzterer selbst erklärt sich der Exophthalmus, durch Wucherung der Zellmassen um die Hypophyse bzw. Tuber cinerum und Infundibulum der Diabetes insipidus (auch Dystrophia adiposa-genitalis, Zwergwuchs und Kachexie können auf Beteiligung der Hypophyse hinweisen), denn durch die Trias der Knochenlücken im Schädel, des Exophthalmus und des Diapedes insipidus ist die Erkrankung gekennzeichnet. Aber auch das übrige Skelet, Rippen, Wirbel, Becken, Gliedmaßenknochen können beteiligt sein, ebenso innere Organe wie Lunge, Leber, seltener Milz (Leber und Milz erreichen aber nicht die Größe wie bei den beiden anderen genannten Speicherkrankheiten), Lymphknoten usw.

Epstein betont, daß neben den chemischen Verschiedenheiten auch die physikalisch-chemischen Eigenschaften dieser verschiedenen Lipoide in Auswirkung auf den kolloiddispersen Zustand der Lipoidgemenge die Erscheinungsform und den Krankheitsverlauf bestimmen. Kerasin- und Cholesterinverbindungen setzen den Verteilungsgrad kolloider Lipoiddispersoide herab und wirken so teilchenvergröbernd bis zur Entmischung. Dies tritt bei den Speicherungen der sehr chronisch verlaufenden Gaucherschen und sog. Handschen Krankheit zutage. Phosphatide dagegen haben eine den Teilchengrad verkleinernde, den Verteilungsgrad der kolloiden Lipoiddispersoide erhöhende Wirkung, so daß feinste Emulsionen entstehen. So bei der Niemann-Pickschen Krankheit, bei der die betroffenen Zellen zugrunde gehen und der Tod frühzeitig erfolgt.

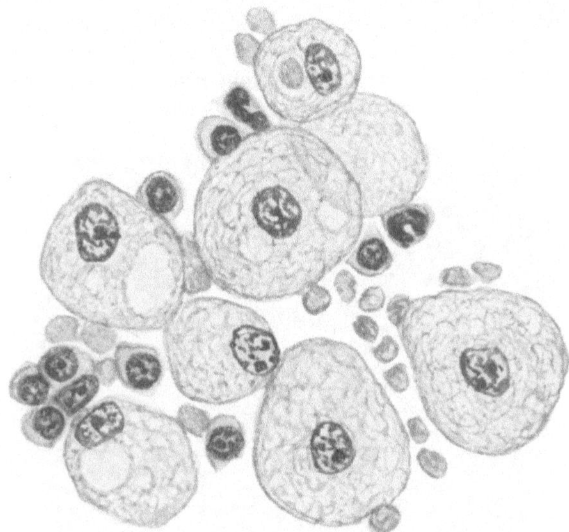

Abb. 44. Gaucher-Zellen: Fall Epstein 1924.
Hämalaun-Eosinfärbung.
(Nach Epstein, Aus Virchows Arch. Bd. 281.)

C. Störungen des Kohlenhydratstoffwechsels der Gewebe.

Abnormer Glykogengehalt.

Glykogen — $(C_5H_{10}O_6)N + H_2O$ — ist ein dem Dextrin verwandtes Kohlenhydrat, das einzige der im Organismus vorkommenden der Kohlenhydratreihe angehörigen Stoffe, das wir morphologisch nachweisen können. Das Glykogen des Körpers entstammt der Nahrung und ist von dieser abhängig; es kann aus Kohlenhydraten wie Fetten und wahrscheinlich auch Eiweißstoffen der aufgenommenen Nahrung gebildet werden. Besonders wichtig ist, daß Glykogen aus Zucker auf fermentativem Wege entsteht, seinerseits aber auch zu Zucker polymerisiert wird. So hängt das Glykogen eng mit dem Zuckerstoffwechsels zusammen. Es ist dies um so wichtiger, als Störungen des Zucker- (Kohlenhydrat-) Stoffwechsels histologisch nur in Gestalt der Veränderungen der Glykogenablagerung faßbar sind (s. u.). Im Hungerzustand verschwindet es sehr schnell aus der Leber, etwas langsamer aus den Muskeln. Ebenso bei Krämpfen, lebhaften Bewegungen u. dgl. Nach dem Tode bzw. in der Agone geht das Glykogen schnell in Zucker über.

Jod ruft Bräunung des Glykogens hervor; es ist aber im Gegensatz zu Amyloid in Wasser leicht löslich. Auf Glykogen zu untersuchende Gewebe dürfen daher mit Wasser zunächst nicht in Berührung kommen, sondern sollen in absolutem Alkohol gehärtet werden. Dann kann man das Glykogen nach einem besonderen Verfahren (nach Best) mit Karmin leuchtend rot färben. Färbbares Glykogen verschwindet aber besonders aus der Leber schon in der Agone (s. o.).

Glykogen ist normal in vielen Geweben des Körpers vorhanden, angehäuft besonders in Leber (14% des Gewichts derselben), in Muskeln, wo es ja das Brennmaterial darstellt und für die Bewegung die Kraftquelle liefert, im Herzmuskel vor allem im Reizleitungssystem, in Drüsen, so besonders in den Epithelkörperchen, ferner in Knorpelzellen und auch in Leukozyten. Glykogen findet sich in der prämenstruellen Phase im Epithel und Stroma der Gebärmutter mit dem größten Ausmaße in der Deziduabildung.

Besonders große Mengen Glykogen beherbergen embryonale Gewebe. Es scheint, daß die Glykogenbildung eine allgemeine Funktion der Zellen ist; das Glykogen lagert sich wahrscheinlich zuerst den Altmannschen Granula an, oder es durchtränkt in gelöster Form die Zellen (und wird dann beim Einlegen in Alkohol erst in Form von Körnern bzw. Tropfen gefällt). Besonders die Leber verwandelt größere Mengen von Zucker in Glykogen und speichert letzteres in den Leberzellen als Ersatzablagerungsstätte für den Gesamtkörper auf. Man hat daher auch das Glykogen der Leber und Muskeln als Depotglykogen oder labiles Glykogen von dem Glykogen der anderen Zellen — Funktions- oder stabiles Glykogen — unterschieden.

Unter krankhaften Bedingungen kann Glykogen in bestimmten Organen bzw. Zellen vermehrt oder vermindert sein. Weiterhin können wir, da es sich ja überhaupt um Störungen des Kohlenhydrat- (Zucker-) Stoffwechsels handelt, örtliche und allgemeine Störungen unterscheiden. Zunächst soll von den vorzugsweise örtlichen Störungen die Rede sein. Vermehrt wird das Glykogen gefunden in Zellen, in denen es sonst mikroskopisch überhaupt nicht nachweisbar ist. Dies wird als Glykogendegeneration bezeichnet, doch handelt es sich um infiltrative Vorgänge vom Blut her, welche mit örtlichen verknüpft sind, so daß sich aus den zugeführten Stoffen (Zucker) Glykogen bildet. Außer der Mehrbildung kommt andererseits auch eine Anhäufung durch verminderten Verbrauch in Betracht. Im allgemeinen scheint die „Glykogendegeneration" eine Rückkehr zu weniger hoch ausgebildeten Stoffwechselvorgängen zu bedeuten. Das Glykogen erscheint in Zellen, die geschädigt sind, aber in jedem Falle noch leben. Wir sehen, alles dies liegt ähnlich wie bei der Verfettung; auch finden sich beide Zustände öfters nebeneinander, so am Rande von Infarkten. Schon bei gewissen Schädigungen sehen wir so besonders häufig Glykogen in Leukozyten (Ehrlich). Ferner findet sich Glykogen bei zahlreichen Entzündungen und besonders in vielen Geschwülsten, wie es scheint vor allem in embryonal angelegten (z. B. den wohl auf Entwicklungsentgleisungen zu beziehenden sog. Grawitzschen Geschwülsten der Niere), ferner bei Abstammung der Geschwülste von schon glykogenhaltigen Zellen und bei Vorhandensein von Kreislaufstörungen.

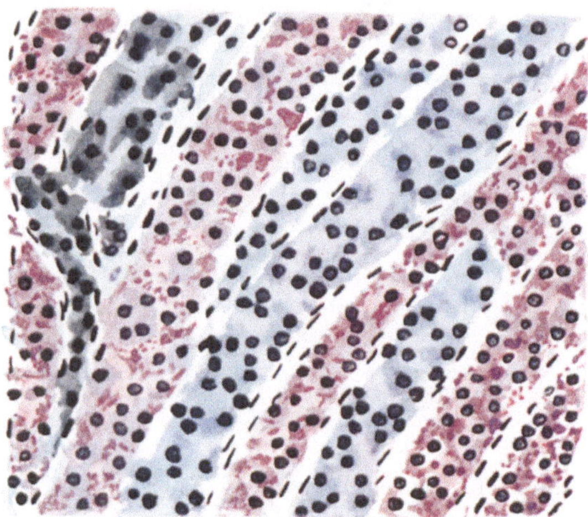

Abb. 45. Glykogeninfiltration der Niere bei Diabetes. Glykogen mit Karmin (nach Best) rot, Kerne mit Eisenhämatoxylin blau gefärbt.

Vermindert oder sogar ganz geschwunden ist das Glykogen der Leberzellen (außer im Hungerzustand) bei den verschiedensten Giften, welche gerade die Leber schädigen; so sind hier zu nennen Phosphor, Arsen, Chloroform, giftige Pilze (Amanita phaloides) und viele andere. Hier verlieren die Leberzellen ihr Glykogen — es wird in Form von Zucker abgeführt und schnell weiter verarbeitet, besonders zu Milchsäure — sowie die Fähigkeit, solches weiterhin zu binden. Gerade infolge des Glykogenverlustes kann dann hier Fett nicht verbrannt werden, und so kommt es zur Ansammlung von Fett in der Leber (s. auch oben). Ähnlich führen, wie schon erwähnt, in der Leber und in der Muskulatur Krämpfe zu Glykogenverlust. So kann man mittels Strychnin im Tierversuch die Leber glykogenfrei machen. Sodann kommen — und wohl am wichtigsten — die örtlich sich auswirkenden Glykogenbefunde in Betracht, die aber die Folge einer Störung des allgemeinen Kohlenhydratstoffwechsels sind. Hier handelt es sich naturgemäß im wesentlichen um den Diabetes mellitus. Das Glykogen der Leber verhält sich hier allerdings recht wechselnd; zumeist aber büßen die Leberzellen die Fähigkeit der Glykogenbildung und -bindung in hohem Maße ein, und besonders bei im Coma diabeticum gestorbenen Leuten ist fast kein Glykogen mehr zu finden. Dagegen lassen gerade bei Diabetes (seltener sonst) die Leberzell- (und Nierenzell-) Kerne Glykogentröpfchen erkennen, zugleich mit einer Auftreibung solcher Kerne.

Bei dem Diabetes findet sich nun aber Glykogen im Zelleib von Zellen, wo es sich sonst nicht oder selten findet. So vor allem in der Niere, und zwar weisen die Epithelien der sog. Übergangsstücke (Enden der Hauptstücke, welche bis ins Mark hineinragen, s. unter Niere) sowie der Henleschen Schleifen (ferner auch vereinzelt Glomeruluskapselepithelien und Lichtungen der Glomeruluskapselräume und der Kanälchen) Glykogentröpfchen auf, an den erstgenannten Stellen in großen Mengen. Hier handelt es sich wohl um vermehrtes Angebot von

Zucker, der durch die Glomeruli filtriert, hier durch Zellentätigkeit zu Glykogen polymersiert und in dieser Form von den genannten Epithelien gespeichert wird. Auf vermehrtes Angebot im zuckerreichen Blut ist auch der Glykogenreichtum der Leukozyten bei Diabetes zu beziehen. Ferner findet sich bei dieser allgemeinen Kohlenhydratstoffwechselstörung Glykogen in den Nervi optici, in Gehirn und Rückenmark, in Herzmuskel und Hoden, besonders bei Coma diabeticum.

Erwähnt sei, daß bei Tieren, die durch Pankreasgesamtentfernung diabetisch gemacht sind, die Leber sehr schnell ihr Glykogen fast ganz ausschüttet und die Fähigkeit des Wiederanbaues verliert. Insulin in kleiner Menge bewirkt, wie auch im Tierversuch verfolgt ist, wieder Bildung und Speicherung von Glykogen in den Leberzellen, während durch Insulinübergabe herbeigeführte (hypoglykämische) Krämpfe naturgemäß (s. o.) zum Aufbrauch des Leberglykogens führen. Pankreaslose, diabetische Tiere weisen in der Niere auch den oben besprochenen Glygogenbefund auf.

In einigen wenigen Fällen (v. Gierke) fanden sich Leber und Nieren sehr stark vergrößert, was auf einer ungeheuren Glykogenspeicherung in den Leberzellen und allen Hauptstücken und Schleifen der Niere beruhte. In der Leber fehlte das sonst hier vorhandene glykogenspaltende Ferment.

D. Störungen des Pigmentstoffwechsels: Abnorme Farbstoffablagerungen.

Unter Pigmentierung versteht man die Einlagerung Eigenfarbe aufweisender gelöster oder körniger Stoffe in die Gewebe.

Pigment findet sich unter normalen Bedingungen ferner unter krankhaften. Dabei können die Zellen degeneriert sein, doch ist dies keineswegs nötig.

Die Farbstoffe können wir nach ihrer Herstammung einteilen in:

1. im Körper selbst gebildete,
2. in den Körper von außen eingedrungene.

1. Im Körper gebildete Pigmente.

a) Hierzu gehören in erster Linie die Abkömmlinge des **Blutfarbstoffes = hämoglobinogene Pigmente**. Der Körper besitzt einen Eisenstoffwechsel, da Eisen ja zum Aufbau des Blutfarbstoffes benötigt wird. Das Eisen stammt aus der Nahrung (Föten übernehmen viel Eisen von der Mutter). Zum Teil wird das Eisen durch Abbau von roten Blutkörperchen schon unter physiologischen Bedingungen wieder frei. Daß dies in der Milz (und Leber) unter physiologischen Bedingungen schon statthat, wie angenommen wird, ist wohl nicht richtig, wohl aber kommt unter verschiedenen krankhaften Bedingungen eine besondere hämolytische Tätigkeit doch der Milz zu. Es gelangen „angedaute" rote Blutkörperchen wohl von der Milz durch die Pfortader in die Leber, wo das dem Blutfarbstoffe entspringende Bilirubin ja in die Galle ausgeschieden und so hier auch Eisen frei wird. Auch scheint die Leber aus der Nahrung frisch resorbiertes Eisen aufzunehmen. Das Eisen wird dann wieder zum Aufbau von Blutfarbstoff verwandt, zum Teil auch ausgeschieden. Leber und Milz weisen auch einen Vorrat an „Reserveeisen" auf. Wenn rote Blutkörperchen, aus dem Blutkreislauf ausgeschaltet, mit Geweben in Berührung kommen, also besonders bei Blutungen, tritt ihre Autolyse auf Grund von Fermentwirkung ein. Aus dem eisenhaltigen Farbstoffkern des Hämoglobins, der an das Eiweiß (Globin) gebunden ist, und der wohl dem „Hämochromogen" entspricht, kann dabei ein eisenhaltiges Pigment — Hämosiderin (Neumann) —, welches aber wohl keinen chemisch ganz einheitlichen Stoff darstellt, oder ein eisenfreies — Hämatoidin (Virchow) — entstehen; ersteres im lebenden Gewebe, unter der Einwirkung von Zellen, und zwar von allen möglichen, letzteres vor allem im absterbenden, also vornehmlich in Blutkoagula. Doch brauchen die Farbstoffe nicht immer da, wo sie gefunden werden, sich auch gebildet zu haben. Es gehört zur Bildung des Hämosiderins aber nicht nur Einfluß von Zellen, sondern, wie Wallbach zeigte, ein funktionelles Zellmoment hinzu, d. h. sogar höher als vermehrte Blutzerstörung und Überangebot freien Blutfarbstoffes ist besondere Affinität der Zellen zum Hämoglobin und Eisen zu werten.

Der eisenfreie Blutfarbstoff, das **Hämatoidin**, gibt mit konzentrierter Schwefel- oder Salpetersäure eine typische Reaktion in Gestalt des Auftretens von Regenbogenfarben, während sich dann der Farbstoff allmählich löst. Dieselbe Gmelinsche Reaktion gibt der Gallenfarbstoff, mit dem das Hämatoidin gleich ist (s. u.). Das Hämatoidin findet sich in Gestalt dunkelbrauner rhombischer Tafeln, oder nadelförmige Büschel bildender Kristalle, oder amorph, körnig oder klumpig, oder diffus, auch alles dies nebeneinander.

Während in Blutungen die Kristallisation die Form von Rhomben und Tafeln annimmt, scheinen im Randgebiet anämischer Infarkte (s. dort) mehr unentwickelte Kristalle (sog. Kristallite) in Gestalt von runden Kügelchen, umgeben von feinen Nadeln, zusammen stachelige Kugeln (sog. Sphärolithe) darstellend, vorzukommen. Vielleicht bilden hier Kalziumsalzproteinkomplexe den Kern für die nadelförmige Hämatoidinkristallisation (Lignac).

Das Hämatoidin wird also anscheinend nicht im lebenden, sondern nur im absterbenden Gewebe ohne Zelleinwirkung gebildet und findet sich daher in der Regel nicht in Zellen, kann aber von solchen sekundär aufgenommen werden. Hämosiderin scheint sich nicht nachträglich in eisenfreies Pigment umzuwandeln, sondern es wird von vornherein je nachdem eisenhaltiges Hämosiderin oder eisenfreies Hämatoidin entstehen. Bei ersterem kann allerdings Eisen in so geringen Mengen (oder besonders gebunden, „maskiert") vorhanden sein, daß es nur sehr schwer nachweisbar ist.

Als Hämofuszin (v. Recklinghausen) bezeichnet man einen eisenfreien, feinkörnigen Farbstoff, der sich bei hochgradigem Siechtum des Körpers und bei Säufern besonders in den glatten Muskelfasern des Dünndarmes findet, dessen Blutabstammung meist angenommen wird, aber noch nicht sicher ist.

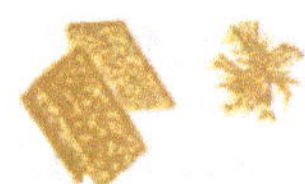

Abb. 46.   Hämatoidinkristalle in Nadeln
und rhombischen Tafeln ($\frac{350}{1}$).

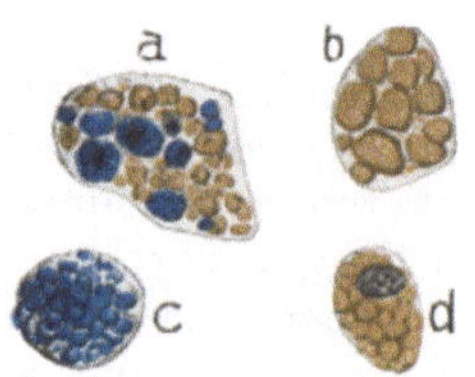

Abb. 47. Pigmenthaltige Zellen aus einem
alten Blutherd im Gehirn.

Hämosiderin, durch Ferrozyankalium und Salzsäure
blau gefärbt. Nur in der Zelle *d* der Kern sichtbar,
in den anderen Zellen ist er verdeckt.

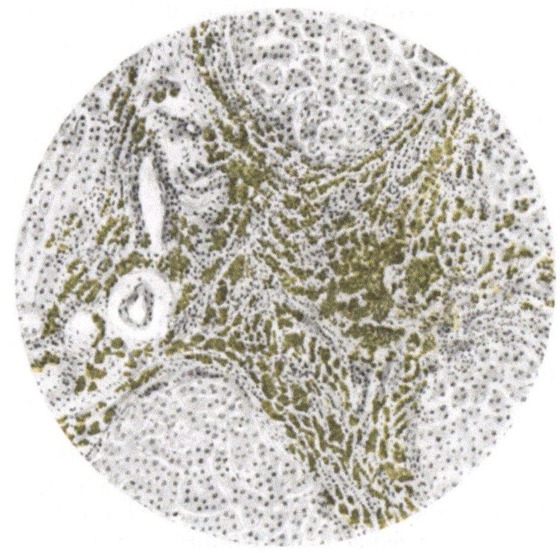

Abb. 48. Hämosiderinablagerung im Bindegewebe bei
Zirrhose der Leber.
(Allgemeine Hämochromatose.)

Der eisenhaltige Farbstoff **Hämosiderin** ist gelb bis bräunlich, körnig oder klumpig, seltener diffus, nie kristallinisch. Er ist in Säuren löslich, gegen Alkalien und Bleichungsreagenzien unempfindlich, gibt mit Ferrozyankalium und Salzsäure die Berlinerblau-Reaktion, Schwarzfärbung mit Schwefelammonium. Chemisch entspricht der Farbstoff wahrscheinlich Eisenhydroxyd (oder Eisenhydroxydul, welches aber wohl erst nach dem Tode durch Reduzierung entsteht). Doch scheinen die Hämosiderine nicht völlig einheitlich zu sein. Hämosiderin findet sich in kleinen Massen normal in Organen, in denen rote Blutkörperchen zugrunde gehen, wie Milz, Knochenmark, Leber, Lymphfollikeln (Tonsillen, Wurmfortsatz). Bei Blutungen oder wenn sonst rote Blutkörperchen unter dem Einfluß von Zellen zugrunde gehen, findet sich meist reichlich Hämosiderin. Es liegt gewöhnlich in Zellen, sei es in solchen, welche rote Blutkörperchen verschluckt haben („rote Blutkörperchen haltige Zellen") und dann wird der Farbstoff in diesen Zellen gebildet, sei es, daß es als Pigment von Zellen aufgenommen wird. Es wird auch von Phagozyten weiter getragen. Fast alle Zellen können Hämosiderin enthalten. Nach Blutungen findet man also an allen möglichen Stellen hämosiderinhaltige Zellen, z. B. in alten Herden nach Blutungen im Gehirn. Ist viel Farbstoff vorhanden, so fallen die Gebiete schon dem bloßen Auge durch ihre braune Farbe auf. Aber auch an Stellen, an denen nur ganz kleine Blutungen stattgehabt, oder nur einzelne rote Blutkörperchen ausgetreten sind, bilden die Zellen Hämosiderin und halten es fest; so findet es sich häufig an Stellen von Stauung. Dies sieht man z. B. oft in der Nebenniere und

Niere bei Ernährungsstörungen von Säuglingen (s. dort). So entstehen in der Lunge aus Alveolarepithelien, die den Farbstoff aufnehmen, die sog. Herzfehlerzellen, die abgestoßen werden und
im Auswurf erscheinend diagnostisch wichtig sind. Eisenhaltiger Farbstoff findet sich auch oft sehr
reichlich in Granulationen, deren feine neugebildete Gefäße sehr zu kleinen Blutungen oder Austritt vereinzelter roter Blutkörperchen neigen. Aber es kann auch innerhalb der Blutbahn
schon erhöhter Blutzellenzerfall und Hämoglobinabbau stattfinden und das Hämosiderin dann
von Zellen gespeichert werden. Es findet sich dann vor allem in den Endothelien, den sog. ,,Ufer-
zellen", und adventitiellen Zellen, wie überhaupt in den Zellen, die als Retikuloendothelien
zusammengefaßt werden. Dies hat also besonders statt bei Erkrankungen mit starkem Blutzerfall,
wie Anämien, Malaria, Infektionskrankheiten, manchen Vergiftungen oder Ernährungsstörungen.
Der Farbstoff findet sich dann in reichlicher Menge in den entsprechenden Zellen, vor allem von
Milz und Leber, d. h. den Organen, die schon physiologisch am Eisenstoffwechsel besonders
beteiligt sind. Aber auch in anderen Organen.
Bei Säuglingen mit Infektionskrankheiten
und besonders Ernährungsstörungen (s. auch
dort) finden sich hämosiderinhaltige Retikulo-
endothelien außerordentlich häufig auch
in Knochenmark, Thymus, Nebennieren,
Bauchspeicheldrüse, Lunge, Hoden usw.

Andererseits kann der Farbstoff bei
Zerfall von Zellen wieder frei oder auch
gelöst werden, so wahrscheinlich in anämischen Infarkten (s. dort) durch bei der
Autolyse gebildete Säuren (Hueck). Auch
in Spätzeiten von perniziöser Anämie können
gerade die ,,Uferzellen" in Milz und Leber
wieder arm oder frei von Hämosiderin sein,
so daß man annehmen kann, daß der Farbstoff hier gelöst und abgegeben worden ist
(Lubarsch).

Wir sehen also, teils nehmen die Zellen
rote Blutkörperchen auf und verarbeiten
sie zu Eisenpigment, teils findet schon
intravaskulär Blutkörperchenzerfall statt,
den gelösten und wieder ausgefallenen Blutfarbstoff speichern dann die Zellen in Gestalt
von Hämosiderin. Beides kann sich in der
verschiedenen Weise und in den einzelnen

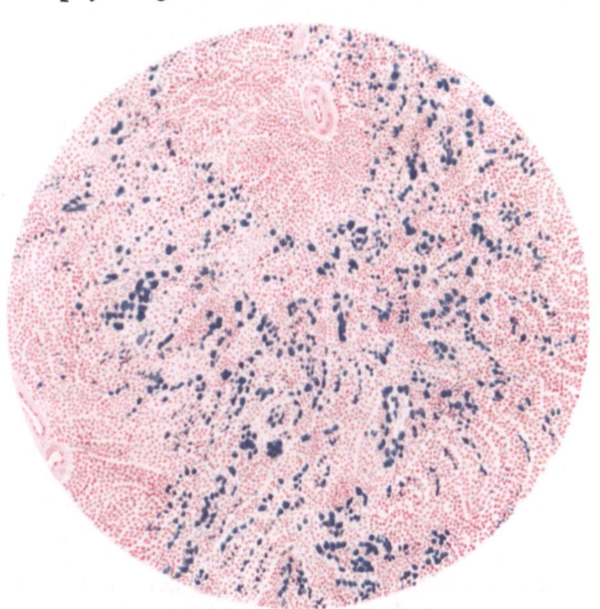

Abb. 49. Milz bei Anämie. Viel Eisenpigment, durch die
Berlinerblau - Reaktion blau gefärbt, in den Zellen, vor
allem Sinusendothelien.

Organen und deren Zellen unterschiedlich verbinden. Dabei sind nun nicht nur die Retikulo-
endothelien beteiligt, sondern in hohem Maße auch die Parenchymzellen, vor allem die Epithelien
zahlreicher Organe, die wohl ihnen gelöst zugeführtes Hämoglobin zu Hämosiderin umgestalten,
vielleicht teilweise nachdem die Retikuloendothelien erst Pigment aufgenommen und dann wieder
gelöst abgegeben haben. Wir finden so bei den mit starkem Blutzerfall einhergehenden Erkrankungen eine allgemeine Hämosiderose, d. h. in allen möglichen Organen massenhaft Hämosiderin, nicht nur in den Retikuloendothelien, sondern auch in den Epithelien von Leber, Niere,
Speicheldrüsen usw. abgelagert. Dies ist ganz besonders der Fall bei der sog. **Hämochromatose**
(v. Recklinghausen).

Hier zeigen fast alle Organe solche Farbstoffmassen, daß sie schon dem bloßen Auge braun erscheinen können.
Diese unter dem Namen ,,Hämochromatose" zusammengefaßte Farbstoffablagerung ist ein Zeichen verschiedener
toxischer Erkrankungen, die mit chronischem Blutzerfall einhergehen, wie perniziöse Anämie, Tuberkulose usw.
Hier ist nun die Sache dadurch verwickelt, daß der größte Teil des Farbstoffes zwar Eisenreaktionen gebendes
Hämosiderin darstellt — so in den Organen (Retikuloendothelien und besonders Organzellen, ferner Stütz-
substanz), auch im synovialen Bindegewebe der Gelenke —, sich daneben aber auch eisenfreier Farbstoff findet,
besonders in glatten Muskelfasern (des Darmes), in Gefäßen, sowohl der Gliedmaßen wie der meisten inneren
Organe, und in der Epidermis. Dies Pigment ist verschieden erklärt worden. Es wird dem oben erwähnten
Hämofuszin gleichgestellt und auch als Hämoglobinabkömmling betrachtet, mit mehr Recht aber wohl den
Lipofuszinen der glatten Muskulatur (s. u.) nahe gestellt, und der eisenfreie Farbstoff der Epidermis auch als
Melanin gedeutet. Nach Bork (Lubarsch) liegt der allgemeinen Hämochromatose, d. h. der hierbei auftretenden

Hämosiderose, eine mangelhafte Verarbeitung, Speicherung und verminderte Ausscheidung des Eisens zugrunde; diese Eisenstoffwechselstörung und die in der eisenfreien Pigmentierung sich äußernde Störung des Eiweißstoffwechsels wären der Ausdruck einer toxischen Zellschädigung. In einer Gruppe dieser Hämochromatosen findet sich solche vereinigt mit Bindegewebsvermehrung besonders in Leber (Pigmentzirrhose) und Pankreas und zumeist Diabetes, und dies hat zusammen mit der Braunfärbung der Haut zu der Bezeichnung „Bronzediabetes" geführt (s. dort), wobei das Nebeneinander oder Nacheinander von Pigmentierung, Bindegewebswucherung, Diabetes sehr verschieden gedeutet wird. Es wird jetzt meist angenommen, daß eine mit der Anhäufung des Eisenpigments einhergehende Schädigung erst sekundär die Leber- und Pankreaszirrhose und so den Diabetes bewirkt. Man hat bei dieser Hämochromatose ätiologisch auch an Alkohol- und Kupfervergiftung gedacht (McCallum), doch findet sich vermehrter Kupfergehalt auch sonst bei Leberzirrhosen (Schönheimer), vielleicht infolge ungenügender Ausscheidung von seiten des erkrankten Organs.

Bei der Malaria wandeln deren Plasmodien unter Zerstörung roter Blutkörperchen Hämoglobin außer in Hämosiderin auch in einem schwarzen, eisenfreien (nach neuen Untersuchungen aber doch vielleicht eisenhaltigen), doppelbrechenden Farbstoff, das **Malaria-Melanin** oder **-Hämatin,** um, das sich in den Plasmodien, aber auch in Organzellen, besonders in Gefäßendothelien und Retikulumzellen (vor allem der Milz) gespeichert, findet. Dieser Farbstoff ist sehr widerstandsfähig gegen wässerige Mineralsäuren, hingegen nicht gegen alkoholische, nimmt mit Alkalien eine gelbe Farbe an und löst sich in diesen sowie in Schwefelammonium. Bei Härtung in Formol können aus dem Blutfarbstoffe ähnliche sog. Formolniederschläge entstehen.

Ein bei Atrophie quergestreifter Muskelfasern auftretender eisenhaltiger Farbstoff — das sog. Muskelhämoglobin — leitet sich nicht vom Blutfarbstoff her.

Es gibt eine Reihe von **Porphyrinen,** um deren chemische Erforschung sich Hans Fischer besonders verdient gemacht hat. Wichtige morphologische Untersuchungen auf Grund der kennzeichnenden Fluoreszenzerscheinungen hat Borst vorgenommen. Es können sich Porphyrine in den Geweben diffus oder körnig ablagern; stark vermehrte Ausscheidung im Urin wird als Porphyrinurie bezeichnet. Porphyrismus kommt in akuten Formen vor allem auf Grund von Vergiftung (Blei) vor und besonders in chronischen, wozu die angeborene, offenbar familiär-konstitutionelle Erkrankung gehört. In vielen Organen sind hier die Farbstoffe nachweisbar, Knochen und Zähne weisen Rotbraunfärbung auf. An der Haut kommt es infolge der Photosensibilität der Stoffe bei den chronischen Formen zu schweren Veränderungen. Nach Borst treten die Porphyrine bei der Hämoglobinsynthese, ferner als selbständige Organstoffe und als Ausscheidungsprodukte im Organismus auf. Bei dem frühembryonalen Modus der Hämoglobinbildung scheinen Porphyrine als Vorstufe in den Blutbildungsstätten (Erythroblasten) aufzutreten und bei der angeborenen Porphyrie liegt nach Borst ein Stehenbleiben phylo- und ontogenetischer Vorgänge — eine Art Atavismus — vor. Der Porphyrie des Menschen steht in manchem die Ochronose von Schwein und Rind nahe. Durch Infektion von Porphyrinen gelang es E. Fränkel bei Tieren Ablagerung in noch wachsenden Knochen zu erzeugen.

Des weiteren gehören zu den im Körper aus dem Blutfarbstoff gebildeten Farbstoffen die **Gallenfarbstoffe,** vor allem das Bilirubin und dann die höheren Oxydationsstufen besonders das Biliverdin. Das Bilirubin ist chemisch dem Hämatoidin gleich. Wahrscheinlich werden, wie schon oben erwähnt, die roten Blutkörperchen schon in der Milz „angedaut"; die Umwandlung des Blutfarbstoffes in das Bilirubin wird dann in der Leber vorgenommen — wie weit von den Leberzellen, wie weit von den Sternzellen (und Retikuloendothelien anderer Orte) ist noch fraglich — und die Gallenfarbstoffe von den Leberzellen mit der Galle ausgeschieden (im Darm wird Bilirubin und Biliverdin dann in Urobilin umgewandelt). Tritt ein Hindernis für den Abfluß der Galle durch die Gallenwege ein oder gehen außergewöhnlich große Mengen roter Blutkörperchen zugrunde, so daß in der Leber eine Überlastung und eine stark vermehrte Bildung von Gallenfarbstoff zustande kommt, oder bestehen besondere Schädigungen bzw. Vernichtung von Leberzellen, so gelangt Galle bzw. der Gallenfarbstoff statt in die Gallenwege in das Blut (genaueres s. unter „Ikterus"), und dann tritt eine gallige Verfärbung der die Organe durchtränkenden Gewebsflüssigkeit ein, und so werden die Organe, besonders Haut, Augenbindehaut und andere Schleimhäute, gelb bis grün gefärbt, Ikterus = Gelbsucht. In der Leber selbst finden sich dann körnige oder schollige Niederschläge von Gallenfarbstoff in den Leberzellen und Sternzellen, sowie gallig durchtränkte Zylinder in den Gallenkapillaren. Auch die Nierenepithelien sind dann oft gallig gefärbt, ebenso Zylinder in den Nieren (Einzelheiten s. unter Ikterus im Kap. X).

In den Nieren können Bilirubininfarkte, d. h. Ausfüllungen einer größeren Reihe von Lichtungen der geraden Harnkanälchen mit dem Pigment, entstehen.

Kristallinische Abscheidungen von Gallenfarbstoffen finden sich zuweilen bei Neugeborenen (Icterus neonatorum, s. IX. Kap.). Bei diesen ist auch eine Gelbfärbung der Ganglienzellen einzelner Nierenkerne beobachtet worden (sog. Kernikterus, meist familiär auftretend).

b) Andere im Körper entstehende Farbstoffe, deren Herkunft nur zum Teil bekannt ist, kann man am besten mit Lubarsch als **anhämoglobinogene Pigmente** (auch **autochthone** genannt) zusammenfassen. Sie enthalten kein Eisen, aber zum Teil Schwefel.

Wie aus dem oben Gesagten hervorgeht, ist wohl der Eisengehalt eines Farbstoffes fast stets beweisend für dessen Blutabstammung, nicht aber darf umgekehrt wegen des Nichtgelingens der Eisenreaktion die Herkunft eines Farbstoffes aus dem Blutfarbstoff ausgeschlossen werden. So ist es auch für die sog. autochthonen Farbstoffe nicht ohne weiteres auszuschließen, daß wenigstens der Grundstoff zu der Bildung eines Teiles von ihnen dem Blute entnommen ist, wenn er auch vielleicht erst in den Zellen zu dem besonderen Farbstoff verarbeitet wird. Andererseits wird von Vielen der reichliche Gehalt mancher dieser Farbstoffe an Schwefel in dem Sinne gedeutet, daß sie durch eine besondere Zelltätigkeit aus einem ursprünglich farblosen, vom Blute unmittelbar unabhängigen Eiweißstoff gebildet werden.

Zu diesen sog. anhämoglobinogenen Farbstoffen gehören zunächst eisenfreie, welche durch Gehalt von bzw. durch ihre nahe Verwandtschaft zum Fett und den Lipoiden gekennzeichnet sind. Diese Farbstoffe entsprechen fetthaltigen Pigmenten, die in der Botanik bekannt (z. B. das Xanthophyll und das Karotin) und durch typische Schwefelsäure-Jodkali-Blaufärbung wie durch kennzeichnende Absorptionslinien im Spektroskop ausgezeichnet sind. Man benennt sie — wie in der Botanik — **Lipochrome**.

Sie finden sich gelöst besonders im F e t t g e w e b e , und dessen Farbe beruht auf ihnen. Sie entstammen der Nahrung (Pflanzen und m anchen Fetten), und daher ist das Fettgewebe des Neugeborenen noch fast farblos. Lipochrome finden sich ferner in den L u t e i n z e l l e n und unter krankhaften Bedingungen in der Leber, besonders in den Sternzellen.

Überaus viel häufiger sind andere anhämoglobinogene Farbstoffe, welche die Schwefelsäure-Jodkalireaktion nicht geben, und welche man daher nicht als Lipochrome, wie früher üblich, bezeichnen darf. Diese im Körper überaus verbreiteten Farbstoffe körniger Form sieht man schon unter gewöhnlichen Bedingungen in den meisten d r ü s i g e n Organen, wie Leber, Niere, Nebenniere, Hoden, Samenbläschen, Bronchien usw., in den Epithelien, dann vor allem in den H e r z m u s k e l f a s e r n , ferner in den G a n g l i e n z e l l e n usw. Finden sich diese Farbstoffe in den genannten Organen in der Jugend schon in geringer Menge, so nehmen sie im Alter, oder wenn c h r o n i s c h e K r a n k h e i t e n zu mit Abzehrung verbundenen Z u s t ä n d e n mit Degenerationen der Organzellen führen, beträchtlich zu. Man kann diese Farbstoffe daher als **Abnutzungspigmente** oder A b b a u p i g m e n t e bezeichnen. Finden sie sich in atrophischen Organen in größerer Menge, so gewinnt das ganze Organ eine braune Farbe; man spricht von P i g m e n t a t r o p h i e oder von b r a u n e r Atrophie, z. B. des Herzens.

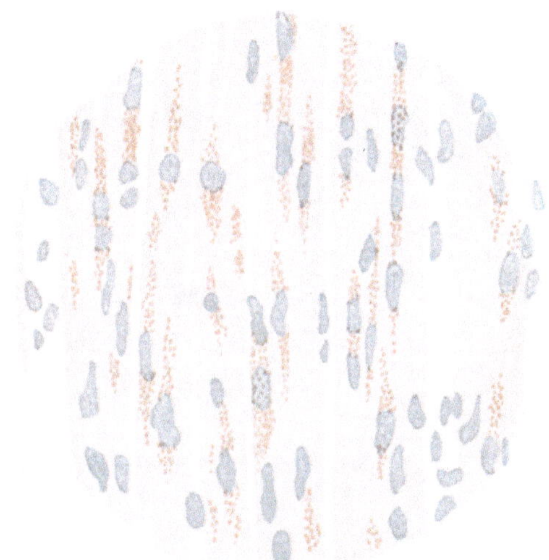

Abb. 50. Lipofuszin (Abnutzungspigment) im Herzen, mit dem Fettfarbstoff Scharlach - R braunrot gefärbt.

Diese Farbstoffe entstehen offenbar örtlich in den Zellen aus Zellabbaustoffen, doch ist nicht ausgeschlossen, daß durch das Blut zugetragene Stoffe mitwirken. Sie färben sich mit Fettfarbstoffen, wenn auch wechselnd stark. Wahrscheinlich ist, daß sie eine aus einem Gemisch verschiedener Lipoide bestehende Hülle haben, die den eigentlichen Pigmentkern umgibt. Letzterer steht dem Melanin sehr nahe und gibt im wesentlichen dieselben Reaktionen wie dieses. Es ist anzunehmen, daß bei Zellabbau hochgradig abgebaute Eiweißabkömmlinge den Farbstoff bilden, und daß gleichzeitig aus den feinsten Zellipoiden gesammelte Lipoide, die infolge Sauerstofftiefstandes nicht weiter verbrannt werden, durch Adsorption dem Farbstoffkern angelagert werden. Wegen der Lipoide hat sich für diese Pigmente die Bezeichnung **Lipofuszine** eingebürgert. Um die Verwandtschaft des eigentlichen Pigmentes mit den Melaninen (s. u.) zu kennzeichnen, ist auch vorgeschlagen worden, von Lipomelanin zu sprechen. Andere fassen Melanin und diese Lipofuszine, weil sie die Lipoidkomponente nicht für regelmäßig vorhanden halten, einheitlich als p r o t e i n o g e n e Pigmente zusammen. Im übrigen sind die Abnutzungspigmente der verschiedenen Organe offenbar nicht völlig einheitlich.

In dieselbe Gruppe gehören nun auch ähnliche Abbaupigmente, welche die Lipoidkomponente meist nicht nachweisen lassen; sie finden sich vor allem in der glatten Muskulatur, so der Samenblasen oder des Darmes (Dünndarmes), des Magens, der Bronchialwand. Die Stellung dieser Farbstoffe ist noch sehr umstritten. Ein entsprechender findet sich auch in der Wand von Gefäßen (besonders Bindegewebszellen und Muskelzellen der Adventitia der Arterien, aber auch Venen) vor allem auch im Pankreas, aber auch in Niere, Leber usw.

Des weiteren ist das **Melanin** hierher zu rechnen, ein brauner bis schwarzer gekörnter Farbstoff, der eisenfrei, schwefelhaltig, sehr schwer löslich ist, dagegen, infolge seiner niedrigen Oxydationsstufe, durch Oxydationsmittel bleichbar ist und Silbernitratlösungen reduziert. Wahrscheinlich entsteht er durch Fermentwirkung aus Eiweißbaustoffen, und zwar wird er wahrscheinlich durch eine Tyrosinase aus einem zyklischen Eiweißabbaustoff gebildet, der dem Tyrosin bzw. Brenzkatechin zum mindesten sehr nahe steht. Zunächst entstehen farblose Präpigmente, die durch

Oxydation (und Polymerisation) zu dem Farbstoff werden. Dieser kann durch noch weitere Oxydation abgebaut und wieder farblos werden. Umstritten ist die Hypothese Blochs, das Melanin vom Dioxyphenylalanin abzuleiten, wobei das oxydierende Ferment die Dopaoxydase ist. Das Melanin findet sich physiologisch in den untersten Epidermisschichten der Haut sowie in Chromatophoren der Kutis, in der Chorioidea und Retina und in der Pia oberhalb der Medulla oblongata, auch in gewissen Ganglienzellen besonders der Substantia nigra und des Nucleus coeruleus.

Wahrscheinlich bilden die Zellen, besonders die Epithelien der Epidermis (und ektodermale Zellen des Auges) den Farbstoff selbst, wobei vielleicht zunächst die Kerne der Zellen die Vorstufen, die in den Zelleib übertreten, hervorbringen, und Wanderzellen, sog. Chromatophoren, tragen den Farbstoff dann nur weiter. In vermehrter Menge findet sich das Hautmelanin an der Mamilla, in der Mittellinie des Abdomen und als sog. Choasma uterinum bei Schwangerschaft, ferner bei stärkerer Lichteinwirkung auf die Haut als Sommersprossen (Ephelides) und endlich bei einigen Erkrankungen der Haut sowie solchen des (auch sympathischen) Nervensystems. Stark vermehrt ist das Melanin in den dunklen Muttermälern, den Nävi, dann bei dem sog. Xeroderma pigmentosum, bei dem auf angeborener Eigentümlichkeit beruhend Belichtung starke Melaninvermehrung der Haut bewirkt (bald Übergang in Krebse der Haut), ferner vor allem in bösartigen melanotischen Geschwülsten, welche fast stets von den melaninführenden Gebieten (Haut, Auge) ausgehen, und endlich an der ganzen Haut bei der Bronzekrankheit (Morbus Addisonii) infolge Ausfalls der Nebennierentätigkeit (s. später).

Sehr selten ist eine diffuse gleichmäßige Schwarzfärbung an Knorpeln, Gelenkkapseln, aber auch Niere, Haut, Sklera, Gefäßen, Endokard bei der sog. **Ochronose** (Virchow), die auch familiär auftritt.

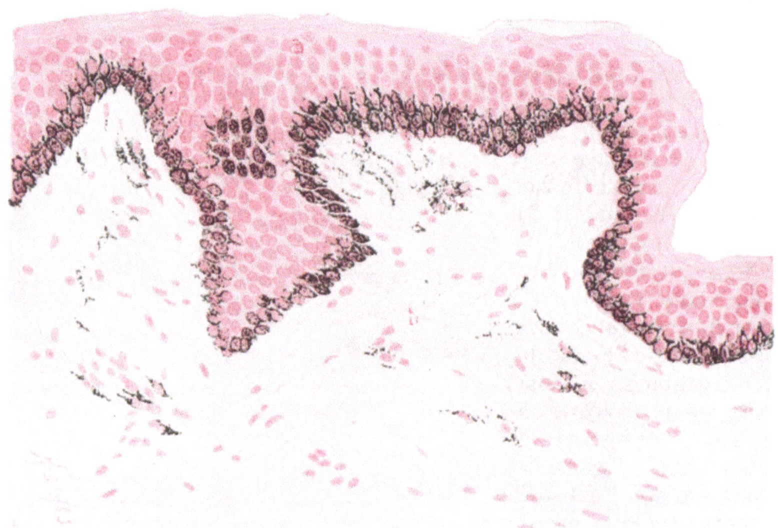

Abb. 51. Haut von einem Falle von Morbus Addisonii.
In der Epidermis reichlich Melanin, ebenso in der Kutis, in letzterer innerhalb länglicher und verästelter Zellen (Chromatophoren).

Die Gewebe werden mit dem Farbstoff diffus durchsetzt, doch kann er auch an Ort und Stelle körnig ausfallen. Die Ochronose geht mit Alkaptonurie (Braunfärbung des Urins) zusammen einher. Diese ist so zu erklären, daß auf Grund einer Stoffwechselerkrankung die aus dem intermediären Eiweißspaltstoffe Tyrosin (bzw. Phenylalanin) entstehende Homogentisinsäure (eine Hydrochinoseessigsäure), infolge eines Mangels des dem normalen Blutserum zukommenden Vermögens sie zum Verschwinden zu bringen (zu verbrennen), im Urin erscheint. Die Homogentisinsäure hat auch besondere Affinität zum Knorpel und bewirkt so dessen (und anderer Gewebe) Schwarzfärbung. Offenbar wirken oxydative Fermente mit. Es kommt sehr oft an den Gelenken, wohl infolge der Homogentisinsäureazidose (Umber), zu schweren Veränderungen („Arthritis alcaptonurica"); an anderen Stellen können auch regressive Veränderungen folgen, es bildet sich auch Atherosklerose aus. Dauernde Verwendung von Karbolsäure kann dieselben Pigmentablagerungen besonders an der Haut erzeugen, endogene Form der „Ochronose". Hier entsteht der Farbstoff aus Hydrochinon.

Bei der sog. **Melanose der Dickdarmschleimhaut** findet sich vor allem im Blinddarm und Anfang des Colon ascendens, in den Stromazellen gelegen, besonders bei älteren Leuten mit chronischer Verstopfung ein gelber bis brauner Farbstoff von Kugelform, dessen Natur umstritten ist. Nach Lignac handelt es sich um einen eigenen Farbstoff, der aber vom Blutfarbstoff abzuleiten ist. Er denkt dabei an Blutungen oder auch Blut (bzw. Myohämoglobin) aus der Nahrung. Wahrscheinlich besteht aber die Auffassung des ersten Beschreibers der Melanosis coli, L. Pick, zu Recht, daß der aus der Nahrung stammende, aber in den Zellen der Darmschleimhaut aufgebaute Farbstoff zu den Melaninen gehört.

Wohl durch Umwandlung von Hämosiderin in schwarzes Schwefeleisen kann im Magen-Darm die sog. **Pseudomelanose** zustande kommen. Gefärbt sind entweder die Follikel „noduläre Pseudomelanose", oder die Zottenspitzen „Zottenpseudomelanose". Bei letzterer wird auch an Eisen, das aus der Leber mit der Galle den Darm erreicht und hier in den Zotten die Schwefelverbindung eingeht, gedacht.

Die genauere Natur des in Chloromen (s. Kap. IV) auftretenden grünen Farbstoffes ist nicht bekannt.

2. In den Körper von außen eingedrungene Pigmente.

Als Eingangspforten kommen vor allem einerseits die Haut — bei Tätowierungen, bei denen auch die nächsten Lymphknoten Farbstoffeinlagerungen zeigen — sodann für mit der Atemluft eingeatmete Stoffe die Atmungsorgane in Betracht. Hier handelt es sich besonders um Kohlenstaub, der von den Lungenalveolen aus mit dem Lymphstrom, zum Teil in Zellen eingeschlossen, in die bronchialen Lymphknoten und auch in das weitere Lymphgefäß- oder Blutgefäßsystem und so auch in andere Organe gelangt (s. S. 39). Ähnliche Wege nehmen eingeatmeter Steinstaub oder organischer Staub oder Eisenteilchen. Es kommt zu verschiedenartigen Färbungen und entzündlichen Schrumpfungsvorgängen zunächst der Lungen. Solche Staubkrankheiten, um deren Verfolgung sich vor allem Zenker verdient gemacht hat, bezeichnet man als Koniosen: übermäßige Einlagerung von Kohlenstaub als Anthrakosis, solche von Kalkstaub als Chalikosis und von Eisenstaub als Siderosis (vgl. auch „Lunge"). In Lösung eingeführte Stoffe können sich im Körper körnig niederschlagen; so entsteht bei dauernder Beschäftigung mit Blei am Zahnfleischrand der grauschwarze Bleisaum, ähnlich bei längerer Wismutbehandlung, oder es bilden sich schwarze Silberniederschläge (Argyrosis) nach längerem inneren Gebrauch von Argentum nitricum, besonders in Haut, Niere (s. Abb. 52), Plexus chorioidei, oder nach langem Einträufeln von Silberlösung in den Augenbindehautsack an dieser Stelle. Über von gewissen Bakterien gebildete Farbstoffe (grüner Eiter u. dgl.) vgl. Kap. VII.

Zu den Speicherungen exogener Farbstoffe gehören auch solche, welche im Tierversuch künstlich eingebracht werden. Nach v. Möllendorff kommen hier wasserunlösliche, körnige Farbstoffe in Betracht, die vor allem von Retikuloendothelien und ihren Abkömmlingen, aber auch anderen phagozytierenden Zellen gespeichert werden, ferner saure Farbstoffe, die am besten in halbkolloidem Zustande, also in bestimmter Dispersitätsphase, in Gestalt von Tropfen und Körnern in Zellen erscheinen, und endlich basische Farbstoffe, welche mit kolloiden Säuren flocken und an vorgebildete Strukturen des Zelleibes angelagert werden. Solche vitale Färbungen spielen heute zur Erforschung histologischer Feinheiten und vor allem physiologischer Gewebsvorgänge eine große Rolle.

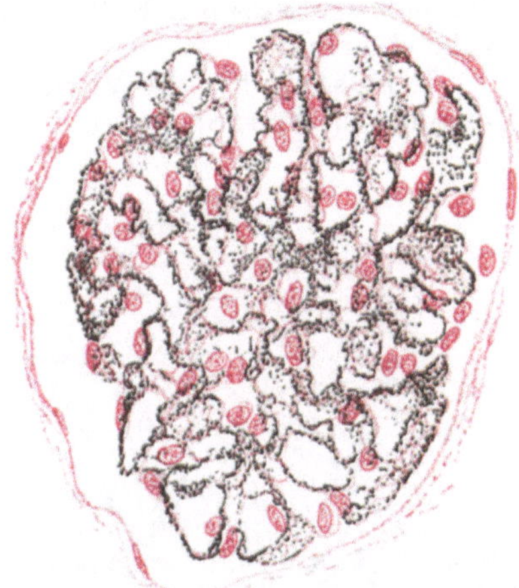

Abb. 52. Silberimprägnation eines Glomerulus bei Argyrosis der Niere. Die Kapillarwände sind mit feinen, schwarzen Silberniederschlägen besetzt.

E. Störungen des Mineralstoffwechsels. Konkrementbildung.

Kalk wird mit der Nahrung aufgenommen (der tägliche Bedarf an Ca beträgt etwa 0,45 bis 0,63 g für einen Erwachsenen von 70 kg) und kreist in kleinen Mengen, durch die Eiweißkolloide und Kohlensäure ionisiert in Lösung gehalten, vielleicht zum Teil auch in Bindung mit Eiweißkörpern, stets im Blute. Ausgeschieden wird der Kalk durch den Darm (Dickdarm), dann die Nieren, weniger mit Galle, Speichel und durch die Bronchialschleimhaut. Kalziumionen in einem bestimmten autogonistischen Verhältnis vor allem zu den Kaliumionen spielen, wie schon in der Einleitung erwähnt, im Zellenleben eine beherrschende Rolle. Kalzium beeinflußt den Quellungszustand der Kolloide im Sinne größerer Konsolidierung (Höber), es verringert die Durchgängigkeit der Grenzmembranen und wirkt somit abdichtend. Eine Verschiebung der Kalium-Kalziummenge bedingt erhöhte oder herabgesetzte Erregbarkeit des Nervensystems. Die Bedeutung der Epithelkörperchen für den Kalkstoffwechsel sei hier nur erwähnt (s. dort). Kalk in größeren Massen ist bekanntlich normalerweise vor allem im Knochen vorhanden. Er kann sich aber unter veränderten Bedingungen in den verschiedensten Geweben ablagern — Verkalkung (Petrifikation). Bei höheren Graden der Kalkeinlagerung zeigen die Gewebe schon für das bloße Auge weißliche, beim Einschneiden knirschende, fleckige oder streifige Stellen von hartem, mörtelartigem oder kreideartigem, brüchigem Verhalten.

Die Verkalkung ist von der abnormen Bildung echten Knochens (Ossifikation), die sich an die Verkalkung anschließen kann, scharf zu trennen. Die abgelagerten Salze sind teils kohlensaurer, teils phosphorsaurer, weniger oxalsaurer Kalk. Häufig sind Magnesiumsalze beigemischt. Salzsäure löst die Kalksalze auf, bei kohlensaurem Kalk unter Entwicklung von Kohlensäurebläschen. Zusatz von Schwefelsäure läßt, unter dem Mikroskop verfolgbar, zierliche Gipsnadeln entstehen. Ferner kommt fettsaurer Kalk vor, indem sich Kalzium mit bei Fettspaltung freigewordenen Fettsäuren zu Kalkseifen verbindet, so in atherosklerotischen

Gefäßen, in Atheromen, bei Fettgewebsnekrosen. Hiervon war schon oben bei der „Verfettung" die Rede. Die abgeschiedenen Kalksalze stellen krümelige Einlagerungen in die Gewebe dar, welche aus unregelmäßig eckigen oder mehr gleichmäßig rundlichen, bei auffallendem Licht glänzenden Körnchen bestehen.

Eine pathologische Verkalkung von Geweben kommt hauptsächlich unter zwei verschiedenen Bedingungen zustande:

1. Es besteht eine besondere Neigung bestimmter Gewebsarten oder Stoffe sich mit Kalksalzen zu durchsetzen; sie sind „kalkgierig" (v. Gierke), wobei es sich um Adsorption der Kalksalze an kolloide Strukturen handelt.

2. Es liegt der Einlagerung eine vermehrte Zufuhr von Kalk mit dem Blute, also eine Überladung dieses mit Kalksalzen, zugrunde, wobei dann auch kalkgierige Gewebe in erster Linie Kalk stapeln.

1. Dystrophische Verkalkung. Eine besondere Anziehungskraft für Kalksalze und Neigung zu ihrer Speicherung haben vor allem folgende „kalkgierige" Gebilde: abgestorbene Gewebeteile aller Art, verkäste Gebiete in Tuberkeln oder Gummata, abgestorbenes Fettgewebe bei Pankreas-Fettgewebsnekrose, Infarkte, abgestorbene Epithelien z. B. der Niere nach Vergiftungen, besonders mit Sublimat, oberflächliche Nekrosen von Schleimhäuten (z. B. Harnblase), abgestorbene Ganglienzellen, abgestorbene Föten (dann Lithopädien genannt) u. dgl. m. Weiterhin im Absterben begriffene oder überhaupt in ihrer Lebenstätigkeit stark herabgesetzte Gewebeteile, so die Plazenta gegen Ende der Schwangerschaft oder Teile von Geschwülsten. Endlich Ergebnisse der Fibringerinnung, wie fibrinöse Exsudate oder — wenn auch meist erst in Organisation begriffene — Thromben (Venensteine), ferner hyaline und kolloide Massen so in der Schilddrüse, in veränderten Gefäßwänden, in den hyalinen Bildungen der Psammome usw. Weiterhin weisen mehr allgemein Knorpel (z. B. des Kehlkopfes und der Rippen bei alten Leuten) und überhaupt dem Knochen und Knorpelgewebe nahestehende Gewebe (Periost u. dgl.), ferner elastische Fasern, Grenzmembranen von Drüsen, Blutgefäßwandungen (sklero-

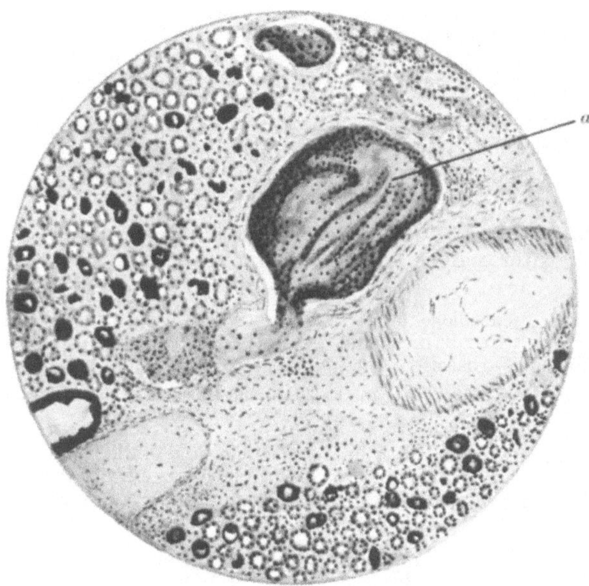

Abb. 53. Verkalkung nekrotischer Harnkanälchenepithelien bei Sublimatvergiftung.
Die verkalkten scholligen Massen sind dunkel (Hämatoxylin) gefärbt.
a Thrombus.

tische Intimaverdickungen, die Media von Gliedmaßenarterien, Kapillarwände), sowie bindegewebige Schwarten, nach Organisation von Exsudaten oder als Endergebnis chronischer Entzündungsvorgänge, unter pathologischen Bedingungen besondere Neigung zu Kalkaufnahme und Niederschlagung auf.

Um dies verstehen zu können, müssen wir von der Fragestellung ausgehen, warum, da geringe Mengen Kalk stets im Blute kreisen und allen Geweben zugetragen werden, nicht schon normal die Zellen der verschiedenen Gewebe Kalk niederschlagen. Dies wird verhindert durch die im Stoffwechsel aller lebenden Zellen auftretenden sauren Stoffwechselstoffe, die Kohlensäure und wohl auch gewisse Diamidokörper. So ist es zu verstehen, daß Zellen, die abgestorben sind und keinen Stoffwechsel mehr haben, oder im Absterben begriffene, ferner Gewebe mit geringem und langsamem Stoffwechsel, wie Knorpel, Knochen, derbes Bindegewebe (Schwarten) oder abgelagerte Substanzen ohne Stoffwechsel, wie Fibrin, besonders leicht verkalken. Auch scheint besonders bei Gerinnungsvorgängen der bis dahin bestandene Kolloidschutz wegzufallen, so daß sich Gerinnungsprodukte mit ausfallendem Kalk beladen. Es bilden sich „Kalziumsalzproteinkomplexe". Dabei können infolge rhythmischer Fällungen auch ringförmige Kalziumniederschlagsbildungen entstehen. Aus dem Gesagten erklärt es sich auch, daß Kalk zusammen mit Lipoiden aus dem Blute besonders häufig in die Wandung großer Arterien bei zerstörenden Erkrankungen dieser gelangt und hier niedergeschlagen wird; es kommt so zum Bilde der Atherosklerose (Genaueres s. bei dieser). Und ebenso können Kalk und Lipoide auch sonst zusammen in derbes Bindegewebe abgelagert werden (Trabekel der Milz, Kapsel derselben, vermehrtes Bindegewebe des Nierenmarkes, Sehnen u. dgl. m., vgl. auch oben unter „interstitieller Verfettung"), besonders im Alter, wenn der in diesen Geweben schon an sich träge Stoffwechsel noch mehr daniederliegt und so der Kalk hier sich niederschlägt und auch Fett (Lipoide), nicht genügend verbrannt, liegen bleibt. Endlich sei erwähnt, daß in manchen Organen, vor allem in der Niere, bei Vergiftungen auch Bedingungen mitwirken, die gleich unter 2. zu erwähnen sind und welche in diesen Organen die Kalkniederschlagung besonders erleichtern.

2. In dieser Gruppe liegt zunächst eine vermehrte Zufuhr von Kalksalzen mit dem Blute vor. Dies kann vor allem eintreten, wenn eine ausgedehnte Zerstörung von Knochengewebe bei bösartigen Geschwülsten oder anderen Erkrankungen des Knochensystems eintritt und so Kalksalze in vermehrter Menge ins Blut gelangen und an anderen Stellen niedergeschlagen werden. Virchow sprach daher von Kalkmetastasen. Solche treten aber nicht ohne weiteres auf, wenn die Kalkmenge im Blute erhöht ist. Es müssen auch die Kalklöslichkeitsverhältnisse verändert sein. So ist es zu erklären, daß sich die Kalkmetastasen fast stets nur finden, wenn außer der Knochenerkrankung eine Nierenerkrankung besteht. Ursprünglich dachte man dabei an Kalkstauung infolge Störung der Nierentätigkeit. Das Hauptausscheidungsorgan für Kalk ist aber der Dickdarm (etwa 90%). Der Einfluß der Nierenerkrankung wird jetzt darin gesehen, daß sie den Eiweißbestand des Blutes ändert, wodurch der durch die kolloiden Eiweiße im Blute in übersättigter Lösung befindliche Kalk leichter ausfällt, und daß dies auch bei bestehender Nierenerkrankung, ohne daß infolge einer Knochenzerstörung Kalk im Überschuß im Blute kreiste, eintreten kann ("Kalkgicht", M. B. Schmidt). Rabl sieht die Wirkung der Nierenerkrankung darin, daß sie zu Störungen der Säure-Alkaliregulierung führt und Schwankungen der H-Ionenkonzentration somit die Löslichkeitsbedingungen für den Kalk so beeinflussen, daß er, wenn er im Überschuß zur Verfügung steht, in der saureren Phase in größerer Menge gelöst, in der alkalischeren ausfällt. Es liegt also auf jedem Fall eine Stoffwechselstörung zugrunde. Die Kalkniederschläge finden sich nun vor allem in Niere, Magen, Lunge, Gefäßen, seltener Herz. Es sind dies Gebiete, in denen durch Säureabgabe die H-Ionenkonzentration stets wenigstens vorübergehend herabgesetzt ist, so daß Kalk hier leichter ausfällt; dies ist in der Lunge durch Kohlensäureabgabe, im Magen durch solche von Salzsäure, in der Niere von sauren Natriumphosphaten der Fall, und unter den Gefäßen sind die Gebiete mit kohlensäureärmerem arteriellen Blut, also die Körperarterien und Lungenvenen, bevorzugt. Beim Herzen mögen auch bei den Zusammenziehungen auftretende Stoffwechselstoffe mit schwankender Ionenkonstellation (vielleicht Phosphationen) das Ausfallen des Kalkes begünstigen.

Eine seltene mehr allgemeine Verkalkung — Calcinosis universalis — kommt als Stoffwechselabartung vor, wobei vielleicht aber auch örtliche Zustände, besonders des Bindegewebes, eine Rolle spielen.

Wie schon erwähnt, findet im Anschluß an Verkalkung nicht selten echte **Verknöcherung** statt, so in verkäst-verkalkten Lymphknoten, in der Lunge, in atherosklerotischen Gefäßen u. dgl. Hier scheint zumeist ein Granulationsgewebe der Umgebung eine Knochengrundsubstanz zu bilden und so den Kalkherd vor allem zu umgeben, meist in unmittelbaren Beziehungen zu ihm. Es kommt im neugebildeten Knochen dann auch zu Ausbildung von Knochenmark. Es handelt sich hier also um eine Art Metaplasie, aber keine echte, da nicht ein fertiges Gewebe in Knochen übergeht, sondern meistens wenigstens ein junges Granulationsgewebe Knochen (statt Bindegewebe) bildet.

Eine Herabsetzung des Kalkgehaltes findet sich in Knochen in Gestalt der kalklos angebauten sog. osteoiden Substanz besonders bei Rachitis und Osteomalazie (von Geschwülsten abgesehen), Erkrankungen, bei denen außer Kalkzufuhrmangel Beeinflussungen durch fehlende Vitamine und andere Momente eine Rolle spielen (s. später). Im Alter oder in Zuständen abnormen Hungerns kann sich eine Osteopathie (Osteoporose) finden, die auf im Verhältnis zum Abbau zu geringem Anbau beruht.

In ähnlicher Weise wie Kalk können auch Harnsäure [die aus Purinbasen und Kernsubstanzen, teils zugeführten (Fleisch), teils im Körper gebildeten entsteht] und harnsaure Salze, welche im normalen Stoffwechsel gelöst kreisen und durch die Nieren (besonders gewundene Harnkanälchen) ausgeschieden werden, eine Durchsetzung von Gewebsteilen herbeiführen; es geschieht dies bei der sog. harnsauren Diathese (Gicht) namentlich in den Gelenkknorpeln, den Gelenkkapseln, den Arterien, den Ohrknorpeln, der Niere (vgl. Kap. IX und II. Teil Kap. IX B). Hierher gehören auch die sog. Harnsäureinfarkte der Neugeborenen (etwa bis zur dritten Woche).

Hier werden als Sekretstörung wohl infolge der Stoffwechselumstellung nach der Geburt harnsaures Ammonium und Natrium in Form kristallinischer Kugeln in die Harnkanälchen der Nierenpapillen abgelagert und treten schon dem bloßen Auge als gelbliche Streifen entgegen. Bei stärkerem Gewebsabbau im Körper können sie auch später auftreten.

Eisen findet sich im allgemeinen unter denselben Bedingungen wie Kalk in Produkten krankhafter Vorgänge, so vor allem ebenfalls in gewissen durch Nekrose hervorgerufenen Eiweißmassen wie abgestorbenen Ganglienzellen oder Nierenepithelzylindern. Gerinnungsstoffe scheinen manchmal größere Anziehungskraft für Kalk, manchmal größere für Eisen zu besitzen, sehr oft aber ist sie für beide sehr groß, so daß sich Kalk und Eisen nebeneinander finden, besonders in frischen Stadien von Verkalkung. Auch physiologisch liegen beide zusammen in fötalen Knochen, namentlich an der Epiphysenlinie. Bei der progressiven Paralyse findet sich im Gehirn in adventitiellen Zellen, also um kleine Gerfäße herum, Eisenspeicherung, die auch diagnostisch sehr wichtig ist (s. dort). Auch Bindegewebe bzw. Gitterfasern und vor allem elastische Fasern zeigen zuweilen Eisenspeicherung und dann Verkalkung, so in der Milz oder der Lunge. Vom Eisenstoffwechsel war im übrigen schon oben die Rede.

Konkrementbildung.

Unter Konkrementen versteht man Abscheidungen fester Massen in Gestalt umschriebener Körper, meist in physiologischen Sekreten und Exkreten in Drüsen und besonders Hohlorganen, seltener innerhalb der Körpergewebe. In letzterem Falle sind sie von der Verkalkung nicht scharf zu trennen, insofern als sie vielfach durch Verkalkung umschriebener Gewebeteile zustande kommen und häufig noch mit dem übrigen Gewebe zusammenhängen oder nur durch eine bindegewebige Kapsel von diesem getrennt sind. Konkremente in Sekreten und Exkreten werden bewirkt durch Änderungen in der Konzentration oder chemischen Zusammensetzung der Flüssigkeit und damit Änderung der Löslichkeitsverhältnisse, wodurch einzelne gesättigt bzw. meist übersättigt gewesene Bestandteile ausgefällt werden, und zugleich ein kolloides organisches Gerüst sich ausbildet. Es sind dies Verhältnisse, wie sie durch Sekretstauung, entzündliche Vorgänge an den sezernierenden Organen, allgemeine Konstitutionsanomalien u. dgl. hervorgerufen werden können. Den Kern bilden meist abgestorbene Zellen oder auch Fremdkörper, welche mit ausgefällten Sekretbestandteilen oder Kalk verkrustet werden. Hierher gehören die Gallensteine und Harnsteine, auch die Speichelsteine, Pankreassteine, Kotsteine, Mandelsteine, Bronchialsteine u. a.

1. Gallensteine.

Einen sehr häufigen Befund bieten innerhalb der Gallenwege, namentlich in der Gallenblase selbst, Konkremente, sog. **Gallensteine**, welche zu sehr mannigfachen Folgezuständen führen können; die meisten der in der Gallenblase und den Gallenausführungsgängen vorkommenden krankhaften Veränderungen, namentlich jene entzündlicher Art, können sich im Anschluß an Gallensteine entwickeln. Das Gesamtleiden wird als **Cholelithiasis** bezeichnet.

Manchmal bilden die Gallensteine bloß hirsekorngroße oder noch kleinere Massen, die oft in ungeheurer Masse vorhanden sind (Gallengrieß); in anderen Fällen kann ein einzelner Gallenstein so groß werden, daß er die ganze Gallenblase vollkommen ausfüllt. Solche Steinbildungen haben meist eine eiförmige Gestalt und können selbst Hühnereigröße und mehr erreichen. Innerhalb der Gallengänge gelegene Steine können, der Form des von ihnen ausgefüllten Raumes entsprechend, zylindrisch, walzenförmig oder sogar verzweigt sein. Oft sind auch, besonders in der Gallenblase, viele, ja Hunderte von Steinen vorhanden. Dann sind die einzelnen kleiner, wenn auch verschieden groß, von eckiger bis polyedrischer Form oder meist mit Schliffflächen versehen, was durch gegenseitige Anpassung der einzelnen Konkremente aneinander während ihres Wachstums bedingt wird. Die Oberfläche ist in diesem Falle glatt, sonst oft höckrig. Die Farbe der Gallensteine wechselt zwischen schwarzgrün bis gelb oder weiß; ebenso ist auch ihre Konsistenz sehr verschieden.

Als Steinbildner kommen in der Gallenblase vor allem in Betracht: Kalk, Cholesterin, Farbstoffe, besonders Bilirubin und höhere Oxydationsstufen, der Kalk als Pigmentkalk und in kleinen, selten in größeren Mengen kohlensaurer Kalk, dem meist etwas phosphorsaurer beigemischt ist. Dazu kommt stets ein aus organischen, besonders eiweißartigen Massen bestehendes Grundgerüst der Steine. Die Beimengung dieser organischen Substanz ist einerseits für den Aufbau der Steine bestimmend, andererseits verleiht sie dem Stein kolloide Eigenschaften; die durch ihre Gegenwart bedingte Neigung der Kristalloide zum Zusammenballen und Haften unterscheidet die Steine auch schon zu Beginn von den Sedimenten. Cholesterin und Bilirubin entstammen der Galle und somit der Leber. Kalk in kleinen Mengen ebenso; in größeren findet es sich wohl nur bei Bestehen einer Entzündung der Gallenblasenwand mit Exsudatbildung. Die organische eiweißartige Substanz entstammt auch der Galle. Zwar ist diese normal frei von eigentlichem Eiweiß, aber auf die geringsten Leberschädigungen hin tritt Eiweiß in die Galle über; stets sind in ihr einzelne

Epithelien der Gallenwege abgeschilfert. Größere Mengen der eiweißartigen Grundsubstanz sind mit einem Exsudat, d. h. entzündlichen Vorgängen, zu erklären. Je nach den genannten steinbildenden Stoffen und ihrer mengenmäßig sehr unterschiedlichen Mischung sind Bau, Konsistenz, Farbe der Steine sehr verschieden. So können wir nach Form und Entstehung eine Einteilung der Gallensteine vornehmen. Diese Fragen haben hauptsächlich Meckel v. Hemsbach, Naunyn und Aschoff verfolgt. Während Naunyn eine im ganzen einheitliche (entzündliche) Entstehungsart der Gallensteine annahm und ihre einzelnen Formen von entsprechender sekundärer Umgestaltung ableitete, läßt Aschoff die verschiedenen Steinarten von vornherein auf Grund unterschiedlicher Bedingungen verschieden entstehen. Dieser Aschoffschen Auffassung wollen wir hier folgen.

Grundlegend sind entstehungsmäßig drei Bedingungen in verschiedener Zusammenfügung: Stockung (Stauung) von Galle, Stoffwechseländerungen allgemeiner Art, örtliche Entzündung (Infektion) der Gallenblase (bzw. Gallengänge). Die **Stockung** spielt insofern eine Rolle, als bei längerem Stehen metastabil oder gar labil übersättigte Lösungen bei autolytisch-chemischen Umsetzungen naturgemäß leichter ausfallen. Die Stauungsgallenblase wurde bis vor kurzem rein mechanisch erklärt. Geringe Faktoren führen sie bei den schon von Natur aus ungünstigen Lagebeziehungen herbei; der aufrechte Gang des Menschen erscheint dabei in vielem im Hinblick auf den ventilartigen Verschluß als Folge der Falten im Ductus cysticus grundlegend (Schmieden). Neuerdings tritt eine funktionell-mechanische Auffassung mehr in den Vordergrund. Die Beziehungen zwischen dem Oddischen Schließmuskel an der Mündung der Gallenwege in den Darm und der Gallenblasenmuskulatur (vielleicht auch einem von Lütkens angenommenen Sphinkter am Übergang des Gallenblasenhalses zum Gallenblasengang) sind grundlegend, wie vor allem Westphal verfolgt hat. Das Zusammenspiel dieser Muskeln, welches der Entleerung der Galle aus der Gallenblase dient, ist nerval geregelt. Eine Harmoniestörung der muskulären Zusammenarbeit auf Grund einer Störung der nervösen Reflexe, abhängig vom sog. autonomen Nervensystem, Vagusreizung wie Sympathikusreizung, also eine (hyper- oder hypotonische) Motilitätsneurose, muß zu Fehlern in der Entleerung der Gallenblase und somit zu Stockung der Galle führen. Gerade, daß kein völliger dauernder Verschluß zustande kommt, sondern sich vorübergehende wechselnde Verhältnisse ausgestalten, so daß zeitweise auch frische Galle oder neue Mischungen in der Gallenblase auftreten, erscheint für die Steinbildung und den verschiedenen Aufbau der Steine wichtig. Bedeutsam und interessant erscheint hier ferner noch, daß die Funktion der Gallenblase von ausschlaggebender Bedeutung ist, und hierin liegt zugleich die Begründung, warum fast alle Steine in der Gallenblase (viel weniger in den Gallengängen) entstehen. Die Gallenblase ist nämlich nach der sehr praktischen Einteilung Löhners kein einfacher Leitungsbehälter, sondern vielmehr ein Organbehälter, welcher die im Behälter angesammelten Stoffe verändert. Die Schleimhaut der Gallenblase mischt der zugeleiteten Galle Schleim bei, verändert aber andererseits die Galle weitgehendst durch auf dem Wege der Aufsaugung erfolgende Eindickung, und indem die einzelnen Stoffe ungleichmäßig aufgesaugt werden, vor allem die anorganischen weit mehr als die organischen, ändert sie auch mengenmäßig die stoffliche Zusammensetzung der Galle in hohem Maße (interessant ist, daß Tiere ohne Gallenblase, wie die Ratte, schon eine derartig hochkonzentrierte Galle in der Leber ausscheiden). Indem das kolloide Cholesterin und kolloidgelöstes Kalzium nicht aufgesaugt werden, nehmen diese beiden Steinbildner, was für die Fragen der Steinbildung eben wichtig erscheint, verhältnismäßig an Menge in der Blasengalle erheblich zu. Bei dieser Konzentrationsarbeit der Gallenblasenwand, bei der die meisten Stoffe, wie das Cholesterin, nur durch Schutzkolloide übersättigt in kolloider Lösung gehalten werden, bedeutet also Stockung schon eine Gefahr der Entmischung und Fällung.

Aber Stockung der Galle ist doch mehr nur die Voraussetzung allein nicht Bedingung oder gar Ursache für Gallensteinbildung. Es müssen andere ursächliche Bedingungen hinzukommen. Dies ist entweder eine Stoffwechselstörung oder eine Entzündung (Katarrh) der Gallenblasenwand. Eine **Stoffwechselabartung** scheint insbesondere den **Cholesterinstoffwechsel** zu betreffen und so für die Anreicherung der Galle an Cholesterin, das Ausfallen dieses und die Bildung der Cholesterinsteine maßgebend zu sein. Doch sind hier alle Einzelheiten noch unbekannt bzw. strittig. Erhöhung des Cholesterinspiegels des Blutes reichert den Gehalt der Galle an Cholesterin an. Der Cholesterinstoffwechsel hängt mit der Nahrung und vielerlei Bedingungen zusammen. Auch eine konstitutionell bedingte „Cholesterindiathese" mag eine Rolle spielen. In manchen Fällen mögen auch Veränderungen anderer Gallenbestandteile, so besonders Verminderung der Gallensäuren und ihrer Salze, durch Änderung der Lösungsverhältnisse des durch Schutzkolloide übersättigt gehaltenen Cholesterins das Ausfallen desselben erleichtern. Die erhöhte Ausscheidung des Cholesterins braucht auch nur vorübergehend zu sein. Dies mag z. B. bei der Steinbildung im Anschluß an Schwangerschaften eine Rolle spielen. Der Choleringehalt der Galle scheint nämlich sofort nach der Geburt plötzlich von einem abnorm niedrigen während der Schwangerschaft zu einem ausgesprochen erhöhten zu werden, und hierin wird der Einfluß der Schwangerschaft auf die Gallensteinbildung gesehen (erhöhte Ansprechbarkeit des Vagus soll nach Westphal hinzukommen, vgl. oben). Die Gallensteine überhaupt und gerade auch die reinen Cholesterinsteine (s. unten) finden sich bei der Frau weit häufiger als beim Manne. Auf Abartungen des Cholesterinstoffwechsels + Stockung scheinen diese sog. reinen radiären Cholesterinsteine zu beziehen zu sein. Aber auf einer Stoffwechselabartung außer Stockung beruht offenbar noch eine andere Steinart, nämlich die sog. reinen

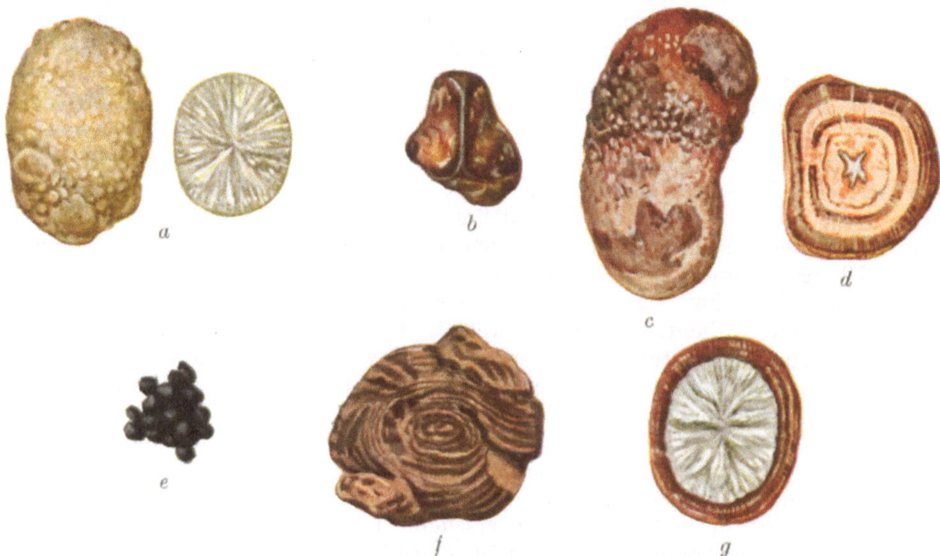

Abb. 54. Gallensteine. *a* reiner Cholesterinstein in Aufsicht und Durchschnitt; *b* polyedrischer Cholesterinpigmentkalkstein; *c* tonnenförmiger Cholesterinpigmentkalkstein; *d* Cholesterinpigmentkalkstein im Durchschnitt; *e* Pigmentsteine; *f* erdiger Pigmentstein; *g* Kombinationsstein, reiner Cholesterinstein innen, Cholesterinpigmentkalkstein außen.

Pigmentsteine. Starker Gehalt an Kupfer, Eisen, auch vielleicht Sulfidschwefel weist hier auf metabolische Grundlagen hin. Es scheint, daß diese Steinart keine einheitliche Gruppe darstellt.

Bei anderen Gallensteinen aber, und gerade bei den allerhäufigsten, den gewöhnlichen Cholesterinpigmentkalksteinen, ist außer Stockung und in erster Linie ein **infektiöser Katarrh der Gallenblasenwand** ursächlich anzuschuldigen. Es sind Infektionen mit Staphylokokken, Streptokokken, Enterokokken, aber auch Bacterium coli sowie Typhusbazillen und verwandten Bakterien, welche hier (die Infektion kommt teilweise auf dem aufsteigenden Wege vom Darm her, teils durch hämatogene Beteiligung der Leber und Ausscheidung in die Galle zustande) die Gallenblasenwandentzündung bewirken. Die Folge ist einerseits Anreicherung an Kalzium, andererseits Auftreten einer größeren Menge organischer Grundsubstanz (vgl. oben) als wesentliche Grundbedingungen für die Bildung dieser Cholesterinpigmentkalksteine. Auch bei der letzten Hauptsteinart, den sog. erdigen Pigmentkalksteinen, scheint außer Gallenstockung, die hier ganz besonders ausgesprochen erscheint (weswegen Aschoff auch von statischen Gallensteinen hier spricht), Infektion mitzuspielen. Während, wie schon betont, alle anderen Hauptarten der Gallensteine in der Gallenblase entstehen, wofür Gründe schon angeführt sind, nehmen diese erdigen Steine ihren Ursprung schon in den extrahepatischen Gallenwegen. In den großen Gallengängen der Leber entstehen echte Gallensteine nur höchst selten. Hier mögen mechanische Bedingungen ebenso wie die chemische und noch nicht konzentrierte Zusammensetzung der Lebergalle (vgl. oben) selten Gelegenheit dazu bieten.

Wir wollen nunmehr die wichtigsten **einzelnen Gallensteine** aufzählen:

1. Der reine radiäre **Cholesterinstein** ist sehr leicht, so daß er auf Wasser schwimmen kann, er ist weich, leicht schneidbar und zerdrückbar, weiß oder gelblich, durchscheinend, von rauher Oberfläche; die Bruchfläche zeigt einen eigentümlichen glimmerähnlichen Glanz (Cholesterin). Diese Steine bestehen bis zu 99% aus grobkristallinischem Cholesterin (reines Cholesterin), dem Pigmentkalk nur in sehr geringen Mengen beigemischt ist; auch organische Stoffe sind hier nur in überaus feiner Verteilung als zartes Gerüstwerk nachweisbar. Mit diesem Mangel an Kalk und organischen Stoffen hängt wohl die Auskristallisierung des Cholesterins in besonders großen Kristallen zusammen, ebenso wie die Tatsache, daß diese Steine keine Schichtung, dagegen eine radiäre Anordnung aufweisen. Die groben Cholesterinkristalle entstehen wohl sekundär, nachdem das Cholesterin erst auf dem Wege der sog. tropfigen Entmischung in Gestalt von kleinen Tropfen ausgefallen war. Diese reinen Cholesterinsteine haben keinen Kern. Eine bräunliche Färbung im innersten Gebiete, die da sein kann, beruht auf geringer Beimischung von Bilirubin oder Pigmentkalk, ohne irgendwie eine zusammenhängende Masse zu bilden. Die Steine wachsen durch ganz allmähliche Anlagerung ausgefallenen und adsorbierten Cholesterins weiter. Zwischen den groben Cholesterinkristallen finden sich größere Lücken mit Flüssigkeit gefüllt mit einigen kleinen Cholesterintafeln. Cholesterinsteine finden sich in allen Lebensaltern, bei Frauen wohl vor allem im Anschluß an Geburten (s. o.). Sie machen meist zunächst keine klinischen Erscheinungen. Stets ist nur ein Cholesterinstein vorhanden. Sie stellen etwa 25% aller Gallensteine dar.

Der Cholesterinstein klemmt sich nun sehr häufig in den Blasenhals bzw. den Ductus cysticus ein und wird so zum Verschlußstein. So kommt es zum — fast fieberfreien — nichtentzündlichen Gallensteinanfall. Aber der Verschluß hat weitere Folgen. Der Inhalt der Gallenblase wird jetzt vollends gestaut und sehr leicht infiziert. Dies ist auf dem Blutwege möglich, kommt aber zu allermeist aufsteigend vom Darm aus zustande, und hierbei scheint mitzuwirken, daß reflektorisch von der Störung der Gallenblase aus der Sphinkter an der Mündung des Ductus choledochus in den Darm (der sog. Oddische Muskel) in seiner Schließfähigkeit gestört wird, und so Darmbakterien von hier aus in die Gallenwege gelangen. So entsteht, zumal durch den Verschlußstein der Eiterabfluß verhindert ist, die oft prall mit Eiter gefüllte Gallenblase, das Empyem derselben. Mit der Zeit kann der Eiter aufgesaugt werden und die stark erweiterte Gallenblase ist dann mit schleimig-wässeriger Flüssigkeit gefüllt — **Hydrops vesicae felleae.** So ist die Gallenblasenwand infolge der Infektion in den Zustand des entzündlichen Katarrhs übergegangen. Es ist zum entzündlichen Gallensteinleiden gekommen.

Löst sich der Verschluß wieder, indem der Druck in der Gallenblase durch Aufsaugung des Hydrops nachläßt, und gelangt der Verschlußstein in die Gallenblase zurück, so kann auch Galle wieder in diese einfließen; sie mischt sich hier aber mit den Ergebnissen der entzündlich veränderten Wand. So ist ein neues an Kolloiden und morphologischen Bestandteilen reiches Medium gegeben und es treten andere Ausfällungsvorgänge auf. Diese führen jetzt — also erst in der entzündeten Gallenblase (vgl. oben) — zur „Ausscheidung von Bilirubinkalk und Cholesterin in Form eigenartiger körniger halbkristallinischer Massen, die sich unter dem Einfluß des eiweißreichen Milieus zu dicht kristallinisch aufgebauten Rosetten entwickeln" (Aschoff). So entsteht einerseits

2. **der Kombinationsstein.** Hier bildet der Cholesterinstein selbst den Kern und um ihn lagern sich jetzt Cholesterinpigmentkalkmassen ab. Auch dieser Stein ist also nur in der Einzahl vorhanden und meist groß. Die Grenze zwischen dem alten Cholesterinstein und den aufgelagerten Massen ist meist scharf (über andere Kombinationssteine s. unten).

Andererseits fallen aber dieselben Massen jetzt in der entzündeten Gallenblase auch aus, ohne sich an den Cholesterinstein aufzulagern, und so entstehen selbständige neue Steine, oft in sehr großer Zahl. Dies sind die

3. **Cholesterinpigmentkalksteine,** welche eben die große Masse der Gallensteine ausmachen. Sie können sich — aber seltener — ihrer Entstehung entsprechend auch sonst, wenn infektiöse Gallenblasenentzündung entstanden ist, ohne vorangehende Cholesterinsteinbildung und -Einklemmung bilden, also auch ohne Verschlußstein. Diese entzündlich entstandenen Cholesterinpigmentkalksteine können wir ihrer Form nach in zwei große Gruppen teilen:

a) Die gewöhnlichen, meist sich in großer Zahl bildenden gewöhnlichen **facettierten Cholesterinpigmentkalksteine.** Je zahlreicher, desto kleiner sind meist die einzelnen Steine. Diese Steine sind schwerer, von außen gelblich bis schwarz, die Oberfläche zeigt Schliffflächen, die Schnittfläche zeigt die radiäre und konzentrische Schichtung. Sie weisen in der Mitte einen deutlichen Kristallisationskern auf, der aus gröberen Rosetten aufgebaut ist, und herum eine aus verschieden groben Lamellen gebaute Rinde. Kern und Rinde zeigen aber, da im wesentlichen aus denselben Massen bestehend, keine scharfe Grenze. Der Kern enthält meist mehr gefärbten Kalk und ist daher dunklergelb bis braunschwarz, die deutlich geschichtete Rinde weist mehr Cholesterin auf, das aber hier feiner kristallinisch ist als in den oben besprochenen reinen Cholesterinsteinen. Diese Unterschiede hängen mit den Verschiedenheiten des kolloidalen Milieus zusammen. Dies ist in der entzündeten Gallenblase gekennzeichnet durch die weit stärkere Beimischung von Kalk und die zahlreichen Kristallisationszentren (zerfallene Epithelien, Leukozyten, Schleim u. dgl.), wodurch es sich erklärt, daß hier auf

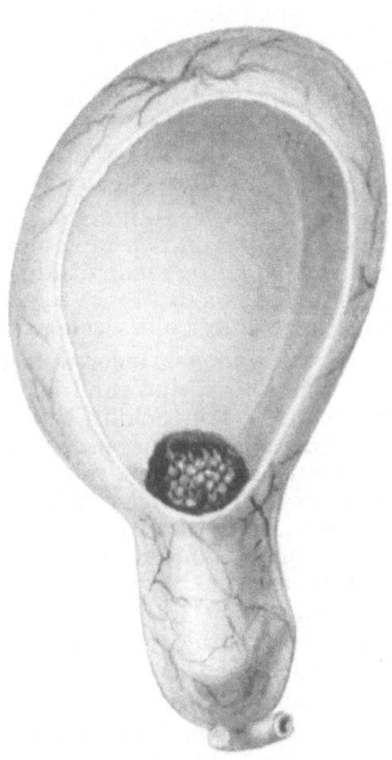

Abb. 55. Hydrops vesicae felleae. Erweiterte Gallenblase, die mit hellem Inhalt gefüllt war. Am Gallenblasenhals ein Verschlußstein (Cholesterinstein).

einmal zahlreiche Steine und sehr schnell entstehen. So gehören alle diese Steine, welche auch gleichen Bau aufweisen, auf einmal entstanden, einer Generation an. Seltener bilden sich zu verschiedenen Zeiten mehrere Generationen (2, sehr selten 3—4). Die Steine jeder Folge gleichen sich dann untereinander. Die Schichten der einzelnen Steine sind, periodischen Schwankungen entsprechend, verschieden reich an Farbstoffen, Kalk und Cholesterin, daher auch von verschiedener Farbe. Diese hängt auch mit verschiedenen Oxydationsstufen des Gallenfarbstoffs zusammen. Die Schichtungen der Konkremente werden bedingt durch rhythmische Fällungen in kolloiden Systemen bei Diffusionsvorgängen nach Art der Liesegangschen Ringe, doch liegen hier noch nicht alle Verhältnisse klar.

Auch ist zu bedenken, daß zu verschiedenen Zeiten unter dem Einfluß der Entzündung die Wand und der Inhalt der Gallenblase sich verschieden verhalten. Die äußeren Schichten der Pigment-Cholesterinkalksteine sind härter, was nach Torinoumi nicht auf größeren Reichtum an Kalk, sondern auf größerer Dichte des kristallinisch ausgefällten Kalks beruht. Die Mitte der Steine ist ursprünglich weich, ja weist öfters Spalten oder kleine Hohlräume auf. Naunyn bezieht dies auf einen ursprünglichen Brei als Kern der Steine und nimmt sekundäres Eindringen des Cholesterins von außen an. Aschoff erklärt solche Befunde mit nachträglichen Entquellungen in der Mitte und so erfolgenden Niederschlägen des im Entquellungswasser gelösten Cholesterins in den Spalträumen im Kern der Steine. Solche Entquellungsvorgänge können zu Selbstzerreißungen nicht nur im Innengebiet führen, sondern auch zu Zerfall ganzer Steine in Bruchstücke. Nachträgliche Umwandlungen wie Eindringen von Cholesterin, Austritt von Pigmentkalk kommt auf jeden Fall nur in geringem Maße vor und ist nicht geeignet, den Steinaufbau, wie ursprünglich angenommen, zu erklären. Auch Selbstauflösung von Steinen in der menschlichen Galle tritt nur teilweise ein und dann können Reste als neue Steinkerne gefährlich werden.

Die besprochenen Steine zeigen nun, wie schon erwähnt, eine mit Schliffflächen versehene Oberfläche. Diese wurde früher mit gegenseitigem Druck und Abschleifung erklärt, sie ist aber offenbar primär, durch stärkeres Wachstum „an den gipfelnden Teilen" zu erklären. Es handelt sich um ungleiches Wachstum je nach dem zur Verfügung stehenden Raum. Der Stein „setzt auf Ecken, Kanten und Flächen, soweit sie frei umspült waren, neue Lagen an, bis er in seinen Raum hineingewachsen ist" (Kleinschmidt). Die meisten derartigen Steine haben die Form eines schön ausgebildeten Tetraeders.

b) Die **tonnen- oder walzenförmigen Cholesterinpigmentkalksteine,** deren nur einer oder wenige (meist 2—3) sich bilden. Sie sind rund bis oval, weil sie sich eben so entfalten können; doch zeigen sie an Berührungsflächen oft eine Art von Schliffflächen an der Oberfläche, fast eine Gelenkbildung untereinander, dagegen da, wo sie der Schleimhaut anliegen, eine mehr glatte oder feinhöckerige Oberfläche. Sie liegen im Gegensatz zu den unter a) genannten zahlreichen, mit Schliffflächen versehenen Cholesterinpigmentsteinen unbeweglich in der Gallenblase. Aber diese Steine bilden sich auch nur in der entzündeten Gallenblase, und gerade hier sind eiterige Entzündungen mit viel Eiweiß und Kalk maßgebend. Hier bezieht der Kristallisations- und Agglutinationsvorgang so immer wieder neue Nahrung, und daher bestehen diese Steine nicht nur wie in den gewöhnlichen Cholesterinpigmentkalksteinen die Kerne sondern ganz aus einem Konglomerat von Rosetten.

Auch die Cholesterinpigmentkalksteine können sich einklemmen und so zu Gallensteinanfällen und weiterer Infektion Veranlassung geben.

Während die genannten die hauptsächlichen Steinbildungen sind, müssen noch folgende häufiger vorkommenden mitgenannt werden:

4. die reinen Pigmentkalksteine. Sie sind höchstens erbsengroß, stets mehrere vorhanden, maulbeerförmig, seltener rund bis länglich oder mit Schliffflächen, nach dem Trocknen hart, spröde, sehr dunkel. Diese Steine bestehen mehr gleichmäßig aus Einzelkonkrementen, die sich wieder aus Bilirubinkalk zusammensetzen. Ihr Kalkgehalt ist sehr hoch. Cholesterin ist dagegen wenig vorhanden, höchstens mehr Cholesterinpigmentkalk als Niederschlag an der Oberfläche zwischen den kleinen Höckern. Nach Aschoff entstehen diese Steine, die sich in der Gallenblase wie auch öfters in den großen Gallengängen finden, aber doch wohl in ersterer gebildet werden, ebenso wie die an erster Stelle beschriebenen reinen Cholesterinsteine primär auf Grund einer Stoffwechselstörung (von den chemischen Beimengungen war schon oben die Rede). Und ebenso wie die Cholesterinsteine verhalten sie sich auch. Sie können auch zum Verschlußstein werden und zu Infektion führen und andererseits auch den Kern, um den sich dann Cholesterinpigmentkalkmassen auflagern, d. h. Kombinationssteine (s. oben) bilden.

Von den genannten Gallensteinen entstehen also voraussichtlich 1 und 4 auf Grund von Stoffwechselstörungen — Aschoff faßt sie als metabolische zusammen —, 2 und 3 dagegen auf Grund von Entzündungen (Eiterungen) der Gallenblasenwand — Aschoff benennt sie infektiöse. Andere Steine sind selten, so geschichtete reine Cholesterinsteine oder Steine, welche fast nur aus kohlensaurem und phosphorsaurem Kalk bestehen, die meist hart, mit höckeriger Oberfläche und kreidiger Bruchfläche sind; häufiger besteht die äußerste Schale von Cholesterinpigmentkalksteinen aus kohlensaurem Kalk, der dann meist durch Bilirubin schön grün gefärbt ist.

Alle aufgezählten Gallensteine entstehen in der Gallenblase. Sie können aber auch sekundär in die abführenden Gallengänge geraten und diese verschließen. Öfters bilden sich neue Lagen um aus der Gallenblase hierher gelangte und liegen gebliebene Steine irgendwelcher Art (doch können solche auch lange im Ductus choledochus ohne Anlagerung unverändert liegen bleiben).

5. die erdigen Cholesterinpigmentkalksteine dagegen bilden sich, wahrscheinlich hauptsächlich auf Grund von Gallenstockung (Stase) vielleicht zusammen mit Infektion, im Ductus choledochus bzw. hepaticus. Diese Steine bestehen aus Bilirubinkalk. Sie sind weich, bröcklig, dunkel; doch handelt es sich selten um ganz aus den genannten Massen bestehende Steine, meist nur um Auflagerung der Massen um irgendeinen von der Gallenblase her in den großen Gallengängen liegen gebliebenen Stein, von dem jene Massen leicht entfernt werden können.

2. Harnkonkremente und Blasensteine.

Der aus der Blase entleerte Harn setzt bekanntlich, wenn er ganz klar abgeflossen war nach längerer oder kürzerer Zeit einen Bodensatz ab, welchen man als **Sediment** bezeichnet. Die Sedimente sind verschieden, je nach der normalen oder pathologischen Beschaffenheit des Harns und insbesondere auch je nach seiner chemischen Reaktion. Im normalen Harn findet sich die Harnsäure als neutrales harnsaures Natrium, welches leicht in Wasser löslich ist. Verringert sich die Säure des Urins (Umwandlung des Mono- in Dinatriumphosphat), so fallen freie Harnsäure und harnsaure Salze aus.

Bei der sog. **alkalischen Harngärung,** welche nach längerem Stehen des entleerten Harns, unter krankhalten Verhältnissen aber schon innerhalb der Blase, auftritt, zerfällt der Harnstoff in Kohlensäure und Ammoniak. Dabei bildet die Harnsäure harnsaures Ammoniak und das Ammoniak zum Teil mit Magnesia das Tripelphosphat (s. unten). Die Ursache der alkalischen Harngärung ist in dem Einfluß von Bakterien zu suchen.

Die wichtigsten im Harn vorkommenden Niederschlagsstoffe sind:

1. Harnsäure, in Form von Kristallen (Wetzsteinform, Kammform, Tonnenform usw.). Die Kristalle zeigen eine bräunliche Farbe. Die Harnsäure entsteht physiologisch aus oxydierten Xanthinstoffen, teils Purinbasen der Nahrung, teils im Muskel gebildetem Hypoxanthin.

2. Saures harnsaures Natrium, der Hauptbestandteil des Sedimentum lateritium (Ziegelmehlsediment), bildet im Harn einen rotgefärbten Niederschlag, der sich in der Wärme leicht löst, ebenso auch bei Zusatz von Kalilauge. Er findet sich im konzentrierten Harn, im stark sauren Harn, bei Fieberzuständen, bei starkem Schweiß u. dgl., entweder erst nach dem Erkalten des Harns, oder indem der letztere schon trüb aus der Base entleert wird. Der Niederschlag ist amorph.

3. Harnsaures Ammoniak, im alkalisch zersetzten Harn in stechapfelförmigen Kristallen auftretend.

Die eben genannten drei Sedimente geben die Murexidprobe.

4. Phosphorsaure Ammoniakmagnesia (Tripelphosphat) bildet große prismatische Kristalle von Sargdeckelform, welche in Essigsäure löslich sind; sie sind (neben dem harnsauren Ammoniak) bezeichnend für den durch alkalische Harngärung zersetzten Harn.

5. Oxalsaurer Kalk erscheint in „Briefkuvert"form als kleine Quadratoktaeder. Sie sind löslich in Salzsäure, unlöslich in Essigsäure und kommen im sauren wie im alkalischen Harn vor.

6. Kohlensaurer Kalk kommt im menschlichen Harn nur in geringer Menge als Niederschlag vor und bildet kleine Kugeln oder Biskuitformen, welche bei Zusatz von Säuren unter Gasentwicklung löslich sind.

7. Phosphorsaurer Kalk als Kalziumdiphosphat und Kalziumtriphosphat; ersteres, in neutralem oder schwachsaurem Harn vorkommend, bildet farblose, keilförmige, am breiten Ende schief abgeschnittene Kristalle, welche einzeln liegend oder zu Drüsen angeordnet gefunden werden; letzteres bildet ein feines amorphes Pulver und kommt im alkalischen Harn vor.

Die Stoffe, welche die Harnniederschläge bilden, können auch schon innerhalb der Harnwege aus der Harnflüssigkeit ausgeschieden werden und hier größere oder kleinere feste Körper bilden. Man bezeichnet sie dann als **Konkremente.** Hierher gehören die Konkrementinfarkte der Niere (s. dort), sowie Steinbildung im Nierenbecken, den Nierenkelchen (Nierensteine, Nephrolithiasis) und in der Harnblase. Größere Körper bezeichnet man als **Harnsteine,** kleine meist in reichlicher Zahl vorhandene als **Harngrieß** oder **Harnsand.** Alle Konkremente haben (wie übrigens auch die kristallisierten Niederschläge des Harns) eine Grundlage organischer Stoffe, eines Eiweißkörpers, welche von der Wand der Harnwege geliefert und mit den konkrementbildenden Stoffen durchsetzt wird. Abkömmlinge der Schleimhaut der Blase und des Nierenbeckens, Epithelien, abgestorbene Gewebsfetzen, Blut, Schleim u. dgl. können ebenso wie auch eigentliche Fremdkörper den ersten Angriffspunkt für die Steinbildung abgeben. Es handelt sich also um kolloidchemische Vorgänge, bei denen die kolloiden Eiweißstoffe mit organischen, sonst im Harn gelösten Stoffen unlösliche Verbindungen bilden.

Die in der Blase vorhandenen Bildungen, die **Blasensteine,** können an Ort und Stelle entstanden oder aus der Niere bzw. dem Nierenbecken herabgeschwemmt worden sein, im letzteren Falle sich auch noch sekundär vergrößern. Ihre Form ist verschieden, rundlich, eiförmig od. dgl. Die aus dem Nierenbecken stammenden Steine sind oft, entsprechend der Form des Beckens oder eines der Nierenkelche, korallenartig ästig gestaltet. Oft kommen auch größere Blasensteine zu mehreren nebeneinander vor. Sie können dann Schliffflächen aufweisen.

Als sog. Steinbildner kommen in Betracht: 1. Die **Harnsäure.** Sie kommt in den Steinen in Form großer rechteckiger Kristalle vor, die sich aus feinen Nadeln zusammensetzen; sie bedingen die konzentrische Schichtung und radiäre Streifung der Steine. 2. **Urate,** weniger Natriumurat als Ammoniumurat, kleine, stark lichtbrechende, gelbe Kugeln. 3. **Xanthin,** stets in geringer Menge im Harn, nach angestrengter Muskelarbeit (wenn ein Teil nicht schnell genug in Harnsäure oxydiert wird) in größerer Menge. 4. **Zystin,** schwefelhaltiger Eiweißabbaustoff, in kleinen Mengen auch stets im Harn, fällt in saurem Urin aus, bildet sechsseitige Kristalle. 5. **Oxalsaures Kalzium,** Octaeder, auch Kugeln, die sich aus feinen Nadeln zusammensetzen. 6. **Phosphorsaures Kalzium, phosphorsaure Magnesia und besonders phosphorsaure Ammoniakmagnesia** s. oben. 7. **Kalziumkarbonat** s. oben.

Eine Einteilung nimmt man am besten (mit O. Kleinschmidt) vor in:

I. Einfache Steine nicht entzündlicher Entstehungsart. Hier liegt eine Art Diathese zugrunde, die durch Stoffwechselerkrankungen begünstigt wird. Diese einfachen Steine sind weiter einzuteilen in:

a) Primäre Steine = einfache Kernsteine.

Hierher gehören:

1. Primäre Harnsäuresteine, bestehend aus Harnsäure, auch Ammoniumurat. Sie entstehen schnell und zeigen daher keine oder nur höchst unvollkommene Schichtung.
2. Primäre Xanthinsteine, gelb bis rot, glatt, hart, zeigen bei Reiben Wachsglanz.
3. Primäre Zystinsteine bei Zystinurie, schmutzig gelb, oberflächlich durchscheinend.
4. Primäre Kalzium-Oxalatsteine, klein, zackig, rufen so Blutungen hervor und erscheinen ganz dunkel.
5. Primäre Kalzium-Phosphatsteine.

Die Harnsäuresteine 1 sind die häufigste Steinart. Die Steine 2, 3, 4 und 5 sind selten.

b) Sekundäre Steine = einfache Schalensteine.

1. Sekundäre Harnsäuresteine mit primärem Harnsäurekern, langsamer entstanden, so daß die Schale konzentrische Schichtung und radiäre Streifung aufweist, die häufigste Art von Schalensteinen.

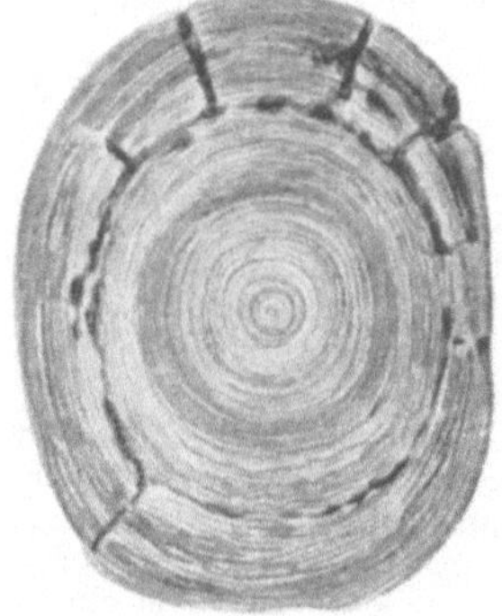

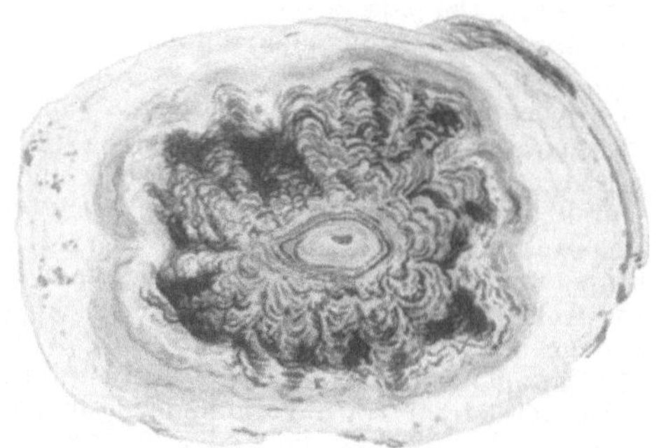

Abb. 56. Reiner Harnsäurestein mit deutlicher Schichtung ohne nachweisbare Urate. Konzentrische Schichtung bis zum Kern. (Kein Urat.)
(Nach Kleinschmidt, Harnsteine.)

Abb. 57. Oxalatstein mit Uratkern, einer Beteiligung von geringen Mengen von Phosphaten und mit einer Hülle von phosphorsaurer Ammoniak-Magnesia.
(Nach Kleinschmidt, Harnsteine.)

2. Sekundäre Oxalatsteine mit primärem Harnsäurekern. Scharfe Kanten der Steine führen zu Blutungen und Entzündungen.
3. Sekundäre Kalziumphosphatsteine mit primärem Harnsäurekern.
4. Sekundäre Harnsäuresteine mit primärem Oxalatkern.
5. Sekundäre Harnsäuresteine mit primärem Kalziumphosphatkern.
6. Kalziumphosphatsteine mit Oxalatkern.

Alle sekundären Steine sind deutlich geschichtet.

II. Steine entzündlicher Entstehungsart auf Grund bakterieller Infektion und ammoniakalischer Gärung.

Diese sind wieder einzuteilen in:

a) Primäre entzündliche Steine = entzündliche Kernsteine.

Hierher gehören:

1. Gemischte Phosphatsteine ohne Kernbildung. Sie bestehen aus phosphorsaurer Ammoniakmagnesia, daneben Ammoniumurat und Kalziumkarbonat.
2. Reine phosphorsaure Ammoniakmagnesiasteine, sog. Struvitsteine, sehr selten.

b) Sekundäre entzündliche Steine = entzündliche Schalensteine.

1. Fremdkörper als Kern, entzündlich entstandene Schale aus gemischten Phosphaten, Kalziumkarbonat und Ammoniumurat = Fremdkörpersteine.
2. Nichtentzündliche einfache Kern- oder Schalensteine (s. o. I., 1 und 2) als Kern, entzündlich entstandene Schale aus gemischten Phosphaten, Kalziumkarbonat und Ammoniumurat = Kombinationssteine.

Äußerst selten bilden sich im Nierenbecken bei chronisch-eitrigen Vorgängen sog. Fibrinsteine, wohl infolge von Ausfällungen von reichlich vermehrten Harnkolloiden.

Harnsteine, besonders die primären Harnsäuresteine, bilden sich häufig schon bei Kindern, besonders auf Grund von Ernährungsstörungen. Die Steine finden sich beim männlichen Geschlecht häufiger als beim weiblichen.

3. Speichelsteine.

Sie entstehen zuweilen in den Ausführungsgängen der Speicheldrüsen durch Inkrustation organischer Abscheidungen mit Kalk (hauptsächlich kohlensaurem) auf Grund von Entzündung. Sie können durch Verlagerung des Ausführungsganges dessen rückwärtigen Teil zu zystischer Erweiterung und die Drüse zur Atrophie bringen.

4. Pankreassteine.

In den Ausführungsgängen der Bauchspeicheldrüse gelegen, bestehen sie auch aus kohlensaurem und phosphorsaurem Kalk und sind die Folge von Katarrhen der Gänge. Sie können bis Walnußgröße erreichen und bewirken Erweiterungen der Gänge wie Verödung des Parenchyms mit Bindegewebszunahme. Eiterige Entzündung durch Infektion vom Darm her kann sich anschließen. Mikroskopisch kleine Konkremente finden sich auf Grund von Sekretstauung bei chronischen Entzündungen der Bauchspeicheldrüse häufig.

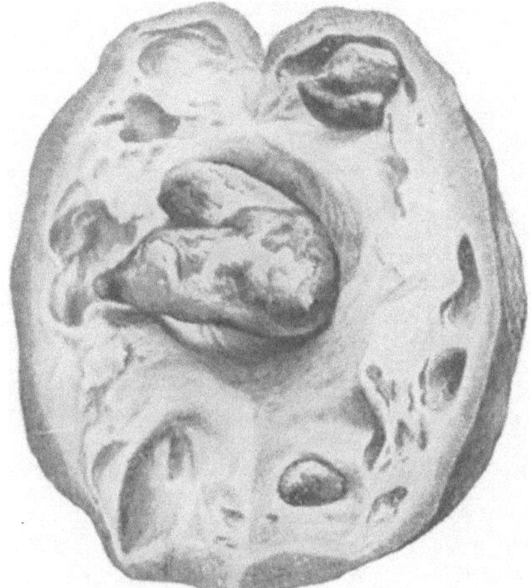

Abb. 58. Infizierte Steinniere.

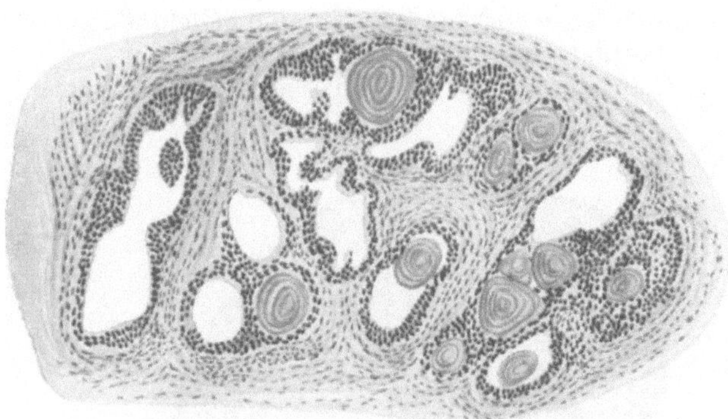

Abb. 59. Corpora amylacea der Prostata.

5. Darmsteine.

Sie bestehen aus Fremdkörpern (namentlich Obstkernen), um welche herum sich Ablagerungen von Phosphaten und anderen Salzen finden. Aus Arzneistoffen, ferner aus Schellack, Kreide usw. bestehende Steine kommen im Darm gelegentlich ebenfalls zur Beobachtung. Auch verschluckte und verfilzte Haare können mit Kalk inkrustiert werden (sog. Bezoare besonders bei Geisteskranken). **Kotsteine** finden sich im Wurmfortsatz (und ähnlich in verengten Darmteilen, Strikturen) in Gestalt eingedickter Mengen von Darminhalt oder auch durch Gerinnung exzidierter Entzündungsmassen mit Beimischung von Kalk.

6. Mandelsteine (Tonsillarsteine).

Sie können durch Verkalkung von eingedickten Massen in Buchten der Mandeln entstehen.

Ähnlich können in den Bronchien, besonders bronchiektatischen Höhlen **Bronchialsteine** durch Kalkeinlagerung in zurückgehaltene Zerfallsmassen oder Exsudate entstehen.

Erwähnt werden sollen noch die Corpora amylacea, rundliche oder eckige, meist geschichtete, kleine Körper, die sich zum Teil mit Jod und Schwefelsäure blau färben, was ihnen ihren Namen verschafft hat. Sie finden sich in großer Menge in der Prostata (s. Abb. 59, vor allem älterer Personen, wo sie eine bedeutende Größe erreichen und oft bräunlich gefärbt sind (Prostatakörperchen). Ähnliche Gebilde kommen in der Lunge vor (in alten Exsudaten und Infarkten, bei Stauung usw.), endlich im Zentralnervensystem, wo sie im Rückenmark, unter dem Ependym der Hirnventrikel, unter der Pia sowie im Tractus olfactorius bei alten Leuten und vor allem in Degenerationsherden in größerer Menge zu finden sind. Die Gebilde haben eine verschiedene Entstehung: in der Prostata entstehen sie aus abgestoßenen Zellen und eingedickten Sekretmassen, in der Lunge aus dem Eiweiß des Blutes oder der Exsudate sowie wohl auch aus zusammengeflossenen abgestoßenen Zellen und lagern sich hier oft um Kohlepartikel oder dergleichen herum; im Zentralnervensystem nach einer Ansicht aus Teilen degenerierender Nervenelemente, nach einer anderen auch hier durch Ausfällung aus der Gewebsflüssigkeit. Mit der Amyloiddegeneration haben sie nichts zu tun und besitzen keine größere pathologische Bedeutung.

Die Psammomkörper des Nervensystems (Hirnsand in der Zirbeldrüse) und seiner Hüllen, sowie des Plexus chorioidei, ferner mancher Geschwülste sind geschichtete Kalkkörner, welche durch Verkrustung von Geweben entstehen (s. unter Geschwülsten Kap. IV).

Im Zentralnervensystem kommen unter krankhaften Bedingungen häufig kleine albuminoide Konkremente, welche dann verkalken, vor (Ostertag).

III. Örtlicher Tod. Nekrose.

Unter Nekrose (Mortifikation, Brand) versteht man den örtlichen Gewebstod, also das Absterben eines Gewebsteiles innerhalb des lebenden Körpers. Findet das Absterben der Gewebsbestandteile nicht plötzlich, sondern allmählich statt, meist so, daß sich zuerst degenerative Vorgänge — z. B. Verfettung — abspielen, welche zuletzt zum völligen Tod führen, so bezeichnet man den Vorgang als Nekrobiose. Hier ist naturgemäß auch die Form stärker verändert als bei dem plötzlichen Tod, der eigentlichen Nekrose.

Die für das bloße Auge wahrnehmbaren Veränderungen bei der Nekrose hängen so sehr von den besonderen Formen derselben ab, daß erst weiter unten davon die Rede sein kann.

Mikroskopisch kennzeichnend für Nekrose ist der sehr schnell eintretende Schwund der Kerne. Diese werden teils aufgelöst — Karyolyse —, teils zerfällt der Kern unter Auftreten von Verklumpungen und Bruchstücken des Chromatins — Karyorrhexis bzw. Pyknose. Der Zelleib leidet dann auch durch Gerinnungen, Verklumpungen u. dgl. m., und so wird schließlich die ganze abgestorbene Zelle in eine gleichmäßige oder körnige bzw. schollige Masse verwandelt, in der man Kerne weder durch Essigsäure

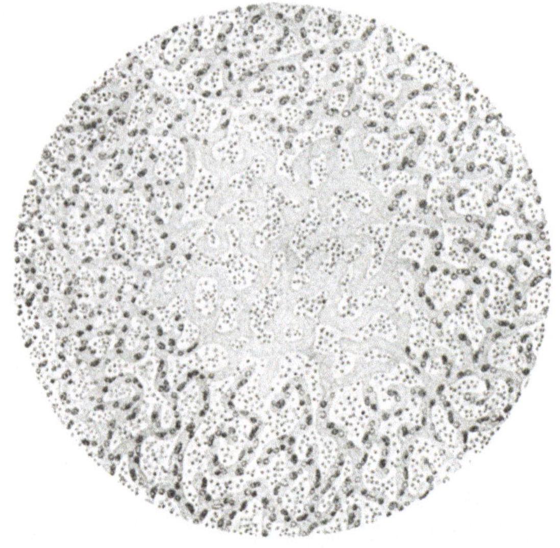

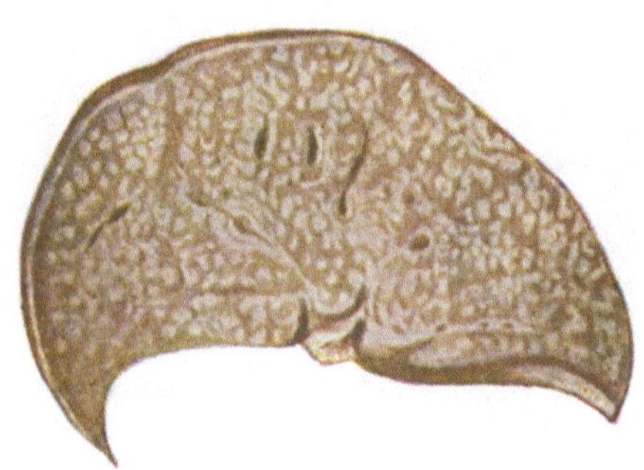

Abb. 60. Multiple Nekrosen (hell) in der Leber eines Neugeborenen.

Abb. 61. Nekrose der Leberzellenbalken inmitten eines Stauungsbezirkes.

noch durch Färbung mehr nachweisen kann. Der Bau der einzelnen Gewebsarten kann zunächst noch kenntlich sein, so daß man Gefäße, Bindegewebe, Drüsen usw. noch unterscheiden kann; schließlich ist der ganze nekrotische Bezirk in eine zusammengesinterte strukturlose Masse verwandelt.

In Kernteilung begriffene Kerne verhalten sich bei der Nekrose anders als ruhende. Es kommt bei Schädigungen zu asymmetrischen, hypo- und hyperchromatischen Mitosen usw. Auch die amitotische Kernteilung bedeutet wahrscheinlich zumeist einen Schädigungszustand der Zelle. Tritt plötzliche völlige Nekrose ein, so haben natürlich überhaupt keine Kernteilungen hier mehr statt.

Bei der Kernauflösung werden Stoffe frei, die als Myelinfiguren auftreten und durch Färbbarkeit mit Neutralrot gekennzeichnet sind (s. oben unter „Myeline"). Die Myeline können somit auch mikroskopisch-diagnostisch für die Diagnose Nekrose wertvoll sein.

Die Nekrose wird bewirkt durch eingreifende Gewebsschädigung. Dieselben Schädlichkeiten, so kann man allgemein sagen, welche bei geringerer Wirkung Degenerationen verursachen, erzeugen bei starker Einwirkung unmittelbar oder nach kurzer Dauer degenerativer Vorgänge Nekrosen (bzw. Nekrobiosen). Hierbei hängt die Wirkung in hohem Maße von der Empfindlichkeit des befallenen Gewebes ab. Im allgemeinen ist der höher entwickelte Bestandteil eines Organes der empfindlichere, in sog. parenchymatösen Organen also die spezifischen Epithelien; ähnlich im Herzmuskel die Muskelfasern, im Nerven die Nervenfasern. So zeigen die Epithelien der Hauptstücke der Niere z. B. schon Absterbeerscheinungen, wenn die Arteria renalis für $\frac{1}{4}$—$\frac{1}{2}$ Stunde unterbunden wird, während das bindegewebige Gerüst der Niere dabei gut erhalten bleibt. Aber auch da bestehen noch weit feinere Unterschiede z. B. unter den Epithelien der einzelnen Harnkanälchenabschnitte der Niere. Nervöse Bestandteile zeichnen sich durch besonders hohe Empfindlichkeit gegenüber Schädlichkeiten aller Art aus.

Nach den einwirkenden Schädigungen kann man vor allem folgende Formen unterscheiden:

1. Unmittelbare äußere Einwirkung. Hierher gehören größere Verletzungen, Quetschungen oder auch Erschütterungen, besonders des Nervensystems, Röntgenstrahlen oder Elektrizität, Gewebszerstörungen bedingende Blutungen, hochgradiger dauernder Druck (Dekubitus), zu hohe oder zu niedrige Temperaturen.

2. Einwirkung toxischer oder infektiös-toxischer Schädlichkeiten. Hierher gehören: Verätzungen von Haut und Schleimhäuten (z. B. bei Trinken von Giften, s. dort) also unmittelbar an der Einwirkungsstelle Abtötung des Gewebes bewirkende Vorgänge, oder vom Blute aus wirkende Gifte wie Sublimat, chlorsaures Kalium, chromsaure Salze, Phosphor, Arsen u. dgl., die namentlich in den Ausscheidungsorganen (besonders Niere und Darm) Nekrosen bewirken, oder autotoxische Stoffe des Körpers selbst, wie Galle, Harnsäure, Pankreassaft, wenn aus dem Pankreasgang ausgetreten, und endlich Bakterientoxine, z. B. solche von Entzündungserregern, wenn sie besonders stark einwirken.

Im Tierversuch bewirkt Durchspülung mit einer in der Reaktion von der des Blutes stark abweichenden Flüssigkeit je nach der Alkalisierung oder Säuerung in den Zellen schwere Veränderungen; größere Veränderungen der Zellreaktion bewirken dann Zelltod.

3. Einwirkung von hochgradigen Kreislaufstörungen, von Angiospasmen bis zu thrombotischem oder embolischem Verschluß, wenn ein Bezirk kaum mehr ernährt und dies nicht bald ausgeglichen wird. Man spricht dann auch von indirekter oder zirkulatorischer Nekrose oder Asphyxie der Gewebe.

Die Stase, die zu Nekrose führt, die anämischen und hämorrhagischen Infarkte, welche eine Nekrose darstellen, sind schon besprochen.

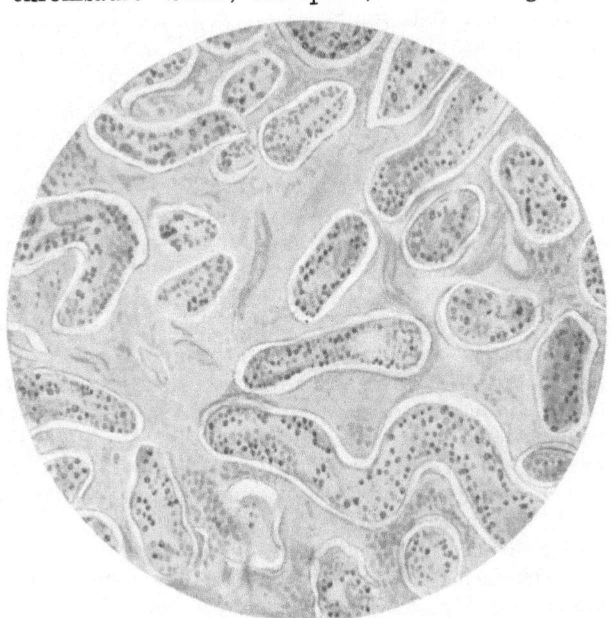

Abb. 62. Nekrose des Hodens (alle Kerne sind verschwunden bzw. zerfallen, nur noch der Gesamtbau ist zu erkennen).

4. Einwirkung von Nerveneinflüssen, neurotische Nekrosen. Insbesondere handelt es sich um vasomotorische Nerven (Erregung von Vasokonstriktoren) und so bewirkte Kreislaufstörungen, vor allem hochgradige Zusammenziehung der Arterienmuskulatur (z. B. durch Ergotin). Bei Nervenlähmungen kann die Wirkung der Anästhesie hinzukommen, als deren Folge die Körperteile nicht vor äußeren Schädlichkeiten, die nicht wahrgenommen werden, geschützt werden. Auch sog. trophische Funktionen von Nerven können mitspielen. Hierher gehören Lepra, Herpes zoster, Raynaudscher symmetrischer Brand, gewisse Muskelatrophien, Nervendurchschneidungen, nach denen, wie nach Degeneration der nervösen Kerne im Zentralnervensystem, die unterbrochenen Nervenfasern rasch einer Nekrobiose und auch die innervierten Muskelfasern Degenerationen verfallen.

Während nun Nekrose der übergeordnete Begriff ist, kann das örtliche Absterben des Gewebes in verschiedener Weise vor sich gehen, abhängig von den einzelnen Vorgängen bei dem Übergang von Leben in den Tod und von der Art des betroffenen Gewebes, von sekundären Veränderungen und von Reaktionen der lebenden Umgebung. Danach können wir folgende **Formen** unterscheiden:

1. Koagulationsnekrose (Weigert). Bei dem Absterben von weichen Geweben kommt es zu Gerinnungsvorgängen, und zwar zu Koagulation des Zelleibes unter dem Einfluß der die absterbenden Massen durchtränkenden Lymphe, daneben gegebenenfalls auch zu Fibrinabscheidung und -gerinnung. Zum Zustandekommen dieser Gerinnung ist also gerinnungsfähiges Eiweiß und reichlich plasmatische Substanz Vorbedingung, gerinnungshemmende Einwirkung lebender Epithelien darf nicht vorhanden sein. Solche der Koagulationsnekrose verfallene Bezirke, z. B. anämische Infarkte, zeigen ein leicht vermehrtes Volumen (ganz frische

Infarkte springen etwas über Oberfläche und Schnittfläche vor), eine derbe, etwas trockene Beschaffenheit und erinnern an geronnene Eiweißmassen. So bieten die der Koagulationsnekrose verfallenen Gebiete ein sehr kennzeichnendes Bild.

Zur Koagulationsnekrose gehört auch die **Verkäsung** von tuberkulösen Massen, aber auch die Nekrose bei syphilitischen Vorgängen oder Geschwülsten, wenn neugebildete Zellmassen absterben. Der Käse hat eine eigentümlich opake, gelbe, trockene, feste oder auch mehr schmierige Beschaffenheit (daher der Name). Hier geht die Nekrose allmählich vor sich (Nekrobiose). Es handelt sich hier um eine Koagulationsnekrose, bei deren Zustandekommen aber die Abscheidung eines aus dem Blute stammenden Gerinnungsproduktes eine größere Rolle zu spielen scheint, als sonst bei der Koagulationsnekrose. Man findet in verkäsenden Teilen frühzeitig eine reichliche Menge einer teils feinfaserigen, teils dickbalkigen, hyalinen Masse zwischen den Zellen, welche die Farbreaktionen des gewöhnlichen Fibrins nur zum Teil gibt und als Fibrinoid oder hyalines Fibrin bezeichnet worden ist. Etwas später findet man eine schollige bis körnige, sehr dichte Masse, welche zum Teil aus dem sich schollig zerklüftenden Fibrinoid, zum Teil aus den beim Absterben kernlos und schollig gewordenen, in Bruchstücke zerfallenden Gewebszellen besteht, welch letztere wahrscheinlich ebenfalls eine Gerinnung (s. oben) erlitten haben. Im weiteren Verlaufe findet eine fortschreitende weitere Zerklüftung der Masse in immer kleinere Teile statt, so daß schließlich ein dichter körniger Detritus entsteht, der auch unter dem Mikroskop ein trübes, körniges, wie bestäubtes Aussehen aufweist. Zusatz von Essigsäure oder Kalilauge löst die Trübung allmählich auf.

3. Mumifikation (trockener Brand): Oberflächlich gelegene Gebiete trocknen nach dem Absterben nicht selten durch Wasserabgabe an die äußere Luft ein und werden damit hart und derb, mumienartig, meist schwärzlich verfärbt. Ein physiologisches Vorbild ist die Vertrocknung und Abstoßung des Nabelschnurrestes. Diese Mumifikation findet sich beim sog. Alters-Brand, der besonders an den Zehen und Füßen in Zuständen abnehmender Herzkraft und Altersveränderungen der Gefäße eintritt. Entsprechendes findet sich im Gefolge von Arterienverschluß oder von vasomotorischen Störungen, ferner besonders bei Diabetes.

4. Inspissation tritt ein, wenn es auch an abgestorbenen inneren Teilen, namentlich verkästen Bezirken, in späteren Zeiten zur Aufsaugung der in ihnen enthaltenen Flüssigkeit mit Eindickung und Schrumpfung der Massen kommt.

Den bisher erwähnten Fällen, in denen die Gewebsteile nach dem Ableben eine festere Konsistenz annehmen, stehen andere gegenüber, in welchen sich an die Nekrose das Umgekehrte anschließt.

5. Die Kolliquationsnekrose kommt allmählich dadurch zustande, daß das nekrotische Gewebe unter Wasseraufnahme eine Erweichung und später Verflüssigung eingeht. Dies findet sich vor allem im Zentralnervensystem, wo es ja bei Gefäßverschluß nicht zu festen Infarkten, sondern eben zu Erweichungsherden kommt (schon oben besprochen). Es hängt dies wahrscheinlich mit der Eigentümlichkeit des Nervenmarks, leicht Wasser aufzunehmen, zusammen. Hierher gehört auch die Mazeration längere Zeit abgestorben in der Gebärmutter liegenbleibender („todfauler") Früchte. Hier wird zuerst die Epidermis in Blasen abgehoben, zuletzt werden auch die tieferliegenden Weichteile mehr oder weniger verflüssigt. Verflüssigung kommt auch unter dem Einfluß von Fermenten, die aus dem absterbenden Gewebe oder von Bakterien geliefert werden, zustande als ein autolytischer Verdauungsvorgang, der nur die abgestorbenen oder schwer geschädigten Gewebe angreift, die gesunden verschont. Dieser Vorgang spielt eine große Rolle bei der Lösung — und somit Aufsaugung — von fibrinösen Exsudaten, z. B. bei der Pneumonie u. dgl.

6. Gangrän (feuchter Brand) kommt unter der fermentativen Einwirkung von Fäulnisbakterien zustande. Da der Zutritt solcher an der Körperoberfläche und Lunge am leichtesten unmittelbar von der Außenwelt her möglich ist, findet sich Gangrän hier auch am häufigsten. Die ergriffenen Gebiete erhalten durch zersetzten Blutfarbstoff ein mißfarbiges, schmutzig grünes bis schwarzes Aussehen; es finden sich in den Zerfallsmassen reichlich Zersetzungsstoffe, wie Leuzin- und Tyrosin-Kristalle, Ammoniakmagnesiumphosphat, Fettkristalle, Blutpigment. Andere Zersetzungsstoffe sind giftiger Natur. Die Massen verbreiten einen übelriechenden Geruch. Kommt es zur Ansammlung von Gasblasen im Gewebe, so spricht man auch von brandigem Emphysem.

Auch bei der Einschmelzung von Geweben durch eiterige Infiltration handelt es sich um Wirkung von Fermenten, die von den durch die Eitererreger herbeigelockten als Eiterzellen auftretenden Leukozyten geliefert werden. So in Abszessen, bei phlegmonösen Vorgängen usw. (s. u. Entzündung, Kap. III).

Die nekrotischen Gebiete haben ein verschiedenes Aussehen, je nach dem Einsetzen der eben genannten Vorgänge. Auch die Menge des Blutgehalts oder die Zersetzungen bzw. die weitere Veränderung des etwa in abgestorbenen Bezirken enthaltenen Blutes sind maßgebend. Die infolge von Anämie abgestorbenen Teile sind naturgemäß blaß, gelblich oder weiß; blutig durchsetzte Gebiete erscheinen zunächst dunkelrot und machen durch die Zersetzung des in ihnen enthaltenen Blutes eine Reihe von Farbveränderungen durch, bis sie schließlich ebenfalls ein helles oder durch Pigmentflecke gesprenkeltes Aussehen gewinnen. Bei der Nekrose durch Chemikalien hängt Farbe und Konsistenz der betroffenen Gewebe auch von diesen ab. Teile von sehr fester Konsistenz, wie elastisches Gewebe, Knorpel, Knochen, zeigen kurz nach dem Absterben für das bloße Auge kaum eine Veränderung und lassen sich anfangs oft nur durch das Fehlen von Lebenserscheinungen von der Umgebung abgrenzen. So unterscheidet sich ein abgestorbenes Knochenstück in seiner äußeren Beschaffenheit und seinem Bau kaum von der lebenden Umgebung, wohl aber durch das Fehlen der in letzterer in diesen Fällen meist sehr ausgesprochenen Reaktionen: Periostwucherungen und Osteophyten.

Nekrotische Gebiete haben nun weitere Schicksale. Verflüssigte Bezirke können durch das Blut und die Lymphe aufgesaugt werden, kleine Zerfallsteilchen werden von Wanderzellen aufgenommen und fortgeschleppt. Widerstandsfähigere Gewebe, wie Bindegewebe, elastisches Gewebe, Gefäße, Knochen, bleiben lange als fetzige Reste in den halbverflüssigten Massen erhalten. Werden nekrotische Massen nicht verflüssigt und aufgesaugt, sondern bleiben sie zunächst liegen — wobei sie, wie bereits beschrieben, gerne verkalken —, so reagiert die Umgebung mit entzündlichen Vorgängen, welche unter Aufsaugungserscheinungen die nekrotischen Massen durch Bindegewebe ersetzen (s. unter „Entzündung"). Eiterung der Umgebung kann das abgestorbene Gewebe vom lebenden abgrenzen, demarkieren, so wird das nekrotische Gebiet als **Sequester** frei; wird es ausgestoßen, so kommen Gewebsverluste zustande. An Oberflächen durch Zerfall

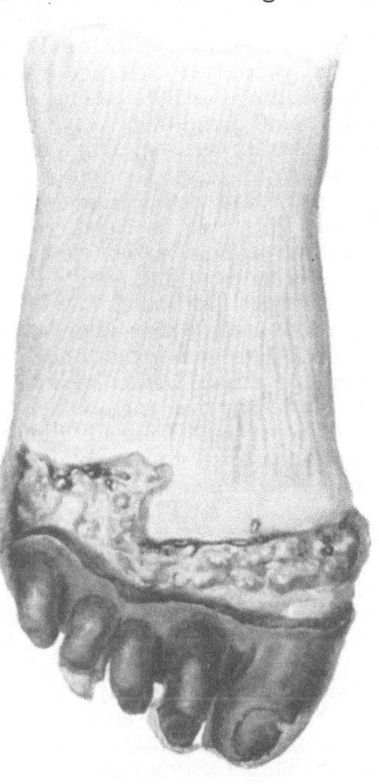

Abb. 63. Zehen-Gangrän nach
Erfrierung.
(Nach Kleinschmidt.)

des Gewebes mit Abstoßung entstehende Gewebsverluste werden, wenn oberflächlicher Natur, als **Erosionen**, wenn tiefer greifend als **Geschwüre, Ulzera,** bezeichnet, Höhlen, die sich inmitten von Gewebe bilden, als **Kavernen.** Von den Geschwüren seien hier nur das Knochengeschwür, das runde Magengeschwür (Teil II, Kap. IV) und das sog. Mal perforant du pied (Teil II, Kap. XI) erwähnt.

Drittes Kapitel.

Veränderungen der Gewebe bei abnormen Wachstumsvorgängen und Reaktionen.

Vorbemerkungen.

Wir haben bisher die durch Schädigungen unmittelbar bewirkten, zum Teil wenigstens mehr passiven oder affektiven Vorgänge besprochen und kommen nunmehr zu einer Gruppe von Vorgängen reaktiver Natur. Da diesen Erscheinungen also eine Steigerung der vitalen Tätigkeit gemeinsam ist, auch eine Zunahme von Gewebsbestandteilen an Größe oder Zahl statthat, also Wachstumsvorgänge eine besondere Rolle spielen, so faßte man besonders früher alle diese Vorgänge gerne als „progressive" zusammen.

Diese Vorgänge gehen demnach mit Neubildung von Zellmaterial und Zellen einher, sie sind also bioplastischer Natur. Ganz allgemein kommt jeder Zelle eines Organismus die Fähigkeit zu, fremde Stoffe zu assimilieren (anzubauen) und aus unorganisiertem Material lebende Masse zu bilden, und so das bei der Dissimilation

(Abbau) Verlorengegangene an Zellmasse zu ersetzen. Darauf beruht die „Rekonstruktion“, die Erhaltung der Zellen. Nach nicht zu eingreifenden Schädigungen (s. im vorigen Kapitel) wird Eiweiß usw. in erhöhtem Maße wieder angesetzt. Die Gewebe gehen eine Wiederherstellung, eine „Restitutio ad integrum“ ein. Man kann von Erholung — Rekreation — sprechen. Aber darüber hinaus sind die meisten Zellen auch zur Vermehrung der lebendigen Substanz in Gestalt von Wachstum befähigt, und hierzu gehört auch ihre Fortpflanzung, d. h. die Erzeugung zweier Tochterzellen durch Teilung von Kern und Zelleib. Wie wir im Kapitel „Vererbung“ noch genauer sehen werden, wird diese Eigenschaft schon bei der Befruchtung auf jeden neuentstehenden Keim übertragen, sie kommt allen Zellen des sich bildenden sowie auch des fertigen Lebewesens zu. Es handelt sich hier also um eine idioplasmatisch vererbte Eigenschaft. Woher dieselbe in letzter Linie stammt, wissen wir nicht, da wir über die Bildung des ersten Lebewesens überhaupt, also über die Urzeugung, nichts wissen. Wir müssen diese „bioplastische Energie“ heute als den Zellen untrennbar zugehörend betrachten; sie äußert sich in weitestem Umfange während der Wachstumszeit im Mutterleib wie als Kind und hierauf beruht ja die Entwicklung des Lebewesens. Aber sie bleibt auch später den Zellen noch zu eigen, nur daß dann die bioplastische Kraft bloß potentiell vorhanden ist und bestimmter Auslösungsbedingungen bedarf, um in kinetische Kraft umgesetzt zu werden. Ohne diese Fähigkeit könnte ja kein Lebewesen auf die Dauer bestehen, da einzelne Teile desselben sich „im Kampfe der Teile“ des Organismus aufreiben, oder schon bei der Funktion zugrunde gehen, oder durch äußere Schädlichkeiten vernichtet werden, und somit, wenn nicht ein Ersatz möglich wäre, der Gesamtkörper sehr bald in Gefahr schweben würde. Das nun, was im fertig entwickelten Lebewesen die bioplastische Kraft zurückhält, so daß sie ruht, scheint der geschlossene Bau der Zelle und der enge Verband der Zellen untereinander zu sein, d. h. also die Summe der so gesetzten Widerstände. Als Auslösungsbedingung, daß die latente bioplastische Kraft auch hier im ausgewachsenen Körper sich wieder betätigen kann, ist demnach jede Beseitigung der genannten Widerstände anzusehen. Eine solche wird immer stattfinden, wenn Zellen oder Zellteile (Zellsubstanz) verloren gehen und somit der Zellverband gelockert wird, oder wenn sonst in diesem irgendeine Entspannung durch Lückenbildung oder dergleichen eintritt, ferner aber auch wenn in den einzelnen Zellen irgendeine Änderung des „eukolloiden“ Zustandes stattfindet. So denkt man an Quellungszustände der Zellkolloide als für Wachstums- (Zellneubildungs-) Erscheinungen maßgebend, auch an Oberflächenvorgänge (Erniedrigung der Oberflächenspannung). Auch chemische Stoffe werden als wachstumsanregend angenommen (Wachstumshormone, Trephone, über „Nekrohormone“ s. u.). Also auch feinere chemische bzw. physikochemische Beeinflussungen u. dgl. sind hier heranzuziehen, und hier spielen auch die Beziehungen der Organe untereinander, ihre sog. Korrelationen (Darwin), d. h. im heutigen Sinne vor allem durch hormonale Einwirkungen der Drüsen mit innerer Sekretion, eine Rolle. Aber auch die spezifische Funktion der Zelle bedeutet schon einen Zellstoffabbau und wirkt daher in diesem Sinne. So führen Manche Zellneubildung vor allem auf Steigerung funktioneller Reize zurück. Bei Schädigungen von Zellen und Zellteilen, wie sie im vorigen Kapitel beschrieben wurden, bzw. bei dem, was E. Neumann gut als Mikronekrose bezeichnete, werden erst recht Widerstände im eben gekennzeichneten Sinne beseitigt. Unter allen solchen Bedingungen wird also die bioplastische Kraft wieder tätig und Zellsubstanzvermehrung (Wachstum) tritt ein.

Wir haben schon eingangs erwähnt, daß diese Darstellung im wesentlichen der Lehre Weigerts folgt, welcher die bioplastische Tätigkeit der Zellen als ihnen vererbte Eigenschaft aller Zellen und die durch äußere Reize bzw. Schädlichkeiten verursachten, mit Zellsubstanzverlust einhergehenden Vorgänge nur als die äußere Bedingung bzw. Auslösungsursache auffaßte, durch welche die freie Betätigung der bioplastischen Kraft ermöglicht wird. Somit werden nach dieser Lehre nur diese katabiotischen Vorgänge unmittelbar durch äußere Reize verursacht, wie dies ja sicher schon bei jeder Zellfunktion und erst recht wenn Zellsubstanz äußeren Schädlichkeiten, wie bei den Degenerationen, zum Opfer fällt der Fall ist, während die bioplastische Tätigkeit nur mittelbar auf äußere Reize zu beziehen ist. Auf der anderen Seite hat Virchow, wie ebenfalls schon im Einleitungskapitel erwähnt, zu den äußeren Reizen auch den formativen gerechnet, also einen Reiz, welcher mehr unmittelbar als Wucherungsreiz die Zellen zu bioplastischer Tätigkeit anregen soll.

Zugunsten dieser unmittelbaren formativen Reizung werden vor allem Beispiele aus dem Pflanzen- und Tierleben angeführt, da sich dort diese verwickelten Verhältnisse leichter überschauen lassen. So wird bei manchen Tieren die an bestimmte Zeiten gebundene Neubildung der Geweihe, d. h. die Tatsache, daß diese sich nur zur Brunftzeit neu bilden, im Sinne einer unmittelbaren formativen Reizung, welche eben das Hervorsprossen des Geweihes bewirkt, gedeutet, und ähnlich die Entwicklung der Mammae zur Zeit der Schwangerschaft. In diesen Fällen sind Stoffe maßgebend, welche zu bestimmten Zeiten von den Keimdrüsen ausgehen und es handelt sich bei diesen „Hormon“wirkungen auch um chemische Beeinflussung im Sinne eines Angreifens an den Zellen des Bewirkungsortes und so ausgelöster Wachstumsbetätigung. Des weiteren sind hier anzuführen die sog. Gallenbildungen der Pflanzen, die im ganzen Pflanzenreiche überaus verbreitet sind. Hervorgerufen werden die Gallen zum Teil durch Tiere, welche man dann (Thomas) als Zedidozoen bezeichnen kann (hierher gehören vor allem die Arthropoden), zum Teil durch gallenerzeugende Pflanzen, welche man Zedidophyten benennt (hierher gehören Myxomyzeten, Bakterien, Algen, Pilze usw.). Allgemein kann man als Gallen alle diejenigen durch einen fremden Organismus veranlaßten Bildungsabweichungen bezeichnen, welche eine Wachstumsreaktion der Pflanze auf die von dem fremden Organismus ausgehenden Reize darstellen, und zu welchen die fremden Organismen in irgendwelchen ernährungsphysiologischen Beziehungen (E. Küster). Wie schon aus dieser Begriffsbestimmung hervorgeht, handelt es sich bei der Gallenbildung um die Folge eines von dem Eindringling abhängigen „Reizes“, also um eine von diesem ausgelöste bzw. bewirkte formative Tätigkeit. Wird somit auch die Gallenbildung der Pflanzen mit Recht zugunsten des unmittelbaren formativen Reizes angeführt, besonders da verschiedene gallenerzeugende Insekten an der gleichen Pflanze verschiedene Gallenbildungen bewirken, also letztere auch von der eigentümlichen Wachstumsbeeinflussung der gallenerzeugenden Lebewesen abhängen, so sind doch einmal auch nicht alle Pflanzenzellen zur Gallenbildung fähig, sondern nach dem von Thomas aufgestellten Grundsatz fast ausnahmslos nur noch in der Entwicklung begriffene Pflanzenteile, und andererseits bezieht Küster die Gallenbildung außer auf chemische Reize doch vielfach auch auf sog. „Verwundungsreize“, also auch auf primäre Schädigung und erst dann einsetzende Zellneubildung.

Der Gegensatz jener Auffassungen läßt sich nun überbrücken, wenn wir daran denken, daß die Zellschädigung, welche mit Stoffverlust einhergeht, sich nicht in der einen Zelle, die infolgedessen frei werdende bioplastische Tätigkeit sich in anderen Zellen abzuspielen braucht, sondern daß beide Vorgänge Teile einer Zelle ergreifen und sich somit neben- bzw. nacheinander in derselben Zelle abspielen können; d. h. also, daß äußere Reize, wie die Funktion oder vor allem schädliche Einwirkungen von Giften usw., eine Zelle nur teilweise beeinflussen und nunmehr dadurch veranlaßt, diese selbe Zelle neues Zellmaterial bilden kann. Die mehr passive Veränderung der Zelle braucht dabei nur nicht zutage zu treten und geht sehr schnell vorüber, während der aktive Vorgang der Neubildung von Zellmasse als positive Leistung offen zutage tritt. Wie Orth betonte, hat Virchow sich den „formativen Reiz", welcher also eine Zelle zur Neubildung veranlaßt, in dieser Weise vorgestellt. Können sich die Vorgänge in derselben Zelle abspielen und sind sie nicht als rein mechanisch ausgelöst aufzufassen (vgl. Genaueres oben), so ist andererseits doch im pathischen Geschehen im Anschluß an Atrophien, Nekrosen usw. oft der Fall gegeben, daß eine Gruppe von Zellen geschädigt wird, und jetzt andere Zellen, unversehrter geblieben, infolge der Entspannung oder auch infolge chemischer Beeinflussung bioplastische Vorgänge aufweisen. Man hat im Pflanzenleben auch Anhaltspunkte für eine so die Zellen angreifende Einwirkung, auf die hin dann erst die bioplastische Kraft sich betätigt, gewonnen, in Gestalt der sog. „Wundhormone" und auch „Nekrohormone" (Haberlandt); Reizstoffe, die, aus Zerfall von Zellmaterial frei werdend, zum Wachstum, zur Zellneubildung anregen, gehören hierher. Selbst bei der Befruchtung der Eizelle und den so ausgelösten Wachstumsvorgängen sollen derartige Stoffe wirksam sein. Im ganzen sind doch die Weigertschen Darlegungen von den katabiotischen Vorgängen und der bioplastischen Kraft besonders geeignet, uns die Verhältnisse bei den in diesem Kapitel darzustellenden Vorgängen zu verdeutlichen, und deswegen sind wir auf diese ganze Frage etwas genauer eingegangen.

War eben von den Auslösungsbedingungen der reaktiven bioplastischen Vorgänge die Rede, so sollen diese selbst nunmehr kurz dargelegt bzw. eingeteilt werden. Der einfachste Fall ist der, daß das zerstörte Zellmaterial beseitigt wird und die so entstandenen Zellücken vom Nachbargewebe derselben Art durch Wachstum dieses gefüllt werden. Diesen Vorgang nennen wir **Regeneration** oder **Wiederherstellung** bzw. **Ersatz**. Sie äußert sich schon unter physiologischen Bedingungen, da ja auch hier Ersatz stets vonnöten ist (physiologischer Ersatz); aber hier tritt diese formative Tätigkeit der Zellen nur in dem geringen Maße zutage, welches nötig ist, um einzelne zugrunde gegangene Zellen oder Teile solcher zu ersetzen. In weit höherem Maße muß sich dieselbe aber entfalten, wenn größere Zellverluste durch krankhafte Störungen eingetreten sind. Hier nimmt also unter pathologischen Bedingungen die auf Wiederersatz gerichtete bioplastische Tätigkeit größere Ausmaße an, da ein größerer Verlust ausgeglichen werden muß. Dieser Ersatz kann ein unvollständiger (Subregeneration), vollständiger — je größer der Verlust, desto stärker die Anregung zum Wachstum, die zum Ersatz führt — oder aber selbst ein übermäßiger sein. Letzteres kommt dadurch zustande, daß die Neubildung auch nach Füllung des Verlustes noch anhalten und somit das neugebildete Gewebe gegenüber dem zugrunde gegangenen ein Mehr darstellen kann: **Hyperregeneration** oder besser **Superregeneration.** Ein gutes Beispiel sind die an Wunden sich anschließenden stärkeren Wucherungsvorgänge — sog. Keloide. Im Tierreich gibt es ganz offenkundige Beispiele solcher Superregeneration. So kann man durch Verletzung der Gliedmaßen von Tritonen usw. Doppel- und Mehrbildungen von Gliedmaßen, Köpfen usw. erzeugen (Barfurth, Tornier). Zum Teil wenigstens auf derartige superregeneratorische Vorgänge ist auch das zu beziehen, was wir als **Hypertrophie** bezeichnen. Es kommt hier eben auch zu einem über das gewöhnliche Maß hinausschießenden Wachstum, und wenn bei diesen hypertrophischen Vorgängen auch nicht stets das das Wachstum und Überersatzwucherung veranlassende Auslösungsbedingung in Gestalt einer vorhergegangenen Schädigung erkennbar ist, so ist sie doch für viele Fälle anzunehmen, und in den anderen Fällen ist uns zunächst überhaupt noch jeder Einblick in das Bedingungsmäßige des Vorgangs versagt. Weiterhin haben wir uns dann mit sehr verwickelten Vorgängen, die wir unter dem Gsamtbegriff **Entzündung** zusammenfassen zu beschäftigen. Gerade hier wird der Auftakt durch eine Schädlichkeit dargestellt, welche aber nicht nur Gewebe schädigt, sondern auch unmittelbar oder mittelbar in besonderer Weise auf Gefäße einwirkt und insbesondere Reaktionen von seiten beweglicher Zellen, welche auch progressiver Natur sind (hier gesteigert funktionelle), auslöst. Hier vereinigen sich Vorgänge, welche Ersatz des bei der Schädigung verlorenen, gegebenenfalls nach Aufsaugung von Fremdstoffen, durch neugebildetes Gewebe herbeizuführen mit solchen, welche Abwehr gegen die Schädlichkeit bewirken. Je nachdem nun das eine oder andere im Vordergrund steht, können wir zwei Gruppen unterscheiden. In der ersten Gruppe treten die eigentlichen Entzündungskennzeichen (Gefäßreaktion, Anlockung beweglicher Zellen, s. unten) zumeist mehr zurück und die Ersatzwucherung steht im Vordergrund; dem Wesen nach handelt es sich hier also um eine Wiederherstellung, die Ersatz für den entstandenen Schaden bewirkt. Wir können diese Vorgänge, zu denen die einfache **Wundheilung** und in gewissem Sinne die sog. **Organisation** gehören, daher als **reparatorische Reaktion** zusammenfassen. Sie schließt sich naturgemäß an die oben geschilderte Regeneration an. Sie unterscheidet sich aber von ihr dadurch, daß doch Entzündungsvorgänge hervortreten und somit als Endergebnis die Lücke nicht durch spezifisches Gewebe von der Art, das früher hier gelegen, gedeckt wird, sondern durch bei dem Ersatz gewuchertes unspezifisches und, im Sinne der früher hier ansässigen Zellen, funktionsuntüchtiges Gewebe, besonders Bindegewebe, welches, besonders wucherungsfähig, bei der entzündlichen lückenfüllenden Neubildung sich gebildet hat. Eben **Reparation** statt Regeneration. Die zweite Gruppe stellt die **eigentliche entzündliche Reaktion** $\varkappa\alpha\tau'$ $\dot\epsilon\xi o\chi\dot\eta\nu$ dar. Hier treten morphologisch die Merkmale dieser ganz ausgeprägt in die Erscheinung, dem Wesen nach richten sich die Vorgänge daher auch besonders gegen die Schädlichkeit selbst, d. h. bedeuten Abwehr [1] des Organismus gegen diese. Hinzu

---

[1] Wenn von „Ersatz", „Abwehr" u. dgl. die Rede ist, so geht dies über das der einfachen morphologischen Beobachtung Zugängliche hinaus; wir sind aber berechtigt, eine derartige Betrachtungsweise anzuwenden, ja sie ist bei diesen Vorgängen zum richtigen Verständnis sogar nötig, weil wir sehen, das unter gegebenen Bedingungen, hier also beim Inkrafttreten der kurz dargelegten Vorgänge, wenn diese bis zu Ende ablaufen, eine bestimmte Wirkung in die Erscheinung tritt. Es ist dann eine finale oder „organismische" Betrachtungsweise während man die Bezeichnungen keineswegs in dem Sinne — transzendent-teleologisch — auffassen soll, daß etwa diese Vorgänge zu einem „Zweck" vor sich gingen (s. auch die Einleitung).

kommen als eigene Gruppe, wenn auch in das große Gebiet der Entzündung gehörend, Vorgänge, welche durch spezifische Erreger hervorgerufen werden und daher besondere Kennzeichen besitzen. Hierher gehören die Tuberkulose, Syphilis usw. Wir fassen sie als **spezifische infektiöse Granulationen** zusammen. Doch soll von ihnen erst in einem späteren Abschnitt im Zusammenhang mit den Erregern und ihren Bewirkungen die Rede sein.

Alle diese progressiven Vorgänge zusammen können wir nach alledem als „Selbstregulationen" des Gesamtkörpers bezeichnen, d. h. als Reaktionen, durch die er Schutz gegen Schädigungen und Schädlichkeiten im Kampfe um seine bzw. seiner Art Erhaltung bewirken kann. Nach dem Gesagten können wir diese Reaktionen in zwei große Gruppen gliedern:

I. Regenerative Reaktion. Wir besprechen gleichzeitig Metaplasie, Hypertrophie, Transplantation und funktionelle Anpassung.

II. Entzündliche Reaktionen.

1. Reparatorische Reaktionen = Wundheilung und Organisation.
2. Eigentlich entzündliche Reaktionen = Entzündung im engeren Wortsinne.
3. Spezifische entzündliche Reaktionen = infektiöse Granulationen.

Eine letzte und wichtige Gruppe pathologischer Wachstumserscheinungen, welche wir daher auch als progressive Vorgänge bezeichnen könnten — nämlich die **Geschwülste, Tumoren** —, rechnen wir nicht hierher. sondern müssen ihnen ein eigenes Kapitel (das nächste) einräumen, weil sie uns in vielem noch unklar sind, hier aber auf jeden Fall außer den gekennzeichneten Momenten noch andere wesentlichere mitspielen, welche auf besondere, den Geweben selbst anhaftende Eigenschaften bezogen werden müssen, so daß man sie nicht als Reaktionen auffassen kann.

Wie wir schon gestreift haben, leitet eine fortlaufende Kette von dem unter physiologischen Bedingungen vor sich gehenden Wachstum und somit auch Zellersatz zu den unter krankhaften Bedingungen auftretenden Zellneubildungen über, und ebenso sind die Mittel, welche die Zellen bei ihrer Neubildung verwenden, die gleichen; es handelt sich hier wie dort um Zellteilungen, und zwar sind solche auf dem Wege der Amitose und der Mitose (Karyokinese) möglich. Ebenso wie unter physiologischen Bedingungen von der ersten Furchung angefangen bis zum letzten Wiederersatz einzelner verlorener Zellen die Mitose die Zellteilungsart von ganz überwiegender Bedeutung ist, so auch bei der unter krankhaften Bedingungen vor sich gehenden Zellteilung. Daneben aber finden sich hier doch immerhin häufiger, besonders bei überstürzter Zellneubildung, auch amitotische Zellteilungen. Nach neueren Untersuchungen (Peter) bedeutet Mitose eine Funktionsunterbrechung der Zellen, Amitose dagegen nicht, und sie tritt besonders bei Zellen mit energischer Tätigkeit auf; bei der amitotischen Teilung ist aber die Spaltung in zwei gleiche Hälften unvollkommener als bei der mitotischen. Als Mitose bewirkend dachte R. Hertwig an ungleiches Wachstum (Verschiebung des Kern-Zelleibverhältnisses) zuungunsten des Kerns, Haberlandt an die schon erwähnten Nekrohormone, nach den Untersuchungen von Gurwitsch lösen die Mitosen vielleicht gewisse ultraviolette Strahlen aus, die sog. mitogenetischen Strahlen (weil der Name mißverständlich ist und die Strahlen über die Mitosenauslösung hinausgehende Bedeutung im Stoffwechsel lebender Substanz zu haben scheinen, wohl besser Gurwitsch-Strahlen genannt). Unter den mitotischen Kernteilungen finden wir manche Abweichung von der Norm, und zwar weit häufiger als unter physiologischen Bedingungen. Als solche sind zunächst drei- und mehrpolige (tripolare usw.) Mitosen zu nennen, wobei wir also drei Spindeln und eine Orientierung der Schlingen nach drei Punkten wahrnehmen. Ferner kommen hyper- und hypochromatische Kernteilungen vor, und endlich sind die unsymmetrischen, die inäqualen usw. zu nennen. Solche atypische Mitosen finden sich vor allem unter Bedingungen besonders rascher Zellneubildung. Wir finden sie daher bei manchen Entzündungen und ganz besonders bei Geschwülsten. Aber für Geschwülste kennzeichnend oder nur bei ihnen vorkommend, wie man eine Zeitlang glaubte, sind sie auf jeden Fall nicht. Des weiteren sei hier noch erwähnt, daß Zellen auch Kernteilungen eingehen können, so daß mehrere Kerne entstehen, die Zelle sich aber doch in einem dermaßen geschädigten Zustand befindet, daß sie, obwohl sie zu Kernteilungen fähig war, eine Zelleibteilung und somit Vollendung der Zellteilung nicht folgen lassen kann. Es ergeben sich dann große Zellen mit mehreren Kernen, und man bezeichnet solche als Riesenzellen. Bemerkenswert ist auch, daß man bei diesen Riesenzellen fast niemals Zeichen sich abspielender oder abgelaufener Mitosen gefunden hat, und daß darum die Kernteilung in den Riesenzellen offenbar auf amitotischem Wege, wohl auch als Zeichen einer Schädigung der Zellen, vor sich gegangen ist.

Es bleibt noch die Frage, zu dem Hervorbringen welcher Zellarten die bioplastische Kraft der verschiedenen Zellen befähigt ist. Hatte schon Harvey den Satz geprägt „omne vivum ex ovo", und baut sich unsere ganze Zellularpathologie auf der Virchowschen Erkenntnis „omnis cellula e cellula" auf, so müssen wir bei den beiden Worten „cellula" die Frage hinzusetzen „cuius generis?" Der erste Furchungskern, welcher nach Verschmelzung des Spermienkopfes mit dem weiblichen Vorkerne entsteht, ist naturgemäß „omnipotent", denn auf ihn gehen ja in letzter Linie alle Gewebe des Organismus zurück. Aber auch die dann entstehenden beiden Furchungszellen (Blastomeren) sind noch omnipotent bzw. „totipotent". Es geht dies aus Forschungen von Roux, Driesch usw. hervor. Wenn man nämlich bei einem Froschembryo die eine Blastomere entfernt, bzw. mit einer heißen Nadel abtötet, so bildet sich aus der anderen Blastomere zunächst ein der Länge nach halbierter Froschhalbembryo, der sich aber später doch zu einem ganzen, wenn auch kleineren, Froschembryo entwickelt. Jede der beiden Blastomeren besitzt also die Fähigkeit zur Bildung eines ganzen Individuums, wenn dieselbe auch zumeist nur latent, und beim normalen Verlauf der Entwicklung jede Blastomere zur Bildung nur einer Körperhälfte bestimmt ist. Wir sehen hier den allgemeinen Grundsatz, daß die „prospektive Potenz" der Zellen, also das, was sie unter gegebenen Umständen leisten können, größer ist als ihre „prospektive Bedeutung", d. h. die Leistungen, die sie unter normalen Umständen erzielen (Driesch). Aus anderen Versuchen an Seeigeleiern usw. geht hervor, daß selbst die einzelnen Blastomeren des 8-Zellen-, ja vielleicht sogar des 32-Zellenstadiums die Fähigkeit zu einem vollkommenen Organismus, also Totipotenz, latent in sich beherbergen. Omnipotenz von Blastomeren sehen wir auch beim Menschen in die Erscheinung treten bei den verschiedenen Gewebsarten der als Teratom bezeichneten Geschwulst, welche ja, wie dort noch genauer auszuführen sein wird, auf versprengte Blastomeren bezogen wird. In späteren Zeiten embryonaler Entwicklung geht nun diese Totipotenz und auch Omnipotenz verloren; mit der Ausbildung des Gastrulastadiums und besonders nach Entstehung der Keimblätter sind die Fähigkeiten so untergeteilt, daß die Zellen nicht mehr die anderen Zellschichten zukommenden Gebilde erzeugen können. Eine gewisse Multipotenz, sobald sie nur eben den Keimblättern nicht widerspricht, bleibt aber zunächst noch bestehen; aber auch diese nimmt immer mehr und mehr ab. So wächst bei jungen Froschlarven ein abgeschnittenes Bein noch nach, was bei fertigen Fröschen nicht mehr möglich ist (Barfurth). Auch beim Menschen sehen wir, daß, je jünger ein Geschöpf ist, desto größer in der Regel die regeneratorische und Wachstumsfähigkeit seiner Zellen ist, wie dies auch noch im Kapitel „Transplantation" zu erwähnen sein wird.

Wir sehen somit, wie ontogenetisch, d. h. in der Entwicklungsgeschichte des einzelnen Individuums, mit der höheren Ausbildung der Zellen zu besonderen Zellarten die bioplastische Fähigkeit derselben, wie sie bei der Regeneration usw. in die Erscheinung tritt, immer mehr und mehr abnimmt, d. h. spezialisiert wird. Eine ähnliche Wandlung können wir nun auch in der Phylogenese, d. h. in der Entwicklung der Arten, verflogen. Ein abgeschnittener, unter die nötigen Ernährungsbedingungen gestellter Weidenzweig kann Wurzeln schlagen und zu einem vollständigen Weidenbaum auswachsen; bei der Begonie z. B. können Blätter ganze neue Pflanzen hervorbringen. Auch niedere Tiere wie Hydren besitzen noch ein überaus großes Wiederherstellungsvermögen; aber hier ist schon eine gewisse Einschränkung vorhanden, indem aus Ektoderm nur ektodermale Gebilde, aus dem Entoderm nur entodermale neu entstehen. Auch bei vielen Würmern, z. B. Regenwürmern, können Teilstücke den ganzen Wurm wieder ersetzen. Bei niederen Tieren sehen wir dabei, daß zuweilen etwas Neues, dem Alten nicht Entsprechendes entsteht, ein anderes und anders funktionierendes Organ. Der Vorgang wird als Heteromorphose bezeichnet. So kann sich bei Regenwürmern ein Kopf statt des Schwanzes entwickeln (Heteromorphose durch Umkehrung der Polarität). Daß bei der Regeneration auch schon das Nervensystem eine Rolle spielt, zeigt die von Herbst gefundene Tatsache, daß bei Langusten die Entfernung eines Auges unter Stehenlassen des Augenstieles mit dem Ganglion ein neues Auge wiedererstehen läßt, bei Mitentfernung des Ganglion aber kein neues Auge, sondern nur eine fühlerartige Antenne neu entsteht. Allmählich nach oben gehend in der Tierreihe nimmt die Wiederherstellungsfähigkeit immer mehr und mehr ab. Bei Triton und Salamander zeigten berühmte Versuche, daß nach Entfernung der Linse diese nicht vom Hornhautepithel, sondern vom oberen Rand der Iris, also vom Epithel des sekundären Augenbecherrandes aus, erneuert wird, also von Zellen, die sonst keinerlei Beziehungen zur Linsenanlage haben. Aber sie sind ektodermalen Ursprungs, stammen vom selben Keimblatt wie die linsenbildenden Zellen sonst. Es ist also Heteromorphose mit Multipotenz. Beim Salamander wird auch noch ein ganzes abgerissenes

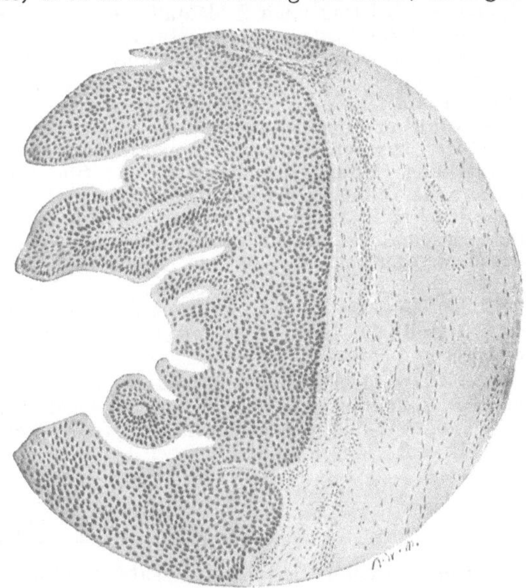

Abb. 64. Fibroepitheliale Geschwulst der Stirnhöhle mit Pseudometaplasie. Das Epithel erscheint als geschichtetes Plattenepithel, ist aber gewuchertes Zylinderepithel, am freien Rand als solches noch deutlich zu erkennen.

Bein als solches wieder nachgebildet, dabei aber bildet sich neues Muskelgewebe schon nur aus Muskelgewebe, Nervengewebe nur aus Nervengewebe u. dgl. mehr. Bei den höheren Säugetieren und beim Menschen ist hiervon nicht mehr die Rede. Hier wachsen amputierte Gliedmaßen nie nach; einzelne Gewebe können sich erneuern, verwickelt gebaute Organe sich nicht neubilden. So sehen wir im allgemeinen hier die Übereinstimmung der phylogenetischen und ontogenetischen Entwicklung, wie sie dem sog. biogenetischen Grundsatz Haeckels entspricht. Am Ende der phylogenetischen plus ontogenetischen Reihe aber steht der erwachsene Mensch, und bei ihm sind denn die einzelnen Zellarten am höchsten ausgebildet und dementsprechend auch in der regeneratorischen oder sonstigen Neubildungsmöglichkeit der einzelnen Gewebe am spezialisiertesten, d. h. am beschränktesten. Fast stets lassen die einzelnen Zellen, wenn ihre bioplastische Kraft in Tätigkeit tritt, nur Zellen ihresgleichen neu entstehen; ganz besonders handelt es sich hierbei um die Spezifität der einzelnen Keimblätter. Und so ist denn die Antwort auf obige Fragestellung der von Bard geprägte Satz: „Omnis cellula e cellula ejusdem generis". Es ist wohl zweifellos, daß dieser Grundsatz in großen Zügen anzuerkennen ist, trotzdem kommen einzelne anscheinende oder wirkliche Ausnahmen hiervon vor, welche uns zu dem Begriff der „Metaplasie" überleiten, von dem nunmehr, da er bei allen Neubildungsvorgängen eine Rolle spielt, zuerst die Rede sein soll.

Metaplasie.

In den seltenen Fällen, in denen sich entgegen der eben dargelegten Regel der **Spezifität** der Keimblätter bzw. Gewebe unter besonderen Bedingungen Gewebe in **morphologisch und funktionell andersgeartete** umwandeln, sprechen wir von **Metaplasie** (Virchow). Jedoch ist diese zumeist nur vorgetäuscht, zunächst indem keine Umänderung der Gewebsart, sondern nur äußerliche **Formveränderung** vorliegt (Pseudometaplasie oder formale Akkommodation). So können sich Zylinderepithelien abflachen, ohne aber zu echten Plattenepithelien zu werden, und umgekehrt. Auch kann es sich um einen „Rückschlag" (Ribbert) zu einem einfacheren, entwicklungsgeschichtlich früheren Zustand der Zellen, also um eine „Entdifferenzierung" auch im Hinblick auf die Zelltätigkeit handeln. Oder Metaplasie wird vorgetäuscht, indem ein Gewebe durch ein anderes verdrängt wird, z. B. durch Überwuchern von der Nachbarschaft her, oder auf Grund embryonaler Keimversprengung, oder endlich durch regressive Veränderungen wie schleimige Entartung oder dgl. Wirklicher Metaplasie näher stehen folgende Erscheinungen. Gewebe (Epithelien) können ihre „prospektive Potenz" weiter entfalten als sonst in den betreffenden Gebieten gewöhnlich der Fall, sich also weiter entwickeln, das Übergangsepithel der Harnwege z. B. zu hornbildendem Plattenepithel: Prosoplasie (Schridde). Oder Zellen bewahren sich von früheren embryonalen, indifferenten Stufen die Fähigkeit, sich in einer anderen als der sonst ortsherrschenden Richtung zu entwickeln; so sind z. B. die so häufigen Magenschleimhautinseln in der Speiseröhre zu erklären (Heteroplasie Schriddes, Dysplasie Orths). Solche Zellgruppen, die bei der ersten embryonalen Entwicklung auf einer indifferenteren Epithelstufe stehen geblieben waren — hierher gehören wohl vor allem die gleich noch zu besprechenden Indifferenzzonen oder Wachstumszentren, so besonders die sog. Basalzellen der Schleimhäute — und sich nun in verschiedener Richtung entwickeln können, müssen wir besonders auch zum Verständnis von Geschwülsten heranziehen, welche aus ortsfremden Epithelien bestehen, wie Kankroide an Zylinderepithel tragenden Schläumhäuten (z. B. der Gallenblase). Alle diese Erklärungen engen natürlich das Gebiet der echten Metaplasie, d. h. des direkten Überganges einer Gewebsart in eine andere, überaus ein. In dieser Form scheint Metaplasie nicht vorzukommen. Vielmehr gehören die nicht in der besprochenen Weise als scheinbare Metaplasien zu erklärenden Gewebsartänderungen der sog. indirekten Metaplasie (Lubarsch) zu. Sie ist eine Zellneubildung mit Umdifferenzierung, d. h. nicht die fertige Zelle wird umdifferenziert, sondern solches tritt von einer indifferenteren Stufe während Zellneubildungsvorgängen aus auf. Dies ist am meisten der Fall von dem Rückdifferenzierungszustand aus, den Zellen in der Kernteilung (Mitose) durchmachen. So findet sich denn auch die Erscheinung fast nur im Anschluß an wiederholte Teilungen bei Entzündungen oder Geschwülsten. Und etwas Ähnliches liegt bei den Umwandlungen einer Bindesubstanz in eine andere, die sich zudem nahestehen, vor. Bei der Auffassung der Bindesubstanzen zunächst, und bei Neubildungen wieder, als Synzytien, aus denen erst durch chemische und physikochemische Vorgänge bestimmt ausgebildete Gewebe sich entwickeln, erscheint dies nicht wunderbar. Bei der häufigen Neuentstehung von Knochengewebe, z. B. bei der sog. Myositis ossificans (s. unter Muskeln im speziellen Teil), entsteht an Stelle zugrunde gegangener Muskulatur ein junges gefäßreiches Granulationsgewebe, dessen Zellen dann als Osteoblasten wirken und unter Bildung von osteoidem, dann Knochengewebe zu Knochenkörperchen werden.

Die verschiedenen, als „metaplastisch", zusammengefaßten Vorgänge finden sich, besonders die der letztgenannten „indirekten Metaplasie", naturgemäß bei Zellneubildungen, vor allem bei wiederholten solchen bei Entzündungen und Geschwülsten. Ein Gewebe am falschen Ort (z. B. Plattenepithel an Stelle von Zylinderepithel) kann Funktionsstörung bzw. Ausfall der ortsständigen Zelltätigkeit bewirken.

I. Regeneration.

Regeneration bedeutet Ersatz verloren gegangener Zellen durch gleichgeartete der Umgebung an der Stelle jener. Die Fähigkeit der Regeneration ist jeder Zelle angeboren, ererbt. Hierher gehört alles, was man als physiologische Regeneration bezeichnet. So findet an den Deckepithelien der äußeren Haut eine fortwährende Abnutzung und Wiederherstellung von Zellen statt, ebenso auch an den Epidermoidalgebilden, den Haaren und Nägeln. Etwas Ähnliches finden wir auch an den Lieberkühnschen Krypten (Buchten) des Darmes. Ferner an den Talgdrüsen, wo das Sekret durch Degeneration geliefert wird, sowie in der laktierenden Brustdrüse, wo indes meist nur Teile von Zellen zugrunde gehen und in die Milch übertreten. In ausgedehntem Maße treten Regenerationsvorgänge an der Schleimhaut der Gebärmutter nach der Geburt auf; auch bei der Menstruation kommt es zu Schleimhautverlusten, welche durch regenerative Wucherung gedeckt werden müssen. Eine physiologische, durch fortwährenden Verlust bedingte Regeneration spielt sich an den Bestandteilen des Blutes ab; die Lebensdauer der einzelnen, besonders der roten Blutkörperchen, ist eine verhältnismäßig kurz bemessene, und somit ist das Bedürfnis nach fortwährender Neubildung (im Knochenmark) gegeben. Auch weiße Blutzellen gehen dauernd durch Austritt an die Schleimhautoberflächen, namentlich über follikulären Apparaten, verloren und werden, Lymphozyten in Lymphknoten und Follikeln sowie im Knochenmark, Leukozyten in letzterem, neugebildet und dem Blute zugeführt. Endlich gehört die fortwährende Neubildung von Samenfäden hierher. Man spricht im diesen Fällen physiologischer Regeneration auch von einer „Zellmauserung".

Auch unter pathologischen Bedingungen entstandene Verluste einzelner Gewebsbestandteile können durch Regeneration heilen, indem erst die Trümmer des zugrunde gegangenen Zellmaterials durch erhöhte Saftströmung aufgesaugt werden; so tritt eine Restitutio ad integrum ein. Meist, aber nicht stets, entsprechen die regeneratorischen Neubildungsvorgänge den embryonalen Bildungsvorgängen. Doch ist die Regenerationsfähigkeit beim Menschen verhältnismäßig beschränkt, bei jüngeren Leuten vollständiger als bei älteren (s. oben), ferner am besten da möglich, wo nur einzelne Zellen oder Zellverbände verloren gegangen sind, der Gesamtbau, insbesondere das bindegewebige Gerüst, noch erhalten geblieben ist. Unbedingt nötig ist guter Zustand des Gewebes — Entzündungen, insbesondere Eiterungen, gefährden die Regeneration — und gute Ernährung. Wie bei jedem Wachstum, das ja auf gesteigertem Stoffanbau beruht, ist vermehrte Herbeischaffung der Bausteine, also der Nährstoffe, nötig, die Blutversorgung darf also nicht gestört sein und muß eine gewisse Stärke haben. Überhaupt auch guter Zustand des ganzen Zustandes des Gesamtkörpers ist Voraussetzung (s. oben). Auch Nerveneinflüsse sprechen mit, wie wir aus Beispielen des Tierversuchs (Herbst) wissen. Wir sehen also in wie hohem Maße die Regeneration nicht nur von örtlichen Bedingungen, sondern auch von solchen des Gesamtorganismus, der Person, abhängen. Und endlich beschleunigt Anschluß an die physiologische Funktion die Regeneration. Nur unter den gezeichneten besonders günstigen Bedingungen und nur an manchen Geweben ist die Regeneration gestaltlich und leistungsmäßig eine vollkommene, sonst zumeist eine unvollkommene, zuweilen auch eine atypische; so vor allem bei Entzündungen, bei denen es öfters auch zu über das Maß hinausgehender „luxurierender" Regeneration kommt. Die einzelnen Gewebe verhalten sich sehr verschieden. Im allgemeinen kann man sagen, daß je höher entwickelt ein Gewebe ist, um so beschränkter seine Ersatzfähigkeit (vgl. oben). So fehlt die Fähigkeit den Ganglienzellen völlig. Die spezifischen Organzellen zeigen meist geringere Regenerationsfähigkeit als bestimmte weniger hoch entwickelte und nicht mit spezifischer Zelltätigkeit versehene Epithelgebiete. Man spricht daher von Indifferenzzonen oder Wachstumszentren, auch geradezu Regenerationszentren, also gegenüber den an spezifischen Leistungen hochentwickelten, sezernierenden usw. Parenchymzellen eine Art Arbeitsteilung. Solche Wachstumszentren sind in zahlreichen Drüsen die Schaltstücke, dann in der Haut und in Schleimhäuten die Basalzellen. Die stärkste Regenerationsfähigkeit haben vor allem die Bindesubstanzen, insbesondere das ja auch wenig spezifisch entwickelte Bindegewebe und mit ihm die Gefäße. Die Regeneration geht auf dem Wege über Fibroblasten bzw. Angioblasten vor sich. Das Bindegewebe läuft infolge seiner größeren regenerativen Wucherungskraft häufig den spezifischen Parenchymelementen (Drüsenepithelien, Muskelfasern, Nervenfasern) gewissermaßen den Rang ab.

Es liegt dann ein weniger spezifisch leistungsfähiges Flickgewebe vor, in dem sich gegebenenfalls Ansätze von Regeneration auch des Parenchyms vorfinden. Das Bindegewebe wird derber und schrumpft; wir sprechen dann von einer Narbe oder Schwiele. Ähnlich wie das Bindegewebe wuchert zuweilen, den spezifischen Zellen zuvorkommend, auch Fettgewebe und im Zentralnervensystem die Glia. In allen diesen Fällen kommt es also nicht zu echter Regeneration, sondern das Endergebnis stellt eine **Reparation** dar, und die dahin führenden Vorgänge sind verwickelter und gehören in das Kapitel „Entzündung", wo sie erst besprochen werden sollen. Hieraus ergibt sich allerdings auch eine gewisse Verwandtschaft der Regeneration zu den dort zu schildernden Vorgängen, und zwar gerade zu denjenigen, bei welchen letzten Endes auch die Ersatzwucherung das Maßgebende ist und die wir daher auch als reparative Entzündung bezeichnen können. In der Tat zeigen auch die Vorgänge der Regeneration vermehrte Saftströmung, und die Trümmer des zugrunde gegangenen Zellmaterials, welches ersetzt wird, müssen auch hier aufgesaugt werden. Liegen also auch Anknüpfungspunkte an die Entzündung vor — es gehören ja alle diese progressiven Wachstumsvorgänge zusammen —, so steht bei den rein regenerativen Vorgängen die reine Ersatzwucherung doch so im Vordergrund, daß eine Abgrenzung gegenüber den Entzündungsvorgängen gerechtfertigt ist.

Betrachten wir nun die einzelnen Organe und Gewebe:

Das geschichtete Plattenepithel der Haut stellt sich nach oberflächlichen Epidermisverlusten wieder her, und zwar von erhaltenen Basalzellen als der Keimschicht aus (ebenso zuweilen von dem Epithel stehengebliebener Haarbälge oder Hautdrüsenausführungsgängen). Die Epithelien bekunden dabei ausgesprochene Wanderungsfähigkeit, sie „gleiten" auch vom Rande her über die Bindegewebslage der Wundfläche. Die Basalzellen, auch weiter entfernt, zeigen dabei oft zahlreiche Kernteilungen; das angrenzende Epidermisgebiet zeigt häufig Verdickung durch Zapfenbildung. Die Talg- und Schweißdrüsen können sich nur wenn Reste der Drüsenkörper stehen geblieben sind neu bilden, fehlen also fast stets in der neugebildeten, meist zunächst dünnen und leichter verletzbar bleibenden neuen Epidermis. Bei tieferen Verletzungen der Haut stellt die Epidermisierung nur eine Teilerscheinung eines in das Gebiet der entzündlichen Wundheilung gehörenden Vorganges mit Ausgang in Narbe dar (s. daher im nächsten Kapitel).

Nach einem Schleimhautkatarrh, in dessen Verlauf zahlreiche Epithelien abgestoßen werden, wird der Verlust von der Nachbarschaft her gedeckt und nach diphtherischen Entzündungen, bei denen oft ausgedehnte Epithelstrecken durch Nekrose zugrunde gehen, regeneriert sich der Epithelbelag wieder in vollkommener Weise. Auch in der Magen- und Darmschleimhaut können Drüsenschläuche von erhalten gebliebenen Resten her regeneriert werden. Bei der Regeneration des Magens kommt es zu einer Schleimhaut vom Bau derjenigen der Pylorusgegend. Im Darm ist die Wiederherstellung nach Typhusgeschwüren, oft auch nach Ruhr, eine vollständige, nach tuberkulösen Geschwüren können sich Ansätze finden. In der Gebärmutter hat nur die Schleimhaut und besonders deren Epithel Regenerationsvermögen, aber um so bedeutenderes (Menstruation, Schwangerschaft). Hornhautepithel ist gut und schnell regenerationsfähig.

Auch innerhalb drüsiger Organe können Verluste von sezernierenden Epithelien wieder ersetzt werden; Beobachtungen am Menschen und Tierversuche lehren, daß in der Niere eine Regeneration der Epithelien möglich ist, aber nur, wenn der Verlust eine geringe Ausdehnung nicht überschritten hat und die Harnkanälchen als solche bzw. ihre Membranae propriae erhalten sind. Dann kann auch bei diffusen Parenchymschädigungen die Regeneration ausgedehnt sein, und hierbei können atypische Epithelformen und besonders Riesenzellen auftreten. Glomeruli regenerieren sich nicht. Günstiger liegen die Verhältnisse in der Leber; hier geht die Regeneration von erhaltenen Leberzellen aus, welche zum Teil strangförmige Bildungen bilden, sog. „Pseudotubuli“, welche vielfach mit Gallengangssprossungen, welche sich zudem finden, verwechselt wurden, aber eher Leberzellbalken, erhaltene und von ihnen neugebildete Leberzellen, darstellen. Bei der Regeneration der Leberzellen finden sich auch atypische Zellformen wie Riesenzellen und große helle Zellen mit großem Kern. Die Regeneration der Leber spielt bei Infektionskrankheiten (Typhus) eine Rolle, besonders aber bei der Leberzirrhose und nach der sog. gelben Leberatrophie. Die Leber kann $^4/_5$ ihres Gewichtes ersetzen. Doch handelt es sich viel weniger um

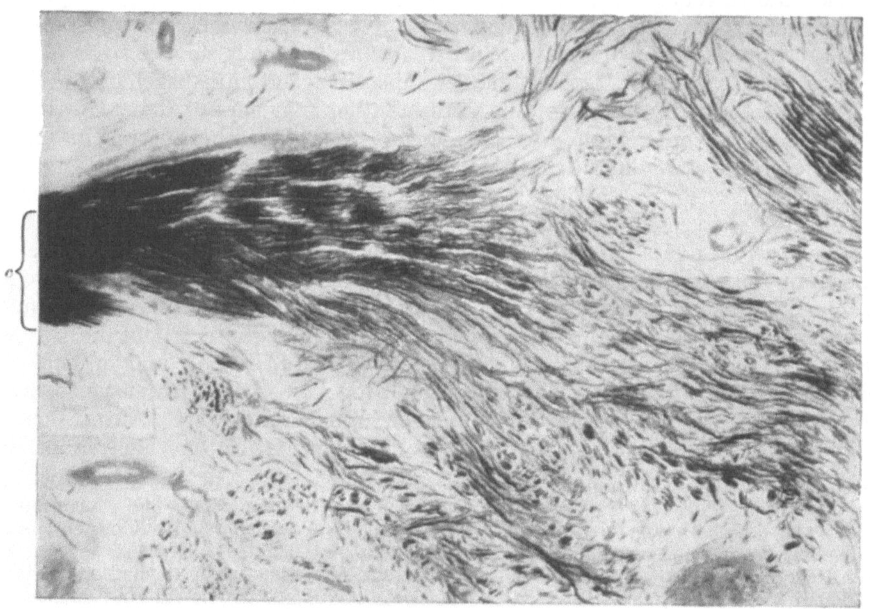

Abb. 65. Übersichtsbild von der Nahtstelle eines peripheren Nerven. *c* ein starkes Bündel des zentralen Nervenabschnittes, welches in der Nahtstelle stark auseinander weicht. Durchflechtung dieser Fasern mit solchen, welche aus anderen zentralen Bündeln ausgesproßt sind. Einzelne Fasern sind direkt quer getroffen. Weiter distal sammeln sich alle Fasern der aus den verschiedensten Richtungen kommenden Bündel in parallelem Verlauf.
(Nach Spielmeyer.)

eigentliche Regeneration, als um sog. ersetzende Hypertrophie (vgl. weiter unten), welche auch sonst bei den Drüsen bei Ersatz für verloren gegangenes Parenchym eine Rolle spielt, aber bei der Leber besonders deutlich ist. Dieser Vorgang findet sich schon bei chronischer Stauung mit Leberzelluntergang, bei Verlust von Lebergewebe durch Echinokokken oder Gummata, nach Leberatrophien, wobei ganz geschwulstartige Knoten entstehen können, und nach Verletzungen oder Abtragung von Leberteilen. Die Speicheldrüsen zeigen zwar regeneratorische Bestrebungen, aber es kommt nicht zu funktionstüchtigem Drüsengewebe. Regeneration geht hier wie auch an der Tränendrüse und Brustdrüse von den Ausführungsgängen aus, die hier als Wachstumszentren dienen. Das Pankreas ist wenig regenerationsfähig. Die Schilddrüse hat ziemlich großes Regenerationsvermögen. Es kommt zu Sprossung von Epithelsträngen, die sich in Follikel gliedern, welche später Kolloid bilden. Die Hoden haben geringere Regenerationsfähigkeit, aber immerhin eine größere als meist angenommen wird. Am leichtesten wucherungsfähig sind die Zwischenzellen und die Sertolischen Fußzellen. Samenkanälchenepithelien können sich von stehen gebliebenen Spermatogonien regenerieren, wenn die Form der Kanälchen erhalten ist. Vielleicht können sich auch vom Rete aus Kanälchen neu bilden, aber nur wenn Zwischenzellen, welche hier vielleicht eine trophische Rolle spielen, gewuchert sind. Auch der Canalis epididymidis und das Vas deferens weisen ausgesprochene Regenerationsfähigkeit des Epithels auf. Die Eierstöcke zeigen regeneratorische Vorgänge vom Keimepithel aus bis zur Bildung von Primordialeiern.

Von der großen Wiederherstellungsfähigkeit der Bindesubstanzen, insbesondere des Bindegewebes, war schon die Rede, doch handelt es sich nicht nur um Ersatz alten Bindegewebes durch neues und hierbei meist nicht um einfache regenerative Vorgänge, sondern solche der Wundheilung, so daß bei diesen hiervon genauer die Rede sein wird. Bindegewebe tritt dabei oft an die Stelle, wo wesentlicheres Gewebe untergegangen ist. Es handelt sich also um Flickgewebe, Reparationsvorgänge (vgl. unten). Kollagenes Bindegewebe bildet sich nicht nur aus altem solchen neu, sondern kommt auch aus retikulärem Gewebe (Gitterfasern) offenbar durch

Quellung und chemische Umsetzungen zustande, wenn solches, vor allem raumfüllend, sich verbreitert. Bei der Neuentstehung von Bindesubstanzen spielen Fragen mechanischer Beanspruchung — wie wohl auch in der embryonalen Entstehung — eine wesentliche Rolle. Dies trifft, wenn hier auch die Verhältnisse noch keineswegs klar sind, auch besonders für die elastischen Fasern zu. Neue elastische Fasern wachsen von alten solchen, besonders durch Spaltung aus, oder entstehen neu von Bindegewebsbildnern (Fibroblasten) aus durch Imprägnation bzw. Umimprägnation der synzytialen Differenzierungsmassen. Fettgewebe bildet sich aus alten Fettzellen neu, wobei, ähnlich wie bei der Muskelregeneration (s. unten) auch Riesenzellen auftreten können. Auch aus Bindegewebszellen scheinen Fettzellen entstehen zu können. Junge Fettzellen haben ein eigenartiges Gepräge, an manchen Stellen können sie (endokrinen) Drüsenzellen sehr gleichen. Zunächst enthält die Zelle feine Fetttröpfchen, die sich später zu einem großen Tropfen sammeln und den Kern an die Wand drücken.

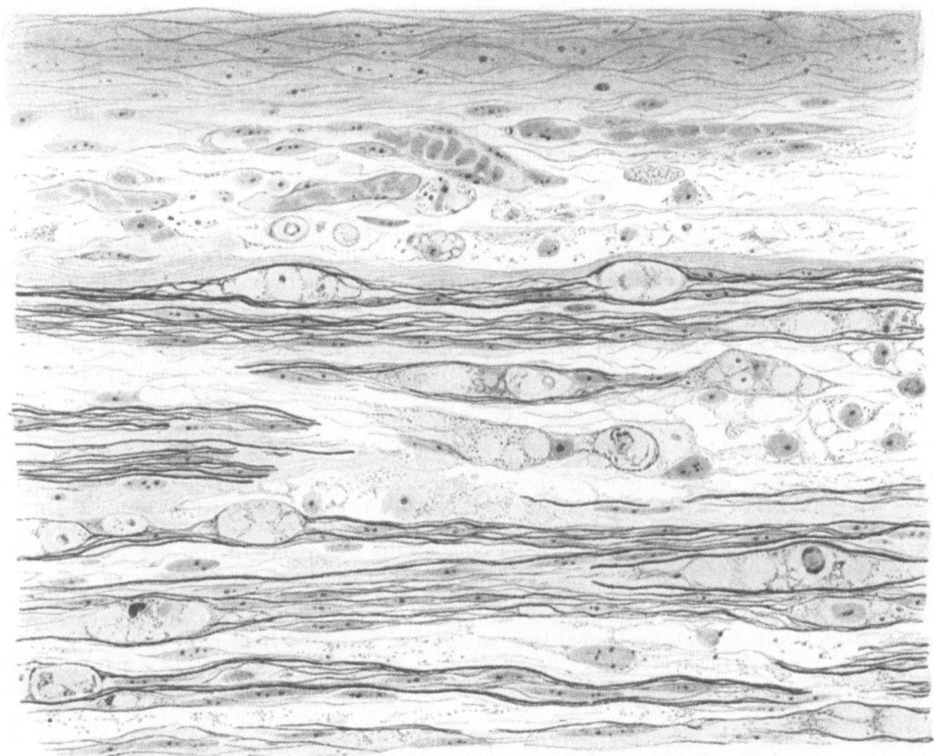

Abb. 66. Distaler Abschnitt eines in Regeneration befindlichen peripheren Nerven, etwas unterhalb der Nahtstelle. Oben Bindegewebshülle des Nerven, darunter eine lockere Zone mit abgeräumten Zerfallsprodukten. Die vorwachsenden Nervenfäserchen, welche noch nicht markhaltig sind, sind in Bündelform angeordnet und liegen in gewucherten, sehr kernreichen Schwannschen Zellketten. Dort, wo noch Markballen in der fibrillisierten Bahn liegen geblieben sind, weichen ihnen die neugebildeten Fibrillen bogenförmig aus.
(Nach Spielmeyer.)

Lymphatisches Gewebe kann sich sehr gut wiederherstellen, z. B. Follikel im Darm oder Mandeln. Die Wiederherstellung geht von stehengebliebenem, lymphatischem Gewebe bzw. ihren Retikulumzellen aus. Es wird auch eine Neubildung von lymphatischem Gewebe aus Fettgewebe angenommen.

Für jede Regeneration ist, wie schon betont, gute Ernährung Voraussetzung, d. h. daß mit ausgedehnteren regenerativen Gewebsneubildungen, besonders auch von Bindegewebe, neue Blutgefäßbildung Hand in Hand gehen muß. Die Endothelien der alten Gefäße (Kapillaren) werden hier zu Angioblasten; es entstehen zarte Sprossen, die sich chemotaktisch von verschiedenen Stellen ausgehend entgegenwachsen und treffen können. Die zunächst soliden Sprossen werden von den alten Kapillaren her ausgehöhlt, mit Blut gefüllt, oder die Sprossen sind von vornherein hohl angelegt. Ob auch autogene Neubildung von Kapillaren ohne Verbindung mit alten aus zunächst indifferentem mesenchymalem Synzytium vorkommt, ist strittig. Aus Kapillaren können durch Anlagerung von Bindegewebe, Elastika, glatter Muskulatur Arterien wie Venen entstehen.

Knorpel wird vom Perichondrium aus unter anfänglichem Auftreten eines indifferenten Keimgewebes regeneriert, dessen Zellen wir, da sie eben Knorpel bilden, Chondroblasten nennen. Sie werden zu Knorpelzellen, während die Grundsubstanz nach Gesetzen funktioneller Anpassung durch Imprägnation von Fibrillen zu kollagenem oder elastischem Faserknorpel, oder durch Homogenisierung zu homogenem Knorpel wird. Knorpel kann später durch Einwachsen eines gefäßhaltigen, knochenbildenden Gewebes unter Auflösen und Aufsaugen der Knorpelsubstanz in Knochen verwandelt werden.

Knochen wird von dem Periost oder dem Markbindegewebe, dem sog. Endost, ebenfalls durch Auftreten eines zunächst indifferenten Keimgewebes neu hergestellt. Die gewebebildenden Zellen sind hier die Osteoblasten; sie lassen ein fibrilläres, dann homogenes Grundgewebe zunächst ohne Kalk — Osteoid —, das dann durch Ablagerung von Kalksalzen zum geflechtartigen oder — infolge schichtweiser Wiederholung der Anlagerung — zum lamellären Knochengewebe wird, entstehen, in das sie selbst dann als Knochenkörperchen, untereinander durch feine Ausläufer verbunden, in kleinen Höhlen zu liegen kommen.

An quergestreiften Muskelfasern führt eine regenerative Wucherung unter Umständen zu Wiederersatz des verlorenen, so in den Fällen sog. wachsartiger Degeneration (s. S. 56), bei der einzelne Muskelfasern einer Nekrose verfallen, und ebenso bei jenen vorübergehenden trophischen Störungen, bei denen infolge einer Leitungsunterbrechung in den peripheren Nerven ein Teil der Muskelfasern zugrunde geht (vgl. II. Teil, Kap. VII). Die Bildung der Muskelsubstanz geht bei ihrer Regeneration zumeist durch terminale Knospung des Sarkoplasma von den erhaltenen Muskelfasern aus kontinuierlich vor sich; daneben kommt es bei stärkerer Zerstörung zu diskontinuierlicher Neubildung aus Sarkoblasten. Bei diesen regeneratorischen Vorgängen kommt es an den Muskelknospen häufig auf amitotischem Wege zu Riesenzellbildung. Es ist dies ein gutes Beispiel sog. „atrophischer“ Kernwucherung, welche so zu deuten ist, daß es sich um Anfänge einer Regeneration nach Atrophien handelt. Größere Muskelwunden werden nicht durch Regeneration ersetzt, sondern durch Bindegewebe gefüllt. An der glatten Muskulatur geht die nur sehr unvollkommene Regeneration auf dem Wege der Teilung der Muskelzellen, welcher eine Kernteilung in gewöhnlicher Weise vorangeht, vor sich. Der Herzmuskel zeigt fast keine Regenerationsfähigkeit. Ob solche in geringem Maße nach toxischen Schädigungen (Diphtherie) vorkommt, ist zweifelhaft.

Eine größere Regenerationsfähigkeit besitzen die peripheren Nerven, bei denen auch nach Zugrundegehen sämtlicher Fasern über größere Gebiete hin eine vollkommene Wiederherstellung stattfinden kann. Nicht nur nach Verlust oder Degeneration einzelner Fasern und bei Entzündungen, sondern auch nach Durchschneidung oder sonstiger Durchtrennung von Nervenstämmen kann eine Wiedervereinigung der getrennten Stücke mit vollkommener Wiederherstellung der Leitung stattfinden, wenn die Vereinigung nicht durch andere Umstände, z. B. durch zu große Entfernung beider Stümpfe oder durch zu derbes Narbengewebe, welches sich zwischen die Enden einschiebt, gehindert wird. Vom zentralen wie peripheren Stumpf aus sehen wir zunächst, nach Reinigung von zerfallenen Achsenzylindern und Markscheiden, eine Wucherung des endo- und perineuralen Bindegewebes, ferner von beiden Enden aus ein Einsprossen von gewucherten Schwannschen Scheidenzellen, in Gestalt von Zellketten hauptsächlich vom zentralen Ende, in Gestalt der synzytialen sog. Bandfasern vom peripheren Ende aus. Die vom zentralen Ende vorwachsenden Schwannschen Zellen vereinigen sich mit den am peripheren Ende wuchernden. Inmitten dieser Zellketten entstehen neue feine Nervenfasern, die sich auch wieder mit einer Markscheide umgeben. Hierbei ist es noch nicht sicher entschieden, ob die Nervenfasern aus dem zentralen Stumpf auswachsen, wobei die Schwannschen Zellen als Leitungsbahnen Vorbedingung sind, oder ob die Nervenfasern von den Schwannschen Zellen selbst, also plurizellulär, gebildet werden unter Mitwirkung eines zentralen Anregungsreizes. Die Regeneration von Nervenfasern im Zentralnervensystem ist nur sehr gering; sie geht von erhaltenen Ganglienzellen aus, deren Nervenfaserstümpfe auswachsen können. Im übrigen werden Lücken im Zentralnervensystem teils von Glia (besonders kleine), teils von Bindegewebe, teils von beiden, — meist Bindegewebe mehr innen, Glia außen, z. T. auch Gliawucherung in Lücken eines bindegewebigen Grundgerüstes — gedeckt. Frisches Gliagewebe ist zellreicher (oft große Spinnenzellen, Astrozyten), älteres reicher an Fasern. Ganglienzellen sind nirgends regenerationsfähig.

Das Gesamtblut und alle seine Bestandteile sind physiologisch ständigem Wechsel unterworfen, Abbau und Zugrundegehen der Zellen, für die neue eintreten (Blutmauserung). In erhöhtem Maße findet dies nach Blutverlusten oder durch Giftstoffe (besonders bakterieller Natur) bedingtem Blutzelluntergang statt, und eine über die Norm hinausgehende Neubildung einzelner Blutzellarten kann vorübergehend, vor allem als Reaktion nach einer verminderten Zahl (Lymphozytose nach Lymphopenie, Leukozytose nach Leukopenie) oder unter krankhaften Bedingungen unbekannter Ursache als Dauererscheinung (Leukämie, Polyzythämie s. später) auftreten. Der Blutersatz findet nie im strömenden Blute statt, sondern stets nur in den Blutbildungsstätten; für die Zahl der Zellen im Blute ist daher die Tätigkeit dieses blutbildenden Apparates, besonders des Knochenmarks, aber auch die Frage der Ausschwemmung der Zellen von hier in das Blut von Bedeutung; sie kann erhöht oder gehemmt sein. Bei der Regeneration werden in der Regel wie bei der Blutmauserung nur reife Blutzellen an das Blut abgegeben, bei überstürzter Blutneubildung unter krankhaften Bedingungen und besonders bei Anämien und vor allem Leukämien (vgl. dort) auch sonst nur in den Blutbildungsstätten aufzufindende unreife Vorstufen von Blutzellen. Die roten Blutkörperchen entstammen ihren Mutterzellen, den Erythroblasten im Knochenmark. Dies ist auch die Bildungsstätte der verschieden gekörnten polymorphkernigen Leukozyten, deren Vorstufen im Knochenmark die Myelozyten und Myeloblasten sind. Die Blutplättchen hängen von den Riesenzellen des Knochenmarkes, den Megakaryozyten, ab. Für diese Zellarten findet also die Regeneration im Knochenmark statt. Bei gesteigerter Regeneration von Blutzellen treten in dem etwa nach dem 20. Lebensjahr in den Knochen der Gliedmaßen ausgebildeten Fettmark, vor allem in Femur und Humerus, rote Gebiete von verschiedener Ausdehnung wieder auf. Unter besonderen krankhaften Bedingungen, besonders bei Leukämien, können aber Leukozyten (und rote Blutkörperchen) auch aus Retikulo- Endothelien, besonders Adventitiazellen (um kleine Gefäße, die nahe Verwandtschaft mit den Endothelien, auf die die Blutzellen in letzter Linie zurückzuführen sind, haben) verschiedener Organe, also extramedullär, neugebildet werden; man spricht wenig gut von „myeloischer Metaplasie“. Die Lymphozyten entstammen den Orten lymphatischen Gewebes, besonders Lymphknoten und Lymphknötchen von Schleimhäuten und Milz und werden auch hier regenerativ gebildet. Die sog. Monozyten (s. unter Blut später) werden von Retikulo-Endothelien und wohl auch anderen mesenchymalen Zellen gebildet und wieder gebildet.

Hypertrophie.

Unter Hypertrophie versteht man ein über das normale Maß hinausgehendes Wachstum von Körperbestandteilen; sie kann einzelne Zellen und Gewebe, oder auch ganze Organe betreffen. Vorausgesetzt ist dabei, daß die Zunahme die eigentlichen spezifischen Organbestandteile (Muskel-, Nervenfasern, Epithelien usw.) betrifft; beruht die Vergrößerung eines Organs auf Wucherung anderer Gewebsarten, etwa des bindegewebigen Stützapparates oder des Fettgewebes, so spricht man von falscher oder Pseudohypertrophie (s. u.). Die Zunahme der Gewebe kann auf Vergrößerung ihrer einzelnen Bestandteile (Zellen, Muskelfasern usw.) beruhen — **Hypertrophie** im engeren Sinne —, oder sie ist durch Vermehrung der Zahl der einzelnen Zellen usw. bedingt — **Hyperplasie**; freilich werden diese Unterschiede praktisch oft nicht scharf auseinander gehalten. Auch kommen häufiger beide Vorgänge zugleich vor. Die Hypertrophien der einzelnen Organe entsprechen nicht deren Regenerationsfähigkeit, stehen sogar häufig im umgekehrten Verhältnis zu ihr.

Manche Formen von Hypertrophie kommen als physiologische Zustände vor; hierher gehört die Hypertrophie der schwangeren Gebärmutter, in welcher eine Vergrößerung der Muskelfasern bis zum Fünffachen in der Breite und Sieben- bis Elffachen in der Länge zustande kommt, die Hypertrophie der milchbildenden Brustdrüse, jene stark arbeitender Muskeln (Abb. 67) usw.

Unter verschiedensten krankhaften Bedingungen treten Hypertrophien in die Erscheinung, die wir etwa folgendermaßen ordnen können:

1. In manchen Fällen schließt sich eine Hypertrophie eng an Regeneration nach Zellverlust an. Hier kann die Zellneubildung, wie schon erwähnt, das Maß des zu ersetzenden überschreiten, so daß jetzt ein Mehr, eine Vergrößerung eines Organteiles, vorliegt. Den Vorgang können wir als **Super-regeneration** bezeichnen.

Als Beispiel sei erwähnt, daß nach Knochenbrüchen mehr Material gebildet wird, als zum Ersatz des zerstörten dient; dies neue Mehr tritt in Gestalt des sog. „Kallus" schon für das bloße Auge in die Erscheinung. Ferner seien die in der Nähe von Knochenabbau-

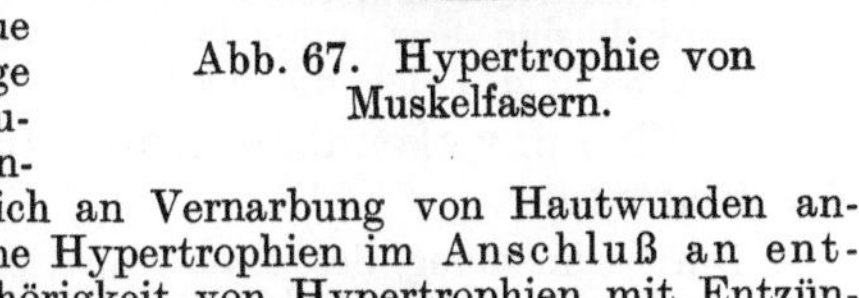

Abb. 67. Hypertrophie von Muskelfasern.

vorgängen auftretenden Osteophyten (geschwulstartige Knochen-hypertrophien, siehe unter „Geschwülste") genannt; oder die sich an Vernarbung von Hautwunden an-schließenden Keloide (s. unter Fibrome). Überhaupt sind zahlreiche Hypertrophien im Anschluß an ent-zündliche Vorgänge hierher zu rechnen. Die enge Zusammengehörigkeit von Hypertrophien mit Entzün-dungen sei daher betont. Entzündung, Regeneration, Hypertrophie sind oft nur schwer zu trennen.

2. Dieser Form reiht sich eine andere an. Wenn nach Gewebsverlusten eine mangelhafte Wiederherstellung oder ein Ersatz durch eine nicht arbeitstüchtige Gewebsart (Reparation) statt-findet, so hypertrophieren oft andere erhalten gebliebene Teile der von dem Verlust betroffenen Gewebsart, so daß hierdurch ein Tätigkeitsersatz und eine Aufrechterhaltung der Gesamt-arbeit des Organs zustande kommen kann. Es geschieht dies mittels einer Vergrößerung oder auch Vermehrung der erhaltenen Organteile. In solchen Fällen ist also die Hypertrophie eine **kompensatorische** bzw. **vikariierende**, d. h. **ausgleichende** und **ersetzende**.

Eine solche ist vor allem gegeben, wenn von paarigen Drüsen die eine auf irgendeine Weise zugrunde geht oder arbeitsunfähig wird und nun die andere unter Zunahme ihrer Zellen an Arbeitsleistung dafür eintritt. So z. B. die ausgleichende Vergrößerung der einen Niere, welche sich, wenigstens bei jugendlichen Leuten, bei Aplasie oder Verödung bzw. Entnahme der anderen einstellt. Auch andere paarige Drüsen zeigen ein ähnliches Verhalten; nach Verlust des einen Hodens oder der einen Brustdrüse kann sich bei jungen Leuten eine Hyper-trophie des entsprechenden Organs der anderen Seite einstellen; auch kann diese Erscheinung im Tierversuch verfolgt werden. Dabei können manche Organe für andere, die ihnen funktionell nahestehen („Korrelationen der Organe") durch Hypertrophie ausgleichend und ersetzend eintreten. So stellt sich z. B. nach Entfernung der Milz einer Hypertrophie des Knochenmarks und der lymphatischen Gewebe, ferner eine besondere Aus-bildung gewisser Zellen in der Leber (Kupffersche Sternzellen) ein. Aber entsprechende Vorgänge finden sich auch in einem Organ nach Ausfall eines anderen Teiles desselben. Diese ausgleichende Hypertrophie ist, wie schon erwähnt, in der Leber besonders groß (s. oben) von größerer Bedeutung als die eigentliche Regeneration. So entstehen vor allem im Verlauf der Leberzirrhose oder späterer Zeiten der Leberatrophie nach Verlust von Lebergewebe an anderen Stellen, oft an vielen zugleich, abgesetzte sog. knotige Hypertrophien bzw. Hyperplasien, welche von echten Geschwülsten — Adenomen (s. unter „Geschwülste") — kaum scharf abzu-grenzen sind; ähnlich zuweilen in der Milz.

Es ist Mehrarbeit der erhaltenen Gewebe besonders Zellen infolge größerer an dieselben gestellten Anforderungen zur Aufrechterhaltung der Arbeitsleistungen für den Gesamtkörper, auf die sich diese Hypertrophien zurückführen lassen. Es liegt somit eine **Arbeitshypertrophie** vor. Eine solche findet sich ferner auch ohne vorausgegangene größere Gewebsverluste, wenn erhöhte, an ein Organ gestellte Anforderungen eintreten, denen gegenüber die physiologische Masse arbeitenden Parenchyms verhältnismäßig zu klein ist; hiervon gehört manches noch in den Bereich des Physiologischen, wie z. B. die Hypertrophie der Muskeln, welche sich bei wiederholter kräftiger Anstrengung derselben (z. B. bei Turnern oder Athleten) einstellt. Unter krankhaften Bedingungen finden sich solche Arbeitshypertrophien in besonders ausgesprochener Weise am Herzmuskel, wenn die Widerstände für die Herztätigkeit wachsen, dem Herzen also bei Herzfehlern u. dgl. erhöhte Arbeit zugemutet wird.

Besteht z. B. eine Aortenstenose (s. später), so wird bei gewöhnlicher Arbeitsleistung des Herzens eine geringere Blutmenge in die Aorta eingetrieben und also auch weniger Blut den Organen zugeführt werden. In solchen Fällen schafft sich — unter Vorhandensein günstiger allgemeiner Bedingungen — der Körper einen Ausgleich, indem auf dem Wege vermehrter Arbeitsleistung des Herzens trotz der Widerstände eine größere Blutmasse durch die verengte Klappenöffnung hindurchgezwängt wird; infolge dieser erhöhten Kraftleistung der Muskulatur der Herzkammer stellt sich eine Hypertrophie derselben ein.

Auch Organe mit glatter Muskulatur können derartige Arbeitshypertrophie aufweisen; bei Stenose des Pylorus hypertrophiert die Magenmuskulatur, weil die Speisenbeförderung eine erschwerte ist; ebenso die Muskulatur des Darmes oberhalb einer verengten Stelle; an der Blase findet man bei Verengerung der Harnröhre mit Erschwerung des Harnabflusses, z. B. durch eine vergrößerte Prostata, eine starke Zunahme der Wanddicke und besonders ihrer Muskularis. (Näheres im II. Teil, Kap. VI, B.) Daß Mehrarbeit Wachstum bedingt, spielt (nach Roux) schon in der embryonalen Entwicklungszeit eine Hauptrolle.

3. Auch **physikalische** und **chemische Einflüsse** verschiedener Art können auf Wachstumsvorgänge im Gewebe einwirken.

Bekannt ist, daß an der äußeren Haut durch dauernden Druck auf bestimmte einer harten Unterlage (Knochen) aufliegende Stellen Verdickungen der Epidermis sowie umschriebene Wucherungen der Hornschicht entstehen, welche als Schwielen und Hühneraugen (Clavi) bezeichnet werden; ähnlich entstehen wohl auch — durch Reibung — die sog. Sehnenflecke des Herzüberzuges (s. Teil II, Kap. II) und — infolge steten Anpralls des zurückströmenden Blutes — bei Aorteninsuffizienz umschriebene Endokardschwielen in der linken Herzkammer. Bei dauernder Druckerhöhung im Arteriensystem (z. B. infolge von Nierenkrankheiten) nimmt die Intima der Arterien an Dicke zu (neben ihrer Muskulatur, was eine Arbeitshypertrophie darstellt). Vielleicht kommt auch gewissen Chemikalien (Arsenik) eine ähnliche Wirkung auf mancherlei Gewebe zu. Endlich sind hier unter krankhaften Bedingungen gesteigerte Hormonwirkungen endokriner Drüsen zu betonen: So bildet sich die Akromegalie bei Adenomen der Hypophyse aus (Einzelheiten s. im Kap. X).

4. Eine unverkennbare Einwirkung auf das Wachstum zeigt in vielen Fällen die **Vermehrung der Blutzufuhr.**

Durchschneidung des Halssympathikus, welche Lähmung der Vasokonstriktoren und damit arterielle Hyperämie zur Folge hat, kann am Kaninchenohr, wenigstens junger noch wachsender Tiere, ein gesteigertes Wachstum hervorbringen; ebenso wenn das eine Ohr solcher Tiere künstlich bei höherer Temperatur gehalten wird, wobei dem durch die Erwärmung gesteigerten Blutzufluß ebenfalls die Hauptrolle zukommt, wenn auch die Erwärmung selbst die Wachstumsvorgänge zu beschleunigen pflegt.

Andererseits beobachtet man auch an Organen, die sich im Zustande einer chronischen Stauungshyperämie befinden, Hypertrophien.

Indessen liegen hier bei diesen sich an Kreislaufsänderungen anschließenden Hypertrophien meist verwickelte Verhältnisse vor; so handelt es sich häufig neben der Blutanhäufung noch um die Wirkung des von den strotzend gefüllten Gefäßen auf die Umgebung ausgeübten Druckes und besonders um entzündliche Vorgänge, zu welchen Stauungsgebiete hervorragend geneigt sind oder von welchen jene Kreislaufstörung oft nur der erste Ausdruck ist. Vermehrte Blutzufuhr spielt auch bei der Arbeitshypertrophie mit; Mehrarbeit bedingt aktive Hyperämie.

5. Auch **nervöse Einflüsse** — teils vasomotorischer, teils trophischer Art — können das Wachstum der Gewebe beeinflussen; so werden hypertrophische Zustände verschiedener Gewebsteile im Zusammenhang mit Veränderungen der peripheren Nervenstämme oder des Rückenmarks und oft auch gleichzeitig mit anderen sog. trophischen Störungen, Geschwürsbildungen, Pigmentveränderungen, begrenzten Haarausfall usw. beobachtet.

Alle bisherigen Formen können wir in gewisser Beziehung der unter 1. genannten Superregeneration nahestellen, d. h. uns vorstellen, daß die Hypertrophie sich an kleinste Zellschädigungen oder Abbau lebender Substanz erst anschließt. So findet ja schon in stark tätigen Zellen stärkerer Abbau (Katabiose) statt, also auch bei ausgleichenden Mehrleistungen oder beim „Trainieren" der Muskeln. Bei Stauung wirkt der Druck auf das Nachbargewebe sowie die schlechte Ernährung zellschädigend ein; noch deutlicher ist dies im Hinblick auf Druck bei Entstehung der Hühneraugen und ähnlicher Bildungen. So könnte man die bisher aufgeführten Formen der Hypertrophie einheitlich unter dem Gesichtspunkte (s. oben) zusammenfassen, daß durch Abbau lebender Masse bzw. infolge von Schädigungen einzelner Zellen sowie durch ähnliche

Vorgänge Zellbau und Zellverband gelockert bzw. gestört wird, und somit infolgedessen die Zellen selbst bzw. andere in guter Verfassung befindliche Nachbarzellen wuchern, und zwar über das zum Ersatz nötige Maß hinaus, wodurch Hypertrophie entsteht.

Es gibt nun auch Formen der Hypertrophie, für welche bis jetzt keinerlei ausreichende Ursache namhaft zu machen ist. Man faßt sie als

6. „idiopathische Hypertrophien" zusammen. Hier anzuführen sind solche ganzer Organe, diejenige der Schilddrüse (Struma), der Epithelkörperchen einer oder beider Nieren, der Leber, einer oder beider Brustdrüsen und besonders der Prostata (im Alter). Doch wird auch hier teilweise an zunächst einsetzende Schädigung, dann superregeneratorische Wucherung gedacht, so bei den Strumen, bei der Prostatahypertrophie. Und im übrigen stehen wir hier an der Grenze der Bildungen, die schon als Geschwülste (Adenome) aufzufassen sind. Hier ist eine Grenze nicht immer ziehbar.

Andere Formen „idiopathischer Hypertrophie" sind offenbar wenigstens teilweise auf angeborene Anlage zurückzuführen, also als Konstitutionsanomalien aufzufassen. Folgende Beispiele mögen dies erläutern.

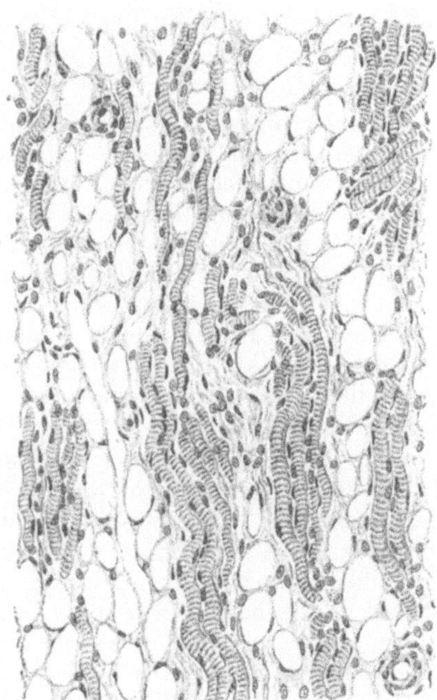

Abb. 68. Atrophie eines Muskels mit Lipomatose, Pseudohypertrophie.

Die Muskelfasern stark verschmälert; dazwischen reichlich gewuchertes Fettgewebe; da das Fett bei der Härtung und Einbettung des Präparates ausgezogen wurde, erscheinen die Fettzellen als Lücken.

Eine allgemeine Fettsucht, Adipositas, kommt nicht nur bei Überernährung des Körpers zustande, sondern es handelt sich hier zum Teil um angeborene Eigentümlichkeiten bestimmter Menschen, wie ja das Auftreten von Fettsucht auch schon in der frühesten Kindheit beobachtet wird. Ähnlich sind andere hyperplastische Vorgänge, welche schon vor der Geburt oder bald nach dieser oder doch wenigstens noch innerhalb der Wachstumszeit des Körpers hervortreten, auf angeborene Anlage zurückzuführen; es gehört hierher die Vergrößerung des ganzen Körpers, der sog. Riesenwuchs, der sich namentlich in einem besonders starken Längenwachstum des Körpers ausprägt. Ferner örtliche Vergrößerungen, bei denen nur einzelne Körperteile ein vermehrtes Wachstum aufweisen, sog. partieller Riesenwuchs; z. B. die Knochen des Gesichtes, einzelne Finger oder Zehen (Makrodaktylie). Die Grenze gegenüber den Mißbildungen ist hier sehr nahe, besonders wenn das abnorme Wachstum sich schon im fetalen Leben lebhaft äußert. Bei den erst später auftretenden Vergrößerungen ist zuweilen noch eine Gelegenheitsursache, z. B. eine Verletzung, zu berücksichtigen. Hier anzureihen sind ferner eine Anzahl teils umschriebener, teils diffus ausgebreiteter hyperplastischer Zustände an der Epidermis und ihren Anhangsgebilden: auf einer Hypertrophie der Hornschicht beruht die Ichthyosis, bei welcher die Haut mit zahlreichen Hornplatten besetzt ist und ein förmlich gefeldertes Aussehen zeigen kann. Die sog. Hauthörner, Cornua cutanea, entstehen durch eine Wucherung und Verlängerung von Papillen neben starker Wucherung der sie bekleidenden Hornschicht. Die Hypertrichosis beruht auf Erhaltung und Vermehrung der Lanugohärchen oder abnorm starkem Wachstum der bleibenden Haare, bzw. Auftreten solcher an sonst unbehaarten Stellen; die Onchyogryphosis bedeutet eine krallenartige Verlängerung und Verunstaltung der Nägel (vgl. diese Formen sowie über Elephantiasis II. Teil, Kap. X). An solche hypertrophische Vorgänge läßt sich die mangelhafte Rückbildung von Organen anschließen, welche physiologisch bloß zeitweise eine größere Ausbildung aufweisen. Hierher gehört das Bestehenbleiben des Thymus in höherem Alter, oder z. B. des Gartnerschen Ganges sowie die mangelhafte Rückbildung der puerperalen Gebärmutter, wobei freilich vielfach auch entzündliche Vorgänge mitspielen (vgl. Teil II, Kap. IX).

Beruht die Vergrößerung eines Organs auf Wucherung eines für dieses nicht kennzeichnenden Bestandteiles, so bezeichnet man dies als Pseudohypertrophie (s. oben). Sie schließt sich meist an eine Abnahme der spezifischen Zellart an. In besonderem Maße ist diese Eigenschaft einer sekundären Wucherung, einer „Wucherung e vacuo", außer dem Bindegewebe dem Fettgewebe eigen; auch bei Personen, welche sich keineswegs durch besonderen allgemeinen Fettreichtum auszeichnen, findet man sehr häufig eine starke Zunahme des die Niere umgebenden und den Nierenhilus ausfüllenden Fettgewebes, wenn die Niere selbst durch atrophische Vorgänge an Masse abgenommen hat. Die atrophische Bauchspeicheldrüse bei Zuckerkranken weist oft stark vermehrtes Fettgewebe auf. Bei gewissen Formen von Atrophie der Skeletmuskulatur — mögen diese nun neurotischen oder primär myopathischen Ursprungs sein — findet eine starke Zunahme des intermuskulären Fettgewebes und Bildung von Fettgewebe zwischen den einzelnen Muskelfibrillen statt, so daß trotz einer sehr erheblichen Abnahme an spezifischen Bestandteilen die Muskeln im ganzen sogar stark an Umfang zunehmen.

Transplantation.

Die Übertragung von abgetrennten Geweben oder Gewebsteilen von einer Person auf eine andere oder an eine andere Stelle derselben Person stellt die **Transplantation,** Verpfropfung oder Überpflanzung dar; das verpflanzte „Pfropfreis" wird als Transplantat, der Körper, aus dem es stammt, als Spender, der, auf den es übertragen wird, als Empfänger oder Wirt bezeichnet. Diese Transplantation gliedert sich auch in vielem an die Regeneration an, denn einmal liegt ihre Anwendung in erster Linie in dem Versuch der Deckung von Gewebsverlusten, die nicht durch einfache Regeneration ausgeglichen werden, und sodann hängt, wie wir sogleich sehen werden, der Erfolg zum großen Teil von der Regenerationsfähigkeit des betreffenden Gewebes ab. Die Einpflanzung von Organstückchen in das subkutane Gewebe oder das Innere anderer Organe oder in Körperhöhlen wird auch Implantation benannt, Wiedereinfügung an der Entnahmestelle Replantation. Alle Fragen der Verpfropfung sind vor allem auch im Tierversuch verfolgt worden.

Eine Verpfropfung ist nur dann als völlig gelungen zu bezeichnen, wenn das Pfropfreis dauernd erhalten bleibt und arbeitet. Dies ist selten der Fall. Öfters aber geht das übertragene Gewebe erst ganz allmählich zugrunde und überbrückt so zeitlich einen Verlust, besonders wenn Nachbargewebe dadurch zum Einwuchern angeregt wird, oder wenn zurückgebliebenes Gewebe derselben Art vom Transplantat entfernt die Zeit gewinnt, durch Hypertrophie erhöhte und für den Körper hinreichende Arbeit zu leisten, z. B. wenn ein Teil der Epithelkörperchen zurückbleibt. In manchen Fällen wirkt auch zunächst, selbst wenn das Pfropfreis wieder untergeht, eine übertragene Substanz als solche, so z. B. Kolloid der Schilddrüse. Im allgemeinen sehen wir in der Umgebung der Transplantate als Reaktion des Wirtsgewebes Wucherung von Bindegewebe und Neubildung von Gefäßen, die in das Transplantat eindringen und so in günstigen Fällen dessen Ernährung ermöglichen können.

Die Bedingungen, unter welchen Überpflanzungen gelingen, sind mannigfacher Art. Nötig für alle Transplantationen ist, daß das zu übertragende Gewebe noch lebend ist; doch hat sich gezeigt, daß manche Gewebe (Hornhaut, äußere Haut) sehr lange, selbst wochenlang nach dem Tode des Tieres oder ihrer Entfernung aus dem Tierkörper noch erholungsfähig waren und mit Erfolg überpflanzt werden konnten, wenn sie vor Vertrocknung, zu hohen oder zu niedrigen Temperaturen u. dgl. geschützt wurden, und die Verpflanzung ohne störende Nebenerscheinungen, wie Eiterung usw., geschah. Des weiteren ist ausreichende Ernährung conditio sine qua non; die inneren Teile eines Transplantates werden am schlechtesten ernährt und sterben so bald ab, daher dürfen die zu übertragenden Teile zumeist nur klein sein. Sodann ist streng aseptisches Verfahren Voraussetzung. Infolge der individuellen „biochemischen Differenz" (Enderlen) hat die Überpflanzung von Organteilen auf andere Stellen desselben Körpers — Autotransplantation — bei weitem die besten, zumeist die einzigen, Aussichten, sodann die Verpfropfung von einem Individuum auf ein anderes der gleichen Art — Homoiotransplantation —, wobei Blutsverwandtschaft am vorteilhaftesten ist. Bei Übertragungen auf artfremde Körper — Heterotransplantation — kommt es fast stets schnell zum Absterben des übertragenen Gewebes. Aber auch die einzelnen Gewebsarten verhalten sich ganz verschieden und dabei zeigt sich, daß, da ein Teil des Transplantates zugrunde geht und ersetzt werden muß, der Erfolg einer Überpflanzung in weitem Maße der Regenerationsfähigkeit des Gewebes entspricht. So sind die hochentwickelten Gewebe im allgemeinen schwerer verpflanzbar als weniger hochentwickelte, besonders Bindesubstanzen. Daher wird auch am besten jugendliches Gewebe übertragen, auch gelingt die Überpflanzung auf jugendliche Personen leichter. Am allerbesten eignet sich embryonales Gewebe. Der größeren Wiederherstellungsfähigkeit der Gewebe bei niederen Tierarten im Vergleich zu höheren Tieren entspricht auch eine größere Verpfropfungsfähigkeit der Gewebe. Hierher gehören die seltsamen, zuerst Born geglückten Mißbildungen, indem er Teilstücke durchtrennter Amphibienlarven so zusammensetzte, daß z. B. das Kopfende einer Larve mit dem Schwanzende einer anderen zusammenwuchs. Auch der Verpflanzungsort ist von Bedeutung. Am besten siedelt sich ein Gewebe da an, wo es die Voraussetzungen für die besten Lebensbedingungen erfüllt findet, also im allgemeinen im Gewebe der gleichen Art. Knochen wächst so am besten an Knochen an, Plattenepithel an ebensolches usw. Schneller Anschluß an Tätigkeit erhöht die Aussichten der Verpflanzung. Dieser Einfluß der funktionellen Reize zeigt sich besonders bei Überpflanzung von Teilen von Drüsen, besonders auch mit innerer Sekretion, die überhaupt verhältnismäßig gut, zunächst wenigstens, gelingt.

Bei der Haut, wo Reverdin die Überpflanzung zuerst zur Deckung von Verlustflächen anwandte, sind, wie nach dem betonten Ernährungsfaktor leicht verständlich, die Erfolge am sichersten bei Bildung eines gestielten, mit seiner Umgebung noch durch eine Brücke mit ernährenden Gefäßen zusammenhängenden Lappens, welcher um seinen Stiel gedreht und so an einer anderen Stelle befestigt und zum Anheilen gebracht wird. Auch durch Überpflanzen von kleinen Oberhautscheibchen (Thiersch sche Transplantation) ohne oder mit nur einer geringen Menge ihrer bindegewebigen Unterlage auf Wund- (Granulations-) Flächen, selbst durch Übertragung von Epithelbrei, hat man unter Umständen günstige Ergebnisse erzielt; die übertragenen Oberhautteilchen bleiben zum Teil wenigstens erhalten, heilen an und vermehren sich vor allem von der Keimschicht aus, auch wird seitlich diejenige der ortsständigen Epidermis zu überhäutender Zellneubildung angeregt; allerdings alles dies mit Erfolg auch hier meistens nur bei Autotransplantation. In das Unterhaut-bindegewebe überpflanzte, mit etwas anhaftendem Bindegewebe versehene Epidermisstückchen bilden manchmal

Epithelzysten, indem das verpflanzte Epithel wuchert und den Hohlraum, in welchem das Stückchen lag, auskleidet.

Auch Schleimhäute sind mit Erfolg verpfropft worden, und zwar in der verschiedensten Art, so Lippenrot für Augenlider. Hornhautverpflanzungen können guten Erfolg haben, indem die transplantierten Zellen zwar zumeist zugrunde gehen, aber Ersatzwucherung erhaltener an die Stelle tritt. Schilddrüse ebenso wie Epithelkörperchen sind bei Autotransplantation und bis zu einem gewissen Grade auch bei Homoiotransplantation mit verhältnismäßig gutem Erfolg, wenn auch kaum Dauererfolg, verpflanzbar; so kann bei Tetanie gerade diese Überbrückungszeit durch übertragene Epithelkörperchen, während eigene zurückgebliebene hypertrophieren und sich an Mehrleistungen gewöhnen, praktisch wichtig sein. Ähnlich bei Überpflanzung von Eierstöcken (gewonnen bei operativer Entfernung solcher wegen Osteomalazie und übertragen auf Frauen, denen beide Eierstöcke entfernt werden mußten, zwecks Erhaltung der sog. sekundären Geschlechtsmerkmale) oder Hoden, wobei wahrscheinlich auch nur vorübergehende Wirkungen einsetzen. Überpflanzung von Leber, Niere, Bauchspeicheldrüse usw. hat keine Aussichten. Im Tierversuch

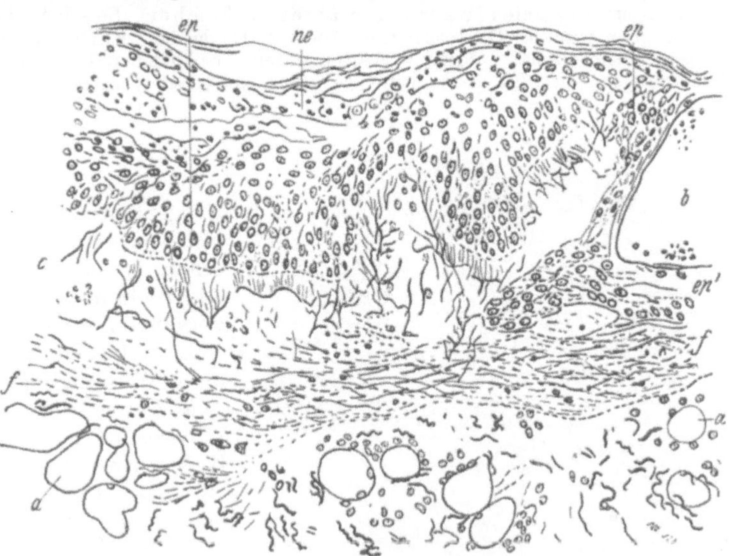

Abb. 69. Angeheiltes Thiersch-Läppchen nach 3 Tagen. An der Oberfläche die abgestoßene nekrotische Epidermisschicht (ne), darunter das regenerierte Epithel (ep), welches (ep') einen Zapfen unter das Läppchen getrieben hat; bei b ein blasiger Raum in der Epidermis, der Flüssigkeit und Leukozyten enthielt; c Cutis des Läppchens mit gut erhaltenen elastischen Fasern und spärlichen (teilweise von der Unterlage aus eingedrungenen) zelligen Elementen; Verklebungsschicht (Fibrin f mit einzelnen Bindegewebszellen und Leukozyten); a Zellen der Unterlage; dazwischen elastische Fasern und gewucherte Zellkerne.

(Aus Marchand, Prozeß der Wundheilung. Stuttgart: F. Enke 1901.)

geht ein (unter die Haut) transplantiertes Stück Leber schnell fast ganz zugrunde, von erhaltenem Gewebe aus gehen Ansätze zu regenerativer Neubildung vor sich, und zwar getrennt von Leberzellen — die selbst Glykogen bilden, aber keine Galle — und Gallengängen, aber über Ansätze kommt es nicht hinaus.

Stützsubstanzen lassen sich ihrer weit höheren Regenerationsfähigkeit entsprechend mit weit größerem Erfolge verpflanzen. Dies gilt für Bindegewebe und kann bei Sehnenüberpflanzung verwandt werden. Ähnlich verhält sich Fettgewebe. Die Überpflanzung von Knochenstücken wird zum Verschluß von Knochenverlusten vielfach mit großem Erfolg verwandt; zwar geht der überpflanzte Knochen nach einiger Zeit zugrunde, aber von dem Periost und Endost des alten Knochens wuchern so angeregte Osteoblasten und bilden an Stelle des allmählich zerfallenden und aufgesaugten überpflanzten Knochens neuen Knochen. Mitübertragung von Periost am übertragenen Knochen steigert die Aussichten. Ganze Knochen mit Gelenken sind übertragen worden. Knorpelverpflanzung kann durch Neubildung von mitübertragenem Perichondrium aus Erfolg haben. Muskeln und Nerven sind an sich schlecht überpflanzbar; wenn Muskelgewebe mit Gefäßen und Nerven überpflanzt wird und funktionelle Reize gesetzt werden, sieht man wenigstens vorübergehend auch stärkere regenerative Anzeichen; in Nerven eingesetzte tote Nerven können als Leitbahn für die Nervenregeneration des alten Nerven dienen. Gefäßüberpflanzungen können bei Autotransplantation guten Erfolg versprechen, auch bei Homoiotransplantation. Hier wird (anfängliche Thrombose muß vermieden werden) das übertragene Gefäßstück allmählich aufgesaugt und vom Wirt aus ersetzt; auch bei eingesetzten toten Gefäßstücken (Carrel) kann dies eintreten. Durch Aneinanderfügen von Gefäßen (sog. zirkuläre Gefäßnaht) ist auch im Tierversuch die Verpflanzung ganzer Organe gelungen (bei Autotransplantation).

Eine Vereinigung mehrerer Körper (sogar verschiedenen Geschlechts) ist bei Tieren als sog. Parabiose (verfolgt vor allem von Sauerbruch-Heyde sowie Morpurgo) gelungen und dient vor allem Fragen des Stoffwechsels und hormonaler Einflüsse.

Hier anfügen können wir als eine Art von Überpflanzung die Bluttransfusion. Eigenbluttransfusion scheint unter gewissen Bedingungen erfolgreich. Weit wesentlicher aber ist homoioplastische Blutübertragung, die nach großen Blutungen, bei schweren Anämien u. dgl. lebensrettend sein kann. Allerdings wenn das Blut nicht „paßt", tritt schnelle Agglutination (Zusammenballung, s. später) und Hämolyse (Lösung unter Austritt des Blutfarbstoffes) der roten Blutkörperchen ein — und ebenso stets bei heteroplastischer Blutübertragung —, ein höchst gefährlicher Zustand. Wenn das Blut des Spenders und des Empfängers aber „passen", geht zwar das übertragene Blut auch zugrunde, aber die roten Blutkörperchen der Transfusion werden hier nur allmählich abgebaut und das Knochenmark des Empfängers wird zu starker Neubildung und somit Ersatz angeregt. Dies „Passen" des Blutes des Empfängers und Spenders ist der Fall, wenn beide derselben sog. Blutgruppe zugehören (s. später).

Hier erwähnt werden soll noch die Weiterzüchtung von Geweben außerhalb des Körpers in geeigneten Nährflüssigkeiten (Harrison, Carrel, A. Fischer), die schon oben gestreift wurde. Die Zellen vermehren sich ähnlich wie dies Bakterien tun. Diese Methode der „Explantation" führte zu wichtigen Schlüssen für die einzelnen Gewebsarten, deren Verhalten unter verschiedenen Bedingungen und ihre gegenseitigen Beziehungen. Neuerdings ist die Züchtung von gewissen Geschwulstzellen besonders vielversprechend geworden.

Funktionelle Anpassung.

Wir haben bei der Regeneration sowie bei der Transplantation und auch schon bei den metaplastischen, richtiger gesagt pseudometaplastischen, Vorgängen gesehen, welche Rolle Anpassung an Tätigkeit und Beanspruchung spielt. Wir können nun bei Neubildungsvorgängen auch weitergehende Umbildungen finden, wobei Abweichungen vom normalen Bau dadurch in ihrer Wirkung aufgehoben werden, daß das Gewebe sich neuen mechanischen Bedingungen durch Umgestaltung der Form und des Baues möglichst anpaßt: **Gesetz der funktionellen Anpassung.**

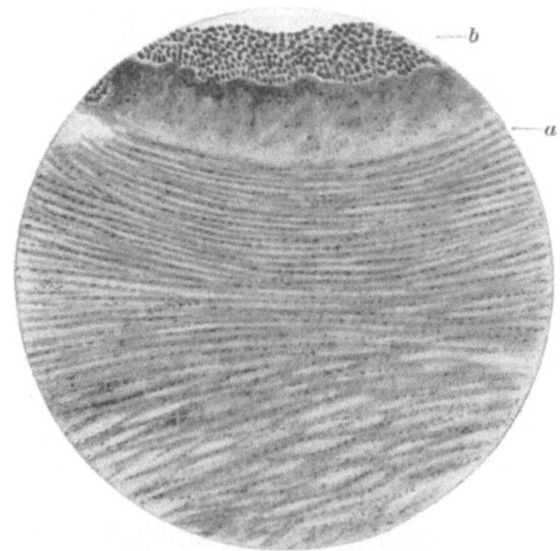

Abb. 70. Funktionelle Anpassung.

Nach Entfernung eines Stimmbandes ordnet sich das Bindegewebe (a) unter dem Epithel (b) in Form langgestreckter an ein Stimmband erinnernder Züge an.

Wir sehen dies besonders am Knochen nach Knochenbrüchen oder Zerstörungen von Gelenken mit Aneinanderwachsen von Knochen (Ankylose s. unter Knochen). Hier hat Julius Wolff vor allem genau verfolgt, wie sich stärker beanspruchte Teile durch Anbau verdicken, nicht benutzte infolge von Abbau atrophieren, so daß eine von der normalen Architektur der Knochenbälkchen abweichende, unter den veränderten Bedingungen von Zug und Druck möglichst arbeitsfähige neue Architektur zustande kommt. Besonders am Schenkelkopf und -hals kann dies deutlich zutage treten. Ein entsprechender Umbau findet sich auch an Gelenken und ferner an Bindegewebe, insbesondere bei der Bildung von Sehnengewebe, sowie an Gefäßen. Nach Entfernung eines Stimmbandes ordnet sich das Bindegewebe wieder ganz in Form langgestreckter Züge an (Abb. 70). Dies Gesetz der funktionellen Anpassung spielt ja auch bei den physiologischen Wachstumsbedingungen der zweiten embryonalen Epoche als Gestaltungsbedingung nach Roux die Hauptrolle.

II. Entzündliche Vorgänge.

Trotz der so großen mengenmäßigen Verschiedenheiten zwischen Reparation, eigentlicher Entzündung und spezifischen chronischen Granulationen, Verschiedenheiten in ursächlichen Gesichtspunkten, Ablauf und biologischer Wertung, sehen wir doch bei allen diesen Reaktionen „entzündlicher" Natur Gemeinsamkeiten der ausgelösten Vorgänge, grundsätzliche Übereinstimmung der in Erscheinung tretenden Zellformen. Wir wollen daher zunächst die einzelnen der zahlreichen und verwickelten Vorgänge erst gesondert besprechen und das Wesen dieser Reaktionen zusammenfassen. So gewinnen wir den Untergrund, auf dem aufbauend wir die reparativen Vorgänge von den eigentlich entzündlichen trennen, letztere in Untergruppen einteilen und diese einzeln besprechen können.

Unter „Entzündung" verstand man ursprünglich eine rein klinische Zusammenfügung von Krankheitszeichen, wie sie sich der unmittelbaren Beobachtung an äußerlich sichtbaren Teilen darstellen und aus den bekannten vier **Celsus-Galenschen Kardinalsymptomen** Rubor, Tumor, Calor und Dolor (sowie der „Functio laesa") zusammensetzen. Größtenteils nach Vergleichsschlüssen setzte man nun ähnliche Erscheinungen auch für gewisse Erkrankungen innerer

Organe voraus, obwohl die Untersuchung von Leichenteilen, auf welche man hier naturgemäß angewiesen war, von den genannten Erscheinungen nur ein unvollkommenes Bild geben kann und von denselben höchstens noch die Röte und die Schwellung erkennen läßt. Genauere Verfolgung der anatomischen Vorgänge ergab nun, daß die oben angeführte Krankheitszeichen-häufung besonders auf eigentümlichen örtlichen Kreislaufstörungen (s. unten) und ihren Folgen beruht.

Anatomisch stellt die „Entzündung" oder genauer gesagt die Gesamtheit der „entzündlichen Krankheit", welche auch die Schädigung selbst, meist Infektion, und die Heilung einbezieht, die Vereinigung verschiedener Vorgänge dar, die wir in folgende Hauptkategorien einteilen können: 1. örtliche Gewebsschädigungen (degenerative und funktionelle Gewebsstörungen), 2. Kreislauf- (vaskuläre) Störungen örtlicher Natur und ihre Folgen (auf solche weisen schon die obigen „Kardinalsymptome" hin) sowie Zellwanderungen, 3. Gewebsneubildungen. Hinzu kommen in schwereren Fällen 4. Fernwirkungen und Beeinflussungen des Gesamtkörpers. Erst die Zusammenfassung dieser Vorgänge läßt das Wesen der entzündlichen Krankheit erkennen.

Allen diesen Vorgängen liegt, mittelbar oder unmittelbar, eine schädigende Ursache zugrunde; sie kann im Körper gelegen sein, aber auch von außerhalb desselben stammen. In einer Gruppe handelt es sich um eine Gewebsverletzung oder um Fremdkörperwirkung, entweder von außen eingedrungener, nicht infizierter Fremdkörper, oder im Körper abgestorbener Gewebe od. dgl., die dann auch als Fremdkörper wirken. In diesen Fällen bedeuten die Reaktionsvorgänge Reparation, Wiederherstellung eines, aber nicht des ursprünglich hier gelegenen, Gewebes, bzw. Entfernung der Fremdstoffe und Ersatz durch Gewebe. In der zweiten Gruppe richtet sich die Reaktion gegen belebte Eindringlinge (Bakterien), seltener gegen ähnlich stark einwirkende andere Schädlichkeiten; hier sind die Reaktionen stärker ausgesprochen, Entzündung im engeren Sinne. In der dritten Gruppe sind es bestimmte Erreger, bei denen dann auch bestimmte Formen der Reaktion im Vordergrund stehen. Das werden wir bei den einzelnen Gruppen sehen, von der dritten soll erst später bei Besprechung der „Infektionen" eingehend die Rede sein. Hier sei einleitend nur der Gesichtspunkt einer stets vorhandenen Schädlichkeit und Schädigung als zugrunde liegend betont.

A. Vorgänge bei der „entzündlichen Krankheit".
1. Störungen der Form und Tätigkeit von Geweben.

Die Schädlichkeiten, welche die Entzündung bewirken, schädigen das Organgewebe und rufen, namentlich im Parenchym der entzündeten Organe, Störungen in ihrem Stoffwechsel und somit in ihrer Form wie in funktioneller Beziehung hervor. Erstere äußern sich in den im II. Kapitel beschriebenen Stoffwechselabartungen, also in den uns bereits bekannten Erscheinungen der trüben Schwellung oder Verfettung, zum Teil auch je nach der Art des betroffenen Gewebes in anderen Formen, und können so weit gehen, daß sie nach und nach oder sofort zum völligen Untergang der ergriffenen Gewebsbestandteile — Nekrose — führen. So bewirken Eitererreger oft in ihrer nächsten Umgebung, wo sie am stärksten einwirken, völlige Nekrose, etwas weiter entfernt Degenerationen. Vielfach finden sich degenerierte Epithelien als Bestandteile entzündlicher Sekrete. Ganz allgemein soll bemerkt werden, daß bei Einwirkung von Schädlichkeiten auf Gewebe die höchstentwickelten Bestandteile in der Regel zuerst und am meisten leiden, in den parenchymatösen Organen also das Parenchym, und zwar in der Niere z. B. meist zu allererst die Epithelien der Hauptstücke (gewundenen Harnkanälchen). Da die Vorgänge der geschädigten Gewebe ganz die im Kapitel II besprochenen sind, braucht hier nicht näher auf sie eingegangen zu werden.

In funktioneller Beziehung haben die entzündlichen Vorgänge in der Regel eine Herabsetzung der Leistungsfähigkeit, namentlich auch eine Störung der sekretorischen Tätigkeit zur Folge („Functio laesa" als Entzündungskennzeichen); in manchen Fällen aber hat die Funktionsstörung zuerst das Gepräge eines übermäßigen Erregungszustandes; ein Beispiel hierfür ist die massenhafte Schleimbildung, die man bei Schleimhautkatarrhen beobachtet und die so stark sein kann, daß die schleimbildenden Zellen sich völlig erschöpfen und zugrunde gehen, indem schließlich nicht mehr, wie normal, bloß ein Teil ihres Zelleibes, sondern der gesamte Zellkörper in Schleimbildung aufgeht (vgl. Abb. 37, S. 59). Also auch in diesen Fällen besteht die Neigung zum Umschlagen des Reizzustandes in Erlahmung, und in jedem Falle liegt eine artmäßige oder mengenmäßige Tätigkeitsverschlechterung vor.

Die Gewebsschädigungen gehören also zum Gesamtbild der entzündlichen Krankheit, sind aber an sich nicht kennzeichnend. Vielmehr müssen, damit der Begriff anwendbar ist, die die „Entzündung" selbst bezeichnenden Störungen auftreten, welche die Gefäße und deren Umgebung, d. h. das Gefäßbindegewebe, betreffen. Dies sind:

2. Die Gefäßstörungen und ihre Folgen, Exsudatbildung sowie Zellwanderung.

Außer Gewebsschädigung bewirken die entzündungserregenden Stoffe auch eine Schädigung der Gefäße und besonders der kleinen; wir müssen hier Gewebe und Gefäße als Angriffspunkt der Einwirkung zu einer Einheit zusammenfassen. Die Beeinflussung der Gefäße äußert sich zunächst — und das ist das erste, was man bei den meisten Entzündungen wahrnimmt — im Sinne einer **aktiven Hyperämie**, zunächst der kleinen Gefäße, besonders Kapillaren, die sich dann auf die größeren zuführenden Arterien ausbreitet. Diese Hyperämie geht mit Erweiterung der Gefäße und Beschleunigung des Blutstromes einher, welche dem entzündeten Gebiete eine scharlachrote Farbe (Rubor, s. o.) verleiht und stärkere Pulsation, subjektiv auch Hitzegefühl (Calor), hervorruft. Von der einfachen aktiven Hyperämie, wie eine solche z. B. nach irgendeinem leichten mechanischen Reiz auftritt und bald wieder schwindet, unterscheidet sich die entzündliche Hyperämie durch ihre Stärke und Dauer. Dies beruht darauf, daß auch die Einwirkung der Schädlichkeit auf die Gefäßwand eine stärkere und anhaltendere ist. Hierbei bleibt aber die anfängliche Strombeschleunigung keineswegs gleichmäßig bestehen, ja die meisten Versuche haben im weiteren Verlauf der Vorgänge einen Umschlag in Stromverlangsamung — bei erweitert bleibender Blutbahn — ergeben (infolge Lähmung der Gefäßwände, Druck auf die abführenden Gefäße durch das gleich zu besprechende Ödem u. dgl.), welche die Anschoppung des Blutes in dem angegriffenen Bezirk zustande bringt. Unter Umständen ist auch eine Verlangsamung des Blutstromes schon von Anfang an vorhanden, wenn nämlich in venöser Stauung begriffene Gewebsteile, z. B. eingeklemmte Darmschlingen, in Entzündung geraten, oder wenn das entzündungserregende Agens an sich Stase (s. S. 18) hervorruft. Die Stromverlangsamung kann auch sonst bis zu Stase führen.

An die entzündliche Hyperämie schließt sich nun unmittelbar eine entzündliche **Exsudation** an. Sie besteht zunächst darin, daß durch die Wände der kleinen Gefäße hindurch eine vermehrte Menge von **Flüssigkeit** aus dem Blute in das umliegende Gewebe (bzw. in Hohlräume) austritt. Sie unterscheidet sich aber vom normalen Transsudat durch höheres spezifisches Gewicht, bedingt durch einen höheren Gehalt an Eiweiß und Fibrin und somit die Neigung von selbst zu gerinnen, wodurch Fibrinabscheidungen in der Flüssigkeit und dem von ihr durchtränkten Gewebe zustande kommen. Zu letzterem tragen auch wesentlich im geschädigten Gewebe selbst vor sich gehende Gerinnungsvorgänge bei. Diese gerinnenden **Fibrinmassen** können sogar das Bild völlig beherrschen. Über die Ursachen des Austritts aus den Gefäßen sind wir noch nicht völlig im klaren; jedenfalls liegt dem Vorgang nicht eine einfache Filtration von Blutplasma, sondern eine, freilich noch nicht näher bekannte, durch das entzündliche Agens gesetzte **Alteration der Gefäßwände** (Samuel, Cohnheim) zugrunde, welche diese für Kolloide durchgängig macht (über physiko-chemische Erklärungsversuche s. unten). Ebenfalls schon frühzeitig bewirkt die entzündliche Hyperämie bzw. Stromverlangsamung zusammen mit anderen grundlegenden Bedingungen eine **Randstellung von Leukozyten und Auswanderung dieser** sehr bewegungsfähigen Zellen aus der Blutbahn, ein für die Entzündung höchst bedeutungsvoller Vorgang. Lymphozyten und auch rote Blutkörperchen kommen dazu. Von diesen Vorgängen wird unten eingehender die Rede sein. Die aus dem Blute ausgetretene, mehr oder weniger eiweißreiche und von weißen (und gegebenenfalls roten Blutkörperchen) und Fibrinabscheidungen durchsetzte Flüssigkeit bildet das entzündliche **Exsudat**, welches im einzelnen Falle je nach seiner vorzugsweisen Beschaffenheit ein seröses, oder fibrinöses, oder ein zelliges sein kann. Durchtränkt dasselbe das Gewebe — entzündliches Ödem bzw. Infiltrat —, so bewirkt es eine Anschwellung desselben, die Entzündungsschwellung; wird es an Oberflächen von Schleimhäuten abgesondert, so heißt es entzündliches Sekret.

Die Auswanderung der Blutzellen — entdeckt von **Waller**, wieder gefunden und richtig gewertet von **Cohnheim** — hängt nun nicht nur von der Gefäßalteration ab, auch treten noch andere Zellen bei der Entzündung auf, die nicht aus den Gefäßen stammen. Wir müssen daher diese Vorgänge gesondert betrachten.

Emigration, Chemotaxis und die Rolle der Wanderzellen bei der Entzündung. In den Vordergrund stellen müssen wir auch hier die die Entzündung überhaupt bewirkende Schädlichkeit. Sie übt auf die infolge der aktiven Hyperämie und Stromverlangsamung schon randständigen Leukozyten (s. unten) eine besondere Anziehungskraft aus, lockt sie an und bewirkt ihren Austritt

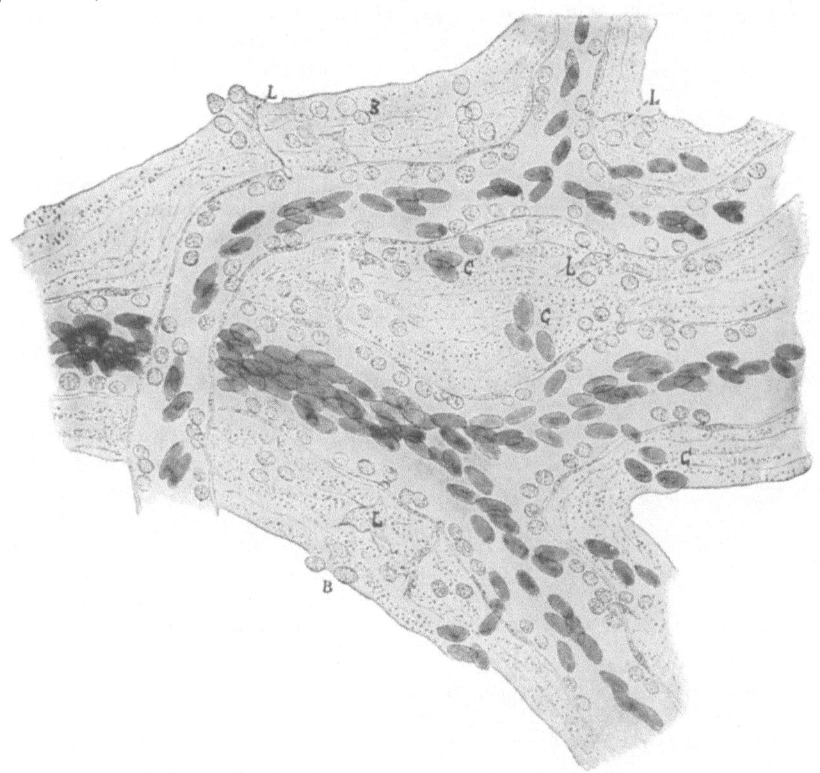

Abb. 71. Entzündetes Mesenterium des Frosches. Vermehrung und Randstellung der Leukozyten in den weiten Gefäßen.

Emigration bei *L*. Bei *B* Leukozyten im Gewebe, bei *C* rote Blutkörperchen im Gewebe.
(Aus **Ribbert**, Lehrbuch der allgemeinen Pathologie und der pathologischen Anatomie. 3. Aufl. 1908.)

aus den Gefäßen. Diese Kraft wird als **Chemotaxis** bezeichnet. Es sind besonders entzündungserregende **Bakterien** bzw. deren **Toxine**, welche in dieser Weise wirksam sind, ferner aber besonders auch **beim Zugrundegehen von Zellen** infolge der primären Gewebsschädigung durch die Bakterien **frei werdende Stoffe**. Der ganze Vorgang läßt sich bei entsprechender Versuchsanordnung, z. B. einfacher Anspannung des Mesenteriums des Frosches, leicht unter dem Mikroskop verfolgen.

Die entzündliche Hyperämie erleichtert den Vorgang. Da diese bald mit Stromverlangsamung verknüpft ist (s. oben), treten die Leukozyten als spezifisch leichtere Zellen an den Rand, während die roten Blutkörperchen in der mittleren Blutschicht noch weiterströmen; die Bewegung ersterer verlangsamt sich, sie bleiben endlich ganz liegen und die nunmehr wandständigen weißen Blutkörperchen, welche ja besonders beweglich und wanderungsfähig sind, vollziehen nun ihren Durchtritt durch die Gefäßwand in der Weise, daß an ihnen Fortsätze sichtbar werden, welche sich durch die Gefäßwand hindurchschieben und an der Außenseite des Gefäßes zum Vorschein kommen. Dann schieben sie sich mehr und mehr mit der ganzen Zelle hindurch; oft sieht man sie dabei deutlich „insektentaillenartig" eingeschnürt, während innen und außen von der Kapillarwand ein Teil des Zelleibes liegt; schließlich schiebt sich die ganze Zelle nach. Sie ist jetzt völlig durch die Gefäßwand hindurchgetreten, weist außerhalb des Gefäßes amöboide Bewegungen auf und wandert bis zu den Stoffen, die sie angelockt. Diese **Emigration** von Leukozyten stellt also einen in gewisser Beziehung aktiven Vorgang dar. Was die Stellen der Gefäßwand betrifft, wo der Durchtritt der Zellen stattfindet, so sind es wohl die kleinen Venen und Kapillaren, und zwar an diesen nicht, wie man früher annahm, die Stomata (vorgebildete Lücken zwischen den Endothelien), die es normaliter nicht zu geben scheint, vielmehr muß man eine durch die Gefäßalteration bewirkte Lockerung der Kittleisten zwischen den Endothelien annehmen. Hier treten das flüssige Exsudat und ebenso die Leukozyten durch. Die heraustreibende Kraft für die Zellen also ist die Chemotaxis, wie oben schon betont. Die Leukozyten häufen sich nach dem Durchtritt zunächst im Gewebe an und durchsetzen dieses manchmal so dicht, daß man von den eigentlichen Gewebsbestandteilen kaum mehr etwas wahrnehmen kann.

Die chemotaktische Anziehungskraft bewirkt nicht nur örtlich die Auswanderung der Leukozyten, sondern sie wirkt auch in die Gefäße hinein und zieht so Leukozyten in größerer Menge in die Gefäße der betreffenden Gebiete, ja sie wirkt bis ins Knochenmark, von wo die Leukozyten herausgelockt werden und wo ihr Ersatz statthat.

Die ausgewanderten Leukozyten sind an ihren Kernen und Granula leicht zu erkennen. Es sind zumeist die gewöhnlichen neutrophil gekörnten. Besonders unter bestimmten Bedingungen, d. h. von besonderen Reizstoffen angelockt, oder wenn im Blute Eosinophilie besteht, finden sich auch zahlreiche eosinophile Leukozyten. Im Anfang meist spärlich, später zahlreicher, werden auch einkernige Zellen, **Lymphozyten**, aus den Gefäßen herausgepreßt, doch handelt es sich hier um einen mehr passiven Vorgang.

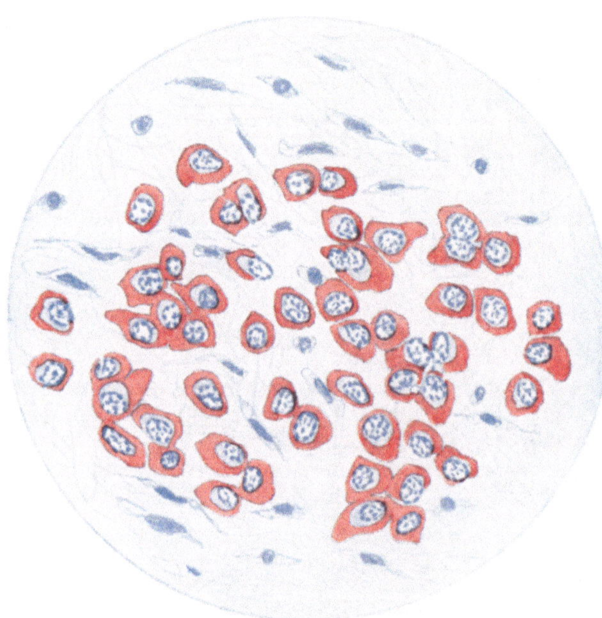

Abb. 72. Plasmazellen mit radspeichenartigem Kern, perinukleärem, hellem Hof und basophilem Zelleib. Pyronin-Methylgrünfärbung nach Unna - Pappenheim.

Diese Zellen werden vielleicht von Stoffen, welche als „lymphozytotaktisch"-chemotaktisch wirkende von den „leukozytotaktischen" (Schridde) zu unterscheiden sind, angelockt. Zumeist sind zu Beginn der Vorgänge letztere, später erstere (selten vom Anfang an) besonders wirksam. Doch wird die Einteilung der chemotaktisch wirkenden Stoffe in diese Gruppen auch bestritten, denn auch dieselben Stoffe könnten erst die eine, später die andere Zellart anlocken (s. unten).

Ribbert betont noch kleinste lymphknötchenartige Ansammlungen von Lymphozyten in Geweben, die sich bei der Entzündung stark vermehren. Er betrachtet die Bildung von Lymphfollikeln und Lymphknoten überhaupt phylogenetisch als durch Gegenwirkung gegen eingedrungene Schädlichkeiten entstanden

Ein Teil der Lymphozyten, mögen sie aus dem Blut oder aus Lymphknoten oder dgl. stammen, wandeln sich durch Aufnahme einer größeren Menge von Eiweißstoffen in Zellen um, welche einen eigenartigen, exzentrisch gelegenen, radspeichenähnlichen Kern und einen reichlicheren, stark basophil reagierenden Zelleib, sowie einen perinukleären hellen Hof besitzen; sie werden als **Plasmazellen** (Abb. 72) bezeichnet und finden sich besonders bei chronischen Entzündungen.

Aus den Kapillaren treten neben den Leukozyten und Lymphozyten auch rote Blutkörperchen aus, letztere indessen sicher nur passiv, da ihnen ja die amöboide Bewegungsfähigkeit mangelt. Sie werden durch die Gefäßwand hindurchgepreßt. Sind zahlreiche rote Blutkörperchen mit in das Exsudat gelangt, so erhält dieses eine mehr oder weniger rötliche Farbe. Man spricht dann von einem hämorrhagischen Exsudat.

Außer der Auswanderung von Leukozyten trägt zu ihrem Auftreten im Gewebe vielleicht auch eine örtliche Neubildung aus Adventitialzellen (s. unten) bei (Herzog), aber wohl nur in geringerem Maße. Es sind dies Zellen, welche von Gefäßendothelien (bzw. Vorstufen dieser) herstammen und so nach Art der embryonalen

Blutbildung zur Erzeugung von Leukozyten wohl befähigt sein könnten. Von ihnen muß als Stammzellen anderer Zellen, die bei der Entzündung eine große Rolle spielen, sofort noch die Rede sein.

Mit den besprochenen Leukozyten und Lymphozyten ist nämlich die Herkunft der Zellen, welche bei den entzündlichen Zellansammlungen mitwirken, keineswegs erschöpft. Es kommen besonders bei Granulationen und bei chronischen Entzündungen Zellformen hinzu, welche, von äußerster Wichtigkeit für die Reaktionsvorgänge, nicht aus dem Blute stammen, sondern von Gewebszellen oder wenigstens von solchen Zellen, welche hier seßhaft geworden sind, abstammen und welche jetzt bei entzündlichen Vorgängen, von denselben Kräften wie die Blutzellen angelockt, wandern, hier erscheinen, sich vermehren und am Kampfe teilnehmen. Es sind dies die Zellen und Abkömmlinge des sog. retikulo-endothelialen Systems. Da diese gerade hier bei der Entzündung — aber auch sonst — eine große Rolle spielen und jetzt im Vordergrund des Interesses stehen, sollen sie hier zusammenfassender besprochen werden.

Das gemeinsame Merkmal dieser Zellgruppe ist ihre Speicherungsfähigkeit. Diese ist es ja auch, welche den Zellen ihre Bedeutung für die reaktiven entzündlichen Vorgänge verleiht. Sie äußert sich deutlich bei vitaler Färbung mit einer Reihe von Farbstoffen (s. oben) und so sind diese Zellen des genaueren erkannt und vor allem von Aschoff, Landau und Kiyono zusammengefaßt worden. Metschnikoff kann auf diesem Gebiete als Pfadfinder bezeichnet werden. Zwar haben alle fixen Zellen, auch Epithelien, die Fähigkeit, andere Stoffe oder Bestandteile aufzunehmen, und diese Eigenschaft scheint besonders jungen Zellen und vor allem solchen in Stadien von Neubildungsvorgängen, in denen sie mehr in Bewegung, also weniger fest seßhaft sind, zuzukommen. Lubarsch spricht daher von fakultativen Phagozyten und unterscheidet sie von den obligaten. Dies sind aber gerade jene Retikulo-Endothelien, wie auch die Speicherung bei vitaler Färbung zeigt. Zu diesen Zellen gehören zunächst die Retikulumzellen der Milzpulpa und der Lymphknoten und -Knötchen (vielleicht auch des Thymus), sowie bestimmte Endothelien, und zwar die Kupfferschen Sternzellen der Leber, die Endothelien der Blutsinus der Milz, der Lymphsinus der Lymphknoten und der Kapillaren des Knochenmarks, der Nebennierenrinde und der Hypophyse. Die genannten Zellen stellen die Retikulo-Endothelien im engeren Sinne dar. Ihnen nahe verwandt und mit ähnlich stark speichernden und verdauenden Fähigkeiten versehen sind nun andere Zellen, welche mit jenen zusammen das retikulo-endotheliale Gesamtsystem umfassen. Hierher gehören in erster Linie Zellen, welche im Bindegewebe und hier ganz besonders um kleine Gefäße gelegen sind. Diese Zellen mesenchymaler Abstammung, und zwar wahrscheinlich Abkömmlinge von Endothelien der Kapillaren, finden sich von der embryonalen Entwicklung her in vielen Geweben, setzen sich hier fest und ordnen sich dann dem Gefüge ein. Sie gleichen dann den eigentlichen Bindegewebszellen überaus. Da sich diese Zellen zwar auch sonst im Bindegewebe, ganz besonders aber eben um kleine Gefäße ansiedeln, werden sie nach Marchand Adventitialzellen genannt. Sie können, frei geworden, alle möglichen Formen annehmen, und so bezeichnet sie Marchand auch (mit anderen Zellen zusammen) als „leukozytoide Zellen“; sie entsprechen den sog. Polyblasten sowie Klasmatozyten anderer Forscher. Wenn sie wandern und sich vermehren, kann man sie mit den eigentlichen Retikulo-Endothelien bzw. deren Tochterzellen auch als Histiozyten zusammenfassen. Alle diese Zellen zusammen also bilden die Retikulo-Endothelien im weiteren Sinne. Die engen Beziehungen der Zellgruppe untereinander zeigen auch, daß ein Teil für einen anderen ersetzend eintreten kann. So kommt es nach Milzentnahme, im Tierversuch verfolgt, nicht nur zu Zellwucherungen in Lymphknoten, sondern vor allem zu von den Sternzellen ausgehenden knötchenförmigen Wucherungen in der Leber, die einen Teil der Milzfunktionen übernehmen. Von den oben genannten Endothelien und von den Adventitialzellen werden einzelne Zellen normal schon, und bei manchen krankhaften Zuständen weit vermehrt, ins Blut abgegeben, als sog. Bluthistiozyten, die zu den Monozyten des Blutes gehören (s. unter Blut). Den genannten Retikulo-Endothelien u. dgl. stehen nun auch bestimmte Zellen des Bindegewebes überhaupt nahe, die man unter solchen Bedingungen als „aktiviertes Mesenchym“ zusammenfassen kann.

Allen „Retikulo-Endothelien“ ist also die Fähigkeit gemeinsam, aus dem Blute oder sonstwie an sie gelangende Stoffe auch aus Lösungen in besonderem Maße zu speichern und auch zu verdauen. Sie spielen so schon unter physiologischen Bedingungen eine sehr wichtige Rolle bei Stoffwechselvorgängen, so bei der Aufnahme von roten Blutkörperchen (wobei die Rolle dieser Zellen und insbesondere der Sternzellen der Leber für den Hämoglobinabbau zum Gallenfarbstoff noch heftig umstritten ist), beim Eisenstoffwechsel, bei der Speicherung von Fetten und Lipoiden (wobei von ihnen schon die Rede war) sowie von Eiweißstoffen. Je nach der Tätigkeit zeigen die Zellen dann auch Umwandlungen. So treten diese Zellen mit erhöhten Speicherungen von Eisen, Cholesterinestern und Lipoiden oder auch bestimmten Eiweißstoffen bei bestimmten Stoffwechselerkrankungen besonders hervor, so bei Diabetes oder Anämien oder der sog. Gaucherschen Splenomegalie u. dgl. (vgl. S. 68). Wie diese Zellen physiologisch an der Verdauung von Stoffen des intermediären Stoffwechsels beteiligt sind und wie sie der Blutreinigung in Milz, Leber und Knochenmark, der allgemeinen Lymphreinigung im lymphatischen Apparate dienen (Askanazy), so betätigen sie diese Eigenschaften ganz besonders bei Infektionen und den Reaktionen gegen diese. So werden sie bei Entzündungen unter der Einwirkung der chemotaktisch wirkenden Stoffe beweglich, lösen sich wieder aus ihrem Verband, vermehren sich und sie bzw. ihre Abkömmlinge (auch Histiozyten genannt) tragen so wesentlich zu der Zellanhäufung bei. Gerade sie sind ja befähigt, hier Bakterien oder schädliche Stoffe aufzunehmen und zu verdauen. Sie wirken offenbar durch Fermente (auch bei den Stoffwechselumsetzungen) und geben solche wahrscheinlich auch nach außen ab. Weiterhin scheinen diese Zellen auch dadurch wichtig, daß sie Bakterientoxine aufsaugen können, was für das Diphtherie- und Tetanustoxin bekannt ist, und daß sie der Hauptbildungsort der Schutzstoffe (vgl. später) zu sein scheinen. So kommt zu ihrer örtlichen Wirkung gegen die schädigenden Agenzien eine allgemeine hinzu.

Einerseits sind diese Zellen also für den Ablauf von Immunitätsvorgängen im Gesamtkörper von grundlegender Bedeutung, andererseits ist ihre phagozytäre und schützende Tätigkeit abhängig von der Immunitätslage. Weiterhin auch von unmittelbaren Beeinflussungen der Zellen selbst; so kann man sie bei Tieren durch Einspritzung bestimmter Chemikalien zu erhöhter Tätigkeit reizen, so daß diese Tiere Infektionen dann leichter wie sonst überstehen. Vielleicht wirken zu Heilzwecken angewandte Kollargolinjektionen u. dgl. bei menschlichen Infektionskrankheiten ähnlich ein. Auch bei der sog. „Protoplasmaaktivierung" und bei der Reiz- (Proteinkörper-) Behandlung ist an ähnliches zu denken, sei es, daß diese Stoffe die Retikulo-Endothelien unmittelbar „aktivieren", sei es, daß sie durch erhöhten Abbau von anderweitigen Elementen Hormone („Nekrohormone" s. oben) bewirken, deren anregender Angriffspunkt dann in den Retikulo-Endothelien liegen könnte.

Erwähnt werden soll noch, daß unter Entzündungsbedingungen die Retikulo-Endothelien auch öfters Lipoide, besonders Cholesterinester, aus der Umgebung (Zellzerfall) speichern und so zu den schon S. 67 erwähnten sog. Pseudoxanthomzellen (s. auch Abb. 43 auf S. 66) werden. Sie bilden dann oft kleine Herde, die schon dem bloßen Auge durch gelbe Farbe auffallen können. Solche Zellen finden sich am häufigsten bei gonorrhoischen Tubeneiterungen (Pyosalpinx, s. dort), ferner bei Aktinomykose, aber auch in der Mamma, an Hoden und seinem Überzug und überhaupt bei chronischen Entzündungen, auch bei gewissen geschwulstartigen Granulationen, vor allem an Sehnen.

Dieselbe Rolle wie in den übrigen Geweben die beschriebenen Retikulo-Endothelien spielen im Zentralnervensystem Gliazellen („Abräumzellen").

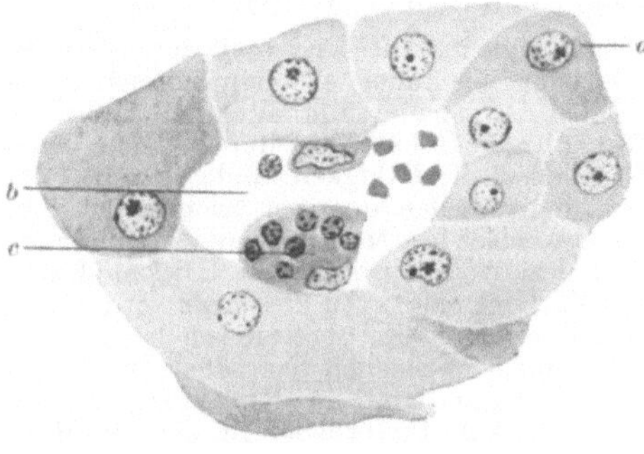

Abb. 73. *a* Leberzellen. *b* Blutkapillare mit einigen roten Blutkörperchen, einem Lymphozyten, einer Endothelzelle (Kupffersche Sternzelle) am Rand und bei *c* einer stark vergrößerten Sternzelle, welche 7 Lymphozyten phagozytiert hat.

Endlich ist das Auftreten von gewöhnlichen Bindegewebszellen wichtig. Sie werden durch Lösung aus den Interzellularsubstanzen frei, runden sich ab und wandern, ebenfalls chemotaktisch angelockt, zum Entzündungsherd. Lymphozyten, Abkömmlinge der Retikulo-Endothelien, und die letztgenannten Bindegewebszellen finden sich so im sog. Granulationsgewebe zusammen und sind morphologisch schwer oder nicht zu trennen. Aber wie ihre Abstammung, ist ihre Bedeutung eine sehr verschiedene. Und für die letztgenannten Bindegewebszellen ist wichtig, daß ihre prospektive Potenz ihrer Vergangenheit entspricht. Sie bilden später wieder Bindegewebe. Wir nennen sie daher Fibroblasten (s. unten). Daß auch aus den oben genannten Adventitialzellen Fibroblasten werden und somit Bindegewebe entstehen kann, wird von manchen Seiten angenommen. Auf jeden Fall stehen sich Bindegewebszellen und Gefäßwandzellen immerhin — auch genetisch — nahe.

Nach Tierversuchen setzt überaus schnell auf entzündliche Reize hin eine Vergrößerung von Kern und Zelleib der Gefäßendothelien und Bindegewebszellen sowie Basophilie dieser Zellen ein; zugleich mit dieser Aktivierung lösen sich diese Zellen aus ihrem Verband und wandern.

Wir haben es also in den entzündlichen Infiltraten mit Wanderzellen verschiedener Herkunft zu tun; ein Teil derselben stammt aus dem Blute, ein Teil aus dem Gewebe selbst. Bei ersteren haben wir drei Arten zu unterscheiden: 1. polymorphkernige Leukozyten, 2. Lymphozyten, 3. Bluthistiozyten. Die überwiegende Mehrzahl der aus dem Blute stammenden Zellen entspricht den mit besonderer Wanderungsfähigkeit begabten polymorphkernigen neutrophilen Leukozyten (welche ja auch im Blute bekanntlich die Mehrzahl der Leukozyten darstellen), eine meist kleinere Zahl den eosinophil gekörnten. Die Minderzahl der aus dem Blute kommenden Zellen sind Lymphozyten bzw. Bluthistiozyten. Die aus dem Gewebe stammenden Zellen sind wie beschrieben einmal Retikulo-Endothelien und deren Abkömmlinge, sodann Fibroblasten. Im Anfang überwiegen meist die erstgenannten aus dem Blute stammenden Leukozyten. In späteren Stadien und, wie wir noch sehen werden, bei Granulationen bei chronischer Entzündung sowie bei den ja auch chronisch verlaufenden infektiösen Granulationen stellen die Lymphozyten, die Retikulo-Endothelien-Abkömmlinge und diejenigen der Fibroblasten die Hauptmasse der Zellen. Da man diese drei Zellarten morphologisch zum Teil schwer trennen kann, kann man sie auch zunächst allgemeiner als Rundzellen oder Granulationszellen zusammenfassen.

Genügt das Gesagte, um Herkunft und Form der Wanderzellen zu kennzeichnen, so ist die Tätigkeit dieser Zellen nicht etwa mit ihrem Wandern, d. h. ihrem Erscheinen auf dem Kampfplatz, erledigt. Ihre Haupttätigkeit setzt jetzt erst ein; sie nehmen aktiv am Kampfe gegen die Schädlichkeiten teil, wie dies für die Retikulo-Endothelien ja schon geschildert wurde. Sie nehmen einmal die fremden schädigenden Agenzien, dann aber auch Zerfallsstoffe von Gewebe, die

Trümmer des Schlachtfeldes, oder auch sonstige endogene, aber als Fremdkörper wirkende Stoffe in sich auf und verdauen sie soweit möglich. Der Vorgang wird als **Phagozytose** bezeichnet; es ist offenbar ein aktiver Vorgang, dem Oberflächeneinwirkungen im Sinne der Adsorption zugrunde liegen. Die Zellen werden von diesem Standpunkt ihrer Tätigkeit aus Phagozyten genannt. Ist diese Eigenschaft, wie oben dargelegt, auch anderen Zellen eigen (z. B. Alveolarepithelien), so doch ganz besonders den genauer beschriebenen Zellen. Gerade dadurch werden sie zu den „Soldaten des Gesamtorganismus", die in erster Linie berufen sind, ihn zu verteidigen. Sie verdanken dies natürlich Eigenschaften, die auch im physiologischen Geschehen eine Rolle spielen, aber bei entzündlichen Bedingungen wesentlich gesteigert sind. Die Leukozyten „fressen" hauptsächlich Bakterien, die Retikulo-Endothelien nehmen außer diesen auch größere Dinge auf, so Trümmer von Kernen, aber auch rote Blutkörperchen und Leukozyten (gegebenenfalls mit Bakterien). Metschnikoff, der Hauptschöpfer der Phagozytenlehre, hat die zuerst auf dem Plan erscheinenden Leukozyten als Mikrophagen, die größeren anderen „Rundzellen" als Makrophagen bezeichnet. Letztere sind es, welche wirksamer als Phagozyten dienen und auch das Wegschaffen von Zerfallsstoffen des Gewebes besorgen. Und so spielen hier gerade die Retikulo-Endothelien und Histiozyten eine besondere Rolle. Alle diese phagozytär sich betätigenden Zellen besorgen also durch Aufnahme, Verdauung und Lösung eine Reinigung gegenüber den Fremdstoffen. Außer den Zellen selbst wirken auch von ihnen, besonders den Leukozyten und Retikulo-Endothelien (s. o.), abgegebene Stoffe auflösend und auch die Autolyse abgestorbener Gewebsteile wirkt in diesem Sinne, vielleicht auch andere Fermente, die Gewebe zur Auflösung bringen; auch ist mit humoralen Stoffen, die hierher gelangen und auch der Gewebsreinigung dienen, zu rechnen.

Wir sehen, daß neben der Exsudation Zellen, die histiogener Abstammung sind, bei den für die Entzündung typischen Abwehrvorgängen eine Hauptrolle spielen. Ursprünglich dachte man (Virchow) fast nur an Gewebsabkömmlinge, nach der Cohnheimschen Lehre dann zu einseitig an aus dem Blut stammende Zellen; jetzt wissen wir, daß beide gleichwertig und wichtig sind. Der Begriff der Exsudation muß um die Wanderung und Tätigkeit histiogener Zellen erweitert werden. Da diese aber zum großen Teil von Zellen stammen, die in nächster Beziehung zu Gefäßen stehen — Endothelien, Adventitialzellen — und nächste Entstehungsbeziehungen zu den Blutzellen selbst haben, bestehen doch nahe Verwandtschaften der Blutzellen und dieser mesenchymalen Zellen. Die Gesamtvorgänge der besprochenen Art sehen wir also im Gefäß-Bindegewebsapparat vor sich gehen.

3. Gewebsneubildungen.

Die unter 1. besprochenen Schädigungen und Abbauerscheinungen an den Organzellen haben nach früher mitgeteilten allgemeinen Grundsätzen naturgemäß eine regenerative Neubildung zur Folge, welche bestrebt ist, einen Wiederersatz zu bewirken. Vielleicht tragen hierzu auch Reizstoffe, sog. „Wundhormone" bei, welche zugrunde gehendem Gewebe oder auch Leukozyten entstammen könnten. Unter den Regenerationen seien die von Epithelien zuerst genannt. Im Verlaufe der Entzündung beobachten wir starke Neubildungsvorgänge an ihnen, z. B. an Schleimhäuten, in der Leber u. a. Ein Teil dieser neugebildeten Epithelien ist besonders leicht angreifbar und fällt den weiter wirkenden Schädlichkeiten wieder zum Opfer. So sind bei Nierenentzündung dem Urin oder bei Katarrhen der Flüssigkeit von Schleimhäuten oft lange Zeit massenhaft zugrunde gegangene, abgestoßene Epithelien beigemengt. Ihre Neubildung wird so weiter wieder neu geschürt. Die Vorgänge von Gewebsneubildung, mit welchen wir es in diesem Abschnitt zu tun haben, tragen aber etwas andere und im allgemeinen verwickeltere Züge an sich als jene, die wir bereits bei der einfachen Regeneration kennen gelernt haben.

Wir haben schon gesehen, welch reger Einfluß bei der Entzündung auf das Bindegewebe ausgeübt wird. Von hier stammt ein Teil der Wanderzellen, also schon ein aktiver, mit erhöhter Lebenstätigkeit einhergehender Vorgang von Zellen, die zum Bindegewebe im weitesten Sinne zu rechnen sind, denn mesenchymale, bisher in Ruhe ansässige Zellen werden in lebhaft wuchernde phagozytäre Wanderzellen verwandelt, die sich auch dem Exsudat beimengen. Aber auch der Hauptsitz von Zellwucherungen bei der Entzündung, so daß diese an Masse und Schnelligkeit denen der parenchymatösen Bestandteile, wie Epithelien, Muskelfasern usw., den Rang abzulaufen pflegen, ist überhaupt das Bindegewebe, das Interstitium der drüsigen Organe, das Periost und Markgewebe der Knochen, das Perichondrium des Knorpels, das Peri- und Endoneurium der Nerven, das intermuskuläre Bindegewebe usw. Die entzündliche Bindegewebsneubildung ist dadurch ausgezeichnet, daß es durch lebhafte Zellwucherung zuerst zur Bildung eines zunächst rein zelligen, reichlich mit Gefäßen versehenen, im übrigen aber fast aller Zwischensubstanz entbehrenden, indifferent aussehenden Keimgewebes, eines sog. Granulationsgewebes kommt. Dieses junge Granulationsgewebe ist zunächst stets reichlich von den in ihrer Herkunft schon besprochenen Wanderzellen durchsetzt, welche in der Anfangszeit der akuten Reizung vorwiegend von gewöhnlichen Leukozyten, später überwiegend von den teils aus dem Blute oder den Lymphfollikeln ausgewanderten, teils aus dem Gewebe stammenden einkernigen Zellen dargestellt werden. Dazu kommen aber eben infolge der im Bindegewebe selbst vor sich gehenden Zellneubildungen zahlreiche größere, längliche, verzweigte Zellen mit hellem, meist ovalem Kern und deutlichem Bau — **Fibroblasten** —, die von echten Bindegewebszellen stammen und deren Bestimmung darin liegt, solches

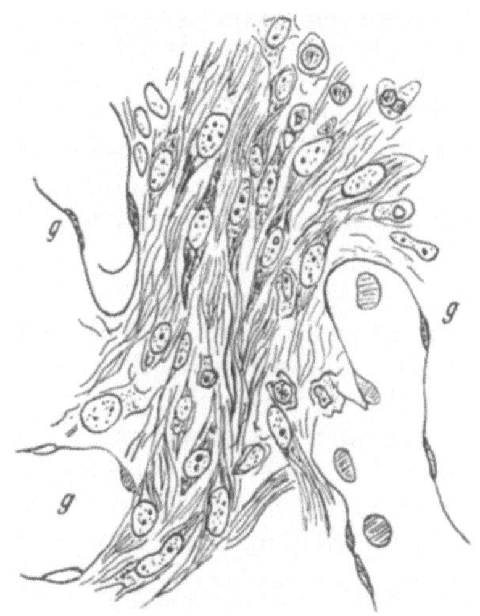

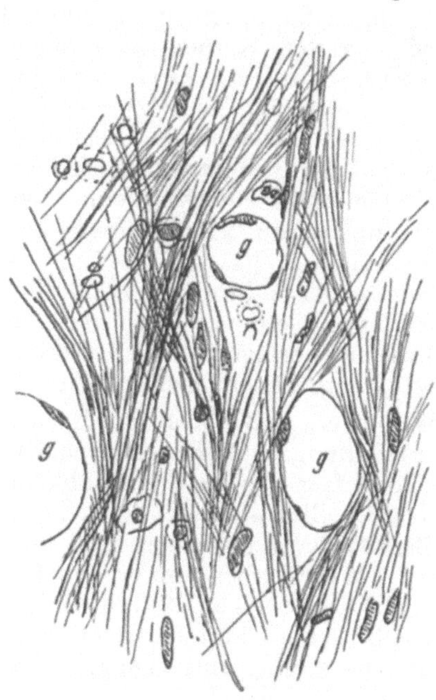

Abb. 74. Fortgeschrittene Bindegewebsentwicklung.
g Gefäße.
(Aus Marchand, Prozeß der Wundheilung.)

Abb. 75. Noch weiter fortgeschrittene Bindegewebsentwicklung. *g* Gefäße.
(Aus Marchand, Prozeß der Wundheilung.)

wieder zu bilden, indem sie in ihrem Zelleib zunächst feine Fibrillen aufweisen bzw. ausscheiden, die dann die Interzellularsubstanz bilden und sich durch Spaltung vermehren. Beim Übergang des Granulationsgewebes in Fasergewebe werden auch die Wanderzellen zum Teil wieder zu seßhaften, dem Gewebe eingeordneten Zellen. Die Zellen treten an Zahl zurück und nehmen ihre gewöhnliche Form wieder an. Die Zwischensubstanz vermehrt sich immer mehr. Doch bleiben lange Zeit hindurch, bei chronischen Entzündungen während der ganzen Dauer der Vorgänge, mehr oder minder zahlreiche Ansammlungen kleiner Wanderzellen als sog. Rund-zellen- (kleinzellige) Infiltrate bestehen. Gleichzeitig mit den Wucherungserscheinungen an den eigentlichen Bindegewebszellen finden sich ganz die gleichen an den Endothelien der Gefäße, besonders auch der Blutkapillaren (gegebenenfalls auch der Lymphgefäße). Die Endothelien schwellen zu Zellen an, die sich von den Fibroblasten kaum unterscheiden lassen und sie bilden als Angioblasten durch Sprossung neue Kapillaren. Dies wird wohl auch durch chemotaktische Anlockung bewirkt. Über alles Genauere vgl. die Vorgänge der Wundheilung und der pathologischen Organisation (s. u.).

Besonders wo größere Gewebsverluste oder Lücken in höher entwickelten Geweben entstanden waren, führt die anschließende Gewebsneubildung meist nicht zum Ersatz der Lücke durch vollwertiges Parenchym, sondern eben nur zu diesen Granulationen und zu dem aus ihnen gebildeten Bindegewebe. Hierin kann sich auch unzureichend gewuchertes Parenchym finden. Man bezeichnet diesen bindegewebigen Ersatz als **Narbe**. Eine solche ist, da auch zahlreiche feine Gefäße sich aus den alten neu gebildet haben, zunächst sehr gefäßreich und zellreich. Später tritt dies zurück, die Narbe wird derber und schrumpft. Hierüber und über die Unterschiede des Narbengewebes von gewöhnlichem Bindegewebe vgl. die Wundheilung (s. u.). Die Narbe bedeutet nicht nur eine Veränderung des anatomischen Baues, sondern auch eine Leistungsbeeinträchtigung des Organes, die auch nach Ablauf der Entzündung bestehen bleibt.

Bei den anderen Stützsubstanzen als Bindegewebe treten die entsprechenden Zellarten gewebsbildender Natur an Stelle der Fibroblasten, so im Knochen Osteoblasten, und bilden die Zwischensubstanz. Im zentralen Nervensystem nimmt die Neuroglia als Stützsubstanz eine entsprechende Stellung ein wie das Bindegewebe sonst. Amöboid werdende Gliazellen dienen als „Abräumzellen" besonders lebhaft der Phagozytose, dann wuchern Gliazellen und bilden vermehrte, später wieder zellarme, faserige Glia, d. h. gliöse Narben (s. unter Nervensystem).

4. Fernwirkungen aus Beeinflussungen des Gesamtkörpers.

Haben wir die örtlichen Vorgänge, welche als „entzündliche Krankheit" zusammengefaßt werden, kennen gelernt, so muß noch darauf hingewiesen werden, daß, wenn diese höhere Grade erreicht, die örtlichen Vorgänge auch von solchen, welche den ganzen Körper betreffen, begleitet werden. Es sind die Toxine der Entzündungserreger (Bakterien) oder nachteilige Stoffwechselbzw. Zerfallstoffe des erkrankten Gewebes, welche den Gesamtkörper in Mitleidenschaft ziehen. Es äußert sich dies einmal in degenerativen Vorgängen — wie trübe Schwellung oder Verfettung — auch weiter entfernter Organe, ferner in allgemeiner Lymphknotenschwellung, in Fieber, Leukozytenvermehrung im Knochenmark und somit im Blute — Leukozytose, oder auch Lymphozytose — oder umgekehrt Verminderung der Blutzellen verschiedener Art, und endlich in der Bildung der gegen die giftigen und fremden Stoffe gerichteten Gegenstoffe, der Antitoxine und Abwehrfermente (s. später). Auf der Höhe der Entzündung ist die Gewebsatmung in Leber, Niere, Milz als Zeichen der Funktionssteigerung stark erhöht (Fischer-Wasels). Ebenso die Sauerstoffaufnahme des Gesamtkörpers (besonders bei eiterigen Entzündungen).

B. Wesen der Entzündung bzw. entzündlichen Krankheit.

Es handelt sich nun darum, die im vorhergehenden vor allem morphologisch geschilderten, sich in verwickelter Weise aus Gewebs- und Gefäßschädigung, Exsudatbildung, chemotaktisch bedingter Zellwanderung und Phagozytose sowie Zellneubildung zusammensetzenden Vorgänge in ihrem formalgenetischen Werdegang kurz zusammenzufassen, um so der Frage nach **Wesen und Bedeutung der Entzündung** näher treten zu können.

Bei der „entzündlichen Krankheit" setzen schädigende Agenzien ein, welche die Gewebe unter dem Bilde degenerativer Veränderungen angreifen und unmittelbar oder mittelbar die Gefäße in ganz bestimmter Richtung beeinflussen. Diese besonders wichtige Gefäßalteration äußert sich in Hyperämie, Erweiterung des Strombettes und Verlangsamung der Blutströmung. Folge der Verlangsamung des Blutstromes und der Gefäßwandschädigung ist Austritt von Flüssigkeit mit mehr oder weniger gerinnendem Fibrin — Exsudat. Gleichzeitig bewirkt die Blutstromverlangsamung Randstellung der spezifisch leichteren Leukozyten und die Gefäßalteration begünstigt deren Austritt. Unmittelbar aus der Gefäßbahn herausgelockt werden sie aber durch die genannten schädigenden Stoffe selbst; so kommt es auf Grund der aktiven Beweglichkeit der Leukozyten zu ihrer Auswanderung. Lymphozyten kommen hinzu und mehr oder weniger rote Blutkörperchen, passiv mit ausgeschwemmt. Das Gesamtexsudat ist somit Folge der Gefäßalteration und der chemotaktischen Anziehung, beides bewirkt durch die entzündungserregenden Agenzien, unmittelbar oder mittelbar über bei Gewebszerfall freiwerdende Stoffe, und besteht aus eiweißreicher Flüssigkeit, Fibrin, Leukozyten, Lymphozyten, gegebenenfalls Erythrozyten. Aber die Chemotaxis der Entzündungserreger wirkt bald auch auf andere Zellen, welche von dem Bindegewebe und verschiedenen hier seßhaft gewordenen Zellen stammen, und insbesondere von solchen Zellen, welche sich in nächster Umgebung von Gefäßen angesiedelt hatten und wohl von den Zellen stammen, die auch ihrerseits jetzt mit in Bewegung gelangen, nämlich Endothelien, besonders bestimmter Organe, und endlich Retikulumzellen. Die Abkömmlinge aller dieser Zellen, des retikulo-endothelialen Systems im weiteren Sinne, werden angelockt und mischen sich dem Exsudat bei. Und da diese Zellen, wegen ihrer Abstammung (im Gegensatz zu den aus dem Blute stammenden Zellen) Histiozyten genannt, besonders phagozytär sind — daher ihre Färbbarkeit und Abgrenzung bei vitalen Färbungen —, so nehmen alle diese Zellen aktiv den Kampf gegen die Schädlichkeiten auf. Weiterhin setzen Vorgänge von Zellneubildung ein. Sie werden vielfach unmittelbar auf einen „Reiz" der die Entzündung bedingenden Agenzien bezogen, sind aber wohl besser vornehmlich als Folge der degenerativen Vorgänge im Gewebe und der durch Hyperämie, Ödem usw. bewirkten Gewebsschädigungen bzw. so entstehender hormonartig wirkender Stoffe, d. h. so ausgelöster bioplastischer Energie, anzusprechen. Mittelbar sind sie so auch natürlich auf die primär schädigenden Agenzien zu beziehen. Teils bilden sich die spezifischen Gewebsbestandteile regenerativ neu, meist aber wird ihnen von den wucherungsfähigeren von Bindegewebszellen stammenden und Bindegewebe wieder bildenden Fibroblasten der Rang abgelaufen. So tritt Ersatz des Parenchyms durch nicht vollwertiges Gewebe, d. h. besonders durch Bindegewebe, — Reparation — ein und es entsteht bei Ablauf der Entzündung, wenn diese stärker und dauernder gewesen, zumeist eine Narbe als Endergebnis.

So umfaßt die „entzündliche Krankheit" eine Verflechtung der örtlichen Gewebsentartungen, Gefäßwandalterationen + anschließenden Reaktionen, sowie der reparativen Neubildungsvorgänge und endlich auch die oben genannten allgemeinen Erscheinungen des Gesamtkörpers, alles dies in sehr verschiedenem zeitlichen Ablauf. Die eigentliche „Entzündung" aber entspricht gewissermaßen den in der Mitte der örtlichen Veränderungen der „entzündlichen Krankheit" gelegenen Vorgängen, d. h. den Reaktionen, welche der Gefäßalteration folgen und sich an den Gefäßen und dem Bindegewebe abspielen, denn nur diese sind für die Entzündung kennzeichnend, während sich degenerative Vorgänge einerseits, Neubildungsvorgänge andererseits ja auch sonst ohne Entzündung finden. Das ursächliche und zeitliche sich Bedingen und Mischen aller genannten Vorgänge macht es aber doch nötig, sie zusammenzufassen und so von der eigentlichen „Entzündung" die „entzündliche Krankheit" zu unterscheiden.

Unser Bestreben muß es nun natürlich sein, alle diese Vorgänge von der bewirkenden Ursache ab in ursachenmäßige Beziehungen zu bringen. Hier zeigt unser Verständnis aber noch die größten Lücken. Die Schwierigkeiten beginnen schon ganz am Anfang. Die einleitende Hyperämie spielt sich besonders an den Kapillaren ab. Von hier greift sie auf größere Arterien über, was reflektorisch zu verstehen ist. Wie aber kommt die Kapillarveränderung zustande? Dies überschauen wir nicht vollständig und auch die anatomisch-physiologischen Vorbedingungen sind noch strittig. Vom Füllungszustand der zuführenden Arterien, von so bewirktem erhöhtem Zustrom und Druck ist die kapilläre Hyperämie nicht abhängig. Auch eine Nervenwirkung ist nicht maßgebend für den ersten Beginn; sie „reguliert" höchstens (Lubarsch) und wirkt bei Ausdehnung und Stärke der entzündlichen Vorgänge wesentlich mit. Auch spielen die Nerven bei besonderen Entzündungen, die man als „neurotische" bezeichnet, eine besondere Rolle (so beim Herpes zoster, bei der sog. Keratitis neuroparalytica, bei Dekubitus Gelähmter). Aber Versuche haben gezeigt, daß eine Nerveneinwirkung für die an den Kapillaren einsetzende Hyperämie, den Ausgangspunkt aller Erscheinungen, nicht heranzuziehen ist. Schon die Nervenversorgung der Kapillaren ist strittig; feine Fäserchen, die an ihrer Wandung endigen, sind wahrscheinlich nicht motorischer Natur. Es wurden muskuläre Elemente an den Kapillaren angenommen (sog. Rouget-Zellen), ihr Vorkommen bei höheren Tieren, ihre Bedeutung in diesem Sinne ist aber sehr zweifelhaft. Wahrscheinlich gehören sie zu den oben besprochenen adventitiellen Zellen. Wollen wir also eine örtliche Regelung, welche die Kapillaren erweitert und die Zahl der blutgefüllten wesentlich vermehrt (im Ruhezustand ist stets nur ein Bruchteil derselben durchblutet, die anderen sind zusammengefallen), erklären, so muß der Angriffspunkt wohl an den Endothelien liegen. Man faßt Gewebe und Kapillaren am besten eng zusammen und betont, daß das Gewebe gewissermaßen selbst seine Durchblutung bewirkt. Tätige Gewebe sollen Stoffe ausscheiden — die man Vasodilatine genannt hat —, welche gefäßerweiternd wirken. Dies scheint nun ganz besonders der Fall zu sein in Gestalt von Stoffen, welche bei Zellzerfall freiwerden, und so scheinen hier die Erreger mehr indirekt wirksam; unter den Stoffen, welche Erweiterung und erhöhte Durchlässigkeit der Kapillaren bewirken, ist das Histamin bekannt. Daß die kleinen Gefäße anfänglich stets im Sinne der Lähmung beeinflußt werden sollen, hat Klemensiewicz betont. Auch im weiteren Verlauf der entzündlichen Vorgänge sind die Zusammenhänge vielfach nicht in allem geklärt.

Man hat nun auch die Entzündungserscheinungen physiko-chemisch zu klären gesucht. Schade stellt an den Anfang eine Stoffwechselsteigerung im Gewebe, welche zu einer „Hyperplethie" des Gewebssaftes führe. Diese soll die osmotische Hypertonie infolge der starken Vermehrung gelöster Teile im Gewebssaft und die onkotische Druckerhöhung (erhöhter Quellungsdruck durch Wasseranziehung der Kolloide), die Hyperionie und die Hyperpoikilie, d. h. die Stoffwechselabbaustoffe mannigfacher Art zusammenfassen. Die Beeinflussung der Gefäße und alle anderen Vorgänge sollen die Folge sein. Es ist aber zweifelhaft, ob bei aller Wichtigkeit solcher Gesichtspunkte diese zur Erklärung genügen und damit das primär Wirksame, nicht erst Folgen getroffen sind. Veränderungen entsprechender Art an den Kolloiden der Kapillarendothelien sind wohl hinzuzurechnen, um ihre abnorme Durchlässigkeit zu erklären. Auch die Bewegung der Leukozyten wird physiko-chemisch durch veränderte Oberflächenspannung der Zellen erklärt. Nach Tannenberg sind hier saure Eiweißabbaustoffe oberflächenaktiv, d. h. setzen die Oberflächenspannung herab. Aus verschiedenen Gründen wird das spezifische Gewicht des Blutplasmas und der Leukozyten ausgeglichen, und so ihre Randstellung bewirkt. Dann macht sich an den an der Wand anhaftenden Leukozyten an der Seite des Haftenbleibens einseitig herabgesetzte Oberflächenspannung geltend, und die so wirksame Kraft soll entgegen dem Gefälle der oberflächenaktiven Stoffe die Leukozyten ins Gewebe treiben. Die bei Entzündungen meist vorhandene Erhöhung der Blutglobuline scheint die Phagozytose zu fördern, indem sie die Agglutinabilität der Leukozyten und der zu phagozytierenden Stoffe begünstigt (Höber).

Wenn auch noch keineswegs alle Vorgänge ursachengemäß ergründet sind, so läßt sich wirkungsmäßig auf jeden Fall das aussagen, daß die Entzündung selbst eine Reaktion gegen ein schädigendes Agens darstellt. Hyperämie, Exsudatbildung und Emigration, Wanderungen seßhaft gewesener Zellen, Phagozytose, Verdauung bzw. Auflösung sind die Kennzeichen dieser Reaktion. Es sind dies Vorgänge mit erhöhter Tätigkeit. Es handelt sich bei der Entzündung um **durch ein schädigendes Agens und die durch dasselbe gesetzte Gewebs- und Gefäßalteration bedingte Steigerung der Lebenstätigkeit von Zellen.**

Als gesteigerte Lebensvorgänge — und wir sehen auch hier, wie physiologische und krankhafte Lebensvorgänge dem Grade nach, nicht dem Wesen nach verschieden sind — betrachten wir die Hyperämie, Auswanderung, Exsudation und besonders Zellneubildung sowie Phagozytose. Diese Lebensvorgänge sind bei der Entzündung nur gesteigert, denn sie finden sich in geringem Maße auch unter physiologischen Bedingungen. Aktive Hyperämie, Übertritt von Flüssigkeit und Zellen aus dem Blut in die Gewebe durch Kapillarwände sind physiologische Vorgänge, die der Ernährung der Gewebe dienen. Eine aktive Hyperämie findet sich z. B. im Magen zur Zeit der Verdauung. Zellneubildung (und Wanderung nebst Phagozytose) kommt in geringem Grade wenigstens unter gewissen Bedingungen auch physiologisch vor. Die Retikulo-Endothelien sind schon normal bei Stoffwechselumsätzen tätig. Mit der Steigerung der Lebensvorgänge sind krankhafte Abwandlungen verbunden, die durch die Entzündung bzw. das diese bewirkende Agens bedingt sind. Das Exsudat ist eiweiß-fibrin-zell-reicher als ein physiologisches Transsudat; die neugebildeten Zellen sind oft besonders schnell wieder dem Untergange geweiht, seßhafte Zellen wandern wieder usw.

Fragen wir nun nach der **biologischen bzw. funktionellen Bedeutung der Entzündung** im allgemeinen im Haushalt des Organismus, so handelt es sich nach dem Gesagten um eine **Selbstregulation,** d. h. eine Verbindung von Reaktionen, welche auf eine durch ein schädigendes Agens gesetzte Schädigung hin unter Steigerung von Lebensvorgängen derart statthaben, daß sie Abwehr gegen die Schädlichkeit, Wiederherstellung nach der Schädigung bedeuten. Die Zellwanderung und Phagozytose vor allem dient ersterer. Sind es in der Regel nur physiologisch angeglichene äußere Reize, die auf die Zellen funktionsanregend wirken, während Schädlichkeiten katabiotische Vorgänge mit Funktionsminderung setzen und so nur mittelbar zum Gewebsersatz führende Wachstumsvorgänge auslösen, so sind diese Wanderzellen gewissermaßen auf krankhafte Reize eingestellt, d. h. gerade unter krankhaften Bedingungen entfalten sie hauptsächlich ihre Funktion, die infolge der besonders leichten Beweglichkeit ihrer Zellform — und der so ermöglichten Wanderung und Phagozytose — der Abwehr, d. h. der Verteidigung des Gesamtkörpers gilt. Diese Zellen dienen dem Schutze der in ihrer Arbeitsleistung höher und spezifischer entwickelten, aber weniger verteidigungsfähigen Parenchym- usw. Zellen und somit eben dem Gesamtkörper. Die hohe Arbeitsteilung beruht auf „altruistischen" Grundlagen. Wollen wir somit die biologische Bedeutung der „Entzündung" werten, so können wir etwa sagen: **„Entzündung ist die Summe der auf Selbstregulation der lebendigen Substanz beruhenden gesetzmäßigen verwickelten Vorgänge, welche auf durch schädigende Agenzien gesetzte Schädigungen hin im Sinne der Abwehr und Beseitigung ersterer und der Heilung letzterer wirken."**

Somit ist die Entzündung ein im naturwissenschaftlichen Sinne „zweckmäßiger" Vorgang, wie wir unten noch genauer ausführen werden. Eine solche „finale" Betrachtungsweise ist bei der unzweifelhaften Bedeutung der „Entzündung" für die Ganzheit des Organismus berechtigt und zum Verständnis notwendig, aber es sei betont, daß sie naturgemäß keineswegs eine ursachenmäßige Erklärung darstellt. Die einzelnen Vorgänge haben wir oben betrachtet, ihre Bedingtheit untereinander ist noch in vielem ungeklärt. Dies darf aber nicht hindern, das Wesen der Gesamtheit der Vorgänge auch vom biologischen Standpunkt aus zu betrachten.

Die Entzündung steht als Selbstregulation im Sinne der Erhaltung des Körpers der regenerativen Reaktion, d. h. der Regeneration nahe. Auch bei dieser Schädigung und Ersatzwucherung. Aber letztere allein beherrscht das Bild, der Gesichtspunkt der Abwehr gegen die Schädlichkeit fehlt, und dementsprechend sind morphologisch die Gefäßstörungen mit ihren Folgen höchstens angedeutet. So können wir nach Vorgängen und Bedeutung die Regeneration abtrennen. Aber auch der Begriff der „Entzündung" ist ein sehr umfassender, die Vorgänge sind sehr verwickelt. Im Grundsatz sehen wir alle die oben beschriebenen Vorgänge vertreten; aber ihr Mengenausmaß kann sehr unterschiedlich sein. Wir können hier, wie schon eingangs dargelegt, eine Hauptscheidung nach den beiden oben angegebenen hauptfunktionellen Gesichtspunkten vornehmen. In der einen Gruppe steht das Moment der Abwehr gegen die Schädlichkeit zurück. Die Merkmale der Entzündung mit Gefäßalteration und Zellwanderung sind zwar vorhanden, aber weniger ausgesprochen; die Ersatzwucherung als Antwort auf die Schädigung beherrscht das Bild, aber den doch ablaufenden entzündlichen Vorgängen entsprechend, ist das Endergebnis kein vollwertiger Ersatz durch spezifische Zellen — wie bei der Regeneration —, sondern Flickwucherung durch Bindegewebe und Narbenbildung. Wir können hier von einer **reparativen Reaktion**, im Ergebnis von einer **Reparation** sprechen. In der anderen Hauptgruppe sind nun in der Tat alle Merkmale der Entzündung, also neben der Heilung der Schädigung vor allem die der Abwehr gegen die Schädlichkeit, voll entwickelt und ausgesprochen. Die gegenseitige Wechselwirkung zwischen Schädlichkeit bzw. ihren Folgen und den reaktiven Vorgängen ist eine länger andauernde und sehr rege; dementsprechend beherrschen letztere das Bild und das Abwehrmerkmal steht im Vordergrund. Es ist leicht zu verstehen, daß die erstgenannte reparative Reaktion nach einfachen Einwirkungen von außerhalb des Körpers in Gestalt nichtinfizierter Verletzungen — also als **Wundheilung** — sowie bei geringeren Schädlichkeiten durch nichtinfizierte Fremdkörper oder im Körper selbst gebildete Stoffe — unter dem Bilde der sog. Organisation dieser — auftritt, die eigentliche Entzündung aber besonders auf schwer schädigende von außerhalb des Körpers stammende, vor allem bakteriell-toxische, Einwirkungen hin einsetzt. Nach diesen Gesichtspunkten wollen wir einteilen in:

1. Reparationen: vor allem Wundheilung und pathologische Organisationen.

2. (Eigentliche) Entzündung mit allen Einzelformen (vgl. auch das Schema auf S. 94).

Dazu kommen dann 3. die ebenfalls auf allgemeinen Entzündungsvorgängen beruhenden, aber durch besondere Merkmale gekennzeichneten spezifischen infektiösen Granulationen, die im einzelnen erst im Kapitel der „Infektionen" besprochen werden sollen.

1. Reparatorische Reaktionen.

a) Wundheilung.

Wenn nicht nur einzelne Gewebsbestandteile zu Verlust gekommen sind und regeneriert werden können (s. S. 96), sondern das Organgewebe eine Durchtrennung (wie bei Schnitt- oder Stichwunden) oder einen größeren Gewebsverlust erlitten hat, so treten die verwickelten Vorgänge der Wundheilung ein. In diesen Fällen erfolgt die Wiedervereinigung der getrennten Teile bzw. die Ausfüllung der Lücke der Hauptsache nach durch eine Wucherung von Stützgewebe, und zwar in den meisten Fällen von faserigem Bindegewebe, im Zentralnervensystem auch von Gliagewebe; die eigentlichen Organteile (Drüsenepithelien, Muskelfasern usw.) beteiligen sich zwar ebenfalls vielfach an der Neubildung, so daß die junge Bindegewebsmasse mehr oder minder dicht von ihnen durchsetzt wird, ohne daß jedoch der normale Bau des Organgewebes vollständig wieder hergestellt würde. Das Bindegewebe überwiegt eben; ja selbst das neugebildete Bindegewebe entspricht in seinem Bau nicht vollkommen dem vorherigen Bindegewebe der betreffenden Stellen. Man bezeichnet die neugebildete, einen Gewebsverlust ausfüllende, aber mehr oder minder vom normalen Gewebe abweichende Gewebsmasse als Narbe und den ganzen Vorgang als Narbenbildung oder auch als entzündliche Bindegewebsbildung, denn hier handelt es sich eben nicht um einfache Regeneration, sondern um Vorgänge, die dem großen Gebiete der (reparativen) Entzündung zugehören.

Indem wir die einzelnen Vorgänge der Wundheilung zunächst an der äußeren Haut verfolgen, können wir drei Formen der Wundheilung auseinander halten: die Primärheilung oder Heilung durch unmittelbare Vereinigung, die Heilung unter dem Schorf und die Sekundärheilung oder Heilung durch Granulationsbildung.

1. Die **Primärheilung** besteht darin, daß die Wundränder zunächst miteinander verkleben und dann durch bindegewebige Neubildung miteinander verwachsen; sie kommt an glattrandigen Schnitt- und Stichwunden zustande, wenn die Wundränder sich wieder aneinanderlegen oder etwa durch eine Naht, künstlich zusammen befestigt werden; Voraussetzung ist dabei, daß alle Verwicklungen, wie z. B. eine erhebliche Quetschung oder sonstige Verletzungen der Wundränder, fehlen, insbesondere auch daß Infektionen der Wunde fernbleiben.

Dann gestaltet sich der Heilungsverlauf so, daß zunächst die etwa noch zwischen den Wundrändern übrig bleibenden Spalten durch eine, aus den Blutgefäßen der Wundränder austretende, an Fibrin reiche Flüssigkeit ausgefüllt werden, und dann unter leichter aktiver Hyperämie eine Durchsetzung des Gewebes mit Leukozyten, welche aus den Gefäßen auswandern, eintritt. Wir sehen hier die Beziehungen zur Entzündung im allgemeinen.

Daran schließt sich einerseits eine Neubildung von Epithel, welche die in der Oberhaut bestehende Lücke überbrückt, andererseits zeigen die Bindegewebszellen der Kutis an den Wundrändern Teilungs- und Wucherungsvorgänge, welche zahlreiche junge Zellen entstehen lassen, die sich zunächst in den Bindegewebsspalten anhäufen dann aber auch in die, die früheren Wundspalten ausfüllenden, Fibrinmassen hinein vorrücken und diese durchsetzen. Indem die jungen Bindegewebszellen faseriges Zwischenzellgewebe bilden, kommt es zu einer Verdichtung des fibrillären Kutisgewebes an den Wundrändern und zur Bildung von Fasergewebe an Stelle des Fibrins, welches allmählich aufgesaugt wird. Entsprechend der geringeren Ausdehnung des ganzen Vorganges entsteht eine schmale Schicht jungen Gewebes, welche sich allmählich in derbfaseriges, zellarmes Bindegewebe umwandelt; an Stelle der Wundspalte ist eine feine Narbe entstanden, in deren Bereich aber noch der regelmäßige gleichgerichtet-faserige Bau des gewöhnlichen Kutisgewebes fehlt, welche auch noch keine elastischen Fasern und Nerven aufweist und an der Oberfläche der Haut als weißliche Linie hervortritt. Hat die Narbe eine sehr geringe Ausdehnung, so wird sie mit der Zeit undeutlicher und kann auch fast vollkommen verschwinden.

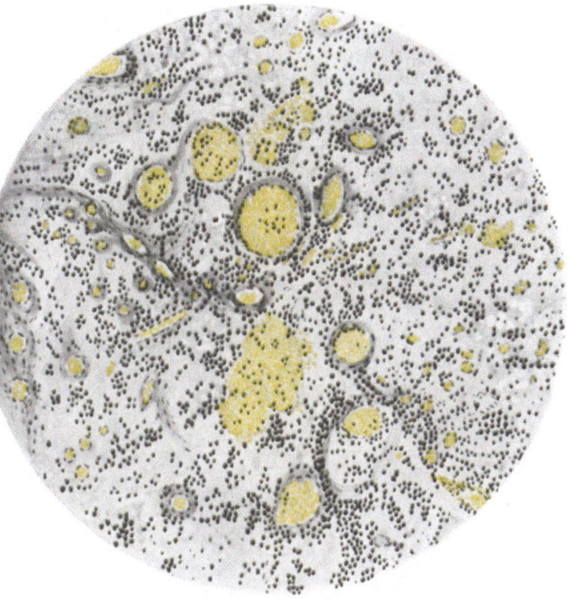

Abb. 76. Frische Granulationen mit zahlreichen neugebildeten Kapillaren.

2. **Die Heilung unter dem Schorf** erfolgt an solchen Gewebsverlusten, welche durch eingetrocknetes Sekret (s. u.) oder Blut, oder durch vertrocknende nekrotische Gewebeschichten, z. B. Ätzschorfe, brandige Gewebsschichten usw., von der äußeren Luft abgeschlossen werden.

Dabei schiebt sich die Epidermis von den Wundrändern her allmählich zwischen den Grund des Gewebsverlustes und den ihn bedeckenden Schorf vor; sobald die Überhäutung vollendet ist, fällt der Schorf ab. Bei oberflächlichen Verlusten kommt die Oberfläche wieder ohne weiteres in die der übrigen Haut zu stehen, nach tieferen Gewebsverlusten entwickelt sich am Grunde desselben eine Wucherung von Bindegewebszellen und Bildung junger Fasern zwischen den Fibrillen des schon bestehenden Gewebes, so daß ein dicht faseriges Narbengewebe entsteht, welches im weiteren Verlauf schrumpfen und eine Einziehung der vernarbten Stelle herbeiführen kann.

3. **Sekundärheilung**, d. h. Wundheilung durch Granulationsbildung (Abb. 76—80). Sie kommt an freiliegenden bzw. mit Verbandstoffen bedeckten Gewebsverlusten vor, also bei Schnittwunden mit klaffenden Rändern oder in solchen Fällen, wo von Anfang durch eine Verletzung oder durch citrige Abstoßung eines Schorfes oder eines abgestorbenen Gewebsstückes ein größerer Gewebsverlust entstanden war, endlich in allen Fällen, in denen der Heilungsverlauf durch die Einwirkung von Eitererregern hintangehalten wird.

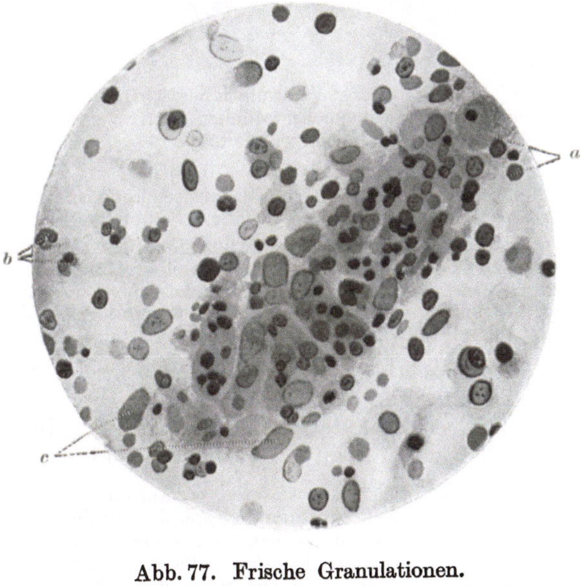

Abb. 77. Frische Granulationen.
a Rundzellen, *b* polymorphkernige Leukozyten, *c* Fibroblasten.

Diese Sekundärheilung besteht darin, daß die Wundlücke durch neugebildetes, gefäßreiches Bindegewebe, sog. Granulationsgewebe, ausgefüllt wird, welches sich schließlich in ein Narbengewebe umwandelt, während die Oberhaut von den Seiten her über die Granulationen hinwächst und so diese mit einem Epithelüberzug versieht.

Der ganze Vorgang vollzieht sich unter Auftreten ausgesprochener Entzündungserscheinungen, Schon sehr bald sondert die Wundfläche eine sero-fibrinöse oder blutig-seröse Flüssigkeit (Wundsekret) ab.

welche zum Teil gerinnt und sich als zartes fibrinöses Netzwerk in den obersten Schichten der Wundfläche niederschlägt. Frühzeitig kommt es auch zu einer Durchsetzung der oberflächlichen Gewebsschichten mit Leukozyten; diese entstammen den Kapillaren des Gewebes, mischen sich dem Wundsekret bei und verleihen ihm, wenn sie in reichlicher Menge auftreten, mehr oder weniger eiterige Eigenschaften. Wird eine Verunreinigung der Wunde mit Bakterien hintangehalten — wie es durch die moderne antiseptische und aseptische Wundbehandlung wenigstens bei von Anfang an reinen Wunden ermöglicht ist —, so bleibt die sog. Sekretion der Wunde auch im weiteren Verlaufe eine geringe.

Ungefähr vom dritten Tage ab erkennt man am Grunde der Wunde, welche sich durch die Absonderung nunmehr als Geschwürsfläche darstellt, zarte, leicht blutende, rötliche Fleckchen, die sich rasch vergrößern und zu kleinen warzenartigen Erhebungen heranwachsen; man bezeichnet sie als „**Wundgranulationen**" oder „**Fleischwärzchen**". Diese bestehen aus jungem, sehr gefäßreichem Bindegewebe, dem sog. Granulationsgewebe (Abb. 76—78), welches sich vom Grunde bzw. den Rändern der Wundfläche aus entwickelt.

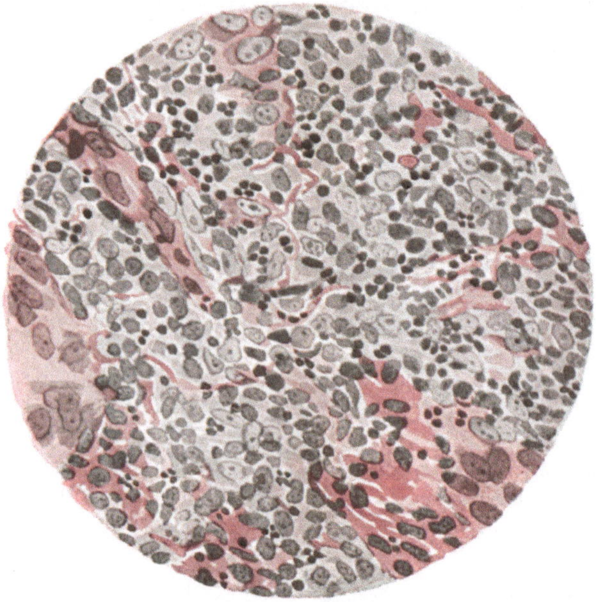

Die Bildung dieses Granulationsgewebes, das durch reichliche Flüssigkeitsbeimengung eine schwammige, weiche Beschaffenheit hat, nimmt ihren Ausgang von dem Bindegewebe der Kutis. Anfangs beherrschen Leukozyten das Bild, später sind sie mit vermischt und treten zurück gegenüber Rundzellen verschiedener Herkunft, den Granulationszellen, d. h. Lymphozyten, Histiozyten usw. (s. o.), die sich durch fortgesetzte Teilung örtlich weiter vermehren. Ein Teil dieser „Rundzellen" stammt von altem Bindegewebe ab. Diese Zellen vergrößern sich und nehmen ovale bis spindelige Form an. Sie bilden später wieder Bindegewebe, sind also Fibroblasten. Mit der Wucherung der Bindegewebszellen geht eine Neubildung von Blutgefäßen Hand in Hand. Auch sie nimmt ihren Ausgang von dem Gewebe der Wundfläche, und zwar entwickeln die Kapillaren sprossenartige Fortsätze durch Auswüchse der Endothelien, die hier also als Angioblasten dienen, welche erst solide sind, dann hohl werden, oder es bleibt von vorne herein zwischen den hervorsprossenden Endothelien ein mit der Kapillarlichtung in Verbindung stehender spaltförmiger Hohlraum bestehen, der sich dann mit anderen jungen Kapillaren in Verbindung setzt. Indem sich die jungen Gefäßsprossen weiter verzweigen und miteinander in Verbindung treten, und Blut in sie einströmt, bildet sich ein System reichlicher, sehr zartwandiger Gefäße. Aus jungen Kapillaren entstehen größere arterielle oder venöse Gefäße (s. auch bei Regeneration).

Abb. 78. Etwas ältere Granulationen. Histiozyten, Fibroblasten, geschwollene Endothelien, ganz vereinzelte polymorphkernige Leukozyten.

Dies junge gefäßreiche Granulationsgewebe, welches also mit dem bei der Entzündung allgemein besprochenen im wesentlichen übereinstimmt und dieselben Quellen hier wie dort hat, durchsetzt zunächst die Spalten des Bindegewebes am Grunde und den Rändern der Wundfläche, schiebt sich aber dann in die der Wundfläche aufliegende Fibrinschicht und nach oben wachsend gegen die freie Oberfläche zu vor; so entstehen die hier sichtbaren „Fleischwärzchen" (s. o.).

Bei ungestörtem Heilungsverlauf schließt sich an das genannte Stadium eine Umbildung des rein zelligen Granulationsgewebes in faseriges Bindegewebe an, und zwar geht diese von den genannten Abkömmlingen der Bindegewebszellen aus, welche eben deswegen den Namen „Fibroblasten", Bindegewebsbildner, erhalten haben (s. o. Abb. 77, 78).

Diese Zellen, welche im weiteren Verlauf eine immer mehr langgestreckte, spindelige Gestalt annehmen, zeigen nach einiger Zeit an ihren zugespitzten Enden Ausläufer, die in zarte, manchmal feine Büschel bildende, Fasern übergehen; manche Zellen, welche eine mehr eckige, sternförmige Gestalt angenommen haben, senden nach verschiedenen Seiten solche Ausläufer aus. Der Hauptsache nach aber scheint die Bildung der fibrillären Zwischensubstanz in der Weise vor sich zu gehen, daß sich die Fibroblasten reihenförmig der Länge nach aneinander legen und daß Synzytien entstehen, aus deren Grundsubstanz sich Fibrillen ausdifferenzieren. Mit der Zunahme der Zwischenzellsubstanz nehmen die Zellen selbst an Größe ab, schließlich bleibt von den meisten Zellen nur noch ein schmaler, spindelig gestalteter Kern übrig, welchem an den beiden Enden noch geringe Reste von körnigem Protoplasma anliegen; es sind also Zellformen entstanden, wie sie im fertigen Bindegewebe vorherrschen. Doch bleiben noch längere Zeit hindurch größere Zellen sowie reichlichere Wanderzellen in dem jungen Narbengewebe liegen.

Während der Bildung der Granulationen hat auch in der Epidermis der Wundränder eine reichliche Zellteilung und Vermehrung stattgefunden, und die so entstandene Epithelmasse schiebt sich in dem Maße, als die Wundfläche sich mit Granulationen bedeckt, von den Seiten her über sie vor.

Während dieses Überhäutungsvorganges bilden sich entsprechend der höckerigen Beschaffenheit der Granulationen vielfach Einsenkungen des Epithels, welche die zwischen den einzelnen Granulationen bestehenden Zwischenräume ausfüllen und, den unregelmäßigen Spalten der Oberfläche folgend, oft tief in das junge Gewebe hineindringen. Man bezeichnet diese Gebilde als atypische Epithelwucherungen (Abb. 83); auch die Epithelien der Talgdrüsen und Haarbälge können ähnliche Wucherungen aufweisen. Solche können auch von alten in der Wunde stehen gebliebenen, ja gegebenenfalls sogar künstlich in die Tiefe verlagerten, Epithelinseln ausgehen.

Das in Fasergewebe umgewandelte Granulationsgewebe zeigt also im allgemeinen den Bau des Bindegewebes, aber es weicht doch (s. o.) in Feinheiten von dem normalen Kutisgewebe ab; es liegt etwas Besonderes, eben ein Narbengewebe vor.

Dies zeigt noch nicht die regelmäßige gleichgerichtete Anordnung der Fasern zu geschlossenen Bündeln, welche sich erst später teilweise herstellt und ist noch ziemlich reich an größeren Spindelzellen, sowie größeren und kleineren rundlichen Wanderzellen. Es fehlt ein regelmäßiger Papillarkörper; die neugebildete Oberhaut ist dünn und leicht verletzlich und, da auch die normalen Leisten und Furchen der Haut nicht ausgebildet sind, glatt und gespannt; Pigment fehlt der jungen Oberhaut ebenfalls; Talg- und Schweißdrüsen sowie die Haarbälge stellen sich nur dann wieder her, wenn Reste von ihnen erhalten geblieben waren.

Endlich stellen sich in der Narbe noch weitere Veränderungen ein: ihr ursprünglich reich entwickeltes Gefäßsystem bildet sich größtenteils zurück, die bleibenden Gefäße werden enger und dickwandiger, das ganze Gewebe dadurch blasser; das narbige

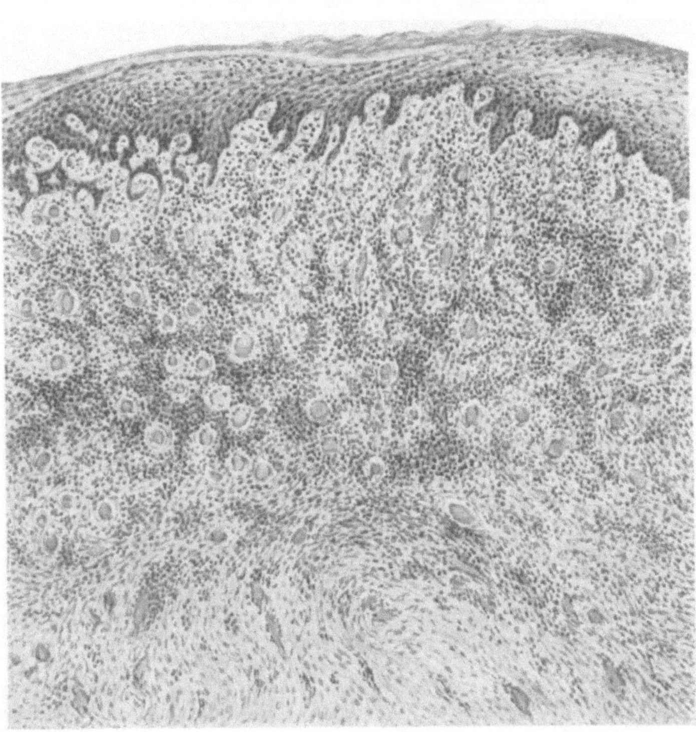

Abb. 79. Umwandlung des Granulationsgewebes zur Narbe, neugebildete Epidermis. Im unteren Anteil des Schnittes bereits fibrilläre Gewebsstruktur.
(Nach Kyrle, Histobiologie, II.)

Bindegewebe selbst erfährt eine sehr erhebliche **Schrumpfung**, die sog. Narbenzusammenziehung, durch welche die Narbe wesentlich verkleinert und gleichzeitig sehr hart und derb wird, so daß die Beweglichkeit der betreffenden Teile manchmal stark beeinträchtigt wird („Narbenkontrakturen"). Eine feste Narbe hat also für das bloße Auge ein weißlich-graues Aussehen, ist sehr derb, an der Oberfläche glatt, unter der Höhe der übrigen Haut gelegen und trägt keine oder nur spärliche Haare und Drüsen.

Bisher war nur von einfacher Wundheilung die Rede. Wird diese aber durch **nekrotische Gewebsteile** behindert, sei es, daß eine starke Quetschung der Wundränder stattfand, sei es, daß in anderer Weise sekundär Nekrose entsteht, so kommt es zunächst bei der Heilung unter reichlicher Auswanderung weißer Zellen zu einer Abgrenzung = **Demarkation** der toten Teile gegen die lebenden, und zwar mittels der sog. demarkierenden Eiterung (s. dort). Indem hierdurch nach und nach die toten Teile abgestoßen werden und dann auch die Leukozyten wieder verschwinden, vollzieht sich zunächst eine Reinigung der Wundfläche, an welche sich erst dann die eigentlichen Heilungsvorgänge anschließen.

Eine häufige Erschwerung der Wundheilung ist die **Infektion durch Eitererreger**. Dann stellt sich eine stärkere eiterige Sekretion (s. unten) der Wundfläche ein; die zur Ausbildung kommenden Wundgranulationen sind stärker von Leukozyten durchsetzt und erleiden vielfach selbst wieder eine eiterige Einschmelzung. Statt sich in faseriges Bindegewebe umzuwandeln, bildet die Geschwürsfläche vielmehr dauernd eine Quelle eiteriger Absonderung. Der stärkere Reizzustand des Gewebes äußert sich in solchen Fällen vielfach in einem übermäßigen Wachstum der Wundgranulationen, die dann erheblich über die Oberfläche der Geschwürsfläche emporwachsen und andauernd an Masse zunehmen: Caro luxurians. Rückbildung in Bindegewebe und Überhäutung werden so gehindert. Werden die Infektionserreger entfernt, so kann die Wundheilung ihren gewohnten Gang nehmen. Ähnliche Wucherungen treten vielfach auch da auf, wo es aus anderen Ursachen, z. B. infolge örtlicher Kreislaufstörungen, etwa durch Stauungen (Beispiel: variköse Unterschenkelgeschwüre) oder infolge allgemeiner Ernährungsstörungen (hochgradige allgemeine Anämie, Zehrungszustände usw.) zu einer Verzögerung des Heilungsverlaufes kommt.

Ganz entsprechend wie für Wunden der Haut geschildert verläuft die Wundheilung in ihren verschiedenen Formen auch nach **Verletzungen und Gewebsverlusten an anderen Organen.**

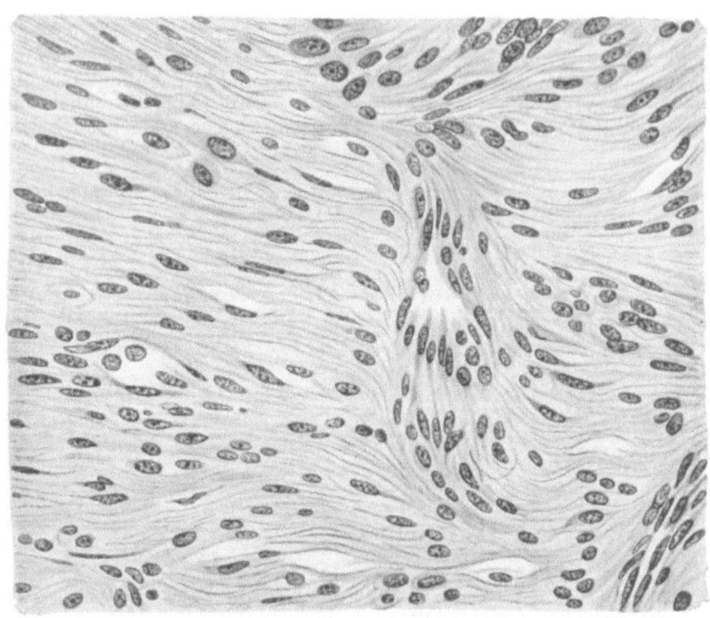

Abb. 80. Junges Narbengewebe.
(Aus Kyrle, Histobiologie der menschlichen Haut und ihrer Erkrankungen.)

Wenn es zu einer Primärheilung kommt, verkleben die Wundränder miteinander, aber deren endgültige Vereinigung erfolgt durch Bildung einer schmalen, bindegewebigen Narbe, welche sich von den Wandrändern aus in der geschilderten Weise entwickelt; wenn größere Gewebsverluste vorliegen, erfolgt eine Ausfüllung derselben durch Granulationsbildung und Sekundärheilung mit Hinterlassung von Narben größeren Umfanges. Fast ohne weiteres wiederholen sich die an der äußeren Haut geschilderten Vorgänge der Wundheilung an den Schleimhäuten; nur daß hier vielfach von erhalten gebliebenen Drüsenresten und der Nachbarschaft her Drüsenwucherungen in das Granulationsgewebe eindringen und zum Teil auch in ihm erhalten bleiben. Die Wirkung der Narbenschrumpfung ist an Schleimhäuten oft eine sehr erhebliche, indem einigermaßen tiefgreifende Narben starke Formveränderungen, namentlich Stenosen von Hohlorganen, zur Folge haben können. In der Umgebung der Narbe entstehen häufig starke Faltungen der Schleimhaut, die meist eine ausgesprochen von der narbigen Mitte ausstrahlende Anordnung zeigen. An der Verkleinerung der Schleimhautgewebsverluste beteiligen sich übrigens die Wundränder auch unmittelbar in der Weise, daß sie sich über die äußeren Gebiete des Gewebsverlustes hinlegen und so von vornherein einen Teil desselben decken. Auch in drüsigen Organen entwickelt sich nach Verletzungen und Gewebsverlust ein die Wundspalte ausfüllendes Granulationsgewebe. Dies ist bei Wunden der Leber, der Niere, der Brustdrüse, der Speicheldrüsen usw. zu beobachten; zu

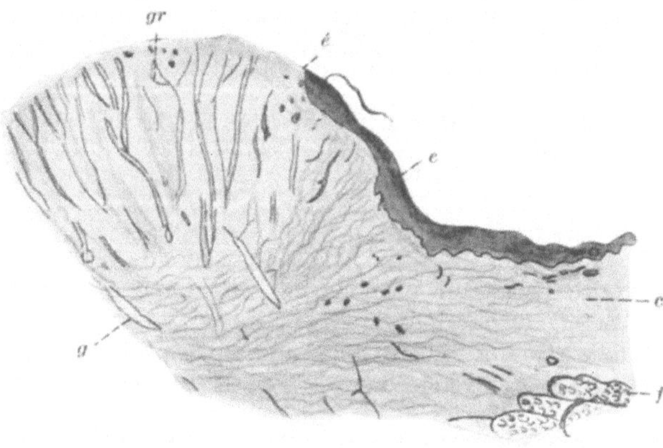

Abb. 81. Durchschnitt des Randes einer ungefähr 3 Wochen alten granulierenden Inzisionswunde des Unterschenkels bei eitriger Osteomyelitis. *c* Kutis; *f* Fettgewebe; *eé* neugebildete Epidermis; *gr* Granulationen; *g* Gefäße der Granulationen, aus der Kutis aufsteigend.
(Aus Marchand, Prozeß der Wundheilung.)

einer Wiederherstellung völlig normal arbeitenden Parenchyms (s. unter Regeneration) kommt es also in der Regel nicht. Ähnlich wie bei der Haut beschrieben, kann es auch an Schleimhäuten und Drüsen zu atypischen Epithelwucherungen kommen. Muskelwunden heilen auch bei genauester Aufeinanderpassung der Schnittenden durch Bildung einer schmalen Narbe, welche indessen die Tätigkeit nicht behindert und gleichsam nur eine unter krankhaften Bedingungen entstandene „Inscriptio tendinea" darstellt. Bei den verschiedenen Geweben der

Bindesubstanzgruppe heilen Zusammenhangstrennungen ebenfalls durch gewöhnliche, aus faserigem Bindegewebe bestehende Narben; das ist z. B. bei Verletzungen im Lymphknotengewebe, im Fettgewebe, Schleimhautgewebe, im Knorpelgewebe der Fall. Doch hat das vom Bindegewebe bestimmter Stellen ausgehende Granulationsgewebe unter Umständen die Fähigkeit, wieder bestimmte Arten von Bindesubstanzen hervorzubringen. Durchschnittene Sehnen heilen nach sorgfältiger Vereinigung der Enden durch narbiges Bindegewebe zusammen, jedoch kann sich auch noch bei ziemlich bedeutender Zurückziehung der Sehnenstümpfe eine Wiedervereinigung herstellen. Beim Knochen kommt in der Regel Regeneration zustande. Bei **Knochenbrüchen** erfolgt die Wiedervereinigung der getrennten Stümpfe durch ein vom Periost und vom Knochenmark ausgehendes Granulationsgewebe — Bindegewebskallus —, welches aber vermöge seiner Abstammung die Fähigkeit besitzt, später zunächst Knorpel und dann auf dem Wege der Osteoblasten teils vom Mark aus (innerer Kallus), teils vom Periost aus (äußerer Kallus) wieder Knochengewebe zu bilden und so eine knöcherne Vereinigung der Bruchenden herzustellen. Zunächst übertrifft der so gebildete knöcherne Kallus die gesetzte Lücke; er wird erst später

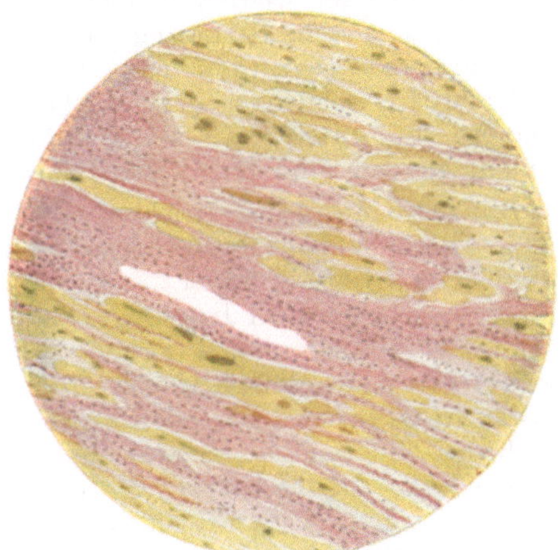

Abb. 82. Schwiele im Herzmuskel. Bindegewebe, durchsetzt von Rundzellen, ist an die Stelle der zugrunde gegangenen Muskelfasern getreten.

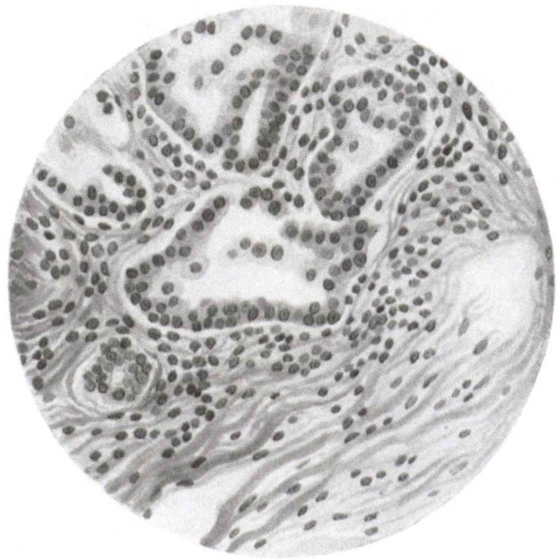

Abb. 83. Atypische Wucherung der Alveolarepithelien (nach Art von Drüsen) bei Lungensklerose.

auf das nötige Maß zurückgeführt und dabei dem alten Knochen möglichst ähnlich. Über funktionelle Anpassungserscheinungen s. S. 106. Eigentümliche Verhältnisse zeigt das Nervensystem. In den Zentralorganen desselben entsteht auch bei geringfügigen Verletzungen eine ausgebreitete Degenerationszone (sog. Zone der „traumatischen Degeneration"), innerhalb welcher das Nervengewebe abstirbt und zerfällt; an seiner Stelle entwickelt sich dann eine gliöse oder bindegewebige Narbe. Werden durchtrennte periphere Nervenstämme durch eine Naht wieder vereinigt, so entwickelt sich in der Lücke eine schmale Zone von Granulationsgewebe, welche aber frühzeitig von Nervenfasern durchsetzt werden kann; diese wachsen aus dem zentralen Stumpf des durchtrennten Nerven heraus und dringen durch das Granulationsgewebe hindurch in den peripheren Stumpf vor; bleibt zwischen beiden Enden ein größerer Zwischenraum bestehen, so entwickelt sich eine entsprechend längere Narbe, aber auch diese kann unter Umständen von den aus dem zentralen Nervenstumpf hervorsprossenden jungen Nervenfasern durchsetzt werden, so daß sich wieder eine Verbindung mit der Peripherie herstellt. In anderen Fällen verlieren sich die hervorwachsenden Nervenfasern in dem Gewebe der Narbe und bilden dann oft knäuelförmige Auftreibungen, sog. Neurome (s. unter Geschwülsten).

Daß die Wundheilung ein (reparativer) entzündlicher Vorgang ist, ist oben dargelegt. Hier liegt ein größerer, schon dem bloßen Auge kenntlicher Verlust vor, der geheilt wird, bei der „eigentlichen" = defensiven Entzündung kleinere „Mikronekrosen", durch die einwirkende Schädlichkeit verursacht. Bei letzterer kann sich daher in parenchymatösen Organen das Parenchym wenigstens teilweise eher wieder ersetzen, und nur wenn der Ausfall groß geworden ist tritt das ein, was für die größeren Gewebsverluste, welche Wundheilung füllen muß, die Regel ist, hauptsächlicher Ersatz durch Bindegewebe. Entstehen durch die Entzündung, z. B. durch eine eiterige, größere Gewebsverluste, Geschwüre, und hört die Entzündung bewirkende Schädlichkeit auf, so verhält sich ein derartiger Gewebsverlust ganz wie ein mechanisch gesetzter, und es kommt dann zu den Vorgängen der Wundheilung.

b) Pathologische Organisationen: Einheilung von Fremdkörpern, Resorption (Aufsaugung) und Organisation.

Hier fassen wir der reparativen Entzündung zugehörige Vorgänge zusammen, welche dann auftreten, wenn Fremdkörper durch ihre Anwesenheit das Gewebe stören. Ganz genau wie Fremdkörper verhalten sich Bestandteile desselben Körpers, wenn sie an eine fremde Stelle gelangen;

sie stellen dann für diese gewissermaßen einen Fremdkörper dar. Auch abgestorbene Massen verhalten sich ähnlich.

Unter den Fremdkörpern gibt es nun solche, welche rein, nicht infiziert, sind — sog. blande — und auch keine besondere chemische Reizwirkung entfalten. Hier handelt es sich also nur um mechanische Schädigung der Gewebe, in welche jene Körper gelangen. Eine andere Gruppe derselben ist infiziert, trägt also Bakterien mit sich. Hier werden die für die betreffenden Bakterien spezifischen Wirkungen die Folge sein, z. B. bei Kokken Eiterung. Werden die Bakterien entfernt oder sterben sie ab, so liegt auch dann nur noch ein einfacher Fremdkörper vor, der in seiner jetzt nur noch mechanischen (gegebenenfalls noch chemischen) Wirkung einem blanden Körper entspricht. Wir brauchen daher nur diese hier zu betrachten, während die infizierenden Wirkungen im folgenden Abschnitt der eigentlichen Entzündung Besprechung finden.

Je nach der Beschaffenheit der Fremdkörper unterscheiden wir verschiedene Vorgänge:

a) Geringe Mengen kleiner körperlicher Stoffe, wie solche als Staub, Farbstoffe usw. von außen in den Körper gelangen, oder innerhalb desselben gebildet werden können, werden teils unmittelbar mit dem Saftstrom weggeführt, also resorbiert, aufgesaugt, teils von Zellen phagozytär aufgenommen (vgl. S. 113 und unten) und so weggetragen. Es kommt also hier gar nicht zu „entzündlichen" Reaktionen.

b) Reichliche Mengen feinkörniger Massen oder größere weiche, nur teilweise aufsaugbare Fremdkörper, ferner aus irgendeiner Ursache abgestorbene und liegengebliebene Gewebsteile — besonders Infarkte oder sonstige nekrotische bzw. einfach erweichte Massen — sowie feste innerhalb oder außerhalb der Blutbahn entstandene Abscheidungen, z. B. Thromben, Blutaustritte, fibrinöse Exsudate usw., rufen stärkere Reaktionen hervor. Diese bestehen zunächst zwar auch in einer Auflösung und Aufsaugung der von den Körpersäften angreifbaren Bestandteile sowie in phagozytärer Wegschaffung kleinerer Zerfallsteile; hier reichen aber diese Vorgänge zum Wegschaffen der abgestorbenen Massen od. dgl. nicht aus, es schließen sich verwickeltere an, bzw. laufen

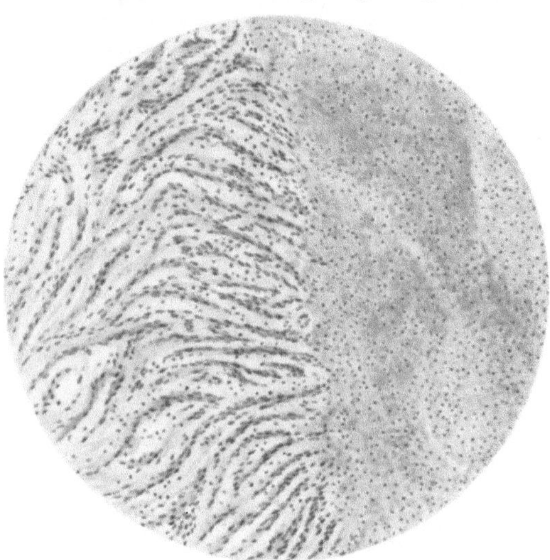

Abb. 84. Organisation. Einziehen von Kapillaren und Fibroblasten in nekrotisches Gewebe.

neben der Aufsaugung einher und führen zu einem an die Stelletreten von jungem Bindegewebe (Narbengewebe). Man bezeichnet diese ganzen Vorgänge als **Organisation.** Sie sind auch reparativ-entzündlicher Natur.

Bei den Vorgängen stellt sich zunächst eine Auswanderung von Leukozyten ein, welche sich um die toten Massen herum ansammeln und auch in etwaige Spalten und Lücken dieser eindringen; indes gehen diese Zellen bald wieder zugrunde, ohne viel aufsaugen oder wegschaffen zu können. Der Hauptsache nach erfolgt dies durch die jetzt auftretenden oben (S. 111/112) besprochenen rundkernigen Wanderzellen, welche teils aus dem Blute stammen, zumeist aber im Bindegewebe, besonders um die Gefäße herum, seßhaft waren und auf den Reiz hin wieder amöboid geworden sind, Abkömmlinge der Retikulo-Endothelien (Histiozyten). Diese anfangs kleinen, mit einem einfachen runden Kern versehenen „Rundzellen" (Abb. 76/77) sammeln sich jetzt im Bereich der zu entfernenden Massen in großer Menge an und dringen in Lücken derselben vor; sie wandeln sich dabei in größere Zellen um (S. 113). Sie nehmen körperliche Zerfallsstoffe der abgestorbenen Massen auf, und so finden wir sie mit den verschiedensten Stoffen beladen: mit Nervenmark, Blutpigment, Eiweißkörnchen; auch etwa noch erhaltene rote Blutkörperchen werden von ihnen eingeschlossen; so entstehen „Fettkörnchenzellen", „myelinhaltige", „pigmenthaltige", „rote blutkörperchenhaltige" Zellen (Abb. 47 auf S. 72). Namentlich die ersteren sind, oft in unzähliger Menge, vorhanden und bilden ziemlich große, schon bei schwacher Vergrößerung deutlich hervortretende, trübgraue Zellen, in denen man mit stärkeren Vergrößerungen reichliche Fettkörnchen und -tröpfchen erkennt. Die besprochenen Zellen wirken also als Phagozyten, und zwar handelt es sich um sog. Makrophagen (s. S. 113); die Phagozytose dient hier der Aufsaugung. Zum großen Teil gelangen die Zellen, mit den Zerfallsstoffen des Gewebes beladen, an andere Orte, besonders in die Lymphbahnen, zum Teil gehen sie bei dieser phagozytären Tätigkeit zugrunde.

Im Verlauf der Resorptionsvorgänge findet man ferner, und zwar oft in erheblicher Zahl, eigentümliche, große, die Größe der übrigen Zellen um das Mehrfache übertreffende Zellen mit zahlreichen Kernen, die sog. **Fremdkörperriesenzellen.** Die Kerne, von denen man gelegentlich bis zu 100 und mehr in einer einzigen dieser Zellen zählen kann, haben in der Regel eine randständige Anordnung, d. h. sie liegen am äußeren Rand des Zellkörpers, während dessen innere Gebiete kernfreies Protoplasma, gegebenenfalls mit dem Fremdkörper, aufweisen (Abb. 85). Was die Herkunft der Riesenzellen betrifft, so gehen sie aus den Zellen mesenchymaler Abstammung, besonders den Retikulo-Fndothelien, hervor. Sie entwickeln sich unter dem Einfluß des Fremdkörpers als Reaktion gegen ihn, und zwar durch fortgesetzte amitotische Kernteilung, während aber die Teilung des Zellkörpers infolge der Schädigung durch den Fremdkörper ausbleibt. Vielleicht kommt ein Teil dieser Riesenzellen auch durch Verschmelzung mehrerer Zellen zu einem einheitlichen Gebilde zustande. Diese Riesenzellen sind, wie ihre Stammzellen, wanderfähig und im höchsten Grade begabt Fremdkörper aufzunehmen, also phagozytär. Sie nehmen kleine Fremdkörper in sich auf; größeren fremden Massen liegen sie an, wobei die Kerne der Riesenzellen in dem dem Fremdkörper abgewandten Teil des Zelleibes zu liegen pflegen.

Die Tätigkeit der Makrophagen und der Riesenzellen ist indessen keineswegs darauf beschränkt, kleine Zerfallsteile in sich aufzunehmen und wegzuschaffen; vielmehr kommt ihnen, wenigstens gewissen Stoffen gegenüber, auch direkt verdauende Fähigkeit zu, d. h. das Vermögen sie aufzulösen und so zu zerstören; endlich sind sie auch imstande, größere Massen, soweit diese überhaupt einer Aufsaugung zugänglich sind, anzunagen und so allmählich der Auflösung entgegenzuführen; es haben diese Vorgänge ihr physiologisches Vorbild in der physiologischen Auflösung von Knochensubstanz durch die Osteoklasten (vgl. II. Teil, Kap. VII).

Dienen die geschilderten Vorgänge der Aufsaugung der abgestorbenen Massen bzw. des Fremdkörpers soweit wie möglich, so hat das Granulationsgewebe einen weiteren Vorgang eingeleitet, eben den der „Organisation". Es sind die von Bindegewebszellen stammenden Zellen, welche jetzt in die zu organisierenden Massen vordringen und den durch Wegschaffung der toten Teile freigewordenen Raum einnehmen; nach und nach treten an Stelle der Wanderzellen mehr und mehr die bekannten langspindeligen Formen der jugendlichen Bindegewebszellen, welche dann als Fibroblasten, während sich zugleich auch junge Kapillaren entwickeln, faserige Zwischensubstanz und ein richtiges Narbengewebe bilden (über alles dies s. auch oben).

Man sieht, es handelt sich streng genommen nicht um eine Organisation der toten Teile, sondern um einen Ersatz derselben durch gefäßhaltiges und dadurch zu dauerndem Bestehen fähiges Gewebe, welches alle Eigenschaften jungen Narbengewebes aufweist und

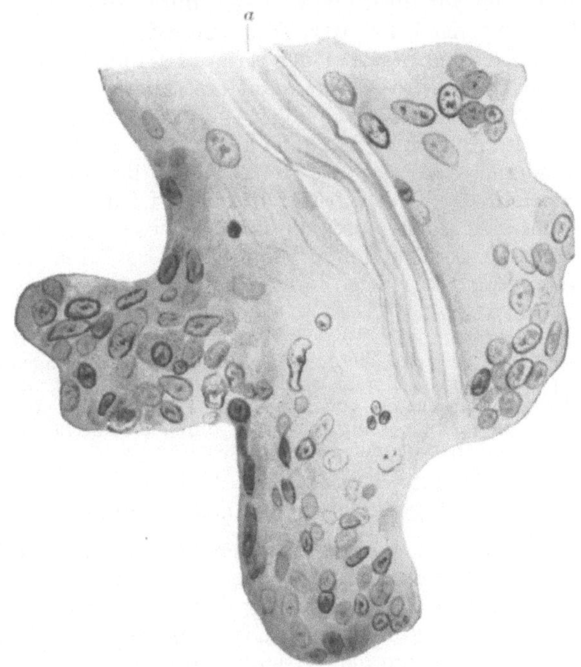

Abb. 85. Fremdkörperriesenzellen um einen Seidenfaden (*a*).

wie dieses nach einiger Zeit einer Schrumpfung, der Narbeneinziehung, verfällt. So entsteht in der Regel, z. B. an Stelle eines alten Infarktes, ein derber, weißgrauer, bindegewebiger Herd, der als Narbe nach der Schrumpfung an der Oberfläche des Organs eine tiefe Einziehung hervorrufen kann (s. o. S. 121). So wird auch ein Thrombus in einem Gefäß ganz durch Bindegewebe ersetzt.

Sind die abgestorbenen Massen zu umfangreich, um einer vollständigen Aufsaugung zugänglich zu sein, oder ist die Aufsaugungstätigkeit des Körpers nicht ausreichend, sie völlig zu entfernen, so bleibt ein Teil der Zerfallsmassen lange Zeit inmitten des Organisationsgewebes liegen; in ihnen sind häufig Fettnadeln, Tyrosinkristalle und Cholesterinkristalle (s. S. 65) zu finden. Nicht selten erhält die Masse durch Wasserabgabe und Eindickung eine trockene, käseähnliche Beschaffenheit, sie kann auch verkalken, ein Schicksal, welches unter Umständen auch die den Herd umgebenden und ihn durchziehenden neugebildeten Bindegewebsmassen erleiden können.

c) Derbe, nicht aufsaugbare Fremdkörper bewirken zunächst in ihrer Umgebung eine Ansammlung von Leukozyten, sodann eine Wucherung von Bindegewebszellen, die ihren Ausgang in Bindegewebsbildung nimmt; der ganze Vorgang unterscheidet sich von der zuletzt besprochenen Organisation nur dadurch, daß eben der vom Fremdkörper eingenommene Raum nicht durch Granulationsgewebe angefüllt werden kann (weil der Fremdkörper nicht entfernbar ist) und dies daher nur um den Fremdkörper sich entwickelt und eine bindegewebige Umhüllung, eine Kapsel, bildet.

So können verschiedene Fremdkörper, Nadeln, abgebrochene Teile von Instrumenten, Geschosse, Glassplitter, Seidenfäden usw. ins Gewebe einheilen, ohne anderen Schaden zu veranlassen als den, welchen ihr Eindringen, z. B. durch Zerstören von Gewebe, schon vorher verursacht hatte oder den sie durch ihre Lage in empfindlichen Organen durch Druckwirkungen usw. hervorrufen. Ist der Fremdkörper durchlässig, porös, so findet (wie man bei künstlicher Einheilung von aseptischen Schwämmchen, Holundermarkstückchen u. dgl. verfolgen kann), zuerst eine Einwanderung von Leukozyten in seine Lücken statt, woran sich eine solche junger Bindegewebszellen anschließt. So wird der Fremdkörper von Bindegewebe durchwachsen und dem Körper in einem nicht weiter schadenden Zustand dauernd einverleibt. Die besprochenen Vorgänge finden auch statt, wenn aseptische Fremdkörper nicht in das Innere von Geweben, sondern an der Oberfläche einer Körperhöhle einheilen.

d) **Verflüssigte nekrotische Teile,** insbesondere **erweichte Massen im Zentralnervensystem,** zeigen häufig besondere Verhältnisse. Sind sie auch im allgemeinen leichter einer Aufsaugung zugänglich und vernarben somit, wie unter b) ausgeführt bindegewebig bzw. gliös, so finden wir doch oft, daß sich durch die bindegewebige und gliöse Wucherung des umgebenden Gewebes nach Art der Vorgänge bei c) nur eine Art Kapsel bildet, während innen Flüssigkeit erhalten bleibt, wobei der anfangs trübe Inhalt durch Aufsaugung nach und nach entfernt und durch klare seröse Flüssigkeit ersetzt wird. Diese bleibt dauernd erhalten und ist von der bindegewebigen Kapsel, welche sich nunmehr nach innen gegen die Flüssigkeit scharf absetzt, umgeben. So wird der Herd schließlich zu einer glattwandigen sog. Zyste (s. unten). Wo Blutungen vorhanden waren, erleidet, soweit nicht die Blutzellen und der ausgelaugte Blutfarbstoff aufgesaugt wurden, der Blutfarbstoff die S. 71 f. angeführten Umwandlungen, welche der späteren Narbe, wenn eine solche zustande kommt, eine mehr oder minder starke braune Färbung verleihen, oder, wenn Zysten entstehen, lange Zeit hindurch den Inhalt dieser bräunlich färben und auch die Wandung mehr oder minder stark gefärbt erscheinen lassen.

In ähnlicher Weise wie Fremdkörper wirken auch viele Konkremente, s. S. 80; hierher gehören Kalkkonkremente sowie Ausfällungen aus Gallen- oder Harnbestandteilen, soweit diese innerhalb der Gewebe abgelagert werden. Treten solche nur in geringer Menge auf, so können sie ohne stärkere Reaktionserscheinungen zur Entfernung gebracht werden; bilden sie sich in größerer Menge, so können sie, wie andere Fremdkörper und abgestorbene Massen, von Bindegewebe eingekapselt und durchwachsen werden, um dann als „Caput mortuum" liegen zu bleiben, sofern sie nicht durch chemische Reizung dauernd Reaktionserscheinungen von seiten der Umgebung hervorrufen (s. u.).

2. Eigentlich entzündliche Reaktionen.   Entzündungen (im engeren Wortsinn).

Diente die bisher besprochene reparative Entzündung mehr der Heilung des durch eine Wunde oder einen Fremdkörper (hier unter Entfernung und Ersatzwucherung) gesetzten Schadens, so kommen wir jetzt zu dem großen, umfassenden Gebiet der eigentlichen Entzündung. Hier steht die **gegenseitige Einwirkung zwischen Schädlichkeit und Gewebsreaktion,** letztere im Sinne der **Abwehr,** im Vordergrund. Alle oben geschilderten Entzündungsvorgänge spielen sich hier also ausgeprägter neben- bzw. nacheinander ab. Wir haben sie oben schon kennen gelernt: Die Gewebsschädigung in Gestalt von Degenerationen, die Gefäßalteration mit Exsudatbildung, Zellauswanderung und chemotaktisch bedingter Zellansammlung, regenerative Gewebsneubildung, zusammen das Bild der „entzündlichen Krankheit", die hier ausgeprägte Reaktion (der mittlere der Vorgänge) die „Entzündung".

Besondere Abwandlungen erfährt das Gesamtbild des Entzündungsvorganges an den ganz oder teilweise gefäßlosen Geweben, der Hornhaut, dem Knorpel, den Herzklappen. Das kennzeichnende Bild der Entzündung kann sich hier von vornherein nicht ganz entwickeln, weil durch den Mangel an Blutgefäßen die anatomischen Vorbedingungen etwas verschieden sind, doch kommt es auch hier von der gefäßhaltigen Umgebung her zum Eindringen von sero-fibrinösem Exsudat und Leukozyten in die Spalträume des gefäßlosen Gewebes. Bei den Entzündungen dieser Teile, in den Frühstadien wenigstens, stehen aber die Erscheinungen an den Gewebszellen, welche einerseits in degenerativen Veränderungen, andererseits aber auch besonders in Wucherung und Vermehrung derselben bestehen, im Vordergrund. In späteren Stadien der Entzündung wachsen an diesen sonst gefäßlosen Teilen infolge von Chemotaxis Gefäße von der Umgebung ein.

Man bezeichnet eine Entzündung bzw. die betreffende entzündliche Erkrankung, indem man an den griechischen Namen des Organs die Endung „itis" anhängt, also z. B. Hepatitis, Nephritis, Pleuritis usw. Einige an und für sich sehr schlechte Zusammensetzungen lateinischer Worte mit dieser Endigung sind Sprachgebrauch geworden, so Konjunktivitis, Tonsillitis und vor allem Appendizitis. Die Vorsetzung von „peri" vor eine Entzündungsbezeichnung drückt aus, daß die Entzündung auch den serösen Überzug des Organs ergriffen hat, „para", daß auch die Umgebung daran teilnimmt, z. B. Perityphlitis und Peri- bzw. Parametritis. Für einige Organe werden besondere Worte zur Bezeichnung von Entzündungen gebraucht, so vor allem Pneumonie = Lungenentzündung, Angina = Entzündung der Mandeln.

Was die die Entzündung bewirkenden **schädigenden Agenzien** betrifft, so können wir sie in **zwei Gruppen** teilen. Die erste häufigere und gerade für die klinische Betrachtung wichtigere, bei der die Verhältnisse zumeist am deutlichsten liegen, umfaßt von außen her auf den Körper einwirkende Schädlichkeiten. Hier sind in erster Linie belebte fremde Kleinlebewesen, besonders **Bakterien,** zu nennen, welche in den Körper eindringen und seine Teile weniger an sich als durch ihre **Toxine** angreifen; in zweiter Linie sind die nicht infektiösen Schädlichkeiten, wie mechanische, thermische, chemische usw. zu nennen. Wir können diese Gruppe als die exogen bedingte zusammenfassen. Die zweite Gruppe umfaßt Schädlichkeiten, die im Stoffwechsel des Körpers selbst entstehen, z. B. Harnsäurekristalle: endogen bedingte Entzündungen.

Ebenso wichtig wie diese einwirkenden Ursachen ist nun für Auftreten, Stärke, Art und Ablauf der Entzündung die Reaktionsfähigkeit des Körpers, also seine Immunitätslage bzw. Abwehrlage. Es handelt sich ja um einen Kampf, und ebenso wichtig wie der Angreifer ist der Verteidiger. Gerade seine Wehrfähigkeit oder Nichtwehrfähigkeit ändert das Bild der Entzündung unter Umständen vollkommen. Der Gesamtkörper spielt hier die Hauptrolle, aber auch seine Organe kommen in Betracht. So können Gewebe eine besondere Neigung für Entzündungen aufweisen, so daß diese sehr im Vordergrund steht, die bewirkenden Einflüsse mehr zurücktreten.

Was den Gesamtkörper betrifft, so ist für eine sich in ihm abspielende Entzündung überdies Voraussetzung, daß er bzw. die Gewebe am Orte der Schädigung überhaupt reagieren können. Ist der Körper von vornherein oder durch Erschöpfung im Zustande der Anergie, so ist dies eben nicht möglich. Den gewöhnlichen Zustand der Reaktionsfähigkeit können wir als normergisch bezeichnen; Abweichungen davon nach oben oder unten stellen den Zustand der Allergie dar.

Von den Möglichkeiten solcher Umstimmungen des Gesamtkörpers als Grundlage besonderer Formen sich in ihm abspielender Entzündungen soll nur erwähnt werden, daß neuere Untersuchungen (Roessle, Gerlach) gezeigt haben, daß es bei hochsensibilierten Tieren (örtliche Anaphylaxie) zu einer Entzündung kommt, die in ihrer Art der Entzündung normergischer Tiere entspricht, aber durch besondere Mächtigkeit (besonders Ödem und Quellungsvorgänge am Bindegewebe) sowie schnellen Ablauf gekennzeichnet ist („hyperergische Entzündung"). Wir sehen hier deutlichst, welchen Einfluß die Immunitätslage des Organismus wenigstens mengenmäßig ausübt. Als Ausdruck allergischer Entzündung fand Roessle auch zahlreiche eosinophile Zellen, was auf Vergleichspunkte mit der Eosinophilie bei Asthmatikern (vielfach als Anaphylaxie aufgefaßt) hinweist.

Im übrigen sei wegen Einzelheiten der Immunitätslagen und ihrer Beeinflussung sich im Körper abspielender Vorgänge, besonders auch entzündlicher, auf das Kapitel „Infektion" verwiesen.

Wie der Allgemeinzustand des Körpers, so sind auch (abgesehen von dem Einfluß der Gefäßnerven bei der Entzündung überhaupt auf die Gefäße) nervöse Einflüsse für das Zustandekommen und den Verlauf entzündlicher Vorgänge von Bedeutung. Die sog. „neurotischen" Entzündungen beruhen allerdings zum Teil auf Lähmung der Sensibilität, wodurch die Fernhaltung oder willkürliche Wegschaffung äußerer, z. B. mechanischer, Schädlichkeiten wegfällt, wie das am Auge nach Durchschneidung des Nervus trigeminus der Fall ist; die sog. „Vaguspneumonie" stellt eine Fremdkörperpneumonie dar, die durch Aspiration von Schleim, Speiseteilen, Mageninhalt (beim Erbrechen) usw. durch den gelähmten Kehlkopf hindurch zustande kommt. Indessen kann nicht geleugnet werden, daß auch vasomotorische Störungen, wie solche mit vielen Erkrankungen des zentralen und peripheren Nervensystems einhergehen (z. B. Herpes zoster nach Schädigung der Spinalganglien), sowie sog. trophische Einflüsse, wie wir sie bei den regressiven Vorgängen wirksam sahen (S. 1), von Einfluß auf die Art und den Verlauf des Entzündungsvorganges sein können; auch scheinen sie in manchen Fällen dessen Entstehung zu begünstigen.

Zu den örtlichen Beeinflussungen gehören zunächst Veränderungen in der Reaktionsfähigkeit des Gewebes, welche sich auf Grund sehr lange dauernder oder oft wiederholender Entzündungen selbst ausbilden. Erfahrungsgemäß ist bei chronischen Entzündungen eine stark erhöhte Reizbarkeit des Gewebes vorhanden, und diese zeigt sich schon darin, daß bei Einwirkung selbst ganz leichter äußerer Reize ein heftiges Aufflackern von Entzündungserscheinungen eintritt oder immer wiederkehrende akute Verschlimmerungen der Vorgänge zustande kommen, so daß letztere sich nach jedem neuen Anfall unvollkommener zurückbilden. Man kann diese Erscheinungen namentlich bei chronischen, besser gesagt rückfälligen (rezidivierenden) Schleimhautkatarrhen beobachten. Auch nach Ablauf der eigentlichen Entzündungserscheinungen kann ein derartiger Zustand — Neigung zu erneuter Erkrankung — noch längere Zeit zurückbleiben.

Auch Konstitutionsanomalien stellen häufig eine Disposition dar, z. B. Skrofulose, ebenso infolge allgemeiner oder örtlicher Kreislaufstörungen sich ausbildende Zustände dauernder venöser Hyperämie, Stauungskatarrhe.

Wichtig ist eine klinische Unterscheidung in 2 Hauptformen nach der **Dauer der Entzündung,** meist abhängig von der Dauer der Einwirkung der Entzündungsschädlichkeiten:

1. Akute Form, bei der die Wirkung einer Schädlichkeit vorübergehend ist und nach deren Aufhören die krankhaft gesteigerten Lebensvorgänge zum gewöhnlichen Maß zurückkehren, auch die etwa zurückgebliebenen Stoffe der Exsudation oder Degeneration wie sonst durch Entfernung und gegebenenfalls Organisation weggeschafft werden.

2. Chronische Form, bei der die Wirkung einer Schädlichkeit auf das Gewebe eine dauernde ist, so daß diese Form sich gewissermaßen aus einer Reihe akuter Reizzustände zusammensetzt.

Zwischenformen kann man als subakute bzw. subchronische Entzündungen bezeichnen.

Nicht zu verwechseln mit chronischen Entzündungsformen sind Endergebnisse abgelaufener entzündlicher Vorgänge, also Zustände, welche zu den „Schäden" (s. S. 1) zu rechnen sind. Hierher gehören Schwielen u. dgl.

Bei den Entzündungsvorgängen bestehen im einzelnen doch sehr große Verschiedenheiten. Die „Entzündung" stellt einen Sammelbegriff dar. Die Unterschiede hängen einmal damit zusammen, daß die verschiedenen Ursachen nach Art und Stärke recht verschieden wirken. Sodann bedingen Gewebsart und Sitz, wo sich die Entzündung abspielt, Verschiedenheiten der Reaktionen; sind doch die beteiligten Zellen zum Teil örtlicher Herkunft. So entstehen die verschiedenen **Entzündungsformen.** Die oben gegebenen Grundzüge der Vorgänge sind ja stets vorhanden, mengenmäßig aber tritt bald der eine, bald der andere Einzelvorgang in den Vordergrund oder mehr zurück, so daß das Bild der Entzündung eben sehr vielseitig wird. Manche Forscher nehmen, je nachdem einer der 3 Hauptvorgänge überwiegt, eine Einteilung vor in eine parenchymatöse, eine exsudative und eine produktive Entzündung. Eine parenchymatöse (oder auch alterative) Entzündung würde also eine solche bedeuten, bei der die degenerativen (von anderen mehr indifferent als „alterativ" aufgefaßten) Parenchymveränderungen das Bild beherrschen, während aber auch sonstige Kennzeichen der Entzündung bestehen, denn sonst liegt ja einfache Degeneration, keine Entzündung vor. Früher — heute seltener — sprach man allerdings auch von parenchymatöser Entzündung im Sinne einer Entzündung des Parenchyms und setzte sie in Gegensatz zur interstitiellen Entzündung, also einer Entzündung des Interstitiums. Nach unserer Auffassung ist eine solche Einteilung nicht möglich, denn das Parenchym als solches nur allein kann sich nicht entzünden, da dazu ja die Gefäßalteration und Reaktion gehört — auch ist es unbewiesen, daß die Veränderungen des Parenchyms anders als degenerativ und gar als Abwehr gegen die Schädlichkeit zu deuten wären — und andererseits ist jede Entzündung „interstitiell", da sie sich im Interstitium, zu dem auch die Gefäße gehören, abspielt. Wir geben daher eine solche Einteilung und auch die Bezeichnung „parenchymatöse Entzündung" auch in dem oben zuerst gekennzeichneten Sinne am besten auf. Wir können dies um so eher tun, als neben den Parenchymdegenerationen, wenn es sich um eine Entzündung handelt, einer der Hauptentzündungsvorgänge, also entweder die Gefäßalteration und somit Exsudatbildung oder die Zellwucherung, richtunggebend hervortritt und wir hiernach einteilen können.

Wir gelangen somit zu zwei Hauptentzündungsformen:

a) Die exsudative Entzündung.

b) Die produktive Entzündung.

a) Die exsudative Entzündung.

Bei der exsudativen Entzündung treten mindestens in den Anfangszeiten der Entzündung die Exsudationserscheinungen in den Vordergrund. Ist, wie bei fibrinösen und manchen eiterigen Entzündungen, nach Ablauf des Vorganges eine tote Exsudatmasse zurückgeblieben, so erfolgt die endgültige Heilung dadurch, daß die Exsudatreste, ebenso wie abgestorbene Gewebsteile, auf dem Wege der Organisation (s. oben S. 123f.) entfernt und ersetzt werden. Es schließen sich also an das exsudative Stadium Vorgänge an, welche der Wegschaffung der Exsudatreste dienen und demnach als Heilungsvorgänge betrachtet werden müssen, daher schon unter den reparativen Entzündungen besprochen sind.

Wir können je nach der Beschaffenheit des Exsudates ein seröses, eiteriges, jauchiges und hämorrhagisches Exsudat unterscheiden. Dazu kommen Verbindungen untereinander wie serofibrinös u. dgl. Das hämorrhagische Exsudat — es handelt sich hierbei nur um Blutbeimengung infolge Blutung (per diapedesin oder per rhexin) aus kleinen Gefäßen — bedarf keiner besonderen Besprechung, das jauchige kann mit dem eiterigen, mit dem es sich verbindet, zusammen besprochen werden. Dagegen bestehen gewisse Unterschiede, ob ein Exsudat in ein Gewebe oder auf eine Oberfläche abgeschieden wird. Insbesondere wenn ein flüssiges Exsudat auf eine Schleimhaut gelangt, kann es sich hier nicht ansammeln, sondern muß abfließen. Eine solche Entzündung bezeichnet man als Katarrh und gliedert diesen als eigene Form der exsudativen Entzündung ein.

Wir gelangen daher bei der exsudativen Entzündung nach der Art des Exsudats zu folgenden Untereinteilungen:
α) Seröse Entzündung. β) Fibrinöse Entzündung. γ) Eiterige Entzündung. δ) Katarrhalische Entzündung.

α) Die seröse Entzündung.

Eine wässerige seröse Exsudation findet sich als leichteste Form der Entzündung oder als Anfangsvorgang anderer Entzündungen in allen möglichen Organen und bildet, soweit sie die Gewebsspalten ausfüllt, das sog. „entzündliche Ödem", soweit sie frei in Körperhöhlen abgelagert wird, den entzündlichen „Hydrops". Ein solches Exsudat ist nach dem oben Gesagten im ganzen eiweißreicher als ein einfaches Ödem (Transsudat). Auch enthält es mehr Zellen (Leukozyten) und Fibrin als ein Transsudat, aber immerhin nur wenig Fibrin und nur vereinzelte Leukozyten.

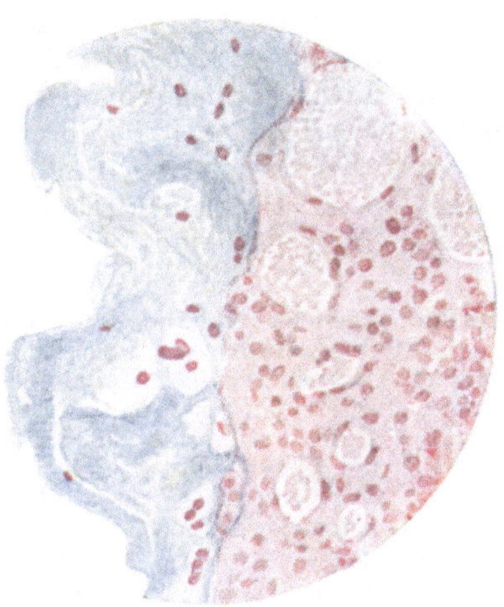

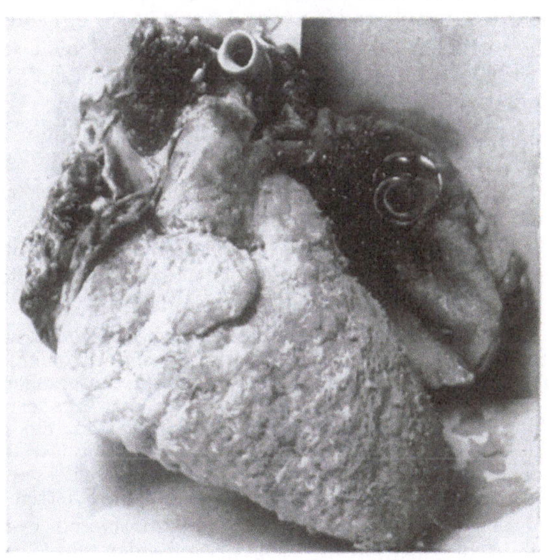

Abb. 86. Fibrinöse Pleuritis. Fibrin an der freien Oberfläche links. Rechts Pleuragewebe mit zahlreichen Gefäßen.

Abb. 87. Fibrinöse Perikarditis.

Kommt es unter der Wirkung zerfallender Zellen zur Gerinnung der Eiweißkörper, so findet sich in der Flüssigkeit mehr Fibrin, man spricht jetzt von einer sero-fibrinösen Entzündung.

β) Die fibrinöse Entzündung.

Hier tritt die Flüssigkeit zurück, das Fibrin beherrscht das Bild. Diese Entzündungsform findet sich vor allem auf freien Oberflächen, den Schleimhäuten, serösen Häuten, Gelenken usw. Hierher ist auch die Lunge zu rechnen, deren Alveolarwände gewissermaßen lauter kleine Hohlräume begrenzende Oberflächen darstellen. Wir sehen bei den fibrinösen Entzündungen, daß Epithel- bzw. Endothelnekrose die notwendige Einleitung der fibrinösen Exsudation ist; erhaltenes Epithel bzw. Endothel hindert die Fibrinauflagerung.

Die fibrinöse Entzündung verläuft etwas verschieden an serösen Häuten und Schleimhäuten.

I. Fibrinöse Entzündung seröser Häute.

Das exsudierte Fibrin lagert sich an der Oberfläche der serösen Häute ab und bewirkt an ihnen zuerst eine samtartige Trübung; dann kommt es zur Bildung zarter, grauer oder grau-gelber, oft deutlich netzförmig gezeichneter, in größeren Lagen abziehbarer Häutchen; in hochgradigen Fällen endlich entstehen dicke, zottige oder warzige, untereinander verfilzte Massen. Ist die Abscheidung eine rein fibrinöse, so entstehen die „trockenen" Formen der fibrinösen Pleuritis, Perikarditis usw. In der Regel kommt aber noch eine Ausscheidung seröser Flüssigkeit hinzu, in welcher dann ebenfalls Fibrinflocken, oder Häutchen, oder auch größere gequollene Fibrinklumpen schwimmen — sero-fibrinöse Pleuritis u. dgl. Namentlich in schweren Fällen kann dem sero-fibrinösen Exsudat auch reichlich Blut beigemischt sein (hämorrhagische Form). Mikroskopisch findet man den Deckzellenbelag (Endothelien) auf größere Strecken zugrunde gegangen; es herrschen hier im wesentlichen dieselben Verhältnisse, wie wir sie sogleich bei der fibrinösen Entzündung der Schleimhäute noch etwas genauer besprechen wollen. Unmittelbar auf der Serosa findet sich das Fibrin vermischt mit einzelnen Leukozyten. Teils ist ersteres feinfaserig, teils bildet es dicke Balken, sog. hyalines Fibrin (S. 56). Auch in den oberen Lagen der Serosa selbst kann man Fibrinfäden finden.

Die Heilung der in Rede stehenden Entzündungsformen erfolgt, soweit es sich um die seröse Flüssigkeit oder geringe Fibrinmengen handelt, durch einfache Aufsaugung; wenn aber reichliche Fibrinabscheidungen stattgefunden haben, wirken sie als Fremdkörper, und es stellen sich die gleichen Organisationsvorgänge ein, wie bei den Thromben oder anderen ausgeschiedenen oder toten Massen (s. S. 124). Es bildet sich von der Serosa aus eine Schicht von Granulationsgewebe, welches zugleich mit zahlreichen Gefäßen in die Fibrinmassen hineinwächst und in dem Maße, als letztere aufgesaugt werden, eine Umwandlung in narbiges Bindegewebe erfährt; so entstehen an Stelle des Exsudats schwielige bindegewebige Verdickungen der Oberfläche, die z. B. als Pleuraschwarten bekannt sind. Auf die Oberfläche dieser können vom Rande her die Serosadeckzellen hinüberwuchern. Wo zwei Blätter einer serösen Haut sich berühren, kann zunächst eine Verklebung derselben mittels Fibrin und später eine Verwachsung durch Bindegewebe eintreten (Adhäsionen); doch kann dies nur da stattfinden, wo Deckzellen (Endothelien) fehlen oder solche, welche etwa wieder herübergewuchert sind, erst abgerieben sind, da sie, solange vorhanden, die Verwachsung hindern.

Wird auf diese Verwachsungen ein Zug ausgeübt, wie durch die Verschiebungen der Lunge oder die Zusammenziehungen des Herzens, so bewirkt er eine Dehnung der verbindenden Bindegewebsmassen, welche hierdurch zu bandartigen Streifen, sog. Synechien, ausgezogen werden. War die fibrinöse Exsudation eine sehr reichliche, so bilden sich an der Oberfläche der Organe oft flächenhaft ausgebreitete bindegewebige, später nicht selten zum großen Teil verkalkende Schwarten; ein ganzer Hohlraum, z. B. die Perikardhöhle, kann so verschlossen werden. Soweit eine Aufsaugung der Exsudatmassen nicht in hinreichender Weise zustande kommt, bleiben sie oft in Bindegewebsmassen eingeschlossen liegen, und zwar in Form trockener, käseähnlicher und selbst verkalkender Massen, welche öfters auch fettige Zerfallsmassen, sowie Cholesterin und Tyrosin enthalten.

Der Organisationsabschnitt einer fibrinösen Entzündung der serösen Häute unterscheidet sich für das bloße Auge von dem früheren Abschnitt der rein fibrinösen Entzündung dadurch, daß das Fibrinhäutchen zur Zeit der Organisation nicht mehr lose auf der Serosa sitzt, also leicht abstreifbar ist, sondern schon fester anhaftet; nach vollendeter Organisation liegt eine dickere, festere Schwarte vor. Mikroskopisch sieht man während der Organisation das Granulationsgewebe bzw. die Fibroblasten nebst den Gefäßen meist zugweise von der Serosa aus in den Fibrinbelag hineinziehen und trifft alle Stadien der Bildung von Bindegewebe. Weiter nach der Serosa zu findet sich also das erste Bindegewebe, während nach der freien Oberfläche zu zunächst noch Fibrin gelegen ist.

Ganz ähnlich wie die serösen Häute verhalten sich das Endokard, die Gelenke und wohl auch zuweilen die Kapseln der Glomeruli in der Niere.

II. Fibrinöse Entzündung von Schleimhäuten (diphtherische oder pseudomembranöse Entzündung).

Die fibrinösen Entzündungen gewisser Schleimhäute haben die obige Bezeichnung erhalten. Was sie kennzeichnet, ist das Auftreten sog. **Pseudomembranen,** d. h. zusammenhängender, gelblich-weißer, etwas elastischer Häute an der Oberfläche, welche aus geronnenen Eiweißmassen zusammengesetzt sind, aber ihre Entstehung nicht nur einer Membranbildung in Gestalt exsudativer Vorgänge, besonders Fibrinbildung, sondern zugleich Nekrose eines Teiles der Schleimhaut selbst verdanken. Man unterscheidet oberflächliche und tiefe Formen, oder Krupp und Diphtherie, wenngleich dieser Unterschied früher stärker als jetzt betont wurde, da man jetzt meist der Bezeichnung „Diphtherie" die ursächliche Bedeutung der Diphtheriebazillen zugrunde legt.

Bei den **oberflächlichen Formen** erstreckt sich die Schleimhautnekrose nur auf das Oberflächenepithel; sonst ist die Schleimhaut unversehrt. An Stelle des Epithels liegt die Pseudomembran auf. Sie haftet in den oberen Luftwegen, an deren Schleimhaut sich die Veränderung besonders findet, im allgemeinen infolge der unter dem Epithel hier gelegenen Basalmembran nicht sehr fest. Diese fehlt aber an Stellen mit Plattenepithel; hier, d. h. an der Epiglottis, den Stimmbändern, den Mandeln (wo auch noch die Lakunen hinzukommen), haften die Pseudomembranen daher fester.

Bei der **tiefergreifenden Form** der **diphtherischen,** besser **pseudomembranösen** Entzündung ist wieder zunächst das Epithel nekrotisch. Diese Epithelnekrose (meist Koagulationsnekrose, s. S. 89) ist auch hier eine notwendige Einleitung der fibrinösen Exsudation. Manchmal finden sich noch Reste von Epithel unterhalb des Fibrins erhalten; dann muß man annehmen, daß das Fibrin zwischen solchen Stellen ausgetreten und in halbgeronnenem Zustand über sie hinweggeflossen und dann geronnen ist. Hier ist nun aber zudem über das Epithel hinaus die Schleimhaut in ihren oberflächlichen Schichten abgestorben und — etwas tiefer — von Fibrin durchsetzt. Die Pseudomembran besteht also auch hier aus nekrotischen Massen und besonders exsudiertem Fibrin. Es ist in den Pseudomembranen in feineren und dickeren Fasern und Netzen angeordnet. Namentlich soweit sie aus der Mund- und Rachenhöhle stammen zeigen viele dieser Membranen schollige und balkige, oft vielfach verästelt zusammenhängende hyaline Massen

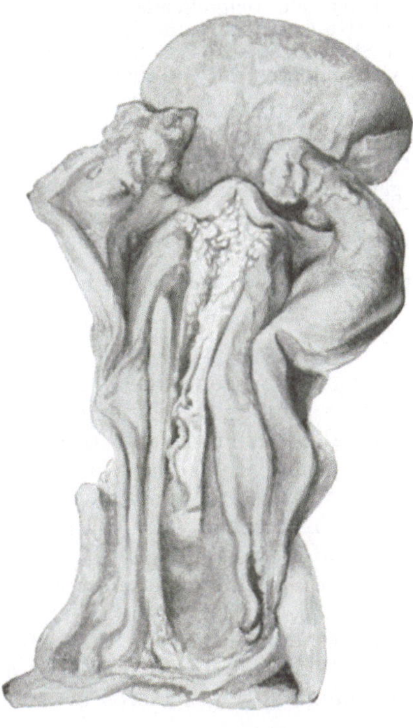

Abb. 88. Diphtherie des Kehlkopfes und der Luftröhre.

(Die Pseudomembran ist abgehoben und füllt das Innere.)

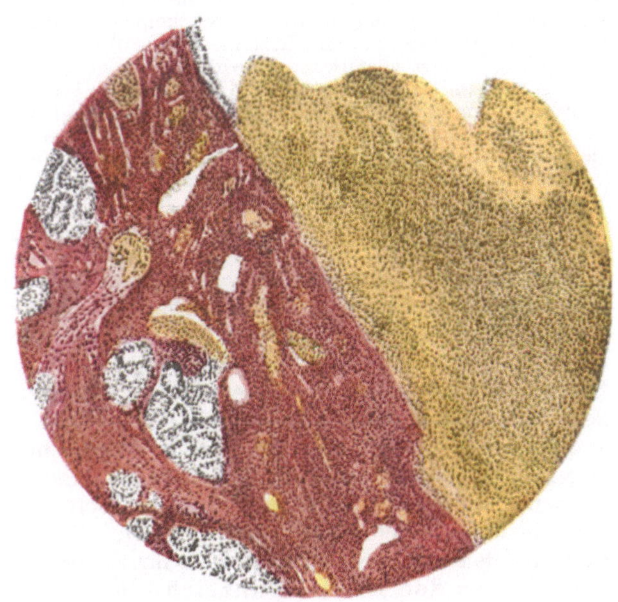

Abb. 89. Diphtherie des Kehlkopfes.

Bindegewebe (rot) mit Schleimdrüsen, des Oberflächenepithels beraubt, bedeckt von der Pseudomembran (gelb); oben an der von Auflagerung freien Stelle Oberflächenepithel noch erhalten.

sowie alle Übergänge von feinfaserigem Fibrin zu diesen Massen. In dies vom Fibrin gebildete Maschenwerk finden sich meist mehr oder minder reichlich Leukozyten eingeschlossen. Die abgezogene Pseudomembran entspricht aber eben nicht nur ausgeschwitztem Fibrin, sondern zugleich abgestorbenen Schleimhautmassen.

Die Pseudomembranbildung beginnt meist (besonders am Racheneingang, dem Rachen, den oberen Luftwegen bei Diphtherie, aber auch z. B. am Darm bei Ruhr und sonst) mit leichten flockigen Auflagerungen, die aber dann so stark zunehmen können, daß sie Organe mit engerer Lichtung (Kehlkopf oder Luftröhre von Kindern) ganz ausfüllen. Auch an Breitenausdehnung nehmen die Massen oft bedeutend zu, so daß man sie in dicken zusammenhängenden Lagen abziehen kann. Häufig zeigen die Häutchen eine deutlich netzförmig gezeichnete, grubig vertiefte Unter-fläche. Die grubigen Vertiefungen liegen über den Mündungen der Schleimdrüsen und entstehen durch den aus letzteren hervorquellenden Schleim, welcher die Häutchen, solange sie noch dünn sind, sogar siebförmig durchlöchern kann. Hebt man den Belag ab, was nur an manchen Stellen leichter gelingt, so bekommt man eine feucht glänzende, stark gerötete, häufig mit kleinen Blutungen durchsetzte Fläche zu Gesicht, welche der ihres Epithels beraubten und auch sonst mit einem Gewebs-verlust — wenn auch meist einem ziemlich oberflächlichen — versehenen Schleimhaut entspricht.

9*

Die tiefgreifenden Formen, bei welchen die Schleimhaut selbst in größerer oder geringerer Tiefe abstirbt und zu einer weißlichen, kernlosen, teils scholligen, teils feinkörnigen, starren, „schorfartigen“ Masse umgewandelt wird, lassen, wie bereits gesagt, die Pseudomembran nicht ohne Verletzung der Schleimhaut abziehen, und geschieht dies mit Gewalt, so muß ein Gewebsverlust in der Schleimhaut entstehen; ebenso ist klar, daß da, wo solche Schorfe sich ablösen — was unter eiteriger Demarkation (s. u.) vor sich geht — tiefere Gewebsverluste, d. h. Geschwüre, entstehen müssen, welche dann nur unter mehr oder minder ausgedehnter Narbenbildung zur Heilung gelangen.

Die pseudomembranöse (diphtherische) Entzündung findet sich vor allem bei der Diphtherie genannten Infektionskrankheit, besonders der Kinder, im Racheneingang, im Rachen, in den oberen Luftwegen, in der Nase (s. ein späteres Kapitel). Die gewöhnliche Halsdiphtherie weist seltener sehr tiefgreifende Formen auf und heilt daher meist ohne Narbenbildung. Hier sind die Diphtheriebazillen (Löffler) die Erreger, unter anderen Bedingungen entstehen hier ähnliche Veränderungen auch durch Streptokokken. Pseudomembranöse Entzündungen finden sich aber auch sonst an Schleimhäuten, so in der Gebärmutter, oder vor allem im Darm bei Ruhr, und gerade hier oft tiefgreifende Formen, die nicht ohne Narbenbildung abheilen können. Hier sind Dysenteriebazillen anzuschuldigen. Doch kommen hier auch andere Erreger in Betracht, oder auch gewöhnliche Darmbakterien, die eine krankmachende Wirkung auf die Darmschleimhaut ausüben, weil diese infolge mechanischer, oder chemischer Einwirkungen oder Kreislaufeinflüsse (Kotstauung, Einklemmung von Darmschlingen, Vergiftungen, allgemeine Kachexie usw.) besonders angreifbar geworden ist; von toxischen Ursachen pseudomembranöser Enteritis ist namentlich die Vergiftung mit Quecksilber zu nennen.

Bei den mit dem Behringschen Diphtherieheilserum behandelten Fällen von Halsdiphtherie findet man vielfach statt der festen Pseudomembranen erweichende, in Auflösung begriffene Massen.

Die fibrinöse Entzündung der Lunge verläuft der der Schleimhäute grundsätzlich ähnlich (s. dort).

γ) Die eiterige Entzündung.

Bei ihr ist das Exsudat infolge besonderer Beteiligung aus den Gefäßen ausgewanderter Leukozyten ein fast rein zelliges. Dies eigentümliche, als **Eiter** bezeichnete, Exsudat stellt eine dickflüssige, undurchsichtige, gelbliche oder gelblich-grüne, oft etwas fadenziehende Masse dar, die im frischen Zustande alkalisch reagiert und aus zwei Bestandteilen, dem Eiterserum und den Eiterkörperchen zusammengesetzt ist. Ersteres stellt das flüssige Exsudat, also im wesentlichen eine eiweißhaltige Flüssigkeit dar, welche nicht selten etwas in Flocken oder Häutchen ausgeschiedenes Fibrin oder auch Schleim beigemischt enthält; die Eiterkörperchen, welche sich also in großen Massen finden, sind eben nichts anderes als die aus dem Gefäßinhalt stammenden, meist neutrophilen (seltener eosinophilen), polymorphkernigen Leukozyten. Die Auswanderung (Emigration) ist bereits S. 110 besprochen. Diese Zellen stammen aus dem Blut und in letzter Linie aus dem Knochenmark, wo auch ihr Ersatz stattfindet. Die große Masse der Leukozyten ist also das den Eiter Kennzeichnende; es finden sich Übergänge zu eiterig-serösem oder eiterig-fibrinösem und auch eiterig-hämorrhagischem Exsudat.

Das Zustandekommen der eiterigen Entzündung muß auf eine gesteigerte chemotaktische Erregung der Leukozyten, verbunden mit besonders hohen Graden der übrigen, die akute Entzündung auszeichnenden Veränderungen zurückgeführt werden (Marchand). Bewirkt werden diese Erscheinungen durch bestimmte, in dieser besonderen Weise und besonders heftig wirkende Agentia. Wohl in allen praktisch vorkommenden Fällen sind dies Kleinlebewesen, von denen besonders die **Staphylokokken** und **Streptokokken,** ferner die Diplokokken Fränkels und Weichselbaums, die Gonokokken, Typhus- und Paratyphusbazillen, das Bacterium coli zu nennen sind; doch sind auch mannigfache andere Bakterien als Ursache eiteriger Entzündungen aufgefunden worden. Im Versuch können wohl auch gewisse Chemikalien (z. B. Terpentin) eine eitrige Entzündung hervorrufen, während vielen anderen im übrigen sogar sehr heftig wirkenden und Gewebsabsterben bewirkenden Giften diese Fähigkeit fehlt.

Durch die von den Bakterien hervorgebrachten Gifte gehen schließlich auch die ausgewanderten Leukozyten selbst zugrunde; sie zeigen Erscheinungen der Nekrobiose, weiteren Zerfall ihrer Kerne zu kleinen Bruchstücken, fettige Entartung des Zellkörpers, Auftreten von Hohlräumen in ihm, in manchen Fällen (bei Katarrhen gewisser Schleimhäute) auch schleimige Entartung. Aus den absterbenden Leukozyten wird aber gleichzeitig ein Stoff frei, welcher seinerseits bakterizid, d. h. bakterientödend wirkt, eine Tatsache, welche für das Vorkommen einer Spontanheilung eiteriger Entzündungsherde von Bedeutung ist.

Auch Fäulniserreger können unter Umständen eine Eiterung hervorrufen; noch häufiger kommt es vor, daß solche nachträglich oder gleichzeitig mit den gewöhnlichen Eitererregern ins Gewebe eindringen und dem Eiter eine eigentümliche jauchige Beschaffenheit verleihen. Unter dem Einfluß der durch sie bedingten putriden Zersetzung kommt es zu Fäulnisvorgängen, manchmal auch zur Entwicklung von Gasblasen („brandiges Emphysem“, S. 90). Der jauchige Eiter ist dünnflüssig, durch zersetzten Blutfarbstoff schmutzig braunrot gefärbt und von stinkendem Geruch; ihm gegenüber bezeichnete man früher den reinen rahmigen Eiter, dessen Auftreten bei der (sekundären) Wundheilung man für eine Notwendigkeit hielt, als „Pus bonum et laudabile".

Wir unterscheiden bei der eiterigen Entzündung zunächst zwei Hauptformen: I. die auf Oberflächen von Schleimhäuten und serösen Häuten usw. sich abspielenden und II. die im Innern der Gewebe auftretenden sog. interstitiellen Eiterungen.

I. Eiterige Vorgänge an Oberflächen.

Hierher gehört an Schleimhäuten der eiterige Katarrh, **Blennorrhoe,** bei welchem das abgesonderte Sekret von eiteriger Beschaffenheit ist, ohne daß es jedoch zu einer Zerstörung der dies Sekret liefernden Schleimhaut käme; höchstens bilden sich einzelne oberflächliche Gewebsverluste. Zu den Oberflächeneiterungen gehören ferner die als **Pusteln** bekannten kleinen Eiteransammlungen im Rete Malpighii der Epidermis. Auch in Körperhöhlen hinein abgesetzte seröse oder sero-fibrinöse, manchmal auch hämorrhagische Exsudate erhalten nicht selten sekundär eiterige Merkmale. Man bezeichnet Eiteransammlungen in vorgebildeten Höhlen, wie serösen Höhlen (z. B. Pleurahöhle), Gelenken und gewissen Knochenhöhlen (z. B. Highmorshöhle), als **Empyeme.** Diejenigen der serösen Höhlen haben meist dauernd reichlich Fibrin dem Eiter beigemengt.

Als weitere Form lassen sich die nach einer Oberfläche zu offenen, Eiter erzeugenden, Gewebsverluste anschließen, welche man als **Geschwüre** bezeichnet, gleichviel in welcher Weise sie im einzelnen Falle entstanden sind: durch eiterige Einschmelzung der oberen Gewebsschichten der äußeren Haut oder von Schleimhäuten, oder durch Losstoßung eines abgestorbenen Gewebsschorfes vermittels eiteriger Abgrenzung (s. u.), oder durch Eiterung an einer durch Verletzung entstandenen Wundfläche, oder endlich dadurch, daß ein in der Tiefe gelegener Eiterherd nach der Oberfläche durchgebrochen ist. Entstehen im letzteren Falle statt breiter Verbindungen bloß schmale, aus dem Gewebe nach außen führende Gänge, so bezeichnet man sie als **Fisteln.** Ganz oberflächliche, die tieferen Gewebsschichten unberührt lassende Gewebsverluste nennt man **Erosionen.**

II. Im Innern der Gewebe sich abspielende (interstielle), eiterige Vorgänge.

Sie beginnen mit Ausscheidung einer serösen oder fibrinhaltigen Flüssigkeit, welche das Gewebe zunächst ödematös durchtränkt, bald aber durch starke zellige Beimischung, nämlich von Leukozyten = Eiterkörperchen, eine trübe Beschaffenheit annimmt; man spricht dann von einem akuten purulenten Ödem. Im weiteren Verlaufe kommt es, soweit nicht etwa der Vorgang wieder zurückgeht, stets zu einer Einschmelzung des Gewebes, welche dadurch erfolgt, daß die eiterig durchsetzten Teile absterben und durch ein von den Eiterzellen, vor allem abgestorbenen, abgeschiedenes proteolytisches (tryptisches) Ferment zur Lösung (Histolyse) gebracht werden. Auch das Fibrin, welches im Beginn der eiterigen Entzündungen oft in reichlicher Menge ausgeschieden wird, erfährt dann großenteils wieder eine Einschmelzung.

Je nach der Ausbreitung und der Art des Auftretens führt die eiterige Einschmelzung des Gewebes zu verschiedenen Formen. Diffuse eiterige Infiltration, welche meist mit einem akuten, purulenten Ödem beginnt und im weiteren Verlauf zu diffusen Einschmelzungen führt, bezeichnet man als **Phlegmone;** sie hat eine ausgesprochene Neigung ohne scharfe Grenze sich weiter auszubreiten und findet sich namentlich in lockeren Geweben, so der Subkutis, im subperitonealen Gewebe oder der Submukosa der Schleimhäute.

Neben der eiterigen Durchtränkung des Gewebes und dessen Einschmelzung kommt es gerade bei der Phlegmone vielfach auch zu ausgedehnten Nekrosen, und dann findet man in den vereiterten Teilen Fetzen von abgestorbenem Bindegewebe oder elastischem Gewebe, bei fortschreitender Ausdehnung der Vorgänge auch Teile von Muskeln, Faszien oder Sehnen; namentlich von diesen letzteren Geweben, welche zunächst der eiterigen Einschmelzung größeren Widerstand entgegensetzen, sterben nicht selten ausgedehntere Gebiete ab und schwimmen dann in der flüssigen Eitermasse. Schließlich können selbst Knochen und Knorpel angegriffen und Teile von ihnen dem Eiter beigemengt werden. Die phlegmonösen Eiterungen sind verhältnismäßig häufig mit jauchigen und gangränösen Vorgängen verbunden.

Die **Abszesse** bilden inmitten der Organe gelegene, durch eiterige Einschmelzung des Gewebes entstandene Höhlen (Abb. 90); sie sind gegenüber den phlegmonösen Vorgängen verhältnismäßig scharf umgrenzt. Der Inhalt dieser Höhlen ist naturgemäß Eiter, des weiteren abgestorbene Gewebsmassen. So findet man z. B. nicht selten in kleinen Abszessen der Leber, Nieren und anderer Organe in nächster Nähe von Kokkenhaufen völlige Nekrose, erst in einiger Entfernung die Eiterkörperchen (Abb. 91).

Wenn Abszeßeiteransammlungen durch eine Senkung von höher gelegenen Teilen in tiefere Gebiete gelangen, so bezeichnet man sie als Kongestionsabszesse oder Senkungsabszesse. So kann z. B. bei Karies der Wirbelsäule der Eiter sich von den Wirbeln hinter dem Peritoneum dem Musculus psoas entlang senken und als sog. Psoasabszeß unter dem Ligamentum Poupartii zum Vorschein kommen. Ebenso besteht bei Eiterungen am Hals und bei Retropharyngealabszessen die Gefahr einer Eitersenkung in das Mediastinum.

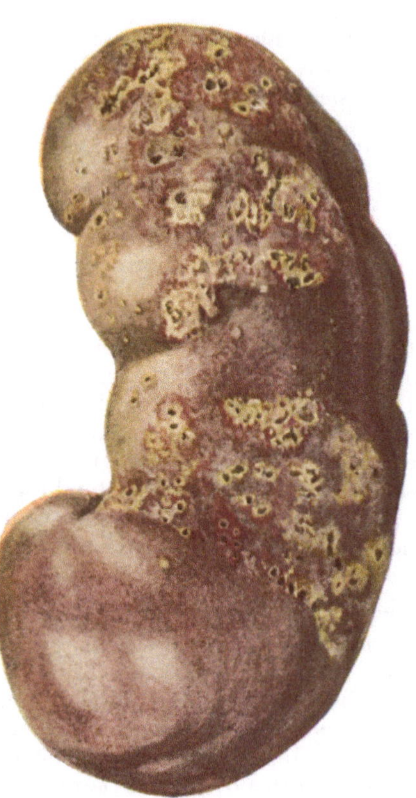

Umschriebene, „eitrig-nekrotisierende" Entzündungen um die Haarbälge stellen die **Furunkel** der Haut oder, wenn mehrere Haarfollikel zusammen ergriffen sind — so daß es sich um große Herde handelt — die **Karbunkel** dar.

Entwickelt sich in der Umgebung eines nekrotischen Gewebsstückes eine diese abgrenzende Eiterung, so nennt man sie eine **demarkierende Eiterung.**

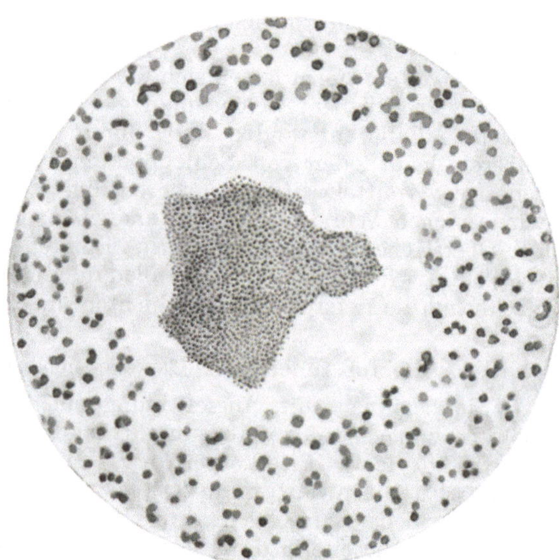

Abb. 90. Niere von zahlreichen Abszessen durchsetzt. Man sieht die Niere von der Oberfläche; die Kapsel ist abgezogen. Die Abszesse sind gelb gefärbt, ihre Mitte zum Teil ausgefallen, um sie herum liegt ein roter (hyperämischer) Hof.

Abb. 91. Abszeß.
In der Mitte ein Kokkenhaufen; herum Nekrose; außen Eiter (polymorphkernige Leukozyten).

Eine solche findet sich verhältnismäßig häufig an Knochen, wo das abgestorbene, als Sequester bezeichnete Stück (s. S. 91), auf diese Weise von seiner Umgebung losgelöst wird; es kann dann unter Umständen ausgestoßen werden, wodurch die Möglichkeit der Heilung gegeben ist. In ganz ähnlicher Weise werden nicht selten eiternde embolische Infarkte (s. u.) abgegrenzt, „demarkiert"; freilich sind an den inneren Organen, in denen solche Embolien meistens statthaben, die Aussichten der Heilung nicht so günstige, weil die nekrotische Masse nicht leicht entleert werden kann und die Eiterung gerne noch weiter um sich greift.

Was nun den weiteren Verlauf aller dieser Eiterungen betrifft, so kann man im allgemeinen sagen, daß es sich im wesentlichen um fortdauernde eiterige Exsudation einerseits, um Gewebswucherung, also Granulationsbildung andererseits handelt, daß aber die letztere solange nicht zur endgültigen Gewebsbildung führt, als die Eiterbildung in heftigem Maße fortbesteht; vielmehr bilden die oft üppig wuchernden jungen Granulationen, wie schon früher bemerkt (vgl. S. 121), ihrerseits eine fortwährende Quelle der Eiterabsonderung, wobei sie selbst wieder eine Einschmelzung erfahren können. Zusammen bilden sie an der Begrenzung von Geschwüren eine weiche, gelbliche Schicht, die als „pyogene Membran" bezeichnet wird. Solange noch Eiter und üppig wuchernde Granulationen vorhanden sind, spricht man von einem ungereinigten, später, wenn der Rand glatt wird, von einem gereinigten Geschwüre. Mikroskopisch finden sich jetzt neben den Eiterzellen vor allem Rundzellen, zum großen Teil in Form von Phagozyten, und zwar letztere in um so reichlicherer Menge, je mehr abgestorbene Gewebs- oder Fibrinmassen,

Reste von Blutungen usw. vorhanden sind; sie besorgen, wenn die Vorgänge in den Zeitabschnitt der Heilung eintreten, die Reinigung der Geschwürsfläche; dann gewinnt das Wachstum der Granulationen über die Exsudation das Übergewicht, und indem nun Fibroblasten Bindegewebe bilden, tritt eine Umwandlung in faseriges Bindegewebe, in eine Narbe ein, die sich an Stelle des erst ungereinigten, dann gereinigten Geschwürs setzt.

Im allgemeinen ähnlich verhalten sich die Veränderungen bei den abgeschlossenen, in der Tiefe der Organe gelegenen, als Abszesse und Phlegmone bezeichneten Eiterherden; auch hier entwickelt sich an der Grenze der Eiteransammlung gegen das noch nicht eingeschmolzene Gewebe eine Schicht von Granulationen, welche eine Art von „pyogener Membran" bilden und weiterhin Eiter in die Höhle hinein absondern; dies Begrenzungshäutchen, welches sich bei chronischen Abszessen zu einer schärfer abgrenzbaren, später zum Teil bindegewebigen Schicht verdichten kann, heißt hier auch Abszeßmembran. Nach Stillstehen der Eiterung — Aufhören der Einwirkung der Schädlichkeit — wird der Abszeß gegen die Umgebung durch neugebildetes Bindegewebe abgekapselt oder ganz von der Umgebung aus organisiert, so daß sich an Stelle des Abszesses ebenfalls eine Narbe entwickelt. Wird ein Abszeß eröffnet oder bricht er nach außen durch, so daß der Eiter nach außen entleert wird, so erfolgt die Heilung in der gleichen Weise wie bei den offenen Geschwüren mit dem Endergebnis einer Narbe.

Ähnlich gestalten sich die Verhältnisse da, wo Oberflächeneiterungen in abgeschlossene Höhlen, z. B. seröse Höhlen oder Gelenkhöhlen, hinein stattgefunden haben, soweit nicht auf natürlichem oder künstlichem Wege der Eiter entfernt wird. Es kann dann, wenn der Eiterungsvorgang still steht, was nach Absterben der ihn hervorrufenden Erreger möglich ist, das abgelagerte Exsudat in der gleichen Art organisiert werden; es wird von Granulationsgewebe durchwachsen und durch eine Narbe (S. 114) ersetzt. Dabei kommt es vielfach zur Entstehung sehr dicker, nicht selten später verkalkender, bindegewebiger Schwarten und Verwachsungen. Ist die Eitermasse aber eine sehr große, so reicht die Bindegewebswucherung oft nur aus, um den Herd einzukapseln, mit Bindegewebe zu umgeben; in den inneren Teilen bleibt der Eiter zu einer trockenen, käseähnlichen Masse eingedickt liegen, zum Teil kann er sogar später eine Verkalkung eingehen.

Gerade die eiterige Entzündung nun kann auf **metastatischem Wege** (s. S. 39) von einer Stelle des Körpers aus in anderen Teilen desselben ebenfalls auftreten; durch die Lymphgefäße gelangen die Bakterien zuerst in die Lymphknoten und rufen in diesen meist Abszedierungen hervor. Vor allem auch auf dem **Blutwege** können Kokkenhaufen teils frei, teils in Thromben eingeschlossen, verschleppt werden und in anderen Kapillargebieten sich ansiedeln.

Wir haben früher nur solche Thrombosen und Embolien betrachtet, welche „bland", d. h. frei von irgendwelchen Nebenwirkungen waren, um diese Vorgänge rein kennen zu lernen; vielfach anders gestalten sich aber die Verhältnisse, wenn ein Thrombus Krankheitserreger enthält oder unter Einwirkung solcher zustande gekommen ist; sind doch in entzündeten Geweben Thromben ein besonders häufiges Vorkommnis, namentlich wenn eine eiterige Entzündung die Gefäßwand selbst angreift. Solche Thromben haben eine viel größere Neigung zur Erweichung, indem sie leicht eiterig zerfallen; es ist daher von ihnen aus viel eher Gelegenheit zur Weiterverschleppung kleiner Teile auf dem Wege der Embolie gegeben. Bleiben Stückchen solcher Thromben an irgendeiner Stelle des großen oder des kleinen Kreislaufes stecken, so entfalten auch dort die mitgeführten Erreger ihre besondere Tätigkeit, wobei es gar nicht notwendig ist, daß der Embolus eine Endarterie (S. 34) verstopft; das einfache Haftenbleiben an irgendeiner Stelle genügt, um hier eine metastatische Infektion hervorzurufen. Von eiterig erweichten Thromben werden leicht auch sehr fein zerstäubte Teile losgerissen, welche erst in den kleinsten Gefäßverzweigungen stecken bleiben. Es bilden sich daher bei infektiösen Embolien viel unregelmäßigere und meist auch kleinere Herde als die (nichtinfizierten) „blanden" Infarkte; sie finden sich nicht bloß an der Oberfläche der Organe, sondern auch in deren Tiefe. Wird durch einen verunreinigten Embolus eine Endarterie verstopft, so entsteht unter den schon besprochenen Verhältnissen auch hier ein Infarkt, der anämisch oder auch hämorrhagisch sein kann, welcher aber sehr bald durch die mitgeführten Eitererreger in einen eiterigen Entzündungsherd umgewandelt wird. Derartige Infarkte treten oft in größerer Zahl und in regelloser Lage auf.

In dieser Weise kann auf dem Lymph- und Blutwege die Eiterung förmlich über den Körper verbreitet werden. In allen seinen Teilen treten dann multiple kleine Abszesse bzw. infizierte Infarkte auf; es entsteht das Bild der Pyämie (s. Kap. VIII).

δ) Die katarrhalische Entzündung.

An Schleimhäuten kann wie an anderen Oberflächen eine wesentlich seröse oder serös-zellige, mehr oder wenige eiterige Exsudation zustande kommen, ein Vorgang, welchen wir als (akuten) Katarrh (s. S. 128) bezeichnen; in den meisten Fällen erhält aber ein derartiges entzündliches Exsudat dadurch besondere Eigenschaften, daß das Epithel stark beteiligt ist. Es kommt nämlich zu einer massenhaften **Schleimbildung** seitens der Deckepithelien und der Epithelien der Schleimdrüsen, des weiteren auch zu einer lebhaften Wucherung von Epithelien, welche wiederum in großen Mengen eine Verfettung oder schleimige Verwandlung erleiden, von der Oberfläche abgestoßen werden (Abb. 37 auf S. 59) und sich dem Exsudat beimischen.

Man findet dann in den letzteren neben Leukozyten in großer Menge mehr oder weniger veränderte Epithelzellen; soweit sie von Zylinderepithel tragenden Schleimhäuten stammen, weisen sie zwar oft noch den Zilienbesatz auf, sind aber in ihrer Form durch schleimige Quellung verändert und zu glasigen, rundlichen, klumpigen Körpern, den sog. **Schleimkörperchen**, umgewandelt. Für gewöhnlich ist der Verlauf eines Schleimhautkatarrhs der, daß nach einem Stadium trockener Anschwellung und Rötung der Schleimhaut ein anfangs seröses Exsudat, dann eine mehr schleimige Absonderung folgt, an welche sich durch starke Leukozytenauswanderung eine vorwiegend zellige Exsudation zugleich mit starker Epithelabschuppung anschließt. Tritt die Exsudation gegenüber der Absonderung zurück, d. h. liegt vor allem starke Epithelvermehrung mit Schleimbildung oder Verfettung und Abstoßung vor, so bezeichnet man den Katarrh als einen desquamativen.

Die meisten akuten Katarrhe sind insofern gutartig, als die Erkrankung auf die Oberfläche beschränkt bleibt und weder zu tiefgreifenden Veränderungen der Schleimhaut noch zu Geschwürsbildung führt; die Heilung kann in sehr einfacher Weise dadurch zustande kommen, daß sich das Epithel unter Zurückgehen der Exsudations- und Absonderungserscheinungen erneuert.

Wenn der Katarrh zu einem **chronischen** wird, oder von Anfang an sich als solcher entwickelt, wird auch das Bindegewebe und der Drüsenapparat der Schleimhaut mit angegriffen; der exsudative Zustand geht mehr und mehr in eine mit Neubildung einhergehende Entzündung über. Freilich dauert auch beim chronischen Katarrh die vermehrte Absonderung an, das Sekret weicht aber in seiner Zusammensetzung häufig vom normalen ab, und insbesondere treten Blutungen kapillären Ursprungs fast stets auf und hinterlassen schließlich eine bräunliche Färbung der entzündeten Stellen. Durch stellenweisen Verlust des Epithels oder oberflächlicher Schleimhautgebiete bilden sich dabei auch häufig kleine Oberflächenverluste, **Erosionen**. Was aber den ganzen Vorgang wesentlich kennzeichnet, ist, daß mehr und mehr der Vorgang der **Gewebsneubildung**, und zwar sowohl an den Drüsen als auch im Bindegewebe der Schleimhaut, in den Vordergrund tritt.

Wir finden an den ersteren Wucherung und Bildung neuer Drüsenschläuche, die durch Veränderung und Unregelmäßigkeit ihrer Form erheblich von der für die betreffende Stelle physiologischen Art abweichen können; im Zwischengewebe zwischen den Drüsen sehen wir starke kleinzellige Durchsetzung und Wucherungserscheinungen, die mit Zellvermehrung beginnen und bis zur Bildung von Bindegewebe fortschreiten können. So kommt es zu umschriebenen Verdickungen der Schleimhaut, welche knotige oder gestielte Vorragungen bilden und als **Polypen** bezeichnet werden. Sind in diesen alle Teile der gewucherten Schleimhaut gleichmäßig vertreten, so bezeichnet man sie als **Schleimhautpolypen**, bestehen sie vorwiegend aus gewucherten Drüsen als **Drüsenpolypen**. Auch einzelne durch Sekretverstopfung stark erweiterte Drüsen können die Schleimhaut an einer Stelle polypös vorziehen. In anderen Fällen ist die Wucherung diffus und es entstehen mehr gleichmäßige Verdickungen der Schleimhaut.

Schließlich können diese Wucherungen gerade wie eine Narbe ihren Ausgang in **Schrumpfung** nehmen, wobei gleichzeitig die **Drüsen durch Atrophie** zugrunde gehen; dann wird die Schleimhaut, wenn die Verdickung eine gleichmäßige war, glatt, dünn, durch die Schrumpfung des Bindegewebes derber und erhält durch das Nachlassen der Hyperämie eine blasse Oberfläche, an der häufig noch einzelne stark gefüllte venöse Gefäße und durch kleine Blutungen entstandene Farbstoffflecke hervortreten; der Vorgang hat seinen Ausgang in **Atrophie** der Schleimhaut genommen.

In ähnlicher Weise kommen auch mit Epithelwucherung und Abschuppung verbundene Vorgänge in der **Lunge**, an der **äußeren Haut** sowie in anderen Organen vor, worüber im II. Teil das Genauere anzugeben sein wird.

b) Die produktive Entzündung.

Als **produktive Entzündungen** bezeichnen wir alle diejenigen Formen, bei welchen die Vorgänge der entzündlichen Gewebsneubildung in den Vordergrund treten. In geringerem Maße haben wir eine solche schon bei allen Entzündungsformen auftreten sehen, und zwar, wie bereits besprochen, besonders in deren späteren Zeiten, in denen die Neubildungsvorgänge sich am deutlichsten als solche dem Gewebsersatz dienender (reparatorischer) Natur äußern. Hier seien einige Beispiele einer stärkeren Gewebsneubildung genannt.

Von ihrem Anteil an Katarrhen war eben die Rede; ebenso früher von der Wundheilung, bei der ja nur stärkere Gewebsbildung den Verlust heilen kann. Einen der produktiven Entzündung nahestehenden Vorgang lernten wir auch schon kennen in Gestalt der Organisation von Thromben usw.; bei der auch Bindegewebe neugebildet wird und sich an die Stelle der Thromben setzt. Ähnliches findet bei der Abkapselung von Fremdkörpern statt. Ganz ähnliche Wucherungsvorgänge stellen sich sehr häufig auch in der Umgebung zerstörender entzündlicher Vorgänge ein, wo sie zum Teil eine Art von Schutzwall für die Nachbarschaft bilden; hierher gehören z. B. die periostalen Knochenwucherungen und Verdichtungen des Knochenmarks in der Umgebung osteomyelitischer Herde, Bindegewebswucherungen in der weiteren Umgebung eiteriger, tuberkulöser oder syphilitischer Zerfallsherde, die sog. Endarteriitis obliterans, welche durch Verschluß der Gefäßlichtung einen Schutz gegen das Einbrechen zerstörender Vorgänge in die Blutbahn bietet (s. II. Teil, Kap. II). In den meisten dieser Fälle stellt die produktive Entzündung zunächst einen wiederherstellenden Vorgang dar, welcher zur Wiedervereini-

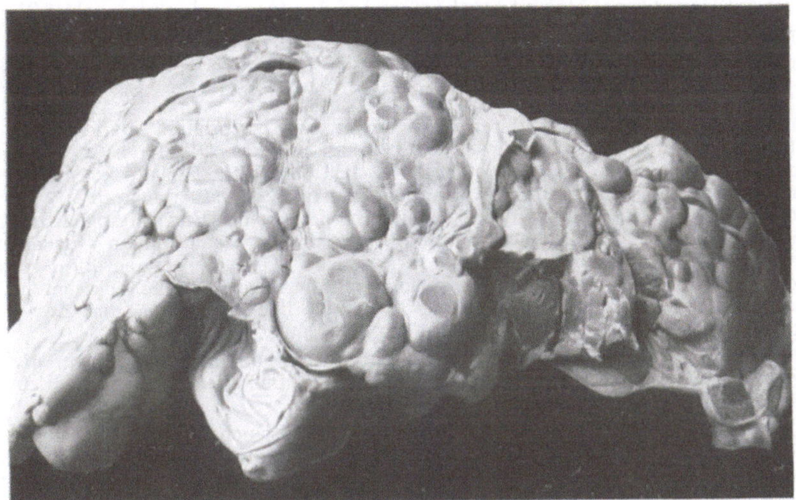

Abb. 92. Chronisch produktive Entzündung der Leber. Leberzirrhose.

gung getrennter Gewebsteile oder zum narbigen Ersatz abgestorbener Massen führt. Aber auch diese an sich heilsamen Vorgänge können über die Grenzen eines Heilungsvorganges hinausgehen und durch krankhafte Steigerung und zu lange Dauer das Kennzeichen selbständiger Neubildungsvorgänge erhalten.

Als primäre produktive Entzündung bezeichnet man gerne solche Formen, bei denen die entzündliche Neubildung von Anfang an im Vordergrunde des Krankheitsbildes steht. Aber auch hier ist „primär" insofern nicht richtig, als die proliferativ-reparatorischen Vorgänge hier zwar sehr früh einsetzen, aber Zellentartungen und Kreislaufstörungen ihnen doch auch hier vorausgehen, da es sich ja um entzündliche Vorgänge handelt. Wie erwähnt, sind es namentlich chronische Formen der Entzündung, welche diese Kennzeichen zeigen.

Sie finden sich in verschiedenen Organen. In der Lunge entstehen im Anschluß an dauernde Einatmung von reichlichem Kohlen-, Kalk- oder Metallstaub sowie anderen Staubarten Entzündungsvorgänge, die freilich mit Katarrhen einhergehen, wobei aber doch Neubildung von Anfang an das Krankheitsbild beherrscht. Überhaupt ist es namentlich das bindegewebige Gerüst der Organe, welches bei diesen Formen beteiligt erscheint. Das wuchernde Zwischengewebe zeigt sich mehr oder weniger dicht durchsetzt von den oben (S. 110 f.) erwähnten, aus kleinen einkernigen Rundzellen, Plasmazellen, Fibroblasten (über deren Herkunft usw. s. S. 112) zusammengesetzten Zellmassen, welche mit Vorliebe in Häufchen angeordnet auftreten. Die Zunahme des Zwischengewebes geschieht auch hier durch Ver-

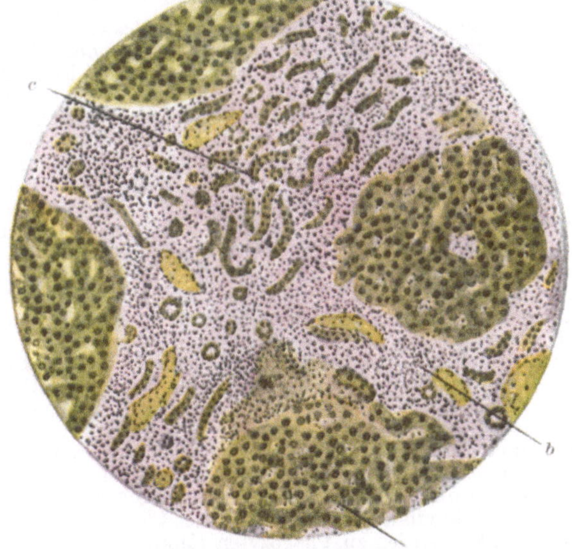

Abb. 93. Leberzirrhose.
Lebergewebe (a). Das stark vermehrte (rot gefärbte) Bindegewebe (b) enthält zahlreiche Rundzellen und atrophische Zellstränge, sog. Pseudotubuli (c). Färbung nach van Gieson.

mehrung und Wucherung der Bindegewebszellen, deren Abkömmlinge — Fibroblasten — wieder faseriges Gewebe bilden, welches dann in Narbengewebe umgewandelt wird.

So ist eine Verkleinerung des Organs neben einer Verhärtung desselben die Folge, eine Atrophie, welche wesentlich auf Kosten der eigentlichen Organbestandteile vor sich geht. Letztere vermehren sich zwar gegebenenfalls auch, aber in weit beschränkterem Maße. Als typische Fälle dieser Art kann man namentlich gewisse chronische Entzündungen der Leber und Niere betrachten. Es kommt in diesen Organen, da die Bindegewebswucherungen und damit auch die Schrumpfungserscheinungen in Herden auftreten, zu einer Granularatrophie, wobei das Organ eine unregelmäßige, höckerige Beschaffenheit erhält. Zwischen den einzelnen „Granula" bestehen Einziehungen; letztere entsprechen den Schrumpfungsherden, die vorragenden Teile den noch verhältnismäßig gesunden und meist sogar durch Ersatzwucherung vergrößerten Teilen des Organgewebes.

Ähnliche Veränderungen kommen in anderen drüsigen Organen zustande. An der Milz äußert sich der Vorgang hauptsächlich durch Verdickung der Kapsel, der Trabekel und des retikulären Gerüstes. Entsprechende Verhärtungsvorgänge finden sich in den Lymphknoten, der Intima der Gefäße (Atherosklerose), der Knochenhaut und dem Knochenmark, dem Perichondrium usw., endlich auch im Zentralnervensystem. Im letzteren Falle ist es statt des Bindegewebes die Neuroglia, deren Wucherung die Art der Erscheinungen bestimmt, und zwar sind die hierher gehörigen Formen im allgemeinen durch einen großen Reichtum an Gliazellen, insbesondere großen verästelten Zellen, sog. Spinnenzellen, ausgezeichnet (s. im spez. Teil). Neben dem Bindegewebe ist namentlich auch der Blutgefäßapparat Sitz chronisch entzündlicher Veränderungen, welche sich hier in Form von Einlagerungen von Zellen und Wucherungen der Gefäßwände, namentlich der Intima und Adventitia, mit Ausgang in Verdickung äußern.

Nochmals sei betont, daß wir von chronischen Entzündungen nur so lange reden dürfen, als dieselben noch fortschreiten. Wenn sie abgelaufen sind, so liegt keine Entzündung, sondern nur das Endergebnis einer solchen in Gestalt von Bindegewebsmassen oder dergleichen vor.

Soweit durch produktive Entzündungen umschriebene Gewebswucherungen zustande kommen, zeigen sie manchmal Übergänge zu Geschwülsten, namentlich wenn sie durch besonders starkes Wachstum eine gewisse Selbständigkeit aufweisen; es gehören hierher manche umschriebene Schleimhautwucherungen bei chronischen Katarrhen (s. S. 136) sowie Wucherungen im Papillarkörper der äußeren Haut (sog. Papillome) usw.

Noch erwähnt werden soll die schon in der Einleitung genannte fötale Entzündung. Daß eine solche im embryonalen Leben (wohl erst in dessen zweiter Hälfte) vorkommt, ist zweifellos, z. B. die Endocarditis foetalis besonders der rechten Herzhälfte; sie ist aber im Einzelfall von Entwicklungsstörungen schwer abzugrenzen. Sehen wir von spezifischen Entzündungen, besonders der Syphilis, ab, so ist auch ihre Entstehungsursache völlig unbekannt.

Bedeutung der Entzündung überhaupt und ihrer Formen für den Gesamtkörper.

Daraus, daß die Entzündung einen Reaktionsvorgang örtlicher (und allgemeiner) Art, bewirkt durch die Erreger der Entzündung und gegen diese gerichtet, darstellt, ergibt sich schon, wie dargelegt, daß die Entzündung die Kennzeichen einer gewissen Abwehr und Heilungsrichtung nach eingetretenen Schädigungen und gegen deren Verursacher an sich trägt. Wir müssen somit die Entzündung als eine wirksame Selbstregelung des Organismus betrachten, welche seine Erhaltungsfähigkeit im Kampfe überaus erhöht. Wurde all dies oben schon betont, so soll es hier zum Schluß für die einzelnen Entzündungsvorgänge und -formen, nachdem wir diese kennen gelernt haben, noch etwas genauer dargelegt werden. Bei der Regeneration, also dem einfachen Ersatz eines Verlustes, liegt die „Heilung" und somit das Zweckmäßige im biologischen Sinne (= „Angepaßte" oder „Wirkungsmäßige") auf der Hand, und ebenso bei dem ganzen Kapitel der reparativen Entzündungen, so bei der „Wundheilung", welche ja ebenfalls einen Ersatz größerer Gewebsverluste bewirkt, oder bei der Resorption, welche ja Fremdkörper entfernt, und der Organisation, welche sie auch teilweise zugleich aufsaugt, zum Teil aber, soweit die Fremdkörper nicht aufsaugbar sind, sie durchdringt und durchwächst oder zum wenigsten einkapselt und somit unschädlich macht. Dies ist aber bei allen Formen der eigentlichen Entzündung, bei der es nur etwas schwerer zu erkennen ist, ebenfalls der Fall, und wir können verfolgen, wie die einzelnen gesteigerten Lebensvorgänge, deren Zusammenfassung ja, wie oben dargelegt, die „Entzündung" darstellt, eben Abwehr und unter Umständen auch Heilung herbeiführen. Die aktive Hyperämie setzt die Zellen unter besonders gute Ernährungsbedingungen und stärkt sie somit in ihrem Kampfe gegen die entzündungserregenden Angreifer; zugleich ist gute Ernährung, wenn die Entzündungserreger in ihrer Bösartigkeit herabgesetzt oder gar vernichtet sind, eine Voraussetzung, daß die der ersetzenden Heilung dienenden Zellneubildungsvorgänge einsetzen und eine Regeneration oder wenigstens Reparation herbeiführen können. Auf der aktiven Hyperämie beruht aber auch der Austritt von Flüssigkeit und auf ihr wie besonders auf der chemotaktischen Anlockung durch die Entzündungserreger die Exsudatbildung und insbesondere die Auswanderung von Leukozyten und Lymphozyten, sowie auf der Chemotaxis auch das Erscheinen der histiozytären Wanderzellen. Alle diese Zellen werden zu Phagozyten (Mikro- und Makrophagen s. S. 113), d. h. gerade sie nehmen unmittelbar den Kampf mit den Entzündungserregern auf. Wir sehen sie die Bakterien usw. in sich einschließen und sie zum Teil vernichten; ihre Enzyme spielen dabei offenbar eine Hauptrolle. Ferner geben die Leukozyten Fermente nach außen ab, welche die Verdauung der Bakterien auch außerhalb der Zelle vollziehen können (Abderhalden). Alle diese Vorgänge und Stoffe wirken lytisch besonders bakteriolytisch. Aber auch soweit eine Vernichtung nicht gelingt, sind die Bakterien doch in Zellen usw. eingeschlossen und somit in ihrer schädlichen Wirkung wenigstens teilweise aufgehalten, indem sie nach Möglichkeit von den wertvolleren ortsansässigen Zellen, vor allem den hochentwickelten Epithelien, ferngehalten werden. Gelangen aber die Phagozyten mit ihren Einschlüssen in die Lymphbahnen und somit in Lymphknoten, so dienen die letzteren gewissermaßen als Filter, indem jene hier zurückgehalten werden und somit der übrige Körper vor ihrer Verbreitung geschützt wird, in den Lymphknoten aber besonders gute Kräfte der Abwehr zur Verfügung stehen. Aber auch die bei der Entzündung auftretenden Lymphknotenschwellungen, soweit sie durch die hierher gelangten freien, d. h. nicht in Phagozyten eingeschlossenen Entzündungserreger entstehen, dienen im höchsten Grade der Abwehr, indem auch sie eine Reaktion der Lymphknoten darstellen, welche einmal ein Zurückhalten der Entzündungserreger und sodann, soweit es möglich ist, ein Unschädlichmachen derselben bewirkt. Ähnlich verhalten sich zum Teil Milz und Knochenmark. Die im Knochenmark hervorgerufene und auch im Blute sich äußernde Vermehrung von Leukozyten aber stellt insofern ein wesentlich nützliches Moment dar, als hierdurch einmal der Nachschub von Leukozyten an die gefährdete Stelle möglich wird, und vor allem hierdurch trotzdem nicht der übrige Körper bzw. das Blut an den so nötigen Leukozyten verarmt. Mit den herbeigelockten Zellen (Retikuloendothelien) hängen in letzter Linie wohl auch die Stoffe, welche, wie die Antitoxine schon in ihrem Namen, das Wesen der gegen feindliche Stoffe gerichteten Abwehr an sich tragen, zusammen. Sie neutralisieren nicht nur die Toxine, sondern nach der Ehrlichschen Seitenkettentheorie fangen sie ja, wenn sie vermehrt im Blute vorhanden sind, jene auch ab und halten sie somit von den Organzellen fern. Der Nutzen aber, welchen derartige Reaktionen des Körpers gegen Krankheitserreger für die Zukunft desselben bewirken, liegt auf der Hand, wenn wir daran denken, daß solche „Antikörper" unter Umständen eine Neuerkrankung derselben Art unmöglich machen, d. h. den Körper in den Zustand der Immunität versetzen können. Darüber wird in einem späteren Abschnitt noch zu berichten sein. So bedeuten die ganzen gesteigerten Lebensvorgänge der Entzündung einen Kampf der dem Körper zur Verfügung stehenden Kräfte gegen die schädigenden Angreifer, und es handelt sich für den Ausgang darum, ob sich diese Kräfte als wirksam genug erweisen, um mit jenen schädigenden Wirkungen fertig zu werden, oder ob sie nicht genügen, und vor allem die Entzündungserreger sich weiter vermehren können und so siegen, so daß der Gesamtkörper zum Schluß der Schädigung anheimfällt. Aber auch in diesen Fällen, in welchen die Reaktionen des Körpers nicht Sieger bleiben, bewirken sie wenigstens eine Zeitlang ein Anhalten des Vorganges, vor allem indem sie, besonders die Phagozyten, ihn örtlich beschränken. Je schneller aber und je ausgedehnter eine Verbreitung der Entzündungserreger vor allem auf dem Blutwege durch den Körper vor sich gehen kann, desto gefährlicher zumeist die Folgen. Wir sehen dies besonders in den glücklicherweise immerhin sehr seltenen Fällen, in welchen Eitererreger oder dergleichen sich so schnell über den ganzen Körper verbreiten, daß es nur zu verhältnismäßig geringen örtlichen Reaktionen kommt, und gerade infolgedessen zumeist sehr schnell das tödliche Ende folgt. Gerade das Versagen der das Wesen der Entzündung darstellenden Vorgänge in diesen seltenen Fällen zeigt ihre Bedeutung in der überwiegenden Mehrzahl der anders verlaufenden Fälle. So sehen wir, daß trotz der mit den Entzündungserscheinungen verbundenen Schädigungen, wie den Entartungsvorgängen, und manchen Gefahren, die z. B. mit Verstopfung der Lungenalveolen mit Exsudatbestandteilen verknüpft sind, doch die Entzündung im ganzen als ein (ganz oder teilweise) abwehr- und heilungsbewirkender, für den Gesamtkörper in seiner physiologischen Bedeutung höchst wertvoller Vorgang anzusehen ist.

Auch die einzelnen Entzündungsformen zeigen dies, wie hier nur noch kurz angedeutet werden soll, zum großen Teil deutlich. Bei der serösen Entzündung ist die ödematöse Flüssigkeit geeignet, die Erreger gewissermaßen zu „verdünnen", d. h. ihre unmittelbare Berührung mit den Organzellen zum Teil wenigstens zu beheben. Auch enthält ein derartiges entzündliches Ödem ja stets eine gewisse Menge von Zellen, welche als Phagozyten sich betätigen können. Bei der fibrinösen Entzündung ist das Fibrin auch geeignet, einen Teil der Entzündungserreger gewissermaßen festzulegen; kommt es bei geringeren Entzündungen zu einem Erlöschen der Entzündungserreger, so ist das Ödem oder auch eine mäßige Fibrinein- bzw. -auflagerung leicht zu entfernen und auch der Epithel- und oberflächliche Schleimhautverlust, welcher ja z. B. bei der Diphtherie unter der Einwirkung der Entzündungserreger die Vorgänge einleitet und die fibrinöse Exsudatbildung überhaupt erst ermöglicht, ist ein Verlust, welcher später leicht ausgeglichen werden kann, indem sich ja das Epithel sehr leicht erneuert. So sehen wir nach der pseudomembranösen Entzündung des Kehlkopfes bei der Diphtherie zumeist eine vollständige „Restitutio ad integrum", bei den noch leichteren Formen des sog. „Krupp" ist dies erst recht der Fall. Ähnlich liegen die Verhältnisse bei der fibrinösen Entzündung der Lungen. Auch hier fällt ja, wenn die Entzündungserreger nicht weiter als solche wirken, das Fibrin der Autolyse anheim, und zumeist stellt in sehr schneller Weise die Lunge ihren vorherigen Zustand wieder her. Ähnlich auch bei den leichten Formen der fibrinösen bzw. serofibrinösen Entzündungen der serösen Häute. Wenn aber hier stärker wirkende Entzündungserreger hochgradigere Entzündungen fibrinöser Art hervorgerufen haben, dann setzen dieselben Vorgänge ein, welche bei der Resorption und Organisation in ihrem Nützlichkeitswert schon oben besprochen sind, und welche sich auch hier als von solchem zeigen. Die Entzündungserreger werden, soweit es geht, vernichtet, das Fibrin zumeist aufgesaugt, an Stelle der zunächst hier aufgetretenen Zellen tritt Neubildung von Bindegewebe, zugleich wachsen zahlreiche neue Kapillaren ein, deren gute Ernährung das junge Gewebe auch unter besonders gute Bedingungen setzt, und zum Schluß kommt es zu einer festen Verwachsung des viszeralen und parietalen Blattes der serösen Häute; wenn schon die vorherige durch Fibrin bewirkte Verklebung der Blätter die Wirkung der Entzündungserreger eindämmen mußte, so kann sich nunmehr, wenn eine feste Verwachsung eingetreten ist, eine solche in keiner Weise mehr entfalten. Auch die Eiterung, welche an sich besondere Gefahren in sich zu bergen scheint, zeigt diese nicht durch die Eiterungsvorgänge an sich bewirkt, sondern eben mit den dieselbe hervorrufenden Erregern verknüpft; gehören diese doch zum größten Teil zu den allergefährlichsten, den Körper schädigendsten Angreifern. Daher auch bei der Eiterung die Hochgradigkeit der Reaktionen. Aber auch der Eiterungsvorgang ist ein solcher von hochgradigster Nützlichkeit, wenn er auch oft genug nicht ausreicht, den Körper zu schützen. Der Eiter besteht aus lauter Leukozyten, und diese nehmen ja den Kampf mit den Eitererregern, welche sie angelockt haben, auf. Soweit eine Vernichtung der Eitererreger oder der von diesen gebildeten giftigen Stoffe nicht gelingt, hemmen sie wenigstens die Vorgänge, indem sie die Wirkung der Eitererreger abschwächen oder zum mindesten ein weiteres Vordringen der Kokken usw. hintanhalten, also möglichst lange die Vorgänge örtlich festlegen. Abgesehen von besonders empfindlichen Sitzen, wie Gehirn usw., sehen wir die Eitererreger zumeist erst dann ihre ganze Schädlichkeit entfalten und den Organismus töten, wenn die örtlichen mit der Eiterung verknüpften Abwehrmaßregeln des Körpers versagen, die Eitererreger metastatisch an viele Orte gelangen und vielerorts ihre zerstörende Tätigkeit entfalten. Geschwüre können wir auch insofern als mit verhältnismäßiger Nützlichkeit verknüpft betrachten, als hierdurch die Bakterien und ihre Giftstoffe leichter nach außen gelangen und somit vom übrigen Körper ferngehalten werden; so wurde es ja auch in der voroperativen Zeit stets als ein gutes Zeichen betrachtet, wenn Abszesse oder Furunkel usw. sich nach außen öffneten, also in Geschwüre verwandelten. Die sog. abgrenzende oder demarkierende Eiterung zeigt ihre Nützlichkeit besonders deutlich, indem sie abgestorbene Gewebsteile, z. B. im Knochen sog. Sequester, loslöst und entfernt, soweit dies möglich ist, und somit erst die Ersatzheilungsvorgänge einleitet. Ist nach dem Erlöschen der Einwirkung von Eitererregern eine Abkapselung eines Abszesses eingetreten, so wird hierdurch zumeist eine Reparation in Gestalt einer Narbe eingeleitet. Auch wenn eingedickter Eiter und gegebenenfalls einzelne Eitererreger noch liegen bleiben, aber eine Abkapselung durch neugebildetes Bindegewebe gegen die Umgebung eintritt, ist wenigstens einer Weiterverbreitung des Vorganges Einhalt getan. Die katarrhalische Entzündung braucht nur kurz erwähnt zu werden, da wir hier dieselben Bedingungen der serösen Exsudation, Auswanderung der Leukozyten, und hier noch hinzukommend die vermehrte schleimige Absonderung wirksam sehen, die wir oben betrachteten, und, wenn wir uns an die wörtliche Bezeichnung dieser Form der Entzündung halten wollen, das „Hinunterfließen" des Sekretes ja auch die Entfernung der Erreger mit sich bringt. Was endlich die produktiven Entzündungen betrifft, so schließen sie sich oft genug an akute Erscheinungen der fibrinösen Entzündung an, und auch die Organisation und verwandte Vorgänge, die wir vom Standpunkt des Nützlichkeitswertes aus oben betrachtet haben, sind in gewisser Hinsicht zu ihnen zu rechnen. Ähnliche Bedeutung haben auch die „primären" produktiven Entzündungen, nur daß hierbei die Steigerung der örtlichen und vor allem allgemeinen Abwehrvorgänge, den nur wenigen und allmählich wirksamen entzündungserregenden Agenzien und dem ganzen chronischen Verlauf entsprechend, wenig in die Erscheinung tritt. Aber auch hier sehen wir die Gewebsvermehrungsvorgänge, einmal die Bindegewebsneubildung, vor allem aber, soweit wie sie sich entfalten kann, die eigentliche Wiederherstellung der parenchymatösen Gewebsteile, eine Ausgleichung der gesetzten Verluste nach Möglichkeit bewirken. Hierbei treten zuweilen von den besser erhaltenen Geweben aus hyperplastische oder hypertrophische Vorgänge zutage, welche offenbar auch Tätigkeitsersatz oder wenigstens die Richtung nach einem solchen bedeuten.

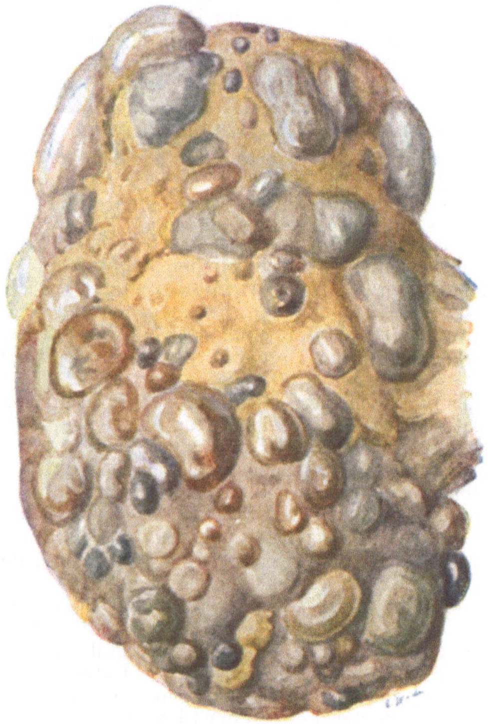

Aus allen diesen Erwägungen (denen wir noch das Fieber als die Entzündung begleitende Reaktion, von dem aber hier nicht weiter die Rede sein soll, anschließen können) ergibt sich, daß die Entzündung im allgemeinen und in ihren einzelnen Formen durch die Steigerung vitaler Vorgänge eine den Organismus schützende Tätigkeit entfaltet und somit als Vorbild der abwehrbewirkenden, im Körper vor sich gehenden und letzter Hand „angepaßten" Vorgänge zu betrachten ist, wenn diese sich auch als von den physiologischen mengenmäßig abweichende, pathologische darstellen. Wir sehen dies auch deutlich — und zugleich die Zusammengehörigkeit aller entzündlichen (exsudativen wie proliferativen) Vorgänge —, wenn wir z. B. den Werdegang eines Furunkels kurz überschauen. Die Kokken sind die Angreifer. Sie werden am Ort ihres Eindringens durch die Haut festgebannt durch die hierher strömenden Leukozyten, und so entsteht eben der Furunkel; an die Leukozytenansammlung schließen sich, besonders wenn der Furunkel nach außen durchbricht oder eröffnet wird und die Kokken verschwinden, Neubildungsvorgänge an bis zur Ausbildung der Narbe, die sich auch wieder mit Epithel bedeckt. Der Furunkel ist geheilt, und somit auch die Gefahr der Kokken beseitigt, nur eine kleine Narbe bleibt zurück, den Platz bezeichnend, wo die „Schlacht" geschlagen wurde. Nur in seltenen Fällen erweist sich die örtliche Eiterung nicht als wirksam, die Kokken gelangen ins Blut, Sepsis erzeugend.

Dieselben Kräfte sehen wir auch bei den später zu besprechenden spezifischen infektiösen Granulationen, welche ja den Entzündungen, wie wir sehen werden, zuzurechnen sind, als Reaktion des Körpers einsetzen, wenn sie dort auch zumeist bei den dauernder wirkenden und besonders lebensfähigen Krankheitserregern weniger wirksam sind.

Abb. 94. Zystenniere (von der Oberfläche gesehen).

Anhang:
Zystenbildung.

Unter Zysten fassen wir Gebilde ganz verschiedener Entstehungsart nach rein morphologischen Gesichtspunkten zusammen. Da ein größerer Teil von ihnen sich im Anschluß an Entzündungen ausbildet, soll die Zystenbildung im allgemeinen hier ihren Platz finden.

Unter dem Namen **Zysten** versteht man abgeschlossene, d. h. mit einer Wand versehene, mit einem flüssigen oder breiigen Inhalt gefüllte, einfache oder mehrkammerige, Hohlräume, welche in sehr verschiedener Weise zustande kommen können. Ein Teil solcher Zysten — Erweichungszysten — geht, wie wir schon im vorhergehenden gesehen haben, aus Erweichungsherden hervor, wie sie im Anschluß an anämische Nekrose besonders im Zentralnervensystem entstehen. Auch schleimige Erweichung, umschriebene Degeneration, Zerstörung eines empfindlichen Gewebes durch Blutungen oder Verletzungen kann ihnen zugrunde liegen. Sehr oft sind sie auch in Geschwülsten zu beobachten. Diese Zysten besitzen meist eine bindegewebige Wand, indem sich um den

Zerfallsherd herum das wuchernde Bindegewebe zu einer bindegewebigen Kapsel verdichtet, während die Zerfallsmassen nach und nach entfernt und durch seröse Flüssigkeit ersetzt werden (s. o.). In vielen Fällen sind solche
zystische Hohlräume nicht scharf abgegrenzt, vielfach auch von bindegewebigen Spangen durchzogen.

Im Gegensatz zu allen diesen zystenartigen Bildungen entstehen die sog echten Zysten — von welchen
der Einfachheit halber hier kurz mit die Rede sein soll — durch Erweiterung vorgebildeter Hohlräume des Körpers
und sind demzufolge mit Epithel oder Endothel ausgekleidet; teils liegen sie ohne weitere Begrenzung in dem
Organgewebe, teils zeigen sie außer dem Epithel- resp. Endothelbelag noch eine bindegewebige Kapsel von verschiedener Dicke. Der Inhalt dieser Zysten ist je nach dem Organ verschieden, in welchem sie sich bilden, und
wird teils von den Zellen des Wandbelages abgesondert — entspricht also dem Sekret des betreffenden Organs —,
teils kommt er durch Transsudation seröser Flüssigkeit in die Zystenräume hinein zustande. Er ist dementsprechend flüssig oder breiig, serös oder schleimig, kolloid usw.; ferner kann er durch Beimengung von fettigen
Massen oder Cholesterin, von Blut oder Kalk, eine besondere Beschaffenheit erhalten.

Was zunächst die mit Epithel ausgekleideten Zysten betrifft, so findet man den Hohlraum je nach der
Abstammung der Zyste mit plattem oder zylindrischem Epithel ausgekleidet. Man führt im allgemeinen die
Bildung solcher epithelialer Zysten darauf zurück, daß entweder das Drüsensekret infolge von Verlegung der
Ausführungsgänge oder der Drüsenmündungen nicht abfließen kann, oder daß es in zu großer Menge gebildet
wird. Die Verlegung der Abflußwege wird von innen durch Verstopfung mit Konkrementen oder ein-
gedicktem Sekret, oder nach Entzündungen durch narbigen Verschluß, von außen vor allem durch Druck
verursacht. Man bezeichnet diese Zysten als Retentionszysten oder Stauungszysten. Solche finden
sich in der Leber als Gallengangszysten, in der Mundhöhle als Ranula (s. dort), in den Speicheldrüsen, der
Bauchspeicheldrüse usw. Auch ganze Hohlorgane können so zu zystenartigen Bildungen anwachsen, so z. B. die
Gallenblase (Hydrops vesicae felleae), das Nierenbecken (Hydronephrose), die Eileiter (Hydrosalpinx). Endlich
können die Zysten auch aus Resten von Drüsengängen, welche ausnahmsweise erhalten bleiben, entstehen. Hierher gehören die Paravorialzysten, die Morgagnische Hydatide am Hoden, die Kiemengangszysten u. a.

Mit Endothelien ausgekleidete Zysten entstehen in der gleichen Weise durch Verschluß und Erweiterung
von Lymphgefäßen oder Lymphspalten, von Sehnenscheiden und Schleimbeuteln, unter Umständen auch von
Blutgefäßen, ebenfalls zumeist im Anschluß an Verschluß im Verlauf von Entzündungen.

Nicht bei allen Stauungszysten handelt es sich ausschließlich nur um passive Dehnung der Drüsenlichtung;
es scheinen vielmehr vielfach aktive Neubildungsvorgänge an Bindegewebe und Epithel mitzuspielen.
Beispiele solcher Zysten sind sie sog. Follikularzysten der äußeren Haut, zu welchen ein Teil der Atherome,
die Komedonen und das Milium gehören (siehe II. Teil, Kap. X).

Sie leiten über zu anderen Zysten, bei welchen es sich von Anfang an um Wucherungsvorgänge handelt,
und welche entweder an entwicklungsgeschichtlich verlagerten Keimen oder an vorher normalen
Drüsen (Zystadenome) bzw. an Endothel führenden Teilen (Zystenhygrome u. a.) zur Ausbildung kommen.
Solche Formen gehören zu den echten Geschwülsten und können nur bei diesen besprochen werden.

Auf anscheinende Zysten, nämlich blasige Parasiten, die Echinokokken oder Zystizerken, um die herum
sich auch eine bindegewebige Kapsel bilden kann, sei hier nur hingewiesen.

3. Spezifische entzündliche Reaktionen (infektiöse Granulationen).

Unter dem Namen **spezifische Entzündungen** oder **infektiöse Granulationen** faßt man eine
Anzahl von Erkrankungsformen zusammen, welche durch spezifische Infektionserreger
hervorgerufen werden und zumeist in Form zahlreicher umschriebener Herde auftreten, die sich aus denselben Zellarten zusammensetzen, die wir schon bei der Entzündung kennen
lernten. Sie nehmen hier zum Teil etwas verschiedene Formen an und bestehen der meist dauernden
Einwirkung der Erreger entsprechend länger. Diese Bildungen können in ihrer umschriebenen
Herdform äußere Ähnlichkeit mit Geschwülsten haben. Die meisten der hier einschlägigen Erreger
haben die Fähigkeit außer diesen herdförmigen Granulationen auch diffuse Entzündungsvorgänge
zu veranlassen. Die mehr typischen Formen der herdförmigen Entzündungen nehmen für die
einzelnen zu besprechenden Erkrankungen, von den verschiedenen Erregern abhängig, besondere
Bilder vor allem auch histiologischer Natur an, so daß man deswegen von „spezifischen Entzündungen" sprechen kann.

Hierher gehört vor allem die durch den Tuberkelbazillus hervorgerufene **Tuberkulose,** teils
mehr diffuse Entzündungen, teils herdförmige, wie im Namen liegen soll, knötchenförmige Bildungen,
aus Entzündungszellen, vor allem Abkömmlingen der Retikuloendothelien, hier ihrer Erscheinungsform wegen „Epitheloidzellen" genannt, bestehend, in beiden Fällen mit dem durch den Tuberkelbazillus selbst bedingten Ergebnis des örtlichen Gewebstodes, der Nekrose. Dann gehört hierher
die **Syphilis,** hervorgerufen durch die Spirochäte pallida, bei der in allen Stdien entzündliche
Vorgänge vorherrschen und im Spätstadium örtliche Gewebsneubildungen, zum Teil aus ähnlichen
Zellen wie die Tuberkel zusammengesetzt, die sog. **Gummata** auftreten, ferner chronische produktive
Entzündungen, besonders letztere ebenso bei der angeborenen Form der Erkrankung. Weiterhin
gehört hierher der Aussatz, die **Lepra,** die Folge der Leprabazillen, eine Erkrankung, welche in
ihren verschiedenen Formen, besonders in ihrer schwersten Ausbildung, zu einem großen Teil von
der Hauptbeteiligung gewisser Gewebe, so vor allem der Nerven, abhängt. Weiterhin hier

anzugliedern ist die durch einen Pilz, den Aktynomyzespilz, bewirkte **Aktinomykose,** eine ganz ausgesprochene Entzündung in Gestalt von Granulationen und Eiterung. Weiterhin pflegen den „spezifischen Entzündungen" jetzt noch angegliedert zu werden die **Mycosis fungoides** mit geschwulstartigen oder diffusen entzündlichen Infiltraten vornehmlich der Haut, dann auch innerer Organe, sowie die **Lymphogranulomatose,** wiederum, wie im Namen liegt, eine auf vielen Entzündungsherden (besonderer Art) beruhende Erkrankung, die mancherlei Berührungspunkte mit der Tuberkulose hat; bei diesen beiden Krankheiten ist nicht daran zu zweifeln, daß es sich um die Folge spezifischer Erreger handelt, die selbst aber noch nicht sicher bekannt sind. Einige andere weniger wichtige entzündliche Erkrankungen können noch angehängt werden.

Es handelt sich hier also um „spezifische Entzündungen" in dem Sinne, daß mehr oder weniger kennzeichnende, auf den betreffenden Erreger zu beziehende Entzündungsbilder in die Erscheinung treten, sonst wäre ja eine derartige Unterscheidung und Erkennung der einzelnen Krankheiten nicht möglich. Aber es sind starke Einschränkungen der Sonderstellung dieser „spezifischen Entzündungen" hier zu machen. Wie schon betont, handelt es sich um Entzündungen, und zwar der Art der auftretenden Zellen, auch gerade der Vielheit der Zellen nach, aber ebenso auch dem Sinne, d. h. der besprochenen Bedeutung der Vorgänge nach, d. h. es liegt eine Abwehr vor, die hier nur infolge der Besonderheiten der Erreger, gegen die sich richtet, gestaltungsmäßig gewisse besondere Formen annimmt. Dies ist zwar hier bei den spezifischen Entzündungen, wie besonders bei der Tuberkulose, sehr deutlich, dasselbe kehrt aber im Grunde genommen schon bei durch besondere Kokken hervorgerufenen Eiterungen oder etwa bei der durch den Diphtheriebazillus bewirkten besonderen pseudomembranös-fibrinösen Entzündung, aber auch bei den Erscheinungen der Ruhr, des Typhus usw. wieder: Abwehrreaktionen besonders gekennzeichneter Art gegen spezifische Reize (Erreger).

Und hier muß noch ein Punkt besonders betont werden, der bei allen diesen Erkrankungen stark hervortritt und gerade auch bei den sog. „spezifischen Entzündungen" das Besondere des Erscheinungsbildes beherrscht, daß für dies nämlich neben den besonderen Eigenschaften der Erreger der Boden, auf dem sich die Vorgänge abspielen, also der Gesamtkörper und seine Organe, eine ebenso große Rolle spielen, d. h. daß die reaktiven Entzündungsvorgänge wesentlich beeinflußt werden von der biologischen Lage, der sog. Immunitätslage des Körpers. Diese Immunitätsverhältnisse haben größten Einfluß auf den Ablauf der einzelnen Vorgänge in verschiedenen Stadien bei der Tuberkulose, Syphilis usw., sie ändern sich aber auch selbst im Laufe der Infektionen und durch diese bedingt. Infektion mit einem der Erreger verleiht dem Körper zumeist die von der Normergie abweichende Lage einer Allergie. Es tritt eine spezifische Überempfindlichkeit auf. So bedeuten die spezifischen Entzündungserscheinungen, am deutlichsten die Tuberkel, eine Abwehrreaktion in einer bestimmten Immunitätslage und gegenüber einer bestimmten — meist geringen — Zahl von Bazillen (Tuberkelbazillen). Und so verstehen wir, daß auch sonst bei einem schon durch die entsprechende Infektion veränderten Körper („histologische Allergie") dem Tuberkel ganz ähnliche „tuberkuloide" Zellbildungen auftreten können bei Einwirkung einer, meist kleinen, Zahl anderer Erreger (die für gewöhnlich mehr exsudative Entzündungen setzen). So finden sich solche „tuberkuloide" Bildungen unter bestimmten Umständen auch bei Syphilis, bei Lepra, aber auch bei den sonst wenig spezifischen Erregern der Trichophytie, Sporotrichose, Blastomykose usw. Dies ist vor allem an der Haut verfolgt worden (Lewandowsky, Ramel). Die den Tuberkeln so gleichenden „tuberkuloiden" Entzündungsherde können also bei verschiedensten chronischer wirkenden Erregern als Ausdruck der Gewebsreaktion in bestimmter Immunitätslage des Körpers auftreten. Auf die Zeit der genannten Überempfindlichkeit folgt dann meist umgekehrt eine relative Immunität, bei der der Körper stärker geschützt ist. Man kann zuletzt von einem Übergang der Allergie in Anergie sprechen. Alles dargelegte ändert an der Wichtigkeit und Bedeutung der morphologisch wahrnehmbaren, allerdings nur bis zu einem gewissen Grade spezifischen und kennzeichnenden Gewebsreaktionen für die Erkennung bestimmter, durch besondere Erreger, wie Tuberkelbazillen, hervorgerufener, Erkrankungen nichts, es bedeutet nur, daß wir nicht nur den einzelnen Herd, sondern auch den ganzen Ablauf in Betracht ziehen und zur Erklärung der Erscheinungen neben den Erregern die immunbiologischen Verhältnisse des Gesamtkörpers heranziehen müssen, um das Gesamtbild und die anatomischen Merkmale der Reaktionen verstehen zu können.

Alles dies und vor allem das als entzündlich gekennzeichnete Bild der geweblichen Veränderungen tritt, wie gesagt, zwar bei den als „spezifische Entzündungen" zusammengefaßten Infektionen wie Tuberkulose, Syphilis, Lepra usw. besonders deutlich zutage, es gilt zugleich aber auch für andere Infektionen, bei denen die entzündlichen Reaktionsmerkmale der Abwehr weniger deutlich sind. Wir haben daher hier nur das Gesamtwesen der „spezifischen Entzündungen“ und ihre Abhängigkeiten kurz zeichnen wollen, werden aber die Einzelerscheinungen der Tuberkulose, Syphilis usw. erst nach Darstellung der den Gesamtkörper betreffenden sog. immunbiologischen Verhältnisse, von denen ihr Ablauf so maßgebend bestimmt wird, in einem späteren Kapitel der „Infektionskrankheiten“ zugleich mit den einzelnen Infektionserregern besprechen.

Viertes Kapitel.

Störungen der Gewebe bei geschwulstmäßigem Wachstum (Geschwülste).

Allgemeines.

Unter Tumor oder Geschwulst verstand man ursprünglich alle umschriebenen Anschwellungen eines Teiles, wie solche auf sehr verschiedenem Wege zustande kommen können. Mit der genaueren Kenntnis der entzündlichen Exsudation und Wucherung mußten vor allem die durch sie bewirkten Anschwellungen von dem Begriff der Geschwulst ausgeschieden werden und es wurde die Bezeichnung **Tumor, Neoplasma** oder **Blastom, Geschwulst** oder **Gewächs** ausschließlich für **Proliferationsgeschwülste** zurückbehalten, d. h. umschriebene, durch **Gewebsneubildung** an Ort und Stelle entstandene Vergrößerungen von Organteilen, welche infolge ihrer Gefäßverhältnisse eine gewisse Selbständigkeit aufweisen. Die Grundkenntnisse verdanken wir vor allem Virchow, dem Bearbeiter der „krankhaften Geschwülste“.

Es dürfen also auf andere Weise entstandene Vergrößerungen, z. B. entzündlicher Herkunft, oder auch ohne Zellneubildung zustande gekommene Vergrößerungen umschriebener Natur, z. B. durch Blutergüsse oder Sekretstauung in zystischen Erweiterungen vorgebildeter Hohlräume (oft als Retentions- oder Dilatations„geschwülste“ bezeichnet), nicht Tumor bzw. Geschwulst benannt werden. Will man eine allgemeine, zunächst nichts festlegende Bezeichnung hier gebrauchen, so kann man z. B. von Schwellung sprechen.

Wie die im vorigen Kapitel besprochenen Zellneubildungsvorgänge gehen auch die Geschwülste als Proliferationsgeschwülste aus den Bestandteilen des Körpers selbst hervor, sie sind nichts ihm Fremdartiges. Es gibt keine spezifischen Geschwulstzellen, beispielsweise keine spezifischen Krebszellen; die Zellen des Krebses sind eben gewucherte Epithelien. Und ebenso haben die Geschwülste mit den entzündlichen und einfach hyperplastischen Vorgängen die allgemeinen Wachstumsgesetze gemein; auch hier erfolgt das erhöhte Wachstum unter entsprechender Vermehrung der Blutzufuhr ausschließlich durch Zellwucherung; auch hier herrscht nicht nur das Gesetz: „omnis cellula e cellula“, sondern auch wieder fast stets „ejusdem generis“. Wie sonstige Zellen teilen sich auch die Geschwulstzellen zumeist auf dem Wege der Mitose, häufig sieht man infolge Überstürzung der Zellneubildung hierbei atypische Formen, sei es asymmetrische, multipolare oder dgl. Oft lassen sich mehrere Zellen nicht so scharf abgrenzen wie sonst, oder auch es bilden sich wirklich zusammenhängende Zellmassen — Synzytien — oder vielkernige Riesenzellen.

Wenn auch infolge dieser Wachstumsverhältnisse viele Übergangsstufen die Geschwülste mit Hypertrophien und Entzündungen verbinden, so daß zuweilen die richtige Beurteilung und Benennung schwierig sein kann, so bestehen doch der Entstehung und dem Wesen nach durchgreifende Unterschiede, und eine Reihe von Eigentümlichkeiten kennzeichnet die Geschwülste als solche. Sie müssen daher zu einer eigenen Gruppe zusammengefaßt und gesondert dargestellt werden. Indem wir das für die Geschwülste Bezeichnende besprechen wollen, schicken wir voraus, daß nicht alle Eigenschaften jeder Geschwulst zu eigen und daß diese untereinander sehr verschieden sind, so daß eine völlig befriedigende Begriffsbestimmung des Wortes „Geschwulst“ nicht möglich ist.

Eine der wesentlichsten Eigentümlichkeiten der echten Geschwülste ist ihre fast **unbegrenzte Wachstumsfähigkeit**, welche aus den Zellen der einmal entstandenen Geschwulst immer wieder neue Geschwulstbestandteile entstehen läßt, ohne daß die Neubildung zu einem physiologischen Abschluß käme. Dabei zeigt dieses Wachstum infolge eigener Anordnung der Geschwulstgefäße und Unabhängigkeit von Nerven (die Geschwülste selbst haben keine spezifischen oder trophischen Nerven oder nervöse Endapparate, wie auch neue Untersuchungen von E. Herzog zeigten) ein verhältnismäßig **autonomes** Gepräge; es ist so gut wie unabhängig von dem allgemeinen Ernährungszustand des Körpers; ein Lipom z. B. wächst auch bei völligem Schwund des normalen Fettgewebes weiter, Myome entstehen und vergrößern sich in der hochgradig atrophischen Gebärmutter, Krebse und Sarkome wachsen nicht bloß bei hochgradigster Atrophie des Gesamtkörpers weiter, sondern rufen selbst eine solche hervor, ohne dadurch im mindesten in ihrem Wachstum beeinträchtigt zu werden. Man hat die Geschwülste von diesem Standpunkt aus geradezu mit Parasiten verglichen, welche sich auf Kosten des eigenen Körpers, dem sie entstammen, ernähren. Diesem Verhalten steht im Hinblick auf Zelleistung etwas Negatives gegenüber: obwohl Abkömmlinge von Bestandteilen des Körpers, **verlieren** doch die Geschwulstgewebe im allgemeinen sehr bald **ihre spezifische Funktion** oder **erfüllen sie in mangelhafter Weise**; jedenfalls kommt sie nur in den seltensten Fällen noch dem Gesamtkörper zugute. Muskelgeschwülste verlieren die Muskelbeweglichkeit, Drüsengeschwülste erzeugen kein normales Sekret mehr oder stellen die Sekretion ganz ein, Geschwülste der Stützgewebe bilden selbständige Gewebsmassen und dienen nicht mehr als Unterlage oder Gerüst für die parenchymatösen Teile, Deckepithelien beschränken sich nicht mehr darauf, Oberflächen zu bekleiden, sondern drängen sich in die Spalträume des übrigen Gewebes ein. Allerdings können in Schilddrüsengeschwülsten sezernierte Stoffe auch noch dem Gesamtkörper zugute kommen, oder selbst Metastasen von Leberkrebsen noch Galle bilden. Aber allgemein gesagt, haben die Geschwulstzellen an funktioneller Tätigkeit abgenommen, an Wachstumsfähigkeit zugenommen.

Bei seinem Wachstum kann das Gewächs verschiedene äußere **Formen** annehmen; es kann über eine Oberfläche emporwachsen und eine knotige oder knollige Vorragung bilden, oder polypenartig gestielt sein, oder ein pilzförmiges, d. h. an seiner Oberfläche verbreitertes Gebilde darstellen; ferner kann eine Geschwulst an der Oberfläche glatt, oder höckerig, oder papillär bzw. blumenkohlartig verzweigt sein. Man drückt diese Formen durch Zusatz von Worten wie polyposum, papillare u. dgl. aus. Die **Farbe** wird durch die Eigenfarbe der Gewebe, durch den Blutgehalt und gegebenenfalls Einlagerungen, wie Farbstoffe oder Fett bzw. Lipoide (gelb), bestimmt. Die meisten Geschwülste sind **umschriebene** Neubildungen; es gibt aber auch solche, welche von Anfang an in **diffuser** Weise auftreten. Sie stellen dann mehr oder minder gleichmäßige Einlagerungen in die Organe dar und bewirken an diesen Verdickungen, Auftreibungen; abgesehen von der Volumenvermehrung macht sich dann das Fremdartige der Einlagerung meist schon für das bloße Auge durch eine vom Normalen abweichende Farbe, andere Konsistenz und andere Zeichnung der Schnittfläche bemerkbar.

Meist entstehen die Geschwülste so, daß innerhalb eines begrenzten Bezirks wenige Zellen ins Geschwulstwachstum geraten und zu allermeist wenigstens wächst dann die Geschwulst **aus sich heraus weiter** durch fortwährende Teilung und Vermehrung ihrer eigenen zelligen Bestandteile. Eine Infektion der benachbarten Zellen, so daß auch diese sich in Geschwulstzellen umwandelten, ist zum mindesten nicht die Regel. Die meisten Geschwülste gehen von **einer** Stelle aus, sie sind **unizentrisch**, es gibt aber solche, die von mehreren Stellen ausgehen, **multizentrisch** sind, wobei jeder Geschwulstherd selbständig weiter wachsen kann.

Wie von vornherein zu erwarten, **unterscheidet** sich die Geschwulst auch in ihren Gewebsanteilen und ihrem Aufbau **morphologisch** vom normalen Gewebe. So bilden sich in ihnen keine großen Gefäße, sondern nur Kapillaren, keine richtig angeordneten Nerven usw. Auch der Bau der einzelnen Zellen, welche die Bausteine der Geschwulst bilden, zeigt Abweichungen vom normalen Typus, aber in sehr verschiedenem Maße. Während manche den Bau des Mutterbodens mehr oder weniger unverändert wiedergeben, lassen andere sehr hochgradige Abweichungen von ihm erkennen.

Es wird dies bei der Besprechung der einzelnen Geschwulstformen klarer werden; vorläufig seien bloß einige Beispiele erwähnt: Fibrome (Geschwülste aus faserigem Bindegewebe) erscheinen vielfach nur wie umschriebene Hyperplasien von Bindegewebe; Leiomyome (Muskelgeschwülste) unterscheiden sich von der normalen glatten Muskulatur in ihrem Bau bloß durch eine unregelmäßigere Durchflechtung der Muskelbündel, Adenome bestehen wie normale drüsige Organe aus Drüsen und einem diese tragenden bindegewebigen Gerüst (Stroma), wobei allerdings die Form der Drüsen vielfach von dem normalen Typus des betreffenden Organes abweicht; sie sind z. B. erweitert, verlängert und infolgedessen geschlängelt, mit Ausbuchtungen und papillären Vorragungen versehen, auch wohl zahlreicher und dichter gedrängt als in der Norm.

Man bezeichnet solche Geschwülste, welche den Bau des Mutterbodens in mehr oder weniger typischer Weise wiederholen und somit einfachen Hyperplasien näher stehen, als **homologe** (oder homöoplastische, Virchow) und kann im allgemeinen sagen, daß sie nicht zu den bösartigen Formen gehören (s. u.); indes läßt sich in dieser Beziehung keine scharfe Grenze aufstellen. Umgekehrt zeigen zumeist die bösartigen Geschwülste einen gegenüber dem ursprünglichen Gewebe hochgradig veränderten, stark atypischen oder, wie man sagt, **heterologen** (heteroplastischen, Virchow) Bau. Bei den Geschwülsten der Bindesubstanzgruppe erweist sich die „Heterologie" in erster Linie durch ein Überwiegen der zelligen Bestandteile und das Unvermögen derselben, die ihnen normalerweise zukommende Zwischensubstanz zu bilden; so bestehen Sarkome, welche vom Bindegewebe ausgehen, vorwiegend aus Zellen mit spärlicher. faseriger Zwischensubstanz, solche des Knorpels bilden bloß einzelne Züge und Inseln von Knorpelgewebe, oder die Geschwulst bringt es überhaupt nicht bis zur Bildung von Zwischenzellsubstanz u. dgl.

Dabei verlieren auch die Zellen vielfach ihre kennzeichnende Form, so daß die Geschwulst ganz oder großenteils aus einem **indifferenten Keimgewebe** besteht, welches nirgends oder nur stellenweise die Neigung zur Bildung einer bestimmten Gewebsart (Knorpel, Knochen, Schleimgewebe, faseriges Bindegewebe usw.) erkennen läßt. Ähnliches kommt auch bei bösartigen Geschwülsten des Muskelgewebes und der Neuroglia zur Beobachtung; die wuchernden Muskelzellen bilden mehr spindelige Formen, welche das kennzeichnende Aussehen der Muskelzellen verlieren und schließlich von jugendlichen spindeligen Bindegewebszellen nicht mehr unterschieden werden können; auch in Gliageschwülsten kann einerseits die Zellmasse weitaus über die Zwischensubstanz überwiegen, andererseits die Gestalt der Zellen von jener der normalen Gliazellen erheblich abweichen. Bei epithelialen Geschwülsten — bei denen immer auch eine Neubildung von Zwischengewebe (Bindegewebe) mit der Wucherung des Epithels verbunden ist (s. später) — zeigt sich die „Heterologie" in dem wirren Durcheinanderwachsen von Epithelmassen und Bindegewebe, vielfach aber auch in Abweichungen der Epithelien selbst, etwa unvollkommener Ausbildung derselben, indem z. B. ihr ursprüngliches Gepräge als Plattenepithelien oder Zylinderepithelien verloren geht und durch ganz unregelmäßige und vielgestaltige Formen ersetzt wird (vgl. die Abbildungen beim Krebs).

Man kann also bei den heterologen (bösartigen) Geschwülsten einen Mangel an Ausreifung der Zellen nachweisen; insofern diese Eigentümlichkeit einen Mangel an fertiger Ausbildung der Zellen bedeutet, kann man die Geschwülste dieser Art auch als solche wit mangelhafter Gewebsreife auffassen. Geschwülste, deren Zellart ganz und gar von der normal an der betreffenden Stelle vorkommenden abweicht, werden heterotope genannt. Umgekehrt stellen die homologen Geschwülste solche mit Gewebsausreifung dar.

In allen Geschwülsten findet sich eine gewisse Menge eines bindegewebigen Gerüsts, welches die zuführenden und abführenden Gefäße trägt. An Geschwülsten, welche selbst aus Bindegewebe zusammengesetzt sind, fällt dieses Gerüst nicht besonders auf. Deutlicher tritt der bindegewebige Stützapparat schon an Gewächsen zutage, deren Hauptbestandteil Knochengewebe, Muskelgewebe usw. ist. Alle diese Geschwülste, welche wenigstens ihrem Hauptbestandteil nach aus einem einfachen Gewebe aufgebaut sind, bezeichnet man als **histoide Geschwülste.** Eine gewisse Selbständigkeit erlangt dagegen das Bindegewebsgerüst in epithelialen Geschwülsten, ähnlich wie in parenchymatosen Organen, und man bezeichnet dementsprechend auch hier die eigentlichen epithelialen Bestandteile, welche das Wesentliche dieser Geschwülste darstellen, als Parenchym, das bindegewebige Gerüst als Stroma. Diese Geschwülste heißen wegen ihrer mehrgewebigen Zusammensetzung auch **organoide.** Gegenüber dem eigentlichen Geschwulstparenchym ist das sog. Gerüst (Stroma) von untergeordneter Bedeutung und entsteht im allgemeinen örtlich durch eine sekundäre Wucherung der bindegewebigen Anteile des Organes, in welchem die Geschwulst sich entwickelt, ebenso auch bei Metastasen (s. u.). Hierbei scheinen die Epithelien eine Art Neubildungsreiz auf das Gerüstgewebe auszuüben. Dieser Punkt spielt bei den Übertragungen im Tierversuch eine Rolle. In Krebsen kann auch Knochengewebe zu starker Neubildung angeregt werden.

Wie andere Gewebe, so sind auch die der Geschwülste verschiedenen regressiven Vorgängen ausgesetzt, welche freilich nie soweit gehen, daß die Geschwulst völlig der Rückbildung anheimfiele.

Von einzelnen Formen finden sich Verfettung, hyaline Entartung, Verkalkung und Farbstoffbildung, ferner Nekrosen, welche bei manchen Gewächsen an Oberflächen fast stets Geschwürsbildung verursachen. Zunächst handelt es sich hierbei um Ernährungsstörungen, welche durch ungenügende Blutversorgung des Geschwulstgewebes bedingt werden; entweder hält die Bildung von Blutgefäßen mit der Gewebswucherung nicht Schritt, oder die zuführenden Gefäße werden zusammengedrückt oder durch einwuchernde Geschwulstmassen verlegt; auch können venöse Gefäße verstopft werden, so daß es zu Blutstauung und hämorrhagischer Infarzierung kommt. Andererseits liegt aber die Ursache der regressiven Metamorphosen auch in der großen Zartheit und Hinfälligkeit der Geschwulstgewebe selbst. Ferner bilden sich öfters zahlreiche Fremdkörperriesenzellen. Stellenweise kann Bindegewebe an die Stelle der zerfallenen Geschwulstbestandteile treten, und so eine teilweise

Vernarbung eintreten. Besonders ausgebreitet kann dies nach Behandlung mit Röntgenstrahlen oder Radium sein. Zu einer völligen Heilung führt doch alles dies meist nicht, da das weitere Wachstum des Gewächses überwiegt. Allerdings kann das Wachstum sehr langsam vor sich gehen oder auch zeitlich aufhören. Doch nur das Messer des Chirurgen gegebenenfalls mit Strahlenbehandlung oder vielleicht auch letztere allein beseitigt die Geschwulst gänzlich.

Ein Hauptkennzeichen der Geschwülste also ist ihre unbegrenzte Wachstumsfähigkeit, bzw. ihr unabhängiges (autonomes) Wachstum. Die Art und Weise wie eine Geschwulst wächst, ist von größter auch praktischer Bedeutung und steht in Zusammenhang mit jenen Kennzeichen der Geschwulst, welche man als dessen Gutartigkeit oder Bösartigkeit zusammenfaßt; beide Begriffe sind bedingte und eigentlich rein klinischer Natur. Man unterscheidet zwei Wachstumsformen. Wächst die Geschwulst nur unter Verdrängung der Nachbargewebe, so spricht man von **expansivem Wachstum**; sendet sie Fortsätze und Ausläufer baumwurzelförmig in die Umgebung hinein und dringt also angreifend in die Nachbargewebe vor, so bezeichnet man dies als **infiltrierendes Wachstum.** Und diese verschiedenen Wachstumsformen sind bezeichnend für die Gutartigkeit oder Bösartigkeit der Geschwülste, indem wir diese Begriffe durch eine gedankliche Übertragung anatomisch verwenden. Wenn eine Geschwulst örtlich bleibt und, da sie nur „expansiv" wächst, die Nachbarschaft nur in mechanischer Weise, durch Verdrängung, Druck u. dgl. schädigt oder auch zum Schwund bringt, so bezeichnen wir sie als **gutartig = benign.** Es trifft dies namentlich für jene Geschwülste zu, welche, in Form umschriebener Einlagerungen oder Hervorragungen wachsend, vom normalen Gewebe meist scharf abgegrenzt, nicht selten von ihm geradezu eingekapselt erscheinen. So bilden z. B. die meisten Muskelgeschwülste umschriebene Knoten, viele Eierstockgeschwülste können eine sehr erhebliche Größe erreichen und dadurch sehr starke mechanische Schädigungen hervorrufen, aber sie bleiben örtlich scharf abgesetzt und zeigen daher nicht die Bösartigkeit in dem Sinne, welche wir jetzt zu erörtern haben. Zeigen nämlich die Geschwülste die zweite Wachstumsart, d. h. zeigen sie angreifendes (aggressives) Verhalten in Gestalt die Nachbargewebe durchsetzenden Wachstums, so bezeichnen wir sie als **bösartig = malign.** Hier wird das benachbarte Gewebe also gleichsam zerfressen, zerstört, wobei wohl fermentartige Stoffe mitwirken, und durch Geschwulstmassen ersetzt. Solche Geschwülste haben also nicht bloß ein durchsetzendes, sondern auch ein **zerstörendes, destruktives** Wachstum. Dabei machen sie vor keinem Gewebe Halt, sondern durchsetzen und zerstören alles, was ihnen in den Weg kommt, bringen z. B. Knochengewebe nicht minder zum Schwund als weiche Organteile.

In vielen Fällen kann man die Bösartigkeit einer Geschwulst schon aus dem bloßen Auge sich bietenden Anhaltspunkten erschließen. Im allgemeinen sind die weichen Geschwulstformen (soweit die geringe Konsistenz auf einem großen Zellreichtum und nicht auf regressiven Umwandlungen des Gewebes beruht) auch die rascher wachsenden und bösartigeren; das zerstörende Wachstum, das Aussenden von Fortsätzen in die Umgebung hinein und das Eindringen in die Tiefe, sind vielfach schon mit bloßen Auge erkennbar und als Zeichen der Bösartigkeit zu deuten. Manche Geschwülste mit einzelnen besonderen Merkmalen sind erfahrungsgemäß besonders bösartig, wie z. B. melanotische Geschwülste; auch verhalten sich die gleichen Geschwülste manchmal an verschiedenen Standorten ganz unterschiedlich.

Wie oben schon bemerkt, sind homologe Gewächse in der Regel gutartig, heterologe fast stets bösartig. Aber trotz anatomisch vom Mutterboden wenig abweichenden Baues können sich Geschwülste doch auch zuweilen durch ihr Wachstum als bösartig erweisen. So können adenomatös gebaute Geschwülste, manchmal selbst einfache Myome, die Nachbarschaft zerstören und Metastasen (s. u.) machen. Es sind dann eben trotz ihres Baues bösartige Geschwülste. Man kann also einer Geschwulst ihrem histologischen Bau nach nicht mit völliger Sicherheit ansehen, ob sie gutartig oder bösartig ist. In der Regel ist dies aber möglich.

Dem kontinuierlichen Einwachsen zerstörend wachsender Neubildungen in die Umgebung schließt sich vielfach eine diskontinuierliche Form des Wachstums an. Die Neubildung bricht in **Blut- und Lymphbahnen** ein, und so ist die Gelegenheit gegeben, daß einzelne Geschwulstbestandteile abgelöst und auf metastatischem Wege verschleppt werden; oft ist die Wachstumskraft der abgelösten und weitergetragenen Keime eine derartig große, daß sie an dem Orte ihrer Ablagerung zu gleichgearteten Geschwulstherden, sog. Tochterknoten, **Geschwulstmetastasen,** heranwachsen. Vielfach entstehen solche in der nächsten Umgebung des primären Geschwulstherdes und heißen dann „regionäre Metastasen". Im übrigen folgen die Geschwulstteile den allgemeinen Gesetzen der metastatischen Verbreitung, welche wir schon S. 38 erörtert haben.

Durch Verschleppung mit der Lymphe entstehen Tochtergeschwulstknoten zuerst in den nächstgelegenen und dann auch in den entfernten Lymphknoten, wobei durch die Verlegung von Lymphbahnen gerade hier nicht selten ein retrograder Transport (S. 34) der Geschwulstkeime stattfindet; in dieser Weise entstehen bei Krebsen der Brustdrüse manchmal sekundäre Knoten in der sie bedeckenden Haut, bei Krebsen des Magens oder der Leber solche in den retroperitonealen Lymphknoten usw. Durch Einbruch in eine Vene geraten Geschwulstkeime in die Lungenkapillaren, wo sie stecken bleiben und zu Tochterknoten heranwachsen können, bei Einbruch in die Pfortaderäste (Geschwülste des Magendarmkanals, der Milz usw.) entstehen solche in der Leber; in letztere können aber auch von den Ästen der Leberarterie aus Keime eingeschwemmt werden, welche den Lungenkreislauf durcheilt haben. Bei Bestehen eines offenen Foramen ovale oder durch retrograden Transport kann auch ein anderer Sitz von Tochterknoten auf dem Blutwege zustande kommen.

Außer auf dem Lymphwege und Blutwege gibt es bei den Geschwülsten noch eine dritte Art von Metastasenbildung, das ist jene durch Ausstreuung = Dissemination losgelöster Keime über Oberflächen; es kommt diese Art der Verbreitung besonders in serösen Höhlen vor, wo Zellen einer Geschwulst auf der Serosa hinabgleiten, bis sie irgendwo haften bleiben und sich dann zu selbstständigen Knoten entwickeln. So dient in der Bauchhöhle z. B. das kleine Becken gewissermaßen als „Schlammfang" (Weigert) für Geschwulstkeime. Man bezeichnet diese Art von Tochterknoten als Transplantationsmetastasen (Implantationsmetastasen). Auch an Schleimhäuten ist eine ähnliche Form von Ausbreitung in einzelnen Fällen beobachtet worden, wobei man aber in der Beurteilung äußerst vorsichtig sein soll. Ferner kann unmittelbare Berührungseinimpfung eine Geschwulst übertragen, z. B. von einer Lippe auf die andere (Abklatsch- oder Kontaktkrebse).

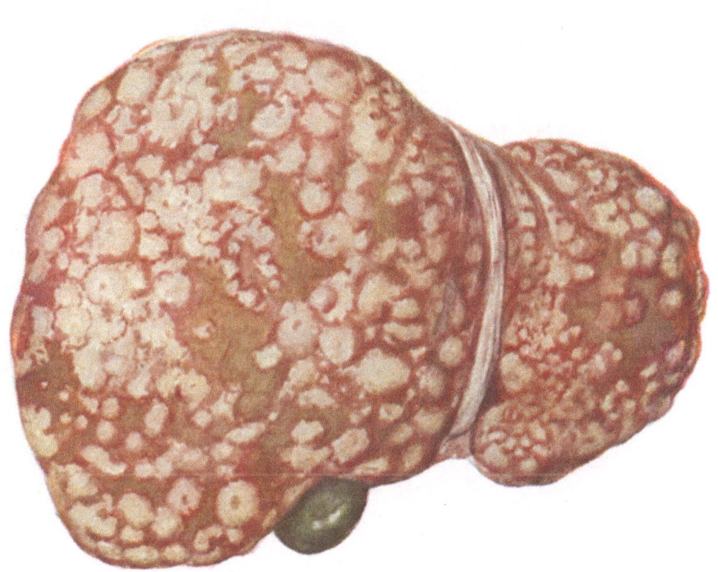

Abb. 95. Leber von Krebstochterknoten durchsetzt.

Das zerstörende Wachstum und die Metastasenbildung setzen eine Fähigkeit voraus, welche den normalen Geweben ebenso wie auch den entzündlichen und einfach hyperplastischen Wucherungen abgeht. Wir haben schon früher erwähnt, daß ausgeschnittene oder sonst aus ihrem normalen Zusammenhang gelöste und an andere Stellen des Körpers überpflanzte Gewebsteile im allgemeinen nicht dauernd sich zu erhalten vermögen, sondern meist früher oder später zugrunde gehen, selbst wenn sie anfangs eine Zeitlang weiter wachsen. Wir wissen ferner, daß auch normale Gewebszellen gelegentlich mit dem Blutstrom verschleppt werden, so z. B. Riesenzellen aus dem Knochenmark, Chorionepithelien, ja ganze Chorionzotten aus der Plazenta (vgl. II. Teil, IX. Kap.). Allen diesen Teilen fehlt in der Regel die Fähigkeit, welche den Bestandteilen bösartiger Geschwülste zukommt, nämlich sich an dem Ort, wo sie liegen bleiben, weiter zu entwickeln und durch Vermehrung junge Zellen ihrer Art und damit Tochtergeschwülste hervorzubringen. Es besitzen also jedenfalls die Zellen bösartiger Geschwülste eine besondere Wachstumsfähigkeit. Somit aber kommt den von ihnen herstammenden sekundären Knoten, den Tochterknoten, auch ihrerseits wieder zerstörendes Wachstum zu, auch sie durchdringen und durchsetzen ihre Umgebung und bringen diese zum Schwinden.

Eine Mittelstellung nehmen in dieser Beziehung manche der oben erwähnten Transplantationsmetastasen ein, welche durch Ausstreuung in serösen Höhlen zustande kommen; zwar wachsen sie am Ort ihrer Entstehung weiter, aber sie dringen nicht in die Tiefe, sondern bleiben auf die Oberfläche beschränkt; in anderen Fällen bekunden aber auch solche Transplantationsmetastasen ein ausgesprochen zerstörendes Wachstum, wachsen in die Tiefe und vernichten ihre Unterlage, brechen in Blut- und Lymphbahnen ein und erhalten dadurch Gelegenheit zu weiterer Metastasenbildung im gewöhnlichen Sinne.

Es ist übrigens nicht ausgeschlossen, daß neben der erhöhten Wachstumskraft der bösartigen Geschwulstkeime auch noch der Allgemeinzustand des betreffenden Körpers eine Rolle spielt; offenbar besitzt dieser unter normalen Verhältnissen die Fähigkeit, losgelöste, wenigstens einzelne, Geschwulstkeime zu vernichten, und es ist wahrscheinlich, daß erst mit dem Verlust dieser Fähigkeit durch allgemeine Schwächung oder durch eine besondere, vielleicht von der Erstgeschwulst aus bewirkte, allgemeine Schädigung (s. u.), die verschleppten Keime zu dauernder Ansiedelung und Vermehrung gelangen können. Auch die Massenhaftigkeit und Häufigkeit der Zellverschleppung spielt eine wichtige Rolle. Auf jeden Fall darf man sich nicht vorstellen, daß aus jeder verschleppten Zelle eine Tochtergeschwulst entstehen muß. Viele gehen am fremden Ort sicherlich zugrunde, auch durch Anlagerung von Thromben und Organisation u. dgl., wie vor allem M. B. Schmidt gezeigt hat.

Tochtergeschwülste sind oft weit größer als die Ausgangsgeschwulst, z. B. kann ein kleiner Magenkrebs Massen von großen Tochterknoten besonders in der Leber setzen. Der Bau der Tochtergeschwülste kann auch von dem der Erstgeschwulst abweichen, oft ist er deutlicher, besonders wenn das Bild der letzteren durch regressive Veränderungen schon sehr stark verwischt ist.

Aus dem bisher Mitgeteilten läßt sich eine weitere klinisch höchst bedeutungsvolle Eigentümlichkeit bösartiger Geschwülste ableiten, die Rezidivbildung. Man spricht im allgemeinen von **Rückfall = Rezidiv**, wenn eine im Ablauf begriffene Erkrankung wieder von neuem in die Erscheinung tritt; bei den Geschwülsten spricht man dann von Rezidivbildung, wenn eine Geschwulst nach vollzogener, anscheinend vollständiger operativer Entfernung wieder von neuem auftritt.

Es sind hier verschiedene Fälle denkbar: es bleibt zunächst die Möglichkeit offen, daß nicht wirklich im Gesunden operiert wurde, daß mithin einzelne Geschwulstkeime in der Umgebung der Operationswunde zurückblieben, welche dann natürlich weiterwachsen und die Geschwulst von neuem entstehen lassen — lokales oder Wundrezidiv; es können aber auch schon an entfernten Stellen, namentlich in Lymphknoten, oder (durch Verschleppung mit der Blutbahn entstanden) an anderen Stellen Geschwulstkeime vorhanden sein, welche bei der Operation nicht entfernt wurden oder werden konnten und nun hinterher zu größeren Tochterknoten heranwachsen — metastatisches Rezidiv. Beide Formen könnte man auch als „unmittelbare" oder „kontinuierliche" Rezidive bezeichnen. Es besteht endlich noch die weitere Möglichkeit, daß trotz vollkommener Entfernung eines Gewächses dennoch in seiner Umgebung eine neue Geschwulst zustande kommt, indem die Neigung zur Geschwulstbildung in dem Gewebe fortbesteht und nach einer gewissen Zeit die Erkrankung von neuem zum Ausbruch kommt; dann spricht man von einem regionären, besser von einem mittelbaren Rezidiv.

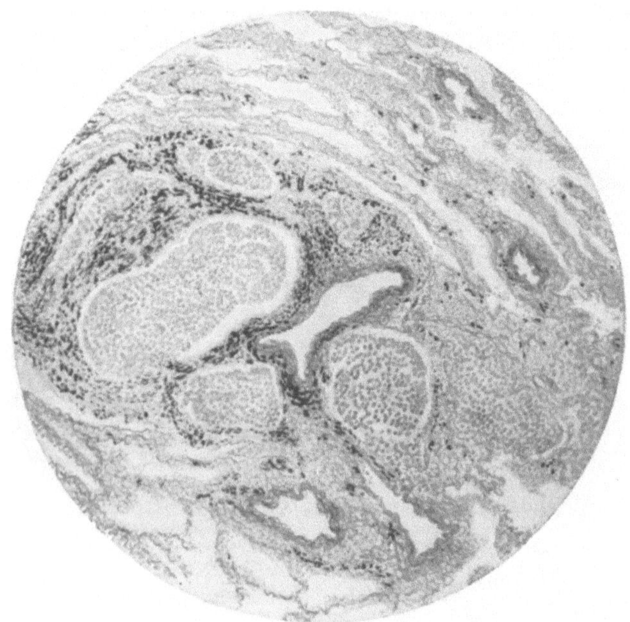

Abb. 96. Krebstochterknoten der Lunge. Verbreitung auf dem Lymphwege.
Die Krebsmassen liegen in Lymphgefäßen um eine Vene.

Viele bösartige Geschwülste zeigen noch in anderer Art dem Gesamtkörper gegenüber ein höchst gefährliches Verhalten; es kommt zu jenen Zuständen allgemeiner Anämie, Atrophie und Hinfälligkeit, welche man als **Geschwulstsiechtum = Geschwulstkachexie** bezeichnet. Man kann daran denken, daß rasch wachsende, bösartige Geschwülste dem Körper Säfte entziehen, welche sie zu ihrem eigenen Wachstum brauchen, so daß sie sich dem Körper gegenüber gleichsam wie Parasiten verhalten. Keinesfalls aber darf man das Siechtum darauf allein zurückführen, denn sein Zustandekommen hängt vielmehr von der Art und dem Sitz der Geschwulst als von ihrer Größe ab; manche Geschwülste können zu einem sehr erheblichen Umfang heranwachsen, ohne je eine Kachexie im Gefolge zu haben, während in anderen Fällen oft schon verhältnismäßig kleine Geschwülste eine solche in sehr ausgesprochenem Maße nach sich ziehen. Wahrscheinlich liegen dem Geschwulstsiechtum Selbstvergiftungen und Störungen in der sog. „inneren Sekretion" zugrunde, indem von den Neubildungen schädliche, vielleicht fermentartige Stoffe gebildet und an die Körpersäfte abgegeben werden. Wie zu erwarten, stellt sich ein Siechtum vornehmlich bei bösartigen, d. h. örtlich und in ihren Tochterknoten zerstörend wachsenden Geschwülsten ein; aber auch bei solchen großen Geschwülsten, welche jener anatomischen Merkmale der Bösartigkeit entbehren und nur verdrängend auf die Nachbarschaft wirken, wie z. B. manchen Eierstockgeschwülsten, können ganz ähnliche Allgemeineinwirkungen eintreten. Es ist ferner nicht unmöglich, daß bei den bösartigen Geschwülsten in dieser Beziehung ein Circulus vitiosus besteht, indem einerseits die Geschwulst ein Siechtum hervorruft, andererseits dies letztere die Fähigkeit des Körpers vernichtet, verschleppte Geschwulstkeime unschädlich zu machen (s. o.), so daß diese zu Tochtergeschwülsten heranwachsen können.

Mit dem Vorhergehenden haben wir die wesentlichen Merkmale zusammengestellt, welche eine Geschwulst als bösartig kennzeichnen: Rasches, zerstörendes Wachstum, Fähigkeit der Metastasenbildung mit der gleichen Wachstumsart, Neigung zur Rezidivbildung, endlich die Fähigkeit, eine allgemeine Geschwulstkachexie hervorzurufen.

Als unbedingt „gutartig", d. h. der eben genannten Fähigkeiten vollkommen entbehrend, kann aber wohl keine Geschwulst bezeichnet werden, denn bei allen Geschwulstarten ist das Auftreten dieser oder jener Richtung nach Bösartigkeit beobachtet worden (s. o.). Aber auch eine nicht im eigentlichen Sinne des Wortes „maligne" Geschwulst, mit Übertragung des Begriffes auf die besprochenen anatomischen Merkmale, kann das Organ, in dem sie sitzt, und dessen Arbeit und somit den gesamten Körper stark in Mitleidenschaft ziehen. Zunächst kommt die Empfindlichkeit und Tätigkeit der von der Geschwulstbildung befallenen Organe in Betracht. So haben Geschwülste im Gehirn unter allen Umständen schon durch ihren Sitz eine schlimme Vorhersage, auch wenn sie langsam wachsen und keine Tochterknoten machen. Solche des Magens wirken durch Hinderung der Verdauung schädigend, eine Geschwulst des Pförtners oder des Darmes, welche den Hohlraum dieser Organe zu verschließen imstande ist, wird dadurch schwere Folgen nach sich ziehen, auch wenn sie an sich kein bösartiges Gepräge trägt; auch sonst verursachen Geschwülste des Magendarmkanals vielfach Ernährungsstörungen durch Herabsetzung der Nahrungszufuhr. Geschwülste des Knochenmarkes führen zu Ausfall in der Blutbildung, solche vieler anderer Organe zu jenen allgemeinen Störungen, welche durch Verlust besonderer Drüsentätigkeit (Leber, Nieren usw.) zustande kommen. Geschwülste, welche geschwürig zerfallen und an den Geschwürsflächen Zersetzungen erleiden, verursachen auch Schädigungen des Körpers durch die von hier aufgesaugten Zersetzungsstoffe.

Die Eigenschaften, welche wir bisher als Merkmale der Geschwülste, besonders der bösartigen, festgestellt haben, das unabhängige und fast unbegrenzte Wachstum, das angreifende Verhalten gegenüber dem gesunden Gewebe, die Fähigkeit der Rezidiv- und Metastasenbildung und die Wirkung auf den Allgemeinzustand des Gesamtkörpers einerseits, der Verlust an anatomischer Entwicklung und Arbeitsleistungen der Geschwulstbestandteile andererseits, weisen darauf hin, daß die Zellen der Geschwülste eine tiefgreifende Änderung ihrer biologischen Eigenschaften erfahren haben müssen; sie haben an physiologischer Funktion und Spezifität verloren, an Wachstumsfähigkeit und selbständiger Bestehensfähigkeit gewonnen. Eine solche Änderung des Zellgepräges äußert sich auch histologisch: die Größe der Zellen ist verändert, das Verhältnis von Kern zu Zelleib ebenso, und desgleichen vor allem Form, Größe und Bau sowie Färbbarkeit des Kernes, und alles ist viel unregelmäßiger (**Anaplasie**, v. Hansemann). Unter dieser Anaplasie dürfen wir aber nur eine Zusammenfassung histologischer Abweichungen als Ausdruck der Geschwulstmerkmale von Zellen verstehen; keineswegs bedeutet sie eine Entstehungserklärung, auch keine Rückkehr zu embryonaler Zellart. Auch ist sie nicht bei allen Gewächsen vorhanden, sondern tritt ausgebildet nur bei den heterologen, also meist bösartigen Geschwülsten zutage. Insofern sich eine ununterbrochene Reihe aufstellen läßt von gutartigen, umgrenzt bleibenden Geschwülsten bis zu jenen mit allen Eigenschaften des ausgebildeten Geschwulstgepräges, vor allem mit allen Merkmalen der Bösartigkeit, und insofern weiterhin jede Geschwulst, auch die scheinbar gutartigste, jene Eigenschaften der Bösartigkeit, erhalten kann, müssen wir diese wenigstens in potentia vorhandenen Eigentümlichkeiten als für die Geschwulstbildung überhaupt geltend hinstellen.

Über die Entstehungsbedingungen der Geschwülste werden wir nach Darstellung dieser selbst berichten.

Bevor wir aber auf die Beschreibung der einzelnen Geschwulstformen eingehen, müssen wir uns noch kurz mit ihrer **Einteilung** beschäftigen. Einer solchen in homologe und heterologe (sowie in histoide und organoide) Geschwülste ist schon oben gedacht worden. Ausgehend von der Tatsache, daß die Geschwulstzellen Abkömmlinge von Gewebszellen sind, scheint es naturgemäß, die Geschwülste ferner nach den Gewebsarten einzuteilen und zu benennen, von welchen sie herstammen und aus welchen sie sich dementsprechend zusammensetzen. Demzufolge unterscheiden wir als Hauptgruppen: Geschwülste bestehend aus den Geweben bzw. Zellen der **Bindesubstanzgruppe**, der **Gefäße**, des **Muskelgewebes**, des **Nervengewebes** und des **Epithels** (bzw. des **Endothels**). Wir bezeichnen die Geschwülste je nach ihrer histologischen Zusammensetzung, indem wir die Endung „om" oder „blastom" anhängen. Man kann dann noch die oben erwähnten Formbezeichnungen als Adjektiva hinzusetzen, also z. B. Fibroma papillare usw. Einige Geschwülste haben eigene Bezeichnungen, so Krebs = Karzinom oder Sarkom. Für die sog. **homologen** Geschwülste ist diese Einteilung leicht durchzuführen und zweifellos die sinngemäßeste; dagegen bieten sich Schwierigkeiten bei den **heterologen** Formen, indem diese nicht selten so sehr vom Mutterboden abweichen und dessen Art so mangelhaft zeigen, daß man manchmal außerstande ist, ihre gewebliche Abstammung mit Sicherheit zu bestimmen, zumal verschiedene Gewebsarten Geschwülste von sehr ähnlicher Beschaffenheit bilden können. Zu den homologen Geschwülsten der Bindesubstanzgruppe gehören die Fibrome, Lipome, Myxome, Chondrome, Osteome. Dann kommen diejenigen der Gefäße, ferner des Muskelgewebes, also die Angiome und die Myome. Man kann auch, um die Neubildung zu betonen, von Fibroblastom, Lipoblastom usw. sprechen. Die mehr unreifen heterologen Geschwülste der Bindesubstanzen werden als Sarkome, Fibrosarkome, Liposarkome usw., oder besser als fibroblastische, lipoblastische usw. Sarkome bezeichnet. Dazu kommen die ebenso bezeichneten heterologen Geschwülste der Gefäße und des Muskelgewebes, die Angiosarkome = angioblastischen Sarkome, Myosarkome = myoblastischen Sarkome. Im Nervengebiet haben wir Neurome bzw. Ganglioneurome u. dgl., ferner vor allem Gliome und Fibrome bzw. sog. Neurinome (s. später) der Nerven. Die homologen epithelialen Geschwülste sind die fibroepithelialen Oberflächengeschwülste und (von Drüsen ausgehend) die Adenome. Die heterologen epithelialen Geschwülste stellen die Gruppe der Krebs = Karzinome dar. Als ganz seltene Geschwulst reihen sich die Endotheliome an.

Es gibt aber auch Geschwülste, in welchen nicht bloß (außer dem Bindegewebe) eine Gewebsart den eigentlichen spezifischen Bestandteil ausmacht, in denen vielmehr zwei oder mehr Gewebsarten als maßgebend für die Art der Geschwulst angesehen werden müssen, mit anderen Worten solche, welche zwei oder mehrere Geschwulstparenchyme (s. o.) aufweisen, z. B. Muskelgewebe und Epithelgewebe, oder Knochen- und Nervengewebe nebeneinander. Man nennt solche Geschwülste **Mischgeschwülste** oder **Kombinationsgeschwülste**.

Und endlich gibt es Geschwülste, welche nicht nur verschiedene Gewebsarten, sondern Abkömmlinge aller drei Keimblätter, sogar Ansätze zu Organen, aufweisen, Geschwülste, in welche sich verschiedene Gewebsbildungen zu dem typischen Bau der äußeren Haut mit Epidermoidalgebilden, Zähnen, Haaren usw., vereinigen, oder in welchen Teile von Muskeln und nervösen Organen u. dgl. enthalten sind; solche bezeichnet man als **Teratome** bzw. **Teratoblastome**.

Die einzelnen Geschwulstformen.

I. Geschwülste der Bindesubstanzgruppe unter Einschluß von Gefäß- und Muskelgewebe.

A. Homologe = ausgereifte Formen.

1. Geschwülste der eigentlichen Bindesubstanzen.

1. Das Fibrom. Das Fibrom (Abb. 97) entspricht seinem Bau nach im allgemeinen dem faserigen Bindegewebe des Körpers, zeigt jedoch in den einzelnen Fällen mannigfache Verschiedenheiten seines feineren Baues. Immer ist es wesentlich aus Fasern zusammengesetzt. Diese durchflechten sich in den einen Fällen locker und lassen weite, mit Serum gefüllte Maschenräume zwischen sich — weiche Fibrome. Sie enthalten verhältnismäßig viele Kerne und Zellen und sind oft ödematös gequollen, fast gallertig und saftig glänzend. In anderen Fällen aber liegen dicht gehäufte Faserbündel vor, die ihre Zusammensetzung aus feinen Fibrillen kaum erkennen lassen und oft mehr, oft aber auch nur sehr wenige Kerne aufweisen — harte Fibrome. Sie erscheinen mehr glänzend, ihre Schnittfläche ist glatt, deutlich faserig, von weißlicher oder weißlich-gelber Farbe. Die im Fibrom vorhandenen Zellen sind die gleichen wie im Bindegewebe, doch oft in reichlicherer Zahl, besonders im Wachstumsgebiet des Fibroms, vorhanden. Die gewöhnlichste Zellform stellen auch hier jene schmalen, spindeligen Gebilde dar, welche fast nur aus dem Kern bestehen und bloß Spuren von Zelleib zeigen (vgl. S. 129). Öfters finden sich auch größere Zellen mit deutlichen protoplasmatischen Zellkörpern, und hie und da sieht man einzelne Spalträume zwischen den Fasern von Reihen ähnlicher Zellen ausgekleidet. Dies sind die vergrößerten Endothelien der Lymphspalten. Ferner finden sich vereinzelte Herde von Rundzellen, besonders um Gefäße, welche ja das Fibrom naturgemäß auch enthält. Elastische Fasern enthalten die Fibrome in sehr wechselnder Menge. In die angrenzenden Bindegewebsbündel gehen die Faserbündel des Fibroms ohne Unterbrechung über, doch setzt sich die Geschwulst für das bloße Auge in den meisten Fällen ziemlich scharf ab. Das weitere (träge) Wachstum erfolgt unter Verdrängung der Umgebung; nach vollkommener Entfernung bilden sich keine Rückfälle, ebenso fehlen Metastasen. Das Fibrom ist also eine gutartige Geschwulst. Sehr oft ist es nicht möglich, eine scharfe Grenze zwischen echten Fibromen und entzündlichen oder hyperplastischen Bindegewebswucherungen zu ziehen.

Am gewöhnlichsten tritt das Fibrom in tuberöser Form, d. h. in Form knotiger Einlagerungen oder Vorragungen auf. Doch gibt es auch papilläre (sog. „Papillome"), sowie flache Formen. In der äußeren Haut sind

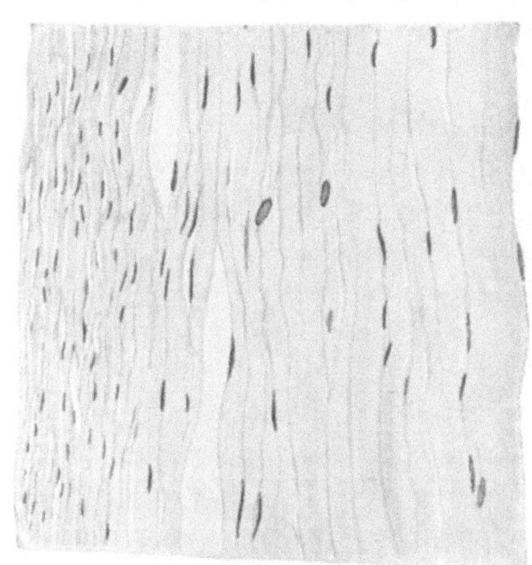

Abb. 97. Aus einem derben Fibrom der Kutis mit hyalin-sklerotischem Bindegewebe.

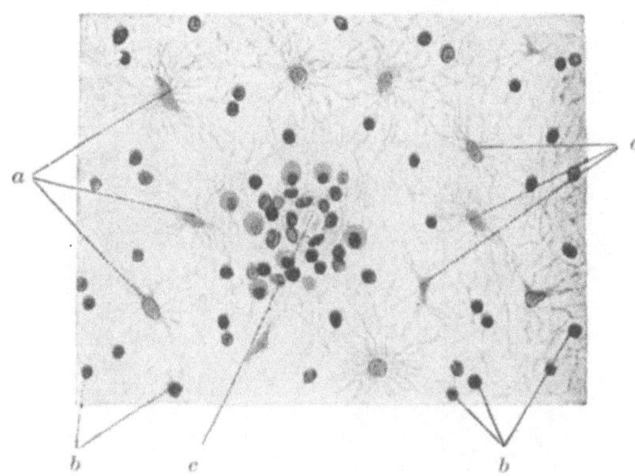

Abb. 98. Myxom (Polyp der Nasenhöhle).
a Sternförmige Schleimgewebszellen mit reichlichen Ausläufern, b Lymphozyten, c Blutgefäß von Lymphozyten und einigen Gewebszellen umgeben. (Nach Borst, Geschwulstlehre.)

die Fibrome manchmal gestielt und oft multipel (Fibroma molluscum), von den Scheiden der Talg- und Schweißdrüsen, sowie der Hautnerven ausgehend. Häufiger finden sich derartige Gebilde an Schleimhäuten, wo sie die sog. Schleimhautpolypen bilden (in der Nase, dem Kehlkopf, dem Magendarmkanal usw.), oft in Mehrzahl; meist sind sie locker gebaut, von weicher Konsistenz.

Flache oder knotige Fibrome gehen nicht selten vom Periost aus; sie können knöcherne und knorpelige Einlagerungen enthalten und also Mischgeschwülste, Chondro-Fibrome oder Osteo-Fibrome darstellen. Auch Faszien sind gelegentlich Ausgangsstellen von Fibromen. Sehr gefäßreiche Fibrome werden durch den Zusatz teleangiectaticum bzw. cavernosum (besonders in der Nasen-Rachenhöhle) bezeichnet.

Ferner können Fibrome in sehr diffuser Form auftreten; es sind hierher Fälle von Elephantiasis der Haut und Subkutis, sowie diffuse, ganze Organe von vornherein ergreifende Bindegewebswucherungen (Fibromatose) der Brustdrüsen, der Eierstöcke u. a. zu rechnen. Indes handelt es sich in solchen Fällen vielfach nicht um echte Geschwülste, sondern um Ergebnisse hyperplastischer oder entzündlicher Gewebswucherungen.

Von regressiven Veränderungen kommen in Fibromen schleimige Entartung, Erweichung mit Bildung zystischer Zerfallshöhlen, Verfettung und Verkalkung vor. Über Myxo-, Lipo- bzw. Myo-Fibrome und Fibro-Adenome s. u.

Das sog. Keloid stellt flache oder wallartige, glatte oder leicht höckerige, ihrer äußeren Gestalt nach „krebsscherenähnlich" aussehende, eigenartig glasige Vorragungen der Haut dar; sie entwickeln sich meist aus Narben („Narbenkeloid"), können aber auch anscheinend ganz ohne äußere Veranlassung entstehen, offenbar auf Grund angeborener Disposition. Seinem mikroskopischen Bau nach zeigt sich das Keloid dadurch ausgezeichnet, daß es aus sehr dicht gefügten hyalinen Bindegewebsbündeln (Abb. 97) zusammengesetzt ist. Eigentlich stellt das Keloid wohl keine Geschwulst, somit auch kein Fibrom, sondern das Endergebnis einer Superregeneration nach Verletzungen dar.

Über die sog. Neurofibrome (plexiforme Fibrome) s. u.

2. Als Myxom bezeichnet man eine Geschwulst, welche teilweise oder vorwiegend aus gewuchertem Schleimgewebe besteht. Ob die Schleimbildung primär oder sekundär im Bindegewebe usw. auftritt, ist oft nicht zu entscheiden. Man findet in den Myxomen meist sternförmig verzweigte, mit Ausläufern versehene Zellen (vgl. Abb. 98), die innerhalb einer schleimigen

Grundsubstanz gelegen sind; letztere läßt bei Essigsäurezusatz Muzin ausfallen. An Schnittpräparaten entspricht ein großer Teil der zwischen den Zellen gelegenen faserigen Massen fädig ausgefälltem Schleim, mit allen seinen Reaktionen (s. S. 59). Das Myxom ist schon für das bloße Auge durch seine eigentümlich glänzende, gallertig-elastische Beschaffenheit kenntlich.

Es kommt in Form rundlicher, öfters auch gelappter Knoten in der Haut, dem Periost, den Faszien, dem Knochenmark, dem subkutanen Fettgewebe, den Herzklappen, dem Bindegewebe der Nerven usw. vor. Zwischen verhältnismäßig zellarmen, den gewöhnlichen Fibromen nahestehenden, gutartigen Formen und sehr zellreichen, bösartigen Formen, sog. Myxosarkomen, finden sich alle Übergänge. Ferner kommt Schleimgewebe vielfach neben anderen Gewebsarten in Geschwülsten verschiedener Zusammensetzung, also in Mischgeschwülsten (Myxo-Chondromen, Myxo-Lipomen, Myxo-Fibromen usw.), vor.

Den Myxomen äußerlich gleichen manche sehr ödematös gequollene Fibrome; hier wird ödematöses Bindegewebe oft mit Schleimgewebe verwechselt; sie gehören nicht zu den Myxomen.

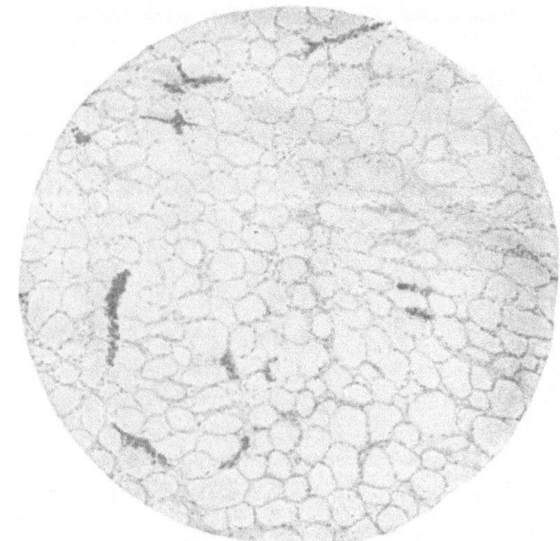

Abb. 99. Lipom.

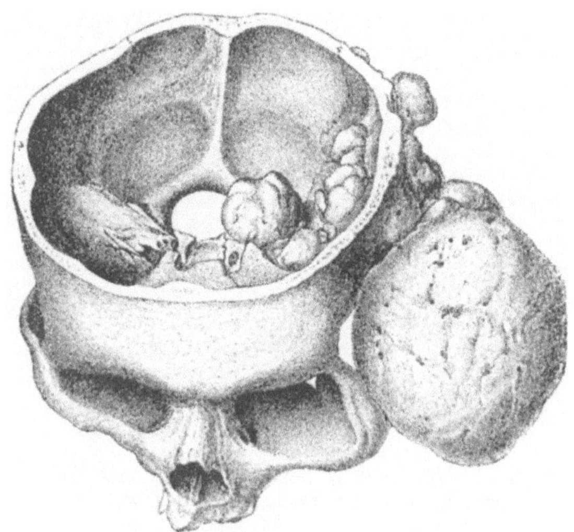

Abb. 100.   Vom Felsenbein ausgehende Exostosen.
(Aus v. Küster, Grundzüge der allgem. Chirurgie l. c.)

3. Das **Lipom** besteht aus gewuchertem Fettgewebe und bildet rundliche oder gelappte, häufig von einer Bindegewebskapsel umgebene Geschwülste, welche auch auf der Schnittfläche meist einen mehr oder minder deutlichen lappigen Bau erkennen lassen. Die Lipome sind umschriebene Geschwülste und ihrem Bau nach durchaus gutartig; doch können sie bedeutende Größe erreichen.

Die Lipome kommen im subkutanen Bindegewebe, besonders am Rücken, am Hals, am Oberschenkel öfters multipel und symmetrisch — in der Achselhöhle, seltener in Gelenken, im Mesenterium und Netz, in der Pia, in der Darmwand, im Gehirn und an anderen Orten, wie Niere, Leber usw., vor. Indem eine Fettgeschwulst die Haut polypös vorschiebt, kann sie zum „Lipoma pendulum" werden. Häufig sind Verbindungen mit Fibromen, Chondromen und Angiomen. Nicht sehr selten finden sich in Lipomen Kalkeinlagerungen. Je mehr Bindegewebe ein Lipom enthält, desto härter ist es. Fibrolipome kommen besonders in der Kreuz- und Steißbeingegend vor. Für einige Lipomarten ist eine embryonale Verlagerung eines Fettgewebekeimes anzunehmen; so stammen die Lipome der Niere von Teilen ihrer Fettkapsel ab.

4. Hier anschließen wollen wir das **Xanthom**: schwefelgelbe, flache (bei älteren Leuten) bis knotenförmige (bei jüngeren Leuten) Gebilde meist der Haut, an verschiedenen Stellen, besonders auch an den Augenlidern. Sie bestehen außer aus Bindegewebe aus großen protoplasmareichen Zellen, Schaumzellen oder Lipoidzellen auch Xanthomzellen genannt, welche angefüllt sind mit feinst verteilten Lipoiden (Cholesterinfettsäureestern); auch Cholesterinkristalle finden sich in den Xanthomen, ferner oft eisenhaltiges Pigment. Öfters werden Riesenzellen gefunden. Die echten Xanthome sind wohl den Geschwülsten zuzurechnen; sie stehen den Nävi nahe, mit denen sie auch öfters zugleich vorkommen.

Von den ähnlich gebauten, aber nicht zu den Geschwülsten zu rechnenden Xanthelasmen sowie von den sog. Pseudoxanthomen war schon S. 66/67 die Rede.

5. Das **Chondrom** ist eine Neubildung bestehend aus Knorpelgewebe, welches in seinem Bau meist dem hyalinen, seltener dem faserigen oder dem Netzknorpel entspricht; die Knorpelzellen

nehmen in den Chondromen nicht selten eine spindelige oder sternförmige Gestalt an, oft fehlt auch die zellumgebende Kapsel des normalen Knorpels, so daß die Zellen unmittelbar in die Grundsubstanz eingelagert sind. Außer dem Knorpelgewebe findet sich in allen Chondromen eine gewisse Menge von Bindegewebe, welches die Geschwulst durchsetzt und sie oft in deutlich geschiedene Lappen abteilt.

Chondrome entwickeln sich vom Knorpel bzw. vom Perichondrium verschiedener Stellen (besonders im Kehlkopf, der Luftröhre, den Rippen) oder vom Periost bzw. dem Mark der Knochen aus, und zwar nicht selten in der Mehrzahl; wahrscheinlich entstehen sie in solchen Fällen vielfach von Knorpelherden aus, welche bei der Entwicklung des Skelettes im Laufe der Verknöcherung, insbesondere bei rachitischen und anderen Entwicklungsstörungen, aus ihrem normalen Zusammenhang gelöst und — vor allem von dem Intermediärknorpel aus — in den Knochen versprengt worden sind. Diese Formen verknöchern später häufig (s. u.). Endlich kommen Chondrome verhältnismäßig oft „heterop", d. h. also an Stellen vor, wo sich normalerweise gar kein Knorpelgewebe findet, und sind dann ebenfalls öfters auf versprengte Reste embryonalen Keimgewebes zurückzuführen; in den Speicheldrüsen (von den Kiemenbögen her), der Brustdrüse (von den Rippen her), dem Hoden (von der Wirbelsäule her). Sehr häufig handelt es sich indessen in solchen Fällen um Mischgeschwülste, welche nicht bloß Knorpel, sondern auch noch verschiedene andere Gewebe enthalten (s. u.).

Chondrome, welche vom Knorpel oder Knochen ausgehen und über ihn hinausragen, werden auch Ekchondrosen genannt, so an den Rippen, am Kehlkopf und an der Luftröhre.

Im allgemeinen sind die Chondrome — von denen viele Formen eher als entzündliche und besonders hyperplastische Wucherungen, denn als echte Geschwulst aufzufassen sind — gutartige, langsam wachsende Geschwülste, welche die Umgebung bloß mechanisch schädigen, doch kommen auch Tochtergeschwülste setzende Formen vor. Häufig sind in Chondromen regressive Vorgänge, schleimige Umwandlung bis zur Erweichung mit Zystenbildung (S. 140), Verkalkung, Verfettung; doch kommt es auch zu richtiger Verknöcherung, also Bildung echten Knochengewebes und damit zu Übergängen zum Osteom.

Chordome sind gallertige, aus nach der Embryonalzeit liegen gebliebenen Resten der Chorda dorsalis entstehende, bis kirschgroße Geschwülste, welche sich hauptsächlich am Clivus Blumenbachii des Schädelgrundes entwickeln und aus sehr hellen, von großen Hohlräumen durchsetzten Zellen zusammengesetzt sind (früher für Knorpel gehalten, und als „Ecchondrosis physalifora" bezeichnet). Mitausgeschaltetes skelettogenes Gewebe kann sich dabei zu einer Exostose entwickeln. Diese Chordome sind in der Regel gutartig, können aber, wenn die Gewebe auf unentwickeltem Zustand bleiben, auch bösartig werden.

6. Das **Osteom.** Die aus Knochengewebe bestehenden Geschwülste sind von entzündlichen und einfach hyperplastischen Knochenneubildungen nicht scharf zu trennen, und es soll daher das Nähere über sie bei den Erkrankungen des Skelettes abgehandelt werden (s. II. Teil, Kap. VIII). Wie das Knochengewebe überhaupt bestehen sie aus eigentlichen Knochengewebe und Markgewebe; überwiegt das erstere, so spricht man von Osteoma eburneum, überwiegt das letztere, von Osteoma medullare. Ersteres ist naturgemäß weit härter.

Im Allgemeinen sind die Knochengeschwülste langsam wachsende, gutartige Gewächse.

Ihren Ausgang nehmen die Osteome vom Periost oder dem Mark der Knochen, oder vom Knorpel. Am häufigsten treten die Osteome am Skelett auf, oft mehrere als sog. Exostosen (Abb. 100), besonders an den langen Röhrenknochen; sie beruhen hier wohl, den Chondromen vergleichbar, auf Entwicklungsstörungen. Außerhalb des Skelettsystems finden sich Knochenneubildungen in der Dura mater (besonders in der Hirnsichel, hier meist in Form platter Einlagerungen), sowie an der Pia des Rückenmarkes, an der Innenfläche der Luftröhre, in der Lunge, in der quergestreiften Muskulatur bei der sog. Myositis ossificans (von der ein Teil wenigstens trotz des Namens wahrscheinlich zu den Geschwülsten gehört, s. II. Teil, Kap. VIII). Der Knochen der Geschwülste entwickelt sich nach Art der periostalen Verknöcherung (Osteoblasten), oder durch Umwandlung von Bindegewebe, oder aus Knorpel. Häufig kommt Knochen in Mischgeschwülsten vor; es finden sich besonders Osteo-Fibrome oder Osteo-Chondrome.

Erwähnt werden soll hier das **Odontom,** eine gutartige, durch Weiterwucherung eines Zahnkeimes entstandene, aus den Zahnbestandteilen, vor allem Dentin, bestehende Geschwulst.

Sog. **Lymphome** bestehen aus lymphatischem Gewebe, **Myelome** aus Knochenmarkgewebe; Näheres über diese Formen s. Kap. IV, Anhang.

2. Geschwülste des Gefäßgewebes.

1. Das **Angiom** (richtiger **Hämangiom**) stellt eine Geschwulst dar, die der Hauptsache nach aus Blutgefäßen zusammengesetzt ist; doch handelt es sich bei vielen der gewöhnlich hierher gerechneten Formen nicht um echte Geschwülste, sondern um geschwulstartige angeborene Mißbildungen umschriebener Gewebsbezirke, zum Teil auch nur um einfache Erweiterungen bestehender, vorher normaler Gefäße und nur zum Teil um echte Neubildung, d. h. Vermehrung der Blutgefäße. Welche dieser drei Entstehungsarten ausschließlich oder vorwiegend gegeben ist, läßt sich im einzelnen Falle nicht immer entscheiden.

Zum Beispiel das **Angioma cirsoideum** (Rankenangiom bzw. Angioma racemosum, Angioma plexiforme), welches sich fast nur am Kopf (s. II. Teil, Kap. II B) findet, kommt durch starke Erweiterung und Schlängelung der sämtlichen Zweige eines ganzen Arteriengebietes zustande; da hierbei Gefäßneubildung offenbar nicht stattfindet, liegt eine echte Geschwulst eigentlich nicht vor.

Die Angiome sind gutartige Geschwülste, doch können sie zu gefährlichen Blutungen Veranlassung geben. Gewöhnlich werden folgende Formen aufgestellt:

a) **Angioma simplex, Teleangiektasie,** beruht darauf, daß an einer umschriebenen Stelle die Kapillaren und kleinen Venen in sehr reichlicher Menge entwickelt und in unregelmäßiger Weise erweitert sind; die Gefäße der Bildung stellen ein in sich geschlossenes Gebiet dar, das mit einer Arterie und einer Vene, die das Blut herein- und herausbefördern, zusammenhängt. Die Veränderung ist wohl immer angeboren, kann aber im späteren Leben an Stärke zunehmen. Da aber Neubildung von Gefäßen meist nicht sicher ist, gehören diese Bildungen mehr zu den (angeborenen) Anomalien als zu echten Geschwülsten. Am häufigsten kommen Teleangiektasien in der Haut vor, wo sie die sog. Naevi vasculosi darstellen; diese liegen teils flach in der Höhe der Haut, teils bilden sie warzige Vorragungen (II. Teil, Kap. X); außer an der Haut und an den angrenzenden Schleimhäuten finden

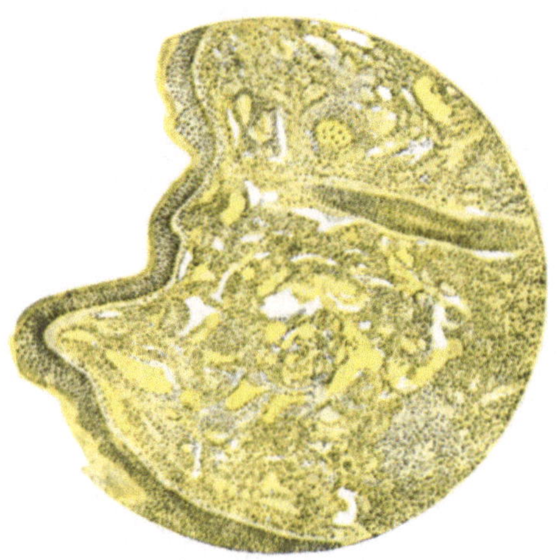

Abb. 101. Kavernom der Leber. (Färbung auf elastische Fasern.)   Abb. 102. Angiom der Haut.
(Herxheimer, Henke-Lubarsch Handbuch Bd. 5.)

sich Teleangiektasien hie und da im Fettgewebe (der Subkutis, auch dem der Orbita), im Knochenmark, im Gehirn usw. Eine teleangiektatische Gefäßentwicklung ist ferner manchmal im Stroma anderer Geschwülste, in Sarkomen, Lipomen, Fibromen usw. zu bemerken. Fallen die Bluträume beim Anschneiden unter Austreten des Blutes zusammen, so kann mikroskopisch das Bild der Teleangiektasie schwerer erkennbar sein.

b) Das **kavernöse Angiom** [sog. Kavernom (Abb. 101)] besteht aus dicht aneinander liegenden, vielfach miteinander sich verbindenden Bluträumen, die durch bindegewebige, mit einem Endothel bekleidete Scheidewände getrennt sind. Sie bilden dunkelblau-rote, rundliche oder keilförmige, scharf abgesetzte und auf der Schnittfläche maschig aussehende Einlagerungen, welche beim Einschneiden, infolge des Ausfließens des Blutes, stark zusammenfallen. Zu den Naevi vasculosi der Haut (s. o.) gehören auch Formen, welche einen kavernösen Bau aufweisen. Auch in der Zunge, Lippe, Wange finden sie sich. Außerdem kommen Kavernome sehr häufig in der Leber, seltener in Milz, Nieren, Knochen, dem subkutanen Fettgewebe und dem der Orbita, endlich im Gehirn vor. Auch sie stellen einen geschlossenen Gefäßbezirk dar und sind ebenfalls auf angeborene Anomalien umschriebener Bezirke zurückzuführen; ein Teil von ihnen kommt dementsprechend häufig schon angeboren vor. Doch kommen unter Umständen noch Wucherungserscheinungen dazu. In der Leber handelt es sich wohl um primäre örtliche Störungen in der Lebergewebsanlage und um sekundäre Überentwicklung des Gefäßsystems an solchen Stellen. Dementsprechend kommen in diesen Angiomen häufig zunächst verkümmerte Leberbalkenreste vor, welch später einer Druckatrophie, durch die mit Blut strotzend gefüllten Bluträume veranlaßt, ganz zum Opfer fallen. Dann treten häufiger in den Bluträumen Thromben auf, die organisiert werden; so weicht das Bild des Kavernoms dem eines „Fibroms".

Zeigt das Endothel der Gefäße in Angiomen eine starke Wucherung, so entstehen Formen, welche als Endotheliome aufzufassen sind (s. u.). Weit häufiger wird das der Gefäßwand angehörige bzw. zwischen den Gefäßen gelegene Bindegewebe sehr zellreich; man spricht dann, da solche Geschwülste an der Grenze der bösartigen stehen, von Angiosarkomen.

Als eigene Form des Angioms wurde noch eine solche beschrieben, bei der Bindegewebe in Form von Kolben in die Gefäße des Angioms eindringt, also ein intrakanalikuläres Wachstum, ähnlich dem der Mammafibroadenome

(s. später), vorliegt. Gewisse als Angioneuromyome bezeichnete Geschwülste gehen von den von Masson beschriebenen „neuromyoarteriellen Glomus" aus. Dieser stellt die Wand einer kleinen Arterie mit Ausbildung eines neuromuskulären Systems in ihr dar und findet sich in der Haut, am zahlreichsten an den Enden der Finger und Zehen; nach Masson dient der Glomus der Regulierung der örtlichen Temperatur und des örtlichen Blutdruckes. Von solchem Glomus ausgehende seltene Geschwülste, sehr schmerzhaft, aber langsam wachsend und immer gutartig, fast stets in der Haut der Gliedmaßen sitzend, etwa erbsengroß, stets scharf abgesetzt, mit bindegewebiger Kapsel, bestehen aus zahlreichen Gefäßen und in deren Wand wie im bindegewebigen Gerüst aus glatten Muskelfasern, marklosen Nervenfasern und als Vorstufen der glatten Muskelfasern angesprochenen Epitheloidzellen.

2. Das **Lymphangiom** entspricht ganz dem Hämangiom, mit dem es auch öfters zusammen auftritt. Es kann sich auch mit Lipom verbinden. Die Lymphangiome — gutartige Geschwülste — treten in verschiedenen Formen auf und stehen auch Entwicklungsstörungen sehr nahe.

Lymphgefäßerweiterung, wie sie den teleangiektatischen Angiomen entspricht, vielleicht auch Wucherung, liegt meist den als Makroglossie bzw. Makrocheilie bezeichneten, angeborenen Vergrößerungen der Zunge bzw. der Lippen zugrunde. Manchmal findet man in letzteren auch zystenartige oder kavernöse Erweiterung der Lymphspalten. Umschriebene, kleine, in der Kutis gelegene Lymphangiome bilden einen Teil der sog. weichen Warzen (s. II. Teil, Kap. X). Hierbei sind öfters die Endothelien zu soliden Haufen gewuchert, Lymphangioma hypertrophicum. Außerdem kommen der Elephantiasis zugehörige, weiche Anschwellungen der Haut vor, die auf Lymphangiektasie beruhen, und zwar besonders an den Schamlippen, den Oberschenkeln, dem Skrotum. Meist sind die auf angeborene Erweiterungen der Lymphgefäße, oft auf Lymphstauungen zurückzuführen (vgl. S. 43), gehören also nicht zu den Geschwülsten. Endlich können sich durch hochgradige Erweiterung aus Lymphangiomen sog. **Zystenhygrome** bilden, welche fächerig abgeteilte oder einfache, mit klarem serösem, oder milchig trübem, Gewebszerfallsmassen und Cholesterin enthaltenden Inhalt gefüllte Hohlräume aufweisen, die mit Endothel ausgekleidet sind. Die angeborenen Zystenhygrome finden sich besonders am Hals.

3. Geschwülste des Muskelgewebes.

1. Das **Leiomyom** (Myoma laevicellulare), gewöhnlich kurzweg **Myom** genannt, ist aus glatten Muskelfasern zusammengesetzt und bildet scharf abgesetzte, ziemlich derbe, den Fibromen nicht unähnliche Geschwülste, die häufig gelappt sind und von der Umgebung meist durch eine bindegewebige Kapsel abgeschlossen werden. Sie zeigen eine trockene, graurote oder weißlichrote Schnittfläche, auf welcher die Zusammensetzung aus sich durchflechtenden Muskelbündeln leicht erkennbar ist. Mikroskopisch sind sie von den Fibromen in der Regel ziemlich gut zu unterscheiden: statt der einzeln und unregelmäßig verlaufenden Bindegewebsfasern der letzteren sieht man beim Myom innerhalb der Muskelbündel eine sehr regelmäßige Anordnung der Muskelfasern mit langen, stäbchenförmigen, ziemlich gleichgerichtet und in regelmäßigen Abständen liegenden Kernen. Die Kerne des Myoms sind länger und regelmäßiger angeordnet als beim Fibrom. Besonders bezeichnende Bilder geben die an jedem Schnitt durch ein Myom hervortretenden Querschnitte von Muskelbündeln, an denen man die einzelnen Fasern als polygonale, aneinanderliegende Felder erkennt, in welchen die stäbchenförmigen Kerne, da sie ja quer durchschnitten sind, als kleine runde Zellkerne erscheinen (Abb. 103). Da sie an den nebeneinander liegenden Muskelfasern nicht in der gleichen Höhe liegen, so ist auf den Querschnitten der Bündel nicht in jeder Faser ein Kern sichtbar. Vorzugsweise treten Myome an der Gebärmutter (oft in der Mehrzahl) und ihren Anhangsgebilden, besonders den Bändern, sowie in der Prostata, dem Harnleiter, der Harnblase, dem Hodensack, im Magen und Darm, in den Eierstöcken und der Brustdrüse, selten in der Haut (multipel) auf.

Neben den Muskelfasern findet sich im Myom immer etwas gefäßtragendes bindegewebiges Stroma; ist das Bindegewebe sehr reichlich entwickelt, so daß es in selbständiger Weise an der Zusammensetzung des Gewächses teilnimmt, so entsteht ein Fibromyom. Meist aber handelt es sich nicht um ein eigentliches Fibromyom, sondern es liegt ein Myom vor, welches fibröse Einlagerungen aufweist, die im Anschluß an die in diesen Geschwülsten häufig vorkommenden Entartungen des Muskelgewebes oder auch umschriebene Nekrosen zustande gekommen sind, also narbigen Bildungen entsprechen; außerdem kommt in Myomen hyaline Umwandlung, Erweichung und Höhlenbildung, Verkalkung und Verknöcherung vor. Die regressiven Metamorphosen sind auf schlechte Ernährung infolge ungenügender Gefäßversorgung der Myome zu beziehen.

Die Myome der Gebärmutter zeigen verhältnismäßig häufig — seltener die anderer Standorte — Drüsenschläuche eingelagert, welche von der Gebärmutterschleimhaut herstammen. Genaueres über diese Adeno-Myome s. unter „weibliche Geschlechtsorgane".

Ihrer großen Mehrzahl nach sind die Myome gutartige Geschwülste, doch kommt es vor, daß sie bösartiges Gepräge annehmen; in den meisten Fällen ist damit ein Übergang in einen sarkomatösen Bau verbunden: neben typischen Muskelfasern findet man dann spindelige Zellen: myoblastisches Sarkom (Myosarkom). Es findet sich besonders in der Gebärmutter, dem Magendarmkanal, den Eierstöcken und der Harnblase.   In ganz seltenen Fällen können auch einfache Myome Tochtergeschwülste bilden (sog. maligne Myome).

2. Das **Rhabdomyom** (Myoma strio-cellulare). Als Rhabdomyom bezeichnet man Geschwülste mit neugebildeten quergestreiften Muskelfasern; jedoch finden sich die letzteren nie sämtlich in vollkommener Ausbildung vor, sondern zeigen mindestens zum großen Teil das Aussehen embryonaler, noch in der Entwicklung begriffener Muskelfasern; neben mehr oder weniger deutlich quergestreiften, breiteren oder längeren, bandartigen Gebilden findet man Fasern ohne Querstreifung, daneben lange und kurze Spindeln, rundliche Formen usw., kurz alle Übergänge von Zellen zu Muskelfasern, wie im embryonalen Muskelgewebe; durch die hierdurch entstehenden mannigfachen Bilder erhält die ganze Geschwulst einen sarkomähnlichen Bau.   Es liegen in der Tat auch zumeist myoblastische Sarkome (Myosarkome) vor. Am reinsten kommen Rhabdomyome am Herzen, im Hoden und in der Augenhöhle vor; übrigens sind sie sehr seltene Befunde.   Etwas häufiger findet man quergestreifte Muskelfasern als Bestandteil verschiedener Mischgeschwülste in der Niere, dem Hoden, der Harnblase usw.   Über diese Formen s. u.

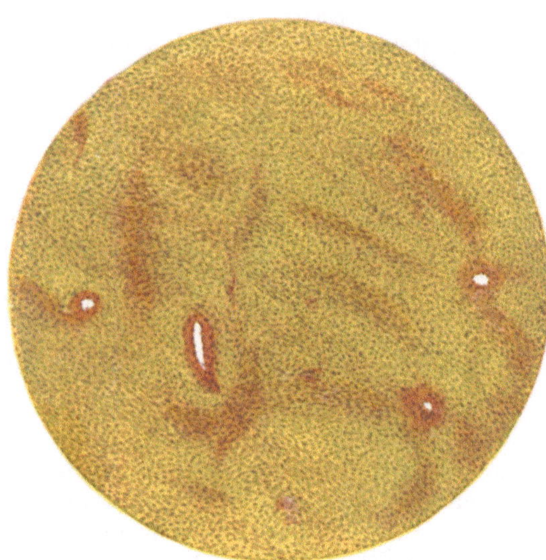

Abb. 103. Myom der Gebärmutter.

Neuerdings sind auch aus Vorstufen quergestreifter Muskelfasern bestehende Myoblastenmyome (Abrikossoff) beschrieben worden. Sie finden sich am häufigsten in der Muskulatur der Zunge, auch im Zusammenhang mit Körpermuskulatur, aber auch in der Haut, Brustdrüse, Speiseröhre usw.   Ein Teil von ihnen ist angeboren, besonders am Kiefer vorkommende entsprechende Geschwülste und sie werden mit Entwicklungsstörungen in Zusammenhang gebracht (in der Haut vielleicht mit solchen der Hautmuskelplatte, Klinge). Diese Geschwülste sind fast stets gutartig.

B. Heterologe = unausgereifte Formen. Sarkome.

Man faßt hier in der Bezeichnung die heterologen Geschwülste, die von Bindesubstanzen, Blutgefäßen und Muskelgewebe stammen, zusammen und kann die Sarkome als Geschwülste dieser Gewebe, welche dauernd in einem Zustand unvollkommener Gewebsreife stehen bleiben, bezeichnen.   Zunächst zur Bindesubstanzgruppe gehören die Abkömmlinge des sog. Mesenchyms: gewöhnliches Bindegewebe in allen seinen Formen, Schleim- und Fettgewebe, lymphadenoides Gewebe, Knochenmark, Knorpel, Knochengewebe.   Alle diese Gewebe entstehen bei der embryonalen Entwicklung sowohl wie bei ihrer regenerativen Neubildung aus einem zunächst synzytialen bzw. zelligen Keimgewebe, welches erst später die verschiedenen Zwischenzellsubstanzen bildet und sich damit im gegebenen Falle durch Bildung von kollagenen Fasern zu gewöhnlichem Bindegewebe, durch Schleimbildung oder Fettaufnahme zu Schleimgewebe, bzw. zu Fettgewebe entwickelt, durch Bildung von Knochen als osteogenes Gewebe, durch Bildung von Knorpel als chondrogenes Gewebe erweist.   So zeigt auch das Sarkom in erster Linie einen großen Reichtum an Zellen verschiedener Form. Doch kann dies sehr unterschiedlich sein. Wie wir noch unten sehen werden, zeigen die Sarkome im allgemeinen in ihren unreifsten Formen größten Zellenreichtum, in denjenigen mit etwas größerer Ausreifung mehr Zwischensubstanzen, besonders kollagenes Bindegewebe.   Auch hat das Sarkom mit dem jungen Keimgewebe meist großen Reichtum an Blutgefäßen gemein. Namentlich in jungen Sarkomen schließen sich die wuchernden Zellen oft sehr deutlich an den Verlauf neugebildeter Gefäße an. Diese jungen Gefäße haben meist eine sehr dünne Wand, sie bestehen oft fast nur aus Endothelien, die somit unmittelbar an die Sarkomzellen angrenzen.   Gefäßreiche Sarkome als Angiosarkome zu bezeichnen ist aber nicht richtig.

Das äußere Verhalten der Sarkome zeigt je nach den einzelnen Formen große Verschiedenheiten; der Name Sarkom stammt von dem fleischähnlichen, d. h. den Wundgranulationen
gleichenden Aussehen („wildes Fleisch") mancher dieser Geschwülste. Gewisse Sarkome, besonders
sehr zellreiche Formen, sind so weich, daß sie beim Einschneiden förmlich zerfließen; andere haben
eine markige Beschaffenheit. Die Farbe ist infolge des Zellreichtums grau; doch erhalten durch die
oft überreichliche Entwicklung der Blutgefäße viele Sarkome einen roten Farbton; manche mit
besonders zahlreichen, oft sehr stark erweiterten Bluträumen durchsetzte Formen bilden dunkelrote,
sehr leicht blutende, schwammige Geschwülste („Blutschwämme"). In die Umgebung dringen
besonders die weichen Formen in infiltrierender Weise vor, so daß sie ohne scharfe Grenze
in sie übergehen. Dieser Eindruck kann noch dadurch vermehrt werden, daß am Rande eines
Sarkoms eine entzündliche Durchsetzung auftritt, deren Zellen sich mit den Sarkomzellen vermischen. Die zellärmeren Sarkome, die einen größeren Gehalt an Zwischensubstanz aufweisen,
zeigen ein derberes Gefüge, manchmal sogar eine sehr harte Beschaffenheit. Weiterhin kann
Einlagerung von Knorpel-, Knochen- oder Schleimgewebe
der Geschwulst ein besonderes Gepräge verleihen (s. u.).

Im allgemeinen sind die Sarkome also bösartige Geschwülste, doch bestehen zwischen den einzelnen Formen
erhebliche Verschiedenheiten. Während viele der weicheren,
zellreichen Sarkome den Krebsen an Bösartigkeit nichts nach-
geben, ja was rasches Wachstum und Zerstörungskraft anlangt
zu den bösartigsten Geschwülsten gehören, zeigen andere,
namentlich härtere Formen, ein weit langsameres Wachstum
und bleiben lange Zeit hindurch örtlich. Die Neigung der
Sarkome zu Rückfällen ist im allgemeinen eine sehr große,
diejenige zur Bildung von Tochtergeschwülsten dagegen
im allgemeinen geringer als bei krebsigen Neubildungen. Soweit Tochtergeschwülste von Sarkomen gebildet werden, geschieht dies vorwiegend auf dem Blutwege, im Gegensatz
zu den Krebsen, welche meist dem Lymphwege folgen; es ist
dies begreiflich, wenn man bedenkt, wie dünn in den meisten
Sarkomen die Gefäßwände sind und wie leicht infolgedessen

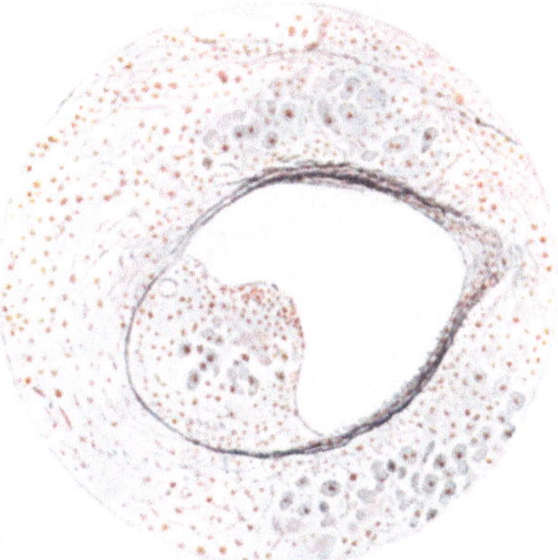

Abb. 104. Chondrosarkom in eine Vene
eingedrungen.

den Sarkomzellen Gelegenheit gegeben ist, in die Blutbahn einzubrechen; aber auch auf dem
Lymphwege können Tochtergeschwülste von Sarkomen zustande kommen. Bezüglich der Allgemeinwirkung auf den Körper unterscheidet sich das Sarkom insofern von dem Krebs, als
sich in der Regel zwar eine hochgradige Anämie, seltener aber als bei dem Krebs ein eigentliches
Geschwulstsiechtum ausbildet.

Sehr oft findet man in rasch wachsenden Sarkomen regressive Veränderungen. So kann die Zwischensubstanz schleimig entarten (wohl zu trennen von den echten Myxosarkomen); trotz der reichlichen Blutversorgung kommt es nicht selten zu anämischen Nekrosen und zur Bildung käsiger oder erweichender Herde, oft
auch zu Blutungen, welche durch Gefäßzerreißung oder Geschwürsbildung zustande kommen. Aus den Erweichungsherden und Blutungen können sich Erweichungszysten (S. 140) entwickeln. Erwähnt sei, daß sich in den
gewöhnlichen vom Bindegewebe ausgehenden Sarkomen Knorpel-, Knochen- usw. -gewebe entwickeln können.

Ihren Ausgangspunkt können Sarkome von allen Teilen des Körpers nehmen, da ja Bindesubstanzen überall vorhanden sind; als bevorzugte Ausgangspunkte sind besonders die Kutis
und Subkutis, die Faszien, das intermuskuläre Bindegewebe, das Zwischengewebe
der drüsigen Organe, das lymphatische Gewebe, endlich das Periost und Knochenmark
zu nennen.

Über die Ursachen und Entstehungsart der Sarkome ist wenig bekannt. Chronische Reize spielen
wohl zuweilen eine Rolle. Zusammenhang mit entwicklungsgeschichtlichen Anomalien ist manchmal
anzunehmen (vgl. genaueres unten).

Wie oben dargelegt, zeichnen sich die Sarkome durch unvollkommene Gewebsreife aus.
Nach dem verhältnismäßigen Grad von Reife, der immerhin erreicht werden kann, können wir eine
Einteilung vornehmen: Zunächst a) in ganz unreife Formen. Hier finden sich, wie in jungem
Keimgewebe bzw. Granulationsgewebe, kleinere und größere rundliche Zellen, spindelige und
sternförmige Zellen, oft auch synzytiale Formen und Riesenzellen. Dabei ist, ebenfalls wie in den
jüngsten Stadien der Bindegewebsentwicklung, die Zwischensubstanz äußerst spärlich, so daß
man bloß da und dort einzelne Fäserchen zwischen den Zellen hinziehen sieht. Sodann b) in Formen

mit etwas vorgeschrittener Gewebsreife. Hier treten mehr oder weniger ausgebildete Zwischensubstanzen neben dem zelligen Anteil stärker hervor, und zwar entspricht die gebildete Zwischenzellsubstanz zumeist der Herstammung des Sarkoms. Von gewöhnlichen Bindegewebszellen stammende Sarkome bilden also faserige kollagene Zwischensubstanz: Fibrosarkom, besser fibroblastisches Sarkom (richtiger wie „blastisch" wäre „plastisch" von plazo = bilden, doch ist blastisch üblicher); liegen hier knorpelbildende, meist auch von solchem stammende Sarkome vor, so entsprechen die Sarkomzellen Knorpelzellen: Chondrosarkom, besser chondroblastisches Sarkom; entsteht Knochen, meist auch dem Ausgangspunkt wieder entsprechend, so besteht das Sarkom aus Osteoblasten, die Knochensubstanz bilden: Osteosarkom, besser osteoblastisches Sarkom. Und ebenso liegt es mit den lipo- bzw. myxoblastischen Sarkomen. Aber auch die Gefäße, Muskulatur usw. bildenden Sarkome werden hier angereiht (s. u.).

Die einzelnen Formen der Sarkome.

a) Sarkome mit ganz unvollkommener Gewebsreife. Als solche betrachten wir also die Formen, welche nur aus einem dauernd wuchernden Keimgewebe ohne bestimmtes Gewebsgepräge bestehen;

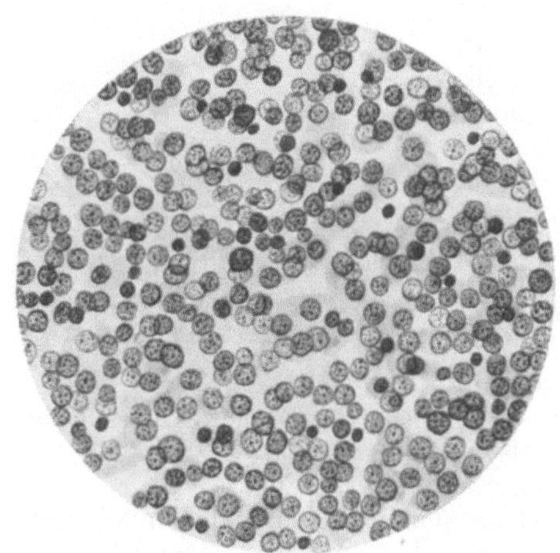

Abb. 105. Rundzellensarkom.

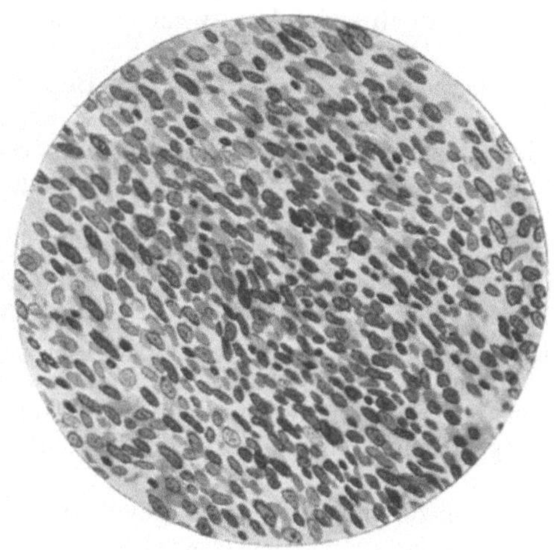

Abb. 106. Spindelzellensarkom.

sie können von sämtlichen Arten der Bindesubstanzen ausgehen. Je nach der Zellform, welche im einzelnen Falle vorherrscht, unterscheidet man Rundzellensarkome, Spindelzellensarkome, Riesenzellensarkome, doch sind vielfach die verschiedensten Zellformen miteinander gemischt (gemischtzellige Sarkome).

1. Von den **Rundzellensarkomen** (Sarcoma globocellulare) bestehen die kleinzelligen, ähnlich wie einfaches Granulationsgewebe, aus kleinen rundlichen Zellen mit spärlichem Zelleib (Abb. 105), welcher aber oft so hinfällig ist, daß man in Abstrichpräparaten fast nur freie Kerne neben körnigen Zerfallsmassen und Fetttropfen vorfindet. Als Zwischensubstanz findet man meist nur eine spärliche Menge formloser oder körniger Masse und hie und da vereinzelte feine Fasern, welche als Andeutung eines Gerüstes zu betrachten sind. Diese kleinzelligen Sarkome sind meist besonders bösartig mit sehr schnellem und äußerst zerstörendem Wachstum. Doch ist ihre Abgrenzung gegenüber Lymphosarkomen (s. u.) oft sehr schwierig, zuweilen nicht möglich. Ein großer Teil der kleinzelligen Sarkome gehört zu letzteren.

Nicht ganz so bösartig sind im allgemeinen die sog. großzelligen Rundzellensarkome, welche aus größeren, „epitheloid" ausgebildeten rundlichen Zellen zusammengesetzt sind. In diesen Sarkomformen findet sich öfter ein deutlicheres, bindegewebiges Gerüst, in dessen Maschen die Rundzellen eingelagert sind (vgl. auch unten über „Alveolärsarkome").

2. Bei dem **Spindelzellensarkom** (Sarcoma fusicellulare) kann man ebenfalls kleinzellige und großzellige Formen unterscheiden. Das kleinzellige Spindelzellensarkom besteht der Hauptsache nach aus schmalen, spindeligen, mit endständigen Fortsätzen und einem ovalen Kern versehenen Zellen (Abb. 106), welche sich zu dickeren und feineren Bündeln zusammenordnen;

da diese Bündel in unregelmäßiger Weise durcheinander ziehen, trifft man immer einige auch auf dem Querschnitt, wo sie dann Rundzellen vortäuschen. Im allgemeinen sind die kleinzelligen Formen dieser Art verhältnismäßig gutartig, doch kommen Rückfälle auch bei ihnen nicht selten vor. Bösartiger sind die großzelligen Spindelsarkome, in denen übrigens neben spindeligen Zellen vielfach auch rundliche und unregelmäßige, darunter auch sternförmige, mit zahlreichen Ausläufern versehene Zellen auftreten.

3. Das **Riesenzellensarkom** (Sarcoma gigantocellulare) besteht nie ausschließlich aus Riesenzellen, sondern zeigt diese immer nur in größerer oder geringerer Zahl zwischen andere Zellformen, meist Spindelzellen, eingestreut (Abb. 108). Die Riesenzellen selbst sind gewöhnlich sehr groß und zeigen zahlreiche Kerne, besonders in der Mitte des Zelleibes gehäuft, entsprechen also dem sog. Osteoklastentypus der Riesenzellen. Auch die Form des Zellkörpers ist sehr unregelmäßig; oft ist er mit feineren und gröberen Ausläufern versehen. Die Riesenzellensarkome gehen häufig vom Periost oder Knochenmark aus.

Die am Kiefer sitzende, stets gutartige Epulis und gutartige „Riesenzellensarkome" anderer Knochen (Wirbel) stellen offenbar gar keine Sarkome dar, sondern gehören in das Gebiet reaktiver Wucherungen bzw. stellen sog. „Resorptionsgeschwülste" dar; sie sind somit den sog. „braunen Geschwülsten" der Osteodystrophia fibrosa an die Seite zu stellen und gehören in den großen Formenkreis dieser Erkrankungsgruppe (s. unter Knochen). Morphologisch können die Bilder einem Riesenzellensarkom völlig gleichen. Es scheint sich bei der Epulis um ein auf der undifferenzierten Stufe eines Netzsynzytiums stehen gebliebenes mesenchymales Gefäßgewebe zu handeln, in dem die Riesenzellen Gefäßabortivsprossen entsprechen, und in dem sich nachher fibrilläres Bindegewebe entwickeln kann.

Die bisher aufgezählten Sarkomformen können von den verschiedensten bindegewebigen Teilen ausgehen: als bevorzugte Ursprungsstellen sind schon bei einigen derselben das Knochenmark und das Periost genannt. In ersterem finden sich häufiger Rundzellen-, von letzterem gehen häufig Spindelzellensarkome aus, doch kommen beide an beiden Orten vor, ebenso Riesenzellensarkome.

b) Weiter entwickelte Sarkome. Wir rechnen zu diesen alle jene Formen, bei welchen die Ausreifung, wenn auch noch unvollkommen, doch so weit vorgeschritten ist, daß das Gepräge bestimmter Arten der Bindesubstanzgruppe in ihnen erkennbar ist, indem vor allem mehr kennzeichnende Zwischensubstanz ausgebildet wird.

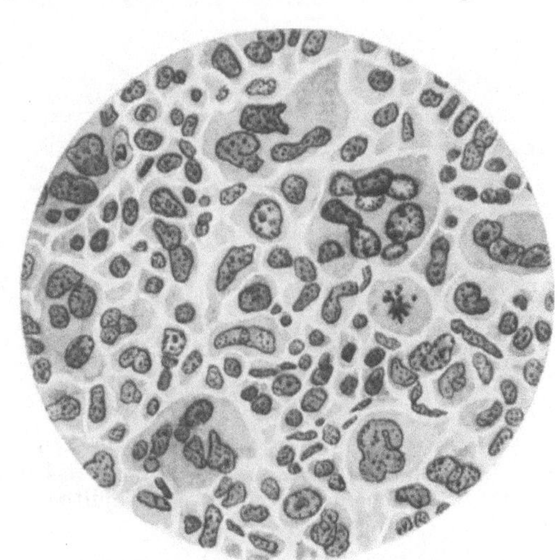

Abb. 107. Polymorphzelliges primäres Sarkom der Leber mit zahlreichen Riesenzellen.
(Nach Herxheimer.)

Auf diese Weise kommen eine Reihe von Geschwülsten zustande, von denen jede einzelne einer entsprechenden wirklich ausgereiften homologen Form, also z. B. dem Fibrom, Myxom usw. als verhältnismäßig unausgereifte = heterologe Form gegenüberzustellen ist, indem hier durch den Zellreichtum eine mehr heterologe, d. h. vom Mutterboden mehr abweichende, Form, eben also ein Sarkom, zustande kommt. Wir sprechen dann (s. o.) besser als von Fibrosarkom, Myxosarkom, Chondrosarkom von fibroblastischem, myxoblastischem, chondroblastischem Sarkom usw. Chondrosarkom z. B. könnte leicht als ein Gemisch aus Chondrom und Sarkom aufgefaßt werden; darum handelt es sich aber nicht, sondern um ein Sarkom, das Zwischenzellsubstanz von Knorpelart bildet.

1. **Die fibroblastischen Sarkome (Fibrosarkome)** bestehen aus spindeligen Zellen, zwischen welchen reichlicher bindegewebige, kollagene Fibrillen gebildet sind; es entspricht also gewissermaßen dem Übergang eines Granulationsgewebes zu faserigem Bindegewebe, welches aber in diesem Zustand stehen bleibt. Auch seinem äußeren Verhalten (derbe, trockene Konsistenz, meist grau-weißliche Farbe) und insbesondere seiner Bösartigkeit nach steht das Fibrosarkom in der Mitte zwischen einem Spindelzellensarkom und einem Fibrom. Seine hauptsächlichsten Ausgangspunkte stellen die Haut und Subkutis, die Faszien, das Periost (meist riesenzellenhaltige Fibrosarkome), die Sehnen und Bänder dar.

2. Bei den **myxoblastischen Sarkomen (Myxosarkomen)** handelt es sich nicht um die auch bei anderen Bindesubstanzgeschwülsten vorkommende schleimige Erweichung des Gewebes (S. 59), sondern um Bildung eines echten jugendlichen Schleimgewebes: dies besteht aus sehr zahlreichen, meist sternförmig verzweigten und mit langen Ausläufern versehenen Zellen, welche sich aus rundlichen Zellformen heraus entwickeln; zwischen

ihnen liegt eine schleimige Grundsubstanz, welche der Geschwulst schon für das bloße Auge ein gallertiges Aussehen verleiht und an Schnitten gehärteter Präparate in Form von fädigen Niederschlägen erscheint. Es sind rasch wachsende, nicht selten auch Tochterknoten setzende Geschwülste; sie gehen vom Bindegewebe verschiedener Sitze, auch vom Knochenmark aus.

3. Die **lipoblastischen Sarkome (Liposarkome)** bestehen (neben mehr indifferenten Zellen) aus Zellen, welche durch synthetische Bildung von Fett wenig weit differenzierten Fettzellen entsprechen. Sie sind sehr selten und verhältnismäßig gutartig.

4. Bei den **chondroblastischen Sarkomen (Chondrosarkomen)** werden in der im übrigen zelligen oder zellig-fibrösen Geschwulst von den Geschwulstparenchymzellen Inseln und Züge von Knorpelgewebe gebildet; in diesem können typische, in Hohlräume eingeschlossene, zum Teil von deutlichen Kapseln umgebene Knorpelzellen enthalten sein (Abb. 109). Solche Geschwülste gehen vom Knorpel, Periost oder Knochen aus, kommen aber auch heterotop an knorpelfreien Stellen vor, z.B. in der Parotis. Die Knorpelgrundsubstanz kann verkalken.

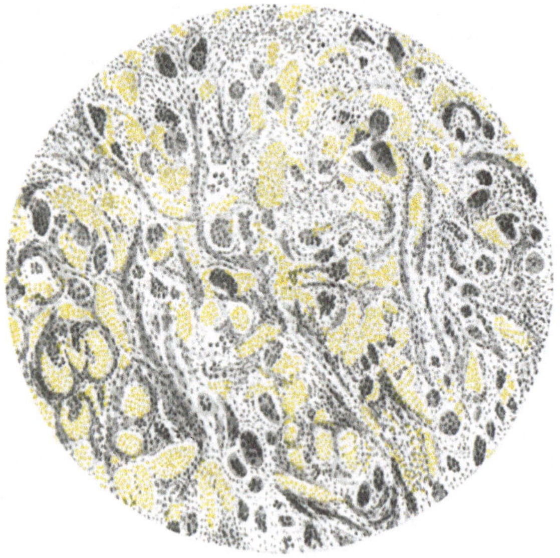

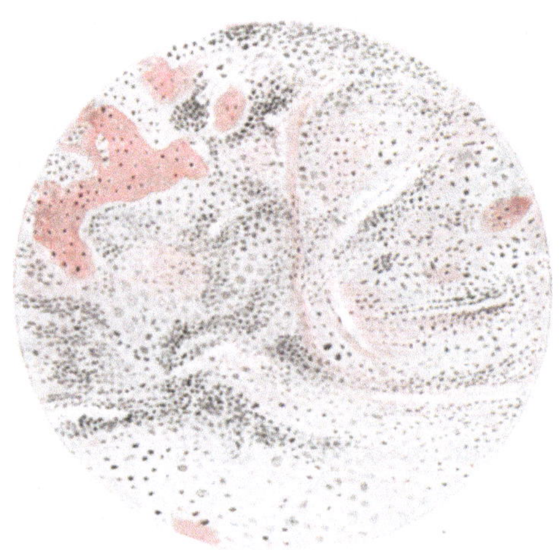

Abb. 108. Epulis, „Riesenzellensarkom" des Unterkiefers. Blut in den zahlreichen Kapillaren gelb.

Abb. 109. Chondroosteoblastisches Sarkom.

5. Wird von den Geschwulstzellen echte verkalkte Knochensubstanz mit Bildung zackiger, die Zellen einschließenden Höhlen hervorgebracht, so entstehen **osteoblastische Sarkome (Osteosarkome)**, öfters zusammen mit Chondrosarkom. Sie gehen zumeist vom Periost oder vom Knochenmark, besonders bei noch wachsenden jugendlichen Personen aus. An der Außenseite der jungen Knochenbalken findet man oft Reihen von Sarkomzellen, welche offenbar als Osteoblasten dienen und dem Balken noch weiteres Knochengewebe anlagern. Bestehen die Geschwülste fast nur aus Osteoblasten (sehr selten), so kann man die Geschwülste als Osteoblastom oder Osteoblastosarkom bezeichnen. Dann bilden die Osteoblasten wenig Knochen, sondern ordnen sich ganz adenomartig um Hohlräume an. Diese Geschwülste sind aber zu den Sarkomen zu rechnen, da sie aus Osteoblasten hervorgehen. Öfters als wie als selbständige Geschwülste finden sich so gebaute Stellen in Osteosarkomen.

Kommt es nur zur Entstehung einer homogenen osteoiden Substanz, jedoch ohne Einlagerung von Kalksalzen, wie sie als Übergangsstadium in der Entwicklung der Knochen auftritt, so bezeichnet man die Geschwulst als Osteoidsarkom (näheres über die Osteosarkome siehe II. Teil, Kap. VIII).

Nicht nur aus Bindesubstanzen entstehen so heterologe Geschwülste, d. h. Sarkome, sondern aus den ihnen nahestehenden Gefäß-, aus Muskelgeweben ent- bzw. bestehende heterologe Geschwülste werden auch als Sarkome bezeichnet und können daher hier mit aufgeführt werden.

6. Die **Angiosarkome** sind auch schon unter den Angiomen erwähnt. Es sind Geschwülste, welche aus neugebildeten Gefäßen bestehen, die aber morphologisch sehr zellreich (besonders Spindelzellen) sind und daher das Gepräge der Bösartigkeit tragen. Es ist der Bindegewebsanteil der Gefäße, von dem das Sarkom ausgeht. Zum großen Teil sind die früher sog. Endotheliome hierher zu rechnen, weil die wuchernden Zellen Bindegewebszellen, nicht Endothelien, sind.

7. Die **myoblastischen Sarkome (Myosarkome)** gehen meist vom Muskelgewebe, besonders der glatten Muskulatur (am häufigsten Gebärmutter), aus, bestehen zum großen Teil aus Spindelzellen, bilden aber auch neue Muskelfibrillen. Morphologisch stellen sie sich also als zellreiche Myome dar. Sie sind daher schon S. 155 bei diesen besprochen.

Ist in manchen Sarkomen das Geschwulstgewebe von Zügen eines stark entwickelten bindegewebigen Gerüstwerkes durchzogen, so daß Inseln von Sarkomgewebe voneinander abgegrenzt werden, so daß der Bau dem eines Krebses ähnlich wird (s. u.), so spricht man von **Alveolärsarkomen.** Doch handelt es sich hier zumeist nicht um Sarkome, sondern in der Tat um Karzinome. Über die sog. Melanosarkome s. weiter unten.

II. Geschwülste des Nervengewebes bzw. seiner Stützsubstanz.

Vom Nervensystem gehen eine Reihe von Geschwülsten aus, die unter sich sehr verschieden sind. Man pflegt sie zu den homologen und heterologen (Sarkomen) Geschwülsten der den Bindesubstanzen nahestehenden Gewebe zu stellen. Es hat sich aber einmal allmählich gezeigt, daß die eigentlichen Nervenfasern bei diesen Geschwülsten die kleinste Rolle spielen und sodann handelt es sich bei ihnen auch nur zu einem geringen Teil um solche, welche vom Bindegewebe der Nerven (Fibromata nervorum s. u.) ihren Ausgang nehmen, vielmehr kommen als Ausgangspunkt von eigentlichen nervösen Bestandteilen die Ganglienzellen, vor allem aber die Neuroglia des Zentralnervensystems und die Schwannschen Scheiden der peripheren Nerven in Betracht, also lauter Teile, die sich von der ektodermalen Anlage des Nervensystems ableiten. Wir besprechen daher diese Geschwülste des Nervengewebes und seiner Stützsubstanz am besten als Gruppe für sich.

1. Die **Ganglienzellen, gegebenenfalls auch Nervenfasern enthaltenden Geschwülste.** Als Neurome bezeichnet man Geschwülste, welche durch Neubildung von Nervenfasern zustande kommen; sie bestehen aus markhaltigen Fasern, N. myelinicum, oder marklosen, N. amyelinicum. Es sind aber reine derartige Neurome nicht bekannt, vielmehr geht die Neubildung von Ganglienzellen aus, es handelt sich also um **Ganglioneurome.** Sie sind sehr seltene Geschwülste, sitzen im Zentralnervensystem, zumeist aber im Sympathikusgebiet, namentlich in seinen Ganglien. Diese Geschwülste sind in der Regel gutartig, doch sind bösartige, Tochtergeschwülste setzende Formen bekannt, wobei die Zellen von jungen Ganglienzellen oder von Scheidenzellen (an den Ganglien den Schwannschen Zellen der peripheren Nerven entsprechend) stammen (letzteres nimmt Marchand für eine von ihm als „Neurozytoma" bezeichnete Geschwulst des Ganglion Gasseri an). Diese Geschwülste stellen also eigentlich neuroblastische Sarkome (Neurosarkome) dar.

Hierher gehören wohl auch bei Kindern in der Mittellinie des Kleinhirns sitzende als Medulloblastome (Wohlwill) beschriebene Geschwülste aus indifferenten, etwa runden Zellen, wohl Neurobasten, mit Bildung von Nervenfasern.

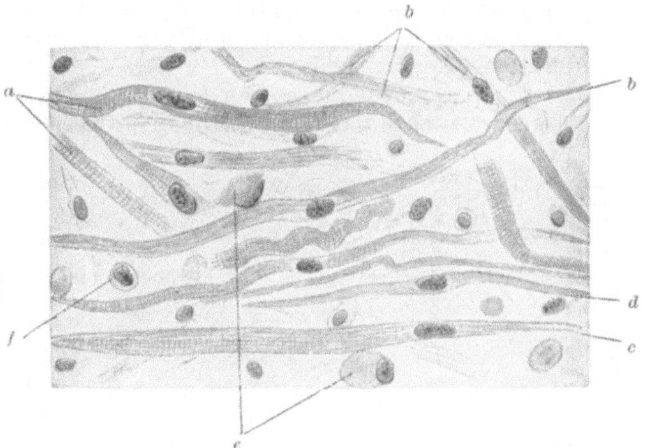

Abb. 110. Zellen aus einem Rhabdomyoma sarcomatodes (Uterus). Nach einem Präparat von Prof. v. Franqué.

(Nach Borst, l. c.)

a Quergestreifte Fasern, *b* längsgestreifte Fasern, *c* teils quer-, teils längsgestreifte Faser, *d* ungestreifte Faser, *e* quer- und schraggeschnittene Fasern, *f* Rundzelle.

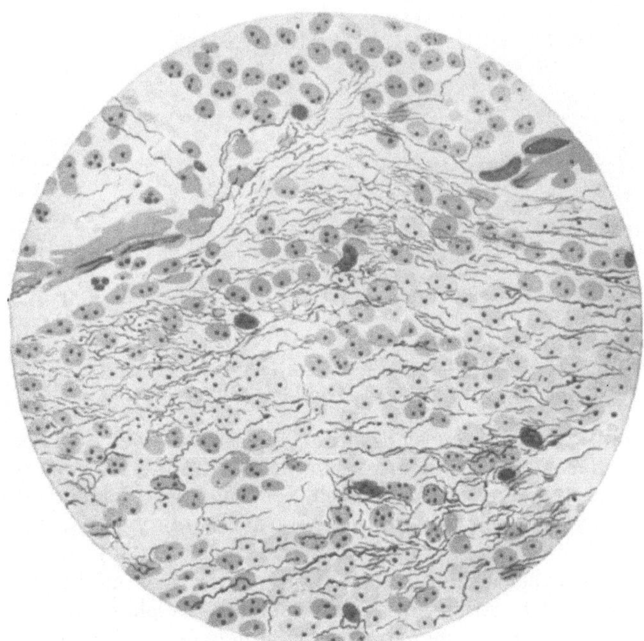

Abb. 111. Malignes Neuroblastom des sympathischen Nebennierenmarkes. Die Zellen sind Neuroblasten, die Fasern Nervenfibrillen.

(Nach Herxheimer, Zieglers Beitr. 1913, Bd. 57.)

Als **maligne Neuroblastome,** besser **Sympathogoniome,** können wir Geschwülste bezeichnen, bei welchen Vorstufen von Ganglienzellen, da sie sich fast nur im Sympathikusgebiet finden, sog.

Sympathikusbildungszellen, gewuchert sind. Sie zeigen diese Zellen ganz sarkomartig in großen Massen, daneben aber zahlreiche allerfeinste neugebildete marklose Nervenfasern (Abb. 111); hierbei bilden sich Rosettenformen aus (dadurch daß die Neuroblasten am Rande, helle feinfaserige Massen in der Mitte gelegen sind). Auch die Sympathogoniome finden sich zumeist im sympathischen Nebennierenmark, oft mit Tochterknoten in der Leber, zumeist angeboren und infolge hochgradigster Bösartigkeit schnell zum Tode führend. Auch Mischformen (Ganglioneuroblastome) kommen vor.

Die Sympathikusbildungszellen (Sympathogonien) lassen in den Paraganglien des Sympathikus, wozu auch das Nebennierenmark gehört, auch die typischen chrombraun färbbaren sog. chromaffinen Zellen entstehen. Aus ihnen können sog. **chromaffine Geschwülste,** auch **Paragangliome** genannt, entstehen, so in der Nebenniere, seltener im Sympathikusgrenzstrang oder in der Glandula carotica usw. In solchen Geschwülsten gelingt auch der Nachweis von Adrenalin, das ja der chromaffinen Substanz entspricht. Sie sind fast stets gutartig (ganz neuerdings wurde ein weniger ausgereiftes Paragangliom, das sich daher bösartig verhielt, beschrieben). Wir können die Neuroblastome (Sympathogoniome) als die unreifen und somit bösartigste Form den beiden ausgereiften Formen, den Ganglioneuromen einerseits, den chromaffinen Geschwülsten andererseits, die also in der Regel gutartig sind, gegenüberstellen. Alle diese Geschwülste gehen zuallermeist vom Sympathikusgebiet aus.

2. Die **Neurinome und Fibrome besonders der Recklinghausenschen Neurofibromatose.** Die sog. Neurofibrome sind keine echten Nervengeschwülste, sondern **Fibrome der Nerven** und daher besser Fibromata nervorum zu benennen; sie nehmen ihren Ausgang von dem Perineurium oder dem Endoneurium der Nerven. Es handelt sich hier aber nicht nur um Wucherung von Bindegewebe der Nerven, sondern zum großen Teil auch um Wucherungen eigentümlicher Art, offenbar auf die Bestandteile der Schwannschen Scheiden und entsprechende Zellen zu beziehen, sog. **Neurinome.** Vielleicht wuchern auch Endothelien der Lymphscheiden mit. Am

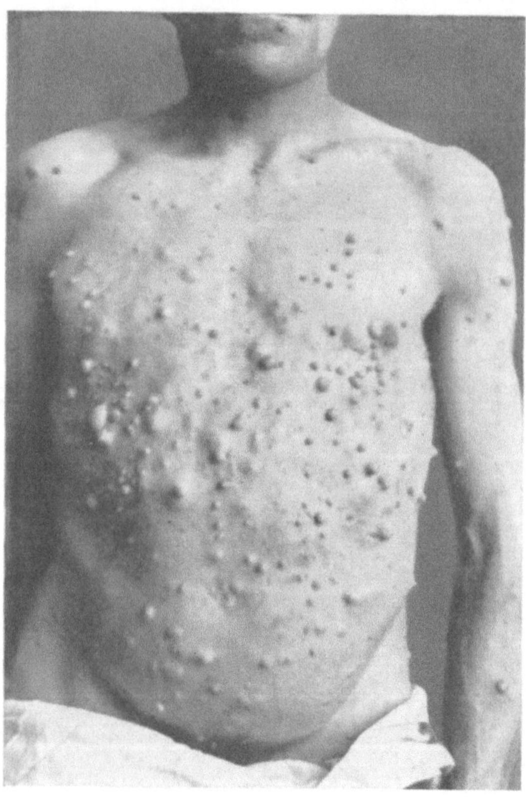

Abb. 112. Recklinghausensche Neufibromatose.
(Nach einer Aufnahme von Prof. Kleinschmidt.)

häufigsten finden sich diese Geschwülste bei der Recklinghausenschen Neurofibromatose in der Mehrzahl, oft in sehr großer Zahl. Hierbei treten rundliche oder spindelige Knoten den Ästen eines oder zahlreicher Nervengebiete folgend auf, zumeist an peripheren Nerven. Daneben finden sich Knoten der Haut, auch von den feinen Hautnerven ausgehend. Je nachdem kann der vom Bindegewebe stammende oder der von den Schwannschen Scheidenzellen abzuleitende Anteil überwiegen, oder letzterer auch fast allein vorhanden sein. Besonders pflegt dies an Geschwülsten des Sympathikusgebietes, welches oft stark mitbeteiligt ist, hervorzutreten. So entstehen auch in den inneren Organen (z. B. Darm) von den sympathischen Ganglien ausgehende multiple Geschwülste. Auch das Nebennierenmark kann beteiligt sein (chromaffine Geschwülste s. o.). Zugleich bestehen öfters Gliome in Gehirn und Rückenmark und sog. Endotheliome ihrer Häute. Offenbar handelt es sich um eine Systemerkrankung des Nervensystems auf Grund einer Entwicklungsstörung desselben. Geschwulstbildungen schließen sich dann an. Nicht selten ist die Erkrankung schon angeboren oder entwickelt sich in frühester Jugend; sie ist häufig familiär und die Anlage ererbt, besonders bei „degenerierten" Menschen. Daneben bestehen bei ihnen häufig Nävi an der Haut. Bemerkenswert ist, daß einzelne Fibrome bzw. Neurinome

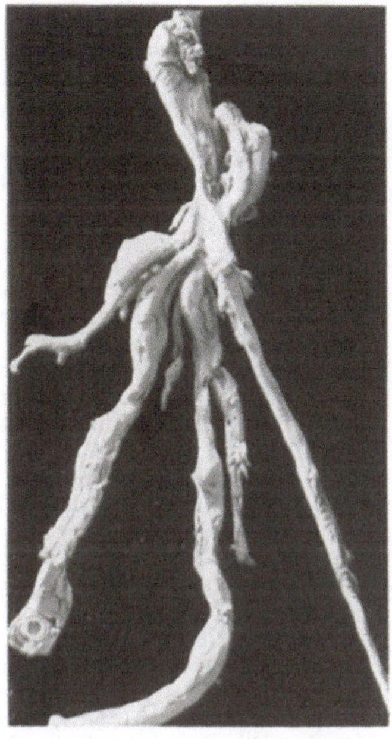

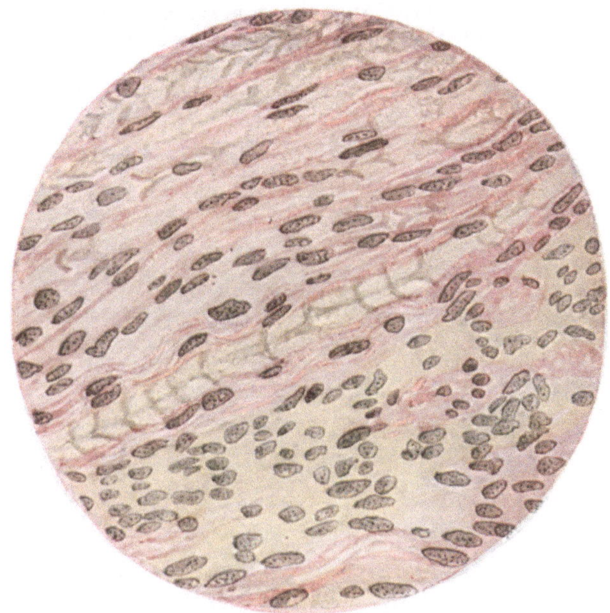

Abb. 113. Multiple Fibrome der Nerven bei Recklinghausenscher Neurofibromatose.

Abb. 114. Recklinghausensche Neurofibromatose an einem peripheren Nerven. Die Nervenfasern (braun gefärbt) zumeist zugrunde gegangen (sie zeigen Trichterformen), dazwischen stark gewuchertes Bindegewebe (rot gefärbt) und gewucherte (rechts, gelb gefärbte) Zellen der Schwannschen Scheiden.

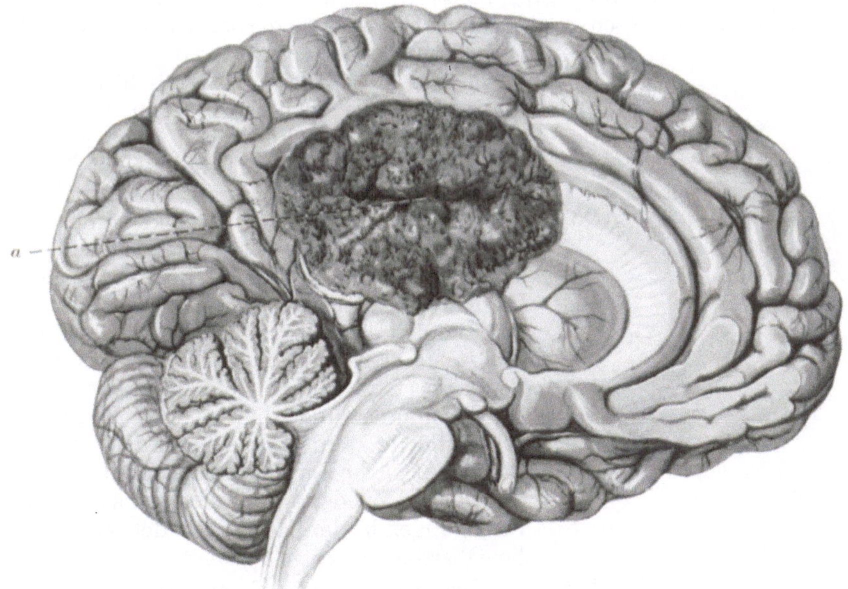

Abb. 115. Gliom des Gehirns (bei *a*).

(s. o.) der Recklinghausenschen Neurofibromatose in nicht ganz seltenen Fällen ein bösartiges Gepräge annehmen, d. h. sarkomartig, zellreich werden, mit Rückfällen und Tochtergeschwülsten (sog. Neurosarkome).

Ganz vereinzelt sind (an Darmabschnitten) Neurofibromatose und örtlicher Riesenwuchs zusammen beobachtet und gemeinsam auf Störung der embryonalen Anlage bezogen worden.

Die sog. Amputationsneurome, welche knollige Auftreibungen an den durchschnittenen Nervenstümpfen in Amputationsnarben bilden und auch sonst gelegentlich nach Verletzung von Nervenstämmen auftreten, sind keine echten Geschwülste, sondern verdanken ihre Entstehung einer superregenerativen Hyperplasie von Nervenfasern in dem Narbengewebe des Amputationsstumpfes, welche sich hier zu Knäueln entwickeln.

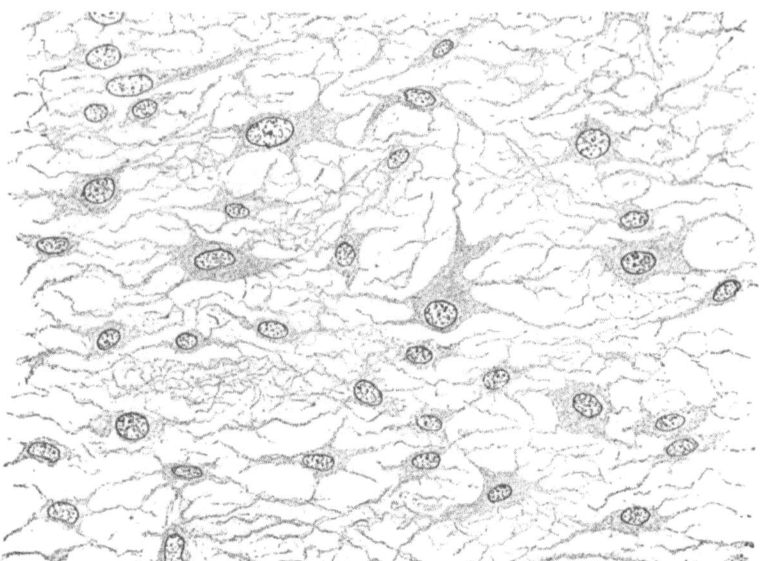

Abb. 116. Gliom mit sternförmig verzweigten Zellen (Astrozyten), deren Ausläufer einen Teil der Fasern bilden.

Bei dem sog. Rankenneurom (Angioma plexiforme) bilden verdickte, varikös aufgetriebene, verzweigte und miteinander verflochtene Nerven ein vielfach geschlängeltes Flechtwerk, so daß ein Bild entsteht, welches man der Form nach mit dem Rankenangiom (S. 154) vergleichen könnte. Auch die Rankenneurome finden sich vorzugsweise an Hautnerven. Sie bestehen auch zumeist aus Bindegewebe oder Schleimgewebe oder von den Scheidenzellen stammenden Bestandteilen. Sie gehören daher auch nicht zu den echten Nervengeschwülsten, sondern stellen Fibrome u. dgl. der Nerven dar. Nur ganz selten handelt es sich dabei um neugebildete Nervenfasern, also um ein echtes Neurom.

3. Das Gliom. Als Gliome bezeichnet man Geschwülste, welche durch Neubildung aus Neurogliagewebe hervorgehen. Sie bilden im Gehirn meist rundliche, im Rückenmark der Form desselben sich anpassende, öfters längliche Geschwülste; manchmal sind sie derber als das umgebende Nervengewebe, in anderen Fällen von sehr weicher, markiger Beschaffenheit, so daß sie förmlich über die Umgebung vorquellen. Die derberen Formen sind meist schärfer abgegrenzt, die weichen gehen ohne jede bestimmbare Grenze in das Nachbargewebe über. Neben den umschriebenen Formen gibt es auch ganz diffuse Gliome, welche sich über größere Strecken hin ausdehnen und als mehr oder weniger gleichmäßige Auftreibungen der ergriffenen Hirn- oder Rückenmarksteile erscheinen. In manchen Fällen ist die äußere Form letzterer so vollkommen erhalten, daß sich die Geschwulst fast nur dem tastenden Finger durch ihre das übrige Gewebe etwas übertreffende Härte bemerkbar macht, während die Zeichnung und die sonstige Beschaffenheit der Schnittfläche kaum etwas Besonderes erkennen lassen. Man nennt solche Formen auch Gliomatosen (s. II. Teil, Kap. VII). Wieder andere Formen springen als knotige Vorragungen in den Hohlraum der Ventrikel oder über die Oberfläche vor.

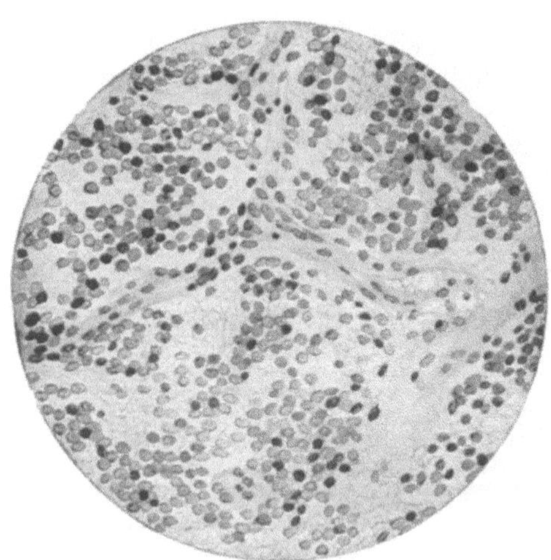

Abb. 117. Gliom des Gehirns.
Die Zellen sind indifferente Gliazellen, das feinfaserige Netzwerk besteht aus Gliafasern.

Die mikroskopische Untersuchung der Gliome ergibt im allgemeinen eine Zusammensetzung aus reichlichen Zellen und einer den Gliafasern entsprechenden Fasermasse, doch weist sie in den einzelnen Fällen ziemlich bedeutende Verschiedenheiten auf. Manche Formen zeigen sehr reichlich Fasern, sind aber doch der normalen Neuroglia gegenüber durch einen größeren Zellreichtum ausgezeichnet. Wie in der normalen Glia ziehen im allgemeinen die Fasern an den kleinen, rundlichen, nur mit einem kleinen Zelleib versehenen Zellen vorbei, doch finden sich auch sog. Spinnenzellen (Astrozyten) (Abb. 116), d. h. größere, sternförmige Zellen, welche oft zahlreiche feine, manchmal büschelförmig ausstrahlende Ausläufer in die Umgebung hineinsenden. In anderen Fällen tritt der faserige Anteil gegenüber den Zellen vollkommen zurück und ist nur noch in Form einzelner, hie und da zwischen den ersteren hinziehender, Fasern angedeutet;

dabei weisen die dann das Feld völlig beherrschenden Zellen oft auffallend große und unregelmäßige, zum Teil verästelte Formen auf, so daß die Geschwulst sich in ihrem Bau den Sarkomen nähert und, abgesehen von ihrer Herstammung, nicht mehr von den gewöhnlichen Sarkomen unterschieden werden kann. Man benannte diese Geschwülste daher zumeist früher Gliosarkome (bzw. glioblastische Sarkome). Doch ist der Ausdruck nicht richtig, da die Glia ektodermalen Ursprungs ist, die Sarkome aber aus den mesodermal abzuleitenden Bindesubstanzen bzw. ihnen nahestehenden Geweben entstehen. Man spricht daher am besten höchstens von Glioma sarcomatodes. Die Gliome neigen sehr zu Rückbildungsvorgängen, besonders als Folge des oft durch sie selbst gesteigerten Druckes in der Schädelhöhle.

Die Gliome sind an sich gutartige Geschwülste; sie wuchern seltener eigentlich zersetzend bzw. zerstörend und nur in ganz vereinzelten Fällen bilden sie Tochtergeschwülste. Doch wirken die Gliome in der Regel durch ihren Sitz — Gehirn, Rückenmark — schon gefahrdrohend.

Ihren Ausgang nehmen die Gliome von der grauen oder weißen Substanz des Gehirns oder des Rückenmarks, zum Teil auch von den Ependymzellen der Ventrikel und des Zentralkanals; auch im Nervus opticus sowie der Retina (s. dort) kommen ähnlich gebaute Geschwülste vor. Manche Gliome enthalten drüsenartige Einschlüsse, welche dem Ependym (bzw. Zentralkanalepithel) oder dem embryonalen mehrschichtigen Neuralrohrepithel entsprechen, oder von den Gliazellen selbst abzuleiten sind. Man spricht dann von Neuroepithelioma gliomatosum (oder von Spongioblastom). Das äußere Aussehen der Gliome wird oft dadurch beeinflußt, daß sich in ihnen teleangiektatische Erweiterungen der Blutgefäße ausbilden, aus denen auch größere Blutungen erfolgen können, welche sogar durch plötzliche Ausdehnung den Tod herbeizuführen imstande sind. Sehr häufig findet man ferner in Gliomen nekrotische Stellen, welche entweder ein zäh-derbes, käsiges Aussehen annehmen oder eine Erweichung und Verflüssigung erleiden und so zur Bildung von Zerfallshöhlen (besonders die sog. gliomatöse Syringomyelie im Rückenmark) führen. Auch in der Umgebung können Gliome Zerfallserscheinungen des nervösen Gewebes bewirken.

Gliome außerhalb der genannten normalen Standorte der Glia — also heterope Gliome — bilden sich höchst selten, doch sind sie, offenbar auf Grund von Entwicklungsstörungen, auch an Nase, Zunge, Nebenniere, an den Geschlechtsorganen usw. beobachtet worden.

III. Epitheliale Geschwülste.

A. Homologe = ausgereifte Formen.

1. Die fibro-epitheliale Oberflächengeschwulst (das Fibroepitheliom). An der äußeren Haut und den Schleimhäuten kommt eine Anzahl von Neubildungen vor, welche von den oberflächlichen Lagen der bindegewebigen Teile und dem sie deckenden Epithel, welche in einer gewissen gegenseitigen Abhängigkeit zusammenwuchern, ihren Ausgang nehmen und die Neigung zeigen, von der Oberfläche emporzuwachsen. Es kann bei diesen Formen, die man — soweit es sich hier überhaupt um Geschwülste handelt — passend als fibro-epitheliale Oberflächengeschwülste zusammenfaßt, der bindegewebige oder der epitheliale Anteil überwiegen, es besteht aber eine gewisse Ordnung in der gemeinsamen Wucherung beider. Die Geschwülste sind gutartig.

In diese Reihe — an der Grenze der Geschwülste und Mißbildungen stehend — gehört auch ein Teil der sog. Warzen; man versteht unter **Warze** oder **Verruca** umschriebene, meist kleine Vorwölbungen an der äußeren Haut, welche im übrigen eine verschiedene Beschaffenheit und Entstehungsart aufweisen können (II. Teil, Kap. X).

Bei den angeborenen sog. weichen Warzen, den **Naevi verrucosi**, besteht in dem Papillarkörper eine Verdickung, welche den Bau eines Fibroms oder Angioms oder Lymphangioms (s. o.) aufweist und oft nur von einer dünnen Epidermislage überkleidet wird. Es sind angeborene Mißbildungen.

Viele Warzen sind anders gebaut; sie weisen im Papillarkörper eine stärkere zellige Wucherung auf in Form eigentümlicher Nester und anastomosierender Stränge ziemlich großer Zellen; diese werden als „Nävuszellnester" bezeichnet und sind Abkömmlinge des Oberflächenepithels. Zum größten Teil liegen die Zellen unmittelbar nebeneinander, stellenweise finden sich Fasern oder schmale spindelige Zellen zwischen sie eingelagert. Häufig sind derartige Nävi pigmentiert, und man findet dann Melaninkörnchen (S. 75) vorzugsweise innerhalb der eben erwähnten Zellen; aus solchen Pigmentnävi können sehr bösartige melanotische Geschwülste hervorgehen (s. u.), doch sind sie an sich nicht als Geschwülste, sondern als Gewebsmißbildungen aufzufassen.

Bei den gewöhnlichen, **harten** (infektiösen) **Warzen** findet in der Regel eine stärkere Wucherung im Papillarkörper und im Epithel statt; zum Teil erscheinen die Papillen verbreitert, oft kolbenartig angeschwollen; liegen sie dabei dicht aneinander, so werden die zwischen ihnen bleibenden Spalten meist von der verdickten Epithelmasse ausgefüllt, und die Oberfläche der Warze erscheint eben oder nur leicht höckerig, oder — wenn die Papillen voneinander getrennt bleiben — unregelmäßig zerklüftet. Noch stärker ist die Wucherung der Papillen bei dem sog. Papillom (besser Fibroepithelioma papillare) (Abb. 118), bei welchem sie auch im Bild der Geschwulst schon für das bloße Auge mehr zum Ausdruck kommt; dabei zeigen die Papillen vorzugsweise ein Längenwachstum und verzweigen und verästeln sich zu zottigen, von verdicktem Epithel überzogenen

Fortsätzen, so daß die Oberfläche der kleinen Geschwulst ein pinselförmiges oder blumenkohlartiges Aussehen erhält. Das Plattenepithel zeigt bei diesen Vorgängen oft äußerst starke Verhornung der oberen Schichten.

Auf einem Schnitte durch die Geschwulst werden, auch wenn die Schnittrichtung senkrecht zur Oberfläche geführt ist, dennoch immer zahlreiche Papillen aus ihrem Zusammenhange mit der Unterlage abgetrennt werden, d. h. im Schnitt freiliegend erscheinen; und ebenso werden die sie bekleidenden Epithelbeläge vielfach von den Epithelien der übrigen Epidermis getrennt und können dann freigelegene Zapfen oder Nester vortäuschen. Von Wichtigkeit ist hierbei für die Unterscheidung von bösartigen Epithelgeschwülsten — Krebsen —, daß diese Epithelmassen nie unter die Höhe des Epithels hinabreichen und vor allem an ihrem äußeren Rand gegen das Bindegewebe scharf abgegrenzt sind, d. h. eine Schicht höherer Zellen (Palisadenschicht) aufweisen (vgl. unten bei Krebs, Differentialdiagnose).

Noch häufiger als an der äußeren Haut treten derartige Zottengewächse und Blumenkohl-

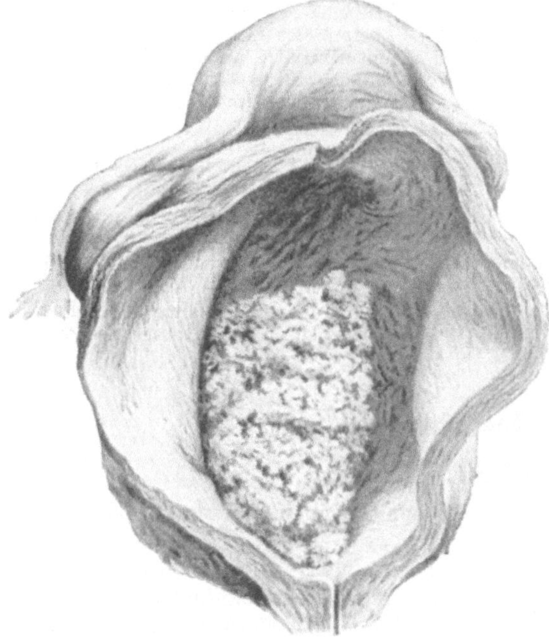

Abb. 118. Fibroepithelioma papillare (Papillom) der Harnblase.
(Aus Burkhardt-Polano, Untersuchungsmethoden und Erkrankungen der männlichen und weiblichen Harnorgane. Wiesbaden: Bergmann 1908.)

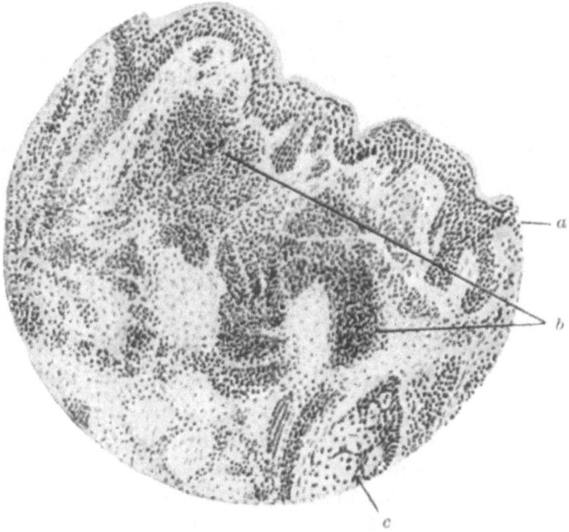

Abb. 119. Nävus. Bei *a* normale Epidermis. Bei *b* Nävuszellnester. Bei *c* eine Talgdrüse.

gewächse an Schleimhäuten, z. B. der des Magendarmkanals (besonders Mastdarm) oder der der Harnblase, auf, wo sie früher auch fälschlich als „Zottenkrebse" bezeichnet wurden; sie können allmählich ganz über die Schleimhautoberfläche hinaustreten, so daß sie nur noch durch einen dünnen, von der Submukosa gebildeten Stiel mit der Unterlage zusammenhängen. Derartige Bildungen kommen am Eierstock vom Oberflächen- (Keim-) Epithel ausgehend, an den Plexus chorioidei usw. vor.

Äußerlich weisen den Bau von Warzen und Papillomen auch viele Wucherungen auf, welche keine echten Geschwülste, sondern umschriebene Gewebsmißbildungen oder entzündliche Gewebsneubildungen darstellen (Kondylome, „Plaques muqueuses", s. unter „Syphilis" usw.); hierzu gehört auch ein Teil der eben erwähnten Papillome (Polypen). Auch die durch Lebewesen hervorgebrachten „Papillome" sind hier unterzubringen, so die durch Bilharzia (Chistosomum haematobium) in der Harnblase bewirkten (s. Kap. IX) oder die durch Kokzidien in den Gallengängen der Kaninchenleber erzeugten; endlich zeigen sich papilläre Wucherungen sehr häufig an der Oberfläche sowie in Hohlräumen mancher anderer Geschwülste.

2. Das Adenom. Die Adenome entstehen durch Wucherung von Drüsen, indem diese sich verlängern, verzweigen und ausbuchten, oft auch erweitern und in die Lichtung hinein papilläre Vorsprünge treiben, so daß ihre Form sich oft ziemlich erheblich von der der normalen Drüsen des Mutterbodens entfernt. Weichen die Formen der Drüsen also auch naturgemäß vom normalen Bau ab und entspricht ihr Sekret auch meist nicht völlig dem normalen, so bleibt doch stets das drüsige Gepräge als solches erhalten, indem die neugebildeten Drüsen eine deutliche Lichtung zeigen und einen regelmäßigen, meist einschichtigen, Epithelbelag behalten (Achtung vor Verwechslung mit durch Flachschnitt vorgetäuschter Mehrschichtigkeit; s. auch am Schlusse des Abschnittes: Krebs). Die Drüsen bleiben meist mehr unentwickelt bzw. entsprechen mehr den normalen Ausführungs-gängen, doch kommt auch eine Trennung in solche und sezernierendes Epithel vor. Da in allen Organen die Drüsen in ein bindegewebiges Gerüst eingelagert sind, so zeigt das Adenom von Anfang an auch einen bindegewebigen Anteil, ein sog. Stroma. Man unterscheidet nach dem Bau tubulöse und alveoläre Adenome. Ist das Bindegewebe stark vorherrschend, so spricht man auch von Fibroadenomen.

Adenome finden sich an der äußeren Haut, von Talgdrüsen (Adenoma sebaceum) oder Schweißdrüsen (Adenoma sudoriparum) ausgehend, sie entwickeln sich im subkutanen Gewebe und können bis Taubeneigröße und mehr erreichen. Sie sind selten. Dagegen sind Adenome an den Schleimhäuten sehr häufig und finden sich hier besonders im Magendarmkanal sowie an der Schleimhaut der Gebärmutter, wo an ihrer Oberfläche häufiger ein ortsfremdes Epithel (Plattenepithel) erscheint. Zum Teil treten sie in diesen Organen in Form flacher, sich wenig von der Umgebung absetzender Schleimhautwucherungen auf, teils bilden sie knotige, häufig polypöse,

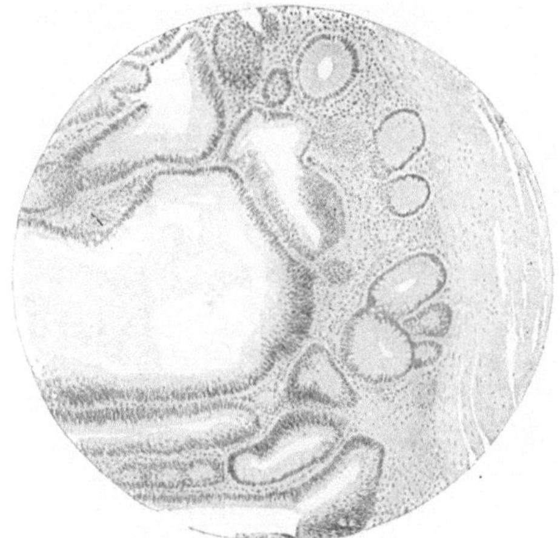

Abb. 120. Adenom des Darms.

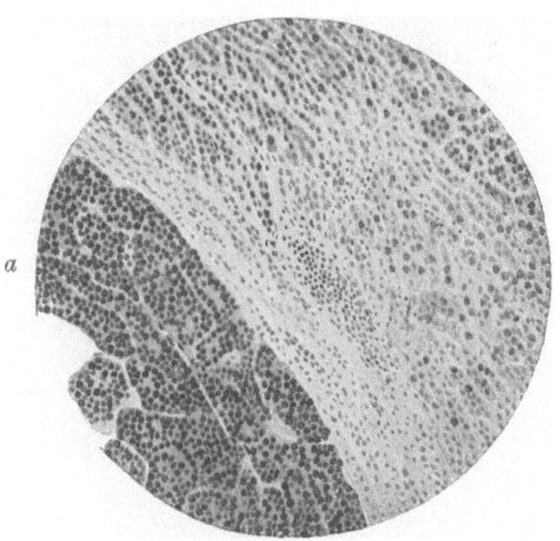

Abb. 121. Adenom der Leber (bei *a*). Die Leberzellen der Umgebung sind durch Druck abgeflacht.

d. h. gestielte Hervorragungen. Meistens besteht der Stiel dabei aus der Submukosa. In den großen drüsigen Organen des Körpers (Brustdrüse, Leber, von den Leberepithelien oder Gallen-gangsepithelien ausgehend, Niere, Nebenniere, Schilddrüse, Parotis, Hoden, Eierstock, Hypophyse) tritt das Adenom in Form von in sich abgeschlossenen knotigen Einlagerungen auf, die ebenfalls Abweichungen in Form und Ausdehnung der neugebildeten Drüsen aufweisen, wobei die physio-logische Art des azinösen oder tubulösen Baues oft völlig verwischt wird. Meist sind die Knoten scharf gegen die Umgebung abgesetzt und häufig durch eine besondere Schicht Bindegewebe abgekapselt. Die Sekretion der Epithelien bleibt in Adenomen vielfach erhalten, oft ist sie sogar eine sehr reichliche; indes weicht dann meist die Beschaffenheit des gebildeten Sekrets (s. o.) wesentlich von dem normalen Sekret der betreffenden Drüse ab und stellt in vielen Fällen eine rein schleimige Masse dar. Am bekanntesten sind die Adenome, noch häufiger Fibroadenome, der Brustdrüse. Man unterscheidet hier (wie auch sonst) ein interkanalikuläres und ein intrakanalikuläres (wenn das Bindegewebe nicht nur gegen die Drüsen, sondern in diese hinein-wächst) Wachstum. Funktion wie die übrige Brustdrüse üben diese Knoten nicht aus. Ähnlich verhalten sich die Adenome der Niere und Leber (siehe bei den betreffenden Organen). Auch die bei Akromegalie zu findende und diese bedingende Geschwulst der Hypophyse (siehe dort) ist meist ein Adenom.

Die Adenome sind an sich gutartige Gewächse, indem sie weder die Grenze des drüsenführenden Gewebes überschreiten, noch ein zerstörendes Wachstum zeigen, noch Tochtergeschwülste machen.

Fälle, in welchen die Drüsen in die Tiefe wuchern, die Muscularis mucosae durchbrechen und sich dann ausbreiten, oder in großen Drüsen in die Umgebung eindringend wachsen, auch Tochtergeschwülste bilden, ge-hören nicht zu den Adenomen. Die Art des Wachstums beweist, daß es sich hier um bösartige Geschwülste, d. h

Krebse, (s. u.) handelt. In der Regel ändert sich dabei auch die histologische Bauart der Geschwulst in dem Sinne, daß sie mehr und mehr den später noch näher zu schildernden Bau des Adeno-Karzinoms annimmt. In einzelnen Fällen aber fehlen diese histologischen Merkmale fast ganz, so daß Art des Wachstums und klinisches Verhalten auf Bösartigkeit hinweist, das histologische Gepräge aber ganz an Drüsen wie beim Adenom erinnert. Aber auch diese Formen gehören eben doch schon zu den Krebsen (man hat sie nicht sehr gut auch „maligne Adenome" genannt).

Auch den Adenomen liegen wohl vielfach angeborene Geschwulstkeime zugrunde. Am deutlichsten ist dies bei den auf ausgesprocheneren entwicklungsgeschichtlichen Irrungen beruhenden, wie solche im Hoden bei Hermaphroditismus vorkommen.

Wie den Fibroepitheliomen so stehen auch den Adenomen zahlreiche chronisch-entzündliche oder einfach hyperplastische Formen nahe.

Kystadenome. Manche Adenome mit starker Wucherung des Wandepithels und massenhafter Sekretion in die Drüsenlichtung hinein erfahren durch Stauung des Sekretes infolge Mangels an Ausführungsgängen eine sehr erhebliche zystische Erweiterung. Dabei wuchert meist auch das

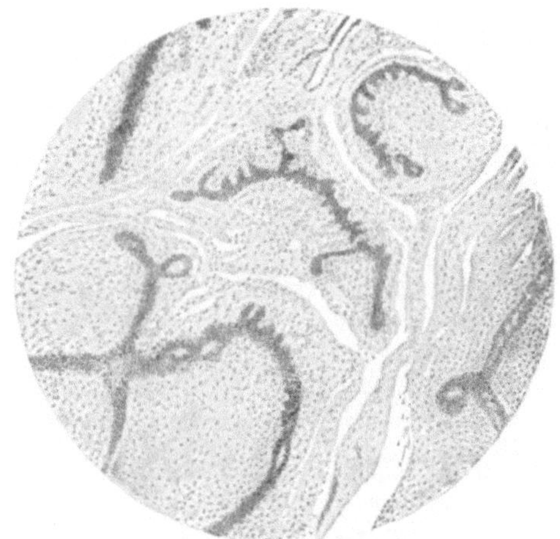

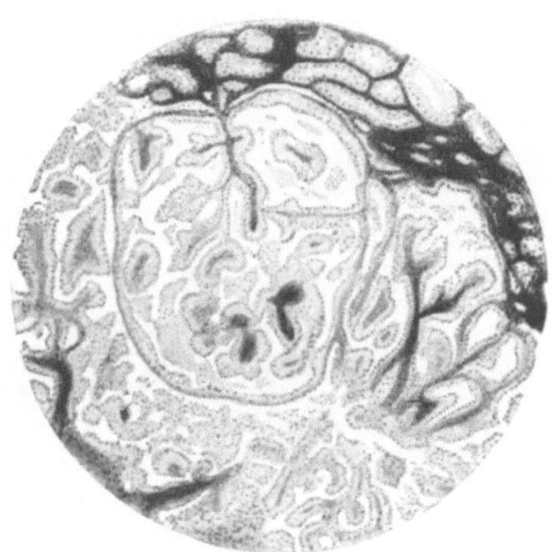

Abb. 122. Intrakanalikuläres Fibroadenom der Mamma.   Abb. 123. Papilläres Adenom der Niere.

Bindegewebe flächenhaft mit. Die so entstehenden Zysten gehören also zu den echten Geschwülsten (im Gegensatz zu anderen Zysten, siehe S. 141). Man spricht von Kystadenomen. Bei sehr starker Ausdehnung der Drüsen tritt das bindegewebige Gerüstwerk der Geschwulst in entsprechendem Maße zurück und bildet bei den höchsten Graden zystischer Umbildung fast nur noch breitere und schmälere, die einzelnen Zystenräume trennende Scheidewände. Indem auch diese schließlich vielfach durchbrochen werden, fließen die Zysten zu noch größeren Hohlräumen zusammen; oft findet man dann an ihrer Innenfläche vorspringende Leisten als Reste teilweise atrophierter Zwischenwände. Durch besonders starke Ausdehnung einzelner Hohlräume kommt es in solchen Geschwülsten oft zur Bildung einer oder weniger großer Hauptzysten, während das übrige, die zahlreichen kleineren Zysten enthaltende Gewebe wie als Wandschicht ersterer erscheint. Im ganzen stellen die Kystadenome kugelige, meist grobhöckerige, deutlich fluktuierende Geschwülste dar. Die eben beschriebenen Formen, welche auch als glanduläre Kystome bezeichnet werden, treten mit Vorliebe an den Eierstöcken auf. Oft erreichen sie eine besondere Größe und können durch Raumbeengung in der Bauchhöhle hochgradige Störungen hervorrufen. In ihren Zystenräumen enthalten sie eine gallert-schleimige oder kolloide, seltener dünnflüssige Absonderung, in welcher Paralbumin nachweisbar ist; die Menge der Flüssigkeit kann bis 40—50 kg betragen. An sich sind die glandulären Kystome gutartige Geschwülste, doch kommt es immerhin vor, daß einzelne Zystenräume platzen und aus den über die Bauchserosa zerstreuten Epithelien Implantationsmetastasen (s. S. 147) u. dgl. heranwachsen. Wuchern die Epithelien der zystischen Räume angreifend und bilden sie Tochtergewächse, so handelt es sich nicht mehr um Kystadenome, sondern um Krebse. Auch in der Brustdrüse sind Kystadenome häufiger.

Papilläre Adenome und **Kystadenome.** Viele Adenome und Kystadenome entwickeln in ihren Drüsen papilläre Vortreibungen der Wand, welche ähnlich wie die fibro-epithelialen

Wucherungen der äußeren Haut und der Schleimhäute von Epithel überkleidete, bindegewebige Sprossen darstellen (Abb. 123). Ganz besonders häufig und in sehr großen Mengen kommen derartige Papillen in manchen Kystadenomen vor, so daß sie die Hohlräume derselben oft dicht mit zottigen, blumenkohlartigen Massen ausfüllen — papilläre Kystadenome. Die Papillen können selbst die Wände der größeren Zysten durchbrechen, so daß sie an der Außenfläche der Geschwulst zum Vorschein kommen. Die ausgesprochenen papillären Kystome enthalten in der Regel einen dünn-flüssigen, serösen, seltener einen kolloiden oder dickgallertigen Inhalt. Sie finden sich auch besonders im Eierstock.

Gerade bei papillären Kystadenomen treten, wenn Zystenräume platzen oder eingerissen werden, durch Zerstreuung der Epithelien über die Serosa einfache Implantationsmetastasen auf (s. o.), aber die sich hieraus entwickelnden sekundären Knoten und papillentragenden Zysten dringen nicht selten auch in die Lymphbahnen und Blutgefäße der Subserosa ein und geben so zur Bildung weiterer Tochtergeschwülste in Lymphknoten, Lunge, Leber usw. Veranlassung. Derartige Geschwülste gehören also zu den bösartigen, d. h. zu den Krebsen (Adenokarzinomen s. dort). Vielfach tritt dabei auch in den primären Zysten wie auch in den Metastasen eine Umänderung des Baues der Geschwulst in den für Krebs kennzeichnenden Bau auf (s. u.).

Kurz erwähnt werden soll hier nur noch, daß ein Teil der zystischen Geschwülste noch in dem Abschnitte „Teratome" behandelt werden wird, sowie daß ein anderer Teil solcher Zysten keine eigentlichen Geschwülste, sondern lediglich Folgen von Entwicklungsstörungen darstellt, so in der Niere und Leber (s. bei den betreffenden Organen). Insbesondere die Zystennieren und Zystenlebern gehören zu den Mißbildungen, nicht zu den Geschwülsten.

B. Heterologe = unausgereifte Formen. Karzinom (Krebs).

Als Karzinom, Krebs, bezeichnet man eine bösartige Wucherung, bestehend aus einem bindegewebigen Gerüst und besonders Epithel, wobei letzteres bei seiner Wucherung

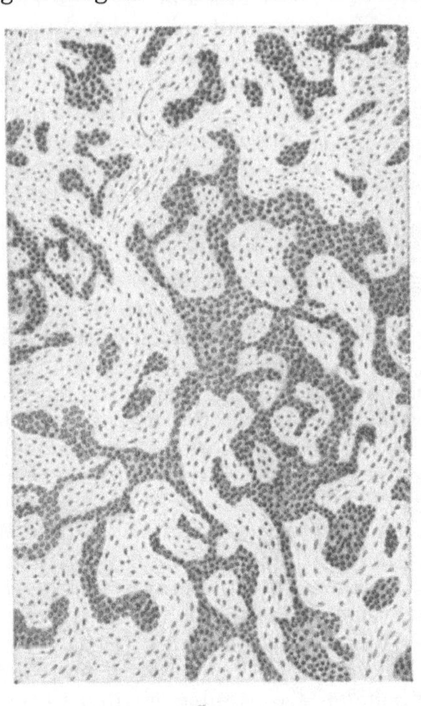
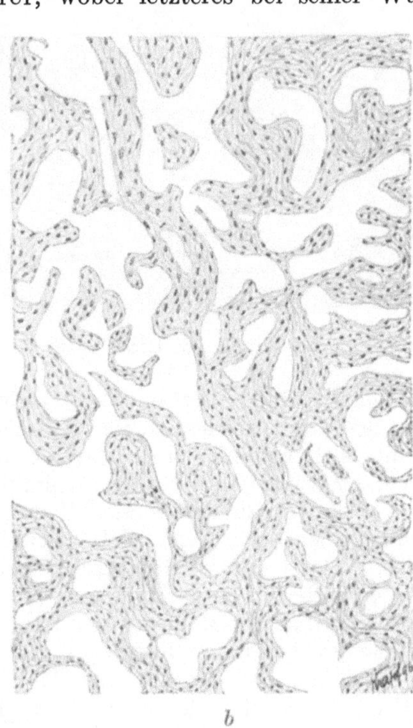

Abb. 124. (Vgl. Text.)

a Krebs der Haut, zwei Bestandteile zeigend; 1. Nester und zusammenhängende Stränge von Epithelien (dunkel gefärbt), 2. ein faseriges bindegewebiges Gerüst.

b Derselbe Schnitt, die Epithelmasse durch Auspinseln entfernt. Es bleibt nur noch das Gerüst mit einem zusammenhängenden Lückensystem, in welchem die Epithelmassen gelegen waren, übrig.

seine physiologischen Grenzen überschreitet und auf das Organgewebe zerstörend wirkt. Es müssen demnach auch die schon früher erwähnten bösartigen Formen der Adenome und Papillome hier mit einbegriffen werden. Auch hier handelt es sich ja um eine überlegene Wucherung des Epithels dem Stroma gegenüber, worauf eben die Bösartigkeit beruht. Obwohl also der Krebs aus Bindegewebe und Epithel besteht, gehört zu seiner Begriffsbestimmung eine selbständige Wucherung des Epithels gegenüber dem Gerüst. Hatte sich Virchow noch die epithelialen Krebszellen durch Metaplasie aus Bindegewebe entstehend gedacht, so haben vor allem die ausgedehnten Untersuchungen von Thiersch und Waldeyer (1861—1873) gezeigt, daß die Krebszellen nur von Epithelien des Körpers abstammen. Ein Krebs kann also nur von unzweifelhaftem Epithel ausgehen, sei es von dem Epithel normaler Organe, oder von versprengten Epithelkeimen, oder von aus Epithel bestehenden, bisher nur gutartig gewucherten Geschwülsten. Das Epithel ist eben der wichtigste Bestandteil des Karzinoms. Aus diesem Wuchern des Epithels ergibt sich schon, daß es seine normalen Grenzen überschreitet, also da liegt, wo es für gewöhnlich nicht hingehört. Diese atypische Lagerung des Epithels unterscheidet den Krebs von anderen fibro-epithelialen Geschwülsten. In der Regel aber äußert sich das bösartige Gepräge der Krebse ferner durch einen hochgradig heterologen Bau, d. h. durch eine auch morphologisch atypische Ausbildung der Epithelien i. e. Krebszellen. Man kann den Bau des Krebses im allgemeinen folgendermaßen darstellen: Auf einem Durchschnitt durch ein Karzinom erkennt man meist schon mit schwacher Vergrößerung epitheliale Zellmassen, welche entweder umschriebene Zapfen und Nester, oder auch untereinander zusammenhängende, manchmal netzartig angeordnete Stränge bilden (Abb. 124a). Dabei ist die Anordnung zu Nestern nur eine scheinbare; die epithelialen Massen bilden tatsächlich ein vielfach verästeltes Netzwerk. An Schnittpräparaten treten allerdings je nachdem sie getroffen sind eben

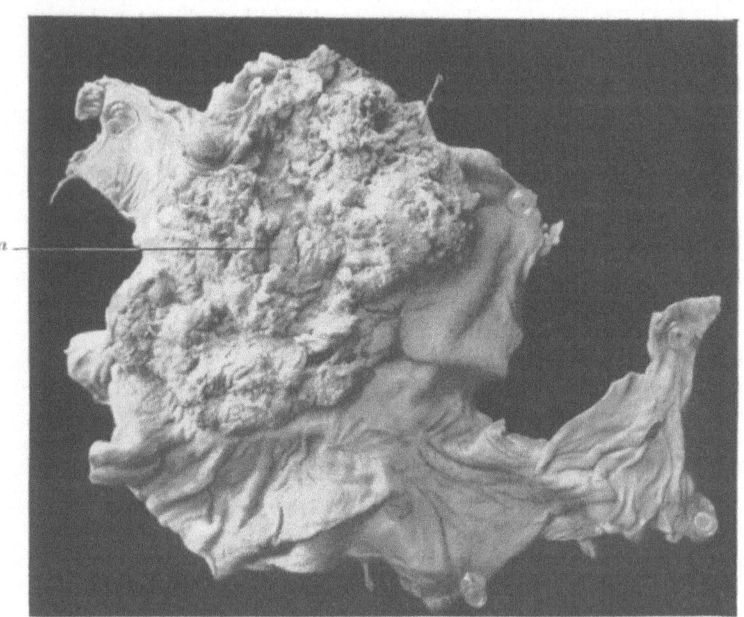

Abb. 125. Krebs des Magens (bei *a*).

die verschiedenen Bilder auf: entweder trifft man einzelne voneinander getrennte, durchschnittene Epithelstränge, dann erscheinen sie in Form von Nestern oder Zapfen; oder man kann schon auf dem Schnitt sich vereinigende Stränge erkennen (s. Abb. 124). Mittels des Plattenmodellierverfahrens (bei der Serienschnitte geschnitten, in Wachs abgeformt und die Abdrücke zusammengesetzt werden, so daß ein räumliches Modell des Ganzen entsteht) hat man aber den Zusammenhang der epithelialen Massen zu jenen sich verzweigenden Strängen erweisen können. Und diese Methode hat gezeigt, daß die allermeisten Krebse von einem epithelialen Zellhaufen aus — also unizentrisch — entstehen, seltener von mehreren derartigen Anlagen aus, plurizentrisch. Die Anordnung der epithelialen Zellmassen kommt nun dadurch zustande, daß sie sich innerhalb des Kanalsystems der Lymphspalten des Bindegewebes des betreffenden Organs ausbreiten und dies ausfüllen. Dabei gerät aber das Bindegewebe auch in Wucherung und bildet den zweiten Hauptbestandteil des Karzinoms, d. h. die epithelialen Krebszellen werden durch ein in manchen Fällen sehr reichliches, in anderen nur spärlich entwickeltes, von faserigem Bindegewebe gebildetes Stroma (Gerüst) getrennt. Denkt man sich aus einem Schnitt (man kann solche Präparate durch Auspinseln oder Ausschütteln eines Schnittes herstellen) die Epithelmassen entfernt, so bleibt bloß das von Lücken durchsetzte bindegewebige Gerüst übrig (Abb. 124b); diese Lücken erscheinen dann da, wo sie auf Durchschnitten rundlich geformt und einzeln vorhanden sind, wie Alveolen, innerhalb welcher die eigentlichen Krebszellen gelagert waren; daher stammt der Ausdruck, daß der Krebs einen alveolären Bau habe. Diese scharfe Scheidung von eigentlichem Geschwulstparenchym und bindegewebigem Gerüst, mit anderen Worten die Zusammensetzung der Geschwulst aus einem epithelialen und einem bindegewebigen Bestandteil, ist das hauptsächlichste Merkmal der Krebse gegenüber der anderen Hauptgruppe bösartiger Geschwülste, den Sarkomen, welche nur aus Abkömmlingen der Bindesubstanzen und verwandter Gewebe bestehen.

Das Stroma (Gerüst) ist also gewuchertes örtliches Bindegewebe; auch Kapillaren wuchern mit; beide können auch Entartungszeichen aufweisen, so hyaline, die Kapillaren auch Verschluß ihrer Lichtungen eingehen. In manchen Krebsen, so besonders der Brustdrüse, finden sich auch Wucherungen von Elastika, besonders um Krebsnester oder entfernter um Ausführungsgänge, auch Gefäße, doch scheint es sich hier zum großen Teil um wohl aus kollagenem Bindegewebe entstandene verfilzte und zerfallene elastische Massen zu handeln. So gut wie regelmäßig ist das Gerüstbindegewebe und das Nachbargewebe reichlich durchsetzt von einem Granulationsgewebe als Zeichen ausgesprochen entzündlicher Reaktion. Es besteht im wesentlichen aus Rundzellen (Lymphozyten), aber auch Plasmazellen und eosinophilen Leukozyten, in der Zusammensetzung im einzelnen ebenso wie in der diffusen oder herdförmigen Ausbreitung (letztere besonders um vordringende Krebszapfen und um kleine Gefäße) abhängig vom Organ und der Art des Geschwulstwachstums (Böhmig).

Innerhalb der Zapfen und Stränge zeigt sich das epitheliale Gepräge der Zellmassen in der Anordnung der Krebszellen, indem diese sich, wie alle Epithelien, in epithelialem

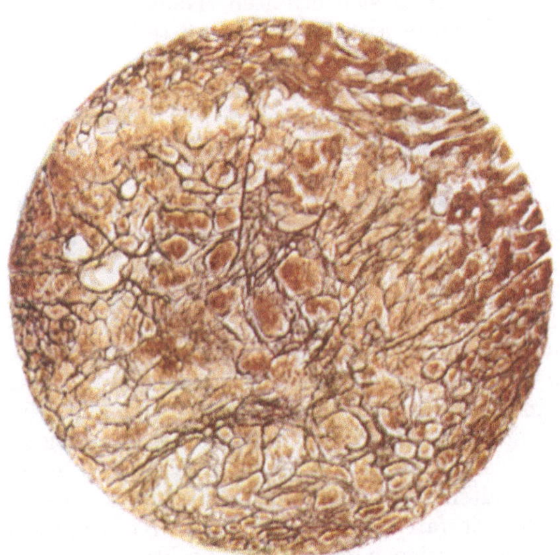

Abb. 126. Krebs (Tochtergeschwulst) der Leber. Das Gerüst des Krebses ist mit Silber (Bielschowsky-Färbung) schwarz dargestellt.

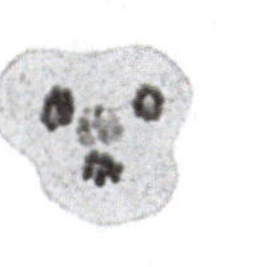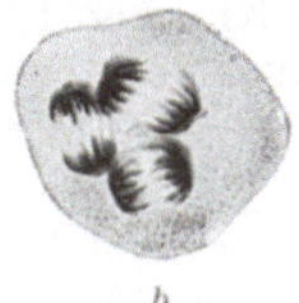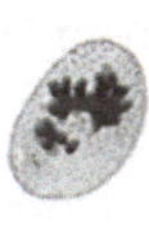

Abb. 127. Mitosen aus bösartigen Geschwülsten.
(Nach Borst, Die Lehre von den Geschwülsten. I.)
a Vierteilige Mitose, beginnende Protoplasmaeinschnürung,
b sechsteilige Mitose, *c* asymmetrische Mitose.

Verband, d.h. ohne alle Zwischensubstanz, mosaikartig, Zelle an Zelle, aneinanderlegen, höchstens durch Kittleisten oder Zwischenzellbrücken voneinander getrennt. Färbt man mit Methoden für feinste Bindegewebsfibrillen (Versilberung nach Bielschowsky), so finden sich solche zwischen den Krebszellen nicht, im Gegensatz zu dem von Bindesubstanzen stammenden Sarkom. Bei weichen Krebsen kann man die epithelialen Massen dadurch gewinnen, daß man die frische Schnittfläche der Geschwulst mit dem Messer abstreift oder auf sie drückt, wobei dann eine weißliche Masse, die sog. Krebsmilch, mehr oder weniger reichlich hervorquillt; sie besteht unter dem Mikroskop aus teils einzeln gelegenen, teils in Haufen zusammenhängenden Epithelien, welche sich in der Regel durch eine große Mannigfaltigkeit ihrer Formen auszeichnen („Polymorphie der Krebszellen"); neben rundlichen oder ovalen Formen finden sich längliche, spindelige oder geschwänzte, mit Fortsätzen versehene Zellen, ferner solche, welche auf einer Seite konkave Einbuchtungen aufweisen, Eindrücken anderer Zellen entsprechend. Die Vielgestaltigkeit der Krebszellen ist dadurch bedingt, daß die dicht gedrängten Zellen sich gegenseitig anpassen und formen. Häufig findet man Zellen, welche sich durch eine besondere Größe auszeichnen, und auch sehr große Zellen, welche zwei oder mehr Kerne besitzen, wahre Riesenzellen. Bei zahlreichen Karzinomen fehlen Trennungslinien zwischen den einzelnen Krebszellen, sie sind so dicht zusammengepreßt, daß man ihre Grenzen gewöhnlich nur schwer erkennen kann; es stellt dann der ganze epitheliale Zellverband eine protoplasmatische synzytiale Masse dar, welcher in gewissen Abständen Kerne eingelagert sind. Die Krebszellen zeigen zumeist reichlich Mitosen als Ausdruck ihrer hohen Wachstumsfähigkeit. Unter ihnen finden sich oft asymmetrische und sonst atypische Mitosen, welche zwar für Krebs nicht kennzeichnend sind, aber sich bei schnell wachsenden Geschwülsten, also bei Krebs wie Sarkom, am häufigsten finden. Die einzelne Krebszelle an sich hat nach allem Dargelegten nichts Spezifisches an sich. Aus der Zellform allein kann man daher die Differentialdiagnose des Krebses gegenüber großzelligen Sarkomen, bei denen auch ähnliche vielgestaltige Zellen auftreten, nicht stets mit Sicherheit stellen. Kennzeichnend ist aber für den Krebs der Gesamtbau; einmal Zellen, die ihr Gepräge als Epithelien in der Art ihrer Anordnung als epithelialer Verband ohne Dazwischenliegen von Zwischenzellsubstanzen bewahrt haben, und sodann deren alveoläre Anordnung inmitten eines bindegewebigen Gerüstes.

Die Krebszellen wahren sehr häufig auch noch mehr oder minder die Kennzeichen des Epithels, von dem sie abstammen, indem sie bei Abkunft von Plattenepithel dessen Formen zeigen, Zwischenzellbrücken und Verhornung aufweisen, bei Entstehung aus Zylinderepithel die zylindrische Form, oft auch drüsenförmige Anordnung sich erhalten (Genaueres s. u.). Dagegen entfalten sie in der Regel die ihnen von Hause aus zukommende Tätigkeit nicht mehr oder unvollkommen, wohl auch, soweit es sich um Sekrete handelt, chemisch meist abweichend. Immerhin können Krebse der Schilddrüse noch Kolloid, solche der Leber noch Galle bilden, auch noch in Tochterknoten u. dgl. mehr. Im allgemeinen entspricht dem starken Wachstum und der Zellvermehrung herabgesetzte oder verlorene spezifische Tätigkeit.

Sehr häufig treten in Krebsen regressive Metamorphosen auf. Fast stets findet man bei der mikroskopischen Untersuchung in einen Teil der Krebszellen Fetttröpfchen eingelagert, oft auch viele der Zellen förmlich fettig zerfallen; mehr oder weniger ausgedehnte abgestorbene, zu dichten, kernlosen Zellzerfallstrümmern umgewandelte Gebiete im Inneren bilden an älteren Stellen der Krebse regelmäßige Befunde. Für das bloße Auge erscheinen die abgestorbenen Gebiete als blasse oder gebliche, käsig aussehende Herde, welche vielfach erweichen und Zerfallshöhlen bilden. Um nekrotische Herde sammeln sich oft Leukozyten an, öfters auch zahlreiche eosinophile in einiger Entfernung. Im abgestorbenen Gebiet kann sich auch Kalk ablagern. Eine Umwandlung in Knochen ist sehr selten. Besonders in Krebsen, welche sich an Oberflächen oder Innenflächen entwickeln oder in solche durchbrechen (Krebse der Haut, Brustdrüse, des Magendarmkanals, der Gebärmutter und anderer Hohlorgane), tritt fast regelmäßig durch Ausfall abgestorbener Gebiete eine Geschwürsbildung auf, nicht selten folgt fast schrittweise der krebsigen Durchwachsung und Zerstörung des Organgewebes der Zerfall der neugebildeten Krebsmassen und die Geschwürsbildung. Sehr häufig findet dabei eine eiterige oder putride Infektion statt, so daß von den Geschwürsflächen eine eiterig-seröse oder eiterige, oft jauchige Flüssigkeit abgesondert wird, mit welcher nicht selten Fetzen und Trümmer abgestorbenen Krebsgewebes abgestoßen werden. Gewisse Krebse, besonders solche der Gebärmutter, der Scheide und des Mastdarms, haben eine besondere Neigung zu jauchigem Zerfall. Findet, wie man dies z. B. an Krebsen der Leber öfters beobachten kann, eine Atrophie nur an den in der Mitte gelegenen Teilen der Geschwulstknoten statt, so entsteht daselbst eine nabelartige Einziehung („Krebsnadel"). Geschwürig zerfallene Krebse können auch zu Nekrose und Entzündung in ihrem Bereich gelegener Arterien führen, besonders mit Zerstörung ihrer Elastika (Askanazy). Bei kleineren Arterien kommt es dann zum Verschließen durch Thrombose, bei großen kann es zu Durchbruch und tödlicher Blutung kommen.

Zu einem Verschwinden führen diese Zerfallserscheinungen nie, das weitere Wachstum überwiegt stets. Dem heterologen Bau, den Eigenschaften der Bösartigkeit entsprechend ist das Wachstum ein vordringendes und zerstörendes. Dies zeigt sich oft schon für das bloße Auge und ist daher für die Diagnose wichtig, wenigstens in vorgeschrittenen Fällen. Wenn der Krebs, wie meist an den großen drüsigen Organen, in Form von knotigen Einlagerungen beginnt, sind diese doch nirgends scharf abgesetzt, sondern ziehen in mannigfachen Zügen und Ausläufern in die Umgebung, in das noch erhaltene Organgewebe hinein. Zwar können die Krebse an der äußeren Haut und den Schleimhäuten Wucherungen bilden, welche in knotiger oder pilzförmiger, auch wohl papillärer, blumenkohlartiger Form emporragen, aber sie dringen sehr bald auch in die Tiefe und durchsetzen und zerstören das unterliegende Gewebe. Oft ist die Ausbreitung von Anfang an eine mehr flächenhafte, so bei vielen Magen- und Darmkrebsen, welche teils als flache Knoten auftreten, teils ringförmig den Hohlraum umgreifen und an ihren Rändern meist wallartig erhaben, in den in der Mitte gelegenen Gebieten geschwürig zerfallen erscheinen. Endlich kommen auch ganz diffuse Formen vor, welche z. B. die Magenwand ihrer ganzen Dicke nach über große Strecken hin in eine krebsige Masse verwandeln, ohne daß irgendwo eine umschriebene Stelle als Ausgangspunkt zu erkennen wäre. Farbe und Konsistenz der Neubildung sind je nach dem Blutreichtum und der Beschaffenheit ihres Gewebes, namentlich auch nach dem Zellreichtum, verschieden. Bei allen weicheren Formen lassen sich von der Schnittfläche die Krebszellen in Gestalt der schon erwähnten „Krebsmilch" abstreifen und zum Teil auch ausdrücken.

Von der Stätte seiner Entwicklung, also z. B. der äußeren Haut, den Schleimhäuten, oder den großen drüsigen Organen aus, dringt der Krebs in das zunächst liegende Gewebe vor: von der Oberhaut aus in die tieferen Lagen der Kutis und in das Unterhautgewebe, von den Schleimhäuten aus durch die Muscularis mucosae in die Submukosa, Muskularis und die weitere Umgebung; entstehen innerhalb der großen Drüsen Krebse, so durchsetzen sie zunächst das ganze Organ mit krebsigen Wucherungen und dringen dann bald über dessen Grenzen in die Umgebung vor. Dieses schrankenlose Vordringen in die umliegenden Gewebsschichten und die Fähigkeit dieselben zu zerstören, ist eben die wichtigste Eigenschaft krebsiger Neubildungen.

Weder straffes Bindegewebe noch Knochen kann ihnen auf die Dauer Widerstand leisten, überall gehen die Organgewebe zugrunde; nur das Bindegewebe der durchsetzten Teile wird teilweise zur Bildung des Krebsgerüstes verwendet. Dieses Eindringen des wuchernden Epithels in andere, normal kein Epithel führende Schichten, also die Atypie der Lage, ist zusammen mit der Atypie des Gesamtbaues und des Baues der Einzelzellen, wie eingangs schon erwähnt, entscheidend für die Diagnose auf Krebs (s. auch unten).

Indem die krebsige Wucherung nun bei ihrem zerstörenden Vordringen in die Lymphspalten eindringt, Lymphgefäße und Blutgefäße durchbricht und mit krebsigen Massen erfüllt, kommt es vielfach zur Bildung von Tochtergeschwülsten.

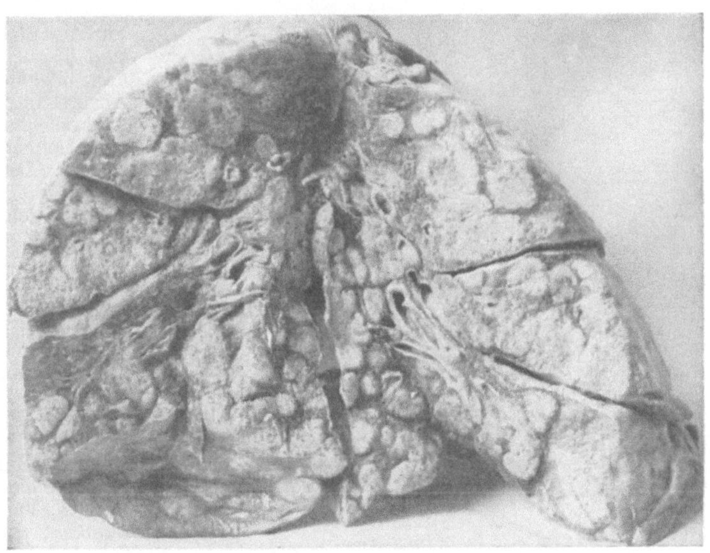

Abb. 128. Karzinommetastasen der Lunge.
Die ganze Lunge ist von Krebsknoten durchsetzt.

Schon frühzeitig pflegen sich zunächst in der Nähe des Erstherdes, aber räumlich von ihm getrennt, ausgestreute junge Krebsherde zu bilden, welche nach Entfernung der Hauptgeschwulst, wenn sie nicht vollständig mit entfernt wurden, Rückfälle (S. 148) bewirken. Da die Metastasenbildung beim Krebs hauptsächlich auf dem Lymphwege (vgl. Abb. 129) erfolgt, sind also in der Regel die zunächst gelegenen und dann die entfernteren Lymphknotengruppen Sitz der frühesten Tochterknoten; auch retrograd entstehende Tochtergeschwülste sind nicht selten. Außerdem wird häufig auch der Blutstrom zur Verschleppung von Krebszellen benützt, und dann finden sich Tochterknoten in der Leber (von der Pfortader aus), der Lunge (s. Abb. 128) usw. Auch im Gebiete der Zweitgeschwülste geht das örtliche Gewebe, mit Ausnahme der zum Krebsgerüst werdenden wuchernden Bindesubstanz, zugrunde; also auch die Tochterknoten zeigen das gleiche bösartige Weiterwachstum.

Die hohe Wachstumskraft und Neigung zu Rückfällen, die zerstörende Wirkung des Krebses und seiner Tochtergeschwülste auf das Nachbargewebe, die frühzeitige Bildung von solchen, welche namentlich auf dem Lymphwege in den benachbarten Lymphknotengruppen, vielfach aber auch auf dem Blutwege in die verschiedensten Organe erfolgt, verleihen dem Krebs im allgemeinen ein höchst bösartiges Gepräge, so daß ihm in dieser Beziehung nur gewisse Sarkome an die Seite gestellt werden können; aber auch diese übertrifft der Krebs noch durch das allgemeine Körpersiechtum, welches oft sehr frühzeitig in seinem Gefolge eintritt. Immerhin bestehen doch zwischen den einzelnen Formen der Krebse nicht unerhebliche Verschiedenheiten; im allgemeinen sind es auch hier die hochgradiger heterologen, meist auch weicheren Formen, welche rascher wachsen und früher Tochtergeschwülste bilden, während derbere und härtere Geschwülste vielfach einen langsameren Verlauf nehmen. Gewisse Formen, namentlich manche Krebse der äußeren Haut, sind sogar verhältnismäßig gutartig, indem sie lange Zeit, in einzelnen Fällen sogar jahrzehntelang, bestehen können, ohne in die Tiefe zu dringen oder Metastasen hervorzurufen (s. II. Teil, Kap. X).

Je nachdem die Epithelien oder das Gerüst mengenmäßig überwiegen, sind verschiedene Bezeichnungen in Gebrauch.

Entwickelt sich das Stroma eines Krebses, wohl unter dem Einfluß der Krebszellen, in sehr hohem Grade, so entstehen derbe, größtenteils aus faserigem Bindegewebe zusammengesetzte Geschwülste, in welchen bloß spärliche, aus kleinen Gruppen und Reihen von Zellen gebildete epitheliale Einlagerungen vorhanden sind; einen solchen Krebs bezeichnet man als **Skirrhus.** Er kommt in Gestalt umschriebener Knoten oder diffuser Einlagerungen, ersteres häufiger in der Brustdrüse, letzteres besonders im Magendarmkanal, vor. Der Skirrhus hat eine trockene, graue Schnittfläche, die keine „Krebsmilch" abstreifen läßt, und wächst langsamer als die

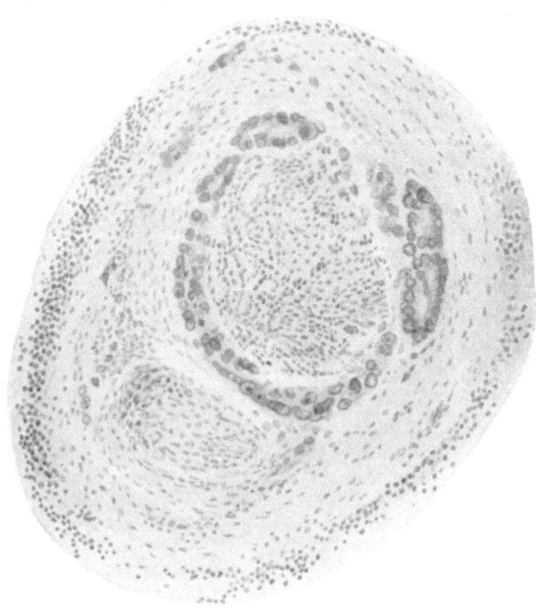

Abb. 129. Verbreitung des Krebses in den um einen Nerven gelegenen Lymphräumen.

weichen Krebsformen, macht aber doch auch ziemlich frühzeitig Tochterknoten, die oft einen zellreicheren Bau aufweisen als der Erstherd. Manchmal kommt es beim Skirrhus zu teilweiser Atrophie der Epithelien, oder diese sind an sich schon auffallend klein und spärlich, und dann gleicht das Gewächs, besonders wenn es in flacher Ausbreitung auftritt, fast völlig einer fibrösen Narbe. Es kann dann große Mühe kosten, die für die Diagnose entscheidenden, doch noch vorhandenen Epithelien zu finden. Daß eine vollkommene fibröse Umwandlung und damit Ausheilung nicht zustande kommt, beweisen die reichlicheren Epithelmassen an den Rändern der Geschwulst, sowie die Tochtergeschwülste, die oft einen weit zellreicheren Bau aufweisen und somit viel weicher sind.

Im Gegensatz zum Skirrhus ist der **Medullarkrebs** oder **Markschwamm** durch eine sehr reichliche Entwicklung (Abb. 130) der Krebszellen und das Zurücktreten des Gerüstes ausgezeichnet. Manchmal finden sich statt des letzteren fast nur kapilläre Gefäße. Zufolge seiner zellreichen Zusammensetzung bildet der Medullarkrebs sehr weiche, schwammige Massen von meist grauroter, „markiger" Beschaffenheit, welche sehr zu Zerfall und Geschwürsbildung neigen. Von der saftigen, weichen Schnittfläche lassen sich reichliche, meist zum großen Teil in Verfettung begriffene Zellmassen als trüber Krebssaft abstreifen. Die Medullarkrebse gehören zu den bösartigsten Krebsen. Sie finden sich besonders im Magendarmkanal, in der Brustdrüse, seltener in anderen Organen.

Die Namen Markschwamm wie Skirrhus bezeichnen aber nur das verhältnismäßige Überwiegen eines der beiden Geschwulstanteile, beide können nach der Form und Anordnung ihrer Epithelien sowohl dem Adenokarzinom wie einem Carcinoma simplex (s. u.) entsprechen, je nachdem die Epithelmassen drüsenähnliche Bildungen oder feste Nester bilden.

Während, wie oben erwähnt, Nekrosen und Entartungen, besonders fettige, in den Krebsen häufig auftreten, geben gewisse Entartungsformen den Krebsen zuweilen ein besonderes Gepräge. Hierher gehört vor allem der **Gallert- oder Kolloidkrebs (Carcinoma gelatinosum),** Abb. 131, 132. Er kommt in zwei Formen vor, oder diese verbinden sich auch. Bei der einen zeigen die Epithelien der Zylinderzellenkrebse eine hochgradige schleimige oder kolloide Entartung, die mit starker zystischer Erweiterung der Drüsenräume einhergeht, da sie mit jener Masse gefüllt sind. An diesen Gallertkrebsen erkennt man meist schon mit bloßem Auge durchscheinende Massen, welche in ein fächeriges Gerüst eingelagert sind und den schleimhaltigen, erweiterten Drüsenräumen entsprechen. Sie breiten sich vorwiegend der Fläche nach aus und durchsetzen meist auf weite Strecken hin die befallenen Organe; am meisten finden sie sich im Magendarmkanal, zuweilen auch in der Brustdrüse. Metastasen im Eierstock, meist von Geschwülsten des Magen - Darmes aus, werden als Krukenbergsche Geschwülste bezeichnet. Es finden sich Geschwulstzellen mit durch den Schleim bewirkter blasiger Entartung, so daß der Kern an den Rand gedrückt wird, sog. Siegelringzellen. Die zweite Form entsteht durch schleimige Umwandlung des Gerüstes, so daß die Epithelhaufen in ein myxomatöses Grundgewebe eingebettet liegen. Äußerlich haben diese Formen, welche auch als Gallertgerüstkrebs oder Carcinoma myxomatodes bezeichnet werden, ebenfalls ein weiches, gallertiges Aussehen. Die Gallertkrebse stehen den meisten übrigen Krebsformen, namentlich dem Markschwamm, an Bösartigkeit nach.

Verflüssigungserscheinung des Gerüstes und andererseits vor allem hyaline Umwandlung desselben führt zu den sog. Zylindromen. Sie wurden früher zu den Endotheliomen gerechnet (s. dort), sind aber Krebse.

Wenn in Geschwülsten sich Schichtungskugeln bilden und verkalken, spricht man von Psammomen. Sie gehören meist zu den Endotheliomen der Hirnhäute (s. dort). Es gibt aber auch (selten) Krebse mit derartigen Schichtungskugeln: Psammokarzinome, z. B. in der Gebärmutter.

Im Knochen sitzende Krebse können das Gerüst auch zu Knochenbildung reizen — osteoblastisches Karzinom. Hierbei wandelt sich das Bindegewebe in Knochengewebe um, dessen Verkalkung dann rasch vor sich geht.

Ist das bindegewebige Gerüst des Krebses sarkomatös, so spricht man von Karzinosarkom (bzw. Sarkokarzinom), z. B. der Schilddrüse oder der Speiseröhre, sei es, daß hier ein Karzinom mit Sarkom von vornherein vermischt vorliegt, sei es, daß unter dem Einfluß der Krebszellen das Gerüst eines Krebses sich in Sarkom umgewandelt hat.

Der Krebs ist eine der häufigsten Erkrankungen und wird bei etwa $8^0/_0$ aller zur Leichenöffnung kommenden Leichen gefunden; ob, wie mehrfach behauptet wurde, in neuerer Zeit eine Zunahme der Krebsfälle stattfindet, ist noch sehr zweifelhaft.

Im allgemeinen ist bekanntlich der Krebs eine Erkrankung des höheren Alters; die meisten Fälle kommen zwischen dem 40. und 70. Lebensjahre vor. Immerhin ist das Vorkommen von Krebsen selbst bei Kindern mit Sicherheit häufiger festgestellt, bei jungen Leuten gar nicht selten. Durch den großen Hundertsatz, den die weiblichen Geschlechtsorgane sowie die Brustdrüse zur Zahl der Erkrankungen an Krebs liefern, ist dieser beim weiblichen Geschlecht wesentlich häufiger als bei Männern; das Verhältnis ist etwa 3 zu 2. Von Organen, welche mit besonderer Vorliebe ergriffen werden, seien folgende aufgezählt: Haut, Magen, Darm (Rektum), Gebärmutter, Brustdrüse, Speiseröhre, Gallenblase und Gallenwege, Harnblase, Kehlkopf, Schilddrüse, Zunge, Prostata, seltener Bauchspeicheldrüse, Leber, Niere.

Erwähnt werden soll noch, daß sich Krebs mit Tuberkulose nicht ganz selten zusammenfindet, sei es, daß sich ersterer im Anschluß an letztere entwickelt oder umgekehrt, oder beide unabhängig voneinander entstehen. Offenbar als reaktive Erscheinung auf von den Krebszellen gebildete Stoffe hin finden sich zuweilen auch sog. Pseudotuberkel in Krebsen.

Auch mehrere primäre Krebse an verschiedenen Stellen des Körpers mit gesonderten Tochtergeschwülsten können gefunden werden, wenn auch seltener.

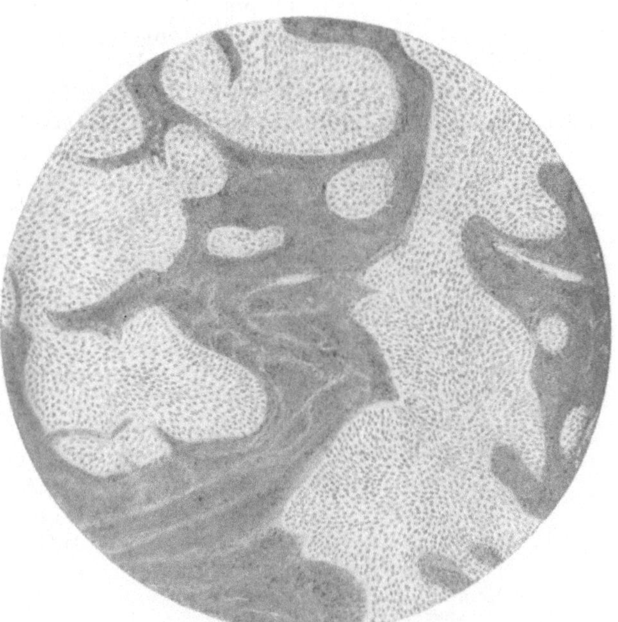

Abb. 130. Sehr zellreicher Krebs (Carcinoma medullare) (Übersichtsbild).

Die einzelnen Formen der Krebse.

Wir teilen die Krebse nach Form und Art des Epithels ein:

1. Carcinoma simplex (oder Cancer). Hier haben die Epithelien, d. h. Krebszellen, keine besonderen Kennzeichen an sich. Unter Umständen haben sie sie bei ihrer Wucherung infolge besonders hochgradiger Abweichung vom Mutterboden eingebüßt; so kann diese Krebsform das Endergebnis einer der anderen Formen, besonders der vom Zylinderepithel ausgehenden, sein, indem zum Schluß alle besonderen Kennzeichen der Epithelien verloren gegangen sind. Oder die Krebszellen weisen solche von vornherein bei ihrer Wucherung infolge besonderer Heterologie nicht auf.

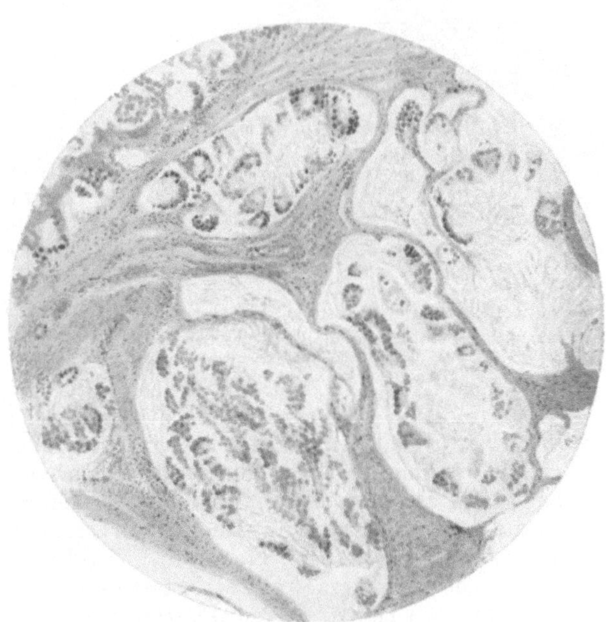

Abb. 131. Gallertkrebs.
Die Epithelien sezernieren Schleim und gehen in diesen glasigen Massen selbst zum großen Teil unter.

In den anderen Fällen aber ist die Heterologie, also die Abweichung vom Mutterboden, insofern eine geringere, als in dem Bau der Geschwulst die Kennzeichen einer besonderen Epithelform erkennbar bleiben; es entsteht eine der beiden Formen, welche man als **Plattenepithelkrebs** und als **Zylinderepithelkrebs** bezeichnet.

2. **Plattenepithelkrebs (Kankroid).** Von der Epidermis und den mit Plattenepithel versehenen Schleimhäuten aus entwickeln sich meist Krebse, die wenigstens längere Zeit hindurch die Merkmale des Plattenepithels erkennen lassen. Die, in gleicher Weise wie beim Krebs überhaupt, in das bindegewebige Gerüst eingefügten Epithelmassen zeigen im allgemeinen flache, niedrige Epithelien, dann Stachel- oder Riffelzellen (Abb. 134) mit Epithelfasern und Zwischenzellbrücken, wie sie im Rete Malpighii vorkommen, ferner höhere Zellen, wie sie als Basalschicht desselben auftreten, und platte, verhornende, kernlose Schollen, endlich die unregelmäßigen, mit fußförmigen Fortsätzen oder nischenartigen Vertiefungen versehenen Formen der Übergangs-Epithelien der Blase und Harnwege. Weitere Unregelmäßigkeiten der Gestalt entstehen auch hier durch die gegenseitige Formung der dicht gedrängten Zellen. An den Durchschnitten der Krebsnester erkennt man vielfach eine ähnliche Anordnung der verschiedenen Formen wie im geschichteten Plattenepithel in der Weise, daß in den äußeren Lagen noch der Zylinderform sich nähernde Zellen auftreten, nach der Mitte zu plattere Formen sich einordnen, und zwar mit einer nach innen zu immer deutlicher werdenden Neigung zu ringförmiger Schichtung (Abb. 133). Die hier liegenden, platten und dünnen, oft verhornten Zellen erscheinen auf Durchschnitten vielfach wie faserige Gebilde, indem auch ihre platt-ovalen Kerne bei dieser Schnittrichtung eine spindelförmige Gestalt aufweisen. In solchen ringförmig geschichteten Gebieten tritt Verhornung ein, die sich durch ein homogenes glänzendes Aussehen und Verlust der Zellkerne zeigt. Derartig geschichtete, aus verhornenden Zellen bestehende Gebilde bezeichnet man als Schichtungskugeln, **Hornperlen** oder **Kankroidperlen** (Abb. 133, 134). Sie bestehen also in ihrer Mitte aus ganz verhornten Massen, außen herum liegen, meist geschichtet, verhornende Zellen, dann folgen die Riffel- oder Stachelzellen. Hier liegen also die ältesten Zellen im Innern, ebenso wie an der Haut außen bzw. oben. Die Hornperlen können auch verkalken.

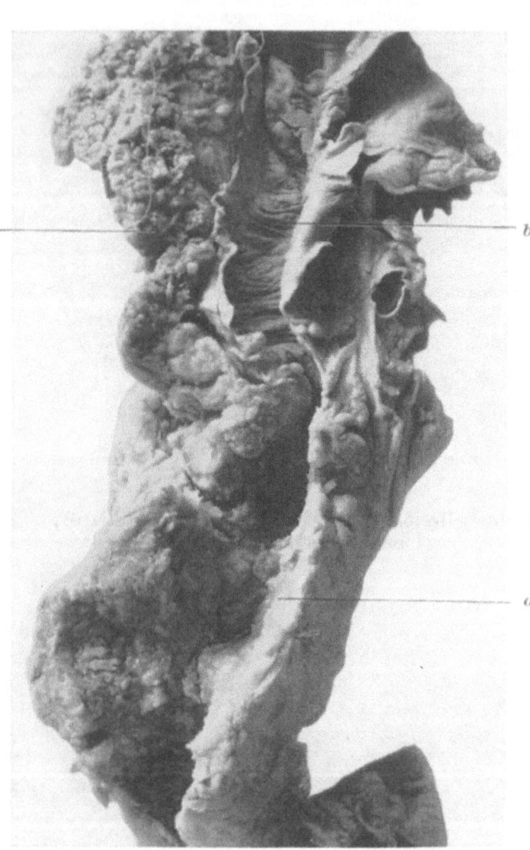

Abb. 132. Gallertkarzinom des Darms.

Darmkarzinom bei *a* (während die Wand des Darms bei *b* frei von Tumor ist), bei *c* ausgedehnte Serosametastasen.

Zwar finden sich Hornperlen auch in Plattenepithelwucherungen nicht bösartiger, also nicht krebsiger Natur, und zwar stellen sie hier Durchschnitte durch etwas tiefer ins Gewebe eindringende, in der Mitte verhornte Einsenkungen der Oberhaut dar; zeigt aber die Wucherung durch Atypie der Lage, d. h. Tiefenwachstum, daß es sich um Krebse handelt, so sind diese Hornperlen und überhaupt verhornende Zellen (Keratohyalinnachweis) sehr kennzeichnend für Plattenepithelkrebs, Kankroid. Und besonders gesichert ist die Diagnose auf Kankroid auch, wenn sich die Zwischenzellbrücken (Stachelzellen) bzw. Epithelfaserung in Krebszellen nachweisen lassen, da nur Plattenepithelien solche aufweisen.

In seinen ersten Entwicklungsstufen erhebt sich der Plattenepithelkrebs meist mehr oder minder über die Höhe der übrigen Umgebung und führt dabei nicht selten zu einer starken papillären Wucherung des Gerüstes mit den Epithelien, wodurch zottige oder blumenkohlartige Formen zustande kommen, welche auf den ersten Blick den gewöhnlichen Papillomen und Zottengeschwülsten gleichen, sich aber durch Eindringen der Epithelien in die tieferen Gewebsschichten von diesen unterscheiden und meist bald zu Geschwürsbildung führen. In anderen

Fällen breitet sich die krebsige Wucherung von Anfang an wesentlich in die Tiefe aus, so daß es zur Entstehung flacher oder tiefer Geschwüre ohne stärkere Erhebung über die Oberfläche kommt.

Die häufigsten Ursprungsstätten des Plattenepithelkrebses sind die Haut, besonders die der Übergangsstellen zu den Schleimhäuten (Lippe, Nase, Augen, äußere Geschlechtsteile), ferner die Plattenepithel oder Übergangsepithel tragenden Schleimhäute, wie Zunge, Mundhöhle, Speiseröhre, Kehlkopf, Scheide, Portio vaginalis uteri, Harnblase. Der Verlauf ist im allgemeinen, besonders an der Haut, weniger rasch als bei den meisten anderen Formen, und Tochtergeschwülste treten gewöhnlich ziemlich spät auf.

Als Abart des Plattenepithelkarzinoms kann man eine Krebsform auffassen, bei der sich abflachende Epithelien lange Stränge bilden (früher als bezeichnend für „Endotheliom" angesehen, mit dem die hier in Frage stehenden Krebse auch meist verwechselt wurden), die keine Neigung zu Verhornung besitzen, dagegen zu zentraler Nekrose, so daß hier durch

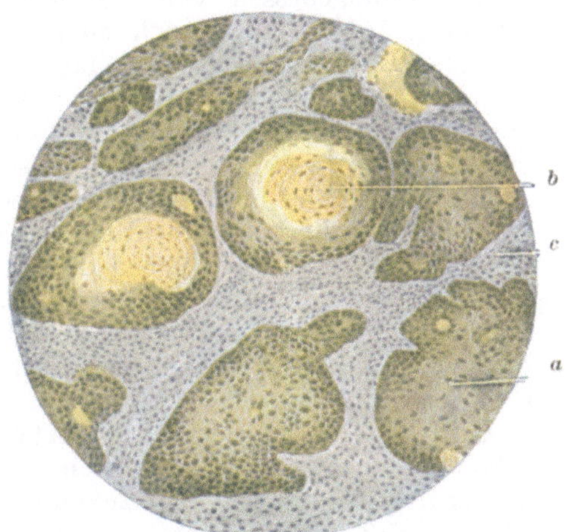

Abb. 133. Kankroid (Plattenepithelkrebs) der äußeren Haut.

Epithelmassen außen mit höheren, dann mit großen platten, weiter innen ringförmig geschichteten Zellen (a). In der Mitte der Zellmassen zahlreiche Hornkugeln (b). Zwischen den Epithelmassen bindegewebiges Gerüst (c).

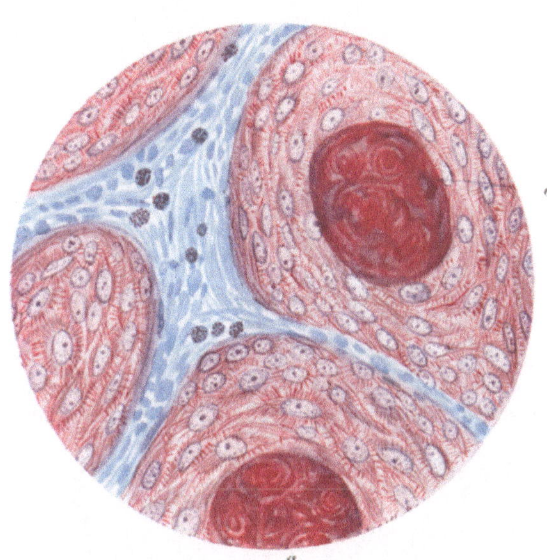

Abb. 134. Kankroid der äußeren Haut. Das Plattenepithel zeigt die Epithelfasern und Interzellularbrücken. Bei a Kankroidperlen. Bindegewebiges Gerüst blaugefärbt.

(Färbung nach Unna - Pasini.)

Ausfall abgestorbener Zellen Hohlräume bis zur Bildung einer Art von Zysten entstehen. Doch kommen auch verhornte Gebiete und so alle Übergänge zu echten Kankroiden vor. Diese Krebsart bezeichnet man als **Basalzellenkrebs** (weil seine Ableitung von den Basalzellen angenommen wird) oder nach seinem Hauptbeschreiber als Krebs vom **Krompecherschen Typus** (s. Abb. 135). Er ist recht häufig und geht von der Haut aus, besonders im Gesicht, wo diese Geschwülste fast stets auffallend gutartig verlaufen, ferner von Plattenepithel tragenden Schleimhäuten, so besonders der Portio uteri. Aber auch Krebse, die wohl von den basalen flacheren Zellen unter Zylinderzellen ausgehen (Bronchien, Gallenblase usw.), werden hierher gerechnet. Ein großer Teil der Krebse der Speicheldrüsen gehört zu denen vom Krompecher-Typ; auch vieles andere, z. B. was als Zylindrom bezeichnet wird. Die Grenzen gegen das Kankroid (s. o.) einerseits, das Carcinoma simplex andererseits sind nicht immer scharf zu ziehen.

In ganz seltenen Fällen finden sich Kankroide auch an solchen Stellen, wo normal kein Plattenepithel gelegen ist (z. B. Lunge, Corpus uteri, Gallenblase). Man kann dann von heterotopen Kankroiden sprechen. Man muß hier entweder eine Entwicklung aus embryonal abnorm unentwickelter gebliebenen Zellinseln oder aus derartigen auch indifferenteren „Basalzellen", die sich nach verschiedener Richtung entwickeln können, oder eine indirekte Metaplasie (s. unter „Metaplasie") einer Epithelart in die andere bei der mit dem Krebs verbundenen Zellneubildung annehmen. Dies ist besonders der Fall, wenn ein Krebs teils die Zylinderzellen des Mutterbodens, teils heterotope Plattenepithelien aufweist **(Adenokankroide)**.

3. **Zylinderepithelkrebs.** Krebse, welche von den Zylinderepithel tragenden Schleimhäuten bzw. ihren Drüsen sowie den großen drüsigen Organen des Körpers ausgehen, bewahren

in der Regel noch Merkmale des Zylinderepithels. Manche Zylinderepithelkrebse bilden gänzlich adenomähnliche Formen, indem statt fester Epithelzapfen und -nester schlauchförmige, drüsen-

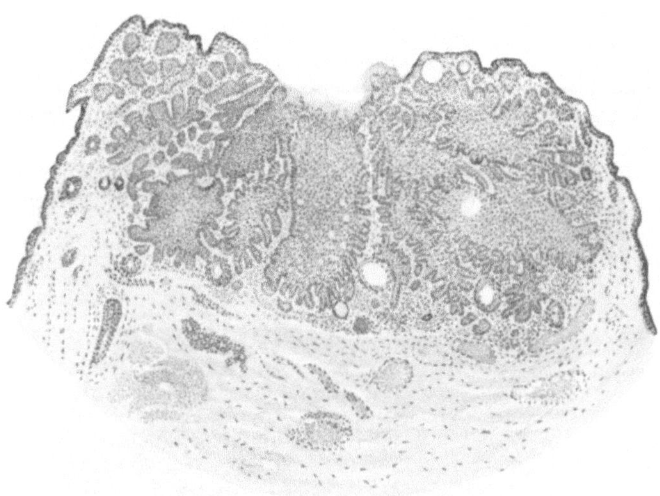

Abb. 135. Basalzellen-Krebs. (Krompecher-Karzinom.)

ähnliche mit einer deutlichen Lichtung und einer mehr oder weniger regelmäßigen zylindrischen Epithellage versehene Wucherungen auftreten, die auch zystische Erweiterungen aufweisen können. Besteht infolgedessen auch ein an ein Adenom erinnerndes Bild, so beweist doch die atypische Lage, d. h. das vordringende Wachstum besonders in die Tiefe, daß kein Adenom, sondern eine bösartige epitheliale Geschwulst, eben ein Krebs, vorliegt. Man spricht infolgedessen von **Adenokarzinom** (s. Abb. 136). Auch sind die drüsigen Bildungen selbst hier fast nie so regelmäßig wie im Adenom. Das Krebsgepräge zeigt sich darin, daß der Epithelbelag, wenigstens stellenweise, mehrschichtig und unregelmäßig ist, so daß da und dort die Lichtung ganz ausgefüllt wird, und so neben drüsen-

ähnlichen Gebilden auch feste Nester von unregelmäßigeren Krebszellen vorhanden sind, daß die einzelnen Zellen viel uneinheitlicher in Form und Größe sind und daß die gesamten Epithelmassen der Geschwulst vielfach durch Anastomosen untereinander in Verbindung stehen, kurzum

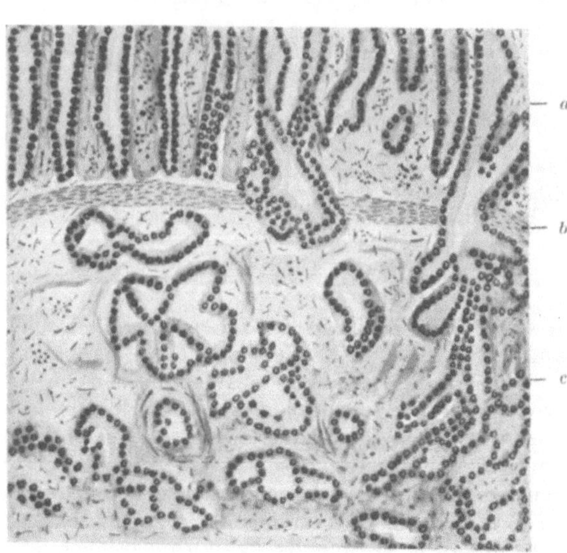

Abb. 136. Zylinderzellenkrebs (Adenokarzinom) des Magens.
Drüsige Bildungen liegen auch jenseits der Muscularis mucosae.
a Schleimhaut, b Muscularis mucosae, c Submukosa.

daß also das Epithel und der Bau der drüsigen Bildungen auch stärkere Atypien und Abweichungen vom Mutterboden aufweist, was zur Atypie der Lage hinzukommt.

Der Zylinderepithelkrebs tritt in knotigen oder flächenhaften, besonders an Schleimhäuten meist frühzeitig geschwürig zerfallenden, Wucherungen auf; insoweit die Geschwulst nach der Oberfläche zu wächst, entstehen auch hier oft blumenkohlartige Wucherungen. Zylinderepithelkrebse bzw. Adenokarzinome kommen an allen möglichen Stellen vor, so im Magen, im Darm, in der Brustdrüse, im Corpus uteri, in Gallenblase und Gallengängen, Bauchspeicheldrüse, Leber, Nieren, Prostata usw. Zuallermeist gehen sie von Ausführungsgängen bzw. Schaltstücken aus, die ja überhaupt hier vielfach als Indifferenzzonen (Regenerationszentren) aufzufassen sind.

Auch Zylinderzellenkrebse kommen hie und da heterotop, d. h. an keine Zylinderepithelien aufweisenden Schleimhäuten vor, so in der Speiseröhre.

Papilläre Karzinome. Es gibt auch Krebse, welche ganz aus papillären Wucherungen (z. B. in der Harnblase) oder papillentragenden Zysten zusammengesetzt sind und gegenüber den gewöhnlichen Papillomen und papillären Kystomen eine ähnliche Stellung einnehmen, wie die Adenokarzinome gegenüber den Adenomen; während sie in ihrem Gesamtgepräge den Bau der einfachen papillären Fibroepitheliome wiederholen, erweisen sie sich als Krebse dadurch, daß sie neben der epithelialen Bekleidung von Papillen und Zystenräumen auch feste Epithelnester und anastomosierende Epithelstränge bilden, welche in die Umgebung mit zerstörendem Wachstum vordringen.

Hier sollen noch eine Reihe besonderer Formen von Krebsen oder von ihnen nahestehenden Geschwülsten epithelialen Ursprunges angefügt werden.

Die am besten als **maligne Melanome** zu bezeichnenden Geschwülste sind, wie der Name sagt, durch ihren Gehalt an melanotischem Farbstoff gekennzeichnet, so daß sie eine braune oder rauchgraue bis schwarze Farbe aufweisen, welche aber nur in einem Teil der Geschwulst ausgesprochen zu sein braucht. Die Melanome gehen am häufigsten von der äußeren Haut aus, und zwar besonders auch von den schon erwähnten Pigmentnävi, ferner von der Chorioidea (Corpus ciliare, Iris) bzw. Retina, auch der Bindehaut, des Auges aus, oder auch von der Schleimhaut des Nasenrachenraumes, selten von der weichen Hirnhaut des Zentralnervensystems, besonders über Brücke und verlängertem Mark (wo sich schon normal mehr oder weniger reichlich Pigmentzellen finden).

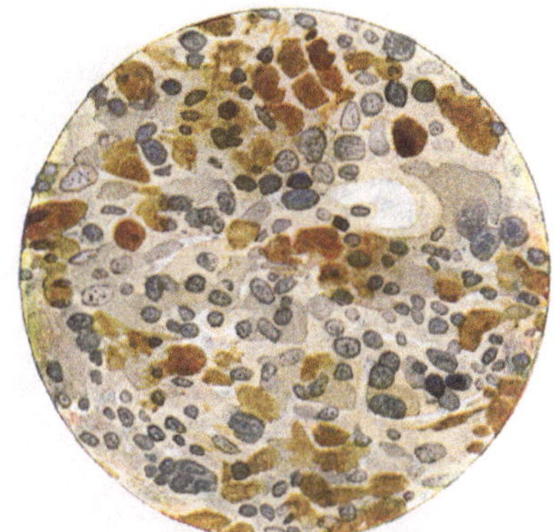

Abb. 137. Malignes Melanom. Metastase im Eierstock.

Auch von anderen Standorten ausgehende Melanome sind beschrieben, so von den Nebennieren, doch liegen dann zumeist vorgetäuschte Erstgeschwülste vor, während es sich tatsächlich um Tochtergeschwülste von — gegebenenfalls sehr kleinen oder auch operativ entfernten — Erstgeschwülsten vor allem der Haut handelt.

Die Abstammung der Geschwulstzellen, und damit auch die Einreihung der Geschwülste selbst, ist zum Teil noch strittig, wohl auch wechselnd; auch sind die einzelnen Geschwülste überaus uneinheitlich in ihrem Bau, was die Beurteilung sehr erschwert. In der Haut findet sich normal Melanin in den tiefen Lagen der Epidermis, also in Epithelien, und auch die Nävi werden heute fast allgemein als vom Epithel stammend abgeleitet. Andererseits findet sich auch in der Cutis in spindeligen verästelten Zellen Melanin, unter gewöhnlichen Bedingungen in geringer Menge; diese Zellen, welche, wie schon unter „Pigment" dargelegt, bilden, sondern nur weitertragen, werden Chromatophoren genannt. Von ihnen leitete Ribbert (der sie aber für Farbstoffbildner hielt) die Melanome ab und bezeichnete diese somit als Chromatophorome. Früher sprach man fast stets von Melanosarkom. Da aber doch die häufigste Ableitung von den vom Epithel stammenden Nävuszellen bzw. Basalzellen der Oberhaut, unter Verlust ihrer Epithelfasern und Stacheln und so bedingter Verbandslösung, sicher gestellt zu sein scheint, handelt es sich um Krebse und man spricht richtiger von **Melanokarzinomen.** Ein anderer Teil der Melanome wird aber doch auch von pigmentierten Zellen mesenchymaler Abstammung abzuleiten sein, also Melanosarkome darstellen. Dann gehen (Zusammenstellung von Miescher) Melanokarzinome von der Haut (Nävi, Epidermis, Haarfollikel), dem Auge (Pigment der Retina), der Mundnasenschleimhaut

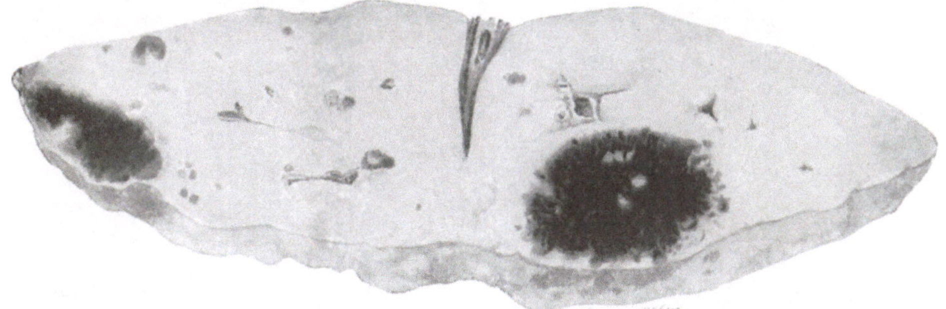

Abb. 138. Zwei große Metastasen eines malignen Melanoms in der Leber.

(Epithel), der Bindehaut des Auges, die Melanosarkome von der Haut (Mongolenfleck, sog. blauer Nàvus), dem Auge (Chorioidea, Corpus ciliare, Iris), vielleicht den Neuralhüllen aus. Die Melanokarzinome überwiegen weitaus.

Bei der schwierigen Abgrenzung und den noch nicht in allem geklärten Ursprungsverhältnissen faßt man die Geschwülste zunächst am besten als **maligne Melanome** (Melanozytoblastome) zusammen. Ihre häufige Abstammung von Nävi zeigt ihre Grundlage auf entwicklungsgeschichtlichen Fehlbildungen. Die Melanome sind oft höchst bösartig, weil sie meist sehr schnelles Wachstum und infolge frühzeitigen Einbrechens in die Blutbahn sehr zahlreiche Tochtergeschwülste im ganzen Körper aufweisen, welche sehr verschiedene Größe haben können und nicht stets alle pigmentiert zu sein brauchen. Auch viele Jahre nach operativer Entfernung von Nävi der Haut oder eines Auges können sich noch Rezidive bzw. Tochtergeschwülste ausbilden.

In der Niere kommen die sog. **Grawitzschen Geschwülste** vor. Sie werden auch als **Hypernephrome,** besser **hypernephroide Geschwülste** (Lubarsch) oder auch als **Struma lipomatodes aberrans renis** bezeichnet.

Es weist dies schon darauf hin, welche Ableitung ihnen beigelegt wird. Es finden sich nämlich in der Niere unter der Kapsel, besonders in der Nähe des oberen Nierenpoles, häufig sog. versprengte Nebennierenkeime, bis über kirschgroße, scharf abgesetzte weißliche oder gelbliche (reichlicher Lipoidgehalt) Knoten vom Aussehen und dem Bau des Rindengewebes der Nebenniere und auf diese, also eine Gewebsmißbildung, werden nun jene Geschwülste bezogen. Andererseits brach sich wieder die Anschauung Bahn, daß sie von Zellen der Niere selbst, ihren Epithelien, abzuleiten sind. Besonders gilt dies für Fälle, in welchen ein adenomatöser Bau vorherrscht und welche überleiten zu rein adenomatös gebauten Krebsen der Niere, welche sicher von der Niere (Rinde) selbst aus entstanden sind.

Offenbar werden unter dem Namen der „Grawitzschen Geschwülste" oder den anderen oben genannten Bezeichnungen Geschwülste verschiedenen Ursprunges zusammengefaßt, die mit dem bloßen Auge nicht und auch mikroskopisch zum Teil nur schwer abgegrenzt werden können.

Lubarsch unterschied: 1. die rein hypernephroiden, 2. die gemischt hypernephroid-adenomatös-papillären, 3. die ganz atypisch-anaplastischen, höchst unregelmäßigen, bald entfernt an Nebennieren, bald mehr an Nierengewebe erinnernden Formen. Man kann also annehmen, daß der Ursprung dieser Geschwülste ein verschiedener ist, oder es läßt sich die Wahrscheinlichkeit gut begründen, daß alle diese Geschwülste in letzter Linie auf entwicklungsgeschichtlichen Entgleisungen beruhen, wobei der Zeitpunkt soweit zurückzuverlegen ist, daß Nieren- wie Nebennierenstammzellen beteiligt sein können, wodurch sich die Mannigfaltigkeit des Bildes erklärt. Wir bezeichnen die

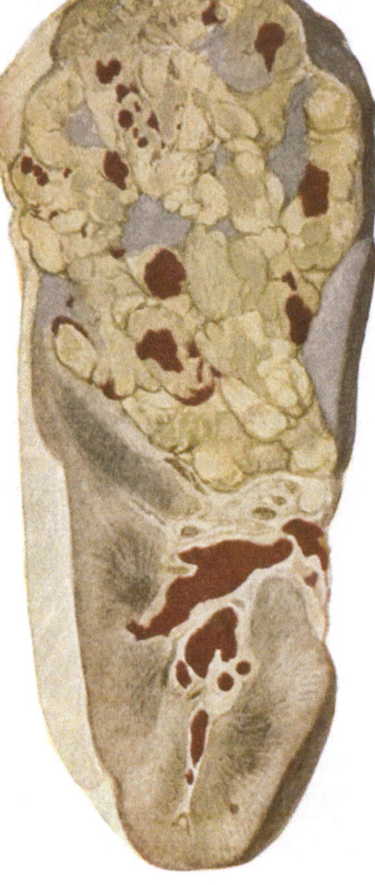

Abb. 139. Sogenannte Grawitzsche Geschwulst
am oberen Pol der Niere.
Das Geschwulstgewebe sieht zum Teil grau, zum Teil gelb
(starke Verfettung), zum Teil rot (Blutungen) aus, so daß ein
sehr buntes Bild entsteht. Die Nierenvenen sind thrombosiert
(nach unten im Bild).

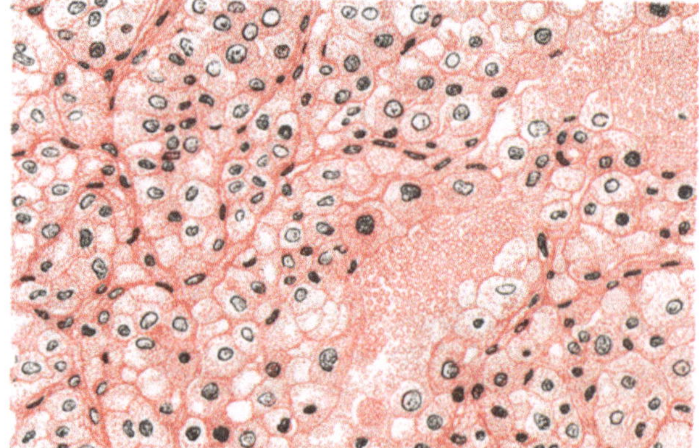

Abb. 140. Grawitzsche Geschwulst.
Von einem spärlichen faserigen Gerüst getrennt zeigen sich Haufen
epithelialer Zellen, deren Zelleib von kleinen runden Hohlräumen
(ausgezogenem Fett entsprechend) durchsetzt ist.

Geschwülste daher zunächst am besten indifferent als Grawitzsche Geschwülste nach dem Forscher, der ihre Eigenart zuerst erkannte.

Diese Geschwülste sind seltener solide, meist adenomatös-papillär gebaut (im Gegensatz zu den in die Niere versprengten einfachen Nebennierenknötchen) und enthalten außer meist sehr zahlreichen fett-, lipoid- und glykogenhaltigen Zellen auch große, helle, blasig durchsetzte Zellen, ferner meist zahlreiche kavernöse Bluträume. Diese Geschwülste erreichen oft eine erhebliche Größe und werden bösartig, d. h. zu **echten Krebsen**, indem sie in Venen einbrechen und so sehr ausgedehnte **Tochtergeschwülste**, ganz besonders in den **Knochen**, bilden.

Eine besondere, seltene Geschwulstart geht von der Plazenta aus, das **maligne Chorionepitheliom**, schließt sich also der Schwangerschaft an. Eine Umwandlung der Chorionzotten, welche kolbige Anschwellungen bilden und das Aussehen von mit Flüssigkeit gefüllten Blasen erhalten, wird als **Blasenmole** (Traubenmole, Myxoma chorii multiplex, Mola hydatidosa) bezeichnet. Die anscheinenden Blasen bestehen aus einem flüssigkeitsreichen gallertigen Gewebe, welches beim Einstechen schleimähnlich aussehende Flüssigkeit entleert.

Der Umbildungsvorgang an den Zotten beruht teils auf Wucherungsvorgängen, an denen mindestens in vielen Fällen das Epithel einen wesentlichen Anteil nimmt, teils auf hydropischen Entartungsvorgängen des bindegewebigen Gerüstes der Zotten und der wuchernden Epithelien. Die Eierstöcke zeigen oft gleichzeitig zystische Entartung der Follikel und besonders starke Entwicklung der Luteinzellen.

Wenn der Umbildungsvorgang an den Zotten sich in einer frühen Entwicklungszeit des Eies einstellt, so kann die ganze Chorionoberfläche mit traubenartigen Blasen bedeckt und das Ei im ganzen in eine Blasenmole umgewandelt werden, so daß von Fötus, Plazenta und einer Eihöhle nichts mehr zu erkennen ist. Auch sonst stirbt der Fötus meist ab. Bei bloß geringer oder teilweiser Entwicklung der Molenbildung jedoch kann der Fötus gut entwickelt sein und sogar völlig ausreifen.

Dringen die wuchernden Zellmassen bei Blasenmole auch in die Serotina und die Dezidua sowie auch in die Muskellagen der Gebärmutter vor, so spricht man von **destruierender Blasenmole**. Das physiologische Vorbild ist das gewöhnliche Eindringen einzelner Chorionepithelien und Synzytialzellen in die Serotina. Doch ist dies hier weit stärker und die destruierende Blasenmole leitet über zu einer typischen Geschwulstform, dem **malignen Chorionepitheliom** (Syncytioma malignum, früher falscherweise Deziduom genannt), das besonders Marchand verfolgte. Es schließt sich zwar zumeist an die genannte Blasenmole an, kann aber auch sonst bei Schwangerschaften, doch am häufigsten bei Aborten oder Frühgeburten, auftreten. Die Geschwulst nimmt ihren Ausgang vom Epithel der Chorionzotten, welches dabei in Form von Zapfen und Strängen

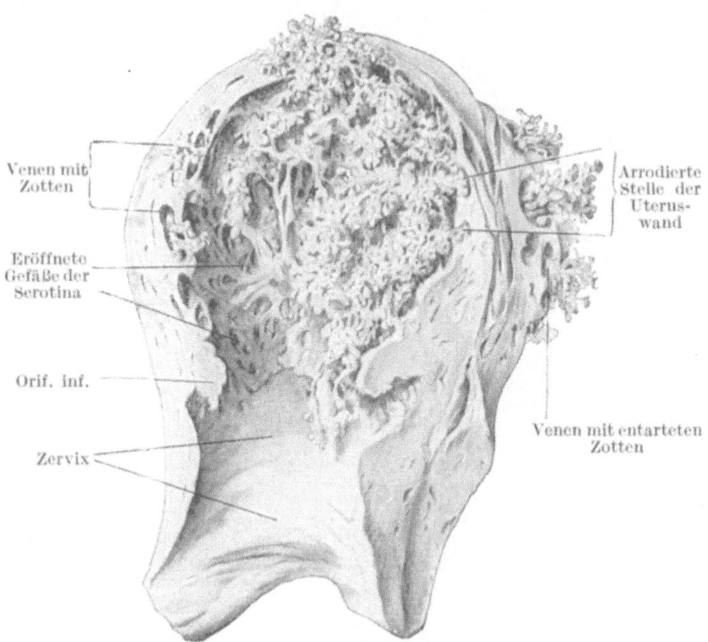

Abb. 141. Gebärmutter mit destruierender Blasenmole.
(Aus Bumm, Grundriß der Geburtshilfe 1922.)

in die Muskulatur der Gebärmutter, namentlich in die Blutgefäße derselben, eindringt, die Gebärmutterwand durchsetzt und zerstört; es bildet schwammige, blutreiche, von Blutungen und abgestorbenen Gebieten durchsetzte, Massen und die Geschwulst macht sehr frühzeitig Metastasen. Solche entstehen auf dem Blutwege, indem die wuchernden Epithelien, manchmal sogar ganze Chorionzotten, in die Venen der Gebärmutter eindringen und mit dem Blut in verschiedene Organe, besonders in die Lungen, verschleppt werden; daneben entstehen auch häufiger Implantationsmetastasen in Zervix und Scheide.

Es gibt aber auch Fälle, in denen sich Chorionepitheliommetastasen ohne Ersttumor der Gebärmutter finden; man nimmt an, daß die verschleppten Zellen am Siedlungsorte erst bösartig gewuchert sind. In ganz seltenen Fällen soll die sonst sehr bösartige Geschwulst von selbst ausgeheilt sein.

Chorionepitheliomatöse Bildungen in Teratomen (s. u.) sind etwas ganz anderes als diese sich an Schwangerschaften anschließenden Chorionepitheliome.

Bei der mikroskopischen Untersuchung zeigen sich die Geschwulstmassen in manchen Fällen sehr deutlich aus den beiden Zellformen (Langhanssche Zellschicht und Synzytium) zusammengesetzt. Geht dieser kennzeichnende Aufbau des Geschwulstgewebes verloren, so findet man bloß synzytiale Massen, oder es entstehen mehr diffuse, unregelmäßig angeordnete Zellmassen, so daß die Geschwulst mehr den Bau eines großzelligen Sarkoms einnimmt.

Im Dünndarm und ähnlich im Wurmfortsatz kommen kleine Geschwülste vor, die in der Regel gutartig sind, aber auch in echte Krebse übergehen und Tochtergeschwülste bilden können. Derartige Gebilde werden als **karzinoide Geschwülste** bezeichnet.

Im Wurmfortsatz sitzen sie am distalen Ende bei Entzündungen, meist mit Verschluß der Lichtung. Man denkt an entwicklungsgeschichtliche Fehlbildungen, aus denen sich die echten Geschwülste entwickeln. Sie setzen sich aus Zellen zusammen, die zum Teil als chromaffine und argentaffine Zellen neuerdings von Sympathikusbildungszellen (wie solche hier im Fundus der Lieberkühnschen Drüsen auch normal vorkommen und von den ersten Anlagen der sympathischen Ganglien abstammen sollen) abgeleitet werden. Man könnte dann der Entstehung nach von Phäochromoblastomen sprechen.

Geschwülste, welche von den Deckzellen der serösen Häute ausgehen, kann man vielleicht am besten als eigene Gruppe der **Deckzellengeschwülste** (auch Koelotheliome genannt), zusammenfassen. Ein Teil der primären bösartigen Geschwülste der serösen Häute geht vielleicht von den Endothelien ihrer Lymphgefäße aus, andere aber sicher von den Deckzellen, besonders solchen der Pleura. Sie gehören also zu den Krebsen, da ja diese Deckzellen vom Zölomepithel abstammen.

Eine eigene Gruppe bilden auch gewisse **großzellige Hodengeschwülste.** Ihre Auffassung als Krebs oder Sarkom ist strittig, da die Ableitung der Geschwülste von bestimmten Zellen des Hodens unsicher und auch morphologisch kaum zu entscheiden ist, ob Karzinom oder Sarkom vorliegt.

Im allgemeinen entspricht der Bau dem der Krebse und es ist sehr wahrscheinlich, daß sie sich von Keimepithelien, und zwar wahrscheinlich unterentwickelt liegen gebliebenen, ableiten, somit zu den Krebsen gehören und in letzter Linie auf eine entwicklungsgeschichtliche Entgleisung zurückgehen. Hierfür spricht auch, daß sich diese Geschwülste öfters im Anschluß an Kryptorchismus (s. unter Mißbildungen) finden. Diese Hodengeschwülste treten öfters auch schon bei jungen Männern auf und sind sehr bösartig, indem sie häufig (auch nach ihrer Entfernung) zu ausgedehntester Bildung von Tochtergeschwülsten vor allem in der Bauchhöhle führen.

Sicher auf entwicklungsgeschichtlichen Irrungen beruhen die am Hals selten vorkommenden sog. **branchiogenen Krebse,** da sie von Resten von Kiemengängen ausgehen.

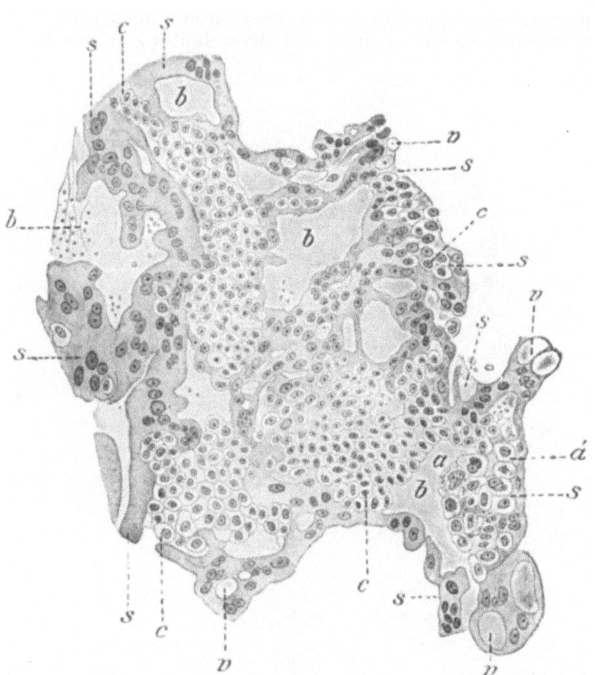

Abb. 142. Chorionepitheliom.

s synzytiales Balkenwerk. *c* zelliges Gewebe. *v* Vakuolen. *b* Bluträume.
a stark vergrößerte Zellen mit größeren Kernen.
(Nach Marchand, aus Veit, l. c.)

Die Mandeln haben einen eigenen Bau, indem hier in den Follikeln das synzytial angelegte Epithel Spalträume und eine Art Hohlräume bildet, in denen Lymphozyten liegen. Dieselben Merkmale können von den Mandeln bzw. der Rachenwand ausgehende Geschwülste zeigen, die diese Retikulierung der Epithelien und Lymphozyteneinlagerung dann auch in Tochterknoten beibehalten. Man kann von **lymphoepithelialen Krebsen** sprechen.

Den oben besprochenen Plattenepithelkrebsen vom Krompecher-Typus stehen in den Kiefern, besonders dem Unterkiefer, auftretende und den Knochen stark auftreibende Geschwülste nahe, die teils solide gebaut sind, teils zahlreiche Zysten aufweisen, und, da sie wahrscheinlich von embryonalen Schmelzepithelresten abzuleiten sind, als **Schmelzgeschwülste, Adamantinome,** bezeichnet werden.

Mikroskopisch bestehen sie aus netzförmigen Epithelmassen (mit hochzylindrischen Zellen am Rande, während nach innen zu plattere, oft geschichtete Epithelien und dann mehr verästelte Zellen folgen), die in ihrem Inneren durch Verflüssigung zystische Bildungen, oft mit geronnenen Massen gefüllt, entstehen lassen. Zusammengehalten wird die Geschwulst durch ein bindegewebiges Grundgerüst. Diese Bildungen stehen an der Grenze von Mißbildung und Geschwulst und gehören an sich nicht zu den bösartigen Geschwülsten (Krebsen).

Ebenso steht es mit den sog. **Cholesteatomen** (Perlgeschwülsten). Hier handelt es sich um meist umschriebene, oft sogar leicht aus der Umgebung auslösbare Gebilde von weißlicher, trockener, seidenartig glänzender Beschaffenheit und einem deutlich geschichteten Bau. Sie bilden einzeln liegende oder auch mehrfache und zu Gruppen vereinigte kugelige, manchmal pilzförmig vorragende Gebilde bis zu Faustgröße. Diese Bildungen finden sich im Zentralnervensystem, vor allem an der

Gehirnbasis im Zusammenhang mit der Pia, und gehen hier offenbar aus versprengten Epidermiskeimen hervor.

Bei der mikroskopischen Untersuchung zeigt sich, daß sie aus reichlichen, teils kernlosen, teils kernhaltigen Schüppchen bestehen, welche wie die flachen Zellen der verhornten Epidermislagen dicht aneinander gepreßt sind, und zwischen denen in mehr oder minder großer Menge Cholesterin, fettige Zerfallsmassen und Körnchenzellen gelagert zu sein pflegen; das ganze Gebilde wird von einer bindegewebigen Kapsel umgeben. Auch hier handelt es sich um Bildungen, die an der Grenze von Gewebsmißbildung und Geschwulst stehen. Weiterhin finden sich den Cholesteatomen entsprechende Geschwülste im Ohr, auch hier aus Epidermiszellen entstanden, die hierher durch entwicklungsgeschichtliche Abirrung oder häufiger durch Überwanderung vom äußeren Gehörgang her, und zwar auf Grund von Entzündungen, vor allem chronischen Eiterungen, gelangt sind. Um dasselbe handelt es sich bei den sehr seltenen Cholesteatomen anderer Organe. Hier liegen also keine Geschwülste, sondern entzündlich-hyperplastische Bildungen vor.

Anhang:
Zur Unterscheidungsfeststellung des Krebses.

Da eine Unterscheidung und Entscheidung zwischen Krebs und Sarkom, welche sich im allgemeinen aus dem im vorhergehenden Erörterten ergeben, sehr häufig in Betracht kommen, so sollen hier die wichtigsten morphologischen Unterscheidungsmerkmale noch einmal in tabellarischer Form wiederholt werden.

Sarkom.	**Krebs.**
1. Allgemeiner Bau der Geschwulst (meistens schon bei schwacher Vergrößerung erkennbar): Die Zellen liegen diffus angeordnet.	1. Allgemeiner Bau der Geschwulst: sie zeigt zwei, im allgemeinen streng geschiedene Bestandteile; ein bindegewebiges Gerüst und in dasselbe eingelagerte Epithelstränge, welche auch Hohlräume aufweisen können (Adenokarzinom) oder Epithelmassen, welche auch verhornen können (Kankroide).
2. Zwischen den Zellen ist mehr oder weniger Zwischenzellsubstanz nachweisbar, sie liegt zwischen den einzelnen Zellen in Form feiner Fibrillen.	2. Das Gerüst zeigt bei starker Vergrößerung den Bau zellreichen oder zellarmen, häufig mit Rundzellen durchsetzten, faserigen Zwischengewebes, welches aber auch eine schleimige oder hyaline Umwandlung erfahren kann. Innerhalb der Epithelstränge liegen die Zellen in „epithelialem" Verband, d. h. ohne Zwischensubstanz aneinander.
3. Form der Zellen: Kleine Rundzellen, größere Rundzellen, Spindelzellen verschiedener Größe usw.; ferner finden sich oft auch Riesenzellen. Sind die Zellen groß, so können sie vollkommen den beim Krebs beschriebenen gleichen, so daß hier die Diagnose aus der Form der Zellen allein nicht gestellt werden kann.	3. Form der Zellen: a) unregelmäßig, polymorph (Carcinoma simplex), oder b) zylindrisch (Carc. cylindro-epitheliale). c) Die Zellen haben die Kennzeichen des Plattenepithels (Kankroid): zylindrische Basalschicht, Zellen von der Art derjenigen des Rete Malpighii (Stachelzellen), endlich dünne, platte Zellen, welche vielfach geschichtet angeordnet sind und verhornen (Kankroidperlen). Auch Synzytien und Riesenzellen kommen vor.

In bezug auf die Punkte 1 und 2 können besondere Schwierigkeiten entstehen, zunächst beim sog. Medullarkrebs mit polymorphen Zellen. Hier ist das bindegewebige Gerüst manchmal so spärlich, daß es ganz hinter den massenhaft vorhandenen Epithelien zurücktritt und die Geschwulst so den Eindruck macht, als ob sie aus diffus angeordneten Zellen zusammengesetzt, also Sarkom, wäre. Doch findet man oft noch Stellen, wo der Krebsbau, d. h. die Scheidung von Epithelsträngen und Bindegewebe, deutlicher ausgeprägt ist, oder es zeigen die etwa vorhandenen Tochtergeschwülste diesen Bau in deutlicherer Weise. Im äußersten Notfall entscheidet eine Färbung auf die feinsten Bindegewebsfibrillen (Bielschowskys Silberimprägnierung), ob ein epithelialer Verband der Zellen — Krebs — vorliegt, oder feinste Fibrillen die Zellen trennen — Sarkom.

Theoretisch kann Unterscheidung zwischen Endotheliomen und Krebsen Schwierigkeiten machen. Doch sind erstere ganz außerordentlich selten (s. u.), im Zweifelsfalle handelt es sich so gut wie stets um Krebs.

Daß ein Skirrhus mit Atrophie der Epithelien einem Fibrom oder vor allem Narben gänzlich gleichen kann, wurde schon oben erwähnt. Eifriges Suchen deckt hier noch Epithelien auf, oder es bestehen Tochtergeschwülste, welche an sich schon die Diagnose auf Krebs lenken, oft auch einen kennzeichnend krebsigen Bau aufweisen.

In Fällen beginnenden Kankroids kann es oft schwierig werden, ein solches von fibro-epithelialen Geschwülsten gutartiger Natur zu unterscheiden. Bezüglich dieser ist schon erwähnt worden, daß auch bei ihnen eine starke Wucherung des Epithelbelages anscheinend isolierte Zapfen und Nester vortäuschen kann, und daß auch hier Hornperlen vorkommen. Hier ist vor allem entscheidend, daß bei diesen gutartigen Geschwülsten in Wirklichkeit niemals Epithel in die Tiefe dringt, vielmehr liegen die sämtlichen Epithelmassen, auch die scheinbar freien, von dem Oberflächenepithel getrennten, über der Höhe der normalen Oberhaut, und die Verlängerung der epithelialen Zapfen ist bloß durch die Verlängerung der nach oben wachsenden Papillen selbst bedingt, die von dem Epithel bekleidet werden. Bei den Krebsen dagegen liegt eine, wenn auch noch so beginnende, atypische Zellwucherung, meist in die Tiefe, vor. Gewöhnlich ist dabei auch die Art des Epithels verändert (Anaplasie). Ein Haupterkennungszeichen ist, daß die dem Bindegewebe benachbarten Zellen ihre normal mehr zylindrische Form eingebüßt haben, so daß die Begrenzung der Epithelmassen gegen das Gerüst nicht so scharf wie sonst erscheint. Ferner kommen oft krebsartig aussehende, sog. atypische Epithelwucherungen (s. S. 119) bei chronischen Entzündungen, bei Geschwüren der äußeren Haut und der Schleimhäute, in granulierenden Wunden, beim Lupus hypertrophicus u. dgl. vor. Hier findet oft ebenfalls ein lebhaftes Wachstum der Papillen der Kutis statt, zwischen welchen oft tiefe Spalten bestehen bleiben. Das Epithel wächst von der Seite her über die granulierende Fläche hin und dringt in die Spalten ein. Hier ist zu berücksichtigen, daß immer nur einzelne, meist größere Zapfen eindringen, und daß die tieferen Schichten der Haut von ihnen frei bleiben, so daß die ausgedehnte gegenseitige Durchwachsung von Epithelsträngen und Bindegewebe fehlt.

Bei beginnenden Schleimhautkrebsen kommt ebenfalls namentlich die Unterscheidung gegenüber gutartigen Adenomen und atypischen Drüsenwucherungen in Betracht, wie sie bei Entzündungen, z. B. in der Umgebung von Schleimhautgeschwüren, auftreten. Das Entscheidende ist auch hier die Feststellung, ob die Epithelwucherung eine ausgedehnt atypische ist, d. h. besonders ob sie in die Tiefe dringt. Dies ist am leichtesten an den Organen festzustellen, welche, wie der Magendarmkanal, eine Submukosa besitzen. Findet sich hier die Muscularis mucosae, die Submukosa oder eine noch tiefere Schicht von Epithelinseln durchsetzt, so ist dies meist schon verdächtig. Bei gutartigen Drüsenwucherungen dringen höchstens einzelne Drüsen, besonders an solchen Stellen, wo Follikel gelegen sind oder waren, unter die Schleimhaut vor. In letzter Linie für Krebs entscheidend ist die Atypie der Zellen und ihrer drüsigen Anordnung. Man muß also, wenn es sich um eine Stückchen-Diagnose handelt, womöglich Stücke zur Untersuchung bekommen, an denen noch etwas von der Submukosa oder der Muskularis vorhanden ist, und dann die Schnittrichtung möglichst senkrecht zur Oberfläche des Stückchens legen. Liegen nur kleine Stücke ohne Submukosa usw. vor, so bestehen dieselben Schwierigkeiten wie sie gleich zu besprechen sind (z. B. bei mit dem Kot abgegangenen Darmgeschwulstmassen oder bei Stückchen aus der Harnblase). Andere Schleimhäute, so der Gebärmutter, besitzen keine Submukosa. Hier beweist ein zerstörendes Eindringen in tiefere Muskularisschichten stets Krebs. Auch hierbei muß man aber daran denken, daß auch in der normalen Gebärmutter, bzw. bei deren Adenom, sich Drüsen zwischen Muskelfasern in der an die

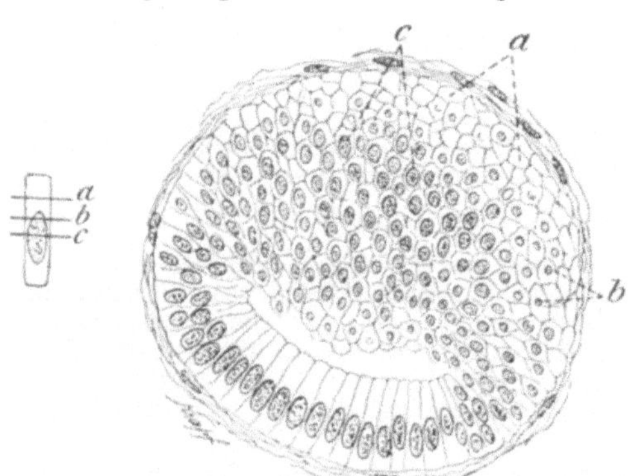

Abb. 143. Schiefschnitt durch eine Drüse.
Im Gegensatz zu atypischer, haufenartiger Neubildung werden die Kernquerschnitte immer kleiner (c und b), stellenweise ist nur der Zelleib ohne Kern getroffen (a). Die andere (untere) Drüsenwand ist senkrecht getroffen. (Nach Amann, l. c.)

Schleimhaut gerade angrenzenden Muskularisschicht vorfinden, daß also ein tieferes Eindringen zur Krebsdiagnose gehört und muß auch hier gutartige Adenomyome oder Adenofibrome (s. unter weiblichen Geschlechtsorganen) in Betracht bei sehr kleinen nicht mehr zu orientierenden Stücken auf welchen uur aus der Schleimhaut stammen, zumal wenn man ziehen. Wachstum in die Tiefe läßt sich aber bei Stückchen, Flach- und Schrägschnitte angewiesen ist — wie bei den aus der Gebärmutter ausgekratzten Stückchen zumeist — nicht mit Sicherheit feststellen. Wir müssen dann nach einem anderen atypischen Wachstum der Epithelien suchen, nämlich dem Wuchern der Epithelien nach innen in die Drüsen hinein oder nach außen ins umliegende Bindegewebe. Hierbei ist aber besonders vor einer Verwechslung solcher fester Krebsnester mit Drüsenflachschnitten zu warnen; solche Flächendurchschnitte entstehen dadurch, daß an einer Stelle nur die gewölbte Drüsenwand flach angeschnitten, der Hohlraum der Drüse aber nicht eröffnet wurde. Für einen solchen Schiefschnitt ist bezeichnend, daß die Querschnitte der Zellkerne gegen die Stelle zu, wo sie überhaupt aus dem Schnitte verschwinden, immer kleiner werden, und schließlich eine Strecke weit nur Teile von Zellen getroffen werden, in welchen vom Kern nichts mehr liegt (Abb. 143). Also nur, wenn ein solcher Flachschnitt auszuschließen ist, beweisen feste Zellmassen ein atypisches Wuchern des Epithels im Sinne des Krebses. Öfters bietet das Wuchern des Epithels nach außen (von den Drüsen) Anhaltspunkte, indem die Membrana propria durchbrochen sein bzw. fehlen kann. Es fehlt dann eine scharfe Begrenzung gegen das Zwischengewebe. Einzelne Epithelien dringen in dieses vor. Auch hier unterstützt eine Artänderung des Epithels — Anaplasie — die Entscheidung.

Bei den großen Drüsen (Brustdrüse, Leber, Nieren, Speicheldrüsen, Hoden, Eierstöcke, Prostata usw.) treten die Krebse in der Regel in der Form des Carcinoma simplex, seltener als Zylinderepithelkrebse auf. Hier genügen meist Merkmale wie Vordringen in die Umgebung, atypischer Bau, Bildung fester Krebsnester usw., um die Differentialdiagnose zu stellen. In manchen Fällen kann aber ein Adenokarzinom einem einfachen gutartigen Adenom in seinem Bau ganz gleichen; so in der Leber oder der Schilddrüse. Ist die Umgebung in die Geschwulst einbezogen, so ist die Diagnose Krebs ja gesichert. Aber es kann dieser auch auf das Organ beschränkt bleiben, und hier zeigt keine Grenze, wie bei Schleimhäuten, die atypische Art des Wachstums an. Diese Organe sind ja ganz gleichmäßig gebaut. Ist hier kein sicheres atypisches Wuchern des Epithels in das Bindegewebe (Kapsel) oder dergleichen festzustellen, so kann unter Umständen nur das Vorhandensein von Einbrüchen in Gefäße oder von Tochterknoten die Diagnose Krebs sichern. In ähnlicher Weise kann ein Krebs des Eierstockes einem papillären Kystom des Organs (s. dort) morphologisch völlig gleichen. Sehr schwierig kann die Entscheidung in der Brustdrüse sein. Feste Epithelbildungen allein beweisen hier nichts; sie kommen besonders in die Ausführungsgänge hinein auch ohne Krebs vor. Auch hier ist das vordringende Wachstum ins umliegende Bindegewebe hinein entscheidend.

IV. Endotheliale Geschwülste. Endotheliome.

Außer den eigentlichen Deck- und Drüsenepithelien finden sich epithelartige Zellen — Endothelien — an den Lymphspalten des Bindegewebes, als Innenauskleidung der Blut- und Lymphgefäße und als Auskleidung des Subdural- und Subarachnoidealraumes, der Sehnenscheiden, Schleimbeutel und Gelenke. Alle diese Endothelien, die insgesamt einfache Lagen platter, dünner Zellen darstellen, hängen anatomisch und in ihrer Entwicklung zum Teil mehr mit dem Bindegewebe zusammen und können auch nicht unter allen Umständen scharf von dessen Zellen getrennt werden.

Anders verhält es sich mit den ebenfalls oft Endothelien genannten Zellen auf den serösen Häuten, die sich vom Zölomepithel ableiten und welche man am besten als Deckzellen bezeichnet. Ihre Geschwülste sind schon besprochen.

Der Zwitterstellung der sog. Endothelien entspricht auch das sehr ungleiche Verhalten der von ihnen abgeleiteten Geschwülste, der Endotheliome. Doch sind die sicheren Endotheliome sehr seltene Geschwülste. Meist handelt es sich nicht um solche, sondern um Verwechslung mit von Epithelien abzuleitenden Geschwülsten, also Krebsen. Früher wurden von einem Forscher viele, von anderen wenige Geschwülste den

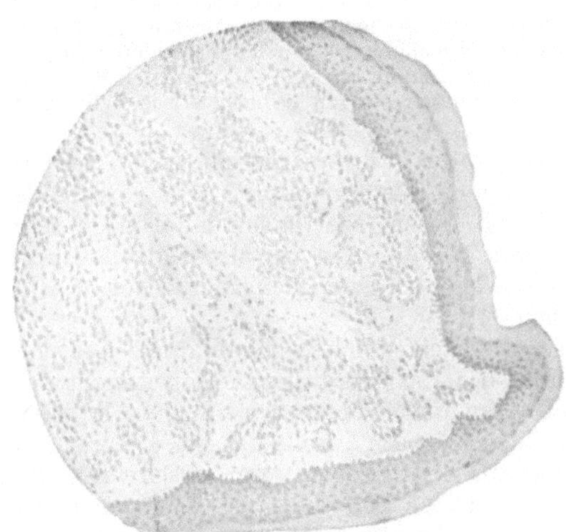

Abb. 144. Endotheliom (ausgehend von Blutkapillaren) der Haut.

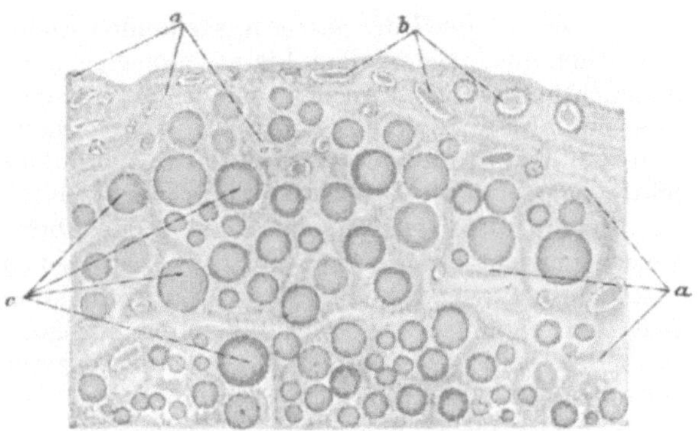

Abb. 145. Psammoma (piae matris).
a fibrilläres Stroma, *b* Blutgefäße, *c* verkalkte (endotheliale) Schichtungskugeln.
(Nach Borst, Die Lehre von den Geschwülsten.)

Endotheliomen zugerechnet. Jetzt ist auf jeden Fall das Gebiet derselben sehr beschränkt worden. Vieles, was früher hierher zu gehören schien, ist eben den Krebsen zuzurechnen, vor allem auch der besprochenen von Krompecher beschriebenen Basalzellenform; auch die Geschwülste der Parotis (s. u.) sind nicht von Endothelien, sondern Epithelien abzuleiten. Auch den Angiomen nahestehende Geschwülste, früher vielfach als Endotheliome bezeichnet, sind keine solche, sondern Angiosarkome. Nur wenn die Endothelien selbst als Ausgangspunkt einer Geschwulst nachgewiesen sind, was meist nur mit Hilfe von Reihenschnitten gelingt, dürfen wir ein Endotheliom annehmen, und dies ist äußerst selten der Fall.

Wir stellen kurz die noch am ehesten als Endotheliome vorkommenden Geschwülste dem Ausgangsort nach zusammen als 1. Lymphangioendotheliome, 2. Hämangioendotheliome, 3. Endotheliome der Hirnhäute.

1. Lymphangioendotheliome. Ausgangspunkt sind die Endothelien der Lymphspalten oder der größeren Lymphgefäße. Sie sind äußerst selten.

Hierher gehören vielleicht zum Teil auch die primären Geschwülste der serösen Häute. Diese gehen zwar, wie besprochen, zum Teil von den „Deckzellen" (s. o.) aus, zum Teil, nach einer verbreiteten Ansicht, aber auch von den subserösen Saftspalten und Lymphgefäßen, und zwar deren Endothelien. Doch handelt es sich hier oft nur um eine sekundäre Verbreitung eines Krebses in den Lymphspalten der serösen Häute, so insbesondere der Pleura, nach einer kleinen Erstgeschwulst in der Lunge, bzw. zumeist deren Bronchien.

Geschwülste, welche von den „Perithelien", den Endothelien der Lymphwege um die Gefäße, auszugehen schienen, wurden zuweilen als **Peritheliome** bezeichnet. Die ganze Gruppe hat etwas durchaus Hypothetisches. Da auch Sarkome sich häufig um Gefäße anordnen, sind offenbar oft Verwechslungen mit Sarkomen vorgekommen. Die früher so genannten Peritheliome der Karotisdrüse haben mit diesen Endotheliomen nichts zu tun; es sind chromaffine Geschwülste (Paragangliome, s. S. 162).

2. Echte **Hämangioendotheliome** sind auch sehr selten. Man kann arterielle, venöse und kapilläre unterscheiden; die beiden ersteren Formen sind kaum sichergestellt.

Diese aus den Endothelien der Kapillaren entstehenden Endotheliome (s. Abb. 144) haben infolge des Verlaufes der letzteren eine zug-, streifen- oder netzartige Anordnung. Die einzelnen Züge können Zellen um eine Lichtung enthalten, wie bei den Gefäßen, deren Bildungen die Geschwulst, da sie von ihren Endothelien ausgeht, nachahmt. So ähneln die Bilder Adenomformen. Oder die Stränge sind solide; es ist klar, daß derartige Geschwülste soliden Krebsformen (s. o.) ähneln müssen. Man kann annehmen, daß zuerst hohle Schläuche entstehen und diese durch Weiterwucherung der Endothelien solide werden. Ferner ist zu bedenken, daß bei allen diesen Endotheliomen die Endothelien wohl auch ihren normalen Fähigkeiten entsprechend imstande sind, Bindegewebe zu bilden. So könnten sarkomartige oder fibrosarkomartige Bilder entstehen. Auch von diesen Gesichtspunkten aus ergibt sich die Schwierigkeit der Abgrenzung gegen Krebse und Sarkome, und es soll wiederholt werden, daß nur bei sicherem Nachweis der Endothelien als Ausgangspunkt ein Endotheliom angenommen werden darf.

Sehr eigenartig sind seltene diffuse Hämangioendotheliome der Leber diffuser Natur mit Neubildung von Blutzellen, wohl zum Teil auf entwicklungsgeschichtlicher Grundlage. Sie können bösartig sein und Tochterknoten setzen. Diese eigenartigen Endotheliome gehen von den Kupfferschen Sternzellen aus und in noch selteneren Fällen bestehen zugleich primäre Endotheliome in Milz und Knochenmark, auch noch anderen Organen. Hier handelt es sich um eine systematisierte Geschwulstbildung von zu dem retikulo-endothelialen System im engeren Sinne zu rechnenden Endothelien, die den noch zu erwähnenden einfach hyperplastischen Bildungen dieser Zellen an die Seite zu stellen ist.

3. Die von der **Dura mater ausgehenden Endotheliome** sind die in ihrer Entstehung gesichertsten Endotheliome. Sie stellen kleine, umschriebene, meist flache Knoten dar. Diese Geschwülste gehen offenbar nur zum Teil eigentlich von der Dura, d. h. ihren Oberflächenendothelien selbst aus, zumeist aber von Zellgruppen, welche sich (nach dem 50. Jahre stets) als solide Zellzapfen von den Pacchionischen Granulationen und anderen Stellen der Oberfläche der **weichen Hirnhäute** aus in das Gewebe der Dura vorgeschoben haben.

Solche Geschwülste, welche von der Dura mater und den weichen Hirnhäuten ausgehen, weisen häufig geschichtete Kugeln und Stränge auf, die auch verkalken. Man spricht dann von **Psammomen** oder Sandgeschwülsten, wenn das Geschwulstgewebe von weißlichen, kugeligen oder eiförmigen, auch wohl zackigen und unregelmäßigen Kalkkörpern durchsetzt ist. Die zugrunde liegenden Schichtungskugeln (s. Abb. 145) entstehen teils aus den geschichteten Geschwulstzellen, teils aus von diesen abgesonderten homogenen Massen, zum großen Teil aber aus Zügen von Bindegewebe oder Gefäßen, die hyalin werden. Diese Psammome sind im allgemeinen nicht bösartig. Es gibt auch Geschwülste mit solchen Schichtungskugeln in der Zirbeldrüse, oder ausgehend von den Plexus chorioidei der Ventrikel, ganz selten auch in anderen Organen, wie z. B. der Gebärmutter. Hier handelt es sich um Krebse mit solchen Bildungen.

V. Mischgeschwülste und Teratome.

1. **Mischgeschwülste** sind Geschwülste, deren Parenchym (also abgesehen vom Gerüst) aus zwei oder mehr verschiedenen Gewebsarten zusammengesetzt ist. Sie beruhen auf Versprengung von Gewebskeimen und ähnlichen entwicklungsgeschichtlichen Abartungen, worauf auch die oft embryonalen Merkmale der sie zusammensetzenden Gewebe hinweisen (auch treten sie öfters schon in jugendlichem Alter in die Erscheinung). Und zwar entstammen sie einer frühen Zeit des embryonalen Lebens, immerhin aber einer solchen, in welcher die Zellen schon über das Blastomerenstadium hinaus weiter ausgereift sind, da sich ja die Mischgeschwülste zum Unterschied von den Teratomen (s. u.) nicht aus Abkömmlingen aller drei Keimblätter zusammensetzen. Die teratogenetische Terminationsperiode (s. im Kapitel Mißbildungen) liegt also hier später als bei den Teratomen (s. auch unten), aber öfters ist eine Grenze zwischen Mischgeschwülsten und Teratomen schwer zu ziehen.

In den meisten Fällen handelt es sich bei den Mischgeschwülsten wahrscheinlich um Versprengung von noch nicht völlig entwickelten Anlagen einzelner Körpergebiete, welche dann erst bei der Geschwulstbildung eine teilweise Ausbildung, wenn auch zu atypischem Geschwulstgewebe, also nicht zu normalem Gewebe, erfahren. Einige Beispiele werden dies klarer machen. Die Entwicklungsgeschichte der Nierengegend zeigt, wie sich aus dem mittleren Keimblatt, dem Mesoderm, dieser Gegend verschiedene Teile entwickeln: das Myotom und das Sklerotom einerseits, die Mittelplatte andererseits. Aus dem Myotom entwickelt sich weiterhin die quergestreifte Muskulatur, aus dem Sklerotom das Skelet (Knorpel, Knochen) und die übrigen Bindesubstanzen, die Mittelplatte bildet die Urnierenkanälchen. Gewisse Mischgeschwülste der Nieren (s. auch unter Nieren im II. Teil), welche besonders bei Kindern vorkommen, bestehen der Hauptsache nach aus einem indifferenten (sarkomartig aussehenden) Gewebe, welches einem verlagerten Mesodermkeim entspricht, teilweise aber ist die Zellmasse ausgereift und zeigt Übergänge zu Drüsen (Urnierenkanälchen), glatten und quergestreiften Muskelfasern, faserigem Bindegewebe, Knorpel usw., daneben vielleicht auch noch Abschnitte solcher Gewebsarten in vollkommener Ausbildung; es hat sich also von dem Keim aus eine Mischgeschwulst mit einer teilweisen Ausreifung der im gemischten Keime vorgebildeten Gewebe vollzogen. Aus dem Ektoderm der Brustgegend bildet sich nicht bloß die äußere Haut derselben, sondern auch die Drüsen der Brustdrüse und ihre Ausführungsgänge; durch Verlagerung noch nicht ausgereifter Ektodermkeime können in der Brustdrüse Geschwülste zur Anlage kommen, welche Drüsengewebe von adenomatösem Bau, Gänge mit verhornendem Plattenepithel (Epidermis) und von einem gleichzeitig versprengten Mesenchymkeim herstammendes Bindegewebe sowie Schleimgewebe usw. enthalten, also Gewebsarten, welche aus zwei verschiedenen Keimblättern herstammen. Das Gesagte macht es auch erklärlich, daß solche Mischgeschwülste mit Vorliebe in bestimmten Körpergebieten auftreten; außer den genannten besonders in der Cervix uteri und der Scheide, in der Harnblase, ganz besonders aber in den Speichel- und Schleimdrüsen. Sie sind überhaupt verhältnismäßig häufig im Gesicht, von den Speicheldrüsen ausgehend, aber auch an den Lippen, der Wange usw. sitzend, oder in der Augenhöhle. Sie gehen auf ausgeschaltete, indifferente Ektoderm-Mesenchymkeime zurück, die imstande sind, verschiedene Gewebe zu bilden. Besonders vielfältig zusammengesetzt sind die Geschwülste in den **Speicheldrüsen** (besonders **Parotis**). Ganz gewöhnlich findet sich Schleimgewebe und Knorpel in allen Übergängen, öfters auch Knochen. Der epitheliale Bestandteil wird dargestellt durch indifferenteres Epithel und solches, das zu einer Art Drüsenepithel, nicht selten aber auch stellenweise zu Plattenepithel, ausgereift ist. Embryonal bleibende Geschwulstanteile finden sich als Wahrzeichen der Entstehungsart neben ausgereiften.

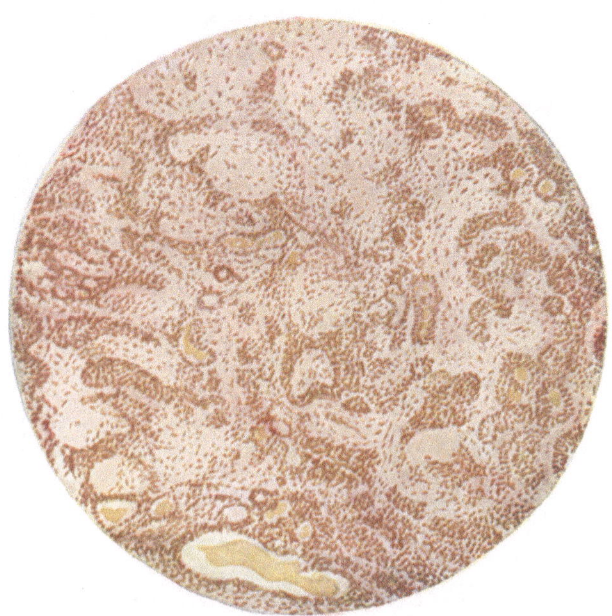

Abb. 146. Mischgeschwulst der Parotis. Gewucherte Epithelien; dazwischen Schleimgewebe.

In der Regel und im Anfang gutartig, können diese Mischgeschwülste später durch atypisches Wachstum des Epithels in Krebse, zuweilen auch in Sarkom, übergehen. Faßt man in diesen Geschwülsten das Epithel (abzuleiten vom Mundektoderm, daher die vielseitigen Entwicklungsmöglichkeiten) als beherrschend, die verschiedenen Ausbildungen mesenchymaler Gewebe als vom Epithel abhängige Entwicklung auf, so gehören diese Speicheldrüsen- (Parotis-) Geschwülste zwar auch zu den entwicklungsgeschichtlich angelegten, aber epithelialen Geschwülsten, nicht eigentlich den Mischgeschwülsten.

2. **Teratome** sind angeborene, vielgestaltig gebaute, aus Abkömmlingen aller drei Keimblätter bestehende Geschwülste.

Da, soviel wir wissen, die einmal fertig entwickelten Abkömmlinge der Keimblätter später kaum mehr ineinander übergehen (S. 95), so müssen wir hier, um auf einen gemeinsamen noch indifferenten omnipotenten Keim zu kommen, bis zu der Zeit vor der Keimblattbildung zurückgehen, also bis zu den Furchungskugeln, den ersten Teilungsergebnissen der befruchteten Eizelle. Diese Furchungskugeln (Blastomeren) haben noch die „prospektive Potenz", Gewebe aller Art, wie sie später aus den drei Keimblättern entstehen, aus sich hervorgehen zu lassen, und wenn wir

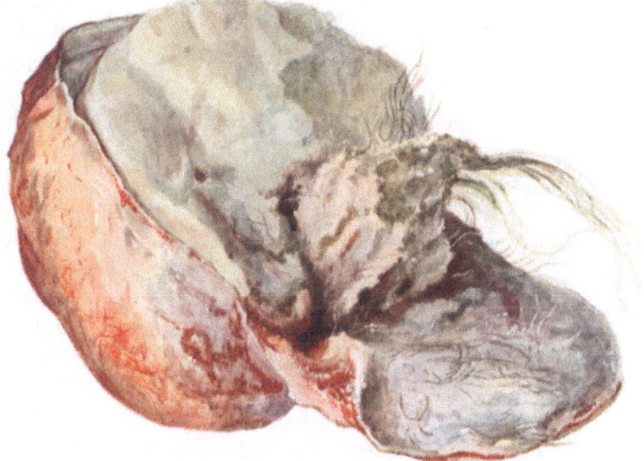

Abb. 147. Teratom des Ovarium. Im Hohlraum Sitz mit Larven.
(Nach einer Zeichnung von Prof. Kleinschmidt.)

annehmen, daß solche Blastomeren auf irgendeine Weise aus ihrem normalen Zusammenhang ausgeschaltet und an andere Stellen des sich entwickelnden Eies verlagert werden, so haben wir damit eine Vorstellung gewonnen, wie so vielgestaltig gebaute Geschwülste entstehen können. Dasselbe ist mit versprengten Polkörperchen der Fall. Die „teratogenetische Terminationsperiode" der Teratome ist somit die allerfrüheste.

Da diese Teratome aus Abkömmlingen aller drei Keimblätter bestehen und also, potentiell wenigstens, alle Bestandteile des Gesamtkörpers enthalten, wurde auch der Name „Embryome" für sie vorgeschlagen. In Wirklichkeit kommen aber, wie schon bei einfacher gebauten Teratomen, auch hier die einzelnen Gewebe in sehr wechselnder Ausbildung, zum Teil fertig ausgereift, zum Teil unreif, und in verschiedenem Verhältnis untereinander vor, so daß bald dieses, bald jenes vorwiegend vertreten sein kann.

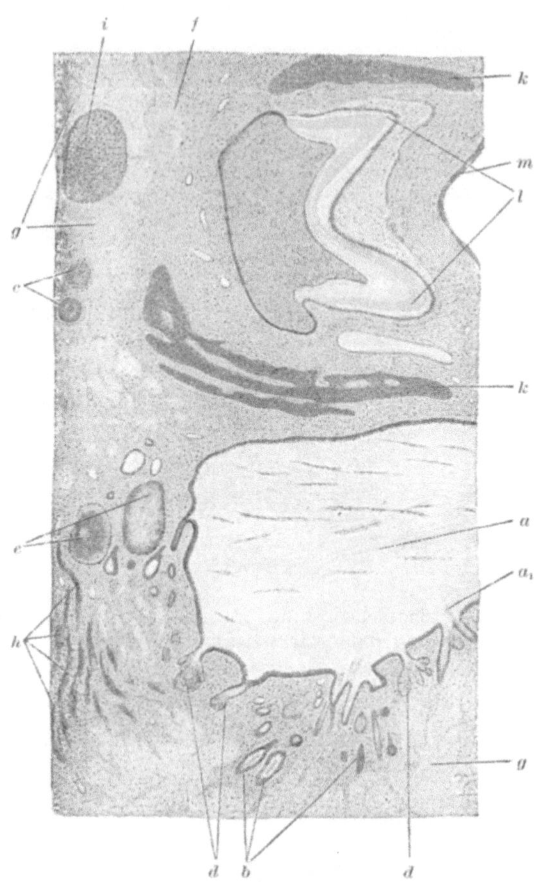

Abb. 148. Aus einem Teratom des Ovariums ($\frac{25}{1}$).
(Nach einem Präparat von Geh.-Rat Prof. v. Rindfleisch.)
a Dermoidzyste, von Epidermis ausgekleidet, mit abgestoßenen Epidermisschuppen und Haaren gefüllt; bei *a₁* Haare in ihren Schäften steckend; *b* Haarbälge (längs geschnitten), zum Teil mit Haaren; *c* Haarbälge quer geschnitten (mit Haaren); *d* Talgdrüsen, in die Zyste *a* einmündend; *e* Epidermoidzysten, von Epidermis ausgekleidet, mit abgestoßenen Epidermiszellen gefüllt. Das eine der kleinen Zystchen enthält eine große konzentrisch geschichtete Epithelperle (cholesteatomartig); *f* fibrilläres Bindegewebe; *g* Fettgewebe; *h* glatte Muskelfasern; *i* hyaliner Knorpel; *k* Knochenbälkchen; *l* Zahn mit inneren und äußeren Schmelzzellen, Schmelzpulpa, Schmelz, Zahnbein, Odontoblastenschicht und Zahnpapille (Zahnpulpa); *m* Teil einer Epidermoidzyste.
(Nach Borst, Lehre von den Geschwülsten.)

Die Teratome sind am häufigsten in den **Keimdrüsen**, der männlichen wie der weiblichen. Sie verhalten sich aber bei beiden recht verschieden. Im **Eierstock** handelt es sich meist um **Zystenformen**. Man nennt sie auch **Dermoidzysten**. Bei oberflächlicher Untersuchung erscheinen diese allerdings als gewöhnliche Zysten, welche nur außen einen bindegewebigen, papillentragenden und mit Epidermis ausgekleideten Bezug aufweisen, der einen grützeartigen Inhalt mit Cholesterin und Zellzerfallsmassen (in seltenen Fällen bilden die fettigen Massen um abgestoßene Zellen der Wand sog. „Butterkugeln") sowie zumeist verfilzten Haaren umschließt (s. unten unter Dermoide); nach Ausräumen des Inhalts findet man aber an einer Stelle der Innenfläche einen vorspringenden Wulst oder eine spangenartig, oft auch polypös, vorragende Stelle — **Dermoidhöcker** —, welcher auf dem Durchschnitt einen besonderen, sehr verwickelt gestalteten Bau aufweist. Er enthält alle möglichen Gewebe, zumeist Abkömmlinge aller drei Keimblätter: Knochenplättchen, denen nicht selten wohl ausgebildete Zähne aufsitzen, Knorpel, Drüsengänge und Drüsenazini, Nervenfasern, auch Ganglienzellen, quergestreifte Muskulatur, manchmal selbst ganze Anlagen von Organen (Stücke von Darm, von Gehirngewebe, Augenanlagen, Epidermis und ihre Anhangsgebilde). Diese Gewebe haben eine Entwicklung synchron mit den Geweben der Trägerin genommen („adulte Teratome" nach Askanazy). Sie sind daher ausgereift und infolgedessen in der Regel nicht bösartig.

Im Gegensatz hierzu sind die Teratome im **Hoden** solide. Hier sind Abkömmlinge aller drei Keimblätter, Knorpelinseln, Muskulatur, Epithelien usw. bunt durcheinander gewürfelt. Die Gewebe verharren auf embryonaler Stufe, reifen also nicht mit dem Träger aus; gerade deswegen aber neigen diese Gebilde im Hoden dazu, auf irgendeine Auslösungsursache hin bösartig zu werden und besonders Krebse zu bilden. Sie setzen auch Tochtergeschwülste.

Die Teratome stehen, wie ihre Entwicklung zeigt, **Mißbildungen überaus nahe**. Eine gerade Linie führt zu den Zwillingen. Wir können die Gebilde, welche mehr nur das Gepräge der Mißbildung tragen, als Teratome im engeren Sinne bezeichnen, diejenigen, welche ausgesprochenes Geschwulstgepräge zeigen, als **Teratoblastome**. Dann finden sich die Teratome zumeist im Eierstock, die Teratoblastome im Hoden. Auch in anderen Organen, bzw. Körperhöhlen kommen — doch viel seltener — entsprechende Bildungen vor.

Sehr verwickelt gebaute Teratome kommen verhältnismäßig häufig am oberen und unteren Stammende vor. Im letzteren Falle bilden sie die sog. **Sakraltumoren,** Geschwülste, welche meist von der Vorderfläche des Kreuzbeins oder Steißbeins ausgehen und nach rückwärts aus dem Becken herauswachsen; sie enthalten ebenfalls alle möglichen rudimentäre, nicht selten schon organartige Bildungen. Ihre Größe kann die eines Kindskopfes und darüber erreichen. Am oberen Stammesende treten entsprechende Gebilde, meist als Epignathi bezeichnet, am Boden der Mundhöhle auf (Kap. V unter III). Manchmal finden sich auch Teratome in die Brusthöhle, besonders in das vordere Mediastinum, oder in die Bauchhöhle eingeschlossen: Inclusio foetalis. Indes handelt es sich hier schon um rudimentäre Zwillingsmißbildungen, welche dem anderen, wohl entwickelten, Zwilling als Anhang aufsitzen oder in eine Körperhöhle desselben eingeschlossen sind, so daß also alle Übergänge von den Teratomen zu solchen Doppelmißbildungen gegeben sind. Gerade von diesem Gesichtspunkte weitergehend zeigt sich die nahe Verwandtschaft von Geschwülsten und Mißbildungen, bzw. Gewebsmißbildungen (s. u.). Im Tierversuch kann man durch Verpflanzung embryonaler Massen eine Art Teratome erzeugen.

Das geschwulstartige Wachstum in Teratomen bzw. Teratoblastomen kann sich auch darin äußern, daß manchmal ein Bestandteil der Teratome alle anderen überwuchert und zuletzt allein erhalten bleibt. So ist dies häufiger bei Schilddrüsenbildung in Teratomen der Eierstöcke beobachtet worden; weiter wurde in einem solchen Ovarialteratom nur ein Zahn allein gefunden. Auch **chorionepitheliale** Bildungen werden öfters in Teratomen beobachtet. Wenn sich solche Bildungen allein an verschiedenen Stellen finden (auch beim Mann, besonders im Hoden), sind sie ebenfalls als einseitig entwickelte Teratome zu deuten. Übrigens ist vieles zu solchen chorion - epithelialen Bildungen gerechnet worden, was nicht dazu gehört.

Unter **Dermoiden** versteht man ein- und mehrkammerige, in der Regel im Haut- oder Unterhautgewebe gelegene, zystische, geschwulstartige Bildungen, deren Wand den Bau der äußeren Haut aufweist: sie bestehen aus einem bindegewebigen Belag, welcher der Kutis entspricht und die Anhangsgebilde der Haut, Talgdrüsen, Haarbälge und Haare, zeigt, sowie an seiner Innenseite einen Papillarkörper trägt; letzterem liegt eine Epidermis mit ihren verschiedenen Schichten, Rete Malpighii, Stratum granulosum und Stratum corneum auf. Das Innere der Zysten ist mit einer grützeartigen, schmierigen, talgartigen oder öligen Masse ausgefüllt, die meist rundliche wirr durcheinander gelegene und verfilzte Haare enthält und bei der mikroskopischen Unter-

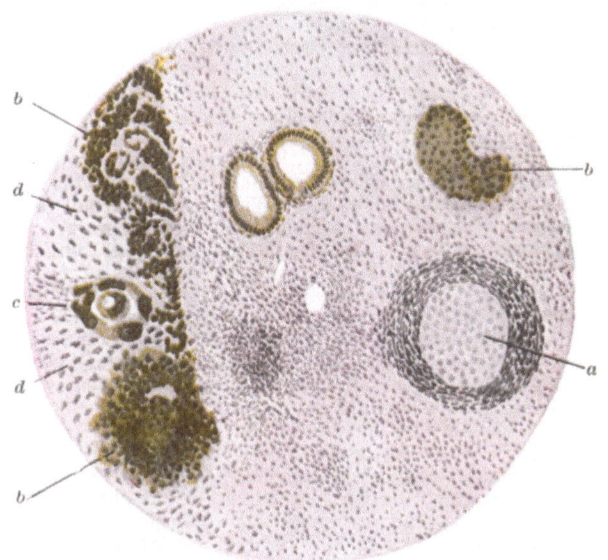

Abb. 149. Teratom des Hodens. Bei *a* Knorpel mit Perichondrium. Bei *b* epitheliale Massen (Karzinom). Bei *c* Chorionepithelien. Bei *d* schleimartige Massen.

suchung massenhaft Epidermisschuppen, fettige Zerfallsmassen und Cholesterin nachweisen läßt. Die Dermoide entwickeln sich aus versprengten Epithelkeimen, und zwar mit Vorliebe an solchen Stellen, wo sich im Verlauf der Entwicklung Einstülpungen der Epidermis bilden, oder Furchen oder Spalten geschlossen werden (fissurale Dermoide), und daher besonders Gelegenheit zur Abtrennung einzelner epithelialer Keime gegeben ist: im Gesicht (s. u:), am Hinterhaupt, am Hals, am Boden der Mundhöhle, auch in der Augenhöhle und im Beckenbindegewebe. Fehlen in den Zysten die Anhangsgebilde der Haut und besteht also der Zysteninhalt nur aus abgeschuppten Epidermiszellen, Cholesterin u. dgl., so bezeichnet man die Bildungen als **Epidermoide.**

Ein Hinweis auf die Entstehung von Epithelzysten, z. B. von Dermoiden, aus embryonal oder später traumatisch versprengten Epithelkeimen liegt darin, daß im Versuch an andere Orte, z. B. unter die Haut, versetzte Epithelzellen oft den hierdurch entstandenen Hohlraum auskleiden und so mit Epithel ausgekleidete Zysten bilden.

In ähnlicher Weise wie die Dermoide von Hautkeimen aus, kommen, wenn auch viel seltener, von abgesprengten Teilen der Darmanlage aus sog. **Enterozysten** zustande, d. h. Zysten, deren Wand den Bau der Darmschleimhaut aufweist, ferner flimmerepitheltragende Zysten aus Anlagen von Gallengängen usw. Die sog. **branchiogenen Zysten** beruhen auf teilweisem Erhaltenbleiben von Kiementaschen, bzw. Kiemenfurchen, und sitzen am Hals (seltener im Nasenrachenraum oder im Mediastinum) (vgl. darüber Kap. V).

Auch mit Zylinderepithel oder Flimmerepithel bekleidete Zysten bestimmter Standorte — des Gehirns (vom Neuralrohr ausgehend), des Zungengrundes (vom Ductus thyreoglossus ausgehend) der Eierstöcke (Urnierenreste, Epoophoronreste), der Blase (Urachuszysten), der Steißgegend (Canalis neurentericus) — seien hier erwähnt. Auch sie tragen deutliche Beziehungen zu entwicklungsgeschichtlichen Irrungen.

Ursächliche Bedingungen und Entstehung der Geschwülste.

Von überaus großer, auch praktischer Bedeutung ist natürlich die Frage nach der **Entstehung der Geschwülste** im allgemeinen. Würde die Lösung dieser Frage doch die erste Vorarbeit für die Erkennung der Entwicklung der einzelnen Geschwulstformen, besonders der bösartigen, bedeuten, und so den Untergrund für eine sinngemäße

Behandlung dieser bieten. Eine gut begründete Theorie muß alle Geschwülste umfassen, da diese ja ineinander übergehen können, gutartige in bösartige usw. Vielleicht liegt das Wesen der „bösartigen" Geschwülste darin, daß sie zum Unterschied von den „gutartigen" besonders zahlreiche und schädigende Giftstoffe als Stoffwechselstoffe abgeben, auf denen das zerstörende Vordringen beruhte — Blumenthal nimmt hierfür fermentative Eigenschaften der Krebszellen, welche die Eiweiße der anderen Zellen abbauen, in Anspruch — und ebenso die Tochtergeschwulstbildung (auch die „entzündliche" Reaktion im Bindegewebe beim Krebs). So könnte sich die Erfahrung erklären, daß keine feste Scheidewand besteht, daß jede „gutartige" Geschwulstform gelegentlich zerstörend wachsen kann, daß Übergänge zwischen den beiden großen Geschwulstgruppen jede grundsätzliche Verschiedenheit zwischen ihnen beseitigt. Nur weil die Verhältnisse am meisten bei der häufigsten und gefährlichsten Geschwulst, dem Krebs, verfolgt sind, soll im folgenden hauptsächlich auf ihn Bezug genommen werden. Es sei hier aber auch hervorgehoben, daß die Bösartigkeit einer Geschwulst von Haus aus ein klinischer Begriff ist und daß es auch bei bösartigen Geschwülsten oft nicht möglich ist, dem histologischen Bild den Grad der Bösartigkeit abzulesen.

Geschwülste und insbesondere Krebse kommen bei allen Menschenrassen sowie bei allen Tieren vor. Doch sind sie, besonders Krebse, bei niedrigeren Menschenrassen verhältnismäßig seltener, und vor allem ist die Verteilung auf einzelne Organe und Haut verschieden. Die größere Zahl der Krebse bei Kulturvölkern hängt offenbar mit im einzelnen noch unbekannten Punkten der Lebensgewohnheiten, wie sie die Kultur mit sich bringt, zusammen, ferner auch mit dem häufiger erlebten höheren Alter. Zudem ergibt sich aus den Zusammenstellungen anscheinend eine ständige Zunahme der Krebszahlen (im Gegensatz zu den Tuberkulosezahlen) in fast allen Ländern.

Sind die Geschwülste „Wachstumsexzesse von autonomem Charakter" (Borst), so ist das Geschwulstproblem ein solches dieses Wachstums. Es gilt das gestaltliche und ursächliche Werden, die formale und kausale Genese, das „Wie" und „Warum" des besonderen Wachstums zu ergründen. Beide Fragen gehen in vielem Hand in Hand, sind begrifflich aber zu scheiden. Das „Wie" können wir in Bestätigung von Vorgängen, wie man sie aus Zusammenhängen beim Menschen erschließt, jetzt in Tierversuchen schrittweise verfolgen (s. u.). Das „Warum", das Ursachenganze, teilen wir am besten in determinierende = bestimmende oder im Körper selbst gelegene = endogene, „innere", und in realisierende = auslösende oder von außerhalb des Körpers stammende = exogene, äußere Faktoren (nach Roux) ein. Letztere sind mit dem gestaltlichen Werden eng verknüpft, wir können sie so auch verhältnismäßig leichter, besonders auch an der Hand des Tierversuches, verfolgen. Es handelt sich um „Reize", besser gesagt Dauerschädigungen, durch verschiedenste, also nicht spezifische, belebte und unbelebte Agenzien. Über die bestimmenden (determinierenden) Faktoren können wir uns heute nur hypothetische Vorstellungen machen. Wir kommen ohne den Begriff besonderer „Disposition" hier nicht aus. Dies liegt aber bis zu einem gewissen Grade auch sonst ebenso, selbst bei den durch einen bestimmten Erreger gesetzten Erkrankungen. Und daß wir den letzten inneren Entstehungsgrund nicht genau fassen können, kann bei dem Geschwulstproblem als einem solchen des Wachstums nicht Wunder nehmen, da wir, wie Borst mit Recht betont, auch über das normale Wachstum sehr wenig wissen. Was wissen wir über das großartigste Wachstum, das embryonale? Wir können das „Wie" verfolgen, wir kennen den auslösenden kausalen Faktor in Gestalt der Befruchtung und können ihn seit den bahnbrechenden Versuchen von Jacques Loeb parthenogenetisch ersetzen, aber über das letzte „Warum" des embryonalen und postembryonalen Wachstums wissen wir, wenn wir nicht metaphysisch abirren wollen, nichts. Bei der Betrachtung, wie man sich an der Hand unserer jetzigen Kenntnisse eine Vorstellung von der Krebs- (Geschwulst-) Entstehung machen kann, wollen wir die auslösenden, realisierenden Faktoren sowie die formale Genese, diese beiden Gedankengänge meist zusammen, dann die determinierenden, bestimmenden Faktoren besprechen.

Schon viele Erfahrungen beim Menschen wiesen seit langem auf die Bedeutung einer äußeren Einwirkung, allgemein als „Reiz" zu bezeichnen, hin. Es handelt sich um die sog. Reiztheorie (Irritationstheorie) der Geschwulstentstehung, welche bis auf den auch hier genial erkennenden Virchow zurückreicht. Die in Betracht kommenden Reize können wir in chemische, physikalische und entzündliche einteilen. Unter den chemischen sind die Schornsteinfeger-Krebse und die jetzt in England bekannt gewordenen Baumwollmühlspinnerkrebse („Mulespinners cancer"), die offenbar durch jahrelange Wirkung von Schmierölen (s. auch unten die Tierversuche) hervorgerufen werden, und welche vor allem den Hodensack betreffen, bemerkenswert. Ist bei dem Schornsteinfeger-Krebs der Ruß das Wirksame, so sehen wir dasselbe auch unter dem Einfluß des Teers und Paraffins bei den damit in Berührung kommenden Arbeitern (besonders an den Armen oder auch am Hodensack), und endlich gehört der Harnblasenkrebs der Anilinarbeiter hierher. Erwähnt werden soll hier auch der Lungenkrebs im Anschluß an Anthrakochalikosis der Schneeberger Bergarbeiter. In allen diesen Fällen handelt es sich um chronische Einwirkungen und durch diese bedingte chronisch-entzündliche Erscheinungen als Vermittler. Auch sind chemische Stoffe mehr theoretisch für die Krebsentwicklung zu Hilfe gerufen worden, so von B. Fischer die sog. Attraxine, doch handelt es sich bei seinen bedeutungsvollen Tierversuchen mit Scharlach R-Öl zwar um die Erzeugung von kräftigen Wachstumserscheinungen mit atypischen Epithelwucherungen aber nicht von Krebsen. Ähnlich sind die Versuche Fr. Reinkes mit Äther u. dgl. aufzufassen. In beiden Fällen spielt Lösung der Zellipoide offenbar die wachstumsauslösende Rolle, ohne aber zu schrankenloser Wucherung im Geschwulstsinne zu führen. Unter den physikalischen Reizen stehen die spezifischen Strahlen in erster Linie. Dienen die Röntgenstrahlen in höchst wirksamer Weise zur Behandlung und Bekämpfung der Geschwülste, so können sie bei lange dauernder Verwendung auch ihrerseits auf dem Umwege schwerer Dermatitiden mit Geschwürsbildungen Karzinome und in seltenen Fällen auch Sarkome erzeugen. Eine ganze Reihe dieser Unglücksfälle ist bekannt (und ganz vereinzelt hat man auch bei Tierversuchen Entsprechendes auftreten sehen, s. u.). Gehört hier wohl zum Entstehen des Krebses noch eine gewisse Disposition hinzu, so ist dies besonders ausgesprochen bei den Lichtstrahlen, welche Krebse bewirken, denn dies findet sich fast nur bei der als Xeroderma pigmentosum bezeichneten Hauterkrankung, welche ihrerseits auf vererbbaren Zelldispositionen beruht. Es handelt sich in allen genannten Fällen nicht um unmittelbare

Bewirkung, sondern um chronische Entzündungen mit Geschwürs- und Narbenbildungen u. dgl. als Vermittler zur Geschwulstentstehung. Beziehungen zu solchen Vorgängen sehen wir nun auch sonst häufiger im Körper. Hierher gehören geschwürige Vorgänge, Narben und endlich spezifische Granulationen, wie Tuberkulose, vor allem Lupus, und seltener Syphilis, welche auch als Auslösungsursache für eine Geschwulst, besonders Krebs, in Betracht kommen. Wir wollen sie als entzündliche Reize zusammenfassen. Es sollen nunmehr einige Beispiele, welche mit größter Wahrscheinlichkeit auf einen derartigen Zusammenhang hinweisen, angeführt werden. So werden Brustdrüsenkrebse häufig mit Schrunden, mechanischen Schädigungen beim Saugen u. dgl. in Zusammenhang gebracht; besonders häufig werden bei Krebsen der Haut Einwirkungen in Gestalt von Verletzungen angenommen, so wird über solche im Anschluß an durch Peitschenhiebe verletzte Haut berichtet; besonders auch an Verbrennungen sich anschließende Narben sollen zur Geschwulstentstehung neigen. Daß Krebs der Gallenblase und Gallensteine überhaupt häufig zusammen vorkommen, ist allgemein bekannt, aus mancherlei Gründen muß man hier die Gallensteine für das Erste halten; ähnlich steht es mit der Bedeutung spitzer oder kariöser Zähne für den Krebs der Mundhöhle, oder des Pfeifenrauchens für solche am Mundwinkel (hier mögen auch chemische Einwirkungen des Tabaks mitwirken); Peniskrebs findet sich besonders bei bestehender Phimose. Der Krebs der Gebärmutter tritt häufiger bei Frauen, welche öfters geboren haben, als bei Nulliparen auf; Brustdrüsenkrebse schließen sich häufig an Fibromatose bzw. Involutionsvorgänge der Brustdrüse an; der Darmkrebs ist besonders an die Umbiegungsstellen des Darmes, welche bei Kotstauungen dem Drucke besonders ausgesetzt sind, gebunden; Hautkrebse schließen sich öfters an chronische Ekzeme oder an variköse Unterschenkelgeschwüre, Schleimhautkrebse an Leukoplakien der Mundschleimhaut oder pachydermische Stellen, Magenkrebse an Ulcus rotundum, besonders dessen Narben (nach Aschoff in 5%, nach Askanazy in 7%), primäre Leberkrebse fast stets an Zirrhose an. Alles dieses und ähnliches, Zusammentreffen und Vorzugssitze, weisen auf den Zusammenhang der „Reizungen" mit der Krebsentstehung hin. Als beste Beispiele dürften aber der Krebs, welcher sich an das Betelnußkauen bei manchen Völkerschaften anschließt, und vor allem der sog. Kashmir- oder Kangrikrebs zu nennen sein. In dem Hochplateau von Kashmir tragen die Leute eine Art Wärmeflasche, den sog. Kangri, auf dem Körper, zumeist auf dem Bauch, und gerade an dieser Stelle, wo sich infolge der Verbrennungen Narben überaus häufig bilden, treten dann in einem großen Hundertsatz der Fälle später Kankroide auf.

In demselben Sinne sind auch Zusammenhänge zwischen Geschwulstentstehung und äußeren Verletzungen zu beurteilen. Solche werden vornehmlich bei manchen gutartigen Geschwülsten angenommen, so den Gliomen, deren Auftreten verhältnismäßig häufig im Anschluß an vor kürzerer oder längerer Zeit erfolgte Kopfverletzungen, Gehirnerschütterungen od. dgl. beobachtet wird. Auch bei Sarkomen finden wir zuweilen die Angabe, daß sie im Anschluß an Verletzungen entstanden seien. Die meisten Beobachtungen jedoch, in denen ein derartiger Zusammenhang angenommen wurde, beziehen sich auf den Krebs. Gerade bei diesem zeigt sich nun, daß nicht einmalige, sondern nur andauernde bzw. wiederholte Reize, durch die Verletzung bedingte andauernde Entzündung oder dergleichen, allein in Betracht kommen können. Beim Menschen ist es im Einzelfalle sehr schwer, eine Geschwulstbildung mit äußeren Einwirkungen im Sinne von Verletzungen mit Sicherheit und nicht nur mit Wahrscheinlichkeit in Zusammenhang zu bringen. Von zahlreichen hier ins Feld geführten Beobachtungen halten nur wenige ernster Beurteilung stand. Mit einiger Wahrscheinlichkeit kann man eine Geschwulst auf eine vorausgegangene Verletzung beziehen, wenn seine Entstehung am Platze der Verletzungseinwirkung (abgesehen von bestimmten Fernwirkungen) statt hat und sich unmittelbar zeitlich anschließt, d. h. innerhalb der Zeit nach der Verletzung, welche nach sonstigen Erfahrungen für die Entstehung einer Geschwulst der betreffenden Art notwendig ist. Am klarsten liegen die Verhältnisse, wenn etwa die ganze Zwischenzeit hindurch andauernde chronische Entzündungen oder Anwesenheit eines reizenden Fremdkörpers als Bindeglied den zeitlichen Zusammenhang herstellen. Häufig sind Verletzungen nicht zur Entstehung von Geschwülsten heranzuziehen, sondern sie lenken nur die Aufmerksamkeit auf schon bestehende Geschwülste. Die Frage des Zusammenhanges zwischen Verletzungen und Geschwulstentstehung ist praktisch in vielen Fällen im Hinblick auf die Begutachtung in der Unfallfürsorge sehr wichtig. Wir können solche Zusammenhänge den entzündlichen Reizen zuordnen.

Es handelt sich auch hier nicht um einen einfachen „Reiz" und man darf sich die Zusammenhänge überhaupt nicht so einfach vorstellen, denn die Zahl der Fälle, in denen irgendein entstehungsmäßiger Zusammenhang mit äußeren Einwirkungen mit einiger Wahrscheinlichkeit erweislich ist, tritt ganz zurück, einerseits gegenüber den zahlreichen Fällen, in denen eine Geschwulst anscheinend ganz von selbst, ohne nachweisbare besondere äußere Schädigungen auftritt (s. u.), und andererseits, was hier wichtig erscheint, gegenüber den zahllosen Fällen von Verletzungen oder überhaupt „Reizen", welche niemals zur Ausbildung eines Krebses oder einer sonstigen Geschwulst führen. Die Verletzungen, wie die anderen „Reize" führen eben nicht als solche zur Bildung der Geschwülste, vor allem Krebse, vielmehr liegt die Auslösung in chronischen Vorgängen mit Geschwürsbildung u. dgl., auf jeden Fall mit immer wiederkehrenden, wenn auch geringfügigen Gewebsschädigungen. In diesen sehen wir die auslösende Entstehungsbedingung, welche den chemischen, physikalischen (thermischen), entzündlichen „Reiz"-Einflüssen zugrunde liegt. Häufig sehen wir auch anatomische Vorgänge, die wir als Zwischenglieder im Sinne von Orth als „präkanzerös" zusammenfassen können, wobei man sich aber bewußt sein muß, daß dies nur eine nachträgliche Schlußfolgerung ist, wenn eine Geschwulst eintritt. Hierher können wir z. B. bei der Leberzirrhose häufig auftretende sog. knotige Hyperplasien als Vorstufe der primären Leberkrebse, oder im Vorstadium von Hautkrebsen auftretende merkwürdige Durcheinanderwürfelungen und Veränderungen der Oberhautepithelien (Bowen) wie manches andere rechnen, und dies tritt auch, wie wir sofort sehen werden, im Tierversuch in den sich im Anschluß an durch Teerpinselung gesetzte „Reize" vor Entstehung des Krebses auftretenden Papillomen zutage.

Unter den genannten Dauerentzündungen setzenden „Reiz"-Einflüssen, welche als letztes Glied Geschwülste auslösen können, kommen auch fremde Lebewesen, welche Dauergewebsschädigungen mit entzündlichen Vorgängen u. dgl. bewirken, in Betracht; hierher gehören z. B. Leberkrebse im Anschluß an Distomen auf dem Wege über Leberzirrhose, oder Krebse der Harnblase nach chronischen durch Eier des Schistosomum haematobium bewirkten Entzündungen u. dgl. mehr. Dies ist natürlich etwas gänzlich anderes als ein spezifischer „Erreger". Solche gibt es nicht, wie schon aus der Vielheit von Stoffen, mit denen man im Tierversuch (s. u.) Geschwülste (Krebse) hervorrufen kann, hervorgeht. Es war zwar nur natürlich, daß man eine Infektionstheorie der Geschwulstbildung im Sinne spezifischer Krebserreger u. dgl. annahm, alle Angaben haben sich aber hier nicht bestätigt. Wir können uns daher hier kurz fassen. Man hat Bakterien (Scheurlen), besonders aber Blastomyzeten (Russel, Sanfelice, Plimmer u. a.), sowie Protozoen (Sjöbring, Ruffer, Behla, Feinberg, Schüller u. a.) zu Unrecht als Geschwulsterreger angesprochen. Teils handelt es sich um zufällig in die Geschwulst geratene Mikroorganismen, teils — namentlich bei den als Protozoen aufgefaßten Gebilden — um Verwechslungen mit entarteten Teilen der Geschwulstzellen (vgl. Abb. 150), bzw. ihrer Kerne, atypische Mitosen, Einschlüsse von Zellen u. dgl. Auch mancherlei Punkte sprechen schon a priori gegen eine parasitäre Natur der Geschwulstentstehung. So die Art der Verbreitung der Geschwülste, welche von derjenigen infektiöser Entzündungen ganz verschieden ist; letztere verbreiten sich, indem die Infektionserreger an andere Orte verschleppt werden und am Siedlungsort Wucherung der Zellen, Eiterung usw. bewirken, und zwar aus den Geweben des Ansiedlungsortes, bei den Tochterknoten der Geschwülste dagegen werden zellige Bestandteile der Erstgeschwulst selbst verschleppt, aus denen an den fremden Stellen, nicht aus den Zellen dieser, sich neue Geschwülste bilden. Eine spezifisch-parasitäre Entstehung würde auch voraussetzen, daß für jede Geschwulstart ein anders gearteter Erreger bestände; dann aber wären Übergänge einer Geschwulstart in die andere sowie Verbindungen mehrerer kaum zu erklären. Auch andere für die Geschwülste im Sinne der Infektion angeführte Punkte — wie gehäuftes Vorkommen in bestimmten Häusern, in manchen Familien, unmittelbare Ansteckungen usw. — lassen sich, soweit sie nicht Täuschungen sind, zum Teil gut anders erklären, so mit gemeinsamen Bedingungen, vielleicht auch mit familiärer Disposition u. dgl. mehr. Auch etwa die Krebs-(Geschwulst-)Zellen selbst für fremde Lebewesen, besonders Protozoen, zu halten, die im Körper schmarotzen (oder eigenartige Befruchtungsvorgänge zwischen arteigenen Zellen verschiedener Art heranzuziehen), gehört zu den phantastischen, jeder tatsächlichen Grundlage entbehrenden Vorstellungen. Wir können die Geschwulstzellen höchstens mit Parasiten vergleichen, insofern sie für den eigenen Körper, dessen Zellen sie entstammen, parasitär wuchern, sie aber niemals für fremde Lebewesen halten.

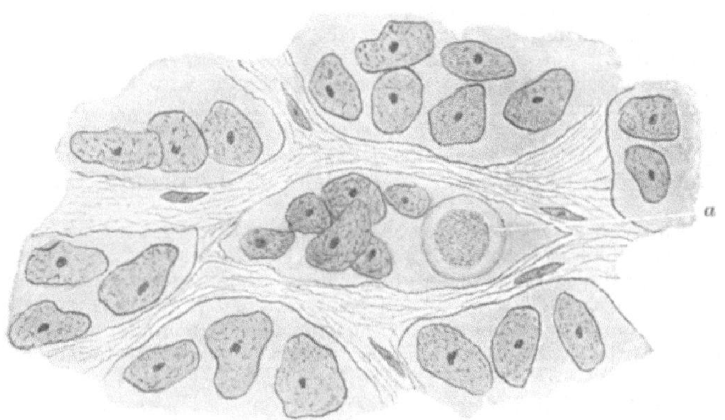

Abb. 150. Karzinomzellen mit einem an Parasiten erinnernden Einschluß (a).

Daß gelegentlich unter den Dauerschädigung setzenden sog. „Reizen" auch Mikroorganismen, wenn auch nur selten, zur Geschwulstentstehung eine Rolle spielen können, ist oben schon erwähnt, dies hat aber mit einer Infektionstheorie, welche vollständig zu verlassen ist, nichts zu tun.

Bei allen den genannten Einwirkungen erhebt sich nun die Frage der formalen Genese, des „Wie" des Überganges zum geschwulstartigen Wachstum. Hier ist offenbar maßgebend, daß sich unter den genannten Bedingungen sich immer wiederholende Zellerneuerungen einstellen, ohne zu einem geregelten Abschluß zu kommen. Bei jeder Zellteilung geht die Zelle in etwas auf einen unterentwickelten (entdifferenzierten) Zustand zurück, und infolge immer wiederholter Teilungen stellt sich in den Zellen eines bestimmten, zunächst zumeist eng begrenzten, Gebietes ein zum Schluß viel unreiferer Zustand von Zellen ein, d. h. diese haben einerseits an besonderer Tätigkeitsfähigkeit verloren, sie sind andererseits in ihrer Wachstumsfähigkeit besonders gesteigert. Das Wesentliche also sind, wie auch Fischer-Wasels besonders betonte, die in vielen Zellfolgen sich wiederholenden Zellteilungen, bei denen allmählich biologisch völlig umgewandelte, weniger hoch entwickelte aber mit ungeheurer Wachstumsfähigkeit versehene, vom „Altruismus" des Körpers losgelöste Zellen, „neue Zellrassen" (Hauser) herangezüchtet werden. Wir sehen also, daß es besondere Eigenschaften sind, welche die Zellen zu Geschwulstzellen stempeln. Der primäre Vorgang liegt also in einer biologischen Änderung dieser. Für die Krebszellen haben dies schon frühzeitig insbesondere Hauser und v. Hansemann betont. Früher aufgestellte Theorien, welche hier das Hauptgewicht auf das Bindegewebe legten, wobei die Epithelien als Krebszellen erst das Sekundäre darstellen sollten — so nahm Thiersch an, daß im Alter das statische Gleichgewicht zwischen Epithel und Bindegewebe so gestört sei, daß in ihrem Grenzkriege infolge Schwächung des Bindegewebes die Epithelien in abnormes Wachstum gerieten und Ribbert setzte zellige Umwandlungen des Bindegewebes voraus, wodurch Epithelien ausgeschaltet würden und nun nach Art von Drüsen in die Tiefe sproßten, schränkte aber später selbst seine Theorie wesentlich ein — brauchen daher hier nur kurz erwähnt zu werden. Liegt also der Hauptton in der Veränderung der Geschwulstzellen selbst, so entspricht ja die Tatsache, daß weniger hochentwickelte und weniger in ihrer Tätigkeit leistende Zellen, wie sie hier allmählich herangezüchtet werden, zu Wachstum und Vermehrung um so mehr geneigt sind, schon oben mehrfach Dargelegtem. So sehen wir auch im Tierreich, je weiter wir hinabgehen, je geringer die Entwicklung ist, desto größer die Regenerationsfähigkeit ganzer Teile; man denke z. B. an den Regenwurm. In geistreicher Weise hat daher v. Hansemann die Geschwulstbildung des Menschen und der höheren Tiere mit der Regeneration niederer Tiere bzw. der Knospung der Pflanzen verglichen. Die wuchernden Zellen werden bei ihrer Vermehrung die Nahrung, da sie ja mehr derselben brauchen, und vor allem gerade die Wuchsstoffe, gierig an sich reißen und so die Nachbarn schädigen; je mehr diese atrophieren, um so mehr Gelegenheit ist zur Weiterwucherung gegeben. Die „Anaplasie" v. Hansemanns (Beneke sprach von „Kataplasie") ist denn auch nichts anderes als eine kurze Zusammenfassung für die die Geschwulstzellen von ihren Stammzellen bzw. dem Mutterboden unterscheidenden Merkmale, d. h. eben Ausdruck ihrer Entdifferenzierung. Dabei scheint der Kern die Hauptrolle zu spielen, worauf auch Versuche Hertwigs hinweisen, der nach Bestrahlung von Eiern, aber auch von Samenfäden, später Mißbildungen und einige Male auch Geschwülste beobachten konnte. Bauer nimmt eine abnorme Disharmonie bei der Mitose (Chromosomen bzw. Genen) im Sinne plötzlicher Mutation an. Eine Chromosomenerkrankung scheint der Zellentwicklungsstörung, die zur Geschwulst führt, zugrunde zu liegen.

Zweierlei ergibt sich bei solcher Betrachtung der formalen Genese und der auslösenden Faktoren bei der Entstehung der Geschwülste: 1. das für die Geschwülste, d. h. ihr kennzeichnendes Wachstum, Maßgebende liegt in den Geschwulstzellen selbst und 2. die auslösende Schädigung kann verschiedenster Art sein, ist also nicht spezifisch; es gibt nicht eine Krebs (Geschwulst) auslösende Einwirkung, sondern solche verschiedenster Art. Diejenigen Geschwülste, bei denen derartige auslösende „Reize" im Vordergrund der erkennbaren Geschwulstbildung stehen, kann man mit Schwalbe als „hyperplaseogene" zusammenfassen.

Die dargelegte Auffassung erscheint nun durch die wichtigen Tierversuche der letzten 15—20 Jahre aufs beste erhärtet. Früher ist es in zahlreichen Versuchen seit den Tagen Hanaus gelungen, Geschwülste von einem Tier auf ein anderes zu übertragen, gewissermaßen zu metastasieren. Am wichtigsten sind hier die auf Tausende von Ratten und Mäusen weiter übertragenen Geschwülste, insbesondere Krebse der Brustdrüse (Jensen, Ehrlich-Apolant, Bashford u. a.). Die Übertragung gelingt nur auf ganz nahe verwandte Tiere. Morphologisch ist vieles bei diesen Tierversuchen von großem Interesse. So entwickelte sich in einer Reihe von Fällen im Krebs aus dem Gerüst Sarkom (also ein Karzinosarkom) und endlich reines Sarkom; die verschiedene Widerstandskraft der einzelnen Anteile konnte geprüft werden. An der Hand dieser Geschwulstübertragungen wurden wichtige Fragen des Weiterwachstums (z. B. daß das Wirtstier, ebenso wie bei Geschwulstmetastasen der sekundäre Ansiedlungsort, das bindegewebige Gerüst liefert), solche der Virulenz- und Immunitätsbeeinflussung, des Einflusses vererbbarer Faktoren, auch von Behandlungsmaßnahmen (die man nur mit allergrößter Vorsicht auf die Geschwülste des Menschen übertragen darf) verfolgt, aber Anhaltspunkte für das Verständnis der Krebs- (oder Geschwulst-) Entstehung bot uns diese ganze Gruppe von Tierversuchen nicht. Hier sind nun aber andere neuere Tierversuche von größter Wichtigkeit, zunächst diejenigen von Fibiger. Ihm gelang es im Vormagen von Ratten (seltener der Mäuse) mit Nematoden der Gattung Spiroptera, übertragen durch Schaben (Periplaneta americana oder orientalis), hyperplastische Epithelwucherungen bis zur Ausbildung von Papillomen zu erzeugen, an die — hier also als präkanzeröse Veränderung — sich Krebsbildung mit Tochtergeschwulstbildung anschließen kann. Hier liegt also tatsächliche Neuerzeugung eines Krebses vor. In ähnlicher Weise hat Bullock (zusammen mit Curtis) auf Grund von Beobachtungen von Sarkomen der Rattenleber in der Wand der Zysten von Cysticercus fasciolaris (Larvenstadium der Taenia grassicollis der Katze) mit entsprechender Zufuhr der Eier der Tänie auf dem Nahrungswege bei Ratten künstlich (nach 11—17 Monaten) Lebersarkome erzeugt, und zwar in einem großen Hundertsatz; sie setzten auch Tochtergeschwülste und waren auf andere Tiere übertragbar. Daß aber die Einwirkung der fremden Lebewesen in diesen Fällen nur im Sinne dauernder Reizerzeugung mit Zellneubildung mittelbar zum Krebs bzw. Sarkom führt, nicht etwa als spezifischer Reiz aufzufassen ist, zeigen am Zungengrund mit Haferernährung mechanisch auf dem Umwege über Papillome erzeugte Karzinome (Stahr, Fibiger-Secher) und vor allem die dann der Ausdauer japanischer Forscher (Jamagiwa und Ichikawa) zu dankenden Erfolge mit Hilfe von Teerpinselungen. Mit fortgesetzten solchen gelang es an der Innenfläche des Kaninchenohres Epithelhyperplasien und dann Krebse zu erzeugen, ebenso durch Einspritzungen Krebse der Brustdrüse, dann auch Sarkome. Das gleiche ist an der Haut von weißen Mäusen (Tsutsui), auch in inneren Organen usw. gelungen, und ist in den in allen Ländern einsetzenden Nachprüfungen (Fibiger-Bang, Bierich, Deelmann, Bloch-Dreyfuß, Lipschütz, Borst-Wacker, G. Döderlein, Waterman, Russell, Teutschländer u. a.) bis ins einzelne verfolgt worden. Dieselben Krebse sind jetzt auch mit gewissen Ölen (Schmierölen) künstlich hervorgerufen worden, ferner auch mit Arsenpinselungen bei Mäusen (Leitch und Kanneway). Auch mit Hilfe von Röntgenstrahlen erzeugten Pierre Marie mit Mitarbeitern bei Ratten Sarkome, Bloch bei Kaninchen Krebse der Haut, ähnlich mit Radium Daels sowie Brancati Krebse und Sarkome. Bei einem Teil der künstlich bewirkten bösartigen Geschwülste traten auch Metastasen auf, zumeist gelangen weitere Übertragungen. In allen Fällen also ursächlich wirksam Dauerreize in Gestalt von lang einwirkenden Schädigungen, aber hervorgerufen durch Schädlichkeiten verschiedenster Art. Wesentlicher als die Art der Einwirkung scheint ihre Dauer und Menge; sie darf, wie Sternberg mit Recht betont, weder zu geringfügig (sonst wirkt sie nicht), noch zu stark (sonst vernichtet sie unmittelbar) sein. Hiermit ist mit Bestimmtheit die Annahme eines spezifischen zum Geschwulstwachstum führenden „Reizes" widerlegt. Auch Parasiten wirken nicht spezifisch, sondern ebenso wie chemische Schädigungen; dem entspricht auch, daß wenn das Geschwulstwachstum eingetreten ist, dies weiter geht, auch wenn die einleitende Schädigung wegfällt, so wenn Teerpinselung ausgesetzt wird, bzw. daß sich in Tochtergeschwülsten und Übertragungen der Fibigerschen Krebse keine Spiropteren finden. Vor allem aber zeigt die Verfolgung der formalen Genese — und daß eine solche in allen Stadien möglich ist, ist ja der Hauptvorzug dieser willkürlichen Geschwulsterzeugungen —, daß der Weg von den „Reiz"einwirkungen verschiedenster Art bis zur Geschwulst derselbe ist. Nie bewirken erstere unmittelbar die Geschwülste, sondern die verschiedenen Schädlichkeiten setzen, wie sich besonders gut bei den Teerfolgen an der äußeren Haut verfolgen läßt, chronische Entzündungen mit Geschwürsbildung und Narben, dann papilläre Wucherungen (die wir hier also als „präkanzeröse" Veränderungen bezeichnen können), und aus diesen erst, also nie unmittelbar von der Anfangsschädlichkeit bewirkt, entwickeln sich in einem großen Hundertsatz die Geschwülste. Hier liegt also die allmähliche durch zahlreiche neue Zellgenerationen erst allmählich herangezüchtete Zellentgleisung — wobei Caspari beim Zugrundegehen einzelner der dicht gedrängten Zellen entstehende „Nekrohormone" als Zellteilung veranlassend annimmt —, welche in dem geschwulstmäßigen Wachstum ihren Ausdruck findet, deutlich zutage und bestätigt die Erfahrungen vom Menschen. Im Einklang hiermit steht auch die lange Dauer bis zur Krebsentstehung, welche auch den Erfahrungen langer Zwischenzeiten („Latenz") beim Menschen entspricht und zum Teil wenigstens das hauptsächliche Befallensein alter Menschen erklären mag.

Eine vollständige Sonderstellung nimmt das Spontansarkom (bzw. Mischgeschwülste mit sarkomatöser Komponente) des Huhnes ein, welches nach seinem Entdecker Peyton Rous (1911) als **Roussches Hühnersarkom** bezeichnet wird, das dann von Teutschländer, Peyron, Roussy, Pentimalli u. a. auch aufgefunden wurde, und welches im Gegensatz zu allen anderen Geschwülsten, die nur durch lebende Zellen übertragbar sind, dadurch ausgezeichnet ist, daß hier auch Filtrate oder völlig getrocknetes Geschwulstmaterial bei Übertragung auf Hühner neue gleiche Geschwülste erzeugen. Dies Roussarkom ist im Mikroskop von sonstigen Sarkomen nicht zu unterscheiden, aber verhält sich eben biologisch von allen anderen Geschwülsten der Tiere und Menschen so verschieden, daß irgendwelche Rückschlüsse auf Geschwulstentstehung im allgemeinen unzulässig sind. An sich ist aber das Roussarkom so interessant und in den letzten Jahren so viel verfolgt worden, daß einige Worte über es eingefügt werden sollen. Man nahm zunächst als wahrscheinlich an, daß doch Zellen durch das Filter durchgingen, da aber Zerreibung des Impfmaterials und mehrstündige Einwirkung von Temperaturen von 40—50⁰ oder —15 bis —20⁰ (Fujinami und Imamoto) oder Zerreiben und vollständiges Trocknen im Schwefelsäureaustrockner (Teutschländer) noch positive Ergebnisse zeitigten, müßten Geschwulstzellen mit einer ganz erstaunlichen Widerstandskraft vorliegen, was durchaus unwahrscheinlich ist. Sternberg nimmt an, daß Bruchstücke von Zellen (Partialbionten) erhalten bleiben und unter günstigen Bedingungen wieder auskeimen. Hierfür scheint der auffällige Befund zu sprechen, daß das Hühnersarkom seinen — sehr unterschiedlichen — Bau beibehält, so auch bei Impfung mitten in Muskulatur Knorpel und Knochen enthält, wenn die Ausgangsgeschwulst ein Osteochondrosarkom war, was doch mehr für Übertragung als für Neuerzeugung sprechen würde. Andererseits wird jetzt zumeist an ein wirksames Agens gedacht. Hierbei sind invisible Erreger, wie sie angenommen wurden, so gut wie widerlegt. Dagegen spricht vieles für die zuerst von Dörr ausgesprochene Annahme eines chemischen Agens, eines wohl fermentativ wirkenden Stoffes, der, von Geschwulstzellen bzw. im Ausgangstier erzeugt, Zellen im Transplantattier zur Erzeugung desselben Stoffes ¦anregt, in manchem vergleichbar dem d'Herelleschen Phänomen bei Bakterien (s. dort). In diesem Sinne scheinen besonders interessante Versuchsergebnisse von Carrel sowie A. Fischer zu sprechen. Dem erstgenannten Forscher gelang es, mit embryonalem Hühnergewebe unter Zusatz kleiner Mengen von Teer, Indol oder Arsen bei Hühnern Roussarkom zu erzeugen. Er nimmt vor allem Makrophagen (Monozyten) als Ursprungszellen an. Und Fischer sah in vitro Milzmakrophagen vom Huhn sowie Bindegewebszellen (Fibroblasten) durch Zusatz von kleinsten Mengen von Arsensäure, sich in Zellen umwandeln, welche, auf Hühner übertragen, hier Roussarkom hervorriefen. Zunächst handelt es sich hier nur um das Roussarkom, das offenbar aus Zellen vom Huhn entsteht, die in einer sonst gänzlich unbekannten Weise leicht beeinflußbar sind. So sind diese Ergebnisse am Roussarkom auf keinen Fall zu verallgemeinern, aber auch sie haben gegen die Annahme eines lebenden Erregers auch selbst beim Roussarkom entschieden. Auf diesen beiden Voraussetzungen aber fußt die Theorie von Gye (zusammen mit Barnard), welche das Geschwulstproblem überhaupt gelöst zu haben glaubte und so viel Staub aufwirbelte. Nach ihr soll in einem durch Hitze inaktivierten Roussarkomfiltrat ein ultravisibles Virus erhalten bleiben, (das die englischen Forscher auch gezüchtet zu haben glauben), welches allein unwirksam sein, aber im Sinne der Geschwulsterzeugung wirksam werden soll durch Reaktivierung mittels eines Roussarkomfiltrates, in dem durch Chloroform oder dgl. das „Virus" abgetötet, ein chemisch wirksamer Faktor aber erhalten geblieben sei. Und so schließt Gye, zur Krebsentstehung überhaupt sei das Zusammenwirken zweier Faktoren nötig, eines Virus und eines spezifischen chemischen Faktors (Aggressin). Diese Theorie ist überall abgelehnt worden; die technischen Voraussetzungen sind gänzlich unsicher, die Annahme eines kultivierbaren Virus kann als widerlegt gelten. Das Wirksame ist offenbar die rätselhafte, vielleicht fermentativ wirkende Substanz des Roussarkoms, auf dem ja Gye ganz fußt, dessen an sich sehr interessante Erfahrungen und Versuche aber, wie betont, auf die Geschwülste im allgemeinen nicht übertragen werden können.

Das gestaltliche Werden der Geschwulstentstehung ist im ganzen gut verfolgt. Von der kausalen haben wir Verständnis für realisierende Faktoren exogener Natur in Gestalt von Dauerschädigungen verschiedenster Art gewonnen. Aber damit ist die Ätiologie der Geschwülste sicher noch nicht geklärt. Die Tiergeschwülste lassen sich gerade auch im Hinblick auf ihre leichtere Rückbildungsfähigkeit nicht ganz den bösartigen Geschwülsten des Menschen vergleichen; die übertriebenen Bedingungen des Tierversuches liegen hier nicht oder selten zugrunde. Auch die besprochenen chronisch-entzündlichen Vorgänge, welche zu Krebsen usw. führen, liegen nur in einem Bruchteil der menschlichen Geschwülste vor; die meisten erscheinen „spontan"; und vor allem umgekehrt unter den zahllosen chronisch „reizenden" entzündlichen und ähnlichen mit Dauerregeneration einhergehenden Bedingungen entwickeln sich glücklicherweise nur in einem Bruchteil der Fälle Geschwülste (s. auch oben). Am deutlichsten zeigt dies der an sich ja seltene primäre Leberkrebs. Bei ihm findet sich in der ganz überwiegenden Zahl der Fälle Leberzirrhose (in 80—90%), und gerade hier lassen sich alle gleitenden Übergänge von einfacher Regeneration über knotige Hyperplasien zum Adenom und zum Krebs besonders gut verfolgen. Aber umgekehrt: unter den zahllosen Fällen von Leberzirrhose tritt nur in einem ganz kleinen Hundertsatz primärer Leberkrebs ein. Die Zirrhose kann also nur ein kausaler Faktor sein. Und endlich zeigt sich selbst unter den einseitig übertriebenen Bedingungen der Tierversuche dasselbe, unter ganz den gleichen Bedingungen nur in einem Teil der Fälle Geschwulstentwicklung. Nach alledem sind wir gezwungen, anzunehmen, daß der genauer ausgelöste „Reiz", d. h. die Dauerschädigung, nur den auslösenden oder exogenen ursächlichen Faktor darstellt, daß noch „ein innerer", bestimmender zugrunde liegt — deswegen haben wir diese beiden Faktorengruppen unterschieden —, welcher den Zellen selbst anhaftet und den wir nur in einer Bereitschaft zur geschwulstmäßigen Entgleisung sehen können. So folgert auch Maud Slye aus ihren ausgedehntesten Tierversuchen (Beobachtung von 75 000 Mäusen in 18 Jahren), daß zur Geschwulstentstehung zwei Faktoren zusammenwirken müssen, angeborene Disposition und chronische Reizung.

Diese Bereitschaft = Disposition ist natürlich schwer faßbar — morphologisch an sich überhaupt nicht — wir haben aber doch mancherlei Hinweise tatsächlicher Art. Sie kann eine den ganzen Menschen betreffende oder eine örtliche sein. Auf erstere weisen bei manchen Leuten vorkommende gehäufte Geschwülste verschiedener Art hin, wie solche schon Eugen Albrecht zusammengestellt hat, ferner Lubarsch und unter anderen besonders Rößle, der auch gewisse Typen von Kombinationen annimmt und von „Tumormenschen" spricht, während Bartel von „Tumorrassen" redet. Für manche Geschwülste, wie die der Recklinghausenschen Neurofibromatose, Retinagliome, Geschwülste bei tuberöser Hirnsklerose u. dgl. besteht auffallende familiäre Veranlagung, was aber auch durch familiäre Anlage zu entwicklungsgeschichtlichen Entgleisungen (s. u.), wie sie gerade in solchen Fällen maßgebend erscheinen, vorgetäuscht sein kann. Auch im Tierversuch tritt Resistenz oder Disposition, teils der Art oder Gattung, teils des einzelnen Tieres, hervor. Ganze Tiergruppen sind den Versuchen zugänglich, andere völlig widerstandsfähig, die Erfolge sind mit verschiedenen Dauerschädigungen bei den einzelnen Tierarten ganz ungleich (z. B. verhalten sich Mäuse und Ratten bei Teereinwirkung einerseits, bei Spiroptereneinverleibung andererseits zahlenmäßig fast gegensätzlich), und verschiedene Stämme derselben Art (z. B. Mäuse) zeigen Geschwulstempfänglichkeit in denkbar unterschiedlichem Hundertsatz. Dabei scheinen nach Übertragungsergebnissen vor allem von Maud Slye erbliche Bedingungen mitzusprechen. Bei der Empfänglichkeit oder dem Widerstandleisten des Gesamtkörpers, welche besonders die Italiener betonen, sind aber offenbar auch erworbene Zustände maßgebend, bestimmte Zustände des Organismus, wie Anschluß an Schwangerschaften oder Pubertät oder vor allem Klimakterium, und überhaupt Zusammenhänge mit Drüsen innerer Sekretion, oder Ernährungs- und Stoffwechselverhältnisse. So wird von manchen Seiten an Störungen des Vitamingleichgewichtes gedacht. Die Übertragungen auf Tiere haben auch aktive, mehr oder weniger spezifische Immunisierungsmöglichkeiten ergeben. Abwehrstoffe werden jetzt vielfach auch hier auf das retikulo-endotheliale System bezogen. Reizungen dieses sollen die Abgabe von Abwehrstoffen steigern, seine Blockierung Geschwulstübertragungen, selbst heteroplastische, leichter angehen lassen (Rh. Erdmann, B. Fischer-Wasels), was aber auch bestritten wird. Auch die erzielten Erfolge mit Teerpinselungen weisen darauf hin, daß hierbei der Zustand des Allgemeinorganismus eine wesentliche Rolle spielt (vor allem Versuche von B. Fischer-Wasels und Büngeler). „Der Regenerationsvorgang entgleist nur zur Bildung einer Geschwulstkeimanlage, wenn die Gesamtlage des Organismus, die allgemeine Disposition oder Konstitution, in diesem Sinne auf den Regenerationsprozeß einwirken". Diese Allgemeindisposition tritt aber in den Versuchen auch erst ein, wenn sie durch lange dauernde geringe Giftwirkung herbeigeführt wird, was Fischer-Wasels die „sensible Periode" nennt (vgl. auch unten über eine solche in der embryonalen Entwicklung) und mit welcher er auch beim Menschen die lange Latenzzeit bis zur Ausbildung der Geschwülste (beim Röntgenkrebs 9—17 Jahre, beim Anilinarbeiter-Blasenkrebs 10—28 Jahre, beim Paraffinkrebs 12—14 Jahre, beim Schneeberger Lungenkrebs 10 bis 20 Jahre, Zusammenstellung von Fischer-Wasels) erklärt. Gerade bei der Allgemeindisposition des Körpers scheinen aber konstitutionelle, vielfach ererbte, Faktoren wesentlich beteiligt.

Ferner haben wir Anhaltspunkte für eine besondere örtliche Gewebsbereitschaft zur Geschwulstbildung und sie können wir in einem Teil der Fälle mit gutem Grund als eine angeborene auf Grund abnormer entwicklungsgeschichtlicher Vorgänge ansprechen. Wenn sie für die Geschwulstentstehung das Maßgebende ist, kann man mit Schwalbe von dysontogenetischen Geschwülsten (im Gegensatz zu den oben genannten hyperplaseogenen) sprechen. Hierher gehören zunächst angeborene Gewebsverlagerungen. Wir kennen solche ziemlich grober Art; auf ihnen beruhen die „Nebenorgane" wie Nebenmilz, Nebenbauchspeicheldrüse u. dgl. Aus solchen Gewebsverlagerungen können Geschwülste hervorgehen, wie aus Nebennierenkeimen adenomartige Geschwülste, aus versprengten Muskelkeimen Myome u. dgl. mehr. Cohnheim sah zuerst den Gedanken ausgeführt, daß Geschwülste aus verlagerten, d. h. in der Entwicklungszeit aus ihrem normalen Verband versprengten Gewebskeimen hervorgehen, eine Verallgemeinerung dieser Theorie ist aber nicht möglich. Außer Anomalien, welche in das Gebiet des mit bloßem Auge sichtbaren oder auf jeden Fall mikroskopisch leicht erkennbaren gehören, müssen wir vor allem aber viel feinere embryonale Irrungen in Betracht ziehen, die man als Gewebsmißbildungen (s. auch dort) zusammenfassen kann. Geringfügige Versprengungen einzelner Zellgruppen in nächste Nähe ihres eigentlichen Standortes scheint ein häufigeres Vorkommnis zu sein. Solche Zellgruppen können zunächst in einem indifferenten, weniger ausgereiften Zustand unverwendet liegen bleiben, und dies scheint auch ohne Verlagerung ein häufiges Vorkommnis einzelner Zellen oder Zellgruppen zu sein. Solche Zellen sind aber besonders wucherungsfähig und können schon auf kleinste Auslösungsursachen hin ins blastomatöse Wachstum geraten. Finden sich doch in den meisten Organen schon normal, wie besprochen, gewisse Zellgruppen, die, weniger hoch entwickelt, wucherungsfähiger sind, die „Wachstumszentren". Sie scheinen Beziehungen zur Geschwulstbildung zu haben und erst recht wird dies für an atypischer Stelle gelegene „im Kampf der Teile" weniger ausgereifte Zellen gelten. Die geringsten Veränderungen oder besser gesagt Anomalien solcher Zellen können wir naturgemäß nicht unter dem Mikroskop wahrnehmen, da sie sich ja in nichts von den anderen Zellen morphologisch zu unterscheiden brauchen. Wir können nur aus späteren Formveränderungen u. dgl. das Vorhandensein solcher Zellen und ihre Rückverweisung ins embryonale Leben erschließen. Auch sind solche Keime auch in der embryonalen Entwicklung an eine bestimmte Periode gebunden, die Fischer Wasels auch als „sensible Periode" bezeichnet.

Zu den „dysontogenetisch" bedingten Geschwülsten können wir die schon bei der Geburt vorhandenen, sich gleich oder später äußernden Geschwülste rechnen, so z. B. die Neuroblastome oder hie und da Leberkrebse, besonders auch Sarkome, Mischgeschwülste und manches mehr. Auf Entstehung aus verlagerten Keimen oder zunächst unterdifferenziert liegen gebliebenen Zellgruppen weisen z. B. hin: die Grawitzschen Geschwüstel der Niere, die von den Nävi ausgehenden Melanome, Karzinoide des Darmes, die Kavernome der Leber, gewisse Endotheliome, die Teratoblastome, die meisten Mischgeschwülste, Lipome des Gehirns, Lipo-Myofibrome u. dgl. der Niere, Myome, Geschwülste an Stellen, wo sich im embryonalen Leben Spalten schließen, wie die branchiogenen Geschwülste, solche welche aus abnorm erhaltenem Gewebe hervorgehen (Wolffscher oder Müllerscher Gang) und manche mehr. Es handelt sich hier teilweise um Gebilde, welche deutlich an der Grenze von Mißbildung und Geschwulst stehen bzw. um Geschwülste, welche aus Mißbildungen hervorgehen. An sich sind

Mißbildungen, auch Gewebsmißbildungen, natürlich keine Geschwülste, solche entwickeln sich aber aus ihnen besonders leicht. Eugen Albrecht hat hier zwei Hauptgruppen unterschieden. In der einen liegen Abtrennungen und Verlagerungen von Keimen vor, wie sie eben schon besprochen wurden. Er bezeichnet sie als Choristome und, wenn aus ihnen echte Geschwülste entstehen, Choristoblastome. In der zweiten liegen fehlerhafte gewebliche Zusammensetzungen vor, z. B. weit mehr Bindegewebe, weit weniger Epithel (Drüsen) als an einer Stelle liegen sollte. Albrecht spricht von Hamartomen bzw. Hamartoblastomen. Mathias leitet einen Teil der Bildungen von „atavistischen" Rückschlägen ab und schlägt vor, sie als „Progonoblastome" zu bezeichnen. Die Grenzen zwischen Gewebsmißbildungen und Geschwülsten sind hier nicht immer scharf zu ziehen, wie ja auch wieder die Grenzen zwischen den höchstentwickelten Geschwülsten, den Teratomen, und echten Mißbildungen (Doppelbildungen) fließende sind.

An sich erklären die versprengten Keime u. dgl. kausal ja auch noch nicht die Geschwulstentstehung, Geschwulstzellen entsprechen nicht einfach Embryonalzellen, und das geschwulstmäßige Wachstum weicht vom geregelten embryonalen wesentlich ab. Dies könnte sich aber teilweise aus den ganz anderen entwicklungsmechanischen und sonstigen Bedingungen erklären. Es ist ja schon betont, wie wenig wir über Wachstum überhaupt wissen. Was bedingt die Selbstdifferenzierung und Selbstregulation (Roux) des ersten embryonalen Wachstums und dessen und des postembryonalen Wachstums geregeltes Ende? Wir können sie uns nur als determiniert vorstellen, und wie sieht das Wachstum aus, wenn solche Momente wegfallen, wie wird es dann beendet? Insbesondere wenn Allgemeindisposition und noch besondere auslösende Momente dazu kommen? So konnte Askanazy mit Hilfe von Einpflanzung embryonaler Zellen nur Teratoide erzeugen, bei Verbindung mit Behandlung mit Ätherwasser oder Arsen aber auch aus diesen bösartige Geschwülste. Und wenn die Geschwulstzellen auch embryonalen nicht ohne weiteres entsprechen, so könnten gewisse Zellgruppen doch, und zwar gerade bei Keimversprengungen u. dgl., zu besonderem (dann geschwulstmäßig entgleisendem) Wachstum dadurch besonders geneigt sein, daß sie wichtige Eigenschaften mit embryonalen Zellen gemeinsam haben. Und darauf weist in der Tat manches hin.

Zunächst morphologisch-funktionelle Kennzeichen der Nichtausreifung, Spezifizitätseinbuße der Zellen vor allem bösartiger Geschwülste, wie dies schon betont wurde. Insbesondere aber sprechen einige neue Ergebnisse der Zellzüchtung in diesem Sinne. Carrel und vor allem A. Fischer haben hier wichtig erscheinende Untersuchungen vorgenommen. Danach haben junge Embryonalzellen besondere proteolytische Fähigkeit, Geschwulstzellen ebenso und in noch weit höherem Maße. So können sie auf Grund eines dazu nötigen Enzymmechanismus ihren Zelleib aus Serumbestandteilen aufbauen, was normale erwachsene Gewebe, z. B. Bindegewebszellen, nicht können. So kommt es, daß sich Embryonalzellen und ebenso Zellen bösartiger Geschwülste auch in heterologem Plasma züchten lassen. Es erscheinen beide, besonders letztere, in ihren Lebensbedingungen anspruchsloser als normal ausgereifte Zellen des erwachsenen Körpers, und sie besitzen so eine größere ihnen eigene Wachstumskraft, was A. Fischer in verschiedensten Züchtungsversuchen im Reagensglas dartat. Hiermit in Übereinstimmung stehen in gewissem Sinne die sehr bedeutungsvollen chemischen Befunde von Warburg. Sie ergaben, daß im Gegensatz zum Gewebe mit geordnetem Wachstum die Geschwulstzellen ihre zum Leben nötige Kraft außer durch Atmung noch durch eine zweite Reaktion gewinnen, indem sie durch Gärung Glukose zu Milchsäure spalten (Glykolyse), und zwar so, daß sie in der Stunde nicht weniger als 10—12$^0/_0$ ihres Eigengewichtes an Milchsäure bilden. Die Geschwulst-(Krebs-)Zelle verhält sich wie die Hefe (nicht wie der Muskel); zwischen bösartigen und gutartigen Geschwülsten bestehen nur mengenmäßige Unterschiede, was ebenso wie die Betonung des Schwergewichtes als in der Abartung der Geschwulstzellen selbst gelegen ganz mit der morphologischen Auffassung übereinstimmt. Bei der Entstehung der Geschwulstzellen scheint nach Warburg Sauerstoffmangel maßgebend mitzuwirken, die Glykolyse scheint die treibenden Kräfte für das Wachstum zu liefern. Die Geschwulstzellen haben auch bei Sauerstoffgegenwart vorwiegend einen Spaltungsstoffwechsel. Dies unterscheidet sie auch vom wachsenden embryonalen Gewebe, dem sie im übrigen aber auch nach diesen Untersuchungen näher stehen als ausgereiftem wachstumsruhenden Gewebe.

Wollen wir, wenn auch sehr vorsichtige, Schlüsse aus diesen interessanten und wichtigen Verfolgungen ziehen, hier vor allem den erstgenannten bei der Gewebszüchtung, so kann man wohl annehmen, daß, ohne Geschwulstzellen mit Embryonalzellen gleichsetzen zu wollen, erstere mit letzteren gewisse fermentative Grundeigenschaften gemeinsam, ja erhöht haben, welche ihre besondere Vermehrungsfähigkeit erklären könnten. Damit könnten wir ein Verständnis dafür gewinnen, daß in ihrer embryonalen Ausreifung zurückgebliebene Zellen versprengter Keime u. dgl. auf Grund endogener bestimmender Faktoren besonders geneigt sind, auf geringere Auslösungsfaktoren hin in Geschwulstwachstum zu geraten. Wir können uns aber auch sehr gut vorstellen, daß diese wichtigen fermentativen und ähnlichen Eigenschaften, die zu besonderer Wachstumsfähigkeit disponieren, auch nachträglich noch erworben werden können, und zwar wenn in vielen aufeinanderfolgenden Zellteilungen unter wachsendem Differenzierungsverlust besondere Zellen gezüchtet werden, wie dies, wie besprochen, unter der Einwirkung von Dauerschädigungen chemischer, entzündlicher und ähnlicher Natur — im Tierversuch Teer, Arsen, auch Lebewesen — mit ständiger Neubildung von Zellen statt hat. So läge auf jeden Fall der bestimmende Faktor auch hier in gewissen Eigenschaften der Zellen selbst.

Alle Gewebe nun, welche aus den beschriebenen Gründen in Form von Geschwülsten selbständig wuchern, werden bestrebt sein, ein Organ zu bilden, welches ihrer eigenen Gewebsart entspricht. Dies Bestreben besitzen sie ja aus der Embryonalzeit. Bei der unbegrenzten Wucherung müssen sie es, wenn sie es etwa verloren haben, wieder gewinnen. Waren die Zellen embryonal versprengt oder auf embryonaler Stufe geblieben, so wird ihnen naturgemäß die Fähigkeit zukommen, organähnlichere Bildungen hervorzurufen, und je tiefer die embryonale Stufe ist, auf der sie stehen geblieben, desto größer wird ihre Fähigkeit sein, mehrere Gewebsarten zu bilden — da, je weiter wir im embryonalen Leben zurückgehen, desto größer ja naturgemäß die prospektive „Potenz" sein muß — d. h. verwickelt gebaute Geschwülste zu bilden. So sahen wir ja in der Tat die vielgestaltigsten Geschwülste, wie Teratome und Mischgeschwülste, gerade auf frühesten embryonalen Entgleisungen beruhen. Aber nie werden bei jenen Geschwulstwucherungen wirkliche Organe zustande kommen, sondern nur mißglückte, organähnliche Gebilde, „Organoide" (E. Albrecht), und das sind eben die Geschwülste. Es geht dies ja schon daraus hervor, daß die nachbarlichen Verhältnisse, die entwicklungsmechanischen Bedingungen, jetzt bei den in den Körper eingeschlossenen Zellen ganz andere sind, als zur Zeit der embryonalen Entwicklung.

Überschauen wir kurz das Ganze, so lösen wir die ursächlichen Bedingungen der Geschwulstentstehung in die bestimmenden und auslösenden auf. Erstere bestehen als „inneres" Moment in einer besonderen Disposition des Gesamtkörpers und dann in örtlicher Geneigtheit zum geschwulstmäßigen Wachstum, am stärksten ausgeprägt an vom embryonalen Leben her unterentwickelt gebliebenen Zellgruppen, sonst vor allem im Laufe fortgesetzter Zellteilungen bei chronischen Entzündungen u. dgl. durch fortschreitende Entdifferenzierung wieder erworben. Die auslösenden Faktoren, welche nicht in inneren Eigenschaften der betroffenen Gewebe selbst liegen, sondern von außen an sie herantreten, sind eben diese „Reize" in Gestalt von Dauerschädigungen, welche jene Vorgänge auslösen. Das Kräfteverhältnis beider Faktorengruppen aber kann sehr ungleich verteilt sein. Besonders disponierte, vor allem entwicklungsgeschichtlich unterdifferenzierte Zellgebiete brauchen eine nur sehr geringe, nicht wahrnehmbare Auslösungsursache, Schwalbes Gruppe der dysontogenetischen Geschwülste. Bei stärkster exogener Schädigungseinwirkung, wie im Tierversuch, liegt der auslösende Faktor zutage, der innere dispositionelle tritt demgegenüber ganz zurück oder wird erst erworben, Schwalbes hyperplaseogene Geschwülste. So läßt sich auch beim Menschen eine Reihe aufstellen von dem auf vererbbarer Anlage beruhenden Xeroderma pigmentosum, bei dem der „innere", bestimmende, disponierende Faktor so ausgesprochen ist, daß schon gewöhnliche Lichtstrahlen als „äußerer" auslösender Faktor zu Hautkrebs führen, bis zu dem Kangrikrebs mit so starker auslösender Dauerschädigung, daß demgegenüber der „innere" Faktor, die Disposition zurücktritt. Die meisten gerade bösartigen Geschwülste, so die Krebse, aber liegen in der Mitte, lassen weder das eine noch das andere erkennen, entstehen anscheinend „spontan"; so ist hier das Zusammenspiel der ätiologischen Faktorengruppen nur zu vermuten und nicht abzugrenzen.

Denn bei allen Darlegungen der Geschwulstentstehung ist natürlich vieles Annahme. Eine Erklärung, die Schritt für Schritt die Vorgänge bei der Geschwulstbildung sichtbar aufdeckte, oder volles Verständnis vermittelte, „warum" die Geschwulstzellen schrankenlos und unaufhaltsam wuchern, gibt es noch nicht. Ist doch auch für die grundlegende Erfahrungstatsache, daß bei dem blastomatösen Wachstum sich Verlust der Funktion und gesteigerte Wachstumsfähigkeit zu entsprechen pflegen, das letzte „Warum" nicht zu beantworten.

Unsere Darstellung zeigt aber, daß es offenbar nicht eine Ursache oder sich gleichbleibende Bedingungen für die Entstehung der Geschwülste, auch nicht einer einzelnen Geschwulstart, wie des Krebses, gibt, sondern die verschiedensten. Sind doch die bestimmenden wie die auslösenden Faktoren, in die wir die „Ursache" auflösten, gar vielgestaltig und wechselnd. Vor allem die „Reize" können offenbar verschiedenster Art sein und trotzdem gegebenenfalls das gleiche Endergebnis haben. Eine spezifische Ursache ist nicht anzunehmen. Wohl erscheint aber dann der formale Vorgang einheitlich, eine auf dem Wege der Mutation, einer plötzlichen Änderung im Gen- oder Chromosomenbestand der Zelle, herbeigeführte embryonal bedingte oder bei regenerativen Vorgängen auftretende Entwicklungsstörung, welche die Geschwulstnatur der Zellen bedingt.

Anhang.

Geschwulstartige primäre Wucherungen des lymphatischen und blutbildenden Apparates (Hämoblastosen).

Als Anhang an die Geschwülste wollen wir eine Gruppe diesen nahestehender Bildungen besprechen, welche von den Blut- und Lymphbildungsstätten ausgehen, und die Orth als Hämoblastosen bezeichnet hat. Hier kommt einmal das Knochenmark als blutbildendes Organ in Betracht, daneben aber auch andere mesenchymale Gebiete, welche ihre blutbildenden Eigenschaften früherer embryonaler Zeiten wieder aufnehmen können, andererseits als lymphatischer Gesamtapparat alle Fundorte lymphatischen Gewebes, also außer den Lymphknoten und dem Thymus die Mandeln, Lymphfollikel der Schleimhäute, die Milz und endlich auch das Knochenmark sowie Lymphozytenansammlungen im Bindegewebe. Man muß alle diese Gewebe zum „lymphatischen Apparat" einheitlich zusammenfassen. Wir stellen diese Erkrankungen hier zusammen, weil sie zumeist einen größeren Teil des Körpers und eine größere Reihe von Geweben befallen und sich somit als Systemerkrankungen erweisen. Obwohl sie große Wichtigkeit beanspruchen, können wir sie hier nur kurz abhandeln, da ihre Abgrenzung, Benennung und Stellung im System noch recht verschieden beurteilt werden.

Es gehören in dies Gebiet die verschiedenen Formen der Leukämie und Pseudoleukämie, das Lymphosarkom, das Myelom und das Chlorom. Manche dieser Erkrankungen mögen Übergänge ineinander bieten, doch bestehen erhebliche Unterschiede zwischen ihnen. Erst die feinste Zell- und Zellgranula-Methodik hat die Gruppierung ermöglicht. Diese Erkrankungen, welche zu den fortschreitenden Vorgängen zu rechnen sind, entsprechen zum Teil echten Geschwülsten fast vollständig, zum Teil erinnern sie mehr an entzündliche Granulationen. Wahrscheinlich werden sie später nach Erkennung ihrer Entstehungsursachen weiter gliederbar sein.

Einteilung der Blutzellen.

Wir teilen die Blutzellen ein in: rote Blutkörperchen = Erythrozyten, welche sich aus ihren Vorstufen, den Erythroblasten, entwickeln, zweitens in die Leukozytenreihe, zunächst die Myeloblasten, sodann die neutrophil-, azidophil (= eosinophil-) und basophil-gekörnten Myelozyten und die ebenso gekörnten reifen Leukozyten des Blutes, drittens die Lymphozytenreihe, d. h. die kleinen und großen Lymphozyten, und endlich die Bluthistiozyten.

Die Erkrankungen, von denen hier die Rede sein soll, hängen wesentlich auch von unserer Auffassung der **embryonalen ersten Ausbildung der verschiedenen Blutzellen ab**. Gerade hier aber sind verschiedene Meinungen vertreten worden, so daß diese ganze wichtige Frage noch nicht einheitlich zu entscheiden ist. Von vielen Seiten werden als gemeinsame Ursprungszelle der Blutzellen Zellen angesehen, welche mesodermaler Abstammung sind und verschiedene Namen erhalten haben, aber zumeist wohl untereinander ziemlich gleich sind. Es handelt sich hier im wesentlichen um die sog. primären Wanderzellen Saxers. Es wird nun

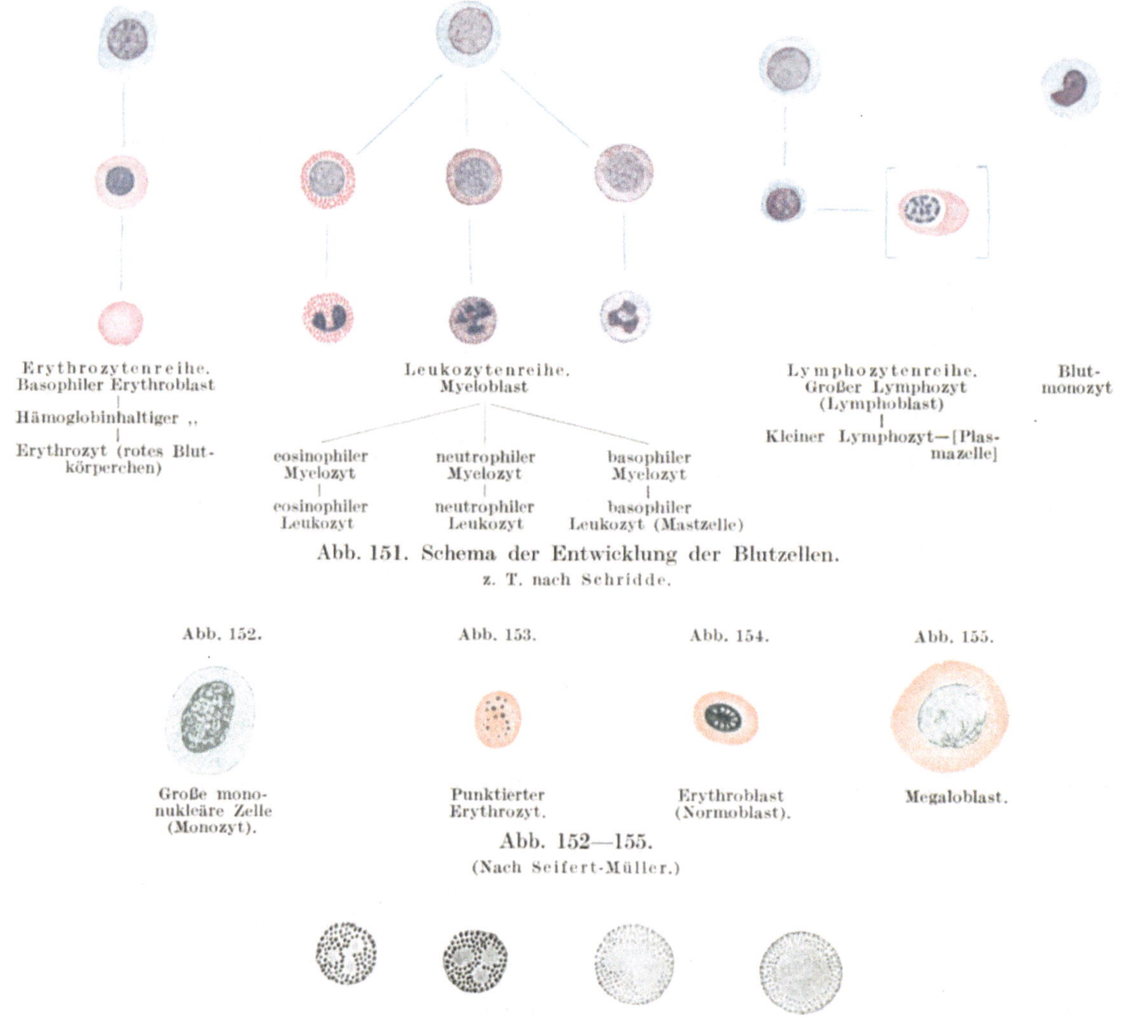

Abb. 151. Schema der Entwicklung der Blutzellen.
z. T. nach Schridde.

Abb. 152—155.
(Nach Seifert-Müller.)

Abb. 156. Oxydasereaktion.
Von links nach rechts 2 polymorphkernige Leukozyten und 2 Myelozyten bzw. Myeloblasten.

angenommen, daß sich aus diesen Zellen sowohl Erythroblasten wie Myeloblasten wie Lymphoblasten und aus diesen, d. h. mehr indifferenten, großen, basophilen und ungekörnten Zellen mit einem runden Kern, dann die fertigen Blutzellen, rote Blutkörperchen wie Leukozyten und Lymphozyten, entwickeln, desgleichen die sog. Histiozyten. Wichtig ist die Frage der Beziehungen der Bildung der Blutzellen zu den Gefäßendothelien. Hierbei könnten Blutzellen und Endothelien aus denselben Stammeszellen entstehen, so daß sie, wie Nägeli sagt, sich wie Geschwister verhalten, oder es bilden sich nach Schriddes Auffassung die Blutkörperchen erst aus den Gefäßendothelien aus. Nach dieser Auffassung sollen die Zellen der Granulozytenreihe (Leukozyten und ihre Vorstufen) ebenso wie die roten Blutkörperchen aus Blutgefäßendothelien, die Lymphozyten hingegen aus Lymphgefäßendothelien bzw. aus den Keimzentrumzellen der Lymphfollikel sich bilden. Auch die Frage, ob die einzelnen Zellen zunächst in oder außerhalb von Blutgefäßen entstehen, wird noch vielfach umstritten. Die Auffassung der Entstehung der Blutzellen aus gemeinsamer Ursprungsstelle wird als **unitarische** oder **mono-phyletische** bezeichnet, die andere oben gekennzeichnete, wonach die beiden großen Reihen der weißen Blutkörperchen (Lymphozyten- und Leukozytenreihe) auch in ihren Anfängen getrennt sind, als **dualistische** (polyphyletische). Manches spricht für die erstere, manches für die letztere Ansicht. Auch fehlt es nicht an Vermittlungshypothesen. Für die dualistische Auffassung spricht z. B., daß die Zellen beider Reihen zu verschiedenen Zeiten zuerst im Embryo aufzutreten scheinen, ferner daß Übergänge zwischen den Zellen der beiden Reihen vor allem in fertigem Zustand keineswegs erwiesen sind und endlich daß die Vorstufen der gekörnten Leukozyten und der Lymphozyten, nämlich die ungekörnten Myeloblasten einerseits, Lymphoblasten andererseits, sich zwar morphologisch so ähnlich sehen, daß sie von manchen Seiten einheitlich aufgefaßt werden, daß sie sich aber doch nach einer besonderen Reaktion in der Regel gut scheiden lassen. Diese, die sog. Oxydasereaktion (s. Abb. 156), beruht darauf, daß die Leukozyten mit allen ihren Vorstufen ein oxydierendes Ferment besitzen, die Lymphozyten und ihre Vorstufen hingegen nicht (nach Härtung besonders in Formol). Bei Zusammenbringen der Zellen mit gewissen Stoffen geben dann die oxydierenden Fermente Indophenolreaktion, und infolgedessen sehen wir die Myeloblasten (ebenso wie die Myelozyten und Leukozyten) bei Anstellung der Reaktion blau gefärbte Körnchen aufweisen, die Lymphoblasten (und ebenso die Lymphozyten) hingegen nicht, so daß sie sich hierdurch unterscheiden lassen. Dieser dualistischen Auffassung entspricht die oben gegebene Darstellung scharf getrennter Zellreihen.

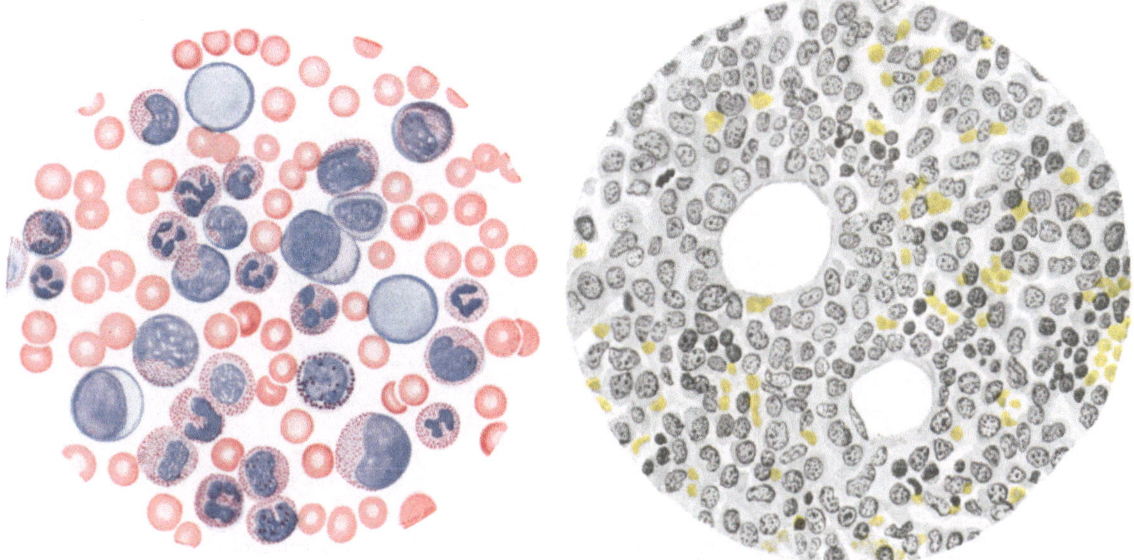

Abb. 157. Gemischtzellige Leukämie bei leukämischer Myelose.
(Giemsa-May-Grünwald-Färbung.)

Abb. 158. Knochenmark bei leukämischer Myelose. An Stelle des Fettmarks findet sich Hyperplasie des Myeloidgewebes (besonders Myelozyten und Myeloblasten).

Während die Bildung der roten und weißen Blutkörperchen anfänglich im embryonalen Leben vor allem von der Leber besorgt wird, auch im Netz, Thymus usw., und dann in der Milz vor sich geht, tritt immer mehr und mehr für die roten Blutkörperchen und Leukozyten das Knochenmark in den Vordergrund, welches dann im späteren embryonalen Leben und bei Regeneration im extrauterinen Leben die Blutbildung beherrscht, wie wir seit Neumann wissen. Die Blutzellen vermehren sich in den Blutbildungsherden auf mitotischem Wege; die reifen Zellen werden dann an das Blut abgegeben, wo eine Neubildung von Blutzellen, vor allem von roten Blutkörperchen und Leukozyten, nicht mehr vorkommt. Während die physiologische Blutzellerneuerung des außeruterinen Lebens, welche bei der Kurzlebigkeit der Blutzellen stets stattfindet (vgl. im Kapitel „Regeneration"), also nach der späteren embryonalen Bildungsart, d. h. fast ausschließlich im Knochenmark, vor sich geht, ist das gleiche auch bei der pathologischen Regeneration und Neubildung von Blutzellen der Fall. Weiterhin findet sich aber hier bei den zu besprechenden Erkrankungen zum Teil eine Neubildung von Blutzellen auch in Blutbildungsherden außerhalb des Knochenmarkes, vor allem in Leber, Milz, Lymphknoten, wohl auch Thymus, und vielleicht kann eine solche in der Umgebung aller kleinen Gefäße, wo sich Adventitialzellen seßhaft gemacht haben, wieder einsetzen. Eine derartige Entstehung von Blutzellen aus adventitiellen Zellen haben wir ja auch unter entzündlichen Bedingungen schon als möglich kennen gelernt. Die Lymphozyten werden in allen Ansammlungen lymphozytärer Zellen neu gebildet. Auch von ihnen gelangt ein Teil in reifem Zustand ins Blut. Endlich werden von den Retikulo-Endothelien einzelne Zellen abgegeben, die zum großen Teil in der Lunge unterzugehen scheinen, während der Rest als Bluthistiozyten im Blute kreist.

A. Rote Blutkörperchen. Aus den ersten Zellen der Gefäßanlage entstehen die sog. „Bildungszellen", kernhaltige Zellen mit reichlichem basophilen Zelleib. Aus ihnen entwickeln sich dadurch, daß der Zelleib Hämoglobin aufweist (Rotfärbung mit Eosin), die (kernhaltigen) hämoglobinhaltigen Erythroblasten. Diese bilden sich durch Kernverlust, wohl auf dem Wege der Kernauflösung, zu den kernfreien hämoglobinhaltigen Erythrozyten, den napfförmigen roten Blutkörperchen des fließenden Blutes, um. Nur letztere finden sich unter gewöhnlichen Bedingungen im Blut, die Vorstufen im Knochenmark. Die hämoglobinhaltigen Zellen erscheinen gelb gefärbt. Was die Größe betrifft, so bezeichnet man die gewöhnlichen Vorstufen der roten

Blutkörperchen im Knochenmark des postuterinen aber auch spätfötalen Lebens als Normoblasten (Abb. 154); davon zu trennen sind im frühembryonalen Leben die Megaloblasten (Abb. 155).

B. Granulozyten- (Leukozyten-) Reihe. (Abb. 151.) Die erste Stufe stellen zunächst die ungekörnten einkernigen Myeloblasten dar. Sie entwickeln sich durch Ausbildung von Körnchen zu den Myelozyten. Teilweise zeigen diese Granula Färbung mit sauren Farbstoffen (Eosin); die diese Körnchen enthaltenden Zellen heißen azidophile oder eosinophile Myelozyten; ein anderer Teil färbt sich mit basischen Farbstoffen = basophile Myelozyten und ein letzter endlich mit neutralen Gemischen = neutrophile Myelozyten. Indem nun aus dem runden einfachen Kerne vielgestaltige Kerne hervorgehen, entstehen die reifen Leukozyten, die die entsprechenden Körnchen wie die eben geschilderten Myelozyten aufweisen: also die neutrophilen Leukozyten, die die Hauptmasse der weißen Blutzellen (über 70% derselben) darstellen, die eosinophilen Leukozyten und die basophilen Leukozyten, zu denen vor allem die Mastzellen (Abb. 151) gehören. Nur diese reifen polymorphkernigen gekörnten Leukozyten sind im Blute unter normalen Umständen vertreten. In ihrer Stellung fraglich sind einkernige Zellen, sog. Monozyten (s. Abb. 151). Nägeli trennt sie, die nach ihm eine

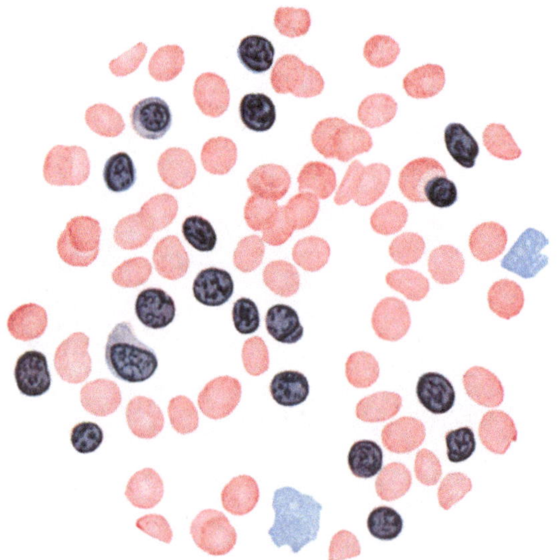

Abb. 159. Blut bei leukämischer Lymphadenose: Lymphatische Leukämie (Hämatoxylin-Eosin). (Aus Sternberg, Primärerkrankungen.)

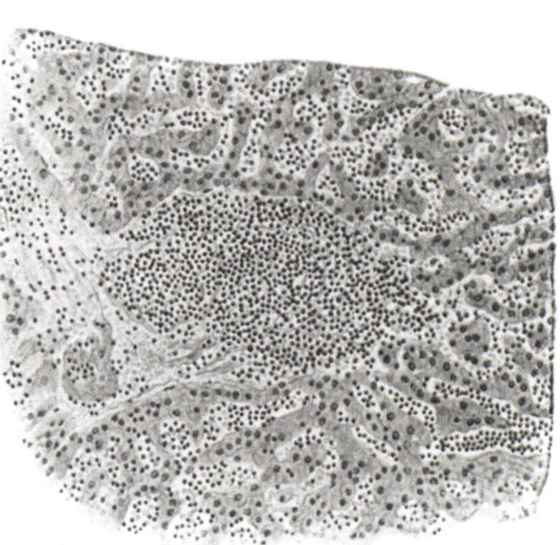

Abb. 160. Leber bei leukämischer Lymphadenose. (Aus Sternberg, Primärerkrankungen.)

eigene Körnelung haben, als eigene, weder zu den Leukozyten noch der lymphatischen Zellreihe gehörende Zellart ab, die aus dem Knochenmark stamme. Doch entsprechen diese Monozyten wohl z. T. den unten zu erwähnenden Histiozyten, wobei umstritten ist, ob dies für alle Monozyten oder nur einen Teil derselben zutrifft.

C. Lymphozytenreihe. (Abb. 151.) Aus den Lymphoblasten (großen Lymphozyten) der Keimgewebe, die aber selbst von gewöhnlichen Lymphozyten der Lymphfollikel stammen sollen, gehen die Lymphozyten hervor (etwa 20% der farblosen Blutzellen). Neben den gewöhnlichen kleinen findet man auch im Blute große Lymphozyten. Die Lymphozyten enthalten einen runden dunklen Kern und spärlichen Zelleib, die großen Lymphozyten einen größeren hellen auch runden Kern; im Zelleib beider sind mit den gewöhnlichen Methoden Granula nicht nachzuweisen. Dagegen weisen sie nach Altmann-Schridde färbbare kennzeichnende Mitochondrien auf.

Die Unterscheidung der ganzen Granulozytenreihe von den Lymphozyten mit Hilfe der Oxydasereaktion ist schon oben erwähnt worden.

D. Bluthistiozyten. Aus Retikulumzellen und Endothelien in Knochenmark, Milz, Leber, Lymphknoten usw. entstehen etwas größere, mit oft bohnenförmigem Kern versehene, protoplasmareichere Zellen. Ein Teil von ihnen geht ins Blut über; sie werden jetzt meist als weitere eigene Zellart dieses angesehen insofern als sie einen Teil der Blutmonozyten (s. o.) darstellen (histiogene Monozyten, ein anderer Teil derselben stammt wohl von Lymphozyten und myeloischen Zellen ab).

Erwähnt werden sollen noch die Blutplättchen, welche keinen Kern besitzen und durch Abschnürung aus den Megakaryozyten des Knochenmarkes entstehen. Sie gehören auch zu den normalen Bestandteilen des fließenden Blutes. Sie stehen in Beziehungen zur Gerinnung (daher ihr Name auch „Thrombozyten").

Ein Kubikmillimeter Blut enthält etwa 5 Millionen rote Blutkörperchen (beim Manne mehr als bei der Frau) und 5000—10 000 farblose Blutkörperchen. Die Zahl der roten Blutkörperchen ist also 500- bis 1000mal größer als die der farblosen Blutzellen.

Büngeler-Schwartz fanden, daß auf die Geburt hin infolge Resorption beim Geburtstrauma entstandener Eiweißzerfallstoffe unreife rote und weiße Blutzellen in großer Menge in das Blut ausgeschwemmt werden („Geburtskrise des Neugeborenenblutes").

Eine Einteilung der hier in Betracht kommenden geschwulstartigen Wucherungen des blutbildenden und lymphatischen Apparates kann man (mit Sternberg) vornehmen in: I. örtlich begrenzte, mehr einfach homolog-hyperplastische, II. infiltrativ atypisch-heterolog wachsende Wucherungen.

I. Zu den **mehr homologen, hyperplastischen Wucherungen** gehören:

1. Die **Leukämie**, eine Erkrankung, welche durch einen besonderen Blutbefund, d. h. Vermehrung und vor allem Verhalten der weißen Blutkörperchen im Blute gekennzeichnet ist.

Wir müssen die Leukämie dem Blutbefund und dem ganzen Auftreten der Krankheit nach in zwei große Gruppen scharf scheiden:

a) **Leukämische Myelose (gemischtzellige [myeloische] Leukämie).** Sitz der Ersterkrankung ist das Knochenmark. Es ist rot bis grau gefärbt und zeigt Hyperplasie des Markgewebes und seiner Zellen. Das Blut bietet, neben Verminderung und Veränderungen der roten Blutkörperchen (Poikilozytose, Auftreten von Erythroblasten usw., s. II. Teil, Kap. I), eine starke Vermehrung der Leukozyten und gegebenenfalls Lymphozyten dar; und zwar bei ersteren eine solche der verschiedenen im normalen Blut befindlichen in verschieden hohem Maße, eine verhältnismäßig starke der eosinophilen Leukozyten und der Blutmastzellen. Zudem aber besteht reichliches Auftreten sonst nur im Knochenmark befindlicher Zellen, welche jetzt aber bei der Hyperplasie desselben noch unreif ins Blut ausgeschwemmt werden; es sind dies die oben erwähnten Vorstufen der gewöhnlichen neutrophilen polymorphkernigen Leukozyten, also die neutrophilen Myelozyten, und ebenso in geringerer Zahl die Vorstufen der eosinophilen polymorphkernigen Leukozyten, also die eosinophilen Myelozyten, und unter Umständen die basophilen Myelozyten sowie ferner die ersten Vorstufen, die Myeloblasten. In einem Teil der Fälle ist die Gesamtzahl der Leukozyten vermehrt, in anderen ist dies nicht der Fall, aber das Verhältnis der im Blute auftretenden Leukozyten ist untereinander wesentlich verschoben, sowohl mengen- wir artmäßig, indem für das Blut pathologische Formen in ihm auftreten. Man könnte danach mit Lubarsch in eine hyperleukozytäre und eine normo- bzw. sogar hypoleukozytäre Form der Leukämie einteilen. Es zeigen nun außer dem Blut auch die Organe verschiedene Veränderungen. Die Milz ist bedeutend größer, oft weich, in späten Zeiten aber härter, oft von weißen Herden und Streifen durchsetzt. Auch die Lymphknoten sind weich und oft stark vergrößert; ebenso die Lymphfollikel der Schleimhäute, besonders des Darmes. Auch Leber und Nieren sind vergrößert und weisen, besonders erstere, weiße Knoten und Streifen auf. Mikroskopisch sind die Organe, insbesondere die erwähnten Herde, durchsetzt von allerhand Blutzellen, unter denen die Myelozyten meist überwiegen. Auch die Kapillaren der Organe sind mit ihnen strotzend gefüllt. Durch Zerstörung kleiner Gefäße kommt es leicht zu Blutungen in Haut und Schleimhäute. Im Knochenmark sind alle Zellen der myeloischen Reihe — meist besonders neutrophile Myelozyten und Myeloblasten — äußerst zahlreich. Ganze zusammenliegende Nester derselben Art weisen auf Abweichungen vom Normalen hin. Der ganze Vorgang stellt sich dar als eine mit atypischen Erscheinungen verbundene Hyperplasie des Myeloidgewebes des Knochenmarks mit Ausschwemmung der Blutzellen, besonders der unreifen Myelozyten usw., ins Blut, sowie vor allem aber auch als eine örtliche selbständige Vermehrung derselben in den verschiedensten Organen, und zwar aus den Endothelien nahe verwandten Zellen, die besonders um Kapillaren liegen (Adventitialzellen). Um echte Metastasenbildung im Sinne von Geschwülsten handelt es sich hierbei nicht, vielmehr ist als wahrscheinlich anzunehmen, daß jene Herde der Organe eben auf örtlicher Neubildung, derjenigen des Knochenmarks entsprechend, nach Art einer wieder erwachenden embryonalen Blutbildung, beruhen. Die Zusammensetzung des Knochenmarks entspricht nicht immer der der im Blute auftretenden Zellen, dann entstammen diese den außerhalb der ersteren auftretenden Blutbildungsherden. Es scheint große, auch zeitliche, Unabhängigkeit zwischen der blutbildenden Tätigkeit des Knochenmarks und der jener Herde zu bestehen. Man bezeichnet am besten die ganze Erkrankung als leukämische Myelose, den Blutbefund als gemischtzellige oder myeloische Leukämie.

b) **Leukämische Lymphadenose (lymphatische Leukämie).** Das Blut zeigt auch hier neben den unter a) erwähnten Veränderungen der roten Blutkörperchen starke Vermehrung der weißen Blutzellen, hier aber fast nur der kleinen Lymphozyten. Sie machen jetzt bis 95% der weißen Blutzellen aus. Die Organe zeigen für das bloße Auge ähnliche Veränderungen wie bei der gemischtzelligen Leukämie, doch ist oft auch der Thymus vergrößert und auch die Haut Sitz von Knoten; ferner weisen Haut und Gehirn oft Blutungen auf. Mikroskopisch aber bestehen alle Vergrößerungen und umschriebenen Herde der Organe, die auch in den Nieren, der Haut usw. auftreten, fast ganz aus jenen kleinen Lymphozyten, welche in diesen Fällen auch die Kapillaren füllen. Wir haben die lymphatische Leukämie als mit atypischen Vorgängen verbundene Hyperplasie des gesamten lymphatischen Apparates (zu dem ja zwar das Knochenmark, aber auch Lymphknoten, Lymphfollikel der verschiedensten Organe, Thymus usw. gehören) mit Ausschwemmung der Lymphozyten in das Blut, vielleicht auch mit geringer Ablagerung in einzelnen Organen, aufzufassen. Die Erkrankung im ganzen nennen wir dann leukämische Lymphadenose, das Blutbild lymphatische Leukämie.

Während die beiden genannten häufigsten Leukämiearten mehr chronisch verlaufen, gibt es auch **akute Formen** (welche von manchen Forschern von der Leukämie getrennt und als Infektionen mit leukozytoidem Blutbild aufgefaßt werden). Unter den akuten Leukämien sind die mit Vermehrung der kleinen Lymphozyten oder der verschiedenen Leukozytenarten (s. o.) einhergehenden selten, häufiger werden hier ungeheure Mengen von Vorstufen in den blutbildenden Organen überstürzt neugebildet und gelangen in dieser ganz unreifen Form ins Blut. Auf der einen Seite sehen wir dann in diesem Myeloblasten in großen Mengen, bis zu über 90% aller weißen Blutzellen, auftreten — Myeloblastenleukämie — auf der anderen Seite die durch die negative Oxydasereaktion von ihnen zu trennenden Vorstufen der gewöhnlichen Lymphozyten, die Lymphoblasten (große Lymphozyten) — Lymphoblastenleukämie — In diesen Fällen werden örtlich in Lymphknoten usw. diese Zellen in solchen Massen gebildet, daß sie oft geschwulstartig vordringend (z. B. Mediastinaltumor) wuchern und so an das Bild der Lymphosarkome (s. u.) erinnern. Sternberg faßt diese Fälle daher als Verbindung einer akuten Leukämie mit Lymphosarkom auf und bezeichnet diese Formen als Leukosarkomatose, während diese Sonderstellung nicht allgemein anerkannt wird. Die sehr seltenen Monozytenleukämien, bei welchen die oben genannten Monozyten sehr stark im Blut vermehrt sind, sind nach Nägelis Auffassung akute, oft nur zeitweilige, Spielarten der Myeloblastenleukämie und gehen, wenn das Leben dazu noch ausreicht, in diese über.

Über Wesen und Entstehung bzw. Ursachen der leukämischen Erkrankungen sind wir noch sehr im unklaren. Manche denken an einen „biologischen Atavismus", andere nehmen eine nur teilweise Rückbildung der embryonal im Körper weit verbreiteten Blutbildungsherde an (Sternberg), Nägeli spricht von Dysharmonien der innersekretorischen Regelungen, welche endgültige nicht wieder ausgleichbare Beziehungsstörungen herbeiführen.

2. Aleukämische Lymphadenose, sog. Pseudoleukämie. Es ist dies eine Erkrankung, welche anatomisch für das bloße Auge (Schwellung der Milz, geschwulstartige Vergrößerung der Lymphknoten, Vergrößerung von Leber und Niere, Einlagerungen von Knoten und Streifen, öfters Knoten in der Haut) und histologisch (Zusammensetzung der Herde vornehmlich aus Lymphozyten) der lymphatischen Leukämie vollständig entspricht, aber nicht den Blutbefund dieser bietet. Das Blut ist vielmehr von normaler Zusammensetzung, oder höchstens sind unter den im ganzen nicht vermehrten farblosen Blutzellen die Lymphozyten verhältnismäßig vermehrt. Auch hier liegt eine Hyperplasie des gesamten lymphatischen Apparates vor, aber ohne wesentliche Ausschwemmung der Lymphozyten ins Blut. Wie nahe diese aleukämische Lymphadenose der leukämischen steht, liegt auf der Hand. Auch sind Übergänge in sie beschrieben.

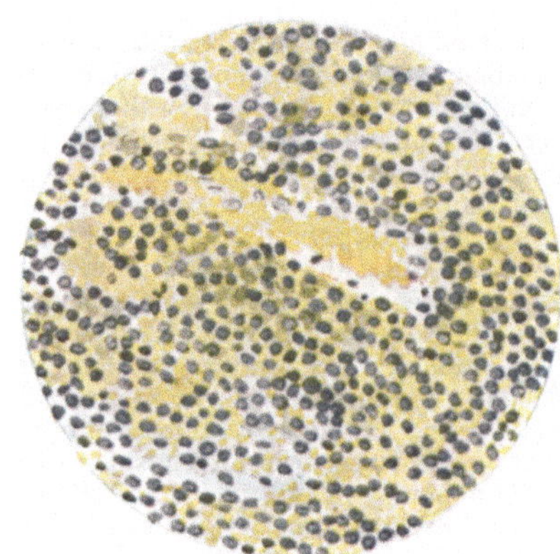

Abb. 161. Myelom, bestehend aus ungekörnten Vorstufen der Myelozyten (= Myeloblasten).

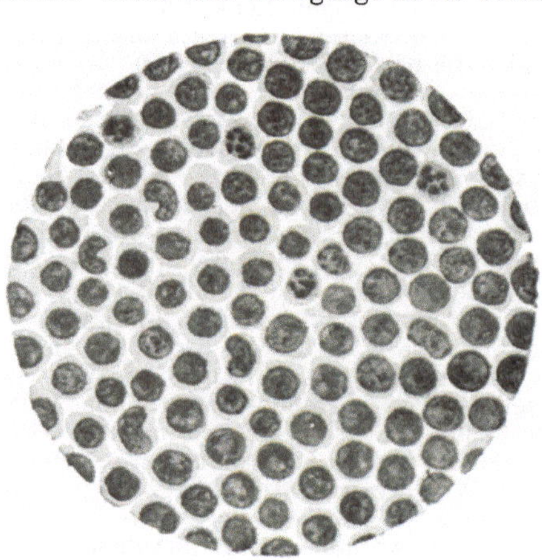

Abb. 162. Lymphosarkom (eines Lymphknotens).

3. Das Myelom. Es ist dies eine homologe Geschwulst, welche vom Knochenmark ausgeht, auf die Knochen (meist Brustbein, Rippen, Wirbel, Schädel, Femur, Humerus) beschränkt bleibt und ihre Rinde zum Schwinden bringt (sog. Spontanbrüche), ohne zumeist über deren Grenze zu wuchern oder Tochtergeschwülste zu setzen. Es handelt sich um eine geschwulstartige Hyperplasie gewisser Zellen des Knochenmarks, zumeist der Myeloblasten oder seltener Myelozyten, in anderen Fällen der Lymphozyten oder auch der Plasmazellen, selten der Vorstufen der roten Blutkörperchen, d. h. der Erythroblasten. Aus der betreffenden Zellart sind die Wucherungen meist sehr gleichmäßig zusammengesetzt; ein Zwischengewebe ist oft fast nur in Gestalt von Kapillaren vorhanden. Daß bald diese, bald jene Blutzellart wuchert, könnte auf eine noch frühere, weniger ausgereifte Blutzellform als Ausgang hinweisen. Das Blut verhält sich normal, im Urin findet sich oft ein besonderer (Bence-Jonesscher) Eiweißkörper, der wohl von Gewebseiweiß stammt, uns aber chemisch unbekannt ist.

Erwähnt werden sollen hier noch bisher erst in Einzelfällen bekannte systematisierte Wucherungen der Retikulumzellen, vor allem in Milz, Lymphknoten, Leber, Knochenmark, sog. Retikulosen (mit Anämie einhergehend) einerseits, der Endothelien, sog. Endotheliosen, andererseits. Teils handelt es sich um mehr umschriebene, knötchenförmige, teils um mehr diffuse Wucherungen. Bei den Endotheliosen können Endothelien in größeren Mengen ins Blut ausgeschwemmt und hier als solche erkannt werden. In dieser Gruppe von Veränderungen werden aber zunächst sowohl offenbar reaktive Wucherungen auf Infekte hin, wie eigentlich hyperplastische Vorgänge und endlich solche, die sich den Geschwülten nähern, zusammengefaßt, ohne vorerst stets streng getrennt werden zu können.

In vereinzelten Fällen kommt außer den mehr umschriebenen Myelomformen eine diffuse Myelomform mit geringem Knochenabbau vor.

Zu erwähnen ist noch die sog. „Mikuliczsche Krankheit", die mehr oder weniger symmetrisch die Tränen- und Mundspeicheldrüsen betrifft — auch Acchroozytose genannt — und in einer beträchtlichen Einlagerung von Lymphozyten, zuweilen auch mit eosinophilen Zellen, Plasmazellen, einzelnen Riesenzellen, besteht. Es scheint sich hier nicht um eine eigene Krankheit zu handeln, sondern um eine Begleiterscheinung verschiedener Erkrankungen, Leukämie, aleukämischer Lymphadenose, aber auch um Infektionen.

4. Das Lymphogranulom, das ursprünglich hier untergebracht wurde, haben wir, da es sich wohl sicher um ein infektiöses Granulom handelt, unter den Infektionen zu besprechen.

II. Zu den mehr heterologen, infiltrativen Wucherungen gehören:

5. Das Lymphosarkom (Kundrat). Es handelt sich hier um atypische und vordringende, gewebsdurchsetzende Wucherungen einer Gruppe von Lymphknoten; d. h. die ergriffenen Lymphknoten oder Follikel bilden einen Geschwulstknoten und die Wucherung greift, die Kapsel durchsetzend, weiter um sich. Auf dem Wege der Lymphbahnen werden andere Lymphknoten usw. ergriffen. Vorzugsweise stellen den Ausgangspunkt dar: die Hals-, die Mediastinallymphknoten oder auch der Thymus (Mediastinalgeschwulst), die mesenterialen und retroperitonealen Lymphknoten, die Mandeln, der Nasenrachenraum, die Magendarmfollikel usw. Die großen Gefäße, die Speiseröhre, die Luftröhre usw. werden eingemauert. Atypisch ist auch die histologische Zusammensetzung, welche stets vom normalen Bau der Lymphknoten abweicht. Die Zellen entsprechen zumeist überwiegend gewöhnlichen Lymphozyten oder Zellen mit etwas größerem, hellerem Kern. Daneben finden sich — in manchen Fällen überwiegend — Zellen, welche den Lymphoblasten (großen Lymphozyten) entsprechen, sowie solche, welche von Retikulumzellen abzuleiten sind. Mehrkernige Zellen und Riesenzellen sowie Plasmazellen kommen vereinzelt vor. Dazwischen liegt ein dem Retikulum der Lymphknoten entsprechendes Gerüstwerk, zumeist spärlich, aber sehr wechselnd, zuweilen stärker entwickelt. Andererseits kommt es zu regressiven Umwandlungen bzw. Kernzerfall. Das Lymphosarkom zeigt schrankenloses, unaufhaltsames Fortschreiten der Wucherung. Es unterscheidet sich also durch den atypischen Bau und sein durchsetzendes schrankenloses Wuchern (so daß es sehr bösartig ist) von den einfach hyperplastischen Wucherungen, besonders den leukämischen und aleukämischen Lymphadenosen, durch seinen histologischen Bau zudem scharf vom Lymphogranulom; durch seinen Beginn — zugleich in einer ganzen Gruppe von Lymphknoten — und die mehr regionäre Ausbreitung wird es zumeist auch von echten Geschwülsten abgegrenzt. Doch kommen vielleicht auch auf dem Lymphwege (auch rückläufige) und, wenn auch weniger, auf dem Blutwege Tochterbildungen vor, so daß das Lymphosarkom von manchen Seiten auch zu den echten Geschwülsten gerechnet wird.

6. Das Chlorom. Es stellt dies in der Mehrzahl auftretende grasgrüne Geschwulstbildungen des Periosts der Knochen (Schädel, Wirbelsäule), des lymphatischen Apparates und verschiedener Organe dar. Die Milz ist vergrößert, das Knochenmark ist oft auch grün gefärbt, zuweilen ebenso Knoten der Haut. Die Wucherung wächst gewebszersetzend weiter, dringt in den Knochen usw. ein. Die Bildungen entsprechen dem Lymphosarkom, und man spricht von Chlorolymphosarkomatose (Sternberg, wenn sich auch die großen Lymphozyten im Blute vermehrt finden, auch von Chloroleukosarkomatose, vgl. oben unter „Leukosarkom"). Einige Fälle nun zeigen einen Blutbefund, welcher dem der gemischtzelligen Leukämie gleicht, und auch die Wucherungen der Organe bestehen aus Myelozyten. Es läge hier also eine zweite Gruppe des Chloroms — Chloromyelosarkomatose — vor. Worauf der grüne Farbstoff beruht, ist nicht sicher erforscht. Die Färbung ist von zweiter Bedeutung, Blutbefund und Organveränderungen sind den geschilderten Merkmalen entsprechend die Hauptsache.

Überblicken wir dies ganze Kapitel, so sehen wir Wucherungsvorgänge, teils mehr einfach hyperplastischer, teils ganz atypischer Natur bis zur größten Ähnlichkeit mit bösartigen Geschwülsten; ihr Ausgangspunkt und die Hauptverbreitung in den lymphatischen und blutbildenden Körpergebieten, ihr gleichzeitiges multiples Auftreten und ihre Verbreitung ohne echte Metastasenbildung rechtfertigen aber das Abgrenzen von den Geschwülsten und die Aufstellung einer eigenen Gruppe.

Fünftes Kapitel.

Störungen der Gewebe bei fehlerhafter Entwicklung.

Mißbildungen (angeborene Anomalien).

Am fötalen Körper können während seiner Entwicklung von der Zeit der Entstehung aus der Eizelle bis zu seiner Vollendung der Form zur Zeit der Geburt Abweichungen von der Norm auftreten. Es entstehen so krankhafte Zustände (s. Einleitung), die wir **Mißbildungen** oder **Monstra** (Mißgeburten) benennen; es sind dies also während der fötalen Entwicklung zustande gekommene, also meist angeborene, Veränderungen der Morphologie eines oder mehrerer Organe, oder Organsysteme, oder des ganzen Körpers, welche außerhalb der Variationsbreite der Spezies gelegen sind (Schwalbe). Die Lehre von den Mißbildungen heißt **Teratologie**. Unsere Kenntnisse auf diesem Gebiete gehen bis auf Dareste, Geoffroy-St. Hilaire, Meckel zurück, später haben sich vor allem auch Förster, Ahlfeld, Marchand, dann E. Schwalbe mit ihm beschäftigt. Weniger auffallende, auf einzelne Körperteile beschränkte, kleine Gestaltsveränderungen werden auch als **angeborene Anomalien** bezeichnet. Hierher gehören auch die geringen Abweichungen einzelner Zellen, die in der Geschwulstentstehung wohl eine größere Rolle spielenden Gewebsmißbildungen (s. u.). Es ist ohne weiteres begreiflich, daß anatomische Veränderungen während der Entwicklungszeit einen weit größeren Einfluß auf die Gestaltung des Körpers ausüben werden, als solche im späteren Leben; denn zu den auch während der Entwicklung der Organe herrschenden allgemeinen Beziehungen derselben untereinander kommt noch der wichtige Punkt hinzu, daß sie nicht ein fertiges Organ, sondern die Anlage eines solchen und damit auch alle die Bildungen beeinflussen, die sich aus dieser Anlage noch entwickeln sollen. Ein Mangel z. B., welcher eine solche Anlage betrifft, bewirkt das Ausfallen einer ganzen Summe späterer Bildungen, und ebenso äußert sich die Beeinflussung einer Anlage im Sinne einer Abnahme oder Zunahme der Wachstumskraft an den aus ihr hervorgehenden Teilen. Je frühzeitiger ein derartiger krankhafter Einfluß zur Geltung kommt, um so bedeutender werden naturgemäß die sich anschließenden Folgezustände sein, denn ein um so größerer Teil des noch zu bildenden Körpers fällt in seinen Wirkungskreis. Den Zeitpunkt, zu dem bzw. vor dem (also auf jeden Fall nicht später) die mißbildende Ursache eingewirkt hat, bezeichnen wir nach E. Schwalbe als „teratogenetische Terminationsperiode" (Entwicklungsbefristung der Mißbildungen). Als Entstehungszeit ist eine solche vor der Befruchtung möglich — die Ursache muß hier also in den Samenfäden oder im Ei oder beiden liegen — oder eine solche während der Befruchtung — wobei die Kopulation selbst das veranlassende Moment ist• — oder eine solche nach der Befruchtung. Was die Entstehung der Mißbildungen betrifft, so unterscheidet man am besten auch hier mit E. Schwalbe eine kausale Genese, die Frage nach den zugrunde liegenden Ursachen, und eine formale Genese, welche die Gestaltungsvorgänge behandelt, die sich bei der Entwicklung der Mißbildungen abspielen.

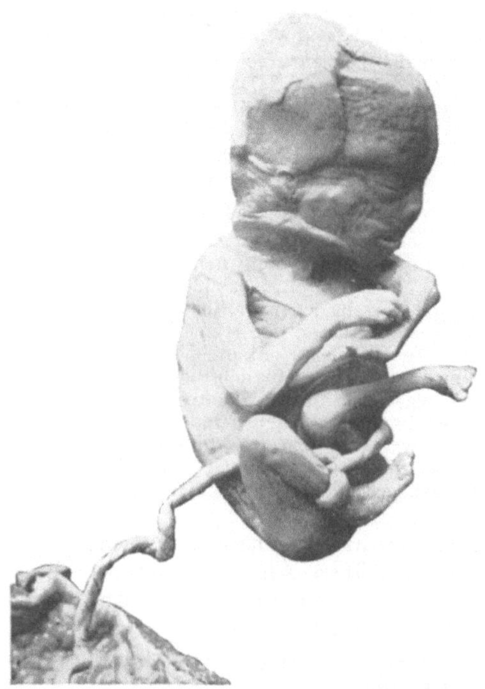

Abb. 163. Beginnende Spontanamputation (Selbstabsetzung) des rechten Unterschenkels durch den Nabelstrang.
(Aus Broman, Normale und abnorme Entwicklung des Menschen. Wiesbaden, J. F. Bergmann 1911.)

Betrachten wir zunächst die kausale Genese. Wir können hierbei eine Einteilung in zwei große Gruppen vornehmen. Die erstere betrifft die Mißbildungen aus inneren, die zweite diejenige aus äußeren Ursachen. Mißbildungen der ersten Art sind die Folge von durch innere Bedingungen bewirkten Entwicklungsstörungen (die Lehre von diesen können wir als Dysontogenie bezeichnen). Der letzte Grund für solche liegt in der Anlage, sei es im Samenfaden oder im Ei, sei es in der Kopulation beider. Die Wirkung kann natürlich unter Umständen auch erst später einsetzen. Hierbei kann es sich um eine vererbte Eigenschaft handeln. Wie nämlich diejenigen Bedingungen, welche als „vererbte" den Geschlechtszellen zugehörig gedacht werden, den bestimmten Entwicklungsvorgang bedingen, der in einer normalen Erscheinungsform seinen Abschluß findet, so entstehen abnorme Bildungen, wenn von vornherein normwidrige vererbte Anlagen einen entsprechend veränderten Entwicklungsablauf bewirken. Diese auf inneren Ursachen beruhende Vererbung betrifft besonders leichtere Anomalien, überzählige Finger oder Zehen, überzählige Brustwarzen u. dgl., aber auch schwerere Störungen (z. B. Hasenscharte, Spina bifida). Die nicht vererbten Formen von Entwicklungsstörungen, welche auch in der Anlage schon bedingt sind, entstehen scheinbar ganz von selbst, d. h. ohne nachweisbare erbliche Einflüsse (oder irgendwelche äußere Einflüsse). Man kann sie als primäre Keimvariationen (Mutationen) bezeichnen. Ihr Auftreten ist insofern erklärlich, als ja auch das normale Einzelwesen nicht nur Eigenschaften seiner Eltern (Rassen- und persönliche Eigentümlichkeiten), sondern auch eigene Besonderheiten der Person aufweist, welche sich allerdings innerhalb der Artmerkmale bewegen (vgl. auch oben).

Zweitens entstehen Mißbildungen, wenn die erste Anlage zwar ganz normal ist, aber in der Gebärmutter während der Entwicklung von außen schädliche Einflüsse hinzutreten, welche die Entwicklung sozusagen in andere Bahnen lenken. Diese Mißbildungen kommen also in der letzten obengenannten Entstehungszeit (nach der Befruchtung) zustande und entsprechen fötalen Krankheiten im weitesten Sinne. Soweit die einzelnen Anlagen des Keimes bereits bis zu einem gewissen Grade ausgebildet sind, können sie zunächst von ähnlichen Erkrankungen betroffen werden wie der fertige Körper, Degenerationen, Kreislaufstörungen, Wassersucht, Entzündungen, besonders auch Syphilis. Am wichtigsten sind hier fötale Entzündungen. Beispielsweise die fötale Endokarditis, deren Bedeutung aber meist überschätzt wird, sowie das Übergehen von Infektionskrankheiten von der Mutter auf den Fötus. Indes betreffen diese fötalen Krankheiten doch vorwiegend den in seiner Entwicklung schon ziemlich weit vorgeschrittenen Fötus, und zwar um so mehr, je näher er in seiner Beschaffenheit der ausgebildeten reifen Frucht steht. Die Mehrzahl auch der durch äußere Einflüsse entstehenden Mißbildungen ist aber doch auf eine frühere Entwicklungszeit zurückzuführen. Wenigstens alle erheblicheren Formabweichungen entstehen in den ersten drei Monaten, in welchen die hauptsächlichste Formgestaltung des jungen Körpers vor sich geht. In dieser Zeit finden sich aber Fötalkrankheiten im obigen Sinne seltener. Diese Mißbildungen, ebenso aber auch viele der später entstehenden Anomalien, sind daher auf andere, **in äußeren Ursachen begründete chemische und physikalische Schädigungen der Keimentwicklung** zurückzuführen. Hierzu gehören erfahrungsgemäß mechanische Einflüsse, Erschütterungen, Druckwirkungen und namentlich Wachstumshindernisse von seiten der Umgebung. Erkrankungen der Eihäute (Hydrops, Enge des Amnion, amniotische Stränge), des Mutterkuchens und der Gebärmutter wirken durch Raumbeengung, ebenso Störung der Blutzufuhr u. dgl. in diesem Sinne.

Vor allem gehören hierher die Fälle von allgemeiner oder teilweiser **Verwachsung des Amnions,** die besonders bei unvollkommener Entwicklung und dadurch bedingter Engigkeit desselben oder zu geringer Absonderung von Fruchtwasser stattfinden kann. Nach Marchand entstehen die amniotischen Verwachsungen nicht unmittelbar durch Verwachsung von Amnionteilen, sondern durch Bildung einer Art von Pseudomembran, „intraamniotische Membran". Sie kann als Grundlage schwerster Mißbildungen den ganzen Embryo umscheiden. Örtliche Verwachsungen des Amnions kommen besonders im Bereich der Kopfkappe und des Schwanzteils vor. Tritt später eine stärkere Ansammlung von Fruchtwasser ein, so können die Verwachsungsstellen durchtrennt werden und Amnionreste als Hautanhänge am Körper zurückbleiben, oder sie werden beim Abheben des Amnions gedehnt und zu Verwachsungssträngen ausgezogen, die sich zwischen dem Embryo und den Eihäuten hinziehen und oft ein förmliches Strickwerk bilden, oder auch abgerissen werden und im Fruchtwasser schwimmen. Solche „amniotische Fäden" umschlingen nicht selten einzelne Teile des embryonalen Körpers und beeinträchtigen durch feste Umschnürung deren normale Ausbildung, sie können sie sogar geradezu abtrennen („fötale Amputation") (Abb. 163). Namentlich kommt dies an den Gliedmaßen oder an einzelnen Gliedern derselben vor. Am Kopf bewirkt Engigkeit und Verwachsung des Amnions eine Hemmung in der Ausbildung des Schädels, des Gehirns und des Gesichts (s. u.), die sich in verschiedenen Formen der Akranie und Exenzephalie äußert; am hinteren Teil (Schwanzkappe des Amnion) hat sie unvollkommene Ausbildung und Verschmelzung der unteren Gliedmaßen sowie Verkümmerung des Beckens zur Folge, an der vorderen Bauchwand mangelhaften Schluß der Bauchspalte mit Vorfall der Baucheingeweide; an der Brustwand in ähnlicher Weise unvollständigen Verschluß, oft mit Vorlagerung des Herzens durch die Öffnung (Ectopia cordis). Bei allgemeiner Engigkeit des Amnions entstehen Mißbildungen, namentlich Verwachsungen, Verkleinerung und falsche Stellung der Gliedmaßen. In ähnlicher Weise können Geschwülste der schwangeren Gebärmutter oder starke Blutungen in die Eihäute in rein mechanischer Weise die Entwicklung des Fötus beeinträchtigen, indem sie einen Druck auf ihn ausüben, oder auch das Amnion an einzelnen Stellen an ihn anpressen und so eine Verwachsung zwischen beiden begünstigen.

Können wir so auch der ursächlichen Entstehung nach Mißbildungen auf Grund von Entwicklungsstörungen (innere Ursachen) und auf Grund von durchgemachten Krankheiten im weitesten Sinne (äußere Ursachen) unterscheiden, so können wir doch die grundlegenden Vorgänge selten verfolgen und haben fast stets nur das durch weitere Entwicklung vielfach umgestaltete Endergebnis vor uns, das bei ganz ungleicher ursächlicher Begründung gleichgestaltet sein kann. Allerdings hat die Verfolgung entwicklungsmechanischer Gesichtspunkte auch hier gerade vieles aufgeklärt. Wir müssen uns aber zunächst noch an das vorliegende erkennbare Bild der Mißbildung halten und müssen nach diesem einteilen (s. u.), nicht nach ursächlichen Gesichtspunkten, die oft nicht mehr erweisbar sind.

Gehen wir zu der **formalen Genese** über, also zu den Gestaltungsvorgängen, welche sich abspielen, so wollen wir zunächst nur kurz erwähnen: außergewöhnlich starkes Wachstum, zu geringes Wachstum, das zu mangelhafter Bildung führt, Bildungshemmung, wozu auch Ausbleiben einer Vereinigung physiologisch aus verschiedenen Teilen sich zusammenfügender Organe gehört, Spaltbildung in einem geschlossenen Gebilde, Verlagerung losgelöster Teile und Verschmelzung bzw. Verwachsung sonst getrennter Teile. Über diese Vorgänge soll sodann noch einiges gesagt werden.

Man spricht von **Hemmungsmißbildungen,** wenn eine Bildungshemmung im weiteren Sinne vorliegt, mag diese nun wirklich durch mechanische Hinderung des Wachstums, oder durch Vererbung, oder durch anscheinend von sich aus auftretende Keimvariation bewirkt sein. Dabei bezeichnet man als **Aplasie** das völlige Fehlen eines Körperteiles, welch letzterer entweder überhaupt nicht angelegt wurde (Agenesie), oder in einem früheren Zustande wieder zugrunde ging. Auch bei sonst normal gebildeten Leuten finden sich öfters Beispiele von Aplasie einzelner Teile; so kann von paarigen drüsigen Organen das eine fehlen, wobei an dem anderen in der Regel eine hypertrophische Entwicklung zu beobachten ist (z. B. Niere, Hoden). Die Aplasie kann auch lebenswichtige Organe betreffen, z. B. das Herz oder das Gehirn, ohne daß das weitere Wachstum der Anlage dadurch unbedingt gehindert würde, wenn nur eine für sie genügende Ernährung irgendwie stattfinden kann. Fehlt ein Körperteil zwar nicht ganz, ist er aber nicht der allgemeinen Körpergröße entsprechend ausgebildet, sondern klein, verkümmert, so spricht man von **Hypoplasie.** Eine solche kann durch langsameres Fortschreiten in der normalen Ausbildung und Entwicklung, durch Stehenbleiben auf einer früheren Entwicklungsstufe bedingt sein. Eine weitere Ursache angeborener Kleinheit eines Organes ist eine im fötalen Leben entstandene **Atrophie** desselben. Zu den Hemmungsmißbildungen können wir auch solche rechnen, die dadurch entstehen, daß gewisse, **physiologisch nur im fötalen Leben vorhandene Einrichtungen auch nach der Geburt bestehen bleiben;** hierher gehört z. B. das Bestehenbleiben des offenen Foramen ovale, des Ductus Botalli, von Keimen der Kiementaschen, des Ductus thyreoglossus, Ductus omphalo-mesentericus, des Urachus, des Gartnerschen Ganges, des Mesenterium commune usw.

Andere Formen kommen durch Nichtvereinigung mehrfacher Anlagen oder Abschnürung von Teilen von Anlagen mit Verlagerung der abgeschnürten Teile und Weiterentwicklung derselben an anderen Stellen zustande. Auf diese Weise entstehen **Verdoppelungen** einzelner Körperteile, Auswüchse von solchen u. dgl. Dies beruht in den meisten Fällen auf Hemmung der Vereinigung paarig angelegter Teile. So kann sich die Gebärmutter doppelt entwickeln, wenn ihre beiden ursprünglich getrennt angelegten

Hälften aus irgendeinem Grunde an der Vereinigung gehindert werden; freilich kommen dann die doppelt entstehenden Organe nicht in gehörigem Maße zur Entwicklung, da jedes derselben nur aus der Hälfte der Anlage hervorgegangen ist. In ähnlicher Weise entstehen die Hasenscharte und die ihr verwandten Spaltbildungen im Gesicht durch Hemmung einer physiologisch vor sich gehenden Vereinigung der die Mundöffnung umgebenden Teile. Indes kann auch eine wirkliche Spaltung einer einheitlichen Keimanlage zur Verdoppelung führen. Wieder andere Formen der letzteren entstehen durch übermäßige Entwicklung.

Durch **Abschnürung** von der ursprünglich einheitlichen Anlage entstehen die sog. Nebenorgane, wie z. B. die Nebenmilzen. Kleine abgetrennte Teile der Nieren und von anderen drüsigen Organen abgeschnürte Keime können sich im weiteren Verlaufe zu Zysten umwandeln. Besonders häufig findet sich eine Abschnürung an solchen Teilen, die durch eine Art Knospung oder Sprossung entstehen, wie die Gliedmaßen und deren Glieder. Durch **Verlagerung** abgetrennter Keime entstehen einzelne Organteile, ja sogar ganze Gliedmaßen an Orten, an welche sie nicht hingehören. In anderen Fällen wachsen derartige verlagerte Keime zu sog. Teratomen aus oder bleiben zunächst ruhig liegen und werden im späteren Leben Ursache einer Geschwulstbildung (vgl. o.).

Den Gegensatz bildet die **Verschmelzung** und die **Verwachsung**, bei welcher solche Anlagen eine Verbindung unter sich eingehen, welche physiologisch voneinander getrennt bleiben sollten. Die Verschmelzung betrifft gleichartige oder ungleichartige Teile. Zu ersteren Fällen gehört z. B. die Syndaktylie (Verwachsung von Fingern und Zehen) oder die Symmyelie (Verschmelzung der beiden unteren Gliedmaßen). Von Verwachsung ungleichartiger Teile ist besonders wichtig die des **Amnions mit dem Embryo** (s. o.). Ist die Vereinigung nur eine ganz oberflächliche, so spricht man von Verklebung.

Man hat nach solchen Gesichtspunkten früher die Mißbildungen in solche per excessum, per defectum und per fabricam alienam eingeteilt.

Im Werdegang der Störungen embryonaler Gestaltung spielen offenbar **abnorme Hormoneinwirkungen**, welche die Beziehungen der Organe untereinander und ihre Entwicklung regeln, eine Rolle, doch sind hier Einzelheiten noch unbekannt.

Für das Verständnis der formalen Genese ist die Kenntnis der normalen Entwicklungsgeschichte natürlich Voraussetzung. Ferner ist hier, wenn — wie so häufig — mehrere Mißbildungen vorhanden sind, die Erkenntnis der ersten von höchster Bedeutung, sowie die Frage, ob die anderen Mißbildungen von dieser ableitbar sind, oder nur zufälliges Zusammentreffen vorliegt.

Wichtig für das Verständnis ist auch eine Zusammenstellung von Mißbildungen einzelner Gegenden in Form morphologischer Reihen, an deren einem Ende die normale Bildung, am anderen die am stärksten ausgeprägte Mißbildung steht. Die Kette entspricht dann oft der entwicklungsgeschichtlichen Entwicklung, so daß wir für die verschiedenen Mißbildungen dann die „teratologische Terminationsperiode" (s. o.) bestimmen können.

Eine **Einteilung** nach rein entstehungsmäßigen Gesichtspunkten ist heute noch unmöglich; sie muß sich aus gestaltlichen und somit vorwiegend äußerlichen Verhältnissen ergeben.

Wir werden unterscheiden:

I. Die Gruppe der **Doppelmißbildungen.**

II. Die Gruppe der **Einzelmißbildungen.**

I. Doppelmißbildungen und Mehrfachmißbildungen.

Zu den Doppelmißbildungen zählen wir diejenigen Mißbildungen, welche wenigstens eine teilweise Verdoppelung ihrer Körperachsen darbieten. Sind Organe oder Teile, die außerhalb der Körperachse gelegen sind — z. B. Finger —, verdoppelt, so stellt man diese Mißbildungen zu den unter II. erwähnten. Die Doppelbildungen sind, da eineiig, gleichgeschlechtlich. Die beiden Teile, aus denen sich die Doppelmißbildung zusammensetzt, kann man als Individualteile (E. Schwalbe) bezeichnen. Diese ähneln einander meist außerordentlich, ihre Verbindung geschieht durch gleichwertige Gewebe. Durch die Verwachsung wird eine Störung in der Entwicklung herbeigeführt; oft zeigen einer oder beide Individualteile weitere eigene Mißbildungen der äußeren Form. Meist ist die Verdoppelung eine weitergreifende als es zunächst bei äußerer Untersuchung scheint.

Bei ausgeprägter Verdoppelung entstehen zwei Lebewesen, die nur zum Teil voneinander getrennt, zum Teil aber, und zwar meist an symmetrischen Stellen, vereinigt sind. An der Stelle des Zusammenhanges können die Körperteile einfach oder doppelt vorhanden sein, sind aber im letzteren Falle mehr oder minder verschmolzen. Bei Verschmelzung zweier Köpfe ist das Gesicht einfach oder doppelt (Abb. 166 usw.), es sind zwei Ohren vorhanden, oder es ist in der Mitte noch ein drittes durch Verschmelzung der beiden einander zugewendeten Ohren entstanden. Es können ferner vier Augen vorhanden (Tetrophthalmus, Abb. 166a), oder die beiden medianen Bulbusanlagen zu einem Auge verschmolzen sein (Triophthalmus). Endlich können auch nur zwei Augen (Abb. 166b) und eine einfache oder doppelte Mundöffnung gefunden werden. Entsprechende Abstufungen im Grad der Verdoppelung finden sich an Brust und Bauch. Zwei verwachsene Brustkörbe weisen entweder nur zwei obere Gliedmaßen oder vier solche auf, indem im letzteren Falle auch die median, d. h. an den einander zugewendeten Seiten beider Lebewesen gelegenen zur Entwicklung kommen, oder endlich es entstehen dreiarmige Formen, indem die medianen oberen Gliedmaßen sich zu einem einheitlichen Gebilde vereinigen. Ebenso sind bei Verwachsung der Becken (z. B. Abb. 171) zwei, drei oder vier Gliedmaßen vorhanden.

Entstehungsmäßig hat man an eine krankhafte Beschaffenheit des Eies — zweikerniges Ei —, oder einen abnormen Vorgang bei der Befruchtung, oder krankhafte Entwicklung erst nach

Einsetzen normaler Befruchtung gedacht. Letzteres — wofür auch die Erzeugung von Doppelbildungen im Tierversuch spricht — ist das Wahrscheinlichste. Und zwar handelt es sich hier um Teilung des Eimateriales in der Weise, daß zwar gemeinsame Eihäute gebildet werden, sich aber zwei selbständige Wachstumsherde ausbilden, welche jedoch bei der einen Form miteinander in Zusammenhang bleiben. Diese abnorme Teilung der Eimasse kann schon vor der Befruchtung vorgebildet sein, oder bei der ersten Furchung in zwei Blastomeren, oder auch zu späterer Zeit bis zum Gastrulastadium erfolgen. Wir sehen also, daß die Doppelbildungen eine sehr frühe „teratogenetische Terminationsperiode" besitzen. Die Sonderung der Eimasse kann in verschieden hohem Grade vor sich gehen, woraus sich die verschiedenen Grade der Doppelbildung erklären. Zu dieser zuerst bewerkstelligten Spaltung können nun noch Verwachsungen hinzukommen; so kann z. B. die ursprüngliche Spaltung so weit gehen, daß zwei völlig selbständige Embryonalanlagen entstehen, diese können aber dann wieder miteinander verwachsen, und so Doppelbildungen entstehen. Ist dies das Wichtigste zur gestaltlichen Entstehung dieser Bildungen, so wissen wir von ihren Entstehungsgründen beim Menschen fast gar nichts. Im Versuch an Tieren konnte man durch äußere Einflüsse Doppelbildungen bewirken.

Dreifach- und Mehrfachbildungen sind zu selten, um hier besprochen zu werden.

Als Einteilung wollen wir die von E. Schwalbe aufgestellte wählen. Er unterscheidet:

I. Voneinander **gesonderte Doppelbildungen — Gemini.**

    A. Mit gleichmäßig entwickelten Embryonalanlagen, d. h. also gewöhnliche eineiige Zwillinge.

    B. Mit ungleichmäßig entwickelten Embryonalanlagen = **Acardii.**

II. Nicht voneinander gesonderte = **eigentliche Doppelbildungen = Duplicitates.**

    C. Mit symmetrisch entwickelten Individualteilen = **Duplicitas symmetros.**

    D. Mit unsymmetrisch entwickelten Individualteilen = **Duplicitas asymmetros = Parasiten.**

A. Eineiige Zwillinge.

Sie brauchen nicht weiter besprochen zu werden. Erwähnt werden soll nur, daß, wenn ein Zwilling aus irgendwelcher Ursache abstirbt, er von dem anderen, normal sich ent-

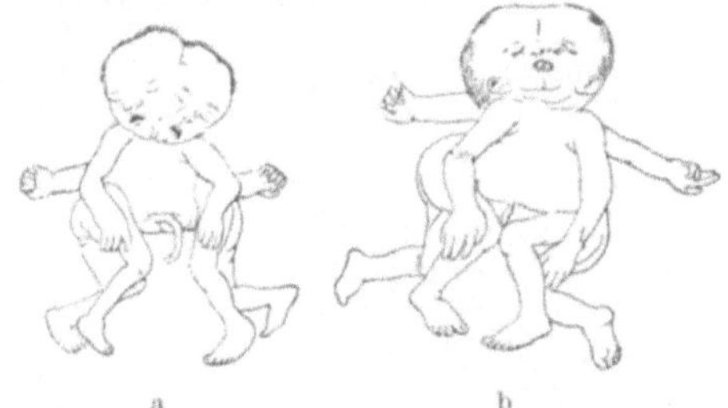

Abb. 166. Prosopothorakopagus.

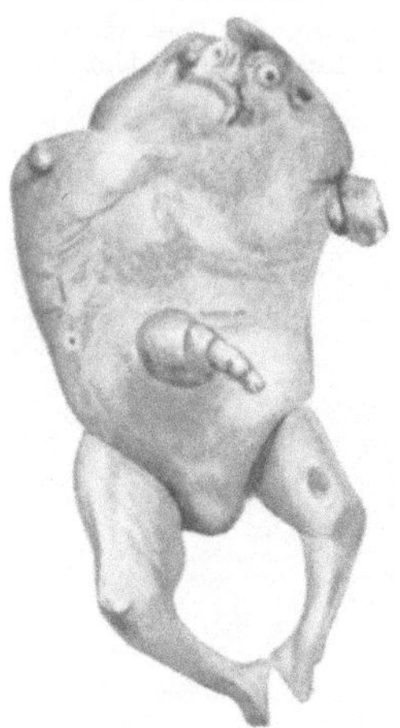

Abb. 164. Holoacardius acephalus.

(Nach Schatz: Arch. f. Gynäk. 1900. Aus Schwalbe: Die Morphologie der Mißbildungen. Jena: G. Fischer 1906.)

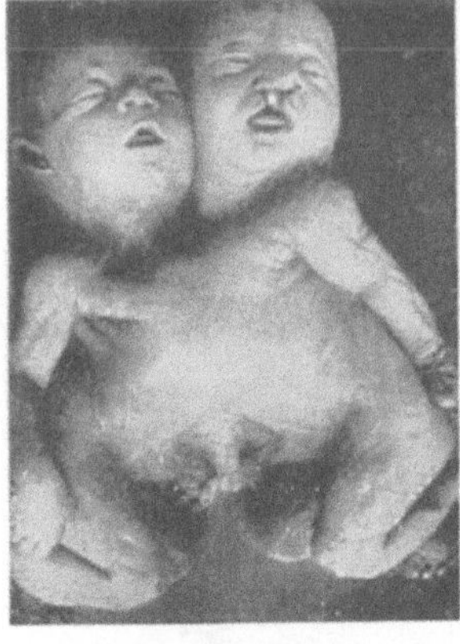

Abb. 165. Thorakopagus monosymmetros (ventrolateraler Zusammenhang).

Ausgebildete sekundäre Vorderseite. Der eine Individualteil läßt als zusätzliche Mißbildung eine Hasenscharte erkennen (Präparat des Heidelberger pathologischen Instituts). (Aus Schwalbe: Die Morphologie d. Mißbildungen.)

wickelnden, vollständig zusammengedrückt werden kann, so daß sein Fruchtwasser aufgesaugt wird und der abgestorbene Körper zu einer pergamentartig dünnen Platte eintrocknet (vgl. S. 90, Mumifikation): Foetus papyraceus.

B. Acardii (acardiaci).

Das Herz des einen Zwillings fehlt oder ist unvollkommen entwickelt, arbeitsunfähig; beide Zwillinge haben einen gemeinsamen Kreislauf, dessen Triebkraft nur das eine Herz darstellt. Hierbei enthält der Akardius — da seine Nabelgefäße aus denen des gut entwickelten Fötus entspringen und also eine Umkehrung des Kreislaufes statthat — bloß sauerstoffarmes, von dem anderen Zwilling bereits verbrauchtes Blut. Infolgedessen verkümmert er bis zu Formen, die die denkbar hochgradigsten Mißbildungen des ganzen Körpers darstellen. Hiernach teilt man in mehrere Gruppen ein:

    1. Hemiacardius = Acardius anceps, Herz unvollständig entwickelt. Der Akardius, besonders Kopf und Gliedmaßen, sind verhältnismäßig gut entwickelt.

2. **Holoakardii**, das Herz fehlt vollständig;
   a) **Holoacardius acephalus** = außer dem Herzen fehlt der Kopf; Rumpf und Gliedmaßen einigermaßen entwickelt (die häufigste Form der Akardii überhaupt) (s. Abb. 164).
   b) **Holoacardius acormus** = die untere Körperhälfte fehlt völlig, während die obere einigermaßen entwickelt ist.
   c) **Holoacardius amorphus** = unförmige Masse ohne Kopf und Gliedmaßen (der höchste Grad einer Mißbildung (Abb. 164).

C. Duplicitas symmetros.

Hierher gehört die größte Zahl mannigfaltiger Doppelbildungen. Die Einteilung geschieht, wenn wir E. Schwalbe folgen, nach dem Grundsatz der Symmetrie.

Hierbei unterscheidet er die **Symmetrieebene**, durch welche die Doppelbildung in zwei spiegelbildlich gleiche Hälften geteilt wird, und die **Medianebene**, welche durch jeden Individualteil gelegt werden kann. In den Fällen, in denen die Medianebene die Anlagen symmetrisch teilt und senkrecht darauf die eigentliche Symmetrieebene gleichfalls die Doppelbildung in zwei auf einer senkrecht stehenden Ebenen symmetrisch teilt, liegen **doppeltsymmetrische (bisymmetrische) Formen** vor. In den Fällen, in denen nur eine symmetrisch teilende Symmetrieebene besteht und die Medianebenen im Winkel zu ihr stehen, liegen **monosymmetrische Formen** vor. Die Symmetrieebene kann nun (vom aufrecht stehend gedachten Menschen ausgehend) senkrecht oder waagrecht stehen. Im ersteren Fall kann die Verbindung der Individualteile an der Bauchseite oder am Rücken liegen. Im letzteren Fall muß sie kopfwärts oder steißwärts gelegen sein.

Von diesen Gesichtspunkten ausgehend wird die Einteilung rein nach gestaltlichen Gesichtspunkten vorgenommen.

1. Bisymmetrische und davon ableitbare monosymmetrische Formen mit senkrechter Symmetrieebene.

a) Verbindung an der Bauchseite.

α) Die Verbindung liegt oberhalb des Nabels.

1. **Kephalothorakopagus** (Janus oder Synzephalus). Der Zusammenhang betrifft Kopf und Brust. Das unterste Ende der verschmolzenen Teile stellt der stets einfache Nabel dar. Die „teratogenetische Terminationsperiode" dieser Mißbildung muß außerordentlich früh (vor der ersten Herzanlage) liegen. Es gibt di- und monosymmetrische Formen. Erstere werden **Janus** genannt. Bei letzteren ist häufig Zyklopie, Anophthalmie, Synotie usw. gleichzeitig vorhanden.

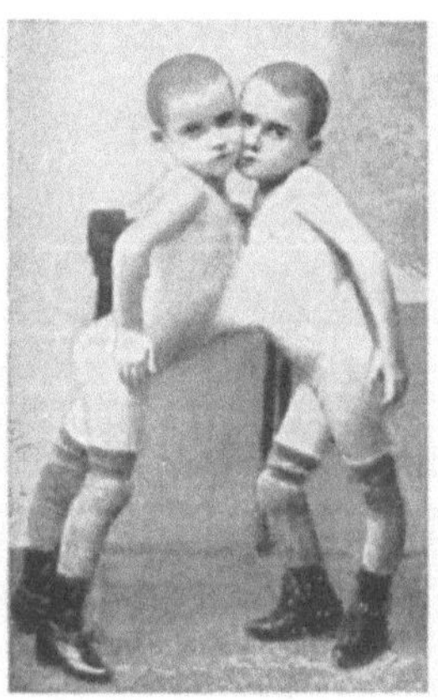

Abb. 167. Die Sternopagen
Maria-Rosalina.

Nach Baudoin: Rev. chir. Année 22,
No. 5, p. 513. Aus Schwalbe: l. c.)

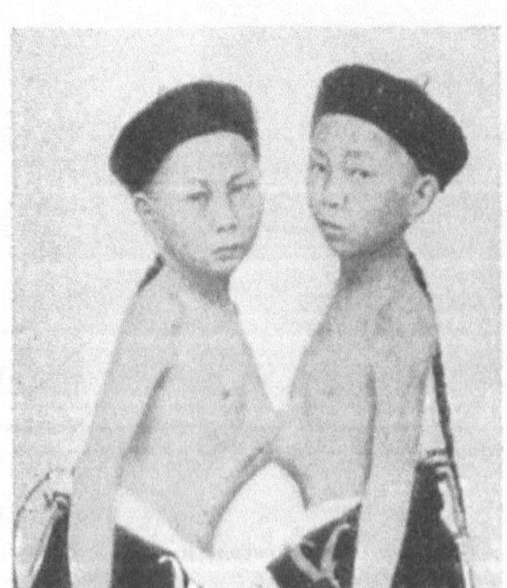

Abb. 168. Xiphopagen (die chinesischen
Brüder) (nach Baudoin).

(Aus Schwalbe: l. c.)

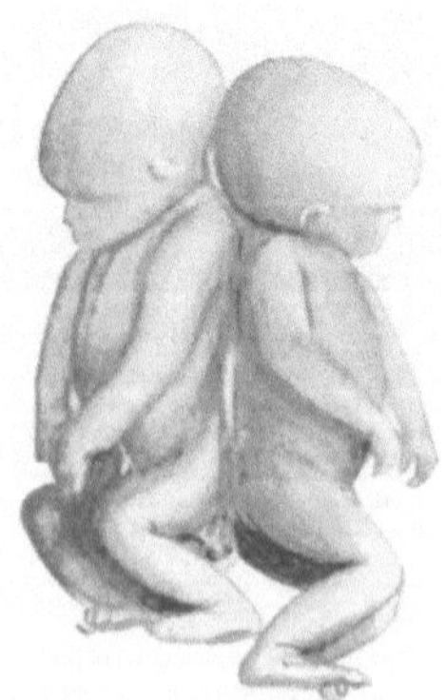

Abb. 169. Pyopagus.

(Nach Straßmann in Winckels
Handbuch der Geburtshilfe Bd. 27,
3. 1905. Aus Schwalbe: l. c.)

2. **Thorakopagus** (Abb. 165). Die Vereinigung reicht vom Nabel bis zur oberen Grenze der Brust. Diese Mißbildung ist verhältnismäßig häufig. Die „Terminationsperiode" liegt hier etwas später als im vorhergehenden Fall.

Eine Zwischenstellung zwischen 1. und 2. nimmt der **Prosopothorakopagus** (Abb. 166) ein. Hier liegt eine Verbindung der Brust und eine solche im Gebiet des Kopfes und Halses vor.

3. **Sternopagus** steht dem Thorakopagus ganz nahe. Die Vereinigung reicht nur bis zum oberen Ende des Sternum.

Ein bekanntes Beispiel sind die Schwestern Maria-Rosalina (Abb 167).

4. Xiphopagus. Der Zusammenhang wird durch den Processus xiphoides vermittelt. Hierher gehören die siamesischen und die chinesischen Zwillinge (Abb. 168). Nr. 3 und 4 stellen lebensfähige Mißbildungen dar. Die „Terminationsperiode" liegt später als bei 1 und 2.

β) Die Verbindung liegt unterhalb oder unterhalb und zugleich oberhalb des Nabels.

1. Ileothorakopagus. Zusammenhang unterhalb des Nabels, sowie solcher durch den ganzen Brustkorb.

2. Ileoxiphopagus, unter dem Nabel gelegener Zusammenhang und zudem solcher durch den Processus xiphoides.

3. Ileopagus, rein unter dem Nabel gelegener Zusammenhang, ganz außergewöhnlich selten beobachtet. Die beiden unter 1 und 2 erwähnten Formen werden auch oft als Dizephalie bezeichnet (Abb. 172). Bei diesen Formen ist oft eine Minderzahl der Gliedmaßen gegeben, die aber dann ihre Zusammensetzung aus mehreren deutlich erkennen lassen.

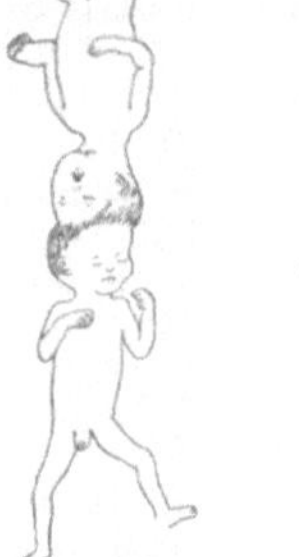
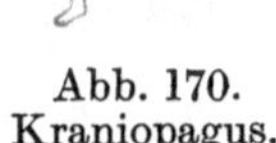
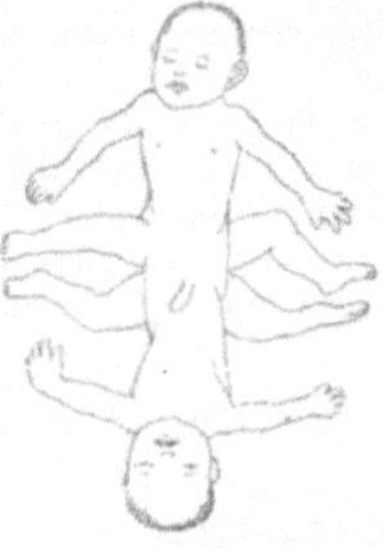
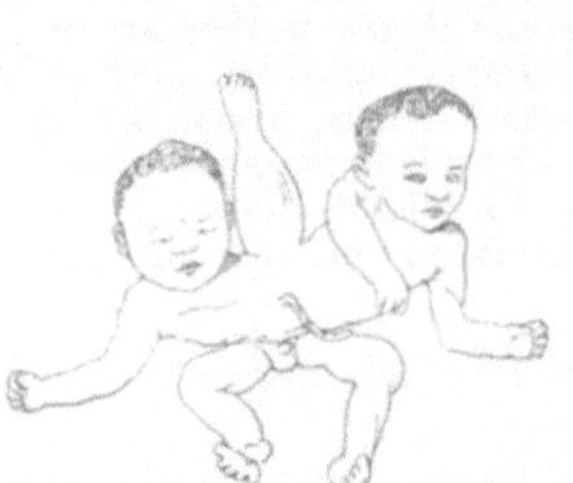
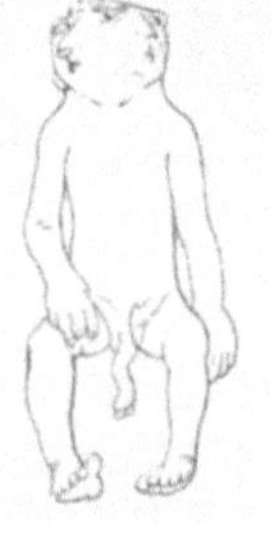
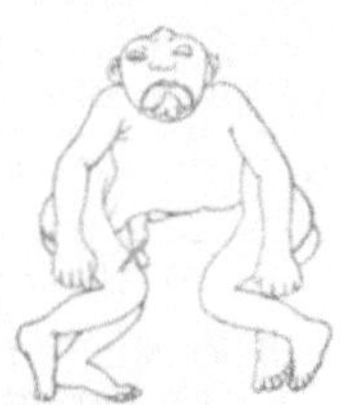

Abb. 170.	Abb. 171.	Abb. 172.	Abb. 173.	Abb. 174.
Kraniopagus.	Ischiopagus.	Dicephalus tribrachius tripus.	Diprosopus.	Dipygus tetrabrachius.

b) Verbindung an der Rückenseite.

1. Kraniopagus occipitalis. Vereinigung am Os occipitale des Schädels (siehe auch unter IIb).

2. Pyopagus (Abb. 169). Vereinigung durch das gemeinsame Steißbein, oft auch durch einen Teil der Wirbelsäule. Die Vorderseiten sind frei, so daß jeder Individualteil je eine Nabelschnur trägt.

2. Bisymmetrische und davon ableitbare monosymmetrische Formen mit waagerechter Symmetrieebene.

a) Verbindung am Kopfende.

Kraniopagus (Abb. 170). Vereinigung durch den Schädel, man unterscheidet den C. parietalis, welcher hierher gehört, den C. occipitalis (s. o.) und frontalis [eigentlich, da die Symmetrieebene hier senkrecht steht, den Kephalothorakopagi (s. o.) nahestehend]. Die Kraniopagen sind sehr selten; öfters sind sie unregelmäßig gestaltet.

b) Verbindung am Steißende.

Ischiopagus (Abb. 171). Das Becken stellt die Verbindung her. Hier bilden die Medianebenen der Individualteile die Fortsetzung voneinander. Die Symmetrieebene steht senkrecht auf jenen — disymmetrische Formen —; oder die medianen Teile sind mangelhaft entwickelt, es kommt zur Verschmelzung von Gliedmaßen (Ischiopagus tripus), so entstehen monosymmetrische Formen.

3. Formen, deren Individualteile der Symmetrieebene gleichgerichtete bzw. zum Teil mit ihr zusammenfallende Medianebenen besitzen.

Sie sind nicht in der ganzen Ausdehnung ihrer Körperachsen verdoppelt, große Teile von ihnen sind einfach (daher auch Duplicitas incompleta genannt). Es kann demgemäß nur monosymmetrische (keine bisymmetrischen) Ausbildungen geben. Hiervon ableitbar sind folgende Formen:

1. Duplicitas anterior. Auseinanderweichen der Medianebenen kopfwärts, mehr oder weniger ausgedehnte Verdoppelungen der vorderen Körperachse. Die Verdoppelung kann ein kleines Gebiet am Kopf, aber auch diesen vollständig und zudem noch den Körper bis hinab zum Os sacrum — auch dieses noch eingeschlossen — betreffen. Man unterscheidet hier Diprosopi (Abb. 173) bei Verdoppelung des Gesichts und Dizephali bei Verdoppelung der Köpfe und je nach dem Grade der Verdoppelung weitere Unterabteilungen di-, tri-, tetra-ophthalmus, tribrachius usw.

2. Duplicitas media, beim Menschen nicht beobachtet.

3. Duplicitas posterior. Auseinanderweichen der Medianebenen steißwärts. Verdoppelung des kaudalen Endes. Dipygus z. B. dibrachius, tetrabrachius usw. (Abb. 174).

4. Kombinationsformen.

D. Duplicitas asymmetros.

Bei diesen ist der eine Individualteil = Autosit weit besser entwickelt als der andere = Parasit. Es gibt in der Entwicklungsstörung des letzteren alle Übergänge zwischen den geringsten bis zu den stärksten Formen, ähnlich wie bei den Akardii. Viele asymmetrische Formen entsprechen besprochenen symmetrischen.

Schwalbe teilt hier ein in:

a) Befestigung des Parasiten am Kopf des Autositen.

1. **Epignathus** (Abb. 175). Der Parasit sitzt an der Schädelbasis bzw. am Gaumen des Autositen und kann daneben noch mit anderen Teilen der Mundhöhle dieses in Verbindung treten.

2. **Janus parasiticus.** Beide ineinander geschobene Köpfe sind gleichmäßig entwickelt, sonst ist der Parasit nur unvollkommen angelegt.

3. **Kraniopagus parasiticus.** Der Parasit ist am Schädel befestigt.

4. **Dicephalus** (oder **Duplicitas anterior**) **parasiticus** stellt einen Dizephalus mit unvollkommener Entwicklung des Parasiten dar.

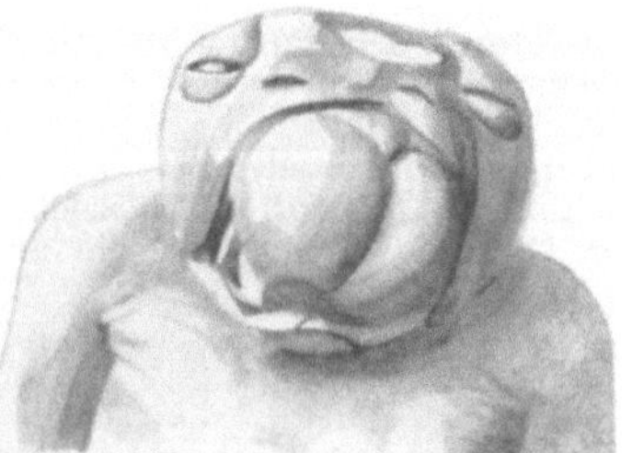

Abb. 175. Epignathus von vorn.
(Präparat des Heidelberger pathologischen Instituts. Aus Schwalbe, Morphologie der Mißbildungen.)

b) Befestigung des Parasiten an Brust oder Bauch des Autositen.

a) Er sitzt oberhalb des Nabels.

1. Der Parasit läßt alle Hauptkörperteile erkennen entsprechend dem Hemiakardius, gewöhnlich **Thorakopagus parasiticus** genannt. Hierher gehört der berühmte Genuese Colloredo (Abb. 176).

2. **Epigastrius.** Vereinigung zwischen Processus xiphoides und Nabel.

b) Er sitzt unterhalb des Nabels.

Hierher gehört die asymmetrische von der Duplicitas posterior ableitbare Form des **Dipygus parasiticus.**

c) Befestigung des Parasiten am Steißende des Autositen.

Wir können hier unterscheiden:

1. den **Pyopagus parasiticus,** bei dem der unterentwickelte Parasit der Steißgegend des Autositen aufsitzt. Diese Mißbildung leitet über zu

2. einem in der Steißgegend befindlichen geschwulstartigen Körper mit Organen bzw. Teilen von solchen: **Sakralparasit,** und endlich zu

3. einem ebensolchen Sakraltumor in Gestalt eines **Teratoms** (mit Abkömmlingen **dreier Keimblätter**).

Diese Sakralparasiten zeigen also deutliche Überleitung zu Teratomen (s. auch bei diesen). Das gleiche ist bei anderen asymmetrischen Doppelmißbildungen möglich und besonders für die Epignathi durchgeführt. Hierbei spielt die „teratogenetische Terminationsperiode" eine große Rolle. Je verwickelter der Bau, desto früher hat in der Regel die Mißbildung eingesetzt.

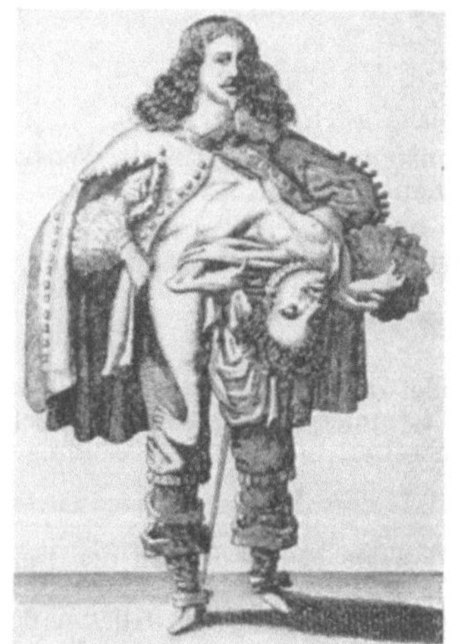

Abb. 176. Der Genuese Colloredo, ein Thorakopagus parasiticus (aus Licetus nach Bartholini).
(Licetus de monstris. Ex recensione Gerardi Blasii M. D. u. P. P. Amstelodami sumptibus Andreae Frisii 1665.)

II. Einzelmißbildungen.

Hier sollen nur solche erwähnt werden, welche die äußere Form des mißbildeten Fötus betreffen, während die Fälle, in denen ein oder mehrere innere Organe oder Organsysteme mißbildet sind, im speziellen Teil unter den einzelnen Organen erwähnt werden sollen.

Auch hier wollen wir im ganzen Schwalbe folgen.

A. Mißbildungen des gesamten Eies und der gesamten äußeren Form des Embryos bzw. des Lebewesens der postfötalen Periode.

1. **Abortive Formen.** Mißbildungen der gesamten äußeren Form, wie sie am noch nicht fertig entwickelten Ei bzw. Embryo festzustellen sind. Bei Aborten werden häufig derartige Mißbildungen beobachtet. Sie tragen alle Zeichen vorzeitigen Wachstumsstillstandes an sich. Es gibt die verschiedensten Formen und Grade der Entwicklungshemmung. Die abgestorbenen Föten bleiben in der Gebärmutter liegen; sie gehen hier die Veränderungen aller Gewebe nach dem Tode ein und rufen Reaktionen von seiten der Mutter hervor, so Durchsetzung mit Wanderzellen.

2. **Zwergwuchs = Mikrosomie, Nanosomie.** Es ist dies eine über die Schwankungen des Wachstums nach unten hinausgehende auffallend kleine Körpergröße — als Grenze nimmt man meist 1 m oder 1,20 m an —, soweit sie angeboren begründet ist. Es handelt sich um eine embryonale oder postfötale Störung des Wachstums der

Knochen, besonders der unteren Gliedmaßen. Bei der Geburt kann das Kind schon unternormal klein sein, oder die Wachstumsstörung setzt erst im späteren Leben bei einem normal groß geborenen Kinde ein (infantiler Zwergwuchs). Entstehungsmäßig kann die Veranlassung zum Zwergwuchs schon im unbefruchteten Ei gelegen oder zur Zeit der ersten Furchung durch Untergang von Blastomeren gegeben sein, oder es liegt eine spätere Wachstumshemmung vor (proportionierter Zwergwuchs). Andererseits gibt es einen unproportionierten Zwergwuchs, den man in einen rachitischen, trophischen, kretinischen und mongoloiden, je nach der Entstehungsweise (nach Dietrich), einteilen kann. Manche Formen hängen mit einer Störung von Drüsen mit innerer Sekretion, so Thymus oder Hypophyse, zusammen. Alle diese Formen gehören naturgemäß nicht hierher.

3. **Riesenwuchs, Makrosomie** (s. S. 103), stellt das Umgekehrte von 2. dar. Als Grenze nimmt man gerne 2 m an. Die Verhältnisse liegen ganz ähnlich — im umgekehrten Sinne — wie beim Zwergwuchs. Was die Entstehung betrifft, so kommt wohl außer einer schon zu großen Anlage des Eies gegebenenfalls eine Verschmelzung von Eiern in Betracht, postfötal könnte eine Hemmung im Sinne eines Bestehenbleibens der Epiphysenknorpel dazu führen.

4. **Halbseitiger Riesen- (und Zwerg-) wuchs.** Die eine Seite ist von größeren Verhältnissen als die andere. Bei gleichem Wachstum ist die Bevorzugung der einen Seite angeboren begründet.

5. **Teilweiser Riesen- (und Zwerg-) wuchs.** Naturgemäß auch auf angeborener Grundlage, kommt besonders an den Gliedmaßen vor.

Dieser leitet über zu Hypertrophie einzelner Organe und Zellen sowie zu Geschwülsten.

6. **Situs inversus (transversus) (Inversio viscerum completa).** Sämtliche Organe, welche rechts liegen sollten, liegen hier links und umgekehrt. Die Lage der Eingeweide ist also das Spiegelbild der normalen. In einzelnen Fällen kann sich die Inversio viscerum auch auf die Organe nur einer Höhle, besonders der Bauchorgane, oder auf die Verlagerung eines einzelnen Organes beschränken: Situs inversus partialis. Die Ursache dieser Veränderung ist vielleicht in mechanischen Bedingungen (abnorme Drehung des Embryo) zu suchen. Man hat den Situs transversus im Tierversuch erzeugt.

B. Mißbildungen der äußeren Form bestimmter Körpergegenden.

a) Im Gebiet des Kopfes und Halses.

1. An Schädel und Gehirn. Hier sind zu nennen einerseits unvollkommene Ausbildung des Gehirns, andererseits mangelhafter Schluß der Schädelhöhle: **Mikrozephalie** (abnorme Kleinheit des Gehirns), abnorme Kleinheit einzelner Gehirnteile, so **Mikrogyrie, Hydrozephalie** (abnorme Weite der Ventrikel mit mangelhafter Ausbildung der Hemisphären), endlich hochgradig zurückgebliebene Ausbildung des Gehirns bis zur **Anenzephalie,** bei der sich statt des Gehirns bloß eine membranartige, gefäßführende, einzelne Ganglienzellen und Nervenfasern enthaltende Masse findet; hier ist meist auch die Nebenniere hypoplastisch, es finden sich mißbildete Herzen usw. Mit der Anenzephalie ist stets ein Fehlen des Schädeldaches verbunden: **Akranie.** Meist ist gleichzeitig Rhachischisis (s. u.) vorhanden. Die Anenzephalen zeigen weit hervorstehende Augen, darüber fehlt die Stirnwölbung. Der Hals ist meist so kurz, daß der Kopf breit auf dem Brustkasten aufsitzt. Man bezeichnet daher die Mißbildung auch als „Krötenkopf" (Abb. 177). Die Mißbildung des Gehirns ist wohl das Grundlegende, die Akranie die Folge. Fehlt nur eine Hälfte des Gehirns, so spricht man von **Hemizephalie,** fehlt nur ein Teil des Schädeldaches, von **Exenzephalie,** tritt durch einen Mangel am Schädeldach ein Teil des Gehirns mit seinen Häuten bruchartig hervor, von **Hirnbruch** oder **Enzephalozele** (Abb. 178); wenn ein nur von den Meningen gebildeter, mit Hirnrückenmarksflüssigkeit gefüllter Sack hervortritt, so bezeichnet man dies als **Meningozele.**

Zyklopie (Synophthalmie) entsteht bei Hemmung in der Ausbildung des vordersten Teiles des Gehirns, welches dabei einfach bleibt; ebenso tritt dabei nur eine mangelhafte Trennung der Augenblasen ein. Die beiden Hemisphären sind nicht oder nur mangelhaft getrennt. Die Riechnerven fehlen. Nervus opticus, Tractus opticus, Thalami optici sind meist einfach vorhanden oder mißbildet. Die beiden Augen stehen unmittelbar nebeneinander, darüber häufig ein mangelhafter, rüsselförmiger Nasenfortsatz **(Ethmozephalie),** oder es liegt nur eine Augenhöhle mit zwei oder einem Augapfel vor. Auch der Nervus olfactorius kann allein fehlen, **Arhinenzephalie.**

2. Im Gesicht — **Gesichtsspalten.** Sie kommen durch mangelhafte Vereinigung der aus dem ersten Kiemenbogen und dem sog. Nasenfortsatz des Stirnbeins hervorgehenden Teile zustande; der erste Kiemenbogen bildet einerseits den Unterkiefer, indem sich seine beiden Hälften in der Mittellinie vereinigen, andererseits sendet er nach oben von letzterem zwei weitere Fortsätze aus, welche die beiden Oberkieferhälften zu bilden bestimmt sind; zwischen letzteren bleibt aber zunächst ein Raum frei, in welchen von oben her der Nasenfortsatz des Stirnbeins und der aus diesem hervorgehende Vomer (Nasenscheidewand) sowie der Zwischenkiefer hineinwachsen; letzterer enthält die Anlagen der vier Schneidezähne. Erst später treten die Oberkieferfortsätze bzw. die von diesen her sich bildenden Gaumenplatten, mit dem Zwischenkiefer und der Nasenscheidewand in Verbindung.

Bleibt die Vereinigung eines Oberkieferfortsatzes mit dem Zwischenkiefer aus, so entsteht ein Spalt, welcher in der Gegend der Grenze zwischen äußerem Schneidezahn und dem Eckzahn beginnt und sich tief in den harten Gaumen hinein erstrecken kann; Mund und Nasenhöhle hängen so zusammen: **Cheilo-gnathopalatoschisis, Wolfsrachen.** Ist der Spalt doppelseitig, so ragt die Nasenscheidewand frei in die Mundhöhle vor; sie trägt den oft mangelhaft ausgebildeten, oft auch wulstig verdickten Zwischenkiefer. Betrifft die mangelhafte Vereinigung bloß die Weichteile, so daß nur in diesen eine Spalte oder — in den geringgradigen Fällen — eine leichte Einkerbung vorhanden ist, so entsteht die **Hasenscharte, Os leporinum.**

Da auch die übrigen Teile des Gesichtes durch Vereinigung verschiedener, vom Stirnbein und dem ersten Kiemenbogen stammender Fortsätze gebildet werden, so ist bei der Entwicklung vielfach Gelegenheit zur Entstehung auch noch anderer Spaltbildungen im Gesicht gegeben; es kommen vor: die **schräge Gesichtsspalte,** welche vom Mund in der Richtung nach der Augenhöhle zieht, die **quere Gesichtsspalte** (Makrostomie) und die **mediane Gesichtsspalte** (letztere besonders an den Lippen, am Unterkiefer und der Zunge). Bei Vorhandensein zahlreicher Spalten nebeneinander spricht man von **Schistoprosopie;** sie kann so hochgradig sein, daß von einer eigentlichen Gesichtsbildung gar nicht mehr gesprochen werden kann: **Aprosopie.** Wenn es nicht zur Ausbildung des Unterkiefers kommt, so entsteht die **Agnathie,** welche meist mit **Synotie,** Verwachsung beider Ohren an der Unterseite, verbunden ist. Auch **Astomie** (Fehlen des Mundes) kann gleichzeitig vorhanden sein. **Mikrostomie** bezeichnet Kleinheit desselben.

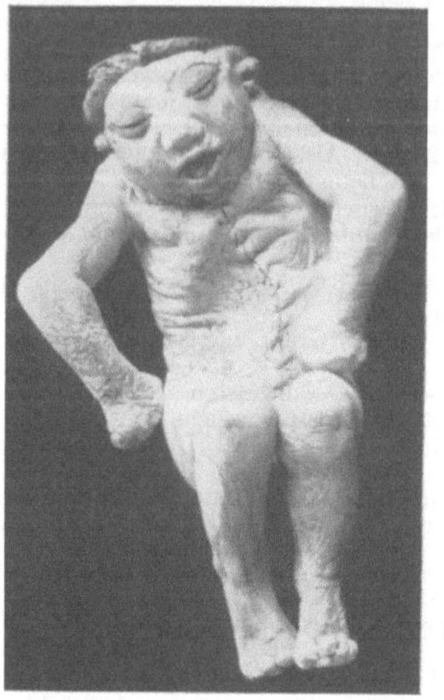

3. Am Hals. Zwischen den Kiemenbögen finden sich an der Außenseite des Halses Vertiefungen, die sog. Kiemenfurchen; ihnen entsprechen an der Innenseite Ausbuchtungen des Kopfdarmes, die sog. Schlund- oder Kiementaschen. Durch Offenbleiben solcher Kiemenspalten oder Kiementaschen entstehen **Kiemenfisteln,** welche entweder an der Außenseite des Halses seitlich beginnen und gegen den Schlund zu blind endigen, oder ein von letzterem ausgehendes, nach außen gerichtetes Divertikel darstellen, oder endlich von außen beginnen und in den Schlund einmünden; sie werden auch als Fistulae colli congenitae bezeichnet. Die sog. medianen Halsfisteln sind vom Sinus cervicalis abzuleiten. Von den Kiemenfisteln aus können sich auch Zysten entwickeln: **Hydrocele colli congenita.**

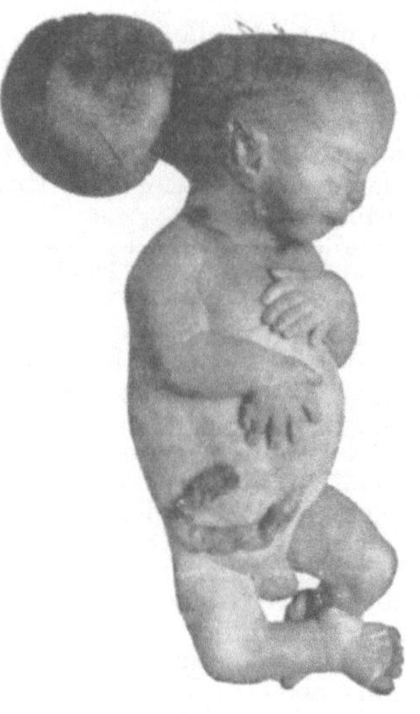

Abb. 177. Anenzephalus.

b) Im Gebiete des Rumpfes.

1. An der Bauchseite. Hier entstehen mehr oder weniger ausgedehnte Spaltbildungen durch mangelhaften Schluß der einander ventralwärts entgegenwachsenden und unter normalen Verhältnissen zur Vereinigung kommenden Teile der Brustwand und Bauchwand. Bei der **Fissura sterni** bleibt das Brustbein ganz oder teilweise gespalten, wobei die Haut darüber fehlen oder vorhanden sein kann. Auch die Rippen können mangelhaft entwickelt sein. Tritt aus der Spalte das Herz — frei oder vom Herzbeutel bedeckt — vor, so entsteht die **Ectopia cordis.** Bleibt der Schluß der vorderen Bauchwand aus **(Fissura abdominalis),** so liegen die Gedärme und die übrigen Baucheingeweide in einem vom Amnion und dem Peritoneum gebildeten Sack vor: **Eventeratio, Ectopia viscerum.**

Einen geringeren Grad der eben genannten Mißbildungen stellt der angeborene Nabelschnurbruch, die **Hernia umbilicalis congenita** dar, welche durch mangelhaften Schluß nur des Nabels und geringe Entwicklung der anliegenden Teile der Bauchdecken zustande kommt. Über das Meckelsche Divertikel s. II. Teil, Kap. IV, über Enterokystome später. Urachuszysten entstehen durch Erweiterung eines bestehen bleibenden Urachus und liegen zwischen Blase und Nabel.

Spaltbildungen am unteren Teil der Bauchwand erstrecken sich häufig auch noch auf die Symphyse und die Harnröhre; **Fissura vesicogenitalis.** Aus der Spalte ragt, wenn die vordere Bauchwand ebenfalls gespalten ist, die hintere Wand der Blase mit ihrer Schleimhautfläche mehr oder weniger eingestülpt vor, man bezeichnet den Zustand als **Ectopia vesicae urinariae.**

Zu den verhältnismäßig häufigeren Mißbildungen gehört die Spaltung des Penis an seiner unteren Seite = **Hypospadie,** oder an seiner oberen Seite = **Epispadie.** Die Hypospadie kommt durch Ausbleiben der Verwachsung der beiden Urethrallippen bzw. Genitalwülste zustande, und zwar die Hypospadia glandis durch Getrenntbleiben des vorderen Teiles der embryonalen Urethralrinne, die Hypospadia penis durch dasselbe des mittleren und hinteren Teils dieser Rinne, als hochgradigste Form die Hypospadia scrotalis oder perinealis durch Nichtverwachsung der Genitalwülste. Diese letzte Mißbildung ist oft mit Pseudohermaphroditismus (s. u.) verbunden.

2. An der Rückenseite. Dem Fehlen des Schädels und Gehirnes entsprechend findet sich am Rückenmark bzw. der Wirbelsäule **Amyelie,** Fehlen des Rückenmarkes, oder mangelhafte Ausbildung desselben in verschiedenen Graden, sowie **Rhachischisis,** Offenbleiben des Wirbelkanals, sehr häufig mit Kranioschisis verbunden. **Spina bifida** ist eine teilweise Rhachischisis, wobei nur einige Wirbelbögen offen bleiben und das Rückenmark an der betreffenden Stelle mehr oder weniger mangelhaft ist, aber sich weiterhin in normales Mark fortsetzt. Die sog. Spina bifida occulta ist eine derartige Spaltbildung ohne Vorwölbung, oft mit starker Behaarung über der Lücke. Häufig sind dabei zystische Formen (Spina bifida cystica cervicalis, dorsalis, lumbalis, sacralis), bei welchen aus der Lücke im Wirbelkanal ein bruchartiger Sack hervortritt, der entweder aus den Rückenmarkshäuten allein, **Hydromeningozele,** besteht, oder auch ein Rückenmarküberbleibsel enthält, **Myelomeningozele.** Mit der Spina bifida vergesellschaftet finden sich auch

Abb. 178. Kind mit großem hinteren Hirnbruch und anderen Mißbildungen(mit Polydaktylie).

(Aus Broman: Normale und abnorme Entwicklung des Menschen. Wiesbaden: J. F. Bergmann 1911.)

Entwicklungsstörungen im Kleinhirn, der Brücke, dem verlängerten Mark und dem Halsmark, die sog. Arnold-Chiarische Mißbildung. Von einer teilweise ausgeheilten Spina bifida cystica werden im Kreuzbein häufig zu findende kirsch- bis pflaumengroße Zysten abgeleitet (Kleiner).

c) Im Gebiet der Gliedmaßen.

Diese Anomalien beruhen teils auf Aplasie oder Hypoplasie, teils auf Wachstumsbehinderung besonders durch amniotische Fäden. Die hochgradigsten Fälle, in denen Gliedmaßen vollständig fehlen oder bloß durch kleine, warzenartige Vorsprünge angedeutet sind, bezeichnet man als **Amelii**; bei **Abrachius** fehlen die oberen, bei **Apus** die unteren Gliedmaßen. Als **Phokomelie** bezeichnet man Fälle, bei denen Arme und Beine nicht ausgebildet sind, sondern die Hände und Füße unmittelbar den Schultern, bzw. Hüften aufsitzen. Unter **Mikromelie** (Peromelie) versteht man abnorme Kleinheit und anderweitige Verkümmerung der Gliedmaßen; sie findet sich auch zusammen mit **Adaktylie** oder Perodaktylie, d. h. Fehlen oder verkümmerte Ausbildung einzelner Finger oder Zehen. **Monopus** ist Fehlen einer der unteren, **Monobrachius** Mangel einer der oberen Gliedmaßen. Durch Verwachsung bzw. Trennungsmangel kommen zustande: **Symmyelie (Sympus**, Sirenenbildung), Verschmelzung der unteren Gliedmaßen (Abb. 179); **Syndaktylie**, Verwachsung einzelner Finger oder Zehen untereinander; der geringste Grad der Syndaktylie ist die „Schwimmhautbildung". Zuweilen sind alle Finger bis auf den Daumen verwachsen, Spalthand, desgleichen am Fuß, Spaltfuß (Abb. 180).

Außer Mangel von Fingern und Zehen bzw. mit ihnen zusammen kommen auch überzählige Finger und Zehen vor — **Polydaktylie** (s. a. Abb. 178). Die Verdoppelung kann verschieden weit entwickelt sein und verschiedene Glieder betreffen.

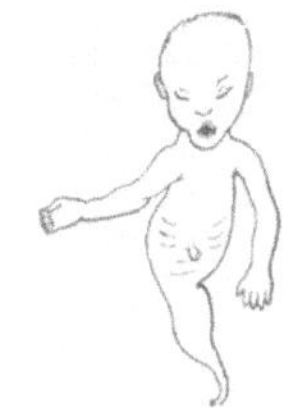

Abb. 179.
Sympus.

Anhang.

Hier anschließen wollen wir die Besprechung des **Hermaphroditismus.**

Aus dem ursprünglich indifferenten Embryonalzustand der Geschlechtsorgane (paarige Drüsenanlage und je zweierlei Ausführungsgänge „Geschlechtsgänge", Wolffscher Gang und Müllerscher Gang jederseits) mit bisexuellen Potenzen entsteht der männliche Typus, indem sich die Geschlechtsdrüsenanlage zum Hoden entwickelt und sich von den Ausführungsgängen der Müllersche Gang zurückbildet, der weibliche Typus dadurch, daß aus der drüsigen Anlage der Eierstock wird und der Wolffsche Gang eingeht. So entstehen beim Mann aus den Wolffschen Gängen die Vasa deferentia und die Samenbläschen; bei der Frau aus den Müllerschen Gängen die Eileiter, die Gebärmutter und die Scheide. Reste des Wolffschen Körpers finden sich beim weiblichen Geschlecht als Parovarium (Epoophoron) und Paroophoron, ferner bleiben Reste des Wolffschen Ganges in Form von drüsigen Gebilden manchmal in der Wand der Gebärmutter (bei manchen Tieren stets) als Gartnerscher Gang bestehen; ein Rest des Müllerschen Ganges beim Manne ist der Uterus masculinus.

Man kann (mit R. Goldschmidt und H. Günther) die Sexualkonstitution als durch drei Haupttriebkräfte bestimmt ansprechen: Erstens die somatischen Grundmerkmale der Sexualität im Sinne der Zwitteranlage, zweitens die „genetische Determination (Epistase)", welche die weitere Entwicklung des Organismus, der sekundären Geschlechtsmerkmale, der ursprünglich zwittrigen somatischen Anlagen in der einen oder anderen Richtung und ebenso die Ausbildung der Gonade zur männlichen oder weiblichen Geschlechtsdrüse bestimmt, und drittens die hormonalen Regelungen, bei denen die Nebennierenrinde in ihren Beziehungen zu den Geschlechtsvorgängen eine besondere Rolle spielt.

Es ist nun möglich, daß die „sexuelle Epistase", welche den hauptsächlich bestimmenden Faktor darstellt, beide Sexualitäten nebeneinander mit Ausbildung aller ihrer Merkmale zur Entwicklung kommen läßt, so daß völlig leistungsfähige männliche und weibliche Geschlechtsdrüsen und sonstige Geschlechtsorgane im selben Lebewesen sich finden: **echter Hermaphroditismus.** Während er sich bei niederen Tieren

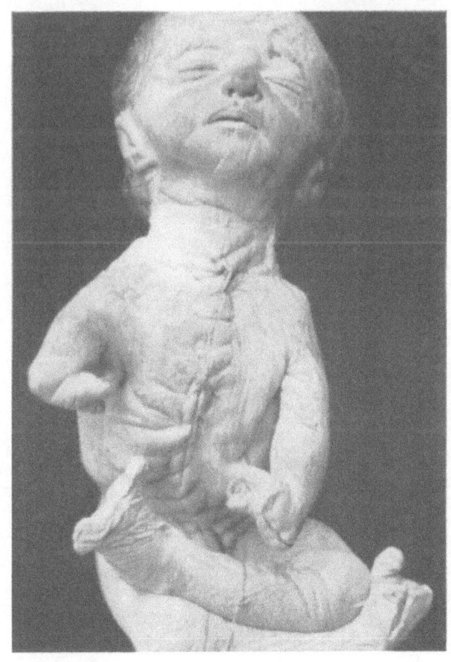

Abb. 180. Spalthand und Spaltfuß beiderseits.

findet, scheint er in dieser voll ausgebildeten Form beim Menschen nicht vorzukommen. Das höchste dem Hermaphroditismus verus nächststehende sind hier die sehr seltenen Fälle, in denen Eierstock und Hoden meist unvollständig angelegt und vor allem beide in einer sog. Zwitterdrüse, einem Ovotestis, vereinigt sind. Dabei enthält der Hodenteil meist keine Keimzellen oder deren Vorstufen, sondern nur Sertolische Fußzellen, doch können auch wirkliche Keimzellen beider Geschlechter vorhanden sein (germinale Form).

Weit häufiger führt eine anders gerichtete „Epistase" zu einer Hemmung der angelegten Sexualität und Entwicklung der zunächst mitangelegten anderen in mancherlei Hinsicht, so daß es zur Ausbildung von **Zwittern**, sog. **Pseudohermaphroditen** kommt. Ebenso wie die „Epistase" als solche scheinen auch abnorme hormonale Einstellungen zum Zwittertum führen zu können. Besonders enge Zusammenarbeit besteht, wie schon erwähnt, zwischen Keimdrüsen und Nebennierenrinde. H. Günther spricht von einem „Genito-Interrenalsystem". Gesteigerte Tätigkeit des Interrenalsystems, d. h. der Nebennierenrinde, kann die Entwicklung der Geschlechtsorgane beschleunigen und verstärken und so im embryonalen Leben die („epistatische") Hemmung der Entwicklung der Merkmale auch des anderen Geschlechtes beseitigen und daher ebenfalls zu Zwitterbildungen führen (in der Kindheit entsteht auf diese Weise frühzeitige übermäßige Entwicklung der Geschlechtsreife, Pubertas praecox). Bei den Zwittern sind die Keimdrüsen zwar eingeschlechtlich entwickelt, es haben sich aber sowohl die männlichen wie die weiblichen Geschlechtsgänge ohne Rückbildung mehr oder weniger weit zu den bei beiden Geschlechtern normalerweise getrennt aus ihnen hervorgehenden Organen entwickelt — Pseudohermaphroditismus internus — oder nur die äußeren Geschlechtsorgane nähern sich in ihrer Gestaltung mehr derjenigen des anderen Geschlechts, Pseudohermaphroditismus externus. Auch Stimme, Behaarung usw. entsprechen denen des anderen Geschlechtes. Während früher ein Pseudohermaphroditismus masculinus und femininus (mit weiteren Unterabteilungen) unterschieden wurde, betont R. Goldschmidt, daß es nur weibliche Intersexe mit Vermännlichung verschiedenen Umfanges, d. h. verschiedener Ausreifung gibt.

Gewebsmißbildungen.

Außer den im vorhergehenden Kapitel beschriebenen, größere Gestaltsentstellungen bewirkenden Mißbildungen gibt es solche, welche nur mikroskopisch sichtbare Zellzusammenfügungen betreffen, und welche daher Gewebsmißbildungen oder auch, wenn sie nur ganz gering sind, Gewebsanomalien genannt werden. Da diese, so unbedeutend sie auch erscheinen, doch überaus häufig sind, und als Grundlage von sich anschließenden weitergehenden Veränderungen, insbesondere Geschwülsten, große Bedeutung haben können, sollen sie hier Erwähnung finden. Diese Gewebsmißbildungen entstehen naturgemäß durch eine Abartung oder vielmehr mengenmäßige Veränderung der Kräfte, welche die Entwicklung der Zellen überhaupt bei ihrer Entwicklung regeln, besonders wenn die Einwirkung von Zellen auf Nachbarzellen nicht genügend einsetzt oder auch die gegenseitigen Beziehungen der Gewebe auf weitere Strecken hin irgendwie versagen. Insbesondere kommt ein Zurückbleiben einzelner Zellen oder Zellhaufen in der Entwicklung zustande bei dem „Kampfe der Teile", den die Zellen eines Lebewesens hierbei untereinander ebenso wie die Lebewesen untereinander führen. Wir können hier der Art der Entwicklung von Zellen entsprechend die Anomalien bzw. Gewebsmißbildungen einteilen in solche, bei welchen I. eine zu geringe Entwicklung einsetzt — hypoplastische Entwicklungsvorgänge oder Entwicklungshemmung; II. heteroplastische Entwicklungsvorgänge, bei denen sich Zellen in anderer Weise als sie für den betreffenden Standort typisch sind, entwickeln (s. unter Metaplasie S. 95) und III. hyperplastische Entwicklungsvorgänge, wozu gehören 1. Aberrationen, Abirrungen, 2. abnorme Zusammenfügung infolge Überwucherns einer Zellart über die andere, 3. abnorme Persistenz, Erhaltenbleiben. Durch alle diese Vorgänge kommen Gewebsgebiete zustande, welche von ihrer Umgebung abweichen; man bezeichnet sie daher als Heterotopien. Doch sei betont, daß nur ein Teil dieser auf Entwicklungsirrungen beruht, während ein anderer Teil sich auch im späteren Leben, zumeist auf entzündlicher Grundlage, ausbilden kann.

I. Die hypoplastischen Entwicklungsvorgänge einzelner Zellgruppen sind in Vergleich zu stellen zu hypoplastischen Vorgängen des Gesamtkörpers oder ganzer Organe, wie sie oben besprochen wurden. Ein derartiges Zurückbleiben in der Entwicklung einzelner Zellen findet sich überaus verbreitet in den verschiedensten Organen, ebenso wie sich einzelne mißglückte Individuen, also Krüppel, in jeder gesellschaftlichen Zusammenfügung einer größeren Zahl von Menschen finden. Aber solche Entwicklungshemmungen einzelner Zellgruppen finden sich nicht nur an den verschiedensten Stellen, so besonders deutlich in der Nierenrinde, als gewissermaßen pathologische Entwicklungshemmungen, sondern in sehr zahlreichen Organen sind sie auch schon normal als sog. Indifferenzzonen oder Keimzonen vorhanden (Schaper-Cohen). Wir haben sie schon bei der Regeneration und Geschwulstbildung erwähnt; diese Zellen, welche sich z. B. in der Haut in der Keimschicht, in zahlreichen Drüsen in den sog. Schaltstücken finden, sind auf der einen Seite in der Entwicklung zurückgeblieben, auf der anderen Seite aber gerade infolgedessen mit besonderen Wachstumsfähigkeiten ausgestattet und üben diese unter physiologischen wie krankhaften Bedingungen auch aus. Liegen derartige, gewissermaßen normal unterentwickelte Zellen an bestimmten Stellen, so finden sich die oben erwähnten als pathologisch zu betrachtenden unregelmäßig verteilt. Solche minder hoch ausgereifte Zellgruppen können dann später zugrunde gehen,

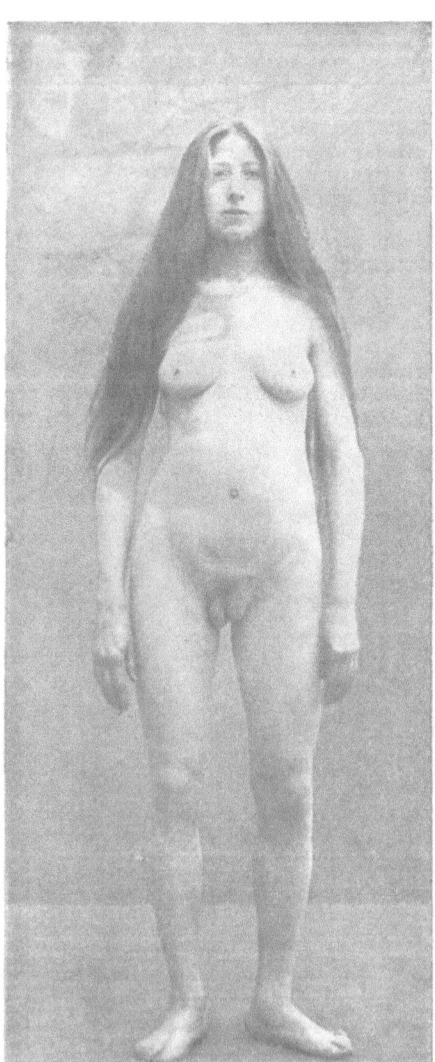

Abb. 181. Männlicher Scheinzwitter mit weiblichen sekundären Geschlechtscharakteren. (Nach Neugebauer: Hermaphroditismus beim Menschen. Leipzig 1908. Aus Broman: l. c.)

oder sie können als solche lange Zeit liegen bleiben und dann später noch Entwicklungs- und Wachstumsvorgänge eingehen. Hierbei können sie einfach die versäumte Reifung nachholen, also ihren Nachbarzellen gleich werden, oder sie können sich — gerade weil sie minder entwickelt sind — in abweichender Richtung, also heteroplastisch, entwickeln, oder auch — aus demselben Grunde — auf irgendeine entzündliche oder traumatische Auslösungsursache hin, die sie im Laufe des Lebens trifft, eine Überentwicklung bzw. ein starkes Wachstum eingehen. Verläuft letzteres in typischer Weise, so muß eine Hypertrophie zustande kommen, von der ein Teil der Formen sich so erklären läßt, schließen sich aber atypische Wachstumsvorgänge an, wozu derartige unterentwickelte und abnorm eingefügte Zellen besonders geneigt erscheinen, so können Geschwülste entstehen. Es ist in der Tat sehr wahrscheinlich, daß ein großer Teil derjenigen Geschwülste, welche als sog. dysontogenetische aufgefaßt werden müssen, d. h. welche in letzter Linie in die embryonale Entwicklungszeit, und zwar auf Entgleisungen dieser, zurückzuführen sind (Genaueres s. unter Geschwülsten), als Folgezustand solcher Entwicklungshemmungen auf diese bezogen werden muß.

II. Heteroplastische Differenzierungsvorgänge täuschen Metaplasie vor und sind bei dieser besprochen. Reifen die Zellen abweichend vom Mutterboden aus, so scheinen sich weitere Folgezustände nicht mehr anzuschließen.

III. Hyperplastische Differenzierungsvorgänge. 1. Aberrationen, Abirrungen. Es handelt sich hier um sog. Verlagerungen oder Versprengungen von Keimen oder Keimausschaltung. Dabei ist es sehr schwer, aktive und passive Vorgänge zu unterscheiden; auch ist es schwer zu bestimmen, welcher Bestandteil, vor allem Epithel oder Bindegewebe, hierbei mehr den tätigen Vorgang einleitet. „Aktive" Vorgänge könnten wir mit dem Namen Abschnürung, „passive" mit dem Namen Versprengung bezeichnen. So kommen Gewebe an atypische Orte; sie können noch mit dem Mutterboden zusammenhängen, so daß man dann von Dislokation sprechen kann, oder sie sind von ihm getrennt, wofür man den Ausdruck Lysis anwenden kann. Diese ganzen Vorgänge, welche im einzelnen meist nicht scharf getrennt werden können, kann man unter dem Begriff der Abirrung zusammenfassen. Wir brauchen uns nun hierbei nicht irgendwelche gewaltsamen Versprengungen durch unbekannte Gewalten vorzustellen, sondern geringste Wachstumsunterschiede der einzelnen Gewebe und Zellen untereinander können Zellverschiebungen herbeiführen, wie dies Robert Meyer sehr gut als „illegalen Zellverband" bezeichnet hat; derartige Zellen können dann bei den Verschiebungen der weiteren Entwicklungsgänge rein passiv weiter verlagert werden und so in ganz fremde Gewebe hineingelangen. Als Beispiel mögen die Beziehungen zwischen Speicheldrüsen und Lymphknötchen dienen. Normal kommt es hierbei zum Einschluß von Lymphgewebe in Speicheldrüsen; bei geringsten Wachstumsverschiebungen kann aber, da zunächst keine Kapsel das lymphatische Gewebe und z. B. die benachbarte Parotis trennt, das Umgekehrte stattfinden. So gelangen Speicheldrüsenzellen in das lymphatische Gewebe, später bildet sich eine Kapsel und nun sind jene in die Lymphknoten eingeschlossenen Speicheldrüsenzellen „versprengt". Durch geringste Verschiebungen kann es so zur „illegalen" Zellverbindung kommen, ein geringer Schritt über die Grenze genügt zur fehlerhaften Verbindung. Solche „abgeirrte" Zellen werden dann in der Regel auch zunächst unterentwickelt bleiben, und somit sind die weiteren Entwicklungsmöglichkeiten, wie unter I. besprochen, gegeben. Wir wissen ja, daß derartige sog. versprengte Keime besonders häufig zur Geschwulstbildung, besonders Krebsbildung, „disponiert" sind. Hierher gehören die oben schon besprochenen Choristome (von χωρίζω = trennen), etwa Nävi oder sog. versprengte Nebennierenkeime oder Teratome, und die davon abzuleitenden Geschwülste, die Choristoblastome, z. B. die aus den Nävi sich bildenden malignen Melanome, aus den Nebennierenkeimen entstehende Grawitzsche Nierengeschwülste, aus den Teratomen Terablastome. — 2. Abnorme Gewebsmischung. Es handelt sich hier um Gebilde, bei welchen ein Gewebsbestandteil die Oberhand über die anderen Gewebsbestandteile erlangt und daher besonders das Feld beherrscht; hierauf beruhen die auch schon besprochenen sog. Hamartome (von ἁμαρτάνω = mischen), z. B. Fibrome der Mamma oder der Niere, Kavernome der Milz und Leber, Zysten der Niere, und die sich anschließenden Geschwülste, die Hamartoblastome. Solche entwickeln sich hier viel seltener, doch sind z. B. die Neuro- bzw. Neurinofibrome der Recklinghausenschen Krankheit und die aus ihnen entstehenden sarkomartigen Formen hierher zu rechnen. — 3. Abnormes Erhaltenbleiben. Wir sehen zahlreiche Gewebe sich während der ersten Entwicklung bilden, welche normalerweise bei der weiteren Entwicklung wieder zugrunde gehen; besonders ist dies ja bei der Anlage des Urogenitalsystems der Fall. Solche Gewebe, oder wenigstens Teile solcher, können aber auch unter besonderen Umständen zu „stark" werden, sie gehen dann nicht zugrunde, sondern bleiben erhalten. Während sich gewöhnlich der Gartnersche Gang bis

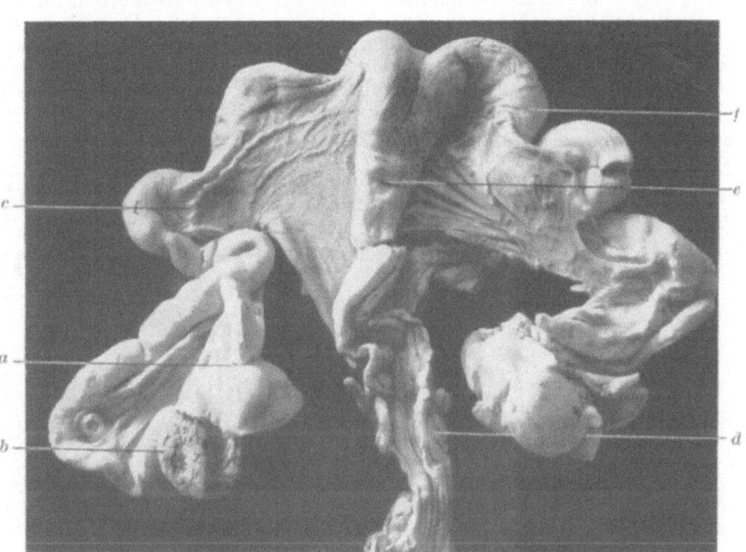

Abb. 182. Pseudohermaphroditismus internus (vom Schwein).
a Nebenhoden, *b* Hoden, *c* Vas deferens, *d* Vagina, *e* Uterus, *f* Tuben.

auf kleine Teile zurückbildet, kann er z. B. unter besonderen Bedingungen in seiner ganzen Ausdehnung bestehen bleiben. Zur Geschwulstentwicklung scheinen solche abnorm sich erhaltenden Organteile oder Gewebe nicht besonders geneigt zu sein.

Überschauen wir diese Vorgänge im Hinblick auf die Frage der Geschwulstentstehung kurz, so haben wir schon betont, daß die Entwicklungshemmung von einzelnen Zellgruppen, sei es, daß sie allein auftritt, sei es, daß sie zugleich mit „Abirrungen" oder dergleichen besteht, offenbar eine Disposition für spätere Geschwulstbildung gibt. Zur Geschwulstentstehung kommt es dann aber nur, wenn noch besondere Auslösungsursachen wie „Reize" oder dergleichen (s. unter Geschwulstentstehung) hinzukommen.

Auch die Tatsache, daß schon angeborene Geschwülste gefunden werden, sowie die Häufung verschiedener Gewebsmißbildungen und Geschwülste (bzw. verschiedener Geschwülste) in allen möglichen Organen desselben Körpers, sowie einige ähnliche Punkte, die schon bei der Entstehungsgeschichte der Geschwülste besprochen sind, zeigen die Berechtigung, einen Teil der Geschwülste schon auf die Entwicklungszeit zurückzuführen, also von dysontogenetischen Geschwülsten zu reden. Da sich einzelne Organe auch noch im extrauterinen Leben weiterentwickeln, man denke z. B. an die Geschlechtsorgane usw., so können auch derartige postembryonale Organbildungen zu Entwicklungsentgleisungen führen und so wohl auch manche Geschwulstbildung der entsprechenden Organe erklären (über alles dies vgl. auch unter Geschwülsten).

Krankheitsursachen und -bedingungen und ihre Folgen.

Sechstes Kapitel.

Äußere Krankheitsursachen (außer Parasiten) und ihre Wirkungen.

Hierher gehören in erster Linie die belebten Krankheitserreger, die **Parasiten,** doch wollen wir diese in einem eigenen Kapitel zusammen mit den von ihnen bewirkten Krankheiten gesondert betrachten. Hier wollen wir zunächst die sonstigen äußeren Schädlichkeiten kurz zusammenstellen.

I. Mechanische Krankheitsursachen (Verletzungen).

Bei der Wirkung mechanischer Schädlichkeiten auf Gewebe handelt es sich zum Teil um Krankheitserzeugung, zum Teil nur um Auslösung einer solchen. Solche Zusammenhänge gehören zum großen Teil in das Gebiet der klinischen Pathologie und insbesondere der Chirurgie und haben durch die neuzeitliche Unfallgesetzgebung größte Bedeutung erlangt. Nur das Wichtigste sei hier angedeutet.

Wir betrachten zunächst die Einwirkungen ohne stärkere Zusammenhangstrennung. Als einwirkende Gewalt kommt hier zunächst der **Druck** in Betracht. Er ist nach Stärke und vor allem nach seiner Dauer in seiner Wirkung verschieden, auch hängt letztere von dem betroffenen Gewebe, dessen Elastizität, Unterlage usw. ab. Von besonders eingreifender Wirkung ist ein allseitiger ringförmiger Druck und vor allem ein anhaltender (s. Abb. 183). Als Beispiele der so entstehenden Formveränderungen der Körperteile und Organe seien die Hühneraugen, die Schnürleber (s. dort) sowie die kleinen eingewickelten Füße der Chinesinnen oder die in der Gebärmutter durch amniotische Bänder gesetzten Amputationen, ferner aber auch Druck von seiten von Geschwülsten, Aneurysmen u. dgl. genannt. Eine schwere, durch dauernden Druck herbeigeführte Schädigung stellt der Druckbrand = Dekubitus dar. Er tritt bei langem Liegen, besonders bei geschwächten Personen, Gelähmten usw. vor allem in der Umgebung des Gesäßes auf und kann in großer Ausdehnung alle Gewebe bis zum Knochen zerstören; doch kann er auch an anderen Stellen sich finden (Genaueres s. unter Nekrose sowie im II. Teil unter Haut). Bei dauerndem Druck zeigt sich nun, daß die Knochen am ehesten schwinden, derbes Bindegewebe z. B. weit länger Widerstand leisten kann. Man sieht das sehr gut bei großen Aneurysmen der Brustaorta. Unter ihrem Dauerdruck auf die Wirbelsäule bildet sich oft eine große Vertiefung im Knochen, in der die noch erhaltenen Zwischenwirbelscheiben als Leisten vorspringen können (s. Abb. 183). Nahe mit dem Druck verwandt ist die **Quetschung,** welche auch bei stumpfer, plötzlich einsetzender Gewalt entsteht, und die Überdehnung von Sehnen, Bändern usw. Ferner gehört zu den Folgen stumpfer Gewalten die **Erschütterung** (Commotio), besonders des Gehirns oder auch des Rückenmarkes.

Auch durch starke anhaltende **Schwankungen** verursachte Schädigungen kann man zu den mechanischen rechnen. Außer Schaukel- und Drehbewegungen mit ihren Folgen gehört vor allem die nicht eindeutig erklärte **Seekrankheit** hierher. Sie ist in erster Linie offenbar auf Angreifen am Gleichgewichtszentrum zu beziehen; es spielen bei ihr auch psychische Momente mit. In vielen Beziehungen ist auch noch plötzlich herabgesetzter **Luftdruck** hier zu erwähnen. Er kommt besonders zur Geltung bei Ballonfahrten und bei Caissonarbeitern und Tauchern. Am wichtigsten sind hier die durch Verminderung des Luftdruckes im Blute freiwerdenden Gasblasen, welche bei Tauchern und Caissonarbeitern, wenn sie sich zu plötzlich aus erhöhtem dem gewöhnlichen Luftdruck aussetzen, zusammen mit den besonderen Einflüssen der Luftdruckschwankungen Kreislaufstörungen mit schweren Folgeerscheinungen am Gewebe, vor allem am Gehirngewebe (Nordmann), oder auch

Gewebszerreißungen mechanisch bewirken und so den Tod herbeiführen können. **Bergkrankheit** und bei Ballonfahrten beobachtete Todesfälle sind wohl auf Verminderung der Sauerstoffspannung zu beziehen. Im übrigen erhöht sich bei verdünnter Luft die Zahl der roten Blutkörperchen und die Menge des Hämoglobins; auch tritt Pulsbeschleunigung, Atmungszahlerhöhung sowie Ausdehnung der Luft im Cavum tympani ein.

Zu den mechanischen Schädlichkeiten kann man zuletzt noch die Überspannung der Muskeltätigkeit, die **„Ermüdung"** rechnen, bei welcher nach der Ansicht mancher Forscher Giftstoffe, sog. Ermüdungstoxine, gebildet werden, welche die allgemeinen Erscheinungen erzeugen.

Zu den mechanischen Schädigungen gehören auch solche, welche durch **Fremdkörper,** die ins Gewebe eindringen und hier **liegen bleiben,** herbeigeführt werden. Für sie besteht die besondere Gefahr in den ihnen anhaftenden Infektionserregern (s. u.). Dadurch allerdings, daß sie eine abgrenzende Eiterung herbeiführen, kann es zu einer Abtrennung der Fremdkörper und somit zur Heilung kommen. Auch Luft, Fett u. dgl. kann als Fremdkörper in den Körper eindringen und, in den Kreislauf gelangt, durch Embolie schwere Folgen herbeiführen. Als Fremdkörper erweisen sich gewissermaßen auch abgestorbene oder ortsfremde Gewebsteile, welche zudem durch ihre chemischen abnormen Umsetzungen entzündungserregend wirken (s. dort) und sonstige Gefahren mit sich führen.

Stärkere Zusammenhangstrennungen verursachen die eigentlichen **Wunden (Traumen),** solche mit scharfen Werkzeugen, die verwickelten Bißwunden, die Schußwunden usw.

Diese durch **Schußwaffen gesetzten Verwundungen** sollen kurze Besprechung finden. Hier kommen Revolver- und Infanteriegeschosse, Schrapnellkugeln und Granat- sowie Minensplitter besonders in Betracht. Bei Schüssen aus nächster Nähe kann es zu außerordentlichen Zersprengungen kommen. Schwarzfärbung der Umgebung der Einschußöffnung (Pulverteile) spricht für Schüsse aus der Nähe. Außer der Entfernung ist das Kaliber von maßgebender Bedeutung. Daß Granatsplitter wegen ihrer häufigen Größenverhältnisse und ferner wegen ihrer zackigen Gestalt besonders zerrissene und meist besonders schwere Verletzungen setzen, ist leicht zu verstehen. Bei den **Durchschüssen kann Einschuß-** wie **Ausschußöffnung** nachgewiesen werden. Die erstere ist meist, besonders bei Infanteriegeschossen (und Revolverkugeln), kleiner als die letztere. Bei Nahschüssen kann der Einschuß klein, die Sprengwirkung an der Ausschußöffnung sehr bedeutend sein. Schrapnellkugeln zeigen oft an Einschuß- wie Ausschußöffnung wie ausgehauene runde Löcher. Die innere Verletzung ist bei Schüssen oft weit beträchtlicher als den Ein- und Ausschußöffnungen nach scheint. Ist das Geschoß im Körper stecken geblieben, so spricht man von **Steckschuß.** Dann fehlt natürlich ein Ausschuß. Geschosse, welche den Körper nur im Streifen ohne einzudringen verletzen, werden **Streif-** oder **Tangentialschüsse** genannt. Auch sie können — besonders an Schädel und Gehirn — schwere Verletzungen setzen. Außer der Geschwindigkeit und Bewegung des Geschosses kommt für dessen Wirkung das betroffene Gewebe in Betracht, das sich ganz verschieden in bezug auf Elastizität, Festigkeit, Dehnbarkeit usw. verhält. Daß hier auch Unterschiede zwischen lebendem und totem Gewebe bestehen, betont Borst mit Recht.

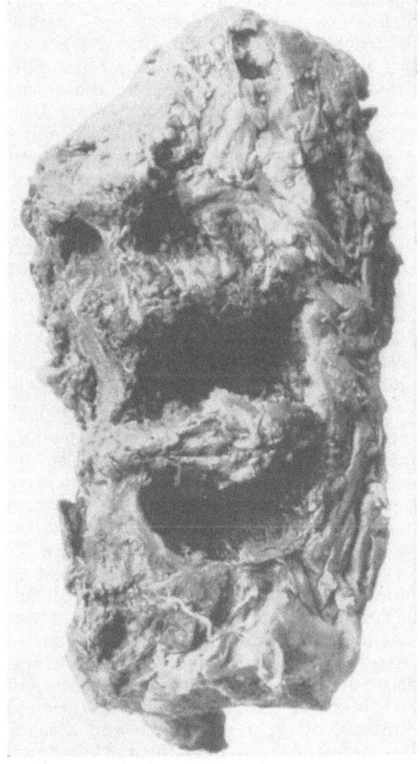

Abb. 183. Tiefe Usur der knöchernen Wirbelsäule durch Druck eines Aneurysma (die Zwischenwirbelscheibe ist unversehrt geblieben).

Der Weg des Geschosses ist durch den **Schußkanal** gezeichnet. Aber das Geschoß braucht sich — bei Steckschüssen — keineswegs am Ende dieses zu befinden, es kann überhaupt bei Schüssen oft genug an harten Teilen, wie Knochen, seitlich abgelenkt werden und gegebenenfalls sogar im Schußkanal selbst zurückfliegen (z. B. im Gehirn). Das Infanteriegeschoß wird sehr oft mit der Spitze nach vorn steckend vorgefunden. Die Geschosse sind oft sehr stark entstellt, übrigens sind kleine Splitter oft sehr schwer zu finden, so in Lunge oder Gehirn oder in großen Höhlen, z. B. der Bauchhöhle, besonders wenn größere Blutung besteht. Auch daran ist zu denken, daß öfters mehrere Geschoßteile, bei Granatsplittern manchmal sogar sehr zahlreiche, eingedrungen sind. Außer durch Ablenkung kann das Geschoß auch sonst „wandern", sei es seiner Schwere nach, sei es, wenn es in den Darm, Bronchien oder dgl. oder in Herz bzw. Gefäße gelangt. Um den Schußkanal liegt meist nekrotisches, meist von Blutungen durchsetztes Gewebe; durch dessen Ausstoßung entsteht der natürlich weit breitere sekundäre Schußkanal. Aber die Einwirkung des Geschosses kann noch viel weiter reichen, besonders in weichen Geweben wie Gehirn und Rückenmark, infolge von wellenförmig sich fortpflanzender Erschütterung. Auch hier finden sich dann noch Blutungen, Erweichungen und feinere Veränderungen. Besonders an Schädel und Gehirn können auch noch an entfernteren Stellen durch den sog. Gegenstoß Verletzungen gesetzt werden. Auch an Nerven spielen Fernwirkungen durch Erschütterung, dem Wege des geringsten Widerstandes folgend, eine Rolle. Die Sprengwirkung ist natürlich an den am wenigsten nachgiebigen, festen, am meisten Widerstand leistenden Knochen sehr stark, aber z. B. auch an gespannten Faszien öfters sehr deutlich.

Am Knochen finden sich auch bei einfachen Durchschüssen außerhalb des durch das Geschoß gesetzten Loches Brüche oder Risse; sie verlaufen oft strahlenförmig, besonders am Schädel, und betreffen hier vor allem die spröde Tabula interna. Durch unmittelbar fortgesetzte Wirkung oder noch mehr durch Gegenstoßwirkung zeigt der Schädelgrund bei Schädeldachschüssen oft besonders ausgedehnte Brüche. Die Knochen der Gliedmaßen können auch sehr stark zersplittert sein, vor allem durch große Granatsplitter oder sog. „Querschläger". Knochensplitter werden oft mitgerissen und finden sich verlagert. Sie können dann, wie auch an Ort und Stelle, nach ihrer Lösung ihrerseits die umliegenden Weichteile oder auch Organe, z. B. sehr häufig das Rückenmark oder auch die Harnblase oder Lunge, schwer schädigen. Bei Granatsplittern werden auch die Faszien und Muskeln, natürlich auch die äußere Haut, in ausgedehntem Maße zerquetscht und zerschmettert. Auch reine Weichteilverletzungen führen bei sehr großer Ausdehnung oft genug zum Tode. Die Gelenke können unmittelbar mitverletzt werden oder werden später in Mitleidenschaft gezogen.

Das Gehirn zeigt oft ungeheuere Zertrümmerung oder Blutungen, oft, besonders an Stellen von Fernwirkung, auch zahlreiche kleine solche. Bei großen Schädel-Gehirnverletzungen fällt oft ein großer Gehirnteil vor — Gehirnprolaps —, zum Teil infolge des sich oft einstellenden ausgedehnten Hirnödems. Die Hauptgefahr liegt in einer Eiterung, welche sich im vorgefallenen Teil, aber oft fast noch schneller bei geringeren Gehirnverletzungen im Schädelinnern — selbst bei zunächst gering erscheinenden Streifschüssen — im nekrotischen Gehirngebiet bzw. in der Blutung entwickelt; so kommt es zu Abszessen, die allmählich in die Seitenventrikel durchbrechen und so zu eiteriger Meningitis führen; diese Verbreitungsart mit dann an der Basis gelegener Meningitis ist bei weitem häufiger als die an der Schußstelle selbst entstehende Meningitis, da sich hier meist bald Verklebungen der Hirnhäute einstellen. Durch diese Meningitis nach Abszessen kann der Tod noch sehr lange nach scheinbar geheilten Gehirnschüssen eintreten. Meningitis kann aber auch entstehen, wenn die Lamina cribrosa in Fortsetzung eines Basisbruches oder infolge des Luftdruckes bei in der Nähe geplatzten Granaten u. dgl. verletzt ist. Auch in großen Blutergüssen der Hirnhäute bestehen natürlich Gefahren für das Gehirn, sei es durch Druck, sei es auch hier durch Vereiterung. Auch können die Sinus der Dura mater thrombosieren. Das Rückenmark wird häufig durch das Geschoß selbst, oft aber auch durch zerschmetterte Knochenteile, zuweilen sogar bei unversehrter Dura, oder auch durch einfache Erschütterung verletzt. Es kann völlig zerquetscht oder erweicht bzw. mit Blutungen durchsetzt sein. Häufig findet sich das Geschoß als Steckschuß in der Wirbelsäule, unter Umständen auch im Rückenmarkskanal selbst. Auch hier besteht natürlich die Gefahr der eiterigen Meningitis; dazu kommen die Folgen der sich über die eigentliche Schußverletzung meist bald wesentlich ausdehnenden Rückenmarksveränderung in Gestalt von Lähmungen, Dekubitus, schwersten Formen der Zystitis, Peritonitis usw. Nervenzerreißungen finden natürlich sehr häufig statt, sie heilen meist narbig. Wuchernde Nervenfasern können sich nach Art der „Amputationsneurome" (s. S. 161) entwickeln.

Halsschüsse schließen natürlich die Gefahr der Ansaugung von Fremdkörpern und Blut in die Lungen, sowie die des Glottisödems ein und können zu Erstickung führen. Herzschüsse wirken zumeist unmittelbar tödlich, doch sind auch Steckschüsse öfters beobachtet, die noch zu Perikarditis führen können. Sehr häufig und verhältnismäßig von guter Voraussage sind sonstige Brustverletzungen. Die Lungen weichen dem Geschoß auffallend oft aus und zeigen dann zumeist nur kleinere pleurale bzw. subpleurale Blutungen. Oft kann man aber auch in der Lunge einen Schußkanal verfolgen oder Anspießungen von Rippensplittern feststellen. Es entstehen dann blutig durchsetzte Gebiete bzw. durch Gefäßzerreißungen Infarkte doch leidet das übrige Gewebe meist wenig. Zumeist findet sich Luft oder bzw. und Blut — oft viel — in der Pleurahöhle. Auch Streifschüsse des Brustkorbes können zu Blutungen in die Lungen Veranlassung geben. Die Hauptgefahr liegt auch hier in Vereiterungen der Lungenherde, öfters zusammen mit Lungengangrän, einerseits, ganz besonders aber Vereiterung der Pleuraergüsse — Empyem — andererseits. Bei Ausheilung kommt es zu Verwachsungen der Pleurablätter. Bauchschüsse bieten natürlich ein sehr wechselndes Bild. Der Darm — besonders Dünndarm — ist oft vielfach durchlöchert, oft auch ausgedehnt zerrissen, besonders wenn die Füllung des Darmes eine starke war; auch kann er ganz abreißen. Milz wie Leber zeigen bei Durchschüssen wie Steckschüssen, aber auch Streifschüssen, oft sehr zahlreiche und ausgedehnte, nach allen Seiten ausstrahlende Risse, auch der Kapsel, sowie Zerschmetterungen und Zerquetschungen des weichen Gewebes. Die Milz kann ganz zerquetscht, in viele Teile zerrissen gefunden werden. Besonders die Leber zeigt oft außer den sie durchsetzenden Rissen ausgedehnte Blutungen, zuweilen Infarkte. Mehrfache Abszesse können sich im weniger hochgradig verletzten Organ entwickeln. Die Gallenblase kann eröffnet oder abgerissen werden. So oder durch Eröffnung größerer Gallenwege kann Galle austreten. Die Nieren können Risse und Blutungen aufweisen. Öfters sind bei unversehrter Niere große Blutergüsse um die Niere, besonders nach dem Rücken zu gelegene, zu finden. Alle Bauchverletzungen schließen natürlich die Gefahr großer — oft tödlicher — Blutungen in sich, sei es durch Leber- oder Milzzerreißung, sei es durch Eröffnung größerer Mesenterial- oder anderer Gefäße, ferner die eiteriger bzw. jauchiger (kotiger) Peritonitis. Daß Blasenverletzungen außer bei Durchschüssen auch öfters durch Splitterspießung bei Beckenzertrümmerung vorkommen, ist schon erwähnt. Urininfiltrationen und Phlegmone können dann eintreten.

Alle schweren Schußverletzungen schließen natürlich außer der unmittelbaren Gewebszerstörung die Gefahr des Verblutungstodes in sich. Große Gefäße werden ja naturgemäß an den Gliedmaßen wie in den großen Körperhöhlen und ihren Organen oft genug mitverletzt, sei es durch das Geschoß selbst oder durch Knochensplitter, sei es, daß die Gefäße erst nachträglich ganz einreißen (oder auch bei Eiterungen arrodiert werden). Bleiben die Verletzten am Leben, so kann der Riß durch thrombotische Massen verklebt werden. Lösung dieser kann ihrerseits wieder zu Blutungen führen. Werden diese thrombotischen Massen durch den Blutstrom nach außen ausgedehnt oder ist dasselbe mit Fibrinmassen der Fall, die sich in den durch die Gefäßwandrisse in die Umgebung ausgetretenen Blutmassen niederschlagen, so entstehen, indem sich aus dem Bindegewebe der Umgebung eine neue Wand bildet, die sog. falschen Aneurysmen. Öfters werden Arterie und Vene gemeinsam verletzt, es kommt das sog. Aneurysma arteriovenosum zustande. Reißen besonders bei Überdehnungen oder Streifschüssen nur die inneren Gefäßschichten, so kommt es zu Blutungen in die Gefäßwand selbst — sog. dissezierendes Aneurysma. Alle diese unter dem Namen der traumatischen Aneurysmen (zu unterscheiden von eigentlichen Aneurysmen, s. unter Gefäße) zusammengefaßten Bildungen weiten sich immer mehr und tragen natürlich dann dauernd die Gefahr des Durchbruches mit möglicher Verblutung in sich.

Ferner kommen unter den Verletzungen noch **Stürze** mit sehr wechselndem Bild — Schädelgrund- und sonstige Knochenbrüche, Gefäß-, Muskel-, Nerven-, Organzerreißungen usw. — in Betracht. Stürze aus großer Höhe (Flieger) zeigen oft ungeheure Zerreißungen und Zerschmetterungen. Bei Stürzen kommen auch Zeichen und Folgen der Erschütterung in Frage. Zu nennen sind ferner **Verschüttungen** ebenfalls mit Brüchen, Zerreißungen durch unmittelbare Verletzung, auch Milzrissen (an die sich kleine multiple Zysten anschließen können), sowie vasomotorisch-ischämisch bedingten Nekrosen der Muskulatur, besonders der unteren Gliedmaßen, und so durch toxische Eiweißspaltstoffe bewirkten Nierendegenerationen und (Met-) Hämoglobininfarkten der Niere (Pick).

Die örtlichen Einwirkungsfolgen mechanischer Schädigungen im allgemeinen bestehen in Zellentartungen bis zu Nekrosen mit Verminderung oder Aufhören der Funktionen oder Stauung von Sekreten und Exkreten. Dazu kommen Verlagerungen von Zellen (aus verlagerten Epidermiskeimen können sich traumatische Epithelzysten bilden). Sonst von Haut usw. bedeckte Gewebe können bloßgelegt und so der äußeren Luft, Eintrocknung u. dgl. preisgegeben werden. Die Verletzung betrifft ferner vor allem die Gefäße und Nerven. Infolge der Verletzung ersterer kommt es zum Austritt von Blut — bis zu tödlichen Blutungen —, zu Transsudaten, zu Stauung und zu echten Entzündungen. Außerdem kommt es zu Thrombosen, welche zwar einerseits nützlich, ja lebensrettend sein können, indem sie klaffende, blutende Gefäße verschließen, aber andererseits — wie gegebenenfalls auch die Verletzung selbst — als Folgen des Gefäßverschlusses Infarkte und Nekrose herbeiführen können und auch die Gefahr von Embolien in sich tragen. Über die traumatischen Aneurysmen s. o. Auch die Gefäßnerven spielen eine Rolle. Diese leiten über zu den die Nerven betreffenden Wirkungen. Zu den unmittelbaren Schädigungen kommen hier Entartungen der zentrifugalen und unter Umständen auch einzelner zentripetaler Bahnen (rückläufig), ferner Untätigkeitsatrophien zugehöriger Muskeln und die Folgen gestörten Gefühls (mangelnde Abwehr weiterer äußerer Schädigungen). Des weiteren kommen als Allgemeinwirkungen traumatische Neurosen bis zu echten Psychosen und vor allem Schock und reflektorische Schädigung des Atmungs- und Herzinnervationszentrums in Betracht. Auch auf die Gefahr der Fettembolie sei hingewiesen (s. dort). Zu allen genannten Wirkungen kommen noch Spätwirkungen, welche in Narbenbildung und -schrumpfung u. dgl. bestehen. Denn alle größeren Zusammenhangstrennungen können ja nur mit Narben heilen, und so können noch nachträglich Entstellungen, Verwachsungen, Verengerungen mit ihren Folgen sich einstellen. Im Zentralnervensystem beteiligt sich natürlich besonders die Glia an der Ersatzwucherung. Farbstoffablagerungen können den Sitz von Blutungen dauernd bezeichnen. Daß Fremdkörper (auch Geschosse) eingekapselt werden können, ergibt sich aus früher Dargelegtem. Zu den Spätwirkungen kann man auch allgemeine Entkräftung rechnen, der schwer Verwundete noch nach längerem Leiden erliegen können.

Eine große Gefahr aller Verletzungen liegt natürlich in ihrer **Infektion**, d. h. dem Eindringen von Eitererregern u. dgl. in die betroffenen Gewebe. Entweder gelangen die Erreger mit dem mechanischen Agens unmittelbar in die Gewebe, ein schneidendes Instrument oder ein Granatsplitter ist selbst infiziert. Oder sie impfen Kleiderfetzen oder dgl. mit allerhand Bakterien oder letztere, welche sonst auf der Oberfläche der Haut und Schleimhäute ohne Schaden anzurichten leben, in die Wunde ein. Oder ein verletztes Gewebe wird nachträglich infiziert (z. B. eine offen bleibende Wunde). Oder aber die Bakterien sind im Gewebe (bzw. im Blute), ohne krankheitserzeugend zu wirken, anwesend, greifen aber nach einer mechanischen Schädigung der Gewebe diese, welche jetzt einen Locus minoris resistentiae darstellen, an. Reizt man z. B. mechanisch (aseptisch) eine Herzklappe und impft Krankheit bewirkende Kokken ins Gefäßsystem, so verändern diese zuerst die verletzte Herzklappe, und es entsteht Endokarditis. Etwas Ähnliches liegt vor, wenn eine Krankheit, welche bereits im Abnehmen begriffen ist oder überhaupt nur gering war, nach einer Verletzung aufflackert. Diese Gesichtspunkte spielen auch bei zahlreichen Infektionskrankheiten, so Syphilis und Tuberkulose (akute allgemeine Miliartuberkulose im Anschluß an chirurgisches Eingreifen tuberkulöser Herde), eine Rolle.

Zu erwähnen ist noch, daß durch mechanische Wirkungen herbeigeführte Zellnekrosen sowie Blutaustritte den Bakterien als sehr günstiger Nährboden dienen. In Betracht kommen unter den Bakterien vornehmlich Eiterkokken, ferner vor allem Tetanusbazillen und Erreger des Gasödems usw., für die ja Verletzungen den Angriffsboden erst eröffnen, sowie gegebenenfalls die Erreger von Rotz, Syphilis, Tuberkulose, Aktinomykose und zahlreiche andere. In dem häufigsten Fall der Infektion mit Kokken kommt es zu Eiterbildung, zu Abszessen und Phlegmonen, die dann zu Allgemeinerkrankung, zu Sepsis und Pyämie Veranlassung geben können. Bei den oben besprochenen Schußverletzungen war ja von der Gefahr der Eiterung öfters die Rede. Bei ihnen ist auch die Gefahr der Infektion mit Tatanusbazillen und den Erregern der Gasphlegmone besonders ausgesprochen, letzteres vor allem bei den vielfach zerrissenen und unterwühlten Verwundungen mit Granatsplittern, wobei ja einerseits Erdschmutz, beschmutzte Kleiderfetzen u. dgl. leicht in die Wunde geraten, andererseits oft alle für die Verunreinigung mit diesen anaeroben Bazillen gegebene Bedingungen erfüllt sind.

Zu den Verletzungen müssen wir nun noch sehr häufige und wichtige rechnen, nämlich die des kindlichen Kopfes während der Geburt. Häufig kommen hier Tentoriumrisse in Betracht, welche zu Blutungen führen. Sie treten auf, wenn die Falx cerebri zu stark gespannt wird, besonders bei künstlichen Geburten (Zange, Wendung), aber auch unter anderen Bedingungen; auch scheinen weiche Knochen und breite Nähte zu disponieren. Der Druck kann von Schläfe zu Schläfe oder von vorne nach hinten einwirken und je nach dem Sitz des Risses am Tentorium verschieden sein. Auch sonst treten infolge der plötzlichen Druckunterschiede bei der Geburt, bei langen Wehen, engem Becken oder dgl., vielfach kleine Blutungen im Gehirn auf (bei Frühgeburten oft große aus der Vena terminalis). Später kommt es zu kleinen Erweichungsherden und dann unter Umständen zu kleinen Narben. Teils handelt es sich um ischämische Nekrosen (vielfach reflektorisch bedingt), teils um Erschütterungsfolgen. Die nekrotischen Herde sind oft mikroskopisch klein, aber in der Mehrzahl. Es finden sich dabei fettbeladene Gliazellen (vgl. unter Gehirn im spez. Teil). Die Häufigkeit dieser Geburtseinflüsse hat Schwartz erwiesen.

II. Thermische Krankheitsursachen.

A. Die Hitze.

Bei örtlicher Einwirkung hoher Temperaturen durch unmittelbare Wirkung der Flamme oder Dämpfe, heißer Flüssigkeiten oder Gegenstände oder strahlender Wärme entstehen **Verbrennungen.** Falls solche durch heiße Flüssigkeiten oder Dämpfe zustande kommen, spricht man auch von Verbrühung. Bei den örtlichen Veränderungen der Verbrennung unterscheidet man drei Grade. Bei der Verbrennung ersten Grades entsteht ein Erythem mit ödematöser Schwellung und späterer Abschuppung der Haut. Die Verbrennung zweiten Grades zeigt Blasenbildung in der Oberhaut; die Blasen sind mit einem dünnflüssigen, später sich trübenden Inhalt gefüllt und trocknen schließlich zu dünnen Borken ein. Die Verbrennung dritten Grades geschieht durch sehr hohe Temperaturen, welche die betroffenen Hautstellen abtöten und verschorfen. In der Umgebung der Brandschorfe finden sich fast stets auch Verbrennungen ersten und zweiten Grades.

Die Brandschorfe werden später durch abgrenzende Entzündung von der erhaltenen Haut abgesetzt, abgestoßen, und der Gewebsverlust durch Granulierung und Narbenbildung gedeckt. Durch die Narben können starke Einziehungen, z. B. am Hals, an Gelenken usw. hervorgerufen werden.

Bei der Verbrennung wird der Zelleib in einen Lähmungszustand versetzt, „Wärmestarre" (Kühne). So erstarren die bewegungsfähigen Leukozyten bei etwa 50⁰ C. Rote Blutkörperchen gehen Gestaltsveränderungen ein und zerfallen allmählich, oder werden gelöst (Hämolyse), oder es kommt zu Eiweißgerinnung — ebenso wie im Eiweiß des Plasmas — bei plötzlichen hohen Temperaturen. Auch die Gewebe sterben bei etwa 50⁰ ab. Dazu kommen örtliche Gefäßveränderungen mit Stase und Thrombose, Transsudaten und entzündlichen Erscheinungen, wie sie schon für das bloße Auge (s. o.) wahrnehmbar sind. Einwirkung auf die Gefäßnerven ist hier maßgebend und bewirkt auch reflektorisch, daß die Veränderungen das Gebiet der unmittelbaren Verbrennung überschreiten. Über Einwirkung höchster Hitzegrade s. unter Elektrizität.

Die allgemeine Wirkung der Verbrennung auf den Körper ist nicht so sehr von ihrem Grade wie von ihrer Ausdehnung abhängig. Sie besteht in Veränderungen der Blutkörperchen (s. o.) und überhaupt des Blutes (Eindickung und Abnahme der Blutgase) wie der Blutströmung, des Nervensystems (insbesondere reflektorisch), des Zentralnervensystems (erst Erregungszustand, dann Apathie und endlich Koma), mit Veränderungen des Pulses und der Atmung, im Auftreten von Hämoglobinurie und Eiweiß im Urin, in Veränderungen des Stoffwechsels und der Eigentemperatur.

Im allgemeinen nimmt man an, daß der Tod erfolgt, wenn etwa ein Drittel der Körperoberfläche geschädigt bzw. vernichtet ist, doch ist auch bei geringerer Ausdehnung der Verbrennung ein tödlicher Ausgang nicht ausgeschlossen. Die eigentliche Todesursache bei Verbrennungen ist noch nicht sicher aufgeklärt. Man hat die starke paralytische Ausdehnung der Hautgefäße mit folgender Erweiterung des Strombettes und hierdurch bedingtes Sinken des Blutdruckes mit Versagen des Herzens, die starke Reizung der Hautnerven mit Schock, die Unterdrückung der Hauttätigkeit, vor allem endlich die Veränderungen des Blutes und der Blutströmung, sowie die Wirkung sich bei der Verbrennung bildender giftiger Stoffe (Ptomaine) angeschuldigt. Der Tod wird in verschiedenen Fällen wohl durch verschiedene ursächliche Bedingungen, je nach deren Schwere herbeigeführt. Auch ist vor allem die Zeit des Todes nach der Verbrennung maßgebend. Beim Frühtod scheint es sich in erster Linie um reflektorische Lähmung von Nervenzentren, besonders im verlängerten Mark, mit sog. Schock zu handeln. Für späteren Tod sind offenbar Giftstoffeinwirkungen maßgebend, besonders solche vom Stoffen, die beim Eiweißzerfall entstanden sind. Es wird auch eine Art Selbstsensibilisierung mit folgendem anaphylaktischen Schock dabei angenommen. Die Nebenniere zeigt nach Verbrennung, besonders in der Rinde, Hyperämie, Blutungen, Nekrose, Lipoidverarmung, dann auch Vergrößerung, wohl Hypertrophie infolge gesteigerter Anforderungen. Auch Hyperämien des Gehirns, der Lungen, öfters kleine Blutungen finden sich, oft auch allgemeine Zellentartungen verschiedener Organe. In der Milz besteht Hyperämie der Pulpa, zuweilen besonders um die Follikel, ferner finden sich reichlich Trümmer von roten Blutkörperchen; in den Follikeln besteht öfters in der Mitte Zellzerfall, Wucherung der Retikulumzellen und Quellung des Retikulum (wie auch sonst bei toxischen bzw. infektiösen Vorgängen im Körper). Bei frischen Fällen von Verbrennung kann ein besonderer Befund bei der Leichenöffnung auch ganz oder fast fehlen. Der Befund an der Haut und den darunter gelegenen Geweben ist verschieden nach dem Grade der Verbrennung, ferner je nachdem diese durch Flüssigkeiten oder feste Körper oder durch unmittelbare Flammenwirkung oder dgl. verursacht wurde. Öfters sind auch die Halsorgane in Mitleidenschaft gezogen; es finden sich dann Rötungen, Pseudomembranen, Geschwüre, Nekrosen in Kehlkopf Luftröhre, Bronchien usw. Sekundär schließen sich an den verbrannten Stellen oft Infektionen an. Ob, wie man früher annahm, Geschwüre im Magen und Duodenum mit äußeren Verbrennungen zusammenhängen, ist sehr fraglich, sicher sehr selten.

Eine Erwärmung des ganzen Körpers über seine normale Temperatur wird nur kurze Zeit hindurch ertragen. Zunächst kämpft der Körper auch bei zu heißer Außenluft gegen eine Erhöhung seiner Eigentemperatur mit „adäquierenden" Maßnahmen, welche bestrebt sind, die Temperatur auf etwa der Norm zu erhalten, wie gesteigertem Schweiß und dessen Verdunstung sowie beschleunigter Atmung. Endlich tritt aber doch Erhöhung seiner Temperatur und deren Folgen, zunächst Kopfschmerzen, Angstgefühl u. dgl. auf. Tiere, welche einer ihre Körperwärme um mehrere Grade übersteigenden Temperatur ausgesetzt werden, gehen im Verlauf von Stunden oder Tagen unter Beschleunigung der Herztätigkeit, der Atmung und unter schließlichem Koma mit Verfettung der inneren Organe zugrunde. Auch Veränderungen der Ganglienzellen treten schon bald auf, doch können sie bei kürzerer Dauer wieder rückgängig werden.

Beim Menschen tritt eine auch bis zum Tode führende allgemeine Erhöhung der Körpertemperatur beim sog. **Hitzschlag** ein. Dieser kommt bei hoher Außentemperatur, aber nur bei langer Einwirkung derselben (nach Versagen der Wärmeregulierung), und zwar (bei bedecktem Himmel) auch ohne Einwirkung der Sonnenstrahlen, vor; besonders bei gleichzeitiger körperlicher Anstrengung — bei Soldaten auf Märschen, Arbeitern auf den

Feldern usw. — und bei beengender Bekleidung, vor allem auch bei Alkoholikern. Man kann eine einfache Hitzeerschöpfung, eine asphyktische und eine hyperpyretische Form des Hitzschlages unterscheiden. Bei der letzten Form kann eine außergewöhnlich starke Erhöhung der Temperatur auftreten. Bei der Leichenöffnung ergibt sich meist kein besonderer Befund. Aber es finden sich auch Hyperämien und auch Blutungen im Gehirn und in den Lungen (auch Ödem). Vor allem wenn Krämpfe bestanden, sind gewöhnlich kleine Blutungen subserös, subendokardial usw. nachweisbar. Das Blut ist meist flüssig. Außer früher starker Totenstarre ist schnelle Fäulnis (Temperatur!) die Regel. Der Tod wird teils auf Erhöhung der Körperwärme, teils auf Asphyxie, teils auf Eindickung des Blutes durch starke Wasserverluste und Veränderungen der roten Blutkörperchen, teils auf giftige Stoffwechselstoffe zurückgeführt. Wärmestauung durch Versagen der Regelungsvorgänge und sodann hyperpyretische Steigerung vom Gehirn aus (Versagen der Zentren des verlängerten Markes) ist nach Marchand die wahrscheinlichste Todesursache.

Ähnliche plötzliche Erkrankungen und Todesfälle, welche aber unter unmittelbarer Einwirkung der Sonnenstrahlen auf das Gehirn zustande kommen, bezeichnet man als **Sonnenstich (Insolation).** Er geht mit Kopfschmerzen, Aufregungszuständen, Krämpfen, Verwirrtheit einher und kann zum Tode führen. Wahrscheinlich sind die Wärmestrahlen der veranlassende Grund. Es finden sich manchmal am Gehirn und besonders an den Hirnhäuten Zeichen leichter entzündlicher Reizung, Hyperämie und starke seröse Durchtränkung. Ähnliche Veränderungen chronischer Natur können sich bei Leuten, welche strahlender Hitze dauernd ausgesetzt sind (Heizer, Schlosser, Schmiede), finden.

Über den **Blitzschlag** siehe weiter unten.

B. Die Kälte.

Bei örtlicher starker **Kälteeinwirkung (Erfrierung)** — wobei man auch verschiedene Grade unterschieden hat — kommt es zu Ischämie und gegebenenfalls sodann zu Hyperämie und zu leichter Entzündung, unter Umständen auch zu Stase und Zelldegenerationen. Hierher gehören die sog. Frostbeulen, Perniones, Rötungen und Schwellungen an den der Kälte besonders ausgesetzten Körperteilen, an welche sich dann durch mechanische Einwirkungen Geschwürs- und Narbenbildungen anschließen können. Besonders hohe Grade Kälte bewirken unmittelbares oder — vorzugsweise — ischämisches Absterben der Gewebe (Frostgangrän, vgl. auch II. Teil, Kap. X), besonders an den Füßen (Zehen). Dabei wirken oft unterstützende Umstände örtlicher Art (Kreislaufhemmungen durch enge Schuhe u. dgl.) oder allgemeiner Natur (z. B. Unterernährung) mit. Sodann schließen sich oft Infektionen an.

Abkühlung des **ganzen Körpers** wird im allgemeinen besser ertragen als Erhöhung der Körperwärme, doch hängen die Wirkungen der Kälte sehr von dem Zustande des betroffenen Körpers ab; namentlich kleine Kinder und hinfällige Menschen sind der Erfrierung in viel höherem Grade ausgesetzt als gesunde Erwachsene. Solange als möglich sucht der Körper durch gesteigerte Nahrungsaufnahme, vermehrte Bewegungen und Erhöhung des Stoffwechsels, also hier durch „adäquierende" Wärmeerzeugung, entgegenzuwirken. Sodann reicht dies nicht mehr aus. Dem Zeitabschnitt der Erregung folgt der der Erschlaffung. Herztätigkeit wie Atmung verlangsamen sich. Als unterste Grenze der Temperatur, nach welcher eine Erholung noch möglich ist, scheint für den Menschen eine Abkühlung auf 24—30° C angenommen werden zu dürfen. Die Todesursache ist beim Erfrieren wahrscheinlich auf Lähmung aller lebenswichtigen Organe zurückzuführen. Die Leichenbefunde sind keineswegs kennzeichnend.

Als **Erkältung** bezeichnet man gewisse, durch die praktische Erfahrung vielfach festgestellte, in ihrem Zustandekommen aber noch wenig aufgeklärte, allgemeine oder örtliche Kältewirkungen, durch welche mindestens eine erhöhte Neigung zu gewissen Erkrankungen, besonders solchen „rheumatischer" Art, katarrhalischen und anderen Entzündungen, geschaffen wird. Die Wirkungen der Schädigung, welche vor allem die äußere Haut und die Atmungsorgane (oder auch die Verdauungsorgane) trifft, machen sich oft an ganz anderen als den unmittelbar von der Kälte betroffenen Körperteilen geltend und treten namentlich an Stellen eines sog. „Locus minoris resistentiae" auf. Auch spielt eine gewisse persönliche Neigung dabei eine wichtige Rolle; so entwickeln sich bei dem einen Menschen leicht Katarrhe der Atmungswege, bei anderen Darmleiden, bei wieder anderen Gelenkveränderungen oder Muskelrheumatismus. Zum großen Teil handelt es sich wohl um reflektorisch hervorgerufene Kreislaufstörungen, welche die Neigung zur Erkrankung schaffen. Gerade für manche Infektionskrankheiten ist der Zusammenhang mit Erkältungen so häufig (auch im Tierversuch) festgestellt, daß an ihrem disponierenden Einfluß vor allem für die Einwirkung vorhandener aber vorher nicht krankheitserregender Bakterien kaum gezweifelt werden kann. So auch wohl bei der Nephritis.

Bei dem ganzen Kapitel der thermischen Schädlichkeiten spielt der Begriff der **„Gewöhnung"** eine Rolle. So kann man die Haut und insbesondere die Mundschleimhaut (Glasbläser usw.) gegen heiße Körper, sowie den Gesamtkörper gegen Schädigung durch heiße Außentemperaturen (Bewohner der Tropen) und noch mehr durch niedrige Temperaturen (arktische Zonen, Nordpolfahrer, Abhärtung gegen die sog. Erkältungskrankheiten) durch allmähliche Gewöhnung bzw. Übung bis zu einem gewissen Grade schützen.

Anhang:
Das Fieber.

Eine Besprechung des Fiebers wollen wir hier nur insofern vornehmen, als wir besonders mit Rücksicht auf die bei fieberhaften Krankheiten vorkommenden anatomischen Veränderungen und auf die nachweislichen Folgezustände einige allgemeine Bemerkungen einschalten.

Als **normale Körpertemperatur** rechnet man beim Erwachsenen in der Achselhöhle 36,2—37,5° C, im Rektum 36,8—38° C. Bei Kindern sind beide Werte höher. Übrigens unterliegt die normale Temperatur regelmäßigen Tagesschwankungen. Am tiefsten ist sie in der Zeit nach Mitternacht; bei Tag steigt sie namentlich unter dem Einfluß von Nahrungsaufnahme und Muskelarbeit.

Es entsteht dauernd in allen Geweben bei deren Tätigkeit und Stoffwechsel Wärme, und andererseits findet Wärmeabgabe statt. Im Gegensatz zu den von der Außentemperatur abhängigen Kaltblütern, richtiger Poikilothermen, besitzen die Warmblüter — Homoiothermen — die Fähigkeit, die Eigenwärme trotz wechselnder Außentemperatur etwa auf gleicher Höhe zu halten; sie verdanken dies der regelnden Tätigkeit eines Zentrums im Zentralnervensystem, das seinen Sitz im Tuber cinereum hat (wird dies entfernt oder das Halsmark durchschnitten, so verhält sich ein homoiothermes Tier wie ein poikilothermes), und Wärmebildung und Wärmeabgabe aufeinander abstuft. Sein Mechanismus muß ein überaus verwickelter und feinstgeregelter sein. Dies Wärmezentrum wird beeinflußt, d. h. erhält seine Impulse zum Ausgleich von Temperaturschwankungen, von der Außenfläche, oder vom Innern des Körpers durch das Blut sowie auf nervösem Wege und steht seinerseits in engsten Beziehungen zu den in der Nähe im Zwischenhirn gelegenen Zentren, welche den Stoffwechsel beherrschen, sowie den im Corpus subthalamicum gelegenen für die Vasomotoren und die Schweißabsonderung und anderen nicht weit davon gelegenen vegetativen Zentren. Zentrifugal verlaufen die Bahnen vom Tuber cinereum zu den Organen durch den Sympathikus (Splanchnici) und den Vagus. Auch die Drüsen mit innerer Sekretion und insbesondere die Schilddrüse (die bei Igeln während des Winterschlafes atrophiert, vor dem Erwachen und im Sommer Wachstumsvorgänge aufweist und deren Hormon ja den gesamten Stoffwechsel anregt) stellen eine Vermittlung dar, doch ist hier Genaueres noch unbekannt. Die Regelung beeinflußt die Weite der Blutgefäße und die Schweißabsonderung sowie die Atmung, so daß so je nachdem einer Überhitzung oder einer Abkühlung entgegengearbeitet wird. Nach Rubner nennt man diese Einflüsse die physikalische Wärmeregelung. Auf der anderen Seite steht die chemische, die die Stoffwechselverbrennungen als die Quelle je nachdem größerer oder kleinerer Wärmebildung betrifft. Diese Wärmebildung findet wohl in erster Linie in den inneren Organen, besonders den großen Verdauungsdrüsen, dann auch in der Muskulatur (in geringerem Maße) und in allen möglichen Geweben statt. Beim Menschen kommt noch die künstliche Regelung der Eigenwärme gegenüber der Umgebungstemperatur durch Kleidung, Muskelbewegungen, erhöhte oder verringerte Nahrungsaufnahme hinzu.

Bei poikilothermen Tieren (oder poikilotherm gemachten homoiothermen) gibt es kein eigentliches Fieber. Bei ungestörter Regelung wird auch erhöhte Wärmebildung (reichliche Nahrungsaufnahme, anstrengende Muskelbewegungen) durch Wärmeabgabe schnell wieder ausgeglichen. Dagegen stellt das Fieber der Warmblüter eine Erhöhung der Eigentemperatur dar, welche auf einer krankhaft veränderten Tätigkeit des wärmeregelnden Gehirnzentrums bzw. des regelnden Gesamtapparates, also auf einer Störung des normalen Ausgleichs von Wärmebildung und -abgabe beruht. Die Wärmesteigerung betrifft alle Organe und Gewebe und erreicht, gemessen in Achselhöhle oder Rektum, bis 42—43°, sehr selten höher. Dabei macht das Fieber die oben erwähnten Tagesschwankungen meist etwa mit. Zwar findet noch eine Regelung statt, aber „das alte Werkzeug arbeitet in veränderter Gangart und mit allerlei Störungen" (v. Krehl). Als Ursache für diese Schädigung des wärmeregelnden Apparates sind giftig wirkende Stoffe anzunehmen, die man als „pyrogene" bezeichnet. Ganz besonders wichtig und für die meisten Fälle zutreffend sind hier Infektionen, also Stoffe, die von deren Erregern gebildet, oder bei ihrem Abbau, oder bei dem durch sie bewirkten Abbau körpereigener Stoffe frei werden. Letztere können auch sonst ohne Infektion Fieber bewirken. Unter den Eiweißspaltstoffen erzeugen besonders Albumosen Fieber. Ebenso kann auch Fieber entstehen bei Zerfall von roten Blutkörperchen, z. B. bei Transfusion von Blut oder Injektion von Wasser ins Blut bzw. bei Aufsaugung von Blutungen. Auch Zerfall von Geschwulst-(Krebs-)Zellen mit Fieber gehört hierher. Man spricht in solchen Fällen von Resorptionsfieber oder auch von „aseptischem Fieber". Selbst physiologische Absonderungen wie Milch oder Harn oder physiko-chemisch wirksame Stoffe wie Gelatine oder auch Kochsalz können, intravenös eingespritzt, Fieber erzeugen. Und weiter zeigen anaphylaktische Vorgänge je nachdem Temperaturanstieg oder -Sturz. Auch kann Fieber bei Veränderungen (Blutungen) im Gehirn in der Nähe des Wärmeregulierungszentrums (Greving) auftreten. In allen diesen Fällen also liegt der Angriffspunkt der von den verschiedenen pyrogenen Stoffen ausgehenden Reize im wärmeregulierenden Apparat.

Da aber für das Fieber Infektionen ganz an erster Stelle stehen, bestehen mit ihm zugleich meist noch andere Störungen, vor allem solche des Stoffwechsels (wobei mangelhafte Nahrungsaufnahme eine große Rolle spielt), der Verdauungs- und Atmungsorgane, der Gefäße, psychischer Natur usw., die nicht immer leicht gegen das Fieber an sich abzugrenzen sind. Dies trifft vor allem für die Stoffwechselumsetzungen zu. Sie sind im Fieber erhöht und stellen die Quelle der Wärmebildung dar. Das Fett wird erhöht verbrannt, das Glykogen, besonders der Leber, abgebaut, so daß meist im Fieber der Blutzucker erhöht ist. Vor allem aber kommt der — teilweise auch durch den Glykogenschwund beeinflußte — weit erhöhte Eiweißumsatz hier in Betracht. Die Oxydationsvorgänge sind gesteigert; dem gesteigerten Eiweißzerfall entsprechend zeigt der Harn, bei Verminderung seiner Gesamtmenge, einen bis auf das Dreifache vermehrten Gehalt an Harnstoff, eine vermehrte Ausscheidung von Harnsäure zeigt sich in dem reichlicheren Auftreten von harnsauren Salzen, welche in Form des bekannten Sedimentum lateritium bei der Abkühlung des Harns ausfallen. Auch Kreatinin und andere stickstoffhaltige Zerfallsstoffe (Purinkörper) sind in vermehrter Menge im Harn vorhanden, so daß also eine Steigerung des Stickstoffumsatzes als sicher angenommen werden muß. Als weiterer Beweis für die erhöhten Zersetzungsvorgänge wird die Vermehrung des Atmungs-Gaswechsels, d. h. vermehrte Aufnahme von Sauerstoff und Abgabe von Kohlensäure, angeführt.

Diese die Wärme liefernden erhöhten Stoffwechselumsetzungen laufen wohl in erster Linie in der Leber, aber auch in allen Geweben ab. Die Abhängigkeit des Fieberumsatzes von Reizung der wärmeregelnden Werkzeuge ist als sicher anzunehmen (v. Krehl). Dazu kommt wesentlich die verminderte Nahrungsaufnahme, von der die sog. „febrile Konsumption" zum größten Teil abhängt. Als Wärmequelle kommt zu Beginn des Fiebers, im Schüttelfrost, auch noch das Muskelzittern hinzu.

Auf der anderen Seite findet im Fieber auch Wärmeabgabe statt; zu Beginn herabgesetzt, kann sie später sogar erhöht sein, in Gestalt von Schweißen u. dgl. Hier sind die Gefäßnerven, besonders der Haut, vermittelnd. Aber die Wärmeabgabe gleicht bei Wegfall des regelnden Apparates die vermehrte Wärmebildung nicht aus. Es besteht Wärmestauung.

Wenn infolge Aufhörens der Einwirkung der pyrogenen Stoffe die wärmeregelnden Apparate (Zentrum) nicht mehr abnorm gereizt werden, und so die normale Regelung von Wärmebildung und -Abgabe das gegenseitige Gleichgewicht wieder herstellt, kommt Entfieberung zustande, die Temperatur sinkt wieder auf ihre gewöhnlichen Werte.

Umgekehrt kann die Temperatur des Körpers auch unter die Norm sinken. Solches tritt ein, wenn der thermoregelnde Apparat in seiner Reaktionsfähigkeit auf Reize bei besonders stark einwirkenden Infektionserregern oder auch bei gewissen Vergiftungen herabgesetzt oder gar gelähmt ist. Auch bei Gehirnerkrankungen und Psychosen (z. B. Temperaturherabsetzung bei Dementia praecox, Grafe) werden wohl die Zentren im Gehirn geschädigt. Ebenso bei anaphylaktischem Schock mit Temperatursturz und Tod (s. a. o.).

Für den Verlauf des Fiebers und die Formen der Fieberkurve sind folgende Bezeichnungen in Geltung: Man unterscheidet 1. ein **Stadium incrementi**, welches oft mit einem Schüttelfrost beginnt, 2. ein **Stadium fastigii** oder **Akme,** Höhepunkt des Fiebers, während welcher Zeit wieder vorübergehendes Nachlassen der Temperatur eintreten kann, 3. ein **Stadium decrementi** oder **Deferveszenz;** die letztere kann in Form einer **Krisis** vor sich gehen, d. h. der Abfall des Fiebers geschieht rasch und vollständig, oder in Form einer **Lysis,** d. h. die Entfieberung erfolgt nur allmählich. Die Krisis tritt bekanntlich mit Vorliebe bei gewissen Krankheiten und an bestimmten Krankheitstagen auf.

Nach der Form der Fieberkurve unterscheidet man:

1. **Febris continua,** wenn die Unterschiede zwischen Temperatur-Maximum und -Minimum nicht größer sind als gewöhnlich, das Fieber sich also im ganzen auf gleicher Höhe hält;

2. **Febris remittens** (subcontinua), wenn die Unterschiede zwischen beiden Temperaturgrenzen die Größe der normalen Schwankungen übersteigen;

3. **Febris intermittens,** wenn fieberfreie Zeiten zwischen Fieberzeiten eingeschaltet sind; die Höhepunkte des Fiebers heißen Paroxysmen.

Einen besonderen Fieberverlauf stellt die **Febris recurrens** dar: Zuerst eine Febris continua, dann Krisis mit folgender Fieberfreiheit, dann aber wieder ein neuer Fieberabschnitt usw.

Von **Störungen,** welche in Fieberzuständen von seiten der einzelnen Organsysteme auftreten, seien folgende aufgeführt:

Kreislaufsapparat: Beschleunigung der Schlagfolge des Herzens und damit auch der Pulshäufigkeit; häufig tritt aber unter der Wirkung des Fiebers eine Schwäche der Herztätigkeit ein, welche sich aus verschiedenen Ursachen ergibt: Aus der Temperaturerhöhung des Blutes an sich, welche sowohl auf die Muskelfasern wie auf die nervösen Apparate des Herzens schädigend wirkt, aus einer Erschöpfung des Herzens durch vermehrte Anstrengung desselben bei herabgesetzter Ernährung infolge der febrilen Verdauungsstörung, endlich aus einer unmittelbaren Wirkung der das Fieber erzeugenden giftigen Stoffe. Durch starke Herabsetzung der Herztätigkeit mit Sinken des Blutdruckes kann es zu Zusammenbruch und tödlichem Ausgang kommen.

Atmungsapparat: Wärmedyspnoe; Erhöhung des Atmungsgaswechsels (s. o.).

Verdauungsapparat: Sehr frühzeitige Verminderung der Nahrungsaufnahme und der Nahrungsausnutzung infolge von Appetitlosigkeit und Herabsetzung der Tätigkeit der Verdauungsorgane. An den absondernden Epithelien der letzteren finden sich oft auch anatomische Veränderungen in Form von parenchymatösen Entartungen (trübe Schwellung, Verfettung). Die Folge der Verdauungsstörungen ist die ,,febrile Konsumption'' (s. o.).

Harnapparat: Änderung der Harnbeschaffenheit mit Erhöhung der Harnstoffausscheidung und der Stickstoffausscheidung überhaupt, leichte Albuminurie, Veränderungen der Epithelien der gewundenen Harnkanälchen.

Äußere Haut: Teils Verengerung der Gefäße, teils Hyperämie und Erhöhung der Perspiration; die Schweißbildung ist während des Fiebers zum Teil vermindert; dagegen treten oft während der Krisis starke Schweißausbrüche auf.

Nervensystem: Vasomotorische Erscheinungen, frühzeitig Allgemeinerscheinungen von seiten des Nervensystems (Kopfschmerzen, Gedrücktsein, Überempfindlichkeit, Betäubung, Irresein). In den höheren Graden Koma, Benommenheit, Starrheit.

III. Strahlen als Krankheitsursache.

A. Wärmestrahlen als schädigendes Agens.

Vom Sonnenstich und den Folgen chronisch einwirkender Hitzestrahlen, welche hier in Betracht kommen, war bereits oben die Rede.

B. Lichtstrahlen als schädigendes Agens.

Blaue, violette und ultraviolette Strahlen wirken weit langsamer als die erwähnten thermischen Strahlen ein. Ihre Folgen sind Rötung der Haut, Trübung, Abschilferung der Epithelien — z. B. beim sog. Gletscherbrand —, später Farbstoffbildung, die länger anhält und dann einen gewissen Schutz gegen die Strahlen bietet; hierher gehören auch die Sommersprossen. Auch andere Organe und Gewebe, insbesondere diejenigen des Auges, vornehmlich die Hornhaut, zeigen ähnliche Reaktionen teils degenerativer, teils entzündlicher Natur. In geringer Menge regt die strahlende Kraft des Lichtes, sei es unmittelbar, sei es mittelbar, Stoffwechsel, Zellneubildung usw. an, in größerer Menge wirkt sie zerstörend. Da Lichtstrahlen ganz besonders schon kranke Gewebe (Lupus vulgaris), teils angreifen, teils auch hier Entzündungserscheinungen bewirken, ist die Lichtbehandlung vor allem von Finsen als wichtiges Behandlungsmittel eingeführt worden. Die Innenzellwirkung der Lichtstrahlen besteht höchstwahrscheinlich in einem Angreifen der überall fein verteilt vorhandenen Lipoidstoffe, wodurch der Stoffwechsel der Zellen verändert und fermentative Vorgänge beeinflußt werden.

C. Röntgen- und Radiumstrahlen als schädigendes Agens.

Bei der Einwirkung der Röntgenstrahlen spielen offenbar einmal Mengenverhältnisse der Strahlen, andererseits örtliche und persönliche Anlage eine große Rolle. Man kann allgemein sagen, daß die Strahlen in ihrer Wirkung nicht von Vorgängen abweichen, die auch unter gewöhnlichen Bedingungen im Körper auftreten, solche aber in ihrem Ablauf sehr stark steigern. So können kleine Strahlenmengen als Reizdosis und leistungsanregend wirken, große unmittelbar gewebstötend einwirken. Dazwischen liegen Strahlen, die vielleicht infolge geringerer Schädigung der Zellen zu späteren Folgen wie spät auftretenden Geschwüren (an der Haut) führen. Doch scheint es so zu sein, daß die einzelnen Zellen derselben Gegend sehr verschieden beeinflußt werden. Bei der Einwirkung auf Gewebe handelt es sich vielleicht um „Punktwärme" (Dessauer), und der Hauptangriffspunkt scheint im Kern gelegen. Vielleicht treten unter der Röntgeneinwirkung erst wieder „Nekrohormone" auf, die dann je nach Menge und Stärke verschieden — reizend oder abtötend — einwirken.

Nur allzu oft setzen die Strahlen an der Haut Entartungen bzw. Nekrosen, die in Geschwüre übergehen, sowie Entzündungen: Röntgendermatitis, die bei viel mit Röntgenstrahlen beschäftigten Leuten chronisch werden kann, wobei dauernde Rötung, Trockenheit und Sprödigkeit der Haut (Einrisse) bestehen bleiben. Es kann zu noch stärkeren Veränderungen der Haut und ihrer Anhangsgebilde bis zu völliger Atrophie kommen. An die chronische Entzündung oder an Geschwüre kann sich die Entwicklung einer Geschwulst, vornehmlich eines Krebses, anschließen (s. dort). Von den inneren Organen sind es in erster Linie das Blut (besonders die Lymphozyten) und die blutbildenden Organe, die Keimdrüsen und embryonales bzw. noch wachsendes Gewebe, welche angegriffen werden, fertig ausgebildetes Zentralnervensystem hingegen nicht. Im allgemeinen treten reine Zelldegenerationen ein, Zellteilungen (wachsendes Gewebe) hören auf, Schwangerschaften werden verhindert bzw. unterbrochen. Geschwulstgewebe, besonders Krebsgewebe, ist gegenüber den Strahlen besonders hinfällig; hierbei herrscht die vakuoläre und eine hyaline Entartung der Krebszellen vor. Diese Erfahrungen gaben die Grundlage zu der höchst wichtigen Behandlungsverwendung der Röntgenstrahlen zur Heilung bzw. Verminderung von Zellwucherungen, besonders bei Geschwülsten oder bei Hauterkrankungen, sowie zu der Anwendung bei Leukämie und verwandten Erkrankungen. Tiefenwirkungen werden vor allem durch die harten Röhren erzielt; „Filter" schützen die übrigen Gewebe, welche nicht bestrahlt werden sollen, und vergrößern die beabsichtigte Wirkung. Nach allem Gesagten greifen die Röntgenstrahlen solches Gewebe, welches in dauernder Vermehrungstätigkeit begriffen ist, besonders an. Bei Einwirkung auf entzündete Gewebe scheinen vor allem die Fibroblasten angegriffen und Ausbildung von Bindegewebe verhindert zu werden.

Radiumstrahlen wirken im ganzen ähnlich wie die Röntgenstrahlen, meist aber stärker und sind jetzt, vor allem auch in der Geschwulstbehandlung, zum großen Teil an ihre Stelle getreten.

Anhang:
Elektrizität als schädigendes Agens.

Elektrizität, über einen gewissen Grad, bewirkt Zelltod und entzündliche Vorgänge. Unfälle und Todesfälle durch elektrische Leitung beweisen die Folgen deutlich. Auch die Blitzschläge sind hierher zu rechnen. Bei diesen kann man als Vorgänge unterscheiden (Jellinek): die Hautverbrennungen, Haarversengungen, Blutaustritte, lochförmige Gewebsdurchtrennungen und Blitzfiguren (baumförmig verästelte Verbrennungsfiguren der äußeren Haut). Bei der Leichenöffnung von Blitzerschlagenen findet sich außer den Hautveränderungen meist nichts Kennzeichnendes, gelegentlich kleine Blutungen im Zentralnervensystem, sehr selten Zerreißungen innerer oder äußerer Organe.

Die Einwirkungen der Elektrizität auf die Haut hat Schridde näher untersucht und auch in Versuchen festgestellt, daß es sich hier um Veränderungen handelt, die durch hohe Hitze herbeigeführt werden. Man findet an der betreffenden Stelle (fast stets Hohlhand oder Finger) Hautbezirke (die sehr klein sein können) von gelblich-weißer Farbe, deutlich erhaben, nach außen scharf begrenzt, in deren Mitte eine kleinere kraterförmige Einsenkung mit graubräunlichem Grund und Rand. Es liegt, wie die mikroskopische Untersuchung zeigt, verkohltes Epithel vor (in der Mitte), und darunter und an den Seiten im ganzen gelblich-weißen Bezirk zeigt die völlig homogene, gequollene Hornschicht des Plattenepithels scharf begrenzte Hohlräume („Hitzewaben"), sowie besonders die Basalzellenschicht starke Zusammenschrumpfung, so daß diese Zellen haarbüschelartig werden. Die Waben können das Epithel von der Unterlage abheben und finden sich als Spalten auch im Bindegewebe. Diese „Hitzewaben" des Epithels und „Hitzespalten" des Bindegewebes entstehen, wenn eine so starke Hitzewirkung einsetzt, daß aus der Gewebsflüssigkeit Wasserdampf entsteht, der explosionsartig wirkt. Der besonders hohen Wärme bei elektrischer Stromeinwirkung entspricht die Ausdehnung. Die Muskeln können eine sehr eigenartige Verschiebung der kontraktilen Substanz aufweisen (beschrieben von M. B. Schmidt). Bei Tierversuchen zeigen sich Verschiedenheiten am + und — Pol. Bei Toten infolge sehr hochgespannter Ströme können tiefgehende Verkohlungen mit Zerstörung selbst der Knochen zustande kommen. Der Tod an Elektrizität kann ein Verbrennungstod sein, bei dem elektrischen Stromtod handelt es sich nach Schridde um einen Herztod. Er tritt sofort oder nach wenigen Minuten ein.

IV. Gifte (chemische Stoffe) als Krankheitsursache.
Vergiftungen (Intoxikationen).

Als **Gifte** bezeichnet man solche nichtlebende Körper, welche gelöst eine Bindung mit dem Zelleib von Zellen (an deren Oberfläche oder im Innern) eingehen und so auf chemischem Wege eine Schädigung des Körpers zur Folge haben. Die hierdurch zustande kommenden Veränderungen des Körpers, insbesondere den hierdurch hervorgerufenen Allgemeinzustand, bezeichnet man als Vergiftung oder Intoxikation. Bestimmte Arten von Protoplasma — also verschiedene Gewebe — werden von verschiedenen Giften in unterschiedlicher Weise angegriffen. Die persönliche Disposition spielt hierbei eine Hauptrolle. Sie kann auch zeitlich verschieden sein bzw. künstlich verändert werden: Giftgewöhnen. Auch eine Art Affinität zu den verschiedenen Geweben wirkt mit. Die Stärke des Giftes ist von erheblichster Bedeutung für die Art seiner Wirkung; dieselben chemischen Stoffe erzeugen in geringer Menge häufig Zunahme der Zelltätigkeit (Erregung), in großer Menge dagegen Abnahme dieser (Lähmung, regressive Metamorphosen, Nekrose).

Die Gifte wirken teils in einfachen oder mehrfachen Gaben, also mehr akut, teils chronisch, indem sie z. B. durch den Beruf dauernd zugeführt werden, so Blei bei Bleiarbeitern und Anstreichern, Quecksilber bei Spiegelarbeitern, Phosphor bei gewissen Zündholzarbeitern, ferner Alkohol, Morphium oder Opium. Je konzentrierter aber diese Gifte angewandt werden, desto schlimmer sind in der Regel ihre Folgen.

Aus praktischen Gründen kann man die Gifte einteilen in: 1. **Chemikalien,** welche in der Natur als solche vorkommen oder, meist zu technischen Zwecken, künstlich hergestellt werden. Es handelt sich teils um organische, teils um anorganische Verbindungen; sie finden zum Teil auch als Arzneimittel Verwendung. 2. **Pflanzengifte.** Sie wirken vor allem durch ihre Alkaloide (z. B. Kokain, Chinin, Morphin) und Glykoside; hierher gehören auch die **Bakteriengifte** (Ptomaine, Bakterientoxine, Proteinstoffe). Andere Gifte, welche sich ähnlich wie Bakteriengifte verhalten, sind vor allem Abrin, Rizin, Krotin. Ein in Pollen von Gramineen vorhandener Stoff erzeugt das Heufieber. 3. **Tierische Gifte** (Toxine, Toxalbumine), welche von manchen Tierarten als physiologische Absonderung gewisser Drüsen gebildet werden (z. B. Schlangengifte), oder unter gewissen äußeren Verhältnissen in denselben entstehen (giftige Miesmuscheln).

Hinzufügen können wir noch **Gifte, welche innerhalb des erkrankten Körpers** selbst gebildet werden; durch sie werden die **Autointoxikationen** hervorgerufen. Doch sollen sie nicht hier besprochen werden, sondern im Zusammenhang im Kapitel X, wo von den durch gestörte Organtätigkeit geschaffenen Bedingungen für den Gesamtkörper die Rede sein wird.

Die Art und Weise, wie die Gifte in den Körper gelangen können, und damit ihre Wirkung, sind ebenfalls verschieden. Für die Vergiftung mit Chemikalien ist der Verdauungskanal die häufigste Eingangspforte; doch kommen Vergiftungen mit solchen Stoffen auch auf anderem Wege, durch die Haut, das Blut (Einspritzung), die Lunge (Einatmung giftiger Gase, z. B. Chlor [Phosgen] und Dämpfe), die Geschlechtsorgane (Ausspülungen mit starken Lösungen antiseptischer Mittel) usw. gelegentlich vor. Im Organismus werden die aufgenommenen chemischen (giftigen) Stoffe durch Oxydation und synthetische sowie Spaltungsvorgänge weiter verändert.

Für gewöhnlich versucht der Körper die schädlichen Stoffe durch die Nieren, oder die Verdauungsorgane, oder mit der Galle, dem Schweiß, dem Speichel usw. wieder zu entfernen, also sich zu entgiften. Doch findet nicht selten eine Zurückhaltung der Stoffe im Körper statt.

Am wichtigsten sind hier die ätzend wirkenden Mineralsäuren und einige organische Säuren sowie ätzende Alkalien (während Salze, wenn sie nicht dissoziiert werden, und so die Säure- oder Alkaliwirkung auftritt, mehr durch osmotische Vorgänge wirken). Die Wirkung besteht in Nekrose der Schleimhaut oder auch tieferer Schichten, d. h. der Bildung der Ätzschorfe, die je nachdem derb und brüchig, teils locker sind und sich später im ganzen ablösen oder allmählich abbröckeln können. Ferner kommt es oft zu starken Blutungen und Zersetzungen des Blutes, wodurch bei manchen Giften schwärzliche Färbung der Schorfe und auch des Mageninhaltes zustande kommt. Wenn nicht früher der Tod erfolgt, schließen sich als dritte Haupterscheinung meist heftige Entzündungsvorgänge an. Die Schleimhaut ist hochgradig ödematös geschwollen, der Magen zusammengezogen. Oft ist die Entzündung blutiger Art. Eiterig-phlegmonöse Infiltration der Magenwand kann sich anschließen.

Die Wirkung des Giftes hängt im übrigen sehr von diesem selbst ab, ferner von der Giftstärke (wenig gesättigte Ätzgifte, wie Gifte ohne Ätzwirkung, bewirken oft nur den sog. toxischen Magenkatarrh, aber auch heftige hämorrhagische oder eiterig-phlegmonöse Entzündungen mit Geschwürsbildung u. dgl.) und der in den Magen gelangten Menge sowie der Zeitdauer der Einwirkung (besonders wenn ein Gift aus Versehen genommen wurde, wird es oft schon aus der Mundhöhle wieder entfernt und nur diese bzw. die Speiseröhre zeigt Verätzung), und endlich dem Füllungszustand des Magens. Am stärksten ist natürlich die Wirkung bei leerem Magen. Inhalt des Magens kann verdünnen oder gar neutralisieren; Metallsalze können unter Umständen mit Eiweißstoffen des Mageninhaltes unlösliche, d. h. unschädliche Verbindungen eingehen. Sofortiges Erbrechen oder rasche Gabe von Gegengiften kann die Wirkung abschwächen oder gar aufheben. Von ähnlichen Verhältnissen sind Sitz und Ausdehnung der Ätzung abhängig. Bei aufrechter Haltung ist besonders Fundusregion und große Kurvatur, bei Rückenlage die hintere Magenwand betroffen. Besonders bei engem zusammengezogenem Magen und mäßiger Menge des Giftstoffes sind die Höhen der Schleimhautfalten hauptsächlich befallen. Eine geringe Menge des Giftes macht oft nur streifenförmige Verätzungen. In Betracht zu ziehen sind auch die anderen Teile der Verdauungsorgane. Die Mundwinkel sind (vom Trinken oder Erbrechen her) oft mit Ätzschorfen bedeckt, desgleichen die Lippen und die äußere Gesichtshaut, aber auch die Mundhöhlenschleimhaut. Auch Kehldeckel und Kehlkopfeingang (Erbrechen) sind öfters mitverätzt, so daß Glottisödem sich einstellen kann, ebenso die Speiseröhre, die aber auch oft frei bleibt. Andererseits kann die Ätzwirkung jenseits des Magens auch noch den Dünndarm betreffen.

Eine Hauptgefahr der Magenverätzung ist der Durchbruch (doch tritt ein solcher oft durch Weiterwirkung auch erst nach dem Tode ein und ergreift dann auch Darm, Bauchspeicheldrüse oder Leber). Auch besteht noch später bei der Entstehung tiefer Geschwüre nach Ablösung der Ätzschorfe die Gefahr des Durchbruches. Kommt es zur Heilung, so entstehen vielfach große Narben mit Engen an Kardia oder Pylorus, oder Einschnürungen an anderen Stellen (Sanduhrform), oder auch allgemeiner narbiger Verkleinerung des Magens mit Aufhören seiner Absonderung. Solche Folgezustände bergen also auch noch große Gefahren der Tätigkeitsstörung, ja selbst des Todes.

Man kann mit **Kaufmann** in Ätzung durch Wasserentziehung und Gerinnung (Mineralsäuren, Metalle, Karbolsäure, Oxalsäure) und durch Quellung und Erweichung, Verflüssigung, Kolliquation (Ätzalkalien) einteilen.

Über die von einigen Giften hervorgerufenen Veränderungen — immer dabei die stärkste Wirkung des Giftes im konzentrierten Zustande angenommen — sei noch folgendes bemerkt:

Bei Vergiftung mit **Schwefelsäure** zeigt sich ein schwärzlicher (verändertes beigemischtes Blut) Mageninhalt von teer- bis sirupartiger Beschaffenheit. Auch die Ätzschorfe der Magenwand haben infolge der zerstörenden Wirkung der Säure auf das Blut dunkelschwarze Färbung. Außerdem kommt es durch die sich einstellenden blutigen Durchsetzungen der Wand noch zur Bildung weiterer nekrotischer Schorfe auch an den von der unmittelbaren Säurewirkung nicht betroffenen Gebieten. Die Schorfe sind anfangs brüchig, wie gegerbt, lederartig und werden dann in Fetzen abgehoben oder allmählich gelöst. Blutige oder phlegmonöse Entzündungen und Geschwürsbildungen schließen sich sehr häufig an (Durchbruch der Magenwand tritt häufiger erst nach dem Tode ein).

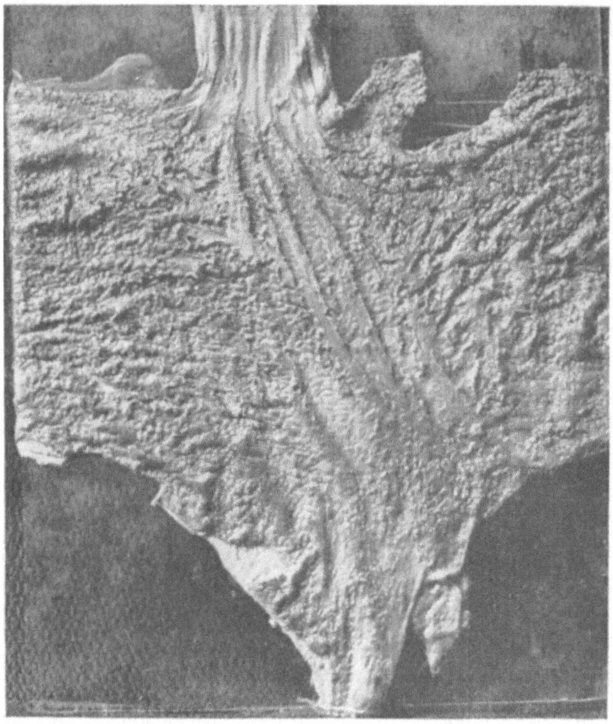

Die obersten Gebiete des Verdauungsweges zeigen meist starke Veränderungen: von den Mundwinkeln herabziehende lederartige Streifen, Verätzungen in der Mundhöhle und der Speiseröhre (hier oft besonders hochgradig) usw.; häufiger ist auch der Darm in großer Ausdehnung verätzt.

Das Blut zeigt sich bei an Schwefelsäurevergiftung Verstorbenen dickflüssig bis geronnen; oft findet sich trübe Schwellung und Verfettung, besonders in Herz, Leber und Niere. Der Tod ist meist auf durch die Säurewirkung bedingten Alkaliverlust des Blutes zurückzuführen, weshalb auch verdünnte Lösungen sehr gefahrdrohend werden können.

Ähnlich sind die Wirkungen gesättigter **Salzsäure** und **Salpetersäure.** Bei ersterer sind die Ätzschorfe von graugelber oder auch, wie bei der Schwefelsäure, von schwärzlicher Farbe. Dagegen sollen die Anätzungen der Umgebung des Mundes, der Lippen usw. fehlen. Die Salpetersäure bewirkt an den Stellen, wo sie in starker Form einwirkt, eine orangegelbe Verfärbung (Xanthoproteinreaktion), während an entfernten Stellen, wo die Säure nicht mehr so stark zur Wirkung kommt, die verschorften Stellen eine wechselnde, violette bis grauweiße Farbe aufweisen (im Gegensatz hierzu zeigen die verätzten Gebiete bei den ebenfalls eine gelbe Farbe hervorrufenden Vergiftungen mit **Ferrum sesquichloratum** und **Chromsäure** überall, wo überhaupt eine Verätzung stattgefunden hat, eine gelbe Farbe). Parenchymatöse Degenerationen in Herz, Leber und Nieren finden sich auch bei der Salpetersäurevergiftung. War diese verbunden mit einer solchen durch **Stickstoffdioxyd** (Stickstofftetroxyd), so zeigen sich häufig starke Reizerscheinungen im Gebiet der Atmungswege, insbesondere auch öfters Glottisödem. Sog. „Nitrosegase" können akut unter Erscheinungen von Lungenödem und Kreislaufschwäche den Tod herbeiführen, später außer Herzmuskelveränderungen vor allem Fibrinpröpfe in Bronchien und Alveolen und durch deren Organisation Bronchiolitis obliterans und Karnifikation (vgl. im Speziellen Teil unter Lunge) herbeiführen.

Essigsäure bewirkt ausgedehnte Ätzwirkungen in der Mund- und Rachenhöhle und besonders im Magen, ferner Blutungen im Magen und Duodenum, aber auch Hämolyse mit Hämoglobininfarkten der Niere und Hämoglobinophagie der Milz (**Pick**), sowie Bronchopneumonien als Folge der Einwirkung der Essigsäuredämpfe auf die Lunge.

Oxalsäure und deren saures Kaliumsalz **(Kleesalz)** zeigen deutliche Ätzschorfe von weißer bis weißgrauer, auch gelblicher bis bräunlicher (Blutfarbstoff oder Gallenfarbstoff) Farbe vom Mund bis zur Speiseröhre und an der Schleimhaut des Darmes. Die Magenschleimhaut zeigt in der Regel keine Anätzung, dagegen in frühen Stadien eine eigentümliche Durchsichtigkeit, Ödem, Hyperämie und Blutungen. Der Mageninhalt ist immer durch Blut bräunlich gefärbt. Kennzeichnend sind weißliche, trübe Auflagerungen auf der Magen- und der Darmschleimhaut, welche aus ausgeschiedenen amorphen oder kristallinischen Massen von oxalsaurem Kalk bestehen. Letzterer findet sich auch in den Harnkanälchen (s. Kap. V). Häufig kommt es noch nach dem Tode zu Durchbruch des Magens mit nachfolgender Anätzung benachbarter Organe. In den Gefäßen finden sich ähnliche schwärzliche Blutgerinnsel wie bei Vergiftung mit Mineralsäuren.

Abb. 184. Lysolvergiftung des Magens.
Die Schleimhaut ist im ganzen verätzt und kleienförmig verschorft. Die Speiseröhre (oben im Bilde) ist frei.

Karbolsäure bewirkt, gesättigt durch den Mund aufgenommen, meist weißlichgraue (oder durch Blut bräunliche) Verätzungen, ähnlich denen durch Mineralsäuren, doch ist die Verschorfung keine so tiefgehende. Die äußere Haut erhält, wo sie von der konzentrierten Säure berührt wird, ein eigentümlich glattes, glänzendes Aussehen. Bezeichnend ist der Karbolsäuregeruch. Es kann sich Hämoglobinurie mit Pigmentinfarkten in der Niere einstellen. (Im Harn wird die Karbolsäure als Alkalisalz der Phenylätherschwefelsäure und auch der Phenylglykuronsäure ausgeschieden; der entleerte Harn zersetzt sich an der Luft sehr bald unter schwärzlicher Verfärbung.)

Lysol bewirkt feste graubraune Schorfe. Es findet sich völlige Nekrose, darunter ein dichter Wall von Leukozyten und hierunter Bindegewebsquellung mit geringerer Leukozytendurchsetzung.

Von Alkalien kommen namentlich **Kali-** und **Natronlauge** und **Pottasche** (Kaliumkarbonat, vielfach stark verunreinigt mit Ätzkali), selten **Ammoniak** in Betracht (während durch kohlensaures Natrium [Soda] keine tödliche Vergiftung bekannt ist). Sie wirken in gesättigter Form ähnlich ätzend wie die starken Mineralsäuren in Gestalt fester, trüber, weißlich-grauer oder brauner Ätzschorfe. Diese sind aber weniger brüchig, auch treten keine frühzeitigen Geschwürsbildungen auf.

Dagegen quillt das verschorfte Gebiet wie die ganze Schleimhaut des Magens unter dem Einfluß freier Alkalien stark auf. Im höchsten Grade wird der Magen weich, stark durchsichtig, hellrot. Allmählich wandeln sich die verätzten Teile in eine schmierige, breiige, bräunlich-schwarze Masse um. Ähnliche Trübungen, dann Aufhellungen usw. zeigen auch der Darm sowie die Nachbarorgane, auf welche die Wirkung der Alkalien ausgedehnt übergreift (es kann auch zu Durchbrüchen kommen).

Ammoniak bewirkt starke Reizung der Luftwege und an diesen wie an Speiseröhre und Magen fibrinöse Exsudation, daneben namentlich auch Glottisödem. Im übrigen gleichen die Veränderungen denen der anderen Alkalien.

Quecksilber (fast stets als **Sublimat**) kann vom Magen ganz aufgesaugt werden ohne irgendwelche Veränderungen der Schleimhaut zu setzen, in anderen Fällen bilden sich in Magen und Speiseröhre weißlich-graue (mit dem Zelleiweiß gebildetes Quecksilberalbuminat) bis bräunliche Ätzschorfe wie bei Karbolsäurevergiftung. Der Darm wird selten unmittelbar verätzt, dagegen zeigt er, und zwar besonders der Dickdarm, oft schwere diphtherisch-hämorrhagische Enteritis, ganz nach Art der Ruhr. Die hierbei auftretenden Nekrosen entstehen durch Ausscheidung durch die Darmwand (also auch wenn das Gift an anderer Stelle wie bei Ausspülungen oder von Wundflächen aus in den Körper gelangt ist), wo das Gift auch Stasen und Thrombosen der kleinen Gefäße (Kaufmann) hervorruft. Unter Mitwirkung von Bakterien entsteht so das Bild der Darmdiphtherie. In den Nieren besteht starke trübe Schwellung und Nekrose von Epithelien mit oft sehr starker und kennzeichnender Ablagerung von Kalk (s. unter Niere und Abb. 53 auf S. 78).

Auch **Kupfer, Antimon, Zink** können ätzend wirken. Die Ätzschorfe im Magen-Darm (Speiseröhre) sind bei Vergiftung mit Kupfervitriol und Grünspan öfters grünlich bis blau; Antimon (Tartarus stibiatus) kann im Magen und Darm ähnliche Pusteln wie auch an der äußeren Haut herbeiführen. Auch Zink und **Argentum nitricum** können Ätzschorfe bewirken, welche sich in letzterem Falle unter späterer Lichteinwirkung schwärzen.

Bei gewissen Vergiftungen treten örtliche Veränderungen im Magen usw. sehr zurück, doch treten hier allgemeine Vergiftungserscheinungen mit Vorzugssitz in bestimmten Organen in den Vordergrund. Hierher gehört vor allem **Phosphor** und **Arsen,** ferner aber auch Vergiftung mit **Chloroform** (Spätvergiftung) und mit giftigen Schwämmen **(Amanita phalloides).** Bei Phosphorvergiftung zeigt der Magen meist mäßige Gefäßfüllung und kleine (selten größere) Blutungen. Ähnlich auch bei Vergiftung mit Arsenik (arsenige Säure), bei der sich im Magen Pseudomembranen bilden, in deren Lücken die Kristalle der arsenigen Säure liegen. Auch bilden sich sekundär peptische Geschwüre und auch hier wie im blutigen Schleim können sich oft weißliche Massen von oktroedrischen Arsenikkristallen mit beim Verbrennen deutlichem Knoblauchgeruch finden. Im Darm können sich durch Ausscheidung entzündlich-katarrhalische Vorgänge einstellen; doch wechselt alles dies sehr. Der Leichenöffnungsbefund von Arsenikvergiftung kann ein der asiatischen Cholera auffallend ähnliches Bild ergeben (Enteritis, reiswasserähnlicher Darminhalt), so daß zur Zeit von Choleraepidemien Verwechslungen möglich sind. Besonders aber finden sich bei Vergiftungen mit Phosphor und Arsen, wie gesagt, schwere allgemeine Veränderungen. Insbesondere in der Leber handelt es sich um schwerste Verfettung (degenerative Fettinfiltration) besonders peripher im Leberläppchen beginnend, und zumeist sterben die Patienten schon wenige Tage nach Aufnahme des Giftes, so daß die Leichenöffnung eine hochgradig ikterische Fettleber zeigt. Tritt der Tod aber zu einer späteren Zeit ein, so kommt es zu Zerfall von Leberzellen und andererseits reparatorisch-regeneratorischen Vorgängen, so daß die Leber ganz dem Bilde von Spätstadien der sog. „akuten gelben Leberatrophie" gleicht und, wenn das Leben nach schwerer Erkrankung lange genug erhalten bleibt, Ausgang in Leberzirrhose möglich ist (vgl. alles dies unter Leber bei „akuter gelber Leberatrophie").

Der erste Angriffspunkt in der Leber liegt wohl in einem Verlust der Leberzellen an Glykogen, wodurch die Verfettung der Leberzellen zustande kommt. Im übrigen zeigen Herz, Niere, Skelettmuskulatur, Gefäßendothelien schwere Verfettung und weiterhin finden sich in zahlreichen Organen, wie Haut, serösen Häuten, Endokard, Lunge, Gebärmutter, Eierstöcken, kleine Blutungen. Infolge der Leberveränderung besteht Ikterus. Arsen läßt sich chemisch meist sehr lange (besonders in Leber, Knochenmark, Nieren) nachweisen. Die Leichen widerstehen lange der Fäulnis. Zuweilen wurden wiederausgegrabene Leichen derart vergifteter im Zustande der Mumifikation gefunden. Bei der Phosphorvergiftung handelt es sich meist um zum Zwecke des Selbstmordes oder auch als Abortivum eingenommene Streichholzköpfchen oder Phosphorrattenpaste. Seitdem erstere kein Phosphor mehr enthalten, ist diese Vergiftung fast ganz verschwunden.

Fast die gleichen Veränderungen der Leber und anderer Organe finden sich bei den Chloroformspättoden, d. h. wenn der Tod erst einige Tage nach der Narkose eintritt. Auch hier stellt sich erst hochgradige Fettleber ein, dann schon bald beginnende Nekrose von Leberzellen, welche hier deutlich in der Mitte der Leberläppchen beginnt und dann weiter fortschreitet. Ebenso finden wir der Phosphorvergiftung sehr gleichende Verhältnisse, besonders auch der Leber, bei Vergiftungen mit giftigen Schwämmen, besonders

15*

dem Knollenblätterschwamm (Amanita phalloides), während bei Vergiftung mit Morcheln u. dgl. die Hämolyse mehr das Bild beherrscht. Ähnlich wie Phosphor usw. wirken auch nitrierte Toluole, und bei Tieren kommen ähnliche Veränderungen besonders auch bei der Lupinose vor.

Bei chronischem **Alkoholismus** findet sich vor allem Fettleber, und später Leberzirrhose (vgl. unter Leber). Bei **Ergotin**vergiftung (Kriebelkrankheit) kommt es neben anderen Erscheinungen zu einer eigentümlichen tabesähnlichen Erkrankung der Hinterstränge des Rückenmarkes.

Bei zahlreichen Vergiftungen aber fehlen bei der Leichenöffnung bestimmte bezeichnende Veränderungen. Hier kann die Diagnose häufig durch chemische Untersuchung von Magen-Darminhalt oder Organen oder Blut (auch Polarisation) gesichert werden. Manchmal lenkt besonderer Geruch schon bei der Leichenöffnung die Aufmerksamkeit auf sich, so z. B. bei Vergiftung mit Chloroform oder Äther (über Bittermandelgeruch vgl. unten).

Die allgemein wirkenden Gifte pflegt man auch einzuteilen in a) **Blutgifte,** welche in erster Linie Veränderungen der zelligen oder flüssigen Blutbestandteile, besonders Hämolyse (daher häufig Ikterus bzw. Hämoglobinurie), und Entstehung von Kohlenoxyd- oder Methämoglobin hervorrufen. b) **Herzgifte,** welche die Tätigkeit des Herzens beeinflussen. c) **Nervengifte,** welche in erster Linie eine Wirkung auf das Nervensystem entfalten. Dazu kommen noch Wirkungen auf Blutgefäße und Drüsen, besonders die Nieren. Doch lassen sich die einzelnen Wirkungen nicht streng auseinanderhalten.

Die **Blutgifte** sind Giftstoffe, welche (manchmal neben starker Wirkung auf das Nervensystem) besonders das Blut hochgradig verändern. Sie bewirken Zerstörung der roten Blutkörperchen und so Austritt des Hämoglobins aus ihnen, Hämolyse mit Übertreten gelösten Hämoglobins in das Blut — Hämoglobinämie — und Ausscheidung durch die Niere, Hämoglobinurie (vgl. unter „Blut" im speziellen Teil). Zum Teil wirken sie aber auch durch Veränderung des Hämoglobins, mit dem sie anderweitige Verbindungen eingehen können; hierher gehören unter anderen Kohlenoxyd, Schwefelwasserstoffgas, Zyanwasserstoff und Zyankalium, Nitrobenzol, Arsenwasserstoff, Schwefelkohlenstoff, chlorsaures Kalium, Amylnitrit u. a.

Bei den **Herzgiften** und **Nervengiften** fehlen namentlich in akuten Fällen anatomische Veränderungen häufig vollkommen, so daß die Erkrankung bzw. der tödliche Ausgang meistens als funktionelle Störung von seiten lebenswichtiger Organe aufgefaßt werden muß. Bei vielen Giftstoffen sind gewisse, zum größten Teil jedoch rückgangsfähige, Veränderungen der Ganglienzellen gefunden worden; da diese jedoch anatomisch nichts Spezifisches an sich haben, kommt ihnen eine praktisch-diagnostische Bedeutung nur in geringem Maße zu. Von Herzgiften sei besonders das Digitalin erwähnt, welches in entsprechender Menge ja bekanntlich Verwendung zu Heilzwecken findet. Als Nervengifte wirken unter anderen: Alkohol, Nikotin, Chinin, Strychnin. Doch beeinflussen diese alle mehr oder weniger auch die Herztätigkeit. Es seien ferner erwähnt: Chloroform (manchmal Chloroformgeruch an der Leiche), Chloralhydrat, Äther (lange nach dem Tode anhaltender Geruch an den inneren Organen), Morphium, Opium, Atropin, alle ohne kennzeichnende und als stets auftretend sicher gestellte anatomische Befunde. Auch die Beeinflussung der motorischen Kräfte der Verdauungswege gehört zu den Nervenwirkungen.

Die Behandlungsverwendung der Gifte ist allgemein bekannt und beherrscht ein eigenes Fach, die Pharmakologie.

Die Vergiftung mit **Kohlenoxyd** kommt meist durch Einatmen von Kohlendunst oder von Leuchtgas zustande und wirkt durch Umwandlung des Hämoglobins in Kohlenoxydhämoglobin COHB, welch letzteres eine festere chemische Verbindung darstellt als das OHB [1]. Bei Kohlenoxydvergiftung zeigt sich das Blut auffallend hell, dünnflüssig, in dickeren Schichten kirschrot, und auch die Totenflecke sind dabei von auffallend hellroter Farbe. Die Leichen erscheinen selbst nach längerer Zeit sehr gut erhalten, besonders die Muskulatur hat eine leuchtend rote Farbe. Bei Vergiftung mit **Zyanwasserstoffsäure** und **Zyankalium** wird das Blut der Fähigkeit beraubt, Sauerstoff zu binden; es bildet sich Zyanmethämoglobin, welches dem Blute und ebenso auch den Totenflecken eine hellrote Farbe verleiht.

Kalium chloricum bewirkt, in größerer Menge genommen, eine Umwandlung des Blutfarbstoffes in Methämoglobin, welches dem Blute einen braunen Farbton verleiht (vier Absorptionsstreifen im Spektrum, von denen aber bloß einer sehr deutlich hervortritt); außerdem bewirkt das Gift eine Zerstörung der roten Blutkörperchen mit Zerfall derselben zu körnigen Massen und Hämoglobinämie. Die Totenflecke zeigen bei Vergiftung mit Kalium chloricum eine eigentümliche mattgraue bis violette Farbe. In den inneren Organen fallen die sepiaartigen Blutflecke auf, welche von den durchschnittenen Gefäßen aus entstehen. In den Nieren finden sich fast immer Farbstoffinfarkte, welche oft schon für das bloße Auge in Form brauner Punkte und Streifen, besonders im Mark, hervortreten.

Vergiftung mit **Schwefelwasserstoff** bewirkt die Bildung von Schwefelmethämoglobin, das in reichlichen Mengen dem Blute eine dunkle, schmutziggrüne bis schwärzliche Farbe verleiht. Außerdem werden nach verschiedenen Beobachtungen die roten Blutkörperchen durch Schwefelwasserstoff zerstört. Über die Wirkung des Schwefelwasserstoffes bei der Leichenfäulnis s. S. 14.

Bei Vergiftung mit **Blausäure** wird das Blut der Fähigkeit beraubt, Sauerstoff zu binden; es bildet sich Cyanmethämoglobin, das Blut und ebenso auch die Totenflecke zeigen hellrote Farbe, doch gehen über die Farbe die Angaben auch auseinander. Das Blut zeigt geringe Neigung zur Gerinnung. Oft fällt starker Bittermandelgeruch aller Leichenteile auf. Leber, Nieren, Milz, Gehirn, Lunge sind meist hyperämisch, das letztgenannte Organ auch ödematös. Im Magen können lebhafte Blutfülle und kleine Blutungen gefunden werden, oder fehlen. Bei Vergiftung mit **Cyankalium** dagegen wird Verätzung der Magenschleimhaut herbeigeführt,

---

[1] Der Nachweis des COHB wird entweder mit dem Spektroskop geführt, wobei das COHB zwei, dem OHB ähnliche, Absorptionsstreifen aufweist, welche aber, im Gegensatz zu diesen, durch reduzierende Mittel (Schwefelkohlenstoff) nicht ausgelöscht werden; oder durch die Natriumprobe nach Hoppe-Seyler: das Blut wird mit der doppelten Menge Natronlauge (1,3 spezifisches Gewicht) versetzt; während normales Blut sich dabei in eine schmutzig rotbraune Masse umwandelt, gibt COHB eine zinnoberrote Farbe.

was auf dem Gehalt an kohlensaurem Kalium und Ammoniak beruht (durch nachträgliche Quellung können die Schorfe an der Leiche wieder verschwinden). Die Magenschleimhaut ist meist stark gequollen, hellrot, mit blutigem Schleim belegt, zeigt oft größere Blutungen: der Mageninhalt ist stark alkalisch, seifenartig. **Nitrobenzol** (Mirbanöl, künstliches Bittermandelöl, das aus Benzol dargestellt und zur Herstellung von Anilin verwandt wird) zeigt ähnliche Vergiftungen wie Blausäure, auch mit Bittermandelgeruch.

Siebentes Kapitel.

Innere Krankheitsbedingungen: Disposition. Immunität. Vererbung.

Schon einleitend haben wir die Krankheit als Funktionsstörung des Gesamtkörpers bezeichnet. Insbesondere bei den Entzündungen haben wir immer wieder betont, daß es sich um Reaktionen, d. h. Vorgänge eines lebenden Systems handelt, die von dem Zustand dieses in erster Linie mit abhängen, und das gleiche werden wir bei Besprechung der Infektionen und Infektionskrankheiten als das ganz Maßgebende scharf hervortreten sehen. Von außen eingedrungene Schädlichkeiten, besonders **fremde Lebewesen wie Bakterien, können also stets nur einen Teil der Krankheitsfaktoren oder -Bedingungen darstellen, ebenso wichtige müssen in dem Zustand des Körpers selbst, also im weitesten Sinne in seiner Reaktionsfähigkeit oder -Unfähigkeit und deren Art und Maß gegeben sein** (genaueres vgl. im nächsten Kapitel.) Wurden derartige wichtige Gesichtspunkte von manchen Seiten eine Zeitlang gerade für die Infektionskrankheiten mehr vernachlässigt, glaubte man mit gefundenen spezifischen Erregern — die auch in ihrer Spezifität zuweilen überschätzt wurden — alles erklärt zu haben, so wird heute gerade hier mit Recht der Zustand des Gesamtorganismus, von dem sie sich in ihm abspielenden Vorgänge der Reaktion in erster Linie abhängen, in vorderste Linie gestellt. Zu den äußeren treten als mindestens ebenso wichtig die **inneren Krankheitsbedingungen.** Hier handelt es sich zunächst um die Beschaffenheit des Körpers zur Zeit der ersten Einwirkung der schädigenden äußeren Bedingungen, und sie kann zeitlich, aber auch in den einzelnen Organen und Geweben örtlich verschieden sein. Abhängig ist dies zumeist von allgemeinen Bedingungen des Körpers, und da spielen die Drüsen mit innerer Sekretion, aber auch das individuelle Verhalten der Nerven wie der Gefäße und ihrer Begleitzellen (besonders des ganzen sog. retikulo-endothelialen Apparates) eine Hauptrolle für die Reaktionslage des Organismus. Sodann handelt es sich aber auch um Veränderungen letzterer, die im Laufe der Infektionswirkungen selbst im Körper vor sich gehen, teils allgemeinerer Art, teils spezifischer Natur in Gestalt von Antikörpern u. dgl. Die dem Körper in seinen Abwehrvorgängen zur Verfügung stehenden Kräfte sind teils zellulärer Natur, teils humoraler, wobei die Stoffe letzterer Art aber auch in letzter Linie zum großen Teile von Zellen gebildet sind, zumeist auch wieder von denselben Retikulo-Endothelien im weiteren Sinne. Wir werden die Änderung der Reaktionsfähigkeit der Gewebe im folgenden kennen lernen. Sie wird ganz allgemein als **Allergie** bezeichnet. Dabei kann es sich um erhöhte Reaktionsfähigkeit handeln: **Hyperergie,** oder umgekehrt um eine Abschwächung, **Hypergie,** bis zur **Anergie** (alles Weitere s. u.).

Die Immunitätsverhältnisse erklären uns zum Teil die verschiedene Reaktion auf gleiche Einwirkungen hin. Es müssen aber hierbei noch andere Gesichtspunkte verschiedenster Art, die wir allerdings zum großen Teil in ihrem inneren Wesen noch nicht kennen, vorausgesetzt werden, um verstehen zu können, warum z. B. in bestimmtem Alter bestimmte Krankheiten auftreten, warum gewisse Erreger nur in bestimmten Geweben Wirkung entfalten und vieles andere, Erkenntnisse die rein erfahrungsmäßiger Natur sind. Wir brauchen den allgemeinen, die inneren, eine Krankheit begünstigenden, Bedingungen umfassenden Begriff der **Disposition = Krankheitsanlage,** die wir mit Lubarsch als diejenige Beschaffenheit des Körpers bezeichnen können, die die Voraussetzung der Wirkung schädigender Einflüsse ist. Der Krankheitsanlage steht dann die **Widerstandsfähigkeit** gegen äußere Krankheitsursachen und als deren höchster Grad die **Immunität = Unempfänglichkeit** gegenüber. Auch diese Zustände, die also mehr allgemeine Begriffe umfassen, sind besonders für die Infektionskrankheiten erforscht worden. Ein solcher Zustand kann auch **ererbt** sein. Dementsprechend wollen wir hier von ganz allgemeinen Gesichtspunkten aus abhandeln, I. die Disposition, II. die Immunität, III. die Vererbung.

I. Disposition (Krankheitsanlage).

Die Disposition kann angeboren — ererbt oder intrauterin erworben — oder im extrauterinen Leben erworben sein. Sie setzt sich aus sehr verschiedenen Einzelgliedern zusammen und es ist schwer, selbst im Tierversuch, diese einzeln zu trennen und so zu eindeutigen Schlüssen zu gelangen.

Den Sammelbegriff „Disposition“, „Krankheitsanlage“ können wir am besten folgendermaßen einteilen:

1. Art- und Rasseanlage. Wir wissen, daß manche Tierarten häufig bestimmte Geschwülste aufweisen, andere fast nie. Die Übertragung des Jensenschen Mäusekrebses gelingt auf gewisse Stämme von weißen Mäusen, auf andere nicht. Meerschweinchen und Kaninchen sind sehr verschieden empfänglich für den Tuberkelbazillus und seine verschiedenen Abartungen. Selbst ganz nahe stehende Rassen können sich ganz verschieden verhalten.

2. Individualdisposition, persönliche Anlage. Ganz den gleichen (soweit sich dies beurteilen läßt) Infektionsgefahren ausgesetzt, erkrankt ein Lebewesen, ein anderes nicht. Bei den Impfungen mit Mäusekrebs bleiben, während das Gewächs bei den meisten Tieren angeht, einzelne verschont. Hierher können wir auch die sog. Idiosynkrasien (s. u.) rechnen, d. h. die Erscheinung, daß einzelne Menschen auf Stoffe, welche andere ganz unbehelligt lassen, erkranken. So bekommen manche Menschen nach Anwendung von Jodoform bei der Wundbehandlung sofort heftige Hautentzündungen, einzelne Leute können auf Kokainisierung hin schwerste Erscheinungen bieten. Ja selbst durchaus unschädliche Nährstoffe können bei vereinzelten Menschen krankhafte Reaktionen auslösen, so der Genuß von Krebsen oder Erdbeeren die Urtikaria genannte Hauterscheinung. Auch die besonderen Fälle persönlicher Krankheitsbereitschaft auf Grund einer Sensibilisierung (vgl. im nächsten Abschnitt) gehören hierher.

Hier können wir noch folgende weitere Unterabteilungen machen:

a) Geschlechtsdisposition, Krankheitsanlage der Geschlechter: z. B. die Frau ist zum Brustdrüsenkrebs weit mehr geneigt als der Mann. Während in manchen Familien die Männer zur Hämophilie neigen, ist dies bei den Frauen derselben Familien, obwohl die Frauen die erblichen Weitervermittler der Krankheit darstellen, nicht der Fall.

b) Altersdisposition, Krankheitsanlage der Altersstufen: Man kann das Leben in folgende Stufen einteilen:

I. Kindesalter und dies wieder (zum Teil nach Stratz) in
Erstes Kindesalter

   a) Säuglingsalter bis 1 Jahr,
   b) neutrales Kindesalter 1—7 Jahre.

Zweites Kindesalter (bisexuelles, 8—15 Jahre).

II. Pubertätsalter (Reifungsalter), 16—20 Jahre.
III. Alter des reifen Mannes und der reifen Frau bis 60 Jahre.
IV. Greisenalter über 60 Jahre.

Wir sehen, daß, wie allgemein bekannt, einer Entwicklungszeit eine Rückbildungszeit folgt (das „Altern“ im engeren Wortsinne). Auch bei den Kolloiden im allgemeinen spricht man von „altern“, es beruht das auf Verdichtung, d. h. Zusammentritt der Teilchen unter Austritt von Wasser. Setzen Alterserscheinungen vor dem 40. Lebensjahre etwa ein, so können wir von vorzeitigem Altern sprechen. Dies trifft gerade auch für das Gefäßsystem zu, in dem die Zeitepochen des Lebens besonders ausgeprägt sind (s. dort). Die verschiedenen Altersstufen sind zu manchen Krankheiten verschieden veranlagt. Die Kinderkrankheiten haben so zur Abtrennung eines eigenen Sonderfaches geführt. So neigen die Kinder z. B. zu Rachitis, Skrofulose, Epiphysenlösung usw. im Gegensatz zu späteren Lebensaltern. Bei den alten Menschen bzw. Greisen müssen wir in gewisser Weise stets auftretende Alterserscheinungen von den eigentlichen Alterskrankheiten trennen. Zu ersteren gehören in den Gefäßen Veränderungen der Innenschicht, auch Media, welche durch Abnahme der Elastizität besonders in der aufsteigenden Aorta regelmäßig zu einer Erweiterung führen. Die Haut verliert an Elastizität und wird runzelig, mikroskopisch finden sich verdichtete und zerfallene elastische Massen, die Hautdrüsen atrophieren, die Haare verlieren ihr Pigment (werden weiß) und fallen aus. Am Knochen kommt es zu Atrophie und Osteoporose, am Kiefer nach Ausfall der Zähne zu Atrophie. Im Gehirn tritt Verschmälerung der Windungen mit Erweiterung der Ventrikel auf (Alteratrophie oder senile Paralyse); am Auge finden sich Alterssklerose der Linse und der Greisenbogen der Hornhaut. Allgemein finden wir allmählich eine Abnahme des Anbaues gegenüber dem Abbau (Assimilation gegenüber der Dissimilation) der Gewebe, vielfach werden zunehmend (aber auch schon von etwa der Kindheit anfangend) Abnutzungspigmente (vgl. dort) in die Muskelfasern des Herzens, die Zellen der Leber und viele andere, besonders auch die Ganglienzellen, abgelagert. Alles dies also sind regelmäßig auftretende Alterserscheinungen. Eine fortlaufende Kette führt von ihnen aber durch Verstärkung der Vorgänge oder Aufpfropfung weiterer eingreifenderer zu Alterserkrankungen, so daß das Alter bzw. das Altern in Gestalt der Altersveränderungen also hier die besondere Anlage zu ihnen darstellt. Hierher gehören die Lungenatrophie (Altersemphysem), Nierenatrophie, Altersstar, besonders die Atherosklerose und manches andere.

3. Organdisposition, Krankheitsanlage der Organe. Wenn auch der ganze Körper angegriffen wird, erkrankt doch oft nur ein Organ; das sehen wir auch gerade bei bakteriellen Erkrankungen. Der Typhusbazillus läßt die ersten Organe, mit denen er in Berührung kommt, unversehrt, um erst im untersten Dünndarm Veränderungen zu setzen. Die Lunge hat besondere Empfänglichkeit für Tuberkelbazillen, auch für solche, welche nicht aerogen in den Körper gelangen. Die lymphatischen Apparate bieten für mancherlei Erkrankungen einen besonders günstigen Boden, so auch für Tuberkulose. Die Epulis genannte Veränderung findet sich fast nur am Unterkiefer,

Aktinomykose in derselben Gegend. Auch bei den Tochterknoten von Geschwülsten sehen wir besondere Organe bevorzugt; Krebse der Nebenniere, der Schilddrüse, der Prostata, der Brustdrüse zeigen Tochtergeschwülste besonders häufig im Knochensystem, solche der Bronchien im Gehirn. Eiterige Vorgänge metastasieren auch oft in bestimmte Organe, so finden sich Abszesse des Rückenmarks fast nur bei Bronchialerweiterungen.

4. Auf Grund von Krankheiten und Anomalien erworbene Krankheitsanlage. Als Beispiel führen wir hier die Empfänglichkeit an, welche gewisse Staubeinatmungskrankheiten (Koniosen) für Tuberkulose setzen. Daß „Erkältungen" für zahlreiche Krankheiten empfänglich machen, etwa für Lungen- oder Nierenentzündung, Katarrh u. dgl., wurde auch schon besprochen. Daß Alkoholismus den Untergrund für zahlreiche Erkrankungen bildet, ist bekannt; Diabetes macht empfänglich für Gangrän, Phthise, Furunkel, Pulmonalstenose für Phthise usw. usw. In manchen Fällen muß der Wegfall von Schutzvorrichtungen, die der normale Körper besitzt, Anlage zu Erkrankungen herbeiführen. Wenn die Nase ihre Tätigkeit nicht ausüben kann, sehen wir, daß der Mund offen gehalten wird, daß kalte Luft und körperliche Gebilde leicht tiefer eindringen und die Lungen schädigen können. Auch besondere Krankheitsbereitschaften auf Grund von Unterernährung (auch Überernährung), sowie auf Grund seelischer Erschütterungen lassen sich hier anfügen.

Die Beispiele sind nur einige, sie ließen sich endlos mehren. Dabei finden sich vielfach Verbindungen. Die Kindertuberkulose, welche zum Teil sehr häufig ist und ganz besonders die Lymphknoten bevorzugt, zeigt Alters- wie Organanlage; die Idiosynkrasien vereinigen zumeist individuelle allgemeine Disposition mit Organanlage.

Gar vieles wird nun aber mit dem sehr bequemen Worte „Disposition" erklärt, was bei genauerer Betrachtung nicht hierher gehört. Zum Beispiel sind die Kinder im Gegensatz zu Erwachsenen zu manchen Krankheiten, besonders akuten Infektionskrankheiten, in erster Linie deswegen „disponiert", weil die meisten Erwachsenen die betreffende Erkrankung in ihrer Jugend durchgemacht haben und jetzt unempfänglich sind. An die Stelle der Disposition ist auch häufig die „Exposition" (Albrecht) zu setzen, d. h. die Tatsache, daß sich die betreffenden Menschen besonders häufiger oder geeigneter Gelegenheit zu einer Krankheit aussetzen; so z. B. Kinder phthisischer Eltern, welche den Tuberkelbazillen der letzteren besonders ausgesetzt sind; hier müssen wir diese Teilbedingung erst abziehen, um die trotzdem wirklich vorhandene „Disposition" zu ergründen. Männer neigen mehr zu Atherosklerose wegen ihrer meist schwereren Arbeit, ihres häufigeren Alkoholismus usw.

Manche Empfänglichkeit besteht nicht stets, sondern nur zeitweise. Veranlassung können äußere Einflüsse, z. B. des Klimas oder dgl. sein, oder die Veranlagung besteht nur zu bestimmten Jahreszeiten; oder auch ein Einzellebewesen zeigt besondere Neigung zu Erkrankungen zu manchen Zeiten, zu anderen keine. Die letzten Gründe hierfür können die verschiedenartigsten sein, allgemeine Schwächung des Körpers, Übermüdung usw. Auch gewisse Rhythmen scheinen mitzusprechen und bei diesen wieder vielleicht die Drüsen mit innerer Sekretion eine besondere Rolle zu spielen (sog. „Frühjahrskrisen" bei Tetanie u. dgl.).

Die Empfänglichkeit für bösartige Geschwülste, welche in dem betreffenden Kapitel zur Erklärung herangezogen wurde, wurde hier nicht mit aufgenommen. Sie würde zum Teil zu den Dispositionen auf Grund von Anomalien zu rechnen sein. Ein Teil der Geschwülste ist auf jeden Fall, wenn auch Auslösungsursachen u. dgl. noch im Laufe des Lebens hinzutreten müssen, schon bei der Geburt „determiniert". Doch spielt die persönliche Allgemeinanlage und die Krankheitsanlage der Organe auch eine beherrschende Rolle.

Ein Teil der Disposition läßt sich anatomisch erklären, so z. B. daß gerade Kinder an Rachitis leiden, denn es sind die Verhältnisse des Wachstums, welche die Knochen dazu geeigneter machen. Desgleichen sind es physikalische Verhältnisse des Knochenbaues, welche die Bereitschaft junger Knochen zur Epiphysenlösung, diejenige alter Leute zu Brüchen bei Einwirkung äußerer Gewalten herbeiführen. Bei vielen Infektionskrankheiten sind es die Wechselwirkungen zwischen Infektionserregern und Körper, welche besondere „Dispositionsverhältnisse" schaffen (s. o.). Aber in sehr vielen Fällen ist uns das eigentliche Wesen der „Disposition" völlig unbekannt. Der Begriff umfaßt offenbar die allerverschiedensten und verwickeltsten Teilbedingungen, er gründet sich oft ganz auf Erfahrung, aber ohne ihn können wir zur Zeit nicht auskommen. Das was wir unter „Disposition" verstehen, sehen wir oft in Familien vererbt; über diese „Vererbung" s. u.

Gewissermaßen als eine besondere Form der Disposition kann man das betrachten, was man als **Konstitution, Körperverfassung,** bezeichnet. Man kann darunter verstehen: die Gesamtheit der anatomischen, funktionellen, einschließlich der psychonervösen, Eigenschaften eines Organismus, die den Ausschlag der Wirkung einer Schädigung in ihrer Art und Stärke bestimmen (Askanazy) bzw. überhaupt das Verhalten gegenüber äußeren Lebenseinflüssen und Bedingungen bestimmen.

Schwer ist die Abgrenzung der „Konstitution" nach mehreren Richtungen hin. Einmal gegenüber der „Disposition". Man kann erstere als den übergeordneten Begriff ansehen, aber auch umgekehrt, oder anders begrenzen. Zum Teil hängt dies mit der anderen Frage zusammen, ob man unter Konstitution nur die auf ursprünglichen unabänderlichen Erbbedingungen beruhende Körperverfassung verstehen will (z. B. Tandler, Löhlein, Hart) und dann die erworbenen Bedingungen als „Kondition" (Tandler) absondert, oder ob man (wie z. B. Kraus, Lubarsch, Martius, Rössle) bei aller Betonung der Bedeutung der Erbbedingungen doch bei der Konstitution die „Vererbung und Erlebnisse" (Rössle) zusammenfaßt, also auch die späteren äußeren Beeinflussungen in den Begriff einbezieht. Dann beruht die Konstitution, wie es ja auch obiger Begriffsbestimmung entspricht, auf angeborenen und erworbenen Teilbedingungen, und dies erscheint richtiger, da eben diese beiden Bedingungsgruppen untrennbar miteinander verwoben sind. Es gibt gemeinsame Eigenschaften einer Art, einer Rasse, eines Volkes, einer Familie, vor allem aber ist eine individuelle, also persönliche Körperverfassung ebenso wie eine persönliche Form jedem Menschen eigen. Sie ist für die Pathologie so wichtig, weil sie gerade darauf hinweist, daß wir bei Erkrankungen nicht nur den Sitz der ihnen als Unterlage dienenden anatomischen Veränderungen, sondern vor allem auch den Gesamtkörper und seine Reaktionsart in Betracht ziehen müssen (s. auch oben). Es handelt sich bei der Betonung der Konstitution und Konstitutionspathologie nicht um eine glatte Rückkehr zur alten mystischen Krasenlehre, vielmehr läßt sie sich durchaus mit der Zellularpathologie verbinden. Wir wissen heute, daß auch onto- und phylogenetische Entwicklung, Gestaltung, Lebensäußerungen (auch Temperament) und Körperverfassung im Sinne der Reaktionsart auf äußere, gewöhnliche und außergewöhnliche, Einwirkungen im höchsten Grad von gewissen Organen und deren gestaltlichen und funktionellen (hormonalen) Vorgängen abhängig sind. Es sind dies die unter der Bezeichnung endokrine Drüsen zusammengefaßten Organe mit innerer Sekretion, wobei aber zu betonen ist, daß es sich hier nicht um diese oder jene solche Drüse handelt, sondern um ihre Gesamtheit, die auf ein bestimmtes, wenn auch schwankendes Gleichgewicht abgestimmt ist. Jeder Mensch hat so seine persönliche „polyglanduläre Formel" (Stern). Dazu kommt, und in zum Teil engen Zusammenhangsbeziehungen zu diesen Organen, das sog. autonome Nervensystem und, durch alles dies beeinflußt, vielfach als Angriffspunkt das Mesenchym (besonders der retikulo-endotheliale Apparat). Eine „Konstitutionspathologie", die sich also zum großen Teil mit einer „Disharmonie" der Drüsen mit innerer Sekretion beschäftigen muß, erstrebt so letzten Endes eine Ergänzung der Zellularpathologie in Gestalt der Einbeziehung aller Ursachen und Entstehungsbedingungen. Aber sie ist heute mehr Forderung als Erfüllung (Rößle).

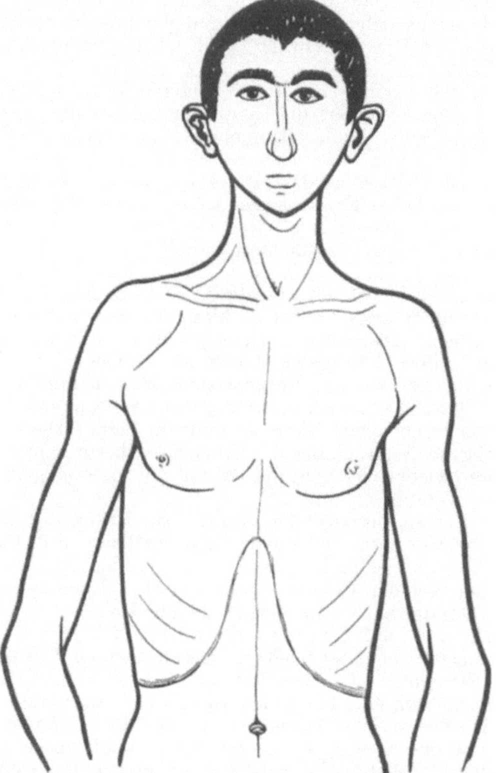

Abb. 185. Asthenischer Typ (schematisch).
(Nach Kretschmer, Körperbau und Charakter, 9./10. Aufl.)

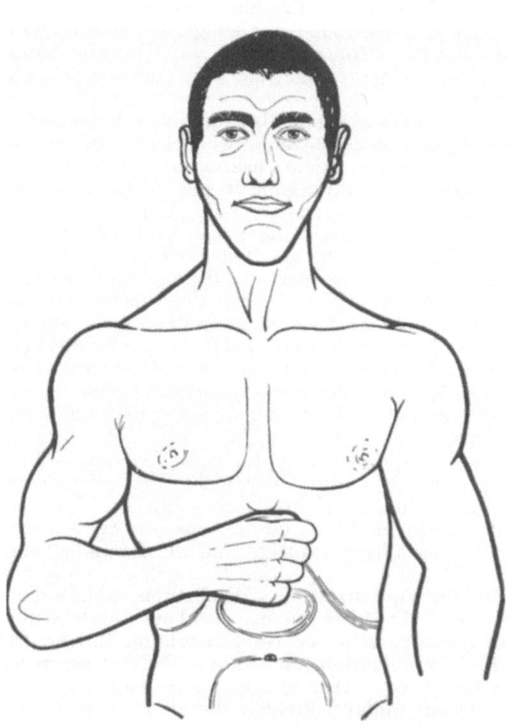

Abb. 186. Athletischer Typ (schematisch).
(Nach Kretschmer.)

Wir stehen erst am Beginn. Voraussetzung für die Feststellung der „Konstitutionsanomalien" wäre auch die Grundlage des heute sehr umstrittenen Begriffes der meist nur statistisch zu erfassenden „Norm" nicht nur in morphologischer, sondern insbesondere in funktioneller Hinsicht. Deswegen stoßen alle festen gegenseitigen Beziehungen zwischen anatomischen Merkmalen und funktionellem Verhalten und alle scharfen Abgrenzungen und somit auch Einteilungen der Konstitutionen zunächst auf größte Schwierigkeiten.

Der verschiedenen Verfassung des Gesamtkörpers entspricht ein schon unter Umständen äußerlich wahrnehmbarer **Habitus** oder **Status** desselben. Man hat hiernach in verschiedener Weise Menschentypen aufzustellen versucht, von denen sich dann gewissermaßen durch Übertreibungen einzelner körperlicher Eigenschaften solcher Typen pathologische Konstitutionen ableiten ließen.

Ein derartiger Typus kann aber nicht nach einseitigen Gesichtspunkten wie etwa Längen- und Breitenmaße des Körpers, wie es versucht wurde, aufgestellt werden, sondern nur nach recht verwickelten, vielseitigen Merkmalen. Am bekanntesten dürften hier Typenaufstellungen der Franzosen (Sigaud) einerseits, diejenige von Kretschmer, die er psychischen Abirrungen zugrunde legt, andererseits sein.

Sigaud und Mitarbeiter unterscheiden vier **Typen:**

1. Der Typus digestivus. Hier ist der Bauch vorgewölbt; es besteht Neigung zu Fettsucht. Hals, Brustkorb sind kurz, Unterkiefer, Mund treten durch Breite hervor, der Kopfschädel ist verhältnismäßig klein.

2. Der Typus muscularis. Hier sind die Muskeln des ganzen Körpers sehr entwickelt (Athletentyp), die Körperbehaarung ist stark, die Schultern sind breit, der Kopf ist von mittlerer Größe, das Gesicht meistens wenig ausdrucksvoll.

3. Der Typus respiratorius. Hier ist der Brustkorb breit, groß, die Atmungsfähigkeit der Lunge eine sehr große. Im Gesicht treten Jochbeine und Nase gewöhnlich hervor; der Bauch tritt gegenüber dem Brustkorb zurück.

4. Der Typus cerebralis. Hier beim Geistesmenschen bestehen hohe Stirn, große Augen. Im Gegensatz zum besonders ausgebildeten Schädel tritt der sonst zarte, mit unterentwickelter Muskulatur versehene Körper zurück.

Sehr befriedigend ist die Einteilung nicht. Viele Menschen lassen sich auch in keine der Typen einreihen oder stehen zwischen solchen.

Kretschmer gibt eine Einteilung in vier Typen, wenn wir von dem wenig kennzeichnenden normalen Durchschnittstypus einer betreffenden Bevölkerung absehen, und zwar:

1. Den leptosomen (asthenischen) Typus. Es ist dies der magere, schmal aufgeschossene Mensch mit langem, schmalem, flachen Brustkorb, schmalen Schultern und geringer Entwicklung der Muskulatur (vgl. auch unten Habitus asthenicus.

2. Den athletischen Typus. Hier besteht starke Entwicklung der Muskulatur und grober Knochenbau. Die Schultern sind breit ausladend, der Brustkorb ist stattlich, der Kopf hoch und derb.

3. Den pyknischen Typus. Hier besteht Neigung zu Fettsucht am Stamm, der Mensch ist gedrungen, mit Fettbauch versehen, meist mittelgroß, der Hals ist kurz und dick, auf dem ein breites, weiches Gesicht aufsitzt. Dieser Typus tritt meist erst später im reiferen Lebensalter in ausgebildete Entwicklung.

Als dysplastische Spezialtypen faßt Kretschmer dann noch verschiedene stärkere Abweichungen vom Durchschnitt zusammen.

Vielfach sollen diese Typen familiär und vererbt auftreten und nach Kretschmer sollen der leptosome, der athletische und der dysplastische Typus, wenn es zu Geisteskrankheiten kommt, zu Schizophrenie, der pyknische Typus dagegen zu manisch-depressivem Irresein neigen.

Mehr rein anatomisch teilt Standenath in interessanter Weise in zwei große gegensätzliche Gruppen und Konstitutionstypen bzw. Konstitutionsanomalien ein:

1. Den Status mesenchymo-hypoplasticus-hypotonicus (kurz Hypomesenchymatiker) und

2. den Status mesenchymo-hyperplasticus-hypertonicus (kurz Hypermesenchymatiker).

Zwischen beiden liegt der „Normal"mesenchymatiker.

Die hypomesenchymale Körperverfassung ist durch Mangel an dem, was man Tonus nennt, ausgezeichnet; es besteht nur geringe Fähigkeit zu reaktiven Wucherungen. Hierher rechnet Standenath Atonie des fibrösen Gewebes, den Habitus asthenicus im Sinne Stillers (s. u.) und manches entsprechende, wofür andere Bezeichnungen gewählt wurden, z. T. Kretschmers leptosomen Typus, ferner Osteogenesis imperfecta und Chondrodystrophie (s. unter Knochen), Allgemeinneigung zu Eingeweidesenkungen, Venenerweiterungen, Brüchen, Vorfällen und statischen Knochen- und Gelenkentstellungen wie Skoliose, Coxa vara, Genu valgum, Plattfuß (s. im speziellen Teil), endlich mangelhafte Wundheilung, verzögerte Kallusbildung am Knochen u. dgl. Störung in der Bildung der Fasermasse bzw. der Grundsubstanz des Bindegewebssystems ist das Gemeinsame.

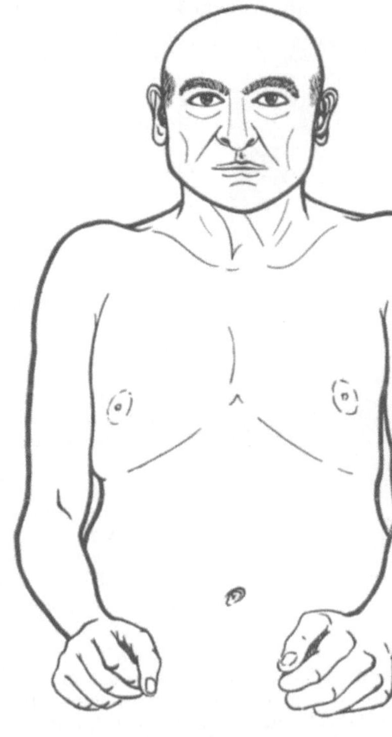

Die hypermesenchymale Körperverfassung ist durch gesteigerte Reaktionsfähigkeit aber mit vorzeitiger Abnutzung

Abb. 187. Pyknischer Typ (schematisch).
(Nach Kretschmer.)

bzw. Ermüdbarkeit der Reizung, Allgemeinneigung zu bindegewebiger Hyperplasie gekennzeichnet. Hierher rechnet Standenath Erscheinungen wie die sog. exsudative Diathese, hydropische Konstitution, eosinophile Diathese, Polyserositis = exsudative Diathese der serösen Häute, Arthritismus (s. u.), Lymphatismus, Status hypoplasticus im Sinne Bartels (s. u.) und manches andere. Auch Keloidbildungen bei Vernarbungen gehören hierher und Standenath stellt diese Körperverfassung auch im ganzen dem pyknischen Typus Kretschmers und dem Typus digestivus Sigauds gleich.

Die Wichtigkeit des Mesenchyms ergibt sich aus seinen vielen ihm jetzt zugeschriebenen Funktionen, wobei das Bindegewebe auch stoffwechselmäßig mit dem Parenchym eine Einheit bildet.

Es sind nun auch eine ganze Reihe von verschiedenen Habitusarten mit besonderen Bezeichnungen als Grundlage einer Reihe von Krankheiten aufgestellt worden. Man steht hier im allgemeinen auf sehr unsicherem Boden und wir wollen hier nur einige Gruppen, die noch am besten beglaubigt erscheinen, kurz streifen. Der Habitus phthisicus der engbrüstigen, meist hochaufgeschossenen Menschen wird noch bei der Tuberkulose erwähnt werden. Daß eine ererbte mangelhafte Anlage des ersten Rippenringes mit zu früher Verknöcherung, bzw. starke Neigung der ersten Rippe (bei Tuberkulose der Erwachsenen) und so bedingte abnorme Enge der oberen Brustöffnung eine besondere Disposition für Lungentuberkulose durch Beeinträchtigung der Lunge und ihrer Atmung darstellte, wie Freund und vor allem Hart meinten, ist aufgegeben, teilweise auch Verwechslung von Ursache und Wirkung. Der Habitus phthisicus ist in mancher Beziehung ähnlich bzw. unterzuordnen dem sog. Habitus asthenicus (Mathes-Stiller). Hier zeigt der Brustkorb einen steil abfallenden Verlauf der Rippen, besonders der untersten, er ist lang und flach, die Schulterblätter sind abstehend, es bestehen hängende Schlüsselbeine, der Hals ist lang, häufig findet sich Hängebauch mit Eingeweidesenkung (Enteroptose). Bei diesen Menschen mit allgemeiner körperlicher Minderwertigkeit, wobei es noch viel umstritten ist, wie weit es sich um vererbte Anlage, wie weit um erworbene Eigentümlichkeiten handelt, zeigt das Herz häufig die Form des sog. Tropfenherzens, die großen Gefäße sind oft minderwertig angelegt, die Aorta eng (wobei man aber mit der Beurteilung sehr vorsichtig sein soll). Das Gefäßsystem versagt hier leichter, auch besteht Empfänglichkeit für Anämie (und Chlorose). Da es sich hier um eine hypoplastische Anlage des Herzens und des Gefäßsystems sowie gegebenenfalls anderer Organe zu handeln scheint, spricht man wohl statt von einem asthenischen Habitus besser mehr allgemein von einem **Status hypoplasticus** (Bartel). Dieser Status wird auch als abnorme Beschaffenheit des gesamten Mesenchyms aufgefaßt. Ähnlich auch als Konstitutionsanomalie (nach Bauer), die Osteogenesis imperfecta und die Chondrodystrophie (s. unter Knochen). Die sog. Astheniker zeichnen sich häufiger auch durch eine sog. vasoneurotische Konstitution aus. Die Gefäßnerven sind abnorm erregbar, was man bei der Kapillarmikroskopie der Haut an abnormen Verengerungen oder Ausbuchtungen u. dgl. feststellen können soll. Mit ähnlicher besonderer Erregbarkeit der Magennerven ist auch das runde Magengeschwür (Schmincke) in Verbindung gebracht worden.

Viel umstritten ist der sog. **Status thymolymphaticus** oder die thymische Konstitution (Schridde). Der Thymus fällt bekanntlich zur Zeit der Reifung einer Rückbildung anheim und bleibt dann als sog.

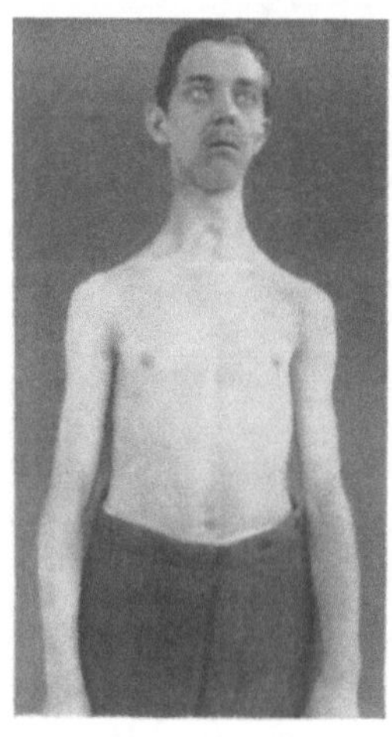

Abb. 188. Asthenischer Habitus.
(Nach Bauer, Konstit. Disposition zu inn. Krankh., 3. Aufl.)

Thymusfettkörper bestehen (s. unter Thymus). Nun findet sich bei Kindern eine Hyperplasie, bei Erwachsenen ein Erhaltenbleiben des Thymus bei Menschen, die oft ohne sonst erkenntliche Ursache oder auf kleinste Auslösungsursachen hin (z. B. geringe Anstrengungen, Erregungen, Beginn einer Chloroformnarkose, geringe Mengen eingeatmeten Gases oder dgl.) sterben, ohne daß die Leichenöffnung sonst eine genügende Erklärung für den Eintritt des Todes gäbe. Zumeist handelt es sich um Kinder von $^1/_2$—$1^1/_2$ Jahren etwa. Das männliche Geschlecht scheint zu überwiegen. Nach Schridde zeigt die mikroskopische Untersuchung eine beträchtliche Hyperplasie des Markes des Thymus. Gleichzeitig findet sich eine Vergrößerung der Lymphknötchen, besonders der sog. Balgdrüsen am Zungengrund, der Lymphfollikel der Milz und des Darmes, oder auch anderer Lymphknotengruppen. Diese „Thymiker" zeigen meist Hochwuchs mit kurzem Hals, das Fettgewebe ist zumeist stark entwickelt und kann abweichende Verhältnisse der Verteilung aufweisen. Meist tritt der Tod ganz plötzlich ein und es wird angenommen, daß es sich um eine Autointoxikation auf Grund einer Tätigkeitsabartung des Thymus mit Herztod handelt. Übermäßige Füllung des Magens scheint für den Thymustod auslösend einwirken zu können. Auch im Herzen sind Lymphozyteninfiltrate mit Untergang der muskulären Bestandteile gefunden worden, die vielleicht reaktiv-entzündlicher Art sind. Auch angeboren kommt diese Konstitutionsanomalie (nach Schridde) vor. Zeigen nur die lymphatischen Apparate die Vergrößerung ohne Beteiligung der Thymus, so spricht man von **Status lymphaticus.** Dieser entspricht dem, was in der Klinik vielfach als „exsudative Diathese" (s. u.) bezeichnet wird. Es liegt hier eine Anlage zum „Lymphatismus" zugrunde, die als Reaktion auf Mästung hin die Lymphknotenvergrößerung zeigt. Es handelt sich dabei um pastöse, „aufgeschwemmte", aber doch muskelschwache Kinder, was mit der schon von Virchow angenommenen anlagegemäß abnormen Weite des Saftkanälchensystems zusammenhängen mag (Moro).

Gegen die Auffassung, daß hier eine abnorme Konstitution vorliegt, sind aber immer mehr Bedenken erhoben worden. Zunächst sollen die großen Lymphknoten zum Teil nur normaler Entwicklung des lymphatischen Gewebes entsprechen, die bei unseren meisten Leichen gefundene geringere Entfaltung desselben eine Rückbildung infolge von krankhaften, dem Tod vorangegangenen Einflüssen darstellen. Zum anderen Teil aber wird die Schwellung des lymphatischen Gewebes als eine erst später aufgetretene reaktive auf Grund irgendwelcher toxischer Einflüsse angenommen. Die Thymusveränderung wird dabei meist auch als erworben, heute seltener als konstitutionelle Anomalie aufgefaßt. In der abnormen Reaktion des lymphatischen Gewebes auf sonst nicht pathologisch wirkende Reize könnte man immerhin doch ein konstitutionelles Moment sehen. Moro denkt bei dem vergrößerten Thymus im Hinblick auf den plötzlichen Herztod auch an Beziehungen zu den ganz benachbarten Herznerven. Daß die Thymushyperplasie auch bei anderen Störungen endokriner Drüsen eine Rolle spielt, werden wir noch bei Besprechung des Morbus Addisonii und Morbus Basedowii sehen.

Auf jeden Fall darf man nur dann einen Thymustod annehmen, wenn keine anderen den Herztod erklärenden Befunde sich bei der Leichenöffnung ergeben, insbesondere Veränderungen an Herz (außer den oben genannten Lymphozytenherden) und Gefäßen fehlen.

Auch den **Infantilismus** kann man zu den Konstitutionskrankheiten rechnen. Die Menschen sind klein, mit verhältnismäßig großem Kopf, schmalbrüstig, zeigen geringe Entwicklung der Scham- und Achselbehaarung, des Bartwuchses usw. Es bestehen zugleich andere Bildungshemmungen, besonders kindliche Beschaffenheit der Geschlechtsorgane. Hoden, Nebennieren, Hypophyse sind nicht ausgereift. Die Leute bleiben auf kindlicher Entwicklungsstufe stehen; die Entwicklungshemmungen der endokrinen Drüse sind nur Teilerscheinung, wirken aber ihrerseits ein, die Folgen der geringen Lebenskraft der Zellen zu verstärken (nach Berblinger).

Hier seien noch einige Konstitutionen angeführt, welche zu besonderen, auf Einwirkungen der Umwelt bzw. gewisse äußere Schädlichkeiten hin auftretenden, Krankheiten „disponieren".

Hierher gehören die sog. Idiosynkrasien, d. h. die Tatsache, daß manche Menschen, ohne sonst irgendwie krankhaft zu sein, auf für andere Menschen völlig unschädliche Stoffe hin erkranken (Genaueres siehe unter Immunität).

Auch das Bronchialasthma gehört wohl zum großen Teil zu den konstitutionellen Krankheiten (familiäres Auftreten und Vererbung scheinen öfters vorzukommen). Es scheint sich dabei um eine Verschiebung im vegetativen System zugunsten des Parasympathikus zu handeln (Fr. Kraus). Ebenso gehören hierher diejenigen

Diabetesformen, welche in manchen Familien erblich sind; hier kann sich gerade die Konstitution auch darin zeigen, daß Menschen der nächsten Geschlechterfolge zunächst keinen Diabetes, wohl aber besondere Anlage zu „alimentärer Glykosurie" aufweisen.

Hier anzuführen wären noch Erkrankungen wie der letztgenannte Diabetes, zugleich aber auch vor allem Rheumatismus und Gicht, welche sich vor allem nach der, aber weit übertriebenen, Betonung französischer Forscher besonders leicht ausbilden sollen bei Menschen mit Fettsucht (daher sog. „diabète gras"), mit gedunsenem Gesicht, kurzem Hals und breitem Brustkorb, was als arthritische Konstitution bezeichnet und mit einer Ernährungsstörung im Sinne besonders langsamer Stoffwechselvorgänge in Zusammenhang gebracht wurde. Doch handelt es sich hier um einen ganz unscharfen Begriff.

Daß das verschiedene Alter auch eine wechselnde Körperverfassung hat, zeigt auch der Diabetes, der — bei manchen anderen Krankheiten liegt es umgekehrt — bei jungen Menschen eine weit gefährlichere Krankheit als bei älteren darstellt. Daß an gewissen sog. Kinderkrankheiten fast nur Kinder erkranken, daran ist neben anderen Bedingungen auch ihre Körperverfassung schuld. Und entsprechend steht es mit Alterserscheinungen. In manchen Familien tritt erblich der Ausfall oder das Ergrauen der Haare besonders früh auf. Ebenso geht es mit den infolge allmählich erlöschender Regenerationsfähigkeit sich ausbildenden Abnutzungserkrankungen, oder z. B. der Atherosklerose, Vorgänge, welche meist erst in höherem Alter als Alterskrankheiten auftreten, oft aber auch — und auch hier auffallend familiär — schon weit früher. Hier nutzt sich die Gefäßwand infolge konstitutioneller Momente früher ab. Man kann zusammenfassend von einem früh- oder vorzeitigen Altern sprechen (s. auch o.). Die Markscheiden des Zentralnervensystems halten meist bis ins höchste Alter trotz zahlreicher durchgemachter Krankheiten stand, bei manchen Leuten sind sie aber an zahlreichen Stellen, wenn überhaupt, dann so hinfällig ausgebildet, daß sie auf gewisse Schädlichkeiten hin zerfallen, ohne ergänzt zu werden, so daß das Bild der sog. multiplen Sklerose in die Erscheinung tritt. Daß überhaupt sehr viele Krankheiten des Nervensystems, besonders auch Geisteskrankheiten, ferner solche des vegetativen Nervensystems (Vagotonie und Sympathikotonie) als konstitutionelle, besonders auch in manchen Familien erbliche, auftreten, ist bekannt. Hier kann die Konstitution angeboren sein, die Krankheit aber braucht erst weit später aufzutreten, und es muß nicht dieselbe Form von Nervenerkrankung sein. Bei Geisteskrankheiten hat man, aber höchst unsichere, Stigmata als Entartungszeichen aufgestellt. Auch die allgemeine „Nervosität" ist ja als eine Körperverfassung, sei es eine angeborene (oft vererbliche), sei es eine erworbene, bekannt; hier reagieren die Nerven auf Reize wie Aufregungen, Anstrengungen oder dgl. anders wie bei sonstigen Menschen. Endlich sei erwähnt, daß man bei einer Körperverfassung, welche zu einer Krankheit veranlagt, bestimmte andere Krankheiten in der Regel nicht findet, oder umgekehrt bestimmte Verbindungen von Krankheiten häufig findet, so daß man den Versuch gemacht hat, nach solchen Gesichtspunkten in bestimmte Konstitutionen bzw. Rassen einzuteilen. Doch ist hier zunächst noch fast alles reine Annahme.

Liegt die Körperverfassung so an der Grenze des Krankhaften, daß schon gewissermaßen „Krankheitsbereitschaft" besteht, so spricht man auch von **Diathese.** Hierher kann man also den schon besprochenen Status thymolymphaticus rechnen und die anderen Status, von denen die Rede war. Ferner faßt man unter hämorrhagischer Diathese die ganz verschieden zu wertenden Zustände zusammen, bei denen schon auf kleinste Veranlassung hin — oder anscheinend auch ohne solche — große, selbst tödlich endende Blutungen auftreten. Von den Hauptvertretern dieser Zustände war schon im Abschnitt „Blutung" die Rede. Die Diathesen spielen eine Rolle in der klinischen Kinderheilkunde, besonders die sog. exsudative Diathese. Bei solchen Kindern (vgl. oben) besteht besondere Bereitschaft zu katarrhalischen Erkrankungen, zu Schwellungen der Lymphknoten (auch der Mandeln) und endlich zu Ekzemen u. dgl.

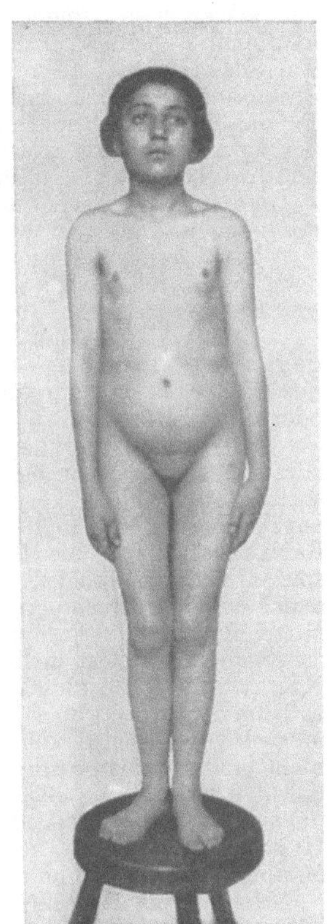

Abb. 189. Universeller Infantilismus bei 16jährigem Mädchen (Körperhöhe 139 cm).

(Nach Bauer, Konstit. Disposition zu inn. Krankh., 3. Aufl.)

II. Immunität (Unempfänglichkeit).

Die besprochene „Disposition" ist nun aber ein sehr schwankender Begriff; so können verschiedene Tierarten unter besonderen Umständen oder durch Einverleibung sehr großer Mengen von belebten Krankheitserregern solchen Infektionen zum Opfer fallen, an denen sie unter gewöhnlichen Verhältnissen niemals erkranken. Hier reicht die allgemeine **Widerstandskraft** nicht aus, die diesen Tieren sonst gegen diese Infektionen zu eigen ist.

Die Widerstandskraft hängt davon ab, daß der Körper sich in einem Zustand befindet, bzw. sowohl an der Eingangspforte von Krankheitserregern als auch an Stellen der weiteren Verbreitung derselben gewisse Einrichtungen in Tätigkeit treten läßt, durch welche sich der bedrohte Körper gegen die Eindringlinge wehrt, d. h. die Fähigkeit zu Abwehrmaßregeln besitzt. Wir sehen bei künstlichen Impfversuchen nicht selten die dem Tierkörper einverleibten Bakterien einfach verschwinden (s. u.); in manchen anderen Fällen rufen selbst krankheitserregende Arten nur leichte örtliche Erscheinungen hervor. Eiterkokken können Tieren in ziemlicher

Menge in die Bauchhöhle, ja selbst ins Blut geimpft werden, ohne daß sie irgendeine Wirkung zu entfalten imstande sind. Das Blutserum besitzt bakterizide, d. h. bakterientötende Eigenschaften. Die Stoffe, welche
das Blut hierzu befähigen, bezeichnete man zunächst als Alexine (Buchner). Sie stammen von Zellen, sind
sehr wärmehinfällig und richten sich nicht nur gegen Bakterien, sondern überhaupt gegen ins Blut eingedrungene,
dem Körper fremde Zellen und Lebewesen. Diese Alexine entsprechen dem Komplement Ehrlichs. Hierüber,
wie über die Opsonine, ebenfalls bakterizide Stoffe des Blutserums, s. u. Anders liegen die Verhältnisse, wenn
die Infektionserreger nicht rasch genug von der Eingangsstelle her ins Blut aufgenommen werden und somit
Zeit haben sich an ihr zu vermehren, oder wenn an anderen Stellen, z. B. Lymphknoten, eine Ansammlung
der Bakterien stattfindet. Aber auch in diesen Fällen besitzt der Körper Kräfte, welche gegen die Eindringlinge
kämpfen, sei es an der Eingangspforte, sei es an Siedlungsstätten zweiter Ordnung. Hier handelt es sich um
Zellentätigkeit, aber auch um von Zellen gebildete Stoffe, die außerhalb der Zellen einwirken. Haben wir
doch die Entzündung hauptsächlich als einen solchen Kampf des Körpers gegen Schädigungen kennen gelernt.
Bei dieser und sonst spielen Wanderzellen, welche imstande sind, die Bakterien „aufzufressen" und sie unschädlich zu machen, eine große Rolle. Es ist schon bei der Entzündung genauer dargelegt, daß hier die Leukozyten
und insbesondere die Retikulo-Endothelien und ihre Abkömmlinge die Hauptrolle bei der maßgebenden Phagozytose spielen. Auch werden proteolytische Stoffe von ihnen offenbar frei abgegeben, welche für die Gewebsreinigung und Abwehr wichtig sind.

Als Abwehrmaßregel des Körpers gegen Bakterien kann man ferner die oben erwähnte Ausscheidung
derselben durch die Haut, den Darm, die Nieren betrachten, wie z. B. schon wenige Minuten nach Infektion
mit Eitererregern ihr Übertritt in den Harn beobachtet wurde.

Diese Abwehrmaßregeln leiten über zu der Immunität, der Unempfänglichkeit eines Körpers
gegen bestimmte spezifische Infektionen. Doch ist diese nicht stets eine vollständige, sondern oft
nur eine relative, nur für den Fall geringer Bakterienmengen mit nicht hochgradiger Giftwirkung ausreichend
oder dgl.

Hier steht an erster Stelle die angeborene Immunität gegen Infektionen, wie sie ganzen Arten oder
zum Teil auch Rassen eigen ist. Bei ihr ist es allerdings fraglich, ob etwa von Haus aus Abwehrmaßregeln in
solcher Stärke dem Körper zur Verfügung stehen, daß er sich seiner Gegner erwehrt; vielmehr beruht diese
angeborene Unempfänglichkeit wohl zum Teil darauf, daß die Zellen eines solchen Körpers einfach nicht die
Fähigkeit besitzen, die Bakterien usw. so zu binden, daß sie von ihnen angegriffen werden können; zum Teil
spielen andere Verhältnisse mit. Infolgedessen wird ein solches Lebewesen auch nicht krank. Außer dieser
angeborenen Artunempfänglichkeit gibt es nun aber auch eine erworbene Immunität. Dieser müssen also
Mittel zugrunde liegen, welche der Körper unter besonderen Umständen besitzt, um sich der Bakterien so völlig
zu erledigen, daß er nicht erkrankt. Eine solche Unempfänglichkeit wird vielfach durch Überstehen einer
Krankheit gegen dieselbe Krankheit für den Rest des Lebens oder für eine kürzere Frist erworben. So ist
es beim Typhus, den Blattern, dem Scharlach, den Masern usw. eine alte Erfahrungssache, daß derselbe
Mensch von diesen Krankheiten meist nur einmal im Leben und dann, trotz Gelegenheit zu späterer Ansteckung,
nicht mehr befallen wird. Setzten Eltern doch im Mittelalter, wenn die Pocken wüteten, ihre Kinder oft absicht-
lich der Ansteckung aus, da man wußte, daß sie, falls sie die Krankheit überstanden, für spätere Epidemien
unempfänglich würden. In das Rätsel der Vorgänge, welche sich hier abspielen, haben, nachdem allerhand
Hypothesen versagten, neuzeitliche Forschungen besonders von Ehrlich Einblick gewährt. Bei der ungeheuren
Mannigfaltigkeit der hier wirksamen Bedingungen können wir hier nur das Allerwichtigste besprechen.

Im Körper entstehen nämlich im Anschluß an stattgefundene Infektionen chemische Stoffe, welchen eine
gewisse Gegenwirkung gegenüber den eingedrungenen Infektionserregern zukommt und welche man mit dem
allgemeinen Namen „Immunstoffe", „Antikörper" oder Schutzstoffe bezeichnet. Die diese auslösenden
Stoffe hat man als Antigene zusammengefaßt. Es sei aber hier schon bemerkt, daß auch abgesehen von Bakterien
bzw. von ihnen stammenden Stoffen alle möglichen Substanzen — wenn dies auch bisher nur von Eiweißkörpern
bekannt ist — als Antigene insofern dienen können, als sich im Körper, wenn sie an reaktionsfähige Zellen
gebunden werden (s. u.), Antistoffe gegen sie bilden. Es handelt sich um eine weitreichende Erscheinung. Wir
müssen nun hier bei den Infektionen zwei Arten von Antikörpern unterscheiden.

Bei solchen Erkrankungen, welche im wesentlichen auf Vergiftung des Körpers mit Toxinen (Giftstoffen)
von Bakterien beruhen (Toxikämien, s. später), bilden sich im betroffenen Körper als Reaktionserscheinung
auf die Infektion Schutzstoffe, sog. Antitoxine, welchen die Fähigkeit zukommt, die Bakteriengifte zu
neutralisieren und dadurch unwirksam zu machen, etwa in ähnlicher Weise wie Säuren und Alkalien sich
gegenseitig neutralisieren. Man kann sich davon überzeugen, wenn man einem geeigneten Versuchstier eine
Menge von Bakterientoxin einverleibt, die genügen würde, es zu töten; spritzt man aber gleichzeitig Antitoxin,
so wird eine gewisse Menge des Bakteriengiftes durch eine bestimmte Menge von Antitoxin gebunden und dadurch
unwirksam gemacht, so daß das Tier nicht stirbt. Beispiele hierfür bieten der Tetanus und die Diphtherie. Diese
Stoffe werden von den Zellen des befallenen Körpers, und zwar wohl vorzugsweise den Retikulo-Endothelien,
gebildet; dieser Vorgang kann als eine Art innerer Sekretion bezeichnet werden.

Die Antitoxine sind chemisch noch wenig bekannt; sie stellen entweder Eiweißkörper dar, oder haften doch
wenigstens fest an solchen. Man kann sie aus dem Blute darstellen, oder mit dem Blutserum der erkrankten
Tiere die Impfung vornehmen. Die Antitoxine sind im ganzen spezifisch, d. h. sie wirken nur gegen die Toxine,
welche ihre Entstehung hervorgerufen haben, z. B. Tetanusantitoxin nur gegen Tetanustoxin, nicht gegen andere
Toxine.

Bei anderen Infektionskrankheiten hingegen bilden sich im Blute der befallenen Körper Stoffe, welche
auf die eingedrungenen Infektionserreger selbst unmittelbar vernichtend, bakterizid (s. o.) einwirken und die man als antibakterielle Immunstoffe bezeichnet. Am wichtigsten sind hier die Bakteriolysine. Es seien als Beispiele solcher Infektionskrankheiten der Typhus und die Cholera asiatica angeführt.
Bringt man in die Bauchhöhle eines Meerschweinchens, dem man wiederholt (nicht tödliche) Dosen von Cholerabazillen einverleibt hat, virulente Cholerabazillen, so gehen die letzteren sehr rasch in der Bauchhöhlenflüssigkeit

zugrunde; sie sterben ab und lösen sich schließlich vollkommen auf (Pfeiffersches Phänomen). Die Stoffe, welche dies bewirken, haben sich im Körper des Versuchstieres während der Vorbehandlung mit nicht tödlichen Mengen von Cholerabazillen gebildet und sind eben jene Bakteriolysine; auch ihre Bildungsstätten sind wohl vor allem die Retikulo-Endothelien. Die Bakteriolysine wirken, wie man sieht, nicht gegen Toxine, d. h. von den Infektionserregern gebildete Giftstoffe, sondern gegen die Bakterien selbst; es kommt durch ihre Entstehung nicht eine „Giftfestigkeit" wie bei den Antitoxinen, sondern eine „Bakterienfestigkeit" des Körpers zustande.

Mit den Bakteriolysinen nicht zu verwechseln sind die unter ähnlichen Umständen entstehenden **Agglutinine,** Stoffe, welche nicht bakterientötend wirken, vielmehr die Fähigkeit besitzen, die Bakterien zu verklumpen (s. u.). Des weiteren die **Präzipitine** (s. a. u.). Zu den antibakteriellen Immunkörpern gehören noch die **Opsonine** (Wright) und die **Bakteriotropine** (Neufeld). Es handelt sich um in dem Serum immunisierter Lebewesen vorhandene, spezifische, die Phagozytose anregende Stoffe, welche hierdurch die antibakterielle Wirkung fördern. Auch die Antiaggressine gehören hierher, welche die zellfeindlichen Aggressine (s. auch später) der Bakterien in ihrer Wirkung ausschalten.

Zur Erklärung aller dieser Erscheinungen hat die **Ehrlichsche Seitenkettentheorie** („Seitenketten" aus der organischen Chemie entnommen), welche überhaupt ungeahnte Förderung der ganzen Immunitätslehre gebracht hat, sehr beigetragen, wenn sie auch nur eine Vorstellungsweise der Vorgänge darstellt, die heute nicht mehr ganz aufrecht erhalten werden kann. Hier können nur ihre Grundlagen angedeutet werden. Ein Toxin hat zwei verschiedene Gruppen, eine haptophore, mittels deren es sich gewissermaßen einhakt, und eine toxophore, mittels deren es seine abgestimmte giftige Tätigkeit ausübt. An der Zelle trifft das Toxin nun Seitenketten — Rezeptoren —, in die die haptophore Gruppe paßt, also einhaken kann. Die Verankerung des Toxins an der Zelle ist Voraussetzung für die Einwirkung der toxophoren Gruppe; so wird die Zelle geschädigt. Die mit Toxin beladenen Seitenketten werden für die Zelle physiologisch unbrauchbar, sie werden abgestoßen, und die Zelle versucht den Verlust durch Bildung neuer Seitenketten zu ersetzen. Seitenketten = Rezeptoren werden ans Blut abgegeben und fangen hier Toxine ab, bevor sie an die Zellen gelangen, d. h. betätigen sich als Antitoxine. So werden diese und ihre Bildung bei dem Überstehen der betreffenden Erkrankung erklärt. Im gewöhnlichen Zelleben benötigt die Zelle Seitenketten = Rezeptoren zur Aufnahme der Nahrung.

Nach der Ehrlichschen Theorie werden auch die antibakteriellen Immunstoffe, vor allem die Bakteriolysine, erklärt, doch liegen hier die Verhältnisse viel verwickelter. Es wirken hier zwei Körper zusammen, der die Bazillen lösende Stoff, welcher in normalem Serum schon enthalten ist, und welcher hitzeunbeständig ist — das sog. Komplement [oben schon als Alexin (Buchner) erwähnt] — und der hitzebeständige Körper, welcher für das Immunserum kennzeichnend ist, der sog. Ambozeptor. Beide müssen zusammenwirken, um Bakteriolyse zu bewirken. Hierbei greift das Komplement nicht unmittelbar die Bakterien an, sondern wird an diese verankert durch Vermittelung des Ambozeptors, welcher also einerseits die Bakterien, andererseits das Komplement bindet und so beide verbindet.

Die Antikörper sind auf jeden Fall zellulärer Abstammung, mag auch ihre Verbreitung humoral, und ihre Wirkung, ob humoral oder zellenständig, strittig sein. Es liegt also eine Mischung zellulärer und humoraler Vorgänge vor.

Das Vorhandensein von Schutzstoffen im Körper hat eine praktisch wichtige Auswertung bei der Diphtherie gefunden in Gestalt der **Schickschen Reaktion.** Spritzt man verdünntes Diphtherietoxin in die Haut, so nehmen bei Mangel an Schutzstoffen an der Infektionsstelle auftretende entzündliche Erscheinungen bis zu 48 Stunden ständig zu und dauern darüber hinaus noch an (sog. Pseudoreaktionen gegen das Eiweiß allein klingen während dieser Zeit wieder ab); fehlt dagegen die entzündliche Reaktion überhaupt, so ist dies ein sicheres Zeichen dafür, daß der Körper Schutzstoffe besitzt.

Es liegt nun der Gedanke schon überaus nahe, auch Menschen bzw. Tiere, welche eine Infektionskrankheit nicht durchgemacht haben, also Antitoxine und Bakteriolysine nicht besitzen, gegen die betreffende Erkrankung **künstlich zu immunisieren,** indem man ihnen die Stoffe einverleibt. Ein Beispiel künstlicher Immunisierung ist oben schon erwähnt, indem man einst bei den Pocken die Krankheit zu erwerben trachtete, um dann unempfänglich zu sein. Hiermit wäre aber natürlich nichts gewonnen. Dagegen liegen die Verhältnisse weit günstiger, wenn es möglich ist, die Krankheit in geringem, ungefährlichem Maße zu erwerben und trotzdem die Bildung jener Antikörper zu veranlassen, welche vor einer späteren schweren Infektion mit derselben Erkrankung schützen. Dies gelingt nun in der Tat und ist zuerst bei denselben Pocken gelungen in Gestalt der bekannten **Schutzimpfung Jenners.** Es kommt also alles darauf an, den Infektionsstoff, der zur Schutzimpfung benutzt wird, in seiner Krankheitsbewirkung so herabzusetzen, daß nur eine örtliche, nicht bedeutende Erkrankung erfolgt.

Die Abschwächung des Virus kann bei verschiedenen Arten auf unterschiedliche Weise geschehen. Schutz gegen Tollwut kann durch Impfung mit getrocknetem Rückenmarkgewebe eines an Tollwut verendeten Tieres erreicht werden; das Rückenmark enthält das Virus in besonderer Menge; diese Impfung mit abgeschwächtem Infektionsstoff ist meist auch dann noch von Erfolg, wenn sie erst nach dem durch den Biß eines wutkranken Tieres erfolgten Ansteckung angewendet wird, da das Virus eine sehr lange Inkubationszeit (bis zu 3 Monaten) hat und der schützende Stoff sich vorher im Körper verbreitet. Es ist dies die Pasteursche Schutzimpfung gegen Tollwut. Abschwächung eines Virus kann ferner durch Erhitzen (z. B. bei Rauschbrand), durch Züchtung des Virus bei einer den geeignetsten Grad seines Gedeihens etwas übersteigenden Temperatur, ferner dadurch erreicht werden, daß man das Virus durch einen anderen, seiner Gattung nach ihm weniger zusagenden Tierkörper hindurchgehen läßt; auf letzterer Tatsache beruht die Schutzimpfung gegen Schweinerotlauf (Hindurchschicken des Virus durch Kaninchen) und wahrscheinlich auch die schon erwähnte Jennersche Schutzimpfung gegen Pocken. Denn, vorausgesetzt daß der Infektionsstoff der Kuhpocken dem der Blatternkrankheit des Menschen gleich ist, so ist der mit Impfung von Kälberlymphe erzeugte Schutz des Menschen darauf zu beziehen, daß im Tierkörper die Virulenz des Giftstoffes abgenommen hat und auch beim Menschen nur gering, örtlich, wirkt. Eine Abschwächung der Virulenz kann auch noch durch Einwirkung von Sonnenlicht auf die Bakterienkulturen, ferner durch gewisse Chemikalien (z. B. durch Trichloressigsäure bei Tetanusbazillen) bewirkt werden.

Bei solchen Infektionskrankheiten, deren Bakterien die immunisierenden Stoffe in ihrem Körper enthalten, haben Impfungen mit abgetöteten Bakterienkulturen eine Schutzwirkung erzielt, so bei Typhus, Pest und Cholera. Auch hier tritt nach Einverleibung einer kleinen Menge eine Reaktion ein, d. h. eben Bildung von Stoffen, welche gegen spätere Infektion mit lebenden Bazillen schützen. Auch durch Einspritzung von **Bakterienauszügen**, auf mechanischem Wege aus den Bakterien gewonnenen Stoffen (wie bei Tuberkulose), sind Erfolge erzielt worden.

In allen diesen Fällen wird die Immunität dadurch künstlich erworben, daß man den Körper die Krankheit, wenn auch in abgeschwächtem Maße, selbst durchmachen läßt. Man bezeichnet dies, weil der Körper also selbst eine Arbeit leistet, indem er sich seine Antikörper selbst erzeugt, als **aktive Immunität.**

Im Gegensatz hierzu kann man nun aber einem Körper auch das Serum eines anderen Körpers, welcher die betreffende Krankheit überstanden hat, und somit die Antikörper besitzt, einverleiben. Man bezeichnet dies, wobei die fertigen Stoffe übertragen werden, und somit keine richtige eigene Arbeit geleistet wird, als **passive Immunität.** Die aktive Immunität ist eine verhältnismäßig feste, lang anhaltende; die passive kommt zwar sofort zustande, hält aber nur verhältnismäßig kurze Zeit, da die schutzverleihenden Stoffe bald wieder aus dem Körper verschwinden.

In ähnlicher Weise wie bei der passiven Immunisierung können die Antikörper auch in der Gebärmutter von dem mütterlichen Blut auf das Kind übertragen werden. In geringerem Maße ist dies auch bei Säuglingen durch die Milch der Fall.

Wie die erworbene Immunität nach Überstehen einer Erkrankung teils auf Giftfestigkeit, d. h. Antitoxinen, welche die Toxine unschädlich machen, teils auf Bakterienfestigkeit, d. h. den Bakteriolysinen, beruht (s. o.), so werden auch bei der künstlichen aktiven wie passiven Schutzverleihung teils Stoffe erzeugt bzw. übertragen, welche die Bakterien selbst, teils solche, die deren Toxine unschädlich machen.

Die Anwendung der passiven Immunität hat nun eine wichtige Erweiterung gefunden. Es ist nämlich bei manchen Infektionskrankheiten mit Erfolg der Versuch gemacht worden, durch Einverleibung von Blutserum immunisierter Tiere („Immunserum") nicht nur gegen eine nachfolgende (oder bei Tierversuchen gleichzeitig erfolgende) Infektion derselben Art zu schützen, sondern auch nach erfolgter Infektion das Umsichgreifen und Weiterschreiten einer also bereits bestehenden Erkrankung zu verhindern bzw. diese zu heilen, oder wenigstens die Erkrankung leichter zu gestalten. Das Serum wird also hier nicht zur **„Schutzimpfung"** vorbeugend angewandt, sondern soll als **„Heilserum"** wirken. Besonders ist diese Methode bekannt bei der Diphtherie; auch z. B. bei Schlangengiften ist sie gelungen. Zur Darstellung eines solchen „Heilserums" werden Tiere — es werden zur Herstellung von Diphtherieheilserum vor allem große Tiere (Pferde) verwandt, von denen sich reichlich Serum gewinnen läßt — durch allmählich gesteigerte Mengen von Infektionsstoff immun, „giftfest", gemacht. Dabei erfolgt jedesmal eine leichte Erkrankung, und während dieser Zeit wird das „Antitoxin" im Tierkörper gebildet. Dem so nach und nach künstlich immunisierten Tiere wird das Serum entnommen und zur Behandlung verwandt. Auch die moderne Genesenden-Serum-Behandlung bei Encephalitis epidemica oder Masern beruht auf passiver Immunisierung. Es sei nur nebenbei erwähnt, daß man schon bestehende Krankheiten auch mit aktiver Immunisierung, wenn auch mit geringerem Erfolg, anzugreifen versucht hat. Das wichtigste Beispiel ist das Tuberkulin Kochs.

Unter den „Antikörpern", welche sich unter dem Einfluß der Bakterien im Körper während der Erkrankung bilden, finden sich nun neben jenen die Bakterien oder ihre Toxine vernichtenden auch andere, welche befähigt sind, die betreffenden Infektionserreger zum Zusammenballen, zur „Agglutination" zu bringen. Man benennt diese Antikörper daher **„Agglutinine"** (s. o.). Am deutlichsten tritt dies bei dem Typhus abdominalis und der Cholera asiatica zutage. Bringt man das Serum von einer solchen Krankheit Befallener im „hängenden Tropfen" mit lebenden Bakterien einer virulenten Kultur der betreffenden Art zusammen, so kann man unter dem Mikroskop beobachten, wie die Bakterien miteinander verkleben, sich zu Häufchen ballen und zu Boden sinken. Kennt man nun diese (Gruber-Grünbaumsche) Reaktion als einen festen Wert, so kann man einen Punkt als die Unbekannte der Gleichung ausschalten und somit ermitteln. Dies ist diagnostisch von größter Bedeutung geworden, besonders als sog. **Widalsche Reaktion** beim Typhus. Entnimmt man einem Kranken, bei dem der Verdacht auf Typhus besteht, Blut und setzt das Serum zu Typhusbazillen hinzu, so kann man, wenn die Reaktion positiv, d. h. in einem gewissen Titer agglutinierend ausfällt, das Serum als ein von einem Typhuskranken stammendes ansehen. Die Reaktion ist, wenigstens mengenmäßig betrachtet, bis zu einem gewissen Grade eine spezifische, da sie noch bei starker Verdünnung des agglutinierenden Serums (bis 1 : 1000) eintritt, während zwar unverdünnteres Serum auch den Typhusbazillen verwandte Bakterien, wie das Bacterium coli, agglutiniert (sog. Gruppenagglutination), das hochgradig verdünnte aber meist nicht mehr. Und umgekehrt, wenn ein Immunserum bekannt, aber die Art eines Bakteriums unbekannt oder unsicher ist, kann man mit Hilfe der Agglutinationsprobe die Bakterienart als zu dem Immunserum spezifisch gehörig, z. B. bei Typhus- oder Choleraerregern, festlegen.

Ferner gehören hierher die **„Präzipitine".** Als solche bezeichnet man Antikörper, welche bei Einverleibung gelöster Stoffe (filtrierte Bakterienkulturen, Eiweißlösungen u. dgl.) im Blute auftreten und diesem die Fähigkeit geben, den gelöst eingeführten gleiche Stoffe aus ihrer Lösung auszufällen.

Auch gegen die Immunkörper können wieder Antikörper — Antikomplemente, Antiambozeptoren — gebildet werden.

Die Forschungen über Immunität haben die Grundlage für eine Anzahl anderer Forschungen abgegeben, welche über das Gebiet der Bakteriologie hinausgehen und einen Ausblick auf weitere Gebiete eröffnen, die aber hier nur im Anschluß an das oben Gesagte kurz erwähnt werden mögen. Es handelt sich im wesentlichen darum, daß „Antikörper" nicht bloß gegenüber Infektionserregern (bzw. deren Stoffen), sondern auch gegenüber anderen Körpern gebildet werden können (s. o.). So ist es gelungen, Tiere auch gegen chemische Gifte, so gegen Rizin (Mäuse) und Abrin zu schützen. Ferner gegen Schlangengifte. Mit derartigen Sera kann man weiter andere Tiere gegen die betreffenden giftigen Stoffe schützen.

Und vor allem ist des weiteren festgestellt worden, daß Antikörper auch gegen tierische Zellen, so vor allem gegen rote Blutkörperchen einer anderen Tierart, oder selbst eines Lebewesens derselben Tierart („Isolysine"), gebildet werden können. Behandelt man eine Tierart A mit dem Blute einer Tierart B, so bilden sich im Blutserum des Tieres A „Hämolysine", d. h. Antikörper, welche die Blutkörperchen der Tierart B auflösen. Setzt man also jetzt zu dem Serum des vorbehandelten Tieres A rote Blutkörperchen von B hinzu, so werden diese zerstört. Freilich kann das Serum diese Eigenschaft der Hämolyse (wie ja viele Sera einer Tierart für das Blut einer anderen) auch schon von Haus aus besessen haben.

Ähnliches ist mit anderen Zellen — besonders Spermatozoen — gelungen. Man bezeichnet solche Antikörper als „Zytolysine". Alle diese Stoffe benötigen außer dem spezifischen Immunkörper noch des Komplements zur Wirkung, verhalten sich also ganz wie Bakteriolysine. Mit Hilfe bestimmter Methodik scheint festgestellt, daß nicht nur das Serumeiweiß, sondern auch Organeiweiß verschiedener Organe artspezifisch (so daß man also auf diese Weise feststellen kann von welcher Tierart die Organe stammen) ist, aber nicht organspezifisch, doch scheint letzteres bei dem Linseneiweiß der Fall zu sein; gleichzeitige Art- und Organspezifität wird von den Spermatozoen und Blutzellen angenommen.

Die Vereinigung der Bakteriolyse und Hämolyse ist zu einer wichtigen diagnostischen Methode (zuerst von Bordet - Gengou) ausgearbeitet worden, welche besonders bei der Syphilis als **Wassermann-Brucksche Reaktion** von größter Bedeutung ist. Sie sei kurz angeführt. Man braucht zu dieser Reaktion 1. das Serum des Patienten, welches also, wenn er Syphilis hat, ein Immunserum darstellt, 2. weil wir die Spirochaete pallida nur schwer rein züchten können, einen Auszug spirochätenhaltiger Organe, z. B. der Leber eines angeboren syphilitischen Neugeborenen, 3. Komplement, wie es ja in jedem Blutserum vorhanden ist (s. o.), 4. rote Blutkörperchen, z. B. vom Hammel, 5. auf diese roten Blutkörperchen eingestellte Ambozeptoren (s. o.). Ist nun das Serum des Patienten ein Immunserum, d. h. liegt Syphilis vor, so wird es mit dem die „Antigene" enthaltenden Auszug und dem Komplement gebunden. Dieses ist somit besetzt, und da es infolgedessen nicht die roten Hammelblutkörperchen (mit Hilfe der Ambozeptoren) lösen kann, tritt keine Hämolyse ein, die roten Blutkörperchen sinken im Serum zu Boden. Umgekehrt, liegt keine Syphilis vor, so ist das Serum des Patienten kein Immunserum auf Syphilis, also auch auf jene Auszüge syphilitischer Organe nicht eingestellt; das Komplement ist somit frei und bindet sich mit dem Ambozeptor und den roten Blutkörperchen, diese lösend, d. h. es tritt Hämolyse ein. Letztere spricht somit gegen, ihr Fehlen für vorliegende Syphilis. Diese „**Komplementbindungsmethode**" ist zwar nicht spezifisch, aber als Symptom der Syphilis von größter praktischer Bedeutung und auch für andere Infektionen verwendbar. Praktisch ebenso wichtig geworden zum Syphilisnachweis sind die serologischen Methoden nach **Sachs-Georgi** sowie **Meinicke,** auf die hier nicht eingegangen werden kann. Es soll nur gesagt werden, daß die Wassermannsche Reaktion und die letztgenannten Reaktionen als auf identischen physikalischen Flockungsvorgängen beruhend angesehen werden und daß angenommen wird, daß die Flocken der positiven Serumproben in allererster Linie aus Lipoiden bestehen. Nach einer neueren Vorstellung von Sachs sollen die für diese Reaktionen maßgebenden Stoffe sich auf Grund einer endogenen Sensibilisierung durch Lipoide, welche bei dem gesteigerten Zellzerfall infolge der syphilitischen Infektion frei werden, entwickeln.

Unter den Antikörpern, welche auch gegen tierische Bestandteile gebildet werden, spielen nun außer den Hämolysinen bzw. Zytolysinen auch hier Agglutinine und Präzipitine eine besondere Rolle, und auch hier wieder vor allem solche, welche gegen rote Blutkörperchen bzw. Bluteiweißkörper gerichtet sind. Auch da handelt es sich um Forschungen, die zu wichtiger praktischer Auswertung geführt haben.

Die Agglutination der roten Blutkörperchen durch im fremden Serum befindliche **Agglutinine** ist von eingreifendster Bedeutung für die Frage des unterschiedlichen Verhaltens der Menschen untereinander bei Bluttransfusionen, bei welchen Agglutination der roten Blutkörperchen natürlich vermieden werden muß. Man teilt die Menschen meist in vier **Blutgruppen** ein (Landsteiner), je nach der Fähigkeit des menschlichen Serums die Blutkörperchen bestimmter Menschen zu agglutinieren oder nicht, bzw. der Fähigkeit der roten Blutkörperchen durch die Seren bestimmter Menschen agglutiniert zu werden oder nicht. Diese vier Blutgruppen werden als O, A, B und aB bezeichnet, wobei A und B zwei verschiedene Blutkörpercheneigenschaften ausdrücken sollen, nämlich ihre isoagglutinablen Substanzen. Die Blutgruppen bleiben während des ganzen Lebens die gleichen. Diese Gruppendifferenzierung trifft übrigens nicht nur für das Blut, sondern für fast alle Gewebe des Körpers zu, so daß man auch von „Zellgruppen" spricht. Die einschlägigen **Präzipitine** haben aber auch dadurch eine praktische Bedeutung erlangt, daß es gelingt, mit ihrer Hilfe verschiedene Blutarten (z. B. Menschen- und Tierblut) auch in Auszügen von alten, längst eingetrockneten Blutflecken zu unterscheiden; z. B. Blutserum eines Kaninchens, welches durch Impfung mit menschlichem Blut Präzipitine gegen dies gebildet hat, wird in der Lösung von Blutflecken nur dann spezifische Niederschläge erzeugen, wenn es sich um Menschenblut handelt; dadurch kann der Nachweis erbracht werden, ob bei einem Blutflecken im betreffenden Falle wirklich Menschenblut vorliegt oder nicht. Die oben angegebene Einteilung der Menschen in vier Gruppen je nach den Agglutininen gegen rote Blutkörperchen aber gestattet unter Umständen einen noch weitergehenden, gerichtlich wichtigen Schluß. Mit Hilfe dieser Reaktion kann man auch bei alten Blutflecken feststellen, in welche Gruppe der Betreffende, von dem das Blut stammte, gehörte, also über die Feststellung, daß Menschenblut überhaupt vorliegt (mit Präzipitinreaktionen), hinausgehen, was, wenn ein Verdächtiger Blut einer anderen Gruppe hat, gegebenenfalls ausschließen läßt, daß jener Blutfleck von seinem Blute stammt. Da die Blutgruppen nach den Mendelschen Regeln (A und B mit strenger Dominanz) vererbt werden, kann die Reaktion auch zum Ermitteln bzw. Ausschließen eines Mannes als Vater führen, wenn die Blutgruppen von Kind und Mutter bekannt sind.

Der Körper hat, wie eingangs erwähnt, gegen fremde Stoffe, besonders Bakterien und ihre Giftstoffe, die Fähigkeit zellulärer und zellulär-humoraler Reaktionen als Abwehr (Resistenz) bis zu einem gewissen Grade. Es ist dies seine normale Reaktionslage, die wir als **Normergie** (Orthergie) bezeichnen können. Diese kann aber Änderungen eingehen, und man bezeichnet diese Änderung der Reaktionsfähigkeit des Körpers, nur ganz allgemein betrachtet, mit v. Pirquet als **Allergie.** Sie kommt in gesetzmäßiger Weise, besonders, wie schon dargelegt, durch Überstehen einer Erkrankung oder durch Vorbehandlung mit bakteriellen oder sonstigen körperfremden Substanzen zustande, also durch die geschilderte, durch Antigene bewirkte Antikörperbildung. „Die Normergie der durch Antigene reizbaren Zellen, d. h. der normale Reizeffekt ist die spezifische Antikörperbildung" (Dörr). Einzelheiten, wie dies zustande kommt, und um welche Art bewirkter Umsetzungen es sich handelt, kennen wir noch nicht. Ist ein solcher Vorgang im Körper vor sich gegangen, dessen Reaktionslage also verändert = allergisch ist, so bedeutet dies „die Fähigkeit einen nochmaligen Antigenreiz mit beschleunigter und ausgiebigerer Antikörperproduktion zu beantworten, physiologisch gesprochen die Herabsetzung der Reizschwelle" (Dörr). Die Gewebe sind also so umgestimmt, daß sie auf einen neuen Antigenreiz verändert reagieren. Diese Umstimmung kann eine Herabsetzung oder Heraufsetzung der Reaktion bedeuten, je nachdem sprechen wir von **Hypergie** oder von **Hyperergie.** Hier können schon physiologische Reize als pathologische wirken. Außerdem kann aber auch die Verbindung neuer Antigenzufuhr mit noch vorhandenen Antikörpern die Zellen selbst angreifen, ja sie gegebenenfalls bis zur örtlichen Nekrose schädigen. Hierauf beruht die sog. Arthussche Erscheinung. Aber ein solcher Zelltod erfolgt nur unter besonders eingreifender Versuchsanordnung. Wenn überhaupt keine Reaktion mehr stattfinden kann, also eine Hypergie aufs höchste gesteigert ist, sprechen wir von **Anergie.**

Eine Allergie im Sinne der Überempfindlichkeit bezeichnen wir als **Anaphylaxie.** Es handelt sich hier also um besonders gesteigerte Reaktionsfähigkeit gegen ein Antigen im weitesten Sinne. Es muß ihr etwas Stoffliches zugrunde liegen, denn sie läßt sich durch das Serum auf andere Lebewesen übertragen. Auch scheint die Reaktion des zellständigen Antikörpers mit dem Antigen nur für die Zellen, an denen sie zustande kommt, vielleicht auf dem Wege über Membranphänomene an den Zellen, pathogen zu werden (Dörr). Diese Anaphylaxie ist nun theoretisch wie praktisch nach den verschiedensten Richtungen hin sehr wichtig.

Hierher gehört die bei wiederholter Serumeinspritzung z. B. von Diphtherieserum eintretende **Serumkrankheit.** Hier ist der Körper durch außerhalb des Darmes erfolgende sog. parenterale Zufuhr einer Eiweißart sensibilisiert und erkrankt bei wiederholter Einverleibung derselben Eiweißart. Es handelt sich hier also um eine spezifische Reaktion, die auf Überempfindlichkeit nach Vorbehandlung beruht. Sie kann zu schwersten Krankheitszeichen, dem sog. **anaphylaktischen Schock,** führen, der mit Krämpfen, Temperatursturz, Blutdrucksenkung, Atmungsstörungen einhergehen und zu Zusammenbruch und Tod führen kann.

Der anaphylaktische Schock ist vor allem im Tierversuch (Meerschweinchen) verfolgt; es treten hier äußerste Lungenblähung, Hyperämie der Lungen und Bauchorgane, Ödem der Lunge, Blutungen in Lunge und Herzmuskel, schollige Zerklüftung der quergestreiften Muskulatur, besonders des Zwerchfells, ein. Die Ursache und der innere Zusammenhang der Erscheinungen sind nicht restlos geklärt. Manche nehmen artfremde Eiweißstoffe als chemisch-toxisch wirksam und einen Krampf der glatten Muskulatur besonders der Bronchien als das bewirkte an; andere denken bei dem anaphylaktischen Gift an ausgeflockte Serum-Fibrino-Globuline, die an den Endothelien der kleinen Lungenkapillaren mit Verengerung der Gefäßchen als Folge angreifen sollen. Auch an die quergestreifte Muskulatur, besonders das Zwerchfell, als Angriffspunkt mit folgendem hochgradigem Lungenemphysem wird gedacht und endlich auch an Angreifen an gewissen Gehirnzentren mit Auslösung der Folgen auf dem Wege des vegetativen Nervensystems.

Zur Anaphylaxie gehört ferner die Tatsache, daß während einer Krankheit, die durch Infektionserreger bewirkt wird, ein Überempfindlichkeitsstadium eintreten kann — während dessen eine Ausbreitung der krankhaften Vorgänge vor sich geht —, welches dann meist umgekehrt in ein längeres Stadium sogar herabgesetzter Empfindlichkeit bzw. erhöhter Abwehrfähigkeit, also relativer Immunität, übergeht. Wir haben dies bei Besprechung der „spezifischen Entzündungen" schon erwähnt und werden diese Erscheinung noch bei ausführlicher Behandlung von Tuberkulose, Lepra, Syphilis usw. genauer kennen lernen und sehen, daß die in den verschiedenen Stadien anzutreffenden wahrnehmbaren Krankheitsvorgänge hierdurch beeinflußt werden.

Gerade bei den an solchen Infektionen Erkrankten äußert sich nun die bei ihnen oft bestehende Überempfindlichkeit darin, daß sie, wenn man ihnen den gleichen Infektionsstoff einverleibt, hierauf besonders stark und schnell antworten. Diese **Erscheinung der spezifischen Überempfindlichkeit** hat diagnostische Bedeutung gewonnen. Tuberkulin in einer Dosis, welche bei Gesunden wirkungslos ist, ruft bei Tuberkulösen mehr oder minder starke örtliche und Allgemeinreaktion hervor. Diese **Tuberkulinreaktion** ist diagnostisch beim Menschen und besonders in der Tiermedizin bei der Perlsucht der Rinder — und hier ähnlich die Malleinreaktion bei Rotz — von größter Bedeutung geworden. Seit einer Reihe von Jahren träufelt man das Tuberkulin auch in den Konjunktivalsack — **Ophthalmoreaktion** — oder spritzt es in die Kutis — **Kutanreaktion** —, wodurch sehr sichere örtliche Reaktionen ohne Störung des Allgemeinbefindens entstehen. Eine ähnliche Reaktion mit der von ihm gezüchteten Syphilisspirochäte stellte Noguchi als sog. Luteinreaktion an.

Ferner gehört in dies Gebiet eine besondere Überempfindlichkeit gegen verschiedene Stoffe, die sich bei Menschen meist angeboren aber auch (durch spezifische Sensibilisierung) erworben findet, in Gestalt der sog. **Idiosynkrasien,** die schon unter „Disposition" erwähnt wurden.

So reagieren manche, im übrigen ganz normale Menschen, auf für sonstige Menschen völlig unschädliche Nahrungsmittel, wie z. B. Krebse oder Erdbeeren, mit der Urtikaria genannten Hauterkrankung, öfters auch mit Übelkeit und Durchfällen oder Fieber. Manche Menschen erkranken schwer oder sterben gar bei kleinen Dosen von Arzneimitteln, die sonst gut vertragen werden, z. B. Sublimat, Jod, Arsen oder Chloroform, oder zeigen Krankheitszeichen nach Jodoform, Kokain, Formaldehyd usw.

Zu diesen Überempfindlichkeitsreaktionen gehören ebenso bestimmte Erkrankungen, die bei manchen Leuten auf gewisse Auslösungsursachen hin eintreten, die sonst nicht krankheitserregend sind. So reagieren manche Menschen auf Primelarten mit Ekzemen und vor allem auf Berührung der Nasenschleimhaut mit Pollenkörnern mit dem sog. Heuschnupfen. Auch das Bronchialasthma gehört hierher. Hier scheinen Klimaallergene (kolloide Stoffe teils unbekannter Art, in der Luft, besonders im Tiefland) nach Storm van Leeuwen mitzuspielen. Ferner ist hierher das vorübergehende sog. Quinckesche Ödem zu rechnen, das an verschiedenen Körperteilen und Organen seinen Sitz haben und bei Auftreten von Kehlkopfödem sogar tödlich enden kann, sonst meist ungefährlich ist.

Bei allen den Zuständen der letztgenannten Gruppen handelt es sich um bestimmte Konstitutionen, bei denen sonst harmlose Einwirkungen krankhafte Reaktionen erzielen, weil eben besondere Überempfindlichkeit besteht. Diese besondere Reaktionsfähigkeit läßt zumeist eine besondere vorangegangene Sensibilisierung — im Gegensatz zur erstgenannten echten Anaphylaxie, wie bei der Serumkrankheit — wenigstens nicht auffinden; auch ist sie im Gegensatz zu ihr als Konstitutionsanomalie, wenigstens häufig, vererbbar. Diese Reaktionen sind auch nur zum Teil spezifisch, zum Teil nicht spezifisch, d. h. es besteht mehr allgemeine konstitutionelle Allergie auf alle möglichen Reize hin. Die wichtigeren derartigen allergischen Zustände sind allerdings auch spezifisch. Während manche Forscher sie der echten Anaphylaxie grundsätzlich gleichsetzen und auch hier wie bei der Anaphylaxie eine nach Sensibilisierung auftretende Antigen-Antikörperwirkung (s. o.) annehmen, trennen andere diese letztgenannten allergischen Zustände von der eigentlichen Anaphylaxie, sie denken hier an eine spezifisch erhöhte Reflexerregbarkeit des Gefäßnervensystems und Kämmerer stellt sich vor, daß die bei diesen Leuten bestehende besondere Reizbarkeit des Kapillarnervensystems ausgelöst werde durch abnorme Eiweißabbaustoffe (ungenügende Desamidierung aminartiger Körper), welche bei ihnen bei Einwirkungen auftreten, die für sie zellschädigend sind. Das Wesentliche scheint zu sein, daß es hier nicht „parenteral" einverleibte Eiweißkörper, sondern dem eigenen Körper entstammende sind, welche auf diese Weise zum Antigen werden. Man hat die genannten Idiosynkrasien, Urtikaria, Heuschupfen, Asthma bronchiale, als **allergische Krankheiten** zusammengefaßt.

Zum Schlusse sei noch erwähnt, daß Abderhalden uns **Abwehrfermente** des Körpers kennen lehrte, welche gegen alles dem Körper Fremdartige gerichtet sind. Hierauf beruht seine Schwangerschaftsreaktion. Das Mobilmachen dieser Fermente scheint auch bei allen möglichen Infektionen als Abwehrmittel eine Rolle zu spielen.

Die soeben auseinandergesetzten Tatsachen haben uns zwar einen gewissen Einblick in die Immunitätslehre gegeben, indes sind wir doch noch weit entfernt, das Wesen der Immunität vollkommen erklären zu können. Auch sei hier ausdrücklich hervorgehoben, daß im obigen bloß die wichtigsten der uns bekannten diesbezüglichen Tatsachen kurz wiedergegeben werden konnten, daß aber die Verhältnisse in den einzelnen Fällen viel verwickelter liegen; auf dem hier zur Verfügung stehenden beschränkten Raume konnten die einzelnen hierher gehörigen Punkte nicht in so ausführlicher Weise wiedergegeben werden, daß ein wirkliches Verständnis derselben möglich wäre. Doch werden ja die ganzen Immunitätsfragen in einer eigenen Lehre abgehandelt, nämlich zusammen mit der Bakteriologie.

III. Vererbung.

Unter Vererbung fassen wir die Gesamtheit der Erfahrungsbeobachtungen zusammen, daß Eigenschaften, teils der Rasse oder Gattung, teils persönlicher Natur, der Nachkommenschaft denen der Voreltern gleichen. Die Vererbung von Eigenschaften (im allgemeinen Sinne), auf welcher das physiologische Gleichbleiben der Arten beruht, kann sich auch auf krankhafte Eigentümlichkeiten erstrecken, d. h. auf die Anlage zu Krankheiten. Insofern werden gewisse Krankheitszustände, für deren Entstehen eine äußere Ursache nicht angeschuldigt werden kann, vererbt, d. h. sie finden sich, oft durch viele Geschlechterfolgen, an verschiedenen Gliedern derselben Familie. Wir dürfen jedoch nur solche Eigenschaften, und somit auch krankhafte Eigentümlichkeiten, als vererbt ansehen, deren letzter Grund im Ei oder Samenfaden selbst, oder in der Vermischung beider — in der Befruchtung, Amphimixis —, in jedem Falle also in der ersten Anlage gegeben ist. Es können also nur Krankheitsanlagen vererbt werden, Krankheiten als verwickelte Vorgänge mit zahlreichen äußeren Bedingungseinflüssen nicht.

Andere, durch äußere Ursachen nach der ersten Anlage, wenn auch noch in utero entstandene, krankhafte Zustände sind zwar auch angeboren = kongenital, aber nicht ererbt. Schon das zur Ernährung des befruchteten Eikernes dienende Nahrungsplasma des Eies zeigt die Abhängigkeit des sich entwickelnden Keimes von seiner Umgebung. Dies ist auch insofern der Fall, als die Frucht während ihrer ganzen Weiterentwicklung von dem weiblichen Körper, in dem sie sich entwickelt, durch die Plazenta hindurch beeinflußt wird. Dies weist auf die Wichtigkeit des Zustandes der Mutter für das embryonale Leben hin. Durch plazentare Übertragung (während „germinatives" Infiziertwerden eines Eies oder der Samenfäden schon mit krankhafter Weiterentwicklung der Frucht beim Menschen keine Rolle spielt) kann die Frucht auch erkranken; in seltenen Fällen ist dies wohl auch bei der Tuberkulose nach Durchwandern der Tuberkelbazillen durch die Plazenta der Fall. Auch die immunitätbewirkenden Stoffe scheinen auf diese Weise von der Mutter auf die Frucht übertragen werden zu können. Des weiteren kann die Frucht in der Gebärmutter mechanischen Schädigungen ausgesetzt sein (s. im Kap. „Mißbildungen"). Die auf diese oder jene Art und Weise sich ergebenden krankhaften Zustände der Frucht erscheinen dann angeboren, aber sind naturgemäß nicht ererbt.

Die Vererbung erfolgt unmittelbar, d. h. ein Krankheitszustand geht von den Eltern auf die Kinder über, oder die Erkrankung überspringt eine oder mehrere Geschlechterfolgen, um erst bei Enkeln oder noch später in der Abkommenschaft wieder aufzutreten, mittelbare Vererbung. Auch bei der unmittelbaren Vererbung zeigen sich häufig auffallende Eigentümlichkeiten, indem z. B. ein krankhafter Zustand von der Mutter auf die Söhne, nicht aber auf die Töchter, oder vom Vater her nur auf die letzteren übergeht. Gegenüber dem vererbbaren Auftreten einer Erkrankung im engeren Sinne spricht man von einem familiären Auftreten derselben, wenn mehrere Nachkommen gleichmäßig dieselben Abweichungen von der Norm aufweisen. Treten bestimmte Eigentümlichkeiten erst nach einer langen Reihe von Geschlechterfolgen bei den Abkömmlingen auf, so spricht man von Atavismus; insbesondere für Eigentümlichkeiten, welche aus einer früheren Ahnenreihe im Sinne der physiologischen Entwicklung stammen (doch ist es zweifelhaft, ob echter Atavismus beim Menschen vorkommt).

Infolge der Vererbbarkeit krankhafter Zustände, bzw. der Anlage hierzu, können sich die Anlagen, wenn sie von beiden Seiten zusammen kommen, verstärken. Hierin und auch wohl nur hierin liegt die Gefahr der Verwandtenehe (Inzucht).

Daß Vererbbarkeit von Eigenschaften sowohl von seiten des Vaters wie von seiten der Mutter beobachtet werden kann, weist darauf hin, daß sowohl der Samenfaden, oder genauer dessen Kopf, welcher sich mit dem weiblichen Vorkerne zum ersten Furchungskerne vereinigt, wie eben dieser Kern des reifen Eies beide als Träger einer besonderen Stoffart betrachtet werden müssen, welche dem Keime Eigenschaften von beiden Eltern vermittelt. Diese Stoffart benannte Nägeli mit dem seither üblichen Namen **Idioplasma** Erbmasse — im Gegensatz zum Soma, der Leibesmasse — und zwar ist der Bestandteil des Samenfadens wie des Eies, welcher als Träger des Idioplasmas aufzufassen ist, mit aller Wahrscheinlichkeit die Kernsubstanz (während im Ei daneben als wichtiger Bestandteil noch das Ernährungsplasma in Betracht kommt). Daß väterliche wie mütterliche Eigenschaften in der gleichen Weise dem neuen Keim zugute kommen, ist dadurch gewährleistet, daß die beiden Vorkerne eine Reduktionsteilung ihrer Chromosomen, Kernfäden, bei den sog. Reifeteilungen auf die Hälfte eingehen, so daß dem ersten Furchungskern die normale Chromosomenzahl (wohl 24 beim Menschen), aber zur Hälfte aus dem Samenfaden, zur anderen Hälfte aus dem Ei stammend, zur Verfügung steht. Die einzelnen Erbeinheiten denkt man sich an sog. Gene (die wieder aus bestimmt angeordneten Teilstücken, den Chromomeren, zusammengesetzt angenommen werden) gebunden. So stellt ihre Gesamtheit den Genotypus, das Erbbild eines Körpers dar, während das Gesamtbild eines solchen mit den ererbten und den nicht ererbten, also erworbenen, Eigentümlichkeiten dem Erscheinungsbild, dem Phänotypus, entspricht (s. u.). Für jede Person muß das Idioplasma besondere Eigenschaften besitzen, d. h. von jedem anderen verschieden sein. Diese idioplasmatischen Bestandteile des männlichen wie weiblichen Vorkernes enthalten also potentiell schon sämtliche Anlagen für das neuentstehende Lebewesen.

Auf diese Vererbungspotenzen müssen wir dann die ganze weitere Entwicklung des neuen Lebewesens beziehen, und sie verleihen nicht nur diesem, indem sie ihm väterliche wie mütterliche Eigenschaften übertragen, sein ganzes Gepräge, sondern sie bestimmen auch in dessen weiteren Leben zahlreiche Lebensäußerungen. Hierauf ist es zu beziehen, daß manche vererbte Eigenschaften erst im späteren Leben zutage treten, so z. B. der in manchen Familien erbliche frühe Haarausfall oder erst in späteren Jahren auftretende geistige Erkrankungen u. dgl. mehr. Auch die grundlegende Fähigkeit jeder Zelle, lebende Masse aus unorganisierten Stoffen zu bilden und durch Teilung, in der Regel Mitose, neue Zellen entstehen zu lassen, ist eine idioplasmatisch den Zellen des gesamten Pflanzen- und Tierreiches vererbte Eigenschaft, während wir den letzten Ursprung dieser Fähigkeit und somit der Zelle und des organischen Lebens überhaupt nicht kennen und uns die „Urzeugung" wohl überhaupt nicht vorstellen können. Die „prospektive Potenz" einer Zelle, also ihre Fähigkeit zu Leistungen, ist ihr also auch idioplasmatisch mitgegeben; diese kann aber größer sein als ihre „prospektive Bedeutung" (Driesch), d. h. als die Leistungen, welche sie wirklich betätigt. Wir sehen z. B., daß, wenn man eine der beiden ersten Blastomeren trennt, trotzdem ein ganzer, wenn auch verkleinerter, Froschembryo entstehen kann.

Für die Unterscheidung zwischen Anlage (Genotypus) und Schicksal, d. h. Hinzukommen umweltlicher Einflüsse, sind die Verfolgungen an der Hand eineiiger Zwillinge, die aus einer gemeinsamen Erbmasse entstehen, wichtig (vor allem von W. H. Siemens verfolgt).

Da wir nun weiterhin Eigenschaften, zu welchen auch krankhafte Zustände gehören, bei Lebewesen neu auftreten sehen, so handelt es sich darum sich zu erklären, wie ihr Erscheinen zu deuten ist.

Es scheint dies auf die Annahme hinzuweisen, daß während des Lebens von einem Lebewesen erworbene Zustände auf seine Nachkommenschaft übertragen werden können; jedoch wird diese Vererbbarkeit erworbener Eigentümlichkeiten meist für unmöglich gehalten. Jedenfalls sprechen alle Beobachtungen dagegen, daß etwa traumatisch zustande gekommene Veränderungen, Verstümmelungen u. dgl. erblich übertragen werden; einer solchen Annahme widersprechen alle diesbezüglich angestellten Tierversuche ebensosehr wie auch die Tatsache, daß z. B. die seit Jahrtausenden ausgeübte gewohnheitsmäßige Beschneidung keinen derartigen Einfluß erkennen läßt. Die vor allem früher viel angenommene bekannte Weismannsche Theorie

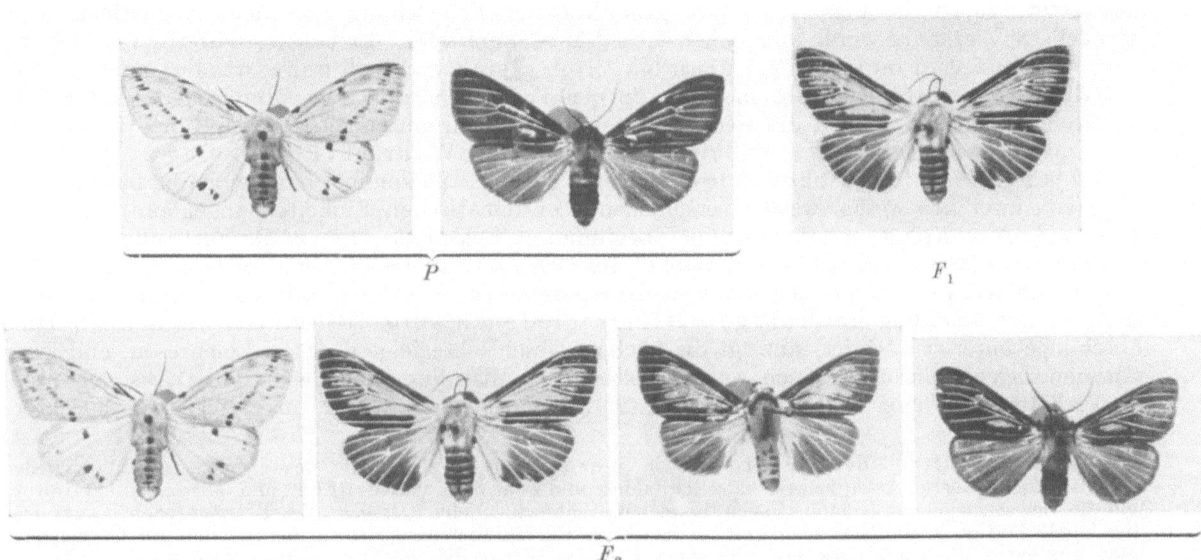

Abb. 190. Kreuzung von Spilosoma lubricipedum X zatima.
P Parenteralgeneration = Elterngeneration.   F₁ 1. Filialgeneration.   F₂ 2. Filialgeneration.
(Nach Goldschmidt, Einführung in die Vererbungswissenschaft.)

von der Kontinuität des Keimplasmas, dessen einzelne Teile schon die Eigentümlichkeiten und den Bau aller Körperteile vorgebildet enthalten, schloß jede Vererbung erworbener Eigenschaften aus. Auf jeden Fall erscheint eine Vererbung von Einwirkungen, welche nur die Somazellen betreffen, unmöglich. Andererseits ist die Annahme der Vererbung erworbener Eigenschaften in gewisser Beziehung auch keineswegs sicher widerlegt. Es ist wohl vorstellbar, daß wenigstens gewisse äußere Einwirkungen, welche einen ausgebildeten Körper betreffen, neben dessen somatischen Zellen oder auf dem Wege über diese auch seine Geschlechts- (germinativen) Zellen in bestimmter Weise beeinflussen, z. B. im Sinne einer erhöhten Anlage für oder auch einer Unempfänglichkeit gegenüber bestimmten Erkrankungen, und daß eine so erworbene Eigentümlichkeit auch vererbbar wäre, vielleicht durch Beeinflussung des Furchungskernes. Doch ist alles dies rein hypothetisch.

Äußerliche Veränderungen in der Erscheinung (dem Erscheinungsbild = Phänotypus) treten allerdings infolge Ernährungs- und vieler anderer Bedingungen ständig ein, sog. Modifikationen, doch handelt es sich hier nur um nebenbildliche (paratypische) Änderungen, die nicht vererbbar sind, da das Idioplasma dadurch nicht verändert wird und somit das Erbbildliche (Idiotypische) oder der Genotypus (s. o.) gleich bleibt. Also das, was vererbt wird, ist nicht eine bestimmte erscheinungsbildliche Eigenschaft, Farbe od. dgl., sondern die Reaktionsweise, d. h. eine erbbildliche Anlage wird übertragen (Idiophorie). Der Unterschied wird sehr gut durch ein Beispiel Baurs dargelegt. Flüssiges Paraffin gleicht geschmolzenem festen Paraffin äußerlich vollkommen. Das was sie unterscheidet ist eben nicht das Erscheinungsbild des festen oder flüssigen Aggregatzustandes, sondern die verschiedene Lage des Schmelzpunktes, d. h. die kennzeichnende Reaktionsweise auf Temperatureinflüsse.

Nun sehen wir aber vererbbare Merkmale auch zum ersten Male neu auftreten; sonst wäre ja „Entwicklung" wie „Rassendegeneration" unmöglich. Hier muß eine wirkliche Änderung des Idioplasmas vorliegen, d. h. eine solche also auch möglich sein. Es handelt sich hier um bei der Vereinigung der beiden Gameten (Sperma und Ei), der sog. Anphimixis, neu entstandene Variationen. Diese können in Spaltung und Neuverbindung von Erbeinheiten bestehen (Kombination nach Baur) oder in den von de Vries zuerst sog. „Mutationen", welche ohne Bastardspaltung aus meist unbekannter Ursache plötzlich entstehen sollen.

Sehr verständlich erscheint die Vorstellung von Lenz. Er faßt die vorübergehenden Ursachen, welche eine Änderung des Idioplasmas und somit der erblichen physiologischen wie krankhaften Anlagen bedingen, unter dem Begriff der Idiokinese = Erbänderung zusammen. Diese Ursachen, d. h. also die einzelnen idiokinetischen Teilbedingungen, sind exogener Natur. Hierher soll z. B. die Beeinflussung durch Alkoholismus gehören. Diese Idiokinese soll dann die Ursache für die Mutationen darstellen. Mutationen, die für die Erhaltung schädlich sind, verschwinden wieder, nur durch einige Folgen werden weniger erhaltungsgemäße Anlagen weiter gegeben und das sind eben die krankhaften. Sie erlöschen dann durch im allgemeinen im natürlichen Daseinskampf von selbst erfolgende Auslese (Selektion) wieder. Ebenso wie das neu entstehende Lebewesen so zwar im allgemeinen seinen Eltern gleicht, aber daneben doch auch gewisse neue, persönliche Züge aufweist, können auch Eigentümlichkeiten krankhafter Art neu auftreten und eine Eigenschaft des Keimplasmas auch in einigen wenigen folgenden Folgen bleiben. Auf die Dauer bleiben nur solche Mutationen übrig, die der Erhaltung nützlich sind. Dabei wird es sich meist zunächst um kleinste Mutanten handeln.

Ganz allgemein nun folgt die Vererbung einem Gesetz, welches, besonders botanisch ausgearbeitet, zuerst in wissenschaftlich grundlegender Erforschung von dem Augustinermönch Mendel (1865) erkannt wurde und daher nach ihm benannt wird. Er bewies, daß die Vererbung von beiden Geschlechtern her grundsätzlich gleich vor sich geht, was der gleichen Zahl väterlicher wie mütterlicher Chromosomen in den Vorkernen, als Träger idioplasmatischer Eigenschaften, entspricht. Durch die Reduktionsteilung der Chromosomen auf die Hälfte kommt es, daß jede idioplasmatische Erbeinheit ebensoviel Wahrscheinlichkeit hat am Aufbau des Kindes mitzuwirken, wie dies nicht zu tun. So kommt es zahlenmäßig bei Befruchtung von zwei Lebewesen, welche verschiedenen systematischen Einheiten angehören, zu einem Bastard, Mischling, welcher in einer bestimmten Reaktionsweise, z. B. Farbäußerung, eine Mischform zwischen beiden Eltern darstellt. Im Gegensatz zu Lebewesen, welche der Vereinigung zweier gleichartiger Sexualzellen (Gameten) entstammen, d. h. homozygot = gleichanlagig sind, ist der Mischling heterozygot = verschiedenanlagig. Befruchten wir nun derartige Mischlinge unter sich weiter, so zeigt die nächste Geschlechterfolge dreierlei Lebewesen, und zwar von den Eigenschaften des einen Ausgangselters, des Mischlings und des anderen Ausgangselters im Verhältnis (in dieser Reihenfolge) von 1 : 2 : 1. Und dementsprechend in weiteren Geschlechterfolgen.

Dies „Aufspalten" der Bastarde (auch „mendeln" genannt) kommt deswegen zustande, weil jeder der Mischlinge zweierlei Arten von Sexualzellen bildet, und zwar 50% „väterliche" und 50% „mütterliche", und die vier so möglichen Kombinationen die gleiche Wahrscheinlichkeit haben. Ein Beispiel (nach Baur) mag dies kurz erläutern. Ein gleichanlagig elfenbeinfarbiges Gartenlöwenmaul, dessen Sexualzellen mit f bezeichnet seien, und ein gleichanlagig rotes Gartenlöwenmaul, dessen Sexualzellen mit F bezeichnet seien, werden gekreuzt. Eine gleichanlagig rote Pflanze hat somit die Formel FF, eine ebensolche elfenbeinfarbige diejenige ff, der Mischling hingegen Ff (bzw. fF). Er ist also verschiedenanlagig und seine Farbe ist blasser, rosa. Diese erste Generation ist P_1, d. h. Parentalgeneration = Elterngeneration, die nächste die Bastardgeneration (F_1 = erste Filialgeneration). In der nächsten Generation (F_2 = zweite Filialdegeneration) werden nun zu gleichen Teilen F und f Sexualzellen von beiden Eltern gemischt, so treffen zusammen F mit F = FF (d. h. rote Pflanze), F mit f = Ff (d. h. rosa Pflanze), f mit F = fF (d. h. rosa Pflanze) und f mit f = ff (d. h. elfenbeinfarbige Pflanze), und da sich die Gesetze der Wahrscheinlichkeitsrechnung erfüllen, ist FF im Verhältnis von 1, fF + Ff (was dasselbe ist) im Verhältnis von 2, ff wieder im Verhältnis von 1 entstanden. So ist ein Teil der Nachkommen (FF und ff) wieder gleichanlagig, die Hälfte verschiedenanlagig (fF). Letztere „spalten" in der nächsten Generation (F_2) weiter. Der Stammbaum lautet dann bildlich nach Baur:

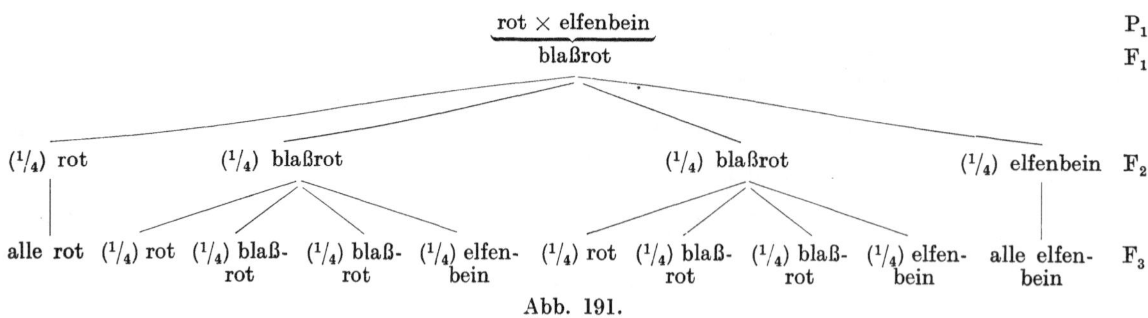

Abb. 191.

Hierzu kommen nun noch einige im einzelnen näher festgestellte Regeln. Hierher gehört die Dominanzerscheinung, welche besagt, daß beim Bastard oft eine Eigenschaft eines der Eltern so überwiegt, daß die des anderen verdeckt wird. Die vererbte Eigenschaft nennt man dann die „dominierende" = überdeckende, die unterdrückte des anderen der Eltern die

„rezessive“ = überdeckbare. Dies Verhalten kann gerade bei Krankheiten wichtig sein und ist an Stammbäumen, z. B. bei Polyurie (s. Abb. 192), zu erkennen. Im obigen Beispiel ist nur ein Merkmal (Farbe des Löwenmauls) als verschieden angenommen worden, praktisch sind es aber zumeist eine ganze Reihe verschiedener. Hierbei herrscht dann im allgemeinen die sog. Regel von der „Selbständigkeit der Merkmale“, welche besagt, daß die verschiedenen Erbeinheiten eines Lebewesens voneinander unabhängig „spalten“ können; doch bestehen auch Beziehungen, besonders Koppelungen, zwischen ihnen. Hierbei nennt man das überdeckende Merkmal (s. o.) „epistatisch“, das überdeckbare bzw. die überdeckbaren „hypostatisch“. Durch alles dies werden die Verhältnisse im einzelnen natürlich sehr verwickelt.

Das Mendelsche Spaltungsgesetz, besonders mit überdeckendem wie mit überdeckbarem Verhalten, ist das Grundgesetz der Vererbung auch beim Menschen, gerade auch für dessen krankhafte Anlagen, soweit sie idioplasmatisch vererbbar sind. Treten ja solche oft schärfer als physiologische Merkmale zutage. Zur Erkenntnis sind die Ahnentafeln bzw. Stammbäume wichtig.

Derartige erbliche krankhafte Anlagen mit einem mendelnden Grundunterschied sind in größerer Zahl bekannt. Zu solchen mit überdeckendem Verhalten gehören z. B. Polyurie, Brachydaktylie, Buntscheckigkeit von Negern, grauer Star, vererbbare Zuckerkrankheit; zu solchen mit überdeckbarem Verhalten z. B. Albinismus, Taubstummheit, Epilepsie und andere erbliche Geistes- und Nervenkrankheiten, wie Dementia praecox usw. (nach Baur und Siemens).

Für das Spalten mit überdeckendem und überdeckbarem Verhalten sei je ein Beispiel (nach Siemens) angeführt:

Die angeheirateten Personen sind nicht eingezeichnet; sie waren frei von der Krankheit.

In diesem Schema sind die gleichanlagig zur Polyurie Veranlagten (als KK zu bezeichnen) von den Verschiedenanlagigen (Kk) äußerlich nicht zu unterscheiden, da die Krankheit überdeckend (dominierend) ist, also auch die Verschiedenanlagigen krank sind. Der als krank eingezeichnete Stammvater muß verschiedenanlagig krank sein, da die Formel Kk mit einer gesunden Frau KK die Hälfte kk (gesund) und die andere Hälfte Kk (verschiedenanlagig krank) ergibt, wie es in obigem Stammbaum in der Tat der Fall ist (während, wenn der Stammvater gleichanlagig krank KK wäre, mit der gesunden Frau alle Nachkommen Kk, d. h. krank sein müßten). Da die Verschiedenanlagigen wegen des überdeckenden Verhaltens (Dominanz) krank sind, sind alle Gesunden der Nachkommenschaft gleichanlagig gesund und können somit auch die Anlage zur Polyurie nicht weiter vererben.

Schema für **überdeckende (dominierende) Vererbung.**

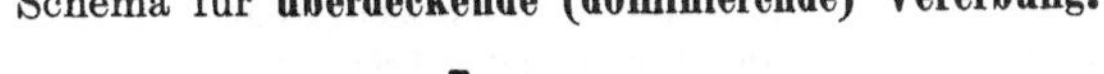
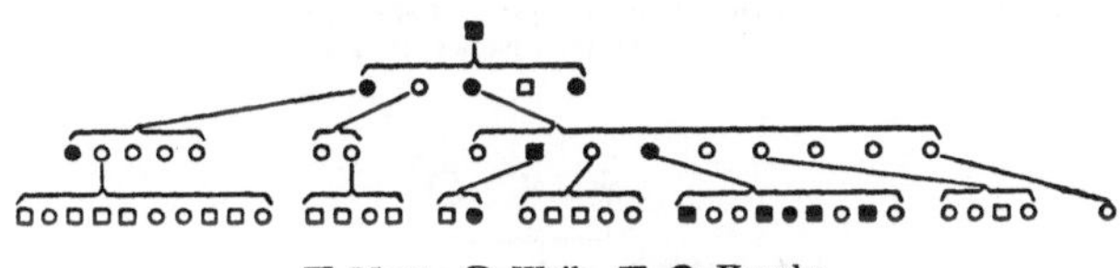

Abb. 192. Überdeckende Vererbung.

(Ausschnitt aus einem Polyurie-Stammbaum nach Weil. Aus Siemens, Die biologischen Grundlagen der Rassenhygiene. München: J. F. Lehmann 1917.)

Nach diesem Schema sind die gleichanlagig Gesunden (etwa GG) von den Verschiedenanlagigen (Gg) im Leben nicht zu unterscheiden, da letztere wegen des überdeckbaren Verhaltens des krankhaften Merkmals im Erscheinungsbild gesund sind. Ein kranker Gamet mit einem gesunden (s. das Schema) gibt lauter Verschiedenanlagige (Gg), aber diese geben mit einem Gesunden (GG) zur Hälfte Verschiedenanlagige (Gg) und zur Hälfte Gesunde (GG), tritt aber Amphimixis zwischen zwei Verschiedenanlagigen ein, so wird (Gg + Gg) etwa die Hälfte der Nachkommenschaft krank sein (GG), s. die unterste Reihe des Schemas. Die Verschiedenanlagigen erscheinen hier also gesund, ebenso ihre Kinder, an dem Auftreten der Krankheit in weiterer Erbfolge ist erst die Verschiedenanlagigkeit zu erkennen.

Umgekehrt ein Schema für **überdeckbare (rezessive) Vererbung.**

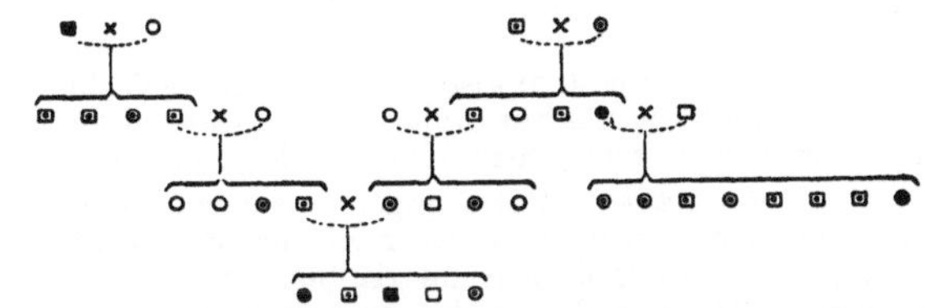

Abb. 193. Überdeckbare (rezessive) Vererbung.
Schematisches (erdachtes) Beispiel.

(Aus Siemens.)

So sehen wir das Spaltungsgesetz mit überdecktem bzw. überdeckbarem Verhalten auch bei den erblichen Krankheitsanlagen herrschend. Es gibt aber auch Ausnahmen, die durch das Mitwirken besonderer Teilbedingungen bedingt werden. Hier sollen zwei verschiedene derartige Beispiele angeführt werden.

Das eine ist die Hämophilie (Bluterkrankheit). Sie befällt nur männliche Lebewesen, wird aber auf diese nur durch weibliche, welche die Krankheit aber nur latent, nicht tatsächlich, aufweisen (sog. Konduktoren, besser Anlagenträger), übertragen. Hierbei ist kein sicheres Beispiel bekannt, daß die Anlagenträgerin selbst die Erkrankung von einem männlichen Lebewesen geerbt hätte, sondern stets nur von einem anderen weiblichen (ebenfalls einer Anlagenträgerin). Die Hämophilie ist somit somatisch an das männliche, wohl idioplasmatisch an das weibliche Geschlecht gebunden. Lenz erklärt aber diese sog. Lossensche Regel (Lossen erkannte diese Art der Vererbung bei der Hämophilie zuerst) durch „Mendeln" mit Zugrundegehen der hämophil veranlagten Samenfäden.

Im Gegensatz hierzu steht die Hornersche Regel, welche dieser Forscher schon 1876 für die gewöhnliche Farbenblindheit aufstellte und der nach Lenz auch die Vererbung bei neurotischer Muskelatrophie und der gewöhnlich mit Myopie einhergehenden Hemeralopie folgt. Hier erkranken in der Regel auch nur Männer; die Krankheit vererbt sich nur durch Frauen, welche selbst nicht erkranken, sondern auch hier nur als Anlagenträgerinnen dienen, auf deren Söhne. Die Frauen haben hier aber auch ihrerseits die latente Erbanlage von ihren

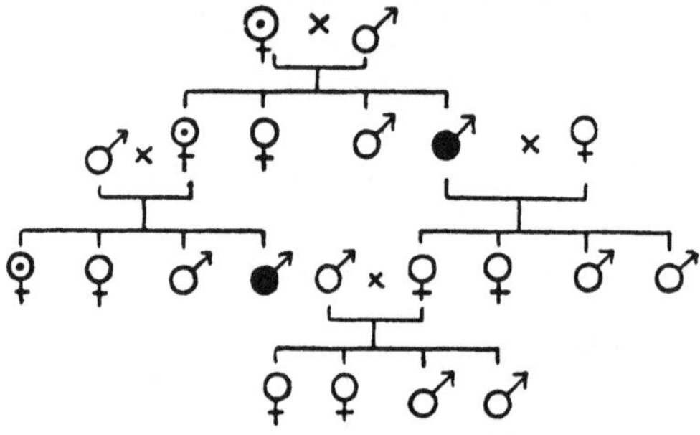

Abb. 194. Lossensche Regel.
(Aus Lenz, Über die krankhaften Erkrankungen des Mannes.
Jena: G. Fischer 1912.)

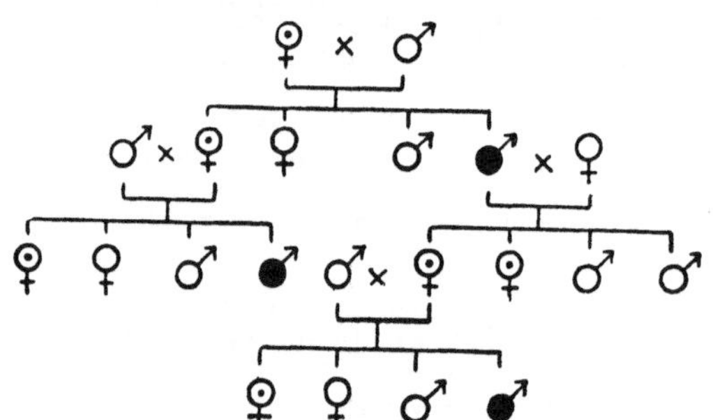

Abb. 195. Hornersche Regel.
(Aus Lenz.)

Vätern ererbt. Hier besteht also idioplasmatische Verbindung zwischen Geschlecht und krankhafter Anlage, und zwar solche mit dem weiblichen Geschlecht, somatische aber mit dem männlichen (Lenz).

Mit Hilfe derartiger Beziehungen zwischen Geschlecht und Krankheiten hat man auch die Frage nach der Bestimmung des Geschlechtes beim Menschen im Hinblick auf Erbmasse in Angriff genommen. Die von Lenz daraus gefolgerte Theorie „der Unterschied ist im Idioplasma derart bedingt, daß das weibliche Geschlecht eine Erbeinheit ‚homozygot' enthält, die das männliche ‚heterozygot' enthält", hat sich bewahrheitet. Es hat sich die überraschende Tatsache gezeigt (zuerst bei Wanzen und Heuschrecken), daß die Eier eine gerade Anzahl von Chromosomen enthalten, die Samenzellen zur Hälfte ebenso, zur anderen Hälfte aber eine ungerade, d. h. ein Chromosom weniger (bei Schmetterlingen und Vögeln kommt das Umgekehrte vor). Oder es ist, und so verhält es sich beim Menschen, zwar die gleiche Zahl von Chromosomen wie im Ei auch in allen Samenzellen vorhanden, in deren Hälfte ist aber ein Chromosom kleiner als die anderen. Dies im Ei und nur in der Hälfte der Samenzellen mehr oder besser ausgebildet vorhandene Chromosom nennt man das „Geschlechtschromosom". Trifft nun eine Samenzelle mit „Geschlechtschromosom" mit einem ein solches ja enthaltenden Ei zusammen, so kommt es zum gleichanlagigen (homozygotischen) weiblichen

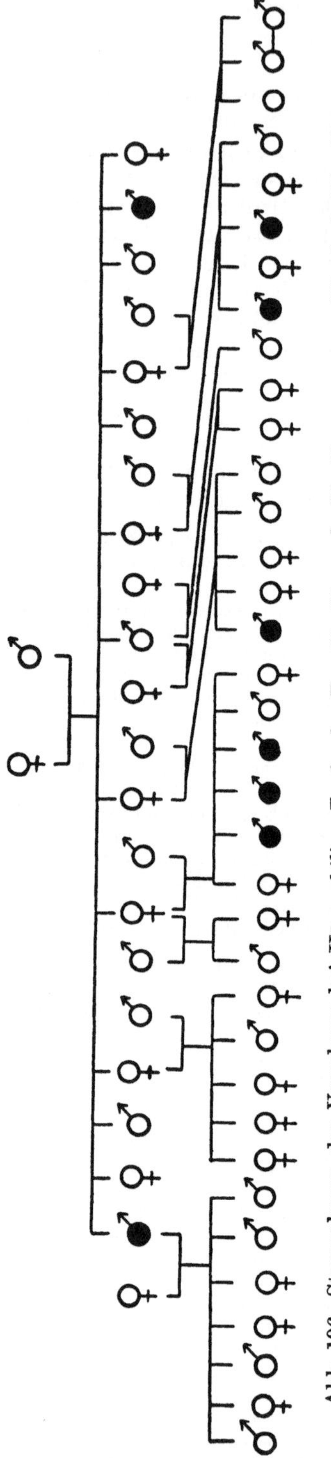

Abb. 196. Stammbaum der Vererbung bei Hämophilie. Zweig der Familie Mampel. Nachkommen von Elisabeth Wendling und Wilhelm Sickmüller.
(Aus Lenz, Über die krankhaften Erkrankungen des Mannes. Jena: G. Fischer 1912.)

Geschlecht, trifft aber ein Samenfaden ohne oder, wie beim Menschen, mit kleinerem „Geschlechtschromosom" mit einem Ei, das also das ausgebildete Geschlechtschromosom enthält, zusammen, so kommt es zum verschiedenanlagigen (heterozygoten) männlichen Geschlecht. Das heißt also, daß (beim Menschen) die Zweiteilung der Samenzellen geschlechtsbestimmend ist, das werdende Geschlecht also vom Vater abhängt und mit der Befruchtung schon entschieden ist.

Die Wichtigkeit aller dieser Vererbungsgesichtspunkte für Rassenhygiene, Aufzucht, sog. eugenische Maßregeln, die im Interesse eines Volkes der Erhaltung und Zunahme guten Erbgutes, ebenso aber auch der Ausmerzung bzw. Einschränkung schlechten Erbgutes dienen sollten, kann hier nur angedeutet werden.

Beispiele erblich übertragbarer krankhafter Zustände, welche sich oft schon angeboren zeigen, oft aber auch erst im späteren Leben in die Erscheinung treten, also zunächst nur in der Anlage vorhanden sind und zum In-die-Erscheinung-treten noch eine Auslösungsursache brauchen, sind folgende:

1. In allererster Linie stehen hier die **Mißbildungen.** Am bekanntesten wohl bei der Polydaktylie, dem Riesen- und Zwergwuchs, der Hasenscharte, Mikrozephalie usw.

2. Gewisse, den Geschwülsten nahestehende Entwicklungsfehler wie: Nävi, sog. Neurofibrome, Exostosen u. a.

3. Eine wichtige Rolle spielt nach den gegenwärtigen Anschauungen die Vererbung bei vielen Erkrankungen des Nervensystems und besonders bei Geisteskrankheiten. Namentlich zeigt sich der Einfluß der Vererbung dann, wenn man nicht das Vorhandensein bestimmter einzelner Krankheitsformen bei Vorfahren und Nachkommenschaft, sondern das Vorkommen nervöser Störungen bei beiden überhaupt in Betracht zieht; es vererbt sich in erster Linie die „neuropathische Disposition". Die Nachkommen neuropathischer Menschen erkranken sehr häufig schon durch ganz geringfügige Schädlichkeiten oder anscheinend ohne äußere Veranlassung an verschiedenen Störungen von seiten des Nervensystems: Neurasthenie, Hysterie, Psychosen; oder es zeigt sich angeborene nervöse und psychische Mangelbildung, Idiotie u. dgl. Ein Teil solcher Fälle erklärt sich wohl sicher durch vererbte Entwicklungsfehler des (Zentral-) Nervensystems. Nimmt innerhalb mehrerer Geschlechterfolgen die Schwere der krankhaften Eigenschaften steigend zu, so spricht man auch von „degenerativer Vererbung".

4. In besonders ausgesprochenem Maße zeigt sich die Vererbung bei der Hämophilie, der Bluterkrankheit, von welcher nur selten ein Fall allein vorkommt (s. o. und einen solchen Stammbaum in Abb. 196).

5. Am Sehapparat treten eine Anzahl von Störungen mit Vorliebe vererbbar auf; in erster Linie die Farbenblindheit (Daltonismus), dann auch Hemeralopie, Myopie, Amblyopie, Star, Retinitis pigmentosa (s. z. T. o.).

6. Gewisse Formen von progressiver Muskelatrophie und Pseudohypertrophie der Muskeln, welche namentlich familiäre Verbreitung zeigen und im jugendlichen Alter auftreten (vgl. II. Teil, Kap. VIII D).

7. Vererbung der Anlage zu chronischen Infektionskrankheiten usw. Wir werden dies in dem Kapitel über Tuberkulose ausführlich erörtern. Hierher gehört auch vererbte Anlage zu Hauterkrankungen, besonders auch Pigmentanomalien. Ferner ist hier zu nennen die Anlage zu sog. Konstitutionsanomalien, wie Gicht, Diabetes, Adipositas u. a., und überhaupt die verschiedene Konstitution und die verschiedenen Arten des Habitus, oder auch die Anlage zu Überempfindlichkeitserkrankungen wie Asthma, Heufieber u. dgl. sowie zu den Idiosynkrasien. Ebenso wie eine Anlage kann auch eine Immunität erblich übertragen werden.

Achtes Kapitel.

Infektionserreger, Infektionen, Infektionskrankheiten.

Die Bakterien als solche gehören in das Sonderfach der Bakteriologie, welche mit der ihr zugehörenden Serologie bei uns in Deutschland der Hygiene angegliedert zu sein pflegt. Hier müssen die Bakterien aber insofern in ihren allgemeinen Verhältnissen und Lebensäußerungen und dann im einzelnen besprochen werden, als sie Krankheitserreger darstellen. Wir rechnen den Bakterien im Hinblick auf die Ähnlichkeit der Folgen die niederen tierischen Lebewesen, besonders die Protozoen, und die noch strittigen hierher gehörigen Zellschmarotzer zu, denn wir können die durch alle diese fremden Lebewesen erzeugten Erkrankungen als **Infektionskrankheiten** zusammenfassen. Die durch höhere tierische Lebewesen, besonders Würmer, bedingten sog. Invasionskrankheiten, die sich in vielem anders verhalten, behandeln wir dann im nächsten Kapitel gesondert. Die Zusammenfassung der Infektionserreger und der Infektionskrankheiten ist um so berechtigter, als letztere doch trotz aller Verschiedenheiten, bedingt durch sich unterschiedlich verhaltende Erreger, in vielem gemeinsame Züge tragen, die darin begründet sind, daß der Boden der Vorgänge, eben der Körper, gemeinsam ist und, wie wir heute wissen, sein Zustand und seine Reaktionsfähigkeit das Bild der Erkrankung ebenso bestimmt wie das angreifende fremde Lebewesen.

Wir wollen dieses Kapitel einteilen in:
  I. **Allgemeines über die Infektionserreger** und zwar hier weiter gliedern in:
     A. Pflanzliche Parasiten.
        1. Bakterien.
        2. Trichomyzeten, Hyphomyzeten, Blastomyzeten.
        3. Chlamydozoen, fragliche Zelleinschlüsse.
     B. Niedere tierische Parasiten.
 II. **Allgemeines über die Infektionen und Infektionskrankheiten.**
III. **Die einzelnen Infektionskrankheiten,** mit ihren Erregern (gegliedert nicht nach diesen).

I. Allgemeines über die Infektionserreger.

Parasiten (Schmarotzer) sind Lebewesen, welche auf oder in einem fremden Lebewesen (Wirt) dauernd oder zeitweise hausen; sie entziehen diesem mindestens einen Teil der Nahrung, können ihn aber auch sonst schädigen (pathogene Einwirkung). Im Gegensatz hierzu bedeutet die Symbiose ein Zusammenleben mehrerer Lebewesen verschiedener Art ohne Schädigung eines derselben. Wir finden ein derartiges Verhalten im Pflanzen- wie im Tierreich. Die den Menschen befallenden Parasiten können wir in pflanzliche und tierische Schmarotzer einteilen.

A. Pflanzliche Parasiten.

Die pflanzlichen Schmarotzer gehören ausschließlich den niederen Familien der Kryptogamen an, und zwar sind es Formen aus der Klasse der sog. **Spaltpilze** oder **Bakterien,** oder aus derjenigen der eigentlichen Pilze, von denen sowohl **Sproßpilze** wie die höher entwickelten **Schimmelpilze** in Betracht kommen.

1. Bakterien.

a) Allgemeines über die Morphologie der Bakterien.

Weitaus die wichtigste Rolle spielen die **Bakterien** (Schizomyzeten, Spaltpilze), höchst einfach gebaute, einzellige Lebewesen, deren Größe sich nach $^1/_{1000}$ mm ($1\,\mu$) oder Bruchteilen von solchen berechnet. Zufolge ihres einfachen Baues ist der Formenreichtum der Bakterien ein sehr geringer, so daß man nach ihrem gestaltlichen Verhalten allein nur wenige verschiedene Arten auseinander halten könnte. Man unterscheidet nach der Gestalt drei Hauptgruppen: 1. **Kokken,** welche Kugelform besitzen oder wenigstens sich dieser sehr nähern; 2. **Bazillen,** die länger als dick sind und daher stäbchenförmig aussehen; 3. **Spirillen,** welche eine korkzieherartig gewundene Gestalt zeigen. Manche Bakterien zeigen auch eine gewisse Vielförmigkeit — Polymorphie —, z. B. der Pesterreger. Bei einigen, bisher zu den Bakterien gerechneten Formen ist eine echte Verzweigung, d. h. eine Astbildung der einzelnen Bakterienzellen nachgewiesen worden, wie sie bei den sog. Hyphomyzeten (s. u.) regelmäßig vorhanden ist. Zu diesen Bakterien gehören die Tuberkelbazillen, Diphtheriebazillen, Typhusbazillen u. a. (vgl. u.).

Ein Kern ist in den Bakterienzellen nicht nachgewiesen; man nimmt vielmehr an, daß Kern- und Zelleib diffus vermischt sind. Das Protoplasma läßt sich in ein Endoplasma und ein Ektoplasma scheiden. Nach außen liegt bei manchen Arten eine schleimige, in Wasser quellbare Hülle, die sog. Gallerthülle oder **Kapsel,** welche schwerer färbbar ist und eine beträchtliche Dicke erreichen kann. Die meisten dieser „Kapsel-Bakterien" bilden indessen diese Hülle bloß im Tierkörper sowie auf bestimmten Nährböden, während sie beim gewöhnlichen Kulturverfahren meistens verloren geht. Auch nach der Teilung der Bakterienzelle bleiben diese Hüllen bestehen und halten vielfach die jungen Individuen in größerer Zahl zusammen, so daß dichte Rasen entstehen können, die ganz aus Spaltpilzen und ihren Schleimhüllen zusammengesetzt sind und die man auch als Zooglaea (Palmella) bezeichnet. Solche sind z. B. die bekannten Kahmhäute. Manche Bakterien weisen sog. Ernst-Babessche Granula auf, auch, da sie zumeist an den Enden liegen, Polkörperchen genannt, die besonders zur Unterscheidung der Diphtheriebazillen wichtig sind.

Eine Anzahl von Bakterien hat die Fähigkeit selbständiger **Bewegung,** welche man beobachten kann, wenn man die lebenden Bakterien in Flüssigkeiten untersucht; diese ist jedoch nicht zu verwechseln mit der Brownschen Molekularbewegung, wie sie überhaupt in Flüssigkeiten schwebende kleine Körper zeigen und die nur in einem eigentümlichen Zittern und Tanzen ohne wirkliche Ortsveränderung besteht. Von ihr unterscheidet sich die wirkliche Eigenbewegung dadurch, daß die einzelnen kleinen Lebewesen selbständige, mit jenen der Nachbarn nicht im Zusammenhang stehende Ortsveränderungen ausführen. Hierbei wirkt oft Chemotaxis anziehend auf Bakterien. Die Art der Eigenbewegung ist im einzelnen eine verschiedene, kriechend, wackelnd, schlängelnd, walzend, bald rasch, bald langsam; sie kommt bei den Spirillen und Kommaformen und vielen Bazillen, höchst selten bei Kokken, vor. Fast immer wird sie vermittelt durch sog. **Geißelfäden** (Abb. 197), haarähnliche Anhänge, welche einzeln oder in ganzen Büscheln einem oder beiden Enden des Bakterium oder auch dem ganzen Rand desselben entlang aufsitzen (monothriche, lophothriche und perithriche Formen). Bei einzelnen lebhaft beweglichen Formen konnten indessen bisher Geißeln nicht nachgewiesen werden.

Die **Fortpflanzung** der Bakterien geschieht teils durch einfache Teilung, und zwar Querteilung, Spaltung (daher der Name „Spaltpilze"), teils durch die Bildung sog. **Sporen.** Im ersten Falle findet eine einfache Abschnürung des Bakterienleibes statt, wodurch aus einem kleinen Lebewesen zwei neue entstehen. Die Kokken strecken sich dabei etwas in die Länge, die Bazillen stellen unmittelbar nach der Teilung kürzere Stäbchen dar, welche dann wieder zu längeren Gebilden auswachsen. Bei der Sporenbildung verdichtet sich an einer Stelle der Zelleib und bildet einen meist rundlichen, stark glänzenden, schwer färbbaren Körper, der innerhalb des Bakterienleibes liegt und an diesem oft eine deutliche Auftreibung bewirkt. Die Sporen können in der Mitte eines Bazillus liegen — mittelständige Sporen —, oder an dem einen Ende desselben — endständige Sporen. Wird das Ende durch die Sporen aufgetrieben, so entstehen eigentümliche Keulen- oder Trommelschlägerformen. Später geht das einstige Bakterium zugrunde; die Sporen werden frei. Die freien Sporen stellen kleine, meist eiförmige Gebilde dar.

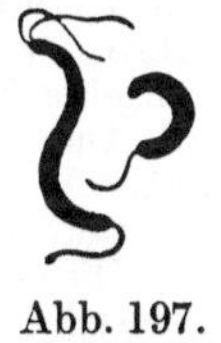

Abb. 197.
Spirillen mit
Geißelfäden.

Was die Sporen vor allem auszeichnet, ist ihre außerordentliche Widerstandsfähigkeit, welche sie befähigt, eine Reihe eingreifender, das Leben der sporenfreien Bakterien meist vernichtender Einflüsse zu überleben; sie verdanken dies der Anwesenheit einer sehr dichten Sporenhülle (der Sporenmembran); durch diese Eigenschaft werden die Sporen zu Dauerformen, welche unter günstigen Bedingungen auskeimen und neue Bakterien aus sich entstehen lassen. Die Sporenbildung erfolgt nicht, wie man früher annahm, bei Verschlechterung und beginnender Erschöpfung des Nährbodens, sondern auf der Höhe der Vermehrung unter besonders günstigen Wachstumsbedingungen.

Die Vermehrungsfähigkeit der Bakterien ist eine ungeheuer große, so daß sich in der kürzesten Zeit eine riesige Menge aus einer geringen Zahl von Bakterien entwickeln kann. Man hat berechnet, daß bei ungehinderter Vermehrung aus einer einzigen Bakterienzelle, die sich in ungefähr einer Stunde in zwei, diese wieder nach einer Stunde in vier, nach drei Stunden in acht neue Zellen teilt, nach 24 Stunden bereits $16^1/_2$ Millionen, nach drei Tagen 47 Trillionen junge Bakterienindividuen entstehen würden.

An im Absterben begriffenen Bakterien sieht man oft eigentümliche Gestaltsveränderungen auftreten, Auftreibungen und Abschnürungen kugeliger Teile, Zerfall in unregelmäßige Formen u. dgl. Derartige mit dem Absterben einhergehende abnorme Gestaltungen, welche die gewöhnliche Gestalt der betreffenden Art ganz verwischen können, bezeichnet man als „**Involutionsformen".**

b) Allgemeines über die Biologie der Bakterien.

Die Verfolgung der Lebensart der Bakterien knüpft sich wesentlich an zweierlei Verhältnisse, an ihre Lebensbedingungen und ihre Lebensäußerungen. Von den ersteren ist natürlich das Vorhandensein gewisser Nährstoffe für das Leben der kleinen Lebewesen notwendig, und zwar müssen ihnen organische Kohlenstoffverbindungen geboten werden, da sie als (fast ausschließlich) chlorophyllose Pflanzen nicht imstande sind, aus Kohlensäure sich selbst Kohlenstoff herzustellen. Ferner sind notwendig Stickstoffverbindungen (meist Eiweiß), organische Salze, ein gewisser Wassergehalt des Nährbodens, endlich eine bestimmte Temperatur, als deren Grenzen man im allgemeinen — 5° C und + 45° C angeben kann. Viele Arten, namentlich ein großer Teil der echten Parasiten, sind aber auf eine gewisse Temperatur angewiesen und stellen schon bei geringen Schwankungen derselben ihr Wachstum ein. Die Sporen sind naturgemäß weit widerstandsfähiger, ganz besonders gegen Kälte. Bezüglich des Sauerstoffbedürfnisses kann man zwei Gruppen unterscheiden: die Mehrzahl der Bakterien bedarf zu ihrem Gedeihen des Sauerstoffes und stirbt bei völligem Mangel desselben ab, eine geringere Zahl von ihnen wächst umgekehrt nur bei Sauerstoffabschluß; die erste Gruppe bezeichnet man als **Aeroben,** die letztere als **Anaeroben;** zu ihnen gehören vor allem die Bazillen des Tetanus, des Rauschbrandes und des malignen Ödems. Zwischen beiden Gruppen stehen die sog. **fakultativen Anaeroben,** d. h. Spaltpilze, die zwar für gewöhnlich bei Zutritt von Sauerstoff wachsen, jedoch nicht auf ihn angewiesen sind, sondern Wachstum und Lebenseigenschaften auch ohne ihn bestätigen können. Nach einer anderen Richtung hin lassen sich die Bakterien gleichfalls in zwei Reihen teilen: während die einen, die sog. **Parasiten,** nur auf lebenden Körperteilen wachsen, gedeihen manche andere Formen nur auf toten Nährmitteln; diese bezeichnet man als **Saprophyten.** Auch hier steht zwischen beiden eine dritte Gruppe, die sog. **fakultativen Parasiten,** welche zwar gelegentlich auf einem lebendigen Körper wachsen, ohne aber mit Notwendigkeit eines solchen zu bedürfen, und auch außerhalb desselben ihre Lebensbedingungen finden.

Solche Infektionserreger, welche sich außerhalb eines fremden Lebewesens nicht vermehren und so nur beschränkte Zeit krankheitserregend bleiben können, nennt man **endogene,** z. B. die Erreger der Gonorrhöe, der Lues usw., Infektionserreger dagegen, welche sich auch außerhalb des lebenden Körpers vermehren und krankheitserregend halten können, nennt man **ektogene,** z. B. den Erreger des Milzbrandes. Solche Bakterien halten sich besonders in der Luft (die höchsten Schichten der Atmosphäre sind keimfrei) auf, oder im Erdboden (bis zu einer bestimmten Tiefe), oder im Wasser, oder an Gegenständen, welche mit kranken Menschen in Berührung kamen. Geht ein Erreger nicht unmittelbar von einem Lebewesen auf das andere über, sondern ist an einen bestimmten Ort gebunden, wo er seine Entwicklung im Boden, Wasser, in bestimmten Tieren usw. findet, so spricht man von **Miasma.**

Zahlreiche parasitäre wie saprophytische Arten weisen gegenüber der Entziehung notwendiger Wachstumsbedingungen eine bedeutende Widerstandskraft auf. So können verschiedene Bakterien (darunter z. B. die Tuberkelbazillen) monatelang in eingetrocknetem Zustande virulent bleiben. Eine noch viel größere Widerstandsfähigkeit besitzen die Sporen; Milzbrandsporen z. B. werden durch jahrelanges Trockenliegen, durch bis auf 37 Tage ausgedehntes Einlegen in 5% Karbolsäure, durch kürzeres Aufkochen, durch den Magensaft usw. nicht sicher getötet.

Hier ist besonders wichtig für uns vor allem der Einfluß, welchen die Bakterien auf ihren Nährboden (im weitesten Sinne) ausüben. Als Bakterienwirkung sehen wir einerseits eine Reihe höchst wohltätiger und für uns notwendiger Vorgänge, während andere Spaltpilze zu den schlimmsten Feinden der höheren Lebewesen gehören und deren Leben bedrohen. Bei ihrem Wachstum auf den verschiedenen Nährböden (toten Nährböden oder, wenn es sich um parasitäre Arten handelt, lebenden Geweben) findet einerseits eine Zerlegung der Nährstoffe und Anbau von Stoffen zum Ausbau der Bakterienzellkörper, andererseits eine Ausscheidung von Stoffen seitens der Bakterien statt. Unter den Ausscheidungsstoffen finden sich teils chemisch sehr einfache Körper, wie Kohlenstoff, Wasserstoff, Schwefelwasserstoff, Ammoniak, Merkaptan, teils sehr verwickelt gebaute Verbindungen.

Die schädigenden Wirkungen, welche die Bakterien auf den Körper ausüben, sind vor allem chemischer Art und hängen damit zusammen, daß aus ihnen Stoffe frei werden und in den Körper übergehen, welche zum Teil höchst giftige Eigenschaften besitzen.

Bei den meisten Infektionskrankheiten beruht die schädigende Wirkung der Krankheitserreger auf der Bildung von Stoffen, welche man als **Bakterientoxine** im engeren Sinne oder **Exotoxine** bezeichnet. Diese Toxine sind ganz ungeheuerlich giftig, selbst in kleinsten Mengen; bei einem Teil von ihnen handelt es sich um wasserlösliche Giftstoffe, welche von den lebenden Bakterienzellen gebildet und in die Umgebung ausgeschieden werden. Dies findet sowohl im kranken Körper wie auch in unseren künstlichen Kulturen statt. Wenn man solche Kulturen, in denen sich bereits erhebliche Mengen der genannten Stoffe gebildet haben, durch ein bakteriendichtes Filter filtriert, so kann man mit dem bakterienfreien Filtrat zum großen Teil die nämlichen Erscheinungen hervorrufen, wie mit den Infektionserregern selbst. Die chemische Beschaffenheit dieser Giftstoffe ist nicht genauer bekannt, wahrscheinlich sind sie keine Eiweißstoffe. Ihre Empfindlichkeit gegen äußere Schädigungen ist besonders groß.

Bei einer Anzahl anderer Infektionskrankheiten beruht die krankmachende Wirkung, Schädigung, auf der Einwirkung sog. **Endotoxine** oder Zellgifte, d. h. solcher Giftstoffe, welche an die Bakterienzelle gebunden sind und erst mit Zerstörung und Absterben dieser frei werden. Es sind dies also Stoffe, welche im Innern der Bakterien selbst vorhanden sind und einen wesentlichen Bestandteil des Bakterienkörpers ausmachen; durch Kochen mit Kalilauge kann man sie aus den Bakterien ausziehen. Auch gehören hierher sog. **Bakterienproteine,** die sich durch größere Widerstandsfähigkeit gegen hohe Temperaturen auszeichnen. Auf die Wirkung der Proteine sind insbesondere auch die örtlichen an der Stelle des Bakterieneindringens auftretenden Veränderungen zu beziehen.

Des weiteren ist es auch gelungen, durch rein mechanische Mittel, Zerreibung und mechanische hydraulische Pressung von Bakterienkulturen, aus den Bakterien in chemisch möglichst unverändertem Zustande plasmatische Zellsäfte zu gewinnen, denen ebenfalls gewisse Wirkungen der lebenden Bakterien zukommen. Zunächst gelang dies mit den Hefen, also Sproßpilzen, aus denen man durch die genannten Mittel einen Preßsaft gewinnen kann („Zymase"), welcher wie die lebenden Hefezellen imstande ist, Gärung hervorzurufen; letztere ist also nicht an das Vorhandensein ganzer, lebender Hefezellen gebunden. Die in entsprechender Weise gewonnenen Bakterienauszüge bezeichnet man als **Bakterienplasmine.** Nach Bail erzeugen die pathogenen Bakterien Stoffe, welche die Widerstandskraft der anzugreifenden Zellen erst brechen, so daß jene dann wirken können, sog. **Aggresine.**

Gewissen Bakterien kommt weiterhin die Fähigkeit zu, sog. **Hämolysine** zu bilden, d. h. Stoffe, welche im Blut Hämolyse hervorzurufen imstande sind; solche Hämolysine werden z. B. von den Erregern des Tetanus, der Cholera, dem B. pyocyaneus, ferner von Staphylokokken und Streptokokken gebildet.

Eine wichtige Eigenschaft bakteriellen Lebens ist die Bildung von **Fermenten** oder Enzymen. Man versteht darunter Körper, welche in geringsten Mengen, ohne dabei selbst verbraucht zu werden, imstande sind, große Massen verwickelt gebauter Stoffe in einfachere Verbindungen zu zerlegen. Solche Fermente wirken auch getrennt von den Bakterien; wenn sie z. B. durch Filtration von diesen geschieden worden sind, so zeigt das keimfreie Filtrat die gleiche Eigenschaft. Die Fermente können auch trocken in Pulverform hergestellt werden. Sie sind von verschiedener Art. Es seien hier aufgeführt: diastatische Fermente, d. h. solche, welche Stärke in Zucker umwandeln; invertierende Fermente, d. h. solche, welche Rohrzucker in Traubenzucker umwandeln; Labferment, welches Milch bei neutraler Reaktion (unabhängig von Säurewirkung) gerinnen läßt, proteolytische eiweißlösende Fermente, welche auch Leim verflüssigen; zu diesen gehören die Fermente von Bakterien, welche die Gelatine unserer Kulturen verflüssigen.

Viele Bakterien und insbesondere Hefen wirken durch ein Ferment als Gärungserreger. Ursprünglich verstand man unter **Gärung** die Zerlegung organischen Materials unter Gasentwicklung, doch rechnet man jetzt auch vielfach Vorgänge hierher, bei denen die Gasentwicklung fehlt. Es handelt sich um eine Spaltung höherer Kohlenstoffverbindungen (Kohlenhydrate) zu einfacheren unter Auftreten von Kohlensäure (bzw. CO_2). Beispiele für Gärungen sind: Die alkoholische Gärung mit Spaltung des Traubenzuckers in Alkohol und Kohlensäure, die Milchsäuregärung des Zuckers unter Bildung von Milchsäure, die Buttersäuregärung von Stärke und Zucker unter Bildung von Buttersäure, die Mannitgärung, Bildung eines fadenziehenden schleimigen Stoffes aus Traubenzucker in Wein, die Essigsäuregärung, Verwandlung des Äthylalkohols durch Oxydation zu Essigsäure, die ammoniakalische Harngärung, Spaltung des Harnstoffs in Kohlensäure und Ammoniak u. a.

Unter **Fäulnis,** einem chemisch nicht genauer zu umreißenden Begriff, versteht man im allgemeinen Gärungen, bei welchen verwickeltere Stickstoffverbindungen (besonders Eiweiße) zerlegt werden und stinkende Gase auftreten (Eiweißgärung). Die Fäulnis findet fast immer unter Sauerstoffabschluß statt und wird durch sog. anaerobe Bakterien (s. o.) hervorgebracht; sie ist im wesentlichen ein Reduktionsvorgang. Bei der Fäulnis werden Alkaloide gebildet, sog. Ptomaine, meist nach dem Typus der Amine, Diamine, Triamine gebaut, wie Neurin, Peptotoxin, Muskarin usw., von welchen manche einen hohen Grad von Giftigkeit besitzen. Von der Fäulnis unterscheidet man die **Verwesung,** welche unter Mitwirkung von atmosphärischem Sauerstoff vor sich geht und einen Oxydationsvorgang darstellt. Bei der Verwesung werden die von den höheren Pflanzen und Tieren gebildeten, verwickelt gebauten Stoffe in einfachste chemische Verbindungen zerlegt und so in eine Form übergeführt, in welcher sie von den höheren Pflanzen assimiliert werden können, welche daraus ihre Bestandteile aufbauen. Eine besonders wichtige Rolle spielt bei der Verwesung die Nitrifikation, d. h. die Oxydation des organischen Stickstoffs und Ammoniaks zu salpetriger Säure. Sie ist die Lebenstätigkeit bestimmter im Boden verbreiteter Bakterien, der sog. Nitrobakterien.

Manche Bakterien haben die Fähigkeit, **Farbstoffe** zu bilden; zu solchen gehört das vom Micrococcus prodigiosus ausgeschiedene rote Pigment auf Brot oder Hostien („blutende Hostien"), der blaue Farbstoff, welchen der Bacillus cyanogenes in der Milch erzeugt, der blaue oder grüne Farbstoff, den der Bacillus pyocyaneus im Eiter bildet u. a. Andere Bakterien, wie z. B. Eiterkokken, bilden in künstlichen Kulturen verschieden gefärbte Farbstoffe. Einzelnen Bakterien kommt endlich die Eigentümlichkeit zu, daß ihre Kulturen im Dunkeln leuchten, phosphoreszieren (Leuchtbakterien, die sich z. B. auf faulenden Fischen finden), wieder andere bewirken eine deutliche Fluoreszenz des Nährbodens.

In lebenden Züchtungen mancher Bakterienarten werden enzymartige Stoffe gebildet, welchen die Fähigkeit zukommt, die Bakterien selbst schließlich wieder aufzulösen (Emmerich und Löw, s. u.).

Noch besprochen werden muß eine erst seit einer Reihe von Jahren bekannte Erscheinung, die nach ihrem Entdecker als **d'Herellesche Erscheinung** bezeichnet wird. Es wurde nämlich zuerst für Shigasche Dysenteriebazillen festgestellt, daß diese durch filtrierte Kotmassen eines Dysenteriekranken zur Zeit des Übergangs der Erkrankung in Heilung aufgelöst wurden. Tropfen dieser Kultur — und auch auf festen Nährböden ließ sich dasselbe zeigen — lösten weitere Kulturen der Bazillen auf usw. Derartige Lösungsstoffe „Lysine" fanden sich nun für fast alle bekannten Bakterienarten; die Stoffe sind bei einer Art meist am wirksamsten, lösen aber auch andere auf. Die nach allen Richtungen verfolgte Erscheinung wird nicht einheitlich erklärt. d'Herelle selbst nimmt an — und dies ist noch nicht völlig einwandfrei widerlegt —, daß es ultravisible Lebewesen sind, gewissermaßen Parasiten der Bakterien, welche die Auflösung bewirken. Danach spricht man von „Bakteriophagen" und bezeichnet die Erscheinung als Bakteriophagie. Nach der Bailschen Theorie sollen es Bakteriensplitter sein, die sich aber nur in Gegenwart lebender, sich vermehrender Vollbakterien lytisch betätigen können. Andere Theorien dagegen — und sie erscheinen die wahrscheinlichsten — nehmen an, daß es unbelebte Stoffe sind, welche fermentartig die Lösung der Bakterien bewerkstelligen, wobei die Herkunft dieser Stoffe aus den Bakterien selbst, oder sonstwie in verschiedener Weise gedeutet wird. Vielleicht kommt diesen „Bakteriophagen" im Sinne d'Herelles eine wesentliche Rolle bei der Heilung von Infektionskrankheiten und beim Erlöschen von Epidemien zu.

c) Übersicht über die Einteilung der Bakterien.

Zur Erkennung der einzelnen Bakterienarten ist die Morphologie der Bakterien, ihre Form, Beweglichkeit, Sporenbildung usw., von denen schon die Rede war, wichtig. Man unterscheidet sie entweder frisch, gegebenenfalls im sog. hängenden Tropfen, oder macht Ausstrichpräparate, die gefärbt werden. Im allgemeinen sind die Bakterien leicht mit basischen Anilinfarbstoffen, wie Fuchsin, Methylenblau, Methylviolett, Safranin färbbar (ebenso wie die Kerne der Körperzellen, was wohl darauf beruht, daß die Bakterien Kern- und Protoplasmasubstanz diffus gemischt enthalten und sauer reagieren). Von großer diagnostischer Bedeutung ist die Gramsche Färbung (Färben mit Anilinwasser-Methylviolett, Behandeln mit Lugolscher Jodlösung, Differenzieren mit Alkohol oder nach Weigert mit Anilinöl-Xylol). Bakterien, welche auch bei der Differenzierung die Farbe festhalten sind grampositiv, solche, welche sie wieder abgeben, gramnegativ. Manche Bakterien sind schwerer, d. h. erst bei längerer Einwirkung oder bei Erwärmen oder bei Anwendung bestimmter Beizen färbbar, halten dann aber die Farbe auch bei Differenzierung mit starken Mineralsäuren fester: „Säurefestigkeit", besonders bei den Tuberkelbazillen. Die Sporen und Geißeln sind schwerer und nur mit besonderen Methoden darzustellen. Die mikroskopische Untersuchung, also die rein morphologische Darstellung, genügt für eine genauere Bestimmung der einzelnen Bakterienarten nicht. Hier ist die Züchtung in künstlichen Kulturen bis zur Reinkultur, dann die Agglutinations- und Gärungsprobe u. dgl., unter Umständen auch der Tierversuch heranzuziehen, es sind also die gesamten Lebensbedingungen und Lebensäußerungen der Bakterien zu berücksichtigen. Eine genaue Beschreibung der einschlägigen Verfahren, wie der einzelnen Bakterienarten auf Grund aller dieser Merkmale muß den Lehrbüchern der Bakteriologie überlassen bleiben. Hier soll im wesentlichen nur von den Bakterien, soweit sie Infektionserreger sind, die Rede sein.

Wir teilen die Bakterien ihrer Form nach folgendermaßen ein:

I. Kokken. Bakterien von annähernd kugeliger oder ganz kurz ovaler Gestalt, fast durchweg ohne Eigenbewegung. Die Fortpflanzung geschieht ausschließlich durch Teilung. Je nach der gegenseitigen Lage, oder auch der Zahl der zusammenliegenden Einzelwesen unterscheidet man folgende Unterabteilungen:

1. **Diplokokken.** Nach der Teilung eines Kokkus bleiben je zwei junge Formen aneinander liegen; oft sind die gegeneinander gerichteten Seiten deutlich abgeplattet. Hierher gehören der **Pneumokokkus, Meningokokkus** und **Gonokokkus,** von denen bei den entsprechenden Infektionserkrankungen genauer die Rede sein wird.

2. **Streptokokken** (Kettenkokken). Die Kokken bleiben nach der Teilung in größerer Zahl beisammen liegen. Die Teilung geschieht aber nur in einer Richtung und so entstehen längere oder kürzere rosenkranzartige, oft gewundene Ketten. Die Streptokokken kommen vor allem als **Eitererreger** in Betracht, so daß von ihnen noch gesondert die Rede sein wird.

3. **Tafelkokken** (Merismopedien). Die Teilung erfolgt abwechselnd nach zwei aufeinander senkrechten Richtungen in einer Ebene und die neuentstandenen Kokken bleiben zu je vier nebeneinander liegen: „Tetragenusformen". Sie kommen im Inhalt tuberkulöser Lungenkavernen, aber auch im normalen Speichel Gesunder vor.

4. **Sarzinearten** (Paketkokken). Die Teilung erfolgt in den drei Dimensionen, wodurch je acht Kokken gebildet werden, die nebeneinander liegen bleiben, so daß würfelförmige Kokkengruppen zustande kommen („Warenballenform"). Beim Menschen kommt besonders die Sarcina ventriculi (Goodsir) im gesunden Magen sowie bei Erweiterung und chronischen Katarrhen des Magens vor; die Sarcina pulmonum, auch nicht pathogen, ist in Bronchien bei Tuberkulösen gefunden worden.

5. **Staphylokokken** (Haufenkokken). Sie liegen unregelmäßig in Haufen zusammen, manchmal in traubenförmiger Anordnung. Sie sind hauptsächlich Erreger von **Eiterungen,** wobei noch von ihnen die Rede sein wird.

II. Bazillen, längere oder kürzere Stäbchen darstellend. Die Fortpflanzung geschieht durch Teilung oder Sporenbildung. Die erstere erfolgt ausschließlich durch Querteilung; die jungen Stäbchen trennen sich meist, oder sie bleiben in längeren, aus einzelnen Stäbchen bestehenden („gegliederten") Reihen beisammen. Aus Sporen entstehen junge Bazillen entweder in der Weise, daß die Sporenmembran springt und der Bazillus aus der Öffnung hervorwächst, „auskeimt", oder so, daß die Spore sich einfach streckt und unmittelbar zum jungen Stäbchen auswächst.

Eine durchgreifende weitere Einteilung der Stäbchen nach morphologischen Gesichtspunkten ist kaum möglich. Zu ihnen gehören sehr zahlreiche krankheitserregende Formen: das **Bacterium pneumoniae,** der **Influenzabazillus,** das **Bacterium tussis convulsivae,** der **Rhinosklerombazillus,** die **Gruppe der Typhusbazillen, Paratyphusbazillen** und das **Bacterium coli,** die **Dysenteriebazillen,** der **Pestbazillus,** das **Bacterium ulceris cancrosi,** der **Milzbrandbazillus,** der **Tetanusbazillus,** der **Rauschbrandbazillus,** derjenige des **malignen Ödems** und des **Gasbrandes,** der **Diphtheriebazillus,** der **Rotzbazillus** und der **Microbacillus melitensis** bzw. der **Bacillus abortus.** Von allen diesen Bazillen wird sofort bei den entsprechenden durch sie bewirkten Infektionskrankheiten genauer die Rede sein.

Hier sollen folgende Bazillen mit ihren Bewirkungen noch kurz genannt sein:

Proteus, Bacterium vulgare (Hauser). Der Name stammt von der Vielgestaltigkeit; dünne Stäbchen, lange Fäden, spiralig gewundene Fäden u. dgl. Der Proteus hat Eigenbewegung und kommt in verschiedenen Abarten vor. Er erzeugt typische Fäulnis und findet sich oft in fauligem Fleisch, Wasser, in der Luft, aber auch im Verdauungskanal gesunder Menschen. Er ist Erreger von **Fleischvergiftungen** u. dgl., kommt aber vielfach auch mit Bacterium coli usw. zusammen bei Blasenkatarrh, jauchiger Phlegmone, Lungengangrän, in Abszessen, jauchenden Krebsen usw. vor. Von seinen Beziehungen zum Fleckfieber wird bei diesem noch die Rede sein.

Der **Bacillus botulinus** (van Ermengem), ein dem Tetanusbazillus ähnliches Stäbchen, ist der Erreger einer Gruppe von **Fleischvergiftungen,** bei denen besonders nervöse Erscheinungen im Vordergrund stehen. Das Gift wird nicht im menschlichen Körper, sondern schon im Fleisch gebildet und so übertragen, während im infizierten Körper eine Vermehrung des Bazillus nicht statthat. Es handelt sich also im wesentlichen um eine Intoxikation. Ganglienzellveränderungen des Gehirnstammes und Rückenmarkes können gefunden werden oder fehlen.

Der sog. Coccobacillus Perez ist der mutmaßliche Erreger der Ozoena, da Tierversuche (Hofer) geglückt zu sein scheinen.

Der Xerosebacillus (Leber u. a.), dem Diphtheriebazillus gestaltlich ähnlich, kommt bei der als Xerosis bekannten Erkrankung der Bindehaut vor und wird als deren Ursache aufgefaßt.

Genannt seien noch einige Bazillen als Krankheitserreger beim Tier. Hierher gehört der **Bazillus des Schweinerotlaufs.** Er ist ein äußerst kleines Stäbchen mit Eigenbewegung, ruft bei Schweinen zusammen mit allgemeinen Krankheitszeichen blaurote Flecke an der Haut, die sog. Backsteinblattern, die akute Erscheinungsform, während an den inneren Organen heftige Entzündungen auftreten, und vor allem bei chronischem Verlauf Nierenveränderungen und Endokarditiden hervor. Es ist auch für Kaninchen, Tauben, Mäuse pathogen. Fast vollkommen übereinstimmend verhalten sich die Bazillen der Mäuseseptikämie. Weiterhin zu nennen ist das **Bacterium septicaemiae haemorrhagicae.** Ein kurzes dickes Stäbchen mit abgerundeten Enden, gramnegativ, welches bei gewöhnlichen Färbungen, sog. Polfärbung zeigt (nur die Enden färben sich, während das Mittelstück ungefärbt bleibt, so daß das Aussehen zweier nebeneinander liegender Kokken entsteht). Hierher gehören wahrscheinlich die Erreger der Hühnercholera, der Kaninchenseptikämie, der (deutschen) Schweineseuche, der Rinderseuche u. a.

Besonders zu nennen sind noch die, wie schon erwähnt, sich durch Säurefestigkeit auszeichnenden Bazillen. Hierher gehören der **Tuberkelbazillus,** der nahestehende **Smegmabazillus** und der **Leprabazillus.** Von ihnen wird bei den entsprechenden Infektionskrankheiten die Rede sein.

III. Spirillen. Sie zeigen eine schraubenförmig oder korkzieherartig gewundene Gestalt. Gliedern sich solche Formen in kleinere Abschnitte, so entstehen die **Vibrionen** oder „Komma-bazillen", die nur aus einer einzigen Krümmung bestehen.

Hauptvertreter ist der Erreger der **Cholera asiatica,** bei der von ihnen genauer die Rede sein wird.

2. Trichomyzeten, Hyphomyzeten (Schimmelpilze) und Blastomyzeten (Sproßpilze, Hefepilze).

Als **pathogene Trichomyzeten** werden der **Aktinomyzespilz,** der **Leptothrix,** der bei der Karies der Zähne eine Rolle spielt, **Kladothrix** und **Streptothrix** zusammengefaßt. Sie zeichnen sich durch echte Verzweigung aus. Das Netzwerk der feinen Fäden bildet das Pilzmyzelium, das, ebenso wie die Konidien, dem gleich bei den Schimmelpilzen zu erörternden entspricht. Am wichtigsten ist hier der Aktinomyzespilz von dem bei Besprechung der **Aktinomykose** genauer die Rede sein wird.

Die **Hyphomyzeten (Schimmelpilze, Fadenpilze)** besitzen ein aus dicken (3—5 μ im Durchmesser), manchmal quergegliederten, oft verzweigten Fäden (Hyphen) gebildetes Myzelium (Thallus), welchem ebenso wie den Bakterien das Chlorophyll fehlt. Diese Fäden überwiegen über die Sporen, die etwa kugeligen oben genannten Konidien.

Im allgemeinen haben die höher organisierten, d. h. mit eigenen Sporenträgern versehenen Schimmelpilze, zu denen die Gattungen der Mukorineen, Aspergilleen und Penizillien gehören, wenig pathologische Bedeutung, die meisten sind Saprophyten. Doch kann bei Kaninchen durch intravenöse Impfung gewisser Schimmelpilzsporen eine tödliche Allgemeinerkrankung hervorgerufen werden und auch beim Menschen kommen durch Schimmelpilze entstehende Krankheiten vor. Von den Mukorarten ist Mucor corymbifer und rhizoporiformis als zuweilen krankheitserregend (am Trommelfell und äußeren Gehörgang einsetzende Otomykosen), von den Aspergilleen Aspergillus fumigatus, niger und flavescens als pathogen bekannt; insbesondere durch Aspergillus, meist fumigatus, hervorgerufene örtliche Veränderungen entstehen an der Haut, im Gehörgang, an der Hornhaut,

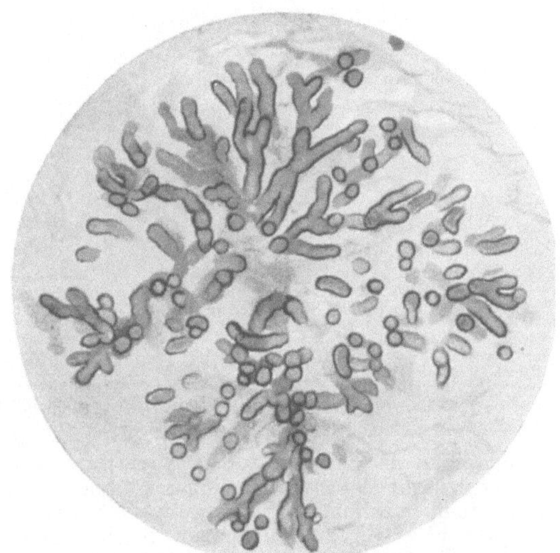

Abb. 198. Aspergillus aus einem gangränösen Lungenherd.

im Darm, in den Lungen (Pneumonomycosis aspergillina, Abb. 198); allerdings findet die Ansiedelung von Schimmelpilzen meistens als Begleiterscheinung anderer, z. B. pneumonischer oder tuberkulöser, Vorgänge bei herabgekommenen Kranken — sekundär — statt; doch kann es keinem Zweifel unterliegen, daß manche Schimmelpilze sich nicht nur in abgestorbenen Gewebsteilen ansiedeln, sondern auch primär selbständig Gewebstod und Eiterung mit ausgedehnten Gewebszerstörungen, ja unter Umständen selbst eine tödliche Allgemeinerkrankung hervorrufen können. Taubenzüchter, welche den Tauben das Futter so darreichen, daß diese es aus ihrem Munde picken müssen, können von den Tauben mit Aspergilleen infiziert werden. Die besonders in Oberitalien verbreitete Pellagra wird vielleicht durch auf Mais wachsende Aspergilleen hervorgerufen, wobei Toxine (nach Gosio zur Gruppe der Phenole gehörend) entstehen, die, zum größten Teil wohl auch mit anaphylaktischen Eigenschaften, die Pellagra in Gestalt einer besonderen chronischen Vergiftung hervorzurufen scheinen.

Zu den Hyphomyzeten gehört die Familie **Sporotrichon.** Sie bewirken die Sporotrichose genannten Granulationen, wo von ihnen noch die Rede sein wird.

Weiterhin gehören zu den einfachen, besonderer Sporenträger entbehrenden Hyphomyzeten folgende Erreger von Hautkrankheiten (vgl. Spezieller Teil, Kapitel X) sog. „Dermato-mykosen".

Achorion Schönleinii, die Ursache des Favus, in den bekannten „Scutula" reichlich vorkommend, bildet ziemlich breite, manchmal mit Scheidewänden versehene Fäden, die an den Enden etwas verjüngt sind. Sporen mäßig zahlreich, rosenkranzförmige Ketten bildend.

Trichophyton tonsurans (Malmsten) (Abb. 201), dem vorigen sehr ähnlich und in verschiedenen noch nicht vollkommen abgegrenzten Formen vorkommend; zu demselben gehört der Erreger des Herpes tonsurans; ähnliche Formen liegen verschiedenen anderen Hautveränderungen zugrunde.

Microsporon furfur (Robin), Ursache der Pityriasis versicolor; reichliche Myzelfäden und Sporen, letztere zu großen Haufen vereinigt liegend.

Ihm verwandt ist das sehr kleine **Microsporon minutissimum** des Erythrasmas der Oberschenkel.

Eine weitere pathogene Art kann man hierher stellen, nämlich den **Saccharomyzes** (Oidium) **albicans** (Robin) (Abb. 202), den Erreger des **Soor** („Schwämmchenkrankheit"). Er bildet gegliederte Fäden, welche an vielen Stellen rundliche oder ovale Konidien abschnüren. Die Myzelbildung wird nach Krause durch physiko-chemische Bedingungen (besonders niedrige p_H und niedrige statische Oberflächenspannung der Umgebung) sowie mechanische Bedingungen bestimmt. Der Soor findet sich bei Kindern und stark heruntergekommenen Kranken auf der Schleimhaut der Mundhöhle, Rachenhöhle, Speiseröhre, des Magens,

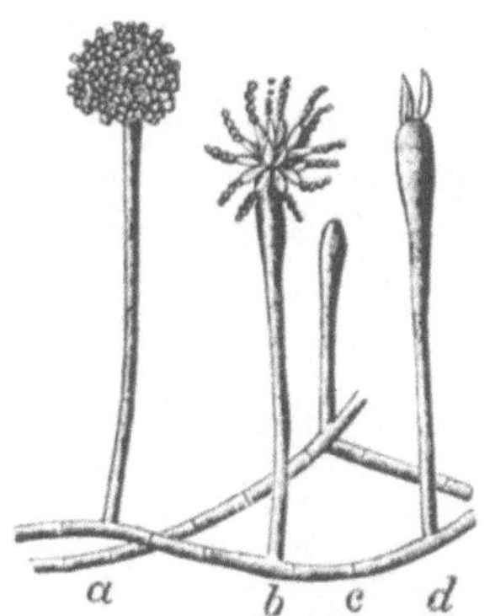

Abb. 199. Aspergillus.

Bei *b* ist nur ein Teil der Sporenketten tragenden Sperigmen gezeichnet. Das gewöhnliche Bild ist *a*.

(Nach Metz.)

(Aus Lehmann, Methoden der prakt. Hygiene. Wiesbaden 1901.)

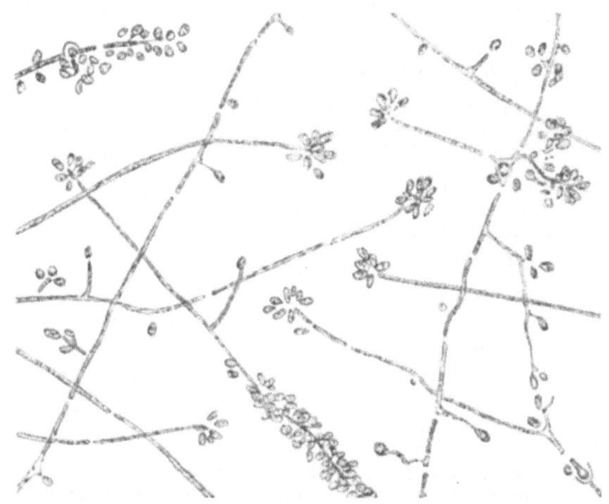

Abb. 200. Sporotrichon Beurmanni, Reinkultur.
(Nach Brumps.)
(Aus M. Mayer, Exotische Krankheiten. Berlin: Julius Springer 1924.)

Dünndarms, der Scheide, auf der Brustwarze stillender Frauen und dringt selbst in das Epithel ein; manchmal kommen sogar Metastasen in inneren Organen (Gehirn, Nieren vor). Besonders häufig findet sich der Soorpilz, aber offenbar sekundär, in Magengeschwüren.

Saccharomyzeten können in der Haut wenig eingreifende geschwulstartige Veränderungen herbeiführen, die in Eiterungen und Geschwülste ausgehen. Oidiomyzeten werden aber auch für (besonders in Amerika verfolgte) selbst schnell tödlich unter pyämisch-nekrotischen Metastasierungen verlaufende Fälle angeschuldigt, die sog. Gilchristsche Krankheit.

Dem Oidium nahe stehen die **Monilien,** die, durch die Haut und besonders durch Einatmung eingedrungen,

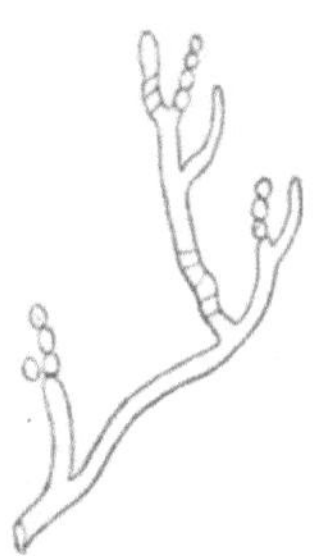

Abb. 201. Trichophyton tonsurans, schematisch.
(Aus Lehmann, l. c.)

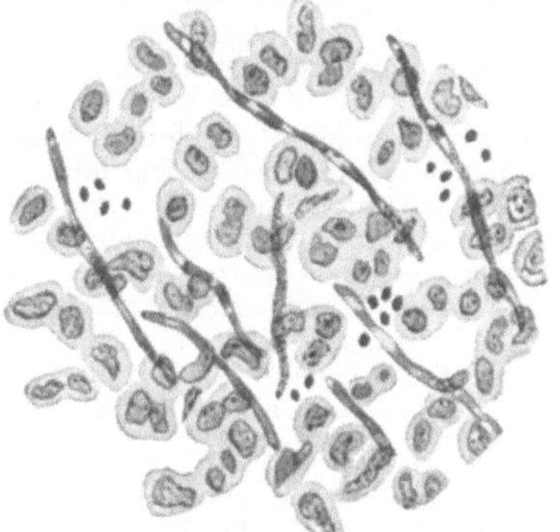

Abb. 202. Soor-Fäden und Konidien aus der Speiseröhre.

Bronchitis, Bronchopneumonie, Knötchen in der Lunge erzeugen und durch lange Dauer des Leidens ein an Tuberkulose erinnerndes klinisches Bild hervorrufen können.

Die **Blastomyzeten (Sproßpilze, Hefepilze)** sind einzellige, sich durch Sprossung vermehrende Lebewesen; dies geschieht in der Weise, daß die Zelle an einer Seite einen knospenartigen Vorsprung treibt, der allmählich zur Größe der Mutterzelle heranwächst und sich dann von dieser abtrennen kann. Teilweise bleiben auch die jungen Zellen, die sich weiter durch Sprossung vermehren, im Zusammenhang, und dann entstehen längere, rosenkranzförmige Ketten, die aber stets aus einzelnen Zellen bestehen und kein eigentliches Myzel bilden.

Als menschliche Krankheitserreger (Eiterungen, Wucherungen) sind die Blastomyzeten zum mindesten überaus selten. Echte Geschwülste können sie nicht etwa hervorrufen.

B. Niedere tierische Parasiten.

Von tierischen Parasiten sollen hier die **Protozoen** besprochen werden, denn sie verhalten sich im Hinblick auf Krankheitserregung den pflanzlichen Parasiten (Bakterien) so ähnlich, daß man die von beiden bewirkten Erkrankungen als Infektionskrankheiten zusammenfaßt (während die durch die höheren tierischen Parasiten, besonders Würmer und Insekten, hervorgerufenen Invasionskrankheiten getrennt erst im nächsten Kapitel Besprechung finden sollen). Gemeinsam mit den durch höhere tierische Parasiten erzeugten Erkrankungen und im Gegensatz zu den durch pflanzliche Infektionserreger bewirkten weisen die Protozoenkrankheiten zum größten Teil die wichtige Erscheinung des Generationswechsels auf. Eine Reihe der durch Protozoen hervorgerufenen Infektionskrankheiten, und zum Teil gerade die wichtigsten, werden durch den Stich

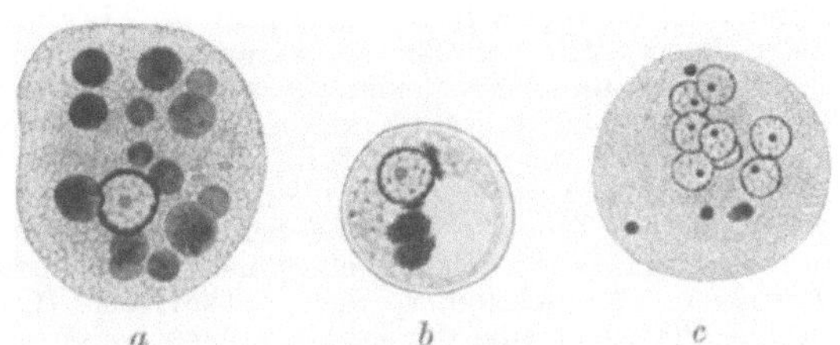

Abb. 203. *a* Entamoeba histolytica, Gewebsform; *b* Entamoeba histolytica, Zyste; *c* Entamoeba coli, Zyste.
(Aus Mayer, Exotische Krankheiten. 2. Aufl.)

bestimmter Mücken u. dgl., in denen als Zwischenwirt eine Entwicklung vor sich geht, auf den Menschen übertragen, so die Malaria (Anopheles), die Schlafkrankheit (Glossina palpalis), das Gelbfieber (Stegomygia fasciata).

Diese einzelligen Protozoen gehören der niedersten Tierklasse an. Sie lassen meist Kern und Zelleib getrennt erkennen. Bewegung und Ernährung geschieht durch Vortreiben und Wiedereinziehen von Protoplasmafortsätzen, sog. Pseudopodien. Die Vermehrung findet auf dem Wege der Teilung (meist mitotisch) statt. Besitzt das Protozoon zwei Kerne, Makro- und Mikronukleus, so scheint bei der Fortpflanzung letzterer wichtiger zu sein. Außer der ungeschlechtlichen Teilung findet sich auch Konjugation. Bei der Einteilung der Protozoen folgen wir Braun. Von den von ihm aufgestellten Klassen kommen hier folgende in Betracht: **Rhizopoden, Flagellaten, Sporozoen** und **Infusorien.**

Zu den **Rhizopoden** gehören die **Amöben,** nackte Klümpchen von Protoplasma, das sich in ein Ektoplasma (Hyalin) und ein Endoplasma (gekörnt) scheiden läßt. Am wichtigsten ist die **Amoeba dysenteriae,** von der bei der **Tropenruhr** die Rede sein wird. Ihr nahe steht die **Entamoeba coli,** die aber harmlos ist oder höchstens in Beziehungen zu Darmkatarrhen steht. Auch andere Amöbenarten, die sich häufig im Darm finden, haben keine Krankheitsbedeutung. In der Mundhöhle, auch in den Mandeln, findet sich die **Entamoeba buccalis** oder **gingivalis,** auch ohne sichere krankhafte Wirkung. Auch bei tropischen Darmkatarrhen spielen Amöben eine Rolle. Amöben sind auch für Katzen pathogen.

Zu den **Flagellaten** gehört **Trichomonas intestinalis** mit einem birnförmig gestalteten Körper, an einem Ende mit 3—4 Geißeln, hie und da im Dickdarm zu finden, vielleicht im Zusammenhang mit Diarrhöen und **Trichomonas vaginalis** (Abb. 204), von ähnlichem Aussehen, im Scheidenschleim. Über die etwaige Krankheitsbedeutung dieser Formen ist wenig bekannt. Ferner ist hier **Lamblia intestinalis** zu nennen, häufig ein Nebenbefund zusammen mit anderen Parasiten, beim Menschen höchstens sehr selten pathogen (Diarrhöen), ein birnförmiger Parasit mit einer bucklig vorgewölbten Rückenseite und einer napfartigen Aushöhlung an der Vorderseite. Er besitzt im ganzen 4 Geißelpaare.

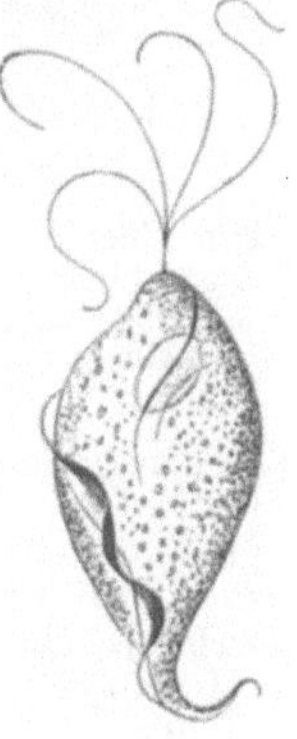

Abb. 204.
Trichomonas vaginalis,
etwa 100fach vergr.
(Nach Künster.)
(Aus Lehmann, l. c.)

Hier anzureihen sind die **Spirochäten:** Zu ihnen gehören die **Spirochaete pallida,** der Erreger der Syphilis, die **Spirochaete pertenuis,** der Erreger der Framboesie und die **Spirochaete Obermeieri,** der Erreger des **Rückfallfiebers.** Von ihnen wird bei Besprechung dieser Infektionskrankheiten ausführlicher die Rede sein. Erwähnt sei noch die Spirochaete cuniculi, eine bei Hasen und Kaninchen im wesentlichen die Geschlechtsorgane befallende Erkrankung erzeugend.

Zu den Spirochäten gehören auch Formen, die sich durch ganz feine enge, dichte Windungen auszeichnen und die jetzt meist als **Leptospiren** bezeichnet werden. Zu ihnen gehört die **Leptospira icterohaemorrhagiae,** der Erreger der Weilschen Krankheit, von welcher unten noch die Rede sein wird. Auch wurde eine Leptospirenart mit dem **Gelbfieber** (s. dort) in Beziehung gebracht. Kurz erwähnt werden sollen noch einige wahrscheinlich auch durch Leptospiren bewirkte Erkrankungen. So das **Siebentagefieber = Nanukajami** Japans, als dessen Erreger die dem der Weilschen Krankheit gestaltlich ganz gleichende **Leptospira hebdomadis** angesprochen wird; Überträger ist wohl die Feldmaus. Ganz ähnlich ist die **Leptospira pyrogenes,** Erreger von in Sumatra auftretenden Fiebern. Und endlich gehört hierher die sog. **Rattenbißkrankheit,** in Japan unter den Namen Sokodu bekannt, deren Erreger die **Leptospira morsus muris** ist. Die Krankheit zeigt an der Bißstelle Entzündung bis zu Gangrän und Lymphangitis, ferner Fieber mit Exanthem, sowie Allgemeinerscheinungen und kann selbst zum Tode führen.

Zu den Flagellaten gehören auch die **Trypanosomen.** Zwar sind die Trypanosomen (und auch dieser Name) schon seit dem Anfang der 40er Jahre, ihr Vorkommen im Tierkörper als harmlose Parasiten und Krankheitserreger auch schon lange bekannt, ihre wichtige Entstehungsbedeutung für Krankheiten wurde aber erst spät anerkannt. Sie sind länglich und besitzen einen Hauptkern etwa in ihrer Mitte und einen sog. Geißelkern (Blepharoblast) am einen Ende, ferner eine undulierende Membran, die sich am anderen — vorderen — Ende in eine freie Geißel fortsetzt. Hierauf beruht ihre große Beweglichkeit. Die Vermehrung geht wohl auf dem Wege der Längsteilung vor sich, zum Teil wohl auch auf verwickelterem Wege durch Vereinigung von sich bildenden getrennt-geschlechtlichen Makrosporen und Mikrosporen. Die Zahl der beschriebenen Namen verschiedener Trypanosomen ist sehr groß — über 80 — doch sind viele untereinander gleich. Die durch sie hervorgerufene Erkrankung im allgemeinen — Trypanosomiasis — zeigt nach einer Inkubationsperiode re- oder intermittierendes Fieber, Milzvergrößerung, Veränderungen der Leber, der serösen Häute usw.

Die Trypanosomen stellen vor allem den Erreger der **Schlafkrankheit,** das **Trypanosoma gambiense,** von dem bei Besprechung dieser Krankheit noch die Rede sein wird. Ferner spielen sie jetzt in der Tierpathologie eine Rolle. Hier sind unter den für Tiere pathogenen Trypanosomen am wichtigsten das Trypanosoma Lewisi, das Ratten in sehr großer Zahl (41% in Berlin) infiziert, ferner das Trypanosoma Brucei, Evansi, equinum, equiperdum, Theileri, welche bei Pferden, Rindern usw. die als Nagana, Surra, Mal-de-Caderas, Durine, Galziekte (Gallenfieber) usw. bezeichneten Erkrankungen hervorrufen. Meist dienen Fliegen als Überträger der Infektion, so die Tsetsefliege (Glossina morsitans) bei der Tsetseerkrankung (Nagana). Wie alle Protozoen sind die Trypanosomen meist schwer züchtbar; doch ist (Mc Neal und Novy) eine solche von Tsetsetrypanosomen sowie öfters eine von Trypanosoma Lewisi gelungen. Impfungen auf Tiere — besonders — junge — sind zahlreich ausgeführt worden.

Hierher rechnen kann man auch kleine Körperchen, deren Züchtung und Umwandlung zu trypanosomenartigen Flagellaten gelungen ist. Es sind dies die sog. **Leishman-Donovanschen Körperchen** (Leishmania Donovani), welche die indische **Kala-Azar** bewirken, eine Slenomegalie mit remittierendem oder intermittierendem Fieber, mit Ödemen, Anämie, Haut- und Schleimhautblutungen. Die

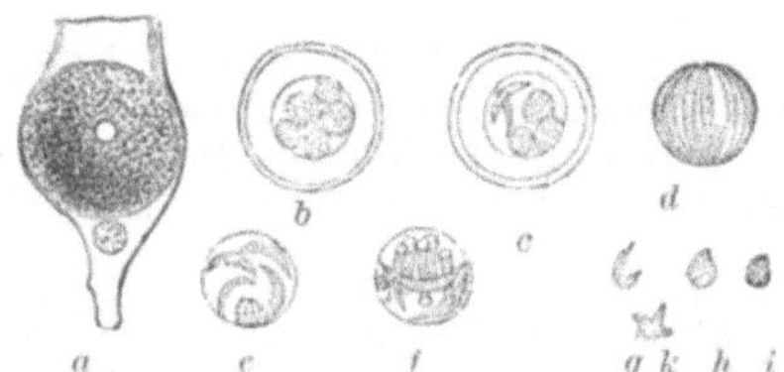

Abb. 205. Coccidium aus dem Darm der Maus (nach Leuckart).

a eine nackte Kokzidie in einer Darmepithelzelle; *b, c* dieselbe mit einer Hülle versehen, *d, e, f,* Inhalt im Zerfall zu sichelförmigen Körpern, die in Abb. *g* frei werden und amöboide Bewegung zeigen (*h — k*).

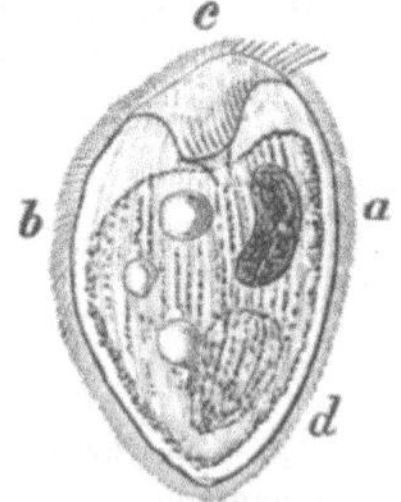

Abb. 206. Balantidium coli.

a Kern, *b* Vakuole, *c* Peristom, *d* Nahrungsballen (nach Braun), etwa 300fach vergrößert. (Aus Lehmann, Die Methoden der praktischen Hygiene. Wiesbaden 1901.)

Körperchen finden sich in zu den Retikulo-Endothelien gehörenden Zellen der Milz, Leber, Lymphknoten, des Knochenmarks. Hunde scheinen spontan ebenso zu erkranken und Flöhe die Gebilde vielleicht zu übertragen.

Ganz entsprechende Körperchen, welche also offenbar auch zu den Trypanosomen gehören, wurden auch bei dem tropischen Geschwür, der sog. **„Delhi- oder Orientbeule"** („Aleppobeule") gefunden **(Wrigthsche Körperchen).** Die Beulen der Haut beruhen auf einem Granulationsgewebe in der Kutis, und auch hier können große Histiozyten die kleinen Körperchen in großer Zahl enthalten. Dieselben Körperchen sind wohl auch die Erreger der an den Küsten des Mittelländischen Meeres vorkommenden, nach **Leishman** genannten **Anämie.** Unter anderen Trypanosomenerkrankungen sei die besonders in Brasilien auftretende sog. **parasitäre Thyreoiditis** oder **Chagaskrankheit** mit myxödemartigen Erscheinungen genannt. Auch das Herz wird öfters später mitergriffen. Erreger ist das **Chizotrypanum Cruzi,** welches den Trypanosomen nahe steht und, im Blute kreisend, deren Formen entspricht, im Gewebe aber unter Verlust der Geißel und unter Abrundung die Form von Leishmanien (Kala-Azar-Erregern) annimmt. Sie teilen sich hier, und zahlreiche derartige Körperchen liegen dann in Zellen des Gehirns, im Herzmuskel und quergestreiften Muskel, in Schilddrüse usw. Überträger sind mehrere Arten von Raubwanzen (Reduviiden), besonders Triatoma megista, bei deren Stich Parasiten aus deren Speicheldrüsen infizieren. Der Erreger findet sich bei dem in Brasilien verbreiteten Gürteltier (Tatu), vielleicht dem Urwirt der Parasiten. Diese sind züchtbar und für Tiere, wie Affen, Mäuse, Meerschweinchen, Katzen, pathogen. Auch eine geschlechtliche Entwicklung der Erreger ist angenommen worden.

Die **Sporozoen** besitzen keine Bewegungsorgane; sie bilden in ihrem Inneren Sporen (hier auch Pseudonavizellen genannt), aus denen wieder junge Sporozoen hervorgehen. Zu ihnen gehören die in den Gallengängen der Leber der Kaninchen häufig vorkommenden, in den Epithelien selbst gelegenen und papilläre Wucherungen dieser bewirkenden **Kokzidien** (Abb. 205) (Coccidium oviforme). Ferner die sog. **„Miescherschen Schläuche";** diese sollen erwähnt werden, weil sie gelegentlich mit Trichinen verwechselt worden sind. Sie stellen weißliche, oft schon mit bloßem Auge sichtbare, parallel der Faserung liegende Einlagerungen im Muskelfleisch der Schweine, Rinder, Schafe, Pferde und anderer Haustiere dar und rufen im allgemeinen wenig Veränderungen hervor. Sie sind von einer dünnen Hülle umgeben und enthalten kleine, den sichelförmigen Körperchen der Gregarinen entsprechende Gebilde.

Zu den Sporozoen (ihrer Unterabteilung Hämosporidien) rechnet man vor allem auch die **Plasmodien** der **Malaria,** von denen bei dieser Erkrankung ausführlich die Rede sein wird.

Den Malariaplasmodien verhalten sich in vielem ähnlich die **Piroplasmen,** die, durch Zecken auf Rinder übertragen, bei diesen das Texafieber hervorrufen.

Die **Infusorien** sind formbeständige Organismen, welche sich durch Geißeln fortbewegen. Von ihnen kommt beim Menschen vor: das **Paramaecium** oder **Balantidium coli** (Abb. 206), ein 0,1 mm langes ovales

Kleinlebewesen mit einem Wimperkranz an der Außenseite seines Körpers (besonders starke Wimpern an der Mundöffnung). Es kann im Darm tief in die Schleimhaut eindringen und Katarrhe sowie Geschwüre hervorrufen, vielleicht auch Leberabszesse. Die Balantidienkolitis kann der Amöbenruhr gleichen. Sie verläuft oft sehr chronisch, kann zu Anämie und Kachexie führen. Die Erkrankung des Menschen kann mit einer solchen von Schweinen (daher werden besonders Schlächter oder Hirten befallen) zusammenhängen.

C. Chlamydozoen als Erreger für gleiche Zelleinschlüsse.

Als Chlamydozoen (v. Provažek) kann man eine Reihe kleinster **Zelleinschlüsse** zusammenfassen, die in ihrer systematischen Einreihung fraglich sind, aber von einer Reihe von Forschern als fremde Lebewesen und Erreger bestimmter Erkrankungen bzw. als Zelldegenerationen, welche in Beziehungen zu noch unbekannten Erregern stehen, aufgefaßt werden. Sie zeigen vor allem spezifischen Epithel- oder auch Endothelparasitismus und sind auf jeden Fall für gewisse Erkrankungen kennzeichnend und somit diagnostisch wichtig.

Am wichtigsten und besten beglaubigt sind hier die **Rickettsien**, die **Rickettsia Provazeki** bei **Fleckfieber** und die **Rickettsia Wolhynica** bei dem **Wolhynischen Fieber,** von denen unten bei Besprechung dieser Erkrankungen die Rede sein wird. Auch eine Tierkrankheit ist hier zu nennen, die sog. „Herzwasserkrankheit" südafrikanischer Rinder, Schafe und Ziegen, bei der die sog. Rickettsia ruminantium mit Übertragung durch eine Zeckenart (Amblyomma hebraeum) gefunden wird.

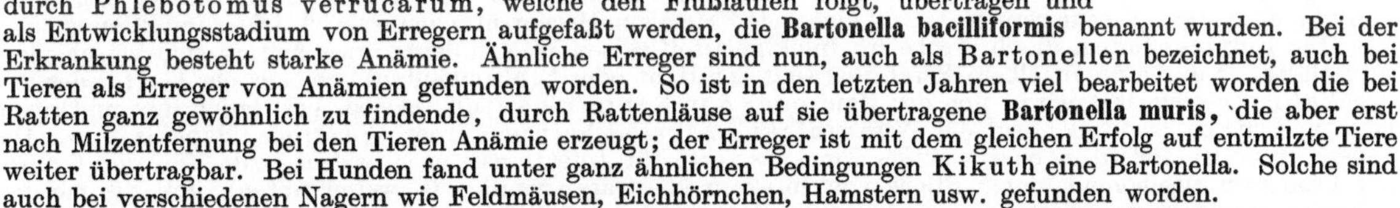

Abb. 207. Trachomblennorrhöe. Konjunktivaepithelzellen.

(Aus H. da Rocha Lima, Verh. d. dtsch. path. Ges. 16. Tagung 1913).

Weiterhin gehören zu den Chlamydozoen Gebilde, die bei der **Tollwut** einerseits, den **Pocken** andererseits eine Rolle spielen, sog. **Elementarkörperchen,** die in Beziehung zu den **Negrischen Körperchen** dort, den **Guarnierischen Körperchen** hier stehen und die mit den beiden Erkrankungen noch zu besprechen sein werden. Ähnliche kleine „Elementarkörperchen", in Zellen eingeschlossen, wurden auch z. B. bei folgenden Erkrankungen gefunden und mit deren Entstehung in Zusammenhang gebracht: **Molluscum contagiosum** (s. u.), **Einschluß-Blennorrhoe, Epitheliosis desquamativa, Verruca peruviana.**

Bei der Verruca peruviana und ebenso bei dem zu ihr gehörenden **Oroyafieber** (auch **Carrionsche Krankheit** genannt) finden sich in Endothelien bzw. Angioblasten kleinste, gedrängt gelegene, runde Körperchen (nach Giemsa rot gefärbt), welche durch Phlebotomus verrucarum, welche den Flußläufen folgt, übertragen und als Entwicklungsstadium von Erregern aufgefaßt werden, die **Bartonella bacilliformis** benannt wurden. Bei der Erkrankung besteht starke Anämie. Ähnliche Erreger sind nun, auch als Bartonellen bezeichnet, auch bei Tieren als Erreger von Anämien gefunden worden. So ist in den letzten Jahren viel bearbeitet worden die bei Ratten ganz gewöhnlich zu findende, durch Rattenläuse auf sie übertragene **Bartonella muris,** die aber erst nach Milzentfernung bei den Tieren Anämie erzeugt; der Erreger ist mit dem gleichen Erfolg auf entmilzte Tiere weiter übertragbar. Bei Hunden fand unter ganz ähnlichen Bedingungen Kikuth eine Bartonella. Solche sind auch bei verschiedenen Nagern wie Feldmäusen, Eichhörnchen, Hamstern usw. gefunden worden.

Unter den Erkrankungen mit Zelleinschlüssen sind noch die sog. **teleangiektatischen Granulome** zu nennen. Des weiteren gehören noch eine Reihe von Tierkrankheiten hierher. Endlich seien gewisse filtrierbare Virusarten hier angeführt, wie solche vor allem in Amerika viel verfolgt wurden und unter denen hier nur solche, die bei **Poliomyelitis anterior** und bei **Encephalitis epidemica** gefunden werden, genannt seien, von denen bei diesen Erkrankungen noch die Rede sein wird, sowie das sog. **Herpesvirus.**

Andererseits stellen alle bei Geschwülsten als „Erreger" beschriebenen Gebilde und ebenso wohl auch die Malloryschen Körperchen bei Scharlach keine Lebewesen, sondern offenbar Zelldegenerationserzeugnisse dar. Die von Amato bei Scharlach (ähnlich von Pauli auch bei Masern gefundenen) Leukozyteneinschlüsse — sog. Amatosche Körperchen — sind in ihrer Auffassung als Virus mehr als zweifelhaft.

II. Allgemeines über Infektionen und Infektionskrankheiten.

Wie schon betont, werden durch die erwähnten **pathogenen Erreger,** insbesondere die an erster Stelle angeführten **pathogenen Bakterien,** im Körper Krankheiten bewirkt. Auch Saprophyten, welche für gewöhnlich im Körper als harmlose Schmarotzer leben (z. B. Bacterium coli im Darm) können sich unter Umständen im Körper verbreiten und krankheitserregende Eigenschaften entfalten, plötzlich „wild" werden.

Die Ansiedlung pathogener fremder Lebewesen im Körper bezeichnet man als **Infektion,** die aus ihrem Eindringen und ihrer Vermehrung im Körper hervorgehenden Krankheitsvorgänge als **Infektionskrankheiten.**

Befällt die gleiche Infektionskrankheit zeitweise kurz hintereinander zahlreiche Lebewesen eines bestimmten Gebietes, so bezeichnet man dies als **epidemisch;** ruft sie an bestimmten Orten andauernd Erkrankungen hervor, so nennt man sie **endemisch.**

Zahlreichen Infektionskrankheiten liegen **spezifische** Erreger zugrunde. Sie werden bei denselben Veränderungen regelmäßig gefunden, lassen sich künstlich züchten und rufen im Tierversuch die entsprechende Krankheit hervor. Zumeist handelt es sich um Bakterien, seltener um Schimmel- oder Sproßpilze oder niedere tierische Lebewesen als Erreger. Einige Krankheiten, deren Erreger uns nicht mit Sicherheit bekannt sind, können nach dem ganzen Verlauf der Erkrankung, Ansteckungsmöglichkeit u. dgl. als Infektionskrankheiten angesehen werden (z. B. Masern oder Scharlach). In der Natur der Infektionsstoffe als Lebewesen ist eine Reihe Eigentümlichkeiten der Infektionskrankheiten begründet. So brauchen manche von dem Eintritt der Ansteckung bis zum Ausbruch der Erkrankung eine gewisse Zeit der Entwicklung, Inkubationsperiode, die bei manchen Erkrankungen, wie Syphilis oder gar Lepra, sehr lange sein kann. Dann folgt bei vielen Infektionskrankheiten eine bestimmte Ablaufsbahn (Typhus, Rekurrens u. a.). Zahlreiche Bakterien bzw. deren Giftstoffe zeigen nur zu bestimmten Organen oder Geweben Neigung (Affinität), so daß nur diese angegriffen werden.

Die letzte Quelle der Infektionserreger sind andere lebende Wesen, sei es der Mensch oder das Tier; hierbei spielen außer Kranken oder solchen, die gerade eine Krankheit überstanden haben und noch Bazillen beherbergen, auch Gesunde, sog. Bazillenträger, eine Rolle. Es ist zweckmäßig, solche Leute, welche die betreffende Krankheit überstanden haben und noch Bakterien beherbergen, als Bazillenträger, solche Gesunde, welche die Erreger, ohne die Krankheit durchgemacht zu haben, in oft saprophytischer Form beherbergen, als Bazillenzwischenwirt (Rössle) zu bezeichnen. Eine Entscheidung im Einzelfall kann aber, weil der betreffende eine Krankheit unbemerkt durchgemacht haben oder sie latent in sich tragen kann, sehr schwer sein.

Die erste Bedingung einer erfolgreichen Infektion ist natürlich die, daß der Ansteckungsstoff überhaupt eine ihm **passende Eingangspforte** im Körper findet; manche Bakterien haften nur an gewissen Schleimhäuten, wie z. B. die Gonokokken; andere sind bei der Aufnahme in den Magendarmkanal unschädlich, weil sie durch den Magensaft getötet werden (s. o.). Eine zweite, gleichfalls selbstverständliche Bedingung für die Infektion ist die, daß die eindringenden Bakterien sich in infektionstüchtigem Zustande befinden, daß sie also Krankheitserreger und selbst **virulent** sind. Die Virulenz selbst sehr hochgradig pathogener Bakterien kann künstlich herabgesetzt oder gar aufgehoben werden (s. u.). Auch unter natürlichen Verhältnissen ist mit Sicherheit ein von sich aus auftretendes Zurückgehen der Virulenz anzunehmen; namentlich werden die echten Parasiten, wenn sie aus dem Körper nach außen gelangen, nur eine beschränkte Zeit ihre Infektionstüchtigkeit bewahren und unter dem Einfluß für sie unpassender Nahrungsverhältnisse, so des etwaigen Eintrocknens, oder stärkerer Feuchtigkeit, oder Schwankungen der Temperatur u. dgl., nach und nach in ihrer krankheitserregenden Wirksamkeit abnehmen. Freilich findet dies bei verschiedenen Arten innerhalb sehr verschiedener Zeiträume statt, und besonders die sporenbildenden Formen zeigen eine hochgradige Widerstandskraft. Jedenfalls muß der Grad der Virulenz bei der Infektion unter natürlichen Verhältnissen in Betracht gezogen werden, und dies erklärt es zum Teil auch, warum der nämliche Infektionsstoff in dem einen Falle eine heftige, vielleicht tödliche, in einem anderen nur eine unbedeutende, rasch vorübergehende Erkrankung hervorruft. Zu der wirksamen Infektion eines Körpers gehört ferner auch meist eine **genügende Menge** des Infektionsstoffes; die Bakterien müssen in einer gewissen Anzahl eindringen. Von gewissen Bakterienarten muß man allerdings annehmen, daß unter Umständen schon eine sehr geringe Anzahl einzelner Keime zur Hervorrufung einer wirksamen Infektion genügt.

Die **Eingangspforten,** durch welche ein Infektionsstoff seinen Weg in den Körper nimmt, sind verschieden, je nachdem er durch unmittelbare Berührung (mit der Haut oder Schleimhäuten) oder aus der Luft, oder mit der Nahrung zugeführt wird. Von der **Haut** oder den Schleimhäuten aus (bei Verletzung innerer Organe auch von diesen aus) entstehen die Wundinfektionskrankheiten, ferner Gonorrhöe, Syphilis u. a. Die äußere Haut ist außerdem eine wichtige Eingangspforte für Infektionserreger, welche, zum Teil der Gruppe der Protozoen zugehörend, durch Stiche von Insekten übertragen werden (s. weiter unten). Für die meisten Infektionserreger sind wenigstens kleine, leicht der Beobachtung entgehende Verletzungen der Haut bzw. Schleimhaut notwendig, um das Eindringen zu ermöglichen. Manche können aber auch ohne jede Verletzung durch die Poren der Talg- und Schweißdrüsen eindringen, wie dies für die Eiterbakterien nachgewiesen ist. Neben der Haut kommen vor allem die Augenbindehaut, die Schleimhäute der Mund- und Nasenrachenhöhle und hier ganz besonders die Mandeln, sowie ferner die Harnröhre (Gonokokken) in Betracht.

Als weitere Haupteingangspforte müssen wir den **Atmungsweg** nennen. Die Lungen normaler Tiere und Menschen werden in der Regel keimfrei gefunden. Es werden mit der Atmungsluft aufgenommene kleine Lebewesen zum weitaus größten Teil durch die vielfach gefaltete und gebuchtete Schleimhaut der obersten Abschnitte der Luftwege zurückgehalten, auch wohl durch die nach oben gerichtete Bewegung des Flimmerepithels der Luftwege zum Teil wieder nach außen befördert, „prohibierende" Abwehrmechanismen des Körpers. Es können aber doch von außen eingedrungene Krankheitserreger zu den Lungen gelangen, ganz besonders, wenn sie an angesaugten Massen, wie Fremdkörpern, oder auch aspiriertem Schleim oder Nahrungsmitteln haften. Dies ist besonders der Fall, wenn es sich um Schwerkranke oder Bewußtlose handelt, bei denen auch die Abwehrmechanismen, wie Husten, versagen; daher so häufig die Bronchopneumonien (Schluckpneumonien) bei ihnen, die oft die letzte Todesursache darstellen (s. unter Lunge).

Des weiteren ist der **Verdauungskanal** eine wichtige Eingangspforte. Mit der Nahrung in den Körper gelangte Infektionserreger finden vielfach schon innerhalb der Mundhöhle eine Eintrittspforte in den Mandeln; in ihre Epithellücken können sie beim Schlingakt hineingepreßt werden und sich dann durch die Lymphbahnen in den Lymphknoten des Halses bis zum Brustfell herab oder mit dem Blutweg weiter ausbreiten. Durch die Mandeln scheinen Krankheitserreger einzudringen, welche zu Rheumatismus, Eiterungen, ja auch zu Appendizitis Veranlassung geben können. Kranke Zähne kommen auch als Eingangspforte von Infektionserregern und für ihre Weiterverbreitung im Körper in Betracht, spielen aber nicht die Rolle, die ihnen jetzt vielfach in Amerika beigelegt wird. Beim Weg durch den Magen wird zwar ein großer Teil krankheitserregender Bakterienarten vom normalen Magensaft getötet, andere aber vermögen dessen Wirkung zu widerstehen. Vollends gehen die so widerstandsfähigen Sporen ungeschädigt durch den Magen hindurch, um im Darm ihre Auskeimung zu bewerkstelligen. Aber auch gegen den Magensaft empfindliche kleine Lebewesen (z. B. Choleravibrionen) können ungeschädigt durch den Magen hindurch gelangen, wenn zu einer frühen Zeit der Verdauung noch fast alle eben gebildete Salzsäure von den Nährstoffen gebunden ist, oder Störungen der Magenabsonderung bestehen, also wenig freie Salzsäure im Magen vorhanden ist. Auch wenn Infektionserreger in den Darm gelangt sind, ist es noch von mancherlei Umständen abhängig, ob sie in die Darmwand eindringen können. Im allgemeinen bietet wohl der normale Epithelbelag wie auch die auf ihm liegende Schleimschicht einen gewissen Schutz, indes ist dies gegenüber den verschiedenen Infektionserregern in sehr verschiedenem Maße der Fall; auch spielen wohl andere Punkte, wie der jeweilige Füllungszustand des Darmrohres, kleine durch Kotstauung hervorgerufene Verletzungen der Schleimhaut, Kreislaufstörungen infolge örtlicher Ursachen (Einklemmungen usw.), oder allgemeine Bedingungen (Erkältungen), eine gewisse, nicht unbedeutende Rolle. Endlich haben wahrscheinlich auch die schon im normalen Darm schmarotzenden Saprophyten (Bacterium coli u. a.) einen der Entwicklung neu eingedrungener Spaltpilze ungünstigen Einfluß, indem sie die Eindringlinge überwuchern und so zum Absterben bringen können, andererseits können diese selbst unter Umständen „wild werden" und Krankheiten bewirken.

Was den **weiblichen Geschlechtsapparat** betrifft, so finden sich in der Scheide stets verschiedene Kleinlebewesen, welche aber in der Regel hier für die Schleimhaut nicht krankheitsetzend sind; doch ist ein Bösartigwerden derselben unter besonderen Umständen und hiermit eine „Autoinfektion" durch sie (z. B. bei Geburten) denkbar; in weitaus den meisten Fällen erfolgt aber auch hier die Infektion durch neu von außen eingedrungene Krankheitserreger, gegen welche die weiblichen Geschlechtsorgane ganz besonders im puerperalen Zustand wenig widerstandsfähig sind.

In der **Harnblase** kommen Krankheitserreger namentlich dann zur Wirkung, wenn gleichzeitig eine Harnstauung oder eine durch Harnsteine u. dgl. bewirkte Verletzung des Epithels der Blasenschleimhaut vorliegt.

Eine Infektion kann schon zu den frühesten Zeiten des intrauterinen Lebens stattfinden und bereits die Keimzelle oder das in Entwicklung begriffene Ei betreffen. Wenigstens ist bei Tieren der Nachweis geliefert, daß gewisse Infektionskeime bereits in die Keimzelle oder in das auf der Wanderung vom Eierstock in die Höhle der Gebärmutter begriffene Ei einzudringen vermögen; man spricht dann von **germinativer** (oder **konzeptioneller**) **Infektion.** Auch für den Menschen wurde seit langer Zeit an eine Infektion des Eies durch mit dem Erreger der Syphilis oder dem der Tuberkulose behaftete Samenfäden gedacht, ohne daß eine derartige Übertragung mit Sicherheit bewiesen wäre.

Dagegen ist für die eben genannten wie für eine Anzahl anderer Infektionen eine Übertragung der Erreger von der Mutter her durch die Plazenta **(plazentare Infektion)** mit Sicherheit erwiesen (Typhus, Erysipel, Pocken, Milzbrand, Syphilis u. a.).

Bei vielen Infektionskrankheiten ist uns die Art der Infektion noch nicht bekannt. Kann man bei einem bekannten Erreger, dessen gewöhnliche Eingangspforten man kennt, in einem Einzelfalle die Eingangspforte nicht nachweisen, so spricht man von **kryptogenetischer Infektion,** so z. B. bei Wundinfektionskrankheiten, bei denen eine Verletzung nicht nachweisbar ist.

In den Körper gelangt, verbreiten sich die Bakterien in ihm auf dem Wege der Blutgefäße, Lymphgefäße oder gewisser Gänge, wie der Bronchien. Sie können auch aus dem Körper wieder ausgeschieden werden mit dem Kot, dem Harn, dem Auswurf usw.

Man unterscheidet bei den Infektionskrankheiten kontagiöse und nicht kontagiöse. Als **kontagiös** bezeichnet man eine Krankheit dann, wenn während derselben die betreffenden Infektionserreger aus dem erkrankten Körper ausgeschieden werden und so, durch Vermittlung der Luft (Stäubchen- und Tröpfcheninfektion z. B. bei der Tuberkulose) oder durch Nahrungsmittel oder Gegenstände verschiedener Art, ein anderes Lebewesen unmittelbar anzustecken vermögen; hierher gehören z. B. die akuten Exantheme, der Typhus, die Pocken und vieles andere. **Nicht kontagiös** ist eine Erkrankung, wenn ihre Erreger nicht aus einem kranken Körper ausgeschieden werden, wie es z. B. bei den Parasiten der Malaria der Fall ist. Solche Erkrankungen sind auch unter natürlichen Bedingungen nicht auf unmittelbarem Wege von einem Lebewesen auf das andere übertragbar (wohl aber kann z. B. die Malaria durch Übertragung des Blutes Malariakranker auf Gesunde übertragen werden).

Je nach der Art der oben näher beschriebenen Bakterienwirkung kann man zwei Hauptformen von Infektionskrankheiten unterscheiden, die sich freilich nicht streng voneinander trennen lassen. Bei der einen kommt es, nachdem sich die Infektionserreger an einer Stelle des Körpers angesiedelt haben, im wesentlichen zu einer **Intoxikation,** d. h. es werden im wesentlichen nicht die Bakterien selbst im Körper verbreitet, sondern als wirksam die von ihnen gebildeten Giftstoffe. Es liegen also **Toxikämien** vor. Hierher gehört der Tetanus, bei dem sich die Erreger nur an der Infektionsstelle (in späteren Zeiten häufig auch da nicht mehr), nicht aber im Blute oder in anderen Organen nachweisen lassen; auch bei der Diphtherie beruhen die Allgemeinerscheinungen auf Aufsaugung der Giftstoffe. Einspritzung von letzteren allein kann im Tierversuch Lähmungen erzeugen.

Da, wo Fäulniserreger in den Körper eindringen (an abgestorbenen Teilen oder an in Eiterung begriffenen, wo sie Gangrän hervorrufen, so an Dekubitalgeschwüren, Wunden der Schleimhäute usw.) bewirken sie bei der Zersetzung der abgestorbenen Eiweißmassen eine Bildung übelriechender, zum Teil giftiger Stoffe. Diese werden aufgesaugt und rufen heftige Erscheinungen hervor, die man auch als Saprämie oder putride Infektion bezeichnet. Auch können unter Umständen Intoxikationen zustande kommen, wenn Fäulnistoxine in großer Menge aus dem Darm aufgesaugt werden. Es liegt dann eine Autointoxikation (vgl. Kap. VII) vom Darm aus vor. Vielleicht sind manche Fälle von Allgemeinerkrankungen bei Magenerweiterung und ein Teil der Krämpfe bei Kindern so zu erklären. In manchen Fällen kommt eine Intoxikation mit Ptomainen vom Magendarmkanal aus zustande; hierher gehören z. B. manche Fleisch- und Wurstvergiftungen, Vergiftungen mit Miesmuscheln u. dgl., welche meist unter cholera- oder typhusartigen Erscheinungen und nicht selten tödlich verlaufen. Solche verdorbene Nahrungsmittel sind auch in gekochtem Zustande oft gefährlich, da zahlreiche Alkaloide von zufällig in jene Nahrungsmittel gelangten Bakterien — auf denen eben die Vergiftung beruht — hitzebeständig sind. In anderen Fällen können aber auch die Bakterien selbst weitere pathogene Wirkungen entfalten. Eine toxikämische Allgemeinwirkung kommt, wie wir auch an einem Teil der genannten Beispiele sehen, auch sonst, nicht nur durch die Giftstoffe der verschiedensten Infektionserreger selbst, sondern auch durch bei ihrer örtlichen Einwirkung erzeugte körpereigene Zerfallsstoffe, wenn diese auch nur in geringerer Menge gebildet werden und ins Blut gelangen, zustande (es können ähnliche Erscheinungen auch auftreten, wenn auf andere Weise, z. B. bei Verbrennungen oder Röntgenschädigungen, Zerfallstoxine ins Blut gelangen, wie überhaupt auch sonst bei den sog. Autointoxikationen.) Bei den Toxikämien wirken also die Giftstoffe auf den Gesamtkörper ein; wir dürfen uns aber doch nicht vorstellen, daß dieser ihnen ohne weiteres preisgegeben ist, ohne daß nicht meist doch örtlich an Stellen der Einwirkung der Giftstoffe, soweit der Körper nicht in seinen Kräften ganz brach liegt — areaktiv geworden ist —, entzündliche Reaktionen einträten, vor allem Giftspeicherung und -Verdauung besonders von Zellen des retikulo-endothelialen Stoffwechselapparates. Immerhin treten die zellulären Vorgänge hier weniger hervor als bei der zweiten gleich zu besprechenden Hauptgruppe, der Verbreitung der Erreger selbst und versagen auch zum Schlusse überhaupt.

Diese zweite große Gruppe von Fällen ist dadurch gekennzeichnet, daß hier die Infektionserreger selbst ins Blut übergehen. Im Gegensatz zur Toxikämie spricht man hier von **Bakteriämie,** doch sind es insofern natürlich keine Gegensätze als auch die ins Blut übergetretenen Bakterien wieder durch ihre Gifte wirken. Die Erreger können sich nun vielfach im Blute wesentlich vermehren (wie beim Milzbrand, der Mäuseseptikämie und insbesonder vielen Kokkeninfektionen), in vielen Fällen gehen die Erreger nur in geringerer Zahl und nur schubweise ins Blut über, so daß man sie keineswegs stets hier zu finden braucht.

Findet eine Ansiedelung von zwei oder mehreren Bakterienarten gleichzeitig oder nacheinander statt, so spricht man von Mischinfektion. Nicht immer handelt es sich dabei um ein zufälliges Zusammentreffen, sondern in manchen Fällen bereitet eine Infektion gleichsam den Boden für die Wirkung anderer Erreger vor. Bei der Lungentuberkulose beteiligen sich fast stets auch andere Bakterien, insbesondere Eitererreger, an der Gewebszerstörung. Infektionen mit Bacterium coli und mit Eitererregern schließen sich oft an Allgemeininfektionen wie an örtliche Entzündungen an und können zu metastatischen Eiterungen, pneumonischen Vorgängen usw. führen.

Andererseits können sich auch verschiedene Bakterienarten in der Weise gegenseitig beeinflussen, daß sich die einen, für welche die Lebensbedingungen günstigere sind, vorwiegend entwickeln oder auch die anderen ganz verdrängen (Antagonismus). Hierher gehört die merkwürdige Tatsache, daß Tiere, welche mit Milzbrand infiziert worden sind, durch nachträgliche Infektion mit Streptokokken gerettet werden können. Doch wird ein solcher Antagonismus auch vorgetäuscht, wenn es sich darum handelt, daß eine zweite Infektion Reaktionen des Körpers, Fieber u. dgl., hervorruft, welche die Erreger der Hauptkrankheit angreifen bzw. die durch dieselben gesetzten Veränderungen günstig beeinflussen. Hierher gehört die Malariabehandlung der Paralyse (Syphilis).

Bei einer Infektion ist der eine Faktor der Schädiger, das angreifende fremde Lebewesen, der andere, welcher erst den Begriff der Krankheit ergibt, wird durch **Vorgänge im befallenen Körper** dargestellt. Diese sind einmal die mehr passiven Vorgänge der sog. regressiven Veränderungen infolge der Schädigung durch die Erreger, die in einem früheren Kapitel behandelten abgearteten Stoffwechselvorgänge der Gewebe; wir haben aber schon dort gesehen, daß es sich dabei keineswegs um rein passive Vorgänge handelt. Zu ihnen kommen hier nun aber und mit ihnen vielfach untrennbar gemischt höchst aktive Vorgänge hinzu, die der Abwehr dienen. Der Körper entfaltet also in der Regel — Einschränkungen werden wir später kennen lernen — bei und gegen eine Infektion die ihm möglichen Gegenkräfte, um den Kampf mit den Krankheitserregern, besonders Bazillen aufzunehmen. Diese Gegenmaßregeln sind vor allem zweierlei Art: einmal Gewebsvorgänge vom Gepräge der **Entzündung,** denn das Wesen dieser ist ja geradezu Abwehr und zumeist gegen Infektionserreger, und dann Vorgänge, die wir unter dem Begriff der „**Immunitäts**"-Vorgänge zusammenfassen. Bei beiden handelt es sich um Begriffe und Vorgänge, die uns aus früheren Kapiteln schon bekannt sind: wir brauchen sie hier nicht mehr an sich zu besprechen, sondern sie nur von den etwas spezielleren Gesichtspunkten aus zusammenzufügen. Die intermediären Stoffwechselstoffe der belebten Krankheitserreger einerseits, des von ihnen angegriffenen Körpers andererseits treten in Beziehungen und Wechselwirkungen verschiedenster Art.

Die entzündlichen Vorgänge sind im wesentlichen zellulärer Art, es kommen allerdings auch von den Zellen abgegebene Stoffe mit Außerzellenwirkung (proteolytische und ähnliche Fermente) hinzu; die Immunitätsvorgänge sind im ganzen humoraler Art, aber, wie dargelegt, mit Abstammung und wohl auch Angriffspunkt von bzw. an Zellen. So mischen sich hier zelluläre und humorale Vorgänge und beide, und auch die entzündlichen und die Immunitätsvorgänge bzw. Bedingungen überhaupt, verlaufen nicht etwa unabhängig nebeneinander, sondern sind innerlich verkettet und voneinander abhängig.

Besteht z. B. völlige Immunität, also Unempfänglichkeit für Infektionserreger, so treten naturgemäß keine entzündlichen Vorgänge ein, weil eine „Abwehr" überhaupt nicht nötig ist, gar keine Infektion zustande kommt. Oder aber die entzündlichen Vorgänge hängen in ihrer Stärke gerade von der jeweiligen Immunitätslage des Körpers ab. Es ergibt sich hieraus schon, daß es sich um keine sich gleichbleibenden Teilbedingungen handelt, sondern um solche, welche großem Wechsel unterworfen sind, und daß hier Abhängigkeiten und Verbindungsmöglichkeiten größten Ausmaßes vorliegen. Also sehr verwickelte Lagen, in denen es nicht immer leicht oder möglich ist, Gesetzmöglichkeiten festzustellen. Auf jeden Fall sehen wir hier stark ausgeprägt, daß alle örtlichen Reaktionen des Körpers auf Infektionserreger hin beherrscht werden von Bedingungen des Gesamtkörpers, welche auch, klinisch gesprochen, Verlauf und Ausgang der Krankheit bestimmen.

Die **Entzündung** dient, wie Rößle auch an der Hand entzündungsentsprechender Vorgänge in der aufsteigenden Tierreihe in geistreicher Weise dargelegt hat, der Reinigung der Gewebe. Es handelt sich, wie im Kapitel Entzündung ausgeführt, dabei aber nicht nur um die Infektionserreger selbst, sondern auch um durch sie bewirkten Zellzerfall und so abgebaute Zellstoffe der körpereigenen Gewebe. Die Gewebsreinigung bedeutet eine Art Verdauung, die wir als Teilerscheinung der allgemeinen sog. parenteralen Verdauung ansprechen können. Es geschieht dies mittels Aufnahme, Speicherung, Verarbeitung (und gegebenenfalls Weitertragen) der Stoffe durch die Gewebsmassen, wobei schon die Grundfunktion der Aufnahme wesentlich von chemischen und physikochemischen (Teilchengröße kolloider Substanzen) Bedingungen und die ganze Tätigkeit von dem Zustand der Gewebe abhängt. Ist diese Aufnahme und Verarbeitung fremder oder wenigstens ortsfremder Stoffe — Phagozytose — auch eine allgemeine Zelleigenschaft, so kommt sie doch in hervorragendem Maße gewissen Zellen zu, und zwar vor allem solchen, welche beweglich sind oder es wenigstens unter diesen Bedingungen besonders leicht wieder werden. Es sind Mesenchymzellen verschiedener Art, und so können wir die Gewebsreinigung im wesentlichen als eine Arbeitsleistung des Mesenchyms ansprechen.

Zu den Zellen, welche hier besonders tätig sind, gehören die bei der Entzündung besprochenen. Es sind Leukozyten (als Phagozyten Mikrophagen benannt), welche meist zuerst erscheinen, zwar offenbar durch ihre Fermente für den Abbau von Eiweißstoffen u. dgl. wichtig sind, auch Bazillen schnell aufnehmen, in deren Auflösung und Vernichtung aber nicht den höchsten Grad erreichen. Sie stellen vielleicht die Vorhut dar, denen in dieser Hinsicht wirksamere Zellen folgen, und dies sind vor allem solche des retikulo-endothelialen Stoffwechselapparates und ihre Abkömmlinge, auch Retikulo-Endothelien im weiteren Sinne, wozu, wie wir besprochen, besonders auch Adventitiazellen gehören, und es kommen auch noch weitere Bindegewebszellen hinzu. Einkernige Zellen, die von den Retikulo-Endothelien abstammen, Histiozyten, zusammen unter Umständen mit aus dem Blute stammenden Monozyten, auch retikulo-endothelialer Abkunft, und mit aus lymphatischem Gewebe oder sonst dem Bindegewebe stammenden Lymphozyten mischen sich zu der sog. „kleinzelligen Infiltration", einer ausgesprochen entzündlichen Erscheinung (s. dort). Die letztgenannten Lymphozyten scheinen der Aufnahme feinst verteilter Stoffe zu dienen, sie spielen aber eine kleinere Rolle als man früher annahm, da sie vielfach mit den Abkömmlingen der Retikulo-Endothelien, den Histiozyten, verwechselt wurden. Endlich sei erwähnt, daß sich als Zeichen der Aufnahme und Verarbeitung fremder Stoffe u. dgl. häufig auch vielkernige große Zellen, Riesenzellen, finden. Sie stammen zumeist von den genannten Mesenchymzellen, besonders Retikulumzellen und Endothelien, ab. Zum Teil lagern sich solche Zellen um größere nekrotische Massen, Cholesterin- und andere Kristallmassen, oder andere Fremdkörper, die nicht ohne weiteres aufgesaugt und entfernt werden können, als sog. Fremdkörperriesenzellen; sie können durch Kernteilung ohne Teilung des Zelleibes oder durch Zusammenlagerung mehrerer Zellen entstehen. Vor allem aber bilden sich häufig Riesenzellen mit randständigen Kernen unter der Einwirkung phagozytierter Erreger, so besonders Tuberkelbazillen, zumeist aus Retikulumzellen oder Endothelien durch — stets amitotische — Kernteilungen, während infolge Schädigung der Zelle Teilung der Gesamtzelle ausbleibt. Diese Riesenzellen sind auch beweglich und im höchsten Grade phagozytär, sie dienen auch der Aufnahme und dem Kampfe gegen Erreger.

Alle die genannten Zellformen können irgendwo im Bindegewebe auftreten. Besonders ist dies naturgemäß in den Organen der Fall, wo die Retikulo-Endothelien im engeren Sinne ihren Hauptsitz haben. So sehen wir solche Vorgänge in der Milz, wo sowohl die Endothelien wie die Retikulumzellen stark beteiligt sind und sich die Gesamtheit der zellulären Vorgänge im Sinne der erhöhten Aufsaugungsleistungen bei Infektionen ganz gewöhnlich als Milzschwellung äußert. Dann kommen alle lymphatischen Organe in Betracht, in denen sich Veränderungen der Sinusendothelien und der Retikulumzellen finden, wie auch im Zentrum von Follikeln häufig die schon besprochenen sog. Reaktionszentren, und wo im übrigen unter Vergrößerung infolge Zunahme des Lymphozytenbestandes Verwischung des lymphatischen Baues eintritt. Das Knochenmark kann erhöhte Zellneubildung und Ausschwemmung oder Herabsetzung derselben aufweisen, und hiernach kann sich das Blutbild im Sinne der Hypo- oder Hyperleukozytose (und ähnlich der Lymphozytose) bei verschiedenen Infektionen ändern. In der Leber beteiligen sich hauptsächlich die Sternzellen, welche ja zu den speicherungsfähigsten Zellen des Körpers gehören; sie werden groß, weisen, wie im Sinne der Aufsaugung besonders tätige Zellen überhaupt, im Zelleib kleine Hohlräume (sog. Resorptionsvakuolen) auf, lösen sich ab und werden zu freien einkernigen Histiozyten.

Die besprochenen Abwehrvorgänge der Gewebe und Zellen, welche der Aufnahme, Speicherung und Verdauung und somit der Gewebsreinigung gelten, also entzündliche Reaktionsvorgänge sind, so wie sie beschrieben wurden, die durchschnittlichen, wenn auch je nach Art, Verbreitung und Sitz der angreifenden Erreger, besonders Bakterien, und der Reaktionsfähigkeit mengenmäßig verschieden. Man kann gut mit Dietrich sagen: „die Fähigkeit des Körpers zu zellulärer Reaktion und Resorption bestimmt in Wechselwirkung mit Art und Virulenz der Krankheitskeime den Infektionsverlauf von hemmungsloser Zerstörung bis zu erfolgreicher Abwehr". Er sagt dann auch, daß die resorptive Leistung das Haften der Krankheitserreger bewirke — denn dies Haften ist ja Voraussetzung für überhaupt stattfindende Reaktionen — und daß, wenn das Kräfteverhältnis zwischen Erreger und Gewebe so ist, daß erstere nicht ohne weiteres vernichtet werden, der Resorptionsort zum Siedelungsort der Erreger und somit zum Sitz der Krankheit wird. Daß solche Krankheitsherde Gefahren in sich schließen, aber doch, verglichen mit einer hemmungslosen Vermehrung der Angreifer ohne Zellengegenwirkung, wenigstens den Versuch zu einer Abwehr darstellen, ist schon unter Entzündung betont.

Die besprochenen zellulären Vorgänge entsprechen nun einem Querschnitt der gewöhnlichen Immunitätslage des menschlichen Körpers, gerichtet gegen Infektionserreger, welche einmal eingreifend genug wirken, um überhaupt Gegenvorgänge auszulösen, andererseits nicht so überwältigend, um solche überhaupt unmöglich zu machen. Die Vorgänge entsprechen einer mittleren Abwehrfähigkeit gegen die Erreger. Wir sprechen von **Normergie,** bzw. von einer normergischen Reaktion. Die Fähigkeit zu einer solchen gewebereinigenden Reaktion kann nun als Ausdruck der Immunitätslage des Körpers nach oben oder unten verändert sein.

Die Verringerung, **Hypergie** oder hypergische Reaktion, kann bis zur **Anergie** fortschreiten; hier ist also keine Reaktion trotz Vermehrung der Keime und trotz des durch sie angerichteten Körperschadens möglich.

Dies kann von vornherein zutreffen und die Folge davon sein, daß die Keime sich so schnell vermehren, sich im Körper verteilen und ihn angreifen, daß der Körper vernichtet wird, ohne daß bzw. bevor noch eine örtliche Reaktion eintreten kann (z. B. glücklicherweise sehr seltene Fälle hochgradigster Infektion vor allem mit Eitererregern durch künstliche Einimpfungen bei Operationen oder Sektionen). Oder aber es besteht Anergie auch von vornherein, wenn die dem Körper sonst zur Abwehr dienenden Zellen nicht zur Verfügung stehen; dies ist der Fall, wenn die Leukozyten und die Abkömmlinge der Retikulo-Endothelien fehlen oder nur sehr mangelhaft erscheinen können, bei der sog. „Agranulozytose" (s. unter Blut), oder bei der, auch besonders im Tierversuch verfolgten, Vergiftung mit Benzol, Thorium X od. dgl., wodurch Aplasie der blutbildenden Apparate, vielleicht mit besonderen Angreifen auch an den Retikulo - Endothelien, herbeigeführt wird. In allen diesen Fällen treten, wenn örtliche akute Entzündungen entstehen, Leukozyten usw. nicht auf und so fällt das Gewebe verteidigungslos schwerer Nekrose anheim. In anderen Fällen aber stellt sich eine solche Anergie, Wehrlosigkeit durch Mangel an Reaktionsfähigkeit, erst im Laufe einer Infektionskrankheit und meist erst zum Schlusse ein, als Ausdruck einer Erschöpfung zellulärer Leistungsfähigkeit.

Und nun das Umgekehrte, **Hypererergie,** hypergische Reaktion, gesteigerte Leistung der Gewebsreinigung und somit Abwehr und dieser Zellentätigkeit örtlich über die Grenzen des sonst resorptionsfähigen Gewebes hinaus. Solches tritt im Laufe von Infektionen, oder im Tierversuch künstlich bewirkt, vor allem auf Grund vorangegangener Sensibilisierungen auf.

So ist schon von der örtlichen hyperergischen Entzündung, wobei keine der Entzündung sonst fremde, aber mengenmäßig gesteigerte und rascher ablaufende Vorgänge besonders am Bindegewebe auftreten, im Entzündungskapitel die Rede gewesen. Allgemeine Ernährungsbedingungen sind nicht nur für den Zustand der Wehrfähigkeit des Körpers im allgemeinen maßgebend, sondern gerade die für die Reaktionsvorgänge wichtigsten Zellen reagieren auch auf Faktoren des intermediären Stoffwechsels; sie ändern sich gestaltlich, vergrößern sich und gestalten ihre Arbeitsleistungen um. „Gereizte" Zellen können Stoffe in weit erhöhtem Maße gegenüber der Ruhelage speichern und so auch zur Aufnahme und Verdauung, also Unschädlichmachung von Bakterien u. dgl., ihren Stoffwechsel- und Giftstoffen, auch Abbaustoffen geschädigter Gewebe, befähigt werden. Dies zeigt sich besonders deutlich bei den hyperergischen Reaktionen. Insbesondere Siegmund hat verfolgt, wie im Zustande besonderer Resorptionsleistung bei ihnen außer den Retikulo-Endothelien usw. auch alle möglichen sonstigen Elemente des Gefäßbindegewebsapparates infolge erhöhter Beanspruchung funktionelle Anpassung und Entwicklung in dem Sinne zeigen, daß sie jetzt an der Speicherung und Verdauung teilnehmen. Die Funktionssteigerung dieses „aktivierten" Mesenchyms bringt er mit Oberflächenvergrößerung der Zellen in Zusammenhang. Unter ähnlichen Bedingungen der Leistungssteigerung entstehen besonders in der Nähe von kleinen Gefäßen aus indifferent gebliebenen pluripotenten Keimlagern Neubildungen von Blutzellen vor allem lymphozytär-plasmazelluläre Umwandlungen, seltener das Bild der sog. „myeloischen Metaplasie". Insbesondere weisen bei lange dauernden Infektionen auf Grund zunehmender Sensibilisierung die Endothelien auch weiter Körpergebiete Steigerungen der Leistungen auf. Wie Siegmund genauer verfolgte, nehmen Endothelien in solchen resorptiv besonders tätigen Gefäßgebieten als „Uferzellen" vielfach Keime aus dem Blute auf und verarbeiten sie (zahlreiche hier auch erscheinende Leukozyten wirken mehr fermentativ proteolytisch als phagozytär, zerfallen dabei oft stürmisch, und ihre Trümmer werden dann auch von den Gefäßendothelien phagozytiert); dabei kann das Protoplasma solcher verdauenden Endothelien zerfallen, Fibrin ausfallen und so können kleinste Fibrinthromben besonders in den Gefäßen von Leber, Milz, Lymphfollikeln, Knochenmark, Lunge sich bilden; allmählich aber entstehen an Stellen erfolgreicher Keimvernichtung und in enger Beziehung zur Schädigung und zum Verlust ortsständiger Endothelien kleine Endothelwucherungen, „Intimagranulome", welche, später organisiert, beetförmige Intimaverdickungen darstellen können. Sie sind in Gefäßen der Leber, Milz, Lungen und besonders auch am Endokard (s. bei Endokarditis) im Tierversuch verfolgt worden und finden sich bei chronischen Infektionen des Menschen bei gesteigerter Abwehrlage, d. h. hoher Reaktionsfähigkeit (hyperergischer Reaktion), besonders bei der sog. Sepsis lenta (s. u.). Es können sich als Folge bzw. Ausheilungszustand an den Gefäßen Bilder entwickeln, die der sog. Periarteriitis nodosa (s. unter Gefäßen) entsprechen.

Zu den beschriebenen je nach der Reaktionslage abgestuften Zellenleistungen im Sinne der Gewebsreinigung kommen die im Kapitel „Immunität" genauer geschilderten **Leistungen,** wenn man so will **vorzugsweise humoraler Art** oder zellulär - humoraler hinzu, die Antitoxine, Bakteriolysine, allgemein gesagt die Antikörper, soweit sie auch der Abwehr des Gesamtkörpers und somit auch örtlich gegen angreifende Krankheitserreger dienen. Wie dort dargelegt, kann so durch eine überstandene Erkrankung vollständige Immunität erzielt werden, so daß ein Haften und Vermehren der Keime im Körper und somit eine Infektion überhaupt verhindert wird. Hier ist nun aber von besonderer Wichtigkeit, daß sich im Verlaufe einer Infektionskrankheit selbst die Immunitätslage des Körpers vielfach nach einer von beiden Richtungen hin ändert. Wir bezeichnen dies ja als **Allergie.**

Dabei hängt aber die jeweilige Lage des Körpers nicht nur von dem Gehalt an Antikörpern, also von spezifischen Faktoren der Immunität, ab, sondern auch von dem was man als unspezifische Immunität des Körpers zusammenfaßt: alle möglichen Einflüsse, wie Umgebungsbedingungen, Klima, allgemeine Lebensverhältnisse, Ernährungszustand, andere Erkrankungen, psychisches Verhalten und vieles andere, was die allgemeine Widerstandsfähigkeit des Körpers wenigstens vorübergehend ändert, meist beeinträchtigt, bzw. sogar eine „Disposition" für eine Infektionskrankheit oder, wenn eine solche schon besteht, für weiteres und leichteres Umsichgreifen derselben bedingt. Sehen wir ab von diesen Faktoren der unspezifischen Immunität, die einer Gesetzmäßigkeit an sich nicht unterworfen sind — und gerade das Ineinander- und Durcheinanderspielen spezifischer und unspezifischer Teilbedingungen der Immunität als Grundlage der Reaktionslage des Körpers machen diese einer ursächlichen Ergründung so schwer zugänglich — und betonen den zeitlichen Wechsel der spezifischen Immunitätsvorgänge im Verlaufe einer Infektionskrankheit, so können wir hier immerhin eine sehr häufig wiederkommende Folge, welche den ganzen Ablauf einer Erkrankung, wie der Tuberkulose oder Syphilis, zu bestimmen pflegt, feststellen. Wir sehen, daß auf den ursprünglichen normergischen Körperzustand zur Zeit der Infektion im Verlaufe der Infektionskrankheit eine Allergie folgt, welche sehr häufig eine Heraufsetzung der Widerstandsfähigkeit gegen den betreffenden Erreger bedeutet. Sehr oft sehen wir aber auch zunächst einen Zustand, der Anaphylaxie, also erhöhter Empfänglichkeit, auftreten, auf den dann erst eine erhöhte Widerstandsfähigkeit, sog. relative Immunität, folgt. Auch diese kann dann oft wiederum durch spezifische oder unspezifische Beeinflussungen im Sinne auftretender erhöhter Empfänglichkeit durchbrochen werden, im ganzen aber herrscht das Bild der relativen Immunität bei derartigen chronischen Leiden oft lange vor. Zum Schlusse aber kann sie, wie bei der Tuberkulose, durch fortschreitendes Erlahmen des Körpers durchbrochen werden; jetzt kann jede Widerstandsmöglichkeit verloren gehen und durch schnelle Vermehrung der Keime und Ausbreitung der krankhaften Vorgänge oder auch ohne Gegenleistung der Gewebe infolge von Erschöpfung der Leistung — Anergie — der Körper der Erkrankung, der er lange erfolgreichen Widerstand geleistet, schnell zum Opfer fallen.

Die Infektionskrankheit als solche also ist Ausdruck der Wechselwirkung zwischen den Infektionserregern bzw. ihrer Vermehrung im Blute oder in den Geweben je nach ihren Lebensbedürfnissen (vorzugsweise Gewebs- oder Blutschmarotzer), einerseits, den zellulären und zellulär-humoralen Körperleistungen andererseits. Haben wir soeben dargelegt, wie im Laufe einer Infektionskrankheit sich die Reaktionslage des Körpers und somit dessen Leistungen ändern können, wobei mittelbar oder unmittelbar durch die Erreger bedingt sich spezifische Immunitätsvorgänge (Antistoffe) ausbilden, so ist auch umgekehrt die Leistung des Körpers imstande in ihm schmarotzende Krankheitserreger umzuwandeln.

So ist es gelungen, gerade durch Durchgang durch den Körper hämolytische in nichthämolytische Kokken (s. u.) zu verwandeln, die Merkmale des sog. Streptococcus viridans künstlich hervorzubringen und gleichzeitig die Virulenzverhältnisse wesentlich zu mildern. So stellt dieser Streptokokkus bei der Sepsis lenta (s. u.) nur eine „Standortsvarietät" der Streptokokken dar, die im Körper abhängig von einem bestimmten Verhältnis seiner Widerstandskräfte zur Angriffskraft der Streptokokken entsteht. Auch bei verschiedenen anderen Bakterien sind vor allem von amerikanischen Forschern selbst virulente und avirulente Formen (sog. S- und R-Formen) ineinander umgewandelt worden, besonders bei dem Pneumokokkus.

So können Kennzeichen von Bakterien als Infektionserreger ebenso vom befallenen menschlichen (tierischen) Körper abhängen wie die Art der Krankheit von dem infizierenden Agens. Aus dem ganzen Dargelegten ergibt sich ein ungeheuer wechselvolles Gestaltungsbild.

Man wird verstehen, daß die Grundnote einer Infektionskrankheit durch die ja in ihrem Gesamtverhalten, ihren biologischen Eigenschaften, ihrem Angriffs- und Vermehrungsvermögen, ihren Neigungen für einzelne Gewebe so sehr unterschiedlichen Erreger gegeben ist, daß aber das Krankheitsbild ebenso durch die in einer bestimmten Reaktionslage im Körper möglichen Abwehrvorgänge beherrscht wird, mit dem wechselnden Enderfolg zwischen Heilung und Tod und in unterschiedlichster Krankheitsdauer. So werden wir auch leicht verstehen, wie verschieden die einzelnen Infektionskrankheiten unter sich sein müssen, wie unterschiedlich aber auch jede von ihnen im Einzelfalle verlaufen kann, wenn hier zuweilen auch gewisse Bahnen vorgezeichnet sind.

Andererseits finden wir doch bei vielen Infektionskrankheiten **gemeinsame anatomische Merkmale,** da ja die Gewebsvorgänge der Gewebsschädigung und der Reaktionen wenigstens grundsätzlich in vielen Punkten die gleichen sind. Wir wollen daher noch rein morphologisch eine Reihe von solchen Organveränderungen, für die die Erklärung zum Teil oben schon gegeben ist, soweit sie bei vielen Infektionskrankheiten auftreten, zusammenstellen.

Hierher gehört zunächst die Milz, oft der erste Hinweis bei der Leichenöffnung, daß überhaupt eine Infektion vorliegt. Fast ausnahmslos handelt es sich um Milzschwellung, diese kann kennzeichnend und unterschiedlich sein wie bei Typhus oder Sepsis, völlig anders bei Malaria. In anderen Fällen hat die Milzschwellung nichts für eine bestimmte Infektion Bezeichnendes. Auch mikroskopisch kommen in der Milz bei vielen Infektionskrankheiten gemeinsame Züge vor, so als Zeichen besonderer Leistung die phagozytäre Aufnahme geschädigter roter Blutkörperchen, die bei Typhus wohl am stärksten, aber keineswegs allein hier vorhanden ist. Auch vermehrte Hämosiderinablagerung in Milz, Leber usw. ist vielen gemeinsam, während andererseits die Ablagerung des Malariapigmentes, das ja oft auch schon für das bloße Auge das Bild beherrscht, kennzeichnend für diese Erkrankung ist. Auch das Knochenmark ist bei einer Reihe Infektionskrankheiten oft in ähnlichem Sinne, wenn auch verschieden hochgradig, mitbeteiligt, verfolgt vor allem an den Wirbeln (E. Fränkel) und an den langen Röhrenknochen, wo Pneumokokken z. B. Blutungen und andere Veränderungen, vor allem hämolytische Streptokokken dagegen häufig Nekrosen (nicht, wie sonst, Abszesse) bewirken. Am besten bekannt sind die Veränderungen bei Typhus. Ähnlich verhält es sich mit dem Blut, wo auch Hyperleukozytose einerseits, Hypoleukozytose andererseits oft Schlüsse auf bestimmte Infektionen (letztere besonders bei Typhus) zulassen. Wichtig sind auch die im Verlaufe zahlreicher Infektionen auftretenden degenerativen Veränderungen an den Arterien (Wiesel), besonders als Grundlage für spätere Atherosklerose. Bei sehr vielen Infektionskrankheiten ist auch die Haut beteiligt; Exantheme können, wie bei Scharlach oder Masern, das Bild völlig beherrschen. Sie sind fast stets an der Leiche weit schwerer als im Leben zu erkennen. Hautherde treten auch bei Typhus, Paratyphus, Fleckfieber, Meningitis usw. auf. Während sie oft allgemein entzündlicher Natur sind und, wenn auch bei manchen Infektionen zellulär etwas verschieden, nur schwer diagnostische Schlüsse zulassen, können sie andererseits, wie vor allem beim Fleckfieber, ganz kennzeichnend gebaut und so auch bei Entnahme vom Lebenden diagnostisch von großer Bedeutung sein. Eine Reihe toxisch gedeuteter Erscheinungen tritt bei zahlreichen Infektionskrankheiten gemeinsam auf, so Degenerationen, besonders trübe Schwellung und Verfettung, innerer Organe, besonders des Herzmuskels, der Nieren, der Leber. Die Einwirkung der Bakterientoxine auf die feinsten Zellbestandteile (Altmannsche Granula) ist auch im Tierversuch in Angriff genommen. Sehr vielen Infektionen gemeinsam ist auch Verfettung der Körpermuskulatur und ihr scholliger Zerfall, die sog. Zenkersche wachsartige Degeneration, besonders in den geraden Bauchmuskeln und dem Zwerchfell. Diese sind auch auf Toxinwirkung (zusammen mit mechanischen Bedingungen) zu beziehen. Ebenso die auch bei vielen Infektionen (besonders Typhus) auftretenden Zellwucherungen, vor allem der Endothelien in der Leber. Hier kommen auch bei verschiedensten Infektionskrankheiten Nekrosen nicht fortschreitender Art, besonders mit zentroazinösem Typ vor. Zahlreichen Infektionskrankheiten gemeinsam sind auch Blutungen verschiedenen Umfanges in Haut, seröse Häute, Muskulatur, innere Organe, ferner Einwirkungen auf Gehirn und weiche Hirnhäute. Sehr häufige Komplikationen sind Entzündungen der oberen Atmungsorgane, Bronchitis und Bronchopneumonien, doch handelt es sich hier nur zum Teil um unmittelbare Wirkung der spezifischen Infektionserreger, zum großen Teil um Mischinfektion mit Eitererregern u. dgl. Sind Infektionskrankheiten in ein chronisches Stadium getreten, so kann das Bild oft ein ganz anderes als im akuten Stadium sein. Vielen ist im späteren Verlauf auch hochgradiges Siechtum mit seinen anatomischen Kennzeichen gemeinsam. Zu erwähnen ist hier auch die bei vielen Infektionskrankheiten keineswegs seltene — teils durch die infektiöse Gefäßwand- und gegebenenfalls Blutveränderung, teils durch langes Liegen und Siechen bedingte — Venenthrombose mit der Gefahr der Lungenembolie. Bei Infektionskrankheiten scheint auch die Nebennierenrinde an Lipoid zu verarmen und so zum tödlichen Ausgang beitragen zu können. Vielleicht sind auch Störungen der inneren Sekretion verschiedener endokriner Drüsen wichtiger als bisher bekannt ist.

Viele der angeführten Merkmale sind also zahlreichen Infektionskrankheiten gemeinsam, nur nach Grad und Häufigkeit des Auftretens für die einzelnen verschieden; ja manche, besonders auch toxisch bedingte, Veränderungen können sich ebenso auch unter nicht infektiösen toxischen Bedingungen finden, so die Degenerationszeichen innerer Organe oder die wachsartige Muskelentartung bei Vergiftungen mit Schlangengift, bei Autointoxikationen, bei Anaphylaxie usw.

Bei allen Infektionskrankheiten, soweit uns die Erreger bekannt sind, ist die bakteriologische Untersuchung des Blutes, des Kotes, des Urins, der Meningen- oder Ventrikelflüssigkeit oder der Organe kulturell, in Ausstrichen und in Schnittpräparaten vorzunehmen. Oft dient sie zur Unterstützung der anatomischen Diagnose, oft — bei wenig kennzeichnendem Leichenöffnungs- und histologischem Befund — ermöglicht sie überhaupt erst eine Diagnose. Am schlimmsten sind wir in den Fällen daran, wo ein besonderer anatomischer Befund nicht vorliegt und der Erreger überhaupt nicht bekannt ist, wie bei Scharlach, Masern. Bei Befunden von Bakterien in den Gefäßen der Organe bei Leichenöffnungen darf man, wenn Reaktionen fehlen, nie vergessen, daß die Vermehrung auch eine nach dem Tode erfolgte sein kann, ferner daß die Bakterien, z. B. Kolibazillen, oft erst agonal ins Blut gelangen und sich dann vermehren. Bei aller Wichtigkeit der ursächlichen Seite der Infektionskrankheiten ist aber bei ihnen wie bei allen Krankheiten nochmals zu betonen, daß der Erreger nur ein Moment ist, der Zustand des Körpers ein ebenso wichtiges, und daß erst seine Reaktion die Krankheit darstellt.

III. Die einzelnen Infektionskrankheiten.

Die einzelnen Infektionskrankheiten sind hier nicht nach einem „natürlichen System" geordnet. Zieht man ein solches der Erreger heran, so vernachlässigt man den ebenso wichtigen Gesichtspunkt der ganz verschiedenen Reaktion des menschlichen Körpers. Eine Einteilung nach Infektion und Intoxikation, oder nach Exotoxinen, die, von den Bakterien gebildet, in Umlauf kommen, und Endotoxinen, die erst bei Zerfall der Erreger frei werden, ist auch kaum durchzuführen, da bei derselben Erkrankung meist alles dies, wenn auch mengenmäßig verschieden, zusammenwirkt; eher ist eine Einteilung möglich nach dem Hauptansiedlungs- bzw. Vermehrungsort der Erreger, wie Rößle eine solche in 1. Oberflächeninfektionen, 2. Blut- und Lymphinfektionen, 3. Gewebsinfektionen gibt. Dann gehören zu 1. z. B. Gonorrhöe, Diphtherie, Ruhr, Cholera, Tetanus, Gasödem, zu 2. Typhus, Paratyphus, Pest, Milzbrand, zu 3. vor allem die Epitheleinschlußerkrankungen (Chlamydozoeneinschlüsse bei Pocken u. dgl.), Blutzellenschmarotzererkrankungen (wie Malaria) usw. Aber auch hier finden wir vielfach Übergänge und Verschiedenheiten im Einzelfall, und Infektionsweg und -Art sind uns vielfach nicht hinreichend bekannt, um z. B. zu wissen, ob die Verbreitung auf dem Blutweg eine primäre vor der Gewebsansiedlung, oder sekundäre nach ihr ist. Es kommt hinzu, daß wir bei einigen Krankheiten, wie Scharlach und Masern, den Erreger noch nicht sicher kennen.

Wir wollen zunächst die Tuberkulose und daran anschließend die Syphilis, den Rotz, die Lepra, die Aktynomykose, die Mycosis fungoides, die Lymphogranulomatose, das Rhinosklerom und die Sporotrichose besprechen, also die Erkrankungen, die man als spezifische Entzündungen oder spezifische infektiöse Granulationen zusammenzufassen pflegt. Von ihnen war schon in kurzen gemeinsamen Zügen im Anschluß an das Entzündungskapitel die Rede. Es handelt sich hier um Erkrankungen, deren spezifische Erreger (mit Ausnahme des Lymphogranuloms und der Mycosis fungoides) bekannt sind, und welche also Infektionskrankheiten darstellen, auch mit typischen Merkmalen solcher in Verlauf, Immunitätsumstimmungen usw.; nur tritt gerade bei den Veränderungen der genannten Erkrankungen das streng entzündliche der örtlichen Vorgänge unter dem Einfluß der Erreger besonders deutlich zutage. So treten bei diesen sog. spezifischen infektiösen Granulationen die an sich typischen örtlichen Vorgänge stärker gekennzeichnet hervor als bei den meisten anderen Infektionskrankheiten.

Tuberkulose.

1. Gestaltungsbild der Tuberkulose im ganzen.

Der Begriff des „Tuberkels" wurde zuerst um 1800 herum in speziellerem Sinne von Baillie und Bayle geprägt, dann aber von Laennec umgedeutet und von Virchow wieder mehr in ursprünglichem Sinne verwandt.

Die alleinige Ursache sämtlicher tuberkulöser Erkrankungen ist der **Tuberkelbazillus (Koch)** (Abb. 208).

Er ist ein 3—5 μ langes, schlankes Stäbchen mit deutlich abgerundeten Enden, häufig leicht gekrümmt; manchmal liegen zahlreiche Bazillen zusammen. Eigenbewegung fehlt, Sporenbildung ist nicht nachgewiesen. Im Innern der Stäbchen sieht man nach Färbung oft regelmäßig angeordnete, farblose, kleine Lücken, die aber keinen Sporen entsprechen. Es wurde nachgewiesen, daß der Tuberkelbazillus auch lange Fäden, ferner im Auswurf sowohl wie in Kulturen auch echte Verzweigungen bilden kann, endlich daß auch keulenförmige Anschwellungen, ähnlich wie beim Aktinomyzes, gelegentlich vorkommen; im künstlich infizierten Tiere bilden sich manchmal drusenförmige Massen. Auch gramfärbbare Granula (Muchsche Granulaform des Tuberkelvirus) scheinen eine Erscheinungsform des Tuberkelbazillus darzustellen. Ob es auch eine filtrierbare „ultravisible" Form gibt, worauf Erzeugung von tuberkulösen Veränderungen mit Filtraten von Tuberkelbazillenkulturen hinzuweisen scheint, ist noch fraglich.

Die Tuberkelbazillen sind durch ein eigentümliches Verhalten gegen Farbstoffe ausgezeichnet. Sie nehmen Farbstoffe schwer (am besten bei Erwärmung) auf, halten sie aber dann auch sehr fest, so daß bei Anwendung stark entfärbender Mittel, vor allem von Säuren, alle anderen noch vorhandenen Bazillenarten lange vor ihnen entfärbt werden. Daher kann man bei rechtzeitiger Unterbrechung der Entfärbung die Tuberkelbazillen allein gefärbt erhalten (Säurefestigkeit).

Die Bazillen selbst sind sehr widerstandsfähig, sie vertragen monatelanges Austrocknen und sehr hohe Temperaturen. Im Wasser ist ein fünf Minuten langes Aufkochen notwendig, um sie zu töten; auch durch Fäulnis wird ihre Virulenz wenig beeinträchtigt. Sie sind fakultativ anaerob, echte Parasiten, aber auch zu züchten.

Außerhalb des Körpers wurde der Tuberkelbazillus bisher nur gefunden in Wohnräumen, Eisenbahnwagen, im Straßenstaub, also an Stellen, wo Tuberkulöse ihre Sputen entleeren, in der Luft in Form von Staub oder Tröpfchen (besonders letzteres in der Nähe von Tuberkulösen). Bei Gesunden, z. B. bei Krankenwärtern, kommt der Tuberkelbazillus häufiger in der Mund- und Nasenhöhle vor.

Außer dem Tuberkelbazillus des Menschen gibt es andere Abarten desselben für verschiedene Tierarten, wo sie weit verbreitet sind. Am wichtigsten ist der Typus bovinus, der Erreger der so verbreiteten Perlsucht der Rinder. Bei Kühen geht der Bazillus häufig in die Milch über, auch wenn keine Eutertuberkulose vorhanden ist. Hierin besteht seine Hauptgefahr für den Menschen. Doch kann auch das Fleisch tuberkulöser Tiere bei allgemeiner Miliartuberkulose und ausgebreiteter Organtuberkulose, besonders der innerhalb der Muskeln gelegenen Lymphknoten, infektiös sein. Der **Typus humanus** und der **Typus bovinus** des Tuberkelbazillus scheinen nicht artverschieden, sondern höchstens speziesverschieden zu sein. Der Typus bovinus spielt eben insbesondere auch für die Darmtuberkulose des Menschen eine wichtige Rolle, wenn auch für den Menschen überhaupt eine viel geringere als der Typus humanus. Auch Affen erkranken — besonders in Gefangenschaft — sehr oft an Tuberkulose. Zu erwähnen ist weiterhin der Bazillus der Vogeltuberkulose (Hühnertuberkulose), welcher besonders an den Vogelkörper angepaßt ist, aber auch bei anderen Tieren krankheitserregend wirkt. Übertragungen auf Frosch, Blindschleiche usw. sprechen dafür, daß Tuberkelbazillen sich unter Änderung ihrer kulturellen Eigenschaften auch an Kaltblüter anpassen können; auch bei Fischen und Schildkröten wurden Tuberkelbazillen gefunden. Im Tierversuch kann man bei verschiedensten Tieren (besonders Meerschweinchen und Kaninchen) mit Reinkulturen von Tuberkelbazillen oder mit tuberkelbazillenhaltigem Auswurf bzw. bazillenhaltigen Organteilen Tuberkulose erzeugen, was diagnostisch wichtig ist.

Dem Tuberkelbazillus nahe stehende, säurefeste Bazillen — **Pseudotuberkelbazillen** — welche auch tuberkelähnliche Neubildungen bei manchen Tieren hervorrufen können **(Pseudotuberkulose)**, wurden mehrfach gefunden und kommen in der Milch, der Butter, auf Gras, Mist usw. vor. Hierher gehören die von Petri, Lubarsch, Rabinowitsch u. a. gefundenen Formen. Sie werden von Lehmann als Mycobacterium phlei zusammengefaßt. Alle wachsen im Gegensatz zu den Tuberkelbazillen leicht bei Zimmertemperatur. Auf Meerschweinchen wirken sie pathogen, indem sie bei intraperitonealer Einspritzung (namentlich wenn gleichzeitig Butter mit einverleibt wird), Pseudotuberkulose,

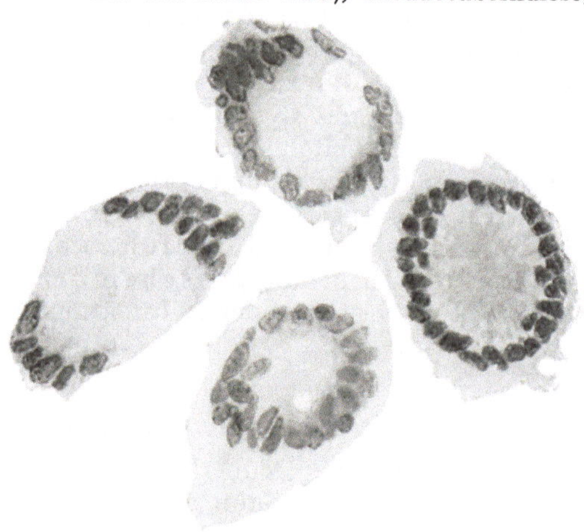

Abb. 208. Auswurf mit zahlreichen Tuberkelbazillen (mit Karbolfuchsin rot gefärbt). Die schleimigen fädigen Massen grau.

Abb. 209. Langhanssche Riesenzellen mit randständigen Kernen.

fibrinöse und später fibröse Peritonitis hervorrufen. Die Erscheinungen heilen oft aus, wenn nur geringe Mengen der Bakterien gegeben werden. Wegen ihrer Fähigkeit, tuberkuloseähnliche Vorgänge hervorzurufen, sind diese Bakterienarten praktisch wichtig, ferner besonders, weil sie in Milch- oder Butterproben die Anwesenheit echter Tuberkelbazillen vortäuschen können. Es spricht für echte Tuberkulose, wenn Tiere nach Einverleibung geringer Menge von Bazillen sterben, und sich riesenzellenhaltige sowie besonders später verkäsende Knötchen entwickeln. Die echte Tuberkulose entwickelt sich langsamer im Tierkörper als die Pseudotuberkulose. Auch durch morphologisch ganz andere Bakterienarten (Pseudotuberkulosebazillen) kann bei gewissen Tieren eine Pseudotuberkulose hervorgerufen werden.

Dem Tuberkelbazillus stehen auch noch einige andere Bazillen nahe vor allem auch im Hinblick darauf, daß sie auch säurefest sind, wenn auch nicht so stark wie der Tuberkelbazillus. Hierher gehört der bei dem Aussatz zu besprechende Leprabazillus und folgender wegen Verwechslungsmöglichkeiten mit Tuberkelbazillen (besonders im Urin) wichtige Bazillus.

Der **Smegmabazillus,** ein nicht krankheitserregendes Stäbchen, etwas weniger säurefest als der Tuberkelbazillus, findet sich im Smegma an dem Präputium und der Klitoris. Bei Färbung mit Karbolfuchsin, Entfärbung und nachfolgender Färbung mit gesättigter alkoholischer Methylenblaulösung färbt er sich meist blau, während die Tuberkelbazillen bei dieser Behandlung rot bleiben. Auch mittels Alkalibehandlung (Gasissche Methode) ist eine Unterscheidung oft möglich. Der Smegmabazillus galt einige Zeit als Erreger der Syphilis (Lustgarten).

Kurz erwähnt werden soll hier noch, daß es Calmette-Guérin gelungen ist, einen Tuberkelbazillenstamm vom Typus bovinus auf Galle-Glyzerin-Kartoffeln so zu züchten, daß er durch sehr zahlreiche Folgen hindurch seine Virulenz fast ganz eingebüßt hat. Er ruft bei Meerschweinchen und anderen Tieren keine fortschreitende Tuberkulose hervor. Trotz dieses Virulenzverlustes soll dieser Calmette-Guérinsche Bazillus — gewöhnlich BCG genannt — seine Antigeneigenschaften erhalten haben und so spezifische Antikörper erzeugen. Hierauf fußt die Calmettesche Schutzimpfung noch tuberkulosefreier Säuglinge, um sie für später zu schützen. Die Schutzwirkung ebenso wie die Möglichkeit, ob sich aus den BCG nicht doch noch virulente Tuberkelbazillen entwickeln könnten, sind aber noch stark umstritten.

Seit der Entdeckung des Tuberkelbazillus ist der Begriff der Tuberkulose ein rein ursächlicher geworden, d. h. man bezeichnet als tuberkulös alle Veränderungen, welche durch die Wirkung des genannten Bazillus zustande kommen (daß ähnliche sog. tuberkuloide Veränderungen auch sonst sich ausbilden können, ist schon S. 142 besprochen).

Man muß hierbei ein gewisses Gewicht darauf legen, daß die Tuberkelbazillen nicht nur anwesend sind, sondern auch das ursächliche Moment der Erkrankung darstellen. Anwesend findet sich der Bazillus nämlich öfters auch bei Nichttuberkulösen, z. B. in der Mundhöhle (s. o.). In Schnittpräparaten durch das Innere von Organen wird Anwesenheit von Bazillen wohl stets mit krankheitserregender Wirkung derselben zusammenfallen.

Der Tuberkelbazillus (Koch) bewirkt zumeist **proliferative Vorgänge** in Gestalt kleiner knötchenförmiger Herde, der Tuberkel (bzw. seltener diffusen, ähnlich gebauten tuberkulösen Gewebes), in anderen Fällen aber mehr **allgemeine Entzündung.**

Am typischsten sind die **Tuberkel;** es sind dies — soweit sie überhaupt schon für das Auge erkennbar sind — hirsekorn- bis höchstens hanfkorngroße Knötchen; man benennt sie daher (Hirsekorn = Milium) **Miliartuberkel.** Sie stehen meist in größerer Zahl zusammen, sind umschrieben und ragen über die Oberfläche, weniger über die Schnittfläche der Organe hervor. Anfangs sind sie grau, etwas durchscheinend. Dies zusammen mit der Kleinheit und Knötchenform kennzeichnet die Gebilde schon für das bloße Auge. Ganz kleine sind nur mikroskopisch wahrzunehmen.

Mikroskopisch — ältere Forschungen stammen hier vor allem von Schüppel, Langhans und insbesondere v. Baumgarten — bestehen sie der Hauptsache nach aus ziemlich großen, rundlichen oder mehr spindeligen, oder auch vieleckigen bzw. unregelmäßigeren Zellen mit großem hellem Kern. Diese

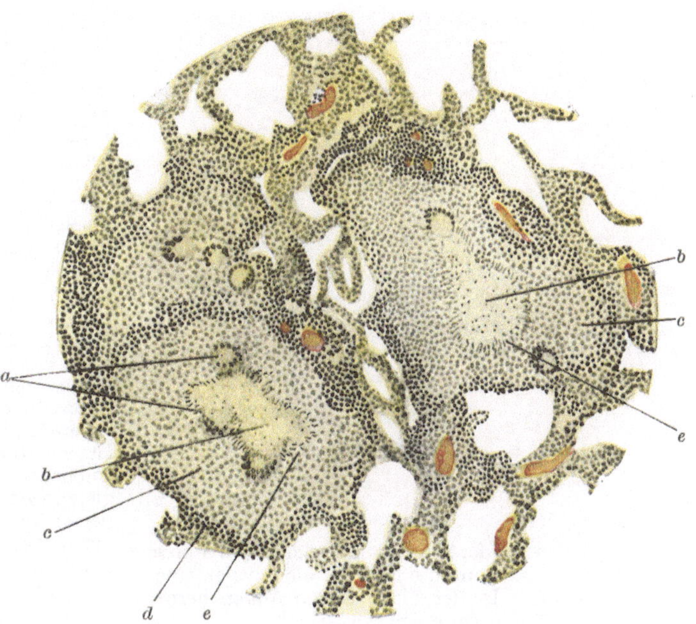

Abb. 210. Tuberkel der Lunge.
a Riesenzellen, *b* Nekrose, *c* Epitheloidzellen, *d* Lymphozyten,
e Wirbelzellenstellung um die Nekrose.

entsprechen den größeren bei der entzündlichen Gewebsneubildung auftretenden Zellformen (Makrophagen) besonders von den Retikulo-Endothelien bzw. Histiozyten abzuleiten, sowie Fibroblasten, von Bindegewebszellen stammend, und werden, da sie Epithelien sehr gleichen, hier **Epitheloidzellen** (der Name zuerst gebraucht von E. Wagner und Schüppel) benannt. Fast stets enthalten die Tuberkel zwischen den Epitheloidzellen, und aus diesen entstanden, weiterhin eine oder mehrere große **Riesenzellen,** d. h. Zellen mit einer größeren Zahl von Kernen. Diese Kerne liegen am Rand der Zelle, welcher häufig unregelmäßig, mit Ausläufern versehen ist. Man bezeichnet diese Riesenzellen mit rand- oder wandständigen Kernen auch nach ihrem Hauptbeschreiber als Langhanssche Riesenzellen oder als solche vom tuberkulösen Charakter. Sie sind nämlich besonders kennzeichnend für Tuberkulose, aber nicht spezifisch, denn sie kommen auch bei anderen infektiösen Granulationen (Syphilis, Lepra) und — ebenfalls mit wandständigen Kernen — auch unter der Einwirkung von Fremdkörpern vor (s. o.). Außen von den Epitheloidzellen, denen die Riesenzellen eingestreut sind, also am Rand der Knötchen, finden sich zumeist in größerer oder geringerer Zahl kleinere runde Zellen, Lymphozyten. So gebaute Tuberkel, bei denen — wie zumeist — im ganzen die Epitheloidzellen vorherrschen, bezeichnet man als Epitheloidzellentuberkel. Bestehen die Tuberkel zum größten Teil aus den Lymphozyten, so spricht man auch von Lymphoidzellentuberkeln.

Außer den Zellen findet sich im Tuberkel, besonders in der Mitte, häufig ein feines Fibrinnetz, ferner auch schon in einem frühen Entwicklungsstadium eine netzförmig angeordnete, faserige

Zwischensubstanz; sie stellt ein wirkliches Retikulum dar, dessen Fasern zwischen den Zellen hinziehen und in dessen Knotenpunkten auch einzelne Zellen vorhanden sind, deren Ausläufer in das Retikulum ausstrahlen. Kennzeichnend ist für die Tuberkel, daß sie zumeist der Blutgefäße entbehren, weil diese am Ort der Tuberkelbildung frühzeitig zugrunde gehen und die Zellwucherung selbst keine Gefäße enthält. Die Tuberkelbazillen finden sich namentlich in und zwischen den Epitheloidzellen und ganz vorzugsweise in den Riesenzellen.

Hiermit haben wir das Erscheinungsbild des gewöhnlichen frischen, vollausgebildeten Tuberkels kennengelernt. Er besteht also aus Epitheloidzellen und zwischen diesen meist einer oder mehreren Riesenzellen sowie Rundzellen an seinem äußeren Rand. Allerdings sind nicht stets alle diese Zellen so typisch vertreten. In späteren Zeiten nun tritt im Tuberkel, zunächst in seiner Mitte, sodann sich gegen den Rand desselben ausbreitend, als sekundäre Veränderung eine Koagulationsnekrose ein, die **Verkäsung.**

Bei ihr verlieren die sämtlichen Zellen allmählich ihre Kerne (s. S. 89); schon bei Einleitung dieses Gewebsabsterbens treten feine geronnene Massen auf; die nekrotischen Zellen bilden mit ihm zusammen eine schollige bis feinkörnige, sehr dichte, im übrigen strukturlose Masse. Ganz zu Beginn der Nekrose kommen chemotaktisch angelockt polymorphkernige Leukozyten herbei, welche aber auch bald zerfallen. Älterer Käse bildet eine ganz gleichmäßige Masse ohne besonderen Bau, höchstens mit einigen liegen gebliebenen Kerntrümmern. Häufig erscheinen unmittelbar um den Käse die Zellen ringförmig gerichtet und von länglicher Gestalt mit ebensolchen Kernen. Der zentrale dem Käse zugelegene Teil dieser Zellen ist in die Verkäsung einbezogen. Man bezeichnet diese Erscheinung als (Arnoldsche) Wirbelzellenstellung oder als palisadenförmige Stellung der Zellen. Für das bloße Auge ist der Käse durch seine im Gegensatz zum grauen Tuberkel gelbe Farbe und seine geronnenem Fibrin gleichende Beschaffenheit gekennzeichnet. Die Bazillen liegen in dem Käse zunächst meist in großer Zahl, um später, wenn sie hier kein Nährmaterial mehr finden, gewöhnlich abzusterben.

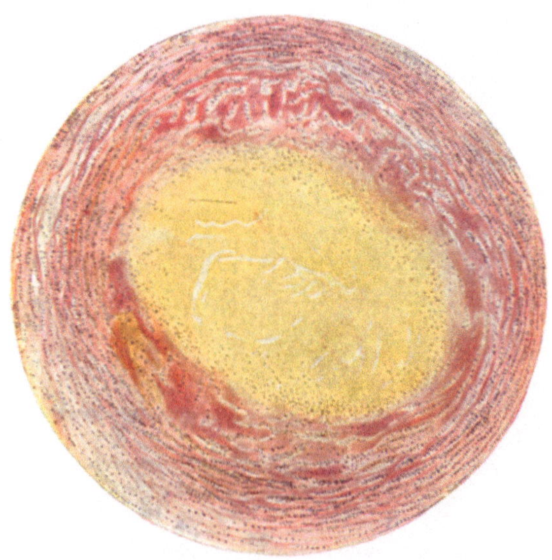

Abb. 211. Tuberkel (der Milz) mit Entwicklung hyalinen Bindegewebes außen um die Nekrose als Zeichen einer Heilungsneigung. In der Mitte Käse. Außen herum bindegewebige Kapsel.

Sind die Tuberkelbazillen spärlich oder sterben sie ab, so findet als Zeichen langsameren Verlaufs bzw. einer gewissen Heilungsneigung in späteren Zeiten am Rande der Knötchen eine fibrös-hyaline Umwandlung statt, indem von der Umgebung aus schmälere, mehr spindelförmige Zellen (Fibroblasten), oft in konzentrischer Anordnung, und schließlich auch faserige Bindegewebszüge auftreten.

Dabei erfahren diese sowie auch das schon im Tuberkel vorhandene, an sich spärliche, Retikulum meist eine hyaline Verdickung, ähnlich wie sie S. 54 für das Retikulum der Lymphknoten beschrieben worden ist. Die fibrös-hyaline Umwandlung pflegt etwa ringförmig von außen nach innen fortzuschreiten. So kann das ganze Knötchen im Bindegewebe umgewandelt werden, sog. fibröser Tuberkel; oder wenn schon größere Teile verkäst sind, bildet sich eine bindegewebig-hyaline Kapsel um diese.

Die ursprünglich submiliaren oder miliaren Knötchen werden bei weiterem Wachstum, besonders zu einer Zeit, zu der sie schon in der Mitte verkäst sind, etwas größer.

Häufig fließen die kleinen Knötchen zu größeren oder sogar sehr großen Knoten zusammen, deren Zusammensetzung aus kleinen Knötchen sich noch durch die äußere Begrenzung verrät; man bezeichnet sie als Haufentuberkel, Konglomerattuberkel (in manchen Organen auch weniger gut als Solitärtuberkel). In der Umgebung größerer solcher tuberkulöser Herde entsteht sehr häufig ein Kranz von frischen kleinen Knötchen, welche weiterhin mit dem größeren Herd verschmelzen können. Diese sekundären Knötchen, die sog. Resorptionstuberkel, kommen dadurch zustande, daß aus dem primären Herd Bazillen mittels der Lymphe in die Umgebung verschleppt werden und daselbst zunächst junge Tuberkel hervorrufen. Derartige Konglomerattuberkel kommen in verschiedenen Organen vor: Lunge, Leber, Milz, Nieren, Gehirn usw. Sie wachsen meist langsam, gehören also den mehr chronisch verlaufenden Tuberkuloseformen an; sie enthalten daher in der Mitte fast stets ausgedehnte verkäste Stellen.

In anderen Fällen entstehen unter der Einwirkung des Tuberkelbazillus weniger die bisher beschriebenen umschriebenen Knötchen, es kommt vielmehr, wenn auch immerhin etwas seltener, zur Bildung eines diffusen, meist aber auch von kleinen Knötchen durchsetzten Granulationsgewebes, so an Schleimhäuten, in Lymphknoten usw. Es besteht aus gewöhnlichem Granulationsgewebe mit oft zahlreichen Riesenzellen und Epitheloidzellen und zeigt später zumeist eingesprengte gelbe, unregelmäßige Käseherde oder, wenn die Verkäsungsvorgänge ausbleiben, narbig-bindegewebige Umwandlung, häufiger in großer Ausdehnung.

Die zweite Hauptwirkungsweise des Tuberkelbazillus besteht darin, daß er statt kennzeichnend gebaute kleine Knötchen oder mehr diffuse Granulationswucherungen zu bewirken, **exsudative Entzündungserscheinungen** seröser, sero-fibrinöser, gegebenenfalls auch eiteriger oder hämorrhagischer Art hervorruft. Man spricht hier von „tuberkulöser Entzündung" im Gegensatz zur gewöhnlichen tuberkulösen Neubildung. Diese exsudative Entzündung unterscheidet sich zunächst in nichts von einer gewöhnlichen solchen. Es handelt sich hauptsächlich um geronnenes Fibrin einerseits, mehr seröse und zellige Erscheinungen andererseits. Später entfaltet der Tuberkelbazillus aber auch hier seine kennzeichnende gewebstötende Eigenschaft, indem er das Exsudat selbst zur Verkäsung bringt, wobei dann auch meist mehr Leukozyten als zuvor erscheinen. Solche entzündlichen Veränderungen finden sich besonders bei Tuberkulose der Lunge, aber auch der serösen Häute, Meningen, Gelenke usw. Das Hauptbeispiel der „käsigen Entzündung" ist eben die käsige Pneumonie.

Nach dem Gesagten können wir die durch den Tuberkelbazillus hervorgerufenen Veränderungen einteilen einmal in die tuberkulöse Neubildung, besonders die Tuberkel, sodann die tuberkulöse bzw. käsige Entzündung. Doch sei betont, daß die beiden Vorgänge besonders im Anfangszustand keineswegs scharf zu trennen sind (vgl. unten) und daß sich ganz gewöhnlich beide Vorgänge miteinander vereinigen. Die Unterscheidung ist aber deshalb wichtig, weil sich beide Formen prognostisch recht verschieden verhalten (genaueres s. unten).

Der weitere Verlauf und Ausgang der tuberkulösen örtlichen Veränderungen ist sehr unterschiedlich, abhängig von Menge und Virulenz der Bazillen einerseits, Reaktionsfähigkeit des Gewebes andererseits, wodurch je nachdem verschiedene Ausdehnung der Vorgänge und Verkäsung oder auch bindegewebige Umwandlung zustande kommen. So können kleine käsige Herde, wenn die Bazillen absterben, unter Aufsaugeerscheinungen ganz durch Bindegewebe ersetzt werden; größere können unter den gleichen Bedingungen unresorbiert liegen bleiben und durch eine bindegewebige Kapsel abgekapselt werden. Solcher alter Käse kann verkalken; auch kann es hier zu echter Verknöcherung kommen. In völlig bindegewebig umgewandelten sowie in vollständig verkalkten Gebieten und ebenso in den oben beschriebenen fibrösen Tuberkeln findet man oft nach einiger Zeit keine lebensfähigen Tuberkelbazillen mehr und Verimpfung solcher Herde auf Versuchstiere erzielt meistens keinen Erfolg. Die örtliche Tuberkulose kann also auf diese Weise heilen, und zwar ist das ein sehr häufiges Vorkommnis; man findet Reste abgeheilter tuberkulöser Herde namentlich in der Lunge, wo sie sich in Form derber, bindegewebiger Schwielen oder eingekapselter Kalkknoten darstellen, sehr häufig als Nebenbefund an Leichen solcher Personen, die an anderen Krankheiten gestorben sind. Ebenso findet man nicht selten geheilte Tuberkulose in Lymphknoten, Knochen und Gelenken. Im allgemeinen kann man sagen, daß die Heilung der Tuberkulose von sich aus gerade an denjenigen Organen am ehesten eintritt, welche am häufigsten von ihr befallen werden.

Auf der anderen Seite stehen die fortschreitenden Formen mit immer mehr um sich greifender und ausgedehnter Verkäsung. Hier entfalten die Tuberkelbazillen dauernd und sich mehrend ihre vernichtende Wirkung. Die tuberkulösen Vorgänge und vor allem die Verkäsung greifen immer weiter um sich. Es stellt sich gerne eine Erweichung und Verflüssigung der verkästen Massen ein. Liegen derartige erweichende und zerfallende Käsemassen in der Nähe von Hohlorganen oder von Oberflächen, so können sie nach denselben zu durchbrechen; es entstehen die **tuberkulösen Höhlen — Kavernen** — der Lunge, die ihren Inhalt in Bronchien (oder die Pleurahöhle) entleeren, wie die **tuberkulösen Geschwüre** der Haut und der Schleimhäute; sie zeigen anfangs breite, wulstige, später unregelmäßige, scharfe, oft unterwühlte Ränder und lassen an letzteren sowie an ihrem Grund meist schon mit bloßem Auge frische graue oder ältere verkäsende Knötchen erkennen. Führen die tuberkulösen Vorgänge in dieser Weise zu großer Zerstörung und allgemeinem Schwinden der Kräfte, so spricht man von **Phthise.**

Doch kann auch hier, selbst wenn schon Höhlen gebildet sind, der Vorgang noch stillstehen, wenn die Bazillen absterben oder wenigstens an Virulenz und Vermehrung nachlassen. Dann kommt eine bindegewebige Umwandlung der Kavernenwand zum Abschluß, und es entsteht eine glattwandige, scharf umschriebene Höhle. Selbst wenn hier noch lebende Tuberkelbazillen vorhanden sind, so sind sie eingeschlossen, so daß gewöhnlich keine Infektion der Umgebung mehr stattfindet; man kann dann von latenter Tuberkulose sprechen. Eine wirkliche Heilung von Höhlenbildungen aber ist doch wenigstens äußerst selten. Fast stets schreitet, wenn es so weit gekommen ist, der Vorgang weiter.

2. Wirkungsweise des Tuberkelbazillus und Bildungsweise des Tuberkels.

Überschauen wir nun kurz den Werdegang der Entstehung der tuberkulösen Veränderung.

Der Tuberkelbazillus übt eine schädigende Wirkung auf Zellen und Zwischengewebe (auch elastische Fasern) aus. Die Zellneubildung — der Tuberkel — wie die tuberkulöse Entzündung sind der Ausdruck der Abwehrreaktionen des Körpers, ganz wie bei der allgemeinen Entzündung auseinandergesetzt. Leukozyten tauchen nur ganz vorübergehend auf; sie sind im Kampfe gegen die Tuberkelbazillen mit ihrer Wachsschicht unwirksam. Vielmehr sind es hier andere Zellen, welche das Wachs lösen können und so den Kampf aufnehmen. Diese das Bild der tuberkulösen Neubildung beherrschenden epitheloiden Zellen sind einerseits Abkömmlinge vorher seßhafter, jetzt wieder zu Wanderzellen gewordener Zellen, besonders von Retikulumzellen und Endothelien, also histiozytäre Makrophagen, andererseits von echten Bindegewebszellen, also Fibroblasten. Es sind demnach Zellen, die wir bei der entzündlichen Granulation schon kennengelernt. In den Lymphknoten stammen die Epitheloidzellen z. B. von den Retikulumzellen ab, in der Leber von den zu den besonders phagozytären Endothelien gehörenden Kupfferschen Sternzellen; dann kommen vor allem auch adventitielle Zellen in Betracht. Daß die Fibroblasten hier trotzdem zunächst und in der Regel kein Bindegewebe (Narbengewebe) bilden, ist die Folge der dauernden Schädigung durch die Bazillen sowie der Gefäßlosigkeit des neugebildeten Gewebes (selbst wieder eine Folge der Schädigung).

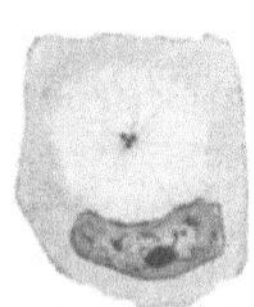

Abb. 212. Epitheloidzellen mit einem Kern. Derselbe ist durch die große blasige Sphäre an den Rand gedrückt. In der Mitte die Zentrosomen.

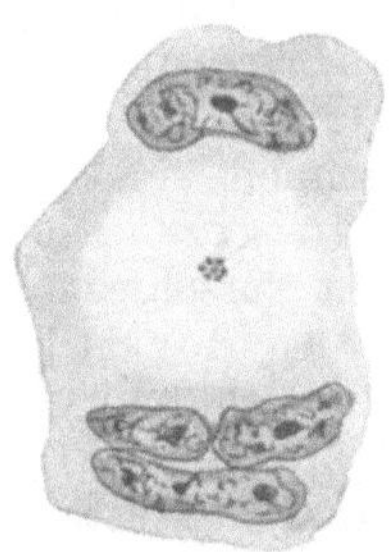

Abb. 213. Mehrkernige Epitheloidzelle. Die Sphäre in der Mitte ist sehr groß und blasig. In ihrer Mitte die Zentrosomen. Die Kerne am Rand; oben einer, unten mehrere, durch amitotische Kernteilung entstanden.

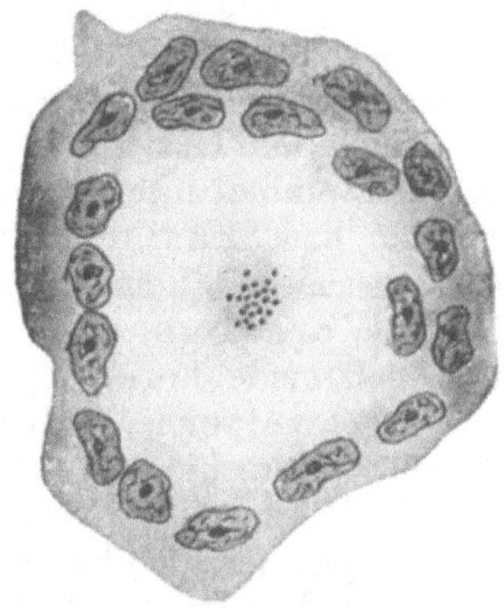

Abb. 214. Riesenzelle mit wandständigen Kernen. In der Mitte zahlreiche Zentrosomen. Die Sphäre verschwindet. Am Rande die zahlreichen Kerne.

Eine Folge der fortgesetzt zellschädigenden Einwirkung des Bazillus ist ferner die Bildung der Langhansschen Riesenzellen mit den randständigen Kernen. Die beste Vorstellung der Entstehung dieser ist folgende: Bei der Wucherung der Epitheloidzellen teilen sich deren Kerne; infolge der Schädigung durch die Bazillen aber kann sich der Zelleib nicht teilen. Die Kerne teilen sich amitotisch, was wohl auch auf eine Schwächung der Zelle hinweist. So entsteht eine Zelle mit zahlreichen Kernen, d. h. eben eine Riesenzelle. Bei der Bildung dieser Riesenzellen aus Epitheloidzellen sind und bleiben die Kerne am Rand gelegen, weil sich in der Mitte der Zelle die Zentrosomen mit ihrer hier besonders groß und blasig werdenden Sphäre befinden. So liegen die Kerne nur randständig, d. h. es kommt der Langhanssche Typus der Riesenzellen zustande. Später kann es aber auch zu Nekrose der Mitte der Riesenzellen kommen — partielle Zellnekrose — (ähnlich kommt auch die Bildung der Wirbelzellen zustande, s. S. 270). Die Mitte der Riesenzellen färbt sich wie der Käse mit sauren Anilinfarben; ferner spricht dafür, daß es sich um Nekrose handelt, daß, wenn eine solche Zelle Kalk enthält, dieser sich nur im Zentrum findet, wie ja abgestorbene Gewebsmassen überhaupt eine besondere Anziehungskraft für Kalk besitzen (s. S. 78), des weiteren, daß wie sich im Käse kein tropfiges Fett findet, sondern nur an seinem Rande (da ja zur Fettbildung Leben des Gewebes gehört, s. S. 63), so auch in der Mitte der Riesenzellen sich kein Fett nachweisen läßt, oft hingegen am Rand im Bereiche der noch erhaltenen Kerne. Die Tuberkelbazillen liegen zunächst in den Innenteilen der Zelle; wie aber im Käse so können sie sich auch hier infolge mangelnder Nährstoffe nicht dauernd halten. Sie liegen jetzt daher nur noch am Rande der Zellen zwischen den Kernen bzw. an der Grenze dieser und der Nekrose; allmählich richten die Bazillen die Kerne auch hier zugrunde. So wird die ganze Riesenzelle nekrotisch und zerfällt. Die Epitheloidzellen wie ihre Abkömmlinge, die Riesenzellen, sind ihrer Herkunft und Bedeutung entsprechend im höchsten Grad phagozytär im Kampfe gegen die Bazillen (in das Innere der Riesenzellen können auch andere Zellen, so Leukozyten, eingeschlossen gefunden werden). Aber wir sehen, daß ebenso wie die Riesenzellen die Bazillen angreifen, sie selbst von ihnen vernichtet werden können.

Außer durch Kernteilung ohne folgende Protoplasmateilung können Riesenzellen auch durch Verschmelzung mehrerer Zellen zustande kommen, und, wenn ihre weitaus größte Zahl auch aus Epitheloidzellen so wie dargelegt entsteht, so ist Riesenzellbildung doch auch von allen möglichen anderen hier gelegenen Zellen, in seltenen Fällen selbst von Epithelien, häufiger aber von Endothelien der Gefäße, aus möglich, doch handelt es sich hier um das, was Weigert als Pseudoriesenzellen bezeichnete.

Daß nun der ganze Tuberkel Nekrose zeigt, d. h. verkäst, ist in erster Linie auf die fortgesetzt und jetzt besonders schwer schädigende Wirkung der Bazillen, die sich an Ort und Stelle vermehrt haben, zu beziehen. Dies wird begünstigt durch die Gefäßlosigkeit des Tuberkels. Der Beginn der Verkäsung in der Mitte der Tuberkel ist ebenfalls darauf zu beziehen, daß wegen dieser Gefäßlosigkeit die Ernährung der Neubildung in ihrer Mitte unter den allerschlechtesten Bedingungen steht, ferner daß hier die Bazillen besonders zahlreich liegen. Läßt die Wirkung der Bazillen nach, so kommt es auf der anderen Seite zu Bindegewebsneubildung, zu Vernarbung.

Die andauernde Wirkung des Tuberkelbazillus ist nach alledem das einzige für Entstehung und Bau des Tuberkels Kennzeichnende. Hierdurch wird es auch verständlich, daß tuberkelähnliche Bazillen und im Tierversuch auch abgestorbene Tuberkelbazillen, ja oft genug auch sonstige Fremdkörper, Knötchen, welche im Anfang den Tuberkeln sehr gleichen, hervorrufen können. Hier aber hört die Wirkung dieser Einwirkungen später auf, und so heilt das Knötchen, d. h. es wird regelmäßig bindegewebig ersetzt. Beim Tuberkel aber wirken die Tuberkelbazillen, die sich vermehren, weiter ein und führen so zur Verkäsung. Nur wenn die Bazillen in ihrer Wirkung nachlassen oder absterben und die Reaktion also gesiegt hat, kommen auch hier die Vorgänge durch Bindegewebsneubildung zum Stillstand. Daß auch andere Erreger unter besonderen Umständen „tuberkuloide" Bildungen bewirken, ist schon S. 142 erläutert.

Bei der zweiten Hauptwirkungsart des Tuberkelbazillus ist auch eine Schädigung der Organe das Einleitende. Hier setzen statt der beschriebenen Neubildungsvorgänge die Reaktionen mehr im Sinne einer allgemeinen, exsudativen Entzündung ein, die aber auch nach der besonderen Einwirkung der Tuberkelbazillen dann in Verkäsung übergeht. Läßt die Wirkung der Bazillen nach, so kann es auch hier zu Bindegewebsbildung kommen. die die Käsemassen umgibt oder streifig durchzieht. Doch ist dies in größerer Ausdehnung hier natürlich seltener.

Bisher wurde der Tuberkel in dem Sinne auch entstehungsmäßig geschildert, daß auf die durch den Tuberkelbazillus hin gesetzte Schädigung die entzündliche Reaktion vor allem in Gestalt der Wucherung der sog. Epitheloidzellen fast unmittelbar einsetzt, so sich der Tuberkel ausbildet und unter der Dauerwirkung der sich vermehrenden Tuberkelbazillen zentral die Nekrose eintritt. Es gibt nun eine zweite Auffassung des Werdeganges des vollendet vorliegenden Bildes des Tuberkels, wie sie vor allem Huebschmann vertritt. Hier ist das erste auch die Gewebsschädigung durch den Tuberkelbazillus, es folgt aber zunächst allgemeinentzündliche Gegenreaktion in Gestalt nicht nur des Auftretens von Leukozyten, sondern hier vor allem auch von Fibrin, und solches findet sich, wie erwähnt, häufig auch in frischen Tuberkeln (besonders in solchen der Leber und der Milz). An die Exsudation schließt sich Absterben des Gewebes, Koagulationsnekrose, eben die Verkäsung, unmittelbar an und jetzt erst setzt hier die Reaktion in Gestalt des Auftretens der Epitheloidzellen usw. ein; so liegen in dem fertig gebildeten Tuberkel die verkästen Gebiete naturgemäß auch in der Mitte. Wir sehen, daß bei beiden Entstehungsweisen des Tuberkels sich dasselbe fertige Bild ergibt, nur die Reihenfolge der Vorgänge und ihre inneren Bedingtheiten etwas verschieden sind. Es scheinen beide Bildungsarten des Tuberkels vorzukommen, welche häufiger, ist schwer abzuschätzen. Der Unterschied ist auch nicht so sehr durchgreifend; in beiden Fällen primäre Gewebsschädigung, dann einsetzende Reaktionen, im ersteren Falle unmittelbar oder fast unmittelbar, auf jeden Fall so, daß eine Dazwischenlagerung exsudativer Vorgänge nicht erkennbar ist oder bleibt (das Auftreten von Leukozyten ist nur vorübergehend), reaktive Zellwucherung (Epitheloidzellen), im zweiten Fall deutlichere Exsudatbildung (Fibrin) mit anschließender Verkäsung, und erst dann reaktive Zellneubildung. Diese Entstehungsart des Tuberkels mit der anfänglichen deutlichen Exsudation leitet dann über zu der zweiten Form, den tuberkulösen Bildungen, bei denen eine Bildung von eigentlichen Knötchen ausbleibt.

Bei dieser zweiten Hauptwirkungsart der Tuberkelbazillen ist auch eine Schädigung der Gewebe das Einleitende. Aber hier tritt keine Reaktion in Gestalt der beschriebenen Neubildungsvorgänge ein, vielmehr laufen die Reaktionen im Sinne einer allgemeinen exsudativen Entzündung ab, die aber — und das ist das Kennzeichnende auch hier — auch nach der besonderen Einwirkung der Tuberkelbazillen dann in Verkäsung übergeht. Läßt die Wirkung der Bazillen nach, so kann es auch hier zu Bindegewebsbildung kommen, die die Käsemassen umgibt oder streifig durchzieht. Doch ist dies in größerer Ausdehnung hier natürlich seltener.

Gemeinsam ist also das Primäre, die durch die Tuberkelbazillen gesetzte Schädigung. Die Antwort wird vom Körper gegeben, seine Reaktion. Auch diese trägt in beiden Formen viele gemeinsame Züge; allgemein entzündliche Erscheinungen, Anlockung von Leukozyten u. dgl. leiten beide ein. Dann aber trennen sich die Wege. Bei dem Tuberkel unmittelbar oder erst nach Exsudation und Verkäsung produktive Abwehrvorgänge, im anderen Fall allgemein-exsudativ-entzündliche. Beide Reaktionsarten sind entzündlicher Natur, sie lassen sich von einem gemeinsamen Ausgangspunkt und allerhand Zwischenformen aus gewissermaßen nur mehr künstlich trennen, verbinden sich auch zu allermeist in verschiedenen Gebieten, vor allem der Lunge. Und doch ist die Unterscheidung gut und wesentlich; das anatomische Bild ist verschieden, ebenso der Verlauf der Erkrankung und somit auch das klinische Bild und, wie schon erwähnt, die Voraussage. Die Verschiedenheit beider Formen bedeutet Unterschiede im Kampfe gegen die Bazillen. Diese liegen in Zahl und damit zusammenhängend Virulenz der Bazillen, die wohl größer sind bei den entzündlich-käsigen Formen als bei den proliferativen (Tuberkelbildung), und dann ganz besonders in der in letzterem Falle größeren Wehrfähigkeit des Gewebes im Kampfe gegen die Schädlinge (Einzelheiten vgl. unter Lunge).

3. Bedingungen der tuberkulösen Infektion. Disposition (Anlage).

Die Übertragbarkeit der Tuberkulose war schon vor Entdeckung des Tuberkelbazillus bekannt (besonders Villemin, Klebs) und ist seitdem unbestritten. Glücklicherweise bleiben, da die Gelegenheit zur Aufnahme von Tuberkelbazillen für jeden vielfach genug gegeben ist, auch wenn es zur Infektion kommt, im Kampfe der Bazillen und Körpergewebe doch meist letztere Sieger; es kommt nur zu den örtlichen und mit Schwielenbildungen abheilenden oben besprochenen Lungenherden, nicht zur Phthise, und sicher bleibt auch ein großer

Teil solcher Menschen frei von ihr, die durch ihren Beruf u. dgl. ganz besonders der Gelegenheit zur Ansteckung ausgesetzt sind, wie Krankenwärter oder Ärzte, während umgekehrt z. B. Schleifer oder viele Fabrikarbeiter viel öfter befallen werden. Gewisse Regelmäßigkeiten der Beobachtungen lassen erkennen, daß die Gegenwart der Erreger einerseits, eines der Infektion zugänglichen Menschen andererseits noch nicht genügen, damit eine dauernde wirksame Ansiedlung der Bazillen im Körper mit allen Folgen zustande kommt, sondern daß bestimmte Bedingungen für die weitere Vermehrung und Wirksamkeit der Bazillen gegeben sein müssen.

Zu diesen Bedingungen gehört zunächst, daß die Tuberkelbazillen in genügender Zahl und in infektionstüchtigem Zustande in den Körper eindringen und sich wenigstens eine Zeitlang in ihm aufhalten. Jede dieser drei Teilbedingungen ist von Wichtigkeit, und jeder derselben stehen von Natur schon gewisse Hemmnisse entgegen. Was das Haften des Infektionserregers innerhalb des Körpers betrifft, so stehen dem Körper eine Reihe von Schutzvorrichtungen zur Verfügung. Befinden sich Tuberkelbazillen in der Atmungsluft, so werden sie wie andere körperliche Gebilde zum Teil in den Nasenmuscheln mit ihren labyrinthartigen Gängen zurückgehalten, andere bleiben in den oberen Luftwegen stecken, und eine weitere Hilfsbedingung ist die nach aufwärts gerichtete Zilienbewegung des Schleimhautepithels in den Atmungswegen, welche ja auch Staubteile wieder nach außen befördert und gewiß auch Bakterien aller Art wieder entfernen kann. Ist so den Bazillen schon überhaupt der Zutritt zur Lunge erschwert, so muß dies um so mehr ins Gewicht fallen, je geringer ihre Zahl und Infektionstüchtigkeit ist. In weitaus den meisten Fällen werden sicher nur höchst geringe Mengen aufgenommen. Inhalationsversuche an Tieren, bei welchen Unmassen fein verstäubter Bazillen in engem Raum eingeatmet (und verschluckt) werden, entsprechen natürlich nach den wirklichen Verhältnissen; im Gegenteil haben Versuche mit vereinzelt verteilten (und ebenso mit abgeschwächten) Bazillen nachgewiesen, daß die Infektion um so unsicherer eintritt und die Krankheit sich um so langsamer entwickelt, je geringer Zahl und Virulenz der Bazillen waren, wenn auch die Grenze, bei welcher die verdünnte Erregermenge unwirksam wird, nicht scharf bestimmt werden kann. Letzteres ist schon deshalb unmöglich, weil man auch mit der Infektionsfähigkeit rechnen muß. Zwar können Tuberkelbazillen diese auch in eingetrocknetem Zustande nachgewiesenermaßen $^1/_2$—$^3/_4$ Jahre bewahren, aber sicher bleiben sie dabei nicht unverändert und ungeschwächt. So wird es schon zum Teil erklärlich, warum trotz der außerordentlichen Verbreitung der Tuberkelbazillen doch nur ein Teil der Menschen von ihnen infiziert wird.

Die Erfahrung hat uns aber auch eine Reihe besonderer Verhältnisse zur Kenntnis gebracht, die näheren und weit wichtigeren Aufschluß über die Bedingungen der tuberkulösen Infektion zu geben imstande und im Körper selbst gelegen sind. Es sind nämlich die allgemeinen Bedingungen von seiten der Infektionserreger wohl für alle Menschen im großen und ganzen gleich, und auch der Gelegenheit zur Infektion werden von gesunden Eltern abstammende Kinder durchschnittlich in dem gleichen Maße und ebenso ausgesetzt sein wie Kinder, welche zwar von tuberkulösen Eltern abstammen aber nicht mit ihren kranken Eltern zusammenleben; auch die physiologischen, dem Schutze des Körpers dienenden Einrichtungen haben bei allen Menschen etwa den gleichen Bau und doch finden wir die tuberkulöse Erkrankung ganz überwiegend bei bestimmten Gruppen angehörigen Menschen. Bei der großen Mehrzahl der an Tuberkulose Leidenden läßt sich nämlich eine erbliche Belastung, d. h. Abstammung von tuberkulösen Eltern, nachweisen. Oder man kann erweisen, daß bei ihnen im späteren Leben allgemein schwächende oder auch besonders die Lungen schädigende Einflüsse (z. B. Staubkrankheiten) stattgefunden haben. Solche Bedingungen müssen also in irgendeiner Beziehung zur Erkrankung stehen, und zwar in der Weise, daß sie deren Eintreten erleichtern; den durch sie geschaffenen Zustand des Körpers, wodurch er für die Infektion empfänglicher wird, bezeichnet man als persönliche Anlage (individuelle Disposition). Selbstverständlich kann auch z. B. ein erblich nicht belasteter kräftiger Mensch der Infektion erliegen und wir können uns vorstellen, daß reichliche Mengen sehr virulenter Bazillen keiner besonderen Anlage des Einzelmenschen zu ihrer Ansiedelung und Wirksamkeit bedürfen, aber bei Ansiedelung nur weniger Bazillen — wie als die Regel ist — das Eintreten der Erkrankung und deren weiteres Fortschreiten von dem Vorhandensein jener besonderen Anlage abhängt.

Betrachten wir zuerst die erbliche Belastung. Erfahrungsmäßig ist dieselbe seit langem bekannt. Ebenso daß sich diese angeborene Anlage häufig im sog. Thorax phthisicus äußert, der in Schmalheit und geringer Tiefe, sowie in eingesunkenen Schlüsselbeingruben besteht. Er wird zumeist als Teilerscheinung eines allgemeinen Status hypoplasticus (im ganzen auch dem sog. Status asthenicus entsprechend) — wobei sich öfters auch Kleinheit des Herzens und zentral nach unten hängendes Herz (sog. Tropfenherz) sowie Enge der Aorta findet — angesehen, und dieser gilt als Konstitutionsanomalie für angeboren und vererblich. Ein derartiger Habitus und besondere Brustform wird aber doch sehr häufig vermißt und jetzt von vielen Seiten auch als sekundär, nicht bedingend aufgefaßt. Daß besondere Rippen-Brustöffnungsverhältnisse nicht ursächlich anzuschuldigen sind, wie vor allem Freund-Hart meinten, ist schon S. 233 dargelegt. Wir können in den meisten Fällen die besondere erbliche Anlage nur erschließen, keinen besonderen anatomischen Untergrund nachweisen. Nicht der Tuberkelbazillus wird also (in weitaus den meisten Fällen) intrauterin übertragen, sondern die Anlage zur Tuberkulose ist in diesen Fällen angeboren und erblich. Dazu kommt bei Kindern phthisischer Eltern die stete Gefahr der zahlreichen Bazillen in der Umgebung (Exposition). Die Gründe für die besondere Neigung des Lungenobergeschosses zu Phthise sind schon oben angeführt.

Erhöhte Neigung zur Tuberkulose kann aber auch im späteren Leben erworben werden. Führen die hier einschlägigen Bedingungen eine Empfänglichkeit für Tuberkulose herbei, so handelt es sich also um eine erworbene allgemeine oder örtliche (vor allem der Lunge). Letztere ist am deutlichsten, wenn etwa ein Aneurysma einen Bronchus zusammendrückt und nur diese Lunge an Tuberkulose erkrankt, die andere frei bleibt. Sehr kennzeichnend in diesem Sinne ist auch das besonders häufige Vorkommen der Erkrankung bei den Arbeitern mancher „Staubgewerbe" (Steinmetze, Schleifer, Feilenhauer) einerseits, bei Einwohnern von Gefängnissen oder anderen unter schlechten hygienischen Verhältnissen, bei ungenügender Nahrung lebenden, oder durch schwere Krankheiten od. dgl. — wie Diabetes, zahlreiche Wochenbette, sexuelle Ausschweifungen, Alkoholismus, geistige Depression — geschwächten Menschen andererseits. Doch liegen hier die Verhältnisse sehr verwickelt. Dies sehen wir gerade bei den durch Staubarten gesetzten alten Veränderungen der Lunge, den sog. Koniosen (s. unter Lunge). Während solche, welche z. B. durch Stein- oder Metallstaub herbeigeführt werden (s. o.), die Lunge für Phthise besonders disponieren, scheinen andere Staubarten, wie vor allem sehr viel eingeatmeter und in der Lunge abgelagerter Kohlenstaub (Anthrakosis), aber auch Kalkstaub (Chalikosis) bzw. die so gesetzte chronische Entzündung die Neigung der Lunge gegen die Tuberkulose sogar herabzusetzen. Es ist dies wohl hauptsächlich mit der verschiedenen mechanischen Beschaffenheit der Staubsorten zu erklären, und Rössle mißt in diesem Sinne der Kieselsäure (Porzellanarbeiter) eine besondere die Narbenbildung bei Tuberkulose begünstigende und so die Neigung für fortschreitende Phthise herabsetzende Wirkung zu. Im allgemeinen tritt die erbliche Belastung mit zunehmendem Alter allmählich zurück, die erworbene Empfänglichkeit immer mehr in den Vordergrund. Noch mehr kommt natürlich eine solche zur Geltung, wenn sich eine erworbene zu einer erblichen Belastung hinzugesellt, wenn z. B. erblich belastete Menschen einen Beruf ergreifen, der erfahrungsgemäß in dieser Hinsicht gefahrbringend ist.

Mag die Krankheitsneigung nun eine ererbte oder eine erworbene sein, so begünstigt sie jedenfalls die Infektion um so mehr, in je höherem Maße sie selbst vorhanden ist. Je ausgesprochener die Empfänglichkeit, um so geringer braucht die Infektion zu sein, je geringer die Bereitschaft, um so stärker und reichlicher müssen die Infektionskeime einwirken, um eine Phthise entstehen zu lassen. Die Tuberkelbazillen sind so verbreitet, daß man wohl annehmen darf, daß jeder Mensch gelegentlich solche in sich aufnimmt; bei dem größeren Teil der Menschen kommt die Phthise nicht zur Entwicklung, weil die Bazillen entweder in zu geringer Menge, wohl auch nicht immer in infektionstüchtigem Zustande eingedrungen sind, und vor allem, weil ihre Folgen durch die physiologischen Kräfte des gesunden Körpers hintangehalten werden (s. o.). Die Gefahr der Infektionsgelegenheit ist, beim Erwachsenen wenigstens, viel geringer anzuschlagen, als die Gefahr der Bereitschaft. Und jetzt verstehen wir auch, warum Ärzte oder Krankenwärter weniger gefährdet sind als z. B. Nadelschleifer, Steinmetze oder Gefangene. Der Körper besitzt also wesentliche Kräfte, gegen die Infektion mit Tuberkelbazillen zu kämpfen, und diese können erhöht werden, spezifisch (zum Teil geschieht dies, wie oben dargelegt, während der Erkrankung selbst) und vor allem unspezifisch durch Stärkung der allgemeinen Widerstandsfähigkeit, d. h. Erhöhung der Körperkräfte allgemein.

Aus dem Gesagten ergibt sich von selbst, daß für die Prophylaxe der Tuberkulose die Bekämpfung der Krankheitsanlage, soweit dies möglich ist, mindestens so bedeutungsvoll ist, als die — auch nur unvollkommen durchführbare — Hintanhaltung der Infektionsmöglichkeit. Es kommt dies auf Erhöhung der Abwehrkräfte des Körpers hinaus, vor allem auf eine allgemeine gute Lage des Gesamtzustandes des Körpers, ein Punkt, der auch in der Behandlung der ausgebrochenen Erkrankung die Hauptrolle spielt.

Zum Zustandekommen einer tuberkulösen Erkrankung ist also unter allen Umständen eine Infektion des Körpers mit Tuberkelbazillen notwendig; unter Umständen — bei Infektion mit reichlichen Mengen vollvirulenter Bazillen — genügt auch diese allein, um die tödliche Erkrankung hervorzurufen; unter den gewöhnlichen Verhältnissen aber spielen jene Bedingungen, welche die Infektion erleichtern, indem sie die Widerstände von seiten des Körpers herabsetzen, eine wesentlich mitbestimmende Rolle.

4. Eingangspforten der Tuberkelbazillen und erste Ansiedelung.

Die Erfahrungstatsache, daß die Tuberkulose mit Vorliebe Kinder tuberkulöser Eltern ergreift, steht außer Frage. Die Annahme einer unmittelbaren erblichen Übertragung hat aber nicht stichgehalten. Bei tuberkulösen Schwangeren dringen zwar öfters Tuberkelbazillen in die Plazenta ein und setzen hier tuberkulöse Veränderungen, aber nur sehr selten gelangen sie durch sie in die Frucht; auch ist andererseits eine Übertragung der Bazillen mit dem Samen auf die Eizelle nicht mit Sicherheit festgestellt. So kann es nicht wundernehmen, daß angeborene Tuberkulose sehr selten ist. Nur wenige Forscher, wie vor allem v. Baumgarten, betonten eine solche im Sinne lange Zeit latent bleibender Tuberkulose als eines von ihnen für häufig gehaltenen Ereignisses.

Sonst wird allgemein angenommen und auch aus der sich erst einige Zeit nach der Geburt mehrenden Häufigkeit der Tuberkulosen geschlossen, daß die Tuberkulose zu allermeist erst im postuterinen Leben erworben wird; die anscheinende Erblichkeit aber wird erklärt durch die Erblichkeit der Anlage, wovon weiter unten die Rede sein soll. Bei der Infektion kommen in erster Linie die Atmungsorgane in Betracht; findet man doch hier auch bei sonst von Tuberkulose freien Menschen bei weitem am häufigsten tuberkulöse Herde. Allerdings ist diese Erfahrungstatsache noch kein geschlossener Beweis für erste Entstehung der Tuberkulose in der Lunge, denn im Tierversuch kann gezeigt werden, daß, wo auch immer die Infektion mit Tuberkelbazillen vorgenommen wird, in das Blut oder subkutan, in die Bauchhöhle oder sonst, die Lunge einen bevorzugten Sitz für Ansiedelung und Wirkung der Bazillen darstellt, also besondere Organanlage aufweisen muß. Trotz alledem spricht die Häufigkeit alleiniger Lngentuberkulose ebenso wie zahlreiche Versuche für die Häufigkeit der primären Lungentuberkulose, d. h. für die Luft-Infektion. Und auch innerhalb der Lunge selbst sehen wir, beim Erwachsenen wenigstens, fast stets die Lungenspitze zuerst ergriffen, ferner auch die hinteren Lungengebiete und zuweilen auch die untersten Teile der Unterlappen. Bei dieser besonderen Ortsdisposition wirken offenbar eine ganze Reihe von Bedingungen zusammen: die geringeren Atembewegungen und damit die mangelhafte Lüftung dieser Lungenteile, d. h. so bewirkte schwere Entfernung eingeatmeter Bazillen, Verlegung von Lymphbahnen, veränderte Kreislaufverhältnisse u. dgl. mehr. Bei Kindern besteht eine derartige Ortsdisposition des Obergeschosses der Lunge nicht (s. u.). Gerade bei Kindern — aber auch sonst — gelangen die Tuberkelbazillen von der Lunge aus mit dem Lymphstrom in die bronchialen Lymphknoten, so daß diese ganz gewöhnlich miterkranken. Von hier aus werden dann häufiger die mediastinalen und andere Lymphknotengruppen ergriffen. Der zuführende Atmungsweg, Kehlkopf, Luftröhre, die großen Bronchien, werden zumeist erst sekundär von der Lunge aus durch vorbeigleitende tuberkelbazillenhaltige Käsemassen od. dgl. infiziert (primäre Tuberkulosen sind hier selten). Fragen wir nun, wie die Luftinfektion zustande kommt, so bildet die Hauptquelle für die Verbreitung der Bazillen sicherlich der Auswurf von Phthisikern, welcher sie in ungeheurer Menge an die verschiedensten Orte und Gegenstände überträgt und, wenn er in trockenem Zustand zu Staub zerfällt, Gelegenheit zur Ansteckung Gesunder geben kann. Besonders aber kann unmittelbar durch ausgehustete fein verteilte Auswurftröpfchen eine solche statthaben, eine Entstehungsweise, die auch durch Tierversuche erwiesen ist.

Eine nicht unwichtige Eingangspforte der Tuberkulose stellen die Schleimhäute des obersten Abschnittes des Atmungs- und Verdauungsweges dar, Nachgewiesenermaßen können Tuberkelbazillen durch die (selbst unverletzte) Mund- und Rachenschleimhaut, wohin sie also zumeist mit der Luft, aber auch mit der Nahrung gelangen können, aufgesaugt werden; namentlich sind in dieser Beziehung die Mandeln und die Follikel des Zungengrundes, sowie die sog. Rachenmandel wichtig; weniger in dem Sinne, daß in ihnen öfters primäre Herde der Tuberkulose gefunden würden, als in der Weise, daß die Bazillen durch die genannten Organe hindurchtreten und sich erst in den submaxillaren Hals- und anderen Lymphknotengruppen ansiedeln; hier rufen sie dann scheinbar primäre tuberkulöse Veränderungen hervor, von denen aus sie aber häufig auch eine weitere Ausbreitung über den Körper erlangen.

Auch eine Infektion durch den Verdauungsweg ist häufiger. Hier kommen eingeatmete verschluckte Bazillen in Betracht und dann mit Nahrungsmitteln aufgenommene. Bei letzteren, die Tuberkelbazillen enthalten und so infizieren können, ist in erster Linie an die Milch perlsüchtiger Kühe zu denken, welche nicht nur bei Eutertuberkulose, sondern auch bei Tuberkulose innerer Organe Bazillen enthalten kann. Weniger gefährlich ist wohl das Fleisch tuberkulöser Rinder, welches zudem fast nur gekocht genossen wird. Die Tuberkulose tritt allerdings beim Rind in etwas anderer Form als beim Menschen auf, nämlich als sog. **Perlsucht**, deren Übereinstimmung mit der menschlichen Tuberkulose schon von Gerlach, Orth, Bollinger usw. angenommen wurde. Hier finden sich in verschiedenen Organen teils größere, reichlich sich vereinigende, Knoten, die selbst mikroskopisch eine gewisse Ähnlichkeit mit Sarkomen aufweisen. Der Erreger der Perlsucht, der Typus bovinus des Tuberkelbazillus, stellt aber nur eine Spielart des Tuberkelbazillus dar und ist auch für den Menschen pathogen (s. o.). Auch erleiden die Perlknoten des Rindes Verkäsung, Verkalkung usw. wie die tuberkulösen Bildungen des Menschen.

Während bei der durch die Luft vermittelten Lungeninfektion — vom Menschen zum Menschen — die Tuberkelbazillen vom Typus humanus fast allein in Betracht kommen, spielen bei der primären Darminfektion neben diesen nach dem Gesagten auch die Bazillen vom Typus bovinus eine größere Rolle (nach Beitzke je etwa 50 %).

Gelangen diese verschiedenen Tuberkelbazillenarten in die Verdauungswege, so erkrankt der Magen, wenn er auch nicht gegen das Durchtreten lebender Bazillen sichert, solange er normal sezerniert, selbst nur äußerst selten. Im Darmkanal kann dann aber die Tuberkulose primär auftreten. Immerhin ist das seltener und bei der besprochenen Infektionsart besonders mit bazillenhaltiger Milch bei weitem am häufigsten noch bei Kindern. Ungleich öfters entsteht, vor allem beim Erwachsenen, die Darmtuberkulose sekundär durch verschlucktes tuberkulöses Sputum bei tuberkulöser Lungenerkrankung. Vom Darm aus erkranken die Lymphknoten. Gegenüber diesen — den mesenterialen und den retroperitonealen — kann die Darmschleimhaut aber auch ein ähnliches Verhalten aufweisen, wie die Schleimhäute der Mundhöhle gegenüber den Lymphknoten des Halses, d. h. es ist ein Durchtreten der Bazillen durch den Darm, ohne diesen zu verändern, in diese Lymphknoten wohl möglich; dies findet sich bei der primären wie sekundären Darmtuberkulose, auch hier besonders bei Kindern. Oft sind gerade bei diesen die sämtlichen Lymphknoten der Peritonealhöhle ergriffen, geschwollen und von Käseherden durchsetzt („Tabes meseraica").

Gegenüber den erwähnten Infektionsmöglichkeiten auf dem Wege der Atmungs- und gegebenenfalls der Verdauungsorgane treten andere Eingangspforten ganz zurück. So spielt die Inokulationstuberkulose, d. h. die tuberkulöse Wundinfektion, jedenfalls nur eine untergeordnete Rolle; es kommen gelegentlich zufällige Verunreinigungen von Wunden mit tuberkulösem Auswurf oder durch tuberkulöse menschliche Leichenteile (bei Anatomen, Anatomiedienern) bzw. perlsüchtige Organe (bei Metzgern) vor; auch durch Insektenstiche können Tuberkelbazillen übertragen werden, wenigstens sind Tuberkelbazillen in Ausscheidungen von Fliegen und Wanzen nachgewiesen worden. Im allgemeinen kommt solchen tuberkulösen Hautinfektionen wenig Neigung zu fortschreitender Ausbreitung zu; doch liegen immerhin auch Beobachtungen schwerer Erkrankungen nach tuberkulösen Hauterkrankungen vor. Eine Allgemeininfektion wurde infolge der rituellen Beschneidung festgestellt, bei welcher in niederen jüdischen Volksklassen die Wunde mit dem Munde ausgesaugt wird; hier wurde die Infektion jedenfalls durch den bazillenhaltigen Speichel des phthisischen Beschneiders verursacht. Indes handelt es sich in diesen Fällen nicht um Impfung in die Haut, sondern in das viel mehr dazu geneigte Unterhautbindegewebe. Die geringe Empfänglichkeit der Haut für Tuberkulose zeigt sich auch in der Unfähigkeit der Tuberkelbazillen durch die Poren der unverletzten Haut einzudringen, während anderen Bakterienarten eine solche Fähigkeit zukommt.

In manchen Fällen ist endlich auch eine Infektion durch die Geschlechtsorgane angenommen worden; es wurden anscheinend primäre tuberkulöse Erkrankungen der weiblichen Geschlechtsorgane, besonders der Eileiter, auf eine Infektion mit tuberkelhaltigem Samen zurückgeführt; nun ist zwar sichergestellt, daß bei schwerer Tuberkulose, auch ohne daß Hodentuberkulose vorhanden sein müßte, Tuberkelbazillen in den Samen übergehen können, ein Beweis für die Entstehung der weiblichen Geschlechtsorgantuberkulose durch Infektion mit bazillenhaltigem Samen ist aber noch nicht geliefert (II. Teil, Kap. VII).

Es ergibt sich aus dem Gesagten, daß die Feststellung des Ausgangspunktes der Tuberkulose in einigermaßen vorgeschrittenen Fällen sehr große Schwierigkeiten bietet und vielfach schon deswegen ganz unmöglich ist, weil die sämtlichen als Eingangspforte in Betracht kommenden Organe auch auf sekundäre Weise, mit dem Blut oder der Lymphe, infiziert werden können; dazu kommt, daß von einem kleinen, oft verborgen bleibenden Herde aus eine ausgedehnte Tuberkulose in anderen Organen zustande kommen und die sekundäre Tuberkulose schneller wachsen und dann eine primäre Erkrankung vortäuschen kann. So kommt es, daß die Frage, in welcher Weise in den meisten Fällen die Ansteckung des Menschen mit den Tuberkelbazillen erfolgt, noch nicht völlig einheitlich beantwortet wird. Aus allem Bekannten ist aber zu schließen, daß die bei weitem häufigste Entstehungsart der Tuberkulose eine luftvermittelte primäre Lungentuberkulose ist. Seltener gelangen die Bazillen mit der Nahrung in die Verdauungswege, diese primär verändernd; hierbei können die Bazillen durch die Mandeln oder den Darm, ohne diese anzugreifen, durchdringen und in den entsprechenden Lymphknoten die ersten Veränderungen setzen. Die dritte Entstehungsart der Tuberkulose, die angeborene, ist als sehr selten zu betrachten. Die Inokulationstuberkulose und die primäre Tuberkulose der Geschlechtsorgane kommen für allgemeine Tuberkulose kaum in Betracht. Nach einer weiteren Ansicht finden sich vereinzelte Tuberkelbazillen häufig latent in Lymphknoten. Von hier aus können die vermehrten Bazillen dann den Körper überschwemmen, und auch hierbei erweist sich das Lungenspitze als das bevorzugte Organ. Also eine Phthisis pulmonum würde auch in diesen Fällen erfolgen, in denen keine Ansteckung durch die Luft vorzuliegen braucht, sondern sich über die erste Eintrittspforte der Bazillen gar nichts aussagen ließe. Denn das eine ist eben vor allem im Tierversuch festgelegt, daß auch bei Verbreitung der Tuberkelbazillen auf dem Blutwege von irgendeinem Teile des Körpers aus die Lungen den Vorzugssitz der Erkrankung darstellen.

5. Ausbreitung der Tuberkulose im Körper und ihr Ablauf im allgemeinen.

Von einem primären tuberkulösen Herd her kann eine weitere Verbreitung der Bazillen durch Kontaktinfektion oder auf metastatischem Wege mit dem Blut- oder dem Lymphstrom erfolgen.

Durch Berührungsansteckung geschieht die Ausbreitung besonders an Oberflächen oder an Innenflächen von Körperhöhlen oder Kanalsystemen. So werden Tuberkelbazillen über größere Strecken zerstreut, wenn ein zerfallender Herd seinen Inhalt in die Pleurahöhle oder in die Bauchhöhle entleert; ferner bei Nierentuberkulose, indem der bazillenhaltige Harn das Nierenbecken, die Harnleiter und die Blase mit Bazillen überschwemmt. Am häufigsten findet sich dieser Vorgang in den Atmungsorganen, wo in Bronchien durchbrechende Höhlen ihren Inhalt dem Auswurf beimischen, so daß er die Wand der Bronchien berührt und weiter auch in die feinsten Äste der Bronchialverzweigungen angesaugt wird. Aber ähnlich breitet sich durch Anhäufung in der Lunge die Tuberkulose überhaupt vorzugsweise auf dem aerogen-bronchogenen Wege aus (s. u.). Sekundär erfolgt durch den vorüberströmenden tuberkelbazillenhaltigen Auswurf auch die Ansteckung der Kehlkopfschleimhaut und der Darmschleimhaut.

Auf dem Lymphwege entstehen, vermittelt durch die eigentlichen Lymphgefäße wie durch die Saftspalten des Bindegewebes, sog. Respirationstuberkel (s. o.) in der Umgebung eines ersten Herdes; so breiten sich die Knötchen oft in reichlicher Zahl über große Gebiete eines Organes aus und durchsetzen es mehr oder weniger dicht; indem die Wand der Lymphgefäße durch die mit der Lymphe verschleppten Bazillen infiziert wird, kommt es nicht selten zur Entstehung zahlreicher rosenkranzförmig angeordneter Knötchenreihen, welche als Stränge im Gewebe den Verlauf der Lymphgefäße darstellen (tuberkulöse Lymphangitis), oft sehr deutlich am Darm. Mit dem Lymphstrom gelangen die Bazillen in die zugehörigen Lymphknoten, sammeln sich hier an und werden gleichsam abfiltriert; so kommt es auch in diesen besonders häufig zur Entstehung tuberkulöser Herde.

Werden nur geringe oder mäßige Mengen von Tuberkelbazillen oder solche nach und nach zu verschiedenen Zeiten auch in größerer Menge durch den Blutstrom verschleppt, wie dies bei der häufigen Berührung tuberkulöser Herde mit kleinen Blutgefäßen sehr oft der Fall ist — man findet die Bazillen auch nicht selten im Blute —, so kommen bloß da und dort Tuberkel zur Entwicklung, und zwar da, wohin Bazillen gerade eingeschwemmt werden. Entsprechend dem langsamen Verlauf des Vorganges können die so entstehenden Herde sich weiter ausbreiten und zu einer ausgedehnten Organtuberkulose führen; bei großer Ausbreitung der Erscheinungen über viele Organe hin nähern diese sich dem Bilde der akuten allgemeinen Miliartuberkulose (s. u.), zeigen aber durch die ungleiche Größe und Beschaffenheit der einzelnen Herde ihr verschiedenes Alter, d. h. Entstehen zu verschiedenen Zeiten, an. Vereinzelte kleine durch Metastase auf dem Blutwege entstandene tuberkulöse Herde verschiedener Organe sind bei schwerer Tuberkulose etwas sehr Gewöhnliches. Durch Einbruch tuberkulöser Herde in eine Arterienlichtung kann es zur Ausbreitung von Bazillen über ein umschriebenes Gefäßgebiet und Durchsetzung desselben mit sehr zahlreichen tuberkulösen Herden kommen; unter Umständen kommen auch durch Verschluß von Arterien auf thrombotischem und embolischem Wege Infarkte zustande, in deren Bereich sich gleichfalls Tuberkel entwickeln können.

Ein besonderer Fall ist aber gegeben, wenn auf einmal oder wenigstens innerhalb kurzer Zeit eine sehr große Menge von Tuberkelbazillen in das strömende Blut gelangt, mit diesem eine große Zahl von Organen überschwemmt und überall Tuberkel bewirkt. Dann entsteht eine gerade wegen der großen Zahl der Herde in allen möglichen Organen in wenigen Wochen tödlich verlaufende Allgemeinerkrankung, die akute allgemeine Miliartuberkulose. Sie stellt ein besonderes Krankheitsbild dar, verschieden von der gewöhnlichen Lungentuberkulose mit dem Wechselspiele der Angreifer und der Abwehrkräfte. Sie soll daher unten für sich behandelt werden, denn hier liegen eben offenbar die Verhältnisse anders wie sonst bei der Tuberkulose.

Das ganze Bild der gewöhnlichen Tuberkulose hat nach der ersten Ansiedelung der Tuberkelbazillen und Entstehung der ersten tuberkulösen Herde, wo dies auch stattfindet, in der Weiterverbreitung gewisse Gesetzmäßigkeiten. Warum kommt es nicht stets zur Aussaat der Tuberkelbazillen über den ganzen Körper, zur Bildung schnell verlaufender und bald tödlicher Ausbreitung vor allem in den Lungen; wie kommt es zu der langsam verlaufenden Phthise des erwachsenen Menschen? Es hat dies zunächst dazu geführt, eine Doppelinfektion anzunehmen (zuerst v. Behring), deren erste die Immunitätslage des Körpers ändert, während erst die Reinfektion zu dem Bilde der Phthise führt. Auch im Tierversuch ist es auf ähnliche Weise gelungen, bei Tieren nicht nur allgemeine Miliartuberkulose, wie bei einfacher Einverleibung von Tuberkelbazillen gewöhnlich, sondern durch Erstinfektion mit weniger virulenten Tuberkelbazillen und dann Infektion mit vollvirulenten ein der schleichend verlaufenden Lungenphthise des Menschen mit Kavernen usw. entsprechendes Bild zu erzeugen (Römer). Sodann hat man den ganzen Ablauf der menschlichen Tuberkulose, besonders Lungentuberkulose, genau verfolgt und in Stadien eingeteilt.

Bei der Tuberkulose entsteht zunächst als erste Reaktion gegen die Ansiedelung und Einwirkung der Tuberkelbazillen der **Primärinfekt**. Dies ist infolge der sehr großen Expositionswahrscheinlichkeit zumeist schon im frühen Kindesalter der Fall. Er besteht in einer, wohl in den Alveolen beginnenden, exsudativen, dann verkäsenden Entzündung. Der Primärinfekt (seltener mehrere) sitzt naturgemäß an solchen Stellen, welche der Außenwelt unmittelbar zugänglich sind, bei weitem am häufigsten, aerogen entstanden, in der Lunge, selten im Darm, und in der Lunge — da ja beim Kinde eine besondere Disposition der oberen Lungenteile noch nicht besteht — irgendwo in der Lunge, und zwar in gut beatmeten Teilen, gerade nicht an der Spitze, vor allem hilusnahe; zumeist, wenn auch nicht stets, liegt er subpleural, während die darüber gelegene Pleura auch örtlich mit Verdickung u. dgl. reagiert. Es schließen sich sehr schnell, auf dem Lymphweg vermittelt, gleiche Veränderungen eines regionären, hier also bronchialen, Lymphknotens bzw. eines Teiles eines solchen an, und die Herde hier überragen meist an Ausdehnung weit die der Lunge. Zusammen spricht man von **Primärkomplex.**

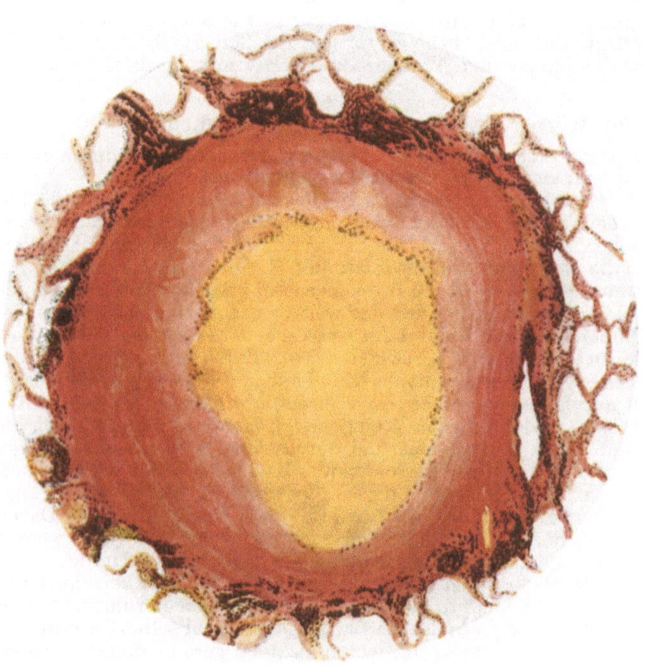

Nach der Ausbildung dieses können nun die Folgezustände und somit der weitere Verlauf sehr verschieden sein.

Die Vorgänge können schon im Kindheits- bzw. Säuglingsalter in der Lunge, wo es zu ausgedehnten Verkäsungen kommt, unaufhaltsam weitergehen, und ebenso können sie von den Bronchiallymphknoten aus, über die sich der Krankheitsvorgang ganz ausdehnt, dem Lymphstrom folgend über die anderen Lymphknoten bis zum Venenwinkel vordringen, auch durch Einbruch in Bronchien rückwärts wieder die Lungen ergreifen; durch Hineingelangen der Bazillen in die Blutbahn werden dann auch die anderen Organe infiziert. So kommt die generalisierte Phthise zustande. Die meisten hierher gehörigen Fälle betreffen also das Säuglingsalter, und die Fälle enden alle bald tödlich; doch kommt ähnlicher Verlauf, wenn auch selten, auch im späteren Alter vor, wenn der Körper, geschwächt durch andere Erkrankungen, schlechte hygienische Verhältnisse od. dgl., keine Abwehrkräfte aufbringen kann.

In einer zweiten Gruppe schließen sich an den Primärherd weniger schnell verlaufende, aber doch zur Ausbreitung tuberkulöser Herde führende Formen an; sie stellen Übergänge zu den chronisch verlaufenden Fällen dar. Sie finden sich vor allem im Reifungsalter. Ein Teil dieser Pubertätsphthisen (Aschoff) erklärt sich mit einem Wiederaufflackern des Primärkomplexes.

Abb. 215. Primärinfekt der Lunge. In der Mitte Käse (gelb),
herum bindegewebige Kapsel (rot).

Während der Primärinfekt (bzw. -komplex) eine Zeitlang, auch wenn er in Abheilung begriffen ist, besonders wenn andere Krankheiten dazwischen kommen, eine Gefahrenquelle für Aussaat der Bazillen darstellt, heilt er in den allermeisten Fällen bald ab. Das verkäste Gebiet wird durch Bindegewebe abgekapselt, wobei man häufig zwei Schichten erkennen kann, eine innere hyaline, die wahrscheinlich von Epitheloidzellen aus entsteht, und eine äußere, von Fibroblasten gebildete, dem gewöhnlichen Bindegewebe entsprechende. Der eingekapselte Käse verkalkt, und später verknöchert meist der ganze Herd. So schrumpft er zu einem höchstens erbsengroßen Gebilde, das irgendwo unter der Pleura (s. o.) zu finden ist. Dieselben Veränderungen geht der Herd im Lymphknoten ein. Die große Bedeutung des Primärkomplexes für den Körper liegt nun darin, daß er diesen allergisch umstimmt, so daß eine neue Infektion mit Tuberkelbazillen unter anderem auch anatomisch nachweisbaren Bedingungen abläuft. Dies zeigt sich, wenn es, wie so ganz gewöhnlich im späteren Leben, zu einer neuen Infektion mit Tuberkelbazillen kommt. Es ist daran zu denken, daß diese aus dem, auch wenn er eingekapselt ist, sehr lange virulente Bazillen beherbergenden Primäraffekt stammen können. Huebschmann hat gezeigt, daß die Kapsel keinen völligen Abschluß bedeutet, sondern noch ein Säfteaustausch möglich ist und so Bazillen stets wieder hinausgelangen können. Und daß auch von der Lymphknotenkomponente des Primärkomplexes, auch wenn sie anatomisch geheilt erscheint, Bazillen frei werden, die Lymphknoten bis zum Venenwinkel neu infizieren und so durch Einbruch in das Gebiet der Vena cava superior auch neue Lungeninfektion auf dem Blutwege ermöglichen können, hat vor allem Ghon bewiesen. Hier handelt es sich also um endogene Reinfektion bzw. Metastase des Primärkomplexes (Beitzke). Außerordentlich häufig, wenn nicht zumeist, liegt aber eine Infektion mit neu eingedrungenen Bazillen vor, exogene Reinfektion (Orth) bzw., da der Primäraffekt meist noch Bazillen enthält, eigentlich Superinfektion. Offenbar kommen beide Reinfektionsarten vor, wobei die auch praktisch überaus wichtige Frage, welche die häufigere ist, sich noch nicht beantworten läßt. Auch könnte beides zugleich in Betracht kommen, auch z. B. endogene Reinfektion auf Grund exogener Stimulation.

Auf Grund der endogenen oder exogenen Reinfektion bilden sich die auch so überaus häufigen (nach Aschoff in 90% der Leichenöffnungen Erwachsener zu findenden) **Reinfekte,** oft mehrere. Auch sie stellen exsudative Vorgänge, an die sich Ausbildung von Epitheloidzellgewebe anschließt, dar, es kommt auch hier zu Verkäsung und schneller starker Vernarbung, zuweilen auch Verkalkung. Die Reinfekte haben ihren Sitz zuallermeist im Spitzenteil der Lunge. Die Tuberkelbazillen treffen jetzt nämlich nicht wie bei der Erstinfektion eine überall widerstandslose Lunge, sondern infolge der Umstimmung durch die Bazillen können sie nur noch an besonders empfänglichen Stellen haften und angreifen, und dies sind die bei der Atmung am schlechtesten gestellten Spitzenteile. Sie werden am ungenügendsten mit Luft versorgt und hier machen sich Störungen des Lymphabflusses und vor allem durch Verödung von Gefäßen anämische Zustände geltend (vgl. oben), wodurch sich die Herabsetzung der Abwehrkräfte und die örtliche Empfindlichkeit der Lungenspitzen für das Haften der Tuberkelbazillen erklärt. Gerade die Zeit der Umformung des Brustkorbes (Löschcke denkt besonders an Auswirkung des Dehnungszuges des Zwerchfelles auf die Lungenspitzen vor allem beim schmalen langen Brustkorb des sog. Habitus phthisicus, s. S. 233) in und nach der Reifungszeit bildet diese Disposition der Lungenspitzen aus, und in dieser Zeit treten die Reinfekte zumeist auf. Können die Abwehrkräfte bzw. Reaktionsvorgänge des Körpers den Kampf auch mit dieser Infektion siegreich bestehen, so kommt es zur Abheilung der sich bildenden tuberkulösen Herde, d. h. zu den so häufigen **Narben an der Lungenspitze** (s. u.). Aber auch wenn dies nicht möglich ist und die Tuberkelbazillen ihr zerstörendes Werk fortsetzen, kommt es nicht (wie bei der schnell verlaufenden Tuberkulose, s. o.) zu schnellster tödlicher Ausbreitung, sondern infolge der nun bestehenden relativen Immunität zu einer viel chronischer verlaufenden, mit vielfachen Narbenbildungen u. dgl. einhergehenden (eine gewisse Neigung zur Heilung zeigenden) Ausbreitung der Lungentuberkulose, eben der Phthise des Erwachsenen, die sich in der Lunge nur allmählich besonders auf bronchiogenem Wege ausbreitet. Und zwar geschieht dies allmählich von oben nach unten (kranial-kaudal) in „etagenweisem" (Nicol) Fortschreiten. Jedes erkrankte Gebiet setzt in der nächsten „Etage" die in besonderer Behinderung der Atmungsgröße und des Lymphstromabflusses gelegene Empfänglichkeit zur Weitererkrankung. Jeder neue Herd ist eine Quelle weiterer Ansteckung und Ausbreitung auf dem gleichen Wege. Über alle Formeneinteilungen und Einzelvorgänge der tuberkulösen Veränderungen der Lungen vergleiche im übrigen unten. In manchen Fällen schließt sich an die in der Reifungszeit auftretende Reinfektion unmittelbar eine vorwiegend mit exsudativen Vorgängen verlaufende schwere Pubertätsphthise an infolge der durch die erwähnte Umformung des Brustkorbes wie die stürmisch einsetzende körperliche und seelische Entwicklung der Reifungszeit bedingten besonderen Anfälligkeit dieses Alters (Beitzke).

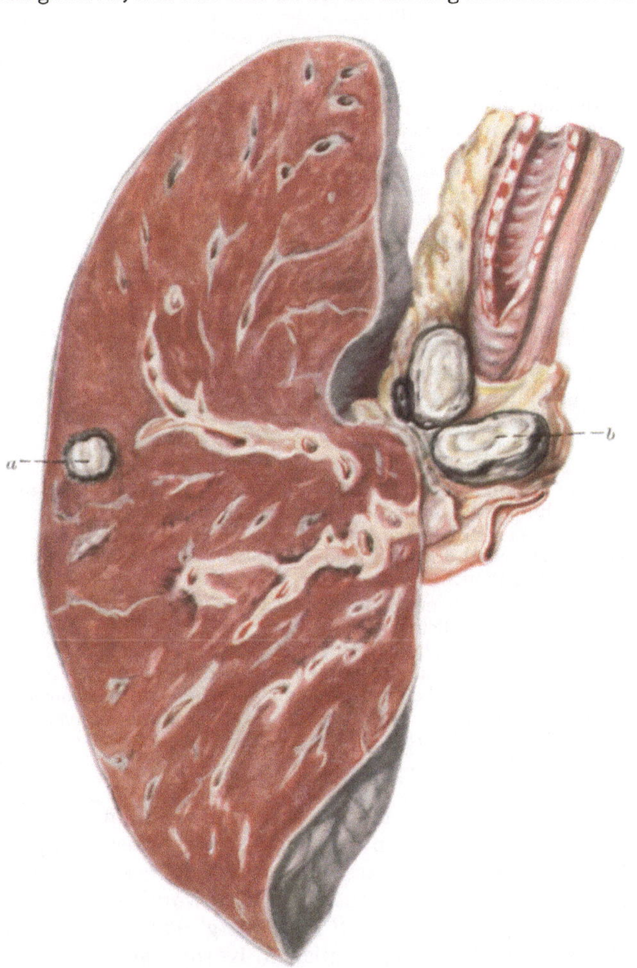

Abb. 216. Lunge mit tuberkulösem Primärkomplex. *a* Primärinfekt in der Lunge; *b* entsprechende Veränderungen benachbarter Lymphknoten; leicht ausgeheilt, verkalkt.

Wir sehen also aus dem Gesagten schon, wie für den Werdegang der Tuberkulose und deren einzelne Formen nicht nur der Tuberkelbazillus, sondern ebenso die durch ihn bewirkten Umstimmungen im Körper maßgebend sind. Die Äußerungen der Tuberkulose in dem einzelnen Organ, auch in der Lunge, können nur im Rahmen dieser Betrachtung der Gesamtreaktionslage des Körpers richtiges Verständnis finden und so ist Ganzheitsbeziehung gerade bei der Tuberkulose ein sich aufzwingender Gesichtspunkt. Auch die örtlichen Veränderungen in den Rahmen organismischer Auffassung, in das Wechselgetriebe zwischen Bazillus und Abwehrlage des Körpers einzustellen, ist notwendig. Derjenige, welcher in bahnbrechender Weise hier zuerst den Weg wies, war Ranke.

Auch er hat natürlich Vorläufer. Hierher gehört schon der sog. Kochsche Grundversuch: ein mit Tuberkelbazillen vorbehandeltes Meerschweinchen zeigt bei einer zweiten Impfung mit Tuberkelbazillen eine weit heftigere, aber schneller verlaufende Reaktion; diese Überempfindlichkeit besteht auch gegenüber Bazillen und Bazillenauszügen, und hierauf beruhen die in genialer Weise von Koch eingeleiteten spezifischen Tuberkulinproben. Vorläufer Rankes ist auch die Erforschung des Primäraffektes, wie er oben geschildert wurde, durch den Elsässer Kuess, durch Parrot, Ghon sowie H. Albrecht. Ferner die Zweiteilung der Phthiseentstehung durch v. Behring, die schon erwähnt wurde. Ranke aber erst entwarf ein großzügiges Bild des Gesamtablaufes der Tuberkulose, abhängig von den im Körper vor sich gehenden allergischen Umstellungen und kam so zu einer bestimmten, nur etwas zu schematischen Stadieneinteilung.

Ranke ging aus von der merkwürdigen Tatsache, daß unter bestimmten Bedingungen Lungentuberkulosen ohne weitere durch Verbreitung mit dem Blutstrom vor sich gehende tuberkulöse Veränderungen anderer Organe verlaufen, obwohl reichlich Gelegenheit dazu wäre, in anderen Fällen dagegen Verbreitung auf dem Blut- und Lymphwege im Körper das Bild beherrscht. Den Grund für den verschiedenen Ablauf sieht er bei gleichbleibend infektionstüchtigem Erreger im befallenen Körper. Besonders die Art der Mitbeteiligung der Lymphknoten ward Ranke unterscheidendes Merkmal, und so gelangt er zu einer Dreiteilung, die er als Stadien auffaßt: 1. Das Primärstadium, d. h. der besprochene Primärkomplex. Auf Grund einer ersten Allergie heilt derselbe ab. Diese bedeutet also Empfindlichkeitsabnahme. Dann kommt es aber zu Verbreitung der Infektion durch Kontakt und besonders auf dem Lymphwege. Außer der Einwirkung der Tuberkelbazillen als Fremdkörper mit Gifteigenschaften sollen toxische Fernwirkungen in die Umgebung wirken und hier perifokale Entzündung in Gestalt von Schwellung, entzündlichen Wucherungen, Abkapselungen usw., bei den Lymphknoten Adenitis und Periadenitis bewirken. Hier bei diesen perifokalen Entzündungen soll es sich nunmehr um den Ausdruck einer allmählich entstehenden Allergie handeln, die hier aber erhöhte Giftempfindlichkeit des Körpers bedeutet. Diese erreicht ihren Höhepunkt nach Art einer Anaphylaxie (Überempfindlichkeit) im nächsten Stadium. 2. Das Sekundärstadium, das der generalisierten Tuberkulose. Die Verkäsungen von Lungen wie Lymphknoten, andererseits auch die toxischen Entzündungen nehmen zu. Die Tuberkulose breitet sich auf jede mögliche Weise, vor allem auch auf dem Blutwege metastatisch, in andere Organe aus. Allmählich tritt die Wirkung des giftigen Anteiles zurück und so entsteht 3. das Tertiärstadium, die Periode relativer Giftfestigkeit; dagegen steht jetzt die Fremdkörperwirkung des Bazillus im Vordergrund. So kommt es zur isolierten Organphthise. Die „perifokale Entzündung" hört auf, die Ausbreitung auf Blut- und Lymphwege tritt infolge humoraler Immunität zurück, die Organherde, besonders in der Lunge, breiten sich außer durch Kontakt fast nur noch in Kanälen, wie den Bronchien in der Lunge und mit dem Auswurf in Kehlkopf, Darm usw., aus. Dies letzte Stadium der Phthise ist also hier Ausdruck einer erworbenen relativen Immunität gegen die Tuberkelbazillen.

Es zeigt sich nun, wie auch Ranke schon bekannt war, daß keineswegs jede Tuberkulose alle drei Stadien durchläuft, vor allem zwischen dem zweiten und dritten Stadium keine sichere Grenze zu ziehen ist und der Phasenwechsel überhaupt zu mannigfaltig und zeitlich uneinheitlich ist, um eine feste Stadieneinteilung zuzulassen. Dazu ist auch die Verschiedenheit der Konstitution, die in vielem grundlegend ist, zu groß und sind ebenfalls die unspezifischen Dispositionsmomente, wie Umweltsfaktoren, schlechte körperliche Lebensbedingungen, psychische Beeinflussungen, physiologische Zustände wie Pubertät, Schwangerschaft, Senium, andere Erkrankungen wie Keuchhusten, Masern, Influenza oder Stoffwechselkrankheiten wie Diabetes u. dgl. zu maßgebend, lauter Faktoren, welche selbst eine relative Immunität gegen Tuberkulose wieder zu durchbrechen vermögen.

Am besten teilt man zeitlich daher nur in zwei große Gruppen ein: Die Erstinfektions und die Reinfektionsperiode. Hier bietet sich guter anatomischer Untergrund. Der Primärkomplex ist der sicherste Angelpunkt unseres heutigen Wissens vom Ausgangspunkt und Werdegang der Tuberkulose, anatomisch einwandfrei verfolgt, klinisch mit Hilfe der Röntgenuntersuchung feststellbar. Die große Bedeutung des Primärkomplexes ist, daß er den bisher gegenüber Tuberkelbazillen jungfräulichen Körper gegen die Wirkung dieser umstimmt (vgl. o.). Das Einleitende der Reinfektionsperiode sind die geschilderten exogen oder endogen entstehenden Reinfekte. Was nun weiter geschieht, hängt von Menge und Virulenz der Bazillen sowie von der Konstitution und der Allergielage des Organismus und seiner Gewebe, wie auch von Teilbedingungen unspezifischer Art ab. Ist die Widerstandsfähigkeit bzw. der erworbene Durchseuchungswiderstand gut, so heilen die tuberkulösen Veränderungen narbig aus, und dies ist glücklicherweise zu allermeist der Fall. So kommen die Spitzennarben zustande, die wir, im Alter zunehmend, bei Leichenöffnungen so ganz gewöhnlich finden. In anderen Fällen aber schreitet die jetzt zur, klinische Zeichen bietenden, Krankheit werdende Tuberkulose fort. Wir können hier in ausgeprägten Fällen zwei gegensätzliche Möglichkeiten unterscheiden: Einmal die, wie eingangs nach Ranke erwähnt, völlige Durchbrechung immunisatorischen Schutzes, ja Überempfindlichkeit, schwerste exsudativ-käsige Veränderungen, besonders auch perifokaler Art, starkes Befallensein der Lymphknoten, Ausbreitung mit dem Blutstrom, die zu Verbreitungsformen im ganzen Körper führt. Und auf der anderen Seite relative Immunität, so daß sich langsamer oder schneller — meist ersteres — weiter entwickelnde Organ- bzw. Organsystemphthisen ergeben, so vor allem in den Lungen, aber auch in anderen Organen, wohin die Bazillen auf dem Blutwege gelangt sind, so in Knochen, Nieren, Nebennieren usw., wobei offenbar örtliche dispositionelle Punkte auch zeitlicher Natur witwirken (Knochenerkrankung besonders zur Zeit des Wachstums, Erkrankung der Geschlechtsorgane besonders im Reifungsalter u. dgl. mehr); in solchen Fällen sind die Lungen oft auffallend verschont und es ist daran zu denken, ob die schweren Phthisen anderer Organe vielleicht immunisatorisch den übrigen Körper und so die Lungen gerade schützen. In den bei weitem meisten Fällen von Organphthise aber beherrscht eben die **Lungenphthise** ganz das Bild. Auf diese Weise können wir die beiden äußersten Erscheinungen, **Generalisationsformen einerseits, isolierte Organphthisen andererseits,** zwar besser nicht **mit Ranke als Stadien, wohl aber mit Huebschmann als Hauptformen** unterscheiden. Dazwischen aber gibt es alle möglichen Zwischenstufen und Verbindungen, abhängig von dem wie dargelegt unendlich mannigfaltigen Phasenwechsel. So kann auch die relative Immunität immer wieder durch Zeiten sogar erhöhter Empfänglichkeit mit ihren Folgen durchbrochen werden, herbeigeführt durch spezifische oder die genannten unspezifischen Beeinflussungen. Und von allem sehen wir, daß auch bei der isolierten Lungenphthise zum Schlusse jeder Durchseuchungswiderstand infolge der Aufzehrung der Körperkräfte erliegen kann; wir finden so auf Grund der Aussaat auf dem Blutwege kurz vor dem Tode entstandene Tuberkel besonders in Milz und Leber sehr häufig.

Mit einigen Worten sei hier noch eine klinisch vielfach in den Vordergrund getretene Form einer tuberkulösen Veränderung der Lunge besprochen. Während, wie geschildert, die Lungenphthise in der Reinfektionsperiode nach anatomischen Befunden zu allermeist im Spitzenteil beginnt, werden im Röntgenbild vielfach anscheinend Erstveränderungen weiter abwärts in der Lunge festgestellt, welche als sog. „Frühinfiltrat", als Ausgangspunkt erst sich anschließender weiterer Veränderungen, gedeutet werden. Es scheint sich hier um Veränderungen zu handeln, die mehr allgemein entzündlicher Natur sind und unter die sog. perifokalen (s. oben Ranke) gehören. Zum großen Teil wenigstens scheinen zur Erklärung dieser Herde die Untersuchungen Loeschckes heranziehbar. Hiernach handelt es sich um in der Reinfektionsperiode im Anschluß an Spitzennarben weiter abwärts durch Aspiration verbreitete Streuungstuberkulose, die, wenn sie durch größere Bronchialäste verbreitet wird (Streuungstuberkulose groben Korns), plötzlich einsetzende und daher oft bösartiger verlaufende käsig-pneumonische Herde herbeiführt. Es liegt dann vom anatomischen Gesichtspunkt aus keine neuerkannte Form tuberkulöser Veränderungen vor. Doch erscheinen die „Frühinfiltrate" ihrem Wesen und ihrer Entstehung nach kaum eine Einheit darzustellen. Aus dieser Darstellung ergibt sich, daß die dem sog. „Frühinfiltrat" zugrunde liegenden Veränderungen auch in der Reinfektionsperiode meist nicht das erste darstellen, sondern sich zumeist erst an narbige und ähnliche Veränderungen in der Spitze anschließen. Die große Bedeutung des Spitzenteiles der Lunge für die Lungenphthise braucht also keineswegs aufgegeben oder auch nur eingeschränkt zu werden. Aber die Narben an der Spitze brauchen auf dem Röntgenbilde nicht hervorzutreten, so daß das „Frühinfiltrat" allein zu bestehen scheint, und vor allem das Auftreten der ihm zugrunde liegenden Veränderungen, nach Löschcke der Übergang der Spitzennarben in eine grobkörnige Streuungsform, kann ein „kritisches Moment" darstellen, das erste Zeichen einer als Krankheit in die Erscheinung tretenden Lungenveränderung bedeuten und so **praktisch für die Früherkennung der Lungentuberkulose größte Bedeutung besitzen**

6. Häufigkeit der Tuberkulose.

Die Tuberkulose ist eine der häufigsten Erkrankungen, und man kann sagen, daß etwa $^1/_4$ aller Menschen einer tuberkulösen Phthise erliegt. Noch viel höher stellt sich die **Krankheitsziffer.** Übereinstimmende Übersichten haben ergeben, daß — mit Ausschluß des Säuglingsalters — in großen Städten bei mindestens 45—50% **aller Leichen entweder die Tuberkulose Todesursache ist, oder Spuren geheilter bzw. latenter Tuberkulose** schon mit bloßem Auge nachweisbar sind. Auch im Kindesalter ist die Erkrankung sehr häufig. In Kinderspitälern großer Städte bildet sie etwa 30% der Todesfälle und findet sich bei 18,8% der Leichen als Nebenbefund. Am seltensten tritt sie im 1. Lebensalter, dann in sehr hohen Hundertsätzen im 2.—6. Jahre auf, um vom 7. Jahre bis zur Reifungszeit etwas abzunehmen. Von den späteren Lebensjahren fällt der größte Hundertsatz von tödlichen Erkrankungen in das Alter von 15—30 Jahren.

Nimmt man auch die mikroskopische Untersuchung besonders der Lungen und Lymphknoten zu Hilfe, so wird der Hundertsatz der Tuberkulösen noch viel höher; statistische Zusammenstellungen ergaben in 80%, andere sogar in 97% aller Leichen Erwachsener, besonders älterer, Anzeichen oder Reste tuberkulöser Veränderungen. Doch handelte es sich hier um Krankenhausmaterial. Die Zahl der Personen mit tuberkulösen Lungenherden im allgemeinen kann man mit Orth oder Lubarsch auf gegen 70% schätzen. Eine Aufnahme von Tuberkelbazillen findet also auf jeden Fall bei den meisten aller Menschen im Laufe eines längeren Lebens statt und ruft örtliche Reaktion hervor, daran schließt sich aber **meist keine fortschreitende tuberkulöse Erkrankung an, also keine Phthise.** Die weitgehende Durchseuchung steht wohl zu den großen Zahlen relativer Immunität in unmittelbaren Beziehungen und daher braucht die große errechnete Häufigkeit nicht besonders zu schrecken. Die alten Reste unbedeutender tuberkulöser Herde nehmen mit fortschreitendem Alter an Zahl zu, was auf die häufigere Infektionsgelegenheit zu beziehen ist. Im Jugendalter sind sie seltener, dagegen ist hier umgekehrt die Anlage zu schwerer und tödlicher Erkrankung größer und nimmt später ab. Auch bei Rassen, die in ihrem Heimatland (z. B. Afrika) selten der tuberkulösen Infektion ausgesetzt sind und somit keine Primäraffekte mit relativer Immunitätserwerbung durchgemacht haben, zeigte sich, daß sie bei uns dann meist der sonst für Kinder bezeichnenden, schneller fortschreitenden Lungentuberkulose zum Opfer fallen, ohne daß es zu der langsam verlaufenden Phthise kommt.

Was die einzelnen Organe betrifft, so läßt sich etwa folgende Häufigkeitsreihenfolge aufstellen: Lunge, Lymphknoten, Darmschleimhaut, Kehlkopf, Niere, Leber, Nebenniere, Knochen, äußere Haut, Zentralnervensystem. Viel seltener erkranken tuberkulös z. B. Muskeln oder Schilddrüse, Epithelkörperchen, Bauchspeicheldrüse usw., ebenso die Brustdrüse.

7. Tuberkulöse Veränderungen der Lunge.

a) Allgemeines.

Die Lungentuberkulose bietet ein überaus wechselndes und verwickeltes Bild. Akute Formen sind durch Zwischenformen mit chronischen verbunden. Form und Ausdehnung der Vorgänge können sehr verschieden sein; dazu alle Möglichkeiten der Verbindung verschiedenster Formen und Folgezustände. Es ist daher nur möglich, Grundformen herauszuschälen. Man kann einmal in **akute** („floride, galoppierende Phthise") und **chronische** Lungentuberkulose einteilen. Die akute Miliartuberkulose der Lunge als Teilerscheinung einer akuten allgemeinen Miliartuberkulose ist eine ausgesprochen akute Erkrankung, so gut wie stets zum Tode führend. Auch käsige Pneumonien mit Zerfall und Kavernenbildung ohne namhaft indurierende Vorgänge als Zeichen einer gewissen Abwehr- und Ausheilungsrichtung, können so schnell einen großen Teil der Lunge zerstören, daß die Krankheit in akuter und subakuter Weise — wenn auch nicht so schnell wie die akute Miliartuberkulose — zum Tode führt. In anderen Fällen sind dieselben Vorgänge weniger ausgedehnt, oder es beherrschen zwar käsige Pneumonie und Zerfallserscheinungen auch das Bild, geringe fibröse verhärtende Vorgänge u. dgl. halten aber den Verlauf der Krankheit auf. Andererseits kann sich einer chronischen älteren Lungenphthise eine käsige Pneumonie, die dann in kurzer Zeit zum Tode führt, erst anschließen. Dann ist also gewissermaßen nur der Schluß akut. So leiten derartige und andere Zwischenstufen von der akuten Lungentuberkulose zur chronischen über und machen eine scharfe Grenze unmöglich. Die Vorgänge der chronischen Lungentuberkulose sind aber, besonders in ihren verschiedenen Verbindungen, noch weit verwickelter.

Eine weitere Einteilung wäre möglich nach der Ausdehnung der die Lungen durchsetzenden tuberkulösen Herde. Hiernach hat man (Nicol bzw. Aschoff) in miliare, knotige oder herdförmige und in zusammenfließende oder diffuse Formen eingeteilt. Die Ausdehnung der Vorgänge stellt naturgemäß für die Schwere der Erkrankung einen wesentlichen aber keineswegs den einzigen Gesichtspunkt dar.

Des weiteren ist der Sitz wichtig; man kann zwei Hauptformen unterscheiden: einmal tuberkulöse Veränderungen, die interstitiell sitzen (Typus: akute miliare Tuberkelaussaat) und sodann diejenigen, welche sich im Innern der Lungenhohlräume, d. h. der Alveolen und des Bronchialbaumes, also, mit anderen Organen (bei denen wir ja eine ähnliche Einteilung vornehmen) verglichen, gewissermaßen im Parenchym entwickeln (Typus: käsige Pneumonie).

Am wichtigsten ist aber für das Verständnis der wechselvollen anatomischen Veränderungen die Erinnerung, daß der Tuberkelbazillus gerade in der Lunge umschriebene oder diffuse Zellwucherungen (Tuberkel) einerseits, exsudative, dann auch verkäsende Entzündungsvorgänge andererseits hervorruft.

Zumeist werden beide Lungen ergriffen, wenn auch in sehr verschiedener Hochgradigkeit; doch kann auch eine Lunge ganz überwiegend oder allein ergriffen sein. Bei der typischen Lungenphthise der Erwachsenen sind die Lungespitzen bzw. Oberlappen (anscheinend häufiger rechts als links) fast stets zuerst bzw. später am hochgradigsten erkrankt; die Gründe sind schon besprochen.

Die **ersten Anfänge** der Lungentuberkulose werden beim Menschen nur selten angetroffen. Wir schließen vom Tierversuch oder von Stellen, wo die Veränderung von älteren Herden aus in frischem Fortschreiten begriffen ist. Bei der gewöhnlichen — aerogenen — Infektion liegt der erste Angriffspunkt entweder — worauf auch Tierversuche hinweisen — erst in den Alveolen, um von hier aus das System bis in die Bronchioli respiratorii bzw. den Bronchiolus terminalis zu erreichen, oder schon am Übergang der Bronchioli respiratorii in die Alveolargänge, der nach Nicol einen „Stapelplatz" darstellt, da das abwehrende Flimmerepithel hier aufhört und die Ausbuchtungen mit ihren Stauungsmöglichkeiten hier beginnen. Zuerst angegriffen wird das Epithel und zur Desquamation gebracht, dann entfaltet der Bazillus subepithelial seine (exsudative oder proliferative) Wirkung. Die Richtung dieser Vorgänge findet — dem geringeren Widerstand folgend — in die Hohlräume statt, also von den Bronchioli respiratorii bis in die Alveolen hinein, und so entspricht, wie man sich auch zur Frage des allerersten Angriffspunktes stellt, auf jeden Fall das erste Ausdehnungsgebiet einem **Lungenazinus** (s. auch unter Lunge, d. h. einem Gebiet vom Bronchiolus respiratorius I bis zu den Endalveolen) und die Zugrundelegung dieses als kleinster Lungeneinheit (Rindfleisch) hat sich gerade für die Lungentuberkulose als sehr fruchtbringend erwiesen (Nicol-Aschoff, denen wir in unserer Einteilung folgen wollen). In einigen Fällen scheinen sich die ersten tuberkulösen Veränderungen auch in den kleinen (besonders um Bronchien und Gefäßen gelegenen) Lymphfollikeln, welche ja überhaupt zu tuberkulösen Veränderungen neigen, entfalten zu können.

Bei der für die gewöhnliche Lungenphthise ja weniger in Betracht kommenden hämatogenen Infektion können sich die Tuberkel im Interstitium entwickeln, doch können die Bazillen auch in die Hohlräume von Alveolen „ausgeschieden" werden und dann auch hier, also intraalveolär, ihre Wirkung entfalten.

Betrachten wir nunmehr die einzelnen Formen, so wollen wir zunächst **zwei Grundformen** zeichnen, und zwar nach der verschiedenen Wirkung des Tuberkelbazillus:

    I. Wucherungsvorgänge,
    II. Exsudationsvorgänge.

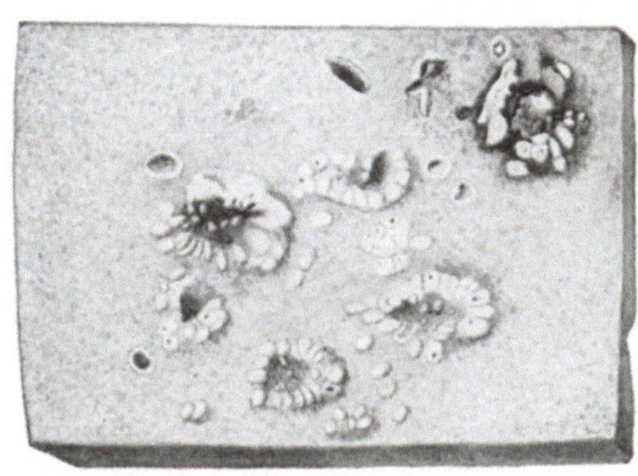

Abb. 217. Azinöse Tuberkulose mit Kollapsinduration des zwischen den Knötchen gelegenen Lungengewebes.

Das letztere dunkel, eingesunken, links zwei (normale) Bronchialquerschnitte. (Natürliche Größe.)

Verwischen und **verbinden sich die Bilder auch meist**, so müssen wir doch die einzelnen Formen getrennt besprechen, da sie nicht stets alle und nicht zur gleichen Zeit auftreten und es vor allem wichtig ist, die einzelnen Bilder unterscheiden zu können, welche das so sehr verwickelte Bild der Lungentuberkulose zusammensetzen. Auch haben die beiden unterschiedenen Grundformen unterschiedliche Bedeutung für die Voraussage der Erkrankung.

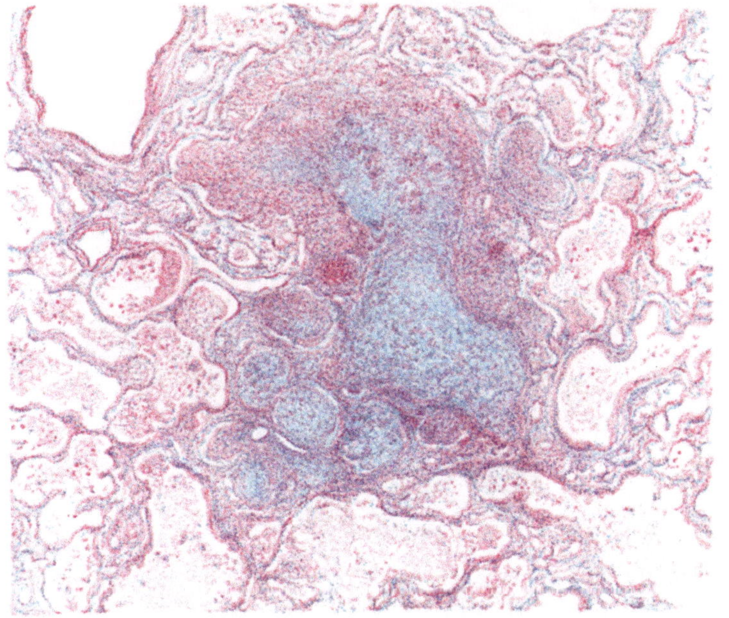

b) Anatomische Grundformen.

α) *Wucherungsvorgänge.*

Azinöse Form der Lungentuberkulose (s. o.). Die häufigste tuberkulöse Infektion der Lunge kommt aerogen zustande. Hier handelt es sich um proliferativ-tuberkulöse Bildungen, die sich an ein bestimmtes System anschließen bzw. sich in dessen Hohlräumen entwickeln, und das ist eben der schon erwähnte Lungenazinus. Ihm entspricht der tuberkulöse Herd an Ausdehnung. Zwar gleichen die einzelnen Knötchen miliaren Tuberkeln, aber indem der Vorgang eine Reihe benachbarter Azini ergreift, stehen sie zum großen Teil in Gruppen zusammen. Andere derartige Gebilde sind länglich und verzweigt und enden in Knötchen; sie entstehen als kleeblattartig bezeichnete oder einer Traube mit Stielen und Beeren verglichene Bildungen (s. u.). An sich bestehen die Herde aus echtem tuberkulösem Granulationsgewebe mit Epitheloidzellen, Riesenzellen usw., das aber in der Mitte meist ausgedehnt verkäst ist. Jeder einzelne Herd entspricht an Ausdehnung einem Lungenazinus; der Bronchiolus respiratorius sowie die Alveolargänge sind in die tuberkulöse bzw. käsige Veränderung einbezogen — **azinöse Form.**

Abb. 218. Azinöse (miliare) käsige Pneumonie.

In der Mitte mit käsigem Exsudat erfüllter Bronchiolus respiratorius, in dessen Umgebung namentlich links unten, mit ebensolchem Exsudat erfüllte Alveolen. In den übrigen Alveolen geringe Mengen geronnener seröser Massen.

Zu dem eigentlichen Wucherungsvorgang tuberkulösen Gewebes im Gebiete des Azinus kommen aber nun noch weitere Vorgänge hinzu. Es gehen einmal exsudative Erscheinungen in dem Bronchiolus respiratorius und dem Alveolargange vor sich, welche sich den Zellneubildungsvorgängen, die diese füllen, zugesellen. Aber auch nach außen, über den eigentlichen Azinus hinaus, wirken die Tuberkelbazillen, und es kommt so in der Nachbarschaft zu typisch tuberkulösem oder allgemein entzündlichem Granulationsgewebe oder auch exsudativer Entzündung. So werden die Grenzen des Azinus später leicht verwischt.

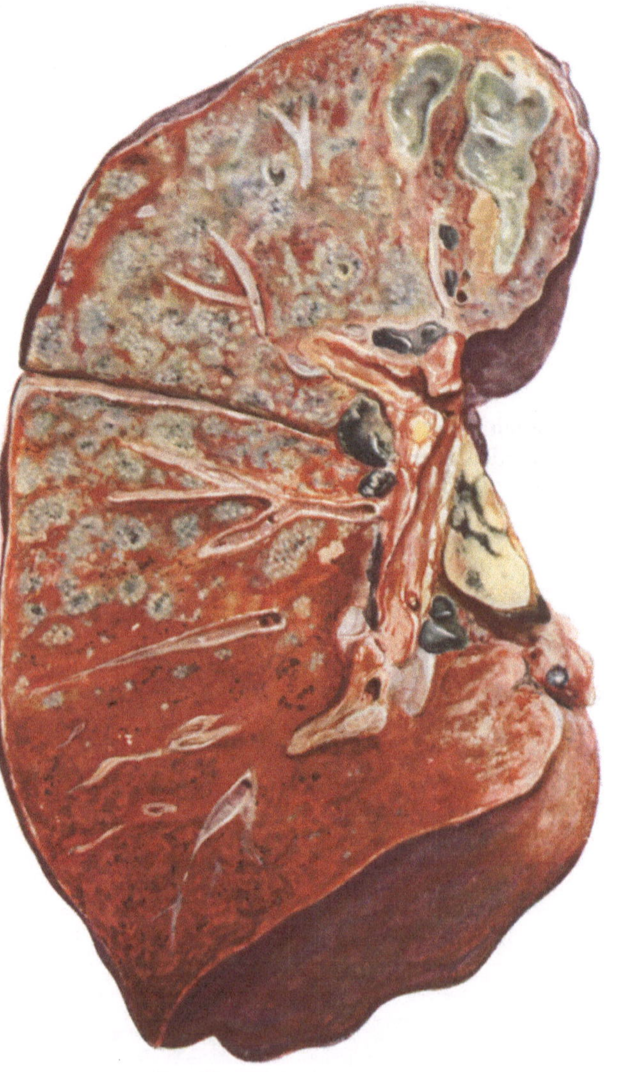

Haben wir die einzelnen tuberkulösen Bildungen als **azinöse Form** bezeichnet, so benennen wir die zumeist gruppenförmig stehenden, benachbarte Azini in größerer Zahl befallenden derartigen Herde **azinös-nodöse Form**. Entweder sind die einzelnen Azini entsprechenden Einzelherde noch scharf abgesetzt zu trennen, oder es kommt, wenn das dazwischen liegende Gewebe miterkrankt ist (s. o.), zu größeren Vereinigungsherden. Werden mehrere solcher Herde durch Zusammenfließen zu einem größeren verschmolzen, so kann man auch von einer **konfluierenden azinös-nodösen Form** sprechen. Der Azinus bleibt der Einteilungsgrundsatz.

Diese Formen neigen nun zu sekundären, **verhärtenden Vorgängen.**

Zunächst finden sich inmitten der Knötchen, d. h. der tuberkulös veränderten Gebiete, nicht ergriffen stehengebliebene Lungenteile, und diese scheinen vor allem peripheren Teilen der Alveolärgänge und den Alveolärsäcken (s. o.) mit ihren Alveolen zu entsprechen, in deren zuführenden Bronchioli respiratorii sich das tuberkulöse Gewebe entwickelt hat. Durch die so bewirkte Verstopfung verfallen dann die erstgenannten Lungenteile, welche also selbst frei von tuberkulösen Vorgängen sind, dem Kollaps (Atelektase vgl. unter „Lunge“) und daran anschließend der **Kollapsinduration.** Sodann sind zwischen den von den tuberkulösen Veränderungen ereilten Azini andere ganze Azini nicht ergriffen stehen geblieben, und in ihnen entwickeln sich nun allgemein-entzündliche Zellwucherungen mit Ausgang in Narbengewebe, welche wohl von veränderten Gefäßen ausgehen (Nicol) und meist

Abb. 219. Lunge mit apiko-kaudal vorschreitenden azinös-knotigen und azinösen Herden.

Nahe der Spitze 2 frische Kavernen, in deren Nachbarschaft sich auf anderen Schnittflächen frische lobulär-käsige Herd finden. Ihnen entsprechend eine frische käsige Lymphknotentuberkulose am Lungenhilus. (⅔ nat. Größe).
(Nach H u e b s c h m a n n, Tuberkulose.)

durch Kohle bzw. Ruß dunkel gefärbt werden, sog. **schiefrige Verhärtung (Induration).** Auch solche Gebiete finden sich oft kranzartig von tuberkulösen Herden umgeben; durch die geschilderten Vorgänge erklärt sich die „kleeblattartige“ Form der Herde. Auch in den proliferativ-tuberkulösen Herden selbst oder um sie entwickelt sich weiterhin Bindegewebe.

Alle diese zu Bindegewebsentwicklung führenden Vorgänge gehen langsam vor sich, und es entstehen daher so **mehr chronische Formen** mit ausgedehnten Schwielenbildungen, die man **als zirrhotische Phthise** (A s c h o f f) bezeichnen kann. Andererseits kommt es infolge von Verkäsung der tuberkulös-proliferativen Herde und Erweichung und Zerfall der Käsemassen auch zu Höhlenbildung, aber ebenfalls erst in langsamem Verlauf.

Über die auch zu den tuberkulösen Neubildungsvorgängen gehörenden Lungentuberkel bei der akuten allgemeinen Miliartuberkulose vgl. erst unten.

β) Exsudationsvorgänge.

I. Käsige Bronchopneumonie.

Es handelt sich hier um eine ausgesprochene Infektion mit der Luft. Wir sehen in der Regel kleine, rundliche, aber auch kleeblattförmige Herde in die Lunge eingelagert, welche etwas über das Lungengewebe hervorragen und zunächst eine graue, bald aber eine gelbe Farbe aufweisen; sie erreichen gewöhnlich etwa Stecknadelkopf- bis Hanfkorngröße (Abb. 220a und b). Bei

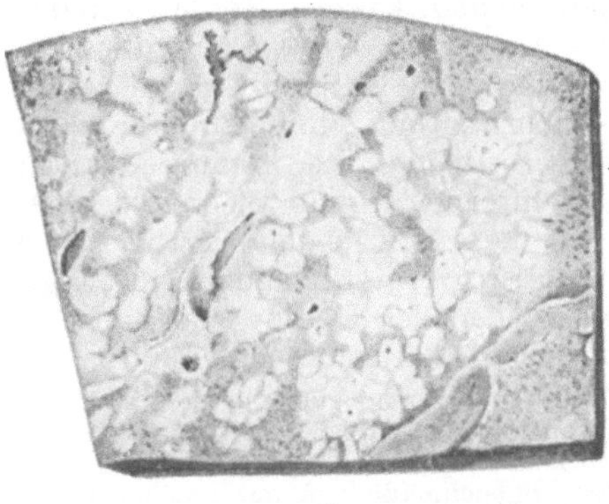
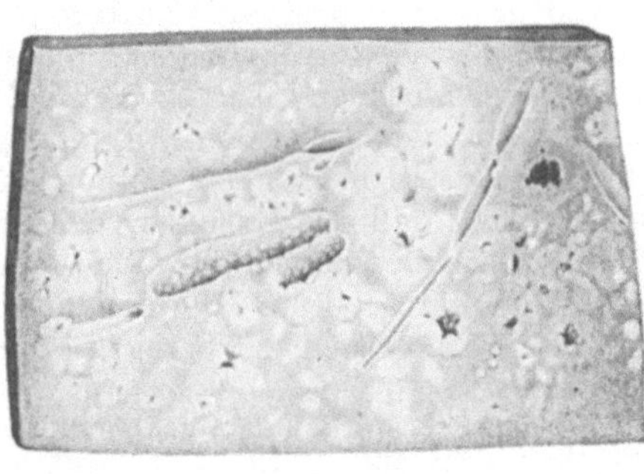

a   b

Abb. 220. Ausgedehntere lobuläre käsige Bronchopneumonie mit teilweisem Zusammenfließen der ursprünglich kleinen knotigen Herde (zusammen mit käsiger Bronchitis). Nat. Größe.

Bei *a* erkennt man in der Mitte mehrere quergetroffene, je einen Ring bildende, verkäste Bronchiolen (käsige Bronchitis). Am oberen Rande, etwas links von der Mitte, ein längs getroffener, verzweigter, verkäster Bronchiolus mit zackigem, durch Einschmelzung der Wand erweitertem Hohlraum. Bei *b* an mehreren Stellen beginnende Kavernenbildung, an anderen längs getroffene größere Bronchien, an deren Innenwand kleine weißliche Flecke zu finden sind, welche tuberkulösen Herden der Schleimhaut entsprechen.

der mikroskopischen Untersuchung erweisen sie sich als kleine Entzündungsherde, welche auch hier das Gebiet eines Bronchiolus respiratorius mit seinen Verzweigungen, d. h. seinem zugehörigen Alveolargangsystem, also einen Azinus, einnehmen.

Es handelt sich vorgangsmäßig um Ausgüsse des Hohlraumes mit Exsudat nach Art einer katarrhalischen Bronchopneumonie (s. unter „Lunge"). In den Alveolen finden sich Leukozyten, Lymphozyten, rote Blutkörperchen sowie Fibrin, ferner abgestoßene, gewucherte und zum großen Teil verfettete Alveolarepithelien, sog. „Desquamativpneumonie". Die Alveolarwände sind oft zellig durchsetzt und verdickt. Diese Entzündung hat also zunächst nichts Kennzeichnendes.

Aber das Besondere liegt darin, daß nach einiger Zeit unter der Einwirkung der fortgesetzten Schädigung durch die Tuberkelbazillen, die sich inzwischen im Gewebe vermehrt haben, eine **Verkäsung des Exsudates** eintritt. Wir bezeichnen dementsprechend diese Pneumonie als **käsige Pneumonie** bzw. **Bronchopneumonie.**

Die Exsudatmassen nehmen nun, zuerst in der Mitte der Herde, einen gelben Ton und geronnene Beschaffenheit an. Da bei der käsigen Nekrose auch die Wände der Alveolen und Bronchiolen absterben und unkenntlich werden, so wandeln sich die Herde allmählich in Zerfallsmassen ohne Gewebsbau um, in denen nur noch die Anordnung der elastischen Fasern, welche der Nekrose lange Widerstand leisten, den ursprünglichen Bau des Lungengewebes erkennen läßt.

Da die kleinen Herde einer solchen käsigen Pneumonie je einem Lungenazinus entsprechen, spricht man am besten von **azinöser käsiger Pneumonie** (weniger gut von **miliarer käsiger Pneumonie**).

Der Rand dieser Herde ist oft durch Reste eingeatmeten Kohlenstaubes gefärbt. Häufig kommt es in der Umgebung solcher Exsudatherde auch zu typischen tuberkulösen Wucherungen, ausgehend vom Bindegewebe um die Gefäße oder von den Alveolärscheidewänden, welche die anliegenden Alveolen ergreifen, wodurch die kleinen Herde zackige Form erhalten und mit Ausläufern in die Umgebung ausstrahlen können. Für das bloße Auge erhalten die Herde durch die zellig-fibröse Umwandlung ihrer Randgebiete eine schärfere Abgrenzung, sie ragen deutlicher über die Umgebung hervor und weisen, am Rande wenigstens, eine mehr graue, derbe, oft schwielige Beschaffenheit auf; kurz sie erscheinen als umschriebene Knötchen. Auch diese Bildungen proliferativ-tuberkulöser Natur können dann wieder besonders in ihren inneren Abschnitten verkäsen. In der Umgebung der bronchopneumonisch-käsigen Herde kann aber auch eine allgemeine (nicht spezifisch-tuberkulöse) Entzündung in Gestalt eines fibrinösen Exsudates in die Alveolen stattfinden und infolge der Dauer der Vorgänge kann dann das Exsudat durch Bindegewebe ersetzt werden. Durch diese verschiedenen Vorgänge haben wir außen um den käsig-bronchopneumonischen Herd eine Art Abkapselung.

Die beschriebenen Herde der azinösen käsigen Pneumonie sind nun fast immer in Gruppen angeordnet, und zwar in der Art, daß sie das Ausstrahlungsgebiet eines feinen Bronchialastes einnehmen und den letzteren umgeben, wie die Krone eines Baumes seine größeren Äste. Oft stehen sie auch derart im Umkreis um einen kleinen, mit bloßem Auge eben noch erkennbaren Bronchus, daß, wenn man sich ihn in seine letzten Verästelungen aufgelöst denkt, die einzelnen Herde in die Verlängerungen seiner feinsten Zweige fallen.

Zwischen den einzelnen azinösen käsig-pneumonischen Herden liegendes, zunächst erhaltenes Lungengewebe erleidet häufig auch hier durch die den Vorgang begleitende Verlegung kleiner Bronchiolen oder durch Bronchiolitis, eine Kollapsatelektase. Dann liegen die kleinen Käseherde in einem weichen, blauroten, luftleeren, etwas eingesunkenen Gewebe. Auch hier schließt sich oft später an die Kollapsatelektase eine bindegewebige Umwandlung, eine Kollapsinduration, an.

Wenn Gruppen der einzelnen, einem Azinus entsprechenden, käsigen Herde so dicht nebeneinander und in so großer Anzahl auftreten, daß sie von Anfang an oder später miteinander verschmelzen, so entstehen größere käsig-pneumonische Herde (Abb. 219 und 220); diese sind also dadurch ausgezeichnet, daß sie in mehr flächenhafter Ausbreitung auftreten und weniger die Endbronchien als das eigentliche Lungengewebe selbst ergreifen; es kommt dann zu einer Entzündung, welche sich über das Gebiet einzelner oder zahlreicher Lobuli ausbreitet, aber wieder das Besondere hat, daß das Exsudat verkäst; man spricht dann von **lobulärer käsiger Pneumonie** (oder **käsiger Bronchopneumonie**); doch brauchen sich diese größeren Herde keineswegs scharf an einzelne Lobuli zu halten. Werden durch Zusammenfließen der Herde sogar ganze Lungenlappen — lobi — ergriffen, so bezeichnet man dies als **lobäre käsige Pneumonie.**

Auch hier zeigen in den ersten Stadien der Vorgänge die ergriffenen Lungengebiete eine graurote Färbung, welche mit zunehmender Verkäsung allmählich in einen gelben Ton übergeht; die Schnittfläche weist eine leicht körnige Beschaffenheit auf, welche aber nicht sehr ausgesprochen erscheint. Allmählich wird das Gewebe trockener und fester, es fällt der Verkäsung zum Opfer. An der Ungleichmäßigkeit, mit welcher diese vor sich geht, kann man in den meisten Fällen die Zusammensetzung der Veränderung aus ursprünglich zahlreicheren, verschmelzenden, kleineren Herden erkennen.

Schon früh finden sich im verkästen Gewebe da und dort kleine erweichte, halb oder ganz flüssige Stellen. Später erweichen die käsig-exsudativen Massen — besonders in der Mitte — auf größere Strecken, und so kommt es zu Zerfall und zunächst ganz unregelmäßiger **Höhlenbildung** (s. u.). Andererseits setzen aber auch hier bindegewebig-schwielige Umwandlungen ein, welche, ganz entsprechend dem oben für die Herde von azinöser Ausdehnung beschriebenen, auch größere Herde bindegewebig umwandeln oder wenigstens abkapseln.

Erwähnt werden soll noch eine besondere Form der Exsudation, die sog. **gallertige** oder **glatte Hepatisation,** eine eigentümliche, weiche, graue Veränderung des Lungengewebes. Hier handelt es sich um eine starke gallertigseröse, zellige Durchtränkung des Gewebes und seiner Hohlräume in diffuser Ausdehnung, besonders der Unterlappen: sie kann sich wieder lösen oder in eine käsige Pneumonie übergehen. Wahrscheinlich sind nicht die Tuberkelbazillen selbst, sondern deren Toxine anzuschuldigen.

II. Käsige und fibröse Bronchitis und Peribronchitis.

Von den kleinen käsig-pneumonischen Herden aus schreitet der Vorgang im weiteren Verlauf auf die Wände der eigentlichen Bronchiolen selbst fort; es kann aber auch im Anschluß an proliferativ-azinös-nodöse Formen zu Infektion der Bronchien kommen. Andererseits ist natürlich gerade die käsige Bronchitis geeignet, durch Ansaugung von infektiösen Massen in zahlreiche Äste für Weiterverbreitung der Phthise zu sorgen. Die Veränderung beginnt auch in den Bronchiolen mit Exsudation in die Lichtung und zelliger Durchsetzung der Bronchialwand, woran sich eine Verkäsung des Exsudates und dann auch ein käsiges Absterben der Bronchialwand anschließt; schließlich wird die letztere in Lagen abgehoben und dem Käse beigemischt. Wo an Durchschnitten die ergriffenen Bronchiolen der Länge nach getroffen sind, erscheinen sie dann für das bloße Auge als käsige Stränge, welche sich gegenseitig nähern und sich zum Teil vereinigen; wo sie auf dem Querschnitt getroffen sind, bilden sie Gruppen käsiger Ringe, die einen von käsigen Massen verstopften Hohlraum umschließen; der letztere entspricht dem Bronchialhohlraum, der Ring selbst der verkästen Bronchialwand. Der ganze Vorgang wird als **käsige Bronchitis** bzw. **Bronchiolitis** bezeichnet.

Aber die exsudativ-käsigen Vorgänge greifen auch auf das peribronchiale Bindegewebe und das benachbarte Lungengewebe über — **käsige Peribronchitis** und **peribronchiale käsige Pneumonie.** Durch Verbindung bronchopneumonischer und bronchitischer Vorgänge kommt es zu größeren Herden ohne scharfe Abgrenzung der ursprünglich getrennten Herde. Statt der Knötchengruppen entstehen so größere Flecke, von den Bronchiolen aus breitere käsige Streifen und Höfe und im ganzen dadurch blattförmige breitgestielte Figuren. Durch Erweichung und Einschmelzung der Käseherde kommt es dann auch hier zu Geschwürs- und Höhlen-Bildungen. Solche Veränderungen stellen rascher fortschreitende, bösartigere Formen dar.

Andererseits kommen aber in der Bronchialwand und in dem peribronchialen Bindegewebe häufig zellig-fibröse Wucherungen zustande. So kann die Wand des Bronchus selbst bindegewebig umgewandelt werden, unter Umständen mit Verschluß seiner Lichtung — **fibröse Bronchitis** —, oder die Umgebung wird bindegewebig verwandelt und scheidet so auch den Bronchus ein — **fibröse Peribronchitis.**

Daß tuberkulöse Vorgänge in den Bronchien durch Ansaugung (Aspiration) leicht wiederum zu ihrer weiteren Verbreitung im Lungengewebe selbst Veranlassung geben, liegt in der Natur der Sache.

Wie schon erwähnt, kann im Gegensatz zu dem beschriebenen — häufigeren — Weg, daß die Veränderung der Bronchien sich erst an die käsig-pneumonischen Lungenherde durch Aspiration von Bazillen in die Bronchialäste anschließt, auch der ganze tuberkulöse Vorgang in der Wand von Bronchialästen seinen Anfang nehmen, um dann, entgegengesetzt der gewöhnlichen Ausbreitungsweise, distalwärts auf das Lungengewebe überzugreifen. In den großen Bronchialästen tritt die Tuberkulose in Form geschwüriger Schleimhauttuberkulose auf (s. u.).

Wir haben jetzt unter β) die Formen besprochen, bei denen die allgemein-exsudativ-entzündliche Wirkung der Tuberkelbazillen das Bild beherrscht, und kennzeichnenderweise das Exsudat später verkäst, also die azinöse und lobuläre bzw. lobäre käsige Pneumonie und die käsige Bronchitis bzw. Peribronchitis. Daneben haben wir auch hier

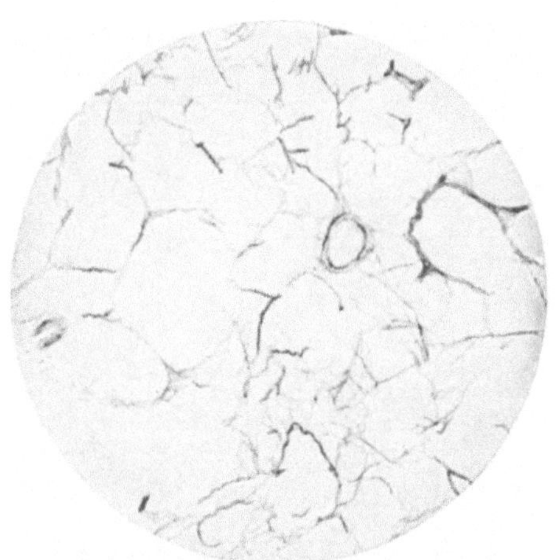

Abb. 221. Käsige Bronchopneumonie. Elastisches Fasergerüst verhältnismäßig gut erhalten. Keine Kerne mehr färbbar.

Wucherungsvorgänge besonders am Rand jener Herde auftreten sehen, doch treten diese hier mehr zurück. Das gemeinsame Schicksal dieser Formen ist die Verkäsung. Die Käseherde können zwar am Rande abgekapselt werden, in der Hauptsache aber neigen sie zum Zerfall, so daß es zu geschwürigen Vorgängen und Höhlenbildungen (s. auch unten) kommt, d. h. zu der **ulzerös-kavernösen Form der Phthise.**

Diese hat gewöhnlich größere Ausdehnung und verläuft zumeist schneller als die unter α) geschilderten sehr chronischen, aus Wucherungsvorgängen hervorgehenden zirrhotischen Phthiseformen. Aber auch diese besprochenen exsudativen Formen der käsigen Bronchopneumonien und käsigen Bronchitis mit ihren Zerfallserscheinungen einerseits, aber doch auch verhärtenden und die Käseherde bzw. Kavernen abkapselnden Vorgängen andererseits, gehören im allgemeinen zu den nicht allzu schnell verlaufenden Phthisen.

Es gibt aber auch Formen, welche jeden Versuch einer Abkapselung von Käsemassen u. dgl., d. h. also alle Bindegewebsentwicklung, vermissen lassen, so daß durch Zusammenfließen sich immer mehr ausdehnende, mehr diffuse käsige Bronchopneumonien lobulären oder gar lobären Gepräges schnell in Erweichung, wobei Kokken meist mitwirken (Mischinfektion), und Höhlenbildung übergehen. Solche in kurzer Zeit tödlich verlaufende Fälle entsprechen der **„floriden, galoppierenden Phthise".** Hier finden sich nicht die mehr oder weniger gereinigten Höhlen der chronischen Lungenphthise, denn es tritt eben weit früher der Tod ein. Daher zeigen die Höhlen zerfetzte, von Käsemassen gebildete Ränder. Die Gefäße sind hier daher oft noch nicht verschlossen (s. u.), deshalb können sie durch die geschwürigen Vorgänge angenagt werden, besonders wenn sie kleine Aneurysmen besaßen, und oft tödliche Blutungen, Hämoptoen, sind gerade in diesen sehr schnell verlaufenden Fällen verhältnismäßig häufig und früh. Die Höhlen sitzen auch in diesen Fällen besonders an der Spitze, während sich weiter nach abwärts dann meist noch ausgedehnte käsige Herde finden.

Nochmals sei betont, daß sich die jetzt geschilderten Grundformen in der mannigfaltigsten Weise verbinden und mischen können, daß sich Neubildungs- und Exsudationsvorgänge ja, wie geschildert, vielfach vermengen, daß sich in verschiedenen Lungengebieten verschiedenartige Formen finden und ineinander übergehen können. Auch die sekundären Veränderungen der bindegewebigen Verhärtung einerseits, Erweichung und Höhlenbildung andererseits,

finden sich nebeneinander. So kommen die buntesten Bilder zustande. Die Unterscheidung der
einzelnen Form und des Sitzes ist auch bei mikroskopischer Untersuchung oft sehr schwierig. Hier
leistet die Färbung auf elastische Fasern unschätzbare Dienste. Sie gehen bei den Zellwucherungs-
vorgängen schnell zugrunde, halten sich dagegen in den exsudativ-käsigen Herden verhältnismäßig
gut. Auch der Sitz im Bronchiolus respiratorius usw. wird durch Darstellung der elastischen Fasern
deutlich hervorgehoben.

c) Verbreitung in der Lunge.

Betrachten wir nun noch zusammenhängend die Wege, auf welchen die Vorgänge sich äußerst
schnell **über die ganze Lunge verbreiten** können. Zum großen Teil haben wir sie schon kennen
gelernt. Außer der Berührungs-
ansteckung, d. h. der Ausbreitung
per continuitatem, stehen den Bazillen hier drei Wege zur Verfügung,
die für ihre und somit der Tuberkulose noch schnellere Verbreitung
sorgen, nämlich **1. der Bronchialweg,
2. der Lymphweg, 3. der Blutweg.**

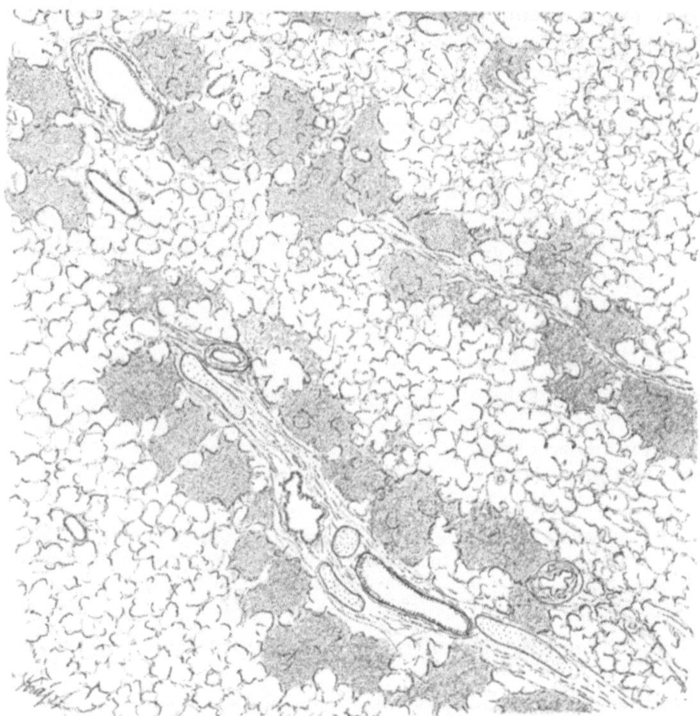

Abb. 222. Lymphangitis peribronchialis tuberculosa.

Reihen von Knötchen, welche, dem Verlaufe von Bronchien folgend, im interstitiellen
Bindegewebe hinziehen. (Färbung auf elastische Fasern.)

α) Auf dem Bronchialweg.

Wir haben schon gesehen, wie
sich einmal die käsige Pneumonie,
ferner aber auch die azinös-proli-
ferativen Vorgänge, an die Bronchioli respiratorii anschließen, sich
in ihrem Inneren entwickelnd. Von
den ergriffenen Bronchiolen werden
Bazillen oder bazillenhaltiges käsiges Exsudat wieder in andere
Bronchien und Bronchiolen angesaugt und rufen hier wieder
neue tuberkulöse Wucherungsvorgänge oder käsig-exsudative Vorgänge hervor. Im großen und
ganzen halten sich die neu entstandenen Bildungen wiederum an
den Bronchialbaum und geben
somit auch dem Durchschnitt eine
gruppenförmige Anordnung.
Ein feines Loch in der Mitte kann
auf dem Durchschnitt noch die Bron-
chiallichtung, wenn sie erhalten ist, andeuten. Von der Bronchitis und Peribronchitis caseosa und
fibrosa war oben schon die Rede. Auch die benachbarten Lungengebiete werden wieder durch Aspiration
mitergriffen.

Der Bronchialweg spielt auf jeden Fall für die Verbreitung der Phthise in der Lunge die
größte Rolle.

β) Auf dem Lymphweg.

Schon von vornherein können Tuberkelbazillen von den Alveolen aus nach Abstoßung der
Alveolarepithelien in die in den Alveolarwänden beginnenden Lymphbahnen gelangen, oder sie
werden von kleinen tuberkulösen Herden oder pneumonischen Stellen aus in diese aufgesaugt
und geben zur Bildung von **Resorptionstuberkeln** (S. 268) Veranlassung.

Häufiger finden sich solche Resorptionstuberkel in größerer Zahl, oft in Gruppen, um einen älteren Herd
herum angeordnet oder zwischen bronchopneumonische Herde eingestreut, denen sie für das bloße Auge oft
vollkommen gleichen. Auch können die Bazillen von den Bronchiolen aus in das peribronchiale Gewebe gelangen.
Dann ist das die Bronchien umgebende sog. peribronchiale Bindegewebe hauptsächlich Sitz der Erkrankung.
Auch das perivaskuläre und interlobuläre Bindegewebe spielt hier eine große Rolle. In den genannten Binde-
gewebszügen verlaufen nämlich die Lymphgefäße der Lunge gegen die Bronchialknoten zu, um sich schließlich in

ihnen zu sammeln; in den Wänden dieser Lymphbahnen und deren nächster Umgebung bilden sich durch die mit der Lymphe verschleppten Tuberkelbazillen dann Reihen käsiger Knötchen, welche oft durch bindegewebige Stränge miteinander verbunden werden und dem Verlaufe der Bronchien bzw. der Lymphgefäße folgen; von dem peribronchialen Bindegewebe kann die Veränderung auch auf die Bronchialwand sekundär übergreifen und in die Lichtung der Bronchien einbrechen, wodurch es wieder zu weiterer Ausbreitung auf dem Bronchialwege kommt (s. o.). Die Verbreitung auf dem Bronchien- und Lymphwege ist, da beide Kanalsysteme zusammen verlaufen, oft schwer zu unterscheiden. Wenn der Vorgang der Verbreitung sich wesentlich an die Lymphbahnen des interlobulären Bindegewebes hält, so erscheinen käsig-bindegewebige Stränge in vorwiegend netzartiger Anordnung. Folgt er dabei besonders den Lymphbahnen um Bronchien oder Gefäße, so spricht man von **Lymphangitis tuberculosa peribronchialis** bzw. **perivascularis.** Auf diese Weise sehen wir eine Verbreitung der Phthisen auf dem Lymphwege, doch beherrscht sie nur selten das Feld. Zumeist ist dieser Verbreitungsweg nur an dieser oder jener Stelle ausgeprägt und tritt für den Gesamtvorgang gegenüber der Verteilung der Bazillen auf dem Bronchialweg stark zurück.

γ) Auf dem Blutweg.

Er wird, wenngleich noch seltener, im Verlauf der chronischen Lungentuberkulose eingeschlagen, indem gelegentlich der Käseherd in ein Blutgefäß durchbricht; handelt es sich um eine **Arterie,** so kann hierdurch deren ganzes Verzweigungsgebiet infiziert und innerhalb desselben ein Emporschießen zerstreuter Herde hervorgerufen werden, **Miliartuberkulose der Lunge.** War das angefressene Gefäß eine größere **Vene,** so kann **akute allgemeine Miliartuberkulose** (s. u.) die Folge sein. Selten tritt dies auch nach Durchbruch in eine Arterie ein. Im allgemeinen aber sind diese Vorgänge verhältnismäßig selten, weil Arterien sowohl wie Venen innerhalb tuberkulöser Herde in der Regel frühzeitig verschlossen werden. Wir sehen nämlich bei allen tuberkulösen Vorgängen in der Lunge, daß die Gefäße sehr bald (aber sekundär) in Mitleidenschaft gezogen werden, indem sich von ihrer Wand aus teils echte tuberkulös-proliferative, teils — zumeist — einfach entzündliche Vorgänge entwickeln, die zu ihrem Verschluß führen.

Wie schon erwähnt, kann sekundär von den bronchialen Lymphknoten oder gegebenenfalls metastatisch von anderen Organen bei Tuberkulose dieser der Blutstrom die allerersten Tuberkelbazillen den Lungen zuführen, die dann hier haften bleiben und die kennzeichnenden Veränderungen erzeugen (hämatogener Infektionsweg). Die Vorgänge greifen dann später in derselben Weise um sich, wie bei der — gewöhnlichen — primären durch die Luft vermittelten Infektion.

Die bisher aufgezählten Vorgänge und Verbreitungsarten der Tuberkulose in der Lunge kann man als Grundformen bezeichnen; ihre Verbindungen zeigen die größte Mannigfaltigkeit.

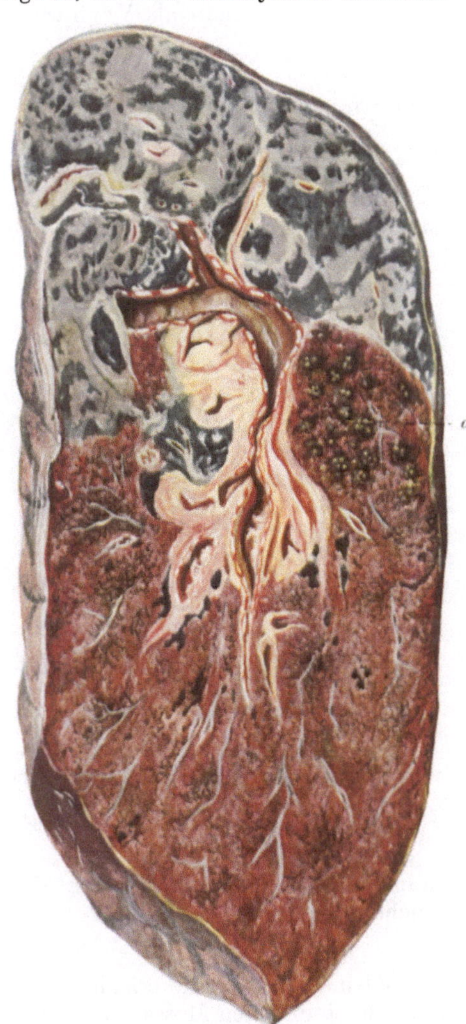

Abb. 223. Tuberkulose der Lunge. Das Spitzengebiet zeigt Narbengewebe und schiefrige Verhärtung (zirrhotische Form der Lungenphthise). Darunter (bei *a*) finden sich in kohlenreichem Grunde frische azinösnodöse Herde.

Es schließen sich nun bei dem **chronischen Verlauf der Erkrankung** verschiedene andere Erscheinungen an, welche man teils **als eigentliche Folgezustände, teils als Verwicklungen durch andere Erscheinungen** auffassen muß.

d) Folgezustände.

Zu den **Folgezuständen,** die zumeist oben bei den einzelnen Formen schon mitbesprochen werden mußten, gehören:

1. Der Kollaps (Atelektase) und die Kollapsinduration.
2. Bindegewebige Umwandlung, schieferige Verhärtung.
3. Verkalkung und Verknöcherung.
4. Einschmelzung der Käsemassen, Bildung der Höhlen.

1.—3. kann man als Verhärtungsvorgänge zusammenfassen.

α) Kollaps und Kollapsinduration

sind schon besprochen.

β) Bindegewebige Umwandlung; schieferige Verhärtung.

Einzelne Tuberkel und tuberkulöse Herde können ebenso wie exsudativ-käsige Herde eine **bindegewebige Umwandlung** oder auch Einkapselung erfahren.

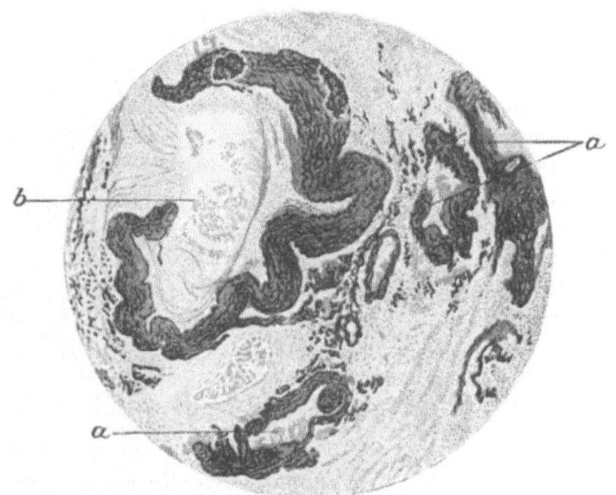

Abb. 224. Aus einem Strang mit endarteriitisch verschlossenen Gefäßen, welcher durch eine Höhle einer tuberkulösen Lunge zieht.

a völlig verschlossene Arterien; *b* eine große, größtenteils verschlossene Arterie.

Das neugebildete Bindegewebe hat oft hyaline Beschaffenheit. Tuberkulöses Gewebe wird öfters auch von den Septen oder vom peribronchialen Gewebe aus nach Art einer Karnifikation (s. unter Lunge) organisiert (Ceelen). Durch alle solche Bindegewebswucherungen entstehen die in tuberkulösen Lungen, ganz besonders an den Spitzen, häufigen derben, schwieligen Narbengebiete, in die sich oft reichlich Kohlenstaub einlagert, die sog. **schieferigen Verhärtungen.** In ihnen bestehen oft noch kleinere oder größere Käseherde oder es haben sich auch wieder frische Tuberkel gebildet. Durch alle solche bindegewebige Veränderungen geht natürlich Lungengewebe verloren, da sie aber besonders statthaben, wenn die Tuberkelbazillen weniger virulent sind oder sich nicht mehr vermehren, und da sie andererseits die weitere Ausbreitung der tuberkulösen Vorgänge erschweren, kann man bei ihnen von einem verhältnismäßig günstigen Vorgang sprechen. Selbst ausgedehnte phthisische Veränderungen können so abheilen, zuweilen mit starker Einziehung des Brustkorbes.

Wenn in verhärteten Gebieten noch einzelne Alveolen erhalten sind, so können die Alveolarepithelien großkubisch bis zylindrisch werden und so den Hohlraum umgeben, wodurch ganz drüsenartige Bilder entstehen — **atypische Epithelwucherungen.**

γ) Verkalkung und Verknöcherung.

Kleinere Käseherde erleiden häufig eine völlige **Verkalkung,** wodurch sie zuerst zu kreidigen, dann zu steinharten Massen werden, in denen die Bazillen zugrunde gehen, aber auch lange latent am Leben bleiben können. Größere Käseherde verkalken vor allem in der Mitte. Bis linsengroße und größere, in schwieliges Gewebe eingeschlossene Kalkherde bilden neben den eben erwähnten Veränderungen einen der häufigsten Befunde an der Lungenspitze. Statt Ablagerung von Kalk kann sich auch **echter Knochen** bilden. Kalk und erst recht Knochen sprechen stets für alte Vorgänge.

δ) Einschmelzung der Käsemassen. Bildung von Höhlen.

Den zur Heilung neigenden oder doch langsamer um sich greifenden Formen steht als ausgesprochen bösartiger Vorgang die **Einschmelzung der Käsemassen** gegenüber, welche schon an ganz kleinen Herden zustande kommen kann, regelmäßig aber eintritt, wenn die Verkäsung, einerlei ob aus Tuberkeln oder pneumonischen Herden hervorgegangen, eine größere Ausdehnung erreicht hat. Die vorher feste, trockene Masse wird durch Wasseraufnahme flüssig und bildet dann eine eiterähnliche, gelbe, schmierige oder auch dünnflüssige Masse, welche noch reichlich kleine Käseteilchen enthält; so bildet sich im Gewebe eine **Höhle**, eine **Kaverne.** Ihr häufigster Sitz ist die **Lungenspitze.**

In der in Erweichung begriffenen Wand solcher Höhlen liegen in der Regel zahllose Tuberkelbazillen. Von der Höhlenwand aus schreitet die tuberkulöse Veränderung und die Verkäsung unmittelbar auf das umliegende Gewebe fort, und damit hält auch die fortdauernde Einschmelzung Schritt, so daß schließlich sehr große, ja selbst einen ganzen Lungenlappen einnehmende Höhlen sich bilden können. Bei dem Fortschreiten der Einschmelzung leisten die einzelnen Gewebsteile ungleichen Widerstand; am längsten widerstehen die bindegewebig entarteten Bronchien und Gefäße, welche oft als leistenartige Vorsprünge an der Wand der Höhle bestehen bleiben oder sogar als derbe Stränge durch die Höhle hindurchziehen. Die Gefäße zeigen sich hierbei meistens durch Wucherung ihrer Intima frühzeitig verschlossen (s. o.). Wird ein Gefäß vorher angenagt, so entstehen Blutungen in die Höhle, und wenn letztere mit einem Bronchus (s. u.) in Verbindung steht, tritt **Blutung durch den Mund** nach außen, sog. **Hämoptoe,** ein. Solche Blutungen entstehen auch nicht selten von kleinen Aneurysmen aus, welche sich an den aus der Höhlenwand herausragenden Gefäßstümpfen bilden. Auch zu Beginn der Tuberkulose kann sog. „initiale Hämoptoe", oft das erste Zeichen jener, eintreten, wenn ein kleines Gefäß, welches noch offen ist, einer frischen tuberkulösen Veränderung zum Opfer fällt. Die Wand der Höhle findet man in frischen Fällen innen immer mit käsigen Massen bedeckt, öfters hängen an ihr noch ganze Stückchen abgestorbenen Lungengewebes. Früher oder später erreicht eine sich vergrößernde Höhle einen mittleren oder größeren Bronchialast, durch welchen sie ihren Inhalt dem Auswurf beimischt, in dem dann reichliche Bazillen erscheinen. Ist auf diese Weise eine Verbindung mit der Außenwelt hergestellt, so ist damit auch Gelegenheit zu verschiedenartiger anderweitiger Infektion der Höhle gegeben. In ihrer Wand stellt sich dann meist durch Einwirkung von Bakterien, besonders Kokken, eine heftige eiterige Entzündung ein; sehr häufig siedeln sich auch Fäulniserreger in der Höhle an und erzeugen eiterig-jauchige und gangränöse Vorgänge, die auch auf das Gewebe der Umgebung übergehen und Lungenbrand hervorrufen können. Auch Schimmelpilze, wie der Aspergillus, können jetzt angreifen, indem sie sich hier entwickeln (Pneumonomycosis aspergillina s. Abb. 198, S. 253).

Auf die beschriebene Art der bindegewebigen Verhärtung einerseits, der Höhlenbildung andererseits geht ein größerer Teil des Lungengewebes verloren: **Phthisis pulmonum** (doch sei hier bemerkt, daß der Name Phthise sich ursprünglich nicht auf den Gewebsschwund der Lunge, sondern mehr allgemein auf den Körperschwund bezog).

Der Vorgang der Erweichung und zunehmenden Höhlenbildung ist es, welcher am raschesten zu einer Zerstörung des Lungengewebes führt. In weniger ungünstigen Fällen setzen die oben erwähnten Vorgänge der bindegewebigen und schwieligen Neubildung dem Fortschreiten der Erweichung wenigstens gewisse Hemmnisse entgegen. Schon das durch Kollapsverhärtung schwielig umgewandelte Lungengewebe und ähnliche Bindegewebswucherungen sind dem Umsichgreifen der Höhlen hinderlich, und wo eine Höhlenbildung auf solches Gewebe trifft, wird sie wenigstens aufgehalten. Doch stellen sich auch in der Umgebung von Höhlen selbst nicht selten verhärtende Vorgänge ein; es bilden sich um frisch zerfallende Herde herum frische Granulationen, welche bei langsamem Fortschreiten des Zerfalls in der Mitte herum eine bindegewebige Kapsel bilden können; ja auch die Innenwand älterer Höhlen zeigt sich nicht selten, wenigstens zum Teil, von Zerfallsmassen gereinigt und an solchen Stellen von frischen roten Granulationen bedeckt, in manchen Fällen sogar glatt und nur von einem derben, meist schiefrig gefärbten Narbengewebe (s. o.) gebildet. Auf diese Weise werden Höhlen abgekapselt, wobei sie noch käsige oder kalkige Massen enthalten können; ja sie können sogar, wenn entleert, vollkommen ausheilen, doch ist dies offenbar sehr selten der Fall.

Ein sehr häufiges Bild der Lungenphthise ist das, daß sich große Höhlen in der Gegend der Lungenspitze finden, ferner auch noch im Oberlappen oder in den oberen Teilen des Unterlappens bzw. im Mittellappen Höhlenbildungen, meist kleinere und weniger abgekapselte, oder auch ausgedehnte Käseherde. Dazwischen und vor allem weiter nach unten zu finden sich dann frischere

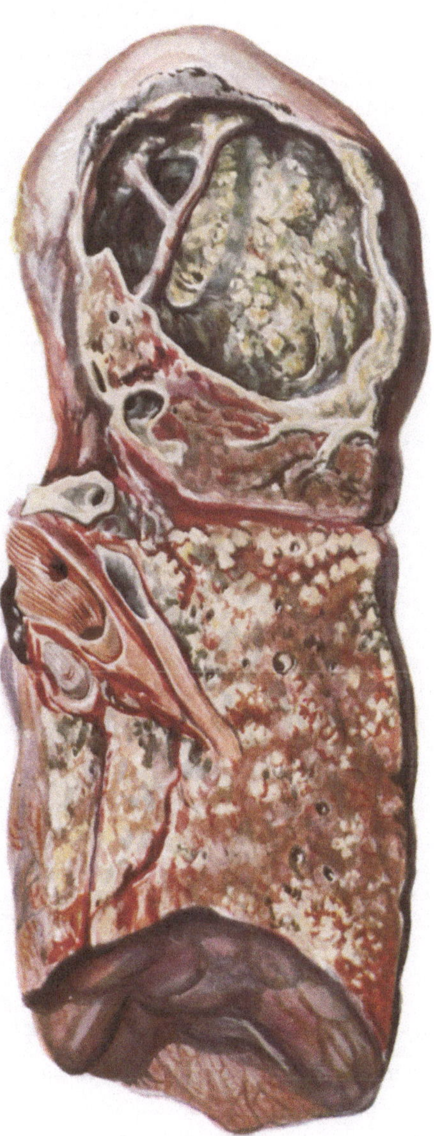

Abb. 225. Lungenphthise. Große Höhle im Oberlappen, in der ein Gefäß (verschlossen) stehen geblieben ist. Im Unterlappen zahlreiche Herde käsiger Pneumonie.

Herde, vor allem käsig-pneumonische und käsige Bronchitis, aber auch, meist in Gruppen stehende, proliferativ-azinöse Herde, dazwischen auch miliare Tuberkel. Dazwischen können narbig-zirrhotische, oft schiefrig verhärtete Gebiete bestehen.

e) Verwicklungen durch andere Erscheinungen.

α) *Chronisch katarrhalische Bronchitis und katarrhalische Pneumonie.*

Unter den zahlreichen allgemein-entzündlichen Vorgängen, welche die Lungentuberkulose begleiten, findet man namentlich **chronisch-katarrhalische Bronchitis und katarrhalische Pneumonien,** welch letztere neben den tuberkulösen Herden mehr oder minder ausgebreitete Infiltrationen des Lungengewebes hervorrufen und ihrerseits wieder eine Reihe von Folgezuständen, namentlich auch Atelektase und Kollapsinduration, nach sich ziehen können. Eine der gefährlichsten Begleiterscheinungen der Lungenphthise ist die **eiterige Bronchitis,** welche, von kleinen Bronchien aus beginnend, sich über große Strecken hin ausbreiten, sich auch auf das Lungengewebe ausdehnen und hier eiterige Entzündungen hervorrufen kann. Alle diese begleitenden Entzündungsvorgänge können wohl zum Teil auf die Wirkung der Tuberkelbazillen bezogen werden, da ja den letzteren auch die Fähigkeit zukommt, exsudative, ja selbst eiterige Entzündungen hervorzurufen; zum großen Teil aber handelt es sich bei diesen Zuständen um Mischinfektionen mit anderen Bakterien, denen die tuberkulöse Erkrankung der Lunge den Boden geebnet hat. (Über diese Veränderungen selbst s. im Kapitel „Lunge".)

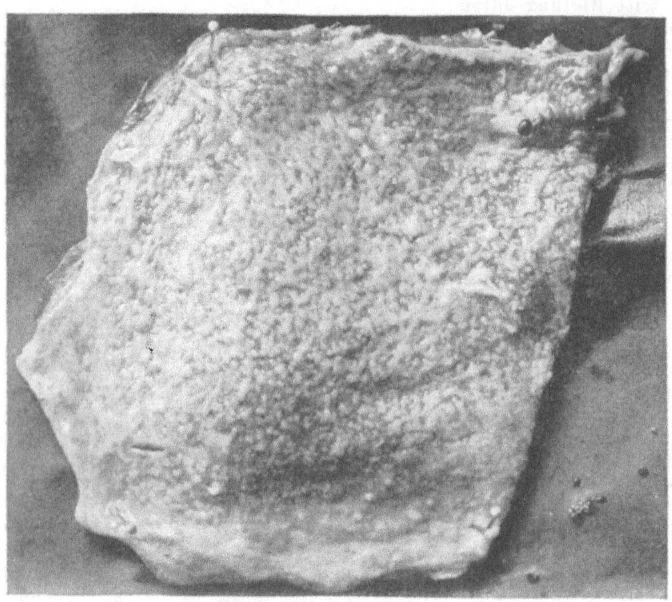

Abb. 226. Tuberkulose der Pleura.
Die Pleura parietalis ist übersät mit miliaren Tuberkeln.

β) *Bronchienerweiterungen.*

Ein nicht unwesentlicher Anteil an der Schrumpfung des Lungengewebes kommt den sich häufig in großer Ausdehnung entwickelnden **Erweiterungen der Bronchien, Bronchiektasien,** zu, für deren Entstehung die Bedingungen im Verlauf der Lungentuberkulose meist reichlich gegeben sind. Sie bilden sich (vgl. unter Lunge) als ausgleichende Erweiterungen nach Verlust anderer Gebiete, ferner — und dann in mehr umschriebener Form — infolge von Zug, den ein schrumpfendes Narbengewebe und vor allem Pleuraverwachsungen (s. u.) auf die Wand von Bronchien ausüben.

γ) *Lungenblähung, Emphysem.*

Die von der Tuberkulose verschonten Lungenabschnitte zeigen sehr häufig eine mehr oder minder hochgradige ausgleichende **Lungenblähung (Emphysem)** (vgl. unter Lunge). Diese Lungenblähung sowie die Verödung der Gefäße und Druck auf diese bewirken Hypertrophie und Erweiterung der rechten Herzkammer, oft die letzte Todesursache.

δ) *Pleuritiden.*

Sehr wichtige Begleiterscheinungen der chronischen Lungentuberkulose sind die fast regelmäßig sich einstellenden **Erkrankungen der Pleura.** Tuberkulose tritt hier auf in Gestalt von Tuberkeln der Pleura oder als Pleuritis tuberculosa, bei der also neben den Tuberkeln Entzündungen fibrinöser oder produktiver Art bestehen.

Auch ist bei Tuberkulose ganz gewöhnlich die Pleura in Gestalt nicht kennzeichnend-tuberkulöser, sondern serös-fibrinöser oder hämorrhagischer Entzündung (ohne Tuberkelbazillen im Exsudat) beteiligt. In der verschiedensten Weise und sehr mannigfaltig sind so die Veränderungen der Pleura, welche Lungentuberkulose begleiten. Bei alten Phthisikern bestehen ganz allgemein Verwachsungen der Lunge mit der Rippenpleura als Ausgang solcher Pleuritiden. Doch finden sich auch sonst, besonders bei alten Leuten und oft ausgehend von abgeheilten Spitzentuberkulosen, überaus häufig Verwachsungen der Pleurablätter, sei es im ganzen, sei es mehr strangförmig.

Von der Pleura diaphragmatica aus gelangen Tuberkelbazillen nicht selten in und durch die Lymphbahnen des Zwerchfelles, und es finden sich dann zahlreiche Tuberkel auch auf dessen unterer Oberfläche, sodann auf der Oberfläche von Leber, Milz usw. und auf dem Peritoneum.

ε) Tuberkulose und Verkäsung der bronchialen Lymphknoten.

Besonders auf dem Lymphwege gelangen Tuberkelbazillen von der Lunge aus zu den bronchialen Lymphknoten und bewirken auch hier Tuberkulose, die oft ausgedehnt verkäst und dann verkalkt. Auch die axillaren Lymphknoten werden, vor allem wenn die Pleura costalis (meist verwachsen) tuberkulös erkrankt ist, mitergriffen. Von den bronchialen Lymphknoten aus verbreitet sich die Tuberkulose auch auf dem Lymphweg weiter, besonders nach den unteren Halslymphknoten zu. Lymphknoten an der Umschlagsstelle des Perikards stellen auch, wenn sie tuberkulös und vor allem käsig verändert sind, öfters die Vermittlung für eine tuberkulöse Perikarditis dar.

Überblickt man das Bild einer an chronischer Phthise von oben bis fast ganz unten ergriffenen Lunge, so sind die zum „Schwinden" des Organs führenden Vorgänge oft so ausgedehnt, daß man sich nicht wundert, daß der Tod eingetreten ist, sondern daß das geringe Maß noch zur Atmung zur Verfügung stehenden Lungengewebes das Leben solange zu fristen gestattet hatte. Es ist in der Regel nicht der Verlust an Lungengewebe, der unmittelbar zum Tode führt, sondern die Infektion wie die Begleiterscheinungen bewirken ihn; der Tod des Phthisikers ist zuletzt fast stets ein Herztod.

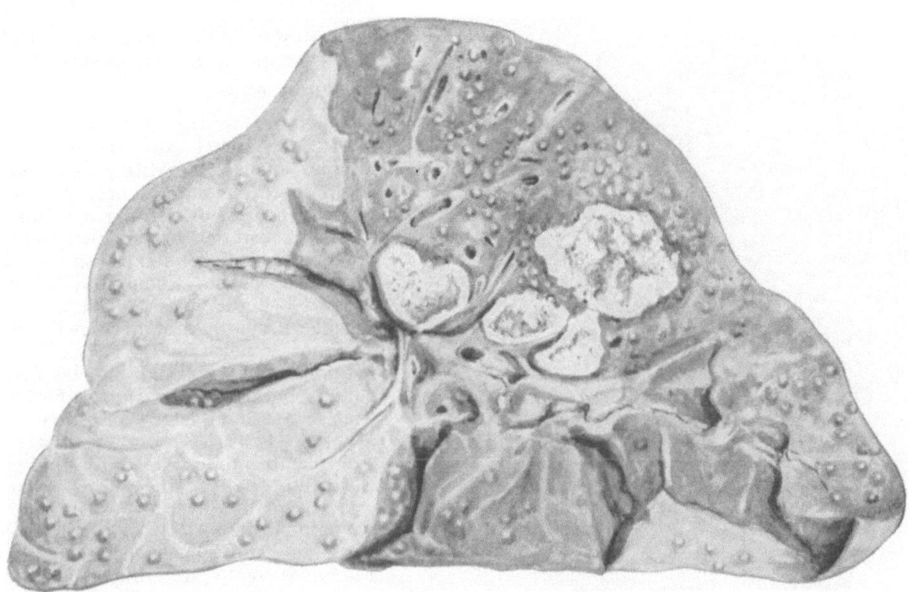

Abb. 227. Tuberkulose einer kindlichen Lunge.
Große Käseknoten in der Höhe des Hilus. Durchsetzung der Lunge und Pleura mit miliaren Tuberkeln.

Unter bestimmten Bedingungen weicht Sitz und Ausdehnung der Lungenphthise von der gezeichneten typischen Form ab. Solche **atypische Lungenphthisen** finden sich z. B. bei Diabetikern.

Von dem typischen Werdegang der Phthise Erwachsener weicht besonders auch ab

f) Die Lungenphthise der Säuglinge.

Wenn bei Kindern Tuberkelbazillen in die Lunge gelangen, sei es auf dem Luftwege, sei es auf dem Blutwege (hier verhältnismäßig oft, da ja bei Säuglingen primäre Darmtuberkulose häufiger ist, s. S. 274), so entstehen zwar ganz die gleichen, oben geschilderten Neubildungs- und Exsudationsvorgänge, aber der Sitz und Verlauf ist ein anderer wie bei Erwachsenen. Aus schon auseinandergesetzten Gründen nämlich besteht beim Kinde keine größere Neigung der Lungenspitze als der Gesamtlunge zur Tuberkulose. Der Primärinfekt, welcher ja zumeist schon im Kleinkindesalter entsteht, wie besprochen, sitzt gerade deswegen irgendwo in der Lunge. Meist heilt er und der Primärkomplex, der durch Beteiligung der Hiluslymphknoten entsteht, bald aus (vgl. oben). In anderen Fällen aber schließt sich eine schnell sich ausbreitende, besonders käsigexsudative Veränderungen umfassende Tuberkulose an. Diese kann vom Primärinfekt unmittelbar ausgehen; oft aber bleibt dieser Lungenherd klein, dagegen kommt es im anderen Teil des Primärkomplexes, den regionären, d. h. bronchialen, Lymphknoten, da das Lymphknotengewebe ja gerade bei Kindern große Neigung zu tuberkulösen Veränderungen aufweist, zu ausgedehnter Tuberkulose, Verkäsung usw. Die Lymphknotenerkrankung beherrscht zunächst hier völlig das Bild. Aber dann gelangen zumeist die Tuberkelbazillen von hier aus wiederum in die Lunge. Dies geschieht rückwärts, auf dem Lymphwege; auch können verkäste erweichte Lymphknoten in ein Lungengefäß einbrechen und so Bazillen auf dem Blutwege in die Lunge gelangen. Häufig brechen sie auch in größere benachbarte und verwachsene Bronchien durch und die Bazillen gelangen auf diesem Wege in die Lunge; oder auch der Lymphknoten infiziert die Lunge unmittelbar per continuitatem. Jetzt kommt es — sei es vom Primärinfekt aus, sei es mehr mittelbar über den Weg der Lymphknoten — in der Lunge zu ausgedehnten tuberkulös-proliferativen und vor allem exsudativ-verkäsenden Herden, die eben auch keinen besonderen Sitz in der Lungenspitze aufweisen, sondern regellos in der Lunge, oft aber auch vorzugsweise in der Hilusgegend, sitzen. Am meisten finden sich ausgedehnte Verkäsungen neben frischeren Herden; es kommt gewöhnlich nicht zu eigentlichen Höhlenbildungen. Die Lungenphthise endet hier, wie schon oben für die Säuglinge hervorgehoben, meist schneller tödlich. Von den Bronchiallymphknoten aus oder primär vom Munde aus (Mandeln) erkranken häufiger auch die Halslymphknoten an Tuberkulose.

8. Tuberkulöse Veränderungen der anderen Organe.

Fast in allen Organen können sich tuberkulöse Veränderungen entwickeln. Hier sollen die Hauptformen zusammengestellt werden.

Außerordentlich häufig ergriffen werden die **Lymphknoten,** deren Veränderungen ja schon im Anschluß an den ersten tuberkulösen Herd zum Primärkomplex (s. o.) gehören. Auch sonst erkranken die Lymphknoten ganz gewöhnlich nach Zuleitung auf dem Lymphwege von allen tuberkulös veränderten Organen aus.

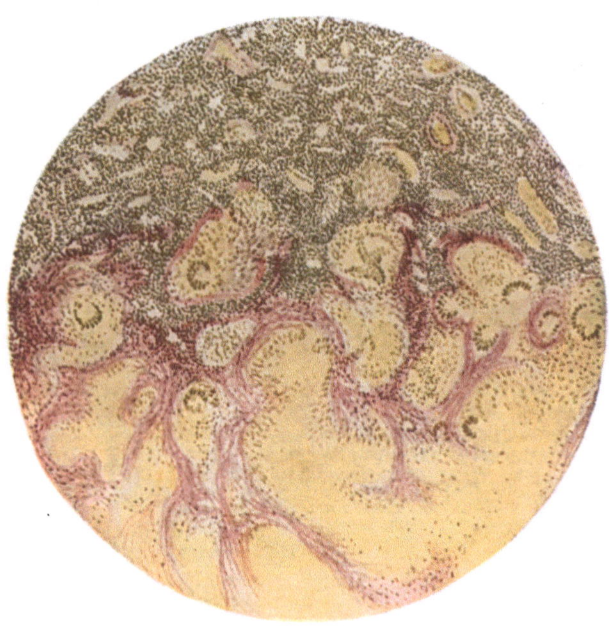

Abb. 228. Zahlreiche Tuberkel mit Riesenzellen und ausgedehnter Verkäsung (gelb), sowie Bindegewebsentwicklung (rot) in einem Lymphknoten.

Die Ausbreitung von dem häufigsten Primärinfekt der Lunge auf die bronchialen Lymphknoten, ebenso das Mitergriffenwerden dieser in allen späteren Stadien der Lungentuberkulose, aber auch die Verbreitung der tuberkulösen Veränderung von den bronchialen Lymphknoten auf die sich anschließenden bis zum Venenwinkel sind schon besprochen. Ebenso daß bei primärer Darmtuberkulose die mesenterialen (dann retroperitonealen) Lymphknoten schnell erkranken, ohne daß hier zumeist im Darm der Primärinfekt aufzufinden wäre, und daß dies bei den Kindern, bei denen ja die primäre Darmtuberkulose noch bei weitem am häufigsten vorkommt, zu dem Bilde der sog. Tabes meseraica führt, welches auch entstehen kann, indem diese Lymphknoten von den Lymphknoten des Lungenhilus aus auf dem Lymphwege ergriffen werden. Ebenso können von Schleimhäuten, z. B. der Mundhöhle, aus hier eingedrungene Tuberkelbazillen, ohne immer am Eingangsorte Veränderungen auffinden zu lassen, zu den nächsten Lymphknoten gelangen und hier solche hervorrufen.

Auch auf dem Blutwege können Tuberkelbazillen Lymphknoten erreichen und hier tuberkulöse Herde setzen, am deutlichsten bei der akuten allgemeinen Miliartuberkulose (s. u.).

Bei der Lymphknotentuberkulose finden sich einzelne Tuberkel, die dann vielfach miteinander zusammenfließen, oder von vornherein mehr diffuses tuberkulöses Granulationsgewebe. Es kommt dann zu oft sehr ausgedehnter Verkäsung, ferner zu hyalin-fibrösen Vorgängen. Durch Sekundärinfektion können Eiterungen hinzukommen, oder die käsigen Massen erweichen und brechen durch. Im Käse lagert sich häufig Kalk ab; auch kommen echte Verknöcherungen vor. Tuberkulöse bzw. verkäste Lymphknoten sind vergrößert, oft zu größeren Drüsenmassen verwachsen. In seltenen Fällen ist ein großer Teil der Lymphknoten des Körpers, ohne daß die Lungen oder sonstigen Organe starke Veränderungen zeigten, tuberkulös verändert. So können Formen entstehen, die zunächst ganz an Lymphogranulom erinnern. Über dies und das auch häufige Zusammentreffen von Tuberkulose und Lymphogranulom s. S. 142.

Über die Skrofulose vgl. unten S. 308.

In der Umgebung tuberkulöser Herde und auf dem Wege der Vermittlung zu den Lymphknoten erkranken auch die Lymphgefäße sehr häufig mit. Bei der **Lymphangitis tuberculosa** ist die Wand der Lymphgefäße verdickt, mit kleinen Tuberkeln besetzt, zum Teil sind auch die Lymphstämme infolge des stellenweise eintretenden Verschlusses ihrer Lichtung an anderen Stellen erweitert. Das Entstehen der Knötchen entlang den Lymphgefäßen ist besonders deutlich im Darm (s. u.). Die Tuberkulose des Ductus thoracicus wird bei der akuten Miliartuberkulose unter 9. Besprechung finden.

Die **Mandeln** können als Eingangspforte in Betracht kommen, erkranken dabei aber selten selbst; meist schreitet die Erkrankung nur bis zu den oberen Halslymphknoten vor (vgl. oben), sekundär bei Lungentuberkulose sind die Mandeln öfters ergriffen, häufig bei der akuten allgemeinen Miliartuberkulose.

Von der besonders bei Kindern durch Infektion mit der Milch tuberkulöser Kühe vorkommenden primären **Darmtuberkulose** war schon die Rede. Sie unterscheidet sich anatomisch nicht von der so überaus viel häufigeren sekundären Form. Diese kommt durch verschluckten tuberkelbazillenhaltigen Auswurf bei Lungenphthise zustande, und zwar, wie oben dargelegt, vor allem in späten Stadien (in Rankes Tertiärstadium).

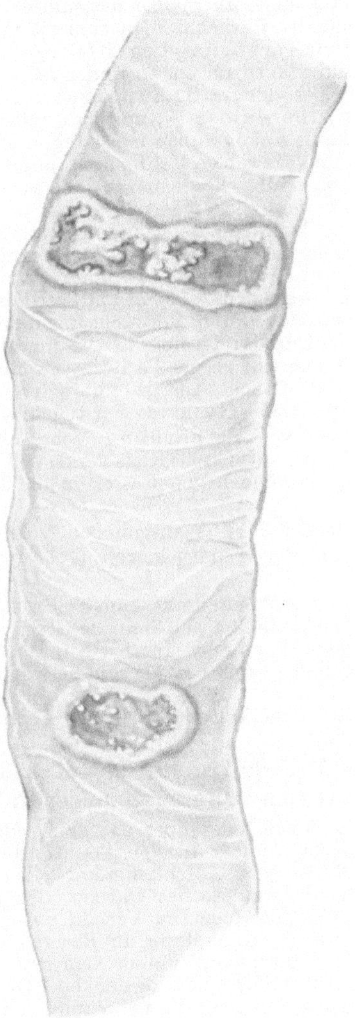

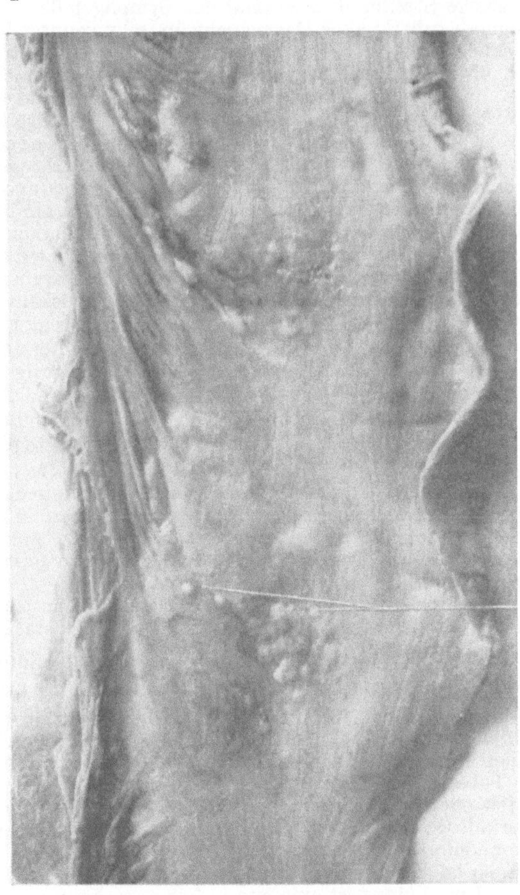

Abb. 229. Tuberkulöse Darmgeschwüre.
Quer (ringförmig) gestellte Geschwüre mit tuberkulösem wallartigem Rand und Tuberkeln im Grund der Geschwüre.

Abb. 230. Tuberkulöse Darmgeschwüre von der Serosaseite aus gesehen.
Reihenförmig gestellte Tuberkel (in den Lymphgefäßen entwickelt) bei *x*.

Fast bei allen, insbesondere mit größeren Höhlenbildungen einhergehenden, Lungentuberkulosen finden sich tuberkulöse Darmveränderungen. Diese zeigen die Merkmale der Schleimhauttuberkulose, im Vordergrund stehen daher Geschwürsbildungen.

Die ersten Veränderungen spielen sich meist an den Lymphfollikeln ab. Es entstehen Tuberkel, die von ausgedehnteren allgemein entzündlichen Vorgängen umgeben zu werden pflegen, sie verkäsen, zerfallen und brechen nach der Innenoberfläche durch. So entstehen die oft äußerst zahlreichen Geschwüre. Ihr Hauptsitz ist in der Ileozökalgegend; sie finden sich aber auch im ganzen unteren Dünndarm und Wurmfortsatz (auch, wenn auch selten, hier allein), sowie auch im Dickdarm weiter abwärts.

Die tuberkulösen Geschwüre vergrößern sich, indem Tuberkelbildung und entzündliche Durchsetzung flächenhaft um sich greifen und die so ergriffenen Gebiete weiterhin käsigem Zerfall anheimfallen. Das frische tuberkulöse Geschwür zeigt meistens derbe, geschwollene Ränder, teils mit noch frischeren umschriebenen Tuberkeln, teils mit schon mehr gleichmäßiger Verkäsung. Ein besonderes Merkmal der tuberkulösen Geschwüre ist ihre Neigung, sich in der **Querrichtung des Darmes** zu entfalten, was darauf beruht, daß die Tuberkulose den Hauptlymphgefäßen folgt; dadurch werden sie vielfach zu gürtelförmig den Darm umfassenden Ringgeschwüren. Oft fließen mehrere Geschwüre zu großen Gewebsverlusten zusammen, innerhalb denen einzelne geschwollene Schleimhautinseln sich noch längere Zeit erhalten können. So weisen ältere Geschwüre meistens sehr unregelmäßige zackige Form auf, bedingt durch unregelmäßiges Fortschreiten nach den Seiten sowie Zusammenfließen kleinerer. Die Ränder sind oft untergraben, mehr oder weniger überhängend, „sinuös". Sowohl an den Rändern wie an dem mit Käsemassen belegten Geschwürsgrund erkennt man zumeist mehr oder minder zahlreiche, teils frische, grauweiße, teils gelbliche, d. h. schon in Verkäsung begriffene, Tuberkel. Ist ein tuberkulöses Geschwür einigermaßen in die Tiefe der Darmwand vorgedrungen, so findet man auch die Serosa von Gruppen kleinerer Tuberkel besetzt. Sie folgen oft perlschnurartig aneinander gereiht oder als käsige Streifen dem Verlauf der Lymphgefäße — Lymphangitis tuberculosa —, und so ist dies für die Diagnose tuberkulöser Darmgeschwüre sehr kennzeichnend, und man kann so von außen meist schon ihren Sitz erkennen. An der Serosa entwickelt sich um die Tuberkel häufig eine bindegewebige Verdickung, unter welcher vielfach die Tuberkel verborgen sind. Eine solche umschriebene Peritonitis führt häufiger zu Verwachsungen zwischen einzelnen Darmschlingen oder solchen und anderen Baucheingeweiden oder der Bauchwand. Brechen tuberkulöse Geschwüre innerhalb solcher Verwachsungsgebiete durch, so kann es zu Verbindung zwischen zwei Darmschlingen kommen, der sog. Fistula bimucosa. Verhältnismäßig selten kommt es zu Durchbruch der Darmwand in die freie Bauchhöhle mit allgemeiner Durchbruchsperitonitis (s. unter Darm). Dies wird gewöhnlich durch Bildung neuer Tuberkel und Zellwucherungen, welche die Darmwand verdicken und nicht in gleicher Schnelligkeit einschmelzen, verhindert. Zumeist haben sich durch Verwachsungen schon abgesackte Höhlen in der Bauchhöhle gebildet, und, kommt es dann doch zu Durchbruch eines Geschwüres durch die Darmwand, so erfolgt er in diese abgesackten Höhlen und führt so nur zu umschriebener Peritonitis, während allgemeine hintangehalten wird. Von einer Darmtuberkulose aus kann sich auch ohne Durchbruch eine ausgedehntere tuberkulöse Peritonitis entwickeln (s. darüber im speziellen Teil unter Peritoneum).

Die tuberkulösen Geschwüre kommen selten zur Reinigung oder gar Vernarbung, sehr selten mit Bildung von Verengerungen. Meist zeigen auch ältere Geschwüre immer neue, teils frische, teils verkäste Tuberkelbildung. Ansätze zur Regeneration sind aber häufiger wahrzunehmen; sie können von Resten in die Tiefe gewucherter Drüsen ausgehen.

An tuberkulöse Darmgeschwüre mit Vernarbungsvorgängen kann sich Krebs anschließen (sehr selten).

Auch mehr diffuse tuberkulöse Neubildungen, welche ganz den Eindruck von Geschwülsten machen, kommen, besonders in der Ileozökalgegend, vor.

Im Gegensatz zum Darm tritt an der **Magen**schleimhaut Tuberkulose sehr selten auf, zum Teil wohl infolge der Salzsäure, welche die Bazillen schwer einwirken läßt; ist sie vorhanden, so bilden sich ähnliche Geschwüre wie im Darm. Sehr selten sind mehr geschwulstartige Formen. Die Magenwand kann auch durch Übergreifen tuberkulöser Vorgänge von der Serosa her erkranken (auch selten). Bei allgemeiner Miliartuberkulose kommen im Magen zerstreute miliare Knötchen vor.

Die **Speiseröhre** erkrankt ebenfalls nur sehr selten. Tuberkel und tuberkulöse Geschwüre können vom Inneren her oder von der Umgebung oder metastatisch sich ausbilden.

Für die **Bauchfelltuberkulose** gilt das gleiche wie für die Tuberkulose der Pleura (s. o.). Es sind auch hier einfache Tuberkulose und tuberkulöse Entzündung auseinander zu halten.

Beide können mehr einen umschriebenen Teil des Bauchfells einnehmen, oder über das ganze Bauchfell verbreitet sein. Die Tuberkel sieht man häufig am zahlreichsten am tiefsten und ruhigsten Punkte, d. h. im kleinen Becken, besonders dem Douglasschen Raum. Es wirkt diese Stelle wie ein „Schlammfang" (Weigert). Die Tuberkulose entwickelt sich selten primär, meist im Anschluß an Tuberkulose des Darmes, der Lymphknoten oder anderer Baucheingeweide, ferner bei allgemeiner Miliartuberkulose, oder im Verlauf von Lungentuberkulose. Es kommt Entstehung per continuitatem, der Blutweg wie der Lymphweg in Betracht; in der Bauchhöhle selbst schließt sich dann oft Ausbreitung auf dem Wege der Aussaat an. Findet man keinen Erstherd, so ist bei der Frau noch an einen Eintritt der Bazillen durch die Eileiter zu denken. Die tuberkulöse Entzündung ist eine eiterig-fibrinöse, häufig auch hämorrhagische. Wie bei der tuberkulösen Pleuritis finden sich bei ihr Tuberkel neben der Exsudation.

Chronische tuberkulöse Entzündungen kommen in diffuser Ausdehnung oder umschrieben vor und bewirken häufig mannigfache Verwachsungen der Baucheingeweide, welche alle Därme und anderen Organe fest miteinander verlöten können. In die bindegewebigen Stränge findet man oft Tuberkel oder auch größere käsige Massen eingeschlossen. Umschriebene chronischtuberkulöse Entzündungen entstehen am häufigsten im Anschluß an tuberkulöse Darmgeschwüre und rufen teils Verdickungen der Serosa, teils Verwachsungen des Darmes mit seiner Umgebung hervor. Daß sich die Peritonealtuberkel oberhalb von tuberkulösen Darmgeschwüren meist innerhalb von Lymphbahnen entwickeln, ist schon geschildert (s. auch Abb. 230).

Oft ist (besonders auf dem Wege der Aussaat, „Dissemination", entstanden) das ganze Peritoneum übersät mit kleineren oder größeren grauen oder gelben (verkästen) Knoten. Bei Krebs des Magens usw. kommt eine Aussaat kleiner Krebsknoten vor (s. u.), welche für das bloße Auge den Tuberkeln sehr gleichen können. Bilden sich größere gestielte am Bauchfell hängende Knoten, so ähnelt die Bauchfelltuberkulose der beim Rinde gewöhnlichen Form der Perlsucht. Die Bauchfelltuberkulose neigt sehr zur Heilung (Operation: einfache Eröffnung der Bauchhöhle) und es bilden sich dann zahlreiche Darmverwachsungen. Oft besteht bei ihr Aszites.

Außerordentlich häufig und ganz unter den gleichen Bedingungen wie die sekundär-tuberkulösen Veränderungen des Darmes kommen auch sekundär bei Lungenphthise in späten Stadien durch Berührung mit tuberkelbazillenhaltigem Auswurf tuberkulöse Veränderungen, und zwar zumeist auch Geschwüre, in **Kehlkopf, Luftröhre** und auch **großen Bronchien** zustande. Bis zu 30% der Lungenphthisiker weisen Kehlkopftuberkulose auf.

Die Tuberkulose entspricht der anderer Schleimhäute. Lieblingssitz ist die zwischen beiden Stimmbändern gelegene Regio interarytaenoidea. Hier entstehen oft spitze Vorragungen, die zerfallen, wodurch zackige, unregelmäßige, kraterartige, grau aussehende Geschwüre entstehen. Bei geschwürigem Zerfall der Stimmbänder, nachdem erst Rötung und Schwellung aufgetreten, kommt es oft zu einer kennzeichnenden förmlichen Längsspaltung derselben. Die Taschenbänder, aryepiglottischen Falten, Epiglottis werden oft ausgedehnt geschwürig verändert. Daneben sieht man meist zahlreiche Tuberkel, allgemeinen Katarrh, Glottisödem, Perichondritis; oft kommt es dabei zu Nekrose der Knorpel, besonders der Aryknorpel. Seltener ist im Kehlkopf eine ganz diffuse tuberkulöse Granulationswucherung ohne Geschwürbildung, so daß ganz geschwulstartige Bilder mit starker Stenose entstehen. In der Luftröhre treten meist flache, linsenförmige Geschwüre und durch Zusammenfließen solcher ausgedehntere Geschwürsbildungen auf, ähnlich in den **großen Bronchien.**

Lupus (s. u. unter Haut) verhält sich hier wie im Rachen. Er soll auch primär im Kehlkopf vorkommen.

Die **Mund- und Rachenhöhle** zeigt auch durch Infektion mit tuberkulösem Auswurf hie und da Geschwüre, Schleimhauttuberkulose, manchmal auch Konglomeratknoten, namentlich an der Zunge.

Der **Knochen** gehört zu den von der Tuberkulose häufig und schwer heimgesuchten Organen. Zumeist geschieht dies auf dem Blutwege. Nächstdem kommt Fortleitung von tuberkulös erkrankten Nachbargebieten, wie von der Pleura auf die Rippen, oder von Gelenken nach Zerstörung des Gelenkknorpels auf die knöchernen Gelenkenden, in Betracht. Im letzten Fall wird bei Überleitung von der Nachbarschaft das Periost zuerst ergriffen — tuberkulöse, dann käsige Periostitis, welche Karies des darunterliegenden Knochens (s. im speziellen Teil unter Knochen) bewirkt, die nicht selten auch bis zum Mark vordringt — oder bei Übergreifen vom Gelenk aus zuerst die Spongiosa oder auch die dem Gelenke zunächst liegenden Periostteile. Die häufigste Form,

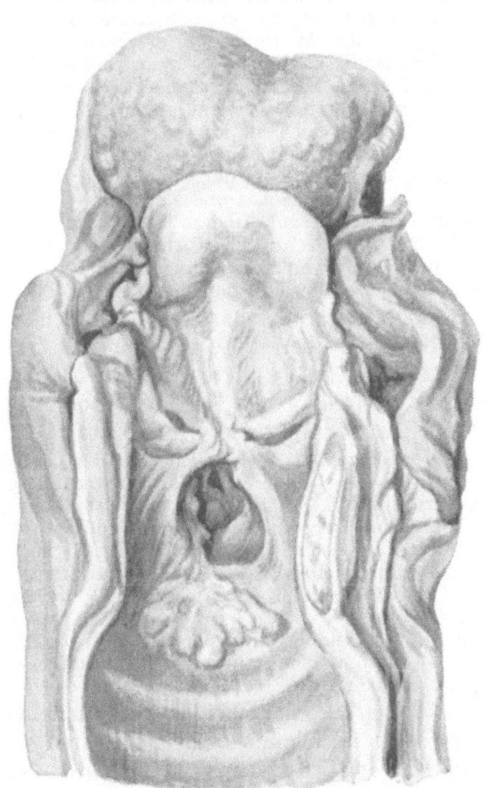

Abb. 231. Tuberkulöses Geschwür und tuberkulöse Wucherungen im Kehlkopf und im Anfang der Luftröhre.

die auf dem Blutwege zustande kommende Tuberkulose der Knochen, hat ihren Sitz meist in der Spongiosa der großen Röhrenknochen, seltener in der Diaphyse und Markhöhle. Die Knochentuberkulose gehört dann gerade zu den nach einem Erstinfektionsherd in der Lunge, und meist bei nur sehr geringen Veränderungen der Lunge selbst, auftretenden Organphthisen (s. oben). Sie breitet sich auch ihrerseits verhältnismäßig wenig im übrigen Körper aus; doch sind besonders die Gelenke oft mitbefallen.

Bei der tuberkulösen Osteomyelitis bildet sich ein graurotes, schwammiges Granulationsgewebe, in dem schon mit bloßem Auge hellere umschriebene Knötchen zu erkennen sind; es durchsetzt Knochenmark und Markräume der Spongiosa und dringt in die Haversschen Kanäle vor. Durch „lakunäre Resorption" (s. unter Knochen) wird Knochengewebe eingeschmolzen; auch durch Umwachsung von Knochenbälkchen durch Granulationsgewebe werden Knochenteilchen zum Absterben gebracht. Diese **tuberkulöse Karies** (Nekrose) ist die häufigste Form der Knochenkaries überhaupt. Die sich so bildenden freien, abgestorbenen Knochenstücke, die Sequester, sind aber meist klein, abgerundet, stark kariös angefressen. Größere Knochennekrosen kommen vor allem in Form keilförmiger Stücke vor, wenn Gefäße durch den tuberkulösen Vorgang verschlossen werden und so Infarkte die Folge sind. Entwickeln sich sehr reichliche schwammige Granulationen, welche eine völlige Aufsaugung des von ihnen durchsetzten Knochenteils zur Folge haben, so spricht man von der fungösen Form der Knochentuberkulose (vgl. auch „Gelenke").

Später fällt das tuberkulöse Granulationsgewebe der Verkäsung anheim; oft gesellt sich eiterige Einschmelzung hinzu. So entstehen im Knocheninnern Höhlen, Kavernen, in deren käsig-eiterigem Inhalte kleine Sequester zu finden sind. Durch abgrenzende Eiterung können später ganze solche Gebiete von den umliegenden Knochenteilen losgelöst werden und wie große Sequester in die Eiterhöhle zu liegen kommen.

Der tuberkulös-käsige Vorgang verbreitet sich von der Spongiosa her innerhalb des Knochens bis zum Periost, und so entsteht auch käsige Periostitis. Höhlen durchbrechen auch das Periost, und es bilden sich periostale Abszesse und granulierende Fistelgänge nach außen (ähnlich wie bei der eiterigen Osteomyelitis, s. unter Knochen). Wo Muskeln und Faszien der Umgebung einen günstigen Boden abgeben, entwickeln sich sog. Kongestionsabszesse. Dabei senken sich Eiter und Käse gerne auf der Oberfläche eines Muskels nach unten und erscheinen an einer entfernten Stelle weiter abwärts unter der Haut — Senkungsabszeß — (vgl. S. 134). Von einer tuberkulösen Karies des unteren Teiles der Wirbelsäule ausgehende käsige Abszesse senken sich so auf dem M. psoas und erscheinen als sog. Psoasabszesse in der Leistengegend; von einer Karies der Halswirbelsäule ausgehende senken sich längs der Rückenmuskeln.

Andererseits kann das tuberkulöse Granulationsgewebe, statt der Verkäsung anheimzufallen, auch eine, wenigstens teilweise, Umwandlung in fibröses Gewebe eingehen. Hat der tuberkulöse Herd selbst Neigung zur bindegewebigen Umbildung seines Granulationsgewebes und so eine gewisse Heilungsrichtung, so kann dies unter Neubildung von Knochengewebe zustande kommen, besonders wenn der Herd selbst möglichst vollständig entfernt wurde. Auch in der Umgebung gehen knochenbildende Vorgänge vor sich. So kann eine Verhärtung, Sklerose, der Spongiosa und Markhöhle („Enostose") sich ausbilden. Auch eine ossifizierende Periostitis gesellt sich häufig zur tuberkulösen Osteomyelitis hinzu, so daß über dem Herd oder in dessen Umgebung oft reichliche Knochenneubildungen, Hyperostosen und Osteophyten (s. im Kapitel „Geschwülste") entstehen. Es kommen Selbstheilungen vor. In anderen Fällen fehlen die reaktiven Knochenwucherungen der Spongiosa und des Periosts, oder auch der neugebildete Knochen kann wieder fortschreitender Karies zum Opfer fallen.

So erinnert der langsame, zwischen Knochenanbau und -zerstörung schwankende Verlauf der Knochentuberkulose an manches bei der Lungenphthise. Die Knochenzerstörung einerseits, Heilungsvorgänge andererseits bewirken häufig erhebliche Gestaltsänderungen in Gestalt von Defektbildungen, Auftreibungen, Knickungen, Lageveränderungen und vor allem Osteophytenauflagerungen auf die Oberfläche der Knochen.

Von einzelnen Skeletteilen sind die Epiphysen der langen Röhrenknochen, die Hand- und Fußwurzelknochen, die Wirbelsäule, die Rippen und die kurzen Röhrenknochen der Finger und Zehen bevorzugt. Von Schädelknochen ist am häufigsten das Schläfenbein Sitz tuberkulöser Karies, wo sie im Anschluß an Tuberkulose der Paukenhöhle auftritt. An der Wirbelsäule entsteht durch die tuberkulöse käsige Veränderung besonders der unteren Brust- und oberen Lendenwirbelgegend der sog. **Pottsche Buckel** (Gibbus), welcher durch eine winkelige Abknickung der Wirbelsäule mit nach vorne offenem Winkel ausgezeichnet ist (s. auch unten). Eine mit starker Knochenbildung einhergehende Form ist die sog. **Spina ventosa,** eine Tuberkulose der Finger- und Zehenphalangen; dabei legt das Periost, während von innen her durch tuberkulöse Osteomyelitis der Knochen zerstört wird, außen immer wieder neue Knochenschichten an, und so entsteht eine kennzeichnende Auftreibung der Phalangen. Die Erkrankung kann ohne Aufbruch und Nekrose ausheilen.

Von größter Wichtigkeit ist auch die tuberkulöse Entzündung der **Gelenke** (sog. Gelenkfungus), welche einer der häufigsten Gelenkerkrankungen darstellt und besonders das Hüft- und Kniegelenk, ferner die Hand- und Fußgelenke ergreift. Die Gelenktuberkulose kann als primäre Synovitis tuberculosa am Gelenk selbst beginnen, oder vom knöchernen Gelenkende aus auf das Gelenk übergreifen und sekundär die Synovialis infizieren. In beiden Fällen entwickeln sich in der Synovialis zunächst graurote, schwammige Massen, d. h. tuberkulöses Granulationsgewebe, in welchem sich, oft schon für das bloße Auge wahrnehmbar, umschriebene, zuerst grau durchscheinende, später zum Teil verkäsende Knötchen oder auch größere, mehr diffuse käsige Einsprengungen finden. Auch hier zeigt das tuberkulöse Granulationsgewebe in manchen Fällen Neigung zu rascher, ausgebreiteter Verkäsung, in anderen aber zu bindegewebiger Umwandlung, an welcher auch die in die Masse eingelagerten Knötchen mehr oder weniger teilnehmen. Soweit der Knorpel nicht schon vom Knochen her infiziert und tuberkulös erkrankt ist, greift von der Synovialis her die Wucherung der schwammigen Massen auf ihn über, ebenso wie schließlich auch bei primärer Synovialtuberkulose die Gelenkenden mit ihren Bändern von jenen Massen durchsetzt und zerstört werden.

Das Knorpelgewebe erleidet dabei teils eine Auffaserung und Erweichung, teils wird es durch die eindringenden Granulationsmassen förmlich durchlöchert und zerstört; so kommt es zu Karies des Knorpels. Endlich können auch einzelne, von tuberkulösen Granulationen umwachsene Stücke desselben losgetrennt und als nekrotische Teile abgestoßen werden. Namentlich in Fällen, in denen die Tuberkulose von den knöchernen Gelenkenden her auf den Knorpel übergreift, kann der ganze Knorpelüberzug des Gelenkes im ganzen oder in einzelnen Stücken abgehoben werden. In anderen Fällen — bei der primären Tuberkulose der Synovialis — kann die Knorpelveränderung auch dadurch eingeleitet werden, daß die wuchernde Synovialis zunächst über die Knorpeloberfläche hinwächst (Synovitis pannosa), und dann die Granulationen in den Knorpel eindringen. Der Knochen kann, soweit er nicht selbst tuberkulös zerstört ist, mit Sklerose und ossifizierender Periostitis (Osteophytenbildung) reagieren, andererseits auch entzündliche Osteoporose aufweisen (vgl. im speziellen Teil unter Knochen).

Je nach dem Verhalten der Wucherungs- und Exsudationserscheinungen unterscheidet man verschiedene Formen der Gelenktuberkulose, welche naturgemäß nicht scharf voneinander trennbar sind. Bilden sich von der Synovialis her sehr reichliche schwammige Massen mit geringer Neigung zu Verkäsung und Zerfall, so bezeichnet man die Erkrankung als eine fungöse Form. Namentlich hier kommen öfters auch freie Gelenkkörper (Corpora oryzoidea) zur Ausbildung, welche teils auf Umwandlung ausgeschiedenen Fibrins beruhen, teils abgestoßene Teile der gewucherten Synovialis darstellen. Beherrschen in letzterer kleine, graue Knötchen in größerer Menge das Bild, während Verdickung und Wucherung der Synovia mehr zurücktreten, so spricht man von Synovitis granulosa. Als geschwürige Formen faßt man jene zusammen, bei welchen eine größere Neigung zu diffuser Verkäsung und rascher Einschmelzung der schwammigen Massen besteht. Sie führen

oft in kurzer Zeit zu ausgedehnten Zerstörungen an der Synovialis, dem Knorpel und den knöchernen Gelenkenden und in der Folge zu starken Verunstaltungen des Gelenkes („Arthrocace"). Die Gelenkhöhle findet man, soweit sie nicht von schwammigen Granulationen durchsetzt wird, bei der tuberkulösen Arthritis in der Regel von einer flüssigen Masse erfüllt, deren Ansammlung teils auf einer Erweichung und Einschmelzung der Granulationen, teils auf Exsudationserscheinungen beruht. Namentlich bei der geschwürigen Form der tuberkulösen Gelenkentzündung entsteht nicht selten eine hochgradige eiterige Exsudation in die Gelenkhöhle. In dem Eiter schwimmen nekrotische Knochen- und Knorpelteile. In anderen Fällen sind die tuberkulösen Wucherungen der Synovialis nur von einer serösen oder serofibrinösen Exsudation in die Gelenkhöhle begleitet. Formen, welche (besonders am Schultergelenk) bei starken Zerstörungserscheinungen ohne erhebliche Exsudatbildung im Gelenke ablaufen, bezeichnet man als Caries sicca.

In der Umgebung tuberkulös erkrankter Gelenke entwickelt sich stets eine starke Schwellung und Derbheit der Haut und der umgebenden Weichteile mit eigentümlich glatter und glänzender, speckiger Beschaffenheit der Haut, Erscheinungen, welche man als Tumor albus zusammenfaßt. Er beruht teils auf entzündlichem Ödem, teils auf entzündlichen Wucherungen in den umgebenden Teilen, zum Teil auch auf einem unmittelbaren Herauswachsen tuberkulöser Granulationen aus dem Gelenk in die Weichteile, so daß sie schließlich auch die Haut durchbrechen und an der Oberfläche erscheinen können. So entstehen auch Fistelgänge, aus denen sich ein käsig-eiteriger Inhalt entleert; nicht selten kommt es auch zu Senkungsabszessen (s. o.).

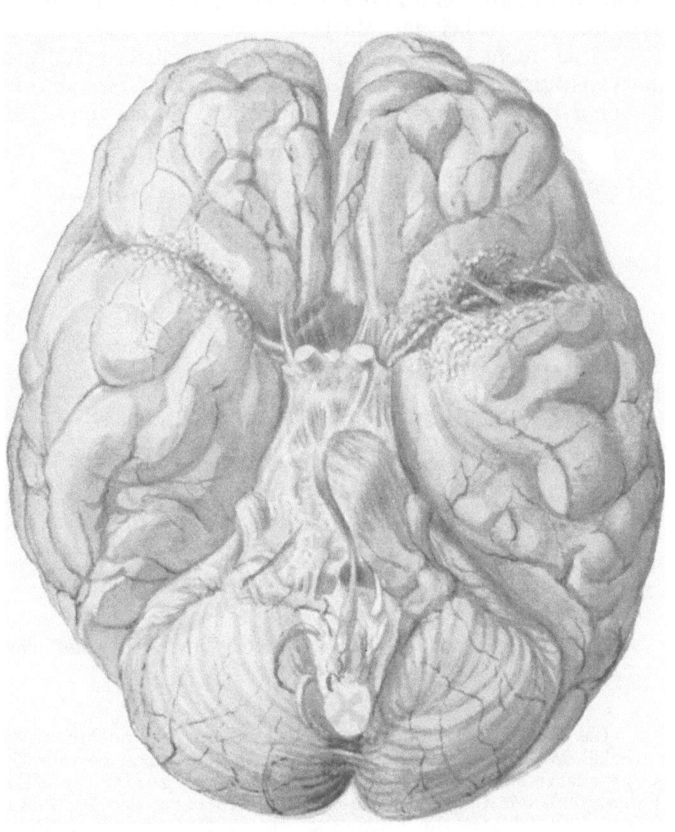

Abb. 232. Tuberkulöse Meningitis. Die einzelnen Tuberkel stehen am dichtesten beiderseits in der Gegend der Fossa Sylvii (links im Bilde in situ gelassen, rechts die Arterie freigelegt). Unterhalb des Chiasma findet sich das bei tuberkulöser Meningitis meist vorhandene sulzige Ödem.

Der Verlauf der Gelenktuberkulose ist im allgemeinen ein chronischer und wechselt oft zwischen Stillstand der Erkrankung und wiederholten Rückfällen. Auch eine völlige Ausheilung der Vorgänge kann nach Entleerung des käsigen oder eiterigen Inhaltes und Entfernung der erkrankten Teile unter narbiger Umwandlung der Granulationsmassen stattfinden; doch bleiben fast immer schwere Leistungshemmungen des Gelenkes zurück, welche auf die Zerstörungen der Gelenkenden, Schrumpfungen der Gelenkkapsel und ihrer Bänder, die Bildung von Verwachsungen zwischen den Gelenkflächen mit folgender Verödung des Gelenks, zum Teil auch auf Atrophien und Verkürzungen der Muskeln der betreffenden Gliedmaßen zurückzuführen sind. Alle diese Erscheinungen führen zu einer mehr oder minder vollkommenen Feststellung des Gelenkes. Auch spontane Luxationen und Subluxationen kommen infolge der Zerstörung der Gelenkteile vor. Überdies bleiben vielfach käsige Herde mit noch lebenden Tuberkelbazillen zurück und können früher oder später einen neuen Ausbruch der Erkrankung und neue Gefahren veranlassen.

An den **Sehnenscheiden** tritt Tuberkulose meistens von Knochen- oder Gelenkveränderungen fortgeleitet, hier und da primär auf, d. h. im Anschluß an eine Eingangspforte der Tuberkelbazillen durch die Haut (s. o.). Die Tuberkulose kann sich den Sehnen entlang ausbreiten; sie findet sich sowohl in Form **miliarer Knötchen** wie auch mehr **diffuser verkäsender Granulationen**. Bei der tuberkulösen Erkrankung ist die Bildung von Oryzoid-Körperchen (s. im speziellen Teil) eine besonders reichliche und häufige.

Von kariösen Knochen oder Gelenken kann Tuberkulose auch auf das **intermuskuläre** Gewebe übergreifen und daselbst **käsige**, teilweise auch dann **schwielig-verhärtende** Vorgänge hervorrufen, wobei das Muskelgewebe mehr oder weniger zerstört wird.

Auch nicht selten und auch oft von schweren Folgen begleitet ist die Tuberkulose des **Zentralnervensystems,** die auch zu den auf dem Blutwege entstehenden Organtuberkulosen gehört, die oft neben geringer Lungenphthise entstehen. Unter den tuberkulösen Erkrankungen des Zentralnervensystems steht die **tuberkulöse Meningitis** an Häufigkeit und Wichtigkeit im Vordergrund. Sie folgt zumeist den Gefäßen der Basis — **Basilarmeningitis** —, besonders von der Gegend des Chiasmas aus den Gefäßen der Sylvischen Gruben in die Inselgegend, in Gestalt feiner Tuberkel. Daneben besteht fast stets Exsudat, sowohl mit den Tuberkeln zusammen wie auch allein, in Gestalt eines meist trüben, teigigen, sulzigen, gegebenenfalls auch eiterigen Ödems der Pia, besonders über dem Chiasma bis hinab zur Brücke.

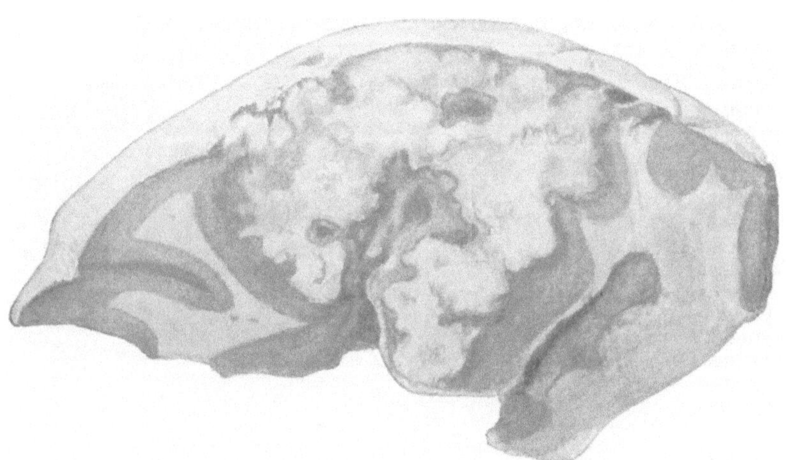

Abb. 233. Großer Haufentuberkel (Konglomerattuberkel) des Gehirns unter der Pia.

Die tuberkulöse Meningitis schließt sich an andere Tuberkulosen an; selten geht sie von einem Konglomerattuberkel des Gehirns (s. u.) aus — mit dem zusammen sie sich öfters findet —, meist kommt sie auf dem Blutwege zustande, als Teilerscheinung **akuter allgemeiner Miliartuberkulose** (s. u.), oder im Anschluß an Tuberkulose der Lungen, Lymphknoten, Knochen, des Mittelohrs u. dgl., besonders auch bei jüngeren Leuten. Hie und da ist aber die Eingangspforte in Gestalt tuberkulöser Veränderungen anderer Organe, insbesondere der Lunge, nicht nachzuweisen.

Mikroskopisch besteht das **Exsudat** aus seröser Flüssigkeit, Fibrin und mehr oder weniger zahlreichen Leukozyten. Im Bereich der tuberkulösen Veränderung finden sich auch fast regelmäßig zahlreiche Plasmazellen und ausgedehnter, nicht nur an die Tuberkel selbst gebundener, Zellzerfall und Nekrose. Die Gefäße der Pia zeigen zellige Infiltrationen der Adventitia, Nekrosen der Media und Intimawucherung. Kleine Gefäße zeigen oft hyaline Quellung ihrer ganzen Wand mit starker Einengung der Lichtung.

Von den Meningen greift der Vorgang auch auf das **Gehirn** mehr oder weniger tief über. Auch hier den Gefäßen folgende umschriebene Tuberkel, vor allem aber in den Randgebieten des Nervengewebes Quellungs- und Zellherde sowie kleine Blutungen oder Erweichungsherde.

Fibröse Umwandlung der Tuberkel und des Exsudats kommt vor, doch muß dahingestellt bleiben, wieweit es sich hier um Heilungsvorgänge handelt, da der Ausgang so gut wie stets ein tödlicher ist. Allerdings gibt es Fälle, in welchen neben den Tuberkeln die Exsudation keine Rolle spielt und sich mehr produktiv-fibröse Vorgänge in der Umgebung der Tuberkel bilden, so daß der Verlauf von vornherein ein mehr subakuter oder chronischer ist.

Die **Pia mater spinalis** beteiligt sich auch öfters an den Vorgängen und zeigt dann ganz ähnliche Veränderungen wie die weichen Häute des Gehirns; auch kann der Vorgang ähnlich wie am Gehirn auf das Rückenmark übergreifen. Viel seltener kommt eine tuberkulöse spinale Meningitis von einer tuberkulösen Wirbelkaries und Tuberkulose der Dura mater her zustande (s. weiter unten).

Was das **Zentralnervensystem selbst** betrifft, so treten zuweilen im Innern des Hirn- und Rückenmarkgewebes zahlreichere tuberkulöse Herde auf, so daß ein größerer oder kleinerer Bezirk von ihnen vollkommen besetzt wird: **disseminierte (zerstreute) Tuberkulose.** Häufiger sind, namentlich im Gehirn, größere käsige Knoten, sog. **Haufentuberkel, Konglomerattuberkel** (auch **Solitärtuberkel** genannt), welche bis Hühnereigröße erreichen können und manchmal auch eine zentrale Erweichung der verkästen Gebiete erkennen lassen. Um diese findet man fast stets einen mehr oder weniger deutlichen Kranz von sekundären Knötchen, sog. Resorptionstuberkeln.

Das umgebende Gewebe ist teils ödematös gequollen, teils von einem Granulationsgewebe durchsetzt, welches manchmal Neigung zu fibröser Umwandlung und Einkapselung der Knoten aufweist. Zufolge ihres großen Umfanges treten die Haufentuberkel vielfach unter dem klinischen Bild von Hirngeschwülsten auf und rufen Hirndruck, Stauungspapille und andere Allgemeinerscheinungen hervor. Ein Lieblingssitz der Tuberkel im Gehirn ist das Kleinhirn. Im Rückenmark veranlassen größere Knoten die Erscheinungen der Querschnitterkrankung, d. h. eine mehr oder minder vollkommene Unterbrechung der Leitung, oft mit ausgesprochen sekundären Degenerationen.

Auch am Ependym der Gehirnventrikel können sich zahlreiche kleine Tuberkel entwickeln — öfters mit massenhaften Tuberkelbazillen —, für das bloße Auge Knötchen darstellend, die ganz denen der sog. Ependymitis granularis (s. im speziellen Teil unter Nervensystem) gleichen.

Periphere Nerven zeigen tuberkulöse Veränderungen nur insofern, als aus den Zentralorganen austretende Nervenwurzeln an ihrer Durchtrittsstelle durch tuberkulös erkrankte Meningen durch Übergreifen von Granulationsgewebe und Zerstörung von Nervenfasern in Mitleidenschaft gezogen werden können.

Zu besprechen ist hier noch eine besondere Form von tuberkulöser Erkrankung der **harten Hirnhaut außen** und zwar im **Wirbelkanal** im Zusammenhang mit dem schon unter Knochen obenerwähnten **Pottschen Buckel.** Bei ihm werden die kariös zerstörten Wirbel nach hinten geschoben und verengen so den Wirbelkanal. Unter Einwirkung einer geringen Verletzung bzw. einer unvorsichtigen Bewegung kann plötzlicher Zusammenbruch der morschen Wirbel mit Quetschung des Rückenmarks erfolgen, besonders bei Karies der beiden obersten Halswirbel, wobei die beiden Wirbel sich gegeneinander verschieben und der Zahn des Epistropheus sich in das verlängerte Mark einbohren kann, was sofortigen plötzlichen Tod herbeiführt. Bei allmählicher Ausbildung des Gibbus dagegen fehlen die Erscheinungen der Gewebszertrümmerung am Rückenmark, dafür hat der langsame Druck eine Abplattung oder spindelförmige Verdünnung des Rückenmarks an der Stelle des Druckes zur Folge.

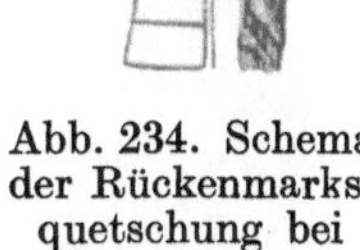

Abb. 234. Schema der Rückenmarksquetschung bei Wirbelkaries.

Der zusammengesunkene Wirbel *II* ist von den Wirbeln *I* und *III* nach hinten gedrängt und verengt den Wirbelkanal.

(Nach Strümpell, Lehrbuch der speziellen Pathologie u. Therapie.)

Indessen erfolgt die Zusammenpressung des Rückenmarks doch nur in selteneren Fällen unmittelbar durch die kariösen Wirbel; es ist das auch leicht erklärlich, wenn man die anatomischen Verhältnisse in Betracht zieht, aus denen hervorgeht, daß das Rückenmark innerhalb des Wirbelkanals so viel Spielraum hat, daß eine Verengerung des Kanals schon sehr bedeutend sein muß, um das Rückenmark einem stärkeren Druck auszusetzen. Ebenfalls selten ist es, daß ein von Wirbeln ausgehender subperiostaler Abszeß das Ligamentum longitudinale (das innere Periost der Wirbelsäule) vorwölbt und so einen Druck auf den Duralsack ausübt. Dagegen kommen die Druckerscheinungen am Rückenmark meistens durch **tuberkulöse** Wucherungen zustande, welche sich an der Außenfläche der Dura mater entwickeln und von den kariösen Wirbeln aus auf das der Dura aufliegende lockere, von Fett durchsetzte Bindegewebe, das sog. epidurale Zellgewebe übergreifen, wo sie oft rasch eine ausgedehnte Ausbreitung gewinnen; es entstehen dabei im Innern des Wirbelkanals massige, schwammige, graurote, zum Teil verkäsende, zum Teil aus vereiternde oder vielfach bindegewebig umgewandelte Granulationen, welche den Duralsack dicht umhüllen und einen Druck auf ihn ausüben können — **tuberkulöse Pachymeningitis externa.** Wenn es durch die aufgelagerten Massen zu einem Druck auf den Duralsack kommt, so wird in erster Linie wohl ein Verschluß der das Rückenmark umgebenden großen Lymphräume, des Subduralraumes und Subarachnoidealraumes und Druck auf die in den weichen Häuten verlaufenden Venen die Folge sein; soweit der Druck auch auf das Rückenmarkgewebe selbst einwirkt, werden zunächst die in dieser enthaltenen, mit Flüssigkeit gefüllten und entleerbaren Spalträume, also die Lymphräume und Blutgefäße, zusammengepreßt, und ihr Inhalt in die feinsten Äste des Lymphbahnsystems und Blutgefäßsystems zurückgestaut; so kommt es zu Stauung und starker ödematöser Durchtränkung im Nervengewebe, welches hierdurch anschwellen und durch stärkere Ausfüllung des Duralsackes den Druck noch steigern muß. Die Anschwellung des Rückenmarks an der Stelle der pachymeningitischen Auflagerungen tritt in vielen Fällen deutlich hervor. Doch scheinen auch toxische Stoffe von den tuberkulösen Massen her und vielleicht auch vasomotorische Einflüsse an dem Entstehen des Ödems beteiligt. Das Ödem, welches sich in dieser Weise im Rückenmark entwickelt, hat Veränderungen der Nervenbestandteile und der Glia zur Folge, in erster Linie Quellungs-, dann aber auch Degenerations- und Zerfallserscheinungen.

Nur in selteneren Fällen greift der tuberkulöse Vorgang auf die weichen Häute oder auf das Rückenmarksgewebe selbst über. In der Regel sind die gesamten Veränderungen der letzteren nur durch das Ödem veranlaßt, welches weniger zu echter Entzündung als zur Degeneration der nervösen Bestandteile führt, woran sich dann wieder ein sklerotischer Vorgang in Form von Wucherung der Glia anschließen kann; in manchen Fällen endlich kann wohl ein besonders hochgradiges Ödem zur Erweichung des Gewebes führen, seltener entstehen Erweichungen durch Thrombose oder Embolie von Rückenmarksarterien, wozu durch die Verkäsungs- und Zerfallsvorgänge an der Dura Gelegenheit gegeben ist. Die Vorgänge können auch trotz großer Ausdehnung noch ausheilen. Die (abgestorbenen) Käse- und Eitermassen können aufgesaugt werden, Bindegewebe und neugebildetes Knochengewebe sich entwickeln, Osteophyten und Knochenspangen auftreten und die Wirbelsäule durch fibröses Narbengewebe und Ankylose fest werden. In den hochgradigsten Fällen kommt es so zu einer festen, einheitlichen Knochenmasse, in welcher einzelne Wirbel nicht mehr unterscheidbar sind. Auch im Rückenmark können dann Reparations-, in beschränktem Maße vielleicht auch Regenerationsvorgänge einsetzen. Die Krankheitszeichen gehen zurück mit Ausgang in Besserung oder gar Heilung.

Häufig und praktisch wichtig ist weiterhin die Tuberkulose der **Harn-Geschlechtsorgane;** oft sind mehrere Organe dieses Gesamtsystems gleichzeitig und zum Teil abhängig voneinander ergriffen.

Häufig befallen ist die **Niere.** Dies kann in zweifacher Weise eintreten. Der eine Weg ist der Blutweg. Es können kleine Tuberkel in der Niere entstehen oder größere Haufentuberkel, besonders in der Rinde. Verlegt Tuberkulose einen größeren Arterienast, so kann auch ein primär oder sekundär tuberkulös infizierter Infarkt zustande kommen.

Ebenso wie Kokken (s. im speziellen Teil unter Niere) können Tuberkelbazillen aus Kapillaren besonders der Glomeruli auch in Harnkanälchen ausgeschieden werden und sich erst in deren Lichtung vermehren und tuberkulöse Veränderungen bewirken — Ausscheidungstuberkulose. Es treten dann besonders im Mark der Verlaufsrichtung der Sammelröhren entsprechende Streifen auf. Später verkäst das so entstandene tuberkulöse Gewebe; das Mark, besonders an den Papillen wird oft hochgradig zerstört: Käsige Nephritis papillaris. Auch die Schleimhäute des Nierenbeckens und von Nierenkelchen erkranken oft in Gestalt tuberkulöser Vorgänge mit — Pyelonephritis tuberculosa. Das Nierenbecken wird in eine unregelmäßige, buchtige Höhle verwandelt, welche mit durch Verkäsung und Erweichung entstandenen Höhlen der Niere zu großen Höhlen zusammenfließt. Andererseits rückt die Veränderung auch nach oben in die Rinde vor. Sie nimmt in der besprochenen Weise einen sehr chronischen Verlauf.

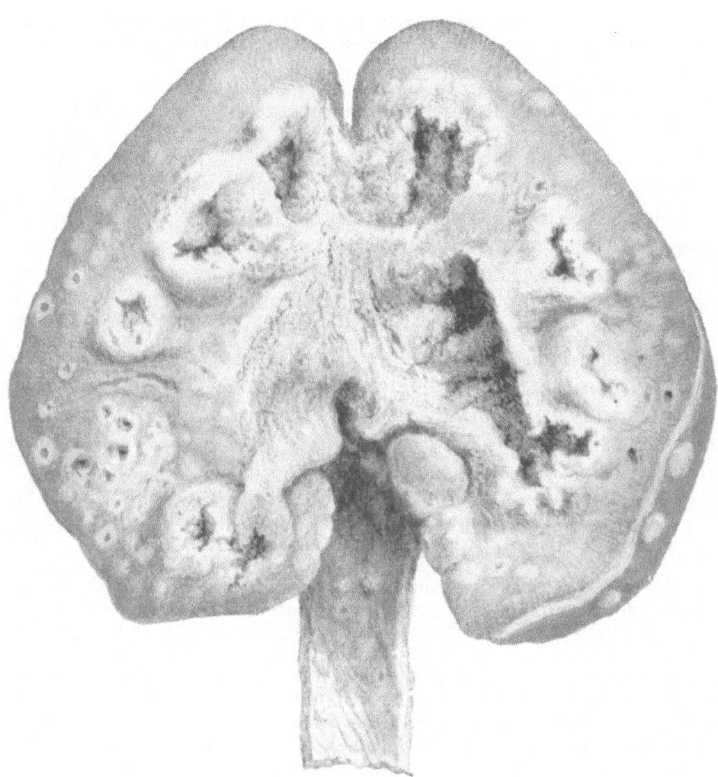

Abb. 235. Kavernöse käsige Nierentuberkulose (Phthisis renum tuberculosa) mit Infektion von Nierenbecken und Ureter.
(Aus Burkhardt und Polano, Die Untersuchungsmethoden der Erkrankungen der männlichen und weiblichen Harnorgane.)

Der zweite Weg ist der aufsteigende von der Harnblase aus, wenn diese zuvor tuberkulös erkrankt ist, doch hat dies nur statt, wenn ein Hindernis Stauung des mit Tuberkelbazillen von der Harnblase aus infizierten Harnes bewirkt.

Dies kann z. B. bei Tuberkulose der Prostata, wenn das Organ dadurch vergrößert ist, der Fall sein, oder eine absteigende Tuberkulose (s. u.) (besonders nach Ausscheidungstuberkulose) kann Harnleiter und Harnblase ergreifen, so hier ein Hindernis setzen und nun wiederum zu aufsteigender Tuberkulose führen.

In anderen Fällen folgt die Tuberkulose von der Blase her den die Harnleiter begleitenden Lymphgefäßen zur Niere.

Ist das **Nierenbecken** infiziert, so greifen die Vorgänge auch auf die Papillen über und, besonders vom Winkel der Kelche und Markkegel aus, auch auf die übrige **Niere,** und so entstehen auch große Höhlen, die bis zur Kapsel reichen können.

Auf beide beschriebene Arten, aufsteigend wie auf dem Blutwege, wobei das letztere das weit häufigere ist, kommt es zu ausgedehnten miteinander zusammenfließender Höhlen, welche die Nieren in großer Ausdehnung durchsetzen und mit dem ebenfalls in eine käsige Höhle verwandelten Nierenbecken zusammenhängen. Diese Höhlen pflegen große Mengen Tuberkelbazillen zu enthalten. Unaufhaltsam kann sich die Veränderung ausbreiten und wegen der Vergleichspunkte der Lunge spricht man daher von **Phthisis renum tuberculosa.** Dabei kann die Niere außerordentlich groß erscheinen; die Höhlenbildungen wölben sich schon auf der Oberfläche vor. Auf der Schnittfläche tritt sofort die ganze Zerstörung zutage. Die käsigen Massen können sich eindicken und verkalken. Besonders durch Verschluß des Harnleiters kann Pyonephrose dazu kommen, und so die ganze Niere in einen käsig-eiterigen Sack verwandelt werden. Die Umgebung der Niere kann para- und perinephritische Veränderungen eingehen, und sich so eine mächtig dicke Kapsel um die Niere bilden. Doch ist auch bindegewebige Heilungsneigung der Tuberkulose in der Niere nicht selten, und es kommen ganz fibröse Schrumpfungen im Anschluß an Tuberkulose vor. Dann entsteht auch hier eine Schrumpfniere, die sog. **tuberkulöse Schrumpfniere (Nephrocirrhosis tuberculosa).** Die schwere Nierentuberkulose gehört auch zu den Organphthisen, welche häufig auf dem Blutwege, ohne daß die Lunge besonders stark phthisisch verändert wäre, entstehen. Oft ist zunächst nur eine Niere befallen. Hierauf beruhen die Heilungswahrscheinlichkeiten bei Herausnahme einer tuberkulösen Niere. In späteren Stadien allerdings sind meist beide Nieren erkrankt.

Von der Niere werden häufig absteigend Harnleiter und Harnblase ergriffen; auch ist Nierentuberkulose oft mit Geschlechtsorgantuberkulose (s. u.) verbunden.

Erwähnt sei noch, daß bei Tuberkulose der Lungen usw. die Nieren häufig Herde mit Atrophie der Harnkanälchen und Bindegewebswucherung ohne eigentlich tuberkulöse Veränderungen aufweisen.

Die Tuberkulose der **Harnblase** kommt, wie schon erwähnt, meist von der Niere her mit bazillenhaltigem Urin zustande; oder sie erfolgt von den Geschlechtsorganen, namentlich Prostata oder Samenblasen, aus. Es bilden sich in der Harnblase miliare Knötchen, die verkäsen, zusammenfließen und durch Zerfall zu kleinen, linsenförmigen, dann auch oft sehr ausgedehnten, zackigen Geschwüren führen, deren Grund mit käsigen Massen belegt ist oder auch kleine Knötchen zeigt. Die Blasentuberkulose ist beim Manne weit häufiger als bei der Frau. In der Harnröhre ist tuberkulöse Veränderung selten.

Bei der Tuberkulose der **männlichen Geschlechtsorgane** stehen die Veränderungen der Prostata und des Nebenhoden-Hodens im Vordergrund, auch die Samenbläschen sind häufig befallen. Nach Simmonds sind bei der Tuberkulose der männlichen Geschlechtsorgane die Prostata in 76%, die Samenbläschen in 62%, in 54% Nebenhoden ergriffen.

Oft sind diese Organe sowie das verbindende Vas deferens gleichzeitig befallen. Über den Zusammenhang herrscht noch nicht völlige Übereinstimmung. Wahrscheinlich kommt eine Verbreitung der Tuberkulose gegen den Sekretstrom — aufsteigende Tuberkulose — nur ausnahmsweise vor, wenn ein Sekrethindernis besteht. Das gewöhnliche ist die absteigende Tuberkulose, bei der also der Nebenhoden (nebst Hoden) zuerst ergriffen wird, und die Veränderung sich durch das Vas deferens auf die Prostata fortpflanzt. Andererseits findet sich Tuberkulose der Prostata besonders häufig auf dem Blutwege entstanden. So können auch Hoden und Prostata gleichzeitig metastatisch erkranken. Bei der häufigen untereinander verbundenen Harngeschlechtsorgantuberkulose sind in der Regel mehrere auf dem Blutwege entstandene selbständige Herde anzunehmen, z. B. in Niere und Nebenhoden.

Nebenhoden-Hoden-Tuberkulose entsteht also in der Regel auf dem Blutwege. Dabei kann eine vorangegangene Erkrankung der Organe bzw. eine Verletzung der Tuberkulose den Boden bereiten, besonders wenn sich bei Tuberkulose anderer Organe hier schon Tuberkelbazillen befinden, ohne zunächst Veränderungen zu bewirken. Primäre Nebenhoden-Hoden-Tuberkulose ist auch auf dem Wege der Harnröhre als Eingangspforte möglich.

Zuerst und hauptsächlich ist der Nebenhoden ergriffen, von ihm aus später der Hoden (besonders das Corpus Highmori), vor allem bei der längs der Samenwege fortgeleiteten Tuberkulose. Hoden und Nebenhoden sind stark verdickt. Die Nebenhoden-Hodentuberkulose kann in jedem Lebensalter auftreten, ist oft einseitig, kann aber (vor allem später) doppelseitig sein.

Zunächst entstehen zumeist die Tuberkel in der Wand der Kanälchen; sie verkäsen, die Zerfallsmassen verstopfen die Hohlräume. Auch das Zwischengewebe wird ergriffen, und es bilden sich große Käseknoten, welche von der Umgebung aus oft abgekapselt werden. Doch entstehen auch frische Resorptionstuberkel, die dann wieder verkäsen usw. Außer durch die Kanälchen verbreiten sich die Vorgänge durch die Lymphgefäße und wohl auch Gefäße. Indem teils kleinere Knoten, teils ausgedehnte erweichende Käseherde, teils bindegewebige Umwandlungen sich ausbilden, gewinnt der ganze Vorgang mancherlei Vergleichspunkte mit der Verbreitung in den Lungen.

Die hämatogen entstandenen Formen dagegen nehmen ihren Ausgangsort im Zwischengewebe, wo Tuberkel entstehen, die sich dann ausbreiten und zu größeren Käseherden führen.

Die **Tunica vaginalis** beteiligt sich durch zerstreute Knötchen oder größere Herde, ferner durch Entstehung eines serösen Ergusses, Hydrozele, oder durch tuberkulöse Neubildungsvorgänge, die zu Verschluß des Kavum führen können. Käsige Herde können nach außen durchbrechen und so Hodenfisteln entstehen; tuberkulöse Granulationsmassen, die durch die Skrotalhaut durchwachsen, bilden an der Oberfläche den sog. Fungus testis.

Auch in der **Prostata** kommen häufig miliare oder größere käsige Herde zustande. Die tuberkulösen Veränderungen gehen auch hier von den Drüsen der Prostata aus, sei es, daß die Tuberkulose aus Harn- und Geschlechtswegen hierher fortgeleitet ist, sei es, daß die Bazillen, wie zumeist, auf dem Blutwege die Prostata erreichen und dann (ähnlich wie in der Niere, s. o.) in die Drüsengänge „ausgeschieden" werden. Besonders bei der allgemeinen Miliartuberkulose liegen die Tuberkel auch im Zwischengewebe. Es kann Durchbruch der käsig-tuberkulösen Herde in die Blase, die Harnröhre und in den Mastdarm erfolgen. Öfters besteht subepitheliale Tuberkulose der Harnröhre.

Die Tuberkulose der **Samenbläschen** besteht zumeist neben solcher der Prostata, des Nebenhodens usw. Findet

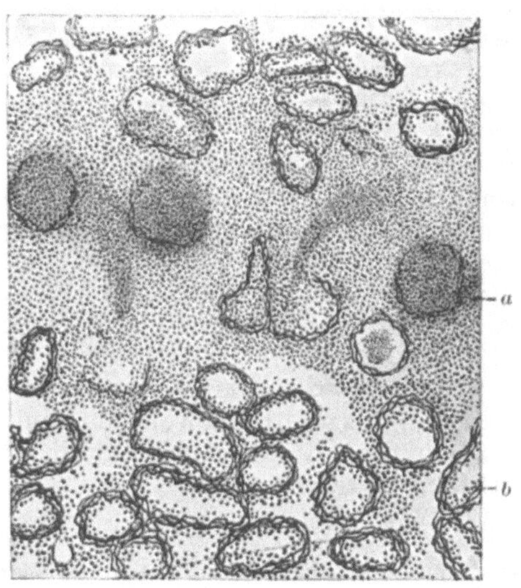

Abb. 236. Tuberkulose des Hodens.
Färbung auf elastische Fasern (nach Weigert). Im tuberkulösen Gebiete (*a*) Samenkanälchen zum Teil noch an der Form erkennbar. Ihre Elastika, welche an den normalen Samenkanälchen (*b*) deutlich sichtbar ist, ist hier zum großen Teil zerstört.

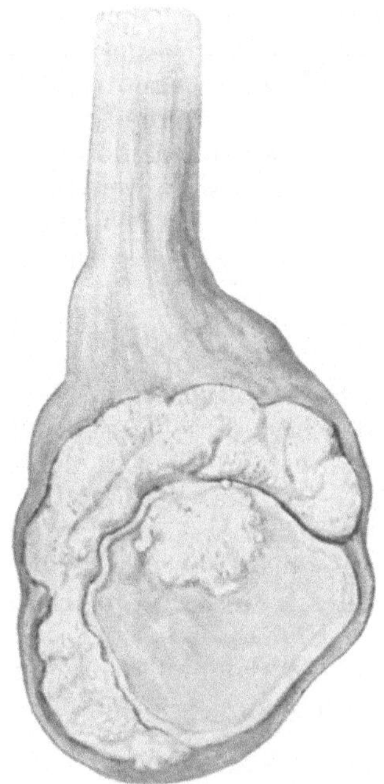

Abb. 237. Tuberkulose des Nebenhodens. Im Hoden (oben) ein großer tuberkulös-käsiger Herd.

sich nur tuberkulöse Veränderung der Samenbläschen allein, so ist sie durch Aufnahme vom Hoden ausgeschiedener Bazillen entstanden zu denken. Es finden sich typische Tuberkel mit Verkäsung, Geschwürsbildungen usw. oder auch daraus entwickelte bindegewebig-schwielige Verdickungen. Ob zu allererst bei noch unveränderter Wand tuberkelbazillenhaltiger Eiter in den Hohlräumen der Samenbläschen — Spermatocystitis tuberculosa purulenta nach Simmonds — die Regel ist, ist fraglich. Auch die Ductus ejaculatorii sind oft mitergriffen, durch ihren Verschluß bilden sich aus den Samenbläschen Stauungszysten. Der Peritonealüberzug zeigt auch häufig Tuberkel.

Die Tuberkulose des **Samenstranges** ist meist vom Nebenhoden, oder auch den Samenbläschen, Ductus ejaculatorii, oder der Prostata (Sekretumkehrung bei Bestehen eines Hindernisses) fortgeleitet. Die Wand des stark verdickten und aufgetriebenen Vas deferens zeigt dann Tuberkel und Verkäsung, der Käse verstopft seine Lichtung. Auch im umliegenden Bindegewebe entwickeln sich Tuberkel.

Bei der Tuberkulose der **weiblichen Geschlechtsorgane** stehen die **Eileiter** im Vordergrund. Sie sind häufig allein, fast immer am stärksten ergriffen. Entstehungsmäßig kommt vielleicht selten — nicht sicher bewiesen — bazillenhaltiger Samen in Betracht, weit häufiger auf jeden Fall Fortleitung vom Peritoneum her sowie besonders Entstehung auf dem Blutwege. Hämatogene Ausscheidungstuberkulose ist der häufigste Weg, und in erster Linie erkranken da die Eileiter, von diesen aus Gebärmutter und Scheide, oder die beiden letztgenannten unmittelbar auf dem Blutwege. Eileitertuberkulose führt auch ihrerseits zur Infektion des Peritoneums. Unterentwicklung der Geschlechtsorgane, vielleicht auch chronisch entzündliche Vorgänge, scheinen die Entstehung der Tuberkulose zu begünstigen.

Die Tuberkulose der **Gebärmutter** nimmt zu allermeist ihren Ausgang von den Eileitern her und tritt meist auch in der Gegend der Tubenmündungen zuerst auf. Gewöhnlich betrifft die Tuberkulose den Körper der Gebärmutter, sehr selten die Zervixschleimhaut. Es gibt aber auch Fälle, in welchen die Gebärmutter allein ohne Befallensein der Eileiter tuberkulös erkrankt. Hier kommt der Blutweg unmittelbar in Betracht, wohl selten nur aufsteigende Infektion durch die Scheide.

Die Gebärmuttertuberkulose ist durch Einlagerung (manchmal erst mikroskopisch nachweisbarer) Knötchen in die verdickte Schleimhaut gekennzeichnet; im weiteren Verlauf entwickelt sich das gewöhnliche Bild der Schleimhauttuberkulose mit zahlreichen, zum Teil zusammenfließenden, verkäsenden Herden und, zuweilen bis in die Muskulatur reichenden,

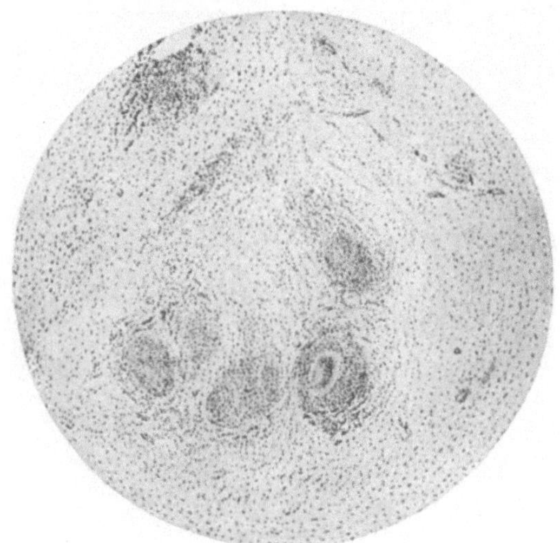

Abb. 238. Tuberkulose des Vas deferens.

Riesenzellhaltige Knötchen in der Wand des Vas deferens mit Verschluß seiner Lichtung.

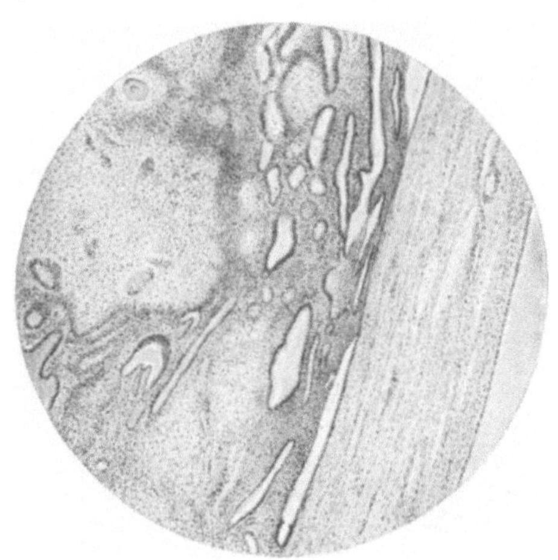

Abb. 239. Tuberkulose und adenomatöse Wucherung des Eileiters.

Tuberkel mit Riesenzellen bei *a*, bei *b* Drüsenwucherungen.

Geschwüren. Man kann dann eine mit Käse und Eiter gefüllte Höhle finden, die von gelber verkäster und zerfetzter Schleimhaut umgeben ist. Oder die Schleimhaut ist allein, aber ganz flächig fast in der ganzen Gebärmutter ergriffen, vor allem hochgradigst verkäst; dann finden sich öfters riesige Massen von Tuberkelbazillen hier. Die Tuberkulose kann bis in die Scheide hinabreichen.

In den **Eierstöcken** ist Tuberkulose seltener als in den anderen Organen der weiblichen Geschlechtsorgane, am seltensten sind allein die Eierstöcke auf dem Blutwege befallen. Man findet in ihnen miliare oder größere verkäsende Herde; hie und da sieht man erst mikroskopisch kleinste Tuberkel. Häufiger als Tuberkulose des eigentlichen Eierstockgewebes ist tuberkulöse Perioophoritis, von einer Tuberkulose der Tuben, des Peritoneums oder von tuberkulös erkrankten Darmschlingen her fortgeleitet, oder auf dem Blutweg entstanden. Vom Bauchfell aus können sich im Exsudat enthaltene Bazillen in dem Douglasschen Raum ansammeln und so das Beckenbauchfell infizieren. Die Eierstöcke können dann auch sekundär ergriffen werden.

Am Para- und Perimetrium kann sich Tuberkulose von den Eileitern her oder als Teilerscheinung allgemeiner Tuberkulose entwickeln.

In der **Brustdrüse** sind tuberkulöse Veränderungen verhältnismäßig selten. Sie können — seltener — auf dem Blutwege entstehen oder sie sind öfters von tuberkulösen Vorgängen der Nachbarschaft (kariöse Rippen, Lymphknoten usw.) aus fortgeleitet. Es finden sich mehr oder weniger ausgedehnte Granulationsmassen, welche umschriebene Knötchen enthalten und teils verkäsen und vereitern, teils bindegewebige Umwandlung eingehen.

Zu denjenigen Organen, welche auf dem Blutwege außerordentlich häufig ergriffen werden, gehört die **Milz.** Einerseits sieht man kleine Knötchen, welche zunächst kleiner als Follikel sind, über die Oberfläche hervorragen und sich leicht ausheben lassen. Solche kleine Knötchen, welche zumeist in den Follikeln beginnen, finden sich besonders zahlreich bei akuter allgemeiner Miliartuberkulose (s. u.), aber auch sonst bei Organ- besonders Lungenphthise, zumeist erst gegen Schluß des Lebens entstanden (vgl. oben). Weiterhin finden sich durch Zusammenfließen entstandene erbsengroße und größere **Haufentuberkel**, besonders große am häufigsten bei Kindern; sie verkäsen und können erweichen und so Höhlen bilden.

Ganz unter den gleichen Bedingungen und etwa ebenso häufig wie in der Milz entstehen Tuberkel in der **Leber** auf dem Blutwege. Sehr häufig kommen sie hier auch nach Darmtuberkulose — bei der sie sich so gut wie stets finden — durch Vermittlung des Pfortaderweges zustande. Teils handelt es sich um einzelne kleine Tuberkel, teils — in der Leber seltener — um größere Herde (Haufentuberkel).

Erstere sind gewöhnlich gerade in der Leber sehr **klein**, mit bloßem Auge nicht

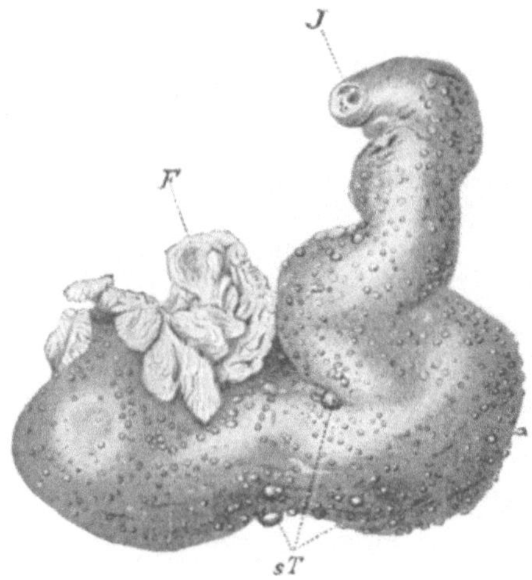

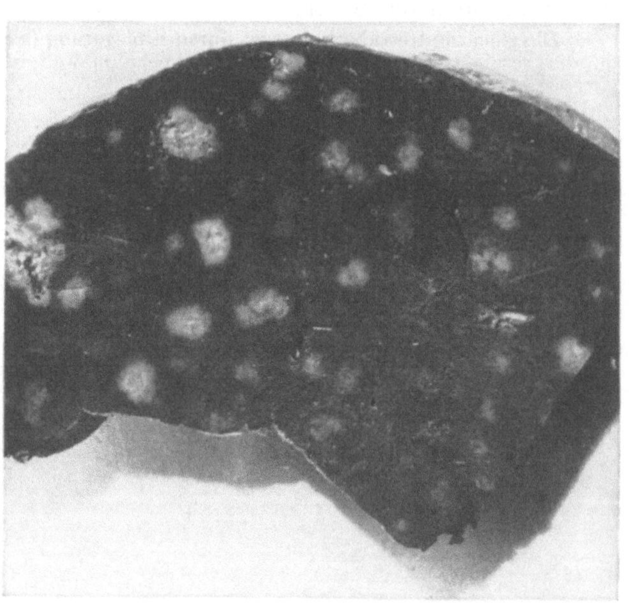

Abb. 240. Tuberkulöser Eileiter (etwa ⁵/₄ der natürlichen Größe).

Der Eileiter ist stark geschlängelt, der Serosaüberzug gerötet und mit zahlreichen Tuberkeln (*sT*) bedeckt. Die Fimbrien, geschwollen und stark gerötet, schlagen sich zum Teil über den Tubenrand zurück (*F*). *J* isthmisches Tubenende. (Nach Veit, Handbuch der Gynäkologie.)

Abb. 241. Großknotige Milztuberkulose.

oder kaum erkennbar. Etwas größere sind meist schon aus mehreren kleinsten Tuberkeln zusammengesetzt. Sie gehen zumeist vom periportalen Bindegewebe aus.

Auch die Haufentuberkel gehen gewöhnlich vom periportalen Bindegewebe aus und entstehen ebenso. Sie sind meist etwa erbsengroß. Da sie in der Nähe der ja auch im periportalen Bindegewebe gelegenen größeren Gallengänge sitzen, brechen sie bei ihrem Wachstum oft in solche ein, so daß besonders die käsigen Massen dann gallig gefärbt werden und man Knoten mit einem, dem Gallengang zugehörigen, mit gallig gefärbten Käsemassen angefülltem Hohlraum findet — sog. **Gallengangstuberkel**.

Sehr selten sind große geschwulstartige Haufentuberkel sowie zum Teil sehr umfangreiche tuberkulöse Abszesse.

In der **Gallenblase** ist Tuberkulose selten; es kommen aber auch größere Verkäsungen vor.

In der **Bauchspeicheldrüse** ist Tuberkulose selten.

In **Schilddrüse**, **Epithelkörperchen**, **Thymus**, **Hypophyse** (Miliartuberkel und größere Haufentuberkel) sind tuberkulöse Veränderungen auch im ganzen selten; sie finden sich als Tuberkel am häufigsten bei allgemeiner akuter Miliartuberkulose.

Häufiger und wichtig ist dagegen die Tuberkulose der **Nebennieren**; ist sie doch, wie wir später sehen werden, die häufigste Grundlage für die **Addisonsche Krankheit**. Sie tritt hier entweder in Form zunächst umschriebener, dann zusammenfließender Knoten oder von vorneherein in Form einer diffusen, dann käsigen oder käsig-bindegewebigen Entzündung auf, welche zu erheblicher Vergrößerung des Organes und einerseits **Erweichung** und **Einschmelzung der verkästen Massen**, andererseits teilweiser **bindegewebiger Entartung des Gewebes** führen kann. Die Tuberkulose der Nebenniere entsteht auch auf dem Blutwege. Meist ist sie doppelseitig.

Bei Tuberkulose besonders der Lungen finden sich auch in den Nebennieren häufig Degenerationen der Rindenepithelien mit Vermehrung der Gitterfasern, besonders der Zona fasciculata, und andererseits auch Hypertrophie wohlerhaltener Epithelzellgebiete.

Am **Herzen** ist Tuberkulose nicht allzuhäufig. Im bzw. unter dem Endokard entwickeln sich bei der akuten allgemeinen Miliartuberkulose häufig miliare Tuberkel, besonders in der rechten Kammer. Sehr selten dagegen sonstige tuberkulöse Endokarditis, die an den Klappen kleinere oder größere, etwa gar polypenförmige, verkäsende Massen, in denen sich Tuberkelbazillen finden, bildet. Im Myokard kommen einzelne Tuberkel, auch besonders bei allgemeiner Miliartuberkulose, vor, ferner seltener (besonders bei Kindern) größere Haufentuberkel, endlich tuberkulöse Myokarditis mit tuberkulösem Granulationsgewebe und Neigung zu bindegewebiger Umwandlung. Auch sollen unkennzeichnende Entzündungsvorgänge zuweilen tuberkulösen Ursprungs sein.

Tuberkulose findet sich am **Perikard** sowohl als einfache Miliartuberkulose (Teilerscheinung allgemeiner Tuberkulose) mit Bildung meist submiliarer bis höchstens hirsekorngroßer, verkäsender Knötchen, als auch in Form der tuberkulösen Perikarditis, wobei neben den Tuberkeln Entzündungserscheinungen auftreten. Letztere können wieder exsudative sein und in Abscheidung eines serofibrinösen, eiterigen oder hämorrhagischen Exsudats bestehen, oder produktive, wobei die Knötchen von Granulationsgewebe oder älterem, fibrösem Gewebe umgeben, zum Teil auch von solchem verdeckt werden. In solchen Fällen treten manchmal auch ausgedehnte Verkäsungen in den Granulationsmassen auf. Die Tuberkulose des Perikards kann hämatogen entstehen, ist aber meist von der Umgebung, besonders der tuberkulösen Pleura (besonders links) oder von verkästen Lymphknoten des Mediastinums (häufig am oberen Umschlagblatte des Perikards gelegen) her fortgeleitet.

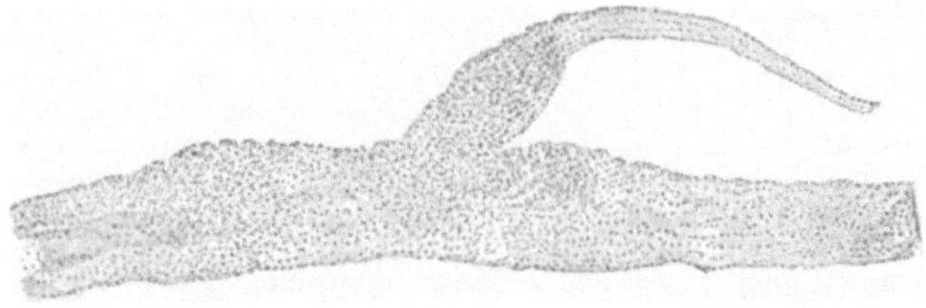

An den **Blutgefäßen** tritt Tuberkulose besonders in der Intima in Gestalt miliarer Tuberkel auf. Von großen verkäsenden Herden der Venen besonders der Lungen (und des Ductus thoracicus) wird noch bei Besprechung der akuten allgemeinen Miliartuberkulose die Rede sein. Daß die meisten Gefäßen in tuberkulösen Gebieten verschlossen werden, ist schon bei Besprechung der Lungentuberkulose geschildert.

Abb. 242. Gefäßtuberkel der Pia (frisches Zupfpräparat). (Aus Aschoff-Gaylord, Kursus der pathologischen Anatomie.)

Auch von außen werden Blutgefäße von tuberkulösen Veränderungen ergriffen. Sind kleinere Gefäße ganz mit Reihen miliarer Tuberkel besetzt, wobei oft spindelige Auftreibungen zustande kommen, so spricht man auch von Periangitis tuberculosa (vor allem Piaarterien). Im Gebiet tuberkulöser Herde erkranken kleine Gefäße auch oft, ohne eigentliche Tuberkel aufzuweisen, allgemein entzündlich oder hyalin-degenerativ bzw. werden nekrotisch, z. B. bei Meningitis tuberculosa, wie schon dort erwähnt.

Endlich sollen die verschiedenen Tuberkuloseformen der **Haut** hier Besprechung finden. Tuberkelbazillen gelangen in die Haut durch unmittelbare Einimpfung oder vom umliegenden Gewebe, z. B. den Knochen, aus, oder auf dem Blutwege. Man kann bei der Hauttuberkulose je nach der Verbreitung in der Haut in fortschreitenden Einzelherden oder auf dem Blutwege eine Einteilung vornehmen.

Zu ersteren Formen gehört vor allem der Lupus = Tuberculosis cutis luposa, ferner die Tuberculosis verrucosa, die colliquativa und ulcerosa, zu letzteren die Tuberculosis cutis miliaris, als Teilerscheinung akuter allgemeiner Miliartuberkulose, die Tuberculosis lichenoides (sog. Lichen scrophulosorum), die Tuberculosis papulo-necrotica, die Tuberculosis luposa miliaris disseminata und indurativa mit 5 Unterformen (Einteilung von Jadassohn-Lewandowsky). Wir können hier nur einige wichtige Hauptformen herausnehmen.

Die wichtigste Form der Hauttuberkulose ist der **Lupus = Tuberculosis cutis luposa,** der gewöhnlich mit der Bildung flacher, später etwas über die Haut hervorragender Knötchen oder richtiger Flecke beginnt, die bis Erbsengröße erreichen können. Diese vom Kutisgewebe oder Unterhautbindegewebe ausgehenden Knötchen bestehen aus einem zelligen Granulationsgewebe (Lymphozyten, Mastzellen und vor allem auch oft um die Gefäße Plasmazellen), in welches umschriebene epitheloidzellen- und riesenzellenhaltige Tuberkel eingelagert sind. Tuberkelbazillen sind meist nur äußerst spärlich vorhanden. Die Knötchen können sich zurückbilden — Verkäsung tritt meistens nicht ein —, indem sie zunächst kleiner werden und schließlich durch Aufsaugung ganz verschwinden; es bleiben dann narbige Einziehungen an ihrer Stelle zurück.

In manchen Fällen entstehen durch Vereinigung von Knötchen ausgedehntere Durchsetzungen der Haut von scheibenförmiger, rundlicher oder unregelmäßiger Gestalt. Kommt es zu einer starken Wucherung des die Knötchen und Infiltrate umgebenden kutanen und subkutanen Gewebes sowie auch des darüber gelegenen Epithels mit Wucherung der Papillen und der interpapillären Zapfen und starker diffuser Verdickung der Haut, so entsteht der Lupus hypertrophicus. Durch starke Abschuppung der gewucherten Epidermis entsteht der Lupus exfoliativus. In vielen Fällen erweichen die Knötchen und Infiltrate und brechen nach der Oberfläche zu auf, wodurch unregelmäßige, mit scharfen Rändern versehene, im Grunde mit eingetrocknetem Sekret bedeckte Geschwüre zustande kommen, welche sehr wenig Neigung zur Heilung zeigen; vielmehr haben sie große Neigung, sich nach den Seiten und der Tiefe zu zu vergrößern und das darunterliegende Hautgewebe, das subkutane Gewebe und selbst knorpelige oder knöcherne Unterlagen zu zerstören: Lupus exulcerans. Heilen die Geschwüre schließlich ab, so entstehen ausgedehnte, zu starker Verunstaltung führende Narben.

Ein größerer Teil der Lupusfälle wird anscheinend durch Tuberkelbazillen vom Typus bovinus hervorgerufen, besonders bei älteren Kindern und vor allem in den Fällen, in denen der übrige Körper nichts von Tuberkulose aufweist.

Mit Vorliebe befällt der Lupus die Haut des Gesichts, und zwar besonders an der Nase oder den Wangen; oft wird der vordere Teil der Nase durch Geschwürsbildung vollkommen zerstört. Seltener tritt der Lupus an anderen Hautstellen auf, dagegen greift er von der Haut des Gesichts manchmal auf die Schleimhaut der Nase und der Lippen, von da auf den Gaumen, den Racheneingang, selbst auf den Kehlkopf, von den Augenlidern auf die Bindehaut usw. über. An Schleimhäuten führt der Lupus nicht zur Bildung von Knötchen, sondern von vornherein zu diffusen Zelleinlagerungen und Geschwüren, schließlich vielfach zur Entstehung ausgedehnter, mit starker Verunstaltung der ergriffenen Teile einhergehender Narben.

Nicht selten geht von der Epidermis der Umgebung des Lupus eine atypische Wucherung aus. Diese kann in einen Plattenepithelkrebs (Kankroid) übergehen.

Formen, welche sich durch „Neigung zur Bildung von Verrukositäten" auszeichnen, werden als Tuberculosis cutis verrucosa bezeichnet. Hier tritt starke Hyperkeratose (starke Hornbildung) hinzu. Diese Formen neigen zu Verbreitung auf dem Lymphwege, heilen aber leicht ab. Dies trifft auch für die sog. **Leichentuberkel** zu. Sie sitzen vor allem am Handrücken oder an der Rückenseite der Finger und entstehen durch Einimpfung von Tuberkelbazillen bei der Sektion Tuberkulöser. (Äußerlich ähnliche Bildungen können auch durch andere Mikroorganismen [Eitererreger] entstehen.) In ähnlicher Weise können sich tuberkulöse Erkrankungen an den Händen von Fleischern, Tierärzten usw. infolge Berührung mit tuberkulösen Tieren oder dem Fleisch von solchen bilden. Diese Einimpfungstuberkulosen mit Perlsuchtbazillen breiten sich auch meist nicht weiter aus (s. o.).

Bei der **Tuberculosis cutis colliquativa,** dem sog. **Skrophuloderma,** bilden sich — meist infolge Übergreifens tuberkulöser Lymphknoten besonders bei skrofulösen Kindern (vgl. unten) — in der Haut oder zuerst im Unterhautbindegewebe, besonders am Hals, den Vorderarmen und Unterschenkeln, umschriebene Knoten, welche bald zu größeren, weichen, vorragenden Massen aus tuberkulösem Granulationsgewebe heranwachsen. Sodann entstehen Geschwüre oder Fistelgänge und durch fortschreitenden Zerfall große Geschwüre mit unterhöhlten Rändern, welche meist sehr lange bestehen bleiben, doch können sie schließlich unter starker Narbenbildung heilen.

Der Lichen scrophulosorum, besser **Tuberculosis cutis lichenoides,** bildet flache, an der Spitze mit kleinen Schuppen bedeckte Knötchen, welche je einer Follikularmündung entsprechen. Die Erkrankung tritt besonders bei skrofulösen jungen Leuten auf; histologisch finden sich alle Übergänge von einfachem in nichts kennzeichnendem Granulationsgewebe bis zu — nur sehr kleinen — Tuberkeln. In einzelnen Fällen sind Tuberkelbazillen nachgewiesen worden.

Eine Reihe von Hautveränderungen ist dadurch gekennzeichnet, daß sich oft nur ein für Tuberkulose nicht kennzeichnendes Granulationsgewebe oder dgl. findet, oder auch Nekrose, in anderen Fällen aber Übergänge zu typisch tuberkulös gebauten Veränderungen. Man hat sie gerne als **Tuberkulide** (zum Teil auch als „Sarkoide") bezeichnet.

Hierher gehört die Tuberculosis cutis papulo-necrotica, bei der wohl Gefäßveränderungen mit mehr oder weniger vollständigem Verschluß für die Nekrose grundlegend sind, die Tuberculosis cutis luposa miliaris disseminata, das Erythema induratum (Bazin) = Tuberculosis indurativa, das Miliar-Lupoid (Boeck), der Lupus pernio usw.

In allen diesen Fällen scheinen auf dem Blutwege die Haut erreichende Tuberkelbazillen grundlegend zu sein. Von Menge und Virulenz dieser einerseits, der Immunitätslage des Körpers und der Haut andererseits hängt es ab, ob typische Tuberkel oder nur allgemeine entzündliche Veränderungen in die Erscheinung treten.

9. Die akute allgemeine Miliartuberkulose.

Sie weicht durch ihre akute Erscheinungsart und ihre Verbreitungsart im Körper auch klinisch von der gewöhnlichen Phthise stark ab und nähert sich mehr akuten Infektionskrankheiten, stellt gewissermaßen eine Bakteriämie mit Tuberkelbazillen dar.

Es handelt sich hier um den Typus hochgradigster Verbreitung über den ganzen Körper, schon im Anschluß an den Primärherd oder später nach Reinfektion, und zwar, wie oben schon gesagt, um eine allgemeine, ziemlich plötzliche Überschwemmung des Körpers mit Tuberkelbazillen, die, im Blute in großen Massen vorhanden, überallhin gelangen. Wie kommt dies zustande?

Wir finden im Ductus thoracicus (bzw. einen seiner großen Äste) oder in Venen, besonders den Lungenvenen, von deren Wandung ausgehend einen großen, dann verkäsenden
Herd, der teilweise erweicht und so in die Lichtung des Gefäßes einbricht. So werden die gerade
zuerst im Käse massenhaft gelegenen Bazillen von dem vorbeieilenden Blut- oder Lymphstrom
mitgerissen und gelangen, wenn von den Lungenvenen ausgehend unmittelbar, wenn von anderen

Venen oder dem Ductus thoracicus (der
ja auch in eine Vene mündet) ausgehend
mittelbar, in den linken Vorhof, sodann
in die linke Herzkammer und in die
Aorta, um so in alle Organe ausgestreut
zu werden. Vielleicht bewirken auch
mehrere solche kleinere tuberkulös-
verkäste Herde im Ductus thoracicus
oder in den Venen das gleiche, und es
kommen auch häufig Fälle mit mehreren
großen Herden vor; die Regel aber
bildet eine einmalige plötzliche
Überschwemmung des Gesamtkörpers mit Bazillen (Weigert).

Dementsprechend finden sich die nun
auftretenden Tuberkel fast in allen Organen
des Körpers, auch da wo tuberkulöse Veränderungen sonst selten sind, so am Endokard
des Herzens (besonders der rechten Herzkammer) und in der Schilddrüse. Besonders
häufig, vor allem bei Kindern bzw. Jugendlichen, sind auch die Meningen beteiligt. Die
Tuberkel der verschiedenen Organe müssen
sich, da fast zur gleichen Zeit entstanden,
zur Zeit des Todes etwa auf der gleichen
Entwicklungsstufe befinden. Unterschiede in
der Entwicklung, Größe usw. der Tuberkel,
die hier trotzdem bestehen, sind darauf zu
beziehen, daß die Bazillen in einem Organ
günstigere Wachstumsbedingungen finden
(s. später) als in anderen. Hierauf beruht es,
daß die Tuberkel in der Leber meist besonders
klein bleiben und an den Lungenspitzen
schneller wachsen als in den unteren Lungenteilen (s. auch u.).

Der Herd wird häufiger in einer
Lungenvene (besonders bei Kindern)
gefunden, im Ductus thoracicus anscheinend öfters mit steigendem Alter
und vor allem wenn Verwachsung der
Pleurablätter besteht. Der Gefäßherd
kommt entweder durch Einbruch
eines kleinen tuberkulösen Gebietes in der Lunge durch die Gefäß-
(Venen-) Wand hindurch, zustande

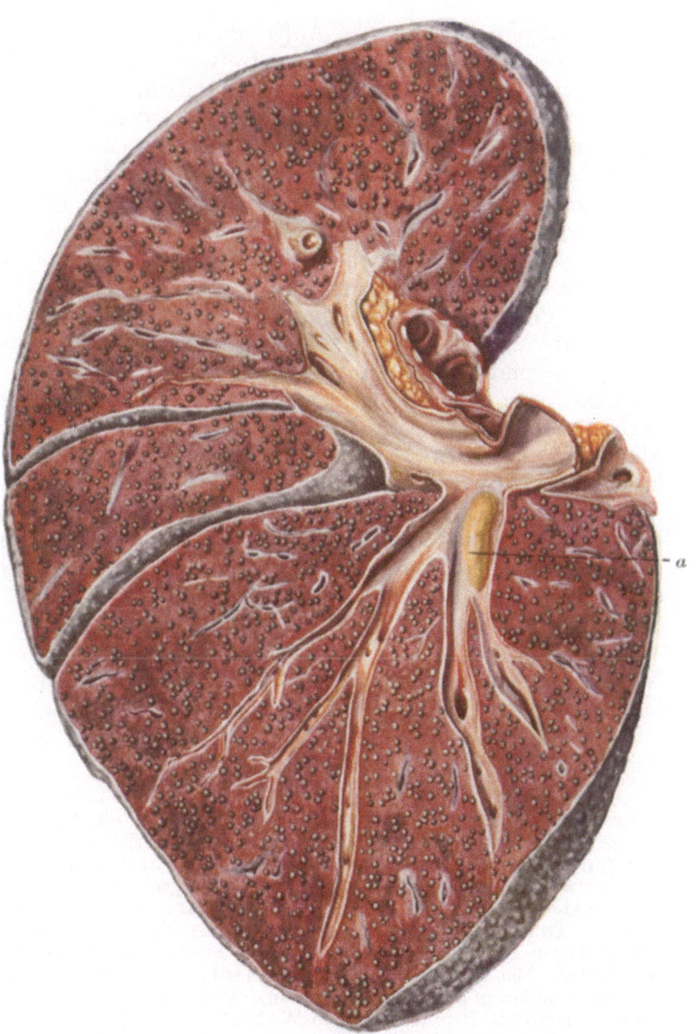

Abb. 243. Akute allgemeine Miliartuberkulose. Miliartuberkulose
der Lunge. Die ganze Lunge ist durchsetzt von Miliartuberkeln;
bei *a* findet sich in einer Lungenvene der verkäste Ausgangsherd.

(vielleicht zuweilen von den kleinen den Gefäßen anliegenden Follikeln, den sog. Arnoldschen
Drüsen, ausgehend), weit häufiger aber liegt kein Einbruch vor, sondern einzelne im Blute
kreisende Tuberkelbazillen (s. o.) bleiben an der Innenhaut der genannten Gefäße
(Venen, Ductus thoracicus) haften und bewirken hier zunächst kleinere Gefäßtuberkel,
dann die großen Herde.

Auf jeden Fall sind diese Gefäßherde nicht die allererste tuberkulöse Erscheinung im Körper, ein Primäraffekt zum mindesten, von dem die Bazillen ausgehen, muß schon zuvor entstanden sein. Diese Gefäßherde
erreichen ansehnliche Größe, weil sie ja eine große Ausdehnung besitzen müssen, bevor es zu Verkäsung, Erweichung und Ausstreuung einer großen Zahl von Bazillen kommt. So ist denn zu allermeist in einer
Vene, besonders Lungenvene, oder dem Ductus thoracicus ein großer verkäster Herd
nachweisbar. Er wird in 80—98% der Fälle gefunden; da er zwar bei weitem am häufigsten in den

Lungenvenen sitzt, aber auch in allen übrigen Venen des Körpers seinen Sitz haben kann, ist es zu verstehen, daß dieser Ausgangsherd bei der Leichenöffnung zuweilen nicht gefunden wird. Der Gefäßherd ist meist 1—2 cm lang, in der Längsrichtung des Gefäßes gestellt, nimmt nur einen Teil der Wandung des Gefäßes ein und ist gelb, weich (verkäst). Zuweilen bilden sich mehrere solcher Herde in den Lungen.

In sehr seltenen Fällen können auch große Tuberkel an den Herzklappen und dem Endokard des Herzens oder der Intima der Aorta oder sonstiger Arterien in der gleichen Weise zu akuter allgemeiner Miliartuberkulose führen.

Im allgemeinen ist das Auftreten einer akuten allgemeinen Miliartuberkulose, da hier eine Reihe Voraussetzungen zusammentreffen müssen, im Vergleich zu der großen Zahl chronisch-phthisischer Formen ein **seltener Befund**. Daß nicht durch Gefäße hindurch viel häufiger, als es tatsächlich geschieht, ein Einbruch von Bazillen in die Blutbahn stattfindet, ist darauf zurückzuführen, daß in den meisten Fällen von drohendem Durchbruch an Arterien sowie an Venen eine fortschreitende Verdickung der Intima, eine sog. Endarteriitis resp. Endophlebitis obliterans (II. Teil, Kapitel II), vorher noch einen Verschluß der Gefäßlichtung herbeiführt. Und vor allem ist bemerkenswert, daß wir die akute allgemeine Miliartuberkulose bzw. den diese veranlassenden großen Gefäßherd fast ausschließlich nur finden, wenn **einerseits** Tuberkulose im Körper schon in Gestalt eines **Primärherdes** besteht, also ein **schon durch eine Erstinfektion umgestimmter Körper vorliegt, andererseits** kein fortschreitender tuberkulöser Prozeß sonstwo im Körper in Entwicklung ist, d. h. **keine ausgedehnten phthisischen Vorgänge** (besonders in der Lunge) **sich finden**. Dies sog. **Ausschließungsverhältnis zwischen allgemeiner Miliartuberkulose und älterer Organtuberkulose** weist auf Abhängigkeitsverhältnisse ersterer von der **Reaktionslage des Gesamtkörpers** hin, d. h. **zeigt, daß die allgemeine Miliartuberkulose sich nur einstellt (bzw. der Venenherd zustande kommt), wenn noch kein durch ausgebreitete tuberkulöse Veränderung erworbener hoher Durchseuchungswiderstand (relative Immunität), sondern sogar ein Überempfindlichkeitszustand** besteht. Es ist also beim Zustandekommen der akuten allgemeinen Miliartuberkulose ein solcher Zustand „spezifischer Disposition" vorauszusetzen, wozu noch Bedingungen der sog. „unspezifischen Disposition" (Huebschmann) in Gestalt aller möglichen zum Teil oben genannten schwächenden Momente hinzutreten mögen.

Die Tuberkel in den einzelnen Organen stellen zum großen Teil typische tuberkulöse Neubildungen dar — und gerade diese Miliartuberkel der akuten allgemeinen Miliartuberkulose bieten sehr häufig das Bild der typischsten Tuberkel — zum Teil **beginnen sie auch mit exsudativen dann verkäsenden Vorgängen, an die sich dann erst proliferative Vorgänge (am Rand) anschließen.**

Letztere Formen sind vor allem für die stürmisch, bald tödlich verlaufenden Fälle der Miliartuberkulose kennzeichnend (nach Huebschmann), während die nicht so stürmisch verlaufenden Formen mehr von vorneherein im Vordergrund stehende produktive Tuberkelbildungen aufweisen. Diese **Reaktionsunterschiede hängen von Menge und Virulenz der Tuberkelbazillen einerseits, der Reaktionslage des Körpers andererseits ab; je nachdem fallen auf die gewebsschädigende Wirkung des Tuberkelbazillus hin die anatomisch in die Erscheinung tretenden Gewebsreaktionen etwas verschieden aus.**

Die Tuberkel finden sich in allen Organen, besonders auch in den Lungen. Letztere sind mit grauweißen oder miliaren Knötchen übersät. Sind sie etwas älter, so erscheinen sie in der Mitte gelb (verkäst) mit grauen Randteilen. Die Knötchen pflegen im Oberlappen etwas größer zu sein als im Unterlappen (vgl. oben). Zwar sind die Bazillen in alle Lungenteile zur selben Zeit gekommen, aber die Bazillen entfalten im Oberlappen infolge dessen besonderer Bereitschaft ihre Wirkung früher, die Tuberkel wachsen aus demselben Grunde hier schneller, und ferner bilden sich um diese schon größeren Knötchen hier häufig schärfer umschriebene hyperämische Höfe und es treten um die Proliferationstuberkel in den unmittelbar anliegenden Alveolen Exsudationserscheinungen auf, wodurch diese Knötchen noch etwas größer und oft auch nicht ganz so scharf abgesetzt wie die übrigen Tuberkel erscheinen. Das zwischen den Tuberkeln liegende Lungengewebe ist im übrigen wenig verändert, nur hyperämisch und ödematös. Da die Bazillen bei der Miliartuberkulose auf dem Blutwege in die Lungen gelangen und in diesen verteilt werden, sitzen die Tuberkel im allgemeinen interstitiell. Tuberkelbazillen können aber auch in die Alveolarlichtungen ausgeschieden werden (s. o.), und auch hier Neubildungsvorgänge in Gestalt von Miliartuberkeln erzeugen.

Wegen der sehr großen Zahl der in allen Organen aufsprossenden Tuberkel bei der akuten allgemeinen Miliartuberkulose tritt der Tod schon nach geraumer Zeit ein; diese Form der Tuberkulose ist daher eine ausgesprochen akute, ihre Dauer beträgt meist 2—8 Wochen.

10. Die Skrofulose.

Die sog. Skrofulose tritt vorwiegend im Alter von 2—13 Jahren auf; sie ist eine dem kindlichen Alter eigentümliche Erkrankung, welche namentlich durch Veränderungen der Lymphknoten, besonders der Gruppen am Hals (daher der Name Skrofulose wegen des „Schweine"halses), ausgezeichnet ist. Die Skrofulose stellt eine Abart der Tuberkulose dar, unterscheidet sich aber von dieser vielleicht durch eine geringere Virulenz der Bazillen.

Daß vorwiegend Kinder skrofulös werden, hängt mit der öfters betonten besonderen Veranlagung der Kinder für tuberkulöse Lymphknotenerkrankungen zusammen. Die Lymphknoten zeigen sich dabei, zu Paketen geschwollen, im Zustand starker Hyperplasie; ihren Fortgang nehmen die Lymphknotenveränderungen teils in Rückgang der Schwellung mit bindegewebiger Verhärtung der ergriffenen Lymphknoten, teils in Verkäsung, Vereiterung und Erweichung derselben mit Durchbruch und Hinterlassung oft hartnäckiger Fistelgänge. In manchen Fällen geht der Vorgang durch Ausbreitung über fast das ganze lymphatische System in ein der Pseudoleukämie (s. u.) ähnliches Bild über. Neben den Lymphknotenveränderungen finden sich bei der Skrofulose häufig mannigfache Veränderungen der äußeren Haut, in Form von sog. skrofulösen Ekzemen oder in Form der als Skrophuloderma (s. o.) bekannten Hauterkrankung, der Schleimhäute in Form chronischer Katarrhe, der sog. skrofulösen Lippe, phlyktänulöser Konjunktivitis und Keratitis, Nasen-, Mittelohr- und Rachenkatarrhe, adenoider Wucherungen und Schwellung der Mandeln. Die genannten Erkrankungen entsprechen zum Teil den Ausgangspunkten der Lymphknotenerkrankungen, indem an jenen Stellen die Eingangspforte für die Infektionserreger zu suchen ist. Zum Teil sind sie deren Folgen. Sie sind keineswegs sämtlich tuberkulösen Ursprungs, und vielfach zeigen sich weder anatomisch noch ursächlich (kein Befund von Bazillen im Sekret) Anzeichen tuberkulöser Natur; wohl aber können häufig andere Bakterien, namentlich Eitererreger an den ergriffenen Stellen nachgewiesen werden. Oft schließen sich tuberkulöse Erkrankungen anderer Organe — besonders der Lungen und Knochen — an die Skrofulose an; zuweilen auch eine akute allgemeine Miliartuberkulose.

Unter Skrofulose werden vielfach überhaupt stark geschwollene Lymphknoten von Kindern, gegebenenfalls unter gleichzeitigem Auftreten von Ekzemen usw., wenn sie auch nicht tuberkulöser Natur sind, verstanden. Dann beruhen sie auf einer Konstitutionsanomalie mit erhöhter Neigung zu verschiedenartigen Infektionen, besonders allerdings auch dann zur Tuberkulose (man spricht auch klinisch von exsudativer Diathese). Die besonders große Angriffsfähigkeit, welche dem skrofulösen Körper zukommt, ist neben anderen Eigentümlichkeiten vielleicht in einem besonderen anatomischen Bau der meist betroffenen Teile (besonderer Lockerheit des submukösen Gewebes), in Lymphstauungen, größerer Aufnahmefähigkeit für verschiedene bakterielle Gifte usw. zu suchen.

Syphilis.

Erreger der Syphilis ist die von Schaudinn und Hoffmann gefundene **Spirochaete pallida (Treponema pallidum)** (Abb. 244).

Die Spirochaete pallida (wie überhaupt die Spirochäten) wird von Schaudinn zu den Protozoen, von anderen aber zu pflanzlichen Lebewesen (Bakterien bzw. Spirillen) gerechnet. Sie stellt eine Spirale von etwa 4—14 Windungen dar, besitzt eine Länge von etwa 4—14 μ, ist äußerst schmal (höchstens $^1/_4 \mu$) und trägt an ihrem Ende eine Geißel. Die Spirale ist vorgebildet — bleibt also auch im Stillstehen erhalten —, die Windungen sind steil, eng, tief, regelmäßig korkzieherartig gewunden. Sehr kennzeichnend ist die außerordentliche Zartheit und schwere Färbbarkeit der Spirochaete pallida, welche ihren Namen bedingt. Am besten ist die frische Untersuchung bei Dunkelfeldbeleuchtung — typische Art der Vorwärtsbewegung —, das Burrische Tuscheverfahren sowie verschiedene Versilberungsmethoden und die Darstellung mit der Giemsaschen Farblösung, wobei die Spirochaete pallida im Gegensatz zu den blau gefärbten, ähnlichen Gebilden einen kennzeichnenden, rötlich-violetten Farbton annimmt, aber auch sehr lichtbrechend und verhältnismäßig schwer zu erkennen bleibt. Die Spirochaete pallida hat wahrscheinlich eine undulierende Membran und vermehrt sich wohl durch Querteilung. Sie wird mit Vorliebe an rote Blutkörperchen angelagert gefunden; manchmal ist sie in großen Mengen, meist aber nur sehr spärlich, vorhanden; ihre Verteilung ist sehr ungleichmäßig. In Schnittpräparaten kann die Spirochaete pallida mittels Silberimprägnation nachgewiesen werden. Sie zeigt Beziehungen zu den Gefäßen, zu Epithelien und zum Bindegewebe. Am leichtesten ist sie bei angeborener Syphilis, und zwar in oft erstaunlichen Massen, zu finden, in Bildungen tertiärer Syphilis sehr selten.

Sehr ähnliche Spirochäten sind als nicht pathogene Schmarotzer weit verbreitet, aber schon nach den Angaben Schaudinns von der echten Spirochaete pallida stets zu trennen; so vor allem die oft mit ihr zusammen vorkommende, aber ganz harmlose, weit dickere und leichter färbbare Spirochaete refringens. Zahlreiche andere Spirochäten, die vor allem in der Mundhöhle vorkommen, haben eigene Namen erhalten. Sie haben wenig Bedeutung für Krankheiten sonst, wohl aber Beziehungen zu Zahnveränderungen. Eine starke Beweiskraft zugunsten der Bedeutung der Spirochaete pallida als Entstehungsursache der Syphilis, deren einwandfreier Beweis eine Zeitlang schwer zu führen war, hatte die Tatsache, daß sie bei Affen, die mit Syphilis vom Menschen (s. u.) besonders an den Augenbrauen, infiziert wurden und bei Weiterinfektion von Affe auf Affe ebenfalls in den syphilitischen Erzeugnissen gefunden wurde. Ebenso bei Impfung von anderen Tieren, Kaninchen usw., besonders am Hoden. Später ist Schweschewsky, Mühlens und besonders Noguchi sowie anderen auch die Reinzüchtung gelungen. Noguchi benützt einen flüssigen Nährboden (Aszitesflüssigkeit), dem ein Stück steriles Gewebe zugefügt ist, und züchtet anaerob. So gelang ihm auch die Züchtung verschiedener anderer Arten kleinster Lebewesen.

Die Infektion bei der Syphilis ist zunächst örtlicher Natur, doch tritt bald eine Allgemeininfektion des Körpers ein. Die zugrunde liegende Ansteckung erfolgt fast stets durch den geschlechtlichen Verkehr, seltener durch den Mund, durch Wundinfektion, durch verunreinigte Instrumente, durch Eßgeräte, durch die Brustdrüsenwarze (beim Säugen syphilitischer Kinder an einer gesunden Amme), bei der Impfung u. dgl. mehr.

An der Eingangspforte des Syphiliserregers entwickelt sich nach meist 3—4 wöchentlicher Inkubationszeit der **Primäraffekt.** Dieser — es ist fast immer nur einer vorhanden — sitzt der Infektionsart entsprechend meist an den **Geschlechtsorganen,** hie und da an den Lippen oder

Fingern, in der Mundhöhle oder Nase, oder an der Brustwarze usw. An der Haut des Penis, der
Vorhaut, dem Sulcus coronarius, dem Frenulum resp. den Schamlippen oder der Vulva, also den
Hauptsitzen an den Geschlechtsorganen (während ein Primäraffekt nur selten in der Scheide oder
an der Portio der Gebärmutter sitzt) entsteht er in Form einer flachen Papel, welche bald in oberflächliche, wenig nässende Geschwürsbildung übergeht. An Schleimhäuten entsteht der Primäraffekt meist zuerst als kleines, herpesähnliches Bläschen, das bald aufbricht
und so auch ein zunächst kleines Geschwür darstellt. Da das Knötchen bzw.
die Umgebung der Geschwürsstelle hart wird, spricht man von **Initialsklerose;**
da die Geschwürsbildung bald zunimmt und so ein mit derben, eigentümlich
speckigen Rändern versehenes Geschwür entsteht, von **Ulcus durum** oder
hartem oder **Hunterschem Schanker.**

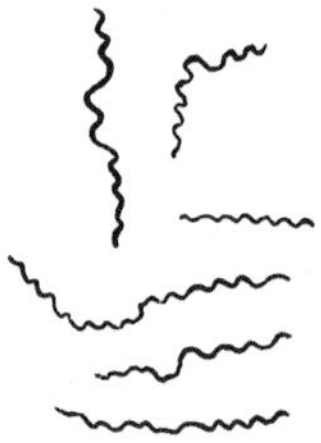

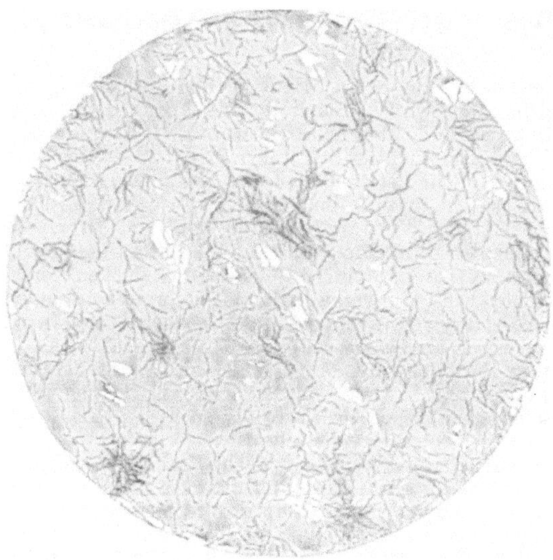

Abb. 244.
Spirochaete pallida.

Mikroskopisch handelt es sich um eine feste Zelleinlagerung ins Gewebe,
die Gewebsspalten sind von Granulationszellen, zahlreichen Plasmazellen,
sowie spärlichen spindeligen gewucherten Bindegewebszellen erfüllt; die
gewucherten Zellen liegen besonders um Lymphkapillaren und kleine Venen,
später auch kleine Arterien; die Gefäße zeigen oft Wucherung ihrer Innenhaut. Die von Bindegewebszellen stammenden Zellen bilden neues faseriges
Bindegewebe, eine Verdickung feinster retikulärer Fasern mit Umwandlung in leimgebendes
Bindegewebe kommt hinzu, worauf zusammen die Härte des Schankers beruht. Der geschwürige
Zerfall unterscheidet sich nicht von anderen Geschwürsbildungen. Später tritt Verheilung
durch Narbenbildung ein, welche dem bloßen Auge mehr oder weniger kenntlich bleibt
und mikroskopisch noch lange Rundzellenhaufen, besonders um Gefäße, aufweist.

Bald nach Auftreten des Primäraffekts treten
Zeichen ein, daß die Erkrankung sich zunächst
per continuitatem weiter ausbreitet. Dieselben
Zellwucherungen wie in der Initialsklerose treten
auch in der Wand der von ihr abführenden Lymphgefäße sowie in deren Umgebung auf; so entsteht schon für das bloße Auge verfolgbar der
sog. **Lymphstrang,** welcher vom Primäraffekt zu
den nächsten, gewöhnlich also den Inguinal-
lymphknoten führt. Diese sind vergrößert, derb,
auf dem Durchschnitt graurot. Es handelt sich
um Hyperplasie der follikulären Apparate und
Sinuskatarrh, dann Vermehrung des trabekulären
Gewebes und hyaline Veränderung desselben. Man
spricht von **harten** oder **indolenten,** schmerzlosen
Bubonen. Von den nächstgelegenen Lymphknoten
greift die Veränderung auf andere Lymphknotengruppen über und ruft hier — meist etwa 6—7
Wochen nach Entstehung des Primäraffekts —
mannigfache Veränderungen an Organen, besonders aber an der Haut und an Schleimhäuten,
hervor. Es handelt sich jetzt um eine **allgemeine
Syphilis;** wir bezeichnen diese Periode als **Sekundärstadium.** Die Veränderungen an Haut und

Abb. 245. Große Massen der Spirochaete pallida (aus
der Leber eines angeboren-syphilitischen Kindes).
(Silberimprägnation nach Levaditi.)

Schleimhäuten sind die sog. **Syphilide.** Sie stellen Entzündungen dar, welche sich in der Regel
auf die obere Parenchymschicht beschränken und ohne Narbenbildung abheilen.
Unter den Entzündungszellen fallen besonders zahlreiche Plasmazellen auf. Man unterscheidet
ein erythematöses (die sog. Roseola syphilitica), papulöses, squamöses, pustulöses
Syphilid, zu welch letzterem Acne syphilitica, Pemphigus syphiliticus, Ekthyma
und Rupia syphilitica gehören. Gefäßveränderungen stehen mit im Vordergrund. Ergreift
das syphilitische Zellinfiltrat besonders die Haarfollikel an ihrem unteren Teil, so daß es zu
Haarausfall kommt, so entsteht die **syphilitische Alopezie.** Pigmentverschiebungen der Haut
treten häufig dabei ein; so entstehen helle, pigmentfreie Flecke, das Leucoderma syphiliticum.
Einer örtlichen Steigerung der entzündlichen Vorgänge entsprechen die **breiten Kondylome** der

Haut, welche an Schleimhäuten in der sehr ähnlichen Form der sog. „Plaques muqueuses", Schleim-hautpapeln auftreten. Die breiten Kondylome der äußeren Haut finden sich hauptsächlich an gewissen Stellen, namentlich da, wo zwei Hautflächen sich berühren, und kommen wahrscheinlich unter dem Einfluß starker Gewebsreizung (durch Feuchtigkeit, Schweiß, Wärme, Hautbakterien) zustande. Ihre Lieblingsorte sind die Geschlechtsorgane, und zwar besonders die Schamlippen und die entsprechenden Flächen der Oberschenkel, die Analfurche, der Hodensack und die Hinter-fläche des Penis, ferner die Achselhöhle, die Mundwinkel, die Zehenfalten. Im wesentlichen stellen sie Papeln mit starker Schwellung der Papillen dar. Da die Schwellung der Papillen gruppenweise stattfindet und sie dabei sehr an Größe zunehmen, so bilden sich breite Erhabenheiten, über denen das Epithel erweicht, zerfällt und schließlich abgestoßen wird; dadurch erhalten die Kondylome eine nässende, eine dünnflüssige oder eiterige Flüssigkeit absondernde Oberfläche; oft auch erleiden sie einen geschwürigen Zerfall. Die ihrem Bau nach ebenso zusammengesetzten Plaques muqueses oder Schleimhautpapeln finden sich an Übergangsstellen der äußeren Haut zu Schleimhäuten, am inneren Blatt der Vorhaut, den inneren Teilen der Vulva, ferner an der Portio vaginalis uteri, an den Schleimhäuten der Mundhöhle (besonders Zunge, Lippen, Wangenschleimhaut; an der Zunge entstehen am Geschwürsgrunde große Einrisse, die diesem ein zerklüftetes Aussehen verleihen) oder der Nase oder des Kehlkopfes. In letzterem haben sie dieselben Vorzugssitze wie die tuberkulösen Veränderungen (Stimmbänder, regio interarytaenoidea, aryepiglottische Falten, Epiglottis).

Auch kommen einfache Katarrhe des Kehlkopfes oder der Nase (öfters mit Ozaena, Stinknase [s. im speziellen Teil]) und in der Mundrachenhöhle die sog. Angina syphilitica im zweiten Stadium vor. In den Gelenken treten öfter seröse und serofibrinöse Entzündungen auf. Den als rheumatisch bezeichneten heftigen Knochenschmerzen entsprechen meist nur leichte ex-sudative Veränderungen am Periost ohne kennzeichnende Veränderungen. Sie heilen durch einfache Resorption oder unter Hyperostosenbildung der Umgebung — Tophi syphilitici — ab. Diese Vorgänge finden sich vor allem an den langen Röhrenknochen (Tibia, Vorderarmknochen), aber auch nicht selten an Knochen des Schädels. Auch in der Leber gehen offenbar öfters schon Ver-änderungen vor sich, worauf der sog. Icterus syphiliticus praecox sowie Funktionsstörungen hinweisen, doch ist hier anatomischer Untergrund kaum bekannt. Auch schwerer Ikterus, anato-misch mit den Veränderungen der „akuten gelben Leberatrophie" (vgl. im speziellen Teil unter Leber), findet sich, wenn auch selten, gerade im Stadium des Auftretens der Hautexantheme. Wieweit hierbei Salvarsan mitwirkt, ist umstritten. Diese Fälle nehmen meist subakuten Verlauf. In selteneren Fällen weisen auch die inneren Organe Entzündungen, Katarrhe u. dgl. auf. Alle diese Entzündungen sind verhältnismäßig gutartig und heilen in der Regel ohne tiefer greifende Organzerstörungen.

An das sekundäre Stadium kann sich nun nach verschieden langer Zeit das sog. tertiäre Stadium anschließen. Man spricht besser von einer Spätperiode bzw. Spätformen der Syphilis, denn die jetzt auftretenden gummösen Vorgänge sind nicht in allem von den Vorgängen der sekun-dären Periode anatomisch scharf zu trennen, und vor allem ist das Auftreten der gummösen Vor-gänge nicht an eine bestimmte Zeit gebunden; so können sich z. B. gummöse Vorgänge schon wenige Monate, ja selbst schon wenige Wochen nach der Infektion einstellen. Die Gummi-knoten oder Syphilome (s. Abb. 246 und 248) stellen die für den Syphiliserreger typische Neu-bildung dar; sie sind somit dem Tuberkel zu vergleichen und entstehen wie dieser der Haupt-sache nach weniger durch Exsudation, als durch Entzündung mit Zellneubildung. Sie treten in Form von rundlichen oder unregelmäßigen, oft gelappten Knoten oder von flächenhaften, häufig verwaschen begrenzten Einlagerungen in die Gewebe auf, können jede Größe von submiliarer bis Faustgröße — besonders in Gehirn und Leber — erreichen und kommen oft zahlreich in einem Organ oder zugleich in vielen Organen vor. Sie bestehen im frischen Zustande aus einem grauroten, weichen Gewebe. Dies ist aus meist kleinen, spindeligen Zellen und dichten Rundzellenanhäufungen, welche im Beginn in engen Beziehungen zu Gefäßen stehen, zusammengesetzt und pflegt selbst viele feine Gefäße zu enthalten. Die spindeligen Zellen sind junge Bindegewebszellen und bilden auch meist sehr bald ein mehr oder weniger reichliches bindegewebiges Zwischengewebe. Auch Riesenzellen mit randständigen Kernen, welche sich von den in Tuberkeln gefundenen höchstens durch nicht ganz so kennzeichnendes Verhalten unterscheiden, können im Gummi — wenn auch seltener und meist spärlicher — vorhanden sein. Sehr bald treten regressive Ver-änderungen ein. Sie äußern sich zumeist in hochgradiger Verfettung der Zellen, was den Gebilden schon für das Auge eine ausgesprochen gelbe Farbe verleihen kann. Diese ist oft sehr bezeichnend. In anderen Fällen, insbesondere bei Gummiknoten innerer Organe, der Leber, des Gehirns und seiner Häute, des Hodens usw. kommt es, ähnlich wie im Tuberkel und wohl auch als Folge der chronischen Einwirkung der Erreger, zu einer in der Mitte beginnenden käsigen Umwandlung, wodurch dann in dem grauroten Gewebe zäh-derbe, gelbe, häufig unregelmäßig zackige, oft zu landkartenartigen Figuren zusammenfließende Einlagerungen vom Aussehen geronnenen Fibrins zustande kommen. Manche Gummiknoten, insbesondere die periostalen, wie auch jene des Hautbindegewebes, des Unterhautgewebes und mancher Schleimhäute, bilden sich bald in eine gallertige, schleimartige Masse um, welche nach völliger Erweichung und Verflüssigung nach der Oberfläche zu durchbricht und Geschwüre mit speckigen Rändern und oft weiterkriechender Art entstehen läßt.

Der soweit auf der Höhe seiner Ausbildung und mit seinen regressiven Metamorphosen geschilderte Gummiknoten gleicht in vielen Hinsichten sehr einem Tuberkel auch in seinem mikroskopischen Verhalten. Meist sind aber immerhin Unterschiede vorhanden: Das Gummi enthält Gefäße, die Granulationszellen sind meist kleiner als die Epitheloidzellen des Tuberkels, die Riesenzellen sind gewöhnlich spärlicher und weniger gut ausgebildet; die Fibroblasten und somit neugebildetes faseriges Bindegewebe treten mehr hervor; infolgedessen entwickelt sich hier die Nekrose langsamer als im Tuberkel, und der Käse ist im Gummiknoten fester; mikroskopisch kann man daher selbst an völlig verkästen

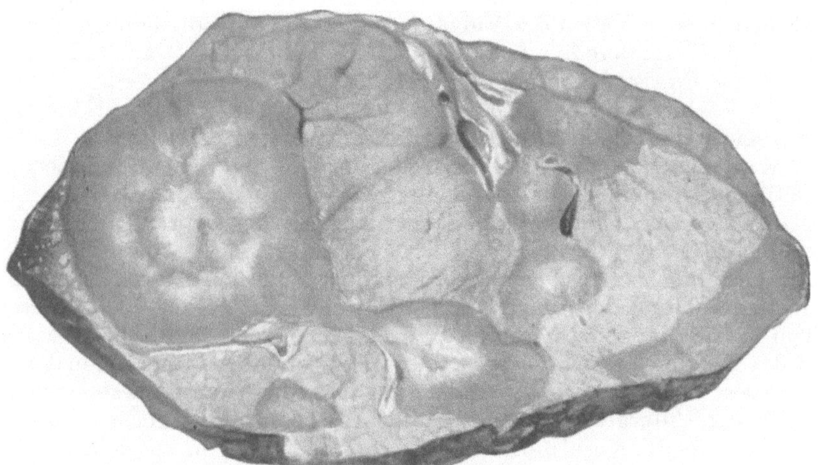

Abb. 246. Multiple Gummata der Leber.

Partien meist noch die faserige Grundart des Gewebes erkennen, so daß die Gewebsumrisse oft „wie durch einen Schleier gesehen" erhalten bleiben.

Um die käsigen Massen des Gummiknotens findet man lange Zeit hindurch eine breite Zone von frischerem Granulationsgewebe. Durch dessen Eindringen in die abgestorbenen Massen und Aufsaugen dieser sowie Umwandlung der Granulationen in Bindegewebe kann es schließlich zur Bildung stark schrumpfender Narben kommen, welche sehr tiefe Einziehungen an der Oberfläche der Organe bewirken und mit radiären Zügen in die Umgebung ausstrahlen. Überhaupt ist die Neigung zu bindegewebiger Umwandlung und zur Bildung eines derben, stark schrumpfenden Narbengewebes für die syphilitische Neubildung kennzeichnend und kommt kaum bei anderen Veränderungen in ähnlichem Grade vor. In vielen Fällen kommt es auch gar nicht zur Erweichung oder käsigen Nekrose, sondern die ganze neugebildete Masse wandelt sich unmittelbar in ein derbes, schwieliges Gewebe um. Es tritt eine solche völlige bindegewebige Umwandlung besonders in Fällen auf, in denen die gummöse Wucherung keine umschriebene Einlagerung in das Gewebe, also keine eigentlichen geschwulstartigen Gummiknoten bildet, sondern diffuse, breitere und schmälere, dem Zwischengewebe der Organe (z. B. der Leber) oft in großer Ausdehnung folgende Züge und Flecke darstellt. Eine solche diffuse gummöse Durchsetzung kann, besonders wenn sie schon im Zustand der Bindegewebsbildung ist, den nicht spezifischen Entzündungen sehr gleichen. Aus umschriebenen Gummata wie diffusen gummösen Vorgängen entstehen also später **strahlige Narben,** welche recht kennzeichnend sein können. Man findet sie z. B. vielfach an der Leber, doch kommen sie so ziemlich in allen Organen des Körpers vor. Nur bei den meist umschriebenen Gummiknoten im Gewebe des Zentralnervensystems vermißt man die narbenbildenden Vorgänge, während die diffusen gummösen Neubildungen der Meningen die schwielige Umwandlung meist in sehr deutlicher Weise erkennen lassen.

Haben schon die diffusen gummösen Vorgänge weniger Kennzeichnendes an sich als die eigentlichen geschwulstartigen Gummata, so leiten sie über zu der anderen Erscheinungsform spätsyphilitischer Bildungen, der einfach **produktiven diffusen Entzündung:** diese, der öfters auch exsudative Erscheinungen beigemengt sind, hat nichts für Syphilis Bezeichnendes an sich, kommt aber bei ihr in allen möglichen Organen besonders häufig vor. Solche syphilitische Granulationen und als ihr Endergebnis auch hier wieder N a r b e n können daher oft sehr schwer als syphilitisch zu erkennen sein. Die Anordnung der Zellen u m V e n e n und die Veränderung dieser selbst im Sinne der **Endophlebitis** (am besten bei Färbung auf elastische Fasern zu erkennen) spricht sehr für Syphilis, ist aber auch nicht für sie allein bezeichnend. Am sichersten sind die produktiven

Entzündungen als syphilitisch zu erkennen, wenn daneben Gummata bestehen. Es geht schon aus dem Gesagten hervor, daß gerade im Spätstadium der Syphilis außer Gummata bzw. als Ergebnis solcher Veränderungen auftreten, die keinen für Syphilis besonders kennzeichnenden Bau haben, sondern ein mehr allgemein produktiv-entzündliches Gepräge zeigen. In günstigen Fällen möglicher Nachweis von Spirochäten und die allgemeine Erfahrung weisen bei bestimmtem Sitz auf Syphilis als Entstehungsursache.

Wir wollen nun **diese gummösen und weniger kennzeichnenden Veränderungen** hier noch **für einige Organe** kurz zusammenstellen.

Besonders wichtig ist hier die **Leber.** Sie ist im Spätstadium der Syphilis verhältnismäßig häufig ergriffen.

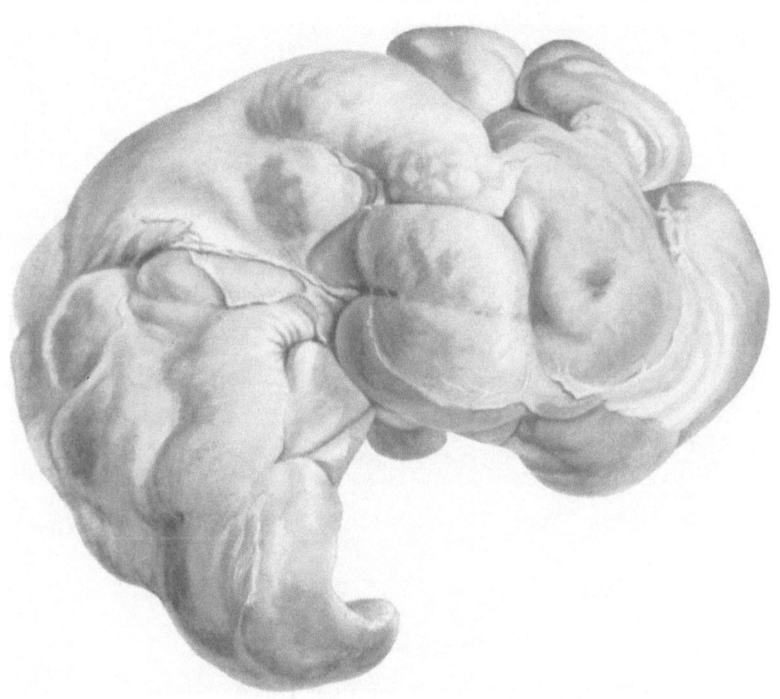

Abb. 247. Erworbene Lebersyphilis. „Lappenleber".
(H e r x h e i m e r, Handbuch der Haut- und Geschlechtskrankheiten. Bd. 16/2.)

Hier kommt einmal eine H e p a t i t i s in Betracht, welche zu derber Bindegewebsentwicklung, zu N a r b e n führt. Sie ist ungleichmäßig in der Leber verteilt. Durch Narbenschrumpfung kommt es zu Verunstaltungen der Leber, der sog. **Lappenleber = Hepar lobatum,** indem größere und kleine unregelmäßige Lappen abgeschnürt werden. Es verdickt sich auch die Kapsel und verwächst auch mit der Umgebung — Perihepatitis fibrosa. So sieht man gerade an der Leberoberfläche recht kennzeichnende strahlige Narben. Mit Sicherheit auf syphilitische Genese zu beziehen sind diese, wenn sich daneben noch Reste von **Gummata** finden. Denn nicht nur durch die an sich unspezifische mehr diffuse Entzündung, sondern gerade auch durch sekundäre Vernarbung von Gummen (vgl. oben) kommen jene tiefen Einziehungen und Narben zustande. Diese Gummata befallen gerade die Leber mit am häufigsten, doch sei betont, daß man sie heute weit seltener als früher findet (s. u.). Die Gummen haben sehr verschiedene Größe bis zu Faustgröße, in der Umgebung großer treten zuweilen kleine, selbst untermiliare, auf; sie sitzen mit Vorliebe an der vorderen Leberfläche, besonders in der Gegend des Aufhängebandes. Einmal gehen sie in der Mitte beginnend bald N e k r o s e ein, andererseits neigen sie sehr, besonders außen und auch in die Umgebung ausstrahlend, zu bindegewebiger U m w a n d l u n g mit starker N a r b e n z u s a m m e n z i e h u n g (s. o.). Oft finden sich mehrere Gummata in derselben Leber. Die Leber ist bei diesen syphilitischen Veränderungen meist stark v e r k l e i n e r t, doch kommen von erhaltenen Lebergewebsgebieten ausgehend auch h y p e r p l a s t i s c h e K n o t e n als ausgleichende Wucherungserscheinung vor (s. im speziellen Teil unter Leber). Die Unterscheidung zwischen Gummata und Tuberkeln kann zuweilen Schwierigkeiten bereiten; doch sind erstere meist größer. Eine sichere Entscheidung ist gegeben, wenn sich Tuberkelbazillen finden; die Suche nach der Spirochaeta pallida ist, wie bei den Gummata überhaupt, fast stets aussichtslos. Färbung auf elastische Fasern kann durch Hinweis auf Gefäßveränderungen für die Diagnose auf Syphilis maßgebend sein. Insbesondere die V e n e n sind hier oft beteiligt. Auch die Entzündung der Pfortaderwandung — Pylephlebitis — und ebenso die Sklerose der Lebervenen — Phlebitis hepatica obliterans —, die oft zu thrombotischem Verschluß mit allen Folgen führen, sind zumeist auf Syphilis zu beziehen. Beides kann sich auch zusammenfinden. Von manchen Seiten werden auch echte — also im Gegensatz zu der oben beschriebenen syphilitischen Hepatitis über die ganze Leber diffus verbreitete — Leberzirrhosen zum Teil auf Syphilis bezogen. Gleichzeitig mit den syphilitischen Veränderungen der Leber besteht oft Milzschwellung, öfters auch — aber keineswegs regelmäßig — Aszites sowie Ikterus.

An der **Haut** kommen bei der Spätsyphilis Gummata und gummöse Entzündungen vor, welche im Gegensatz zu den Bildungen der sekundären Periode tiefgreifende Zerstörungen des Gewebes und starke Narbenbildung zur Folge haben.

Die gummösen Herde bilden flache oder rundliche, bis faustgroße, derbe Knoten, welche vom Haut- oder Unterhaut-Bindegewebe ihren Ausgang nehmen. Erst später wird der Papillarkörper in Mitleidenschaft gezogen; die Veränderung der Epidermis kann sich auf eine leichte Abschuppung beschränken. Die Knoten können unter Bildung narbiger Einziehungen abheilen. Doch kann auch Geschwürsbildung eintreten, oder sich in der Mitte Erweichung (mit Bildung einer fadenziehenden, schleimartigen Masse) mit Durchbruch nach außen ausbilden, so daß auch hier Geschwüre, oft fortschreitender Art, entstehen. Auch dann kann Narbenbildung das Endergebnis sein.

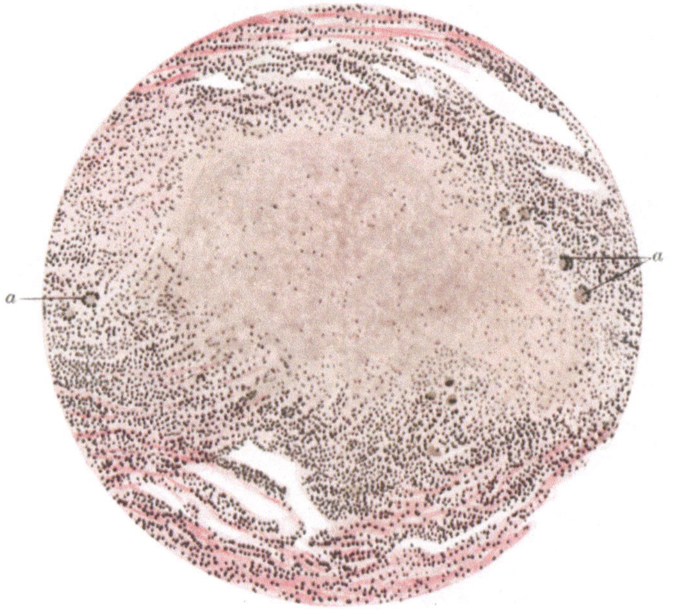

In der **Nase** finden sich ebenfalls Gummata sowie entzündliche Durchsetzungen; letztere führen zu Zerfall der Schleimhaut sowie Nekrose (Karies) des knorpeligen und knöchernen Nasengerüstes; durch Einfallen der Nase kommt so die kennzeichnende „Sattelnase" zustande.

In der Mund- und Rachenhöhle entstehen in der Spätzeit der Syphilis aus gummösen Einlagerungen tiefere Geschwüre, welche sich rasch ausbreiten, in die Tiefe dringen und nicht nur Schleimhaut und Submukosa, sondern auch das unterliegende Gewebe und auch hier sogar Knochenteile zerstören können. Auf diese Weise entstehen Zerstörungen an Gaumensegel und Zäpfchen, auch mit Durchbrüchen dieser Teile, oder der Mandeln und andere Verunstaltungen der

Abb. 248. Erworbene Syphilis der Leber.
Kleines Gummi (in der Nähe von großem) mit Nekrose in der Mitte, Riesenzellen am Rande (bei *a*). (van Gieson-Färbung.)
(Herxheimer, Handbuch der Haut- und Geschlechtskrankheiten. Bd. 16/2.)

Rachenhöhle, an denen besonders auch die bei der Heilung sich bildenden, derben und dann stark schrumpfenden Narben starken Anteil nehmen. Besonders bezeichnend für die syphilitische Spätzeit, wenn auch nicht nur bei Syphilis vorkommend, sind Narben am Zungengrund, bzw. eine Entzündung dieses, so zwar, daß unter Verschwinden der Balgdrüsen der Zungengrund glatt wird (**Atrophia laevis radicis linguae**).

Im **Kehlkopf** treten teils mehr diffuse, dichte entzündliche Einlagerungen, teils umschriebene, knotige, oft multiple, Wucherungen (sog. nodulöses Syphilid) auf.

Es schließen sich Geschwüre mit gewulstetem, wallartigem Rand, speckigem Grund und scharfer Begrenzung an, welche, rasch in die Tiefe greifend (Perichondritis, Knorpelnekrose), ausgedehnte Zerstörungen herbeiführen. Dazwischen stehen bleibende Schleimhautgebiete erfahren oft Wucherungen. An Stelle der Geschwüre treten später sehnig-glänzende, stark schrumpfende Narben, die durch starke Zusammenziehung oft hochgradige Enge des Kehlkopfes bewirken. So entstehen die mannigfachsten Formveränderungen und Verunstaltungen. Eine narbige Vorwärtsbiegung der Epiglottis ist öfters auf Syphilis zu beziehen.

An der **Luftröhre** finden sich, wenn auch seltener, und meist neben syphilitischen Veränderungen des Kehlkopfs, syphilitische mehr diffuse Infiltrationen oder Gummata, dann einerseits Geschwürsbildung, andererseits Narben von öfters „strickleiterförmigem" Aussehen, besonders im unteren Drittel der Luftröhre mit Verengerungen als Folgen. Die Erkrankung kann auch auf die Nachbarschaft übergreifen und so bei geschwürigen Vorgängen Verbindung mit der Speiseröhre oder Anätzung größer Gefäße bewirken.

In der **Lunge** finden sich bindegewebige Schwielen (indurative Lungensyphilis, Orth) oder Narben, zum Teil mit eigenartiger Lappenbildung. Doch gehen über die Häufigkeit der

Lungensyphilis, welche vor allem nach v. Hansemann sowie Rössle nicht so selten sein soll, die Meinungen weit auseinander.

Die Bindegewebsbildung in der Lunge geht besonders vom interlobulären und um die Bronchien sowie unter der Pleura gelegenen Bindegewebe und den Septen aus und ist (im Gegensatz zur tuberkulösen) durch Mangel an Kohlenstaub gekennzeichnet (Rössle). In den Schwielen können auch miliare Gummata oder aus solchen entstandene nekrotische Herde gelegen sein. Nur dann ist Syphilis sicher zu erkennen. In den Schwielen kommen auch glatte Muskelfasern (zumeist von kleinen Bronchien ausgehend) vor (Rössle). Andere Lungenveränderungen, wie Kollapsinduration, eiterige Bronchialkatarrhe u. dgl. können sich anschließen. Selten sind in der Lunge Gummata oder die sog. kavernös-syphilitische Lungenphthise.

Im **Magen** kommen nur in äußerst seltenen Fällen gummöse Neubildungen vor, welche von der Submukosa ihren Ausgang nehmen.

Im **Darm** sind syphilitische Veränderungen — unter Umständen narbige nicht kennzeichnende Verengerungen — selten. An und um den Mastdarm treten Entzündungen syphilitischer Natur etwas häufiger auf; es handelt sich um die Proctitis und Periproctitis syphilitica, bei der öfters endophlebitische Veränderungen (Färbung auf elastische Fasern) nachweisbar sind.

Am **Peritoneum** kommen gummöse Veränderungen sehr selten und fast nur von Organen der Bauchhöhle fortgeleitet vor.

In der **Milz** finden sich Gummata auch nur sehr selten, dagegen besteht häufiger eine chronisch-verhärtende Schwellung, die syphilitische Splenomegalie.

Auch in den **Lymphknoten** sind Gummata selten.

Ebenso in der **Niere.** Auf diese Weise können auch hier Narben entstehen· Auch kommt manchmal eine wahrscheinlich von syphilitischer Gefäßveränderung ausgehende Granularatrophie der Niere zustande, Nephrocirrhosis syphilitica.

An den männlichen Geschlechtsorganen befällt die Syphilis der Spätperiode meist — im Gegensatz zur Tuberkulose — zuerst und vorzugsweise den Hoden, dann erst den Nebenhoden. Zumeist ist der Hoden in Form der nichtkennzeichnenden verhärtenden bindegewebigen Entartung (s. im speziellen Teil unter Hoden) ergriffen, die vor allem am Corpus Highmori beginnt. Doch kommen auch diffuse verkäsende gummöse Durchsetzungen oder umschriebene größere (bis walnußgroße) Gummiknoten vor. Durch schwielige Umwandlung dieser und ihrer Umgebung entstehen strahlig in den Hoden eingesetzte Narben.

Die Tunica vaginalis und albuginea können verdickt oder gummös ergriffen sein. Oft besteht auch chronische Periorchitis. Die Massen können auch durchbrechen und fungöse Granulationen bilden. Der Samenstrang verödet bindegewebig, oder er bzw. die Nebenhoden weisen, aber selten, Gummata auf.

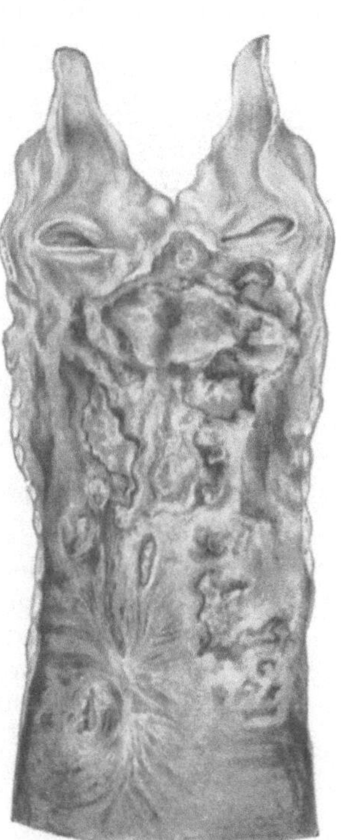

Abb. 249. Syphilitische Geschwüre und Narben mit Bloßlegung der Knorpel.

(Nach Türck, Atlas zur Klinik der Kehlkopfkrankheiten.)

Von den weiblichen Geschlechtsorganen kommen in der **Gebärmutter** Gummata oder Geschwürsbildungen, aber selten, vor, auch in der **Scheide** sind Gummata oder Narben selten.

In der **Brustdrüse** sind Gummiknoten und namentlich von solchen hergeleitete narbige Einlagerungen beschrieben worden.

In den **Nebennieren** sind fibrös indurierende Entzündungen häufiger wohl auf Syphilis zurückzuführen, allerdings öfters auf angeborene. Auch Gummata kommen hier vor.

In der **Hypophyse** finden sich ebenfalls Gummata, auch miliare, auch kommt hier diffuse syphilitische Narbenbildung vor.

Von größerer Bedeutung sind die Veränderungen der **Knochen** in der Spätzeit der Syphilis. Die hier in Betracht kommenden Veränderungen des Periostes und des Knochengewebes selbst beginnen in den Knochen oder sind von den Geweben der Umgebung wie Haut oder Schleimhäuten (so der Nase s. o.) her fortgeleitet. Am wichtigsten ist die Periostitis syphilitica, die vor allem am Schädel, ferner am knöchernen Gerüst der Nase, an der Tibia, dem Schlüsselbein usw. auftritt.

Hierbei entsteht ein syphilitisch-gummöses Granulationsgewebe, welches umschriebene Knoten oder mehr diffuse flache Verdickungen von weicher, zuweilen fast schleimiger, oft auch elastischer, gummiartiger bis derber Art bildet. Dies Granulationsgewebe geht sodann die gewöhnlichen Umwandlungen syphilitischer Granulationen ein: Verfettung und Nekrose, gegebenenfalls mit Aufsaugung der Zerfallsmassen, andererseits bindegewebige Umwandlung in derbes schwieliges Narbengewebe; auch Vereiterung kommt vor.

So kommt es am Knochen zu oberflächlicher Karies und zu Usuren. Dringt die syphilitische Wucherung mit den Gefäßen zerstörend in die Knochenrinde vor, so wird ein eigentümlich siebartiges, wie wurmstichig durchlöchertes Aussehen dieser herbeigeführt und sodann werden größere Gewebsverluste gesetzt. Dringt die Wucherung noch weiter in die Tiefe des Knochengewebes, so kommt es zu ausgedehnten Ernährungsstörungen des Knochens und zur Loslösung größerer Sequester. Dies kommt namentlich am Schädeldach vor, und hier kann sich syphilitische Pachy- und Leptomeningitis anschließen. Kommt es unter Entfernung der Granulationsmasse andererseits zu einer derben Narbenbildung, so verwächst das Periost fest mit der schadhaften Stelle des Knochens und auch die hier eingesunkene Haut ist fest mit der Narbe verwachsen.

In der Umgebung der syphilitischen Wucherung gesellt sich ossifizierende Periostitis hinzu, so daß sich stets starke Osteophytenbildung oder diffuse Periostosen ausbilden, wodurch die eingesunkenen Gebiete von einem dicken Knochenwall umgeben werden; aber auch die angrenzende Spongiosa (besonders die Diploe der platten Schädelknochen) geht häufig reaktive Verhärtung ein. So kann eine Heilung kariös zerstörter Gebiete eintreten.

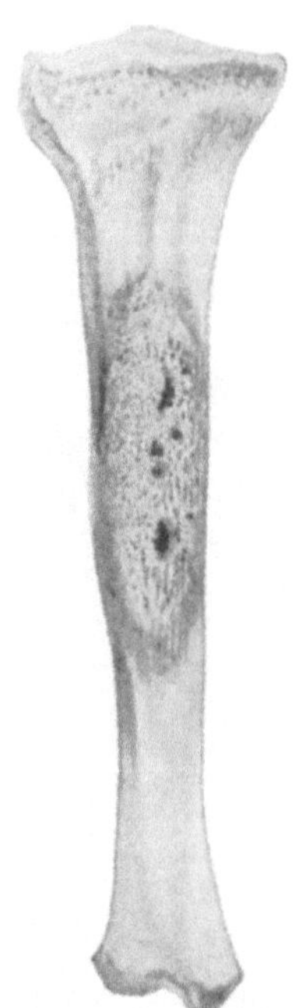

Abb. 250. Syphilitische Hyperostose an der Tibia.
(Nach v. Hansemann, Artikel „Osteom" in Eulenburgs Realenzyklopädie. Berlin-Wien: Urban & Schwarzenberg, 4. Aufl.)

Die syphilitische Osteomyelitis, auch der Spätzeit der Syphilis zugehörig, ist seltener.

Sie tritt ebenfalls in Form umschriebener Knoten oder (in der Spongiosa) mehr diffuser Einlagerungen auf. Auch hier kommt es zu Sequesterbildung und in der Umgebung zu knochenbildender Entzündung des Periosts sowie Knochenverhärtung.

Bei der syphilitischen Periostitis wie Osteomyelitis können die gummösen Vorgänge durch die Haut durchbrechen und so syphilitische Geschwüre bewirken.

Auch in den **Gelenken** finden sich als Spätformen der Syphilis zuweilen gummöse Bildungen. So entstandene Usuren werden durch Bindegewebe ausgefüllt, welches sich durch den Knorpel hindurch bis in den Knochen erstreckt und die unregelmäßig zackige Gestalt syphilitischer Narben überhaupt zeigt.

In sehr seltenen Fällen finden sich auch in den **Muskeln** gummöse, nekrotische oder schwielige Vorgänge.

Alle bisher beschriebenen Veränderungen der Spätsyphilis, welche vor allem dem Kreise der gummösen Veränderungen und aus ihnen hervorgegangenen Narben, Gewebszerstörungen und Verunstaltungen zugehören, sind nun in den letzten Jahrzehnten außerordentlich viel seltener als früher geworden. Dagegen sind die Veränderungen des Zentralnervengewebes, vor allem die Tabes und die Paralyse, und dann diejenigen des Gefäßsystems, und hier ganz vorzugsweise der Aorta, an Zahl und Bedeutung ganz in den Vordergrund getreten. Man kann sagen, daß sich das Bild der Syphilis vollständig gewandelt hat. Dabei treten die Aortenveränderungen und die Tabes bzw. Paralyse auch außerordentlich häufig zusammen auf, wobei auffallenderweise, wenn die Gefäßveränderung stark ausgesprochen ist, die des Nervensystems milder aufzutreten pflegt und umgekehrt.

Von den in der Spätzeit der Syphilis jetzt bei weitem am häufigsten und wichtigsten Veränderungen des **Gefäßsystems** und dann des **Zentralnervensystems** soll nunmehr die Rede sein.

Die spätsyphilitischen Veränderungen des Herzens allerdings sind verhältnismäßig selten.

Es finden sich hier einmal **Gummata**. Sie sitzen im Herzmuskel, während Endokard und Perikard nur sekundär mitergriffen zu werden pflegen, und zwar mit Vorliebe in der linken Herzkammer und dann vor allem auch in der Kammerscheidewand, und dieser Sitz bringt es mit sich, daß Herzgummata oder ihre narbigen Folgen verhältnismäßig häufig durch Unterbrechung des Atrioventrikularbündels zu Herzblock (Adams-Stokesschem Symptomenkomplex) (s. im letzten Kapitel des Allgemeinen Teils) führen. Die zweite Hauptform der Herzmuskelsyphilis ist die mehr diffuse bindegewebige Myokarditis, bzw. deren Endergebnis, Narben. Mit Sicherheit als syphilitisch sind diese in der Regel nur anzusprechen, wenn daneben noch gummöse Veränderungen bestehen. Öfters können Veränderungen der kleinen Gefäße kennzeichnend sein. Mikroskopisch bieten die Gummata und die allgemein entzündlichen Veränderungen keine Besonderheiten dar, nur sei erwähnt, daß sich hier außer Riesenzellen vom sog. Langhansschem Typus ganz besonders häufig zahlreiche solche von zugrunde gehenden Herzmuskelfasern abstammend finden.

Von der größten Bedeutung für das Herz (vor allem auch klinisch und auch für plötzliche Todesfälle unter Zeichen des Herztodes) sind teils mehr chronisch bindegewebig-schwielige, teils akut nekrotische Veränderungen des Herzmuskels auf Grund von Veränderungen der Kranzgefäße. Doch handelt es sich nicht um syphilitische solche dieser selbst, sondern fast stets um Verschlüsse oder Verengerungen der Kranzgefäße, besonders wichtig der linken absteigenden, an ihrer Abgangsstelle von der Aorta infolge von Veränderungen dieser, von denen sofort die Rede sein soll. Und ebenso sind eigentlich syphilitische Klappenendokarditiden zum mindesten überaus selten, die so häufigen alleinigen Veränderungen der Aortenklappen hängen auch von Veränderung der Aorta ab.

Von ganz einschneidender Bedeutung sind eben die syphilitischen Veränderungen der **Aorta.** Es handelt sich hier um eine Erkrankung, welche nach Sitz im Gefäß und in dessen Wandung sowie nach dem Erscheinungsbild von den gewöhnlichen atherosklerotischen Veränderungen wesentlich abweicht. Kennzeichnend ist der Sitz im Anfangsteil der Aorta, zunächst dicht oberhalb der Klappen beginnend (was im Hinblick auf die Beteiligung der Klappen und der Kranzgefäße [s. u.] von Wichtigkeit ist). Auch daß die Veränderungen mit Vorliebe an den Abgangsstellen der abgehenden Äste besonders ausgeprägt sind, ist bemerkenswert. Schreitet die syphilitische Veränderung in der Aorta weiter vor, so schließt sie doch zumeist mit dem Zwerchfell, oft ganz scharf, ab, hie und da ist der obere Teil der Bauchaorta noch mitergriffen. Die Veränderungen bestehen von der Innenseite des Gefäßes gesehen in mehr weißgrauen, schmutzigen, porzellanartigen zum Teil mehr glatten, zum Teil reich gerunzelten Verdickungen, so daß der Vergleich mit Chagrinleder sehr gut ist, andererseits aber auch in verdünnten wie „ausgepunzten" Vertiefungen (Grübchen) und Einziehungen. Das Bild weicht also recht sehr von dem der Atherosklerose ab, doch verbinden sich die syphilitischen Veränderungen mit atherosklerotischen auch in denselben Gebieten außerordentlich häufig.

Mikroskopisch sieht man, daß die Hauptveränderungen in der Media bzw. Adventitia sitzen, und zwar handelt es sich hier einerseits um Nekrosen mit Verlust der Muskulatur und der elastischen Faserlagen in der Media und Ersatz durch Narbengewebe, und andererseits um Granulationsherde, welche sich zum großen Teil um kleine Gefäße finden. Die Herde liegen hier um die kleinen Gefäße schon in der Adventitia und ziehen mit ihnen von hier aus in die Media, die viel stärker wie gewöhnlich von kleinen Gefäßen durchsetzt ist. Die kleinen Vasa nutritia in der Adventitia wie Intima zeigen dabei häufig kennzeichnende verschließende Endovaskulitis. Auf die beschriebene Weise kann die Adventitia stark verdickt werden und vor allem die Media unter Verlust ihres Baues auf weite Strecken rein narbig ersetzt werden, und so kommen durch Narbeneinziehung jene Grübchen, von innen sehen,

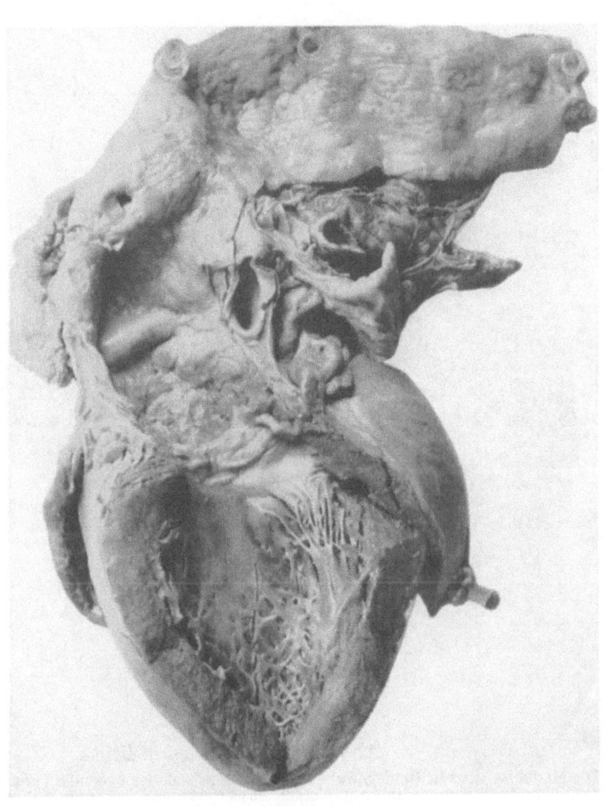

Abb. 251. Schwielige (luische) Mesaortitis der Aorta thoracica. Auch die Aortenklappen sind ergriffen, verdickt, verkürzt: Aorteninsuffizienz.

zustande. Die Intima erkrankt nur sekundär und im Gegensatz zur Atherosklerose mit nur geringen regressiven Metamorphosen (Verfettung, Verkalkung). In den erwähnten kleinen Granulationsherden können sich auch Riesenzellen finden und häufig, wie bei syphilitischen Veränderungen überhaupt, Plasmazellen in großer Zahl; echte miliare Gummata mit Nekrose in der Mitte finden sich hier auch, aber wesentlich seltener.

Als Ausgangspunkt der ganzen Vorgänge sind zum Teil die syphilitischen Veränderungen der Vasa nutritia mit Verengerung bzw. Verschluß und davon abhängigem Zugrundegehen von Muskulatur und Elastika anzusprechen, teilweise ist die Nekrose aber offenbar auch unmittelbare Folge der Syphiliserreger.

Es handelt sich hier also, im Gegensatz zur Atherosklerose, um eigentlich entzündliche Vorgänge, und ebenfalls im Gegensatz zur Atherosklerose (s. dort) haben diese ihren Hauptsitz nicht in der Intima, sondern in der Adventitia und besonders Media. Dementsprechend bezeichnet man die Erkrankung als **Aortitis** oder **Mesaortitis syphilitica.** Daneben aber gibt es eine weit seltenere zweite Form mit echten, oft schon dem bloßen Auge kenntlichen Gummibildungen in der Aortenwand und im übrigen den gleichen geschilderten Veränderungen. Hier kann man von **Mesaortitis gummosa** sprechen.

Wie geschildert sind die Vorgänge als solche in den meisten Fällen, ohne für Syphilis sehr kennzeichnend zu sein, allgemein entzündlicher Art. Da die Aortensyphilis heute das Bild der Spätsyphilis ganz beherrscht, findet sie sich auch in der übergroßen Zahl der Fälle bei der Leichenöffnung allein ohne Gummata oder sonstwie auf

Syphilis zu beziehende Veränderungen anderer Organe. Daß aber die beschriebene Veränderung fast stets auf Syphilis zurückzuführen ist, für die wir sie heute als typisch ansprechen müssen, hat, nachdem vor allem die Kieler Schule (Heller-Döhle) dies schon lange behauptet hatte, der fast stets positive Ausfall der Wassermannschen Reaktion bewiesen. Es gibt allerdings auch durch Kokken usw. bedingte ähnliche Aortitiden, die sich aber doch unterscheiden lassen. So treten bei Rheumatismus auch Aschoffsche Knötchen auf.

Von ganz besonderer Tragweite wird nun die Mesaortitis syphilitica durch ihre Folgen. Solche treten hauptsächlich in drei Richtungen auf: 1. die begleitenden Veränderungen der Aortenklappen; 2. die Veränderungen an den Abgangsstellen der Seitenäste, insbesondere Kranzgefäße, 3. die Aneurysmen.

1. Durch Übergreifen der Veränderungen von der Aortenintima auf die **Aortenklappen** werden diese außerordentlich häufig mitergriffen, indem sie verdickt und dann stark verkürzt werden. Die Veränderungen entsprechen ganz denen der Intima. Auf die beschriebene Weise kommt es zu **Aorteninsuffizienz.** Diese alleinige Aorteninsuffizienz (ohne solche anderer Klappen, nur ganz selten werden von den Aortenklappen aus die Mitralklappen mitbeteiligt) ist gerade wegen dieser Entstehungsart fast stets syphilitisch. Sie findet sich in 30—40 % der syphilitischen Aortitiden als Begleiterscheinung, was schon auf ihre Häufigkeit und Bedeutung hinweist.

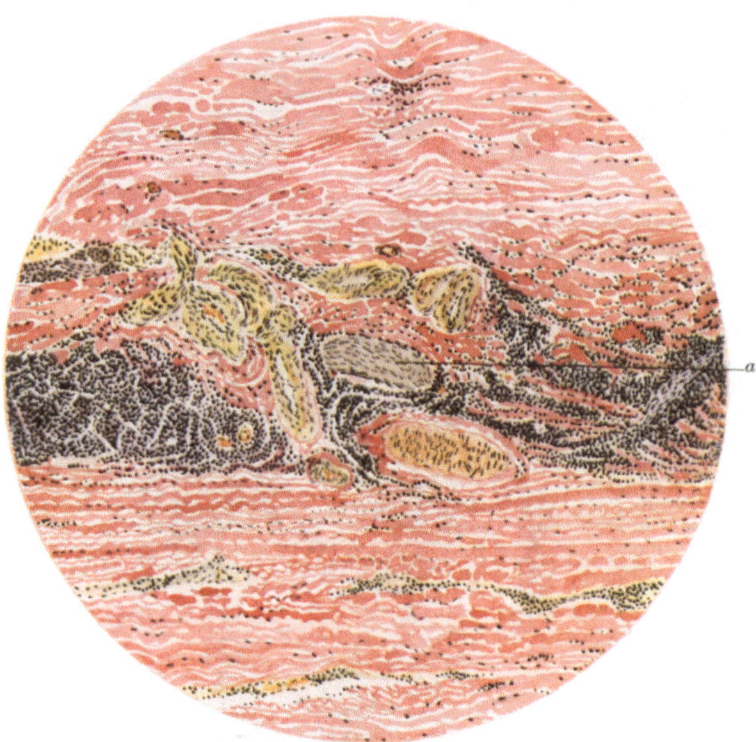

Abb. 252. Aortitis syphilitica.
Die Media ist ganz in Bindegewebe umgewandelt, welches besonders um vermehrte und zum Teil endarteriitisch veränderte Gefäße sowie um einen Nerven (*a*) Infiltrate aufweist. (van Gieson-Färbung.)
(Herxheimer, Handbuch der Haut- und Geschlechtskrankheiten. Bd. 16/2.)

2. Mit den Klappenveränderungen oft zusammen und etwa in der gleichen Häufigkeit auftretend und mindestens ebenso wichtig sind die Veränderungen der **Kranzgefäße.** Aus dem Sitz der Veränderungen dicht oberhalb der Aortenklappen erklärt sich eben die Tatsache, daß gerade die Kranzgefäße, und vor allem die wichtigste linke Kranzarterie, so häufig durch Intimaverdickungen an ihrem Abgang von der Aorta eingeengt oder gar teils unmittelbar, teils auf dem Wege über hinzutretende kleine Thromben verschlossen werden. Ein großer Teil der stenokardischen Anfälle ist so zu erklären und ebenso zu allermeist die plötzlichen Todesfälle.

Hierzu kann es auch ohne daß die linke Kranzarterie ganz verschlossen wäre, vor allem wenn der Herzmuskel zuvor schon gelitten hatte (Schwielen), kommen, wobei auch reflektorisch einsetzende Zusammenziehungen die anatomische Verengerung noch übersteigern mögen, andererseits kann aber auch Verengerung bzw. sogar Verschluß der Kranzgefäße auch erst zu Infarktbildung im Herzmuskel (oft mit Durchbruch) führen oder gar länger vertragen werden.

Auch andere Abgangsstellen von der Aorta, so die der großen Halsgefäße oder der Zwischenrippengefäße können, wenn auch seltener, wie die Kranzgefäße verschlossen werden.

3. Aneurysmen. Während andere Aneurysmenformen im speziellen Teil unter „Blutgefäße“ zu erörtern sind, muß das **Aneurysma verum** hier besprochen werden, da es wenigstens in der Brustaorta fast stets Folge der besprochenen syphilitischen Aortenveränderung ist, und zwar Folge der narbigen Endstadien dieser, also Spätfolge. Unter Aneurysma bzw. wahrem Aneurysma versteht man eine Erweiterung des mit veränderter Wand versehenen Arterienrohres in einem mehr oder weniger umschriebenen Gebiet. Eine (im Sinne der Mesaortitis syphilitica) veränderte Stelle der Wand, welche so an Widerstandskraft eingebüßt hat, wird durch den Blutdruck seitlich vorgebaucht — umschriebenes, meist sackförmiges Aneurysma —, oder in einem solchen Gebiet das Gefäßrohr mehr im ganzen erweitert — diffuses Aneurysma von verschiedener Gestalt. Es ist der Ersatz der Muskularis und Elastika der Media durch dehnbareres aber weniger elastisches, d. h. schweres in seine Ruhelage zurückgehendes, Bindegewebe bei der Mesaortitis luica, welches unter der Wirkung des Blutdruckes und vor allem von Blutdruckschwankungen die Grundlage für die Aneurysmen bietet. Entsprechend der syphilitischen Grunderkrankung und dem in jugendlicherem Alter, besonders bei kräftiger Arbeit, stärkerem Blutdruck finden sich die Aneurysmen gerade auch bei jugendlicheren Leuten, mehr bei Männern (s. u.) und vor allem im Anfangsteil der Aorta.

In der Lichtung der Aneurysmen lagern sich infolge von Wirbelbildungen und so bedingter Stromverlangsamung oft reichliche Massen von thrombotischen Niederschlägen („Aneurysmenfibrin") ab. Sie können gewaltig sein und so den Sack zum großen Teil wieder verengern und ein etwa normales Strombett wieder herstellen. Dies ist erst recht der Fall, wenn die Massen organisiert werden.

Andererseits tragen frischere thrombotische Massen die Gefahr der Embolie in sich.

Infolge der Veränderung der Gefäßwand kann es auch zu einer teilweisen Einreißung der Wandung kommen (Rupturaneurysma, während man die einfache Erweiterung als Dilatationsaneurysma bezeichnet). Es kann dann natürlich leichter zum Gesamtdurchbruch kommen (s. u.).

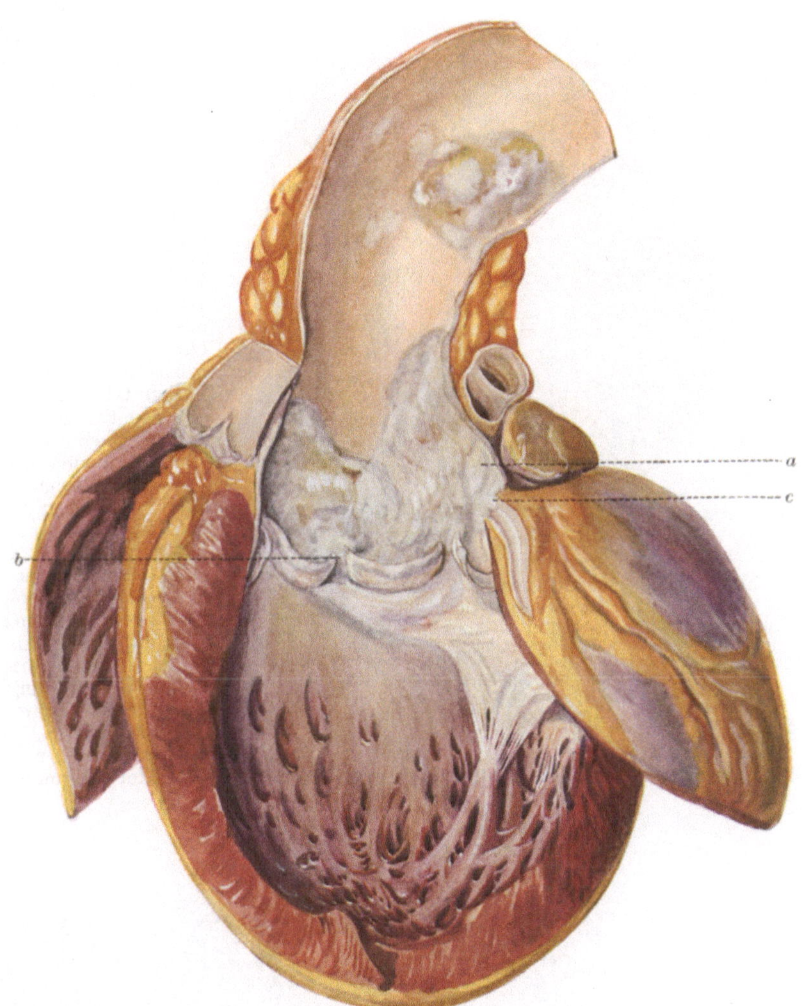

Abb. 253. Aortitis syphilitica, besonders dicht oberhalb der Aortenklappen gürtelförmig (a).

Die Aortenklappen selbst sind verdickt und verkürzt (Aortenklappeninsuffizienz) und durch zwischengelagerte schwielige Massen der Aortenwand auseinandergewichen (besonders deutlich bei b). Die schwieligen Massen oberhalb der Klappen verlagern den Eingang zu der linken absteigenden Kranzarterie (c).

(Herxheimer, Handbuch der Haut- und Geschlechtskrankheiten. Bd. 16/2.)

Denn die Aneurysmen haben naturgemäß große Gefahren. Diese bestehen einmal in solchen für ihre Umgebung.

Sie verwachsen mit benachbarten Weichteilen oder Organen, so der Luftröhre, den Bronchien, der Lunge, dem Herzbeutel, der Speiseröhre, mit Nerven usw. sowie auch mit der knöchernen Hülle der Brusthöhle, besonders mit Wirbeln und gegebenenfalls Rippen sowie Brustbein. Infolge des durch den Aneurysmasack ausgeübten **Druckes** tritt Atrophie der Gewebe ein. Besonders am Knochen, der ja ständigem Druck am wenigsten standhalten kann, treten Druckusuren auf, die sich immer mehr und mehr vertiefen. Das Brustbein kann nach vorne verbogen und zu einer so dünnen Platte werden, daß man das pulsierende Aneurysma durchfühlt, sieht und hört. Besonders an der Wirbelsäule treten tiefe Aushöhlungen ein, und zwar der Rippen, während die Zwischenwirbelscheiben bestehen bleiben können, da sie infolge ihrer bindegewebigen Natur weniger leiden (s. Abb. 183, S. 217). Durch Vordringen bis zur Dura des Rückenmarkes, Verwachsungen und Druck kann selbst das Rückenmark in Mitleidenschaft gezogen werden. Unter dem unmittelbaren Druck und Zug können auch andere Weichteile angegriffen werden, so der Nervus recurrens, was sich durch Stimmbandlähmung äußert. Druck auf den Hauptbronchus (besonders links) kann Bronchitis bewirken oder eine besondere Empfänglichkeit zur Ausbildung einseitiger atypischer Lungentuberkulose.

Die größte Gefahr des Aneurysma besteht aber in seinem **Durchbruch,** wenn die veränderte überdehnte Wand dem Blutdruck nicht mehr widerstehen kann.

Bei Sitz dicht oberhalb der Aortenklappen erfolgt der Durchbruch häufig in den Herzbeutel, ja selbst in das Herz (z. B. einen Vorhof), was sofortigen Tod zur Folge hat, oder er kann durch das verdünnte Brustbein nach außen oder unmittelbar in die freie Brusthöhle erfolgen. Oder aber die Blutung ergießt sich in ein Organ, mit dem das Aneurysma vorher verwachsen war, so vor allem in die Luftröhre oder die Bronchien oder in die Speiseröhre (Bluterbrechen oder Blutaspiration müßten die sofortige Folge sein) oder auch in die Lunge, oder in die Arteria pulmonalis, eine Vene od. dgl. mehr. In den meisten Fällen tritt sehr schnell Verblutungstod ein. In sehr seltenen Fällen kann das Aneurysma auch in zwei Organe zur gleichen Zeit durchbrechen. Auch können sich mehrere Aneurysmen finden.

Aneurysmen in der Bauchaorta und in den meisten anderen Gefäßen pflegen nicht auf Mesaortitis zu beziehen zu sein, sondern auf gewöhnliche Atherosklerose u. dgl.; sie sind also nicht syphilitisch.

Es soll noch erwähnt werden, daß die Aortensyphilis mit allen ihren Folgen (so auch das Aneurysma) weit häufiger beim männlichen als beim weiblichen Geschlechte auftritt, und daß die mittleren Lebensjahre stark überwiegen (vgl. oben). Die Zeit zwischen Infektion und Ausbildung der syphilitischen Aortitis, richtiger Auftreten der ersten Krankheitszeichen dieser, ist selten kurz, beträgt im Durchschnitt etwa 20 Jahre; sind aber

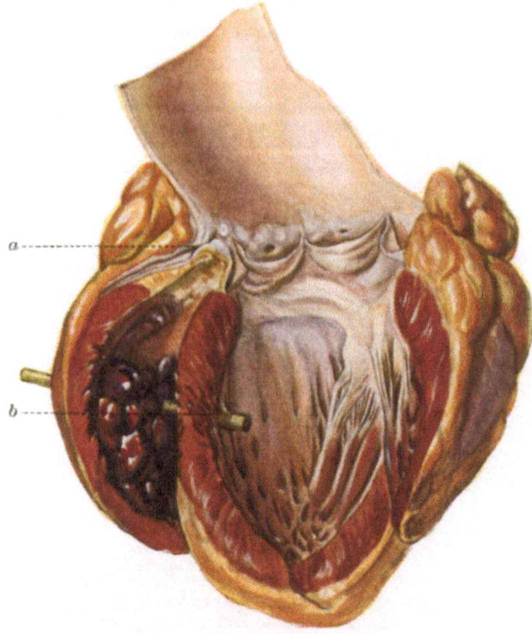

Abb. 254. Beginnende Aortitis syphilitica nur dicht oberhalb der Aortenklappen.
Verlegung der linken absteigenden Kranzarterie (bei *a*). Infolgedessen Erweichung des Herzmuskels mit Durchbruch in den Herzbeutel (Glasstab bei *b*). Dem erweichten erweiterten Gebiet lagern innen thrombotische Massen auf.
(Herxheimer, Handbuch der Haut- und Geschlechtskrankheiten. Bd. 16/2.)

Krankheitszeichen bemerkbar, dann tritt in 1½—2 Jahre meist schon der Tod ein. Die Wichtigkeit der Aortensyphilis mit ihren Folgen ergibt sich einmal aus der nochmaligen Betonung der Tatsache, daß ihr

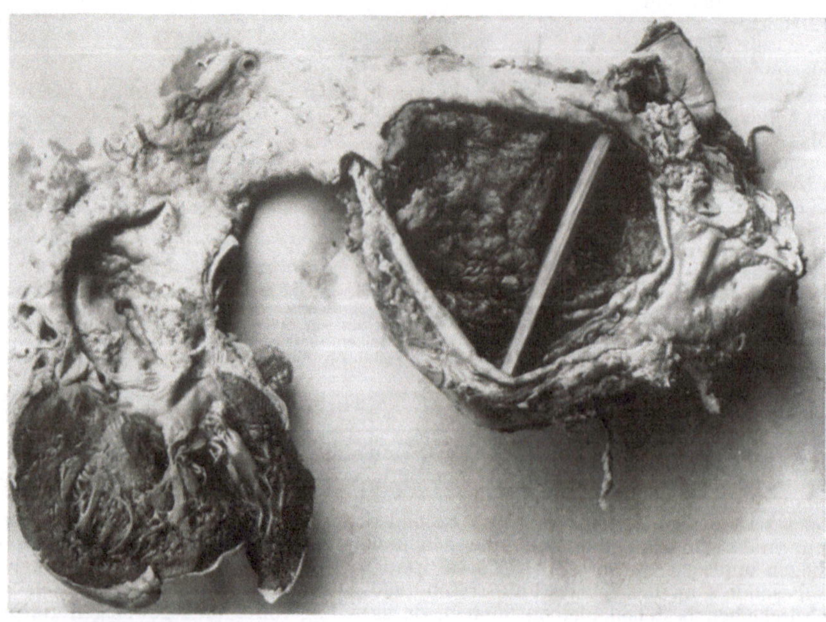

Abb. 255. Mesaortitis. Umschriebenes Aneurysma der Aorta descendens mit thrombotischen Massen gefüllt.

Hundertsatz unter der Spätsyphilis überhaupt und vor allem der zum Tode führenden Eingeweide-
lues ein ganz überwiegend großer ist, und dann, daß berechnet wurde, daß sie sich wenigstens in den Groß-
städten in einem durchschnittlichen Hundertsatz von 6—7 aller Leichenöffnungen findet.

Außerordentlich viel seltener als die Aorta erkrankt die **Arteria pulmonalis** bei der Spätsyphilis, und
zwar können wir auch, ganz wie bei der Aorta, eine syphilitische produktiv vernarbende Arteriitis
und eine hier etwas häufigere gummöse Form unterscheiden. Als Folgezustände kommen Aneurysmen,
hier aber auch Verengerungen, wenn auch sehr selten, vor.

Von den größeren Gefäßen des Körpers erkranken syphilitisch verhältnismäßig
häufiger nur noch die **Gehirnarterien.** Es
sind dies vor allem die Arterien der Gehirnbasis, wohl am häufigsten die Arteria basilaris und das Ende der Karotis, was mit
mechanischen Bedingungen erklärt wird.

Die syphilitische Natur der Veränderung dieser
Gefäße wurde vor allem von Heubner erwiesen.
Da er die Erkrankung mit einer Veränderung der
Intima beginnen ließ, ist meist von einer „Endarteriitis im Heubnerschen Sinne" die Rede,
jedoch ist auch hier wie bei der Aorta die Media
bzw. hier vor allem die Adventitia zuerst verändert, und zwar auch hier durch Angreifen an
den Vasa vasorum. Jedoch folgt die Intima-
veränderung hier sehr bald nach, und zwar
führt die Wucherung der Intima, wobei zumeist der
Rest der Gefäßlichtung noch durch Thromben verstopft wird, die dann durch Organisation bindegewebig umgewandelt werden, zum Gefäßverschluß. Die Folgen sind naturgemäß schwerster
Art, Ernährungsstörungen und Erweichungen im Gehirn. Neben der beschriebenen
Form gibt es auch hier bei den Gehirnarterien
eine echte gummöse. Die Gehirnarteriensyphilis
tritt häufig weit früher nach der Infektion als die
Aortenlues auf. Sie kann zwar zu Aneurysmen
führen, dies ist jedoch, wie sich aus dem anatomischen Bilde leicht erklären läßt, selten. Sie ist
zumeist mit syphilitischen Veränderungen der
weichen Gehirnhäute vergesellschaftet, wobei gewöhnlich nicht zu entscheiden ist, ob die Gefäße
oder die Gehirnhäute zuerst erkrankten.

Nur in Einzelfällen kommt an den Gefäßen
der Gliedmaßen eine auf Syphilis beruhende,
zum Verschluß der Gefäße führende syphilitische
Arteriitis vor, mit Gangrän u. dgl. als Folgen.

Auch an den Venen kommen nicht selten
syphilitische Veränderungen vor. An kleinen Venen
entwickelt sich häufig eine die Lichtung ver-

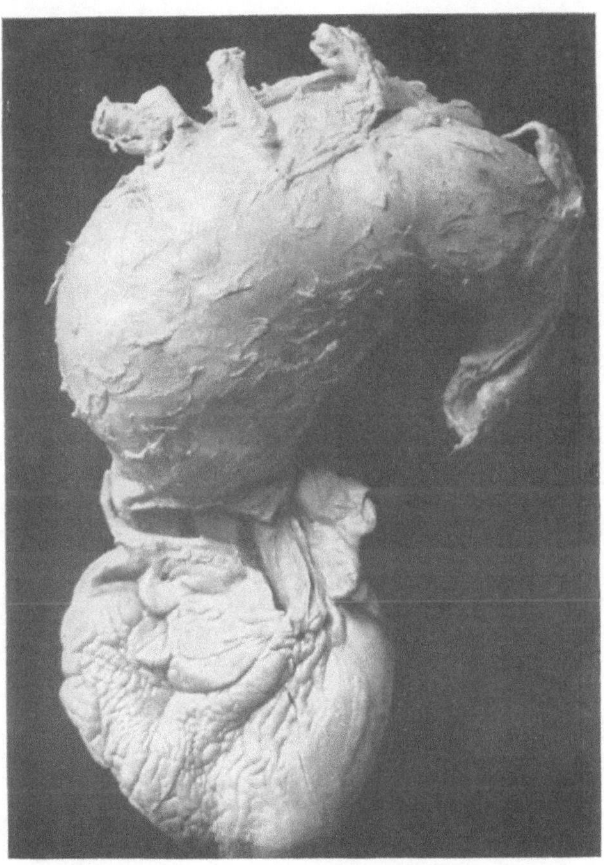

Abb. 256. Großes Aneurysma des Arcus aortae
(unaufgeschnitten).

schließende Endophlebitis, welche bei Entzündungen auch sonst auftritt, aber das Augenmerk auf
syphilitische Entstehungsursache lenken kann.

Allgemein sei betont, daß die syphilitischen Entzündungen — von manchen Seiten wird dies auch
für die Gummata angenommen — sich mit Vorliebe an kleine Gefäße anschließen.

Nächst der Gefäßsyphilis ist, wie oben dargelegt, jetzt am häufigsten und wichtigsten diejenige
des **Zentralnervensystems,** und zwar sind hier zu entscheiden: 1. die Tabes dorsalis, 2. die
progressive Paralyse, 3. die Zerebrospinalsyphilis.

1. **Tabes dorsalis.** Sie ist eine Erkrankung des Rückenmarkes, welche in erster Linie
durch Veränderungen sensibler Bahnen des Rückenmarkes und zwar jener Teile gekennzeichnet ist, welche aus den hinteren Wurzeln in das Rückenmark übertreten. Auch die
klinischen Erscheinungen sind unmittelbar oder mittelbar auf die Erkrankung dieser Gebiete
zurückzuführen.

Die Hinterstränge bestehen größtenteils aus Fasern, welche aus den hinteren Wurzeln in sie übergetreten
sind und teils wieder in die graue Substanz abgegeben werden, teils innerhalb der Hinterstränge bis zum verlängerten Mark hinaufsteigen. In jedem Teilabschnitt (Segment) des Rückenmarks liegen die Fasern, welche
aus den hinteren Wurzeln in den Hinterstrang eingetreten sind, in den seitlichen Teilen des letzteren, neben dem

Rande des Hinterhorns und rücken im nächst höheren Teilabschnitt mehr nach der Mitte zu, indem sie durch die hier neu eingetretenen Fasern gleichsam hierher verschoben werden. Indem sich diese Verschiebung der Hinterstrangfasern bei jedem Teilabschnitt des Rückenmarks wiederholt, rücken die langen Hinterstrangfasern bei ihrem Aufsteigen im Rückenmark immer mehr medialwärts, daher finden wir jene Fasern, welche aus den Wurzelpaaren des Sakralmarks, Lendenmarks und unteren Brustmarks stammen, im Halsmark innerhalb der medialen Gebiete des Hinterstranges zu beiden Seiten des Septum posterius und durch eine weitere Scheide, das Septum paramedianum, vom übrigen Hinterstrang abgegrenzt; sie werden hier als **Gollsche Stränge** bezeichnet; der laterale Teil des Hinterstranges, welcher seine Fasern aus den Wurzeln des oberen Brustmarks und des Halsmarks bezieht, heißt hier **Burdachscher Strang.** Diese Trennung in Gollsche und Burdachsche Stränge gibt es so naturgemäß nur im Halsmark und oberen Brustmark.

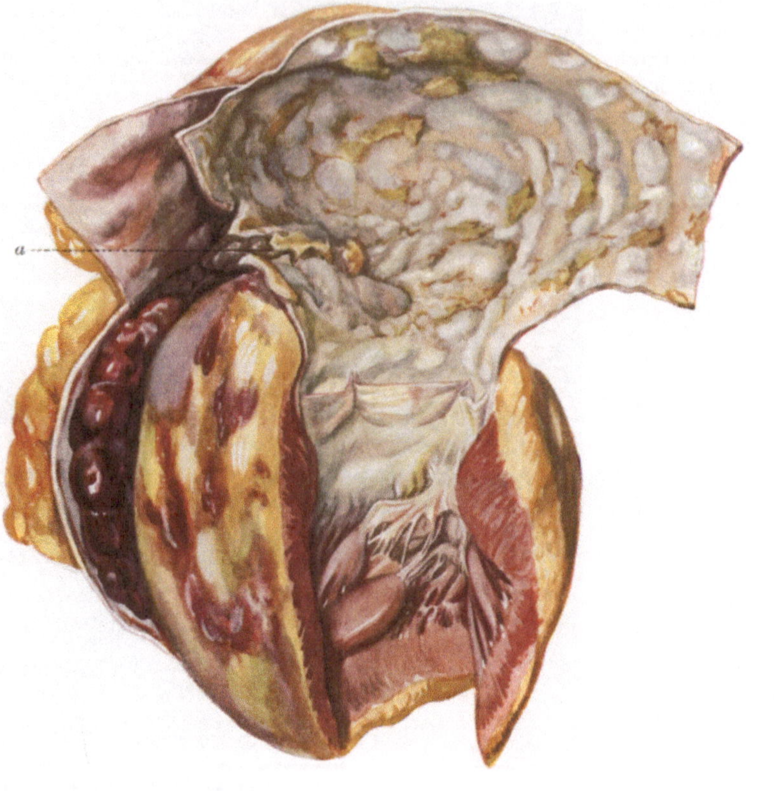

Die Ursache der Tabes ist eine syphilitische Infektion im Spätstadium. Spirochäten wurden nachgewiesen. Vornehmlich ist eine toxische Wirkung anzunehmen. Als Auslösungsursache sind vielleicht Überanstrengungen u. dgl. anzunehmen (Edingers Aufbrauchtheorie).

Es handelt sich um eine Entartung der nervösen Bestandteile mit Ersatzwucherung durch Glia (über diese allgemeinen Vorgänge vgl. im Speziellen Teil) im Gebiete der Hinterstränge, der Hinterhörner und hinteren Wurzeln, d. h. also letzterer selbst und ihrer Einstrahlungen in das Rückenmark. Es liegt also eine **graue Degeneration bzw. Sklerose** (vgl. im Speziellen Teil), **besonders der Hinterstränge** vor. In hochgradigen Fällen ist die Veränderung im Rückenmark schon mit

Abb. 257. Aortitis syphilitica zusammen mit Aterosklerose (die gelben Platten). Aneurysma der Aorta ascendens, in den Herzbeutel durchgebrochen (bei *a*). (Herxheimer, Handbuch der Haut- und Geschlechtskrankheiten. Bd. 16/2.)

bloßem Auge wahrzunehmen. Durch die Atrophie und Sklerose (Abb. 259) seiner dorsalen Teile wird das Rückenmark in dorso-ventraler Richtung verkürzt, abgeplattet. Die Hinterstränge und Hinterhörner erscheinen derb, trocken, grau verfärbt, die hinteren Wurzeln grau, atrophisch und verdünnt. Fast immer sind auch die weichen Häute des Rückenmarks mehr oder weniger getrübt und verdickt (chronische Meningitis).

Es sei bemerkt, daß die Achsenzylinder meist nicht so zahlreich zugrunde gehen wie die Markscheiden. So finden sich im verhärteten Gebiet meist etwa doppelt so viel Achsenzylinder als Markscheiden erhalten; die Hälfte jener also ist markscheidenfrei erhalten geblieben. Anatomisch wie klinisch ist der Verlauf ein überaus schleichender. Immer mehr Fasern verfallen, immer mehr breitet sich die Sklerose aus, und zunehmend treten die Folgeerscheinungen des Ausfalls hervor. In frischeren Gebieten finden sich zahlreiche „Körnchenzellen" mit Fett aus den zerfallenen Markscheiden beladen, in alten Herden die gewucherte Glia.

Die Tabes beginnt in der Regel in den Wurzelgebieten (nach Spielmeyer da, wo die Wurzel zentrale Beschaffenheit annimmt) des untersten Brustmarks und obersten Lendenmarks bzw. verursacht Degeneration der von diesen Wurzelpaaren ins Rückenmark einstrahlenden Fasern; daher finden wir bei beginnender Tabes auf Schnitten durch die Rückenmarkssegmente jederseits im Hinterstrang ein seitlich gelegenes Degenerationsgebiet neben dem Hinterhorn (Abb. 259 *Aa*). Da die hier eintretenden Fasern nach ihrem Aufsteigen ins Halsmark im Gebiet der Gollschen Stränge liegen, so zeigen in solchen Fällen Schnitte durch das Halsmark eine Degeneration dieser. Ergreift die Tabes auch die Wurzelgebiete des unteren Teiles des Rückenmarks, das ist des übrigen Lendenmarks und des Sakralmarks, so zeigt sich im Bereich dieser

Gebiete allmählich der ganze Querschnitt des Hinterstranges erkrankt, weil auch die mehr in der Mitte gelegenen, aus tieferen Ebenen stammenden Fasern ergriffen sind (Abb. 259 *Ba*). Steigt später die Tabes nach oben auf, d. h. ergreift sie auch Wurzelgebiete des Brustmarks, so treten auch in diesen Höhen neben der Degeneration der Gollschen Stränge seitliche Degenerationsfelder auf (Abb. 259 *Bb*). Da ferner auch die Hinterhörner Fasern aus den hinteren Wurzeln erhalten, so werden auch sie faserärmer. Unter jenen Fasern, welche aus den Hintersträngen in die Hinterhörner übertreten, finden sich auch die Reflexfasern, welche weiterhin zu den Vorderhörnern ziehen; die Reflexbahn für den Kniereflex findet sich in der Höhe des ersten bis zweiten Lendennerven; da nun in dieser Höhe die Tabes frühzeitig einsetzt, so erklärt sich hierdurch das frühzeitige Schwinden des Kniescheibensehnenreflexes bei ihr. Vor allem sind auch die in das Gebiet der hinteren Wurzeln gehörigen Spinalganglien verändert. Man hat auch hierin den Ausgangspunkt der ganzen Vorgänge gesehen. Eine andere neuere Auffassung geht aber auch dahin, daß es sich bei der Tabes um die Entwicklung eines syphilitischen Granulationsgewebes in den trichterförmigen Ausläufern des Subarachnoidealraumes, die den Hauptsubarachnoidealraum gegen die Spinalganglien absperren, handelt, daß der eigentliche grundlegende Vorgang also außerhalb des Rückenmarks sitzt und von hier aus die Wurzeln der Nerven ergreift — wobei die Flüssigkeit des Subarachnoidealraumes durch Spirochätenausbreitung den Übergang von einer Nervenwurzel auf die andere vermitteln soll —, woran sich erst sekundär die aufsteigenden Entartungen der Hinterhörner und -stränge anschließen. Doch ist dies noch nicht erwiesen.

Auch das übrige Nervensystem zeigt bei der Tabes vielfach Veränderungen. Die wichtigsten derselben sind: Degenerationen an den Kernen und Fasern der Hirnnerven, motorischer wie sensibler; besonders wichtig sind die häufige Atrophie der Sehnerven, Entartungen in verschiedenen peripheren spinalen Nerven, zum Teil mit Lähmung und Muskelatrophie, Erkrankungen des Sympathikus mit Erscheinungen von seiten der Eingeweide, endlich Veränderungen im Gehirn. Nicht selten schließt sich

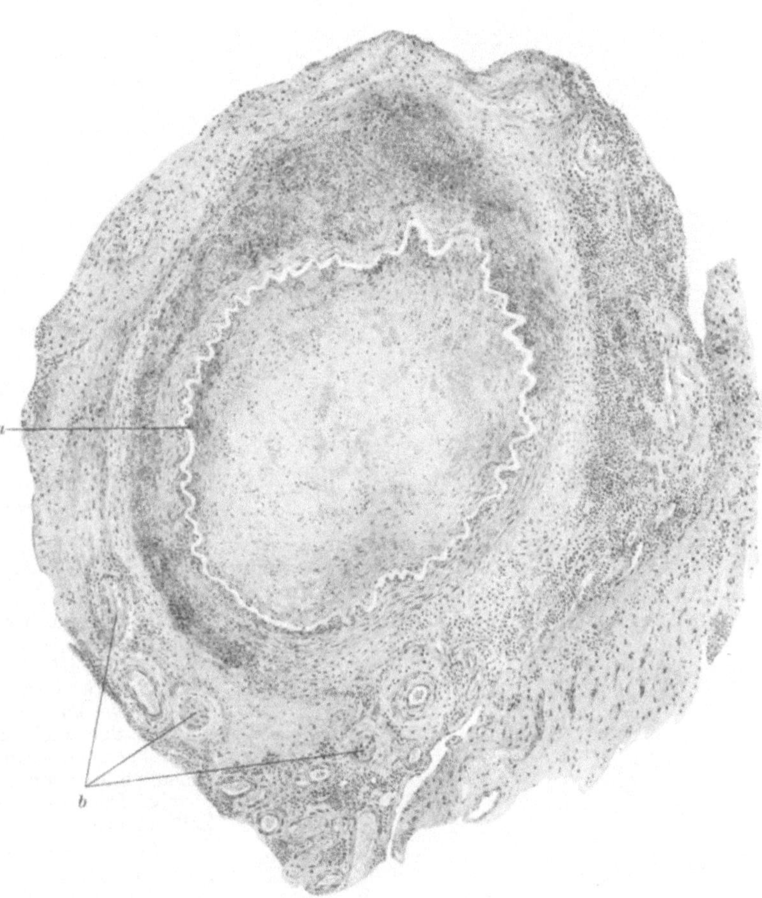

Abb. 258. Arteria fossae Sylvii. Arteriitis syphilitica. Gefäßlichtung völlig verschlossen.

Grenze der alten Intima an der (hellen) Elastica interna (*a*) kenntlich. Media zum größten Teil zugrunde gegangen; von Zellmassen durchsetzt. Adventitia verdickt, mit Rundzellherden, auch um die Endarteriitis obliterans aufweisenden Vasa vasorum (*b*).

an die Tabes eine progressive Paralyse (s. u.), noch häufiger umgekehrt an diese letztere eine tabische Erkrankung an. Auch im Kleinhirn finden sich meist Nervenentartungen mit Gliawucherung, was manche klinische Erscheinung erklären mag.

2. Von besonderer Wichtigkeit ist weiterhin eine den Spätformen der Syphilis zugehörige Veränderung des Gehirns, die **progressive Paralyse = Dementia paralytica der Syphilitiker.** Es handelt sich hier um sehr chronisch verlaufende Vorgänge, einmal exsudativ-entzündliche mit entsprechenden Abbauvorgängen im Nervengewebe, daneben aber auch mehr selbständige degenerativer Art. Sie sind im allgemeinen diffus, daneben kommen auch herdförmige (auch Entmarkungsherde) vor. Die diffuse Veränderung befällt das ganze Zentralnervensystem. Vornehmlich befallen ist aber das Großhirn, und zwar dessen Rinde, und da wieder am stärksten das Stirnhirn, der Schläfenlappen und das Ammonshorn. Ebenso schwer befallen wird aber meist nach neueren Untersuchungen (Spatz) das Striatum. Nur in atypischen Fällen sind andere Gebiete mehr ergriffen. Für das bloße Auge erscheinen die erkrankten Gebiete zunächst

unregelmäßig fleckig verfärbt, hyperämisch gesprenkelt. Später, wenn es zur Atrophie besonders der Rinde gekommen ist, herrscht helle, graugelbe Farbe, verwaschene Zeichnung und derbe
Atrophie der Gebiete vor, also namentlich der Rinde des Stirn-
lappens, des Schläfenlappens und oberhalb der Inselgegend,
während die Hinterhauptlappen mehr verschont bleiben. Die atrophischen Windungen sind kammartig verschmälert, spitz, die Furchen erweitert. Auch die Ventrikel werden weit — Hydrocephalus
e vacuo — mit Ependymwucherungen und auch die weichen Hirnhäute zeigen Oedeme vacuo, auch werden sie bindegewebig
verdickt und gehen Verwachsungen mit der Hirnoberfläche ein,
von vorne nach hinten an Stärke abnehmend.

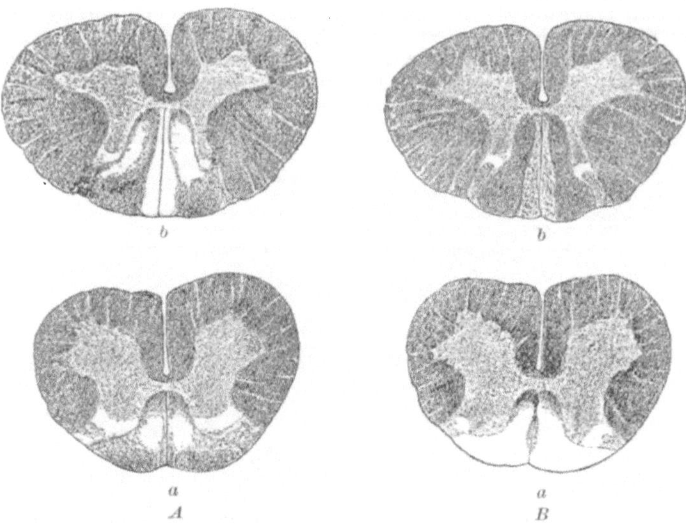

Abb. 259. Tabes dorsalis.

A frischer Fall. Im Lendenmark *a* je ein Degenerationsfeld im Hinterstrang, im Halsmark *b* Degeneration der Gollschen Stränge.
B älterer Fall. Im Lendenmark *a* fast der ganze Hinterstrang degeneriert; im Halsmark *b* neben der Degeneration der Gollschen Stränge je ein seitliches Degenerationsfeld im Burdachschen Strang.

Ferner werden die Stammganglien vom Vorgang ereilt, ebenso herdförmig das Kleinhirn (Spielmeyer). Auch das Rückenmark kann ergriffen werden — so können die Hinterstränge, wenn auch weniger als bei der Tabes, Pyramidenstränge oder andere Bezirke entarten — und endlich auch die peripheren Nerven.

Mikroskopisch finden sich Veränderungen der Ganglienzellen, Schwund der Nervenfasern, tangential beginnend und nach der Tiefe fortschreitend. Im Gewebe und besonders in den Adventitiallymphräumen, vor allem der kleinen Gefäße und Kapillaren, treten frühzeitig Rundzellen und vor allem Plasmazellenanhäufung als Entzündungszeichen auf; auch die Gefäße können hyaline Intimaverdickung mit Einengung der Lichtungen aufweisen. Die Gliazellen vergrößern und vermehren sich, wobei sich sog. „Stäbchenzellen" bilden, und auch die faserige Glia wuchert herdförmig. Der Rindenbau kann so gestört sein, daß man die Zellschichtung nicht mehr erkennt (Jakob).

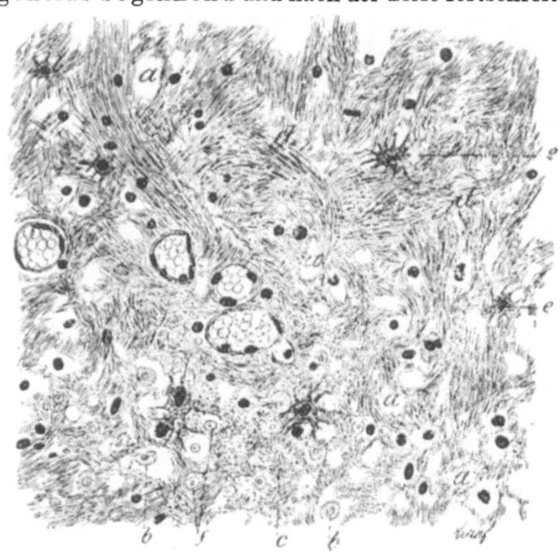

Abb. 260. Schnitt aus dem degenerierten Hinterstrang bei Tabes dorsalis.

a Lücken durch Atrophie und Schwund von Nervenfasern entstanden, zum Teil Körnchenzellen (*b*) enthaltend; *c* quergetroffene, *d* längsgetroffene Gliafasern, *e* Spinnenzellen, *f* einzeln erhaltene Nervenfasern.

Für die histologische Diagnose sehr wichtig ist nun noch der stets bei Paralyse zu machende Befund von Eisen (Hämosiderin), teils freiliegend, teils in Zellen (Adventitiazellen und Hortega-Zellen), in den Räumen um die kleinen Gefäße. Die Farbstoffmassen sind teils feinkörnig, teils schollig. Das Eisen findet sich in der Gegend der hauptbetroffenen Gebiete, vor allem im Stirnhirn, Ammonshorn und Striatum. Es ist, was besonders wichtig ist, hier auch nachweisbar, wie Lubarsch betont, wenn in sehr langsam fortschreitenden Fällen bzw. späteren Zeiten die Plasmazellmäntel nicht immer mehr zu sehen sind. Das Hämosiderin findet sich außer bei der Paralyse nur noch bei der in den Gehirnveränderungen ja sehr ähnlichen Schlafkrankheit (Spatz) (s. u.). Eisen findet sich auch sonst an vielen Stellen des Gehirns normal und vermehrt bei gewissen Geisteskrankheiten, doch in anderer Verteilung wie bei der Paralyse.

Die Paralyse ist eine echt syphilitische Späterkrankung. Spirochäten sind im Gehirn
nachweisbar. Sie können „bienenschwarmartig (Jahnel) besonders um Ganglienzellen liegen.
Unter welchen Bedingungen bei Syphilitikern es zur Paralyse kommt, ist noch nicht klar. Manche
denken an besondere neurotrope Spirochätenstämme, andere an besondere Verhältnisse des Zentralnervensystems.

Die Veränderungen der Hinterstränge sind denen der Paralyse sehr ähnlich.

3. Die Erscheinungen der **zerebrospinalen Syphilis,** welche besonders von den Hirnhäuten ausgeht, gehören an sich auch der Spätzeit der Syphilis zu, doch können sie auch schon frühzeitig nach der Infektion, ja selbst schon wenige Monate nach ihr auftreten. Nach ihrem anatomischen Verhalten gehören sie teils diffusen syphilitischen Entzündungsvorgängen, teils den umschriebenen Syphilomen, d. h. Gummiknoten, teils endlich einfach degenerativen Vorgängen zu; eine wichtige Rolle spielen dabei die schon besprochenen syphilitischen Veränderungen der Blutgefäße, sowie gewisse sekundäre Erscheinungen. Am häufigsten ergreift die Veränderung die weichen Häute des Gehirns — seltener jene des Rückenmarks, — und zwar meistens in Form einer **syphilitischen** oft **diffusen Meningitis.**

Durch Wucherung eines zellreichen und gefäßreichen Granulationsgewebes bilden sich innerhalb der Hirnhäute flache, anfangs graurote und weiche, gallertige Verdickungen, welche nekrotische Einsprengungen aufweisen können, im übrigen aber zu einer bindegewebigen Umwandlung in ein sehr derbes, schwieliges Narbengewebe neigen, das im weiteren Verlauf eine starke Schrumpfung erleidet. So bleiben, während kleinere Herde auch vollkommen aufgesaugt werden können, von größeren dicke schwartige Auflagerungen an den Hirnhäuten zurück. Jedoch kann dies auch zurücktreten und sich Zelleinlagerungen, besonders aus Rundzellen bestehend, sehr lange halten. Dann kann für das bloße Auge eine solche syphilitische Meningitis einem einfachen Piaödem (s. im Speziellen Teil) sehr ähnlich sehen, während das Mikroskop die schweren Veränderungen aufdeckt. In anderen Fällen treten verkäste Gebiete am stärksten hervor. Bei manchen syphilitischen Leptomeninxformen finden sich auch — meist neben anderen syphilitischen Veränderungen, vor allem kleiner Gehirngefäße — kleine tuberkelähnliche Knötchen, wenn auch meist von unregelmäßigerer Größe und ungleichmäßigerer Verteilung als Tuberkel.

Zumeist ergreifen die Vorgänge von den Häuten her, oft den Gefäßen folgend, auch das Nervengewebe selbst — **Meningoencephalitis** bzw. **-myelitis syphilitica.** Auch in ihm kommt es zu zelligen Einlagerungen, die später Nekrose aufweisen oder bindegewebig-narbig verändert werden.

Die syphilitische Meningitis hat auch mittelbare Wirkungen, die auch klinisch von Wichtigkeit sind, gerade weil sie durch antisyphilitische Behandlung, im Gegensatz zu Veränderungen anderer Entstehungsursache, wieder zum Rückgang gebracht werden können. Durch Druck und Narbenschrumpfung kommt es zu Störungen der Blut- und Lymphströmung der benachbarten Gebiete mit Stauungs- und Quellungserscheinungen des Zentralnervengewebes.

Gummata in Gehirn oder Rückenmark kommen vor, aber immerhin seltener. Sie können Haufentuberkeln sehr gleichen (die Gefäße, hier verändert aber vorhanden, dort im Tuberkel fehlend, sind oft ein gutes Unterscheidungsmerkmal). Gummiknoten der Meningen sind selten.

Die Syphilis kann auch andere, rein **degenerative,** Veränderungen am Nervenparenchym hervorrufen.

Zum Teil stehen solche zweifellos mit den Veränderungen der zuführenden Blutgefäße in Zusammenhang und sind der Hauptsache nach auf eine durch die Herabsetzung der Blutzufuhr veranlaßte Ernährungsstörung zu beziehen; solche Veränderungen treten meist in herdweisen, unregelmäßigen Entartungen und Verhärtungen auf; andererseits muß man auch der Syphilis die Fähigkeit zuerkennen, in unmittelbarer Weise Entartungsvorgänge an den Ganglienzellen und Nervenfasern hervorzubringen; hierdurch entstehen strangförmige Entartungen und Sklerosen, manchmal auch systematische Erkrankungen einzelner Nervengebiete. Zu letzteren gehören wahrscheinlich ein Teil der Fälle von sog. syphilitischer Lateralsklerose, einer Erkrankung der Pyramidenbahnen, sowie des weiteren gewisse Formen von Hinterstrangerkrankung (abgesehen von Tabes).

Der ganze, etwas schematische Ablauf der Syphilis, den Ricord schon in ein primäres, sekundäres und tertiäres Stadium einteilte, und bei dem wir auch wenigstens eine Frühperiode mit Primäraffekt, dann als Ausdruck der Generalisation Syphilide usw., und eine Spätperiode unterscheiden, weist auf Gesetzmäßigkeiten hin, die im Verhalten der Erreger einerseits, den immunbiologischen Umstimmungen des Gesamtkörpers und seiner Teile andererseits, bzw. im gegenseitigen Verhältnis beider, begründet sein müssen.

Der Primäraffekt setzt auch hier zunächst einen für den Syphiliserreger zuvor jungfräulichen Boden voraus. Die den Primäraffekt darstellenden entzündlichen Vorgänge bewirken eine Umstimmung derart, daß eine zunächst örtliche sog. „Schankerimmunität" eintritt, die sich dann über die Haut verbreitet und welche sich darin zeigt, daß, wenn mehrere Schanker auftreten, in der Regel nur einer zur vollen Entwicklung kommt und vor allem Neuimpfungen nach Auftreten der Initialsklerose nicht oder nur unbedeutende neue Schanker sich entwickeln lassen. In seltensten Fällen werden durch den Primäraffekt die Spirochäten vernichtet; es kommt „Selbstheilung" zustande. Fast stets gelangen die Spirochäten von den Lymphbahnen aus, und zwar, wie angenommen wird, plötzlich und in solcher Menge ins Blut, daß man von einer Art Superinfektion des Körpers mit seinen eigenen Spirochäten (Bergel) gesprochen hat. So kommt die Generalisation zustande und nach einiger Zeit treten die Syphilide besonders der Haut auf. Es besteht jetzt eine Umstimmung des Körpers im Sinne einer Überempfindlichkeit, welche im Einzelfall mehr oder weniger stark ausgesprochen sein kann; dem entsprechen die Verschiedenheiten der Syphilide an Ausbreitung und Form. Für diese Unterschiedlichkeiten sind auch verschiedene Empfänglichkeit der Einzelperson — wobei Buschke das vegetative Nervensystem und das endokrine System maßgebend heranzieht — und der einzelnen Gebiete der Haut, vielleicht zum Teil in Abhängigkeit von der Blutverteilung (Almkvist), sowie Unterschiede der Spirochätenzahl anzunehmen.

Es ist wahrscheinlich, daß im Generalisationsstadium außer Haut und Schleimhäuten auch die inneren Organe bzw. das Nervensystem vorübergehend ähnliche Veränderungen eingehen.

Es folgt eine Zeit der Latenz von meist ziemlich langer Dauer, wahrscheinlich verursacht durch relative Hautimmunität. Doch wird diese Zeit, vor allem zunächst, durch mehr oder weniger zahlreiche Rückfälle der Syphilide unterbrochen. Diese werden mit einzelnen in der Haut erhaltengebliebenen Spirochäten oder auch mit einzelnen neuen Schüben von Übertreten ins Blut und so Ansiedlung in Hautgebieten erklärt. Im ganzen ist auf jeden Fall die Haut als Immunisationsorgan, welche immer mehr die inneren Organe schützt, zu betonen. Daß Antikörperbildung überhaupt im Verlaufe der Syphilisinfektion statthat, ist vielfach nachgewiesen.

Die Spätsyphilis (tertiäres Stadium) läßt nun voraussetzen, daß die Spirochäten weit spärlicher und wohl auch in ihrer Wirkung abgeschwächt sind. Ob jetzt auch noch unbekannte, in ihrer Erscheinungsform andere Dauerformen des Syphiliserregers wirksam sind, ist angenommen worden, aber unbewiesen. Vor allem ist aber der Körper jetzt in einer Immunlage, die wir im allgemeinen als gesteigerte Abwehrfähigkeit, relative Immunität (vor allem wohl Giftfestigkeit) bezeichnen können. So entsprechen die jetzt auftretenden Gummata wohl dem von Jadassohn-Lewandowsky aufgestellten Grundsatze, daß sich langsame Vernichtung spärlicher Erreger im Auftreten von Granulationsgewebe äußert. Es liegen hier also die Erscheinungen der Hypergie vor. Aber es treten doch auch im Spätstadium noch mancherlei Schwankungen auf, von den Spirochäten und den von ihnen bewirkten Antikörpern abhängig. So beziehen Kroò-Jancsó auf zeitweise Abschwächung bzw. Verlust der Spirochäten, als Antigen zur Bildung von Abwehrkörpern zu führen, den chronischen Verlauf der Syphilis. „Durch Zerfall von Spirochäten mit verschiedener Antigenwertigkeit werden also wechselnde Immunitätsphasen im Organismus eintreten, die ihrerseits die Entstehung von Spirochätenrassen mit entsprechend verschiedener Virulenz bedingen" schreiben Buschke-Joseph.

Besonders wichtig ist auch, daß die im Verlauf der syphilitischen Infektion erworbene erhöhte Widerstandsfähigkeit im Körper nicht gleichmäßig verteilt zu sein scheint. Dies ist zur Erklärung für die besonders das Nervensystem betreffenden schweren und eingreifenden Veränderungen der Spätsyphilis in dem Sinne herangezogen worden, daß bei der Immunitätserwerbung das Zentralnervensystem ausgeschlossen bleibe und sich die Spirochäten hierhin jetzt gewissermaßen zurückzögen (Gennerich). Auch hat man die jetzige Vermehrung von Paralyse und Tabes gerade mit — bei der gegenwärtigen — Behandlung (Salvarsan) durch zu rasche Beseitigung der Hautveränderungen gestörte Ausbildung der Abwehrfähigkeit des Körpers zu erklären versucht. Auch hat man eigene neurotrope Erregerstämme (und Umwandlung der Spirochätenstämme in solche) zur Erklärung herangezogen.

Angeborene (kongenitale) Syphilis.

Zwar erscheint es bewiesen, daß der Samen im Hinblick auf Syphilis infektiös sein kann, etwa infizierte Eier werden aber kaum entwicklungsfähig sein, auf jeden Fall ist die sog. „germinative" Übertragung beim Menschen unbewiesen — hat auch sonst keinen Vergleichsfall in der Pathologie des Menschen — und die erfahrungsgemäß angeborene Syphilis kommt durch plazentare Übertragung zustande. Diese tritt frühestens etwa um die Mitte des 4. Monats ein, denn syphilitische Veränderungen finden sich etwa vom 5. Schwangerschaftsmonat ab. Wenn Mütter, welche ein syphilitisches Kind zur Welt bringen, selbst keine Zeichen von Syphilis bieten, so haben sie doch fast stets positive Wassermann-Reaktion, sind also latent syphilitisch (nach dem früher von Colles angegebenen Gesetz sog. Colles-Mütter).

Auf die große Bedeutung der angeborenen Syphilis weist ihre Häufigkeit hin; sollen doch unter den Säuglingen 2—4% syphilitisch sein. Immerhin scheint die Zahl der angeborenen Syphilisfälle in den letzten Jahren gesunken zu sein. Die Mehrzahl aller Fälle von Abort, Frühgeburt oder Geburt totfauler Früchte ist auf Syphilis zurückzuführen, ferner eine große Zahl von Mißbildungen. Auch von den weniger hochgradig syphilitisch infizierten und zunächst am Leben bleibenden Kindern sterben die meisten schon im ersten Jahre, besonders in den ersten vier Monaten; etwas ältere Säuglinge sterben zumeist nicht an der Syphilis selbst, dagegen an Sekundärinfektionen, besonders der Atmungs- und Verdauungsorgane, denen gegenüber syphilitische Kinder besonders hinfällig sind.

Die Überleitung zu den angeborenen syphilitischen Erkrankungen der Frucht bilden diejenigen der **Plazenta** und der **Nabelschnur.**

In ersterer findet sich vor allem Zottenhyperplasie, beruhend auf Ödem und Vermehrung und Vergrößerung der Bindegewebszellen und Kapillarendothelien. Diese Veränderungen kommen zwar nicht nur bei Syphilis, aber doch vornehmlich bei ihr vor — während auch nicht seltene Abszeßbildungen ganz unkennzeichnend sind — und zwar vor allem in größerer Ausdehnung und zusammen mit obliterierender Endarteriitis bei abgestorbenen Früchten (K. Kaufmann). In der Nabelschnur finden sich auch wenig kennzeichnende Leukozytenansammlungen, auch Nekrose von Muskelgebieten der Gefäße, aber diese werden durch die oft sehr große Zahl der Spirochäten gerade auch in den Gefäßwänden der Nabelschnur als syphilitisch angezeigt (so kann es hier auch einige Wochen nach der Geburt noch zu Auftreten von Nabelgeschwüren kommen).

Gelangen nun Spirochäten in die Frucht, so stehen zunächst im fötalen Körper Abwehrkräfte nicht zur Verfügung und dieser bietet somit einen geradezu idealen Nährboden für Vermehrung und Ausbreitung der Spirochäten. Sie liegen in der Lichtung der Gefäße in kleineren Zahlen, dagegen in sehr großen in der Gewebswandung und im benachbarten Bindegewebe, dann auch in allen möglichen Geweben. Die Spirochäten stellen somit ausgesprochene Gewebsschmarotzer dar. Sie werden in vielen Organen in großer Zahl gefunden, in besonderen Riesenmassen vor allem in Leber und Nebenniere, aber auch in Milz, Lunge usw. Diese Riesenmassen von Spirochären finden sich vor allem bei Früh- und Totgeburten, besonders in totfaulen Früchten. Finden wir auch noch größere Mengen in zahlreichen Organen bei nach einigen Tagen sterbenden Kindern, so sind sie bei solchen, die noch Wochen oder Monate leben, fast stets viel spärlicher. Die Hochgradigkeit der Infektion hängt offenbar in erster Linie von dem Zeitpunkt der plazentaren Übertragung ab. Je frühzeitiger die Frucht infiziert wird, desto besser ist der Nährboden; die fötalen Gewebe haben keinerlei Abwehrfähigkeit, sie befinden sich im Zustand völliger Anergie. Hier werden daher auch alle geweblichen Reaktionen, d. h. Gewebsveränderungen, vermißt. Dies ändert sich gegen Ende der Schwangerschaft; jetzt besteht Möglichkeit der Abwehrreaktion des kindlichen Körpers in Gestalt von Entzündungsvorgängen und auch humoralen Abwehrleistungen (Immunkörpern) aber sie genügen meist doch nicht, das Leben zu erhalten, es kommt noch zu Früh- und Totgeburten. Am stärksten ist die gewebliche Reaktion bei Lebendgeborenen und solchen Kindern, die erst einige Zeit später sterben, d. h.

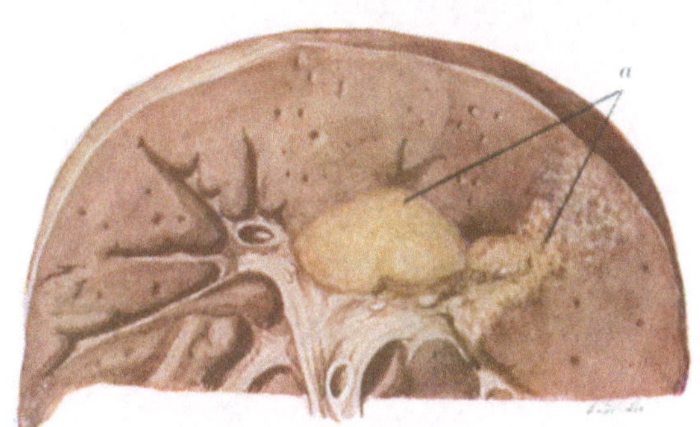

Abb. 261. Feuersteinleber mit Gummata (bei *a*).

solchen, welche wohl zumeist erst später im fötalen Leben und somit weniger erfolgreich infiziert worden sind. Hier finden sich aber, wie gesagt, Spirochäten nicht mehr oder nur noch spärlicher, und wir dürfen annehmen, daß es besonders die gewebliche Reaktion ist, auf Grund deren die Spirochäten vernichtet wurden.

Alles dies stellt natürlich nur eine Art Schema dar. Es kommen individuelle Unterschiede der Reaktionsfähigkeit oder Hinfälligkeit den Erregern gegenüber sowie noch undurchsichtige Gesichtspunkte, unter denen wohl auch endogene Reinfektionen eine wichtige Rolle spielen, hinzu, um Zahl und Verhalten der Spirochäten einerseits, Befund der anatomischen Veränderungen andererseits, und die gegenseitigen Abhängigkeitsverhältnisse sehr verwickelt und im Einzelfalle unterschiedlich zu gestalten.

Die Veränderungen tragen zwar, wie bei der Syphilis überhaupt, zumeist kein anatomisch streng spezifisches Gepräge; wir können sie hier bei der angeborenen Syphilis aber doch leichter als bei der erworbenen als syphilitisch erkennen, einmal im Hinblick auf das sehr seltene Vorkommen anderer Infektionen im Leben der Frucht und sodann weil hier sich außerordentlich häufig Spirochäten gut nachweisen lassen. Gewisse Veränderungen und vor allem Verbindungen solcher in verschiedenen Organen sind daher so gut wie kennzeichnend für angeborene Syphilis. Die Veränderungen betreffen vor allem die Eingeweide und die Knochen, während Erscheinungen von seiten der Haut und Schleimhäute sich mehr erst bei den am Leben bleibenden Kindern weiter zu entwickeln pflegen. Die Veränderungen selbst sind entzündliche Abwehrreaktionen. Als besonders kennzeichnend ist dabei zu betonen, daß sie zumeist in deutlichem Anschluß an die kleinen Gefäße, besonders die Arteriolen und präkapillaren Venen, entstehen.

Es gibt mehr akute Reaktionen, Leukozytenansammlungen, oft schon mit Rundzellen bzw. größeren Zellen, die vom aktivierten Mesenchym abzuleiten sind, durchsetzt, ferner unmittelbar gesetzte Nekrosen, zum Teil mit Fibrinausscheidung und Leukozytenanlockung. Solche Veränderungen, die in den Nebennieren, der Leber, der Hypophyse usw. vorkommen, sind, soweit sie hierher gehören, doch immerhin selten.

Ganz im Vordergrund stehen chronische Entzündungsvorgänge, zunächst in Gestalt von Zellansammlungen, unter denen oft Plasmazellen stark hervortreten, dann von Bindegewebsvermehrung, wobei aber eben der Ausgangspunkt von den kleineren Gefäßen und dann die diffuse Art dieser Wucherungen kennzeichnend ist; vielfach kommen so ganze Organe (Leber, s. u.) durchsetzende Sklerosen zustande.

Besonders wichtig zur Erkennung angeborener Syphilis, oft auch in Fällen, in denen anderweitige syphilitische Veränderungen vermißt werden, sind die an den Verknöcherungsgrenzen der Epiphysen der Röhrenknochen und Rippen einsetzenden Vorgänge, welche die **Osteochondritis syphilitica** darstellen. Die Femurenden, wo die Erkrankung am regelmäßigsten nachweisbar ist,

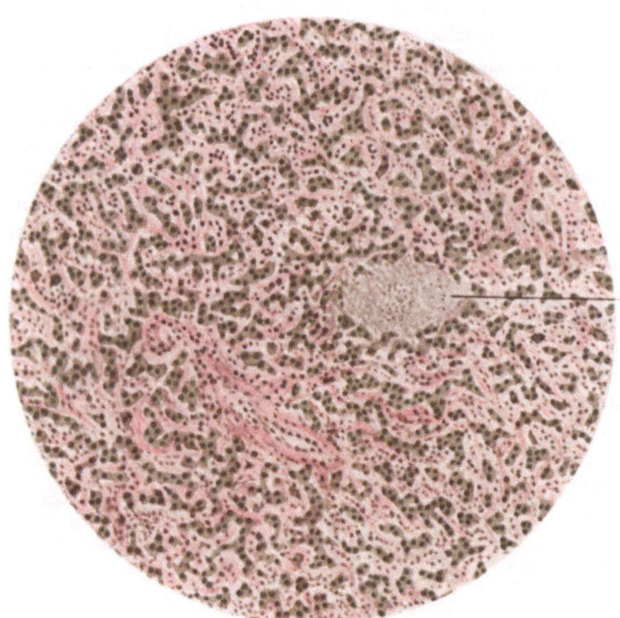

Abb. 262. Angeborene Lebersyphilis.
Intraazinöse Bindegewebswucherung. Submiliarer „Nekroseherd"
= Miliarsyphilom (*a*). (van Gieson-Färbung.)
(Herxheimer, Handbuch der Haut- und Geschlechtskrankheiten. Bd.16/2.)

müssen daher bei Verdacht auf angeborene Syphilis stets untersucht werden, besonders bei Neugeborenen; haben die Kinder schon einige Zeit gelebt, so findet sich die Knochenveränderung weniger.

Bei der syphilitischen Osteochondritis können wir verschiedene Grade unterscheiden. Bei den geringsten Graden ist die Verkalkungszone des Knorpels unregelmäßig verbreitert, indem sie einerseits in Form von zackigen Vorsprüngen in die Knorpelwucherungszone hineinragt, andererseits auch nicht selten durch unverkalkte Stellen unterbrochen ist; auch die Markraumbildung schließt nicht, wie sonst, mit gerader, scharfer Linie gegen die Verkalkungszone ab, sondern dringt unregelmäßig in letztere hinein; dabei ist die Einlagerung von Kalksalzen in den Knorpel verzögert. Die Verkalkungszone des Knorpels hat eine weißliche bis weißrötliche Farbe und eigentümlich mürbe, spröde Beschaffenheit. Die Knochenbälkchen der anstoßenden Diaphyse sind schmal und gering entwickelt. In höheren Graden, dem sog. zweiten Stadium, ist die Schicht der Kalkeinlagerung bis zu mehreren Millimetern verbreitert und noch unregelmäßiger. Durch Querbalkenverbindung zwischen den in die Knorpelwucherungszone vorspringenden Zacken werden Teile der Knorpelzone inselförmig eingeschlossen, während andererseits auch Inseln verkalkten Knorpels in dessen Wucherungszone eingestreut sind.

Letztere ist — ähnlich wie bei Rachitis — gleichfalls verbreitert, weich, zuweilen gar gallertig vorquellend. Bei den höchsten Graden, dem sog. dritten Stadium, entwickelt sich in den der Diaphyse nächstliegenden Schichten eine unregelmäßige und verwaschen begrenzte rötliche bis graugelbe Zone, aus einem gefäßreichen Granulationsgewebe bestehend, welches (von manchen Seiten als spezifisch gummös aufgefaßt und von den meisten Forschern vom Mark der Diaphyse hergeleitet) sich wahrscheinlich (M. B. Schmidt) in Kanälchen, die vom Perichondrium ausgehen, entwickelt. Es kann sogar eiterig erweichen.

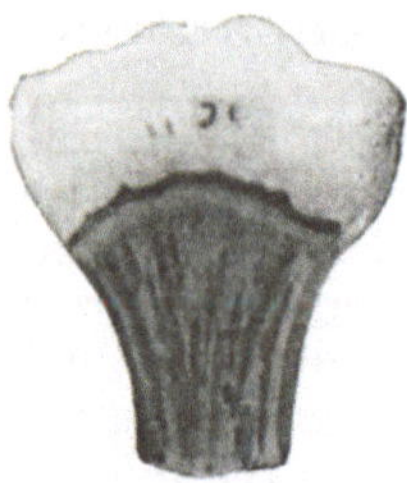

Abb. 263.
Osteochondritis
syphilitica.

Die Folge der beschriebenen Vorgänge an der Epiphysengrenze, mit welchen eine Verdickung des Periosts und öfter auch Osteophytenbildung einhergeht, ist eine Lockerung in der Verbindung der Epiphyse und der Diaphyse, welche beide in höheren Graden der Erkrankung nur noch durch das verdickte Periost zusammengehalten werden. Es kann selbst zu einer von selbst eintretenden **Lösung der Epiphyse** kommen, und jedenfalls ist die letztere leichter als normal von der Diaphyse loszubrechen; dabei zeigt die Bruchfläche der Diaphyse nicht, wie unter gewöhnlichen Verhältnissen, eine gleichmäßige, himbeerfarbene, feinwarzige Beschaffenheit, sondern ist unregelmäßig und noch mit verschieden gefärbten, ihr anhaftenden Teilen der Verkalkungszone und Wucherungszone des Knorpels belegt. Nach Untersuchungen E. Fränkels geht die Epiphysenlösung bald mehr quer, bald mehr schräg, aber nicht an der Grenze, sondern noch in der eigentlichen Diaphyse, vor sich. Der Vorgang greift oft auch auf die den Gelenken benachbarten Muskeln über (sog. **Pseudoparalyse**).

Die Osteochondritis syphilitica kann unter Auftreten periostitischer Vorgänge abheilen.

Bei angeborener Syphilis kommen weiterhin syphilitische Periostitis (z. B. am Schädeldach), sowie ossifizierende Periostitis, auch mit Ausbildung größerer Osteophyten, vor.

Bei der Frühsyphilis der Säuglinge findet sich ferner an den Diaphysen der großen Röhrenknochen rarefizierende fibröse Osteomyelitis, wie neuerdings L. Pick betont. Im Gebiet dieser können sich auch miliare Gummata finden. Es können Defekte, besonders an der Innenseite der Diaphyse (vor allem am proximalen Ende), Infraktionen oder Brüche auftreten, sich ossifizierende Periostitis hinzugesellen.

Bei den angeboren-syphilitischen Knochenerkrankungen findet sich die Spirochaete pallida in großen Massen, mit dem Blut in den Knochen gelangt und hier in allen gefäßhaltigen Teilen, wenn auch ungleichmäßig, verbreitet. Ihre Ausbreitung ist dabei typisch und systematisch. Die Vermehrung der Spirochäte ist an den Stellen lebhaftester Wachstumszonen und Stoffwechselvorgänge am stärksten. Daher sind die am schnellsten und ehesten wachsenden Knochen am stärksten beteiligt. Besondere Beziehungen der Spirochäten zu den Knochenbildungszellen (und Knochenkörperchen) hindern die osteoblastische Tätigkeit nach Schneider). Nach ihm sind die angeboren-syphilitischen Formen der Osteochondritis, Osteomyelitis und Periostitis als örtlich-entzündliche Reaktionen auf die Spirochätose zu verstehen. Er unterscheidet frische, rückgängige (Schwund und Zerfall der Spirochäten, häufig noch Erhaltung in den Knochenkörperchen) und fortschreitende Infektionen. Die oben angeführten verschiedenen Grade der Osteochondritis stellen verschiedene Reaktionstypen gegenüber den Spirochäten dar.

Ganz besonders kennzeichnend für angeborene Syphilis ist weiterhin die Leber, in der gerade eine **diffuse intraazinöse Hepatitis**, zunächst in Gestalt von Zellansammlungen dann vor allem Bindegewebswucherung, ganz besonders und in vielen Fällen von angeborener Syphilis hervortritt.

Die Leber zeigt keine Azinuszeichnung, das Gewebe ist wie durchscheinend, die Farbe auf der Ober- und Schnittfläche eigentümlich bräunlichgelb oder braunrot, mit ungleichmäßig verteilten kleinen, unscharfen, helleren Fleckchen. Es handelt sich um das Bild der sog. „Feuersteinleber". An der Bindegewebswucherung nehmen das periostale Bindegewebe, vor allem von den Wandungen der Pfortaderäste und Gallengänge aus, insbesondere aber die Gitterfasern teil. Die schwersten Veränderungen finden sich bei unausgetragen zur Welt gekommenen oder neugeboren gestorbenen syphilitischen Kindern. Die Leberzellen inmitten der diffusen intraazinösen Bindegewebsvermehrung sind ganz atrophisch, oft sehr spärlich, andererseits finden sich auch regeneratorische Bestrebungen und so sind offenbar auch die häufigen aus Leberzellen gebildeten unregelmäßigen Riesenzellen zu deuten. Entsprechend dem Ausgangspunkt der Wucherung vom periportalen Bindegewebe sind die Pfortaderäste in Gestalt der sog. Peripylephlebitis syphilitica oft beteiligt, besonders von der Hilusgegend aus in die Leber in Gestalt von Strängen hineinziehend; dabei kann die Lichtung der Pfortaderverzweigungen stark verengt sein. Auch die Lebervenen können Entzündungszeichen darbieten, wie dies bei angeborener Syphilis vor allem Beitzke fand. Um die Gallengänge kommt die Pericholangitis syphilitica zustande. Bleibt das Leben erhalten, so können sich Leberzirrhosen, besonders die glatte Form der sog. hypertrophischen Leberzirrhose, entwickeln (Marchand).

Auch im Pankreas sind diffuse Bindegewebsvermehrungen sehr häufig.

In der Lunge findet sich eine so gut wie kennzeichnende Veränderung, die sog. **weiße Pneumonie**, welche fast stets zum schnellen Tod des Kindes führt.

Hier verbinden sich katarrhalisch-exsudative Vorgänge in die Bronchiallichtungen und Alveolen (die Zellmassen zerfallen hochgradig fettig) hinein mit zelliger Durchsetzung und Verdickung der Alveolar- und interlobulären Septen (die Gefäße zeigen hier oft Intimaverdickung). So entstehen für das bloße Auge lobuläre oder gar lobäre, völlig luftleere, weiße, derbe, leberartige Gebiete.

Die Milz zeigt bei der angeborenen Syphilis fast stets **Vergrößerung**, welche aber wohl nur zum Teil auf die Spirochäten selbst, zum Teil auf Gewebsuntergang oder -schädigung und so nur mittelbar auf die Wirkung der Syphiliserreger zu beziehen ist.

Die Vergrößerung kommt (nach Lubarsch) teils durch Stauung, mit Zunahme der lymphatischen Bestandteile, teils durch Verdickung des Retikulums und Verbreiterung des Trabekelbindegewebes, oft auch mit Neubildungsvorgängen an Gefäßen, teils durch starke Beteiligung der Lymphknötchen zustande.

In der Niere finden sich, wenn auch die Häufigkeit der Beteiligung stark wechselt, besonders um Arteriolen der Rinde Zell- und Bindegewebsvermehrungen, aber keine kennzeichnenden Veränderungen.

Im Magen finden sich ebenfalls verhältnismäßig häufig Zelldurchsetzungen in der Submukosa und Schleimhaut, oft zugleich am Darm, besonders Dünndarm.

Diffuse produktiv-entzündliche Veränderungen und Bindegewebsvermehrungen finden sich auch nicht selten im Hoden (zur Unterscheidung von Hodentuberkulose kann das Erhaltenbleiben, ja die Vermehrung von elastischen Fasern diagnostisch wichtig sein, so daß sich Färbung auf diese empfiehlt), ferner in den Nebennieren, in der Hypophyse, besonders in deren Vorderlappen, selten in Schilddrüse, Epithelkörperchen usw.

Auch die Serosa der Organe kann mitbeteiligt sein. So bei Lungensyphilis die Pleura. Und besonders ist dies bei den Organen der Bauchhöhle der Fall; selten ist hier allgemeine Peritonitis, um so häufiger aber auf den Überzug bestimmter veränderter Organe beschränkte. Am wichtigsten ist hier die sehr häufige Beteiligung der Milzkapsel in Gestalt fibrinöser Auflagerungen, dann bindegewebiger Verdickungen. Bei dieser Perisplenitis, welche auch klinisch schon ein verwertbares Frühsymptom (L. F. Meyer) darstellen kann, finden sich auch sehr häufig Spirochäten und diese können von hier wohl auch in die freie Bauchhöhle gelangen (Wätjen). Ähnlich finden sich entzündliche Veränderungen der Überzüge der Nebennieren und — seltener — der Leber.

Öfters bestehen auch diffus-syphilitische Veränderungen der Gehirnhäute; auf Veränderungen der Pia und Plexus wird auch meist der syphilitische Hydrozephalus bezogen. Das Gehirn zeigt in den Randgebieten, den Gefäßen der weichen Hirnhäute folgend, Beteiligung, sonst meist keine Veränderungen.

Das Herz weist selten Myokarditiden mit Ausgang in Schwielen mit sekundärer Beteiligung von Endokard und Perikard auf. Die großen Gefäße, die Aorta sowohl wie auch hier öfters die Lungenarterie zeigen auch, wenn auch in ihrer Häufigkeit zum Teil überschätzt, Zellinfiltrationen, welche der beschriebenen Mesaortitis der erworbenen Syphilis an die Seite gestellt worden sind. Ganz selten schließen sich auch (und meist erst später bei der sog. Syphilis congenita tarda) Aneurysmen an. Auch die Gehirnarterien können ganz so wie bei erworbener Syphilis erkranken.

Auch an der Haut und an den Schleimhäuten finden sich Veränderungen, welche zumeist in, deutlichen Anschluß an den Gefäßbaum zeigenden, diffusen proliferierenden Entzündungen bestehen. An der Haut ist der symmetrisch an Handteller und Fußsohlen sitzende Pemphigus syphiliticus am wichtigsten. Unter den Schleimhäuten sind die Entzündungen der Nase — die Coryza syphiliticus — die meist früher als solche des Rachens oder der Mundhöhle, oft schon in utero, auftreten, am wichtigsten, weil sie später zu den schwersten Verunstaltungen führen können.

Erwähnt sei noch, daß die parenchymatöse Keratitis fast stets angeboren syphilitisch ist. Doch tritt sie meist erst später in die Erscheinung und gehört mit Zahnabweichungen und Labyrinthtaubheit zu den von Hutchinson (1863) so bezeichneten „Stigmata der angeborenen Syphilis".

In selteneren Fällen kommen den besprochenen diffusen Bindegewebsvermehrungen entsprechende nur weniger ausgebreitete mehr herdförmige vor. Dies sieht man auch besonders in der Leber, wo sich später Leberzirrhosen entwickeln können, ferner in der Lunge und gegebenenfalls auch am Knochen. Solche umschriebenen Veränderungen finden sich vor allem erst bei Säuglingen wohl mit beschränkterer Spirochäteninfektion und größerer Reaktionsfähigkeit.

Es gibt nun auch bei der angeborenen Syphilis ausgesprochene herdförmige Erscheinungen. Ein Teil derselben, meist als miliare Gummata bezeichnet, stellt ungeheuere Spirochätennester dar, welche zusammen mit dem hier gelegenen Gewebe dann völlig nekrotisch werden und zerfallen. Herum lagern sich dann teils Leukozyten, teils Granulationszellen, so daß sich rundliche Herde ausbilden. Man spricht am besten von **Miliarsyphilomen,** die später auch durch Vernarbung in bindegewebige Miliarherde übergehen können. Man findet diese Bildungen vor allem in Leber und Nebennieren, aber auch in Milz, Knochen, Lungen usw. Hier handelt es sich um Riesenspirochätenmassen mit verhältnismäßig geringer Reaktion, die der Anergie des fötalen Organismus früher bzw. mittlerer Schwangerschaftszeiten noch sehr nahe steht.

Und endlich gibt es echte, auch größere **Gummata.** Sie treten besonders auf in Leber, Nebennieren, Lungen usw., im ganzen selten, zumeist erst bei Säuglingen, und es finden sich in ihnen spärliche oder keine Spirochäten. Die Gummata sind als Ausdruck einer wenigstens örtlichen Umstimmung im Sinne einer Gewebshyperergie auf eine kleinere Zahl von Spirochäten aufzufassen und stellen somit das obere Ende der Kette dar, die mit der Anergie gegen die großen Spirochätenmassen in mazerierten Föten beginnt.

Bei den besprochenen diffusen und umschriebenen Gewebsveränderungen handelt es sich um verschiedenartige Reaktionen gegen die Spirochäten selbst, im allgemeinen solche, welche man als entzündliche zusammenfaßt. Wir finden nun, daß bestimmte Organe am häufigsten befallen werden. Wir müssen also eine sog. „Organdisposition" zugrunde legen. Solche sehen wir vor allem in solchen Gebieten gegeben, welche stärkerer Durchblutung ausgesetzt sind. Es sind dies vor allem Stellen besonderer Entwicklung und beschleunigten Wachstums. So erklärt das frühe Wachstum der Leber, außer der Tatsache, daß dies Organ zuerst das mütterliche Blut aus der Plazenta erhält, deren frühe Beteiligung. So sind auch im Knochensystem vor allem die Wachstumsgebiete an der Epiphysen-Diaphysengrenze und ferner das Periost Vorzugsorte der Spirochätenansiedelung und ihrer Folgen. Außer der Wachstumshyperämie spielen auch andere Momente, so funktionelle Bedingungen, eine Rolle.

Nicht reaktiv gegen die Spirochäten gerichtet, aber doch als von diesen abhängig sind Erscheinungen zu betrachten, welche wir bei angeborener Syphilis nicht selten finden und als Entwicklungshemmungen deuten. Hierher gehört die schon erwähnte Unterentwicklung der Leberzellen wenigstens teilweise. Das Pankreas zeigt oft, daß es auf einer niederen Entwicklungsstufe stehen geblieben ist; es finden sich neben der Bindegewebsentwicklung noch bestehende Verbindungen der Zellinseln mit Gängen und mit dem Pankreasgewebe. Auch in der Niere, in der Lunge, Nebenniere usw. sind Reifeverzögerungen angenommen worden.

Sehr umstritten sind die wenigstens in starker Ausbreitung für angeborene Syphilis kennzeichnenden sog. **Duboisschen Abszesse des Thymus.**

Hatte man diese Bildungen früher meist auch als Entwicklungshemmung aufgefaßt (Ribbert), so zwar, daß es sich um ein Erhaltenbleiben des ursprünglichen Kanalsystems der Thymusanlage mit durch entzündliche Exsudation bedingten höhlenförmigen Erweiterungen und Weiterentwicklung des Epithels zu geschichtetem Plattenepithel handeln sollte, so wird jetzt meist Degeneration und Nekrose für das erste angesprochen, wobei es zu Sequesterbildung kommt, an die sich Wucherung der Retikulumzellen an freien Oberflächen in wieder epithelialem Gefüge anschließt. So spricht man auch von Sequesterzysten (Hammar).

Zu erwähnen sind hier noch die zur Zeit der Geburt in der Leber oder der Milz auch sonst noch häufig zu findenden Blutbildungsherde, welche aber ganz besonders häufig sehr ausgedehnt und sehr lange Zeit bei angeborener Syphilis bestehen bleiben. Sie finden sich auch in der Nebenniere und auch in der Niere. Vielleicht handelt es sich um regeneratorische Vorgänge bei der bei angeborener Syphilis häufigen Anämie.

Endlich sind einige Erscheinungen kurz zu erwähnen, welche nur mittelbar mit der Syphilis zusammenhängen. So findet sich in Leber, Milz, auch Niere häufig Eisenpigment. Teils mag dies mit der Anämie zusammenhängen, teils mit erhöhter Durchlässigkeit der Kapillaren infolge Schädigung bei der Syphilis, worauf auch häufige Blutungen hinweisen. Vielfach zeigen Parenchymzellen allgemeine Entartungszeichen. Auch Amyloiddegeneration der Organe ist vor allem bei Säuglingen mit angeborener Syphilis zu finden. Endlich ist die sog. akzidentelle Involution des Thymus (s. dort) hier zu erwähnen.

Die Morphologie und der Gesamtwerdegang der angeborenen Syphilis weichen in vielem von der erworbenen ab. Der Erreger ist der gleiche, es gibt nur eine Syphilis aber die Bedingungen sind ganz verschieden. Bei der hämatogen übertragenen angeborenen Syphilis fehlt natürlich der Primäraffekt. Die Spirochäten finden infolge der zelligen Abwehrunmöglichkeit einen ausgezeichneten Nährboden und vermehren sich ungeheuer. Auch Immunitätsvorgänge spielen noch keine Rolle. So entfällt hier auch die Berechtigung der von Umstellung der Immunitätslagen abhängigen Stadieneinteilung der erworbenen Syphilis. Erst gegen Schluß der Schwangerschaft treten stärkere reaktive Entzündungen in den Organen auf und ebenso entwickeln sich auch jetzt erst und nur in geringem Maße Immunitätsvorgänge gegen die Spirochäten. Nur bei den Fällen nicht hochgradigster Infektion, d. h. vor allem später solcher im Fötalleben, mit erfolgreicher Abwehr, welche aus diesen Gründen das Säuglingsalter erreichen, nähern sich die Immunitätsverhältnisse denen der Erwachsenen. Jetzt und vor allem in Spätfällen, der sog. Syphilis congenita tarda, treten auch Gummata häufiger in Erscheinung und nähert sich das ganze Bild weit mehr dem der erworbenen Syphilis.

Die der Spirochaete pallida entsprechende und nur durch Immunisierungsversuche von ihr zu trennende **Spirochaete pertenuis (Treponema pertenue),** von Castellani entdeckt, ist der Erreger der in den Tropen (Afrika, Südamerika, Asien, besonders Indien und Ceylon, Australien) besonders bei jungen Leuten verbreiteten **Framboesie,** die auch als Krankheit der Syphilis sehr nahe steht. An der Stelle der Infektion durch Berührung (aber nicht Geschlechtsverkehr) entsteht, besonders an den unteren Gliedmaßen, der Geschlechtsgegend, dem Gesicht (bei Kindern), an der Brust (bei stillenden Frauen) der Primäraffekt in Gestalt einer Pustel, die wachsen und zu einem großen Geschwür werden kann; nach einigen Monaten kommt es zu Hautausschlägen, namentlich Papeln (es kann eine rote granulierende Wundfläche zutage treten, die an eine Himbeere erinnert, daher der Name), besonders an Gesicht, Hals, Brust, dann dem übrigen Körper — auch die Schleimhäute werden befallen —, und endlich treten Spätformen auf, an der Haut, an Knochen, Gelenken, Nasenscheidewand und Gaumen usw., der tertiären Syphilis ähnlich, auch mit den Gummata sehr gleichenden, zu Nekrose führenden Bildungen, z. B. an Knochen. Die Erkrankung kann mit starken Entstellungen narbig ausheilen.

Rotz.

Der Rotz wird durch den **Rotzbazillus,** Bacillus mallei (Löffler-Schütz) hervorgerufen.

Der Rotzbazillus ist ein schlankes Stäbchen, etwas dicker als der Tuberkelbazillus, ohne Eigenbewegung, ohne Sporenbildung, nicht nach Gram färbbar. Im allgemeinen färbt sich der Rotzbazillus etwas schwerer als andere Bakterien. Gefärbt zeigt er wie der Diphtheriebazillus oft ein eigentümlich geteiltes Aussehen, indem die Stäbchen sich nicht gleichmäßig, sondern unterbrochen färben. In Kulturen sind Rückbildungsformen häufig, manchmal finden sich auch echte Verzweigungen. Bei männlichen Meerschweinchen erzeugt der Rotzbazillus nach intraperitonealer Impfung eine diagnostisch wichtige, eigentümliche Schwellung und später Vereiterung von Hoden und Hodensack.

Der Rotz kommt bei Einhufern, besonders Pferden vor, ist aber auch, meist vom Pferde aus, auf den Menschen übertragbar, gewöhnlich durch Wundinfektion. Der Bazillus kann aber auch bei unverletzter Haut durch die Haarbälge eindringen. Bei letzterem tritt er unter dem Bilde einer pyämischen Allgemeinerkrankung auf, die mit Entwicklung von umschriebenen Hautinfiltraten einhergeht, welche sich in eiterige Pusteln oder Blasen, welche aufbrechen und einen dicken, blutig-schleimigen Eiter entleeren, und so in fressende Geschwüre verwandeln. Außerdem finden sich hämorrhagisch gefärbte Abszesse in den Muskeln, phlegmonöse Durchsetzungen des intermuskulären Bindegewebes, embolische, eiterig zerfallende Rotzherde in der Lunge und in anderen inneren Organen. So kann die Erkrankung große Ausdehnung gewinnen. Der akute Rotz dauert meist 2—4 Wochen, der chronische 2—6 Monate.

Lepra (Elephantiasis graecorum), Aussatz.

Die Lepra wird durch den dem Tuberkelbazillus nahestehenden, auch säurefesten **Leprabazillus** (Armauer Hansen) hervorgerufen (Abb. 265, 267).

Der Leprabazillus ist meist etwas kürzer als der Tuberkelbazillus, er nimmt Farbstoffe etwas leichter als dieser (schon in kürzerer Zeit und ohne Erwärmen) auf und zeigt dementsprechend auch eine geringere

Säurebeständigkeit, doch fehlen ganz sichere Unterscheidungsmerkmale gegenüber dem Tuberkelbazillus. Er findet sich als Erreger der Lepra in den leprösen Knoten innerhalb der sog. Leprazellen in großen Massen (s. unten); er geht zuweilen in die Milch, das Sperma, den Speichel, die Augenbindehautflüssigkeit, das Scheidensekret, die Kotmassen u. dgl. über. Vor allem findet er sich in der Nase, wo sich wahrscheinlich zumeist auch der Primäraffekt befindet. Das Blutserum Lepröser zeigt agglutinierende Eigenschaften (s. u.).

Die Lepra stellt ebenfalls eine infektiöse Granulationskrankheit vor, welche in höchst chronischer Weise, zumeist im Laufe von Jahren, zu den schwersten Veränderungen und Verstümmelungen des Körpers Veranlassung gibt.

Die Lepra findet sich in endemischer Verbreitung in manchen Gegenden Norwegens, Spaniens, Italiens, der Türkei, dann vor allem in Asien, Südamerika usw. Bei uns besteht nur ein kleiner Herd im Memelgebiet, sonst nur wenige eingeschleppte Fälle (1921 wurden deren in Deutschland im ganzen 10 gezählt).

Der Verlauf der Erkrankung — und ein Teil der die Lepra kennzeichnenden anatomischen Befunde — bietet auch mancherlei Parallelen zur Tuberkulose, desgleichen zur Syphilis. Bei der Lepra ist aber die Zahl haftender Bazillen sehr groß (s. u.), dagegen sind sie an sich weniger virulent und der Körper ist widerstandsfähiger im Kampfe gegen sie. Eine plazentare Übertragung ist vielleicht möglich, spielt aber keine besondere Rolle. Alles spricht für extrauterine Infektion.

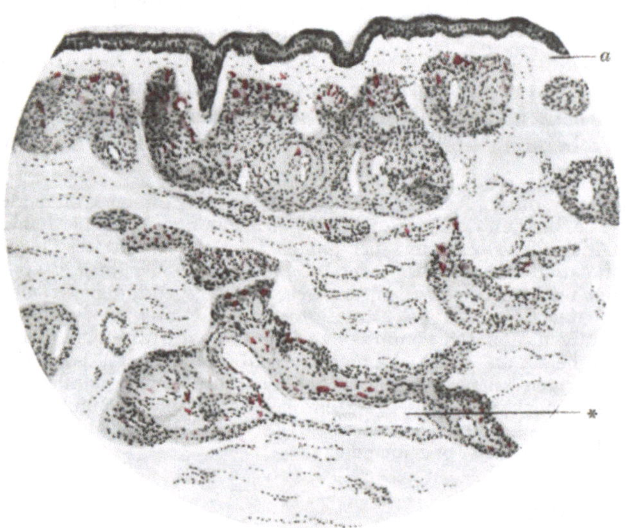

Abb. 264. Lepra. Haut. Übersichtsbild. Große Bazillenmassen in Leprazellen.
Deutlicher Anschluß der Herde an Gefäße, besonders deutlich bei *. Ein Kutisstreifen dicht unterhalb des Epithels ist frei von Veränderungen (bei *a*).

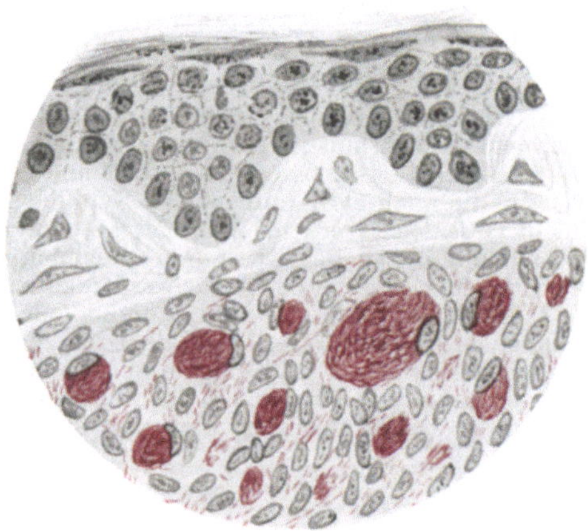

Abb. 265. Lepra der Haut. Große Leprabazillenmassen in Leprazellen.

Eine besondere Anlage ist nicht erweislich. Wichtiger auf jeden Fall ist die „Exposition" gegenüber Leprösen. Unter gewöhnlichen Bedingungen ist aber doch die Ansteckungsgefahr eine verhältnismäßig geringe, was in merkwürdigem Gegensatz zu den früheren Zwangsmaßnahmen gerade gegen die „Aussätzigen" steht. Kinder, besonders im Reifungsalter, sind empfänglicher; besonders bei engster Berührung mit leprösen Eltern erkranken sie in einem großen Hundertsatz. Eine Krankheitsbereitschaft wird besonders geschaffen durch schlechte hygienische Verhältnisse. Die die Ansteckung bewirkenden Leprabazillen können der Haut Lepröser, besonders aber ihren Ausscheidungen, vor allem der Nase und oberen Luftwege (Tröpfcheninfektion beim Reden, Husten usw. ähnlich wie bei der Tuberkulose), den Kotmassen, dem Schweiß, Blut u. dgl. entstammen. Auch mittelbare Ansteckung durch Kleidungsstücke (besondere Gefahr für Wäscherinnen) ist bekannt; halten sich doch die Bazillen — wieder ähnlich wie die Tuberkelbazillen — lange außerhalb des Körpers. Die Lepra tuberosa mit ihren großen Bazillenmassen (s. u.) ist weit ansteckungsfähiger als die Lepra maculo-anaesthetica.

Nach der Infektion scheint eine lange Inkubationszeit zu bestehen (oft über viele Jahre hin) bis es zu den ersten Veränderungen kommt. Diese, auch hier als Primäraffekt bezeichnet, sitzen an der Haut und besonders der Nasenschleimhaut. Er tritt in Gestalt eines scharf abgesetzten, rosa- bis kupferfarbenen, durchscheinenden Herdes, seltener in Gestalt von Blasen oder Papeln in die Erscheinung. Der Primäraffekt bleibt 2—4 Jahre, oft viel länger, allein bestehen, wenn auch die Lymphknoten auf dem Lymphwege allmählich mitbefallen werden (Primärkomplex ganz der Tuberkulose entsprechend). Dies hängt offenbar mit großer Widerstandsfähigkeit des Körpers gegen die Leprabazillen zusammen. Dann kommt es zu einem Stadium der Überempfindlichkeit, vor allem auch örtlich der Haut, und in diesem zu Weiterausdehnung der Herde in Haut und Schleimhäuten, zu Verbreitung auf dem Blutweg auch in innere Organe. Dann aber kommt wieder eine relative Immunität zustande, und diese erklärt den so überaus langsamen Verlauf der Lepra. Dieses Jahrzehnte andauernde Stadium kann aber unterbrochen werden durch Zeiten von

Überempfindlichkeit mit Leprabazillämie und neuen Schüben von Veränderungen. Hier handelt es sich also um endogene Reinfektion.

Bei der Weiterausbreitung der Krankheitsvorgänge sehen wir nun Verschiedenheiten nach Art und vorzugsweisen Sitz, so daß man die Lepra in 2 Hauptformen einteilt: die **Lepra tuberosa** (bzw. maculosa) und die **Lepra maculo-anaesthetica** (sive nervorum). Beide Formen nehmen ihren Ausgangspunkt von der Haut bzw. Schleimhäuten, aber bei der ersteren beherrscht die Hautveränderung dauernd das Bild, bei der zweiten treten die Nervenveränderungen mit allen ihren Folgen in den Vordergrund. Die Bazillen sind bei beiden Formen die gleichen, aber ihre Menge und Einwirkung ist sehr verschieden: bei der Lepra tuberosa Riesenmengen der Bazillen, bei der Lepra maculo-anaesthetica vereinzelte Bazillen, oft schwer zu finden. Dies hängt offenbar mit Abwehrzuständen des Körpers im allgemeinen zusammen, die Verschiedenheiten des Hauptsitzes mit größerer Hautbereitschaft im einen, Nervenbereitschaft im anderen Falle. Beide Formen aber können sich auch verbinden oder ineinander übergehen.

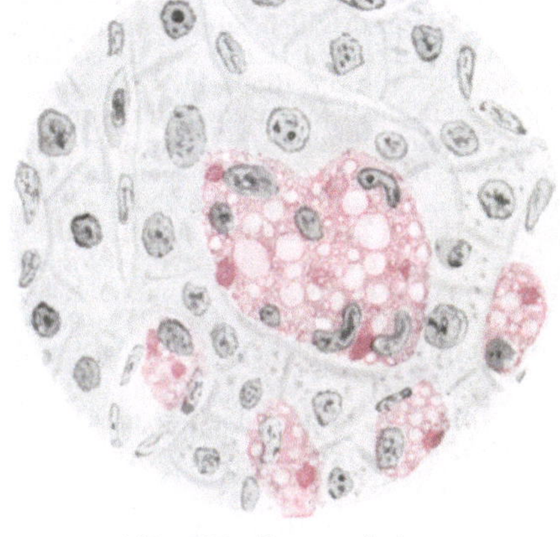

Abb. 266. Lepra. Leber.
Aus Sternzellen entstandene lipoiddegenerierte und vakuolisierte Leprazellen. Scharlach-Rot-Färbung.

Bei der **Lepra tuberosa** entstehen an der Haut Flecke von roter (Hyperämie) oder mehr brauner Farbe, dann vorragende öfters zusammenfließende Knoten. Diese Veränderungen finden sich ganz besonders an der Haut des Gesichts, wo sie oft an der Stirn- und Augenbrauengegend beginnen, und greifen auf die behaarte Kopfhaut über. Die gleichen Veränderungen finden sich an den Gliedmaßen, vor allem den Händen und Füßen, sowie am Hodensack. Die Schleimhäute, besonders der Nase, der Ohren, der Lippen, der Mundhöhle, des Rachens, des Kehlkopfs sind meist sehr schwer mitbefallen. Aus den Knoten, deren mikroskopischer Bau unten beschrieben wird, entwickeln sich nun — oft gefärbte oder auch farblose — Narben. Oder aber die Zelleinlagerung schreitet vorwärts, wenn auch einige Stellen vernarben, und die Lepraknoten zerfallen und bilden tiefe Geschwüre. Auch diese können vernarben, und die Geschwüre einerseits, die Narben andererseits — besonders gerade letztere — können schwerste Entstellungen herbeiführen. So besonders auch an den Schleimhäuten der oberen Luft- und Verdauungswege. Die Nase kann vollkommen zusammenfallen, die Scheidewand kann durchbrochen werden, Übergreifen auf die Augen zu Erblindung führen usw.

Noch schwerer sind die Verstümmelungen bei der anderen Form, der **Lepra maculo-anaesthetica** oder nervorum (bzw. trophoneurotica). Hier finden sich die Granulationsherde besonders an den peripheren Nervenstämmen ausgebreitet, welche spindelförmige und knotige Verdickungen aufweisen. Sehr eingreifend sind nun die Folgen der Nervenbeteiligung. An der Haut entstehen überempfindliche und vor allem unempfindliche Bezirke, es kommt zu trophischen Störungen mit Atrophie der Haut und der darunter gelegenen Gewebe und so zum Auftreten von Geschwüren, zu Haarverlust, Pigmentierungen usw. Dann kommt es gerade bei dieser Form zu eingreifendsten Verunstaltungen, besonders durch starke Mitbeteiligung der Knochen. Seltener ist dies in der Weise der Fall, daß die lepröse Neubildung den Knochen selbst befällt, und seine Zerstörung herbeiführt. Weit häufiger handelt es sich um infolge der Anästhesie auftretende Sekundärinfektionen, welche Eiterung nicht nur der Haut, sondern solche und Nekrose auch größerer Knochengebiete herbeiführen, und ganz besonders um trophoneurotische Atrophien, welche auch vor allem die Knochen ergreifen (vor allem von Harbitz in Norwegen verfolgt). Durch alle diese Vorgänge können ganze Knochen schwinden oder kariös abgestoßen werden, so können Phalangen oder auch gar eine ganze Hand verloren gehen. Bei diesen schweren Verunstaltungen spricht man von Lepra mutilans.

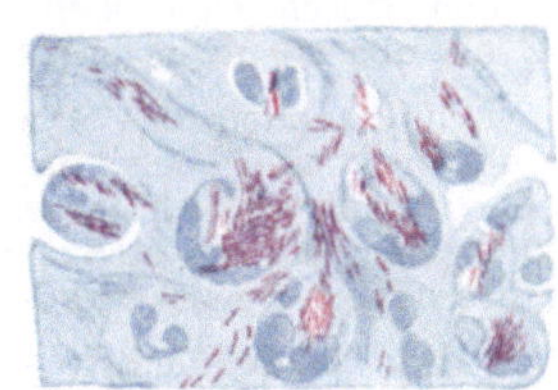

Abb. 267. Leprabazillen, Inhalt einer Pemphigusblase.
(Nach Seifert-Müller.)

Bei den beiden Lepraformen zeigen die Lymphknoten, besonders die peripheren, Schwellungen. Zu Zeiten von Bazillenbakteriämie gelangen Leprabazillen auch in innere Organe, und es entstehen Infiltrate in Knochenmark, Milz, Leber (wo zirrhotische Veränderungen sich entwickeln können), Hoden, Nebenhoden, Eierstöcken, seltener in Speicheldrüsen, auch Bauchspeicheldrüse, Brustdrüse, Darm, Lungen usw.

Die anatomische Grundlage der leprösen Herde sind die sog. Leprome. Sie sind am kennzeichnendsten in Haut und Schleimhäuten, haben aber überall grundsätzlich einen ähnlichen Bau. Die ersten Zellwucherungen folgen vor allem den Gefäßen (sowie Drüsen und Haaren); sie bestehen aus ganz vereinzelten Leukozyten, aus Rundzellen, einzelnen Plasmazellen, wenigen Spindelzellen und ganz besonders den typischen schon von Virchow erkannten Leprazellen, ferner enthalten sie meist viel Bindegewebe. Die Leprazellen sind das Kennzeichnende; sie stammen von Retikulo-Endothelien im weiteren Sinne, insbesondere adventitiellen Zellen, aber auch gewissen im Bindegewebe seßhaft gewesenen Zellen ab, d. h. es sind dieselben Zellen, wie wir sie bei der Entzündung allgemein auftreten sahen und wie sie auch die Hauptzellen der Tuberkel (die Epitheloidzellen) liefern. Diese Zellen sind nun — wenigstens bei den tuberösen Formen — sehr ausgesprochen gekennzeichnet dadurch, daß sie Leprabazillen in sehr großen Mengen enthalten, und nun schwerste gegenseitige Beeinflussungen von Bazillen und Zellen eintreten. Die vergrößerten Zellen kämpfen gegen die Bazillen und bringen diese zum größten Teil zu Zerfall in sich jetzt schlecht färbende Splitter und Körnchen, die sich zusammenballen (Globi Neißers, Gloea Unnas) und in Vakuolen der Zellen liegen. Diese Zellen selbst gehen nämlich auch schwere Veränderungen ein, besonders einmal eine lipoide Entartung — wobei wenigstens ein Teil der Lipoidstoffe wohl aus der Wachshülle der Bazillen stammt —, sodann starke Vakuolenbildung. Die Zellen können dann auch ganz untergehen. Ein Teil der Bazillen in sehr starker Vermehrung, also in großen Haufen, liegt wohl auch in Lymphspalten. Die Leprazellen sind ein besonders schönes Beispiel der gegenseitigen Beeinflussung zwischen Erregern und phagozytierenden Zellen. Von den inneren Organen ist die Abstammung der Leprazellen in der Leber von Sternzellen besonders deutlich.

Bei der Lepra maculo-anaesthetica enthalten die Zellwucherungen viel spärlichere, oft nur sehr vereinzelte, Leprabazillen, und dementsprechend finden sich hier typische Leprazellen weit weniger oder gar nicht. Sonst bestehen die Herde aus denselben Zellen, wie sie ja auch der chronischen Entzündung entsprechen. Es kommt zu starker Bindegewebsbildung, Vernarbung auch hier. Auch hier sind Haut und Schleimhäute von vornherein mitbefallen und dann vor allem die Nerven, nicht nur die kleinen wie auch bei der Lepra tuberosa, sondern auch die großen, und besonders stark; sie können ganz in Bindegewebe verwandelt werden (wegen der Mitbeteiligung der Haut meist in Gestalt von Flecken ist die Bezeichnung dieser Form als maculo-anaesthetica die beste). Obwohl hier die Bazillenzahl eine weit kleinere, die Widerstandsfähigkeit gegen sie offenbar größer ist, führt das Zugrundegehen zahlreicher Nerven bei dieser Form im Laufe der Jahre gerade die schwersten Folgen bis zu den fürchterlichsten Verstümmelungen (s. o.) herbei. Hier können nun auch die von den Retikulo-Endothelien stammenden Zellen gerade unter der Einwirkung weniger Bazillen (so daß es nicht zu typischen Leprazellen kommt) zu Epitheloidzellen werden, auch einzelne Riesenzellen auftreten, und so kleine Knötchen sich entwickeln, die wegen der großen Ähnlichkeit mit Tuberkeln als „tuberkuloid“ bezeichnet werden.

In den Lepromen kommt es kaum zu Nekrose, dagegen, wie oben dargelegt, zu starker Bindegewebsentwicklung — Narbenbildung — einerseits, Vereiterung, besonders infolge von Sekundärinfektion, andererseits.

Die Leprösen sterben nach jahrzehntelangem Leiden an Kachexie, ein großer Teil von ihnen (bis zu 50% angegeben) an Lungentuberkulose, ein kleinerer auch besonders an Nephritis.

Aktinomykose, Strahlenpilzkrankheit.

Der **Aktinomyzespilz** (Hahn, Bollinger) (Abb. 268). Der Strahlenpilz findet sich in Gestalt sandkornartiger Drusen. Sie bestehen aus einer dichten Masse von zum Teil dichotomisch verzweigten Fäden (Myzel), welche am äußeren Rand der Massen strahlenförmig angeordnet sind und an ihrem äußersten Ende kolbige Anschwellungen aufweisen, so daß rosettenartige Formen zustande kommen. In den mittleren Teilen der Drusen finden sich reichlich körnerartige Gebilde, welche indes nicht etwa Sporen darstellen, sondern durch Zerfall der Fäden entstehen. Die genannten kolbigen Anschwellungen stellen Verdickungen einer, die Fäden überziehenden, sonst sehr zarten Scheide dar. Manchmal fehlen die Kolben, so namentlich in Kulturen. Sie werden als Regenerationsprodukte und Folge der Reaktion im Körper aufgefaßt. Die Fäden lassen sich nach der Gramschen Methode, die Kolben mit Orseille sowie auch nach der van Giesonschen Methode färben.

Je nachdem das Myzel oder die Kolben überwiegen, hat man in Typen eingeteilt. Da die Drusenbildung wohl auch eine Umgebungserscheinung darstellt, und die für **Streptothrix** für kennzeichnend gehaltenen Luftsporen wohl ähnlich, ist beides offenbar nicht als Artmerkmal anzusprechen, und so haben sich neuerdings die kennzeichnenden Unterschiede zwischen Aktinomyzes und Streptothrix, die auch fast die gleichen Erscheinungen (Eiterungen) bewirken können, sehr verwischt.

Der beim Mensch selten, beim Rind häufig auftretende Aktinomyzespilz ruft bei letzterem sarkomähnliche, aus einem Granulationsgewebe bestehende Wucherungen hervor, die sich besonders in der Mundhöhle (Zunge) oder deren Umgebung (besonders an den Kiefern, ferner in den äußeren Weichteilen, Wirbelsäule), den Lymphknoten des Halses, seltener in der Lunge oder in anderen Teilen finden. Besonders an den Kiefern entstehen geschwulstartige Auftreibungen, in denen miliare bis erbsengroße, durch Vereinigung mehrerer aber vielfach größere Herde bildende, Knötchen in ein bindegewebiges oder zellreiches Grundgewebe eingelagert sind. Sie bestehen vor allem aus stark verfetteten Epitheloidzellen, erweichen in der Mitte und lassen sich dann leicht ausdrücken. Dadurch erhält das Grundgewebe auf der Schnittfläche ein schwammartiges, wie wurmstichiges Aussehen. In den Knötchen liegen, schon mit bloßem Auge erkennbar, schwefelgelbe, etwa sandkorngroße Körner, die aus Aktinomyzeshaufen bestehen.

Beim Menschen, bei dem die Aktinomykose seltener ist, bewirkt der Aktinomyzespilz (hier zuerst richtig erkannt von Israel, Ponfick, Bostroem) selten geschwulstartige Auftreibungen, meist diffuse Einlagerungen, welche aus Granulationsgewebe bestehen; dies verfettet bald hochgradig, wobei sich weniger Neutralfette als Lipoide finden, und zerfällt vor allem ziemlich bald eiterig. Andererseits entstehen narbige Schwarten, welche von pustulösen Eiterherden durchsetzt sind. Dies Nebeneinander und die oft sehr ausgedehnten Fistelgänge sind sehr kennzeichnend. In den Eiterherden finden sich gelbliche Körner, d. h. die drüsenförmigen Kolonien des Aktinomyzespilzes. Die ganzen aktinomykotischen Veränderungen verlaufen meist sehr chronisch.

Die Ansteckung geschieht zumeist mit der Nahrung, und zwar hauptsächlich mittels Getreidegrannen, Stroh u. dgl., an denen der Aktinomyzespilz wächst. Auch beim Menschen findet sich die Aktinomykose vorzugsweise von der Mundhöhle ausgehend; sie ergreift auch hier besonders die Kiefer und von hier aus den Hals, wo die Veränderung dicke Wülste bildet und fistulös nach außen durchbrechen kann; auch kariöse Zahnhöhlen dienen dem Strahlenpilz als Eingangspforte und Brutstätte, so daß nach Durchtritt durch das Foramen apicale von der Zahnwurzel aus der aktinomykotische Vorgang zerstörend weiter vordringen kann. Er kommt ferner auch an der Zunge vor, und von der Halsgegend aus breitet er sich nach oben zu gegebenenfalls durch das Keilbein oder Felsenbein nach den Hirnhäuten und dem Gehirn, oder vor allem nach unten zu nach dem Mediastinum oder der Pleura aus. Die Halsspeicheldrüsen sollen von den Ausführungsgängen her häufiger erkranken, seltener die Mandeln. Auch werden verhältnismäßig häufig die Wirbel, besonders der Halswirbelsäule, und die Rippen ergriffen. Hierbei erkranken die Knochen gewöhnlich zunächst nicht, vielmehr bilden sich unter dem Periost, welches besonders betroffen ist, Abszesse, welche ausgedehnte fistulöse Gänge bilden. Das Periost wird vom Knochen abgelöst, dieser sekundär kariös und bildet unter Umständen Sequester. Seltener wie von der Mundhöhle geht die Aktinomykose primär vom Darm aus. Hier handelt es sich noch verhältnismäßig am häufigsten um den Blinddarm und seine Umgebung, besonders den Wurmfortsatz. Es kann im Darm zu geschwulstartigen Wucherungen mit Verengerung, durch Durchbruch zu Bauchfellentzündung usw. kommen. Noch seltener findet sich eine primäre Erkrankung in den Lungen, wo bronchopneumonische Herde, Schwielen mit Eiterungen, Pleuritis usw. entstehen, und zwar ähnlich wie bei Tuberkulose exsudativer und produktiver Form, zuweilen beide zusammen. Auch andere Organe, wie das Gehirn, können

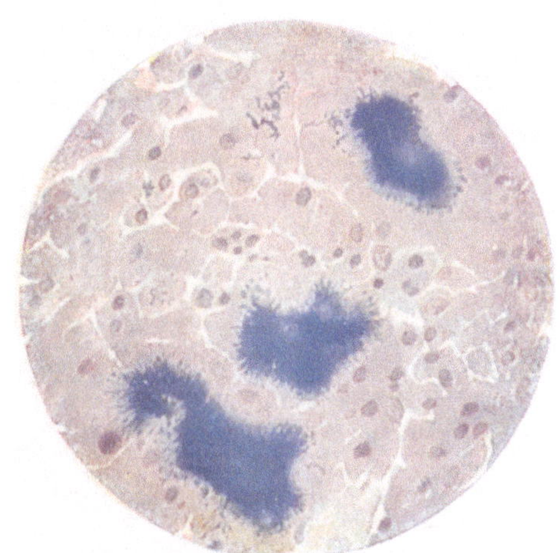

Abb. 268. Aktinomyzes (gefärbt nach Gram, Kerne mit Karmin).

sekundär, auf metastatischem Wege, erkranken, wobei der Blutweg die Hauptrolle spielt, aber auch der Lymphweg (gegebenenfalls auch perineurale Lymphscheiden) in Betracht kommt. Metastasen finden sich vor allem in Lungen, Milz, Leber (meist vom Darm her), Nieren, Gehirn, Darm, Herz, Muskeln, Knochen (eiterige Osteomyelitis), Hirnhäuten, selten an anderen Stellen. Auch der Wurmfortsatz kann metastatisch ergriffen sein. In solchen Fällen mit Metastasen — die unter dem Bilde der Pyämie verlaufen — spricht man von allgemeiner Aktinomykose. Zum Unterschied von Syphilis, Tuberkulose, Geschwülsten, bleiben die den Herden benachbarten Lymphknoten frei.

Der Aktinomykose steht der in Indien, Afrika usw. vorkommende sog. **Madurafuß (Myzetoma)** nahe, Anschwellungen der Füße bzw. Beine mit Knotenbildungen, die dann zu Abszessen und Fisteln führen. Der Erreger steht dem Aktinomyzespilz zum mindesten sehr nahe.

Als Botryomykose beschriebene Granulationen der Haut des Menschen mit Kokken als Erregern haben mit der durch einen spezifischen Pilz erzeugten Botryomykose des Pferdes (am Samenstrang nach Kastration) offenbar nichts zu tun.

Rhinosklerom.

Das seltene Rhinosklerom (Hebra, Kaposi) wird durch den **Rhinosklerombazillus** (v. Frisch) hervorgerufen.

Er steht dem Friedländerschen Bazillus (s. unter Lungenentzündung) nahe und liegt vor allem, oft massenhaft, in den Mikuliczschen Zellen (s. u.).

Die Erkrankung tritt vor allem in Osteuropa auf und stellt eine chronische Gewebsverdickung der Nasenrachen- und Kehlkopf-Luftröhren-Schleimhaut dar.

Sie beruht auf einer starken Durchsetzung mit kleinen Rundzellen und vor allem großen, hellen, den Erreger beherbergenden, von Mesenchymzellen stammenden, nach v. Mikulicz benannten Zellen. Die Zellen gehen dann in ihrem Kampfe mit den Bazillen und von diesen geschädigt schwere Veränderungen ein. Die Erkrankung kann sich auch über die oben genannten Gegenden hinaus ausdehnen. Später kann sich an Stelle der Zellansammlungen Bindegewebe, das zu Narben führt, setzen.

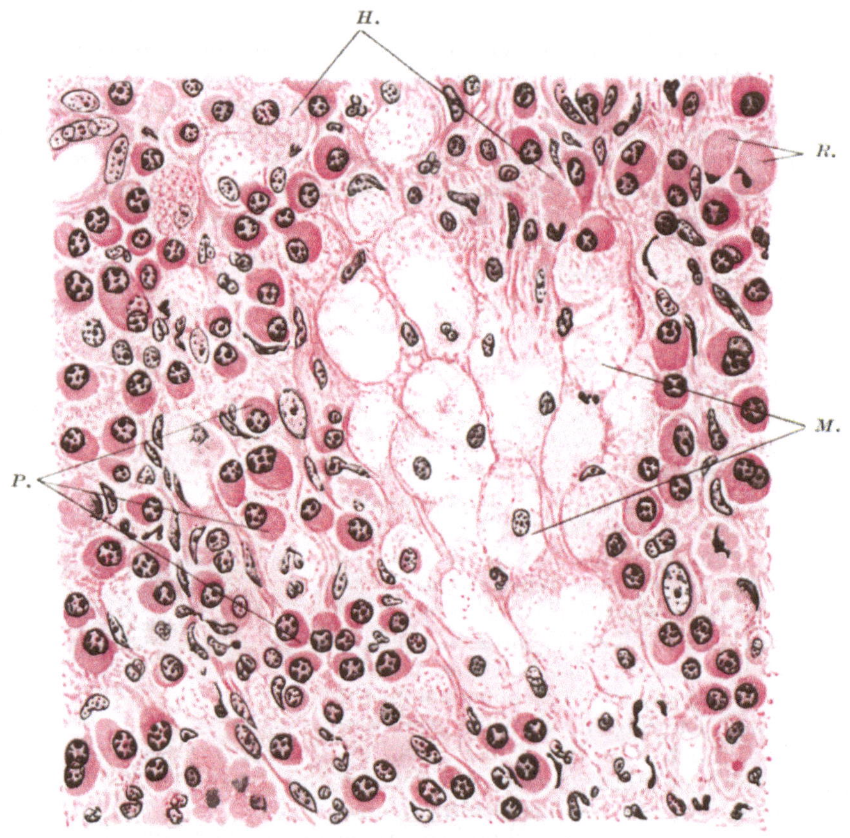

Abb. 269. Rhinosklerom.

Darstellung der Zellverhältnisse im Rhinosklerom. *P.* Plasmazellen. *M.* Mikuliczsche Bläschenzellen. *H.* degenerierte Zellen. *R.* Russel-Körperchen. (Nach Kyrle, Histo-Biologie d. menschl. Haut und ihrer Erkrankungen. Bd. II.)

Sporotrichosen.

Eine eigenartige mit Granulationen einhergehende Veränderung wird durch besondere Erreger hervorgerufen.

Sie gehören der Familie **Sporotrichon** (Abb. 200 S. 254) an, die zu den Hyphomyzeten zu rechnen sind. Es gibt eine ganze Reihe, Weitereinteilung geschieht vor allem nach der Größe der Konidien.

Die vor allem von de Beurmann und Gougerot verfolgte Sporotrichose gleicht als Gesamtbild klinisch, anatomisch, selbst mikroskopisch zuweilen der Syphilis, zum Teil auch der Tuberkulose, ist aber im ganzen harmlos.

Die Eintrittspforte ist meist eine Verletzung der Haut. Es bilden sich „Primäraffekte", an die sich Verbreitung auf dem Lymphwege anschließt. Oder es entsteht die über weite Haut- und Unterhautgewebsstrecken hin zerstreute Form, oder es kommt zu Aussaat auf Blut- (und Lymph-) Wege in Muskeln, Knochen, Gelenke, Schleimhäute, Leber, Milz, Nieren, Auge usw. Es bilden sich überall Granulationen, sog. Sporotrichome, die vereitern und zu Geschwüren führen und dann vernarben. Dabei bilden sich auch „Epitheloidzellen", die dann durch Lipoidspeicherung in sog. Pseudoxanthomzellen übergehen, die in der Narbe liegen bleiben können.

Anzufügen haben wir zwei wohl sicher durch Erreger hervorgerufene Erkrankungen; die also zu den Infektionskrankheiten und ihrem Bau nach zu den spezifischen Entzündungen zu rechnen sind; die Erreger selbst sind uns aber noch nicht bekannt. Es ist dies die Lymphogranulomatose und die Mycosis fungoides.

Lymphogranulomatose.

Die Lymphogranulomatose (früher auch als Hodgkinsche Krankheit bezeichnet) gehört zu den hyperplastischen Wucherungen des lymphatischen Apparates. Meist handelt es sich um allgemeine Formen, doch kommen auch nur örtliche (Lymphogranulome) vor.

Befallen sind vor allem die Lymphknoten, oft zuerst diejenigen am Hals und diese meist besonders auffallend, dann diejenigen der Achselhöhle, die bronchialen, mediastinalen, para-aortalen, mesenterialen usw., so daß zum Schluß alle äußeren und inneren Lymphknoten ergriffen sein können. Sie sind geschwollen, in große geschwulstartige, knotig-lappige Pakete verwandelt, in denen aber doch, wenn auch oft miteinander verwachsen, die einzelnen Lymphknoten noch gut abgrenzbar sind. Ihre Farbe ist grau-markig, teils mehr grau-rötlich, später mehr weiß (Bindegewebsreichtum) oder auch, wenn Nekrosen eingetreten sind, durchsetzt von unregelmäßigen, gelben, trockenen Einsprengungen, oft in großer Ausdehnung. Die Lymphknoten sind zunächst weich oder elastisch gespannt, später derb. Ferner ist die Milz befallen. Sie ist sehr

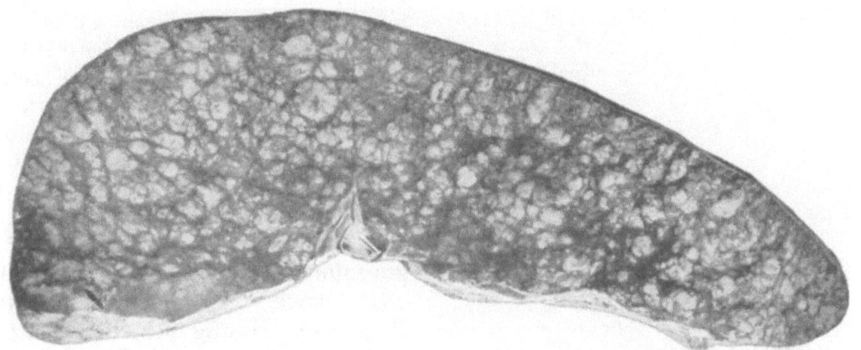

Abb. 270. Milz bei Lymphogranulom (Porphyrmilz).
Die Milz ist durchsetzt von knotenartigen Massen, die histologisch typische Granulome sind.
(Nach O. Meyer, Frankf. Z. Path. 8, H. 3.)

groß, durchsetzt von grau-weißen Herden, die wieder gelbe nekrotische Gebiete aufweisen können; so bieten sie ein sehr kennzeichnendes buntes Bild, das als Porphyrmilz bezeichnet wird. Weiterhin zeigt die Leber meist Vergrößerung und Durchsetzung mit entsprechenden grau-weißen Streifen und Knoten. Ähnliche Herde können sich auch in der Niere, in den Lungen, den Muskeln, selten in Knochen finden. Für das bloße Auge kann so die Lymphogranulomatose (auch klinisch) sehr an die schon besprochene aleukämische und leukämische Lymphadenose erinnern. Doch liegt ein ganz anderer Vorgang zugrunde, wie die mikroskopische Untersuchung zeigt.

Es liegt nämlich in allen Herden keine reine Lymphozytenvermehrung vor, wie bei der aleukämischen (und leukämischen) Lymphadenose, vielmehr eine Art Granulationsgewebe von recht kennzeichnendem Bau, wenn es auch aus lauter Zellen besteht, die wir von den Entzündungen her auch sonst kennen.

Es besteht nämlich aus Lymphozyten, einzelnen Leukozyten, Plasmazellen, Spindelzellen, Epitheloidzellen und vor allem aus großen, hellen, protoplasmareichen Zellen mit großem runden oder ovalen Kern. Ein Teil der letzteren Zellen hat auch 2, 3 und mehr Kerne mit Übergängen bis zu Riesenzellen, welche aber ihre Kerne, im Gegensatz zur wandständigen Lagerung bei der Tuberkulose, in dem ganzen Zelleib bzw. mehr in der Mitte gehäuft aufweisen. Die Kerne sind oft sehr dunkel färbbar. Diese großen Zellen sind von Endothelien bzw. Retikuloendothelien abzuleiten, die aus ihnen entstehenden Riesenzellen werden auch als Sternbergsche Riesenzellen bezeichnet. Das ganze Bild ist histologisch zumeist recht kennzeichnend. Nur ganz zu Beginn der Vorgänge besteht ein nicht kennzeichnendes Bild einfacher Hyperplasie der Lymphknoten mit Vermehrung und Abstoßung der Sinusendothelien (sog. Sinuskatarrh). Später nach Ausbildung des beschriebenen Granulationsgewebes kommt es in diesem zu Untergang von Zellen, zunächst kleineren Nekrosen, in deren Umgebung sammeln sich zahlreiche Leukozyten, besonders auch eosinophile an, auch die Plasmazellen sind jetzt meist in großer Zahl vorhanden, und es treten dann auch ausgedehntere Nekrosen auf. Andererseits treten in späteren Stadien die Zellen mehr zurück und es überwiegt jetzt Bindegewebe, das dann ausgedehnte hyalinnarbige Herde bildet. Es gibt aber auch etwas anders gebaute sog. atypische Formen der Lymphogranulomatose.

In seltenen Fällen gewinnen die Lymphknotenschwellungen, indem die einzelnen Lymphknoten untereinander verschmelzen, ein noch geschwulstartigeres, für das bloße Auge dem Lymphosarkom völlig gleichendes Bild. Besonders kann dies beim sog. „Mediastinaltumor" der Fall sein. In anderen Fällen finden sich mehr örtliche Lymphogranulomatosen an selteneren Stellen, so an der Luftröhre, an den Mandeln (die auch sonst öfter mitbefallen sind), im Magen-Darm (hier von Lymphknoten ausgehend, später mit Geschwürsbildung), an den großen Gallengängen u. dgl., meist doch neben Befallensein wenigstens einzelner Lymphknoten. In solchen Fällen kann zunächst ganz der Eindruck einer echten Geschwulst, z. B. eines Krebses, erweckt werden, das Mikroskop zeigt in allen diesen Fällen aber doch, daß es sich um Lymphogranulomatose handelt.

Durch Druck auf Nachbarorgane (das lymphogranulomatöse Gewebe kann auch in sie eindringen) ergeben sich Folgen. So durch solchen auf Luftröhre oder Kehlkopf Atembeschwerden, durch Druck auf die Gallenwege Gelbsucht, auf Gefäße Kreislaufstörungen.

Die Haut zeigt öfters Erytheme oder verschiedene Formen von Ekzem; selten ist sie in Gestalt echter lymphogranulomatöser Knötchen beteiligt. Es liegt kein typisches Blutbild vor; es handelt sich ja auch um keine Erkrankung des Blutapparates. Oft ist die Blutzusammensetzung ganz die gewöhnliche, häufig besteht neutrophile Leukozytose, öfters später gefolgt von Leukopenie. Meist kommt es zu allmählich zunehmender Anämie. Zuweilen herrscht Fieber und zwar mit eigenartigem Verlauf — etwa $1^{1}/_{2}$—3 Wochen Fieber, dann ebensolange Fieberlosigkeit, sich wiederholend —, welcher diesen Fällen die Bezeichnung „chronisches Rückfallfieber"(Ebstein) eingetragen hat.

Es handelt sich bei der Lymphogranulomatose um eine Systemerkrankung — die einzelnen Herde bestehen nebeneinander, sind nicht Metastasen eines Herdes — im Sinne der Entwicklung eines typisch gebauten Granulationsgewebes. Eine Weiterverbreitung ist aber auch durch unmittelbares Weiterwuchern als granulomatöse Lymphangitis und Perilymphangitis, sowie lymphogen metastatisch möglich (Lignac). Häufig besteht gleichzeitig Tuberkulose, auch in denselben Lymphknoten, zuweilen findet sich ausgedehnte Amyloidose der Organe.

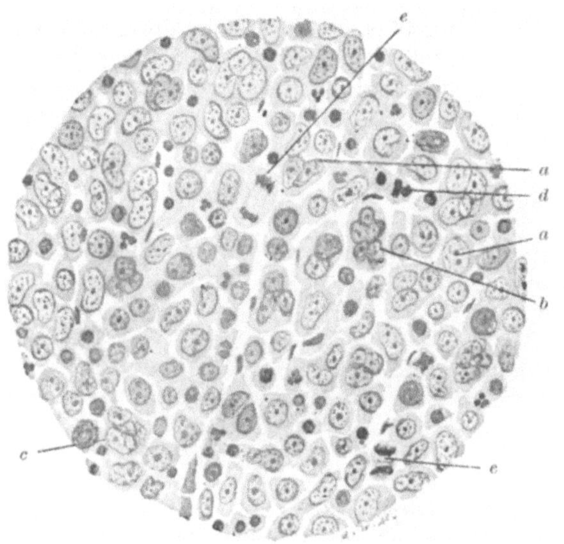

Abb. 271. Lymphgranulom (eines Lymphknotens).
Große helle, zum Teil mehrkernige Zellen bei *a;* aus ihnen gebildete Riesenzellen z. B. bei *b*. Lymphozyten *c*. Leukozyten *d*. Bei *e* Mitosen in großen hellen Zellen.

Die Beziehungen zur Tuberkulose scheinen vielleicht noch näher zu sein, wenn auch die ursächliche Seite der Erkrankung noch nicht sicher geklärt ist. Es werden Stäbchen und vor allem in Stäbchenform gelegene Granula gefunden, welche dem Tuberkelbazillus und dessen sog. Muchschen Granula (s. dort) wohl morphologisch nahestehen. Es wird angenommen, daß ein besonderer Typus oder eine besondere Virulenz vorliegt, z. T. mag auch ein Unterschied in der Körperreaktion, eine Umstimmung und insbesondere Überreizbarkeit des lymphatischen Gewebes grundlegend sein. Tierversuche sind noch nicht einwandfrei ausgefallen. Auch andere Bazillen — so ein Korynebakterium — werden beschuldigt.

Die Lymphogranulomatose ist in der Regel durch Röntgenstrahlen beeinflußbar; es kommt besonders unter ihrer Einwirkung zu Nekrose und Bindegewebsbildung. Aber zumeist ist dies nur vorübergehend. Der Krankheitsvorgang flackert wieder auf und greift dann meist sehr schnell um sich. Auch Spontanheilungen scheinen, wenn sie vorkommen, äußerst selten zu sein.

Mycosis fungoides.

Meist nach einer sehr ausgebreiteten, chronischen und hartnäckigen, ekzemartigen Hautveränderung als Vorstadium, welche zunächst die obere Körperhälfte, später den ganzen Körper unter Einschluß des Kopfes befällt, macht die Mycosis fungoides in der Haut ihre ersten Erscheinungen. Es treten zahlreiche, zunächst flache, später oft halbkugelige, oder auch pilzförmig gestaltete, geschwulstartige Bildungen auf, die bis handgroß werden und zusammenfließen können. An der Oberfläche sind sie trocken, rotbräunlich oder nässend und mit Krusten bedeckt, öfters geschwürig. Man hat von Tomatenähnlichkeit gesprochen. Später treten entsprechende Veränderungen in inneren Organen (Magen, Lunge, Leber, Milz, Lymphknoten usw.), auch an den Nerven auf (Paltauf).

Es liegen größere oder kleinere geschwulstartige Bildungen von grauer oder meist roter Farbe oder mehr diffuse Bildungen vor. Histologisch haben die Herde überall mehr oder weniger dieselben Kennzeichen. Es handelt sich um Zellmassen mit zahlreichen, strotzend gefüllten weiten Gefäßen; sie beginnen in der Haut um die Gefäße der subpapillären Kutisschicht. Die Herde sind ödematös, locker und bestehen zum größten Teil aus großen einkernigen Zellen mit einem oder zwei bis drei großen, hellen Kernen bis zur Ausbildung von Riesenzellen und mit oft vielgestaltigem Zelleib, an Epitheloidzellen erinnernd, oder mit Fortsätzen nach Art von Fibroblasten. Die Zellen stammen von Endothelien der Gefäße, wohl auch von Adventitialzellen ab. Daneben finden sich auch Lymphozyten und Plasmazellen, Mastzellen, auch Leukozyten, zum Teil auch eosinophile. So kann man von einem typischen „mykosiden" Gewebe sprechen. Später kommt es zu Degenerationen und Nekrosen. Andererseits findet man zahlreiche Mitosen. Hyaline Gefäßveränderungen und Thromben mit starkem Ödem kommen dazu, und häufig setzen sekundäre Infektionen ein, welche zu Geschwüren, unter Umständen auch zu Sepsis führen. Die Erkrankung führt zuletzt unter Auftreten von Siechtum zum Tode.

Sepsis.

Die **Eiterung** ist eine typische Form der Entzündung und bei dieser besprochen. Wir wollen hier die Haupteitererreger zunächst schildern und dann die Verbreitung der Erreger im Körper mit ihren Folgen, wodurch die Allgemeinerkrankung, die **Sepsis**, zustande kommt.

Die bei weitem häufigsten Erreger von Eiterherden sind die **Kokken** und unter ihnen vor allem die Hauptvertreter der Streptokokken und Staphylokokken.

Streptococcus pyogenes (Rosenbach) (Abb. 273). Meist in kurzgliedrigen Ketten, oft auch in unregelmäßiger Anordnung wachsend. Die Glieder der Kette bestehen meistens aus zwei Halbkugeln. Er ist nach Gram färbbar. Der Streptococcus pyogenes ist ein sehr häufig vorkommender und

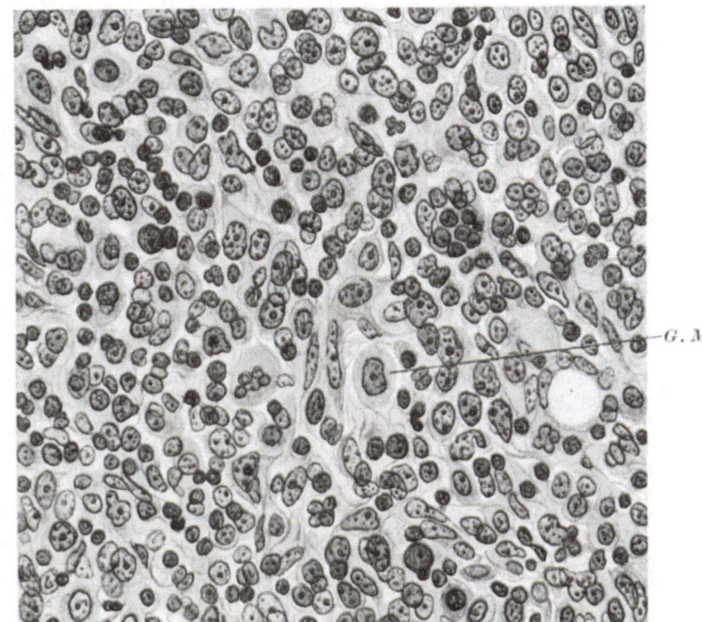

Abb. 272. Mycosis fungoides.
Infiltratmassen. Bei *G. M.* große Zelle mit auffallend großem hellen Kern.
(Nach Kyrle, Histo-Biologie d. menschl. Haut und ihrer Erkrankungen. Bd. II.)

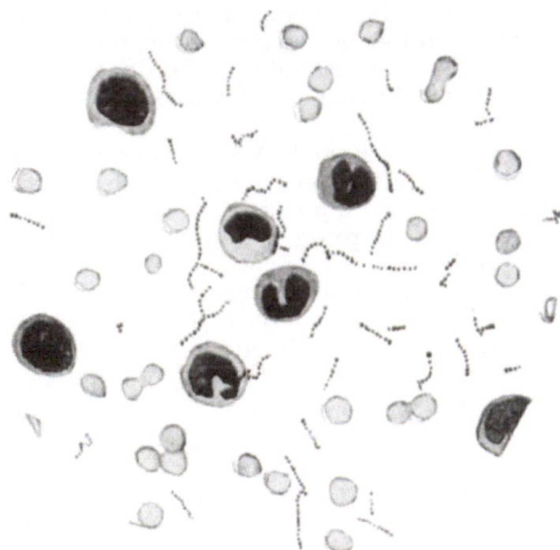

Abb. 273. Streptokokken im Blute.

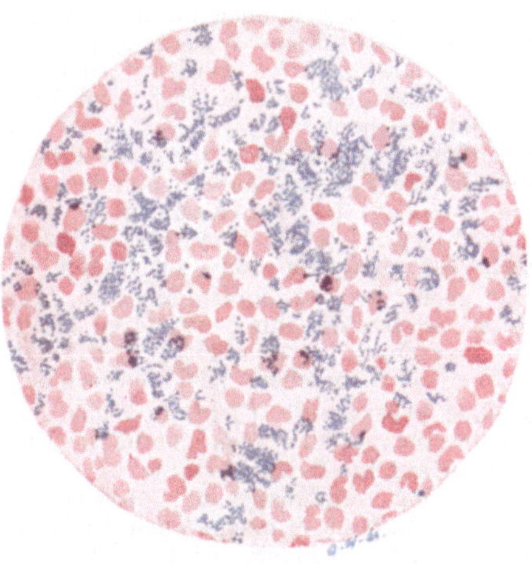

Abb. 274. Staphylokokken (nach Gram blau gefärbt) und Eiter (Kerne der Leukozyten mit Karmin rot gefärbt).

vielfach verbreiteter Krankheitserreger, besonders von entzündlichen (Erysipel), eiterigen sowie pseudomembranös- und diphtherieartigen Vorgängen. Er findet sich selten bei serös-exsudativen Entzündungen oder bei Perikarditis, Peritonitis, Endokarditis, Osteomyelitis, dagegen ganz gewöhnlich bei Eiterungen, und zwar weniger bei Abszessen oder Phlegmonen, dagegen ganz außerordentlich häufig bei akuten bösartigen Eiterungen, welche zu Lymphangitis bzw. Lymphadenitis oder durch Einbruch in die Blutbahn zu

Bakteriämie (septischen Vorgängen) führen, so bei Endocarditis ulcerosa, nach zahlreichen örtlichen Eiterungen usw. Insbesondere finden sich Streptokokken bei Angina und diphtherieartigen Vorgängen des Rachens, besonders bei Scharlach; der lymphatische Rachenring neigt überhaupt gerade zu Streptokokkenerkrankungen, an die sich dann Glomerulonephritiden anschließen können. Ferner finden sich Streptokokken bei Erysipel und Puerperalfieber. Öfters tritt der Streptokokkus bei Mischinfektionen auf, so bei Eiterungen zusammen mit dem Staphylococcus pyogenes oder in Kavernen phthisischer Lungen.

Ist der Streptokokkus gerade für fortschreitende börartige Formen von Eiterung verantwortlich zu machen, so scheinen bestimmte Streptokokkenstämme eine bestimmte Affinität zum gleichen Organ zu haben. Bei gesunden Menschen wurde der Streptokokkus gefunden: in der Mundhöhle, in der Nase, der Scheide, Cervix uteri, doch meist nicht in virulenten Formen. Außerhalb des menschlichen Körpers ist er im Kanalwasser, im Boden und in der Luft nachgewiesen worden. Bei Tieren ruft er auch im Versuch verschiedenartigste eiterige und septische Vorgänge hervor. Der früher als eigene Art angesehene Streptococcus erysipelatis und ebenso der Streptococcus puerperalis gehören zum Streptococcus pyogenes.

Es gibt Formen, die in langen Ketten wachsen (Str. longus), und solche in kurzen (Str. brevis). Insbesondere ersterer ist ein hämolytischer (an der Blutagarplatte zu erkennen). Man teilt die Streptokokken danach auch in hämolytische und anhämolytische ein. Zu ersteren gehört außer dem gewöhnlichen Str. pyogenes der Streptococcus mucosus (Schottmüller), nach einem im Namen ausgedrückten Kulturkennzeichen benannt, der besonders bei Ohreiterungen mit häufigen Rückfällen eine Rolle zu spielen scheint. Bestimmte hämolytische Streptokokken werden auch neuerdings (in Amerika) als Erreger des Scharlach angesehen. Nicht hämolytisch ist der Streptococcus viridans oder mitis (Schottmüller), welcher, etwas weniger virulent, schleichende Formen von Endocarditis ulcerosa, die sog. Endocarditis lenta erzeugt. Eine besondere Abart ist auch der Str. putrificus, der anaerob ist, weiterhin der saprophytische Str. acidi lactici. Doch soll betont werden, daß nach neueren Untersuchungen die scharfe Scheidung besonders zwischen hämolytischen und nichthämolytischen Streptokokken aufzugeben ist; sie können bei Tierdurchgang wie auf Kulturen ineinander umgewandelt werden. Insbesondere auch der Str. viridans ist nur eine Abart und kann in höher virulente hämolytische Streptokokken übergeführt werden; er ist nur eine „Standortsvarietät“, wie überhaupt die einzelnen Spielarten dieser Kokken von den Vorgängen und den Widerstandskräften im Körper beeinflußt werden (über alles dies vgl. oben). Auch zwischen den Streptokokken und den Pneumokokken — Streptococcus lanceolatus — (s. u.) bestehen nahe verwandtschaftliche Beziehungen.

Staphylococcus pyogenes, Trabenkokkus (Abb. 274), wächst in unregelmäßigen Haufen. Der St. pyogenes ist einer der gewöhnlichsten Eitererreger und findet sich besonders in Abszessen, Furunkeln, Panaritien, Phlegmonen, ferner als Erreger von Osteomyelitis, Periostitis, Meningitis, Pneumonie, Endokarditis, Empyem, Akne, Sykosis, Pemphigus u. dgl. Durch Einbruch ins Blut kann es zu metastatisch-pyämischen Eiterungen kommen. Auch bei zahlreichen Mischinfektionen ist er beteiligt. Im allgemeinen findet sich der Staphylococcus pyogenes mehr bei umschriebenen, der Streptococcus pyogenes mehr bei akuten und diffusen, nicht abgegrenzten Eiterungen. Die Staphylokokken rufen öfters metastatische Eiterungen hervor, die Streptokokken infizieren öfters das Blut in Gestalt allgemeiner Bakteriämie. Außerhalb des Körpers wurde der Staphylokokkus vielfach gefunden: auf der Haut, im Schmutz der Fingernägel, im Spülwasser, in der Luft. Bei Gesunden ist er in der Mundhöhle, Scheide und Cervix uteri nachgewiesen worden. Im Tierversuch können durch ihn Abszesse, Gelenkentzündungen, bei Impfung in die Blutbahn pyämische Zustände, bei gleichzeitiger Verletzung der Herzklappen auch Endokarditis, bei Verletzungen des Knochens Osteomyelitis hervorgerufen werden. Auch kann man mit zahlreichen Staphylokokkeninfektionen amyloide Degeneration erzeugen, welche sich ja auch beim Menschen bei chronischen Eiterungen, besonders des Knochensystems, häufig findet.

Von dem Staphylococcus pyogenes gibt es verschiedene mit pyogener Fähigkeit ausgestattete Abarten. Sie unterscheiden sich mehr äußerlich, indem sie Farbstoffe verschiedener Art bilden; der gewöhnliche Traubenkokkus — Staphyl. pyogenes aureus — bildet einen goldgelben, der Staphyl. pyog. citreus einen zitronengelben, der Staphyl. pyog. flavus einen blaßgelben Farbstoff. Der Staphyl. pyog. albus bildet einen weißen Farbstoff. Am häufigsten von allen kommt der Staphyl. pyog. aureus vor.

Eine große Reihe anderer Bakterien kann aber gelegentlich auch Eiterungen hervorrufen, so z. B. das Bacterium coli oder die ihm verwandten Typhusbazillen, Paratyphusbazillen usw. Von besonderen Eiterungen wie der Gonorrhoe, der Meningitis, dem Milzbrand usw. wird ja noch gesondert die Rede sein. Die Aktinomykose ist schon besprochen. Hier soll noch ein Erreger von Eiterung mit eigenartiger Farbe Erwähnung finden.

Bacillus pyocyaneus. Klein, beweglich, nicht nach Gram färbbar, kommt er im menschlichen Eiter zuweilen vor und verleiht diesem eine blaue Farbe sowie einen veilchenartigen Geruch. Der Bacillus pyocyaneus ruft an der Haut bei Kindern Hautexantheme bis zum Ekthyma gangraenosum hervor, aber auch in der Schleimhaut des Verdauungskanals, besonders im Magen, ausgedehnte Schleimhautnekrosen, ähnlich in Kehlkopf und Luftröhre, macht auch Bronchopneumonien und — mit dem Blute zerstreut — Nekrosen der Niere, ferner, besonders bei kleinen Kindern, Mittelohreiterungen, Hirnhautentzündungen. Er kann ziemlich in allen Organen zerstörend wirken. Die Bazillen siedeln sich in der Wandung der Gefäße an und wirken so durch die Kreislaufstörung, ferner toxisch. Infolgedessen haben die Erkrankungen, die bei Kindern wie Erwachsenen vorkommen, meist stark hämorrhagisches Gepräge, doch kommen auch Fälle ohne solches vor (H. Chiari). Die meisten Infektionen verlaufen akut und tödlich (E. Fränkel). Der Bazillus ist auch für Kaninchen krankheitserregend.

Eiterungen im Gewebe mit Einschmelzung dieses führen zu **Abszessen** oder es kommt durch mehr flächenhafte Weiterverbreitung zu **Phlegmone.** Alles dies ist schon bei der Eiterung im Kapitel der „Entzündung“ besprochen. Es kann nun zu Weiterverbreitung kommen, entweder örtlich auf dem Lymphwege, oder allgemein im Körper auf dem Blutwege. Im ersteren Falle treten **eiterige Lymphangitiden auf,** welche den Weg zu den Lymphknoten vermitteln. Die Lymphangitis tritt an der Haut in Gestalt roter Stränge auf, infolge Entzündung der eiterig infiltrierten Gefäßwandung und Hyperämie der Umgebung. Gelangen Eitererreger weiterhin in die **Lymphknoten,** so kommt es auch hier zu Eiterungen und Abszessen. Vielfach können die Erreger hier in den Lymphknoten abgefangen werden; oder sie gelangen von hier aus **ins Blut,** was auch vielfach unmittelbar eintreten kann. So kann es zu **Allgemeininfektion** kommen, von der nunmehr wenigstens in ganz allgemeinen Strichen die Rede sein soll. Es herrscht auf diesem Gebiete in der Auffassung und den Bezeichnungen Sepsis, Pyämie, dem Verlegenheitsworte Septiko-Pyämie, eine große Verwirrung. Zu einer scharfen Begrenzung und um zum Verständnis der Vorgänge zu gelangen, folgen wir am besten Oeller.

Betrachten wir nämlich diese einzelnen Vorgänge und Zustände genauer, so sehen wir, daß sie eine Art Stufenleiter bilden, aber nicht nur abhängig von der Menge und Art der einwirkenden Erreger und ihrer Toxine, sondern in erster Linie von der Reaktion und Reaktionsfähigkeit des Körpers und seiner Gewebe. Wir müssen diese daher hier mit heranziehen, um ein Verständnis zu gewinnen. Wir können zunächst die **Sepsis** allgemein bezeichnen als Erkrankung, „bei der von einer bekannten oder unbekannten Infektionsstelle aus direkt oder von einem nachweisbaren (bzw. klinisch nicht nachweisbaren) Sepsisentwicklungsherd aus Mikroorganismen in die Blutbahn gelangen" (Oeller). Sepsis stellt dann einen übergeordneten Begriff dar und wir können drei Erscheinungsformen unterscheiden: zunächst die Tatsache, daß Bakterien ins Blut übertreten: **Bakteriämie.** Dies tritt aber erst ein, wenn die Reaktionen an der ersten Infektionsstelle insofern versagen, als sie die Erreger nicht mehr örtlich festlegen und festhalten. Erst wenn dies der Fall ist, kommt es also überhaupt zu Allgemeininfektion durch Verbreitung der Erreger. Ist der Körper nun noch hinreichend reaktiv, so werden die ins Blut und so auch in andere Gewebe gelangten Bakterien aber noch schnell abgetötet und ihre Toxine entgiftet, es kommt also bei dieser einfachen Bakteriämie als leichtester Form der Sepsis nicht zu stärkeren Entzündungsherden an sekundären Orten. Ist dies aber nicht möglich, so kommt die zweite schwerere Sepsisform zustande, bei der an zweiten Orten metastatisch Entzündungs- (Eiterungs-) Herde im Kampfe gegen die Erreger und ihre Toxine entstehen, die **Pyämie.** Hier finden sich also in allen möglichen Organen, besonders häufig auch in den Lungen sowie den Nieren, Abszesse mit neuen Gefahrenquellen. Ist aber der Körper auch zu diesen örtlichen Abwehrvorgängen an sekundären Orten unfähig, besteht also völliges Abwehrversagen, so kommt die schwerste Sepsisform, die **Septikämie** zustande, bei der eben die Bakterien, auch im Blute zerstreut, ohne wesentliche wirksame Abwehrvorgänge durch ihre Gifte und auch durch giftige körpereigene Stoffe (die sich auch unter der Bakterieneinwirkung im Körper bilden, so daß dieser eben infolge seiner Schädigung gegenüber den Eindringlingen versagt) den Gesamtkörper angreifen.

Bei einer Verteilung im Blute — Bakteriämie — kann es zur Ansiedelung der Bakterien an den Herzklappen, besonders Mitral- und Aortenklappen kommen, **Endocarditis ulcerosa (septica),** und somit wieder nun erst recht zu Verbreitung im ganzen Körper.

Wie im Kapitel Herz nachgelesen werden muß, unterscheiden wir am Endokard, besonders dem der Herzklappen, zwei Hauptentzündungsformen: eine Endocarditis verrucosa, die mildere Form, mit thrombotischen Auflagerungen auf den Klappen, deren spätere Organisation und Vernarbung häufig zu Herzklappenfehlern führt, und eine Endocarditis ulcerosa, bei der Haften und Einwirken eben von Eitererregern, besonders Strepto- und Staphylokokken, außer thrombotischen Auflagerungen Eiterung und Zerfall der Massen wie geschwürige Zerstörung von Klappengewebe herbeiführt. Diese Endokarditis ist eben Ausdruck einer Bakteriämie, Teilerscheinung einer Sepsis. Vor allem Kriegserfahrungen vereiterter Verwundungen auch mit Allgemeininfektion haben übrigens gezeigt, daß hier die Endocarditis ulcerosa doch seltener ist, als vielfach angenommen wurde. Daß gerade bei den Endokarditisformen außer den angreifenden Kokken besonders auch Immunitätszustände des Körpers maßgebend sind, sei betont (s. auch unter Herz). Es ist oben schon erwähnt, daß bei der hyperergischen Reaktion nach Sensibilisierungen im Tierversuch Siegmund schon am Endokard Zellwucherungen fand. Eine solche besondere Immunitätslage bestimmt wohl vor allem das Auftreten der Endocarditis verrucosa; aber auch bei der ulzerösen Endokarditis ist eine Reaktionsfähigkeit des Körpers Voraussetzung, daß überhaupt Haftung und Resorption erfolgt, hier tritt aber bei der geringen Widerstandsfähigkeit des Körpers gegenüber vollvirulenten Angreifern andererseits kein glatter Resorptionserfolg ein, so daß hier stärkere Entzündungs- und Eiterungsvorgänge mit Zerstörung des Gewebes vor sich gehen und so der Siedlungsort zum Krankheitsort wird, gerade hier mit der Gefahr leichter schneller Verbreitung im Körper (Pyämie). Und doch ist diese Erscheinung immer noch besser als völliges Abwehrversagen — oben als Septikämie bezeichnet —, wobei sich also auch keine Endokarditis ausbildet, sondern der Körper wehrlos den Eitererregern und ihrer hemmungslosen Vermehrung im Blute preisgegeben ist.

Welche Rolle die Immunitätslage des Körpers auch hier bei den Endokarditiden spielt, sehen wir bei einer besonderen Form, der **Endocarditis lenta.** Hier handelt es sich um eine Infektion mit dem oben genannten Streptococcus viridans (seltener Influenzabazillen), einer Umzüchtung von Streptokokken im menschlichen Körper bei besonders hoher Widerstandsfähigkeit desselben, wie schon genauer dargelegt. Und dem entspricht auch das anatomische Bild der Veränderung.

Die Endokarditis gehört zwar in das Gebiet der Endocarditis ulcerosa, es finden sich wenigstens anfänglich große Massen von Kokken an den Klappen, aber diese werden hier weit weniger zerstört, die Formen gleichen oft viel mehr den verrukösen, häufig sind Riesenzellen, welche die Kokken in großer Masse phagozytieren, kennzeichnend. Gleichzeitig mit Endokardveränderungen finden wir als Zeichen der Resorptions- und Abwehrleistung in einem hoch widerstandsfähigen Körper gerade bei dieser Erkrankung die besprochenen reaktiven Veränderungen an den Gefäßendothelen in allen möglichen Organen. Andererseits kommt es eben wegen Abschwächung des Streptokokkus und Widerstandsfähigkeit des Körpers nicht zu Eiterungen. So sehen wir, daß Kokken oder thrombotisches Material, von den Klappen abgelöst, vor allem zwar als kleinste Emboli in Kapillaren von Glomeruli der Niere haften bleiben, hier aber, ohne Eiterung zu bewirken, reaktive Veränderungen hervorrufen, welche später bindegewebig-narbig heilen. Diese Veränderung — nicht eiterige embolische Herdnephritis (s. unter Niere) — ist histologisch für die Endocarditis lenta ganz kennzeichnend und, da hierbei meist viel Blut in Kanälchen über- und somit im Urin auftritt, lenkt uns auch klinisch zusammen mit Fieber, Milzschwellung, Herzerscheinungen, später Anämie, den Blick auf die Streptococcus viridans-Infektion. Die Erkrankung ist eine schleichend verlaufende Sepsis — **Sepsis lenta** —, mit meist stark remittierenden Fieberkurven, sie verläuft zumeist in etwa 6 Monaten bis $2\frac{1}{2}$ Jahren tödlich, aber nicht an der Klappenerkrankung tritt der Tod ein, sondern an Herzmuskelschwäche, Erschöpfung, Anämie, Lungenentzündung, selten Niereninsuffizienz; es sollen auch Heilungen beobachtet sein. Libman teilt den Verlauf der Erkrankung in ein aktives Stadium, in welchem die Klappen massenhaft die Erreger enthalten, und in ein bakterienfreies reparatorisches Stadium ein, in dem also der hochresistente Körper Herr der Angreifer geworden ist, dann aber meist noch den Folgen erliegt.

Bei der gewöhnlichen Sepsis finden wir also anatomisch, wenn es zur **Pyämie** gekommen ist, **Abszesse** in allen möglichen Organen. Es handelt sich um metastatische Verbreitung der Kokken durch das Blut und zumeist sind die Abszesse, oft klein, in den Organen in großen Zahlen vorhanden. Häufig kommt es aber von **Venenthromben** an den ersten oder späteren Siedlungsorten der Kokken aus, oder, wenn eine Endocarditis ulcerosa besteht, von dieser aus, zu Embolien, welche meist kleinere **Infarkte** in verschiedenen Organen setzen, die infolge der mitgeführten Erreger schnell **vereitern.** Weiterhin findet man häufig sonstige metastatisch entstandene eiterige Entzündungen an Gelenken, serösen Häuten, Gehirnhäuten usw. Infolge der Veränderungen des Blutes und der Gefäßwand treten oft kleine **Blutungen** auf, vor allem in der äußeren Haut, an Pleura und Perikard, im Nierenbecken, aber auch im Auge und sonst. Die **Milz** zeigt so gut wie stets ausgesprochene **Schwellung,** und zwar sind gerade sehr blutreiche und sehr weiche, oft ganz zerfließliche große Milzen bei Sepsis und allgemein septischen Erkrankungen in der Regel zu finden. Fast stets bestand im Leben Fieber, häufig von kennzeichnend intermittierender Art. Wenn die Erkrankung auf Streptokokken beruht, kommt es auch nicht selten zu Glomerulonephritis. Im Gewebe der verschiedensten Organe können sich degenerative Veränderungen finden.

Daß an das Puerperium (besonders Aborte, vor allem auch krimineller Art) sich anschließende Endometritiden, Salpingitiden, dann Peritonitiden usw. häufiger zu ganz besonders schweren septischen Allgemeininfektionen führen, sei nur erwähnt (s. im speziellen Teil).

Außer durch die gewöhnlichen Eitererreger hervorgerufen, kann eine Sepsis im Sinne der Verbreitung der Erreger durch das Blut und Ansiedlung an zweiten Orten sich auch an Infektionen, z. B. mit Gonokokken oder Pneumokokken oder auch Bacterium coli, anschließen. Gerade in Fällen von Sepsis und insbesondere wenn die anatomischen Merkmale, wie häufig, nicht sicher sind, ist auch noch bei der Leichenöffnung bakteriologische Züchtung aus Blut und Milz zum Nachweis der Erreger unerläßlich.

Meningitis.

Die Meningitis (cerebrospinalis) wird gewöhnlich als epidemica bezeichnet, und sie ist wohl auch übertragbar, doch kommt es meist nur zu einigen Fällen, nicht zu wirklichen Epidemien. Ist das Gehirn- oder Rückenmarksgewebe in erheblicherem Maße mitergriffen, so spricht man auch von Meningoencephalitis bzw. Meningomyelitis.

Es gehören offenbar zur Infektion außer dem Virus noch besondere, uns nicht näher bekannte, Bedingungen (oft Erkältungen u. dgl., Auftreten besonders zwischen Herbst und Frühling). Zudem ist an sich der Erreger besonders leicht hinfällig; dieser ist am häufigsten der spezifische Meningokokkus, daneben kommt auch der Pneumokokkus in Betracht. Die Erkrankung bezeichnet man danach am besten als Meningokokkenmeningitis (bzw. Pneumokokkenmeningitis). Bei Kindern scheint auch eine durch gewisse Stämme des Influenzabazillus bewirkte Meningitis öfters vorzukommen.

Der spezifische Erreger, der **Meningococcus intracellularis** (Weichselbaum), verhält sich den Pneumokokken sehr ähnlich, er ist aber gramnegativ. Dem Gonokokkus ähnlich liegt der Meningokokkus in Zellen, meist in Form von Diplokokken. Im Nasenrachenraum wird der Meningokokkus bei (gesunden) Bazillenwirten gefunden; von hier aus soll er mit Ausscheidungen hinausgelangen, und so auf dem Atmungswege Infektion erfolgen können. Auf jeden Fall finden sich bei Meningitis Nasenrachenraum, Nase und Rachen sowie die Nasennebenhöhlen zu allermeist im Zustand eiterigen oder schleimig-eiterigen Katarrhs und es lassen sich hier Meningokokken nachweisen, die von hier aus zum Gehirn zu gelangen scheinen. Vielleicht gelangt der Kokkus auch zunächst ins Blut und überschwemmt so den Körper, wobei die Hirnhäute als Vorzugsort erkranken. Wenn nicht primär so kommt es doch sekundär zur Anwesenheit der Kokken im Blut — Bakteriämie — und öfters zur Ansiedlung auch an anderen Orten (Sepsis mit typischem Fieber).

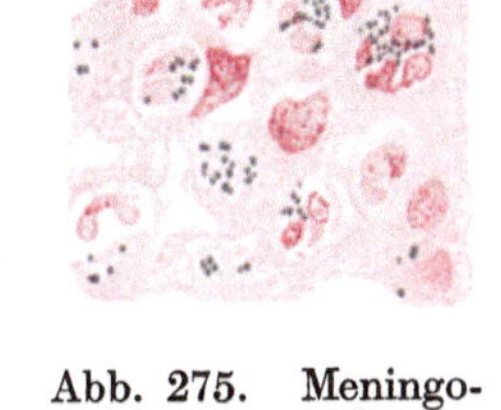

Abb. 275. Meningococcus intracellularis. Eiter aus dem Meningealsack.

(Nach Seifert-Müller.)

Bei der Leichenöffnung findet man ein rein eiteriges oder ein eiterig-fibrinöses, mehr sulziges Exsudat in die Maschen der Pia und Arachnoidea eingelagert, deren Gewebe dadurch getrübt ist und eine gelbliche, weißlich-gelbe oder auch gelb-grünliche Farbe zeigt. Vorzugsweise betrifft die Entzündung zunächst die Konvexität des Gehirns, wo der Eiter besonders den großen Gefäßen folgt, später auch seine Basis und von hier aus das Rückenmark. Auch Tela und Plexus chorioidei können mitergriffen sein.

Bei der mikroskopischen Untersuchung zeigt sich das Exsudat aus Eiterzellen und mehr oder weniger Fibrin bestehend. Dabei besteht eine besonders starke Infiltration der Gefäßwände. Neben der Exsudation zeigen die Meningen auch hier und da kleine Blutungen. Die Hirnsubstanz beteiligt sich an der Erkrankung teils durch ein starkes, namentlich die Rindengebiete betreffendes, oder auch allgemeines Ödem, teils auch durch herdförmige Entzündungen. Diese im Gehirn auftretenden herdförmigen Entzündungen bilden hier einfache Quellungsherde oder Erweichungen; die Entzündung greift oft deutlich mit den ins Gehirn einstrahlenden Gefäßen von der Pia aufs Gehirn über. Meist sind die Herde klein, auch größere Abszesse kommen vor, oft viele kleine Ringblutungen.

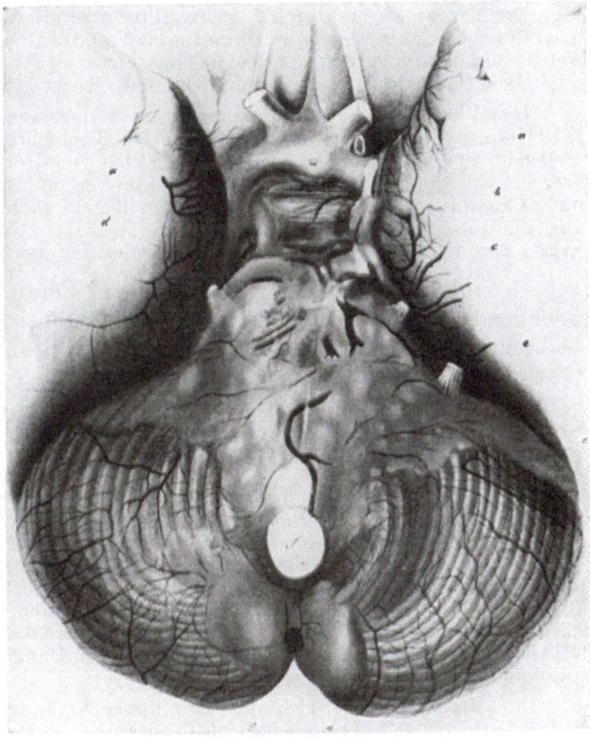

Bei Meningitiden zeigt die Hirnoberfläche alle Zeichen erhöhten Hirndruckes; durch Verlegung des Abflusses der Zerebrospinalflüssigkeit oder durch Übergreifen des Vorganges auf die Tela chorioidea und die Plexus kommt es zu Hydrocephalus (seltener Pyocephalus) internus. Dann kann auch das Ependym ödematös oder kleinzellig durchsetzt sein.

Ein großer Teil der Patienten erliegt der Krankheit früh. Enden eiterige Meningitiden nicht tödlich, so kommt es zu Verdickungen und Verwachsungen und zu chronischem hochgradigen Hydrocephalus internus, an dem unter Zeichen der Verblödung und des Ausfalles der Zentren im Gehirnstamm die Patienten noch zugrunde gehen können. Daß es sich um eine allgemeine Infektion handelt, kann die große weiche Milz zeigen.

Ferner kann es zu metastatischen Abszessen in allen möglichen Organen, zu Trübungen von Leber, Herz usw., ferner zu Blutungen in Schleimhäuten, serösen Häuten und besonders der Haut kommen. Diese Hautpetechien, große Blutungen, Exantheme oder andersgestaltete Ausschläge sind recht häufig; sie treten gleich zu Beginn der Erkrankung (im Gegensatz zur Fleckfieberroseola) auf. Sie sind metastatischer Natur, und es finden sich in ihnen Meningokokken (so daß die Hautuntersuchung auch diagnostische Bedeutung haben kann), besonders, zum großen Teil in Leukozyten eingeschlossen, in kleinen Gefäßen der Kutis. Es kann, vor allem an kleinen Arterien, zu Infiltrationen, selbst Nekrose der Gefäßwand und Thrombosen kommen, dann zu Austritt von roten Blutkörperchen und entzündlicher Zellanhäufung, insbesondere von Leukozyten, wozu sich in kleinerer Zahl Lymphozyten usw. hinzugesellen. Auch außerhalb der Gefäße finden sich die

Abb. 276. Eiterige Meningitis über dem Kleinhirn und Gehirnstamm.

(Nach Lebert, l. c.)

Meningokokken. Das Überwiegen der Leukozyten (exsudativ-entzündlicher Vorgang) wie das Fehlen der histologischen Kennzeichen für Fleckfieberroseola scheiden das Exanthem bei Meningitis, das im übrigen auch histologisch sich sehr verschieden verhalten kann, von dem des Fleckfiebers. Auch in der Milz, den verschiedensten Organen — pneumonischen Lungen, endokarditischen Auflagerungen, Eiter aus Perikard oder Pleura — und dem Blut sind die Meningokokken nachzuweisen.

Neben der Bakteriämie spielen offenbar auch die Toxine der Kokken (z. B. bei den Nekrosen der verschiedenen Organe sowie den Veränderungen des Herzmuskels) eine Rolle. Im Herzen finden sich nämlich häufig Entartungserscheinungen der Muskelfasern einerseits, Entzündungen des Herzmuskels (zunächst besonders Leukozyten, später vor allem Lymphozyten) andererseits. Auch Glomerulonephritiden kommen vor.

Encephalitis epidemica.

Es handelt sich um eine Infektionskrankheit, welche nach ihrem oft zunächst am meisten in die Augen fallenden Krankheitszeichen bei der Epidemie 1918 v. Economo Encephalitis lethargica benannte. Außer dieser Form mit „Schlafsucht" gibt es aber auch Formen mit choreatischen Erscheinungen und solche, welche mit anderen Krankheitszeichen von seiten des Nervensystems einhergehen.

Die Erkrankung tritt epidemisch (wenn auch offenbar wenig ansteckend) auf in im einzelnen noch unbekannten Beziehungen zu Grippeepidemien.

Der Erreger ist ein durch Berkefeldfilter filtrierbares Virus, das sich im Gehirn, in der Gehirn-Rückenmarkflüssigkeit, aber auch im Mundspeichel und auf der Nasenrachenschleimhaut findet. Solche Menschen, welche ohne krank zu sein, im Speichel das Virus enthalten, sind vielleicht Keimträger. Eingangsstelle ist wahrscheinlich Rachenring und Nasenschleimhaut. Meist erkranken Erwachsene.

Dies Virus steht dem der Poliomyelitis anterior nahe und vor allem einem Virus, das als Erreger der Herpes febrilis angesprochen wird und das sich bei Kaninchen auf die Hornhaut übertragen und fortzüchten läßt, vielleicht auch Beziehungen zu gewissen Fällen von Herpes zoster hat. Man kann mit diesem Herpesvirus bei Tieren auch der Enzephalitis entsprechende Veränderungen erzeugen. Allerdings wird dies auch bestritten, und es kommen bei Kaninchen (und anderen Tieren) auch sonst sehr häufig ganz ähnliche Enzephalomeningitiden vor, die durch einen eigenen Erreger, Encephalitozoon cuniculi genannt, hervorgerufen werden. Manche halten den Erreger der Encephalitis epidemica für das an Virulenz gesteigerte Hervesvirus.

Der mit dem bloßen Auge feststellbare Befund des Gehirnes und seiner Häute ist wenig kennzeichnend, oft bemerkt man Hyperämie und leichtes Ödem. Wie die mikroskopische Untersuchung lehrt, handelt es sich um teils degenerative Veränderungen, besonders von Ganglienzellen, ganz vorzugsweise aber um entzündliche Erscheinungen in Gestalt von lymphozytären (und plasmazellulären) Ansammlungen in den perivaskulären Scheiden, Reaktionserscheinungen von seiten der Gliazellen und endlich Gliawucherung. Die Erkrankung steht der Poliomyelitis anterior äußerst nahe.

Die Veränderungen sind herdförmig. Die Ganglienzellen zeigen die verschiedenen Entartungsformen in verschieden starker Ausbildung, auch gehen manche ganz unter. Pseudoneuronophagie (Umklammerung) und Neuronophagie kann hiermit einhergehen, ist aber meist gering. Am in die Augen fallendsten sind die Zellmäntel um Gefäße, denen ganz zu Beginn Leukozyten beigemengt sein können, ohne hier eine wesentliche Rolle zu spielen, die aber bald aus Lymphozyten, die hier jetzt meist von den Adventitialzellen abgeleitet werden und Plasmazellen bestehen. Die Pia zeigt meist auch Durchsetzung mit Zellen. Fettkörnchenzellen gliogener Natur erscheinen erst später. In Spätstadien sind die Gliazellen vermehrt, bilden Fasern und so entstehen kleine Gliaherde. Dürck fand auch Verkalkungen von Ganglienzellen und Gefäßen, sowie freie scharf umschriebene Kalkschollen im Gewebe.

Der Sitz und die Ausdehnung aller dieser Veränderungen ist sehr wechselnd und damit hängt auch die Mannigfaltigkeit der Krankheitszeichen zusammen. Der Sitz der Veränderungen ist die graue Substanz (Polioenzephalitis). Hauptsitze der Veränderungen sind das zentrale Höhlengrau am dritten und vierten Ventrikel sowie Aquaeductus Sylvii mit den Kernen der Hirnnerven, die Vierhügel, die großen Stammganglien, die in frischen Stadien besonders befallen sind, ganz besonders das Pallidum und die Substantia nigra, vor allem in chronischen Fällen der Hauptsitz, aber auch die Hirnrinde, besonders auch das Ammonshorn. Ferner haben die Veränderungen ihren Sitz in der grauen Substanz von Brücke und verlängertem Mark. Zumeist ist auch das Rückenmark, selbst bis ins Lendenmark, beteiligt, so daß man die Gesamterkrankung als Myeloenzephalitis oder Poliomyeloencephalitis epidemica bezeichnet hat.

Den nach Abheilen der akuten Erscheinungen bestehen bleibenden Herden und chronischeren Vorgängen, bei denen meist degenerative im Vordergrund stehen, die entzündlichen zurücktreten, entsprechen klinische Spätzeichen, unter denen der Parkinsonschen Krankheit (Paralysis agitans [s. unter Nervensystem]) ganz entsprechende Bilder eine Rolle spielen. Für diese als Parkinsonismus bezeichneten Erscheinungen sind wohl Veränderungen in der Substantia nigra grundlegend, in der auch (ebenso wie im Globus pallidus) die Hauptveränderungen bei der Parkinsonschen Krankheit ihren Sitz haben.

Epidemische (spinale) Kinderlähmung. Poliomyelitis anterior (acuta). (Heine-Medinsche Krankheit.)

Diese mit Lähmungen einhergehende Erkrankung stellt eine akute Infektionskrankheit dar, welche sich zwar auch in Allgemeinerscheinungen des Körpers äußert, aber vorzugsweise das Rückenmark betrifft, und zu allermeist bei Kindern auftritt (daher besonders früher „spinale Kinderlähmung" benannt). Die Erkrankung tritt vielfach in Form von Epidemien auf. Die Übertragung erfolgt vom Menschen zum Menschen, wobei Keimträger wohl eine Rolle spielen.

Erreger sind mit großer Wahrscheinlichkeit die von Flexner und Noguchi nachgewiesenen **kleinen Körperchen.** Die Erkrankung ist auf Affen übertragbar, und es finden sich im Nervengewebe vom Menschen wie vom Affen kleine durch Berkefeldfilter filtrierbare, oft in Rollen oder Massen zusammenhängende runde Körperchen, welche nach Giemsa und, wenn auch unregelmäßig, nach Gram färbbar sind (Abb. 277). Es gelang Flexner und Noguchi auch diese Gebilde in einem flüssigen, Aszitesflüssigkeit und ein Stück frisches steriles Gewebe enthaltenden Nährboden (s. o.) zu züchten. Die Kultur muß anaerob angelegt werden. Nach einigen Tagen kann auf einem ähnlich bereiteten festen Nährboden weitergezüchtet werden. Mit diesen Kulturen konnten Affen erfolgreich infiziert werden, so daß man die Beweiskette, daß es sich hier um den Erreger der Erkrankung handelt, als geschlossen betrachten darf.

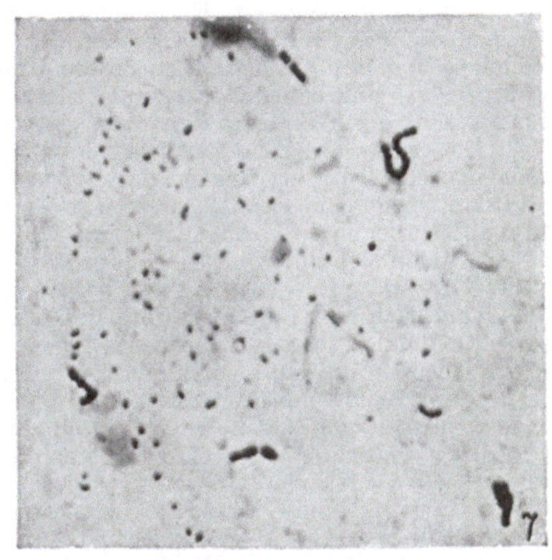

Abb. 277. Erreger der Poliomyelitis epidemica (nach Flexner - Noguchi).

(Aus Flexner-Noguchi, Microorganism causing poliomyelitis. Journ. of experim. Med. Vol. 18.)

Die Bezeichnung „spinale Kinderlähmung" ist in zweifacher Hinsicht nicht ganz richtig. Einmal insofern als es sich zwar in der Hauptsache um eine Erkrankung des Rückenmarks handelt, aber auch höhere Gebiete, meist besonders verlängertes Mark und Brücke, in selteneren Fällen auch der Gehirnmantel, und zwar, wie Spielmeyer beschreibt, geradezu elektiv die motorische Rinde, und zwar in demselben Sinne wie das Rückenmark mitbeteiligt sind. Und sodann insofern als die Erkrankung zwar in der großen Mehrzahl der Fälle Kinder befällt, aber auch bei Erwachsenen vorkommt. Außer dem Zentralnervensystem sind die Lymphknoten des Körpers bei der akuten Erkrankung meist betroffen, geschwollen, und erweisen sich bei Übertragungsversuchen (auf Affen s. o.) nächst dem Zentralnervensystem am infektiösesten, Blut, Knochenmark usw. dagegen nicht.

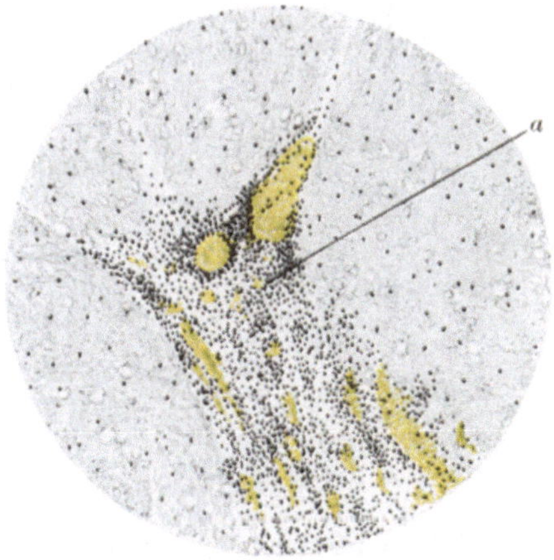

Die Erkrankung tritt ganz akut auf. Da sich, wie wir sofort sehen werden, die Hauptveränderungen im Gebiete der Vorderhörner bzw. richtiger, wie Spielmeyer betont, der vorderen zwei Drittel der grauen Substanz, abspielen, kommt es zur Entartung der vorderen Wurzeln, motorischen Fasern, peripheren Nerven und Muskeln. Es bestehen infolgedessen Lähmungen von Muskeln, die sich aber meist zum großen Teil wieder zurückbilden; an einzelnen Muskelgruppen bleiben aber zumeist dauernde Lähmungen bestehen, besonders an solchen der unteren Gliedmaßen. Die akute Erkrankung führt gewöhnlich in ein Spätstadium zunächst der Reparation, dann der gliösen Vernarbung über. Nur ein kleiner Bruchteil der Fälle mit besonders schweren und ausgedehnten Veränderungen stirbt im akuten Anfall; ihnen verdanken wir hauptsächlich unsere Kenntnis über die Vorgänge selbst. Seltener sind schleichend oder in mehrfachen Schüben verlaufende (weniger durch entzündliche als durch degenerative Veränderungen gekennzeichnete) Fälle, die man Poliomyelitis anterior chronica genannt hat.

Abb. 278. Poliomyelitis anterior.

Das Vorderhorn (a) zeigt starke Zellansammlungen und Blutaustritte.

Während der Krankheit selbst gestorbene Fälle bieten bei der Leichenöffnung dem bloßen Auge wenig Kennzeichnendes. Erhöhte Spannung der Dura, Hyperämie der Pia, starkes Ödem, einige Blutsprenkelungen, ein gelblicher oder rötlicher Farbton des Rückenmarks sind das höchste, was man an Befunden erhebt. Mikroskopisch sieht man, daß das ganze Rückenmark betroffen sein kann, und zwar vor allem die graue Substanz in ihren vorderen $^2/_3$, ganz besonders die Vorderhörner, aber auch die Hinterhörner besonders in ihren lateralen Teilen (selten sind ihre Veränderungen die stärksten), am stärksten meist in den Anschwellungsgebieten, ferner das Gehirn (s. o.) und auch die weichen Hirnhäute. So ist „disseminierte Meningo-myelo-encephalitis" eine gute anatomische Bezeichnung. Es handelt sich einmal um schwerste Entartung der Ganglienzellen der befallenen Gegenden, besonders der motorischen der Vorderhörner, mit Tigrolyse und allen schweren Veränderungen des Zelleibes und des Kernes bis zu dessen Untergang. Ein großer Teil der Ganglienzellen geht völlig zugrunde, sie sind oft sehr stark rarefiziert, auch die Nervenfasern gehen zugrunde, und die Folgen dieses Ausfalles sind eben die schweren oben genannten.

Die Schwere der Veränderung kann in den einzelnen Höhenlagen des Rückenmarks, selbst benachbarten, sehr wechseln. In der Gegend der zugrunde gehenden Ganglienzellen finden sich anfänglich auch Leukozyten und dann vor allem Reaktionen von seiten der Gliazellen. Umklammerung und echte Neuronophagie kann auftreten, ist aber meist gering, vielleicht weil der Untergang der Ganglienzellen ein zu schneller und vollständiger ist; es finden sich aber gliöse Abräumzellen sehr früh schon in größerer Zahl, vor allem Körnchenzellen, und auch Gliazellwucherung. Diese Veränderungen sind teils mehr diffus, teils ausgesprochen herdförmig. Weiterhin finden sich nun andere schwere Veränderungen, die auf Beteiligung der Gefäße in entzündlichem Sinne hinweisen, einmal Hyperämie und meist kleinere Blutungen, nicht gerade den schwersten Zelldurchsetzungsgebieten entsprechend, und dann vor allem diese Zellanhäufungen selbst. Die Adventitia und vor allem die perivaskulären Räume zeigen schwerste Durchsetzung mit Leukozyten, die sich eine gewisse Zeit, wenn auch dann mit anderen Zellen vermischt, halten, Lymphozyten, später (etwa nach 5 Tagen) auch mit Plasmazellen und dann auch mit größeren Zellen, oft Makrophagen genannt. Die Zellen sind wahrscheinlich adventitiellen örtlichen Ursprungs. Diese oft sehr starken, sehr in die Augen fallenden Zellmäntel finden sich nicht nur in der grauen Substanz, sondern ebenso in der weißen. Am stärksten entfaltet pflegen sie an den Zentralgefäßen im Grunde der vorderen Fissur zu sein, und in unmittelbarem Zusammenhang stehen den Gefäßen der Pia folgende Zellmäntel derselben Art, am ausgesprochensten auch an der Pia des Sulcus medialis anterior. Die Pia kann auch mehr diffus mit denselben Zellen durchsetzt sein. Die Zellmassen können auch dem Anfangsteil der Nerven folgen, aber meist in geringerem Maße. Ist dies das Bild der akut zum Tode führenden Fälle, so kommt es, wenn die Veränderungen nicht so hochgradige und stürmische sind, zu Rückbildung der entzündlichen Veränderungen und zur Aufsaugung und Reparation und so zu gliöser Vernarbung der befallenen Teile, besonders der Vorderhörner. So ist sklerotische Schrumpfung dieser das Ergebnis, und so bleiben die Dauerfolgen bestehen.

Lungenentzündung, Pneumonie.

Die kruppöse, fibrinöse, genuine, lobäre Pneumonie stellt eine typische Infektionskrankheit dar, welche zumeist durch den Pneumokokkus verursacht wird; aber auch das Bacterium pneumoniae, zuweilen auch gewisse Streptokokken können sie bewirken. Die Erreger gelangen meist wohl auf dem Luft-, seltener auf dem Blutwege zur Lunge.

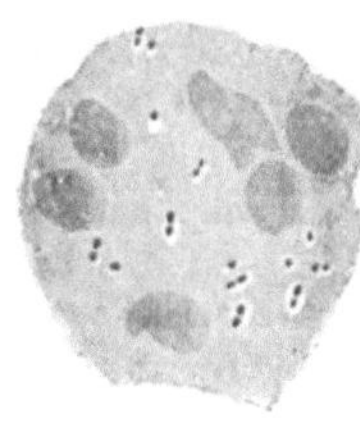

Abb. 279. Pneumokokkus. Auswurf bei Lungenentzündung. (Nach Seifert-Müller.)

Pneumokokkus, Diplococcus pneumoniae, Streptococcus lanceolatus (Fränkel-Weichselbaum) (Abb. 279); meist kurze, oft nur zweigliedrige Ketten, die einzelnen Kokken meistens lanzettförmig, wobei je zwei Glieder sich entweder — am häufigsten — die stumpfe Seite oder die Spitze der Lanzette zukehren. Nach Gram färbbar. Im Tierkörper mit breiter Kapsel, welche in der Kultur meistens fehlt. Man unterscheidet meist jetzt 4 verschiedene Gruppen von Pneumokokken. Der Streptococcus lanceolatus ist einer der häufigsten Entzündungserreger, er kann auch Eiterungen hervorrufen. Er ist der Erreger der fibrinösen Pneumonie, aber auch vieler Fälle von katarrhalischer Pneumonie, ferner von Meningitis, von Konjunktivitis, Ulcus Corneae serpens, Perikarditis, Peritonitis, Endokarditis, Otitis media, Cholezystitis, Nephritis. Seltener ist er bei Entzündungen der weiblichen Geschlechtsorgane (Endometritis, Salpingitis), Osteomyelitis und Periostitis, Abszessen usw. Er findet sich örtlich in den Geweben wie auch im Blute und geht leicht in Harn und Milch über.

Bei Gesunden kommt der Streptococcus lanceolatus sehr häufig im Speichel sowie in der Nasenabsonderung vor, zuweilen auch in den Verdauungs- und Geschlechtsorganen. Tiere können leicht infiziert werden und sterben bei intravenöser Impfung an Septikämie; durch Einatmung u. dgl. wurde auch bei Tieren Pneumonie erzeugt.

Eine Abart des Pneumokokkus ist auch der Pneumococcus mucosus, nach dem schleimigen Wachstum benannt.

Bacterium pneumoniae (Friedländer), ein kurzes plumpes Stäbchen, welches beim Wachstum im Tierkörper eine deutliche Gallertkapsel aufweist, die in Kulturen in der Regel fehlt; es wird nach Gram entfärbt. Es ist Erreger mancher Fälle von Pneumonie und wird auch als Erreger von Bronchitis und von sonstigen entzündlichen und eiterigen Vorgängen gefunden, kann auch ins Blut übergehen. Das Bacterium pneumoniae ist krankheitserregend für Mäuse, welche nach Impfung an Septikämie zugrunde gehen. Es kommt bei gesunden Menschen im Mundspeichel und in der Nasenabsonderung vor.

Die Lungenentzündungen finden ihren Ausdruck zunächst in exsudativen Vorgängen besonders in die Alveolen der Lunge hinein. Es erinnern die Vorgänge daher an die fibrinösen

Entzündungsformen, wie sie sich an Schleimhäuten abspielen (vgl. S. 130). Dabei entspricht jede einzelne Alveolarwand gewissermaßen einer Schleimhaut. Erfüllt somit ein Exsudat die Alveolar- und Infundibularlichtungen, so wird die Luft aus ihnen verdrängt, und man bezeichnet diesen Zustand des Lungengewebes als **Hepatisation** (s. auch unter „Lunge" im speziellen Teil), weil infolge der Konsistenzvermehrung das Lungengewebe bis zu einem gewissen Grade jetzt dem Lebergewebe gleicht. Es gibt mehrere durch verschiedene Erreger hervorgerufene Formen der Lungenentzündung. Unter den akuten unterscheidet man hauptsächlich zwei Formen: 1. die fibrinöse, welche durch spezifische Bakterien bewirkt wird, die schon geschildert wurden, und 2. die katarrhalische Bronchopneumonie (s. unter Lunge). Hier kommt nur die erste Form, welche eine eigene spezifische Infektionskrankheit darstellt, in Betracht, die **fibrinöse oder kruppöse Pneumonie.** Bei ihr ist die Hepatisation in der Regel über ganze Lungenlappen ziemlich gleichmäßig ausgedehnt **(lobäre Hepatisation oder Pneumonie).** Neuerdings wird auch angenommen (vor allem Lauche), daß ein allergischer Zustand zu dieser Ausbreitung und somit zu dieser Pneumonieform führt. Infolge der Beschaffenheit des Exsudates (besonders Fibrin) ist die Konsistenz eine sehr feste. Gewöhnlich unterscheidet man im Verlauf dieser Lungenentzündung drei Zeitfolgen: die der blutigen Anschoppung, die der roten Hepatisation und die der grauen Hepatisation, endlich die Lösung.

In dem Zustand der Anschoppung findet sich nur eine aktive Hyperämie, welche mit einem starken entzündlichen Ödem einhergeht, wodurch die befallenen Lungenteile groß, dunkelrot und entsprechend dem vermehrten Blutgehalt etwas luftärmer werden. Kennzeichnend ist dies Stadium also nicht. Das nach Löschcke zu allererst auftretende Ödem trägt auch zur Verbreitung der Pneumokokken in der Lunge bei.

Im Stadium der „roten Hepatisation" wird das bezeichnende Exsudat in die Lichtungen der Alveolen und Infundibula abgesetzt. Es ist ein fibrinöses, d. h. es gerinnt, indem sich zahlreiche, netzförmig angeordnete Fibrinfäden in ihm ausscheiden. Die Alveolarepithelien erleiden vorher eine Nekrose und werden (zum Teil in zusammenhängenden Lagen) abgestoßen. Außerdem finden sich im Exsudat große Mengen von Leukozyten und mehr oder minder reichlich rote Blutkörperchen. Diese zelligen Bestandteile werden von den ausgeschiedenen Fibrinfäden umsponnen und zusammengehalten. Doch finden sich die Zellen im ganzen mehr in der Mitte der Alveolen, das Fibrin am Rand. Feinste Fibrinfäden (Fibrinbrücken) ziehen auch durch die Scheidewände und

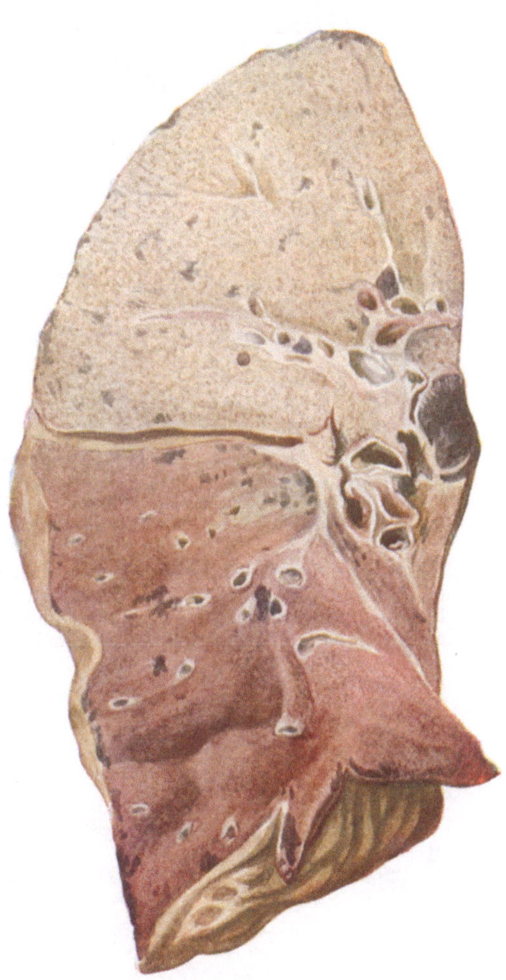

Abb. 280. Fibrinöse Pneumonie (und Pleuritis). Der Oberlappen ist im Zustand der grauen Hepatisation. Die Pleura der ganzen Lunge ist mit einem dicken Fibrinbelag belegt (gelb).

verbinden so die Fibrinnetze benachbarter Alveolen. Es entstehen feste Ausgüsse der luftführenden Räume, welche der Lunge auf der Schnittfläche schon für das bloße Auge ein kennzeichnend deutlich gekörntes Aussehen verleihen, indem sie in Form von Pfröpfen über dieselbe hervorragen (während sich die Alveolarscheidewände infolge ihrer Elastizität zurückziehen) und leicht mit der Messerklinge von ihr abgestreift werden können. Untersucht man diese Pfröpfe bei schwacher Vergrößerung, so erkennt man leicht, daß sie aus einer Anzahl kleinerer, oft traubenförmig aneinanderhängender Gebilde zusammengesetzt sind und Ausgüsse der Infundibula und Alveolen darstellen. Da die genannten Hohlräume von den Gerinnseln vollkommen erfüllt werden, ist der Luftgehalt der betroffenen Gebiete durchweg aufgehoben; solche Lungenstücke schwimmen nicht. Die durch Pfröpfe ausgedehnten luftführenden Räume der Lunge können nicht, wie sie es an der normalen Lunge tun, nach Eröffnung der Pleurahöhle zusammensinken, daher bleibt auch die Lunge ausgedehnt und groß. Ihre Konsistenz ist vermehrt, aber brüchig, die Farbe auf der Oberfläche und Schnittfläche dunkelbraunrot; jedoch treten auf letzterer sehr bald die erwähnten Pfröpfe durch eine etwas hellere, mehr graurote Farbe hervor.

Die durchschnittliche Dauer der „roten Hepatisation" beträgt einen bis drei Tage; dann geht sie in das Stadium der „grauen oder graugelben Hepatisation" über, mit welcher die Rückbildung der Vorgänge eingeleitet wird. Dies geschieht dadurch, daß das feste Exsudat durch Autolyse verflüssigt und zum Teil durch Aushusten, zum Teil auf dem Wege der Lymphbahnen entfernt wird. Anfangs findet man in den Alveolen noch reichliche Leukozyten; die Schnittfläche zeigt in diesem Stadium einen mehr grauen Farbton, welcher noch dadurch verstärkt wird, daß durch Gerinnungen an vielen Stellen des Kapillarnetzes — sowohl die Gefäße, wie vor allem Lymphgefäße sind ebenso wie die Alveolen mit geronnenem Fibrin gefüllt — die hepatisierten Teile blutarm werden; je mehr die festen Pfröpfe sich lösen und auf dem Lymphwege abgeführt werden, um so mehr verliert die Schnittfläche ihre körnige Beschaffenheit. Mit dem Freiwerden der Alveolen — Lösung, Resolutio — nimmt die Lunge wieder Luft auf und erreicht mit vollendeter Wiederherstellung des Epithels wieder ihre normale Beschaffenheit.

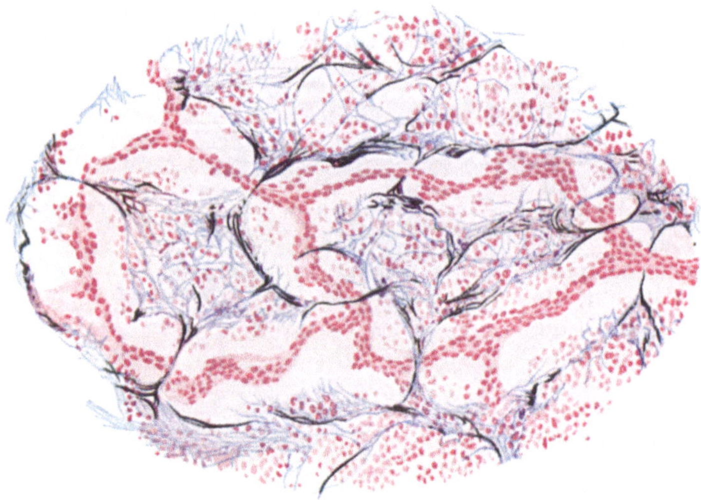

Abb. 281. Fibrinöse Pneumonie.

Das Fibrin der einzelnen Alveolen (blau gefärbt nach Weigert) hängt durch Fibrinbrücken zusammen. Zellkerne rot (Karmin).
(Nach Aschoff-Gaylord, Kursus der pathol. Histol. nebst einem Atlas.)

Die fibrinöse Pneumonie beginnt in der Mehrzahl der Fälle in dem Unterlappen und schreitet von da allmählich nach oben fort, oder die Veränderung „wandert", Pneumonia migrans. Auch beide Lungen können befallen sein. Die Lungenentzündung findet sich rechts häufiger als links. Fast immer bewirkt sie gleichzeitig noch eine fibrinöse oder serofibrinöse Pleuritis, öfters schließt sich auch eine fibrinöse Perikarditis an sie an. In den größeren Bronchien findet sich eine katarrhalische oder auch fibrinöse Entzündung.

In den typischen Fällen dieser Pneumonieform werden fast stets die Pneumokokken gefunden — zuweilen aber auch der Friedländersche Pneumoniebazillus, sowie der Pneumococcus mucosus (s. o.) —; sie sind die Erreger der Erkrankung. Besonders in Frühstadien finden sich die Pneumokokken in der Lunge oft massenhaft, zum großen Teil in Zellen eingeschlossen. In zahlreichen schwereren Fällen finden sich die Pneumokokken auch im Blut.

Bei Anwendung der Weigertschen Fibrinfärbung stellt man in der Lunge gleichzeitig die Pneumokokken und das in den Alveolen gelegene Fibrin färberisch dar. Besonders lehrreich ist auch Färbung auf elastische Fasern, welche die einzelnen unversehrt gebliebenen Alveolarscheidewände hervorhebt.

Das Sputum der an Lungenentzündung Leidenden pflegt rostbraun zu sein, was auf dem Auftreten geringer Blutbeimengungen zusammen mit der im Lungenentzündungsgebiet herrschenden Azidose und der so bedingten Umwandlung des Hämoglobins des ausgetretenen Blutes in Hämatin beruht (Schade).

Wahrscheinlich kann das erste Stadium der Pneumonie sich schon zurückbilden, ohne in das nächstfolgende überzugehen. Der Tod tritt am häufigsten am 6. bis 8. Tage, also im Übergang vom Stadium der roten in das der grauen Hepatisation, ein und wird zum Teil durch die Schwere der Infektion, durch Lungeninsuffizienz — bei großer Ausdehnung der Vorgänge — oder durch Hinzutreten anderer Veränderungen (Perikarditis, Meningitis), vor allem aber durch Herzschwäche bedingt, ohne daß das Herz besondere Veränderungen aufweise; von Bedeutung für den tödlichen Ausgang der Erkrankung ist die, in der Mehrzahl der Fälle infolge der massenhaften Exsudation aus dem Blute

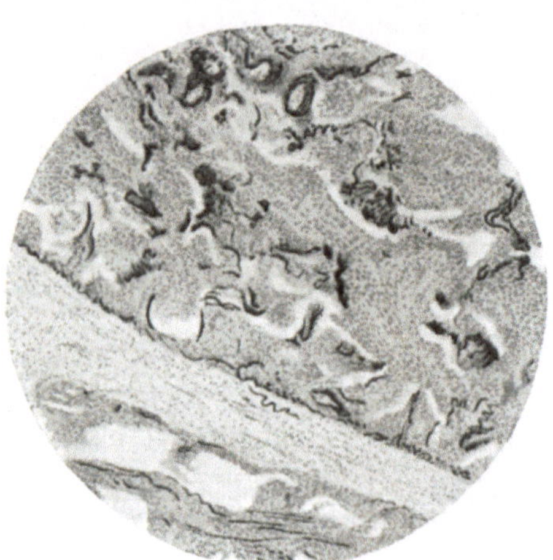

Abb. 282. Karnifikation der Lunge.

Die Alveolen sind mit derbem Bindegewebe gefüllt; die elastischen Fasern sind wohlerhalten.

sich einstellende, hochgradige Oligämie, welche auch unmittelbare Ursache der Herzschwäche und des sich öfters vorfindenden Ödems der nicht hepatisierten Lungenabschnitte ist.

Der gewöhnliche Verlauf ist sonst der oben geschilderte mit Ausgang in Lösung des Exsudates. In seltenen Fällen schließt sich an diese kruppöse Pneumonie eine Eiterung (meist durch Mischinfektion mit Eitererregern, seltener durch die Pneumokokken selbst verursacht), oder eine Gangrän an, letzteres wenn sekundär Fäulnisorganismen in das entzündliche Lungengewebe geraten.

In manchen Fällen wird der Ausgang der Pneumonie dadurch ein ungewöhnlicher, daß die Lösung des Exsudates ausbleibt; es kommt dann zur sog. Karnifikation des Lungengewebes. Diese besteht darin, daß in das liegengebliebene Exsudat ein Granulationsgewebe eindringt und dasselbe nach Art von Thromben oder anderen abgestorbenen Massen organisiert; seinen Ursprung nimmt das Granulationsgewebe zum Teil von den Zwischenwänden zwischen den Lungenläppchen sowie von den Alveolarwänden, von wo aus es in die Exsudatpfröpfe vordringt, zum Teil auch von dem um die Bronchien gelegenen Bindegewebe; es wächst im letzteren Falle in die Bronchiallichtungen und in die Alveolarräume und dringt in das Exsudat ein. Die Lunge zeigt in diesem Zustande eine rötliche, zähe, fleischartige Beschaffenheit (Karnifikation). Indem das junge Granulationsgewebe bei seiner Umwandlung in zellarmes Narbengewebe schrumpft, entsteht im Innern der Lobuli wie auch in dem bronchialen Bindegewebe und in den interlobulären Scheidewänden eine derbfaserige, vollkommen luftleere, meist mehr oder minder schiefrig gefärbte Masse; es hat sich eine Verhärtung der pneumonisch erkrankten Gebiete entwickelt. Dieser Ausgang ist für das Atmungsvermögen der Lunge naturgemäß ein sehr schlechter.

Endlich gibt es auch Formen fibrinöser Lungenentzündung, welche von Anfang an von der gewöhnlichen Art abweichen; namentlich ist dies der Fall, wenn die Erkrankung einerseits bei Kindern, andererseits in höherem Alter auftritt. Bei Kindern zeigt die fibrinöse Pneumonie sehr häufig eine ausgesprochen lobuläre Ausbreitung, so daß nicht eine gleichmäßige Hepatisation eines oder mehrerer Lappen, sondern nur eine solche einzelner Lungenläppchen entsteht und so das Bild dem der katarrhalischen Pneumonie (s. unter Lunge) ähnlich wird. Aber auch diese lobulären Herde unterscheiden sich von denen der katarrhalischen Entzündung durch eine derbere Hepatisation, den vollkommener aufgehobenen Luftgehalt und die deutlich gekörnte Schnittfläche, mikroskopisch durch den Fibrinreichtum des Exsudats. Zudem ist die Verteilung auf die einzelnen Lappen auffallend. Je jünger das Kind ist, desto häufiger wird der rechte Oberlappen befallen, nächstdem der linke und dann der rechte Unterlappen (Engel), was mit mechanischen Bedingungen der schlechten Durchlüftbarkeit zusammenhängt. Bei den Lungenentzündungen des höheren Alters ist die Fibrinausscheidung meist eine spärliche; dann weist die Schnittfläche zwar eine diffuse, aber mehr schlaffe Veränderung auf; ihre Körnung ist undeutlicher, der Saftgehalt sehr reichlich, der Luftgehalt ist nur teilweise aufgehoben (auch bei Grippe finden sich verhältnismäßig häufig derartige Formen); man spricht von schlaffer Hepatisation.

Die durch den Friedländerschen Pneumobazillus (s. o.) hervorgerufene Pneumonie zeigt oft eine weniger gekörnte Lungenschnittfläche, dafür ein mehr schleimiges, fadenziehendes Exsudat.

Von der Lunge aus können unmittelbar oder vor allem auf dem Lymphwege auch die oberen Luftwege mit Pneumokokken infiziert werden, ebenso das Mediastinum, ferner kann es zu Peritonitis, besonders auch subphrenischem Abszeß, kommen. Auch Enteritis kommt vor, ferner Eiterungen der Nasennebenhöhlen, Otitis media und vor allem Leptomeningitis. Letztere kann auch auftreten ohne daß eine Pneumonie vorangegangen ist und doch durch Pneumokokken (s. o.) hervorgerufen sein, wohl vom Nasenrachenraum her. Sind Pneumokokken im Blute, so kann Endokarditis entstehen und es kann zu Pneumokokkensepsis kommen. Osteomyelitis kommt auch vor. Verhältnismäßig häufig sind im Verlaufe der Lungenentzündung, meist leichte, Glomerulonephritiden.

Tripper, Gonorrhoe.

Der Erreger der durch den Koitus erworbenen Erkrankung ist der Gonokokkus. Es handelt sich zunächst um einen eiterigen Katarrh der Urethra, zuerst zumeist der vorderen Harnröhre — Urethritis anterior —, sodann der Pars membranacea — Urethritis posterior.

Gonokokkus, Diplococcus gonorrhoeae (Neißer) (s. Abb. 283) ist ein gramnegativer Diplokokkus. Die beiden zusammenliegenden Kokken sind an den einander zugerichteten Seiten etwas abgeflacht, so daß sie zusammen eine „Semmelform" darstellen. Sie liegen in kennzeichnender Weise innerhalb der Eiterzellen, im Gegensatz zu anderen, vielfach neben ihnen unter gleichen Verhältnissen vorkommenden Diplokokkenarten. Der Gonokokkus ist der Erreger der Gonorrhoe bzw. Blennorrhoe und im Anschluß daran gegebenenfalls von Endometritis, Salpingitis, Oophoritis, Zystitis, Epidymitis, Proktitis, Arthritis, Endokarditis und Abszessen. Oft handelt es sich dabei um Mischinfektionen mit anderen Eitererregern. Der Gonokokkus gedeiht nur auf besonders bereiteten Nährböden, am besten auf Ascites-Nährböden bei höherer Temperatur.

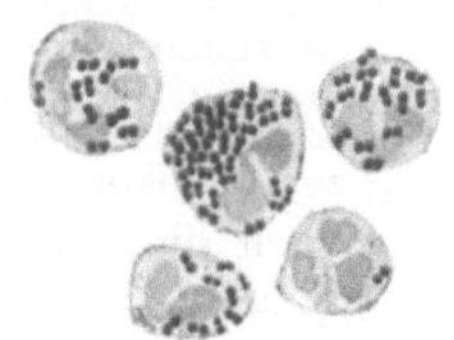

Abb. 283. Leukozyten mit zahlreichen Gonokokken.

Mikroskopisch finden sich eine Wucherung und besonders Abstoßung des Epithels, ferner im Gewebe Leukozyten, Lymphozyten und Plasmazellen. Die Gonokokken liegen zum großen Teil im und zwischen dem Epithel, sie dringen aber auch durch dies bis in die subepithelialen Bindegewebslagen ein. Im Eiter finden sie sich zum großen Teil in Zellen eingeschlossen. Wenn sie nicht bald abgetötet werden, so daß der akute Tripper mit Epithelregeneration heilt, so kommt es zur chronischen Form. Die Gonokokken halten sich dann lange besonders in den Taschen der Schleimhaut, gerade auch im Gebiete der Pars membranacea oder auch in sog. paraurethralen Gängen (mit verschieden gestaltetem Epithel) bzw. in den Littréschen Drüsen. Auch in die Lymphspalten dringen die Gonokokken ein und gelangen so, aber höchst selten, zu den Leistenlymphknoten.

Die Gonorrhoe ruft eine heftige Oberflächeneiterung mit Absonderung eines dicken, grünlichgelben Eiters hervor, welcher manchmal auch Blutbeimengungen aufweist. Das Sekret enthält besonders Leukozyten, ferner Endothelien und rote Blutkörperchen. Erstere enthalten zumeist die Gonokokken. Auch das subepitheliale Gewebe der Harnröhre befindet sich im Zustande heftiger entzündlicher Durchsetzung. Meist beginnt beim Manne der Tripper in der vorderen Harnröhre, ergreift aber dann häufig auch die hinteren Abschnitte der Harnröhre (Urethritis posterior) und die Harnblase selbst und dann weitere Organe. Es entstehen, vielleicht auch bei Mischinfektion, die sog. periurethralen Abszesse, welche wieder in die Harnröhre oder in ein Corpus cavernosum bzw. nach außen durchbrechen können. Auch in periurethralen Gängen (kleine Gewebsmißbildungen) sitzt die Gonorrhoe gerne. Beim Weibe breitet sich die gonorrhoische Erkrankung auf Vulva und Scheide usw. aus.

Ein Übergang des akuten Trippers in chronische Gonorrhoe kommt häufig zur Beobachtung. Die Eiterung nimmt dabei ab und wird mehr schleimig, die Gonokokken sind meistens nur mehr spärlich und häufig nur noch in den sog. „Tripperfäden" die diagnostisch wichtig sind, aufzufinden. Eine häufige und wichtige Folge chronischer Gonorrhoe sind **Strikturen, Verengerungen,** der Harnröhre, meist in der Pars membranacea, welche durch Vernarbung von Geschwüren in der Schleimhaut und dem submukösen Gewebe oder heftige verhärtende Entzündungen zustande kommen (wenn die Submukosa mitergriffen war, sehr derb, kallös werden) und Harnstauung mit Erweiterung und Hypertrophie der Blase, Zystitis, unter Umständen auch Pyelonephritis zur Folge haben können (s. Harnblase). Über den Narben wandelt sich das Epithel der Harnröhre zuweilen in verhornendes Plattenepithel um. Hinter den verengten Stellen können sich Erweiterungen ausbilden sowie auch papillomatöse Schleimhautwucherungen.

Der Neigung der Oberflächenausbreitung folgend kommen eiterige Entzündungen der benachbarten Wege hinzu.

Beim Manne kommt es zu Prostatitis, auch Prostataabszessen, Spermatozystitis, Entzündung des Vas deferens, besonders am Übergang zum Ductus epididymitis. Entzündung des Nebenhodens (später außer den Leukozyten viel Plasmazellen), des Hodens und Periorchitis (gegebenenfalls mit Ausbildung einer Hydrozele oder mit Verwachsungen) schließen sich an. Bei der Frau kommt es zu Vaginitis, Vulvovaginitis (besonders bei weiblichen Kindern), aufsteigendem Katarrh der Gebärmutter und der Eileiter, der Eierstöcke und Bartholinischen Drüsen. Die gonorrhoische Eileiterentzündung ist durch mächtige subepitheliale Plasmazelleninfiltration mit weniger Leukozyten und Durchwanderung beider, besonders letzterer, in den stark verengten Hohlraum der Eileiter meist sehr gut gekennzeichnet. In Zellen eingeschlossen finden sich häufig Gonokokken. Durch Abschluß am Uterusende entstehen oft aus den Eileitern große Eitersäcke. Später kommt es zu narbigen Verdickungen. An die Eiterung der Eileiter schließen sich perimetrische und parametrische Entzündungen an; die Erkrankung ist meist sehr hartnäckig, die Frauen sind dauernd „leidend". Besonders beim Mann können auch die Harnwege bis zu den Harnleitern ergriffen werden. Die Erkrankung der männlichen Geschlechtsorgane bewirkt sehr oft Unfruchtbarkeit. Auf der Haut entstehen öfters die Condylomata acuminata (Feigwarzen). Bei bestimmter Infektionsart können auch im Mastdarm eiterige Entzündungen entstehen, bei Kindern auch öfter von gonorrhoischer Vulvovaginitis aus.

Aber die Gonokokken können auch ins Blut gelangen, noch häufiger tun dies andere, pyogene Kokken, welche, sich zu den Gonokokken hinzugesellend, überhaupt im Bilde des Trippers eine große Rolle spielen. Metastatisch kann es zu Entzündungen der Gelenke, teils eines, teils einer Reihe solcher (vor allem Kniegelenke, nächstdem Hand- und Fußgelenke), manchmal ohne sichtbare Veränderungen, oft mit Erguß (serösem oder eiterigem) kommen, oder zu Entzündungen der Sehnenscheiden, öfters Bursitis an der Achillessehne; aber auch Entzündungen des Endokards, der Venen, Eiterungen im Auge, Nierenentzündung und allgemeine tödliche Septikopyämie können die Folge sein; es finden sich dann Gonokokken, seltener allein, öfters andere eitererregende Kokken. Verhältnismäßig häufig stellt eine Thrombose der Leistenvenen den Übergang zur Gonokokkensepsis dar.

Auch die gonorrhoische Bindehautentzündung — die sog. **Blennorrhoe** — besonders der Neugeborenen, wird durch den Gonokokkus hervorgerufen.

Weicher Schanker, Ulcus molle.

Das durch den Koitus übertragene Geschwür sitzt an den Geschlechtsteilen, besonders unten an der Vorhaut oder am Frenulum bzw. der Glans. Es kann aber auch an anderen Stellen auftreten.

Erreger ist das **Bacterium ulceris cancrosi** (Unna-Ducrey-Krefting), ein sog. Streptobazillus, d. h. in langen Ketten dünner Bakterien auftretend, im Gewebe und in den Absonderungen des Ulcus molle vorkommend, gramnegativ, nicht beweglich.

Zunächst entsteht ein Knötchen, das zu einer kleinen Pustel wird; aus dieser entwickelt sich das mit eiterig-blutiger Absonderung bedeckte, oft wie ausgestoßen scharf erscheinende Geschwür, dessen Ränder auch nekrotische Massen aufweisen können; der Rand ist im übrigen infiltriert, aber nicht hart, zum Unterschied vom syphilitischen Ulcus durum, doch besteht nicht selten beides zusammen. Das Geschwür eitert ziemlich stark, das Abgesonderte ist sehr ansteckend, die Bazillen finden sich frei oder in Leukozyten. Lymphangitis und eiterige Entzündung der Lymphknoten (Bubonen), in denen sich die Bazillen teils finden, teils vermißt werden, schließen sich an. Später reinigen sich die Geschwüre und gehen in einigen Wochen in flache Narben über. Von besonderen Formen sind der phagedänische Schanker (rasches Fortschreiten mit großen Zerstörungen), der serpiginöse (Fortschreiten auf der einen Seite, Abheilen auf der anderen) und der gangränöse zu nennen. Durch Selbstansteckung anderer Gebiete können mehrere Geschwüre entstehen, so auch am Hodensack oder Oberschenkel.

Granuloma venereum.

Es findet sich vor allem in tropischen Ländern; am häufigsten an den Geschlechtsteilen und ihrer Umgebung (selten am und im Munde) bilden sich kleine Knötchen bzw. Bläschen, dann ein Geschwür, auf dessen Grund sich wuchernde Fleischwärzchen entwickeln, welche dann zu großen Massen werden können. Die Erkrankung kann auf benachbarte Schleimhäute, besonders der Harnröhre und der Scheide, übergreifen, wo sich sogar Verengerungen ausbilden können. Die benachbarten Lymphknoten schwellen und können vereitern. Die Erkrankung ist sehr hartnäckig und kann durch Jahre bestehen.

Die venerischen Granulome bestehen aus wenigen Leukozyten, Lymphozyten, Plasmazellen, Fibroblasten und besonders von den Retikuloendothelien stammenden großen, den Mikuliczschen Zellen des Rhinoskleroms (s. dort) ähnlichen Zellen, welche in großer Menge Bakterien enthalten, die Calymmatobacterium granulomatosis genannt werden. Die Gefäße des Granuloms zeigen starke Endothelwucherung (W. Fischer).

Lymphogranuloma inguinale. Klimatischer Bubo.

Das schon länger bekannte Lymphogranuloma inguinale ist neuerdings genauer verfolgt worden. Es bildet sich etwa 10—25 Tage nach der Infektion (Geschlechtsverkehr) am Genitale ein ganz vorübergehendes, bis höchstens erbsgroßer oberflächlicher Gewebsverlust, der spontan abheilt. Nach 8—14 Tagen schwellen die Leistenlymphknoten an. Es bestehen mehrere bis zu Faustgröße geschwollene Lymphknoten hier und diese können durch Periadenitis verschmelzen und durch Erweichung zu Fistelbildungen führen, die lange bestehen können (nach Buschke-Curth). Auch weitere Lymphknoten können ergriffen werden. Auch können sich (besonders bei Frauen) entzündliche Rektalstrikturen entwickeln, vielleicht begünstigt durch Lymphstauung infolge Ergriffenseins der Beckenlymphknoten. Kennzeichnend ist eine von Frei gefundene spezifische intrakutane Überempfindlichkeitsreaktion, wichtig auch im Hinblick auf die oft große Ähnlichkeit mit Tuberkulose. Histologisch gehört das Lymphogranuloma inguinale zu den infektiösen Granulationen. Exsudative Vorgänge stehen im Vordergrund, aber dazu kommen miliarknotige oder diffuse Neubildungsvorgänge, bestehend aus Epitheloidzellen mit verschiedenartigen Riesenzellen, darunter auch solchen vom Langhansschen Typus. Das Granulationsgewebe ist gefäßlos und neigt so sehr zur Nekrose, zudem kommt es zu sehr hochgradiger Einwanderung von Leukozyten (Pseudoabszesse), andererseits besteht große Neigung zur Vernarbung.

Neuerdings ist es gelungen, die Erkrankung auf Meerschweinchen zu übertragen; die Veränderung breitet sich hier lymphogen auf benachbarte Lymphknoten und dann auf dem Blutwege, so in Leber und Lunge, weiter aus, wobei die histologischen Befunde dieselben wie beim Menschen sind. Das Virus ist filtrierbar und sehr widerstandsfähig, Erreger im Schnitt waren noch nicht nachweisbar (Kurt Meyer, H. Rosenfeld, Anders). Auch auf Kaninchen sind Übertragungen gelungen (Freund und Reiß), auch bei subduraler Impfung, wobei Meningoenzephalitis entsteht; ähnliche Übertragungen sind auch beim Affen von Erfolg gewesen. Die meisten Versuche werden durch positiven Ausfall der Freischen Reaktion erhärtet.

Masern, Morbilli.

Der Erreger dieser hauptsächlich Kinder befallenden Krankheit ist unbekannt. Kennzeichnend ist im Leben das Masernexanthem. Es befällt besonders Gesicht (Stirn) und Rücken, zieht von hier aus auf Hals, Stamm, Schultern und weiter abwärts und besteht aus nicht zusammenfließenden, roten, linsengroßen und größeren Fleckchen mit Knötchen in der Mitte. Nach etwa 2 Tagen werden sie blasser, gelblichbraun, dann schuppen sie kleienförmig ab. Entsprechen die Knötchen in ihrem Sitz Follikelmündungen, so spricht man von Morbilli papillosi; selten werden die Flecke hämorrhagisch oder erreichen durch Vereinigung mehrerer größere Ausdehnung.

Gleichzeitig besteht Fieber (das meist nach etwa 5 Tagen sich kritisch löst) und Katarrh der oberen Luftwege, besonders in Gestalt einer fleckigen Röte am Gaumenbogen (histologisch kleine Epithelnekrosen, geringe Eiterungen im Gebiet submuköser Drüsen und Schwellung von Lymphfollikeln), ferner Kehlkopfkatarrh. Es schließen sich in schweren Fällen — als Hauptbefund bei der Leichenöffnung — Entzündungen der Bronchiolen (besonders ihrer Enden) zusammen mit Peribronchiolitis und dann peribronchiolitische Bronchopneumonien an, welch letztere, oft besonders den Bronchiolen benachbart, verhältnismäßig viel Fibrin aufweisen, und bei denen sich (wie auch bei den Bronchopneumonien bei Diphtherie, Keuchhusten usw.) öfters Riesenzellenbildungen der Alveolarepithelien finden. Diese Lungenherde können dann zu größeren zusammenfließen. Die Veränderungen in Luftröhre und Bronchien werden auch als erster Sitz der Erkrankung angesprochen.

Auch Bronchopneumonien, die zu Abszessen führen, kommen vor. Ferner sind Verschlüsse der kleinen Bronchien (Bronchiolitis fibrosa obliterans) gefunden worden. Auch werden Enteritiden mit Follikelschwellungen beobachtet. Wenn sich bei Kindern an Masern (und Scharlach) Tuberkulose anschließt, so lag meist vorher schon solche vor, die sich jetzt über die Lungen schneller ausbreitet.

Im Zentralnervensystem kommen Entzündungen, ähnlich wie nach Impfungen, vor.

Scharlach, Scarlatina.

Auch hier werden meist **Kinder** befallen und auch hier kennen wir den Erreger mit Sicherheit nicht, wenn auch, besonders in Amerika, eine besondere Art hämolytischer Streptokokken mit Toxinbildung jetzt vielfach als Erreger angenommen wird. Ferner liegt auch bei dieser Erkrankung **Fieber, Katarrh der oberen Luftwege** und ein **Hautexanthem** vor; doch ist die Erkrankung meist wesentlich **schwerer** als die Masern.

Das **Exanthem** befällt vor allem den Hals, den Rumpf und die obere Hälfte der Gliedmaßen, zuletzt einen großen Teil des Körpers, am wenigsten das Gesicht, besonders nicht die Mundgegend. Das Exanthem besteht aus bis linsengroßen, flachen, zuweilen etwas stärker hervorragenden tiefroten Flecken in hellerer Umgebung. Sie stehen sehr dicht, vereinigen sich und bilden so die diffuse Scharlachröte. Zumeist nach 2—4 Tagen wird die Haut gelbbräunlich, und die Flecke schuppen dann, etwa nach 8 Tagen beginnend, kleienförmig oder in Gestalt größerer Lagen ab. Aus den Flecken können sich auch Bläschen — sog. **Scharlachfriesel** — bilden, oder kleine Papeln, oder es kommt zu, zuweilen größeren, Blutaustritten — **Scarlatina haemorrhagica**. Mikroskopisch handelt es sich um ein zellig- (besonders Leukozyten) hämorrhagisches Exsudat, das in den oberen Kutisschichten beginnt; bei der Schuppung kommt zum Exsudat Parakeratose (s. unter Haut) hinzu.

Die Erkrankung der **Nasen-, Mund- und Rachenhöhle** besteht besonders in einer **katarrhalischen Angina** mit mehr gleichmäßiger Rötung von Gaumenbögen und Mandelgegend und auch feinerem, weichen, lockeren Belag. Häufig kommt es aber zu weit schwereren Veränderungen, zu Eiterungen und vor allem auch Nekrose, der sog. **Scharlachdiphtherie.**

Zum Unterschied gegenüber der durch typische Diphtheriebazillen hervorgerufenen Diphtherie (s. u.) handelt es sich hier weniger um Exsudatbeläge als zunächst um schmutziggraue Flecke, die aus einer Nekrose der Schleimhaut hervorgehen, welche in der Tiefe durch einen abgrenzenden Leukozytenwall abgesetzt wird. Die nekrotischen Gebilde stoßen sich ab, und dann liegen **Geschwüre** vor, die besonders an den Mandeln öfters ausgedehnt tief greifen und durch **Vernarbung** heilen können. Oft schließt sich Eiterung und Nekrose bzw. Gangrän der Halslymphknoten und deren Umgebung an.

Bei dieser Scharlachdiphtherie handelt es sich aber schon nicht um einfachen Scharlach, sondern um **Misch- bzw. Sekundärinfektion besonders mit Streptokokken.**

Diese sind überhaupt bei Scharlach äußerst häufig und gestalten ihn oft zu einer sehr schweren, selbst zum Tode führenden Krankheit. Außer der Scharlachdiphtherie kommt es dann auch häufig zu **Schwellungen, Eiterungen und Nekrosen in den benachbarten Lymphknoten,** oder auch im Zellgewebe des Halses, zuweilen mit tödlichen Gefäßanätzungen (**Kaufmann**). Mittelohreiterungen schließen sich häufig an.

Die begleitenden Streptokokken können auch ins Blut gelangen und so **Endokarditis, Gelenkerkrankungen, Sepsis** usw. erzeugen. Besonders häufig schließt sich an Scharlach **Nierenentzündung mit starken Ödemen** an.

Die gewöhnlich erst im weiteren Verlauf des Scharlach auftretende Nierenentzündung verläuft gerade hier zumeist sehr kennzeichnend und weist anatomisch gewöhnlich das Bild der **typischen Glomerulonephritis,** zuweilen auch das der **exsudativ-lymphozytären Nephritis** auf (s. unter Niere).

Im Verlaufe des Scharlach scheinen auch allergische Änderungen des Körperzustandes vor sich zu gehen, und als Ausdruck einer solchen werden häufiger zu findende, an der Intima von größeren und kleineren Organvenen vor sich gehende Zellwucherungen und den **Aschoff**schen Knötchen bei Gelenkrheumatismus (s. dort) sehr ähnliche Knötchen im Herzmuskel, am Endokard, Perikard und an den Gelenken angesprochen.

Auch durch Haut- und Schleimhautverletzungen kann das Scharlachvirus den Körper angreifen, so entsteht auf Grund kleiner Verletzungen bei Entbindungen auch **puerperaler Scharlach.**

Plaut-Vincentsche Angina.

Nur erwähnt werden soll eine andere Form **schwerer Angina,** die **gangränös-ulzerierende** nach **Plaut-Vincent** benannte. Erreger ist hier ein Bazillus zusammen mit Spirochäten.

Dieser **Bacillus fusiformis** ist anaerob, gramnegativ, durch fadenförmige Gestalt ausgezeichnet. Es gibt wohl eine ganze Gruppe solcher Bazillen, welche in **Symbiose mit Spirochäten** die Plaut-Vincentsche Angina hervorrufen, aber auch bei Stomatitis ulcerosa, Noma u. dgl. eine Rolle zu spielen und auch in verschiedenen Organen Eiterungen zu bewirken scheinen, so in Leber, Lunge, Mittelohr od. dgl. Spirochäten finden sich auch sonst bei anderen geschwürigen Vorgängen, aber auch syprophytisch, in der Mundhöhle.

Bei der Plaut-Vincentschen Angina, welche die lymphatischen Bildungen der Halsorgane, die Mandeln, die hintere Rachenwand, den Zungengrund bevorzugt, handelt es sich um eine aus kleinen Herden zusammenfließende, ausgedehnte und in die Tiefe greifende Gewebsnekrose des Schleimhautgewebes (es besteht starker Geruch aus dem Munde). Die so gebildeten flächenhaften Pseudomembranen (meist ohne Fibrinbeimengung) führen durch Abstoßung zu Geschwüren, die aber dann meist leicht völlig abheilen.

Keuchhusten.

Das **Bacterium tussis convulsivae** (Bordet-Gengou), ovale Formen bis kurze Stäbchen, findet sich in typischen Fällen ziemlich regelmäßig im Auswurf, ist aber als Erreger des Keuchhustens nicht unbestritten.

Auch beim Keuchhusten besteht Katarrh der oberen Atmungsorgane ohne anatomisch irgendwie kennzeichnende Grundlagen der meist langwierigen, aber ungefährlichen Erkrankung. Auch kann es zu Lungenveränderungen ähnlich wie bei Masern kommen.

Es kann Bronchiolitis und Bronchitis sowie Peribronchitis auftreten und als Folge können sich an den kleinen Bronchien Verengerungen und Verschlüsse (Bronchiolitis obliterans) sowie Erweiterungen, auch Bronchiektasien ausbilden. Oder es kommt zu pneumonischen Vorgängen, besonders auch interstitiellen.

Besonders in schweren Fällen von Keuchhusten können mechanische Stauungszustände infolge der Hustenanfälle zu funktionellen allgemeinen Kreislaufstörungen führen, wobei vielleicht auch Toxinwirkung mitspielt, und sich im Gehirn in Schädigung des Nervengewebes äußern. Es kann zu Krämpfen, der sog. Keuchhusten-Eklampsie, kommen. Man findet ischämische und homogenisierende Nervenzellerkrankung, später fleckförmige Lichtungen und „Erbleichungen" im Rindengrau (nach Singer). (Einzelheiten der Veränderungen vgl. im speziellen Teil). Auch finden sich, aber selten, kleinere und größere Blutungen im Gehirn und den Hirnhäuten.

Grippe, Influenza.

Die Influenza tritt epidemisch, zuweilen in raschem Fluge fast über die ganze Welt, dazwischen auch in kleinen Epidemien, oder sporadisch auf. Erreger ist ein Bazillus.

Der **Influenzabazillus** (Pfeiffer) (Abb. 284) ist ein sehr kleines, kurzes, zum Teil auch größeres Stäbchen mit abgerundeten Enden, oft zu zweien aneinander haftend, nicht nach der Gramschen Methode färbbar, unbeweglich. Er ist als Erreger der Grippe anzusehen und findet sich oft in Mischinfektionen besonders mit Streptokokken, Pneumokokken, Diplococcus catarrhalis. Der Influenzabazillus wächst auf Blutagar (hämoglobinophiler Bazillus); er ist übertragbar auf den Affen. Außerhalb des Körpers wurde er bisher nicht gefunden.

Kaum vom Influenzabazillus unterscheidbar ist der von Koch-Weeks bei manchen Konjunktividen gefundene Bazillus, welcher nach diesen Forschern benannt wird.

Im Vordergrund der Grippe stehen zumeist, besonders zu Beginn, Katarrhe der oberen Atmungsorgane. Es besteht aber auch starke Störung des Allgemeinbefindens mit Fieber, Gelenkschmerzen u. dgl. Die Erkrankung führt in manchen Epidemien oft überraschend schnell zum Tode.

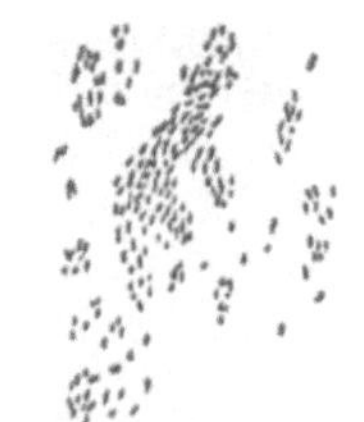

Abb. 284. Influenza-
bazillus. Reinkultur.
(Nach Seifert-Müller.)

Am Katarrh beteiligt sind besonders Nase (eiterige, auch hämorrhagische Rhinitis), Kehlkopf, Luftröhre und Bronchien. Diese Organe zeigen in der Schleimhaut sehr starke Hyperämie, oft auch zahlreiche kleine Blutungen; auch eiterige Entzündungen können bestehen; ebenso nekrotisierende, seltener hochgradige pseudomembranöse Entzündung. Doch findet man bei Leichenöffnungen in frischen Fällen ganz besonders häufig die oberen Halsorgane fast unverändert und etwa von den Stimmbändern an oder noch häufiger erst unterhalb des Kehlkopfes starke Rötung der Schleimhaut (durch Hyperämie und Blutungen), welche sich nach unten steigert und in den Bronchien und Bronchiolen meist äußerst stark ist. Von hier aus werden nun überaus häufig — und darin liegt eine Hauptgefahr der Influenza — die Lungen ergriffen. Es tritt wohl zu allererst ein oft sehr ausgedehntes eigenartig blutiges Ödem auf, sehr schnell bilden sich aber vor allem bronchopneumonische Herde aus, die sich zunächst an die Lungenazini (s. unter Tuberkulose) halten. Sie vereinigen sich dann oft zu großen, ja selbst lobären, der grauen Hepatisation der fibrinösen Pneumonie sehr gleichenden Gebieten; vor allem auch das Zwischengewebe ist zellig durchsetzt. Diese Lungenherde neigen sehr zu eiterigem Zerfall, so daß sich auch Abszesse bilden; oft aber tritt herdweise auch Nekrose und Gangrän ein. Es können Lungengebiete sogar sequesterartig abgestoßen werden (Pneumonia dissecans). Oft finden sich viele dieser Vorgänge nebeneinander, so daß die Lunge ein sehr buntes Bild bieten kann. Karnifikation einzelner Gebiete und Bronchiolitis obliterans (s. unter Lunge) sowie Bronchiektasenbildung können sich (selten) entwickeln. Die Gefäße der Lungen zeigen häufig Intimaveränderungen. Durchsetzung der Wand mit Leukozyten, Thromben können sich anschließen; ebenso Anhäufung von Entzündungszellen bzw. Leukozyten um die Gefäße. Diese Gefäßveränderungen werden von manchen Seiten als das Primäre, die Lungenveränderungen einleitende aufgefaßt.

In den Entzündungsgebieten der Bronchien und Lungen kann der Influenzabazillus allein gefunden werden. Ganz besonders häufig, vor allem in den Lungenherden, finden sich aber Kokken, insbesondere Diplo-Streptokokken, Diplococcus catarrhalis und Pneumokokken, seltener Staphylokokken. Es ist anzunehmen, daß der

Influenzabazillus diesen Mischinfektionen den Boden ebnet, wobei er selbst unterdrückt werden kann, und daß gerade die oft in geradezu ungeheurer Menge in der Lunge (besonders in den kleinen Bronchiolen) zu findenden Kokken die Schwere der Erkrankung bedingen. Mischinfektion mit Pneumokokken kann — wenn auch selten — zu echter lobärer Lungenentzündung führen, wobei dann die daneben auch in nichtpneumonischen Gebieten bestehende eiterige Bronchitis auf Influenza hinweist (nach Kaufmann). An die Lungenerkrankung schließt sich fast stets geringe fibrinöse Pleuritis, sehr oft aber auch Empyem an; so kann auch Entzündung des Herzbeutels und selbst des Bauchfells entstehen. Die tracheobronchialen Lymphknoten (aber auch andere) sind sehr häufig geschwollen und blutig durchsetzt.

Auch andere Organe sind häufig verändert. So finden sich ganz gewöhnlich Ödem und Entzündung der Nasennebenhöhlen, auch oft Blutaustritte der Netzhaut (E. Fränkel). Häufig sind Blutungen der serösen Häute, des Magens und Darmes, des Herzens, Nierenbeckens usw. Auch in den Nebennieren kommen Blutungen selbst mit hämorrhagischer Infarzierung beider Organe (plötzlicher Tod) vor. In manchen Fällen schließt sich eine hämorrhagische Enzephalitis an; dazu kommen Entzündung der Hirnhäute und Sinusthrombosen; ferner können Entzündungen im Rückenmark oder der Nerven entstehen. Auch Darmkatarrh ist bei bestimmten Formen häufig. Zenkersche Entartung des Musculus rectus abdominis, des Zwerchfells usw. kann sich finden. Die Gefäße (besonders auch die Kranzgefäße) sind öfters in der Intima oder Media teils mehr in degenerativem, teils reparativ-entzündlichem Sinne verändert (Störk und Epstein). Öfters bildet sich Entartung oder Entzündung des Herzmuskels, selbst in großer Ausdehnung, aus, wobei auch das Reizleitungssystem ergriffen sein kann. Auch Endokarditiden (verruköse) finden sich (ferner kleine subendokardiale Blutungen, s. o.). Die Nieren sind zumeist nur in geringerem Grade ergriffen. Echte Glomerulonephritis ist sehr selten. Bedeutendere Milzschwellung besteht meist nicht. Nicht sehr häufig kommt es zu Sepsis und Pyämie mit Abszessen in der Niere, Haut usw. Der Tod ist meist ein toxischer (Veränderungen des Herzens, Gehirns usw.), doch kann auch infolge der Lungenveränderungen Erstickungstod eintreten.

Diphtherie.

Diphtheriebazillus (Löffler) (Abb. 285). Der Diphtheriebazillus ist ein kleines, plumpes, unbewegliches, nach Gram färbbares Stäbchen, etwa von der Länge der Tuberkelbazillen, aber ungefähr doppelt so dick. Er ist in seinem morphologischen Verhalten sehr schwankend: oft erscheinen die Stäbchen leicht gekrümmt, an einem oder beiden Enden angeschwollen und kolbig verdickt; außerdem finden sich keilförmige Gebilde, manchmal lange zylindrische Stäbchen, in anderen Fällen sind die Enden sehr lang und spitz ausgezogen; öfter finden sich auch lange, verzweigte Fäden. Am gefärbten Präparat zeigen die Diphtheriebazillen sehr häufig ein septiertes Aussehen. Mit bestimmten Doppelfärbungen lassen sich die sog. Ernst-Babesschen Granula (s. S. 248) in den Bazillen nachweisen, was diagnostisch zur Unterscheidung gegenüber Pseudodiphtheriebazillen (s. unten) sehr wichtig ist. Der Diphtheirebazillus ist der Erreger der Rachendiphtherie, Nasendiphtherie usw., sowie der Wunddiphtherie. Er ist ein ausgesprochen toxischer Infektionserreger (S. 250), gelangt zwar sehr häufig auch ins Blut, geht hier aber meist bald wieder unter.

Bei der Rachendiphtherie findet sich neben dem Diphtheriebazillus sehr häufig der Streptococcus pyogenes, dessen Anwesenheit die Wirkung der Diphtheriebazillen zu erhöhen scheint. Durch Einimpfung des Diphtheriebazillus oder seines Toxins konnten bei Tieren sowohl örtliche Veränderungen, Bildung von Pseudomembranen auf Schleimhäuten, ferner Hautnekrosen, wie auch Allgemeininfektion und selbst Lähmungen hervorgerufen werden. Über die Immunisierung s. unten. Von Wichtigkeit sind Bazillenträger, bei denen sich der Bazillus in der Mund- und Nasenhöhle sowie im Konjunktivalsack finden kann.

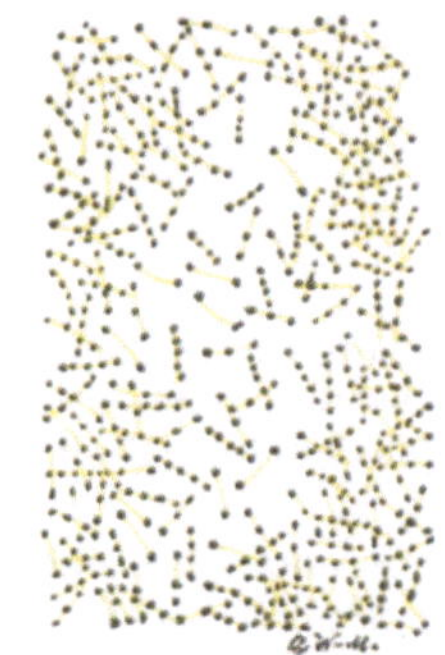

Abb. 285. Diphtheriebazillen mit Polkörperchen (gefärbt nach Neißer mit Methylenblau und Bismarckbraun).

Dem Diphtheriebazillus ähnliche Bakterien, sog. **Pseudodiphtheriebazillen,** kommen bei Gesunden wie auch bei mannigfachen Erkrankungen vor; ihr Verhältnis zu den echten Diphtheriebazillen ist noch nicht vollkommen aufgeklärt, zum Teil handelt es sich vielleicht bloß um nicht virulente Formen der letzteren. Für die Unterscheidung der echten Diphtheriebazillen und Pseudodiphtheriebazillen ist die Färbung auf die oben genannten Granula, die in den echten Diphtheriebazillen weit stärker auftreten, in den Pseudodiphtheriebazillen meist fehlen, diagnostisch besonders wichtig.

Wir bezeichnen als Diphtherie am besten nur die Veränderungen, die als spezifische Infektionskrankheit durch den Diphtheriebazillus bewirkt werden. Besonders Kinder (nach dem ersten bis zum fünften Lebensjahr) werden befallen. Antitoxinbehandlung hat sich vorbeugend und heilend als von äußerster Wichtigkeit erwiesen. Die Erkrankung ist vor allem eine örtliche der oberen Luftwege usw., während die übrigen Erscheinungen meist auf Toxinwirkung beruhen.

Die pseudomembranöse Entzündung beginnt zumeist am Gaumen oder den Mandeln und befällt dann Rachen, Kehlkopf, Nasenhöhle, Luftröhre, auch Bronchien. Der Kehlkopf ist selten primär erkrankt, seine Erkrankung ist meist schwerer als die des Rachen (dagegen treten dann Mischinfektionen usw. meist sehr zurück). Mittelohr und Augenbindehaut sind öfters mitbefallen. Die Luftröhre und großen Bronchien zeigen sehr oft auch Pseudomembranen. Unter Verlust des Epithels bilden sich grauweiße — aus Fibrin und nekrotischer Schleimhaut bestehende — Pseudomembranen (vgl. unter Entzündung S. 130), welche sich ausbreiten und auf größere Strecken der Rachen- usw. Schleimhaut zusammenfließen können. Man unterscheidet dabei zwischen diesen oberflächlicheren Formen, die man als Krupp bezeichnet, und die sich vor allem im Kehlkopf und Teilen der Nasenhöhle, aber auch Luftröhre und Bronchien da finden, wo Zylinderepithelien auf einer hyalinen Grundmembran aufsitzen, welche das Tiefenvordringen der Entzündungsvorgänge hindert (so daß hier auch die Kruppbeläge im allgemeinen locker haften), und der schweren Form der eigentlichen Diphtherie, vor allem an Gaumen, Mandeln, Rachen, zum Teil Kehlkopf und Nase, da wo Plattenepithel und darunter keine hyaline Grundmembran sitzt und wo die Nekrotisierung und vor allem Fibrindurchsetzung weiter in die Tiefe dringen (daher auch die Beläge hier fester haften und nach ihrer Lösung größere Geschwüre hinterlassen). Beim Krupp finden sich Diphtheriebazillen nur an der Oberfläche, bei der eigentlichen Diphtherie bis in die Tiefe, ja sogar bis in die umgebende Muskulatur (Kirch). Die kleinen Bronchien zeigen mehr Katarrh, zuweilen aber auch ganze feste anhaftende Ausgüsse, so daß es zur Erstickung kommen kann. Auch schließen sich Bronchopneumonien der Lungen, meist durch Mischinfektion hervorgerufen, besonders auch nach Luftröhrenschnitten (Hübschmann), oder auch kleine Atelektasen, andererseits Lungenblähung an.

In leichten Fällen kann die Entzündung der Halsorgane in einfacher Rötung bestehen, andererseits kommen besonders tiefgreifende, gangränöse Veränderungen (häufig Mischinfektionen mit Kokken) vor; das Typische aber ist die pseudomembranöse Entzündung. Die Pseudomembranen können zu Kehlkopfverengerung mit Erstickungsgefahr führen, so daß Luftröhrenschnitt angezeigt ist. Von den Halsorganen aus können die benachbarten Lymphknoten entzündlich erkranken; es können sich — selten — auch am Hals diffuse fibrinöseitrige Entzündungen entwickeln.

Die Nasendiphtherie ist bei kleinen Kindern sehr häufig, aber meist ohne größere Bedeutung.

Die Bazillen finden sich in den für die Erkrankung kennzeichnenden Pseudomembranen, öfters zusammen mit Kokken, und zwar finden sie sich bei den Kruppformen nur oberflächlich, bei der eigentlichen Diphtherie bis in die Tiefe (s. o.), ferner in benachbarten Lymphknoten, auch in den Lungen. Sie gehen aber, so lange Einbruch von den tiefer reichenden Herden der Luftwege aus (also nicht bei den Kruppformen) vor sich geht (Kirch), auch ins Blut über und somit auch in die Organe (vor allem finden sie sich im Herzen, nächstdem in Niere, dann Milz) und können auch mit dem Urin ausgeschieden werden. Nach überstandener Krankheit können die Bazillen noch lange in Hals und Nase bleiben und solche Diphtheriebazillenausscheider stellen die Hauptansteckungsgefahr dar.

Die Hauptgefahr der Diphtherie liegt in der toxischen Wirkung auf das Herz. Dieses wird oft erweitert gefunden. Es besteht hochgradige Verfettung, oft auch scholliger Zerfall und Entzündung der Muskulatur, zuweilen mit zahlreichen Plasmazellen oder auch eosinophilen Leukozyten; selten wird das Reizleitungssystem allein befallen. Gerade auch in späteren Stadien tritt oft noch Herztod ein. Die Veränderungen hier sind als toxisch bedingt aufzufassen, wenn sich auch im Herzmuskel oft Bazillen finden.

Auch zu einer diffusen Bindegewebsvermehrung scheint die Diphtherie führen zu können (Herzzirrhose, Hübschmann). Ob richtige Wiederherstellung des Herzmuskels nach seinen Veränderungen bei Diphtherie vorkommt, wie angenommen wurde, ist sehr zweifelhaft.

Dieselben Veränderungen wie der Herzmuskel zeigen die den Halsorganen benachbarten Muskeln, ferner, vor allem Verfettungen, auch die übrige quergestreifte Muskulatur, besonders auch das Zwerchfell. Die Nieren weisen öfters Degenerationen, selten Glomerulonephritis (Mischinfektion mit Streptokokken) auf. Die Milz ist meist nicht sehr groß. In ihren Follikeln finden sich, besonders bei Kindern, häufig in deren Mitte ausgedehnte Gebiete gewucherter Retikulumzellen nach Untergang von Lymphozyten (offenbar toxisch bedingt).

Eine häufige Erscheinung nach Diphtherie, auch toxischen Ursprungs, sind Lähmungen, besonders des Kehlkopfes und Gaumens, aber auch anderer Gebiete.

In den Nerven und im Rückenmark werden anatomische erklärende Veränderungen in der Regel nicht gefunden. In Ganglienzellen des verlängerten Markes sollen Veränderungen beobachtet worden sein.

Auch die Nebennieren können verändert sein, nach manchen Ansichten das Mark an chromaffiner Substanz (Adrenalin) verarmen, oder auch die Rinde lipoidarm werden, doch ist hier ein abschließendes Urteil noch nicht möglich.

Auch im Magen (Kardia) und in der Speiseröhre, gegebenenfalls in beiden gleichzeitig, kommen bei Diphtherie pseudomembranöse Entzündungen mit zahlreichen Diphtheriebazillen, an der Haut echte diphtherische Vorgänge selten, dagegen häufiger hämorrhagische Entzündungsherde mit zahlreichen Leukozyten und Lymphozyten (Bazillen hier nicht nachweisbar) vor.

Die Diphtheriebazillen können auch an der Haut und den Schleimhäuten (z. B. Vulva bzw. Scheide bei Kindern) geschwürige Veränderungen, ohne daß Halsdiphtherie bestände, hervorrufen.

Außer den durch den Diphtheriebazillus verursachten pseudomembranösen Erkrankungen der Halsorgane (Diphtherie) kommen solche auch sonst vor. Besonders zu betonen ist hier die schon oben gestreifte, durch Kokken verursachte, sog. „Scharlachdiphtherie". Die äußeren Unterschiede sind schon oben erwähnt. Bei der Leichenöffnung sprechen zudem Nierenentzündung eher für Scharlach, Herzveränderungen für echte Diphtherie.

Akuter Gelenkrheumatismus.

Aus den vielen, allgemeiner als „rheumatisch" bezeichneten Gelenkerkrankungen hebt sich der akute Gelenkrheumatismus, gut Rheumatismus infectiosus genannt, scharf heraus, denn hier finden sich anatomisch genau umgreifbare Veränderungen und es ist nach diesen und der ganzen Art der Erkrankung anzunehmen, daß ein bestimmter Erreger dieser als Infektionskrankheit aufzufassenden Erkrankung zugrunde liegt. Dieser Erreger ist aber noch nicht bekannt; Kokken, besonders der Streptococcus viridans, die oft beschuldigt wurden, finden sich keineswegs regelmäßig und sie stellen wohl, wenn nicht Verunreinigungen, so Mischinfektionen dar.

Ob außer dem Erreger noch eine bestimmte Reaktionslage, eine Allergie, beim Zustandekommen des Rheumatismus eine Rolle spielt, erscheint nach Vergleich (nicht Gleichsetzung) mit Tierversuchen (vor allem Klinge) wahrscheinlich. Auch konstitutionelle Bedingungen (wohl des Mesenchyms), auch erbliche, scheinen eine grundlegende Rolle zu spielen. Ob auch hormonale ist zweifelhaft; es kommen im Zusammenhang mit Menstruation und vor allem in der Menopause ähnliche Gelenkerkrankungen vor, die aber wohl nicht dem echten Rheumatismus infectiosus entsprechen. Auch die Anaphylaxie an sich und allein zeitigt anders erscheinende Gelenkveränderungen, so zuweilen bei der sog. Serumkrankheit. Endlich sind akute (und chronische) ähnliche aber nicht wesensgleiche Gelenkveränderungen abzugliedern, welche nach einem Infekt, vor allem an den Mandeln oder im Gebiet der Zähne, mit verschiedensten Bakterien, besonders Kokken, auftreten und am besten als Rheumatoid oder Pseudorheumatismus infectiosus bezeichnet werden.

Der Rheumatismus infectiosus stellt eine Systemerkrankung des Mesenchyms (Bindegewebes) des Körpers dar und ist somit eine Allgemeinerkrankung dieses. Die Gelenke, meist mehrere, sind oft, aber keineswegs stets, mitbefallen. Im Vordergrund steht vor allem das Gefäßsystem, in erster Linie das Herz. Wir finden im Herzmuskel, aber auch am Endokard und Perikard, dann vor allem an den Gelenken, in ihrer Umgebung, an den Sehnen, Faszien, dann Unterhautgewebe, in der Muskulatur (auch im Zwerchfell), an der Kapsel innerer Organe, an Gefäßen, an Gaumenmandel und Rachen auf der Höhe der Erkrankung eine kennzeichnende Granulation in Gestalt des **Aschoffschen Knötchens.** Es besteht, meist um kleine Gefäße gelegen, aus großen Zellen, die sich von Bindegewebszellen, besonders den sog. Histiozyten, ableiten und unter ihnen finden sich meist zahlreiche Riesenzellen mit regellos in den Zellen gehäuften Kernen. In der Mitte der Knötchen besteht häufig Nekrose. Diese Zellansammlungen sind für den Gelenkrheumatismus ganz bezeichnend. Sie sind die höchste Ausbildung der Veränderung und gehen dann, durch Bindegewebe organisiert, in kleine Narben über. Aber die Aschoffschen Knötchen stellen nicht den Anfang der Veränderung dar. Vielmehr beginnt diese, wie sich besonders an den großen Herden der Subkutis bei dem sog. Rheumatismus nodosus gut verfolgen ließ (vor allem Gräff), an allen den genannten Orten mit einer „Desorganisation" des Bindegewebes in Gestalt einer serösen Auflockerung und Durchsetzung der Grundsubstanz mit einer fibrinähnlichen Masse, dem „Frühinfiltrat" (Klinge). Hieran schließt sich als Reaktion Durchsetzung mit Leukozyten und Lymphozyten an. Diese Veränderung ist an sich nicht kennzeichnend und entspricht einer hyperergischen Entzündung (s. S. 127). Aber aus diesen Veränderungen entwickelt sich dann reaktiv die Zellwucherung des Aschoffschen Knötchens, welche das Besondere, Kennzeichnende des Rheumatismus darstellt.

Noch erwähnt sei die große Neigung der Erkrankung zu auch örtlichen Rückfällen, was Reihenfolge und Alter der Erscheinungen in ihrer Erkennung sehr erschweren kann.

Auch das Bindegewebe der Muskulatur ist befallen und die Muskulatur selbst zeigt dabei Entartungserscheinungen. Dies nähert die Erkrankung vielleicht dem sog. Muskelrheumatismus. Hierauf mag das „Reißen" beruhen, das dem Namen „Rheuma" zugrunde liegt, und zu den Schmerzen mögen auch Veränderungen des Bindegewebes an und in Nerven beitragen.

Die Veränderungen an den Gaumenmandeln, besonders an ihrer Kapsel, erscheinen oft älter und scheinen häufig den Primäraffekt darzustellen. von wo aus sich die Veränderungen teils (nach Gräff) örtlich auf Rachenmuskulatur, Zunge, Speiseröhre, Kehlkopf fortsetzen, teils eine Verbreitung (des anzunehmenden Erregers) auf dem Blutwege stattfindet, so daß die Gesamtkörpererkrankung zustande kommt.

Häufig sind bei dem Rheumatismus die serösen Häute in Gestalt von Polyserositiden mitergriffen. In einem überaus großen Hundertsatz der Fälle schließt sich an den Rheumatismus
infectiosus eine Endokarditis an, die dann später zu Klappenfehlern, besonders an Mitralis
und Aorta, führt (s. unter Herz). Auch die großen Gefäße können ergriffen werden, so die Aorta,
in der sich in der Media vor allem Nekrosen mit an die Stelle tretenden Narben ausbilden können,
ähnlich wie bei der syphilitischen Mesaortitis (s. S. 317). Auch in der Arteria pulmonalis kann
es, besonders in ihrem Anfangsteil, zu Nekrose der Muskularis der Media und zu großzelligen
Wucherungen (vor allem um kleine Gefäße) mit Zerstörung elastischer Lamellen kommen (Chiari).

Typhus abdominalis.

Typhusbazillus (Eberth, Gaffky) (Abb. 286), kurze, plumpe Stäbchen, seltener kurze Fäden bildend,
übrigens ziemlich vielgestaltig. An den Enden zeigen sich zuweilen glänzende Polkörner; Sporenbildung kommt
nicht vor. Der Bazillus hat lebhafte Eigenbewegung und ist rings herum mit Geißeln besetzt. Nach der Gramschen Methode ist er nicht färbbar. Er findet sich bei Typhuskranken im Darminhalt, Urin, und fast
regelmäßig schon sehr frühzeitig im Blute sowie im Roseoleninhalt.
Anatomisch sind Typhusbazillen, außer in den veränderten Darmgebieten,
besonders in Milz und Lymphknoten (mesenteriale), und zwar immer in
kleinen Haufen, nachzuweisen, ferner im Knochenmark. Auch viele der sog.
Komplikationen des Typhus werden durch den Typhusbazillus selbst bzw.
dessen Giftstoffe hervorgerufen; er wurde gefunden bei serösen und eiterigen
Entzündungen der Hirn- und Rückenmarkshäute, ferner in den Gallenwegen,
der Lunge, der Niere, bei eiterigen und phlegmonösen Erkrankungen,
besonders Abszessen in verschiedenen Organen. In anderen Fällen handelt
es sich bei den Komplikationen des Typhus um Mischinfektionen mit
anderen Entzündungserregern, besonders Staphylokokken und Streptokokken.
Außerordentlich lange hält sich der Typhusbazillus in der Gallenblase (Bazillenträger); Galle wird auch zu seiner Züchtung benutzt.
Die Typhusinfektion erfolgt vom Menschen unmittelbar oder mittelbar auf
den Menschen. In letzterem Falle handelt es sich häufig um mit Kot Typhus-
kranker verunreinigtes Wasser, Milch oder Erde, in denen auch Typhusbazillen nachweisbar sind. Bei der Infektion von Mensch zu Mensch spielen
die eben genannten Bazillenträger eine Rolle. Bei Tieren wird durch Einverleibung des Typhusbazillus in der Regel nur eine Intoxikation erzeugt,
doch ist es auch gelungen, echte typhöse Vorgänge hervorzurufen.

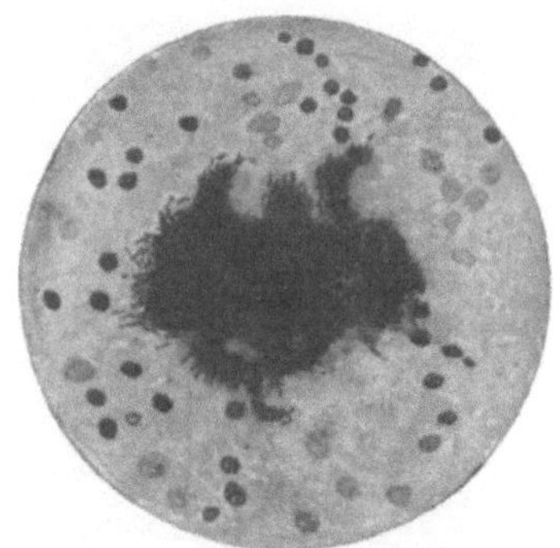

Abb. 286. Embolie von Typhusbazillen in der Milz.

Diagnostisch ist besonders die Ähnlichkeit des Typhusbazillus mit dem Bacterium coli zu berücksichtigen.
Dies soll daher hier mitangeführt werden.

Bacterium coli commune (Escherich), dem Typhusbazillus nahe verwandt und in seinem morphologischen wie auch dem kulturellen Verhalten vielfach ähnlich. Es handelt sich offenbar um eine ganze Gruppe
Das Bacterium coli ist ein regelmäßiger Bewohner des menschlichen Dickdarmes und findet sich (jedenfalls vom Darm her eingewandert) sehr häufig auch in Leber, Gallenwegen, Nieren usw. von Leichen. Für
gewöhnlich durchaus unschuldig, kann es unter Umständen Intoxikationen (typhus- und choleraähnliche Erkrankungen) bewirken, aber auch als Infektionserreger unmittelbar krankheitserzeugend wirken. Das Bacterium
coli wurde gefunden als Erreger von Peritonitis, Zystitis, Urethritis, Pyelonephritis und eiteriger
Nephritis, Leberabszessen, sowie Cholangitis und Cholezystitis. Bei Erkrankungen des Darmes,
Einklemmung von Darmschlingen, Entzündungen der Darmschleimhaut, Kotstauung u. dgl. kann es
die Darmwand durchdringen und eiterige Bauchfellentzündung hervorrufen. Seltener kommt das Bacterium
coli bei Pneumonie, Meningitis der Säuglinge, Winckelscher Krankheit, Melaena neonatorum,
Puerperalfieber, Wundinfektionen usw. vor. Vielleicht ist es auch Ursache gewisser Fälle von Myelitis.
Im Tierversuch konnten durch das Bacterium coli Abszesse und Septikämie hervorgerufen werden. Außerhalb des Körpers wurde das Bacterium coli im Kanalwasser gefunden, aber auch im Brunnenwasser kommen
sehr ähnliche Formen vor.

Der Typhusbazillus wird vom Menschen mit dem Kot oder dem Urin weiterver-
breitet und kann den Menschen unmittelbar oder auf dem Umwege über durch ihn verunreinigtes
Wasser, Milch, Gemüse usw. anstecken.

Offenbar infizieren die verschluckten Bazillen den Darm unmittelbar. Doch wurde auch die Hypothese
aufgestellt, daß die Bazillen durch die Mandeln oder den Darm ins Lymph- und Blutgefäßsystem gelangten, und
der Darm erst dann als Vorzugsort erkranke. Ob primär oder erst sekundär vom Darm aus, auf jeden Fall kommt
es bald zu Übertritt der Bazillen ins Blut (Bakteriämie).

Im Vordergrund aller Vorgänge beim Typhus steht der nach einem, in der Regel 2—3 Wochen
betragenden, Inkubationsstadium Veränderungen aufweisende Darm. Die Veränderungen
betreffen die lymphatischen Gebilde des Darmes, die Einzelfollikel wie die Peyerschen
Haufen, und spielen sich, dem Sitz der letzteren entsprechend, hauptsächlich im untersten Dünndarm, namentlich auch auf der Ileozökalklappe ab, Ileotyphus; auch der Wurmfortsatz, dessen
Wand ja zum großen Teil aus Lymphfollikeln besteht, zeigt häufig starke Veränderungen. Nach

oben gegen das Jejunum, wie nach abwärts im Dickdarm nehmen die Follikelschwellungen an
Zahl wie Stärke meist ab. Doch ist der Dickdarm in seinen obersten Follikeln zumeist mitbeteiligt;
ist gerade vorzugsweise das Kolon Sitz der Veränderungen, so spricht man von Kolotyphus.

Dem typischen klinischen Verlauf des Typhus ziemlich scharf entsprechend lassen sich anatomisch 4 Stadien
unterscheiden: die markige Infiltration, die Schorfbildung, die Geschwürsbildung und die Geschwürsreinigung. Im ersten Stadium, während
der ersten bis Anfang der zweiten
Woche, ist die Schleimhaut geschwollen und
gerötet, die Einzelfollikel und vor allem die
Peyerschen Haufen schwellen, erstere zu
hanfkorn- bis erbsengroßen rundlichen Knoten,
letztere zu beetartigen 3—4 mm hohen Erhebungen von ovaler Form in der Längsrichtung des Darmes (der Stellung der
Peyerschen Haufen entsprechend, während
der meist besonders veränderte Peyersche
Haufen auf der Ileozökalklappe selbst quer
steht). Die Oberfläche der vergrößerten
Peyerschen Haufen ist glatt oder von leisten-
förmigen oder wulstartigen Hervorragungen
bedeckt, auf welche sich zuweilen etwas
fibrinöses Exsudat abscheidet. Die geschwollenen Einzelfollikel wie Follikel der Peyerschen Haufen nehmen bald eine blassere,
graurote bis graugelbe und dann markig-
weiße Farbe und Beschaffenheit an; daher die
Bezeichnung dieses Stadiums als „markige
Schwellung" oder „markige Infiltration". Sie beruht auf einer zelligen
Wucherung, die von den Retikulumzellen
bzw. Endothelien der Lymphfollikel, wobei
die großen Zellen auch stark phagozytäre
Eigenschaften entfalten, abzuleiten ist. Anfangs sind die Follikel noch abzugrenzen,
dann geht die Zelleinlagerung diffus auch in
die Umgebung über und ergreift in der
Tiefe auch Submukosa und Muskulatur. Die
Schleimhaut über den markig geschwollenen
Gebieten zeigt einen pseudomembranösen Belag, aus Fibrin, nekrotisch gewordenen gewucherten Zellen und Leukozyten bestehend.
In manchen Fällen sind die fibrinös-pseudo-
membranösen Auflagerungen auf Peyerschen
Haufen oder Einzelfollikeln besonders ausgesprochen, lösen sich als größere zusammenhängende Platten los und mengen sich dem
Kote bei (Marchand).

Während in leichten Fällen die Zellherde
wieder zurückgehen und so Heilung eintritt,
schließt sich sonst als zweites Stadium
Ende der zweiten bis Anfang der dritten
Woche eine Nekrose der markig durchsetzten Gebiete an. Zunächst werden deren in
der Mitte gelegenen Teile so in schorfartige
Massen verwandelt; die Nekrose kann die
Zellmassen in verschiedener Breite ergreifen,
und vor allem in unterschiedlicher Tiefe, so
daß nur die Schleimhaut oder auch die Sub-

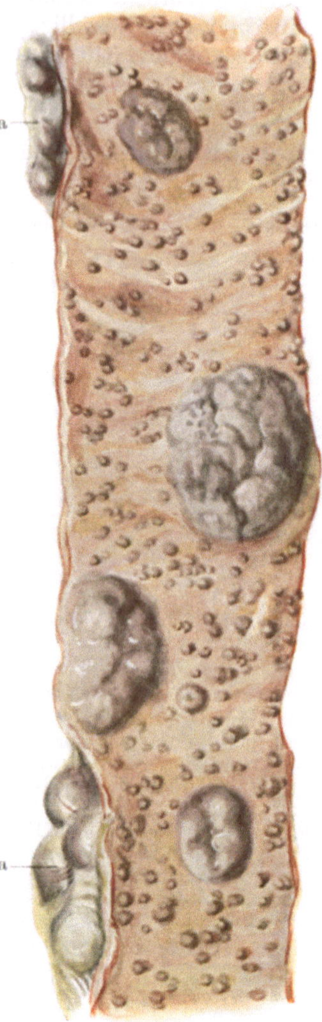

Abb. 287. Typhusdarm.
Stadium der markigen Schwellung
der Peyerschen Haufen und Einzelfollikel, sowie bei *a* der mesenterialen
Lymphknoten.

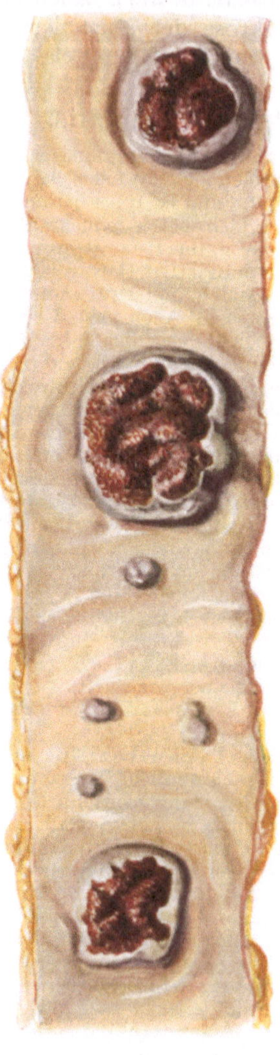

Abb. 288. Typhusdarm.
Stadium der Verschorfung. Einzelne Follikel dazwischen noch
markig geschwollen.

mukosa oder gar auch Muskularis ergriffen wird. Die anfangs weißlichen Schorfe werden bald durch den Darminhalt bzw. durch Galle gelbbraun gefärbt.

Der Schorfbildung schließt sich als drittes Stadium die Demarkation, die Abgrenzung, der nekrotischen
Teile an. Indem allmählich der Zusammenhang der Schorfe mit ihrer Umgebung gelockert wird, lösen sie sich,
bröckeln stückweise ab oder werden auch im ganzen abgestoßen. An der Leiche kann man sie vom Rande her
mit der Pinzette vom Grunde abheben. Da der Schorf den abgestorbenen Gebieten der veränderten Follikel
entspricht, so muß nach seiner Entfernung ein Gewebsverlust entstehen, das typhöse Geschwür, welches
ein kennzeichnendes Aussehen zeigt. Es ist rundlich, wenn es aus Einzelfollikeln, oval, wenn es aus einem Peyerschen Haufen hervorgegangen ist, und im letzteren Falle natürlich weit größer und in der Längsrichtung des
Darmes gestellt; der Rand des Geschwürs ist wallartig, breit und hoch, steil abfallend und bewahrt die
schon für das erste Stadium bezeichnende, markige Beschaffenheit; in der Regel greift die Geschwürsbildung

nicht viel über das Gebiet der Follikel hinaus (Abb. 288 und 289). Am Grunde des Geschwürs zeigen sich längere Zeit hindurch teils zusammenhängende größere Schorfe, teils kleinere, fetzige, nekrotische Massen; je nachdem die Nekrose oberflächlich geblieben war oder in die Tiefe gegriffen hatte, wird der Geschwürsgrund von der Schleimhaut, der Submukosa, der Muskulatur oder selbst der Serosa gebildet. Nur manchmal kommen sog. lenteszierende Geschwüre vor, d. h. solche, die sich noch sekundär vergrößern, indem Zelleinlagerungen und Gewebstod weiter auf die Umgebung übergreifen. Die bisher beschriebenen Geschwüre sind die sog. ungereinigten.

Mit der vollständigen Abstoßung der Schorfe wird als viertes Stadium der Geschwürsgrund „gereinigt", solche tiefen Geschwüre, deren Grund von der Muskulatur gebildet wird, zeigen an ihm die Streifung der Muskelschicht. Das Stadium der Geschwürsreinigung fällt in den Verlauf der dritten bis Anfang der vierten Woche. Jetzt beginnen auch die verdickten Ränder abzuschwellen, legen sich über den Geschwürsgrund und decken ihn so an den äußeren Teilen, während die Mitte durch granulierendes Gewebe ausgefüllt wird. Auf diese Weise beginnt in der vierten Woche die Heilung, welche durch eine flache Vernarbung der Geschwüre zustande gebracht wird. An ihrer Stelle finden sich manchmal längere Zeit hindurch Farbstoffeinlagerungen als Reste stattgehabter kleiner Blutungen; die Follikel können eine teilweise Wiederherstellung erfahren. Der ganze Heilungsvorgang ist in 2—3 Wochen, selten erst nach längerer Zeit vollendet. Stärkere Narbenschrumpfungen der Darmschleimhaut kommen im Gefolge des Typhus nicht vor.

Der meist günstige Verlauf des Typhus kann durch Gefahren beeinträchtigt werden, die vor allem durch Darmblutungen und Durchbrüche herbeigeführt werden. Erstere entstehen durch Eröffnung von Gefäßen bei der Geschwürsbildung, besonders beim Lösen der Schorfe, und können zum Verblutungstod führen. Ein Durchbruch entsteht durch so tiefe Geschwüre, daß selbst die Serosa ergriffen wird, oder durch Einreißen der durch Geschwüre stark verdünnten Wand bei plötzlicher stärkerer Peristaltik oder starker Blähung des Darmes; besonders „lenteszierende" Geschwüre neigen hierzu. Folge ist Durchbruchsbauchentzündung.

Um die Krankheitsdauer nach dem Leichenöffnungsbefunde zu beurteilen, ist zu berücksichtigen, daß nicht alle Follikelschwellungen und Geschwüre gleichzeitig entstehen, sondern daß die nahe der Ileozökalklappe gelegenen gewöhnlich die ältesten, sind und nach oben zu sich jüngere Zustände vorfinden. Es können z. B. im unteren Dünndarm bereits gereinigte Geschwüre, im oberen Teil des ergriffenen Darmbezirkes noch Schorfe vorhanden sein. Andererseits geht im untersten Ileum, wo überhaupt die Vorgänge am stärksten zu sein pflegen, die Abschwellung am langsamsten vor sich. Man kann also Zellwucherungen und Geschwüre in sehr verschiedenen Stadien vorfinden und muß bei der Beurteilung des Alters der Erkrankung diese Verhältnisse berücksich-

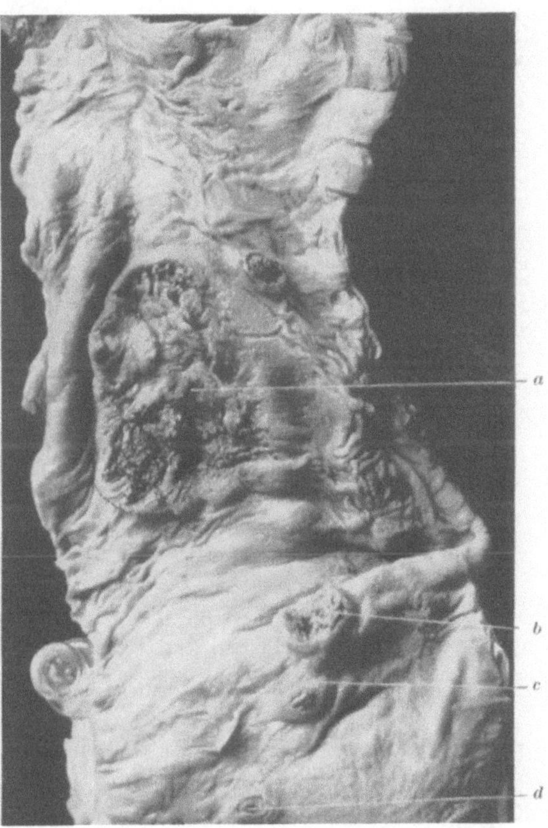

Abb. 289. Typhus abdominalis.
Bei *c* frische markige Schwellung, bei *b* und *d* Beginn der Geschwürsbildung, bei *a* großes ungereinigtes Geschwür, längsgestellt (einem Peyerschen Haufen entsprechend).

tigen. Noch mehr Verschiedenheiten findet man natürlich, wenn sich, was nicht selten vorkommt, ein Typhusrückfall eingestellt hat. Am häufigsten kommt ein solcher in der vierten Krankheitswoche vor, also zu einer Zeit, zu der die Geschwüre sich schon reinigen; dann findet man neben bereits gereinigten Geschwüren frische markige Zelleinlagerungen und frische Nekrosen mit beginnender Geschwürsbildung.

Vom Darm aus gelangen die Bazillen frühzeitig auf dem Lymphwege in die mesenterialen Lymphknoten und bringen auch sie zu markiger Schwellung. Nekrose oder Vereiterung kann sich anschließen, und Durchbruch sogar zu allgemeiner Bauchfellentzündung führen.

Wie schon erwähnt, gelangen die Bazillen in das Blut, werden mit ihm — in dem sie meist zu Beginn der Erkrankung leicht nachzuweisen sind — im Körper weiter verbreitet und rufen hier teils bazilläre, teils toxische weitere Veränderungen hervor. In erster Linie ist hier die stets bestehende Milzschwellung zu nennen. Die Milz ist sehr groß, kirschrot oder dunkelrot, weich, aber nicht zerfließlich (wie bei Sepsis), die Zeichnung undeutlich.

Die Pulpa ist blutreich; es finden sich mikroskopisch besonders viel rote Blutkörperchen oder blutfarbstoffhaltige Zellen. Die stark vergrößerte, weiche Milz kann starke Blutungen zeigen, die auch in die

Bauchhöhle durchbrechen können. Ferner kann die Milz auch Nekrosen aufweisen. In der Milz können, ähnlich wie in den mesenterialen Lymphknoten, auch Infarkte mit abgrenzender Eiterung in die Erscheinung treten; es kann sich Bauchfellentzündung anschließen. Die Bazillen finden sich oft in großen Haufen in der Milz, einzelne häufig auch von Zellen aufgenommen.

Selten kommt es auf Grund der Überdehnung der Kapsel durch hochgradige Milzschwellung oder Blutungen in die Milz (besonders unter die Kapsel) bzw. durch Übergreifen von Nekrosen auf die Kapsel bei geringsten Einwirkungen zur Milzzereißung, was zum Verblutungstod zu führen pflegt.

In der Leber können Bazillenhaufen inmitten kleiner runder, nekrotischer Herde gefunden werden. Das Knochenmark zeigt Umwandlung in Lymphoidmark. Es finden sich nekrotische, mit Fibrin durchsetzte Herde. Geschädigte rote Blutkörperchen werden hier in großen Mengen abgelagert und phagozytiert. Bazillen sind nachzuweisen. Besonders Rippen und Wirbel sind ergriffen. Durch Spondylitis können selbst benachbarte größere Gefäße angenagt werden. Mit der Knochenmarkveränderung hängt die für den Typhus kennzeichnende, auch diagnostisch wichtige Verarmung des Blutes an Leukozyten (Leukopenie) zusammen. In der Haut, besonders Bauchhaut, treten meist Ende der ersten oder Anfang der zweiten Woche

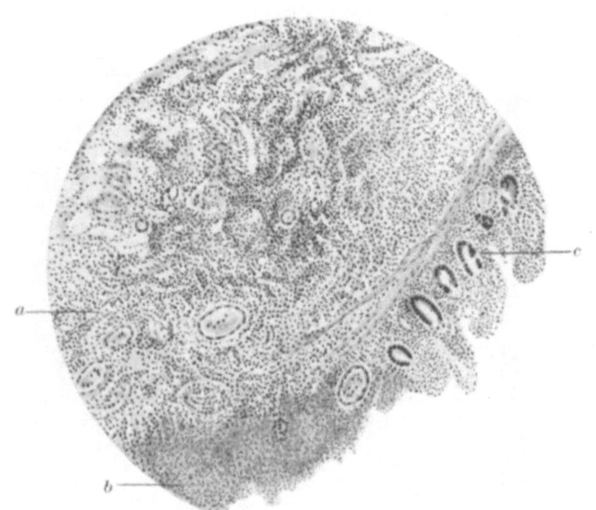

Abb. 290. Typhus des Darmes.
Markige Schwellung (bei *a*) mit beginnender Nekrose der Schleimhaut (bei *b*); bei *c* noch erhaltene Schleimhaut.

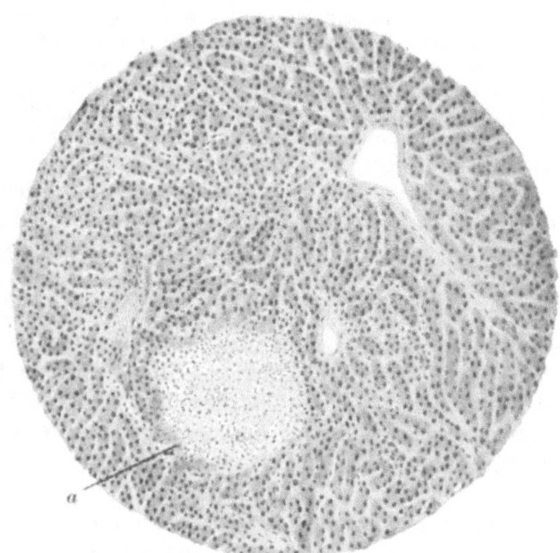

Abb. 291. Nekrotischer Herd (*a*) in der Leber bei Typhus.

typische Roseolen auf, die klinisch-diagnostisch wichtig sind. Gerade in ihnen finden sich auch Bazillen. Mikroskopisch handelt es sich (E. Fränkel) um metastatische Ablagerung der Bazillen in Lymphräumen und in deren Umgebung, um Anschwellung des Papillarkörpers mit Vergrößerung und Vermehrung der seßhaften Gewebszellen. Später kommt es zu regressiven Veränderungen und gegebenenfalls Nekrosen in Papillarkörper und Oberhaut sowie Lockerung zwischen beiden. In dem so entstehenden Spalt finden sich in späteren Stadien die Typhusbazillen. Die Oberhaut wird dann in Form feinster Schüppchen abgestoßen und es bleiben zunächst kleine braune Fleckchen zurück. Die Zellen schwellen wieder ab, das nekrotische Material wird aufgesaugt. Narben bilden sich nie.

Sehr wichtig sind die durch den Typhusbazillus bewirkten **Gallenblasenentzündungen, Cholezystitiden**; in der Gallenblase (auch ohne Entzündung ihrer Wand) halten sich die Typhusbazillen sehr lange (s. o.); von hier aus können Bazillen in den Darm wieder ausgeschieden werden und so Rückfälle verursachen. Auch nach abgelaufener Erkrankung halten sich die Bazillen oft in den Gallenwegen und gelangen öfters in periodischen Abständen in den Darm, und so stellen die Kotmassen solcher „Dauerausscheider" eine Hauptansteckungsquelle dar. Des weiteren sollen sich an solche Gallenblasenentzündungen bei Typhus auch Gallensteine anschließen können.

Es finden sich bei Typhus Osteomyelitis, Ostitis und Periostitis, meist in Form kleinerer Herde, besonders an den Rippen und Unterschenkeln, aber auch an anderen Knochen, in denen Bakterien zu finden sind; ferner Gelenkerkrankungen.

Auch andere Organe sind bei Typhus sehr häufig verändert. Besonders ist es der Atmungsapparat, welcher im Verlauf des Typhus vielfach eine Mitbeteiligung erfährt. Im Kehlkopf finden sich neben katarrhalischer Entzündung der Schleimhaut teils flache Erosionen und Geschwüre (zum Teil sog. Dekubitalgeschwüre, deren Verursacher selten Typhusbazillen, meist begleitende Kokken sind), teils können sich auch ähnliche markige Schwellungen mit folgender Nekrose und Ulzeration finden wie im Darm. Die Bronchien zeigen katarrhalische Entzündung; in der Lunge kann sich eine katarrhalische oder auch (selten) eine echte fibrinöse Pneumonie ausbilden; doch wird ein großer Teil dieser wie anderer Begleiterscheinungen des Typhus seltener durch den Typhusbazillus selbst hervorgerufen, zumeist durch sekundäre Infektionen mit anderen Entzündungserregern.

Ferner kommen Mittelohrkatarrhe vor und des weiteren Meningitiden, besonders seröse Formen. In manchen Fällen sind Bazillen zu finden, in anderen nicht; man spricht dann von „Meningismus" und denkt auch an Einwirkung der Bakteriengiftstoffe. Es kann zu Zystitis, selten Orchitis usw. kommen. Im Verlauf des Typhus treten auch öfter Thrombosen großer Körpervenen (mit Embolien) ein.

Durch die Verbreitung der Bazillen im Blut bildet sich öfters das Bild der Sepsis oder Pyämie aus. Der Typhusbazillus ist an den verschiedensten Orten nachgewiesen, so in Milz, Roseolen, Leber, Knochenmark, Gallenblase, pleuritischen und peritonealen Exsudaten, dem Zentralnervensystem usw. Dementsprechend können die Bazillen auch in allen möglichen Organen Abszesse hervorrufen, so in der Milz, den Muskeln, den Knochen, in der Prostata, Lunge, Schilddrüse usw. Die Abszesse bestehen oft noch jahrelang nach Ablauf der Erkrankung; bei ihrer Bildung spielen aber sicher vielfach Mischinfektionen mit Kokken usw. eine große Rolle. Nicht selten scheinen Abszesse in der Niere zu sein (auch ist Pyelitis chronica catarrhalis häufig) und so zu Ausscheidung der Typhusbazillen mit dem Urin über lange Zeit hin Veranlassung zu geben.

Dazu kommen nun die als reine Giftwirkung gedeuteten Veränderungen. Von besonderer Wichtigkeit ist hier das Zentralnervensystem. Von der Taumeligkeit, Benommenheit rührt der Name der Erkrankung sowie die populäre Bezeichnung „Nervenfieber" her. Die anatomische Grundlage ist nicht restlos geklärt. Immerhin finden sich in der Großhirnrinde und in Kernen degenerative Veränderungen an Ganglienzellen, auch mit Neuronophagie, und vor allem im Kleinhirn die „homogenisierende Zellerkrankung" der Purkinjeschen Zellen oder wenigstens Verlust von Dendriten derselben mit „Umklammerung" durch Gliazellen, oder Ausbildung des „Gliastrauchwerkes" (Spielmeyer). (Vgl. die einzelnen Vorgänge im speziellen Teil unter Gehirn.)

In den Muskeln, insbesondere den Recti abdominis und Adduktoren sowie dem Zwerchfell, findet sich sehr regelmäßig die sog. Zenkersche wachsartige Degeneration (daneben auch Muskelkernwucherungen und Infiltrationen). Sie tritt sehr oft schon für das bloße Auge hervor; es kann aber, besonders in den geraden Bauchmuskeln, und fast stets etwa symmetrisch, auch zu großen Blutungen kommen, die zumeist in der dritten Woche auftreten und lange anhalten können. An der Muskulatur des Herzens, in der Leber und der Niere treten trübe Schwellung oder Verfettung auf. Besonders in der Leber bilden sich schon früh häufig Zellwucherungen, von den Endothelien ausgehend; sie finden sich in sonst unveränderten Läppchen oder zusammen mit den oben erwähnten Nekrosen. Leukozyten pflegen — meist in geringerer Zahl — beigemischt zu sein. Diese Zellansammlungen sind wahrscheinlich auch toxisch bedingt und bilden sich mit Ablauf des Typhus zurück.

Es gibt beim Typhus auch leichte Fälle, sog. Fälle von Typhus ambulatorius, die oft nicht erkannt werden und so eine große Gefahr im Hinblick auf Verbreitung der Erkrankung darstellen. Besonders bei Kindern kommen Abortivfälle vor. Zuweilen finden sich auch schwere Typhusseptikämien mit den Bazillen im Blut ohne Darmbefund.

Überstehen der Krankheit macht in der Regel immun. Die Typhusschutzimpfung (prophylaktisch) ist vor allem in bezug auf die Sterblichkeitszahlen von gutem Einfluß.

Paratyphus.

Den Typhusbazillen steht eine ganze Gruppe sog. Paratyphusbazillen nahe, diese ist aber von ihnen abzugrenzen.

Die **Paratyphusbazillen** (Schottmüller) werden vor allem in die beiden Abarten A und B eingeteilt. Die Paratyphusbazillen sind morphologisch und färberisch von Typhusbazillen nicht zu unterscheiden, hingegen durch Züchtungsmerkmale und durch Serumdiagnose und Agglutination. Die Übertragung ist mit Nahrungsmitteln, z. B. Milch oder Fleisch, möglich. Ihnen ganz nahe stehen **Bacillus enteritidis Gärtner** und **Bacillus enteritidis Breslau.**

Die Paratyphuserkrankungen verlaufen in zwei recht verschiedenen Formen. Einmal entsteht die meist ganz akute **Gastroenteritis paratyphosa** mit heftigen Durchfällen nach Art einer Cholera nostras. Hierher gehören zahlreiche Fälle von Fleischvergiftung, die früher dem Bacillus botulinus irrtümlich zugeschrieben wurden. Die anatomischen Veränderungen sind hier sehr gering.

Diese sind viel schärfer ausgeprägt bei der zweiten Form, die, klinisch mit weit langsamerem, wochenlangem Verlauf, oft ganz einem Typhus gleichen kann, dem sog. **Paratyphus abdominalis.**

Als dritte selbständige Form hat man auch durch Paratyphusbazillen — ohne nachweisbare Darminfektion — hervorgerufene Pyelitiden, Cholezystitiden und ähnliche alleinige Einzelorganerkrankungen unterschieden.

Worauf der Unterschied in der Wirkungsweise der Bazillen in den beiden oben unterschiedenen Hauptformen — der Gastroenteritis paratyphosa und dem Paratyphus abdominalis — beruht, ist vorläufig nicht mit Bestimmtheit zu sagen; doch gibt es Übergänge. Neuerdings werden Verschiedenheiten der verursachenden Bakterien verantwortlich gemacht. Für die anatomischen Befunde spielt auf jeden Fall die Zeitdauer der Erkrankung eine große Rolle. Bei den der Dysenterie sehr gleichenden Fällen ist auch an Doppelinfektion mit Dysenteriebazillen zu denken.

Bei der Gastroenteritis paratyphosa herrscht ein schwerer, diffuser Darmkatarrh, besonders auch des Dickdarmes, mit Hyperämie, Blutungen, Schwellung und Ödem der Schleimhaut, auch leichter Schwellung der Follikel. Sonst findet sich bei der Leichenöffnung nichts Kennzeichnendes. Doch ist aber zu bedenken, daß es sich um eine akute Erkrankung handelt, die in der Regel bald zur Heilung, selten aber und dann recht schnell zum Tode führt.

Dem weit chronischeren Verlauf des Paratyphus abdominalis entsprechend finden sich hier auch ausgesprochenere Darmveränderungen. Oft allerdings besteht auch hier nur ausgesprochener Darmkatarrh bzw.

Magendarmkatarrh, den ganzen Darm, aber insbesondere den Dickdarm, betreffend, weit diffuser und stärker als beim Typhus. Dazu kommen aber in den schwereren bzw. älteren Fällen Geschwüre; auch sie bevorzugen ganz besonders den Dickdarm (oder auch das unterste Ileum) und sitzen regellos, nicht an die Lymphfollikel oder Peyerschen Haufen gebunden, auch zeigen sie keinen markigen Grund noch zerrissene Ränder, sondern sind glatt, wie ausgestanzt, zumeist oberflächlicher und öfters quergestellt; so unterscheiden sich die Geschwüre auch hier von denen des Typhus. Besonders im unteren Dickdarm können die Geschwüre so zahlreich werden, daß die Schleimhaut in großem Umfange Zerstörungen aufweist, und in alten Fällen ein an Ruhr sehr erinnerndes Bild entsteht. Mikroskopisch finden sich sehr große Massen Lymphozyten, Plasmazellen, größere einkernige Zellen und im Gebiet der Geschwüre Leukozyten, ferner mächtige Schleimbildung (Becherzellen), Hyperämie, Blutungen usw. Paratyphusbazillen finden sich spärlich in der Schleimhaut. Des weiteren erkranken manchmal die mesenterialen Lymphknoten, indem sie schwellen, aber lange nicht so regelmäßig und so hochgradig markig wie beim Typhus. Auch die Milzschwellung, wenn sie sich überhaupt findet, ist keineswegs so ausgesprochen wie dort. Andererseits kommen auch Paratyphusfälle vor, welche auch anatomisch dem Typhus völlig entsprechen. Markige Schwellungen, Geschwüre und deren Durchbrüche gleichen dann gänzlich den typhösen. Auch sei bemerkt, daß Thromben, Eiterungen (Abszesse) in allen möglichen Organen, vor allem Bronchitis, Bronchopneumonien, wachsartige Muskeldegeneration auch mit Blutung, Leberveränderungen, Nierendegenerationen, Herzmuskelentartung, Gallenblasenentzündung usw. sich beim Paratyphus — wenn auch zumeist im ganzen seltener — ganz ebenso wie beim Typhus finden. Es kommt wie beim Typhus zum Übertritt der Bazillen ins Blut — Bakteriämie; an der Haut treten auch histologisch der entsprechenden Hautveränderung bei Typhus völlig gleichende Roseolen auf.

Auch Darminfektionen mit **Bacterium enteritidis Gärtner** sowie **Breslau** können paratyphusartige Erkrankungen machen, aber nur akute nach Art der Fleischvergiftungen. Sie kommen bei Tieren vielfach vor und infizieren so den Menschen.

Ausschlaggebend für die Diagnose Paratyphus ist die bakteriologische Feststellung und die gerade differentialdiagnostisch gegenüber Typhus wichtige Gruber-Widalsche Agglutinationsprobe des Blutes. Zur Verhütung von Epidemien von Paratyphus ist natürlich auf die frühzeitige Erkennung, ebenso wie beim Typhus, da bei beiden der Mensch die Ansteckungsquelle für den Menschen ist, aller Nachdruck zu legen.

Ruhr, Dysenterie.

Unter dieser Bezeichnung werden zwei verschiedene, aber Berührungspunkte aufweisende, beide vor allem den Dickdarm in Mitleidenschaft ziehende, Krankheiten zusammengefaßt: die Bazillen- und die Amöbenruhr.

Die **Bazillenruhr** kommt in den nichttropischen Ländern vor, bei uns sporadisch oder epidemisch. Erreger sind die Dysenteriebazillen.

Der **Bacillus dysenteriae**; der Ruhrbazillus ist ein nicht bewegliches, gramnegatives Stäbchen. Man unterscheidet meist 3—4 Haupttypen — den Shiga-Kruseschen, den Flexnerschen und den Y-Typus, dazu öfters noch den nach Strong benannten —, ferner zahlreiche ähnliche sog. Pseudodysenteriebazillen. Besser ist es aber, da die letzten Arten viele Übergänge zeigen, nur die Shiga-Kruseschen Dysenteriebakterien als „giftige" von den anderen, die dann als „giftarme" Dysenteriebazillen zusammengefaßt werden, abzugrenzen. Die Dysenteriebazillen sind nach Form, Wachstum usw. dem Typhusbazillus ähnlich. Zur Unterscheidung von ähnlichen Bazillen dient vor allem die Agglutinations- und Gärungsprobe. In Irrenanstalten epidemisch auftretende leichtere Dysenterien werden durch den Kruseschen Pseudodysenteriebazillus erzeugt. Auch sonst sind diese oder ähnliche Bazillen Erreger der leichteren Ruhrfälle. Die Hauptansteckungsgefahr für die Bazillenruhr liegt in Dauerausscheidern.

Es handelt sich bei der Ruhr um eiterig-fibrinöse (pseudomembranöse) oder eiterig-nekrotisierende Entzündungen der Darmschleimhaut. Die Dysenterie hat ihren Hauptsitz im Dickdarm, besonders in seinen unteren Abschnitten. Sie setzt akut ein, kann aber auch einen sehr chronischen Verlauf nehmen. In leichtesten Fällen — katarrhalische Dysenterie — ist die Schleimhaut nur durch seröse bzw. serös-eiterige und hämorrhagische Einlagerung geschwollen, aufgelockert und mit glasigem oder eiterigem, oft blutig gefärbten Schleim sowie mit Fibrin bedeckt. Die Epithelien bilden Schleim im Übermaß; oberflächlich gehen die Epithelschichten zugrunde. Ist dies — ebenso wie die Schleimbildung — auch in den „Grübchen" oberhalb der Lymphfollikel der Fall, so werden auch diese nekrotisch, besonders ihre Spitzen, so daß ganz kleine Geschwüre entstehen können. Die Ergriffenen können in diesem Frühstadium schon sterben, besonders Säuglinge und kleine Kinder, oder Erwachsene vor allem wenn sie zuvor schon geschwächt waren (Beitzke), oder wenn der katarrhalische Vorgang besonders ausgebreitet ist. Sonst kommt es entweder zur Heilung oder der krankhafte Vorgang geht weiter und nimmt weit schwerere Formen an.

Es bilden sich jetzt — zuerst auf der Höhe der Querfalten und den Längsbändern entsprechenden Schleimhautvorragungen — zunächst leicht abziehbare kleienartige Beläge auf Grund noch ziemlich oberflächlicher Nekrose bzw. Belages. Dann aber werden in den schweren Fällen ausgedehnte Schleimhautgebiete pseudomembranös-nekrotisch verwandelt. Große weiße Schorfe treten auf, auch zunächst auf der Höhe der Falten; sie werden durch Aufsaugung von Kot und Galle gelblich bis braun gefärbt und sind nicht mehr von der Unterlage abziehbar, da sie aus den abgestorbenen Schleimhautgebieten selbst bestehen.

Es handelt sich also um einen pseudomembranösen (diphtherischen) Vorgang. Histologisch sieht man jetzt die oberen Schleimhautlagen in eine kernlose, schollige bis körnige Masse verwandelt, durchsetzt von Leukozyten usw. Die Drüsen sind noch zum Teil in der Form erhalten, ihre Epithelien fast alle nekrotisch. Die noch nicht nekrotischen tieferen Lagen sind stark zellig durchsetzt, hochgradig hyperämisch, oft blutig durchtränkt; so auch, wenn der Vorgang in die Tiefe fortschreitet, die Muskulatur. Ödem und hämorrhagische Entzündung scheint schichtweise dem Absterbevorgang voranzugehen. Die Serosa weist oft schon fibrinöseiterigen Belag auf. Die ganze Darmwand ist gequollen, verdickt. Die Bazillen liegen meist in den unteren Teilen der Schorfe bzw. an deren Grenze; oben in den Schorfen entwickeln sich sekundär allerhand Bakterien vom Darminhalt her.

Eiterung kann sich hinzugesellen, braucht es aber nicht. Durch Zerfall und Abstoßung der Schorfe entstehen ausgedehnte Geschwüre, die sich rasch nach allen Seiten ausdehnen. Entsprechend der Lage der Schorfe zeigen sich auch die Geschwüre vorzugsweise auf der Höhe der Quer- und Längsfalten. Sie dehnen sich aus und vereinigen sich miteinander. Es gibt nun auch tief reichende sog. „flaschenförmige" Geschwüre oder solche ähnlicher Form, die verschieden gedeutet werden.

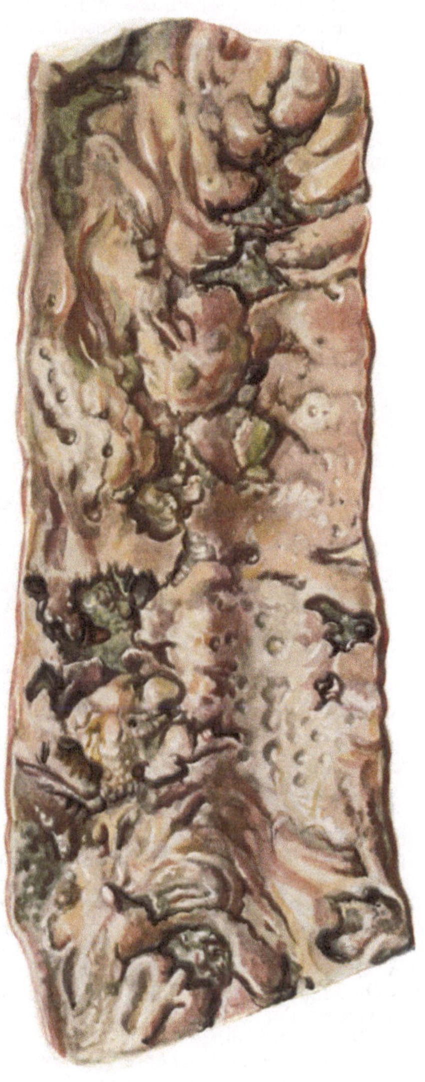

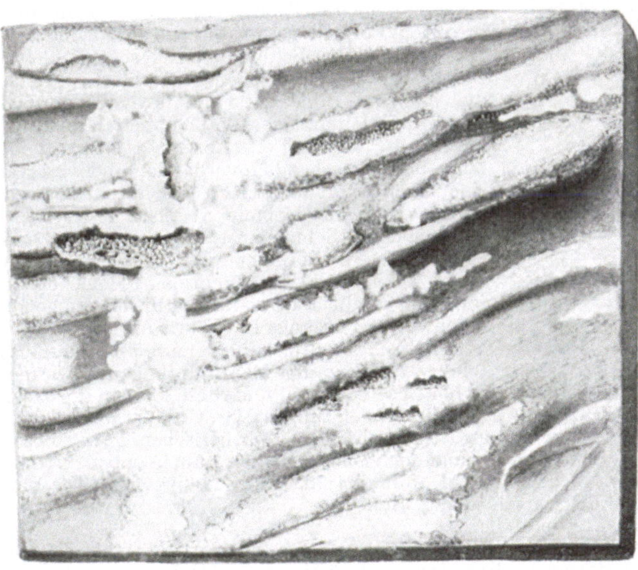

Abb. 292. Akute Ruhr.
Man erkennt namentlich auf der Höhe der Falten die schorfartigen Beläge.
(Nat. Gr.)

Abb. 293. Ruhr (spätes Stadium).
Zahlreiche Geschwüre.

Man dachte zumeist an tiefgreifende Geschwüre besonders im Gebiet von Follikeln, die dann sekundär epithelialisiert werden, Löhlein vor allem betont scharf den umgekehrten Weg. Es handelt sich danach um epitheliale Drüsenschläuche teils sog. „atavistische Drüsen" im Bereich der Lymphfollikel, teils andere, die in die Tiefe der Submukosa vordringen und sich dann zum Teil infolge Verlegung der Kryptenöffnungen hier zu Schleimzysten umbilden, also primär vom Epithel bekleidet sind. Sie werden dann aber sekundär schwer verändert, sie platzen in der Tiefe und entleeren den Schleim in die Umgebung, es kommt zu eiterigen Vorgängen u. dgl., so daß das Epithel vor allem im Grund zum großen Teil verloren geht. Derartige Gebilde vereinigen sich miteinander und bilden siebförmige Durchlöcherungen; Netz- und Brückenbildungen zwischen großen Geschwüren bleiben stehen, so daß die Schleimhaut auf große Strecken die buntesten Bilder bietet, stellenweise auch ganz fehlen kann. Diese Vorgänge wurden sonst meist als phlegmonöse in der Submukosa mit Durchbrüchen nach dem Darminneren hin aufgefaßt, nach Löhlein sind sie von den sekundären Veränderungen der Schleimzysten abzuleiten. Doch können sich phlegmonöse Vorgänge hinzugesellen. Besonders schwere gangränöse Vorgänge können sich auch ausbilden.

Alle die verschiedenen Vorgänge können nebeneinander bestehen. Pseudomembranöse, gangränöse, eiterige Vorgänge vereinigen sich, die schwersten Zerstörungen der Darmwand herbeizuführen. Die großen, tiefen „sinuösen Geschwüre" der verschiedenen Form reichen zunächst bis zur Muskulatur. Der Geschwürsgrund kann durch Blutungen schwarzrot gefärbt sein. Im zwischen den Geschwürsbildungen gelegenen Gewebe können sich oft ausgedehnte entzündliche Wucherungen einstellen, es finden sich auch Drüsenwucherungen in der stehenbleibenden Schleimhaut. Die Geschwüre können dann auch noch weiter in die Tiefe dringen, sogar bis zur Serosa reichen. Durchbruch und Zerreißung des Darmes kann eintreten, so daß es zu Durchbruchsbauchfellentzündung oder am Mastdarm zu Periproktitis mit Fistelbildung kommt. Doch wirkt, besonders in chronischen Fällen, die zunehmende Wandverdickung dem Durchbruch entgegen.

Die Veränderungen sind zumeist im Mastdarm am schwersten — vor allem die gangränösen Vorgänge finden sich hier besonders am unteren Ende — und nehmen nach oben an Stärke ab; sie bestehen im Dünndarm in der Regel nur noch in katarrhalischer Entzündung, gegebenenfalls mit leichtem schiefrigem Belag.

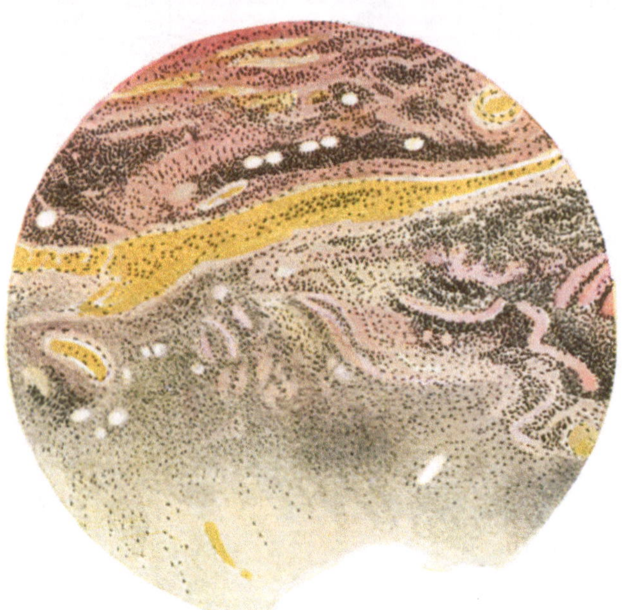

Abb. 294. Ruhr.

Nekrotische Schleimhaut. Starke Zellinfiltration bis in die Tiefe.

Andererseits gehen im chronischen Verlauf ausgedehnte Heilungsvorgänge vor sich. Die Geschwüre reinigen sich, aber, wie es scheint, nur in solchen Gebieten, in denen keine Ruhrbazillen mehr vorhanden sind. Ganz oberflächliche Geschwüre heilen leicht durch Ersatzwucherung von dem stehen gebliebenen Boden der Krypten aus. Auch legen sich Geschwürsränder auf den Geschwürsgrund und verwachsen mit ihm. Bis zur Muscularis mucosae (die nur sehr beschränkt wieder hergestellt wird) oder tiefer reichende Geschwüre zeigen bei ihrer Heilung zunächst Granulationsgewebe, dann Epithelwucherung am Rande. Das Epithel senkt sich in Gestalt oft unregelmäßiger Krypten in die Tiefe, besonders in Gebieten, in denen Follikel nekrotisch geworden sind. Es kommt zu starker Schleimbildung, so zu Schleimzysten, wie sie schon oben geschildert wurden, die hier zum Bilde der Colitis cystica profunda überleiten, das sich nicht selten an Ruhr anschließt. Andererseits kommt es aber oft, so lange noch Ruhrbazillen vorhanden und wirksam sind, auch zu Rückfällen und diese scheinen gerade auch im Gebiete atypischer Kryptenwucherungen (Schleimzysten) gerne wieder einzusetzen. Die Heilfähigkeit der Darmschleimhaut nach Ruhr ist also eine große. Meist heilen nur tief in die Darmmuskulatur eindringende geschwürige Vorgänge in Gestalt unregelmäßiger strahliger Narben, die offenbar nur äußerst selten so hochgradige Schrumpfungen bewirken, daß Verengerungen auftreten. Zwischen den Narben bleiben Schleimhautinseln stehen, und diese können in späten Stadien ihrerseits durch Wucherungen der Drüsen zu polypenartigen Bildungen führen (sog. Colitis polyposa).

Nach der gegebenen Schilderung ist es besser, nicht von einer katarrhalischen, diphtherischen, gangränösen usw. Form der Ruhr zu sprechen. Es sind Stadien, die nacheinander sich entwickeln, auch nebeneinander bestehen können. Nach Löhleins Darlegung ist auch nicht von einer „follikulären" Ruhr zu sprechen. Die Veränderungen der Lymphfollikel sind Teilerscheinung der verschiedenen Stadien.

Man kann Löhlein folgend nach Stadien etwa so einteilen:

Perakute Dysenterie (katarrhalische Kolitis mit Follikelnekrosen), akute Dysenterie (vorwiegend „diphtherische" Kolitis, auch mit Gangrän des Enddarmes), chronische (rezidivierende) Dysenterie (mit flachen Geschwüren, mit tiefen Geschwüren), Colitis cystica profunda, Colitis polyposa (mit ausgedehnter Narbenbildung). Auch der untere Dünndarm ist oft mitbefallen, wobei dann die Follikel und Peyerschen Haufen verschont bleiben und so wie ausgespart erscheinen (Pick).

Der Inhalt des Darmes ist bei Dysenterie in der Regel dünn, schleimig-serös bis schleimig-eiterig, öfters von heller Farbe, oft aber auch blutig verfärbt; vielfach enthält er Flocken von Schleim, oder abgestorbene Epithelien, oder auch größere nekrotische Schleimhautstückchen. Der Schleim bildet manchmal ziemlich feste sagokornartige Klümpchen. Bei gangränösen Vorgängen ist der Inhalt des Darmes von schmutziger Farbe und stark übelriechend.

Die Bazillen finden sich in der veränderten Darmschleimhaut und im Inhalt, von wo aus sie wohl in erstere eindringen; sie gelangen höchstens zu den oft mäßig geschwollenen und geröteten mesenterialen Lymphknoten, aber kaum weiter. Dementsprechend stellt die Dysenterie zwar eine Allgemeinerkrankung mit wechselndem Fieber dar, aber die örtlichen Erscheinungen des Darmes (schleimig-eiterig-blutige Diarrhöen, Koliken, Tenesmus) beherrschen das Bild. Sie können bei der chronischen Ruhr äußerst langwierig sein, und schwerstes Siechtum mit tödlichem Ausgang kann eintreten. Erscheinungen von seiten anderer Organe treten demgegenüber völlig zurück. Immerhin können pseudomembranöse, nekrotisierende Entzündungen des Magens, der Speiseröhre, auch des obersten Verdauungs- und Atmungsapparates auftreten; sehr selten sind Glomerulonephritiden (wohl Mischinfektion mit Streptokokken). Bakteriämie und Pyämie sind ebenfalls selten. Häufiger finden sich auch bei der Bazillenruhr wohl toxisch bedingte Leberabszesse.

Außer den Dysenteriebazillen können bei besonderer Disposition — so Genuß rohen Obstes, allgemeiner starker Marasmus u. dgl. — auch andere, sonst harmlose Darmschmarotzer, wie Proteus oder Streptococcus lacticus, vielleicht auch Bacterium coli, Enteritiden hervorrufen, die leichten Ruhrfällen sehr ähneln; auch sie haben meist ihren Sitz im Dickdarm, zuweilen auch im Dünndarm. Durch alle diese Verhältnisse ist der Begriff „Ruhr" und die Frage, ob er anatomisch-klinisch oder ursächlich gefaßt werden soll, sehr umstritten. Zunächst ist das erstere wohl das richtige, doch läßt sich bei epidemischem Auftreten dann meist auch die ursächliche Seite leicht lösen. Dies ist natürlich für Vorbeugungsmaßnahmen von Wichtigkeit.

Die **Amöbenruhr,** besser **Amöbenenteritis** genannt, vor allem in tropischen und subtropischen Ländern, so in Ägypten, zum Teil auch in Japan endemisch, zeigt ihre Veränderungen auch hauptsächlich im Dickdarm, wenn auch mehr dem Zökum als dem Anus zu. Erreger ist die **Entamoeba histolytica, die Amoeba dysenteriae (Kartulis)** (Abb. 203, S. 255). Sie findet sich in Inhalt und Wandung des Darmes, sowie in den sich häufig einstellenden Leberabszessen.

Zunächst bilden sich (zuerst auf den Faltenhöhen) kleine, flachkeilförmige, umschriebene Schleimhautnekrosen von Stecknadelkopf- bis Bohnengröße. Die Amöben dringen vom Darminneren her durch das Oberflächenepithel (oder durch die Krypten) ein. Sie bewirken die Nekrose, ob nur, wenn das Epithel sonstwie zuvor schon geschädigt ist, oder durch eigene Giftstoffe allein, ist noch nicht sicher entschieden. Später entstehen sog. Ulcera elevata mit „pustelartigen" Hohlräumen besonders in der Höhe der Muscularis mucosae. Löhlein deutet diese Bildungen so, daß es sich um besonders lebhafte kolonieartige Vermehrung der Amöben handelt, mit starker entzündlicher Durchsetzung und Exsudation, somit Schwellung in der nächsten Umgebung. Sodann bilden sich aus diesen submukösen Herden tiefe Geschwüre von unregelmäßiger, zackiger Gestalt, mit tiefen überhängenden Rändern. Nach Löhlein sterben die Amöbenkolonien ab, und gerade ihre dabei entwickelten Gifte („Amöbenleichengifte") bringen das Gewebe zur völligen Nekrose. So finden sich lebende Amöben nur noch am Rande der Geschwüre. Amöben sind im übrigen auch sehr zahlreich in erweiterten Gefäßen der Schleimhaut und auch in tieferen Schichten, stets in der „vegetativen Form", nachweisbar. Die beschriebenen tiefen Hohlgeschwüre können in großer Zahl bestehen und sich die Veränderung über viele Jahre hinziehen, ein für Amöbenenteritis sehr kennzeichnender Befund. Andererseits heilen kleine Geschwüre ohne weiteres, größere durch Granulationsgewebe und Bildung strahliger — auch ausgedehnter — Narben.

Oft schließen sich an Amöbenenteritis sog. Leberabszesse an (besonders im rechten Leberlappen). Die Amöben gelangen wohl aus dem Darm auf dem Wege der Pfortader in die Leber. Sie bringen das Gewebe zur Lösung (oft mehrfache Herde). So entstehen Höhlen, die von Bindegewebe eingekapselt werden, also keine eigentlichen Abszesse darstellen.

Öfters verbinden sich Bazillenruhr mit Amöbenenteritis zu oft schwer einzeln zu wertenden Bildern.

Darmveränderungen, welche denjenigen der Amöbenenteritis sehr ähneln, werden durch das **Balantidium coli** hervorgerufen. Auch erst kleine Nekrosen, dann „Ulceraelevata" und Geschwüre mit überhängenden Rändern. Gerade bei den Balanitiden ist es wahrscheinlich, daß sie, wenn sie absterben und zerfallen, Nekrose bewirken.

Cholera asiatica.

Die **Cholera asiatica** ist eine, in unseren Gegenden zeitweise epidemisch, in Indien und manchen anderen Ländern endemisch auftretende Infektionskrankheit, welche im wesentlichen in einer heftigen katarrhalischen Entzündung des Darmes mit Abscheidung besonders großer Mengen diarrhoischer Flüssigkeit besteht und von der Choleraspirille, dem sog. Kommabazillus, verursacht wird.

Kommabazillus, Vibrio der Cholera asiatica (Koch) (Abb. 295), kommaförmig gekrümmte, kleine, plumpe, bewegliche Stäbchen mit einer, seltener zwei, endständigen Geißeln oder auch ohne Geißelfäden und dann unbeweglich. Manchmal hängt eine Anzahl von Kommabazillen in schraubenförmigen Windungen spirochätenähnlich aneinander. Er findet sich bei Cholera im Darminhalt und im Gewebe der Darmwand und wirkt durch Bildung von Toxinen. In den inneren Organen finden sich keine Kommabazillen, fast in Reinkultur kommen sie in den Reiswasserstühlen Cholerakranker vor; zu Cholerazeiten wurden sie mehrfach auch in Wasser, Brunnen, Leitungen, Kanälen gefunden, welche mit Kot Cholerakranker verunreinigt waren, ferner auch im Darm Gesunder.

Entsprechend angelegte Kulturen von Choleravibrionen geben die Farbreaktion des Cholerarot: durch Zusatz von Schwefelsäure entsteht beim Erwärmen eine Rotfärbung, welche darauf beruht, daß von den Bakterien im Nährboden Indol gebildet wird, welches bei Gegenwart von Nitrit durch Schwefelsäure die rote Färbung gibt (Nitroso-Indolreaktion). Doch ist diese Reaktion nicht auf die Cholerabazillen beschränkt. Diagnostisch hauptausschlaggebend ist die Agglutination der Vibrionen durch Choleraserum. Es gibt noch sehr viele den Choleravibrionen sehr ähnliche Formen, welche sich von ihnen zu unterscheiden sind und zum Teil, in großen Massen einwirkend, choleraartige Darmerscheinungen auslösen können.

Man unterscheidet bei der Cholera meist außer einem Prodromal- bzw. Anfangsstadium, das wenig bezeichnend ist, ein **Stadium algidum** (bzw. asphycticum), das mit den kennzeichnenden, „reiswasserähnlichen", außerordentlich häufigen Stuhlentleerungen, mit Untertemperatur, Schweißausbrüchen, Haut- und Schleimhautaustrocknungserscheinungen, Anurie, Zyanose, Herzschwäche,

Muskelkrämpfen (Wadenkrämpfen), Bluteindickung (vielleicht nur peripher) einherzugehen pflegt und schon sehr häufig zum Tode führt, und das — sonst schon nach wenigen Tagen eintretende — **Choleratyphoid** (Stadium comatosum, von anderen nur für eine Sekundärkrankheit gehalten), das mit Fieber, schwerer Benommenheit, oft mit Hautexanthemen, aber auch noch mit Diarrhoen verläuft.

Die meisten Krankheitszeichen werden auf besonders beim Zerfall der Vibrionen freiwerdende Giftstoffe bezogen. Man versucht die Erscheinungen des Stadium algidum mit einer toxischen Einwirkung auf das Wärmeregulierungszentrum und so bedingter Lähmung der Vasomotoren, besonders im Gebiete des Splanchnikus, zu erklären; durch die Gefäßlähmung werde die Verbreitung der Gifte im übrigen Körper gehindert, die im Choleratyphoid nach Aufhören der Kreislaufstörung dann einträte. Auch wird dies Choleratyphoid als Ausdruck einer infolge gesteigerten Zerfalls der Vibrionen eingetretenen Überempfindlichkeit gedeutet.

Am wichtigsten unter den anatomischen Befunden sind die des Darmes, wenn sie auch wenig kennzeichnend sind.

Der Leichenöffnungsbefund ist je nach dem Stadium der Erkrankung, in welchem der Tod eintritt, ein verschiedener, im ganzen aber auch ein sehr wenig kennzeichnender. In der ersten Zeit des eigentlichen Choleraanfalles, im Stadium algidum, ist die Darmwandung durch mächtige Gefäßfüllung (gegebenenfalls auch im Mesenterium und den mesenterialen Lymphknoten) hellrot gefärbt, die Hyperämie am stärksten im Bereich der Dünndarmzotten, besonders auch im subepithelialen Kapillargebiet. Eine Folge ist Flüssigkeitsaustritt, so daß die Wand durch Ödeme stark verdickt wird. Die Zotten schwellen so zu plumpen Keulenformen an, auch in das Darminnere kommen große Mengen Flüssigkeit. Dann treten rote Blutkörperchen aus, die Zotten sind blutig durchsetzt. Ferner kommt es zu Schleimüberbildung. Schleimmassen lagern sich der Schleimhaut auf.

Durch das Extravasat wird das Epithel gelockert und abgehoben, andererseits aber sehr reichlich neugebildet. Im Zottenstroma finden sich zahlreiche Lymphozyten und Plasmazellen (nach Störk). Im Dickdarm treten die gleichen Veränderungen, nur geringeren Grades, auch kleine Nekrosen, besonders des Epithels, auf. Das Bild der Darmveränderung wird also beherrscht durch die Hyperämie und toxische Schädigung der Gefäßwände wie des Epithels. Die Toxine der Choleravibrionen, die in Massen im Darminneren liegen, scheinen durch die zunächst unversehrte Wand resorbiert zu werden und dann einzuwirken. Besonders der Dünndarm (zuweilen erst das untere Ileum, zuweilen aber auch

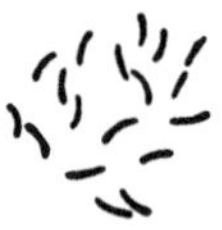

Abb. 295. Komma-
bazillus der Cholera
asiatica.

der Dickdarm) ist „schwappend" mit dem typischen, reiswasserähnlichen, flüssigen Inhalt gefüllt; er kann auch durch Galle bräunlich, wenn die Vibrionen hämolytisch wirken auch dunkelrot, gefärbt sein. In der Flüssigkeit schwimmen häufig Fetzen, die aus Schleim, auch mit nekrotischen Darmepithelien oder Rundzellen, bestehen.

Tritt der Tod erst im Choleratyphoid ein, so ist der Darmbefund meist viel geringer. Die Schleimhaut erscheint wieder blaß oder auch als Folge der Blutungen schiefrig gefärbt. Der Inhalt ist zumeist nicht mehr so dünnflüssig und gallig gefärbt. Im Dickdarm können sich sogar wieder Kotballen finden.

In manchen Fällen schließen sich diphtherische Verschorfungen an, die zu Geschwüren führen. Dann kann sich im Darminhalt auch Blut finden.

Bei der äußeren Besichtigung von Choleraleichen fällt die starke Zyanose distaler Gebiete, sonst Blässe sowie die Starrheit der Muskeln, insbesondere der Wadenmuskeln, auf; die Totenstarre tritt sehr rasch ein und bleibt sehr lange bestehen. Auffallend ist ferner oft, daß der Bauch tief kahnförmig eingezogen ist.

Neben den Darmveränderungen ist die wichtigste Erscheinung der Cholera eine hochgradige Eindickung des Blutes, welche sich als Folge der massenhaften flüssigen Entleerungen einstellt und jedenfalls an dem Entstehen der allgemeinen Erscheinungen der Erkrankung wesentlich mitbeteiligt ist. Außerdem aber handelt es sich bei letzteren um Wirkung giftiger Stoffe der Erreger.

Vom übrigen Leichenöffnungsbefund sind zu erwähnen: Das Blut ist dunkel, dickflüssig und enthält nur wenige Gerinnsel, die linke Herzkammer ist meistens leer, die rechte Kammer und die großen Venen sind mit Blut gefüllt. Eine eigentümliche Beschaffenheit zeigen die serösen Häute (Brustfell, Bauchfell, Herzbeutel). Sie fühlen sich seifenartig an, was die Folge eines sie bedeckenden, sehr dicken, eiweißreichen, klebrigen Belages ist. Im Gegensatz zu anderen Infektionskrankheiten findet sich bei der Cholera keine eigentliche Schwellung der Milz, sie ist oft nur durch Stauung vergrößert. Dagegen zeigen die Nieren vielfache Veränderungen, zumeist Stauung und Ödem, oft trübe Schwellung oder Verfettung, seltener auch das ausgesprochene Bild der Entzündung. Doch kommen Formen des Choleratyphoids vor, welche vorzugsweise die Erscheinungen der Nephritis mit Urämie aufweisen. Ähnlich wie in der Niere sieht man parenchymatöse Entartungen auch in der Leber. Im Gehirn finden sich ausgedehnte regressive Veränderungen der Ganglienzellen. Im Knochenmark bestehen Hyperämie und Blutungen. Die Muskulatur, insbesondere auch der Stimmbandmuskel, zeigt (wachsartige) Entartung, ferner Zelleinlagerungs- und Zellvermehrungserscheinungen (Störk). Als Komplikationen kommen vor allem Bronchopneumonien dazu.

Da trotz allem der anatomische Sektionsbefund wenig kennzeichnend ist, ist kulturell-bakteriologische Ergänzung stets erforderlich. Die Todeszahl der Erkrankung beträgt etwa 25—40%. Vorbeugende Choleraschutzimpfung hat gute Erfolge erzielt.

In den heißen Monaten kommt die **Cholera nostras** vor. Sie wird nicht durch Choleravibrionen bewirkt; ihre Ursache ist wohl nicht einheitlicher Natur. Da die Erscheinungen denen der asiatischen Cholera völlig gleichen können und ebenso der anatomische Befund, ist bakteriologische Untersuchung zur Unterscheidung von letzterer unbedingt nötig.

Sprue.

Die Sprue ist eine ursächlich noch ungeklärte Erkrankung, die mit Brennen oder Schmerzen der Zunge, des Rachens und der Speiseröhre und chronischen Durchfällen (saurer, blasser, mit Gasblasen durchsetzter Stuhl mit viel Fett in reichlicher Menge) einhergeht, sehr chronisch verläuft und zu Abmagerung, Anämie und Siechtum führt. Die Sprue ist in Asien (holländische Kolonien, Indien, China usw.) verbreitet, ferner in Nordamerika (besonders Südstaaten) und kommt vereinzelt auch in Europa (aus den Tropen eingeschleppt) vor.

Anatomisch finden sich wenig kennzeichnende Veränderungen. An der Zunge Bläschen, Entzündung, Geschwüre in Frühstadien, später, wenn die Fälle zur Leichenöffnung kommen, Atrophie der Papillen, Glätte des ganzen Zungenrückens, ganz ähnlich in der Speiseröhre chronisch-entzündliche Vorgänge, die zunächst zu Geschwüren führen können, später Atrophie herbeiführen. Auch im Magen kann es zu Atrophie der Schleimhaut kommen. Im Darm finden sich wenig kennzeichnende kleine Geschwüre, besonders im Dünndarm, kein sonst sich gleichbleibender, etwa die Erkrankung erklärender Befund. Es besteht, in späteren Fällen wenigstens, starke Anämie; es finden sich im Knochenmark ähnliche Veränderungen wie bei perniziöser Anämie, weiterhin toxisches Blutbild (Hyperchromasie, starke Segmentierung der Leukozytenkerne, geringe Leukopenie usw.) und Hämosiderinablagerungen, wie sie für perniziöse Anämie und Unterernährungs- u. dgl. Zustände bekannt sind.

Oidien oder Blastomyzeten sind fast stets nachzuweisen und können auch im Tierversuch ein ähnliches Krankheitsbild erzeugen, sind aber nicht zweifellos ursächlich für Sprue anzuschuldigen; vielleicht sind disponierende Bedingungen grundlegend, zu denen durchgemachte Amöbenenteritis und andere Darmerkrankungen, aber auch klimatische Einflüsse gehören mögen (nach W. Fischer).

Milzbrand, Anthrax.

Der Erreger gelangt zum Menschen vom milzbrandkranken, auf der Weide infizierten Vieh; deshalb erkranken Leute, die mit dem Ausweiden oder mit den Tierfellen oder Haaren beschäftigt sind, wie Schäfer einerseits, Schlächter und Abdecker andererseits, am verhältnismäßig häufigsten. Auch Insektenstiche können die Krankheit übertragen. Sie ist beim Menschen im ganzen sehr selten.

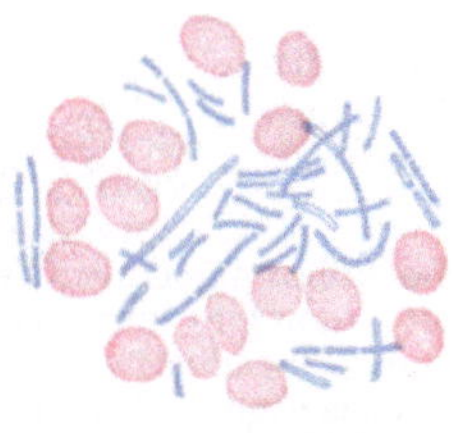

Erreger ist der **Milzbrandbazillus, Bacillus anthracis** (Pollender-Koch) (Abb. 296), ein großes (5—10 μ langes) unbewegliches, grampositives Stäbchen mit Kapsel und Sporenbildung; in künstlichen Kulturen wachsen die einzelnen Bazillen oft zu langen „gegliederten" Fäden aus.

Der von ihm bewirkte Milzbrand ist eine verbreitete, namentlich in gewissen Gegenden häufige Erkrankung der Schafe und Rinder, seltener tritt er bei Pferden und Ziegen auf; er entsteht vorzugsweise durch Infektion mit der Nahrung. Quellen der Verbreitung sind Kot, Blut, Harn und Haare infizierter Tiere. Von milzbrandigen Tierleichen aus werden die Bazillen über die oberflächlichen Bodenschichten verteilt, wobei sie an Futtergräser usw. gelangen. Die Milzbrandbazillen sind nämlich fakultative Parasiten, die sich auch außerhalb des Körpers fortpflanzen und Sporen bilden. Die Sporenbildung findet nur bei reichlichem Sauerstoffzutritt und bei höherer Temperatur, ferner nie innerhalb des lebenden Tierkörpers statt; die Sporen sind von außerordentlicher Widerstandsfähigkeit.

Abb. 296. Milzbrandbazillus. Blut.
(Nach Seifert-Müller.)

Als Eintrittsstellen kommt beim Menschen zumeist die Haut, ferner der Magendarmkanal, wo verschluckte Sporen auskeimen, und endlich, wenn dasselbe mit inhalierten Sporen der Fall ist, die Lunge (sog. „Hadernkrankheit") bzw. die höheren Atmungsorgane in Betracht.

In der Haut entsteht, besonders am Arm oder Gesicht, zuerst die Milzbrandpustel, die dann zum erbsen- bis walnußgroßen Milzbrandkarbunkel (Pustula maligna) wird.

Er weist in der Mitte einen trockenen, braunroten Schorf auf. Das umgebende Gewebe zeigt starkes Ödem mit besonders um die Gefäße angeordneten Zellhäufungen, bestehend aus Leukozyten und auch roten Blutkörperchen sowie Fibrin. Im Papillarkörper, besonders auch gegen das abgehobene Epithel hin, finden sich viele Milzbrandbazillen. Später nekrotisiert die Epidermis mit der benachbarten Kutis. Seltener als die beschriebene Pustula maligna entwickelt sich auf Milzbrandinfektion hin an der Haut nur das Milzbrandödem. Die Hautveränderung heilt narbig. Von der Haut aus werden die benachbarten Lymphknoten ergriffen. Sie sind rot, von Blutungen — besonders nach dem Hilus zu — durchsetzt und weisen Zerfall und Nekrose von Lymphozyten mit Auftreten von Makrophagen auf.

Bei dem primären Darmmilzbrand zeigt besonders der Dünndarm karbunkelartige Herde mit Eiter und Schorfbildung, die zu zunächst braunschwarzen und verschorften Geschwüren führen. Oder es besteht mehr diffuse blutig-nekrotisierende Entzündung. Vom Darm aus können die Bazillen die mesenterialen Lymphknoten infizieren. Doch entsteht der Darmmilzbrand nach Sanarelli erst hämatogen.

Bei dem Inhalationsmilzbrand entstehen primär in den Bronchien und Lungenalveolen hämorrhagisch-entzündliche Herde. Die Bazillen finden sich vor allem in den Lymphwegen. Pleuritis, auch Mediastinitis, die durch blutigseröses Verhalten gekennzeichnet sein kann (Kaufmann), und Infektion der bronchialen Lymphknoten können erfolgen. Es gibt aber auch Fälle von Inhalationsmilzbrand mit hämorrhagisch-nekrotischen Vorgängen in der Luftröhre, besonders in der Gabelungsgegend und in den benachbarten Gebieten der Hauptbronchien ohne Erkrankung der Lunge (E. Fränkel). Doch kann letztere dann durch Aspiration erkranken.

Bei Inhalationsmilzbrand kann Verschlucken der Bazillen mit dem Sputum den Magendarmkanal infizieren. Auch können beide Apparate nebeneinander erkranken.

Die Bazillen bevorzugen Verbreitung mit dem Lymphstrom. Sie können aber auch auf dem Blutwege Metastasen machen, so im Magendarmkanal oder auch bei anderweitigem Primärsitz in der Haut (sehr selten) oder vor allem im Gehirn, wo hämorrhagische Enzephalitis sowie Leptomeningitis hervorgerufen werden können. Bei letzterer besteht an den Arterien der weichen Hirnhäute eine eigenartige Arteriitis acuta, welche von der Adventitia zur Intima fortschreitet, mit Lösung der einzelnen Gefäßschichten und Blutungen sowie Exsudatbildung; es finden sich große Bazillenmassen. Dann wird meist auch Milzschwellung mit Bazillen gefunden.

Wundstarrkrampf, Tetanus.

Der **Bacillus tetani** (Nicolaier), der Tetanusbazillus (Abb. 297), wird gefunden in Gartenerde, Heustaub, an Holzsplittern, in faulenden Flüssigkeiten, in Fehlböden, im Kot von Pferden und Rindern. Er ist ein gramfärbbares, bewegliches, feines, vollkommen gerades, borstenartiges Stäbchen, das endständige Sporen bildete, wobei das Ende trommelschlägerartig anschwillt (Stecknadelform). Der Bazillus ist streng anaerob bei Sauerstoffabschluß züchtbar.

Der Tetanusbazillus befällt den Körper, wenn zerrissene zerfetzte Wunden mit Erde beschmutzt werden oder mit beschmutzten Kleidungsstücken u. dgl. in Berührung kommen, Bedingungen, wie sie besonders auch bei Granatverletzungen gegeben sind. Große örtliche Schwankungen hängen wohl besonders mit dem verschiedenen Gehalt der Erde an Tetanusbazillen zusammen, periodische Schwankungen mit der Witterung (Trockenheit oder Feuchtigkeit in ihrem Einfluß auf Erd-

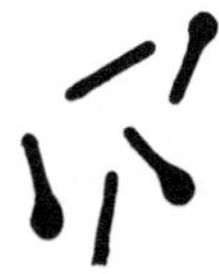

Abb. 297.
Tetanus-
bazillus.

beschmutzungen von Kleidern usw.). Der Tetanus äußert sich klinisch besonders in Muskelkrämpfen unter Vorwiegen des Krampfes der Kaumuskeln mit Kiefersperre (Trismus). Er führt in einem großen Hundertsatz nach verschieden langer Dauer zum Tode.

Der anatomische Befund bei der Leichenöffnung ist — abgesehen von der Wunde — zumeist äußerst gering. Es hängt dies damit zusammen, daß die Bazillen sich nur örtlich entwickeln und ihre Giftstoffe das wirksame sind. Diese folgen teils von der Verwundungsstelle — die fast ausnahmslos an Gliedmaßen liegt — aus den Nervenbahnen unmittelbar, zum größten Teil aber gehen sie ins Blut über und folgen dann erst von allen möglichen peripheren Nerven aus deren Bahn; so gelangen sie zum Rückenmark. Hier werden besonders frühzeitig die höher gelegenen Zentren ergriffen; so erklärt sich der Beginn mit Kiefersperre. Die inneren Organe werden oft besonders blutreich gefunden, im Gehirn und der Pia findet sich Ödem. Die Muskeln, besonders des Bauches und Oberschenkels, das Zwerchfell usw. zeigen oft Blutungen und Risse (heftige Muskelzusammenziehung), wachsartige Entartung besonders häufig der Ileopsoas. Die Milz ist bei reinem Tetanus nicht vergrößert oder erweicht. Oft bestehen ausgedehnte bronchopneumonische Herde in den Unterlappen, welche den Tod herbeiführen.

Überaus häufig sind Mischinfektionen bzw. Sekundärinfektionen mit Eitererregern, dem Fränkelschen Gasbazillus, der ja unter den gleichen anaeroben Bedingungen gedeiht, usw. Diese beherrschen dann anatomisch das Bild, z. B. Sepsis mit Milzschwellung u. dgl.; sie scheinen aber auch die Virulenz und Vermehrungsfähigkeit der Tetanusbazillen zu steigern.

Das Tetanusantitoxin ist vorbeugend äußerst wirksam und daher bei allen Verwundungen, die mit Erde usw. beschmutzt sind, möglichst sofort anzuwenden, bei ausgebrochener Erkrankung ist sein Wert kein großer.

Der sog. rheumatische Tetanus (ohne auffindbare Eingangspforte) ist vielleicht durch Ansteckung von kleinsten unbeachteten Hautwunden oder von der Mundhöhle (Mandeln) bzw. den Atmungswegen her bedingt.

Gasgangrän und malignes Ödem.

Bei diesen sich an Wunden anschließenden Erkrankungen kommen mehrere anaerobe Bakterienarten in Betracht, und zwar einmal der für viele Fälle von Gasgangrän verantwortliche **Gasbazillus von Welch-Fränkel** (der auch die Tympania uteri oder sog. Physometra bei Infektion des schwangeren oder vor allem puerperalen Uterus mit Gasbildung erzeugt, vgl. im spez. Teil) und sodann eine ganze Gruppe von Erregern, die man nach Zeißler am besten als **Pararauschbrandbazillen** zusammenfaßt. Er rechnet hierher den zuerst von Pasteur gefundenen sog. Vibrion septique, den Kochschen Bazillus des malignen Ödems, den Kittschen Rauschbrandbazillus, den Bradsotbazillus von Jensen, den Bazillus des malignen Ödems von v. Hibler sowie von Ficker und den von Ghon-Sachs gefundenen Bazillus. Wir können diese in ihren Hauptmerkmalen zusammenfassen. Die meisten Erkrankungen beim Menschen gehören hierher.

Bacillus phlegmonis emphysematosae (Welch-Fränkelscher Gasbazillus) ist ein streng anaerobes, kürzeres und plumperes, unbewegliches, keine Geißeln tragendes, grampositives, nur ganz ausnahmsweise sporenbildendes Stäbchen, das öfters in kurzen Ketten sich ausbildet. Es ist für Kaninchen nicht pathogen, erzeugt dagegen beim Meerschweinchen einen Gasabend ähnlich dem des Menschen mit noch stürmischerer Gasentwicklung. In der Außenwelt kommt der Bazillus im Staub u. dgl. vor.

Bazillen der Pararauschbrandgruppe sind schlankere, dünnere, öfters zu zweit bis vier zusammenliegende, auch Scheinfäden bildende Stäbchen mit abgerundeten Ecken. Sie sind mit deutlicher Beweglichkeit begabt und weisen peritrische Geißeln auf, Sporen besonders mittelständig. Die Bazillen sind teils grampositiv, teils werden sie — aber verhältnismäßig schwer — nach Gramfärbung entfärbt; sie sind ausgesprochene Anaerobier und Gas- und Säurebildner und kommen auch in der Außenwelt in Erde, Staub usw. vor. Bei Versuchstieren bewirkt die Einimpfung stark blutiges Ödem der Impfstelle (Kaninchen wie Meerschweinchen).

Anfügen wollen wir noch den in erster Linie tierpathogenen Rauschbrandbazillus selbst.

Rauschbrandbazillus. Er ruft die als Rauschbrand bekannte Erkrankung der Rinder hervor, ist aber auch auf manche andere Tiere, Schafe, Ziegen, Meerschweinchen übertragbar und kann auch (s. o.) für den Menschen pathogen sein. Er ist ein ziemlich großes, schlankes, an den Enden abgerundetes Stäbchen mit lebhafter Eigenbewegung, nur anaerob wachsend. In der Leiche bildet er endständige Sporen. Der Bazillus bewirkt stark emphysematöse, „knisternde" Anschwellungen der Haut und Muskulatur mit dunkler, schwarzroter Verfärbung derselben.

Auch die in der Überschrift genannten schweren, in einem sehr großen Hundertsatz zum Tode führenden Wundkrankheiten schließen sich gerade an vielfach zerrissene und zerquetschte, in ihrer Ernährung gestörte Wunden — also besonders an Granatverwundungen u. dgl. — an. Auch hier werden infizierte Kleiderfetzen usw. oft in den Wunden gefunden. Die **Gasgangrän (Gasbrand, Gasphlegmone)** ist bei weitem häufiger. Allerdings darf keineswegs jeder Befund von Gasblasen im Leben oder gar nach dem Tode — wie sie unter den verschiedensten Bedingungen entstehen können — hierher gerechnet werden. Es kommt bei Gasgangrän im Anschluß an die Verletzung (zumeist an Gliedmaßen) zuerst zu Gasentwicklung im Unterhautzellgewebe (wo sich der Erreger zunächst vermehrt), so daß hier bei Berührung Knistern entsteht. Nach dem weiteren Fortschreiten der Veränderung kann man (Payr) zwei Hauptformen unterscheiden: eine leichtere epifasziale mit geringer Gasentwicklung und eine schneller und tiefer bzw. weiter um sich greifende muskuläre bzw. subfasziale. Der Vorgang verbreitet sich meist sehr schnell, oft besonders bei der zweiten Form mit sehr starker Gasentwicklung. Die Muskulatur zerfällt völlig zundrig; mikroskopisch liegt Auflösung in Fibrillen und Scheiben vor. Auf der anderen Seite steht das weit seltenere typische **maligne Ödem,** auf ähnliche Schußverletzungen und Infektionsart zurückzuführen. Hier findet sich sehr ausgedehnte Transsudation einer serös-blutigen Flüssigkeit in die Gewebe, während eigentliche entzündliche Vorgänge sehr in den Hintergrund treten. Gasbläschen finden sich dabei in wechselnder Menge. Ergriffen ist auch hier das Unterhautbindegewebe oder aber auch tiefere Schichten. Mikroskopisch ist die Muskulatur auch in Fibrillen gespalten oder in klumpig schollige Massen zerfallen, andere benachbarte Muskelgebiete sind unversehrt. Die Septen sind gequollen, die Gewebe mit Flüssigkeit durchsetzt. Durch Schwellung und Wucherung adventitieller und ähnlicher Zellen kommt es auch zu umschriebenen Zellhaufen. Die Bezillen finden sich einzeln oder in dichten Zügen, besonders im Gebiet des stärksten Ödems (nach E. Fränkel). Die Erkrankung ist ganz besonders bösartig.

Die typische Gasgangrän wird hervorgerufen durch den (Welch-) Fränkelschen Bazillus, das typische maligne Ödem durch den Kochschen malignen Ödembazillus, ferner aber auch durch andere diesem sehr nahestehende Bazillen (s. o.). Es hat sich nun aber gezeigt, daß gerade die durch Granatverletzungen hervorgerufenen schweren Gasinfektionen oft ein klinisch und anatomisch von dem typischen Gasgangrän wie malignen Ödem etwas abweichendes Bild — gewissermaßen ein gemischtes — darbieten, und als Erreger sind verschiedene Bazillen gefunden worden, welche, in dieselbe Gruppe der Anaerobier gehörend, sich von den beiden obengenannten typischen Erregern doch wesentlich unterscheiden (besonders auch im Tierversuch) (vgl. oben). Die Vermischung des klinischen und anatomischen Bildes wird auch besonders durch die häufige Infektion mit mehreren der genannten Anaerobier bewirkt. Aschoff faßt daher die ganze Erkrankung mehr allgemein unter dem Namen **Gasödem** zusammen. Wieweit es sich hier um malignes Ödem (nach E. Fränkel), wieweit um eine Zwischenform bzw. Mischform zwischen diesem und der eigentlichen Gasphlegmone, die demnach überhaupt nicht scharf zu trennen wären (Aschoff), handelt, ist nicht sicher entschieden.

Man kann an den veränderten Gebieten mit Aschoff drei Zonen unterscheiden: 1. den Primärinfekt, von wo Verletzung und Infektion ausgehen, also zumeist die Umgebung des Schußkanales. Hier findet sich in Bindegewebe und Muskulatur Ödem mit mehr oder weniger starker Gasbildung; die Muskulatur ist schmutzig verfärbt; ist nicht sehr viel Gas gebildet — die Gasbildung entsteht beim Absterben des Gewebes — so sieht die Muskulatur schmierig und feucht aus, überwiegt das Gas, so erscheint sie trocken, zundrig, öfters wie gekocht. Benachbarte Muskelgebiete können dadurch ein ganz unterschiedliches Bild darbieten. Daneben finden sich hochgradiges Ödem sowie Zeichen von Entzündung in Gestalt von Fibrin und, oft zahlreichen, Leukozyten (besonders in den Interstitien), die auch die Bazillen phagozytär enthalten können. Als zweite Zone unterscheidet Aschoff die an Breite sehr wechselnde des ausgesprochen blutigen oder hämolytischen Ödems; besonders das subkutane Fettgewebe ist hier schmutzig-rot verfärbt. Gas findet sich auch hier in wechselnder, oft noch sehr großer Menge. Das sich hieran nach anschließende dritte Gebiet zeigt hellgelbliches Ödem; Gas kann sich auch noch hier finden. Das Ödem folgt auch hier besonders den Bindegewebsscheiden der Muskulatur bzw. der bedeckenden Faszie. Daraus nun, daß sich in der letztgenannten Zone die erregenden Bazillen oder ihre Sporen nicht finden, muß geschlossen werden, daß die eigentliche Infektion nicht so weit reicht als es für das Auge den Anschein hat, sondern daß das Ödem des äußeren Gebietes toxisch entstanden ist. Überhaupt handelt es sich im wesentlichen um eine Intoxikation, keine Sepsis; die Milz ist nicht vergrößert und beherbergt keine Bazillen. Ins Blut gelangt, gehen die Bazillen meist schnell zugrunde. Der Blutfarbstoff wird verändert. Es findet sich Hämoglobinurie. Der Tod wird meist durch Herzlähmung auf toxischer Basis erklärt, während andererseits auch Entartungserscheinungen am Gehirnnervengewebe mit Lähmung besonders des Atmungszentrums für denselben verantwortlich gemacht werden. Auch Verarmung der Nebenniere an Lipoid soll oft gefunden werden. Das Gift ist vielleicht ein durch Fermentwirkung der Bazillen aus dem Muskeleiweiß bei Zerfall der Muskulatur entstehendes Toxalbumin. Durch Mischinfektion kommt es aber auch oft zu Eiterung in dem Verwundungsgebiet und so auch zu Sepsis.

Wesentlich anders gestaltet sich aber das Bild an der Leiche, wenn diese längere Zeit — besonders warm — gelegen hat. Gegen Ende des Lebens oder besonders nach dem Tode, infolge der Verarmung des Blutes an Sauerstoff, vermehren sich die Bazillen ungeheuer, gelangen mit dem Blut in die inneren Organe und rufen hier, besonders in Leber, Milz usw., durch außerordentlich starke Gasentwicklung, die sich in großen sich vereinigenden Blasen äußert, das Bild der sog. **Schaumorgane** hervor. Auch in Unterhautgewebe und Muskulatur erlangt der Vorgang eine ungeheuere, über einen großen Teil des Körpers reichende Ausbildung; die ödematöse Beschaffenheit tritt gegenüber der Gasbildung zurück. Ebenso wie hier sind auch bei der durch den Fränkelschen Bazillus erzeugten eigentlichen Gasgangrän die Schaumorgane nach dem Tode bzw. schon in der Agone beginnend entstanden.

Malaria.

Die Infektion des Menschen erfolgt durch den Stich eines Moskitos, der **Anopheles.** Nur wo diese sich findet — sie ist aber überaus verbreitet —, tritt Malaria auf. Die durch den Stich der Anopheles ins menschliche Blut gelangten **Plasmodien der Malaria,** die man zu den Sporozoen (ihrer Unterabteilung Hämosporidien) rechnet, wandern in rote Blutkörperchen ein, wo sie unter amöboiden Bewegungen auswachsen und verschiedene Formen zeigen. Sie zehren die Substanz des roten Blutkörperchens auf, wobei sich in der Mitte ein Häufchen schwarzen, aus der Zerstörung des Hämoglobins entstandenen Farbstoffes ansammelt (s. S. 74). Ist der Parasit so groß geworden, daß er das Blutkörperchen fast ausfüllt, so teilt er sich in eine Anzahl rosettenförmig angeordneter Stücke, die sog. **Merozoiten;** diese werden dann frei und wandern als junge Plasmodien in neue Blutkörperchen ein; durch das Einwandern wird der Fieberanfall bedingt. Es stellt dieser Entwicklungsgang der Parasiten ihre ungeschlechtliche Entwicklung = Schizogonie dar. Zudem aber werden Geschlechtsformen = **Gameten** gebildet, welche zur Entwicklung im Zwischenwirt, d. h. in der Anopheles, dienen und welche eine zweigeschlechtliche Unterscheidung, besonders der Anordnung eines Kernstoffes (Chromatin) nach, zulassen. Man unterscheidet **Makrogameten** mit chromatinreicher, fester Kernmasse, welche dem weiblichen Geschlecht, und **Mikrogameten** mit aufgelockertem Chromatin, welche dem männlichen entsprechen. Erstere können sich im Menschen durch Ausstoßen von Keimen parthenogenetisch weiter fortpflanzen, die männlichen Keime nicht. Sticht nun eine Anopheles einen Menschen, der jene geschlechtsreifen Schmarotzer beherbergt und nimmt so männliche wie weibliche Gameten in sich auf, so geht im Körper der Mücken die Begattung beider vor sich. Der männliche Malariaparasit stößt spermatozoenähnliche Gebilde aus, welche beweglich sind, zu den weiblichen Gameten gelangen und sie begatten. Der befruchtete Makrogamet verwandelt sich im sog. Magen der Anopheles in „**Ookineten**", d. h. wurmförmige, bewegliche kleine Gebilde; diese durchdringen die Magenwand und siedeln sich ganz außen in ihr abgerundet als „**Oozysten**" an. Durch Wachsen dieser und Umlagerungen des Protoplasmas wie Vermehrung der Kernmassen entstehen sodann die „**Sporoblasten**", und in diesen Tausende von **Sporozoiten** = Sichelkeime. Sie werden durch Platzen der Oozyste frei, gelangen, da jene sich schon außen am Magen angesiedelt, in die freie Bauchhöhle, sodann in die Speicheldrüse der Mücke und mit dem Stich der Mücke wieder in das Blut des Menschen, wo sie die roten Blutkörperchen von neuem befallen. Auf Rückbildung der Gameten beruhen die Rückfälle.

Man unterscheidet jetzt drei Arten von Erregern, deren Entwicklungsgang im menschlichen Körper nach der Infektion verschieden lange ist, und dementsprechend bewirken sie auch verschiedene Formen der Malaria.

1. Das Plasmodium vivax ist der Erreger der Malaria tertiana. Der Entwicklungsgang umfaßt 48 Stunden. Die jüngsten ungeschlechtlichen Formen erscheinen als Ringe mit einem roten Kern (bei Giemsafärbung). Der Ring umschließt die Nahrungsvakuole. Die Kerne teilen sich; es tritt in den Parasiten bräunlichschwarzer Farbstoff auf, der sich dann zu größeren Klumpen sammelt. Zum Schluß ähnelt die reife Form einer Maulbeere; sie platzt, die Sprößlinge dringen in neue rote Blutkörperchen ein und machen denselben Entwicklungsgang neu durch. Die roten Blutkörperchen werden vergrößert und zeigen bei Giemsafärbung die bezeichnende rote sog. „Schüffner - Tüpfelung". Wenn 2 Parasitenfolgen vorhanden sind und sich abwechseln, so kommt es jeden Tag zum Fieberanstieg = Malaria quotidiana.

2. Das Plasmodium malariae ist der Erreger der Malaria quartana, da seine Entwicklung 72 Stunden beansprucht. Ungeschlechtliche Parasiten bieten oft bandähnliche Formen. Reife Teilungsformen zeigen regelmäßig angeordnet außen die Kerne, in der Mitte den Farbstoff, sog. „Gänseblumenformen". Durch verschiedene Plasmodiengeschlechtsfolgen kann es auch hier zur Quotidiana kommen.

3. Das Plasmodium immaculatum ist der Erreger der Malaria tropica (oder perniciosa). Die ungeschlechtlichen Formen bilden auch hier zum Teil Ringformen (sog. Siegelringform). Die Teilung der reifen ungeschlechtlichen Formen findet vor allem in Gehirnkapillaren statt (komatöse Zustände); die geschlechtlichen Formen werden länglich-oval und bilden in reifem Zustande gekrümmte, konkav-konvexe Gebilde, die sog. Laveranschen Halbmonde. Die von ungeschlechtlichen Parasiten befallenen, nicht vergrößerten roten Blutkörperchen zeigen oft eine unregelmäßige rote Fleckung (bei Giemsafärbung), die sog. Maurersche Perniziosafleckung.

Die Malariaplasmodien wurden auch gezüchtet (Baß). Als vorbeugende Maßnahmen versucht man durch Chinin beim Menschen es dahin zu bringen, daß die Anopheles kein Blut mit lebenden Plasmodien bekommt, und ferner den Menschen gegen den Stich durch Netze u. dgl. (besonders nachts) zu schützen.

Das Schwarzwasserfieber wurde von manchen als besonders schwere Malariaform angesehen, doch handelt es sich wohl um eine Chininvergiftung (Koch) bei Malaria, und zwar wird es heute in dem Sinne aufgefaßt, daß meist eine Tropika, mit Chinin, aber in zu geringen Dosen, behandelt, den Zustand herbeiführt.

Den drei Hauptarten der Malariaplasmodien entsprechen also die drei Hauptformen der Malaria: die Tertiana, Quartana und Malaria perniciosa sive tropica. Die Erkrankung besteht in Fieberanfällen mit Kopfschmerz, Abgeschlagenheit usw. Bei der Tertiana liegt zwischen den Anfallstagen je ein fieberfreier Tag, bei der Quartana deren zwei; eine Quotidiana kommt durch doppelte Tertiana oder dreifache Quartana zustande; bei der Tropika sind die Anfälle unregelmäßiger verteilt, oft täglich. Sie tritt vor allem im Herbst und Sommer auf (Malaria autumno-aestivalis), die Tertiana im Frühjahr. Doch kommt es bei typischer Malaria zu zahlreichen Rückfällen, so daß sie chronisch, später mit Siechtum verläuft. Chinin bringt die Anfälle meist zurück oder verhütet sie vorbeugend; es ist geradezu ein Spezifikum gegen Malaria.

Unsere anatomischen Kenntnisse beziehen sich fast nur auf die zum Tode führende Malaria chronica (perniciosa). Der akute Tod ist Folge der Gehirnveränderungen, im chronischen Stadium führt Siechtum allmählich zum Tode unter gleichzeitiger Erscheinungen von Anämie, Amyloidose u. dgl. Das beherrschende anatomische Merkmal ist der Farbstoff (Malariahämatin); er fehlt nur in ganz akuten Fällen, oder wenn er wieder ausgeschieden wurde. Am kennzeichnendsten bei der Leichenöffnung ist die Milz, die sofort durch ihre Größe (ihr Gewicht kann bis auf das 5—6fache steigen) und Farbe auffällt.

Zunächst nur während der Anfälle geschwollen und weich, ist die Milz später dauernd sehr hart; das Bindegewebe, vor allem das Gitterfasergerüst, ist hyperplastisch, die Konsistenz zähe, die Kapsel oft besonders mit dem Zwerchfell verwachsen. Kennzeichnend ist die „rauchgraue" bis grauschwarze Farbe. Oft bestehen Nekrosen oder Infarkte bzw. an ihrer Stelle Narben. Bei leichten Verletzungen treten Milzrisse mit oft großen Blutungen auf. Die geschwollene, teigig weiche Leber, der Darm (öfters nur die Follikel), der Hoden und vor allem auch das Knochenmark, besonders die Femur, zeigen dieselbe graue bis schwarze Färbung (das Knochenmark diffus oder mehr fleckig, besonders außen). Als Zeichen der letzten Todesursache bestehen oft Herzerweiterung oder Bronchopneumonien.

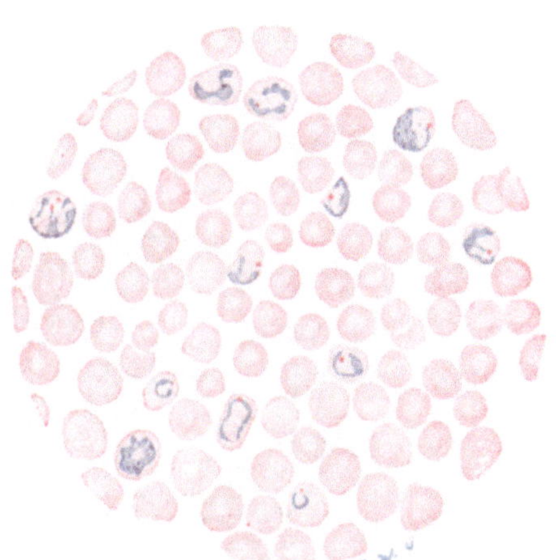

Abb. 298. Zahlreiche Malariaplasmodien in roten Blutkörperchen (Giemsafärbung).

Die Plasmodien befallen während des Anfalles die roten Blutkörperchen des strömenden Blutes; diese werden hämoglobinarm, zeigen Gestaltsveränderungen, basophile Körnelung oder Polychromasie; ein Teil geht ganz zugrunde. So entsteht schwere Anämie. Auch Erythroblasten finden sich im Blut. Es werden zwei Farbstoffe frei, einmal eisenhaltiges Hämosiderin, bei Zerfall der Blutkörperchen entstehend, besonders in der Leber abgelagert, und sodann vor allem der von den Parasiten aus den roten Blutkörperchen gebildete schwarze Farbstoff, das Malariahämatin.

Der Malariafarbstoff wird phagozytär besonders von **Endothelien,** vor allem auch den Sternzellen der Leber sowie den Zellen der Milz und des Knochenmarks (nicht von Parenchymzellen), aufgenommen. Die Endothelien lösen sich dabei oft los und tragen den Farbstoff weiter. Andere Farbstoffmassen verbacken zu größeren Klümpchen zusammen. Die Nieren scheiden den Farbstoff auch aus (sog. Melanuric). Die plasmodienhaltigen roten Blutkörperchen (sowie die farbstoffhaltigen Endothelien) können in verschiedenen Organen die Kapillaren strotzend füllen, so die der Milz (Pulpagefäße), der Leber (deren Lockerung infolge Verkleinerung der Leberzellen die oben gestreiften Eigenheiten des Bildes für das bloße Auge erklärt und in der sich oft Zelldurchsetzung des periportalen Bindegewebes findet), des Knochenmarks.

Sehr wichtig sind die Veränderungen des Gehirns, welche den Tod unter Erscheinungen von Koma (sog. Malaria perniciosa comatosa) erklären.

Für das bloße Auge ist das Gehirn diffus geschwollen; die graue Substanz (Rinde wie zentrale graue Gebiete) zeigt dunkelrötlichgraue bis schiefergraue Farbe, zum Teil mehr fleckig. Sehr häufig finden sich weiterhin, in wechselnder Zahl und Verbreitung aber besonders in den Großhirnhemisphären in den großen Marklagern, im Kleinhirn vor allem in der Rinde, kleine punktförmige Blutungen, seltener größere apoplektische Herde oder Erweichungsherde. Diese Veränderungen beruhen teils auf der mechanischen Wirkung der durch die parasitenhaltigen Blutkörperchen, farbstoffbeladenen Endothelien und Farbstoffmassen verschlossenen Gefäße, teils auf giftigen Einflüssen der Plasmodien (degenerativ-entzündliche Gehirnveränderungen). Die kleinen Blutungsherde werden gliomatös eingekapselt. Die die Farbstoffe und Plasmodienrückstände phagozytierenden Endothelien erleiden Entartungen, besonders auch Verfettung, werden in großen Massen abgestoßen und können mit Leukozyten usw. zusammen zu Thrombosierungen von Gefäßen führen. Auch können — seltener — Gefäßwucherungen dazu kommen. Die Ganglienzellen entarten und zeigen Neuronophagie. Die Gliazellen finden sich zunächst in Gestalt von Körnchenzellen, besonders um kleine Gefäße, bis zur Ausbildung kleiner Erweichungsherde. In der Kleinhirnrinde kommt es zu Gliazellwucherungen nach Art der bei Fleckfieber und Typhus von Spielmeyer beschriebenen

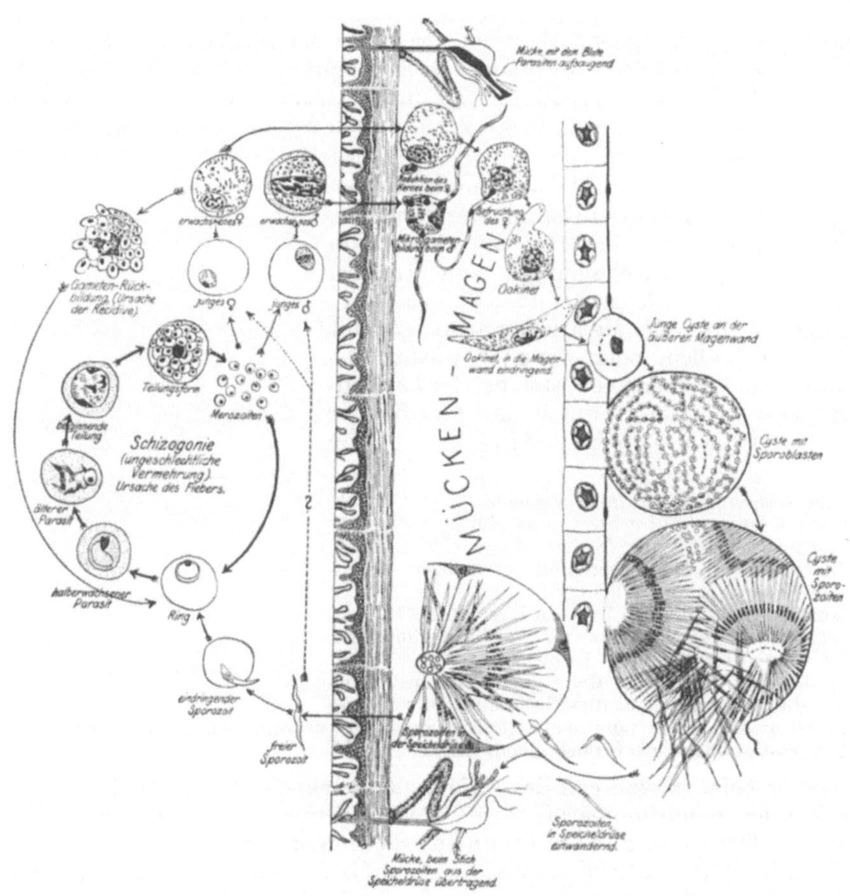

Abb. 299. Entwicklungskreis der Malariaparasiten (nach einer Wandtafel des Tropeninstituts; Fülleborn comp.).
(Aus M. Mayer, Exotische Krankheiten. 2. Aufl.)

„strauchartigen umschriebenen Gliaherde". Am wichtigsten und für Malaria kennzeichnendsten aber sind dann, stets um Gefäße gelegene, Knötchen aus gliösen Zellabkömmlingen bestehend. Um das zentral gelegene Gefäß und eine kleine herumgelegene nekrotische Zone lagern sich die gewucherten Gliazellen (besonders sog. Stäbchenzellen) so radiär, rosettenartig, daß eine „Gänseblümchenform" der Knötchen erscheint. Außen kann sich eine kleine Blutung sowie faserige Gliawucherung anschließen. In den Knötchen sind die Markscheiden von Nervenfasern zugrunde gegangen, die Achsenzylinder zum Teil erhalten. Diese Knötchen, welche ihren Sitz besonders im Mark des Großhirns und Balken, ferner im Kleinhirn, in der Brücke, im verlängerten Mark, gegebenenfalls auch im Rückenmark haben, sind eine typische granulomartige Bildung als Reaktion gegen die toxische Wirkung der Malariaplasmodien. Derartige Herde können klinisch zum Bilde der multiplen Sklerose (s. u. Gehirn) führen (nach Dürck). Auch Verkalkungen (der Gefäße, der Ganglienzellen und freie Kalkbröckel) kommen bei Malaria im Gehirn vor. Die weichen Hirnhäute können eiterige Entzündung und vor allem Rundzelleneinlagerungen aufweisen.

In der Retina werden häufiger Blutungen und gegebenenfalls nachher Farbstoffablagerungen beobachtet.

Rückfallfieber, Febris recurrens.

Das Rückfallfieber wird durch eine Spirochäte bewirkt.

Die **Spirochaete (Spirillum) Obermeieri** (Abb. 300) bildet lange, lebhaft bewegliche, nicht nach Gram färbbare Schraubenwindungen, die sich wahrscheinlich durch Querteilung teilen und sich während der Fieberanfälle im Blute der von Rückfallfieber Befallenen nachweisen lassen, während sie in der Zwischenzeit hier fehlen. Die Krankheit ist mit spirillenhaltigem Blut auf Menschen und Affen übertragbar. Auch sind Versuchstiere wie Mäuse, Ratten, Meerschweinchen, Kaninchen infizierbar. Es ist noch nicht sicher entschieden, ob die Rekurrensspirochäte hierher oder zu den Spirillen (und somit zu den Bakterien) gehört. Auch diese Spirochäten wurden von Noguchi reingezüchtet. Man hat nach Verschiedenheiten morphologischer oder immunisatorischer Art oder der Überträger 6 in verschiedenen Ländern vorkommende Typen der Rekurrensspirochäte aufgestellt. Hierzu gehört die Spirochaete Duttoni, der Erreger des „Zeckenfiebers‘‘ Afrikas, und die Spirochaete Novyi der nordamerikanischen Erkrankung (ob das sog. „biliöse Typhoid‘‘ Grisingers in Ägypten hierher oder etwa nach Hübener zur Weilschen Krankheit gehört, ist noch unsicher).

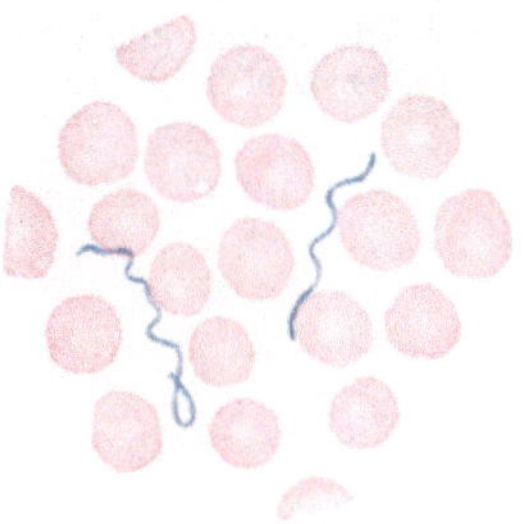

Abb. 300. Obermeiersche Spirochäten im Blut.

Das Weibchen einer Zecke, des Ornithodorus moubata, welches die Krankheit auf den Menschen überträgt, saugt nachts Blut von kranken Menschen; so gelangt die Spirochaete Obermeieri, der Krankheitserreger in deren Eierstock, in die Eier und Embryonen. Auch Läuse und Wanzen sollen, indem in ihnen die Spirochäten einen Entwicklungsgang durchmachen, die Krankheit übertragen. Diese tritt, in Europa besonders im Osten, vor allem bei Landstreichern, in Gefängnissen usw. auf.

Kennzeichnend ist das Fieber, welches im ersten Anfall meist eine Woche dauert, dann nach fünf bis sechs Tagen Pause im zweiten Anfall kürzer ist; so folgen sich drei bis vier Anfälle. Die Spirochäten gehen gegen Ende des Anfalles zum größten Teil zugrunde, die überlebenden bedingen den neuen Anfall, bis alle vernichtet sind. Zur Zeit des Anfalles finden sich die Spirochäten auch in der Milz, wo sie, von Wanderzellen aufgenommen, absterben. Anatomisch finden sich eine große, blasse, geschwollene Milz, ferner Leberschwellung, blutige Exsudate, besonders auch der Gehirnhäute, endlich häufig auch Bronchopneumonien.

Die Milz zeigt oft auch anämisch-nekrotische Stellen oder auch Abszesse. Die Milzfollikel sind oft gelb verfärbt oder auch nekrotisch erweicht oder vereitert, die Pulpa zeigt Zellentartungen sowie gewucherte Zellen. Auch im Darm können die Lymphfollikel schwellen. Das Knochenmark kann Erweichungsherde zeigen; die adventitiellen Zellen, besonders im Mark der Diaphysen, weisen zuweilen große Mengen Fett auf. Ebenso die Endothelien der Gefäße, die auch, in größeren Mengen abgestoßen, im Blute kreisen können. Spirochäten finden sich in manchen Fällen, welche mit meningitischen Krankheitszeichen verlaufen, auch in der Lumbalflüssigkeit.

Weilsche Krankheit, Icterus infectiosus.

Die Erkrankung tritt in kleinen Epidemien, besonders bei Soldaten, im Anschluß an Baden, in bestimmten Badeanstalten u. dgl. auf und verläuft mit sehr starker Gelbsucht, ferner hochgradigen Wadenschmerzen, Fieber, nephritischen Erscheinungen, Blutungen, oft Durchfällen und Hautausschlägen (Exanthemen). Es liegt also keine Lebererkrankung, sondern eine Allgemeininfektion vor.

Erreger ist die von den Japanern Inada und Ido, bei uns von Uhlenhuth und Fromme sowie Hübner und Reiter gefundene, zu den Spirochäten gehörende **Leptospira icterogenes oder ictero-haemorrhagiae.** Diese Spirochäte ist meist kürzer als die Spirochaete pallida, zeigt spärlichere und weniger steile Windungen, ist unregelmäßig geschlängelt (die eigentlichen Windungen sind so klein und dicht, daß sie meist nicht zu erkennen sind) und weist besonders am Ende feinste Knötchen auf (so daß ihr zunächst auch der Name Spirochaete nodosa gegeben wurde). Sie findet sich beim Menschen im Blut, aber nur in den ersten Krankheitstagen; in den Organen ist sie verhältnismäßig schwer nachweisbar, findet sich aber z. B. in den Muskeln und auch in der Niere, zumeist in der Lichtung der Kanälchen (sie kann daher auch mit dem Urin längere Zeit ausgeschieden werden). Die Krankheit kann auf Tiere, besonders Meerschweinchen, übertragen werden, in deren Blut und Organen sich die Leptospiren dann in großen Massen finden, was diagnostisch wichtig ist. Die Leptospira ictero-haemorrhagiae ist in der gleichen Weise färbbar wie die Spirochaete pallida. Auch ist sie züchtbar. Wilde Ratten scheinen weitverbreitet diese Leptospiren zu beherbergen.

Die Infektion der Menschen scheint durch kleinste Wunden der Haut bzw. Schleimhäute zu erfolgen. Auch werden vor allem die Nasen- und Mundrachenhöhle als Eintrittspforte, die Mandeln als Sitz der ersten Veränderungen angenommen. Vielleicht geschieht die Verbreitung durch infizierte Ratten mit deren Urin und Kot, wodurch besonders Badeanstalten verseucht werden könnten. Die Krankheit tritt zumeist im Juni—Juli—August auf. Die Todesziffer beträgt etwa 10—13%.

Bei der Leichenöffnung ist die Leber meist groß, ausgesprochen gelb gefärbt. Mikroskopisch liegt kein Stauungsikterus vor, sondern ein toxisch durch Schädigung der Leberzellen bedingter. Doch ist auch eine hämatogen zu deutende Gelbsucht, wobei die Sternzellen der Leber eine Hauptrolle spielen, angenommen worden (Lepehne). Die Leberzellen zeigen diffus verteilte, allgemeine Entartungszeichen (keine Verfettung), in späteren Fällen Wiederherstellungsbilder in Gestalt auffallend zahlreicher, mehrkerniger Zellen und Mitosen. Das periportale Gewebe zeigt ähnliche Zelleinlagerungen, wie sie in der Niere sofort erwähnt werden sollen. Selten kommen Leberveränderungen nach Art der akuten Leberatrophie mit etwaigem Ausgang in Zirrhose bei reinen Fällen von Weilscher Krankheit vor. Die Nieren sind oft groß, grüngelb gefärbt, zuweilen mit dunkelroten Flecken an der Oberfläche. Mikroskopisch finden sich trübe Schwellung und Nekrose der Epithelien mit Gallendurchtränkung, Zylinder usw. und besonders im Zwischengewebe (am meisten um die Gefäße der Mark-Rindengrenze) kleine Blutungen und herdförmige Zellhaufen, in denen (und ebenso in den hier gelegenen Kapillaren) die großen Lymphozyten vorherrschen, während sich daneben auch kleine Lymphozyten, Leukozyten (zum Teil auch eosinophile), Plasmazellen und rote Blutkörperchen finden. Die Wadenmuskulatur (den klinisch hervortretenden Schmerzen entsprechend), aber auch andere Muskeln, wie Pectoralis major, zeigen, zumeist nur mikroskopisch, auffallende Blutungen und hyalinscholligen oder wabigen Zerfall, wenn auch meist sehr verteilt. Die Milz ist sehr oft nicht wesentlich geschwollen oder weich, was mit dem gewöhnlich ziemlich späten Zeitpunkt des Todes zusammenhängen kann. Die Haut, aber auch die serösen Häute, weisen Blutungen auf, desgleichen auch sehr häufig die inneren Organe, wie Lungen, Herz, Milz, Schleimhäute der oberen Luftwege, des Magendarmkanals (wo sich auch Nekrosen anschließen können), des Nierenbeckens, Hirnhäute usw. Die Blutungen entstehen auf dem Wege der Diapedese.

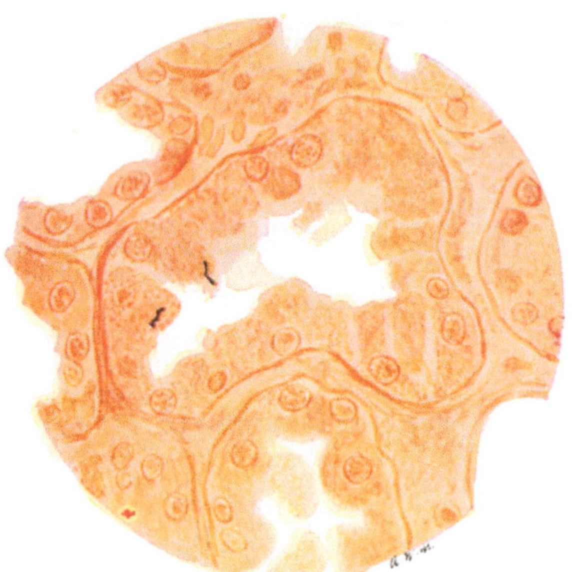

Abb. 302. Weilsche Krankheit.
Nierenschnitt mit 2 Exemplaren der Leptospire.

Gelbfieber.

Das Gelbfieber tritt in Gestalt von Zeit zu Zeit auftretender Epidemien besonders in Mittel- und Südamerika sowie an der Westküste Afrikas auf, ist aber vielerorts schon erfolgreich bekämpft worden. Es besteht zunächst in hohem Fieber mit Kopfschmerzen usw., sowie hochgradiger Hyperämie, besonders des Gesichtes. Nach 3—4 Tagen tritt Gelbsucht, von der die Erkrankung ihren Namen hat, auf; es werden erst gallige, dann dunklere Massen erbrochen. Am 6. bis 10. Tag tritt meist der Tod ein. Anatomisch findet sich vor: Nekrose vermischt mit stark verfetteten Zellen besonders in der mittleren Schicht der Leberazini (da Rocha Lima), ferner starke Phagozytose roter Blutkörperchen von seiten der Retikulo-Endothelien der Milz, Leber, Lymphknoten (auch als Grundlage der Gelbsucht angesprochen), wachsartige Entartung der Muskulatur (auch des Herzens), in der Niere schwere Parenchymschädigungen mit Auftreten von Kalkzylindern (die Hoffmann besonders zum Unterschiede gegenüber der Weilschen Krankheit betont), Schwellung der Follikel und Peyerschen Haufen im Darm sowie Magen- und Darmblutungen (öfters auch Blutungen an anderen Schleimhäuten); im Magen ist daher kaffeesatzähnlicher Inhalt vorhanden (da Rocha Lima).

Auch im Zentralnervensystem kommen schwere Veränderungen vor. Jakob fand die weichen Hirnhäute ödematös und kleinzellig durchsetzt, ferner fettige Entartung der Ganglienzellen und Gefäßendothelien wie Adventitialzellen, sowie, zuweilen herdförmige, Wucherungen der Glia, auch stärkere Lymphozytenmäntel, endlich auch blutfarbstofführende Makrophagen um Gefäße, alles dies am stärksten vor allem in Großhirnrinde und Striatum. Im Kleinhirn sah er Untergang der Purkinjezellen und Strauchwerkbildung.

Der Erreger scheint in den ersten 3 Tagen im Blute zu kreisen; er ist besonders klein und geht durch Berkefeld- und Chamberlandfilter. Es wird somit ein filtrierbares, ultravisibles Virus angenommen. Noguchi fand eine von ihm für den Erreger gehaltene Leptospira icteroides, doch hat es sich offenbar hier um Verwechslung mit Fällen Weilscher Krankheit und um zu der Leptospira icterogenes (s. o.) gehörende Formen gehandelt. Kuczynski hat einen Bacillus hepatodystrophicans gezüchtet, der als eine Form des im Körper als ultravisibles Virus vorhandenen Erregers angesprochen wird. Sehr wichtig sind vor allem in der Leber bei infizierten und erkrankten Affen, aber auch beim Menschen, in den Kernen der Leberzellen, neben den Kernkörperchen und durch andere Färbung von diesen abgehoben, nachweisbare azidophile Einschlüsse, sog. **Torressche Körperchen;** sie stellen zusammenhängende Haufen kleinster Körnchen oder mehr kugelige Massen dar. Es scheint sich hier nicht um Erreger selbst, sondern um unter deren Einfluß entstehende umschriebene Kerndegenerationen zu handeln, die für das Gelbfieber auf jeden Fall diagnostisch wichtig sind.

Überträger ist eine Mücke (Culexart) — die Aëdes Aegypti (früher Stegomyia fasciata genannt) — und zwar nur deren Weibchen, in welchen der Erreger offenbar einen (12tägigen) Entwicklungsgang durchmacht. Die Infektion geht fast nur nachts vonstatten, da die Mücken zu einer Zeit, da das Virus in ihnen schon infektionstüchtig ist, fast nur noch nachts Menschen stechen. Nach Überstehen der Erkrankung tritt relative Festigkeit ein. Auf Affen ist die Erkrankung übertragbar. Es kommen auch unmittelbare Kontaktinfektionen vor (so fiel Noguchi einer Laboratoriumsinfektion zum Opfer).

Fleckfieber, Typhus exanthematicus.

Diese bei uns ausgestorbene Krankheit ist in Europa besonders noch in Rußland sowie sonst in Osteuropa heimisch. Die Todesziffer ist eine mittlere, wenn aber Einwohner von Ländern, wo sie nicht vorherrscht, ergriffen werden, eine sehr hohe.

Kleinste Gebilde, welche beim Fleckfieber gefunden werden, werden als ihre Erreger gedeutet; sie wurden von da Rocha Lima als **Rickettsia Provazeki** (in Erinnerung an zwei besonders verdiente Fleckfieberforscher) benannt. Sie finden sich im Körper der Laus,

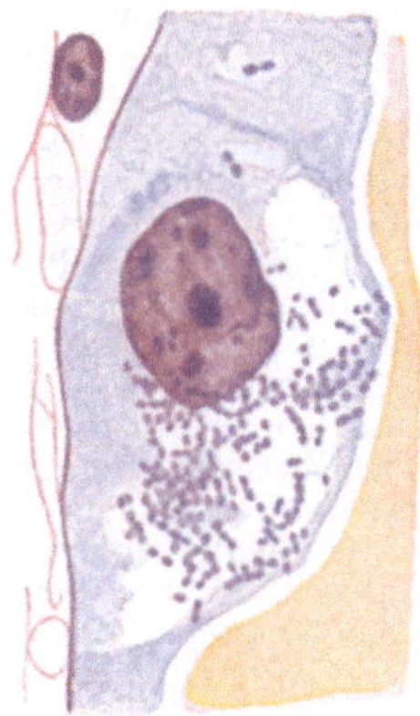

Abb. 303. Rickettsien innerhalb einer Epithelzelle des Magens einer Fleckfieberlaus. (Nach H. da Rocha Lima, Patholog.-T. 1916 (Kriegspath. Tg.) s. Zentralbl. f. allg. Pathol. Bd. 27.)

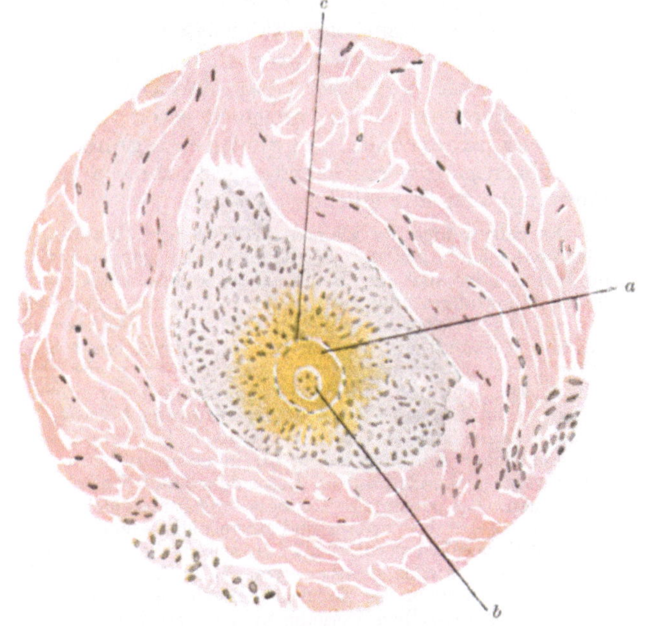

Abb. 304. Fleckfieberroseola der Haut.

In der Niere (bei *a*) nekrotische Wand eines kleinen Gefäßes (bes. nach oben), in dessen Lumen eine kleine thrombotische Masse (*b*) liegt. Um das Gefäß gewucherte adventitielle Zellen (direkt um das Gefäß bei *c* in Nekrose übergehend).

der Überträgerin der Krankheit. Allerdings beherbergt die Laus ganz gewöhnlich auch sonst ähnliche Körperchen, doch sollen Unterschiede insofern bestehen, als diese Gebilde bei Fleckfieberläusen allein parasitär in den Zellen des Magen-Darmkanals liegen sollen (Abb. 303). Diese Rickettsien sind auch in Zellen der menschlichen Fleckfieberzellanhäufungen um Gefäße nachgewiesen und auch gezüchtet worden. Große auch diagnostische Bedeutung hat die Tatsache gewonnen, daß Fleckfieberkranke bestimmte Proteusarten (× 19) fast regelmäßig agglutinieren (Weil-Felixsche Reaktion). Dies wird von Kuczynski so erklärt, daß diese Saprophyten darstellen, zu deren Lebenskreis unter „Ernährungseinflüssen des Milieus", also des Körpers, die Rickettsien als Fleckfiebervirus gehören. Das sog. „Rocky mountain spotted fever" Nordamerikas wird von einer anderen Art von Rickettsien, dem sog. Dermacentroxenus Rickettsi bewirkt, wobei Zecken Überträger zu sein scheinen.

Überstehen der Krankheit gewährt hohe Immunität. Als Überträger der Erkrankung ist mit Sicherheit nur die Laus bekannt. Sie infiziert sich am kranken Menschen, in ihr macht der Erreger eine Entwicklung durch; ihr Biß überträgt die Krankheit wieder auf den Menschen, bei dem sich die Erreger wohl im Blut verbreiten und so zu den Organen gelangen. Auf Entlausung ist daher vorbeugend aller Nachdruck zu legen.

Der Leichenbefund ergibt wenig Kennzeichnendes. Immerhin kann man in älteren Fällen eine besondere Atrophie des Fettgewebes, Trockenheit der Muskulatur und einen merkwürdigen schmierig-klebrigen Zustand der serösen Häute feststellen. Die Milz ist anfänglich geschwollen, wird aber bald kleiner oder klein. Sie wie auch die Leber zeigen ausgesprochene Braunfärbung infolge besonders hochgradiger Phagozytose roter

Blutkörperchen. In den Nieren findet Hämoglobinausscheidung statt, die auch hier mit Hämosiderinablagerung verknüpft sein kann. Bronchitis und Bronchopneumonien finden sich sehr häufig. Leber, Nieren, Herzmuskel sind meist trübe. Die Muskeln, besonders die geraden Bauchmuskeln, sind sehr oft wachsartig degeneriert. Blutungen, besonders an den serösen Häuten, im Knochenmark usw. kommen vor. Öfters schließt sich Gangrän der Gliedmaßen oder auch der Lunge — zuweilen einer ganzen Lunge — an. Das Ohr soll oft mit Tuben- und Mittelohrkatarrhen bzw. Eiterungen erkranken. Auch nekrotisierende und diphtherische Erkrankungen der Luftwege sowie eiterige Parotitiden sind häufige Sekundärinfektionen. So kann es auch zu Sepsis und Pyämie kommen.

Schwere Veränderungen zeigt natürlich die Haut in Gestalt eines typischen Exanthems — an der Leiche schwerer als im Leben zu erkennen —, welches das Gesicht meist frei läßt. Es ist eine reine Roseola, die petechial umgewandelt werden kann. Nur in Einzelfällen kommt es zu papulo-nekrotischer Veränderung. Auch Kehlkopfschleimhaut und Mundrachenraum können exanthematische Flecke aufweisen.

Von außerordentlicher Wichtigkeit sind die mikroskopischen, an Gefäße sich anschließenden Veränderungen, die, von E. Fränkel zuerst klargelegt, ganz kennzeichnend sind. Man kann von einer Systemerkrankung der kleinen Arterien sprechen, da sich die gleichen Vorgänge in den verschiedensten Organen abspielen. Am wichtigsten sind zunächst die der Fleckfieberroseola zugrunde liegenden Vorgänge, die bei Entnahme am Lebenden die frühzeitige sichere Diagnose gestatten, ja zusammen mit der Weil-Felixschen Reaktion oft überhaupt erst ermöglichen.

Es zeigen hier die kleinen Arterien bzw. Kapillaren an einzelnen Stellen Auftreibung, Abstoßung und Nekrose der Endothelien, ferner Quellung der ganzen Intima, und vor allem in einem Teil der Peripherie Nekrose der Intima oder auch der Media. Dazu kommen hyaline oder feingranulierte Thromben, die oft nur einem Teil des Gefäßumfanges, und zwar gerade dem veränderten, aufliegen. Die Veränderung beginnt also in der Wand von Gefäßen; aber es schließen sich an die Gefäßwandschädigung an denselben Stellen sofort auch um die Gefäße Entzündungsherde an in Gestalt von Knötchen, die ganz besonders aus gewucherten adventitiellen Zellen bestehen. Dazu kommen Lymphozyten, große einkernige Zellen, auch (aber weniger) Plasmazellen und Leukozyten. Dadurch, daß diese Zellmassen oft nur einem Teil der Gefäßwand aufsitzen, wie ja auch die Nekrose oft nur einen Teil des Umfanges der Wandung betrifft, kommen Spindelformen u. dgl. zustande. Die feineren Veränderungen sind im übrigen, je nach Hochgradigkeit und Alter der Erkrankung, etwas unterschiedlich. Da man sicher deutbare Herde oft in etwas tieferen Schichten findet und an erkrankten — im ganzen erweiterten — Gefäßen nur an dieser oder jener Stelle, soll man zu diagnostischen Zwecken nicht zu oberflächlich entnehmen. Bei petechialer Umwandlung finden sich besonders im Papillarkörper Anhäufungen von roten Blutkörperchen (aber erst später und lange nicht stets, da die Zellanhäufung um die Gefäße wohl oft den Austritt der Blutkörperchen verhindert). In späten Stadien können schon verschwundene Roseolen durch Anwendung der Staubinde wieder sichtbar gemacht und, wenn zur Diagnose wichtig, noch herausgeschnitten werden. In Endstadien scheinen die Zellanhäufungen Bindegewebswucherungen Platz zu machen; in den Gefäßen selbst soll es durch denselben Vorgang zu Endarteriitis obliterans kommen.

Aber auch die anderen Organe, wie Herz, Nieren, Hoden, Leber, Schilddrüse, Magendarmwand, Muskeln, Chorioidea, periphere Nerven (mit anschließenden Entartungen) zeigen Veränderungen ihrer kleinen Gefäße ganz in gleichem Sinne. Besonders wichtig ist das Verhalten des Gehirns: Hier finden sich Knötchen, bei denen nach Ansicht der Einen Veränderungen der kleinen Gefäße, wie in der Haut und den anderen Organen, das Maßgebende sind, während nach neuerer Ansicht dies nicht der Fall ist, wenn die Knötchen auch in Zusammenhang mit Gefäßen stehen. Die Knötchen können über das ganze Zentralnervensystem zerstreut sein, wenn sie auch Vorzugsorte haben; ganz besonders befallen sie die Rinde von Großhirn und Kleinhirn, das verlängerte Mark, die Brücke usw., auch das Rückenmark. In den Herden finden sich, wenn sie frisch sind, auch Leukozyten, Lymphozyten und Plasmazellen, sie bestehen im übrigen aber unter Zugrundegehen wenigstens eines Teiles der Ganglienzellen und Nervenfasern aus Gliazellen ohne Gliafaserbildung. Die Gliazellen sind zum Teil stäbchenförmig, sie können Rosetten bilden u. dgl. Die etwa runden Herde sind sehr dicht gefügt und ziemlich scharf abgegrenzt. Die Gefäße, besonders die Präkapillaren, sind von Plasmazellmänteln umgeben; die Pia zeigt Durchsetzung besonders mit sog. Makrophagen. Im Kleinhirn findet sich in der Molekularzone der Rinde ein Gliastrauchwerk nach Zugrundegehen wenigstens der Dendriten der Purkinjeschen Zellen.

Die Schwere und Ausbreitung der Vorgänge in allen Organen, besonders auch im Gehirn, mit dem Einfluß auf das Organ selbst, lassen uns die Schwere der Krankheit beim Fleckfieber verstehen.

Wolhynisches Fieber.

Bei dem sog. **Fünftagefieber** oder **Wolhynischen Fieber** sind anatomische Befunde im einzelnen nicht bekannt. Es treten auch hier Hautveränderungen, darunter Roseolen, auf. Mikroskopisch sollen sich dabei Hyperämie der Arteriolen der Kutis mit Lymphozytenansammlungen und vereinzelten Leukozyten um die Arteriolen, Ödem und Quellung der Bindegewebszellen finden, also rein entzündlich-exsudative Vorgänge, völlig anders wie beim Fleckfieber. Eine der Rickettsia des Fleckfiebers ähnliche **Rickettsia quintana** oder **Wolhynica** (die mit der Rickettsia pediculi wesensgleich sein soll) wird ursächlich angeschuldigt. Läuse sollen auch hier als Überträger dienen.

Papatacifieber (und Denguefieber).

Das Papatacifieber tritt in den Gebieten um das Mittelmeer, besonders in der Türkei auf, auch in epidemischer Form. Der Erreger ist unbekannt, Überträger ist Phlebotomus papataci, die Sandfliege, in der der Erreger sich offenbar entwickelt und deren Stiche sich bei den Kranken besonders an Hand und Arm finden. Die Erkrankung setzt plötzlich ein mit starken Kopfschmerzen, Wadenschmerzen, Fieber, vollständiger Apathie und Niedergeschlagenheit, häufig auch Magen-Darmstörungen. Schon spätestens am zweiten Tage hört der krankhafte Zustand, am dritten meist schon das Fieber auf, aber die völlige Wiederherstellung dauert oft auffallend lange. Auch treten häufig (nach Tagen bis Wochen) — öfters mehrfache — Rückfälle auf. Die Krankheit ist im ganzen völlig harmlos. Ihr objektives Hauptzeichen ist der Bindehautkatarrh, besonders der Übergangsfalten; an der Hand finden sich gewöhnlich Röte und Roseolen, besonders am Rücken (Zlocisti). Es besteht leichte Angina. Wichtig ist die sehr plötzlich einsetzende und meist wieder bald verschwindende Leukopenie — besonders der eosinophilen Leukozyten, die überhaupt fast ganz verschwinden — mit Lymphozytose. Über andere anatomische Veränderungen ist nichts bekannt.

Klinisch ähnlich ist das in zahlreichen tropischen und subtropischen Ländern (Griechenland) in Gestalt von zum Teil sehr ausgedehnten Epidemien vorkommende, mit Hautausschlag und Muskel-Gelenkschmerzen meist plötzlich fieberhaft einsetzende und auch im Blut Leukopenie mit Lymphozytose aufweisende **Denguefieber.** Es hält länger (bis über eine Woche) an, geht dann aber auch in Genesung über. Als Überträger ist eine Stechmücke, die Aedes Aegypti (früher Stegomya fasciata), die auch das Gelbfieber (s. o.) überträgt, anzuschuldigen. Es scheint Übertragung auf Meerschweinchen gelungen und als mutmaßlicher Erreger ein kleines rundes Lebewesen, ähnlich dem Erreger der Poliomyelitis, gefunden zu sein (Harris und Duval). Der Erreger kreist im Blute des Menschen nur in den ersten 2—3 Fiebertagen.

Maltafieber, Febris melitensis oder undulans.

In den Ländern um das Mittelmeer kommt das sog. Maltafieber vor, so in Spanien, Italien, Südfrankreich, Griechenland, Türkei, Palästina, Nordafrika, in Malta und anderen Mittelmeerinseln; ferner aber auch in Rußland, in Asien, wie Kleinasien, Arabien, Indien oder China, in Mittelamerika, Afrika usw.

Erreger ist der **Microbacillus melitensis** (Bruce), rundlichoval, zuweilen in Form von anscheinenden Diplokokken, gramnegativ. Der Bazillus findet sich in Milz, Leber, Nieren (Harn), sowie im Blut. Die Erkrankung wird durch kranke Ziegen (Milch, in die monatelang Bazillen ausgeschieden werden können und Milchderivate) übertragen. Der Bazillus ist auf Affen übertragbar. Bei Meerschweinchen können besonders im Hoden aus größeren Zellen bestehende Knötchen hervorgerufen werden.

Die Erkrankung des Menschen zeigt sog. „undulierendes" Fieber, d. h. längere Fieberzeiten, durch längere fieberfreie Zeiten unterbrochen, im ganzen bis zu $^1/_2$—1 Jahr dauernd. In den Fieberzeiten ist das Allgemeinbefinden gestört, es besteht Leukopenie und Lymphozytose. Die Erkrankung verläuft meist gutartig, doch kann sie auch tödlich enden.

Es finden sich entzündliche und geschwürige Darmveränderungen, starke Milzschwellung und Vergrößerung der mesenterialen Lymphknoten sowie Anämie.

Bangsche Krankheit (Febris undulans Bang).

Der Erreger der Erkrankung ist der **Bacillus abortus** (Bang), welcher bei Rindern schwere eiterige Endometritis und so seuchenartig auftretende Aborte bewirkt. Dies ist jetzt überaus verbreitet (20—30% der Rindviehbestände). Der Bazillus steht dem Bacillus melitensis auch kulturell-serologisch überaus nahe.

Er kann nun auch beim Menschen Erkrankungen hervorrufen, die erst in der letzten Zeit verfolgt wurden (Bangsche Krankheit).

Die Übertragung des Erregers auf den Menschen geschieht durch rohe Milch infizierter Tiere oder durch Infektion bei Berührung, vor allem Entbindung kranker Kühe. Auch Laboratoriumsinfektionen sollen vorgekommen sein. Beim Menschen erscheint die Erkrankung im Gegensatz zum Tierabort als Allgemeinkrankheit in Gestalt „undulierenden Fiebers" (s. oben bei Maltafieber), zusammen mit Gelenk-Nervenschmerzen, Milzschwellung, Darmblutung, zuweilen Nebenhoden-Hodenentzündung; es besteht mäßige Anämie, Leukopenie, relative Lymphozytose. Das Allgemeinbefinden bleibt meist gut und die Erkrankung geht nach einigen Wochen bis Monaten vorüber. Es werden sehr viel mehr Männer als Frauen befallen, Kinder erkranken auch, aber seltener. Bei der am häufigsten vorkommenden Infektion auf dem Darmwege werden wohl die mesenterialen Lymphknoten, dann der Blutweg befallen oder unmittelbar die Pfortader. Histologisch finden sich in der Milz und ähnlich auch in der Leber an Tuberkel erinnernde Epitheloidzellknötchen, aber ohne Nekrose, häufig mit Bindegewebsvermehrung in der Umgebung; daneben können endophlebitische Vorgänge gefunden werden. Die Diagnose wird gesichert durch Agglutination des Serums mit dem Bangschen Bazillus, was um so wichtiger ist, als die Erkrankung mit sehr unbestimmten Krankheitszeichen verlaufen kann.

Pest.

Die Pest, eine fieberhafte Allgemeinerkrankung, die schnell tödlich verlaufen kann, herrscht vor allem in Indien und China endemisch bzw. epidemisch. Erreger ist ein Bazillus.

Der **Pestbazillus** (Kitasato-Yersin) (Abb. 305) ist ein kurzes, breitovales, unbewegliches Stäbchen, welches gewöhnlich, ähnlich wie das Bacterium septicaemiae haemorrhagicae, wenn es aus dem Körper stammt,

Polfärbung zeigt, in Kulturen dagegen gewöhnlich nicht. Der Pestbazillus ist sehr vielgestaltig, liegt zuweilen in kleinen Ketten oder Haufen und zeigt kennzeichnende Rückbildungsformen (bläschenförmige Aufbauchung der Stäbchen oder Abrundung zu mehr kugeligen Formen), welche sehr rasch und typisch auftreten. Er findet sich als Erreger der Pest besonders in den Bubonen, den primären Hautpusteln, dem Auswurf der Pestpneumonie, meist auch im Blut und in den inneren Organen. Immunisierung mit Pestserum ist bis zu einem gewissen Grade gelungen, da echte Toxine gebildet werden; auch besitzt das Pestserum agglutinierende Eigenschaften gegenüber den Pestbazillen. Außer dem Menschen sind auch Ratten sehr empfänglich für die Pestinfektion, wovon zur Diagnosenstellung Gebrauch gemacht wird; sie infizieren sich an Pestleichen; Rattenepidemien kommen als Vorläufer von Pestepidemien der Menschen vor. Möglicherweise akklimatisieren sich die Pestbazillen erst im Körper der Ratten. Die Menschen infizieren sich durch pestkranke Menschen oder Ratten. Flöhe oder Fliegen sollen die Erkrankung hauptsächlich vermitteln.

Die Bazillen werden von Menschen oder Ratten mit dem Kot, Urin u. dgl. entleert und halten sich im trockenen Zustande lange. Sie infizieren dann wieder den Menschen, und zwar entweder durch die Haut bzw. die Schleimhäute der oberen Luftwege und wohl auch des Magendarmkanals, wobei dann die benachbarten Lymphknoten erkranken — **Bubonenpest** —, oder (seltener) durch Einatmen, wobei die **Lungenpest** entsteht, die sehr ansteckend ist und meist schnell tödlich verläuft. Beide Formen können sich auch verbinden.

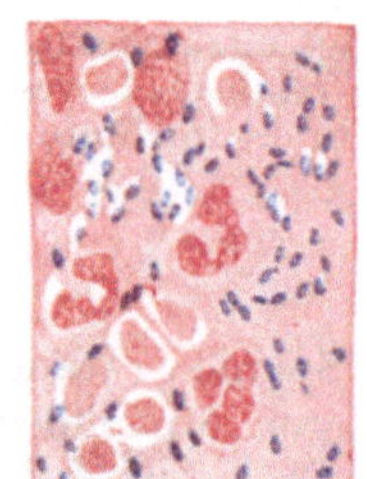

Abb. 305. Pestbazillen.
Buboneneiter.
(Nach Seifert-Müller.)

Bei der Bubonenpest entsteht, vor allem an Stellen geringster Hautverletzungen, die Pestpustel, eine hämorrhagisch-furunkelartige Hautveränderung, und von hier aus (oder auch ohne Auftreten der Hautveränderung) erkranken die benachbarten Lymphknoten, je nachdem der Hals-, Achsel-, Leistengegend usw. Sie werden durch Blutungen dunkelrot; es bestehen starkes Ödem und Zellhyperplasie sowie Thrombosen. Auch die Umgebung der Lymphknoten ist mit Leukozyten und roten Blutkörperchen durchsetzt. Die Lymphknoten werden dann, in der Mitte beginnend, nekrotisch oder vereitern und brechen auf. Die Bazillen finden sich vor allem in den Lymphknoten in großer Menge, besonders am Rande der Nekrosen. Doch spielen auch Mischinfektionen eine große Rolle. In der Leber können sich Hyperämie, Blutungen, Entartungen, selten Abszesse finden, die Milz ist geschwollen, auch sie weist selten Abszesse (mit Pestbazillen) auf. Ist die Mundrachenhöhle die Eingangspforte, so bestehen auch hier nekrotisierende und eiterige Herde. Pestbronchitis soll häufig sein. Die Lunge kann auch sekundär erkranken.

Die Lungenpest stellt eine schlaffe, sich ausbreitende Lungenentzündung in Gestalt einer aus roten Blutkörperchen, Leukozyten, wenig Fibrin und geblähten Alveolarepithelien bestehenden Einlagerung mit ödematöser Umgebung dar. Überwiegen gangränöse, mit Blutungen einhergehende Vorgänge, so können dunkle, zerstörte Lungenmassen ausgehustet werden, „schwarzer Tod" des Mittelalters. Auch kann sich Lungenpest (außer unmittelbar durch Einatmen der Bazillen entstanden) an Erkrankungen der Schleimhaut des Mundes (Mandeln), dann der Luftröhre und Bronchien mit großen Massen von Pestbazillen (auch in Gefäßen, so daß Weiterverbreitung, auch in die Lungen, auf dem Blutwege ebenfalls stattfinden kann) erst anschließen.

Besonders bei der Bubonenpest kommt es auch zum Übertritt der Bazillen ins Blut. Die Milz ist groß und dunkelrot, weist gegebenenfalls Nekrosen, besonders der Gefäßwände, auf, und kann dann „chagriniert" erscheinen. Leber und Nieren zeigen Entartungen. Im Knochenmark finden sich nekrotische Herde mit Fibrin, Hyperämie und Blutungen sowie oft große Mengen von Pestbazillen. Die Lungen können metastatisch ergriffen sein. In allen diesen Organen können sich bei der Pestsepsis auch Eiterungen entwickeln. Hier spielen auch Mischinfektionen eine Rolle.

Tularämie.

Erreger der Erkrankung ist das **Bacterium tularense,** welches Mc Coy und Chapin bei Eichhörnchen in Tulare county in Kalifornien zuerst (1912) fanden. Die Erkrankung ist aber auch sonst bei Nagern weit verbreitet, so vor allem bei Hasen und Kaninchen. Der Bazillus ist klein, gramnegativ, unbeweglich, anaerob wachsend. Er wird auf den Menschen übertragen unmittelbar beim Zubereiten der Tiere in der Küche oder beim Abhäuten derselben (auch z. B. Opossum), oder mittelbar durch Übertragung blutsaugender Insekten, so vor allem der Pferdefliege (Chrysops discalis) oder der Holzzecke (Dermacentor andersoni Stiles).

Es werden vier Verlaufsformen der Erkrankung unterschieden (Francis): der ulcero-glanduläre Verlauf, d. h. Primäraffekt meist am Finger, aus dem sich ein Geschwür entwickelt, und sehr schnelle Schwellung, dann Einschmelzung der benachbarten Lymphknoten, der glanduläre Verlauf, d. h. unmittelbares Befallensein der Lymphknoten ohne Primäraffekt, da der Erreger offenbar auch durch die unverletzte Haut eindringen kann, der okulo-glanduläre Verlauf mit einer Papel besonders an der Bindehaut des Unterlides (Infektion durch Reiben der Augen) mit Veränderungen der benachbarten Lymphknoten an Gesicht und Hals und endlich eine typhusähnliche Verlaufsform mit schwerer Allgemeininfektion.

Die Erkrankung erinnert stark an Pest. Außer der Form mit Hauptveränderung der Lymphknoten (Bubonen) gibt es auch (in Rußland beobachtet) eine die Lunge betreffende. Die Erkrankung verläuft aber sehr viel milder und seltener tödlich als die Pest.

Anatomisch sieht man am Primäraffekt Koagulationsnekrose und Geschwürsbildung mit reichlichen Leukozyten, außen um die Nekrosen Anhäufung von Epitheloidzellen und weiterhin besonders um Gefäße Einlagerung von größeren Zellen und Rundzellen, spärlicher auch Riesenzellen vom Langhansschen

Typus. Auch in den Lymphknoten und in der Milz, ferner auch in den Lungen und an der Pleura, auch in der Leber usw. finden sich ganz ähnliche Koagulationsnekrosen in der Mitte und Granulationsbildungen herum. In den Lymphknoten kommt es zur Heilung durch Bindegewebsumwandlung, oder zur Erweichung. Die Veränderungen in den inneren Organen zeigen, daß die Bakterien über die Lymphknoten hinaus ins Blut eingedrungen sind. Hierauf weisen auch die Tierversuche hin. Denn um die Diagnose zu sichern dient die Agglutination und vor allem der Tierversuch. Meerschweinchen, Ratten usw. zeigen starke Verkäsung der Lymphknoten und Knötchen in Leber, Milz, Lungen. Die Veränderung verläuft hier meist viel schneller als beim Menschen.

Die Erkrankung ist bisher nur in Amerika, Japan (Oharasche Krankheit) und in Rußland nachgewiesen worden, in dem letztgenannten Lande im Anschluß an große Überschwemmungen mit an das Landschwemmen von Wasserratten in ungeheuren Massen, die erschlagen und abgehäutet wurden.

Pocken, Variola.

Die Pocken stellen eine schwere, akute, fieberhafte, ansteckende Allgemeinerkrankung dar, die (obwohl der Erreger nicht mit Sicherheit bekannt ist) dank der gesetzlich durchgeführten Impfung bei uns fast verschwunden ist.

Sog. **Elementarkörperchen** sollen die Erreger der **Pocken** sein (Paschen) und in Zellen einen Entwicklungsgang aus Vorstufen, sog. **Initialkörperchen,** durchmachen. Durch Reaktionen der Zellen um diese anscheinenden Lebewesen entstehen dann die sog. **Guarnierischen Körperchen,** welche schon länger bekannt und auf jeden Fall für Pocken und Vakzine kennzeichnend sind.

Die Infektion soll von den oberen Luftwegen aus durch Tröpfcheninfektion, von den Hautherden aus nach Platzen dieser durch Eintrocknung, Verstäubung und Einatmung erfolgen.

Diagnostisch soll die Paulsche Reaktion wertvoll sein. Bei Verimpfung mit Pockenmaterial auf die Kaninchenhornhaut entstehen nach 36—48 Stunden kleine Erhebungen, die bei kurzer Härtung in Sublimatalkohol, wenn es sich in der Tat um Pockenmaterial handelte, als kreideweiße (weißopake) Knötchen zutage treten; sie beruhen auf lebhafter Epithelwucherung.

Schon das Vorstadium der Pocken setzt öfters mit hohem Fieber und scharlachartigem Exanthem ein. Dann (nach etwa drei Tagen) kommt es, zunächst und besonders am Kopf und Gesicht, später über den ganzen Körper, zu den typischen Pockenherden der Haut, d. h. zunächst roten, derben, etwa hirsekorngroßen Knötchen mit hyperämischer Randzone, aus denen sich dann Bläschen mit einer Delle in der Mitte entwickeln, die nach einigen Tagen vereitern und so **Pusteln** bilden.

Mikroskopisch sieht man, daß sich durch Quellung und Trübung, sodann Koagulationsnekrose, der Zellen des Rete Malpighi zusammen mit zunächst seröser Exsudation ein Bläschen bildet; dies ist durch Zwischenleisten, welche aus nekrotischen Massen oder stehengebliebenen Epithelien bestehen, mehrkammerig. Durch Eiterung wird dann das ganze eingeschmolzen, und so entsteht die einkammerige Pustel. Die Umgebung wird gerötet und stark ödematös, oft besonders im Gesicht. Die Pusteln platzen und trocknen dann mit Borken- und Krustenbildung ein. Bei Heilung entstehen zahlreiche kleine, glänzende, leicht eingesunkene, weiße Narben, besonders im Gesicht. Nur wenn die Papillen verschont geblieben, heilen die Bildungen in Gestalt leicht bräunlicher Flecke ohne Narbenbildung. Auch die Schleimhäute des Mundes und der Speiseröhre oder auch des Mastdarmes können ergriffen sein.

Von Allgemeinveränderungen finden sich Entartungen in Herz, Leber, Nieren usw., in der Niere auch lymphozytäre Entzündung, im Knochenmark Ödem, Nekrosen und zuweilen Blutungen, auch in den weiblichen Geschlechtsorganen und anderen Organen Blutungen. Auch Osteomyelitiden sind bekannt. Im Kehlkopf und Luftröhre entstehen pseudomembranöse Entzündungen oder kleine Nekrosen bzw. Eiterherde und Geschwüre. Die Lunge kann bronchopneumonische Herde aufweisen. Die Milz ist im allgemeinen nicht vergrößert.

Unter den atypischen Formen sind die von vornherein oder nach dem Bläschenstadium hämorrhagisch werdenden „schwarzen Pocken" zu nennen. Hier bestehen große Blutungen in der Haut, aber auch in den serösen Häuten, dem Knochenmark, den Atmungsorganen, dem Urogenitalsystem usw. Zu Pustelbildung u. dgl. kommt es meist nicht; der Tod tritt zu schnell ein.

Variolois sind — besonders bei Geimpften — ganz leicht verlaufende Pocken. Hier trocknen die Bläschen vor der Eiterung ein.

Die **Kuhpocke** entspricht den menschlichen Pocken.

Varizellen, Windpocken, stellen eine leichte Kinderkrankheit dar. Hier werden bis höchstens erbsengroße Bläschen der Haut mit klarem Inhalt gebildet, die dann schnell eintrocknen. Bei Ausstrichen sollen sich zahlreiche Riesenzellen finden, die bei Pocken meist vermißt werden.

In Südamerika (Brasilien) und Mittelamerika, Südafrika, Australien usw., aber auch in die Azoren eingeschleppt (auch die letzte Pockenepidemie der Schweiz gehört wohl hierher) kommt eine den Windpocken sehr ähnliche Erkrankung vor, in Brasilien **Alastrim,** sonst vielfach auch **weiße Pocken** genannt. Sie tritt meist in größeren Epidemien auf und ist in der Regel harmlos. Die Erkrankung heilt bald ab, doch sind auch im Verlaufe von Epidemien Steigerungen der Schwere der Krankheit, selbst bis zu tödlichem Ausgang, beobachtet. Es besteht gegenseitige Immunität mit Pocken. Die Krankheit entspricht wohl einer milden Form der Pocken.

Schlafkrankheit.

Die Schlafkrankheit ist im tropischen Afrika jetzt weit verbreitet.

Seit Dutton und Todds sowie Castellanis Forschungen wird angenommen, daß sie durch ein Trypanosoma, das **Trypanosoma gambiense** hervorgerufen wird. Überträger der Erkrankung ist eine Art der Glossinen, die Glossina palpalis, welche sich in der Nähe von Wasserläufen aufhält (kaum weiter als 100 m von ihnen entfernt), weshalb die Schlafkrankheit diesen folgt. In den Glossinen entwickeln sich geschlechtliche Zwischenformen, die von deren Speicheldrüsen aus durch Biß in den Menschen gelangen und sich in dessen Blut in ungeschlechtlichen Formen vermehren. Neben dem Trypanosoma gambiense ist jetzt ein anderes Trypanosoma, das **Trypanosoma rhodesiense**, als Erreger der besonders bösartigen Form der Schlafkrankheit Südafrikas bekannt. Das Trypanosoma rhodesiense wird durch die Glossina morsitans, eine andere Glossinenart (und Hauptüberträger der tierischen Tsetsekrankheit) übertragen. Auch auf Tiere (Affen, Kaninchen, Ratten usw.) ist das Trypanosoma gambiense wie rhodesiense übertragbar, meist mit tödlichem Ausgang, besonders schnell bei Impfung mit letzterem.

Die zunächst mit unregelmäßigem Fieber, Erythemen und Ödemen sowie Anämie, Nervosität, Kopfschmerzen, Schwindel, Zittern, unter Umständen Lähmungen verlaufende Erkrankung ist später mit starker Apathie und Krämpfen verbunden und endet unter stärkster Abmagerung oft erst nach jahrelangem Verlauf tödlich. Stets sind bei der Krankheit die Lymphknoten geschwollen, besonders am Nacken (Früherscheinung). Punktion der Lymphknoten läßt die Erreger nachweisen. Sie finden sich auch in der Gehirnrückenmarkflüssigkeit und seltener im Blut.

Anatomisch findet sich Entzündung oder wenigstens Ödem der Hirnhäute.

Hier und im Gehirn und gegebenenfalls auch Rückenmark bestehen vorzugsweise ganz diffuse (der Paralyse ähnliche) Veränderungen, deren rein entzündliche Natur Spielmeyer betont. Ebenso hebt er hervor, daß die Veränderungen bei der Schlafkrankheit nicht wie bei der Paralyse bestimmte Hirngegenden bevorzugen, und daß sie auch weniger an die Rinde gebunden sind. Die Zellherde, unter denen außer Lymphozyten die große Zahl der Plasmazellen, die hier meist ganz besonders viele sog. Russelsche Körperchen enthalten, auffällt, folgen auch hier den Gefäßen, dringen über die Adventitialräume aber auch mehr in das Nervengewebe vor. Ähnlich wie bei der Paralyse (s. dort) findet sich auch hier eisenhaltiger Farbstoff. Milzschwellung ist unregelmäßig; Lungenentzündung, Pleuritis, Lungengangrän, Darmerkrankungen usw. kommen häufig als Begleiterscheinungen hinzu.

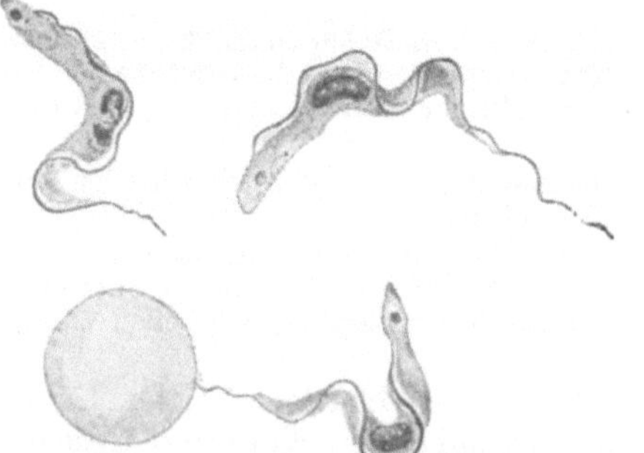

Abb. 306. Trypanosoma gambiense.
(Nach Dutton.)
(Aus Braun, Die tierischen Parasiten des Menschen. Würzburg 1908.)

Tollwut, Lyssa, Rabies.

An der Tollwut erkranken häufig Hunde, auch einige andere Tiere, wie Wolf, Fuchs, Katze usw. Durch den Biß kann die Krankheit auf den Menschen übertragen werden.

Bei Hunden beginnt nach einem 3—6 wöchigen Inkubationszustand ein sog. melancholisches Stadium, in dem die Tiere scheu, schreckhaft sind und kein Futter zu sich nehmen, dann tritt das Irritationsstadium ein mit Beißsucht und der Lust des Umherirrens, worauf das letzte, paralytische Stadium mit Lähmung einsetzt. Die Tiere sterben durchschnittlich in $^1/_2$ bis 1 Woche nach Auftreten der ersten Krankheitszeichen. Noch schneller, mit stark hervortretenden Lähmungen unter Ausfall des Irritationsstadiums, verläuft die sog. stille Wut bei den Tieren.

Als Erreger gelten zu den Chlamydozoen zu rechnende Körperchen, die mit den schon länger bekannten Negrischen Körperchen der Ganglienzellen (s. u.) zusammenhängen. Noguchi ist es gelungen, diese Körperchen zu züchten und mit den Kulturen bei Hunden und anderen Tieren Tollwut zu erzeugen. Es scheint, daß es sich hierbei um sog. Elementarkörperchen handelt, welche in den Negrischen Körperchen wohl enthalten sind.

Speichel wutkranker Tiere, auch Blut, enthält den Erreger und so wird die Krankheit übertragen bzw. ist auch im Tierversuch übertragbar. Dies gelang auch schon Pasteur mit Übertragung von Gehirn erkrankter Tiere.

Auf den Biß wutkranker Hunde hin erkrankt der Mensch, indem die mit dem Speichel übertragenen Erreger auf dem Wege der Gehirn- und Rückenmarksnerven das Zentralnervensystem erreichen. Doch liegt zwischen Biß und Ausbruch der Erkrankung eine sehr wechselnde, meist recht lange, etwa 4—8 Wochen betragende Inkubationszeit. Nach allgemeinen Krankheitszeichen stellt sich Abneigung gegen Wasser (Flüssigkeiten) ein, wonach die Erkrankung auch als Hydrophobie bezeichnet wird. Es treten tonische Krämpfe auf, vor allem des Schlundes, auch der Glottis und Atemmuskulatur, dann auch sonst am Körper, offenbar reflektorisch ausgelöst, die mit stärkster Atemnot und Angstzuständen sowie

Aufregungserscheinungen, die sich bis zu Delirien steigern können, einhergehen. Es besteht starker Speichelfluß. Unter den Krämpfen, oder nachdem es erst noch zu Lähmungen kommt, tritt (meist in längstens 3 Tagen) der Tod ein.

Im Gehirn finden sich Veränderungen, die an die der Paralyse und vor allem der Schlafkrankheit erinnern, doch verlaufen sie weit akuter.

Die Veränderungen sind vor allem herdförmig verteilt, sie sind abgesehen von Hyperämie, Ödem, auch Blutungen, teils ausgesprochen entzündlicher Natur (besonders auch im Anschluß an Gefäße auftretende Rundzelleinlagerungen), teils mehr degenerativ (Ganglienzellen) mit reparativen Reaktionen. Am stärksten pflegen die Veränderungen im verlängerten Mark und im Zwischenhirn zu sein. Besonders in den Ganglienzellen des Ammonhorns treten die, auch diagnostisch (auch im Gehirn zweifelhaft wutkranker Tiere) sehr wichtigen, schon erwähnten Negrischen Körperchen auf; sie sind klein, rund, oft mit kleinen Vakuolen. Die sog. Babesschen Knötchen stellen Gliazellwucherungsherde dar.

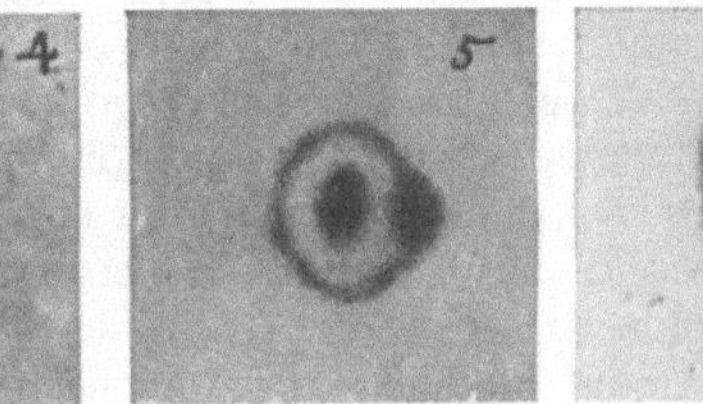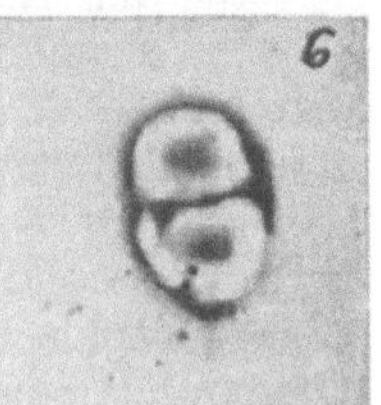

Abb. 307. Gezüchtete Negrische Körperchen. (Nach Giemsa gefärbt.)
(Aus Noguchi, Cultivation of the parasite of Rabies. Journ. of experim. Med. Vol. 18.)

Während die ausgebrochene Erkrankung nicht zu beeinflussen ist, werden von wutkranken Hunden gebissene Menschen dem schon von Pasteur eingeleiteten Schutzverfahren unterworfen, d. h. im Inkubationsstadium mit abgeschwächtem Virus (z. B. Behandlung mit getrocknetem Rückenmark wutkranker Kaninchen) immunisiert. Der Erfolg ist um so aussichtsreicher, je früher nach dem Biß die vorbeugende Behandlung erfolgt, deswegen ist auch sehr frühzeitige sichere Diagnose, ob ein Hund wutkrank ist, besonders wichtig. Dies ist aber auch von besonderer Bedeutung im Hinblick darauf, daß es am allernötigsten ist, Maßnahmen zu treffen, daß eine Verbreitung der Erkrankung unter Hunden sofort Einhalt geboten und so überhaupt ein Gebissenwerden von Menschen verhindert wird. So ist die Krankheit beim Menschen bei uns zu einer außerordentlich seltenen geworden.

Psittakose, Papageienkrankheit.

Es erkranken an ihr Menschen, welche mit frisch eingeführten Papageien in besondere Berührung kamen und zwar in Form von Zeit zu Zeit auftretender, meist kleiner Epidemien, die letzte 1929/1930 mit alles in allem etwa 400 Erkrankungen, darunter aber 35—40% Todesfälle.

Mit Sicherheit ist der Erreger nicht bekannt. Doch haben Reineck und Hofmann ein paratyphusähnliches Stäbchen aus dem Blut gezüchtet und Papageien damit infiziert und getötet. Es kommt schnell zu Mischinfektion mit Kokken oder Bacterium coli. Andere Forscher nehmen ein filtrierbares Virus an, und es wird von einer Rickettsia psittaci gesprochen.

Die Papageien erkranken mit wenig kennzeichnenden Zeichen, sie werden still, ruhig, zittern, haben starken Durst, nehmen kein Fressen und zeigen vor allem schwere Durchfälle, später auch häufig Dyspnoe. Meist nach 8—9 Tagen tritt der Tod ein, gegebenenfalls später.

Erkrankt der Mensch, so geschieht dies nach einer Inkubation von 1—3 Wochen meist ganz plötzlich mit Kopf- und Gliederschmerzen und schnell tritt ein ganz schweres Krankheitsbild auf, vor allem von seiten des Magen-Darmkanals und bald auch der Lungen, dann kann ein schwer benommener Zustand mit hohem Fieber eintreten. Die Milz ist zuweilen geschwollen, das Blut zeigt Leukopenie und starke sog. Linksverschiebung der Leukozyten. Die Veränderungen bei der Leichenöffnung sind aber auch sehr wechselnd und wenig bzw. gar nicht kennzeichnend: Bronchopneumonien, vor allem auch mit großen Zellen im Alveolarexsudat, Lebernekrosen, Perikarditis u. dgl. Die Diagnose kann nur im Zusammenhang mit erkrankten Papageien gestellt werden. Doch ist vom erkrankten Menschen zu anderen Menschen auch Übertragung möglich.

Neuntes Kapitel.

Tierische Parasiten und Invasionskrankheiten.

Die niederen tierischen Parasiten sind als Erreger von Infektionskrankheiten schon besprochen. Die höheren tierischen Parasiten dagegen verhalten sich im menschlichen Körper ganz anders, ebenso die von ihnen bewirkten Erkrankungen, die man als Invasionskrankheiten zusammenfaßt.

Auch hier bezeichnet man das Tier, in welchem ein Parasit lebt, als „Wirtstier" oder „Wirt" desselben. Für jeden Schmarotzer ist die Zahl der Wirtstiere, auf denen er leben kann, eine beschränkte: manche Parasiten werden nur beim Menschen, andere nur bei einer bestimmten Tierart gefunden. Viele schmarotzen während ihrer ganzen Lebenszeit auf demselben Körper (lebenslänglicher Parasitismus), sogar in einem Organ desselben, z. B. dem Darm, wie die Oxyuren oder Askariden. Andere leben zu verschiedenen Zeiten auf verschiedenen Tierarten, ein Verhalten, das mit ihren verschiedenen Entwicklungsstadien zusammenhängt. Ein großer Teil der tierischen Parasiten zeigt nämlich auch hier einen typischen Generationswechsel, d. h. einen gesetzmäßigen Wechsel einer geschlechtlich ausgebildeten Generation mit einer oder mehreren sich ungeschlechtlich fortpflanzenden Generationen, welch letztere man auch als Ammen bezeichnet. Sehr häufig sind nun die einzelnen Geschlechterfolgen auf bestimmte, aber voneinander verschiedene Wirtstiere angewiesen; die Ammen (geschlechtslose Folge) entwickeln sich aus den Eiern, resp. Embryonen nur dann, wenn diese in eine gewisse Tierart aufgenommen werden, können aber in ihr nicht geschlechtsreif werden, sondern bleiben hier liegen, bis sie absterben oder auf irgendeinem Wege in eine zweite Tierart gelangen, wo sie sich zum geschlechtsreifen Schmarotzer ausbilden. So entwickeln sich z. B. die Ammen gewisser Bandwürmer nur im Darm des Menschen oder einzelner Säugetiere zum wirklichen Bandwurm, so der Blasenechinokokkus (Jugendzustand der Taenia echinococcus) im Darm des Hundes zur Taenia echinococcus. Um solche Formen zu ihrer vollen Entwicklung kommen zu lassen, ist also eine nacheinander folgende Übertragung auf verschiedene Wirtstiere, ein „Wirtswechsel" notwendig. Die Tierart, welche die Jugendformen eines Schmarotzers enthält, bezeichnet man als „Zwischenwirt", jene, in welcher der Schmarotzer seine Geschlechtsreife erhält, kurzweg als „Wirt". Bei einzelnen Schmarotzern, welche keinen Generationswechsel besitzen, ist ebenfalls ein derartiger Wirtswechsel zur Fortpflanzung nötig, so bei der Trichine.

Manche Formen schmarotzen nur während einer gewissen Zeit ihrer Entwicklung, während sie sonst frei leben; man bezeichnet dies als periodisches Schmarotzertum (Parasitismus). Diesen und den lebenslänglichen faßt man auch als dauerndes Schmarotzertum zusammen, gegenüber dem Verhalten jener Schmarotzer, die nur zeitweise ein Wirtstier aufsuchen, um von ihm Nahrung zu beziehen und es dann wieder verlassen — wie das viele Insekten tun —, zeitweises Schmarotzertum. Endlich unterscheidet man noch die Epizoen, d. h. solche Schmarotzer, die an äußeren Teilen, und Entozoen, d. h. solche, die in inneren Organen eines Körpers leben.

Bei dem periodischen Parasitismus können die Larven schmarotzen und die späteren Entwicklungsstadien frei leben, wie bei der Dasselfliege, oder umgekehrt die späteren Entwicklungsformen schmarotzen, wie beim Floh. Bei zweigeschlechtlichen Parasiten schmarotzt öfters nur das eine Geschlecht, während das andere sich seine Nahrung selbst erobert. Daß Schmarotzer sich in ihrem Organbestand bzw. ihrer Form mit der Zeit ändern, indem durch diese Lebensweise manche Organe nicht mehr benutzt werden, ergibt sich aus allgemeinen Gesetzen von selbst.

Die Infektion mit tierischen Schmarotzern geschieht auf sehr mannigfaltige Weise. Bei epizoisch lebenden Schmarotzern ist eine unmittelbare Übertragung der Parasiten oder ihrer Eier leicht zu verstehen. Andere Schmarotzer werden mit der Nahrung aufgenommen, sei es in Form von Eiern oder Embryonen. Besonders bei Schmarotzern, die einen Wirtswechsel durchmachen, geschieht dies vielfach, indem der Zwischenwirt dem „definitiven Wirt" zur Nahrung dient, letzterer also mit den Organen des ersteren auch die Parasiten in seinen Darmkanal aufnimmt. Manche Embryonen, so die von Ankylostoma (nur die reifen Larven sind infektionsfähig), können durch die unverletzte Haut eindringen. Manche Schmarotzer nehmen im Körper des Wirtstieres ausgedehnte Wanderungen vor, z. B. Oxyuren oder Askariden oder Ankylostomen, andere werden mit dem Lymph- oder Blutstrom (z. B. Filarien) verschleppt bzw. in serösen Höhlen in die Umgebung zerstreut, „disseminiert". Die höheren Parasiten nehmen mittels ihres Mundes ihre Nahrung auf, zum Teil durch Blutsaugen. Eingekapselte Schmarotzer können ein Jahrzehnte betragendes Alter erreichen.

Die Folgezustände, die sich an die Ansiedlung eines Schmarotzers für den Wirt anschließen, sind sehr verschieden nach der Art letzterer, ihrer Zahl und ihrem Sitz. Die Störungen sind teils örtlicher, teils allgemeiner Art. Im Gegensatz zu den pflanzlichen und niederen tierischen wirken die höheren tierischen Parasiten krankheitserregend bzw. tödlich, vorzugsweise auf mechanischem Wege, durch Druck auf wichtige Organe (Echinokokken, ferner Zystizerken, besonders im Gehirn), durch Verlegen wichtiger Gänge (Fasciola hepatica), von Blutgefäßen (Schistosomum haematobium) und Lymphgefäßen (Filaria Bancrofti); doch wirken auch giftige Stoffe, z. B. bei Ankylostoma duodenale und bei Bothriozephalen, mit. Blasenwürmer reizen wohl ihre Umgebung auch durch giftige Stoffe. Die Wirkung tierischer Schmarotzer ist im allgemeinen weniger verhängnisvoll als die vieler pflanzlicher Infektionserreger. In den befallenen Organen entstehen Atrophien und mechanische Störungen, aber auch reaktive, oft zur Einkapselung des Schmarotzers (Muskeltrichinen und andere) führende Entzündungen, ferner Wucherungen, z. B. bei Schistosomum haematobium oder bei den Kokzidien der Kaninchenleber. In manchen Organen finden sich noch besondere Wirkungen, wie Gelbsucht, die durch einen Leberechinokokkus, oder Hydrozephalus, der unter Umständen durch einen Zystizerkus im Gehirn hervorgerufen werden kann u. dgl. Allgemeine Störungen sind teils solche nervöser Art, wie sie z. B. von Bandwürmern ausgelöst werden können, teils fieberhafte Zustände, wie bei der trichinösen Infektion. Auch findet sich Eosinophilie des Blutes.

Von den höher entwickelten tierischen Lebewesen stellen I. die Würmer und II. die Arthropoden Vertreter zu den Schmarotzern.

I. Vermes-Würmer.

1. Trematoden.

Plattwürmer (Saugwürmer). Mit ungegliedertem, meist blattförmigem Leib mit Mundöffnung und blind endigendem Darm. Ein Saugnapf zumeist am Mund; andere an anderen Stellen. Die

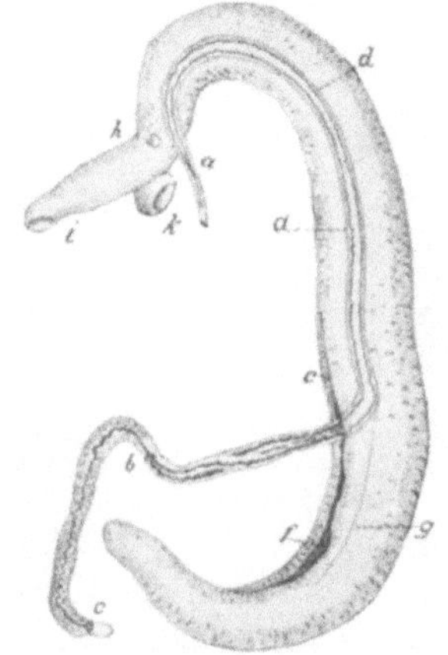

Abb. 308. Schistosomum (Distomum) haematobium.
(Aus Küchenmeister. Leipzig: Teubner 1855.)

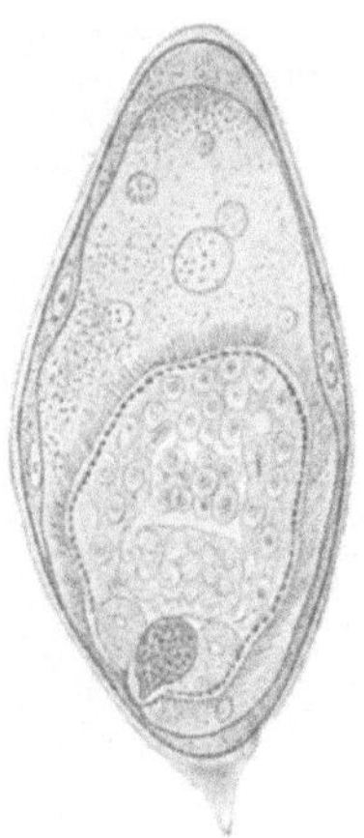

Abb. 309. Ei vom Schistosomum haematobium mit Mirazidium, das sich mit seinem Vorderende nach hinten gewendet hat.
(Nach Looß aus Braun, Parasiten.)

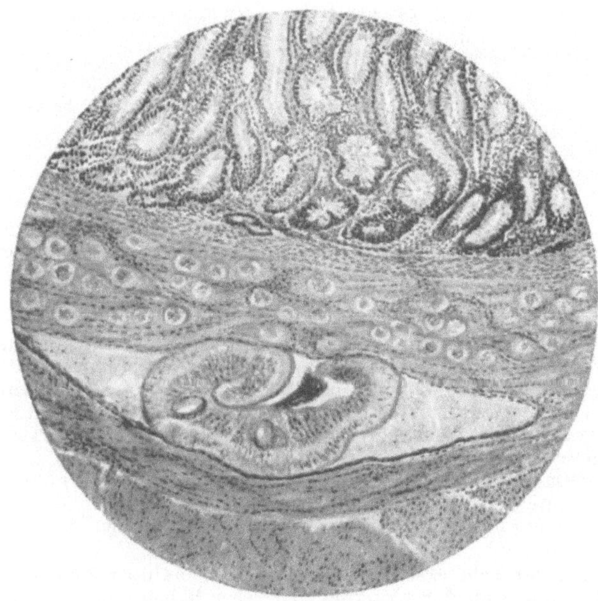

Abb. 310. Schistosomum haematobium im Mastdarm (Submukosa).
Ein Wurm liegt in einer Vene; darüber finden sich im Gewebe zahlreiche Eier.

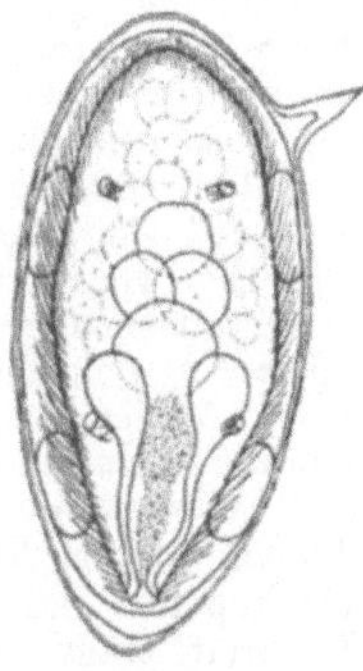

Abb. 311. Ei mit Mirazidium von Schistosomum Mansoni.
(Nach Fülleborn aus M. Mayer, l. c.)

Kutikula trägt häufig Stacheln. Die meisten Trematoden sind Hermaphroditen. Die Entwicklung der Eier und diejenige in den Zwischenwirten ist sehr verwickelt. Zwischen den zahlreichen zu den Geschlechtsorganen gehörenden Kanälen liegt ein Gewebe ("Parenchym"), welches sich durch großen Glykogenreichtum auszeichnet.

Schistosomum haematobium (Distomum haematobium, Bilharzia, Abb. 308—310). Der Schmarotzer ist zweigeschlechtlich. Das Männchen ist kürzer und dicker (1—1,5 cm) als das Weibchen (2 cm). Am hinteren Teil trägt das Männchen Stacheln, an der Vorderseite einen Kanal zur Aufnahme des Weibchens (Canalis gynaecophorus). Die Saugnäpfe stehen dicht zusammen. Die Eier sind groß, oval und tragen am hinteren Ende einen stachelförmigen Fortsatz (Abb. 309), mit dem sie Gefäßwände durchbohren.

Die Infektion in Gestalt der Larven (Cercarien) geht wahrscheinlich beim Baden und Trinken mittels des Wassers durch die Haut oder auch die Mundhöhle vor sich. Als Zwischenträger scheinen verschiedene Schneckenarten zu dienen. Der Schmarotzer siedelt sich in den Venen, besonders der Pfortader, und in der Blase an. Die Eier gelangen in die Blase und rufen hier besonders mechanisch durch

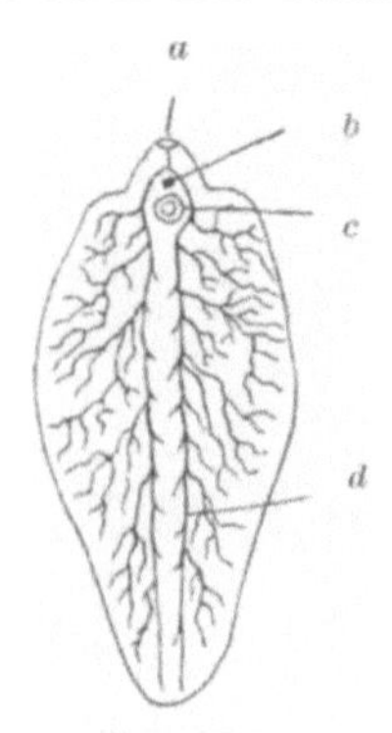

Abb. 312.

Fasciola (Distomum) hepatica.
1¹/₂ natürl. Größe.

a = Vorderer Saugnapf.
b = Porus genitalis.
c = Bauchsaugnapf.
d = Darmschenkel.

(Nach Lehmann, l. c.)

Ei von Fasciola (Distomum) hepatica.

(Nach Seifert-Müller, l. c.)

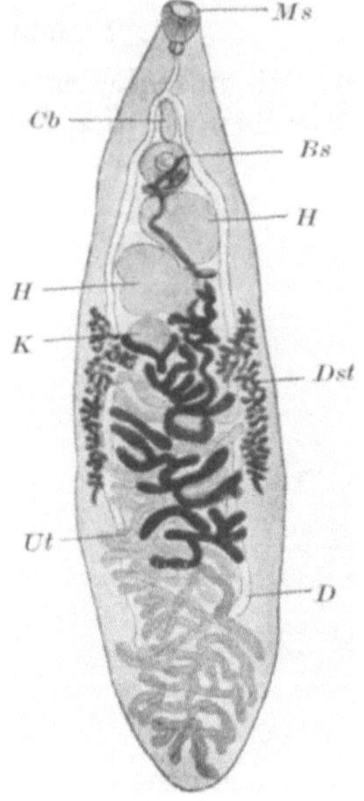

Abb. 313. Dicrocoelium lanceolatum. St. et Haß.

Bs Bauchnapf, Cb Cirrusbeutel, D Darmschenkel, Dst Dotterstock, H Hoden-, K Keimstock, Ms Mundnapf, Ut Uterus.

(Aus Braun, Parasiten.)

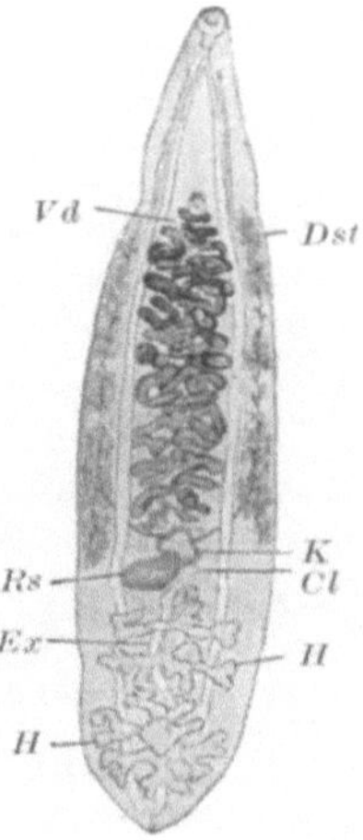

Abb. 314. Clonorchis sinensis.

Cl Laurerscher Kanal, Dst Dottersack, Ex Exkretionsblase, H Hoden-, K Keimstock, Rs Receptaculum seminis, Vd Endabschnitt des Vas deferens. (Nach Looß.)

(Aus Braun, Parasiten.)

ihre Endstachel Entzündungen — Hämaturie —, papillomatöse Wucherungen, auch Blasensteine hervor. Auch Scheidenentzündung mit Blut im Harn, Erscheinungen in anderen Organen (Lungenentzündung bei Ansiedlungen in der Lunge ferner Erscheinungen am Gehirn und Rückenmark), geschwulstartige Wucherungen am Oberschenkel und an den Geschlechtsteilen können von dem Schistosomum haematobium hervorgerufen werden. Der Schmarotzer ist besonders an der Nordküste Afrikas, vor allem in Ägypten, und hier wieder vorzugsweise im Deltagebiet, häufig.

Das **Schistosomum Mansoni** kommt auch besonders in Ägypten und überhaupt Afrika vor, aber auch in Mittel- und Südamerika, so in Brasilien. Die Würmer gleichen dem Schistosomum haematobium sehr; die Eier haben aber keinen Endstachel, sondern einen seitlichen. Die Würmer halten sich in Leber- und Mesenterialvenen auf; die Eier werden besonders in den Mastdarm abgelegt. Hier kommt es zu schweren Entzündungen und papillomatösen Wucherungen; in der Leber, in der sich meist Eier in großer Menge finden, kann eine Art Zirrhose entstehen. Die Entwicklung findet auch bei dieser Schistosomumart in Schnecken statt.

Eine dritte Art ist das **Schistosomum Japonicum** (Katsurada), der Erreger der sog. "Katayama-Krankheit", besonders in Japan und China. Seine Eier, die den oben genannten Endstachel nicht haben, aber auch keinen echten Seitenstachel, finden sich auch besonders in der Leber, aber auch im Gehirn usw. Als Zwischenträger sind auch hier Schnecken erkannt worden.

Fasciola hepatica (Distomum hepaticum), der **Leberegel** (Abb. 312). Es ist bis über 3 cm lang, verhältnismäßig breit, trägt zwei Saugnäpfe und Schuppen an der Kutikula. Die Eier haben einen Deckel. Der Schmarotzer entwickelt sich aus dem Ei in stehendem Wasser zu Mirazidien und macht sodann in einer Wasserschnecke eine Umwandlung in Zerkarien durch. Diese Zerkarien lagern sich an Gräsern in Zystenform ab. Mit diesen stecken sich Rinder und Schafe usw. an, selten der Mensch. Hauptaufenthaltsort der Schmarotzer sind die Gallengänge, doch können sie auch in andere Organe gelangen. Es kommt zu Bindegewebswucherung.

Noch zu erwähnen sind: **Fasciola lanceolata — Dicrocoelium** (Distomum) **lanceolatum** (Abb. 313), bis 1 cm lang, welches in der Gallenblase vorkommt, sehr selten beim Menschen; der **Opisthorchis felineus** (Distomum felineum), besonders bei Katzen, aber auch beim Menschen (Sibirien, Ostpreußen, Japan usw.), mit Fischen als Zwischenwirt vorkommend, ebenfalls in den Gallengängen (sowie Pankreas) ähnliche Erscheinungen (bis zur Ausbildung von Leberzirrhose) erzeugend; ferner der **Clonorchis sinensis** oder **endemicus** (Distomum spathulatum) (Abb. 314), welcher, in China, Japan, Philippinen usw., auch vor allem die Gallenwege (Leberatrophie und Zirrhose als Folge) und auch die Bauchspeicheldrüse befällt, aber auch schwere Allgemeinerscheinungen herbeiführt; sowie endlich der **Paragonimus Westermanni** (Distomum pulmonale), der bei Katzen, Hunden usw. sowie beim Menschen, besonders in Japan und China, die Lungen befällt, hier in größerer Zahl in bronchiektatischen Höhlen liegt oder im Lungengewebe Höhlenbildung oder Lungenschrumpfung, öfters mit Blutungen, herbeiführt und auch in andere Organe, besonders auf dem Lymphwege, gelangen kann. Hier scheinen zwei Zwischenwirte zu bestehen, Schnecken und Süßwasserkrebse.

2. Zestoden.

Die ebenfalls zu den Plattwürmern gehörenden **Zestoden** oder **Bandwürmer** sind langgestreckte, meist gegliederte Würmer, ohne Mund und Darm. Der Kopf, Skolex, trägt die Haftorgane, 2—4 Saugnäpfe; er ist gegenüber den unmittelbar hinter ihm liegenden Teilen etwas angeschwollen, oft mit einem Stirnfortsatz, Rostellum, versehen, das manchmal einen doppelten

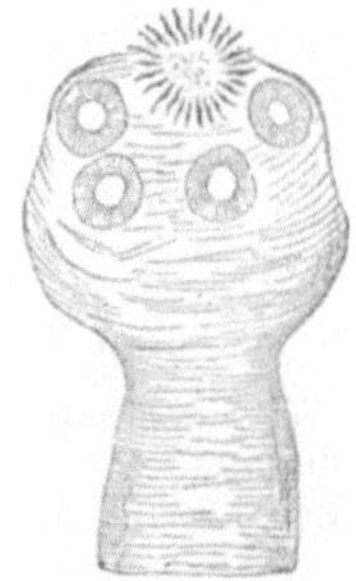

Abb. 315. Kopf von Taenia solium.
(Nach Heller in Ziemssens Handbuch der spez. Pathologie und Therapie. Bd. VII. Leipzig 1876.)

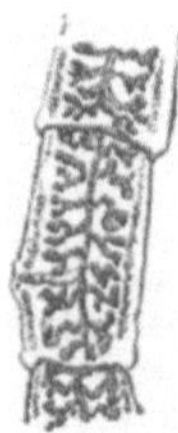

Abb. 316. Glied von Taenia solium.
(Nach Seifert-Müller, l. c.)

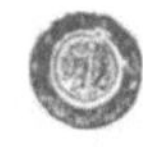

Abb. 317. Ei von Taenia solium.
(Nach Seifert-Müller, l. c.)

Kranz von Haken trägt. Auf den Kopf folgt der sehr schmale und dünne Hals, ohne deutliche Gliederung, dann die sog. Proglottiden oder Glieder, die nach dem Hinterende zu immer größer werden und die Fähigkeit haben, sich loszulösen und eine Zeitlang allein fortzuleben.

Jede Proglottide hat ihre eigenen männlichen und weiblichen Geschlechtsapparate, deren Ausführungsgänge meist gemeinschaftlich an der Seite oder an der Fläche des Gliedes münden. Von den weiblichen Geschlechtsorganen tritt besonders der Uterus deutlich hervor. Die Geschlechtsreife findet erst an den älteren Gliedern statt.

Der vordere Teil, welcher die Fähigkeit besitzt, nach Entfernung der Einzelglieder wieder neue zu erzeugen, findet sich auch in der Jugendform des Bandwurmes als Skolex, und zwar kommt die Jugendform in anderen Tierarten vor als der fertige, geschlechtsreife Bandwurm. Es geht also bei der Entwicklung der Bandwürmer ein echter Generationswechsel vor sich: Aus dem geschlechtsreifen Tiere entstehen die Eier, aus diesen im Zwischenwirt die Jugendformen (Ammen oder Larven), die geschlechtslos sind und erst im endgültigen Wirt zum Bandwurm auswachsen. Im einzelnen ist die Entwicklung folgende:

Innerhalb des Eies entwickelt sich der mit sechs Haken versehene Embryo. Die Eier verlassen mit den Gliedern den Darm des Bandwurmträgers („Wirtes") und gelangen nun auf Pflanzen, Düngerhaufen usw. oder ins Wasser; durch Zerfall der Glieder können die Eier frei werden, entwickeln sich aber nur weiter, wenn sie (frei oder mit den Gliedern) in den Darmkanal eines geeigneten Tieres, ihres Zwischenwirtes, gelangen. In diesem werden durch Verdauung der Eihülle, oder auch der Glieder, die Embryonen frei und bohren sich nun in die Darmwand ein; ein Teil wandert selbständig weiter, andere gelangen auch ins Blutgefäßsystem und werden mit dem Blute in den verschiedensten Organen abgelagert, wo sie sich zur Larvenform ausbilden. Bei einem Teil der Zestoden wachsen nun die Embryonen zu sog. Zystizerken aus; sie verlieren ihre Hakenkränze und werden zu einer mit heller Flüssigkeit gefüllten Blase. Aus dieser entsteht die Finne (Cysticercus), indem von der Wand aus eine Hohlknospe in die Lichtung der Blase hineinwächst, welche die Anlage des Kopfes darstellt und deshalb auch „Kopfzapfen" heißt. In der Höhlung entstehen die Saugnäpfe und der Stirnfortsatz mit Haken; es ist also bereits ein Bandwurmkopf, Skolex, entwickelt, aber er ist handschuhfingerförmig in die Lichtung der Blase eingestülpt, in welchem Zustande er auch bleibt, solange die Finne im Zwischenwirt enthalten ist. Übt man auf die herauspräparierte Blase einen leichten Druck aus, so gelingt es unschwer, den Skolex auszustülpen, und es erscheint dann die Blase als ein verhältnismäßig sehr großer Anhang des Skolex, der sich nun in seiner natürlichen Lage, mit Stirnfortsatz und Saugnäpfen an der Außenseite, darstellt. Meist bildet sich in einer Blase nur ein Kopfzapfen, bei manchen Arten aber (Coenurus) eine größere Zahl solcher. Beim Echinokokkus entstehen aus der Blase Tochter- und Enkelblasen und in diesen wieder Skolizes.

Andere Formen bilden keine Blasen, sondern nur kleinere, feste Körper, die man im Gegensatz zu den Zystizerken als Plerozerken bezeichnet. Bei wieder anderen endlich entwickelt sich als Larve ein sog. Plerozerkoid, das ist eine Larve mit Kopf und ebenfalls festem Schwanzteil, der aber nicht von ersterem abgesetzt ist, sondern nur als seine Verlängerung erscheint. Der Kopf ist gleichfalls ursprünglich eingestülpt. Bei den Bothriozephalen (s. u.) wachsen die eingekapselten Plerozerkoide bald in die Länge und gleichen also schon völlig einem kleinen fertigen Bandwurm, können aber nie im Zwischenwirt zum großen, geschlechtsreifen Bandwurm auswachsen. Gelangt nun eine dieser Finnenformen in den Magen eines anderen für sie geeigneten Tieres, so stülpt sich der Skolex aus, und die Blase wird verdaut. In den Darm gelangt, heftet sich der junge Skolex mit Hilfe seiner Saugnäpfe an der Wand an und wächst nun zum gegliederten, geschlechtsreifen Bandwurm aus.

Von Bandwürmern finden sich beim Menschen Vertreter aus der Familie der Täniaden und Bothriozephalen.

Täniaden. Kopf rundlich mit vier Saugnäpfen, Geschlechtsöffnungen seitlich an den Gliedern; Jugendzustand eine Blasenform. Eier deckellos.

Taenia solium (Abb. 315, 316, 317). 2—3 m, auch bis 6 m lang, Kopf mißt 1 mm im Durchmesser, zeigt einen Stirnfortsatz mit 26 verhältnismäßig großen Haken (Abb. 315), die in zwei Kreisen angeordnet sind. Die reifen Proglottiden (Abb. 316) sind 8—10 mm lang, 6—7 mm breit; die Zahl der Glieder beträgt 800—900. Uterus jederseits mit 7—10 Ästen, welche — an sich verhältnismäßig wenig verzweigt — sich an den Enden verästelnd weiter teilen. Die Glieder werden nur mit dem Kot entleert.

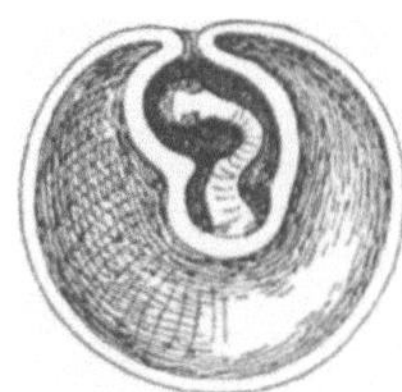

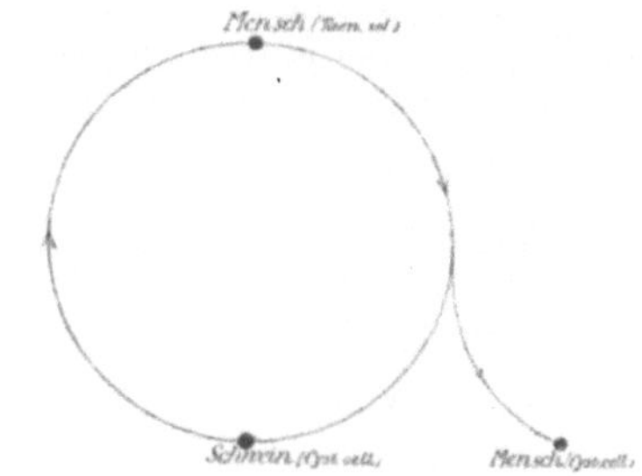

Abb. 318. Schematischer Schnitt durch eine Zystizerkusblase, an welcher der Bandwurmkörper sproßt.
(Nach Fleischmann, Lehrbuch der Zoologie. Wiesbaden 1898.)

Abb. 319. Schema des Wirtswechsels von Taenia solium.
(Nach Bollinger.)

Die Eier (Abb. 317) sind rundlich, enthalten im reifen Zustand einen kugeligen Embryo und sind von einer strahlig gestreiften Schale umgeben. Ihr Durchmesser beträgt etwa 0,03 mm.

Die Finne, **Cysticercus cellulosae,** bildet im Muskelfleisch (s. u.) linsen- bis bohnengroße, meist einzeln liegende Blasen, in denen sich der junge Bandwurmkopf, der Skolex, entwickelt (Abb. 318).

Die reife Taenia solium findet sich nur im **Dünndarm des Menschen**; die Weiterentwicklung der Eier geschieht in einem Zwischenwirt, und zwar dient als solcher vorzugsweise das **Schwein**, welches die Glieder und Eier aus Ablagerungen des Menschen in sich aufnimmt. Im Magen des Schweines wird die Eischale gelöst und der Embryo frei. Er gelangt nun in den Darm und bohrt sich mit Hilfe seiner Haken in die Darmwand ein, von wo aus er, zum Teil durch den Blutstrom verschleppt, in die Gewebe einwandert und besonders in der Muskulatur zur Finne auswächst. Die Zeit der Entwicklung des Embryo bis zur Finne beträgt etwa 2—3 Monate. Innerhalb des Zwischenwirts entwickelt sich die Finne nicht weiter, kann aber in ihm 3—6 Monate am Leben bleiben; stirbt sie schließlich ab, so schrumpft die Blase; sie kann auch verkalken. Die Schweinefinne kommt oft in großer Anzahl im Muskelfleisch, namentlich in der Zungenwurzel, aber auch in anderen Organen vor.

Der Mensch infiziert sich durch Genuß rohen oder ungenügend gekochten bzw. ungenügend geräucherten finnigen Schweinefleisches. Im Magen stülpt sich der junge Skolex aus, die ihm anhängende Schwanzblase wird verdaut und der in den Dünndarm gelangte junge Bandwurmkopf wächst im Verlauf von 10—12 Wochen zum geschlechtsreifen Bandwurm heran. Die Lebensdauer der Taenia solium kann 10—15 Jahre betragen. Besonders findet sie sich bei Leuten, die öfters rohes Schweinefleisch genießen bzw. mit solchem beschäftigt sind (Metzger, Köchinnen). Das Vorkommen der Zystizerken ist in den verschiedenen Gegenden sehr wechselnd. In Deutschland trifft etwa auf 324 Schweine ein finniges.

Außer der Taenia solium kommt auch ihr Larvenzustand, der **Cysticercus cellulosae,** beim Menschen vor, und zwar in verschiedenen Organen, am häufigsten in der Muskulatur, im Gehirn (auch in den Ventrikeln mit Verschluß dieser, Hydrozephalus und zuweilen plötzlichem Tod), dem Auge, dem Herzen, dem Unterhautbindegewebe, der Lunge, der Leber, dem Peritoneum; er bildet bis haselnußgroße und größere Blasen, die meist von einer bindegewebigen Kapsel umgeben werden, an deren Innenfläche sich oft zahlreiche Fremdkörperriesenzellen finden; an einigen Stellen, wie in den Hirnventrikeln, kommen die Zystizerken öfters ganz frei vor. Sie treten einzeln oder auch in größerer Anzahl auf. Manchmal bilden sich auch zusammenhängende oder verzweigte, traubige Massen: **Cysticercus racemosus** (Zenker). Da die Eier nicht im Darm, sondern nur im Magen ihre Hüllen verlieren und die Embryonen frei werden lassen, so kann die Infektion mit Zystizerken nur dadurch geschehen, daß Eier in den Magen gelangen. Zum Teil werden sie vielleicht mit Gemüsen, Salat usw., die mit Kot verunreinigt sind, eingeführt, häufiger wahrscheinlich durch Selbstansteckung, indem durch Unsauberkeit bei der Kotentleerung Bandwürmeier an die Hände und von da gelegentlich in den Mund gebracht werden, vielleicht auch durch sog. innere Selbstansteckung, indem bei Erbrechen Eier aus dem Darm in den Magen gelangen, wo ihre Hülle verdaut wird. In allen diesen Fällen werden die Embryonen frei, durchsetzen die Darmwand und geraten in die einzelnen Organe, wo sie zu Zystizerken auswachsen. Zystizerken, z. B. des Gehirns, können ein sehr hohes Alter (selbst 33 Jahre sind beobachtet) erreichen.

Taenia saginata (mediocanellata) (Abb. 320—322). Kopf größer als von T. solium (1,5—2 mm) mit vier großen Saugnäpfen, ohne Hakenkranz, mit unterentwickeltem Rostellum. Der ganze Bandwurm größer und kräftiger als die vorige Art, eine Länge von 8—10, ja sogar 30 m erreichend. Die reifen Glieder (Abb. 321) sind bis zu 18 mm lang, 7—9 mm breit, die Zahl der Glieder beträgt 1200—1600. Der Uterus zeigt jederseits 20—30 baumförmig verästelte Seitenzweige, die viel feiner und verzweigter sind als bei der T. solium. Die Glieder kriechen auch von sich aus, ohne Stuhlentleerung, gewöhnlich zu mehreren vereinigt, aus dem After heraus und zeigen auch dann noch lebhafte, kriechende Bewegungen. Die Eier sind denen der T. solium sehr ähnlich, aber mehr oval.

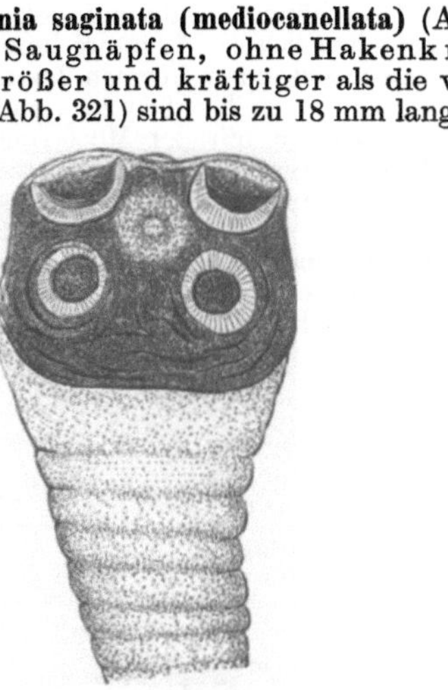

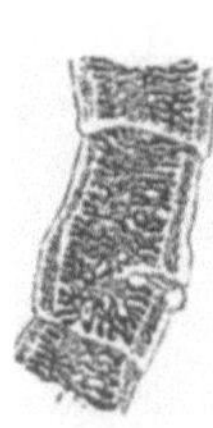

Abb. 320. Taenia saginata (mediocanellata). Kopf stark pigmentiert.
(Nach Heller in Ziemssens Handbuch der
spez. Pathol. u. Therapie. Bd. VII. Leipzig 1876.)

Abb. 321. Glied von Taenia
saginata.
(Nach Seifert-Müller.)

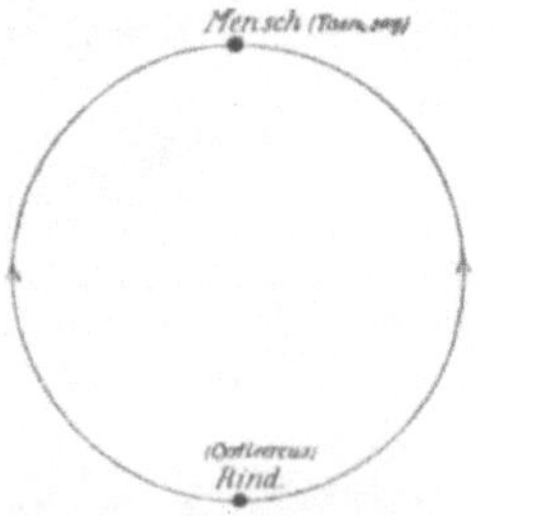

Abb. 322. Schema des Wirtswechsels von Taenia saginata.
(Nach Bollinger.)

Die Finne, meist nur in weniger großer Zahl vorhanden als die Schweinefinne, findet sich im Muskelfleisch (Kiefermuskeln) und in den Eingeweiden der Rinder (Rindsfinne) und ist ebenfalls ein Zystizerkus, aber etwas kleiner als die Schweinefinne.

Der ausgebildete Bandwurm kommt ausschließlich beim Menschen vor und ist häufiger als die T. solium. Öfters findet man auch schon Eier im Kot des Bandwurmträgers. Die Entwicklung der Embryonen zur Finne

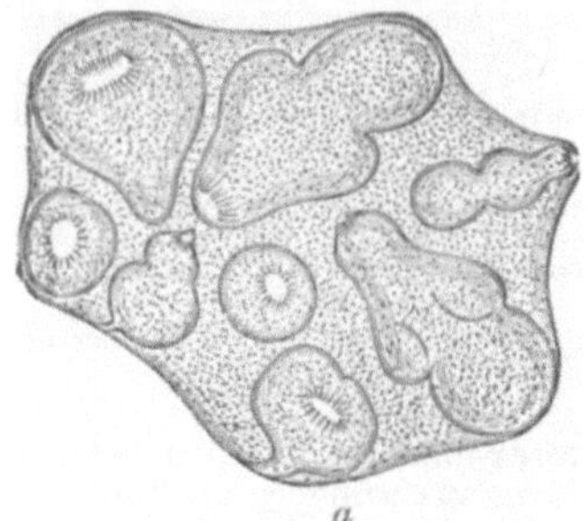

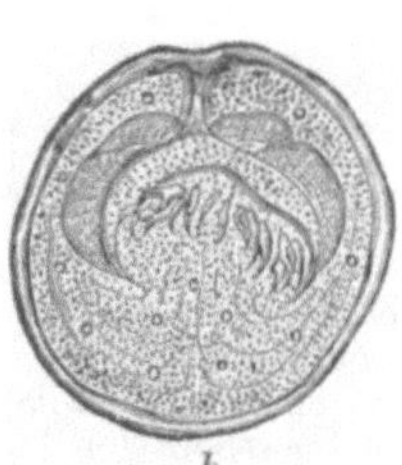

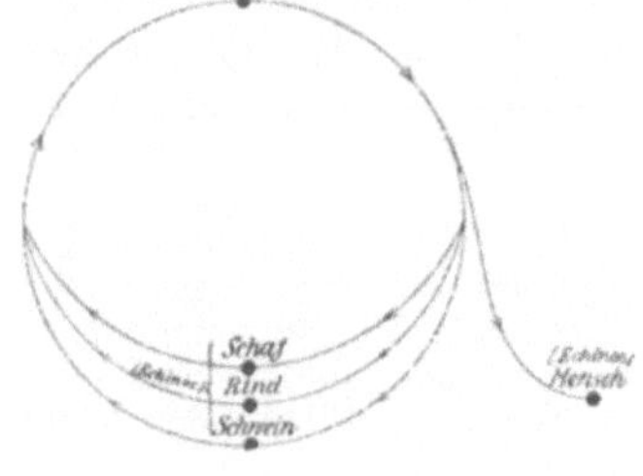

Abb. 323.

Brutkapsel eines Echinokokkus mit
Bandwurmköpfen.
(Nach Heller, l. c. Bd. III.)

Echinokokkenskolex
eingestülpt.
(Nach Heller, l. c. Bd. III.)

Abb. 324. Schema des Wirtswechsels
von Echinokokkus.
(Nach Bollinger.)

geschieht in den Muskeln und inneren Organen des Rindes, das sich mit menschlichen Ablagerungen (namentlich durch mit Kot verunreinigte Pfützen und Lachen) oder mit Gräsern, an denen Eier haften, infiziert.

Die Ansteckung des Menschen geschieht durch Genuß finnigen, rohen oder halbrohen Rindfleisches und ist namentlich in Gegenden häufig, wo der Genuß von rohem Fleisch verbreitet ist. Die weitere Entwicklung der Finnen geschieht in der gleichen Weise wie bei T. solium.

Taenia echinococcus (Abb. 323—326). Kleiner, 3—5 mm langer Bandwurm des Hundes; Kopf mit Rostellum, vier Saugnäpfen und doppeltem Hakenkranz von bis zu über 40 Haken, außerdem 3—4 Glieder, von denen das hinterste gewöhnlich den ganzen übrigen Bandwurm an Länge übertrifft und nur geschlechtsreif ist. Der Jugendzustand, **Echinokokkus,** bildet Blasen von wechselnder Größe, von ein paar Millimetern im Durchmesser bis Kindskopfgröße. Die Blasenwand besteht aus einer etwa $\frac{1}{2}$—1 mm dicken, in Schichten angeordneten Chitinschicht (Kutikula), deren Innenfläche eine zarte Schicht parenchymatösen Gewebes anliegt. Das Innere der Blase ist mit klarer, eiweißfreier Flüssigkeit erfüllt, in welcher Bernsteinsäure nachweisbar ist. Die Blase kann unfruchtbar bleiben oder wachsen. Im letzteren Falle entstehen aus der Parenchymschicht entweder unmittelbar Skolizes, oder es entwickeln sich zuerst sog. Brutkapseln, in welchen sich erst die Köpfchen bilden (Abb. 323). Die einzelnen Köpfe (Abb. 323) sind etwa 3 mm lang, mit vier Saugnäpfen, Rostellum und zwei Hakenkränzen versehen und von feinen Kalkkörnchen durchsetzt. Eine Brutkapsel kann bis zu 25 Köpfchen enthalten. Sehr häufig entstehen von der Blasenwand aus sekundäre

Tochterblasen, welche sich mit einer Chitinhaut bekleiden und dann ablösen können, und von ihnen aus Enkelblasen, die alle ihrerseits wieder Brutkapseln und Köpfe aus sich hervorgehen lassen. Letztere können durch Platzen der Kapseln frei werden. Im Gegensatz zu diesen endogen auswachsenden Formen kommen auch ektogen wachsende vor, bei denen die Tochterblasen nicht nach innen, sondern nach außen zu wachsen; lösen sich in diesem Falle die Tochter- und Enkelblasen nicht ab, sondern bleiben sie mit der Mutterblase in Zusammenhang, so entstehen vielfach verzweigte, traubige Bildungen, welche das Organgewebe durchsetzen.

Von dem gewöhnlichen **Echinococcus unilocularis** ist zu trennen der **Echinococcus multilocularis** oder **Alveolar-Echinokokkus.** Hier ist das befallene Organ, zumeist die Leber, von größeren und kleineren Zysten durchsetzt, deren Membran die typische Schichtung zeigt und um die das Organgewebe Riesenzellen und eine Kapsel bildet. Der Echinococcus multilocularis — besonders in Süddeutschland vorkommend — ist sehr gefährlich, er macht oft Metastasen und ruft Entzündungen und Nekrosen hervor. Wahrscheinlich liegt in diesem Echinococcus multilocularis eine eigene, vom gewöhnlichen zu scheidende Art vor.

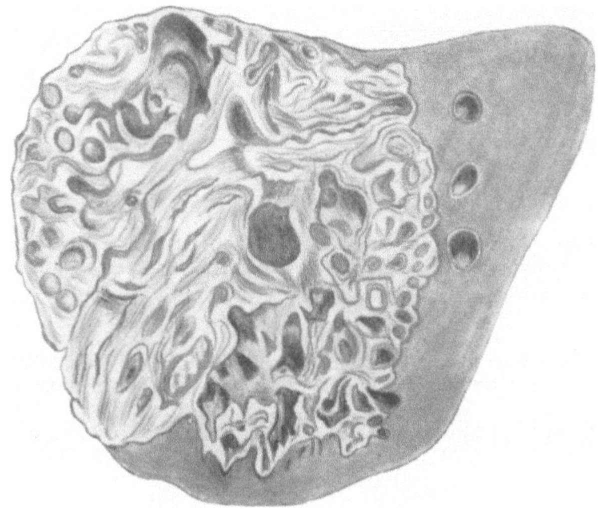

Abb. 325. Echinococcus multilocularis.
(Aus v. Ostertag, Handbuch der Fleischbeschau, 6. Aufl.)

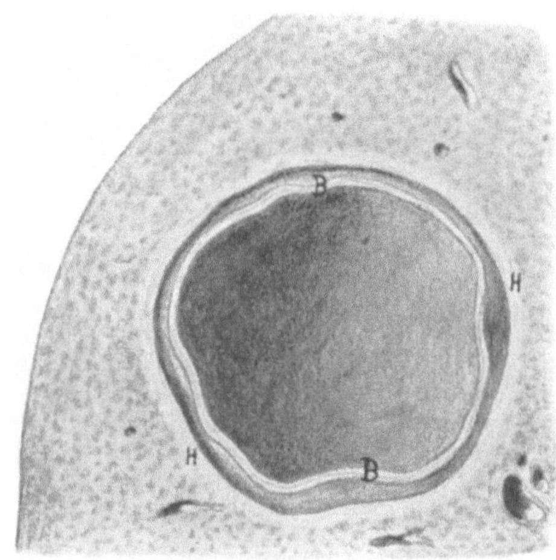

Abb. 326. Echinococcus hydatidosus der Leber.
Natürliche Größe.

Man sieht in dem Lebergewebe eine durch helle bindegewebige Zone *H H* begrenzte Höhle, in welcher die Echinokokkusblase *B B* etwas zurückgezogen von *H H* eingeschlossen ist.

(Aus Ribbert, Lehrb. d. allg. Pathol. und der pathol. Anatomie.)

Die Taenia echinococcus kommt sehr häufig im Darm der Hunde vor, und zwar meist in größerer Anzahl. Auf verschiedenen Wegen gelangen die Eier in den Magen des Menschen oder der Haustiere; in den des Menschen namentlich durch unmittelbare Berührung mit Hunden, an deren Schnauze, die ja öfter mit dem After in Berührung tritt, häufig Eier hängen bleiben, ebenso wie am Haarpelz der Tiere. Vom Darm aus wandern die Embryonen in die Organe ein und bilden dort die Finne. Beim Menschen entwickelt sich diese am häufigsten in der Leber, seltener in der Lunge, Pleura, dem Peritoneum, den Nieren, Muskeln, dem Gehirn, ferner in Milz, Knochen, Unterhautbindegewebe, im Auge. Das Wachstum der Echinokokkusblasen ist sehr langsam; nach 19 Wochen erreichen sie ungefähr Walnußgröße, und erst fünf Monate nach der Infektion bilden sie Brutkapseln. Ihre Wirkung auf das Gewebe ist vorzugsweise eine mechanische und besteht in Verdrängung, Druckatrophie und Kreislaufstörungen. Um die Echinokokkenmembran herum entwickelt, wie um alle Fremdkörper, auch das Organ des Wirtes oft eine bindegewebige Kapsel. Mit stärkerer Größenzunahme wirken die Echinokokkenblasen wie geschwulstartige Bildungen. Öfters stirbt der Echinokokkus ab und kann dann aufgesaugt werden, oder die Blase schrumpft, verkalkt, und zeigt als Inhalt eine breiige, häufig Kalkeinlagerungen aufweisende Zerfallsmasse. Besonders im Anschluß an mechanische Einwirkungen (Verletzungen, Punktion) kann die Blase vereitern, so daß Abszesse entstehen können. Von anderen Folgezuständen ist Durchbruch in benachbarte Hohlorgane oder nach außen zu nennen. Er erfolgt je nach dem Sitz des Echinokokkus in den Darm, die Scheide, die Blase, die Bronchien, die Pleurahöhle oder die Peritonealhöhle. Am günstigsten ist der Durchbruch durch die Haut nach außen. Durch Einbruch in die Blutbahn kann auf embolischem Wege Ansiedlung von Echinokokkusblasen in entfernten Organen zustande kommen.

Die Diagnose gründet sich, abgesehen von dem Verhalten für das bloße Auge, bei älteren, namentlich verkalkten, Herden auf den Nachweis geschichteter Chitinhäute, der Skolizes oder auch einzelner Haken von solchen. Die letzteren sind viel kleiner als die der Zystizerken, 0,03—0,04 mm lang. Die Untersuchung geht am frischen Präparat vor sich, von der Wand untersucht man am besten einen Scherenschnitt.

Die Hunde infizieren sich durch Fressen von Fleischabfällen verschiedener Haustiere, die Echinokokken, sog. „Wasserblasen" enthalten.

Die Verbreitung des Echinokokkus ist in verschiedenen Gegenden wechselnd und entspricht im allgemeinen der Verbreitung der Hunde. Der Echinokokkus ist beim weiblichen Geschlecht, infolge der manchmal recht engen Berührung mit Hunden, häufiger.

Hier erwähnt werden soll noch das **Dipylidium caninum** (Taenia canina oder cucumerina). Der bis 35 cm lange Wurm ist ein Schmarotzer des Hundes (bzw. der Katze). Durch Flöhe und Läuse wird er als Zystizerkoid auf den Menschen, besonders auf kleine Kinder, übertragen (durch Verschlucken der Insekten), und kann hier Darmerkrankungen hervorrufen.

Ferner sei erwähnt die **Hymenolepis nana** (Taenia nana), ein nur etwa 4 cm langer Parasit, welcher auch bei kleinen Kindern ähnliche Störungen veranlassen kann.

Bothriozephalen, Bothriocephalus latus (Abb. 327—329); Kopf abgeplattet, mit zwei spaltförmigen Saugnäpfen, ohne Hakenkranz. Der Bandwurm wird 8—12 m lang. Zahl der Glieder 2400—3500. Die reifen Glieder sind 10—12 mm breit, 3—5 mm lang, also viel breiter als lang. Sie trennen sich nicht einzeln, sondern gehen immer in größeren Stücken ab. Geschlechtsöffnung an der Fläche der Proglottiden. Der Uterus bildet einen einfachen, rosettenförmig gewundenen Schlauch in der Mitte des Gliedes. Die Glieder färben sich im Wasser oder an der Luft bald dunkelbraun, wodurch die sie enthaltende Uterusrosette sehr deutlich hervortritt. Die Eier sind oval (Abb. 329), von einer Schale umgeben, die an dem einen Ende einen Deckel trägt. Sie werden schon innerhalb des Darmes abgelegt. Der Embryo trägt ein Wimperkleid.

Der Jugendzustand ist ein Plerozerkoid (S. 386), bestehend aus einem Skolex und einem vom Kopfe nicht scharf abgesetzten Schwanzteil. Er findet sich in den Muskeln und Eingeweiden von Fischen, besonders Hechten und Quappen. Der Bothriocephalus latus kommt außer beim Menschen auch beim Hunde vor.

Die Embryonen entwickeln sich erst nach Ablage der Eier, meistens im Wasser, werden durch Lösung des Deckels frei und bewegen sich dann mit Hilfe der Wimpern fort. Später verliert der

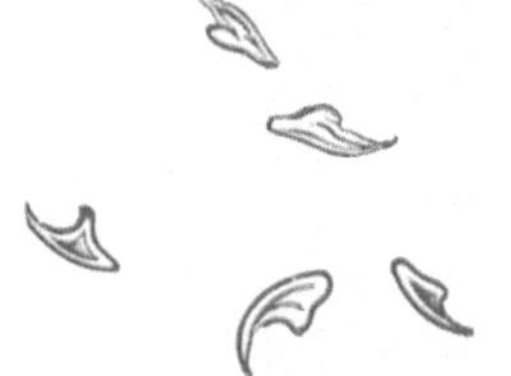

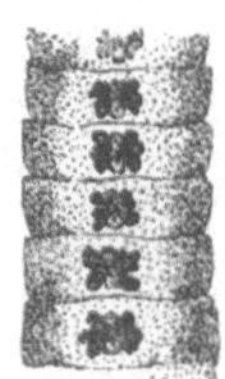

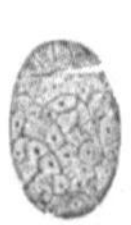

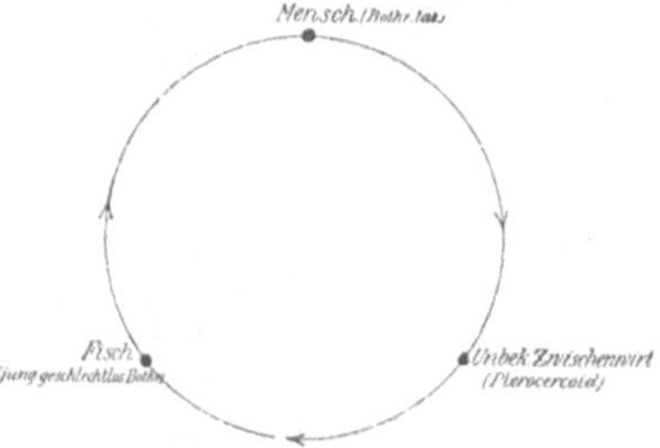

<table>
<tr>
<td align="center">Abb. 327.
Echinokokkushäkchen.
(Nach Heller, l. c. Bd. III.)</td>
<td align="center">Abb. 328. Glieder
von Bothriocephalus
latus.</td>
<td align="center">Abb. 329. Ei von
Bothriocephalus
latus.</td>
<td align="center">Abb. 330. Schema des Wirtswechsels von
Bothriozephalus.
(Nach Bollinger.)</td>
</tr>
</table>

Embryo seine Wimperhülle. Sie gelangen zunächst in einen ersten Zwischenwirt, und zwar in kleinste Krebse. Hier entwickeln sich die Larven zum sog. Prozerkoid (Vorzustand der Plerozerkoide) und gelangen durch Verschlucken der Krebse in Fische. Hier entwickeln sie sich zu den Plerozerkoiden, und an ihnen steckt sich durch Genuß des Fisches der Mensch an.

Der Bothriocephalus latus kommt in manchen Gegenden endemisch vor: in der westlichen Schweiz, in manchen Gegenden Rußlands, in Polen, Schweden, mehreren Teilen Norddeutschlands; in München tritt er als Folge von Genuß von Fischen des Starnbergersees auf. Die Anämie, welche oft eintritt, wird auf giftige Stoffe des Bothriozephalus bezogen. Die Lebensdauer dieses Bandwurmes ist außerordentlich. Er soll in einem Falle 43 Jahre lang in einem Körper gehaust haben.

3. Nematoden.

Die **Nematoden, Fadenwürmer,** haben einen langgestreckten, walzenförmigen, ungegliederten Körper mit Mund und After, welche durch einen Verdauungskanal verbunden sind, sowie einen Porus genitalis; an der Mundöffnung finden sich Anhänge in Form von Papillen oder Borsten. Die Würmer sind getrennten Geschlechtes; die Männchen, meist kleiner, haben eingerollte Hinterenden; manche Fadenwürmer legen Eier ab, andere sind vivipar, zum Teil in Form von Larven. Die wichtigsten Formen sind:

Ankylostomum duodenale (Hakenwurm) (Abb. 331—333). Männchen etwa 1 cm lang, $^1/_2$ mm dick, mit glockenförmigem Hinterende und zwei Spiculae, sowie am Kopfende mit einer großen Mundkapsel mit vier hakenförmigen Zähnchen. Weibchen bis 13 mm lang. Der Schmarotzer lebt im Dünndarm, besonders Jejunum, in dessen Wand er sich einbeißt und von wo er Blut aufsaugt und sich im übrigen vorzugsweise von den Darmepithelien ernähren soll; den Darm des Schmarotzers findet man fast stets mit Blut gefüllt.

Die Eier finden sich massenhaft im Kot und bedürfen zu ihrer Entwicklung des Wassers oder feuchter Erde, sowie einer Temperatur, die etwa der menschlichen Körperwärme entspricht. Die reifen Larven werden durch die unverletzte Haut (gegebenenfalls auch Mundhöhle) aufgenommen und gelangen über Lymphweg, Blutbahn, Lunge, Bronchien, Luftröhre, Mundhöhle, Rachen, Speiseröhre, Magen in den oberen Dünndarm; sie machen vier Häutungen durch, zwei im Wirtstier, zwei in der Außenwelt.

Das Ankylostomum kommt in Italien, der Schweiz, Ägypten und den Tropen sehr verbreitet vor. Es ist die Ursache der sog. ägyptischen Chlorose. Es wurde auch bei den Gotthardtunnelarbeitern gefunden und kommt seitdem auch in Deutschland vor; eine Zeitlang hatte der Wurm bei den Bergarbeitern im westlichen Deutschland eine große Ausbreitung gefunden („Wurmkrankheit"). Durch die Bergarbeiter wurde der Wurm in den Ziegelbrennerlehm verschleppt, der gewöhnlich feucht verarbeitet wird. Die Krankheit besteht hauptsächlich in Verdauungsstörungen und schwerster Anämie. Neben dem Saugen wirken hierbei wohl auch giftige und gerinnungshemmende Stoffe mit.

Dem Ankylostomum ganz nahe verwandt ist der **Necator americanus.**
Strongyloides stercoralis (Str. intestinalis) (Abb. 334) ist in warmen Ländern sehr verbreitet (vor allem in Cochinchina, von Europa am häufigsten in Italien). Die Larven dringen durch die Haut ein und gelangen mit Lymphe und Venenblut in Lunge, Luftröhre, Mundhöhle, Speiseröhre, Magen und so in den Dünndarm (machen also den gleichen Weg durch wie die Ankylostomumlarven). Hier werden sie geschlechtsreif. Die Würmer messen 2—3 mm und dringen nach Einbohren in die Tiefe der Darmwandung besonders in die Lieberkühnschen Krypten ein. Hier werden die Eier abgelegt, aus denen sich schon im Darm sehr bewegliche Larven — Anguillula stercoralis genannt — entwickeln, die mit dem Kot nach außen gelangen. Die Eier und jüngsten Larven sind reihenförmig hintereinander gelagert, von einer Hülle umgeben. Es entstehen dann sog. filariforme Larven, oder es kommt zur Entwicklung einer getrennt geschlechtlichen Generation, die Eier hervorbringt, die sich dann auch zu jenen Larven entwickeln. Ob der Wurm Krankheitserscheinungen macht, ist

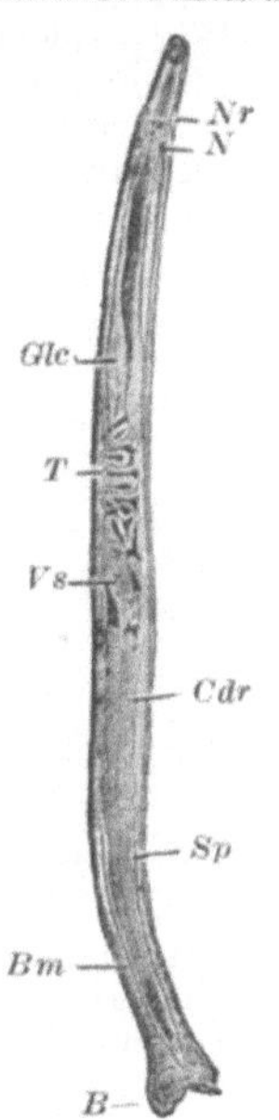

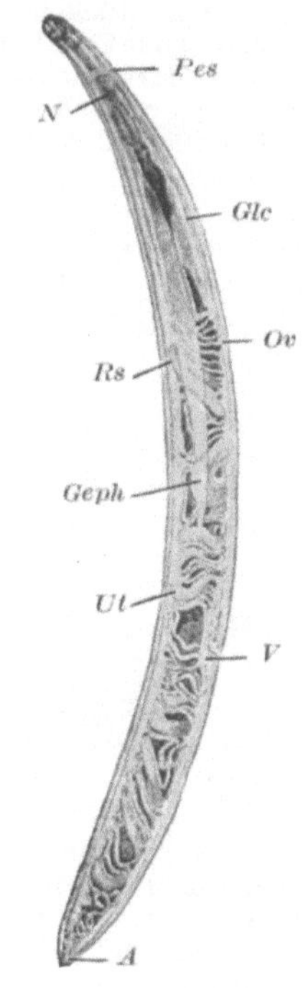

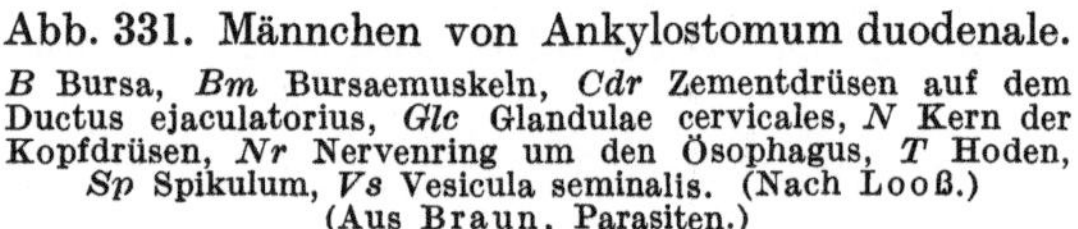

Abb. 331. Männchen von Ankylostomum duodenale.

B Bursa, *Bm* Bursaemuskeln, *Cdr* Zementdrüsen auf dem Ductus ejaculatorius, *Glc* Glandulae cervicales, *N* Kern der Kopfdrüsen, *Nr* Nervenring um den Ösophagus, *T* Hoden, *Sp* Spikulum, *Vs* Vesicula seminalis. (Nach Looß.)
(Aus Braun, Parasiten.)

Abb. 332. Weibchen von Ankylostomum duodenale.

A Anus, *Geph* Kopfdrüse, *Glc* Glandula cervicalis, *N* Kern der Kopfdrüse, *Ov* Ovarium, *Pes* Porus excretorius, *Rs* Receptaculum seminis, *Ut* Uterus, *V* Vagina. (Nach Looß.)
(Aus Braun, Parasiten.)

zweifelhaft, da der Darm meist gleichzeitig noch andere Würmer beherbergt. Doch scheint er, in großen Mengen vorhanden, beim Menschen Diarrhöen und Darmkatarrhe bewirken zu können.

Weiterhin ist ein Strongylus Gibsoni im Kot gefunden worden.

Filaria Bankrofti (Filaria sanguinis hominis) (Abb. 335). Das bräunliche Weibchen ist bis 8 cm lang, $^1/_4$ mm breit. Das farblose Männchen ist etwa halb so groß und breit; im Hinterleib zwei verschieden große Spicula.

Infizierte Mücken verschiedener Art übertragen die Larven — **Mikrofilarien** — auf den Menschen. Hier entwickeln sie sich zu geschlechtsreifen Filarien. Sie siedeln sich in den Lymphgefäßen und Lymphknoten an. Die Weibchen legen seltener Eier ab, meist vivipare Junge, die in die Blutbahn gelangen.

Diese jungen Larven, Mikrofilarien, sind bis 0,2 mm lang, 0,01 mm breit und oft zu Millionen im Blute vorhanden. Sie werden aber im Blute nur während des Schlafes, also zumeist während der Nacht aufgefunden — in der Höchstzahl um Mitternacht —, was wohl auf ihrem Übertritt in die Hautgefäße beruht. Nachts aber haben die Moskitos gerade Gelegenheit, sich und sodann andere Menschen anzustecken. Sie dienen so als Zwischenwirt, in dem die Larven sich weiter entwickeln. Die Filaria Bankrofti ruft beim Menschen neben Allgemeinerscheinungen Lymphangitis und variköse Lymphgefäßerweiterungen durch Verstopfung mit Filariaknäueln (mit Erysipel, Abszessen usw.) und sekundäre Elephantiasis, besonders an den Beinen und Geschlechtsorganen, hervor. Auch Chylurie ist häufig die Folge. Die Erkrankung ist sehr verbreitet in der Südsee, in Westafrika, in Asien usw.

Außer den beschriebenen „nokturnen" Larven gibt es auch — besonders in Afrika — eine **Mikrofilaria diurna,** Larven, die bei Tage im Blute erscheinen und am Tage stechende Insekten (Stechmücken) als Überträger haben müssen. Diese Mikrofilarien stellen Larven der **Loa loa (Filaria loa)** dar, die im Bindegewebe schmarotzt und sich besonders an der afrikanischen Westküste findet. Es kommt zu wandernden Anschwellungen, besonders in der Augenhöhle und Augenbindehaut. Ferner gibt es eine **Filaria perstans** (Ansiedelungsort: das retro- und intraperitoneale Gewebe), deren Larven tags und nachts im Blute erscheinen. Andere Filariaarten (Onchocerca volvulus und caecutiens) sollen Hautkrankheiten bewirken.

Dracunculus medinensis (Filaria medinensis) (Guineawurm). Weibchen bis 1 m lang und $1^1/_2$ mm breit, trägt am hinteren Ende einen Stachel. Im Uterus meist zahlreiche Junge. Männchen sind nicht mit Sicherheit erkannt.

Die Larven dringen in Zyklopsarten (kleine Krustazeen) ein, vielleicht wird durch diese mit dem Trinkwasser der Mensch angesteckt; hier werden im Magen, wo wohl der Zyklops, aber nicht die in ihm enthaltenen Larven abgetötet werden, letztere frei und wandern durch die Gewebe, wobei sie sich befruchten, die Männchen aber absterben, während die Weibchen bis unter die Haut gelangen, besonders an Armen und Beinen. Nach langer Inkubationszeit ruft der Wurm besonders an den unteren Gliedmaßen, im Unterhautgewebe liegend, ein Geschwür hervor, in dessen Grund der Schmarotzer sichtbar ist. Hierbei scheinen auch giftige Stoffe mitzuwirken. Die Krankheit kommt besonders in Arabien, Persien, Afrika, Brasilien vor.

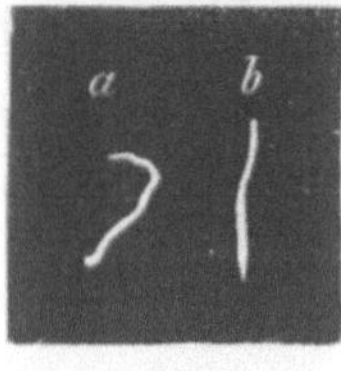

Abb. 333.

Ankylostomum duodenale. Natürl. Größe.

a Männchen, b Weibchen. (Nach Heller, l. c. Bd. VII.)

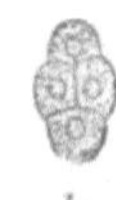

Ei von Ankylostomum duodenale.

(Nach Seifert-Müller, l. c.)

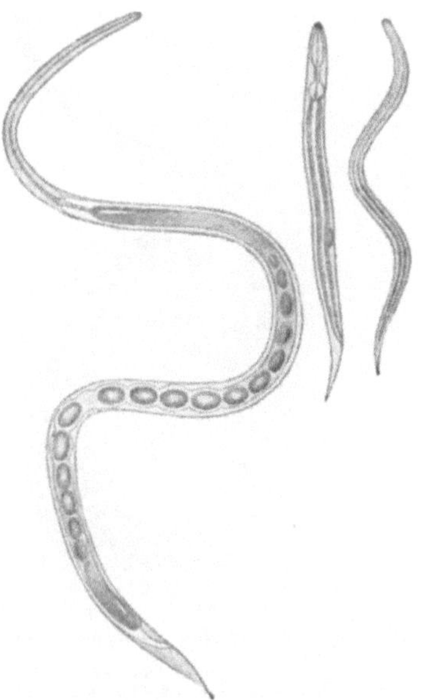

Abb. 334. Strongyloides stercoralis. Links ein geschlechtsreifes Weibchen aus dem Darm eines Menschen. Natürl. Größe 2,5 mm. Daneben eine rhabditisförmige Larve aus frisch entleerten Fäzes ($\frac{120}{1}$) und eine filariforme Larve aus einer Kultur ($\frac{120}{1}$).

(Aus Braun, Parasiten.)

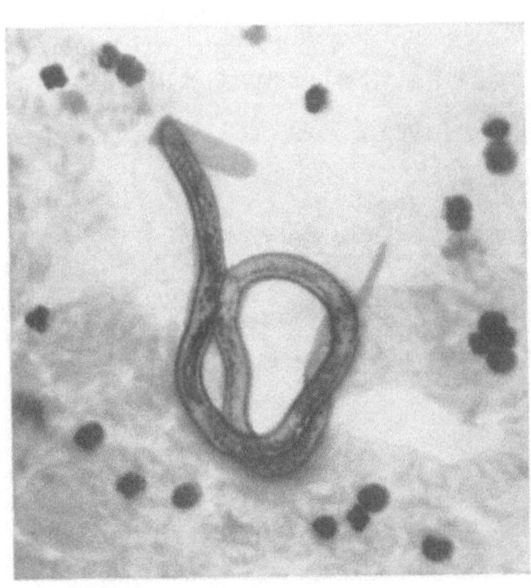

Abb. 335. Mikrofilaria Bankrofti im Blut.

(Aus M. Mayer, l. c.)

Trichuris trichiura (Trichocephalus trichiurus dispar) (Peitschenwurm, Abb. 336, 337). Vorderleib fadenförmig verlängert, Hinterleib walzenförmig, Männchen 40—50 mm, Weibchen etwa 50 mm lang. Der dicke Hinterleib beim Männchen eingerollt. After am Ende. Spikulum in einer vorstülpbaren Tasche gelegen. Die mit dem Kot entleerten Eier wachsen in feuchter Erde oder Wasser zu Larven aus, die, in einer Schale geborgen, lange so leben können. Von Kindern verschluckt, wachsen sie hier zu geschlechtsreifen Würmern aus. Sie sitzen besonders im Cökum und im Colon ascendens und bohren sich mit ihrem dünnen Vorderteil in die oberflächlichen Schleimhautschichten ein, wobei tunnelartige Bohrgänge entstehen können. Histologisch fehlen zwar Zeichen der Entzündung oder Blutungen in der Umgebung, aber die Epithelien zeigen hier eigenartige hydropische Quellungen sowie riesenzellartige Bildungen (Pick), offenbar infolge Einwirkung von Stoffwechselstoffen der Würmer. Im übrigen saugen sie Blut und können so Anämien, ferner wohl auch Darmkatarrhe und reflektorisch nervöse Erscheinungen bewirken.

Trichinella (Trichina) spiralis (Abb. 338, 339) (verfolgt vor allem von Zenker). Männchen bis 1,5 mm, Weibchen 3 mm lang, Hinterende wenig verdickt, beim Männchen mit zwei ventral gelegenen Zapfen versehen; Geschlechtsöffnung des Weibchens stark nach vorne gerückt. Die Weibchen sind vivipar. Die Zahl der in einem Weibchen enthaltenen Jungen etwa 1500; diese sind (eben geboren) 0,01 mm lang und wandern nicht wie andere Schmarotzer aus dem Wirtstier aus, sondern entwickeln sich in ihm weiter. Die Ansteckung des Menschen erfolgt durch Genuß trichinösen **Schweinefleisches.** Im Darm des Menschen werden die eingekapselten Trichinen frei, begatten sich nach 2—3 Tagen, die Männchen gehen zugrunde, die Weibchen dringen in die Darmwand vor und setzen nach 5—7 Tagen, vielleicht in den Chylusgefäßen, die Embryonen ab, die mit selbständiger Bewegung begabt sind. Diese gelangen ins Lymphgefäßsystem, werden vom Blut verschleppt und erreichen so aktiv wandernd das Bindegewebe und die Muskeln. In letzteren durchbohren sie das Sarkolemm und wandern in die Primitivbündel ein, die auf Grund giftiger, vielleicht auch proteolytisch-fermentativer (Dörr) Wirkung dabei

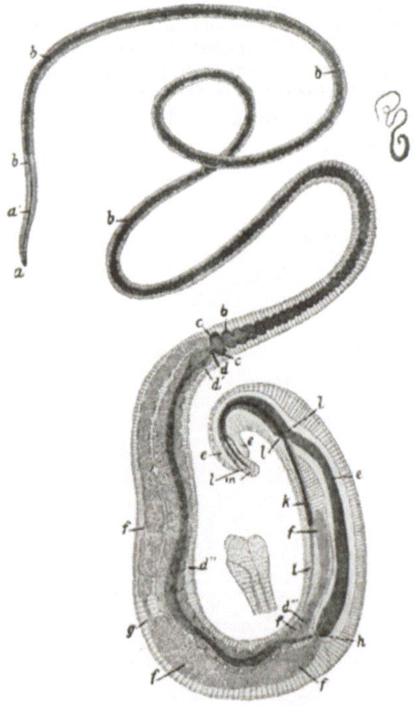

Abb. 336. Männchen des Trichuris trichiura.
(Aus Küchenmeister, Die in und an dem Körper des lebend. Mensch. vorkomm. Parasit. Leipzig: Teubner 1855.)

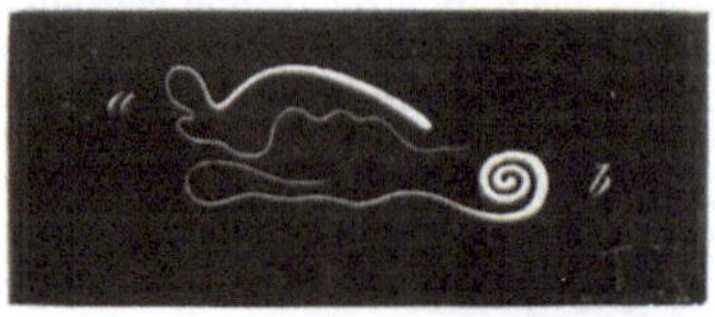

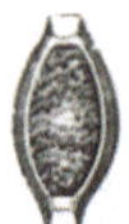

Abb. 337 a.
Trichuris trichiura, natürliche Größe.
a Weibchen, *b* Männchen.
(Nach Heller, l. c. Bd. VII.)

Abb. 337 b.
Ei von Trichuris trichiura.
(Nach Seifert-Müller, l. c.)

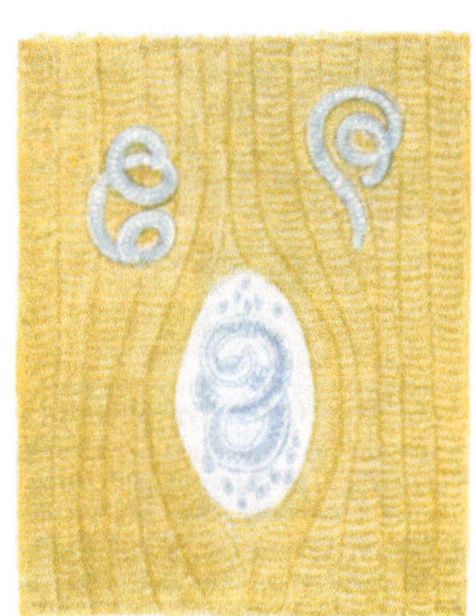

Abb. 338. Muskulatur mit eingekapselter Muskeltrichine (in der Mitte). Junge Muskeltrichinen (oben). Kombinierte Zeichnung z. T. nach Heller sowie Lehmann.

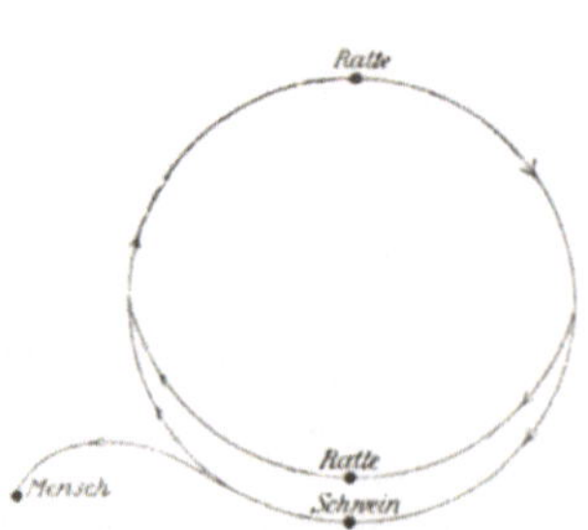

Abb. 339. Schema des Wirtswechsels von Trichinella spiralis.
(Nach Bollinger.)

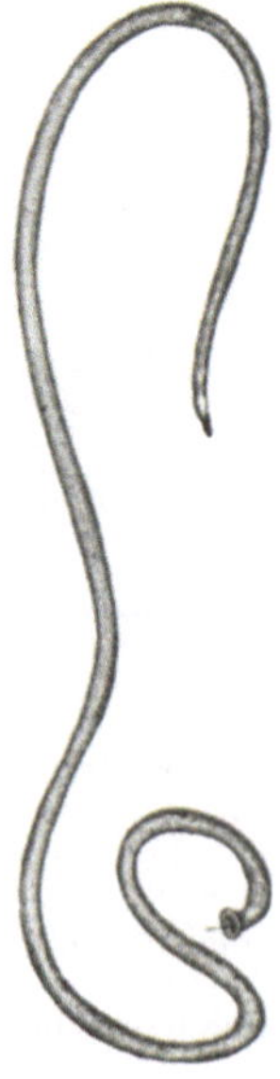

Abb. 340. Eustrongylus gigas. Natürl. Größe. (Nach Railliet.)
(Aus Braun, Parasiten.)

unter Auftreten von Atrophie und verschiedenartigen Entartungen zum Teil zugrunde gehen. Innerhalb der Muskelfasern nehmen die Trichinellen stark an Größe zu (bis 0,8 mm Länge) und rollen sich spiralförmig auf; sie liegen zunächst in einer basophilkörnigen, durch Entartung von Muskelgewebe entstandenen Masse. Der Sarkolemmschlauch wird erweitert, und durch entzündliche Reaktion wird nunmehr eine ovale hyaline Dauerkapsel gebildet, die nach 5—8 Monaten von den Enden aus verkalkt. Jetzt erkennt man die Trichinellen mit dem bloßen Auge als feine weiße Streifen. Man findet sie am ehesten in den Kau- und Halsmuskeln, ferner in dem Zwerchfell und in der Brustmuskulatur (auch in den Ohrmuskeln). Meist enthält jede Kapsel 1, seltener 2 oder 3 Muskeltrichinen; sie bleiben jahrelang (selbst über 20 Jahre) am Leben. Es scheint der Glykogengehalt der Muskulatur etwas mit der Trichinelleneinwanderung bzw. -ausbildung zu tun zu haben. Die Trichinellen nehmen Glykogen auf, die Muskulatur der Umgebung verliert solches.

Trichinellen können sich auch in andere Organe „verirren" und in der Flüssigkeit des Herzbeutels, der Pleurahöhlen sowie der Gehirn-Rückenmarksflüssigkeit gefunden werden (Prym). Solche außerhalb der Muskulatur gelegene „abgeirrte" Trichinellen gehen zugrunde, können aber örtlich Entzündungen hervorrufen. So findet sich

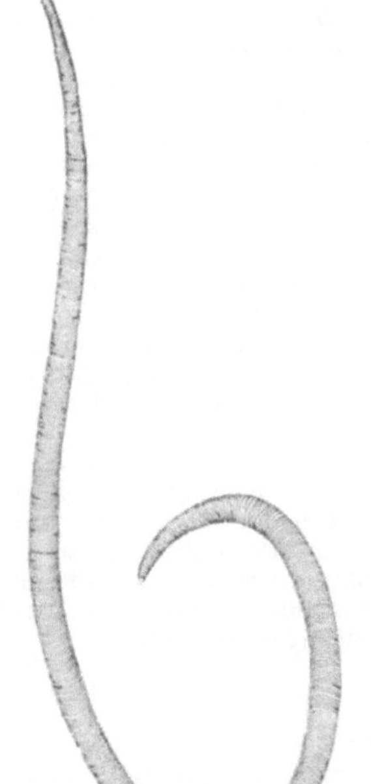

Abb. 341. Ascaris lumbricoides (Weibchen).
(Nach Peiper in Brüning-Schwalbes Handb. der allg. Path. usw. des Kindesalters. Wiesbaden: J. F. Bergmann 1912.)

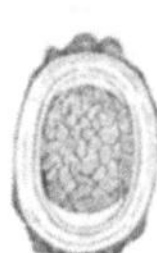

Abb. 342. Ei von Ascaris lumbricoides.
(Nach Seifert-Müller, l. c.)

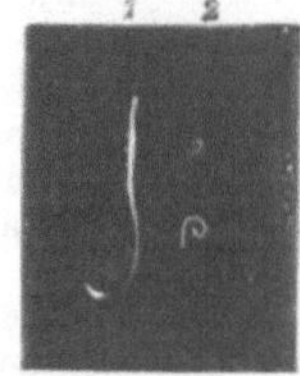

Abb. 343a. Oxyuris vermicularis. Natürliche Größe.
1 Weibchen, 2 Männchen.
(Nach Heller, l. c. Bd. VII.)

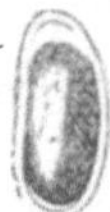

Abb. 343 b. Ei von Oxyuris vermicularis.
(Nach Seifert-Müller, l. c.)

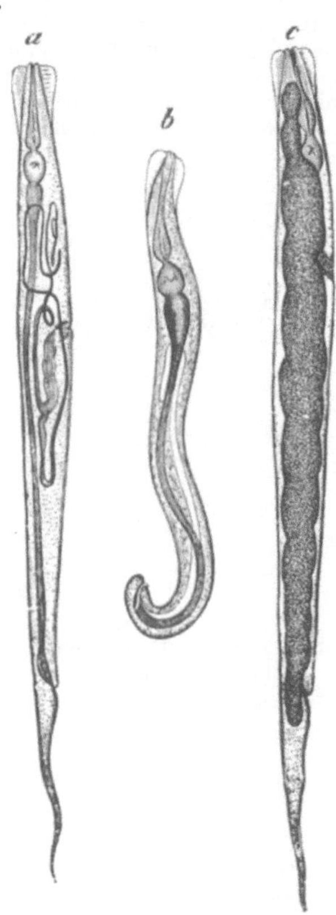

Abb. 344. Oxyuris vermicularis, vergr.
a reifes, noch nicht befruchtetes Weibchen, b Männchen, c eierhaltiges Weibchen.
(Nach Heller, l. c. Bd. VII.)

Entzündung des Herzmuskels, Endokards und Perikards mit örtlicher Herzmuskelverfettung bei starker Infektion infolge Auswanderung von Jungtrichinellen in den Herzmuskel. Und insbesondere kann Trichinelleneinwanderung entzündliche Beteiligung des Zentralnervensystems und seiner Häute sowie auch der Retina des Auges (Gruber) herbeiführen. Diese Befunde sind für schwere Fälle von großer Bedeutung.

Die Folge der Trichinelleninfektion bestehen meist im Anfang in Fieber, Allgemeinerscheinungen, Magen-Darmkatarrh, später in Muskelsteifheit, sowie Schmerzen und Krankheitszeichen von verschiedenen Organen aus. Oft fällt verhältnismäßig frühzeitig Ödem, besonders an den Augenlidern, auf. Fast stets besteht Eosinophilie. Sie ist wohl auf eine Mehrbildung eosinophiler Leukozyten im Knochenmark infolge giftiger von den Trichinellen ausgehender Einwirkung zurückzuführen. Auch Zerfallsstoffe der zugrundegehenden Muskulatur mögen bei der Erkrankung giftig in Betracht kommen, vor allem aber wohl durch Zellen bewirkte Auflösung nicht eingekapselter Trichinellen, wobei Giftstoffe derselben frei werden.

In ähnlicher Weise wie beim Menschen findet die Infektion mit Trichinen und die Wanderung dieser in die Muskulatur beim Schwein, der Ratte, der Maus, dem Fuchs, dem Hund, der Katze, dem Iltis, dem Dachs und dem Igel statt. Ebenso beim Bären, und der Genuß seines Fleisches ist auch schon für die Trichinenkrankheit des Menschen anzuschuldigen gewesen. Die Ratten fressen auch ihresgleichen auf, und so pflanzt sich die Erkrankung mittels Wirtswechsels unter ihnen fort; die Schweine erhalten die Trichinellen durch Fressen von Ratten oder auch von Schlachtabfällen trichinösen Schweinefleisches.

Eustrongylus gigas (Abb. 340). Das Männchen bis 40 cm lang und 5 mm dick, mit einem wie abgeschnittenen Hinterende. Weibchen bis 1 m lang und 1 cm breit. Der Wurm hat eine eigenartige blutrote Farbe. Er kommt beim Menschen — selten — im Nierenbecken bzw. Harnleiter vor, mit Harnverhaltung sowie Entzündungserscheinungen als Folge; häufiger bei Hunden, Pferden, Ottern usw.

Ascaris lumbricoides (Spulwurm, Abb. 341, 342). Drei Papillen tragende Mundlippen. Hinterende des Männchens bauchwärts gekrümmt; mit zwei hinteren Spiculae. Das Männchen etwa 25, das Weibchen bis 40 cm lang, deutlich geringelt, Körper nach vorne mehr als nach hinten zugespitzt. Die Eier (Abb. 342) 50—60 μ lang, mit dicker Schale, auf der eine helle Eiweißschicht aufliegt. Der Spulwurm findet sich im Dünndarm (Ileum) des Menschen, besonders bei Kindern, und kann von da in den Dickdarm, den Magen, die Gallenwege, die Leber, die Bauchspeicheldrüse, auch in die Speiseröhre und in die Atmungswege, wie in alle möglichen Organe, gelangen. Folgen sind örtliche Entzündungen und giftige Allgemeinerscheinungen. Die Eier gehen mit dem Kot ab. Die Larven durchwandern die Darmwand, gelangen in die Leber, auf dem Blutwege in die Lunge, die Bronchialschleimhaut, nach oben in den Rachen, dann durch Speiseröhre und Magen in den Darm. Meist finden sich nur einige wenige Larven, manchmal sind sie aber zu Hunderten vorhanden. In feuchter Erde usw. entwickeln sich aus den Eiern die Embryonen, bleiben aber in der Schale und werden so verschluckt.

Oxyuris vermicularis (Pfriemenschwanz, Abb. 343, 344). Das Männchen 4 mm, das Weibchen 10 mm lang; letzteres am Hinterende pfriemenförmig verlängert; das Männchen am Hinterende stumpf. Am Mund finden sich drei kleine Lippen. Die Eier sind oval, 50 μ lang und enthalten bei der Ablage bereits einen Embryo. Der Oxyuris (Madenwurm) lebt im Dickdarm und ist sehr häufig, namentlich bei Kindern; er verursacht katarrhalische Erscheinungen von seiten des Darmes sowie starkes Jucken am After. Selten findet er sich im Dünndarm (Wurmfortsatz), bei Mädchen kommt er hie und da auch in der Scheide, in der Gebärmutter und in den Eileitern und auf diese Weise in der Bauchhöhle vor.

Die **Hirudines** (Blutegel) sollen noch erwähnt werden. Sie kommen im Süden im Kehlkopf, Schlund usw. vor. Sie saugen Blut und fallen dann von selbst ab. Zu dem Zwecke der Blutentnahme werden sie auch behandlungsmäßig verwandt. Da die Blutegel einen gerinnungshemmenden Stoff bilden, kann es zu tödlichen Nachblutungen kommen.

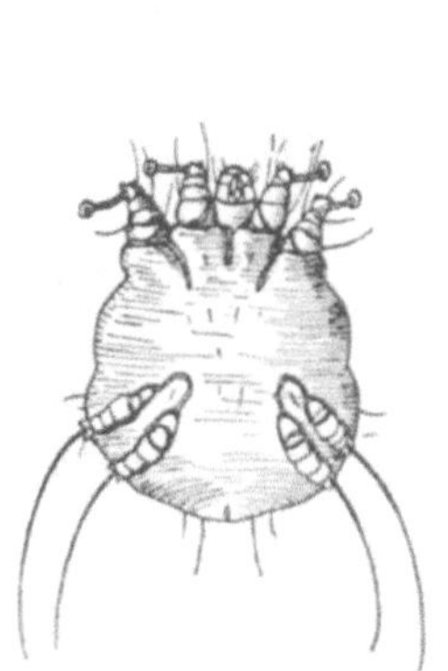

Abb. 345. Sarcoptes scabiei (Weibchen).

(Nach Peiper, l. c.)

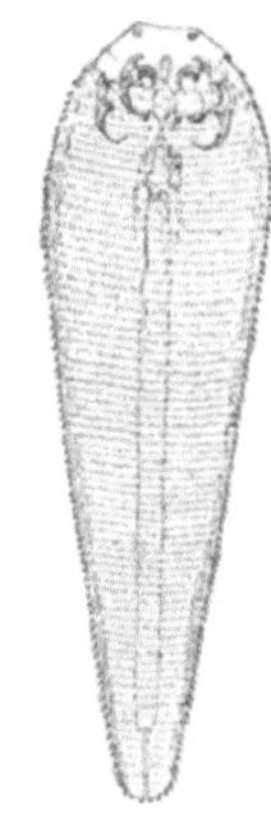

Abb. 346. Larve von Linguatula rhinaria. Pentastomum denticulatum.

(Nach Leuckart.)
(Aus Braun, Parasiten.)

II. Arthropoden. Gliederfüßler.

Hier sind für den Arzt wichtig die beiden Gattungen Arachnoidea und Insecta. Zu den **Arachnoiden** gehören folgende Krankheitserreger.

Von den Akarinen ist die Krätzmilbe, **Sarcoptes scabiei** (Abb. 345), zu nennen. Männchen 0,2—0,3 mm, Weibchen 0,33—0,45 mm lang. Auf dem Rücken kleine Stacheln, vorn, an den Seiten und hinten Gruppen von Dornen. Beim Weibchen besitzen das erste und zweite Fußpaar gestielte Haftscheiben, das dritte und vierte lange Borsten; beim Männchen trägt nur das dritte Beinpaar je eine Borste, das vierte gestielte Haftscheiben. Die Krätzmilben leben in selbst gegrabenen Gängen in der Oberhaut des Menschen, die sie mit Eiern und Kotballen belegen, und erzeugen die als **Krätze** bekannte Hauterkrankung mit starkem Juckreiz. Am Ende des etwa 1 cm langen Ganges sitzt das Weibchen. Es bildet etwa 50 Eier, aus denen nach einigen Tagen die Jungen ausschlüpfen und nun selbständig neue Gänge graben.

Demodex folliculorum, Haarbalgmilbe, mit langgestrecktem Körper, 0,3—0,4 mm lang, lebt in Komedonen der menschlichen Haut, besonders im Gesicht, veranlaßt auch Akne und Hautpusteln.

Linguatula rhinaria (Pentastomum taenioides), den Milben nahestehend, aber mehr wurmähnlich aussehend. Das Weibchen (bis 130 mm) ist etwa 6mal so lang als das Männchen. Ersteres ist gelb, letzteres weiß gefärbt. Um den Mund stehen vier Haken auf einem Grundglied. Der Schmarotzer lebt in Lunge, Nasen und Stirnhöhlen verschiedener Tiere, besonders beim Hund, selten beim Menschen. Mit der Nasenausscheidung gelangen Eier und Embryonen in die Außenwelt; so werden sie dann von Tieren und unter Umständen Menschen mit Nahrungsmitteln verschluckt; auch Hunde können diese verunreinigen. Im Magen schlüpfen Larven aus und gelangen mit Lymph- und Blutstrom weiter, besonders in die Leber. Diese Larven, 5 mm lang, als **Pentastomum denticulatum** (Abb. 346) bezeichnet, kapseln sich in der Leber ein. In die Nasenhöhle gelangt — beim Menschen selten —, entwickeln sie sich zum Parasiten. Beim Menschen sterben die Larven meist schon in der Leber bzw. den mesenterialen Lymphknoten ab und bleiben hier verkalkt liegen, haben also keine Bedeutung.

Der nahestehende **Porozephalus** verschiedener Arten ist in Westafrika auch als Schmarotzer des Menschen sehr häufig. Die erwachsenen Tiere — Weibchen 9—12, Männchen 3—4$^1/_2$ cm lang — wurmähnlich, 20—30 Ringe aufweisend, schmarotzen in Lunge und Nase großer Schlangen. In diesen gelangen die Eier in den Darm und werden mit dem Kot entleert. Im Magen von Warmblütern schlüpfen die Embryonen aus, die Larven wandern und wandeln sich in verschiedenen Organen in Zysten um. Solche finden sich beim Menschen in Leber, Lunge, Lymphknoten usw. Gewöhnliche Zwischenwirte scheinen Affen zu sein, an denen sich dann die Schlangen infizieren. Krankheitswirkung beim Menschen ist nicht bekannt.

Noch seien erwähnt: **Leptus autumnalis,** Larven, die von Sträuchern u. dgl. aus in die Haut kommen — im Sommer und Herbst — und hier Jucken, Ekzem, Urtikaria veranlassen, die **Kedanimilbe,** welche die Larve eines Trombidiums ist, auf Feldmäusen schmarotzt und, offenbar als Überträger eines unbekannten Virus, in

Japan ein kleines Geschwür der Haut an der Bißstelle mit Nekrose (ohne Eiterung) und Lymphadenitis sowie dann ein an akute Infektionskrankheiten erinnerndes fieberhaftes Bild hervorruft (eine Abart der Kedanikrankheit ist der sog. Pseudotyphus von Sumatra), sowie endlich **Ixodes ricinus,** der **Holzbock,** der meist den Hund, selten den Menschen befällt.

Von **Insekten** kommen verschiedene Formen, als Epizoen beim Menschen vor. Hierher gehören die **Läuse,** die beim Menschen als **Pediculus capitis** — Kopflaus —, **Phthirius pubis** — Filzlaus — und **Pediculus vestimentorum** — Kleiderlaus — vorkommen. Die Läuse haben keine Flügel, dagegen einen rüsselartigen Mundteil. Sie legen mit Deckel versehene Eier, die Nissen; besonders hängen diese Haaren an.

Ferner seien erwähnt **Cimex lectuarius,** die Bettwanze, und die **Flöhe,** in unserem Klima vor allem **Pulex irritans,** in anderen Erdteilen (Südamerika, Westafrika, Indien, Persien usw.) auch **Sarcopsylla penetrans,** der Sandfloh, dessen Weibchen sich in die Haut besonders der Füße einnisten und hier Eier zur Entwicklung bringen, wobei Geschwüre entstehen können. **Bremsen, Fliegen, Stechmücken** (Culicidae), zu denen **Culex** und **Anopheles** gehören, können durch Stiche die Haut reizen und als **Krankheitsüberträger** dienen. Am wichtigsten ist in dieser Hinsicht die Anopheles, besonders die blutsaugenden weiblichen Formen, welche sich durch kürzere Chitinhaare an den Fühlern von den männlichen unterscheiden, im Hinblick auf Malariaübertragung. Des weiteren ist die Culexart **Aëdes Aegypti (Stegomyia fasciata),** die Überträgerin des Gelbfiebers, erwähnenswert.

Auch können **Fliegen** ihre Eier unter die Haut, oder in die Nase, oder in Wunden ablagern, wo sich dann Larven entwickeln, **Myiasis.** Die Larven können sich, verschluckt, auch im Darmkanal eine Zeitlang erhalten. Die Rinderdasselfliegen verursachen hier und da beim Menschen Dasselbeulen, wobei das meist im Winter oder Frühjahr auftretende Durchbrechen der Larven nach außen sich in Entzündung, auch geringer Eiterung äußern kann. In das Auge von außen eingedrungene Larven können schwere Entzündungen bewirken. In Afrika z. B. wird der sog. „Hautmaulwurf" beobachtet, gerötete, fortschreitende Linien der Haut, der in der Tiefe kriechenden Larve entsprechend. Larven von Gastrophilusarten können auch in die Haut des Menschen geraten und auch eine Art „Hautmaulwurf" hervorrufen (besonders in Rußland beobachtet sowie als „creeping eruption" [auch durch Nematoden verursacht] in Amerika).

Besondere oder kennzeichnende pathologisch-anatomische Veränderungen rufen die Insekten (die meisten bedingen Hautreize, Jucken, gegebenenfalls Ekzem u. dgl.) nicht hervor, so daß sich eine weitere Beschreibung hier erübrigt.

Zehntes Kapitel.

Gestörte Organtätigkeit als Krankheitsbedingung für den Gesamtkörper.

I. Allgemeine Kreislaufstörungen und Folgen für den Körper.

Schon bei der Betrachtung der örtlichen Kreislaufstörungen und sonst vielfach nebenbei sind wir auf die Veränderungen in der allgemeinen Blutverteilung zu sprechen gekommen, welche sich infolge von Schwächezuständen und gestörter Tätigkeit des Herzens einstellen; ebenso haben wir auch gesehen, daß durch Ausbildung einer Herzhypertrophie (Arbeitshypertrophie) jene Störungen des Kreislaufes wieder beseitigt, bzw. für längere Zeit hintangehalten werden können. Wir wollen nun die allgemeinen Kreislaufstörungen und insbesondere ihre Abhängigkeit von krankhaften Zuständen des Herzens, die besonders wichtig sind, zusammenfassen.

Der Erfolg der Herzarbeit, indem das Herz mit jeder Systole seiner Kammern eine gewisse Menge Blut in das Arteriensystem eintreibt, besteht in der Erhaltung des Druckunterschiedes zwischen Arteriensystem und Venensystem als unmittelbarer Ursache der Blutbewegung; das Blut ist bestrebt, von der Stelle des höheren Druckes (Arterien) zu der des geringeren Druckes (Venen) abzuströmen. Der Arteriendruck ist am höchsten in den großen Stämmen nahe dem Herzen und nimmt von da gegen die Kapillargebiete zu stetig ab; im Venensystem ist er gering und in den großen Hohlvenen zeitweise, zur Zeit der Einatmung, selbst negativ, wodurch eine Ansaugung des Blutes bewirkt wird. Die Blutverteilung im ganzen Körper hängt ab von: 1. der Tätigkeit des Herzens, 2. dem Verhalten des Gefäßsystems, insbesondere dem durch die Vasomotoren geregelten Gefäßtonus desselben, 3. der Beschaffenheit des Blutes selbst. Allgemeine Kreislaufstörungen werden also in Abweichungen eines dieser Punkte vom Normalen begründet sein.

A. Kreislaufstörungen vom Herzen aus.
Hypertrophie und Insuffizienz des Herzens.

Unter zahlreichen Bedingungen ist die Arbeit des Herzens erschwert, und es würde zu den schwersten allgemeinen Kreislaufstörungen mit ihren Folgen kommen, wenn nicht der Herzmuskel diese Mehrarbeit zu leisten, seine Kraftleistung den zu überwindenden Widerständen anzupassen imstande wäre. Der Herzmuskel verfügt ebenso wie andere Muskeln und Organe über eine gewisse Reservekraft, d. h. er kann eine viel größere Arbeit leisten, als er für gewöhnlich ausführt. Auf die Dauer wird er dieser dadurch gewachsen, daß seine Muskulatur **hypertrophiert** (Arbeitshypertrophie). Über die Vorgänge hierbei vergleiche das bei der Hypertrophie über die Muskeln im allgemeinen Gesagte. Es handelt sich hier meist um eigentliche Hypertrophie, weniger um Hyperplasie. Wir können die Herzhypertrophie in diesen Fällen also als eine Ausgleichserscheinung auffassen, welche das Organ gefähigt, den besonderen an es gestellten Anforderungen zunächst wenigstens gerecht zu werden und so die allgemeinen Folgeerscheinungen des Versagens der Herzarbeit hintanzuhalten.

Die Bedingungen, welche hierzu führen, können nun sehr verschieden sein, und es hypertrophiert zunächst der Herzabschnitt, welcher im gegebenen Fall die erhöhte Arbeit zu leisten hat. In der Regel sind es hauptsächlich die beiden Kammern, aber eben unter verschiedenen Umständen, welche, da sie die Hauptmuskelarbeit zu leisten haben und die weit dickeren Muskelwände besitzen, hypertrophieren. Oft verbinden sich, voneinander oder von gemeinsamen Bedingungen abhängig, Hypertrophien der verschiedenen Herzteile. Es verhalten sich aber beide Herzhälften und Vorhof und Kammer derselben Herzhälfte sehr unabhängig voneinander. Man muß in beiden Kammern die funktionell verschiedene Einflußbahn und Ausflußbahn unterscheiden. Jede Hypertrophie (wie die noch zu besprechende Dilatation) beginnt im Bereiche der Ausflußbahn, während die Einflußbahn nachträglich mitbetroffen wird (nach Kirch). Im folgenden sollen die Hauptbeispiele für die einzelnen Teile kurz zusammengestellt werden. Am klarsten liegen die Fälle offensichtiger **mechanischer Hindernisse.**

Hier stehen in erster Linie solche im Herzen selbst, vor allem in Gestalt von Klappenfehlern. Sie sind in der Regel das Endergebnis von Endokarditiden (s. II. Teil, Kap. IIA). Bei den Klappenverengerungen, Stenosen, muß das Blut mit größerer Kraftleistung durch die betreffende Klappenöffnung hindurchgezwängt werden, bei den Insuffizienzen strömt jedesmal Blut durch die mangelhaft schließende Klappe zurück und erhöht so den Druck im Herzen. Sehr oft verbindet sich beides. Bei Stenose und Insuffizienz der Aortenklappen ist die Mehrleistung der linken Kammer aufgebürdet; sie hypertrophiert. Ebenso die rechte bei den entsprechenden Klappenfehlern der Pulmonalis. Bei den Fehlern der Mitralis ist die Mehrarbeit dem linken Vorhof aufgebürdet, aber seine Wand kann nur weit geringer hypertrophieren. Bei der Mitralinsuffizienz gelangt das ganze gestaute Blut bei der nächsten Diastole auch in die linke Kammer, so hat sie auch bedeutende Mehrarbeit und hypertrophiert ebenfalls. Bei Klappenfehlern der Trikuspidalis sind Mehranforderungen an den rechten Vorhof gestellt, er hypertrophiert nur gering; es kommt, vor allem bei Insuffizienz, weil in der Diastole vermehrte Blutmenge in die rechte Kammer gelangt, die ausgetrieben werden soll, zu Hypertrophie dieser. Die Klappenfehler der rechten Herzhälfte sind zum großen Teil nicht das Endergebnis von im Leben erworbenen Endokarditiden, sondern angeborene Mißbildungen. Bei diesen hypertrophiert wie bei den endokardischen Klappenfehlern der Herzteil, an welchen besondere Anforderungen gestellt werden.

Ähnlich wie Hindernisse im Herzen können solche in seiner nächsten Umgebung mechanisch wirken. Hierher gehören z. B. Verwachsungen des Herzbeutels, ferner Kyphoskoliosen. Hier hypertrophieren zuweilen beide Kammern, zumeist aber weit stärker die rechte.

Ferner können mechanische Hindernisse in der weiteren Strombahn, d. h. im peripheren Gefäßsystem, besonders in den Arterien, gegeben sein. Zunächst kommen solche im Körperkreislauf in Betracht. Hier ist es wiederum die das Blut in ihn treibende linke Kammer, welche hauptsächlich die vermehrte Arbeit zu leisten hat und so hypertrophiert. Atherosklerose der Aorta muß, um dies zu bewirken, außergewöhnlich ausgebreitet und hochgradig sein und kommt höchstens in Ausnahmefällen hier in Betracht. Insbesondere sind hochgradig abweichende Lichtungsverhältnisse zunächst in der Aorta anzuführen; einerseits Aneurysmen derselben, doch bewirken diese meist nur dann Hypertrophie der linken Kammer, wenn sie mehr diffus im Anfangsteil der Aorta sitzen und die Klappen mitverändern, so daß Insuffizienz dieser entsteht und sie die Mehrarbeit des Herzens und Hypertrophie bedingt. Andererseits scheint auch angeborene Aortenenge (wenn nicht als Teilerscheinung der „Hypoplasie" auch das Herz zu schwach dazu ist) infolge der mechanischen Erschwerung Herzhypertrophie bewirken zu können. Weiterhin zu nennen sind Veränderungen (Atherosklerose) der das Herz selbst versorgenden Kranzarterien bzw. dadurch bewirkte Schwielen in der Herzmuskulatur. Bei diesen kann — wenn auch nicht sehr häufig — die linke Kammer, um ihre Arbeit noch leisten zu können, hypertrophieren, allerdings nur, wenn ihre Ernährung im ganzen noch einigermaßen gut ist.

Bei weitem an erster Stelle stehen nun aber für mechanisch bedingte Hypertrophie zunächst allein der linken Kammer die Verhältnisse in den kleinen Gefäßen, den Arteriolen. Hier hat der Hauptabfall des Druckes statt und so müssen diese präkapillaren Gefäße nach allgemeinen hämodynamischen Gesetzen, wenn sie verengt sind, Widerstandserhöhung zeitigen, die sich als Blutdruckerhöhung äußert, d. h. es tritt Bluthochdruck auf, der, wenn er lange genug besteht, eben die Hypertrophie der linken Kammer auslöst. Dies alles trifft aber nur zu, wenn eine allgemeine Engstellung der kleinen Arterien des Körpers zugrunde liegt (wobei vielleicht die vom Splanchnikus versorgten Gefäße eine besondere Rolle spielen). Wir finden nun aber zunächst an den Körperarteriolen keine anatomisch wahrnehmbaren Veränderungen und bezeichnen deshalb diese, hauptsächlich bei älteren Menschen auftretende, überaus häufige und wegen ihrer Folgen außerordentlich wichtige Blutdruckerhöhung als „essentiellen" oder „genuinen" **Bluthochdruck,** bzw. **genuine (essentielle) Hypertension** (meist, aber weniger gut, **Hypertonie**). Wir müssen wegen des

Fehlens anatomisch nachweisbarer Veränderungen eine funktionelle, d. h. nervale Engstellung der Arteriolen in ausgedehnten Körpergebieten annehmen. Offenbar liegt, worauf auch klinisch manches hinweist, eine Reizung der Vasomotoren zugrunde, so daß der Ruhetonus der Gefäße erhöht ist, also eine primäre veränderte Einstellung des druckregulierenden Apparates (Lichtwitz) vorliegt. Wie es zu dieser nervösen Beeinflussung der kleinen Gefäße kommt, wissen wir nicht. Wahrscheinlich sind Giftstoffe anzuschuldigen, die wir noch nicht sicher kennen, die daher vielleicht zu den giftigen Eiweißabbaustoffen, proteinogenen Aminen, etwa aus der Guanidingruppe, gehören. Nach klinischen Beobachtungen scheinen konstitutionelle, oft familiäre, Bedingungen stark mitzuwirken. Möglicherweise kommt die nervale Einwirkung auf die Arteriolen reflektorisch von einem zuerst angegriffenen Zentrum im Gehirn zustande.

Während also zu Beginn eine funktionelle, d. h. ohne anatomisch nachweisbare Veränderungen vor sich gehende, durch Vasomotorenreizung bedingte Engstellung der kleinen Körperarterien anzunehmen ist, finden wir bald auch anatomisch wahrzunehmende Veränderungen, aber nicht allgemein an den Arteriolen des Körpers, sondern allein oder vorzugsweise an denen der Nieren — **Arteriolosclerosis renum.** Diese Veränderungen der Nierenarteriolen (also vom Beginn der Vasa interlobularia bis zu den Vasa afferentia der Glomeruli einschließlich) und in hochgradigen Fällen auch der Glomeruluskapillaren sind wohl auch auf vasomotorische Einflüsse zurückzuführen, welche eine Auflockerung der Arteriolenwand bewirken, so daß aus dem Blute stammende Flüssigkeit eine Quellung des Bindegewebes der Wand, also eine kolloide Desorganisation desselben herbeiführt; so wird die Gefäßwandung gleichmäßig hyalin verdickt; es lagern sich zudem bald lipoide Stoffe, auch aus dem Blute stammend hier ab, und man kann von einer hyalin-lipoiden Entartung der Wand der Arteriolen sprechen. So wird die Lichtung dieser kleinen Gefäße stark verengt, oft ganz verschlossen. Daß diese Gefäßveränderung sich gerade in der Niere an die zunächst nervale Engstellung anschließt, ist daraus zu verstehen, daß der Druckabfall hier in den Glomeruli besonders plötzlich statthat und vor allem daß die Niere als Ausscheidungsorgan besonderer Belastung ausgesetzt ist. Wichtig erscheint nun, daß die erst nervös bedingte schwankende Blutdruckerhöhung jetzt offenbar durch die anatomisch nachweisbaren schweren Veränderungen der Arteriolen besonders der Niere zum schweren Dauerhochdruck geworden bzw. auf hoher Stufe festgestellt ist. Insofern erscheinen die Nierenarteriolenveränderungen doch für den sog. essentiellen Hochdruck überaus wichtig und auf jeden Fall ist so zu erklären, warum wir bei diesem Hochdruck die Arteriolosklerose der Nieren bald so gut wie stets finden, so daß sie für uns diagnostisch von größter Bedeutung ist. Gleichzeitig sind meist die größeren Nierengefäße atherosklerotisch verändert, zumal es sich gewöhnlich um ältere Menschen handelt, aber das Maßgebende sind offenbar in erster Linie die Arteriolenveränderungen. Zunächst sind also die Arteriolen der Niere verändert, das Nierengewebe ist gut erhalten. Dann aber, wenn viele Gefäßchen nun hochgradig ergriffen sind, muß auch die Niere leiden. Es kommt hier infolge funktioneller Abhängigkeit von einsetzenden Veränderungen der Glomeruli und infolge schlechter Blutversorgung zu Atrophie und Entartungen der Epithelien der Nierenkanälchen, besonders der Rinde, dann zu Bindegewebsvermehrung. So kommt eine Schrumpfniere mit gleichmäßiger Höckerung zustande und so ist aus der Arteriolosklerose der Niere die **arteriolosklerotische Schrumpfniere, die Nephrocirrhosis arteriosclerotica,** geworden. (Vgl. wegen Einzelheiten im Spez. Teil unter Niere.) Die ganze Erkrankung verläuft meist über viele Jahre, und ganz allmählich bilden sich die schweren Veränderungen der Niere selbst aus. Nur in einem kleinen Teil der Fälle — meist bei etwas jüngeren Leuten — verläuft die Erkrankung schneller mit schweren Nierenschrumpfungsveränderungen (eigentliche sog. genuine Schrumpfniere, eine natürlich jetzt wenig berechtigte Bezeichnung) und endet mit Zeichen der Niereninsuffizienz (Urämie). In diesen Fällen sind die Nierenarteriolenveränderungen sehr stark verbreitet, betreffen besonders die Vasa afferentia und Schlingen der Glomeruli selbst, so daß auch an diesen stärkere Reaktionen eintreten, oder gehen auch morphologisch über die Sklerose hinaus, indem es zu einem völligen Absterben, einer Nekrose, der Arteriolen und Glomeruluskapillaren (Arteriolonekrose) kommt.

Wie schon betont, liegt aber auch bei der Nephrocirrhosis arteriolosclerotica keine Arteriolenveränderung des ganzen Körpers vor, vielmehr sind eben die Arteriolen der Niere so gut wie stets am stärksten, wohl meist zuerst und häufig allein befallen. Nächst den Arteriolen der Niere sind aber häufig ergriffen die des Pankreas, und es kann zu Hyperglykämie und, wenn die sich anschließenden Pankreasveränderungen hochgradig sind, zu Diabetes (s. u.) kommen, ferner die des Gehirns, und so erklären sich hieraus (zusammen mit der Atherosklerose der größeren Gehirngefäße) die häufigen Apoplexien in dieser Gruppe von Kranken (s. u.), und endlich die der Retina bzw. der Chorioidea (sog. Retinitis albuminurica). Dagegen sind die kleinen Gefäße der Haut, des Unterhautgewebes, der Muskulatur, der Lunge, des Magen-Darms, des Mesenteriums usw. fast stets ganz unverändert. Im Vordergrund also stehen die Arteriolen der Niere.

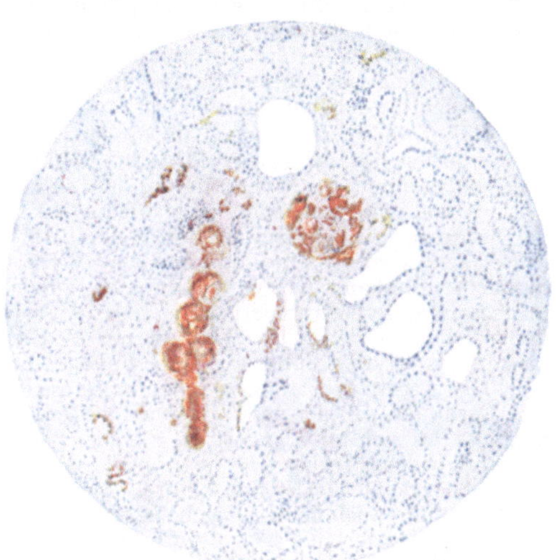

Abb. 347. Arteriolosklerotische Schrumpfniere bei Bluthochdruck. Veränderungen der Arteriolen der Niere (auch der Kapillaren des Glomerulus rechts) im Sinne der fettig-hyalinen Degeneration. Das Fett ist mit Scharlach-R rot gefärbt.
(Aus Herxheimer, Verh. d. deutsch. path. Gesellsch. XV.)

Die beschriebene dauernde starke Blutdruckerhöhung stellt natürlich die höchsten Anforderungen an das Herz, zunächst dessen linke Kammer, und dessen Hypertrophie erreicht gerade hier besonders hohe Grade. Der Tod tritt auch zumeist nicht infolge der Nierenerkrankung ein (außer in den oben genannten seltenen Fällen mit Niereninsuffizienz); dagegen bestehen dauernd andere Gefahren, und zwar von seiten der Kreislauforgane. Einmal das Herz; es ist ja hypertrophisch und erreicht oft frühzeitig eine Grenze seiner Leistungsfähigkeit. Das Herz versagt bei der dauernden Mehrbelastung durch den Hochdruck, zunächst bei Anstrengungen, dann überhaupt, und unter Zeichen der Herzinsuffizienz tritt der Tod ein. Und dann die Gefäße, und hier vor allem die des Gehirns. Es kommt infolge von zunächst wohl auch vasomotorischen Störungen, aus denen sich dann aber atherosklerotische Veränderungen der Gehirngefäße entwickeln, zusammen mit dem Bluthochdruck zu Gehirnblutungen, Apoplexien, oft mehrfachen, erst kleineren (auch Erweichungen), dann das Leben endenden großen. Die Großzahl aller Apoplexien findet sich bei solchen Hypertonikern und umgekehrt bis zu 40% der Leute mit „essentiellem" Hochdruck sterben an Gehirnblutungen. Finden wir bei der Leichenöffnung eine Gehirnblutung und Herzhypertrophie links, so wissen wir schon, daß im Leben Bluthochdruck bestanden, was dann fast stets zutrifft, wir müssen die Nieren untersuchen, und zu allermeist finden wir dann die Arteriolenveränderung. Sehr oft handelt es sich um plötzlichen Tod an Gehirnblutung oder Herzinsuffizienz bei Leuten, die von ihrem lange bestehenden Bluthochdruck nichts wußten. Bürgert sich doch die so wichtige regelmäßige und wiederholte Blutdruckmessung erst allmählich ein.

Galten diese Verhältnisse im großen Kreislauf vornehmlich der linken Kammer, so müssen andererseits Erschwernisse des Lungenkreislaufes Mehrarbeit der rechten Kammer bedingen, so daß diese hypertrophiert. Dies ist besonders bei Atherosklerose der Lungengefäße, bei der Verödung zahlreicher Lungengefäßbahnen, so bei Phthise und Lungenschrumpfungsvorgängen, und vor allem bei dem Emphysem der Fall, sowie ferner wenn bei Störungen in der Atmung der Wegfall des fördernden Einflusses der normalen Atmung auf den Kreislauf in Betracht kommt. Diese „pulmonale" Hypertrophie betrifft zunächst also nur die rechte Kammer, und zwar deren Ausflußbahn (Conus pulmonalis) zuerst. Bei länger dauernder Insuffizienz der rechten Kammer und Rückstauung hypertrophiert dann auch der rechte Vorhof, und wenn die Stauung so hochgradig und dauernd ist, daß sie sich von den Körpervenen durch die Kapillaren hindurch selbst an den Arterien geltend macht, kann es zu geringer Hypertrophie auch der linken Kammer kommen (Kirch).

Die Arbeit des Herzens kann weiterhin mechanisch erschwert sein durch eine Änderung des Blutes, eine Form, die wir hier vorwegnehmen wollen. Zunächst muß eine Vermehrung der Blutmenge, auch wenn das Blut an sich unverändert ist, die sog. **Plethora vera,** in diesem Sinne wirken. Es handelt sich hier um einen Zustand, welcher früher eine auch für die Behandlung (Aderlaß) hochbedeutsame Rolle spielte, dessen Vorkommen dann aber vielfach geleugnet wurde. Blutübertragungen erzielen allerdings keine irgendwie dauernde Blutvermehrung, und auch beim Neugeborenen wird, wenn man nicht sofort nach dem Aufhören der Pulsation der Nabelschnur diese unterbindet, sondern erst einige Minuten später, durch die Mehrzufuhr von 30—110 g Blut (infolge des Zusammendrückens der Nabelschnur durch die Gebärmutter) nur eine vorübergehende Vermehrung der Blutmenge erzeugt. Ebensowenig kommt es zur Plethora bei Einspritzung isotonischer Kochsalzlösung, welche, in bis vierfacher Menge (der Blutmenge) übertragen, binnen 6—7 Stunden schon ausgeglichen werden kann. Trotzdem ist das Vorkommen einer echten Plethora aus solchen Fällen zu erschließen, in denen Herzhypertrophie, starke Hyperämie aller Organe, starke Spannung des Pulses, Neigung zu Wallungen und Blutungen (unter Abwesenheit aller anderen krankhaften Veränderungen an den Organen) bestehen. Es spielen wohl konstitutionelle Punkte mit. Hinzu kommt als Auslösungsursache eine äußere Bedingung, so Überernährung (Hart). Auch bei Biertrinkern gibt es wohl eine solche Plethora vera, obwohl hier (s. auch u.) offenbar andere Punkte noch mitspielen. Daß bei der Plethora vera eine Drucksteigerung im Gefäßsystem einsetzen und somit die Arbeit des Herzens erschweren muß, ist gut vorstellbar. In der gleichen Weise müßte eine **Plethora serosa** wirken, d. h. eine Vermehrung der Gesamtmenge des Blutwassers. Aber selbst bei überreichlichem Genuß von Flüssigkeit kommt es wegen der Anpassung durch die Lymphbahnen, sowie wohl auch durch die Tätigkeit der Kapillarendothelien, nicht zu einer dauernden solchen. Diese Regelung versagt in der Regel nur dann, wenn die Nierentätigkeit erlahmt, also bei Nephritis (s. u.). Dann tritt Zurückhaltung von Flüssigkeit sowie eine Veränderung des osmotischen Druckes (zwischen Gewebs- und Blutflüssigkeit) infolge von Kochsalzstauung und aus anderen Gründen ein.

Den bisher beschriebenen mechanischen Bedingungen, welche, im Herzen (oder dessen Umgebung), im Gefäßsystem oder in der Beschaffenheit des Blutes gelegen, infolge erhöhter Anforderungen an den Herzmuskel Herzhypertrophie bewirken, können wir als zweite Gruppe die sog. **renale Herzhypertrophie** anfügen. Aber gerade hier ist der innere Zusammenhang trotz vielfacher darauf gerichteter Untersuchungen keineswegs geklärt.

Erfahrungstatsache ist, daß in Fällen von Nierenentzündung eine erhebliche Steigerung des arteriellen Blutdruckes — sog. **renaler Bluthochdruck (Hypertension)** — sich ergibt und daß, wenn dieser einige Wochen anhält, sich eine Hypertrophie des Herzens einstellt, welche zunächst lange und in besonders hohem Grade die linke Kammer betrifft. Erlahmt diese, so kommt es durch Rückstauung und Drucksteigerung im linken Vorhof auch zu Hypertrophie dieses und durch Stauung und Drucksteigerung im kleinen Kreislauf auch zu Hypertrophie der rechten Kammer, und, wenn diese auch in den Zustand länger dauernder Schwäche versetzt wird, auch zu Rückstauung im rechten Vorhof und den Venen des großen Kreislaufs und so auch zu Hypertrophie des rechten Vorhofs. Die Hypertrophie der linken Kammer erfolgt vor allem in der Längsrichtung und betrifft besonders den Kammerspitzenteil und sie sog. Einflußbahn (Mitralostium bis Kammerspitze) stärker als die Ausflußbahn (Kammerspitze bis Aortenklappenöffnung); auch die rechte Kammer ist ebenso verlängert, und so erscheint das ganze Herz verlängert, kaum verbreitert (nach Kirch) (alles dies trifft ebenso für die schon besprochene essentielle Hypertension zu). Die Frage ist nun, worauf überhaupt diese Blutdruckerhöhung beruht. Man nahm früher allgemein die Nierenentzündung als Ursache des Hochdrucks an. Zumeist handelt es sich um

Glomerulonephritis (s. unter Niere), seltener um hydronephrotische od. dgl. Schrumpfniere. Bei der Glomerulonephritis tritt der Hochdruck von vornherein auf, und führt nach einiger Zeit, wenn die Nierenveränderung anhält und in spätere Stadien gelangt (s. unter Niere) zur Herzhypertrophie (nach etwa 6—8 Wochen). Ist das Herz noch nicht hypertrophisch, so kann auch Herzerweiterung die schlimmere Folge sein. Gerade hier mangelt uns aber eine sichere Erklärung für das Zustandekommen der Blutdruckerhöhung und Herzhypertrophie. Eine Wasserzurückhaltung infolge ungenügender Harnabscheidung und damit eine seröse Plethora, welche ja den Blutdruck erhöhen muß (s. oben), ist wohl für manche Fälle anzunehmen (Traube, Cohnheim), doch trifft dieser Punkt sicher nicht für die große Zahl der Fälle zu, da eben eine solche Harnzurückhaltung oft erst in den allerletzten Zuständen der Nierenentzündung eintritt. Man hat daher auch hier an Erhöhung der Widerstände in den kleinen Gefäßästen (Glomeruluserkrankung) gedacht. Außer mechanischen Theorien sind zur Erklärung des Zusammenhanges solche chemischer Natur aufgestellt worden. So hat Senator an chemische Wirkungen seitens unausgeschiedener Harnbestandteile gedacht, indes liegen auch die chemischen Verhältnisse hier offenbar nicht so einfach. Vielleicht wirken mehrere verschiedene Punkte zusammen. Daß, wenn auf Grund der Nephritiden — meist erst in späten Stadien — die Arteriolen der Niere hochgradig mitverändert sind (s. o.) dies auch hier Hochdruck und Herzhypertrophie seinerseits steigern kann, ist wahrscheinlich. Aber nach alledem müssen wir zugeben, daß die Abhängigkeit des Bluthochdruckes und somit der Herzhypertrophie von der Nierenentzündung noch keineswegs bewiesen oder gar aufgeklärt ist. Daher geht gegenwärtig die Hauptströmung dahin, die Niere an sich nicht anzuschuldigen, sondern eine auf Grund gemeinsamer Schädlichkeit eintretende Schädigung der peripheren Gefäße und der Niere anzunehmen und auf erstere, also die periphere Gefäßschädigung, die Hypertension zu beziehen. Aber auch dies ist noch keineswegs bewiesen. In Fällen von hydronephrotischen Schrumpfnieren, Zystennieren u. dgl. tritt die Blutdruckerhöhung so offenbar erst auf, wenn eine größere Masse von Nierengewebe ausgefallen ist, daß dies hier unbedingt beschuldigt werden muß, wenn auch in einem noch ganz unklaren Abhängigkeitsverhältnisse. Auch bei Hypernephromen (s. unter Niere) kann sich erhöhter Blutdruck einstellen.

Selten sind Fälle von Hochdruck und Herzhypertrophie, welche von Veränderungen (Blutungen) des Gehirns, besonders der Umgebung des vierten Ventrikels, abzuhängen scheinen. Weiterhin wird eine Gruppe von Herzhypertrophien mit Anomalien der Drüsen mit innerer Sekretion in Zusammenhang gebracht. Doch sind solche Fälle sicher weit seltener und wenig geklärt. Man denkt an Veränderungen der Nebenniere, des Thymus und besonders der Schilddrüse; so findet sich Herzhypertrophie bei Kropf und besonders Morbus Basedowii als sog. Kropfherz. Weit zweifelhafter ist das sog. Myomherz, d. h. Herzhypertrophie bei Uterusmyomen.

Als letzte Gruppe kann man Fälle zusammenfassen, bei welchen im Gesamtkörper selbst kein Anhaltspunkt für die Entstehung einer bestehenden Hypertrophie der Herzmuskulatur — linke Kammer — gewonnen werden kann. Es kann sich hier um Folgen fortgesetzter sehr schwerer körperlicher Anstrengungen u. dgl. handeln. Solche Fälle faßte man besonders früher als sog. **idiopathische Herzhypertrophie** zusammen, doch ist der Kreis dieser immer enger geworden. Hierher wurde auch die Herzhypertrophie der Potatoren gerechnet; in einem Teil der Fälle mag, wie schon oben erwähnt, die so gesetzte Plethora maßgebend sein, in sehr zahlreichen Fällen aber hängt auch hier die Herzhypertrophie wohl mit einer Arteriolosklerose der Niere, und diese Gefäßveränderung ihrerseits mit dem chronischen Alkoholismus zusammen.

Durch die Hypertrophie seiner Muskulatur ist das Herz unter allen erwähnten Bedingungen imstande, den erhöhten, an seine Tätigkeit gestellten Ansprüchen zu genügen und, obwohl ein Teil seiner Arbeit durch die besonderen Widerstände verbraucht wird, den normalen Kreislauf aufrechtzuerhalten. Der Herzfehler ist **kompensiert;** auch verfügt das hypertrophische Herz wieder über ein gewisses Maß von Reservekraft, so daß es nicht fortwährend unter äußerster Anstrengung zu arbeiten braucht. Es kann also auch gesteigerten Ansprüchen an seine Leistungsfähigkeit genügen, ähnlich wie ein gesundes Herz, aber freilich nur bis zu einem bedeutend geringeren Grade; die Reservekraft und damit die Anpassungsbreite des hypertrophischen Herzens ist geringer wie die des normalen Herzens. Daher wird bei ersterem die Grenze seiner Leistungsfähigkeit bei ungewöhnlichen Anstrengungen leichter und früher erreicht, es wird häufiger und länger aufs höchste angestrengt arbeiten müssen, als das normale; so kommt es schließlich zu einer Erschöpfung des Herzens, zu einem Punkt, an dem trotz der Hypertrophie die Kompensation ungenügend wird, zur **Kompensationsstörung** mit den Erscheinungen der Herzschwäche und Herzinsuffizienz und zuletzt zum Kollaps.

Unter **Herzschwäche** verstehen wir eine mangelhafte Arbeitsleistung des Herzens, d. h. also vornehmlich schwache und unvollständige Zusammenziehung dieses, wozu noch Schwächen der Reizbildung und -leitung (s. u.) kommen können. Herzschwäche tritt ein, weil das Herz mit den für die Erhaltung seiner vollen Leistungsfähigkeit unbedingt erforderlichen Wiederherstellungen im Rückstand bleibt, besonders bei Arbeitsüberlastung oder bei schlechter Durchblutung sowie bei Sauerstoffmangel (v. Kutschera-Aichbergen). Es bleiben daher größere Blutmengen als unter gewöhnlichen Umständen in der Herzkammer zurück. Genügt jetzt das vom Herzen ausgesandte Blut nicht mehr, so kommt es zur **Herzinsuffizienz.** Äußert sich diese schon bei Ruhelage, so kann man von „Ruheinsuffizienz", tritt sie erst bei körperlichen Anstrengungen auf, von „Bewegungsinsuffizienz" sprechen (Moritz). Man kann sich den Herzmuskel entsprechend der

Körpermuskulatur als übermüdet vorstellen. Entwickelt sich unter dem Einfluß auf das Herz wirkender Schädlichkeiten ein äußerster Grad von Herzschwäche, so kommt ein Zustand zur Ausbildung, welchen man als **Kollaps** oder **Synkope** bezeichnet und welcher dem plötzlichen Stillstand des Kreislaufes in seinen Folgezuständen mehr oder weniger nahe steht, bzw. Vorbote eines solchen sein kann.

Zu Herzinsuffizienz bis zum Kollaps kann also die Kompensationsstörung eines hypertrophischen Herzens führen. Hier hatte die Herzhypertrophie ja zunächst die Herzschwäche durch Mehrleistung des Muskels den Hindernissen gegenüber hintangehalten, und erst wenn er diesen auf die Dauer nicht mehr gewachsen ist, kommt es sekundär zur Insuffizienz. In anderen Fällen kommt es primär, also ohne vorangegangene Herzhypertrophie, zur Herzinsuffizienz. Es ist zunächst leicht zu verstehen, daß dies erst recht und von vornherein eintritt, wenn unter den oben aufgezählten Bedingungen besonderer Hindernisse, erhöhten Blutdruckes u. dgl. eine Herzmuskelhypertrophie deswegen nicht zustande kommen kann, weil dieser zunächst immerhin kompensatorische Vorgang infolge zu starker bzw. zu plötzlicher Hindernisse, oder vor allem weil der Gesamtzustand des Körpers zu schlecht ist, unmöglich ist.

Herzinsuffizienz kann aber auch eintreten wenn das Herz aus anderen Gründen geschädigt ist. Hier sind zunächst am wichtigsten Veränderungen am Herzen selbst, welche seine Arbeitsleistung beeinträchtigen, zunächst Entartungen und Atrophie der Muskulatur und die Folgezustände solcher, Bindegewebsschwielen im Herzmuskel, teils Folge entzündlicher Vorgänge, zumeist aber mangelhafter Ernährung infolge von Kranzarteriensklerose (s. unter Herz). Durch ungenügende Blutversorgung können auch allgemein anämische oder leukämische Vorgänge oder Siechtumszustände das Herz schwer schädigen und zu Insuffizienz führen. Ferner können Verlagerungen und Druck von seiten benachbarter Organe das Herz an seiner Tätigkeit hindern. In wieder anderen Fällen ist Herzinsuffizienz auf die Wirkung von Giften (besonders von sog. „Herzgiften", s. S. 228) zu beziehen; ähnlich bei verschiedensten Infektionskrankheiten. Hierbei spielen als Angriffspunkte auch neben dem Herzmuskel selbst offenbar die Herzganglien und die die Herztätigkeit regelnden Nerven eine Hauptrolle. Jede unmittelbare oder reflektorische Lähmung des Hemmungsnerven, des Nervus vagus, muß ebenso wie Reizung des Nervus accelerans Herzbeschleunigung zur Folge haben und umgekehrt. Endlich können sich verschiedene Zustände bzw. Vorgänge als Ursachen der Herzinsuffizienz verbinden.

Bei der Herzinsuffizienz erlahmt die Herztätigkeit naturgemäß derart, daß in dem mangelhaft gefüllten Arteriensystem der Blutdruck sinkt, und er schließlich nicht mehr imstande ist, das Blut durch die Kapillargebiete hindurchzutreiben; der Kreislauf in dem letzteren stockt, die Haut wird blaß, kühl; infolge ihrer Elastizität schmiegt sie sich straff an die Unterlage an, und es entsteht das „spitze Aussehen" der vorspringenden Körperteile, der Nase usw. („Facies hippocratica"). Auf das Herz wirkt der Zustand zurück, indem auch die Kranzarterien nicht mehr gespeist werden, und so die Ernährung des Herzmuskels beeinträchtigt wird.

In den meisten Zuständen von Herzinsuffizienz und Kollaps stellt also das Sinken des Blutdruckes das maßgebende Ereignis dar; es erhellt dies schon aus dem Erfolg, welcher in Fällen von Kollaps häufig durch Einbringung von Kochsalzlösungen erzielt werden kann, einfach durch Erhöhung des Druckes. Infolge des Sinkens des Blutdruckes wird in vielen Fällen die Pulswelle niedriger. Das Herz selbst zeigt infolge seiner Arbeitsschwäche eine zu große zurückbleibende Blutmenge (s. o.), und so kommt es zur **Erweiterung, Dilatation der Herzhöhlen.**

Bei beiden Kammern beginnt die Erweiterung in dem unmittelbar vor der entsprechenden arteriellen Klappenöffnung gelegenen Konusteil und schreitet entgegen der Blutströmung fort. So wird erst die Ausflußbahn (s. o.), dann erst die Einflußbahn gedehnt, die Kammerspitzenteile am stärksten ausgeweitet (Kirch). Es kann sich dann eine Erweiterung der Atrioventrikularklappen und Vorhöfe anschließen. Die mangelhafte Entleerung des Herzens bedingt ihrerseits ein erschwertes Zurückströmen des Blutes aus den großen Hohlvenen in den rechten Vorhof. Wird die rechte Kammer mangelhaft entleert, so kann es (z. B. bei Fehlern der Trikuspidalklappe) zu einer Anstauung des Blutes im rechten Vorhof, bis zu rhythmischer Anschwellung der Venen durch die bei jeder Kammersystole wiederholte Behinderung des Einströmens in den Vorhof, oder selbst zu wirklichen rückläufigen Pulswellen, dem sog. Venenpuls kommen. Infolge der Weite der Lungenkapillaren und des geringen Druckes, unter welchem das Blut im Lungenkreislauf strömt, kann sich die Stauung des Blutes auch bei mangelhafter Entleerung der linken Kammer in den linken Vorhof, durch den Lungenkreislauf in das rechte Herz, in den rechten Vorhof und in die Hohlvene hinein fortpflanzen.

Kommt es zu dauernder Abschwächung der Herztätigkeit mit mangelhafter Entleerung des Herzens, so entwickelt sich der bereits im I. Kapitel (S. 16 ff.) besprochene Zustand der Stauung, wobei die Füllung des Arteriensystems eine geringere, die Füllung der venösen Gebiete dagegen und der Blutdruck in letzteren erhöht ist, und infolge der Erschwerung des venösen Rückstromes zum Herzen und der Verminderung des Druckunterschieds zwischen Arteriensystem und Venensystems die Blutströmung verlangsamt wird.

Die Überfüllung und die Drucksteigerung im Venensystem, welche sich bis in die feinsten Äste und das Kapillargebiet fortpflanzt, führt dazu, daß sich die schon früher genannten Folgezustände der venösen Hyperämie in großer Ausdehnung ausbilden; Zyanose der Körperteile durch längeren Aufenthalt des mit Kohlensäure überladenen Blutes in dem Gewebe, Verstärkung der Transsudation mit Entstehung von Hydrops, Stauungsblutungen, zyanotische Verhärtung der Organe, Stauungskatarrhe des Atmungs- und Verdauungskanals usw. treten auf.

Kirch unterscheidet neben dieser myogenen Erweiterung (Dilatation) infolge Schädigung des Herzmuskels, bei welcher die Verbreiterung der betroffenen Kammern über ihre Verlängerung überwiegt, eine viel weniger eingreifende, tonogene, bei welcher es sich im wesentlichen nur um eine Verlängerung der Kammer handelt und welche bei gesteigerten Widerständen, die allmählich einen vermehrten Blutrückstand am Ende der Systole herbeiführen, entsteht. Hier führt dann die dauernd vermehrte Spannung des Ankämpfens gegen erhöhte Widerstände, wenn diese tonogene Erweiterung chronisch ist, allmählich zu geringer Hypertrophie. Solche Verhältnisse liegen nach Kirch dem, nicht gefährlichen und wohl wieder rückbildungsfähigen, „Sportherz", besonders bei Dauertraining mit gewaltigen Spitzenleistungen, wie 6 Tage-Rennen, Rennrudern, Skilauf, Schwimmen, Langstreckenlauf (Marathonlauf), zugrunde.

Kommt es infolge plötzlich eintretenden Versagens des Herzens oder nach einem länger dauernden vorhergehenden Zustand von venöser Stauung zu einem erheblichen Sinken des Blutdruckes in den Arterien und folgender Stromverlangsamung in diesen, so treten die schon normalerweise der Blutströmung entgegenwirkenden Einflüsse der Schwere an den hierzu geneigten, d. h. den tiefsten Stellen, in die Erscheinung. Es kann von hier aus das Blut nur mangelhaft oder nicht mehr gehoben werden, und es sammelt sich daher hier an, „Hypostase"; so kann es selbst zu völliger Stase kommen. Die Hypostase äußert sich bei aufrechter Haltung an den unteren Gliedmaßen; bei waagerechter Lage machen sich solche Zustände besonders in den Lungen geltend, deren untere Abschnitte man dann durch stärkere Blutüberfüllung dunkel verfärbt und etwas luftärmer findet. Die Lunge bietet dann eine besondere Neigung zur Entwicklung entzündlicher Zustände („hypostatische Pneumonie"), welche zuletzt meist auf Verschlucken bei der allgemeinen Schwäche oder der gleichzeitig vorhandenen Bewußtseinsstörung zu beziehen sind. Diese Lungenhypostase findet sich sehr häufig als letzte Todesursache, wenn das Herz allmählich seine Kraft verliert.

Als letzte Erscheinung stellt sich dann auch gerne ein Lungenödem ein, dessen Zustandekommen einerseits mit der Blutbewegung im Brustraum, andererseits mit einer verhältnismäßig energischen Tätigkeit der rechten Kammer bei gleichzeitiger beginnender Erlahmung der linken Kammer zusammenhängt.

Bekanntlich besteht bei jeder Einatmungsbewegung im Brustraum ein negativer Druck, durch welchen das Blut aus den großen Hohlvenen geradezu angesaugt wird und nunmehr dem rechten Vorhof und der rechten Kammer zuströmt, welch letztere es in verhältnismäßig großer Menge in die Lungen entleert. Wenn sich nun die linke Kammer nicht genügend entleeren kann, so häuft sich das Blut in den Kapillaren der Lunge an, der Druck in ihnen steigt und es kommt zu vermehrter Transsudation mit verstärkter seröser Durchtränkung des Lungengewebes und Flüssigkeitsaustritt in die Alveolen, deren Luftgehalt dadurch vermindert wird (Lungenödem). Zum Schlusse kommt es dann eben zum Herzstillstand im Kollaps, oder es tritt Stillstand der Atmung und Asphyxie ein.

Stirbt nun ein Patient im Kollaps, so finden wir oft eine akute Erweiterung einer oder mehrerer Herzhöhlen, gegebenenfalls neben bestehender Hypertrophie. Ferner häufig einen besonders schlaffen Herzmuskel, aber keineswegs stets sehen wir am Herzen anatomisch ausreichende Veränderungen zur Erklärung des Todes, wie schon aus den oben besprochenen nervösen Einwirkungen auf den Herzmuskel hervorgeht.

Auch mikroskopisch findet man zwar Trübungen, Verfettungen, hyaline Veränderungen, aber auf der anderen Seite sieht man Verfettung oder Schwielenbildung u. dgl. als anatomische Nebenbefunde auch an noch leistungsfähigen Herzen in Fällen, in denen der Tod aus anderen Ursachen eingetreten ist. Es weist dies darauf hin, wie weit wir noch davon entfernt sind, die Insuffizienz des Herzens in allen Fällen nach morphologischen Gesichtspunkten feststellen zu können. Finden wir in solchen Fällen das Herz selbst nicht als die ausreichende Ursache, so müssen wir eben bei plötzlichen Todesfällen infolge psychischer Erregungen an nervöse Störungen, ferner an Giftwirkungen (Chloroform) und endlich bei plötzlichem Nachlassen der Tätigkeit besonders eines ausgleichend vergrößerten Herzens an erschöpfte Reservekraft infolge „Kumulativwirkung" nach Art der „Ermüdung" der Muskulatur denken. Man spricht dann auch von einer „funktionellen Herzerkrankung". Moritz erinnert zum Verständnis dieser Herzschwäche an die Edingersche Vorstellung der „Aufbrauchkrankheiten" im Zentralnervensystem und stellt sich die eingreifende Wirkung als chemischer Natur vor, wobei ein morphologischer Befund zunächst fehlen kann. Auch an Angreifen am peripheren Gefäßsystem ist zu denken.

Daß eine zureichende anatomische Grundlage in der Tat nicht feststellbar ist, ist besonders auch der Fall, wenn die Erlahmung der Herzens im Verlaufe von Infektionskrankheiten, z. B. Typhus, oder ganz allmählich bei bestehenden Siechtumszuständen, bei Geschwülsten u. dgl., eintritt. Es kann (s. o.) Erweiterung der Herzhöhlen bestehen, sie kann auch fehlen. Schwere Veränderungen in Gestalt hochgradigster Verfettung, und auch Nekrose von Muskelfasern sehen wir dagegen bei Diphtherie, bei der häufig Herztod auf infektiös-toxischer Grundlage auch noch in späteren Zeiten auftritt. Auch bei anämischen und leukämischen Erkrankungen findet sich hochgradige Verfettung.

Recht häufig sind nun auch ganz plötzliche Todesfälle anscheinend aus voller Gesundheit heraus, und gerade diese Todesart ist zu allermeist ein Herztod. In diesen Fällen finden wir nun sehr häufig auch schwere anatomische Veränderungen. Und zwar am allerhäufigsten die fast stets auf Syphilis zu beziehende Mesaortitis (s. S. 317) gerade im Anfangsteil der Aorta, bei der die Kranzgefäße häufig am Abgang von der Aorta fast ganz verschlossen sind. Und an zweiter Stelle stehen die Fälle, in denen die Kranzgefäße, besonders die vordere absteigende, durch atherosklerotische Veränderungen mehr oder weniger verschlossen sind, was sich vor allem einige Zentimeter unter dem Abgang der vorderen absteigenden Kranzarterie findet. Dabei kann durch einen auf Grund der Gefäßveränderung und Lichtungsverengerung herbeigeführten Thrombus das Gefäß hier ganz verschlossen gefunden werden; häufiger wird dies aber vermißt. In diesen Fällen ganz plötzlichen Todes kann der Herzmuskel selbst unverändert erscheinen, oder er weist ältere Schwielen auf, oder es besteht eine akute schwere Veränderung des Herzmuskels bis zu Nekrose, welche auch zu Durchbruch führen kann, wobei das Blut in den Herzbeutel austritt und auch von außen auf das Herz drückt, so daß schneller Tod eintritt. In allen diesen Fällen plötzlichen ganz unerwarteten Herztodes brauchen zuvor gar keine im Leben wahrnehmbaren Zeichen einer Herzerkrankung bestanden zu haben. Wenn die Gefäßverengerung auf Grund syphilitischer Mesaortitis oder Atherosklerose, ohne daß völliger Verschluß besteht, zu plötzlichem Tode führt, sind reflektorische Krämpfe, welche die Abschließung des Gefäßes vervollständigen, anzunehmen. Andererseits kann selbst bei gänzlichem Verschluß der plötzliche Tod ausbleiben. Wir sehen hier wieviel für die Folgen davon abhängt, in welchem Zustand sich das Herz zuvor befand, ob — die linke Kranzarterie ist die maßgebendere — die andere auch schwer ergriffen oder ziemlich frei ist, dann aber auch von individuellen Punkten, wozu vor allem die sehr wechselnde Ausbildung der Anastomosen der Kranzgefäße unter sich gehört.

Auf toxische und nervöse Einwirkungen sind diejenigen Herzzustände zu beziehen, bei welchen die Schlagfolge des Herzens beschleunigt oder verlangsamt ist, **Tachykardie** und **Bradykardie.**

Bei der Tachykardie ist zunächst eine Beschleunigung des Blutstromes mit Druckerhöhung die Folge; nimmt aber die Tachykardie ernste Grade an, so folgt schließlich eine Stromverlangsamung, indem während der zu kurz gewordenen Zwischenpausen zwischen den Zusammenziehungen der Kammern deren diastolische Füllung eine ungenügende wird. Die Tachykardie findet sich zumeist im Fieber sowie bei starken psychischen Erregungen. Dieselben Folgen wie die Tachykardie gegen Schluß hat die Bradykardie — verlangsamte Schlagfolge des Herzens —, soweit sie höheren Grades ist, von vornherein; ist doch hierbei naturgemäß die Blutströmung bedeutend verlangsamt. Mit Veränderung der Schlagfolge ist die Kraft der Herztätigkeit meist mit herabgesetzt. Ist die Herzschlagfolge in der Art verändert, daß stärkere und schwächere Zusammenziehungen abwechseln, so spricht man von Pulsus alternans.

Außer der Schlagfolge kann sich auch der Rhythmus verändern, es kommt dann zu **Arhythmien.** Um dies zu verstehen, muß man von der normalen Reizbildung und -überleitung ausgehen.

Wir wissen durch die Untersuchungen der letzten Jahrzehnte, daß bestimmte Muskelgruppen des Herzens der Reizbildung und Reizleitung dienen, ersteres im Zusammenhang mit den Nerven, nämlich dem Vagus und Akzelerans, wobei aber die Automatie der Herzmuskelabschnitte, welche selbst Nerven und Ganglienzellen enthalten, zu betonen ist. Diese besonderen Muskelgebiete hat man als spezifische Muskelsysteme des Herzens bezeichnet. His, Hering, Keith-Flack, Fahr, Aschoff-Tawara-Koch und insbesondere Mönckeberg haben hier zu unseren Kenntnissen wesentlich beigesteuert. Derartige spezifische Systeme haben wir einmal in dem von Keith-Flack entdeckten sog. Sinusknoten, welcher unter dem Perikard an der Einmündungsstelle der oberen Hohlvene in den rechten Vorhof im sog. Sulkus des Kavatrichters, etwa 2 cm lang, gelegen ist, und sodann in dem zunächst nach seinem Entdecker His (1893) genannten Bündel, besser Atrioventrikularbündel oder -system, welches besonders von Aschoff-Tawara genauer erforscht wurde, in seiner Gliederung in den am Annulus fibrosus der Vorhofs-Kammergrenze gelegenen Tawaraschen Knoten, dann den Stamm und endlich die beiden Schenkel, je einen für die linke und einen für die rechte Kammer, wo sie mit allen Papillarmuskeln in Verbindung treten und unter dem Endokard in Gestalt der früher sog. Purkinjeschen Fasern in breiter Ausdehnung enden. Diese zwei spezifischen Systeme — andere sind beim Menschen nicht bekannt — stellen die Reduktion eines weit ausgedehnteren Systems bei niederen Tieren dar; sie weisen einige histologische Besonderheiten auf, sind aber besonders gekennzeichnet durch die Beziehungen ihrer Einzelbestandteile untereinander und dann vor allem zu den anderen Geweben des Herzens (Mönckeberg). Sie haben eine mehr selbständige Blutversorgung, sind besonders reich an Nervenelementen und haben ausgesprochene Beziehungen zum Klappenapparat (besonders von W. Koch betont); so sitzt der Sinusknoten an der Grenze von Sinus und Vorhof, der Tawarasche Knoten an der Atrioventrikulargrenze. Diese spezifischen Muskelsysteme beherrschen den Herzrhythmus. Am Sinusknoten beginnt unter nervöser Mitwirkung die Herzbewegung; er ist das automatische Reizbildungszentrum erster Ordnung. Seine Ausläufer leiten zugleich den Reiz weiter, und zwar an die Vorhofsmuskulatur und durch diese an das an der Grenze von Vorhof und Kammer gelegene Atrioventrikularsystem.

So ist hier keine scharfe Grenze, sondern dies System leitet hier wiederum den Reiz weiter, und wird daher zum Hauptreizleitungssystem, und zwar weiter an die Muskulatur beider Kammern. Aber in diesem System finden auch neue Reizbildungen statt, besonders im Knoten als anatomischem Reizbildungssystem zweiter Ordnung, in geringerem Maße als solchem dritter Ordnung auch in seinem weiteren Verlauf. So hängen die Orte der Reizbildung und Reizleitung in den spezifischen Muskelsystemen zusammen. Auf diese Weise ist auf die Reizbildung hin eine geordnete Reizüberleitung über das ganze Herz gewährleistet. Letztere, die Reizleitung vom Ausgangspunkt am Sinus bis zu der wichtigsten Kammermuskulatur ist somit gut bekannt, die Reizbildung in ihren neuromuskulären Beziehungen — nach Hering gehören beide untrennbar zusammen — aber ist noch in vielem unklar, wobei jetzt mit Haberlandt auch an hier im spezifischen Muskelgewebe gebildete Hormone, welche für die Herzbewegung maßgebend sind, gedacht wird.

Es ist nun ohne weiteres klar, daß schwere Veränderungen gerade dieser besonders wichtigen spezifischen Herzmuskelsysteme eingreifendste Folgen für die regelmäßige, d. h. rhythmische Tätigkeit des Herzens oder überhaupt die Herztätigkeit haben müssen. Auch hier ist zwischen Störungen der Reizbildung und der Reizleitung, wenn beide auch — dem gemeinsamen Sitz im Sinusknoten und Atrioventrikularbündel entsprechend — bis zu einem hohen Grade Hand in Hand gehen, zu unterscheiden. Den so verwickelten Verhältnissen ersterer entsprechend sind wir hier anatomisch noch in vielem im unklaren, zumal funktionelle Verhältnisse vor allem der nervösen Apparate hier stark eingreifen.

Es handelt sich um Arhythmien und zwar unterscheidet man klinisch solche mit erhaltenem Primärrhythmus und mit aufgehobenem solchem. Bei den letzteren trennt man die

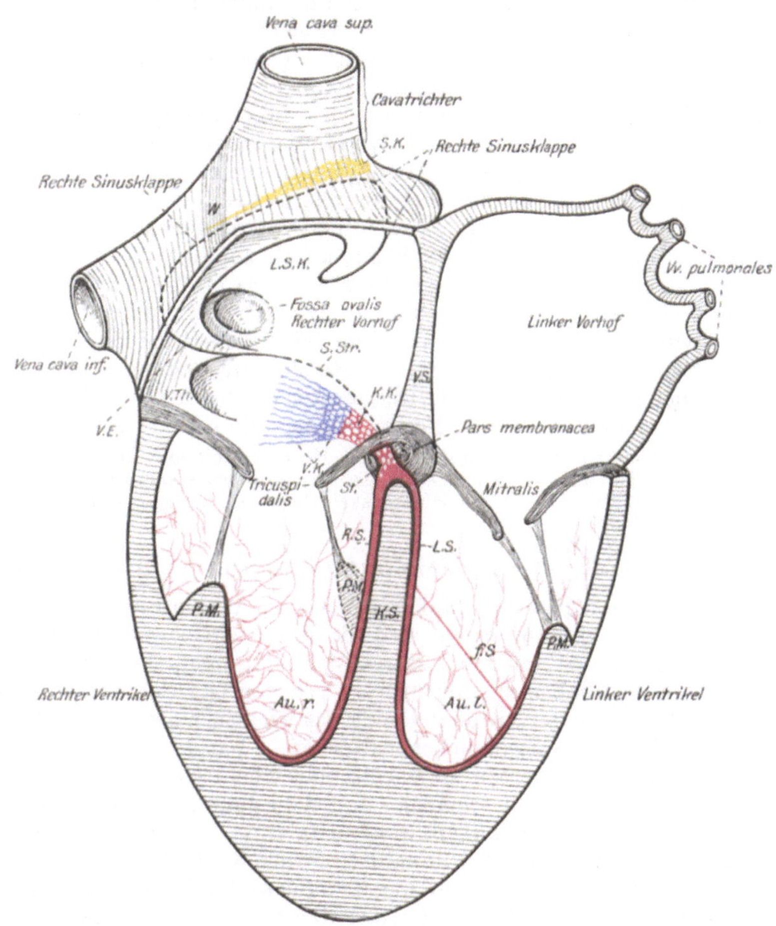

Abb. 348. Schema der Lage der spezifischen Muskelsysteme im menschlichen Herzen und ihrer Beziehungen zum Klappenapparat des Herzens. Rechter Vorhof nur zum Teil eröffnet, die übrigen Herzhöhlen auf dem Durchschnitt.

W Wenckebachscher Muskelzug, *L.S.K.* linke Sinusklappe, *V.E.* Vulvula Eustachii, *V.Th.* Valvula Thebesii; *S.Str.* Sinusstreifen; *V.S.* und *K.S.* Vorhofs- und Kammerscheidewand; *S.K.* (gelb) Sinusknoten; *V.K.* (blau) Vorhofsknoten bzw. Vorhofsteil des Aschoff-Tawaraschen Knotens, Reizleitungssystems (rot); *K.K.* Kammerknoten bzw. Kammerteil des Aschoff-Tawaraschen Knotens; *St.* Stamm des Reizleitungssystems (Hissches Bündel); *R.S.* und *L.S.* rechter und linker Schenkel des Reizleitungssystems; *Au.r.* und *Au.l.* Ausbreitungen des Reizleitungssystems; *f.S.* falscher Sehnenfaden.

(Aus Koch, Der funkt. Bau des menschl. Herzens.)

durch den Vagus bedingten Formen, bei denen also im Herzen selbst trotz der engen Beziehungen besonders zum Sinusknoten Veränderungen nicht zu erwarten sind, von den Arhythmien auf Herz-Grundlage, der Arhythmia perpetua, bei der Vorhofflattern, bzw. Vorhofflimmern einleitend aufzutreten pflegt, ab. Sie findet sich vor allem im Alter oder bei Erweiterung der Vorhöfe, auch bei Klappenfehlern. Hier handelt es sich im wesentlichen um eine nervös bedingte, enorm an Zahl gesteigerte Reizbildung, mit der die Erregungsleitung nicht Schritt halten kann, so daß auch hier anatomisch eine im Herzen zu findende sichere Grundlage nicht besteht. Die Arhythmien mit erhaltenem Primärrhythmus betreffen die extrasystolische Arhythmie, bei der es sich auch wieder um abnorme Reizbildung handelt und bei der so auch ein sicherer anatomischer Untergrund nicht bekannt ist, dann aber besonders die

Reiz-Überleitungsstörungen. Und hier finden wir denn auch fast stets die anatomische Grundlage, und zwar an der Stelle, wo sie zu erwarten ist, nämlich im Reizleitungssystem, d. h. dem Atrioventrikularsystem, und zwar in irgendeinem Teil dieses, so daß es unterbrochen ist, oder so, daß es von der Vorhof- oder Kammermuskulatur, wie dies Mönckeberg betonte, durch an der Grenze sitzende Veränderungen isoliert, getrennt ist. In beiden Fällen muß die Leitung der Erregung hier unterbrochen sein, die Kammern können nicht entsprechend mit den Vorhöfen, sondern nur selbständig und somit anders schlagen. Es handelt sich also um Dissoziation oder **Herzblock,** unvollständigen oder vollständigen, im höchsten Grade unter dem klinischen Bilde des **Adams-Stockesschen Symptomenkomplexes** mit den Hauptkennzeichen: Bradykardie, Krämpfe, Bewußtlosigkeit. Hier werden denn auch bei der Herzform — es gibt vielleicht auch eine nervöse zentrale oder periphere, die man durch die Atropinprobe abtrennen kann — am Atrioventrikularsystem oder seinen Muskelverbindungen die Leitung ganz unterbrechende Veränderungen gefunden. Es handelt sich zumeist um gummöse oder narbigsyphilitische oder durch Atherosklerose bedingte narbige, zuweilen verkalkte, oder ebenso bedingte myomalazische Herde oder entzündliche, darunter auch rheumatische, seltener um Geschwülste oder Verletzungen. Dem teilweisen Herzblock entsprechen oft geringere nicht völlig durchtrennende Veränderungen im Reizleitungssystem, wobei rheumatische Veränderungen oder solche bei Diphtherie am häufigsten zu sein scheinen, doch kommt hier eine funktionelle Beeinträchtigung der erhaltenen Fasern hinzu, wie dies v. Kries hervorhob.

Auch sonstige schwere Störungen der Herztätigkeit mit Herzschwäche und gegebenenfalls plötzlichem Tod können zum Teil auf eine Erkrankung des Reizleitungssystems bzw. eine Ausschaltung desselben durch Vorgänge verschiedener Art, die sich im Herzmuskel abspielen, bezogen werden (Mönckeberg).

B. Kreislaufstörungen vom Gefäßsystem aus.

Die meisten dieser Erkrankungen, wie die Atherosklerose, sind bereits bei den Kreislaufstörungen vom Herzen aus besprochen, weil die durch sie bewirkten allgemeinen Kreislaufstörungen meist hauptsächlich erst mittelbar durch Veränderungen des Herzens zur Geltung kommen. Es kann aber auch das Sinken des Blutdruckes von den Gefäßen ausgehen infolge Änderung des **Gefäßtonus,** und dieser, vom Herzen unabhängig, ist wichtiger als man früher annahm. Der Gefäßtonus wird geregelt durch die vasomotischen Nerven — Vasokonstriktoren und Vasodilatatoren — und deren Zentrum im verlängerten Mark. Manche chemische Stoffe können den Gefäßtonus beeinflussen, z. B. das Adrenalin ihn erhöhen. Von dem **dauernden Hochdruck** war oben schon die Rede. Umgekehrt findet sich eine Herabsetzung des Tonus, **Hypotonie,** namentlich bei Addisonscher Erkrankung (Mangel an Adrenalin?), ferner bei Infektionskrankheiten, besonders Scharlach, Diphtherie, kruppöser Pneumonie, Typhus abdominalis, sowie bei gewissen Vergiftungen (akute Alkoholvergiftung, Chloralvergiftung u. a.). Hier wirken Toxine auf die im verlängerten Mark gelegenen Zentren der Gefäßnerven lähmend ein, wobei nicht nur das Herz selbst anatomisch unverändert gefunden werden kann, sondern auch die Krankheitserscheinungen nicht auf eine primäre Veränderung der Herztätigkeit hinzudeuten brauchen. Was man als „Shock" bezeichnet, einen Kollapszustand im Anschluß an Verletzungen, ist ebenfalls vielleicht auf eine Lähmung des Gefäßnervenzentrums, und zwar wahrscheinlich auf reflektorischem Wege (entsprechend dem Herzstillstand beim bekannten Goltzschen Klopfversuch) zu beziehen.

C. Kreislaufstörungen infolge Veränderung des Blutes.

Von Veränderungen des Blutes selbst, welche zu Kollaps führen, kommt zunächst eine große Abnahme der schon unter physiologischen Bedingungen Schwankungen unterworfenen (im Durchschnitt etwa 5% des Körpergewichts betragenden) Gesamtblutmenge in Frage: also eine allgemeine Anämie (über die örtliche s. S. 20).

Sie tritt z. B. (über die anderen Ursachen und überhaupt Genaueres s. im spez. Teil Kap. I A) nach akuten größeren oder nach wiederholten weniger bedeutenden Blutverlusten auf. Das Blut kann nach außen oder auch in den Körper selbst entleert werden. Der Blutdruck sinkt, das Herz wird schlecht gefüllt, und so gesellt sich eine Abnahme der Herztätigkeit hinzu. Der Puls wird klein, die Haut kalt, besonders die entlegeneren Teile erhalten nicht genügend Blut, so das Gehirn, was sich in Ohnmachten, Krämpfen usw. äußert. Durch Flüssigkeitsaufsaugung aus den Geweben sucht sich der Körper zu helfen. Einführung von physiologischer Kochsalzlösung kann lebensrettend wirken. Geht die Hälfte der Blutmenge verloren — oft aber schon bei viel geringeren Verlusten —, so ist ein tödlicher Ausgang die Folge. Bei der Leichenöffnung Verbluteter zeigen alle Teile eine besonders hochgradige Blässe, und auch die sonst verhältnismäßig mit Blut überfüllten venösen Gefäße sind blutleer. Infolge des Blutmangels kommt an den Organen die Grundfarbe mehr zur Geltung.

Die Vermehrung des Blutes — Plethora — ist bereits oben besprochen.

Auch Änderungen der Blutflüssigkeitsbeschaffenheit bewirken Stromveränderungen. Eine Verwässerung des Blutes, d. h. Abnahme der zelligen Blutzellen mit verhältnismäßiger Vermehrung des Blutwassers, **Hydrämie,** welche in erster Linie als Teilerscheinung von Magenerkrankungen, des weiteren bei Siechtumszuständen, aber auch nach Blutverlusten und sonst unter anämischen Bedingungen auftritt, führt infolge der Blutverdünnung eine Abnahme der Reibungswiderstände mit Sinken des Blutdruckes herbei. Andererseits bedingt Wasserverlust des Blutes Bluteindickung, **Anhydrämie.** Eine solche kommt bei Cholera asiatica und Cholera nostras sowie bei anderen mit starken Diarrhöen einhergehenden Darmerkrankungen, z. B. bei dem Brechdurchfall der Kinder, zustande; infolge der Erhöhung der Reibungswiderstände tritt Verlangsamung der Blutströmung ein. Sekundär kann in solchen Fällen das Herz mechanisch in Mitleidenschaft gezogen werden, des weiteren kann infolge von schlechterer Ernährung seitens des veränderten Blutes Verfettung u. dgl. auftreten. Daß auch die sonstigen Blutkrankheiten — Chlorose, Anämie, Leukämie — Kreislaufstörungen hervorrufen, sei hier nur erwähnt.

II. Störungen der Nahrungsaufnahme oder deren Verarbeitung und Folgen für den Körper.

Eine **zu große Nahrungsaufnahme** im allgemeinen stört die Verdauung, indem die ihr dienenden Organe überladen werden. Geschieht dies gewohnheitsmäßig, so kann eine Magenerweiterung entstehen. Zu große Nahrungsaufnahme und solche bestimmter Nahrungsmittel fördert besonders bei mangelnder Bewegung eine allzu starke Fettanhäufung — Adipositas — im Unterhautfettgewebe, sowie stärkere Fettablagerung auch in inneren Fettgewebsansammlungen, so im Epikard, Mesenterium, Netz, aber auch in Organen wie der Leber.

Doch hängen gerade die schwersten Formen der Adipositas nicht mit der Nahrungsaufnahme, sondern mit Störungen endokriner Drüsen, auch mit konstitutionellen Bedingungen zusammen. Zeitweise kann eine gesteigerte Nahrungszufuhr („Mastkur") angezeigt sein, so zur Erhaltung der Kräfte während Aufbrauchkrankheiten, z. B. Phthise, oder zur Wiedererlangung der Kräfte zu Zeiten der Krankheitserholung.

Weit gefährlicher ist auf der anderen Seite der **Nahrungsmangel (Inanition).**

Vollkommener Nahrungsentzug, meist vom Tierversuch oder Hungerkünstlern her bekannt, kann bis zu 3 Wochen, bei Zufuhr von Wasser — nach dem die Körper dann besonders verlangt — länger ertragen werden. Das Fett schützt zunächst das Eiweiß; es wird verbrannt (vorher guter Ernährungszustand verlangsamt daher den Eintritt des Todes); man findet den Fettgehalt des Blutes erhöht, ebenso Fettspeicherung zahlreicher Zellen (ebenso auch im Mastzustand, über beides s. auch unter Verfettung). Vor allem besteht Hypercholesterinämie und Ablagerung von Cholesterinestern in Milz, Leber usw. Allmählich nimmt auch das Eiweiß ab; vor allem die Muskulatur, sodann die meisten inneren Organe atrophieren. Zum Schlusse tritt der Tod an „Inanitionsatrophie" ein. Atrophie und Entartungen herrschen in den Organen vor. Bei nur verringerter Nahrungsaufnahme oder schlechter Ausnutzung der Nahrung (bei psychischen Krankheiten oder mechanischen Hindernissen, z. B. bei Speiseröhrenkrebs, chronische Verdauungsstörungen u. dgl.) kann sich das gleiche allmählich entwickeln. Wir finden dann auch alle Organe im Zustande hochgradiger Atrophie (vor allem auch der Pigmentatrophie). An Gewicht nehmen insbesondere Milz, Leber, Bauchspeicheldrüse, aber auch das Herz, kaum hingegen das Gehirn ab. Auch die Keimdrüsen — männliche wie weibliche — gehen Atrophie und Entartungen ein.

Erfahrungen über die Folgen ungenügender und unzweckmäßiger Ernährung haben vor allem auch die Kriegs- und Nachkriegsjahre gebracht. Dabei sind Veränderungen am Knochensystem besonders in die Erscheinung getreten in Gestalt osteomalazischer bzw. osteoporotischer Vorgänge, der sog. **Hungerosteopathien,** die auch zu Knochenentstellungen (Kyphose) führen können. Manches spricht dafür, daß der unmittelbare Angriffspunkt in den Drüsen mit innerer Sekretion liegt. Auch im Tierversuch sind die Folgen einseitiger, besonders fettarmer, Ernährung verfolgt worden. So fand hier Borst auch schwere Knochenveränderungen (einfache Atrophie und Osteoporose), ferner Atrophie und hochgradigen degenerativen Zerfall (wachsartige Degeneration) der Körpermuskulatur und schwere Schädigung der Geschlechtsdrüsen.

Den Hungerosteopathien anreihen wollen wir die während des Krieges vielfach beobachtete sog. **Ödemkrankheit,** die in den meisten Vergleichspunkten ganz den unten zu besprechenden Säuglingsernährungserkrankungen entspricht. Auch hier handelt es sich um die Folge von Nahrungsmangel bzw. Ersatz durch eine an Wasser und Kochsalz reiche Nahrung, so daß es zu Eiweißverarmung der Zellen (wohl zugleich mit kolloidchemischen Abartungen) kommt. Außer Ödemen, besonders an den Unterschenkeln, und Transsudaten in den großen Körperhöhlen finden sich anatomisch vor allem **Fettschwund** und Atrophie (auch Pigmentatrophie) der Organe. Der erstere äußert sich vor allem in den **Fettablagerungsstätten,** ferner im Knochenmark, das sich in **Gallertmark** umwandelt, und Lipoidverlust der Nebennieren wie anderer lipoidhaltiger Zellen. Weiterhin finden sich Hämosiderinablagerungen teils (nach Lubarsch) in Milz, Leber, Schilddrüse, Speicheldrüsen, in Epithelien und in Endothelien, sowie in der quergestreiften Muskulatur, auf intravaskulären Blutzerfall, Speicherung und Zurückhaltung in den Zellen zu beziehen, teils um Gefäße im Stützgewebe gelegen als Folge zahlreicher kleiner Diapedesisblutungen, Ausdruck der vermehrten Durchlässigkeit der geschädigten Kapillarwandungen. Wenn sich bei der Erkrankung kein ausgesprochenes Ödem findet, so besteht doch „Ödembereitschaft". Sekundär kann es oft zu schweren pseudomembranösen und geschwürigen Vorgängen im Dickdarm

(Mastdarm) kommen, wohl weil bei dem Zustand des Körpers die Darmbakterien selbst angreifen können. Auch in den Nieren können Entartungen gefunden werden. Man hat bei der Erkrankung auch an giftige Wirkung abgebauten Eiweißes gedacht.

Von Erkrankungen verschiedener Art, und vor allem auch von Ernährungsstörungen, werden besonders leicht das früheste Jugend- und das höchste Alter ergriffen. **Im hohen Alter** bieten die Organe in vieler Hinsicht ähnliche Verhältnisse der Atrophie der inneren Organe, wie oben für verringerte Nahrungsaufnahme dargelegt. Gerade hier herrscht Pigmentatrophie („Abnutzungspigmente") vor; das Fettgewebe ist dunklergelb infolge solchen Abnutzungsfarbstoffes und vermehrten echten Lipochroms. Leidet hier doch der Stoffanbau, so daß Mühlmann den Alterszustand als ein „Naturexperiment des lange dauernden unvollständigen Hungerns" bezeichnet. Doch sind die Bilder hier insofern selten rein, als sich zumeist noch die Folgen der Atherosklerose in den einzelnen Organen hinzugesellen. Diese stellt ja zumeist eine Alterskrankheit dar, wobei chemische und physikalische Abnutzungsbedingungen offenbar wesentlich mitspielen, darunter auch solche, welche die Ernährung betreffen (Genaueres s. unter Gefäßen). Es kommt auch — und in einer gewissen zeitlichen Gemeinsamkeit mit der Atherosklerose — zu Verkalkungen der Rippen (die Verkalkung des obersten Rippenpaares verläuft anders) und auch der Kehlkopfknorpel. Infolge des im Alter daniederliegenden Stoffwechsels findet sich an Stellen, wo dieser sowieso nicht sehr rege ist, vor allem in straffem Bindegewebe, eine Speicherung von Fett bzw. Lipoiden, weil sie nicht genügend verbrannt werden, und oft auch Kalkablagerung, weil die sauren Zwischenstoffwechselstoffe weniger wirksam sind, so im Mark der Niere, in der Kapsel und in den Trabekeln der Milz u. dgl.

Eine ganz besondere Rolle spielen die **Ernährungsstörungen im Kindesalter,** bei denen es sich um ungenügende Nahrungsauswertung handelt. In der Kinderkrankheitslehre unterscheidet man meist (Finkelstein) die Toxikose und die Dyspepsie (letztere als leichtere, sich meist länger hinziehende Form) als akutere, die Atrophie der Kinder als chronischere Zustände, dazu den sog. Mehlnährschaden. Anatomisch findet man bei den akuteren Formen im Darm meist höchstens geringe Veränderungen, den Lipoidstoffwechsel gewöhnlich in dem Sinne geändert, daß Lipoidablagerungen in verschiedenen Organen, besonders massig in der Leber, aber auch in Nieren, Nebennieren usw. bestehen, Ablagerungen von Eisenpigment in allen möglichen Organen, besonders in Milz und Leber (die daher braun erscheinen können), vor allem gespeichert in den sog. Histiozyten (retikuloendothelialem Apparat). Zum Teil ist dies wohl Folge von Hämolyse, zum Teil Folge von Gefäßschädigung mit Blutaustritten, letzteres in Gestalt herdförmiger Eisenfarbstoffablagerungen in Nieren, Nebennieren, Bauchspeicheldrüse, Lunge usw. Der Thymus zeigt akzidentelle Rückbildung und Atrophie. Bei den chronischeren Formen (Atrophie) sind die Veränderungen des Darmes dieselben geringen, der Thymusbefund ist der gleiche, dagegen ist hier die Eisenspeicherung, und zwar in fast dem ganzen retikulo-endothelialen Apparate, äußerst hochgradig, und ferner besteht starker Schwund der Fette und Lipoide. Bei dem Mehlnährschaden findet sich Fett- (Lipoid-) Speicherung in verschiedenen Organen, besonders in der Leber. In den Nebennieren gehen die Befunde auseinander; Hübschmann fand hier (im Gegensatz zur Leberverfettung) Lipoidschwund, andere (Lubarsch-Saito) nicht. Die Eisenfarbstoffspeicherung ist wie sonst vorhanden, zuweilen geringer.

Der Eiweißgehalt des Blutes kann in fortgeschrittenen Fällen herabgesetzt sein, abhängig zum Teil von eiweißarmer Ernährung, zum größten Teil von Unfähigkeit des Eiweißanbaues. Die Blutmenge kann vermindert, der Blutdruck niedrig sein, und alle Punkte können zusammenwirken, die Oxydationsfähigkeit der Körperzellen herabzusetzen und ihre Atrophie zu begünstigen. Ob die Ernährungsstörungen der Säuglinge mehr auf toxischinfektiösen, vom Darm aus wirkenden, oder auf durch Zellzerfallsstoffe herbeigeführten toxischen Ursachen beruhen, ist nicht sicher bekannt. Auf jeden Fall neigen derartige Kinder sehr zu Infektionen.

Neben der Menge der Nahrung sind deren Bestandteile wichtig. Ihre **unzweckmäßige Mischung** führt auch zu Erkrankungen. Nötig zur Ernährung sind Eiweiße, Fette, Kohlehydrate. Unzweckmäßig ist eine besondere Bevorzugung oder Ausschaltung eines dieser Stoffe.

Auch auf den Ablauf von physiologischen wie krankhaften Vorgängen im Körper ist die Ernährungsart von Einfluß. So hat sich z. B. im Tierversuch gezeigt, daß eine besonders fettreiche Ernährung die Tiere gegenüber Chloroformvergiftung besonders hinfällig macht, oder z. B. Regenerationsvorgänge verzögert.

Nötig ist auch die Aufnahme einer gewissen Menge von Wasser, da solches durch die Haut, die Nieren usw. sowie die Atmung wieder abgegeben wird. Völliger Mangel an Wasser wirkt ähnlich und etwa gleich schnell wie völlige Nahrungsentziehung. Andererseits wirkt ein Übermaß von Flüssigkeitsaufnahme schädigend, besonders auf das Herz („Bierherz", s. o.). Auch Salze sind nötig und gewisse Stoffe, wie Eisen und Kalk, da der Körper sie zum Aufbau bestimmter Verbindungen und Gewebe, ersteres z. B. für das Hämoglobin, letzteren für das Skelet, benötigt. Auch Mangel an diesen Stoffen wirkt daher schädlich.

Es gibt nun noch weitere Ergänzungsstoffe, die der Organismus braucht und nicht selbst bilden kann, sondern mit der Nahrung, vor allem pflanzlicher, oder auch tierischer, aufnehmen muß. Man nennt diese lebensnotwendigen Stoffe **Vitamine.** Bei Mangel àn ihnen entstehen bestimmte Krankheiten, die man als **Avitaminosen, Mangelkrankheiten,** zusammenfaßt.

Unter den Vitaminen unterscheidet man das Vitamin A, B, C, D und E. Das Vitamin A ist fettlöslich und wird nach der durch sein Fehlen bedingten Mangelkrankheit antixerophthalmisches genannt. Das Vitamin B ist wasserlöslich und wird als besonders gegen Beri-Beri gerichtet als antineuritisches bezeichnet. Das Vitamin C ist wasserlöslich, wärmeempfindlich und wird auch antiskorbutisches Vitamin benannt. Das Vitamin D ist das fettlösliche antirachitische Vitamin. Das Vitamin E endlich ist fettlöslich und scheint der Fruchtbarkeit (bzw. dem Wachstum) zu dienen.

Besonders das wachsende Kind ist auf die Vitamine C und E angewiesen. Im übrigen spielen bei dem Ausbruch der bestimmten Erkrankungen auch konstitutionelle Bedingungen mit. Die Vitamine (alle 5 Arten) sind in erster Linie in grünen Gemüsen, teilweise auch in Kartoffeln (B, weniger C), Hülsenfrüchten (besonders B), Früchten (B und C), ferner vor allem auch in Hühnereiern und Milch (alle Arten) enthalten. Mangel an solchen Nahrungsmitteln bewirkt also vor allem die Avitaminosen. Bei ihnen scheint auch der Körper gegenüber verschiedensten Infektionen sehr widerstandslos zu werden.

Bei Mangel an Vitamin B, insbesondere einseitiger Ernährung mit geschältem sog. poliertem Reis, entsteht die **Beri-Beri** genannte Neuritis; dies ist auch im Tierversuch besonders bei Tauben verfolgt.

Bei Mangel an Vitamin C entsteht bei Erwachsenen der **Skorbut** (Mangel an frischen Gemüsen auf Schiffen, im Krieg usw.) und als gleiche Erkrankung bei Kindern die **Möller-Barlowsche Krankheit;** bei letzterer kommt bzw. kam vor allem künstliche Ernährung mit hochsterilisierter, und daher des Vitamin C beraubter Milch in Betracht. Bei den letztgenannten Krankheiten handelt es sich um eine Schädigung wohl des gesamten „Stützgewebes" in Gestalt ungenügender Bildung von Kittsubstanzen; besonders die der Gefäßendothelien sind krankhaft verändert. So kommt es zu hämorrhagischer Diathese, die sich vor allem in Zahnfleischblutungen, Blutungen der Haut, dann bei Kindern besonders in periostalen Blutungen, bei Erwachsenen in solchen der Muskulatur äußert. Ferner kommt eine Einwirkung auf das Knochensystem hinzu, wo es zu Rarefizierung und Ausbildung von Gerüstmark an Stelle von Lymphoidmark an den Epiphysengrenzen kommt, bei den wachsenden Kindern — besonders Säuglingen — mit Epiphysenlösungen und Brüchen als Folge. Auch die inneren Organe, so die Nebennieren, zeigen Veränderungen. Eine der Möller-Barlowschen ähnliche Erkrankung ist auch bei Meerschweinchen mit ausschließlicher Brotnahrung erzeugt worden.

Während die bisher genannten Vitamine B und C wasserlöslich sind, sind die Vitamine A, D und E fettlöslich (s. o.). Das Vitamin A ist gegen die **Xerophthalmie,** auch Keratomalazie, genannte Augenkrankheit gerichtet. Das Vitamin D (früher auch mit dem vorgenannten als A zusammengefaßt) ist für die geregelte Kalkanlagerung nötig. Bei Mangel an ihm entsteht — wenn dies auch sicherlich nicht allein maßgebend ist — **Rachitis** (s. dort). Für diese ist im Mangel an diesem Vitamin wenigstens ein wichtiger Punkt zu sehen, und die Heilwirkung des an ihm reichen Lebertrans beruht hierauf. Ein diesem Vitamin entsprechender Stoff entsteht durch Bestrahlung (ultraviolette Strahlen) von Cholesterin oder diesem nahestehenden Körpern, wobei sich ein tranähnlicher Geruch einstellt. — Ergosterin. Mit diesem, im Handel vor allem als „Vigantol", bzw. mit bestrahlter Milch oder auch direkt durch Ultraviolettbestrahlung kann die Rachitis geheilt, noch besser ihr vorgebeugt werden.

Bei Mangel an Vitamin E wird bei Tieren **Degeneration des Hodens** mit Untergang zeugungsfähiger Samenfäden beobachtet. In den Weibchen bleiben die Eierstöcke unbeschädigt, aber die Früchte vertragen den Mangel an Vitamin nicht und sterben in utero ab. Junge Tiere nehmen an Gewicht ab.

Auch die **Pellagra,** welche früher vielfach für eine Infektionskrankheit oder für Folge der Ernährung mit verdorbenem Mais (Babes) gehalten wurde, wird jetzt als Mangelkrankheit ausgesprochen. Und zwar handelt es sich um Mangel an einem Vitamin, das von dem Vitamin B als Pellagra-Vitamin G abgesondert wird, wie das Vitamin B wasserlöslich, aber im Gegensatz zu ihm hitzebeständig ist. Die Pellagra ist vor allem in der Lombardei oder Rumänien, auch in den Tropen verbreitet, vor allem in Ländern, wo die Ernährung fast nur in Mais besteht. Es kommt zu Darmerscheinungen (Darmgeschwüren), Hautveränderungen (besonders Erythemen), und vor allem Nervenstörungen, unter Umständen auch Rückenmarksdegenerationen oder Psychosen, die wohl Folge einer Selbstvergiftung vom Darm aus sind.

Außer der Ernährung für den Gesamtorganismus sehen wir den Einfluß einer abnormen oder auch außergewöhnlichen Nahrungsaufnahme auf die einzelnen Gewebe und Zellen, zunächst des Darmes, dann aber auch der Lymphknoten, Leber, Milz usw.

Besonders Kuczynski hat im Tierversuch diese Fragen eingehend verfolgt. Änderungen der stoffwechselmäßigen Beziehungen der Zellen zu den Säften können ihren Ausdruck in verschiedenartigsten Speicherungen von seiten von Zellen finden. Es zeigt sich, daß örtliche Überschwemmungen mit Eiweißabbaustoffen eine wesentliche Steigerung der Speicherungen auch bei Zellen der betroffenen Gebiete zustande bringt, die normal wenig oder gar nicht speichern. Aber auch hier spielen die mesenchymalen Zellen, die Retikulo-Endothelien im weiteren Sinne, die größte Rolle. Haben wir doch gerade wegen ihrer Speicherungsfähigkeit, Phagozytose und Verdauungstätigkeit, die ja auch bei Nahrungszufuhr sich betätigen, ihre Bedeutung für die Entzündung kennen gelernt. Hier kommen vor allem auch die Endothelien, die ja als „Uferzellen" mit dem Nahrungsstoff in unmittelbarer Berührung stehen, in Betracht. Sie nehmen an der Aufnahme teil, abhängig einmal von den kreisenden Stoffen, sodann von den Bedürfnissen des Parenchyms der Organe, zu denen sie gehören. Die Annahme Virchows, daß die Zelle sich ernährt, nicht passiv ernährt wird, besteht zu Recht. Auch auf die adventitiellen Zellen und andere Zellen dehnen sich die durch die abnorme Nahrungsaufnahme gesetzten Reize aus. Ernährungsstoffe können als heterope Reize Blutbildung an Orten, wo sie nur noch als latente Fähigkeit besteht, neu einsetzen lassen, sie können lymphatische Hyperplasien bewirken. Unabgebaute Nährstoffe setzen infolge veränderter Ernährungsbedingungen Reize mit geweblichen Reaktionen, funktionellen und gestaltlichen Abartungen als Folge. Gerade bei parenteraler Eiweißeinverleibung im Tierversuch ist hier schon manches verfolgt worden. In verschiedenster Weise werden die Zellen zu besonderer Speicherung überhaupt befähigt. Die Speicherung abnormer oder in abnormer Menge in der Blutflüssigkeit vorhandener unterschiedlicher Stoffe haben wir bei einer Reihe von Veränderungen, die man zu den „Degenerationen" zu rechnen gewohnt ist, eingehender besprochen. Unter den Eiweißstoffen tritt dies nur oft weniger zutage, doch gehört die sog. Amyloiddegeneration hierher, zum Teil auch die trübe Schwellung und die sog. tropfig-hyaline Veränderung. Auch die physiologische oder pathologisch-gesteigerte Aufnahme von roten Blutkörperchen und deren Abbau zu Blutfarbstoff, besonders Hämosiderin, gehört hierher, und ebenso die ja auch mikrochemisch besonders leicht nachweisbare Eisenspeicherung. Dabei nehmen die Zellen der Milz hauptsächlich das im intermediären Stoffwechsel freiwerdende Eisen, die der Leber das Nahrungseisen auf. Eisen findet sich als diagnostisch wichtiges Erkennungsmittel in den gewucherten adventitiellen Zellen des Gehirns bei Paralyse, wobei es noch fraglich ist, ob das von diesen Zellen gespeicherte Eisen Gewebseisen ist, oder roten Blutkörperchen entstammt. Besonders deutlich ist die Speicherung bei den Fettstoffen. In dem Kapitel Störungen des Fettstoffwechsels haben wir schon kennen gelernt, wie man bei Tieren mit Cholesterin-Eingabe eine Hypercholesterinämie und Speicherung der Cholesterinester in den verschiedensten Geweben bewirken kann. Ferner haben wir dort schon gesehen, wie gerade auch bei Diabetes, dessen Kohlenhydratstoffwechselstörung stets mit einer solchen des Fettstoffwechsels gepaart ist, Lipoidämie zustande kommt und sich auch örtliche Ablagerungen von Cholesterinestern und Lipoiden finden, so in Gestalt der sog. Xanthome. Sind diese mehr örtliche Speicherungen, so können auch bei Diabetes mehr systemartige Lipoidspeicherungen in verschiedensten Organen zugleich zustande kommen, und in gewissen Beziehungen vergleichbare Speicherungen anderer Stoffe unter anderen Bedingungen. Gemeinsam ist das Systemartige insofern, als es sich hauptsächlich um die Zellen des retikuloendothelialen Apparates im weiteren Sinne des Wortes handelt, also um eine Verbreitung in verschiedenen Organen, aber es können die einzelnen Teile dieser Zellenzusammenfassung sehr unterschiedlich beteiligt sein, z. B. mehr Endothelien oder mehr Retikulumzellen und adventitielle Zellen, so daß doch eine gewisse Selbständigkeit der einzelnen Zellarten besteht. Gemeinsam ist ferner, daß es sich um die Folge von Stoffwechselstörungen, wenn auch verschiedener Art, handelt. Derartige Erkrankungen sind zwar selten, aber besonders lehrreich, weil die Stoffwechselstörungen hier auch morphologisch in ihren Folgen hervortreten. Hierher gehören die Splenomegalien vom Typus Gaucher und Niemann-Pick sowie die Handsche Krankheit. Von diesen war schon S. 68 die Rede.

III. Störungen der Sauerstoffaufnahme und Folgen für den Körper. Atmungsinsuffizienz. Asphyxie.

Die durch die Lungen bewirkte Sauerstoffaufnahme steht unter Herrschaft von Zentren, die im verlängerten Mark ihren Sitz haben, wahrscheinlich von einem gesonderten Inspirations- und Exspirationszentrum (wir folgen hier Minkowski und Bittorf). Diese arbeiten zwar wohl automatisch, d. h. hängen von Bedingungen ab, wie sie in den Stoffwechselvorgängen dieser nervösen Zentren selbst liegen, sie werden aber doch geregelt einmal durch Nervenvermittlung (Nervus vagus für die von den Lungen selbst ausgehenden Reize, Nervus trigeminus für solche, die von der Nasenschleimhaut usw. ausgehen, daneben sympathische und andere Nerven) und sodann durch die Höhe der in den Geweben verlaufenden Oxydationsvorgänge selbst (Gesetz von Pflüger-Voit). Hierbei steht ein normal im Blute vorhandener Überschuß an O zur Verfügung, so daß eine ganz vorübergehende Behinderung der Sauerstoffzufuhr durch die Lungen ausgeglichen werden kann. Stärkerer oder länger anhaltender Mangel an O aber muß zu schwersten Störungen der Gewebe und ihrer Tätigkeiten führen. Gleich hohe Bedeutung wie die geregelte Sauerstoffzufuhr hat die Entfernung der Kohlensäure. Wesentlich für die Reizung des Zentrums ist auch noch der sog. Blutreiz, wobei also Veränderung des Gasgehaltes des Blutes das Atmungszentrum zu veränderter Tätigkeit anregen soll. So soll, da im fötalen Leben der Sauerstoff durch den Plazentarkreislauf zugeführt wird, nach der Geburt die Unterbrechung der Zufuhr von O und somit der eintretende venöse Zustand des Blutes den Reiz für die ersten Atemzüge darstellen. Bei solchen Vorgängen spielt außer dem Mangel an Sauerstoff die Überladung mit Kohlensäure oder mit sauren Stoffen des Zwischenstoffwechselumsatzes als Vorstufen der Kohlensäure offenbar eine große Rolle und ferner mögen auch physikalische Bedingungen mitwirken. Auf diesen verschiedenen Regelungen sowie auf der Anpassungsfähigkeit der verschiedenen Atmungsmechanismen beruht es, daß ein Atmungsmangel durch Ausgleichsmittel bis zu einem hohen Grade soweit hintangehalten werden kann, daß die schädlichen Folgen für den Körper zunächst wenigstens nicht eintreten. Minkowski teilt die Regelungen bzw. die Abhängigkeit der Gestaltung des respiratorischen Gasaustausches ein in: 1. Luftzufuhr zu den Lungen und diese wiederum in: Atemgröße, Atmungsart, Atmungskräfte und Atmungsform. 2. Blutzufuhr zu den Lungen, 3. Bedingungen, unter welchen sich der Gasaustausch zwischen dem Blut und der Lungenluft einerseits, sowie dem Blut und den Geweben andererseits vollzieht. Die Atemgröße kann dem Stoffverbrauch so angepaßt werden, daß trotz gesteigerter Stoffwechselvorgänge die Ausatmungsluft in ihrer Zusammensetzung etwa der Norm entspricht. Dies zeigt sich bei Atmung in sauerstoffärmerer Luft oder bei vermindertem Luftdruck. Besonders die Atemtiefe und die Atmungshäufigkeit können so verändert werden, daß sie einen Ausgleich herbeiführen. Die Atmungsvertiefung betrifft besonders die Einatmung. Eine große Rolle bei der Atmungsregelung spielen die die Atmung bewirkenden Kräfte, zu welchen ja zunächst die Einatmungs- und Ausatmungsmuskeln gehören; so zu ersteren besonders die Musculi intercostales externi und interni und cartilaginei sowie das Zwerchfell, zu den letzteren vor allem die Musculi intercostales interni. Zu den Ausatmungskräften gehörten des weiteren ganz besonders die Elastizität der Lunge und wohl auch elastische Kräfte der Brustkorbwandungen. Wird die durch alle diese Kräfte gewöhnlich bestehende Gleichgewichtslage in Frage gezogen, so stehen noch muskuläre Hilfskräfte, welche dann in Anspruch genommen werden, zur Verfügung, und zwar für die Einatmung die Musculi scaleni, sternocleidomastoidei, pectorales usw., welche erst rippenhebend wirken können, wenn durch andere Muskeln ihre Ursprungsstellen an den anderen Knochen festgestellt sind. Hiermit wird es meist erklärt, daß Kranke bei stärkerer Atemnot sich aufrichten (Orthopnoe). Als Hilfsausatmungsmuskeln kommen vor allem die Bauchmuskeln in Betracht, indem sie sowohl die Rippen nach unten ziehen, wie durch Druck auf die Baucheingeweide das Zwerchfell nach oben pressen. An die Stelle der Brustatmung kann eine verstärkte Bauchatmung treten. Auch andere Bewegungen, wie Erweiterung der Nase, Öffnen des Mundes u. dgl., können zu Hilfe genommen werden. Mindestens ebenso wichtig wie die Anpassung der Lungendurchlüftung ist die Regelung der Blutzufuhr zu den Lungen. Durch Anpassungserscheinungen dieser kann die Abgabe der Luft, d. h. des Sauerstoffs, an das Blut geregelt werden. Diese ist abhängig vor allem von der Strömungsgeschwindigkeit des Blutes, sodann von dessen Beschaffenheit, in erster Linie von seiner Menge an Blutfarbstoff, welche sich zumeist nach der Zahl der vorhandenen roten Blutkörperchen richtet, wobei der Blutfarbstoff aber auch eine verschiedene Aufnahmefähigkeit für Sauerstoff besitzen kann. Eine Beschleunigung des Blutstromes als regelndes Mittel kann so durch die bei verminderter Sauerstoffzufuhr, d. h. bei gestörter Atmung, auftretende Blutveränderung selbst durch Vermittelung des nervös-muskulären Apparates des Herzens bewirkt werden. Was endlich den Gasaustausch in den Lungen bei der äußeren Atmung, welche natürlich durch Verkleinerung der Atmungsoberfläche der Lungen behindert werden kann, und den Gasaustausch zwischen dem Blut und den Körpergeweben, die sog. innere Atmung, betrifft, so kann es auch hier zu Ausgleichsvorgängen kommen.

Naturgemäß können alle diese Kräfte nur bis zu einem gewissen Grade regelnd eintreten, über diesen hinaus müssen sich weitere Schädigungen ergeben. **Atmungsinsuffizienzen** können so durch eine größere Reihe von Bedingungen hervorgerufen werden. Zunächst durch Änderung des Sauerstoffgehaltes der Einatmungsluft, wie sie sich durch sehr CO_2-reiche und O-arme Luft in kleinen Räumen mit vielen Menschen oder unter ähnlichen Bedingungen findet, ferner durch Abnahme des Luftdruckes mit Verringerung des Sauerstoffpartialdruckes, wie dies im sog. pneumatischen Kabinett, bei Ballonfahrten, im Höhenklima (Bergkrankheit) usw. stattfindet. Des weiteren kann die Einatmungsluft durch besondere Gase, welche entweder nicht einatmungsfähig sind (z. B. schweflige Säure, Ozon, Chlor u. dgl.) oder giftig wirken (wie vor allem die Kohlensäure selbst, Zyanwasserstoff usw.), die Atmung bis zu einem gefährlichen Grade behindern. Weit häufiger wie Veränderung der Atmungsluft führen Erkrankungen der Atmungsorgane und sodann der Unterleibsorgane, welche ja auch bei der Atmung von Wichtigkeit sind, und endlich vor allem des Blutes (Einteilung nach Bittorf) zu Atmungsbehinderungen. Unter den Atmungsorganen kommen die oberen Luftwege, wie Nase, Mundhöhle, Kehlkopf, Luftröhre, welche durch Schleim, Fremdkörper usw. verschlossen oder durch Geschwülste u. dgl. von außen zusammengepreßt werden können, ferner die kleineren Bronchien (Bronchialasthma) und sodann vor allem die Lungen selbst in Betracht. Unter den Erkrankungen der Lunge spielt das Emphysem, ferner Ausschaltung größerer Lungenteile, Atelektase solcher, eine große Rolle. Auch die Pleurahöhle kommt hier, besonders wenn größere Flüssigkeitsmengen in ihr angesammelt sind, in Betracht; ebenso Pneumothorax und Verwachsungen der Brustfellblätter. Desgleichen im Mediastinum sich abspielende Vorgänge, besonders Geschwülste und Veränderungen der Brusthöhle, wie wir sie beim Emphysem und vor allem beim Thorax phthisicus (s. unter Tuberkulose S. 272) sehen; auch Kyphoskoliose bewirkt durch die Raumbeengung der Brusthöhle Atmungserschwerung. Des weiteren kommt der Stand des Zwerchfelles in Betracht, welches durch allerhand in den Bauchorganen sich abspielende Vorgänge, so schon durch Schwangerschaft, zu stärkerem Hochstand, oder bei sog. Enteroptose infolge Abnahme des Bauchhöhleninnendruckes zu stärkerem Tiefstand gebracht werden kann. Besonders wichtig sind nach dem oben Gesagten Störungen der Blutströmung; so bewirkt ihre Verlangsamung verringerte Aufnahme von Sauerstoff und eine Überladung mit Kohlensäure, wodurch Erregung der Atmungszentren bewirkt wird. Lungenstauung und insbesondere Lungenödem haben schwerste Folgen für die Atmung. Des weiteren können Verringerungen des Blutzuflusses zu den Lungen, wie sie durch Druck von außen (Geschwülste) oder vor allem durch Embolien (auch Thrombosen) gegeben sind, Atmungsstörungen bewirken. Auch bei Veränderungen des Blutes und insbesondere dessen Farbstoffgehaltes treten naturgemäß Atemstörungen auf. Endlich können allgemeine Stoffwechselveränderungen, zu welchen vor allem das Coma diabeticum gehört (hochgradige Reizung des Atmungszentrums durch die Blutazidität), ferner Fieber, Urämie, Vergiftungen usw. Atmungsstörungen bewirken, und in demselben Sinne sind noch Erkrankungen der den Atmungsapparat versorgenden Nerven zu nennen.

Wenn unter den verschiedenen Bedingungen, welche die Atmung schädlich beeinflussen, die regelnden Ausgleichsmomente nicht genügen, um die gewöhnliche Sauerstoffzufuhr aufrecht zu erhalten, muß es naturgemäß zu schweren Atmungsstörungen kommen; gleichzeitig wirkt die Kohlensäureüberladung giftig ein. Die angestrengte Atmungstätigkeit, welche bei Atmungsinsuffizienz als Abwehrbewegung auftritt, bezeichnen wir als **Dyspnoe.** Subjektiv wird der Luftmangel als Atemnot empfunden. Wir können die gewöhnliche Dyspnoe als eine inspiratorische bezeichnen, wenn sie bei der Behinderung von Lufteintritt, also der Verlegung durch diphtherische Häutchen, Glottisödem und ähnlich auch bei Druck auf die Luftröhre von seiten der Schilddrüse oder Geschwülsten oder dgl. auftritt. Zumeist ist diese inspiratorische Dyspnoe mit einer exspiratorischen vermischt; letztere steht bei der kapillären Bronchitis und beim Asthma mehr im Vordergrund. Ist der Sauerstoffmangel sehr hochgradig, so tritt Erstickung (Asphyxie) ein. Es kommt hierbei zunächst zur Beschleunigung und Vertiefung der Atmung, dann auch zu hochgradigen exspiratorischen Anstrengungen unter krampfartigen Erscheinungen und zu allgemeinen Krämpfen, dann zu Stillstand der Atmung und unter Auftreten noch weniger letzter schnappender, tiefer Einatmungszüge zum Tode. Hierbei kommt es auch zu Herzstillstand. Tritt plötzlich, wie beim Erhängen, Erwürgen, Ertränken, oder embolischem Verschluß eines der beiden Hauptäste der Arteria pulmonalis, ein vollständiges Hindernis der Atmung ein, so kommt es zur sog. akuten Asphyxie. Bei der Asphyxie sehen wir hochgradige **Zyanose,** wobei offenbar die Kohlensäureüberladung eine große Rolle spielt, ebenso aber die durch die Atmungsbehinderung hervorgerufene Störung des Blutkreislaufs. Die anatomischen Veränderungen beim Erstickungstode sind geringfügig und wenig kennzeichnend. Das Blut ist von dunkler Farbe, gewöhnlich flüssig (wegen des großen Kohlensäuregehaltes); die Totenflecke treten meist frühzeitig auf und sind sehr dunkel; infolge des Flüssigbleibens des Blutes finden sich auch vielfach nach dem Tode eingetretene Senkungen in inneren Organen. Die linke Herzkammer wird meist leer gefunden, das rechte Herz und die ganzen Venen sind stark gefüllt, die Haut, serösen Häute usw. zeigen kleine Blutungen.

Bei dem im ganzen negativen Befund an den inneren Organen ist auf das Vorhandensein etwaiger Zeichen eines gewaltsamen Erstickungstodes um so mehr Gewicht zu legen. Bei **Erhängten** findet sich die kennzeichnende Strangfurche, welche bei der gewöhnlichen Art des Erhängens schräg von vorne und unten nach hinten und oben verläuft und sich in der Gegend der Ohren zu verlieren pflegt; meist trifft man sie in dem Zustand, daß sie eine leicht mumifizierte, lederartig trockene, bräunlich gefärbte, flache Rinne darstellt. Ferner ist zu achten auf Zeichen des Todes durch **Erwürgen** (äußere Verletzungen), sowie auf etwaige die Atmung behindernde Massen, welche in den oberen Luftwegen sich finden oder auch in die feineren Bronchien angesaugt sein können (Schleim, Nahrungsmittel, Mageninhalt; über Schluckpneumonie s. II. Teil, Kap. III).

Bei **Ertrunkenen** finden sich neben den allgemeinen Zeichen des Erstickungstodes häufig Spuren der Wirkung des kalten Wassers, wenn die Leiche längere Zeit in diesem gelegen hatte; auffallende Kälte und Blässe der Haut, „Gänsehaut", Schrumpfung der Haut des Penis und Hodensackes, der Brustwarzen und Warzenhöfe, Erweichung der Oberhaut, besonders an der Hand- und Fußfläche; ferner häufig Flüssigkeit in den Lungen (wohin sie aber erst zum Schlusse angesaugt wird) mit starker Blähung der Lungen, Schaum vor Nase und Mund; oft findet sich auch im Magen eine reichliche Menge verschluckter Flüssigkeit.

Unter besonderen Bedingungen tritt eine periodische Art des Atmens, die sog. **Cheyne-Stokessche Atemerscheinung,** auf, d. h. ein durch manchmal bis zu $1/2$ Minute dauernde Pausen gekennzeichnetes Atmen. Es findet sich vor allem bei schweren Erkrankungen des Zentralnervensystems oder der Atmungs- bzw. Kreislauforgane und beruht darauf, daß infolge von mangelhafter Ernährung (daher häufig bei Atherosklerose und chronischer Nierenentzündung zu finden) die Erregbarkeit der Atemzentren herabgesetzt ist und offenbar hierbei Schwankungen zeigt.

Noch soll erwähnt werden, daß in den Atmungswegen wichtige Bedingungen bestehen, welche Schädigungen von der Lunge fernzuhalten imstande sind (als vorbeugende Abwehrmechanismen schon erwähnt); besonders sind diese gegen das Hineingelangen von Fremdkörpern gerichtet. Hierher können wir die Schleimabsonderung der oberen Luftwege, die nach oben gerichtete Flimmerbewegung des Epithels, den reflektorischen Glottisverschluß und vor allem auch zumeist reflektorisch auftretende Hustenstöße (auch das Niesen) rechnen. Fallen diese aus, so werden Erkrankungen der Lungen mit allen Folgen begünstigt. So ist ja bekannt, daß, wenn bei Schwerkranken die Schutzeinrichtung mittels Hustens Schleim u. dgl. hinauszufördern, versagt, sich sehr leicht Bronchopneumonien entwickeln, desgleichen bei Geisteskranken, kleinen Kindern und sehr alten Leuten. Andererseits können aber sehr starke Hustenstöße auch Gefahren in sich bergen durch Überdehnung von Lungengewebe und gegebenenfalls Zerreißung desselben und sodann Steigerung des Brustrauminnendruckes mit den sich anschließenden Kreislaufänderungen.

IV. Störungen des Körpers durch veränderte Drüsentätigkeit. Selbstvergiftungen (Autointoxikationen).

Hierher gehören die Folgen, welche eine Herabsetzung bzw. Aufhebung oder Änderung der Tätigkeit einzelner absondernder Organe für den ganzen Körper hat. Allgemeinerkrankungen entstehen dadurch, daß wichtige Ausscheidungsorgane ihre Tätigkeit ändern oder einstellen. Alle die durch solche mengen- oder artmäßig abweichenden Stoffwechselstoffe (etwa solche, welche nur als Zwischenstoffe erscheinen sollten, aber nun unter krankhaften Bedingungen resorbiert werden, oder solche, die sofort ausgeschieden werden sollten, aber nun liegen bleiben) entstehenden Allgemeinerkrankungen faßt man als **Selbstvergiftungen, Autointoxikationen** zusammen. Wir können hier zwei große Gruppen unterscheiden, je nachdem die Tätigkeit, welche gestört ist, eine gewöhnliche äußere Sekretion darstellt, oder es sich um eine sog. innere Sekretion handelt.

A. Störungen infolge von Veränderungen der äußeren Sekretion.

Wenn Drüsen, die, mit Ausführungsgang versehen, ein für den ganzen Körper wichtiges Sekret liefern, in dieser Absonderung gestört sind, so muß der Ausfall auch den Gesamtkörper schädigen. Es ist dies also der Fall, wenn das Organ ganz oder teilweise versagt. Liegt aber der Fall vor, daß das Sekret zwar gebildet, seine Abfuhr durch die Ausführungswege aber infolge von Hindernissen des Abflusses verhindert wird, so kommt es zu Zurückhaltung und Stauung der Ausscheidungsstoffe, und dann kann eine Zersetzung dieser den Körper auch noch nach Art einer Vergiftung schädigen (Selbstvergiftung, Autointoxikation). Hiervon soll zunächst die Rede sein. Am leichtesten verständlich sind die durch abnorme Stoffwechselstoffe bewirkten **Autointoxikationen von seiten des Darmkanals.** Zurückhaltung der Verdauungsmassen — Ansammlung fester Kotmassen wird Koprostase benannt — kann in verschiedener Weise zustande kommen: Durch Unwegsamkeit des Darmes infolge von Geschwülsten, eingeklemmten Gallensteinen u. dgl., durch eingeklemmte Brüche. Einstülpungen von Darmstrecken oder Umdrehungen oder Abschnürungen solcher (z. B. durch Bauchfellstränge), durch Lähmung der Darmmuskulatur, z. B. bei Bauchfellentzündung. Es kommt zu Stillstand der Darmperistaltik = **Ileus.** Tritt dann Darmfäulnis ein, so wirkt die Aufsaugung von Fäulnisstoffen schädlich ein (von den Gefahren des Absterbens der Darmschlingen, Durchbruch und Bauchfellentzündung soll hier nicht die Rede sein). Auf Selbstvergiftung auf Grund von Magendarmstörungen, besonders chronischen Katarrhen, vor allem bei Alkoholismus, wird vielfach auch die Leberzirrhose bezogen.

Tritt aus irgendeinem Grunde **Galle** ins Blut über — **Cholämie** —, so werden die Organe durch Durchtränkung mit der durch Gallenfarbstoff gefärbten Gewebsflüssigkeit gelb, gelbgrün bis dunkelschmutzigbraungrün verfärbt — **Ikterus = Gelbsucht.** Sie tritt besonders an der äußeren Haut, der Augenbindehaut, aber auch an der Innenhaut der Gefäße, an Speckgerinnseln, am Gewebe der Leber selbst, Nieren und anderen Organen hervor; nur Knorpel und zumeist Nervengewebe, bleiben verschont (im ganzen scheint Elastin eine besonders große Gier für Gallenfarbstoffablagerung zu haben, nächstdem erst Kollagen, F. Rosenthal.) Der Harn wird durch Bilirubin dunkel gefärbt, ebenso etwa vorhandene Harnzylinder. Die Gallenfarbstoffe und Gallensäuren sowie andere Körper wirken auf den Gesamtkörper schädlich ein; durch Schädigung des Herzens durch die Gallensäuren kommt es zu Pulsverlangsamung sowie auch zu Zerstörung einzelner roter Blutkörperchen mit Auftreten eisenhaltigen Farbstoffs.

Die Ursachen und Bedingungen für das Zustandekommen der Gelbsucht sind nicht einheitlich. Stellt dieselbe doch nur ein **Krankheitszeichen** dar. Am einfachsten liegen die Verhältnisse bei der **mechanischen Stauungsgelbsucht (oder Retentionsikterus).**

Hier sind die Gallenwege irgendwo verschlossen, sei es von außen durch Geschwülste, vergrößerte Lymphknoten od. dgl., sei es von innen durch Narben, insbesondere eingeklemmte Gallensteine, besonders in dem Ductus choledochus, und ähnliches. Die Stauung der Galle ist um so leichter möglich, als sie überhaupt nur unter sehr geringem Druck abgeschieden wird. Die gestaute Galle sucht dann neue Wege und geht über die Lymphwege in das Blutgefäßsystem über. Infolge der aufgehobenen Gallenabscheidung in den Darm, soweit es sich um einen vollständigen Verschluß handelt, bleiben die Kotmassen hell, lehmfarben, acholisch und faulen stark; die Fettverdauung ist infolge der mangelnden Galle gestört. Früher glaubte man, daß Schwellung und Verlegung der Lichtung der Gallenwege an ihrer Mündung an der Papilla Vateri durch Katarrhe mit Schleimbildung ein solches Hindernis darstellen was häufig zu Stauungsikterus führen sollte.

Doch sei betont, daß ein solcher „katarrhalischer Ikterus" zum mindesten weit seltener ist, als man früher annahm. Zumeist handelt es sich hier um Schädigung der Leberzellen als Hauptmoment (s. u.), so daß durch Lockerung des Gewebes eine Verbindung der Lymphräume (um die Gefäße) mit den Gallenkapillaren zustande kommt.

In den meisten Fällen ist nun ein Hindernis für den Gallenabfluß nicht nachzuweisen, auch tritt Galle in den Darm über (dunkle Färbung des Darminhaltes). Hier liegt also auch kein einfacher Stauungsikterus vor, vielmehr sind hier andere — offenbar verwickeltere — Bedingungen maßgebend. In einem Teil solcher Fälle handelt es sich um überreichliche Bildung sehr dicker, dunkler Galle (Polycholie bzw. Pleiochromie) infolge gesteigerten Zerfalls roter Blutkörperchen, wobei vermehrte Bildung des Gallenfarbstoffes (da Hämatoidin seiner Zusammensetzung nach mit Bilirubin identisch ist) zustande kommt.

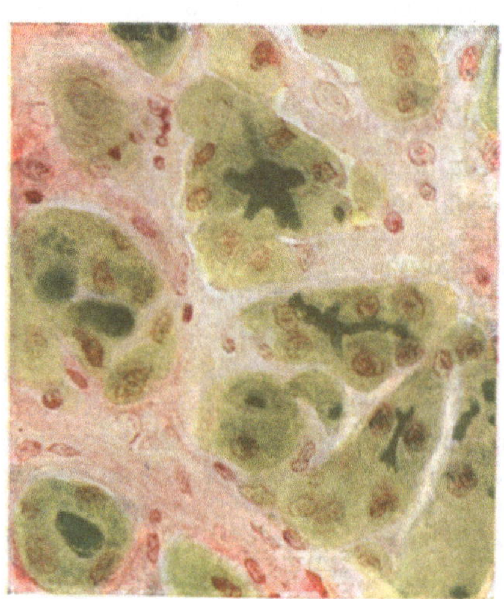

Abb. 349. Ikterus. Gallenzylinder in den Gallenkapillaren zwischen den Leberzellen und in den Sekretvakuolen in den Leberzellen (bei Leberzirrhose).

Ein derartig vermehrter Zerfall roter Blutkörperchen bzw. Auslaugung von Hämoglobin findet sich bei gewissen Vergiftungen („Blutgifte", wie Kalium chloricum, Arsenwasserstoff, Toluylendiamin, Gifte mancher Pilze, besonders Morcheln), bei Übertragung artfremden Blutes, bei Blutkrankheiten, septischen und pyämischen Allgemeinerkrankungen usw. Unter den genannten Bedingungen findet ein Umbau des Hämoglobins oder wenigstens eine „Andauung" veränderter roter Blutkörperchen wohl schon in der Milz statt. In der Leber selbst sind wohl die Sternzellen an der Farbstoffumwandlung beteiligt. Eine solche überpigmentierte und sehr dicke Galle staut sich leicht in den Gallenkapillaren („Gallenzylinder" s. u.) an. Man nimmt nun an, daß diese so erweitert werden und es durch Risse derselben, vielleicht auch durch diapedetischen Austritt der Galle aus den Kapillaren ohne Risse, zum Übertritt der Galle in die Lymph- und Blutbahn komme. Doch liegen wahrscheinlich gleichzeitig und grundlegend Schädigungen der Leberzellen (s. u.) vor, welche auch die Gallenzylinder bewirken (s. auch unten).

Hierher gehört in gewisser Beziehung auch der **Icterus neonatorium**, die **Gelbsucht der Neugeborenen.**

Bei allen Neugeborenen besteht vorübergehende Bilirubinämie infolge durch die Geburt ausgelösten Abbaus überflüssiger roter Blutkörperchen (so daß in Leber und Milz nach der Geburt große Eisenlager auftreten), als Ausgleichsvorgang bei der Sauerstoffatmung des Neugeborenen im Gegensatz zu den Anpassungserscheinungen — wie größere Pulsfrequenz, höheres Herzgewicht, höherer Glutathion- und Katalasegehalt des Blutes, größere Affinität des Hämoglobins zum Sauerstoff, stärkerer Hämoglobingehalt, größere Blutmenge und größere Zahl der roten Blutkörperchen — die im intrauterinen Leben zum Ertragen sehr sauerstoffarmen Blutes nötig waren (Anselmino-Fr. Hoffmann). Dieser latente Ikterus der Neugeborenen äußert sich aber nur bei einem, wenn auch großen Teil der Neugeborenen (etwa 60%), bei Frühgeburten fast stets, in Gestalt eines ohne sonstige Krankheitszeichen etwa 1 Woche bestehenden wirklichen Auftretens von Gelbsucht. Er wird verschieden erklärt, teils (Anselmino-Hoffmann) damit, daß zum besonders starken und schnellen Hämoglobinabbau eine besondere Durchlässigkeit der Hautkapillaren hinzukommt, teils (E. Volhard) mit noch bestehender fötaler Unreife der Leber als Ausscheidungsorgan für Hämoglobin. Deswegen seien die Frühgeburten so gut wie stets ikterisch; auch Infektionen könnten in diesem Sinne als Gelbsucht bewirkend verstanden werden.

Ähnlich liegen die Verhältnisse wohl auch, wenn sich Gelbsucht an große Blutungen anschließt oder an sonstigen reichlichen Austritt und Untergang roter Blutkörperchen, so bei Pneumonie. Hier findet offenbar örtlich, wohl auch unter der Mitwirkung von Retikuloendothelien, eine Umbildung des Hämoglobins zu Hämatoidin und Zufuhr zur Leber statt. Es spielen wohl hier die örtlichen Zellen der Lunge usw. dieselbe vorbereitende Rolle wie zumeist die Pulpazellen (Retikuloendothelien) der Milz (Eppinger). Auch die Gelbsucht bei Herzfehlern wird so erklärt.

Die wohl wichtigste Entstehungsbedingung für das Zustandekommen einer Gelbsucht ist nun eine Schädigung der Leberzellen, eine Bedingung, die wohl häufig mit der eben genannten der Polycholie zusammen einwirkt.

Erkrankte Leberzellen sollen, wie dies Minkowski annahm und als „Parapedese", ähnlich Pick als „Paracholie" bezeichnete, hier die Galle nicht wie sonst in die Gallenkapillaren, sondern zusammen mit Stoffen ihrer inneren Sekretion unmittelbar in die Blutkapillaren, also gewissermaßen in falscher Richtung, absondern. Aber dies ist nur eine Vorstellung, keine Erklärung. Sehr wahrscheinlich ist nun, daß geschädigte Leberzellen abnorm durchgängig werden für Eiweißstoffe, auch Fibrinogen, so daß diese so in die Gallenkapillaren zusammen mit Galle ausgeschieden werden. Hier gerinnen sie und bilden so die gallig gefärbten, vielfach verzweigten „Gallenthromben" (Eppinger), besser Gallenzylinder genannt (ganz entsprechend dem ähnlichen Vorgang in den Nieren). Diese Gallenzylinder verlegen die Gallenkapillaren. Durch Dissoziation der veränderten Leberzellen kann wahrscheinlich die Galle in die eröffneten Lymphgefäße und so in das Blut übertreten.

Finden bei ausgedehnt nekrotischen Vorgängen in der Leber (z. B. bei der sog. „akuten gelben Leberatrophie") ausgedehnte Zerreißungen und Eröffnungen der Gallenkapillaren statt, so ist eine unmittelbare Verbindung dieser mit den Lymph- und Blutkapillaren leicht erklärlich und ebenso unmittelbarer Übertritt der Galle in diese Bahnen.

Können wir diese Formen als hepatozelluläre zusammenfassen, so ist es eine noch nicht sicher entschiedene Frage, ob es auch eine rein anhepatozelluläre Gelbsucht gibt. Spielen schon bei den beschriebenen Bedingungen die Retikuloendothelien der Milz und Leber (Sternzellen) eine wichtige Hilfsrolle, so wird nämlich auch angenommen, daß es Gelbsuchtsformen gibt, in denen nur diese Retikuloendothelien anzuschuldigen sind (Aschoff, Lepehne, Eppinger). Es wird dies vor allem für die Fälle von (angeborenem) Icterus haemolyticus sowie Gelbsucht bei perniziöser Anämie, wohl auch Gelbsucht bei Weilscher Krankheit (Lepehne) und zum Teil auch für den Icterus neonatorum gefolgert. Doch hängt dies mit der allgemeinen Frage zusammen, ob die Retikuloendothelien der Milz und die Sternzellen der Leber die Umwandlung des Hämoglobins zum Gallenfarbstoff nur vorbereiten, die Leberzellen aber letzteren absondern, oder ob — wenigstens unter krankhaften Bedingungen, z. B. bei „relativer Insuffizienz" der Leberzellen (Eppinger) — jene Zellen das Bilirubin bilden und die Leberzellen es nur mehr passiv ausscheiden, wie es jetzt von manchen Seiten angenommen wird. Dann kann man den hämolytischen Ikterus als einen hepatolienalen (Eppinger) bezeichnen.

Betont werden soll noch, daß von den genannten Vorgängen oft mehrere in sehr verwickelter Weise zusammenzuwirken scheinen, so bei der Leberzirrhose.

Man kann zwei Arten von Bilirubin und wohl auch Bilirubinentstehung unterscheiden; bei der einen gibt das Bilirubin im Blutserum die Diazoreaktion direkt, bei dem anderen erst indirekt oder verzögert, d. h. nach Alkoholzusatz. Die direkte Reaktion gibt vor allem der mechanische Ikterus, man nimmt an, daß es sich um Bilirubin handelt, welches von den Leberzellen ausgeschieden wird, die indirekte Reaktion die anderen Fälle, doch ist die erstere Art in die letztere überführbar.

Bei Gallenstauung aus den verschiedensten Gründen sehen wir als deren Zeichen in der Leber Gallenfarbstoff in Leberzellen und Sternzellen, sowie geronnene gallig gefärbte Massen in den Sekretvakuolen der Leberzellen und besonders in Gestalt der schon genannten Gallenzylinder in Gallenkapillaren und öfters auch von hier phagozytiert in Sternzellen. Durch mangelhafte Tätigkeit der **Nieren**, besonders bei **Nierenentzündung**, seltener bei arteriolosklerotischer Schrumpfniere u. dgl. (s. unter Niere), oder Zurückhaltung des Harns durch Verlegung der ausführenden Harnwege, entsteht die **Urämie.**

Freilich ist es bisher noch nicht bekannt, auf welchen Bestandteil des Harns die giftigen Wirkungen — vorzugsweise komatöse Zustände, welche mit krampfhaften, durch Erregung des Nervensystems hervorgerufenen Anfällen, Erbrechen u. dgl. einhergehen — zurückzuführen sind. Ein ähnliches Bild kann man durch Unterbindung beider Nierenarterien erzeugen, wodurch der Blutzufluß zu den Nieren und damit die Ausscheidung dem Harn zugehöriger Stoffe aus den Nieren unmöglich gemacht wird. Zuweilen zeigt sich bei Urämischen auch eine chronische katarrhalische Entzündung der Darmschleimhaut (urämische Enteritis), welche nicht selten in eine pseudomembranöse Entzündung übergeht. Nach einer Ansicht tritt dies durch Einwirkung der immer im Darm vorhandenen Bakterien ein; nach einer anderen dadurch, daß eine ausgleichende Ausscheidung von Harnstoff in das Darminnere stattfindet, welcher sich daselbst in kohlensaures Ammoniak umsetzt. Auch zu Bauchfellentzündung kann es bei der Urämie kommen.

Während oder besonders nach **Geburten** tritt die **Puerperaleklampsie** auf. Sie verläuft auch mit Krämpfen und Koma, nervösen Störungen (auch vasomotorischen und psychischen), Wasserretention (Diuresehemmung), oft Blutdrucksteigerung, Lungenödem, Atemnot, Zyanose, Krankheitszeichen von seiten der Niere u. dgl. und stellt einen bedrohlichen Zustand dar. Es gibt auch sich länger hinziehende Fälle. Die Eklampsie stellt offenbar eine Vergiftung dar, doch ist nicht sicher bekannt, mit welchen Stoffen und woher diese stammen; man dachte zumeist an die Plazenta.

Diese Stoffe wirken giftig ein, aber wohl zugleich hämolitisch, gerinnungserregend und vasokonstriktorisch (Fahr). So erklären sich die anatomischen Befunde: man findet die Niere verändert, aber in typischen Fällen keine Entzündung, sondern degenerative Veränderungen des Tubulusepithels und auch der Glomeruli mit Quellung der Kapillarwandungen, auch Hämoglobinzylinder (infolge Schädigung der roten Blutkörperchen und Hämolyse) und ferner Thrombosen der Kapillaren und Gefäße und Stasen mit nekrotischen Herden und Blutungen. Diese Kreislaufstörungen treten auffälliger in der oft schon für das bloße Auge schwer veränderten Leber zutage. Es kommt hier zu meist ausgedehnter Thrombenbildung und davon abhängig zu Stasen, anämischen und vor allem hämorrhagischen Infarzierungen und Blutungen, aber auch zu Gewebstod, der unmittelbar toxisch bedingt ist, zuweilen mit Verkalkungen, ferner zu Verfettungen, zu Auftreten von Gelbsucht usw. Auch in der Lunge können Kapillarthromben entstehen, ferner Ödem, kleine Blutungen u. dgl. sich finden. Wichtig sind die gerade bei Eklampsie in der Lunge besonders häufigen Zellembolien (Leberzellen, Zottensynzytium, aber auch ganze Zotten), ferner Fettembolie (über alles dies s. unter Embolie). Im Gehirn finden sich, wenn auch sehr wechselnd, Hyperämie, Ödem, Blutungen und infolge der Gefäßstörungen diffuse und herdförmige degenerative Veränderungen besonders im Ammonshorn.

Domagk schließt aus Schwellung und Wucherung der Endothelien der Kapillaren von Leber, Milz, Nieren, Lunge auf noch abbaubedürftiges Eiweißmaterial, das, auch die Kapillarwände schädigend, im Blute der Mutter kreist. Auch Zangemeister nimmt an, daß abnorme Durchlässigkeit der Kapillaren die Vorgänge einleite, infolge Mitbeteiligung der Nierengefäße soll es zur sog. Nephropathia gravidarum, dann zu Blutdrucksteigerung, Hirndruck und Hirnödem (das aber keineswegs regelmäßig gefunden wird) kommen. Wenn auf die so bedingte Anämie der Hirnrinde die arterielle Versorgung wieder einsetzt, soll dieser Reiz die Krampfanfälle auslösen.

Die Krankheitszeichen wie die anatomischen Befunde wechseln bei Eklampsie nach den einzelnen Organen sehr. Es gibt auch andere der Eklampsie nahestehende Schwangerschaftsselbstvergiftungen.

Neuerdings ist es nun durch Anselmino und Hoffmann sehr wahrscheinlich gemacht, daß der Eklampsie eine innersekretorische Störung zugrunde liegt, so daß diese Erkrankung dann in den nächsten Abschnitt gehörte. Und zwar handelte es sich um eine Störung des Hypophysenhinterlappens. Dieser bildet einen antidiuretisch wirksamen und einen blutdrucksteigernden Stoff und beide sollen sich im Blute Eklamptischer vermehrt finden. Am sichersten scheint dies für den antidiuretischen Anteil des Hypophysenhinterlappenhormons festgestellt, entsprechend der Tatsache, daß die Wasserretention klinisch im Vordergrund steht. Mit den Hinterlappenstoffen konnten bei Tieren die meisten Krankheitszeichen wie bei der Eklampsie hervorgerufen werden. So sprechen Anselmino-Hoffmann die Eklampsie zwar als eine pluriglanduläre Vergiftung an (auch die Schilddrüsentätigkeit läßt, aber nur geringere, Abweichungen erkennen), bei der aber eine nicht ausgeglichene Überbildung bestimmter Hormone des Hypophysenhinterlappens, besonders des antidiuretischen Stoffes, führend ist. Dieser Stoff soll durch akute Störung im Wasser- und Ionenhaushalte gegebenenfalls auf dem Wege über Hirnödem und Hirndruck im Sinne Zangemeisters zu Hirnreizung und so zu Koma und Krämpfen führen, vielleicht auch Vermehrung des blutdruckerhöhenden Stoffes (im Sinne Volhards) durch Gefäßverengerung Hirnreizung mit denselben Folgen zeitigen.

Als Störung des allgemeinen Stoffwechsels soll noch die harnsaure Diathese erwähnt werden, welche dem als **Gicht** bekannten Krankheitsbilde zugrunde liegt. Sie äußert sich in Ausscheidung von Harnsäure und harnsauren Salzen (saurem harnsaurem Natrium), besonders in die Gelenke und deren Umgebung (Knorpel, Gelenkkapselgewebe, auch Faszien), vor allem in die Metatarsalphalangealgelenke, aber auch in andere Teile des Körpers, wie Ohrknorpel, Nieren usw.; hiermit gehen heftige entzündliche Vorgänge an den ergriffenen Teilen einher. Es entstehen die sog. Tophi. Daneben findet auch vielfach ein Ausfallen von festen Harnbestandteilen innerhalb der Niere und der Harnwege mit Bildung von Konkrementen statt (s. S. 85f. und II. Teil, Kap. VI).

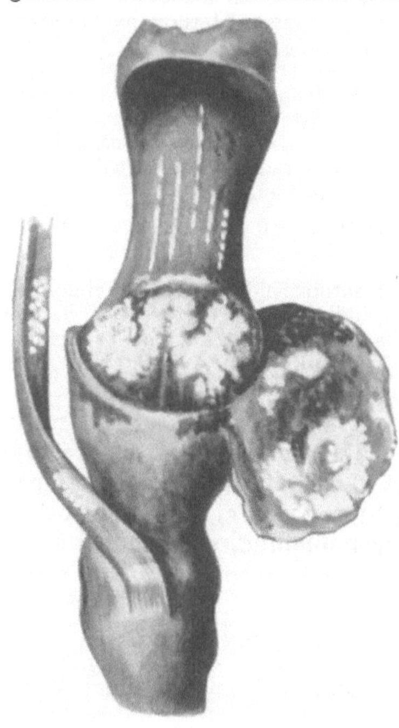

Abb. 350. Gicht.
(Nach Cruveilhier.)

Die Harnsäure entsteht aus den Purinbasen (der Nukleinsäure), die entweder der Nahrung entstammen, oder bei Zerfall der Kerne, d. h. aus deren Nukleoproteiden, sich bilden. Das wesentliche ist Anhäufung von Harnsäure in den Geweben, besonders den genannten, eine besondere Bereitschaft aufweisenden. Der letzte Grund ist nicht klar. Allerdings besteht Harnsäurestauung des Blutes (Urikämie), aber solche besteht auch bei anderen Nierenerkrankungen ohne Gicht, bei Leukämien u. dgl. Es müssen also noch unbekannte Bedingungen hinzukommen, wohl örtlicher, vielleicht physiko-chemischer Natur. Zur Harnsäurestauung im Blut (und Ablagerung in die Gewebe) kommt es in einem Teil der Fälle infolge von mangelhafter Ausscheidung durch erkrankte Nieren — sog. „Nierengicht". In anderen Fällen besteht eine solche nachweisbare Nierenveränderung nicht; hier nehmen manche Forscher einen Mangel der sonst normalen Niere für die Harnsäureausscheidung an, andere denken an Störung des fermentativen Purinstoffwechsels (besonders Schittenhelm) — sog. Stoffwechselgicht. Es kommt zunächst zu dem akuten Gichtanfall, der mit Schmerzen und oft geringer Temperaturerhöhung einhergeht, und bei dem die Uratablagerungen in den Gelenken usw. entstehen. Zumeist ist zunächst nur ein Gelenk — oft das Großzehengelenk — betroffen, allmählich eine größere Reihe. Weiterhin schließt sich an zahlreiche Anfälle die chronische Gelenkgicht an, in der es zu den schweren Entzündungen und Entstellungen der Gelenke kommt, oder diese entwickelt sich von vornherein mit schleichendem Verlauf. Die Gicht kann auch in einen sich nicht mehr verändernden gichtischen Zustand übergehen. Mit der Gicht zusammen bestehen oft Schrumpfniere (s. o.), Iritis, Fettsucht, Asthma, Steinbildungen (s. o.) u. dgl. Brugsch nimmt ein Harnsäurezentrum (in der Nähe des Zuckerzentrums) und Weiterleitung über den Splanchnikus an.

B. Störungen infolge von Veränderungen der inneren Sekretion.

Unter Drüsen mit innerer Sekretion oder endokrinen Drüsen werden eine Reihe ausführungsgangloser Drüsen zusammengefaßt, welche ein dem Gesamtkörper nötiges Sekret ihm durch das Blutgefäßsystem vermittelt zugute kommen lassen. Hierher gehören vor allem Schilddrüse,

Epithelkörperchen, Thymus, Nebennieren, Hypophyse, Langerhanssche Zellinseln der Bauchspeicheldrüse. Daß hier die Verhältnisse weit verwickelter liegen als bei der gewöhnlichen (äußeren) Ausscheidung von Drüsen und unsere Kenntnisse hier weit mangelhafter sind, ist leicht zu verstehen. Aber nicht nur die ausgangslosen Drüsen oder mit den Ausführungsgängen nicht zusammenhängenden Teile von Drüsen mit äußerer Sekretion (z. B. Langerhanssche Zellinseln der Bauchspeicheldrüse) können derartige innersekretorische Stoffe bilden, sondern dasselbe ist auch bei den gewöhnlichen Drüsenzellen neben deren gewöhnlicher (äußerer) Absonderung bis zu einem hohen Grade der Fall, so vor allem bei Zellen der Geschlechtsorgane, den Leberzellen usw. und zuletzt allen Zellen des Körpers. Auf einer Art innerer Sekretion beruhen auch die so wichtigen Beziehungen chemischer Natur zwischen einzelnen Organen. Hier vermitteln Reizstoffe, sog. Hormone, so das vom Darm gebildete Sekretin, welches Leber, Bauchspeicheldrüse, Darm zur Abgabe ihrer Verdauungssäfte anregt; auch die Kohlensäure gehört in gewisser Beziehung hierher, da sie das Atemzentrum im verlängerten Mark reizt. Auf ähnliche Stoffe werden auch Beziehungen bezogen, die zwischen der Milz und der Blutzellenbildung im Knochenmark zu bestehen scheinen. Hormone vermitteln von einem Organ ausgehend Wachstum auch an anderen Orten.

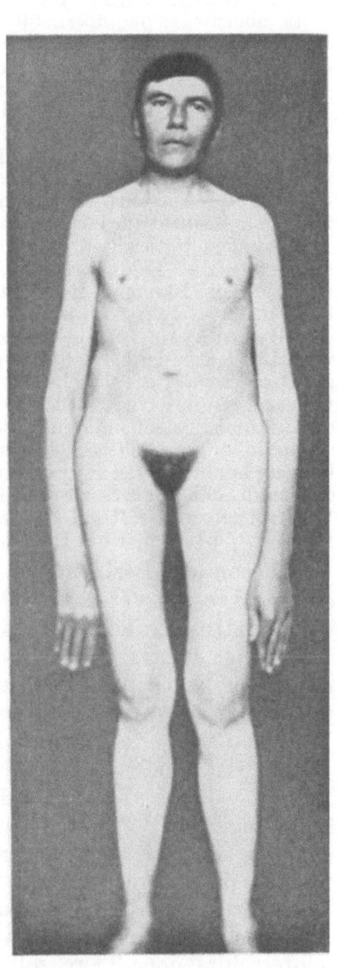

Abb. 351. Eunuchoider Hochwuchs.
(Nach Tandler und Groß.)

Insbesondere die intra- und extrauterinen Wachstums- und die Entwicklungsvorgänge werden im höchsten Grade von Hormonen der endokrinen Drüsen beherrscht. Dabei liegen die Verhältnisse so wie Bauer schreibt: „Wachstum und Entwicklung sind vitale Vorgänge, deren Ablauf schon durch die konstitutionelle genotypische Anlage gewährleistet erscheint" und dann „erst in dem hochdifferenziertem Organismus der Vertebralen kommt es zur Ausbildung eigener Hormonorgane, darunter auch der Hypophyse, welche als Vermittler gewisser anlagemäßiger Potenzen diese chromosomalen Energien unterstützen und regulieren." Offenbar wirken aber die Hormone der einzelnen Drüsen verschieden und zu verschiedenen Zeiten. Der Thymus scheint in der Kindheit ein Wachstumsorgan darzustellen, während anscheinend zu der Zeit der Reifung von den Keimdrüsen ausgehende Hormone durch Vollendung der Epiphysenfugenverknöcherung dem Längenwachstum ein Ende bereiten, und so jetzt der Thymus normaliter eine Rückbildung erfährt. Die Schilddrüse andererseits überwacht mehr die „harmonische Differenzierung" (Hart). Auch andere endokrine Drüsen wirken in ähnlichem Sinne bei Wachstumsvorgängen und Kalkumsatz mit, so die Epithelkörperchen; vor allem die Hypophyse (Vorderlappen) hat besondere Beziehungen zum Wachstum, vor allem Längenwachstum, in gewissem Sinne anscheinend auch die Epiphyse.

Die völlige Beherrschung nicht nur des Wachstums als solchen, sondern auch der ontogenetischen und selbst phylogenetischen Entwicklung von seiten der endokrinen Drüsen ergibt sich aus höchst belangvollen Versuchen an niederen Tieren. So regt Fütterung mit Thymusmasse — vielleicht aber zum großen Teil darauf beruhend, daß hierbei nach Hart die Schilddrüse atrophiert — Wachstum an und hemmt die Metamorphose; Schilddrüsenfütterung dagegen hemmt das Wachstum — so daß aus Kaulquappen Zwergfrösche entstehen —, beschleunigt aber die Metamorphose bis zur Überstürzung (Hart). Auch sonst gelang es durch verschiedenartige Beeinflussung endokriner Drüsen an Kaulquappen Bildungshemmungen, Mißbildungen u. dgl. zu erzeugen (Adler). Am interessantesten ist es aber, daß man den Kiemenatmer, den Axolotl, durch kleine Schilddrüsengaben (Gudernatsch, Babák und Laufberger) zur Metamorphose zwingen kann und daß es Hart gelungen ist, durch Fortsetzung der Schilddrüsengaben so den Axolotl in einen landlebenden, etwa einem Feuersalamander ähnlichen Molch zu verwandeln. Umgekehrt hemmt Entnahme der Thymusdrüse das Wachstum der jungen Axolotl beträchtlich.

Durch Veränderungen der Drüsen mit innerer Sekretion herbeigeführte Wachstumsstörungen sollen hier zunächst nur genannt werden; von den wichtigsten wird noch bei den einzelnen Drüsen die Rede sein. Tierversuche sprechen dafür, daß das Lebewesen zunächst „potentiell zwittrig" angelegt ist, und die Entwicklung der Keimdrüsen die weitere besondere Körperentwicklung und Geschlechtsausbildung beherrscht; durch

Entfernung der eigenen Keimdrüsen und Einpflanzung der des anderen Geschlechtes sind im Tierversuch Umstimmungen im Hinblick auf die sog. sekundären Geschlechtsmerkmale möglich. Bei Entfernung der männlichen Keimdrüsen vor der Reifungszeit, also bei Kastration, entwickeln sich beim Menschen die sekundären Geschlechtsmerkmale mangelhaft, so die Haare des Bartes (auch Scham- und Achselhaare), ferner der Kehlkopf (hohe Stimme), das Becken und auch die Geschlechtsteile. Man verfolgte dies bei den Eunuchen oder auch der Kastratensekte der Skopzen. Die Gliedmaßen können auffallend lang sein, oder allgemeiner Riesenwachstum bestehen (eunuchoider Hochwuchs), wobei die Größe der unteren Körperhälfte im Verhältnis zur oberen sehr stark überwiegt; das übermäßige Wachstum hängt mit verzögertem Schließen der Epiphysenfugen bzw. Verknöcherung der Epiphysenknorpel zusammen. In anderen Fällen kommt es zu auffallender Fettsucht, besonders in manchen Gebieten des Körpers (eunuchoider Fettwuchs). Dies findet sich auch bei Kastration nach der Reifungszeit. Bei mangelhafter Entwicklung der Geschlechtsorgane finden sich ähnliche, weniger ausgesprochene Folgen, die man als Eunuchoidismus bezeichnet (s. auch unten). Bei der Frau ist dies schwerer zu verfolgen. Hier bestehen Wachstumserscheinungen zur Zeit der Menstruation und vor allem Schwangerschaft, von denen unten noch die Rede sein wird. Im Klimakterium und vor allem auf vorzeitige Entfernung oder Außertätigkeitsetzung der Eierstöcke (gegebenenfalls mit Röntgenstrahlen oder Radium zu Behandlungszwecken) folgen oft starke Fettgewebsentwicklung und psychische Umstimmungen. Eine vorzeitige Entwicklung der Geschlechtsteile und des Gesamtkörpers sowie der Geschlechtsreife — Pubertas praecox — ist unter verschiedenen Bedingungen beobachtet, so auch bei Geschwülsten der Hoden oder Eierstöcke, aber auch bei Geschwülsten anderen Sitzes. Es kommt dabei Zwergwuchs vor, sonst sind es meist kurzbeinige Menschen mit Neigung zu untersetztem Bau und Fettleibigkeit. Bei umgekehrt verspäteter Keimdrüsenreife mit langem Offenbleiben der Epiphysenfugen (s. o.) kommt es zu eunuchoidem Längenwachstum. Bei Übertätigkeit der Hypophyse (vor allem Adenomen des Organs), kommt es zu der akromegalischen Wachstumsentwicklung, von der bei der Hypophyse unten noch die Rede sein wird, ferner, und oft zusammen mit Akromegalie, zu Riesenwuchs. Manche Forscher beziehen jeden echten Riesenwuchs auf den Hypophysenvorderlappen. Umgekehrt führt Untertätigkeit desselben zu Zwergwuchs zusammen mit Unterentwicklung der Geschlechtsorgane und der sekundären Geschlechtsmerkmale, öfters mit Fettentwicklung im Sinne der Dystrophia adiposo-genitalis (s. u.). Bei jugendlichem Ausfall der Hypophysenvorderlappen-Tätigkeit kann es zu Infantilismus kommen. Bei Hyperthyreose, so bei Basedowscher Krankheit (s. u.), sind schlanke Menschen die Regel, ohne daß es zu wirklichem Hochwuchs käme. Bei Hyperthyreose im Wachstumsalter ist das Wachstum in der Regel beschleunigt. Bei Hypothyreose (Myxödem s. u.) sind die Menschen zwergwüchsig, plump, untersetzt, Kretinen stellen Zwergwuchs dar (nach Rautmann).

Besondere Beziehungen bestehen auch zwischen Schilddrüse und Thymus einerseits, dem Adrenalsystem (Nebenniere und sonstiges chromaffines System) andererseits. Das Adrenalin des letzteren erhöht den Blutdruck, zugleich aber wohl auch den Tonus des Nervensystems, wobei, wohl durch unmittelbares Angreifen am Zellkern (Fulton), der Widerstand der Fortleitung des Nervenreizes am Übergang der feinsten Nervenendausbreitung zur Zellmasse herabgesetzt zu werden scheint. Der Thymus dagegen scheint hypotonisierend zu wirken. Zwischen Epithelkörperchen und Schilddrüse bestehen auch wohl gegensätzliche Beziehungen. Auch die Geschlechtsorgane haben wichtige Beziehungen zu anderen endokrinen Drüsen, so vor allem zum Hypophysenvorderlappen, der nach Kastration morphologische Veränderungen (s. dort) sowie erhöhte Funktion aufweist. Hormone von endokrinen Drüsen stehen auch in engsten Beziehungen zum Stoffwechsel, nicht nur, wie bei den dem Wachstum vorstehenden Drüsen, zum Kalk- und Phosphorstoffwechsel, sondern auch sonst. So ist ein Inkret der Schilddrüse das sog. Thyrotoxin als eine Indolpropionsäure mit 3 eingelagerten Jodatomen (Kendall) erkannt worden, welches den Stoffumsatz steigert; das Erwachen winterschlafender Tiere soll mit histologisch wahrnehmbarer (Adler), gesteigerter Schilddrüsentätigkeit verknüpft sein. Auch die Hypophyse sowie die Keimdrüsen haben Beziehungen zum Stoffwechsel, desgleichen das Pankreashormon (und das sympathische Nervensystem) zum Kohlenhydratstoffwechsel der Leber (s. u.). Andererseits hängen die endokrinen Drüsen auch wieder von der Ernährung, vielleicht auch gerade von den oben genannten Vitaminen, und insbesondere von Nerveneinflüssen ab. So sehen wir, wie eng die Hormonleistungen des gesamten endokrinen Systems untereinander und in vielfachen Beziehungen zum Nervensystem, besonders auch dem sog. autonomen — Vagotonien, Sympathikotonien — verknüpft sind, teils sich fördernd, teils entgegengesetzt einwirkend. Es liegt hier in diesem polyglandulären System ein unendlich feines Räderwerk gegenseitigen Ineinandergreifens vor. Wir haben erst einiges davon begreifen, mehr vielleicht zunächst nur ahnen gelernt. Auf den feinsten Abstufungen und Schwingungen des Einklangs des Gesamtsystems der endokrinen Drüsen beruht, wie wir sahen, die Konstitution. So ist es ohne weiteres verständlich, daß schwerere Störungen dieser harmonischen Gesamtleistungen zu einer „Neueinstellung des Ganzen" unter dem Bilde eingreifender Veränderungen und Krankheiten führen müssen. Durch die Verflechtung der Zusammengehörigkeit des ganzen Systems wird aber naturgemäß der Ursachenkreis zwischen den Drüsen mit innerer Sekretion und den auf ihre Veränderungen zu beziehenden Krankheiten in der Erkenntnis ganz besonders schwer zugänglich. Auch hier liegt also nach dem oben Gesagten so gut wie stets nicht die Veränderung einer endokrinen Drüse, sondern in Verbindungen untereinander einer ganzen Reihe solcher zugrunde; es handelt sich also um polyglanduläre Erkrankungen. Dabei braucht keineswegs das ganze Drüsensystem erkrankt zu sein. Die Drüsen mit innerer Sekretion bilden in verschiedenem Zusammenhang mehrere endokrine Systeme. Selten sind die Fälle, in denen eine ganze Reihe von endokrinen Drüsen gleichzeitig auch anatomisch nachweisbar schwer verändert sind — multiple Blutdrüsensklerose oder multiple Blutdrüsenatrophie, wenn keine Bindegewebsvermehrung, sondern nur Atrophie, besteht. Beteiligt sind meist die Schilddrüse, die Nebenniere, die Keimdrüsen, die Hypophyse. Es liegen Zustände polyglandulärer Insuffizienz vor. Zumeist aber beherrscht

morphologisch und für uns wahrnehmbar die Veränderung einer endokrinen Drüse das Bild, so daß wir gerade dies eine Organ mit Erfolg untersuchen können. Dabei kann es sich auch in diesem Organ schon um sekundäre Veränderungen handeln, und sich der erste Angriffsort unserer Wahrnehmung entziehen. Öfters ist auch die Behandlungswirkung von Hormonen der einzelnen Drüsen bei bestimmten Erkrankungen in dem Sinne herangezogen worden, daß die Erkrankung mit einem Ausfall an Tätigkeit dieser betreffenden endokrinen Drüse in Zusammenhang stehen müsse. Nur in diesem Sinne, daß, vor allem in den anatomisch auffindbaren Veränderungen, eine Drüse das Bild beherrscht, während andere zu ihr in Beziehungen stehende aber auch wichtig sein können, muß die Betonung einzelner endokriner Drüsen und ihrer Veränderungen im folgenden verstanden werden. Das ganze Kapitel dieser Erkrankungen ist von äußerster Bedeutung und imstande, manche bis dahin ganz rätselhafte Krankheit unserem Verständnis näher zu bringen, aber wir stehen hier erst am Anfang positiver Kenntnisse.

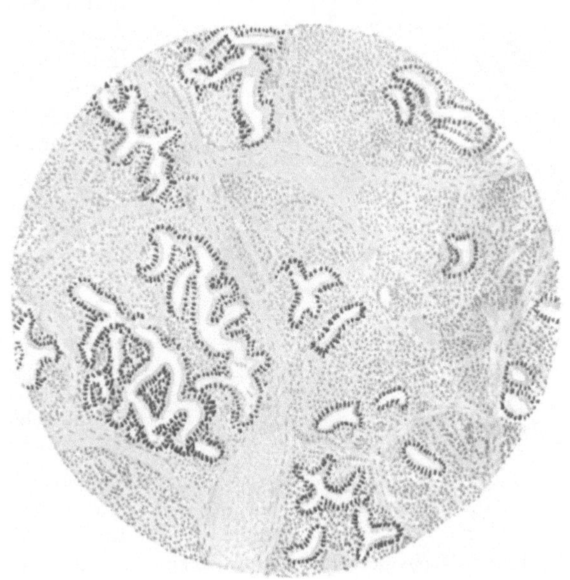

Abb. 352. Schilddrüse bei Morbus Basedowii. Im ganzen parenchymatöse Struma, zahlreiche papilläre Stellen mit Zylinderepithel.

Nach vollständiger Abtragung der **Schilddrüse,** auch der strumös veränderten, kommt eine schwere Allgemeinerkrankung zustande. Es stellt sich ein starkes Siechtum ein, welches tödlich enden kann — **Kachexia thyreopriva** bzw. **strumipriva.** Es zeigt sich eine schlaffe, unelastische Schwellung der Haut mit Wulstung ihrer Falten und Vorsprünge, besonders im Gesicht. Dazu kommen seelische Abstumpfung, welche sich auch in einem blöden Gesichtsausdruck äußert, sowie Schwerfälligkeit des ganzen Körpers; die Zunge wird dick und schwer beweglich, die Hand tatzenartig. Ganz ähnliche Erscheinungen werden bei angeborenem Fehlen oder Unterentwicklung der Schilddrüse (aber erst einige Zeit nach der Geburt) oder bei ihrer Atrophie, oder hochgradiger Entartung durch Geschwülste, chronische Thyreoiditis u. dgl. beobachtet und nach dem ödematös-schleimartigen Zustand des Unterhautfettgewebes als **Myxödem** bezeichnet. Es kommt auch zu Krämpfen, und endlich kann tödlicher Ausgang eintreten. Bei angeborenem Mangel der Schilddrüse — **Athyreose** — oder starker Hypoplasie — **Hypothyreose** — kommen besonders schwere Formen von myxödemartigen Veränderungen zusammen mit **Zwergwuchs,** **Kretinismus** — sog. sporadischem —, eigenartiger Gesichtsbildung mit eingesunkener breiter Nasenwurzel (Wachstumsmangel des Schädelgrundes), Unterentwicklung der Geschlechtsorgane, Haarmangel u. dgl. vor.

Es besteht hier schleimige Degeneration des Bindegewebes der Kutis, ferner der Gefäße und Nervenscheiden. In den Muskeln findet sich auch eine eigenartige Entartung in Gestalt von Zerfall der zusammenziehbaren Substanz, welche mit dem Sarkoplasma sich in Schollen umwandelt, die Kernfärbung annehmen. Sarkolemmkerne wuchern und zerfallen wieder. Ähnliche Veränderungen der Muskulatur kommen bei Morbus Basedowii (s. u.) vor.

Bei Ausfall der Schilddrüse findet sich meist Vergrößerung der Hypophyse mit Wucherung der Haupt- (und Übergangs-) Zellen ihres Vorderlappens.

In manchen Gegenden, so vor allem den Alpenländern, den Pyrenäen, am Himalaja, endemisch findet sich **Kretinismus** zusammen mit Kropf. Bei ihm ist die geistige Entwicklung bis zur völligen Idiotie zurückgeblieben, ebenso die körperliche. Das Knochensystem ist mangelhaft entwickelt, die durchschnittliche Größe beträgt 1,20 m bis 1,50 m. Der Zwergwuchs beruht auf mangelhaftem Wachstum des Knorpels und ungenügendem Abbau durch das Knochenendost. Es kann myxödematöse Schwellung der Weichteile (besonders bei Kindern) bestehen; meist bleiben Geschlechtsorgane und Behaarung auf kindlicher Stufe stehen, oft liegen Entwicklungsstörungen im Gehirn vor (Wegelin). Am wichtigsten ist die Schilddrüse; sie kann vergrößert, in schweren Fällen aber stark verkleinert sein. Man findet das Organ im Zustand der Atrophie und Sklerose. Diese Degeneration der Schilddrüse setzt schon bald nach der Geburt ein, wobei familiäre erbliche (Inzucht) Anlage mitbestimmend sein mag. Funktionell liegt verschieden hochgradige Hypothyreose den ganzen Erscheinungen zugrunde. „Nach alledem bleibt die Hypothyreose das beherrschende zentrale Merkmal des endemischen Kretinismus, von welchem die Entwicklungs- und Wachstumshemmungen, die Stoffwechselstörungen und die vorzeitigen Involutionen im übrigen Organismus abhängig sind. Aus diesen Wirkungen erklärt sich das Gemisch von Kindlichkeit und Greisenhaftigkeit, das dem Kretinen eigentümlich ist" (Wegelin). Die Hypophyse kann als ausgleichende Erscheinung Vergrößerung des Vorderlappens mit Vermehrung der Hauptzellen, später Atrophie und Sklerose aufweisen.

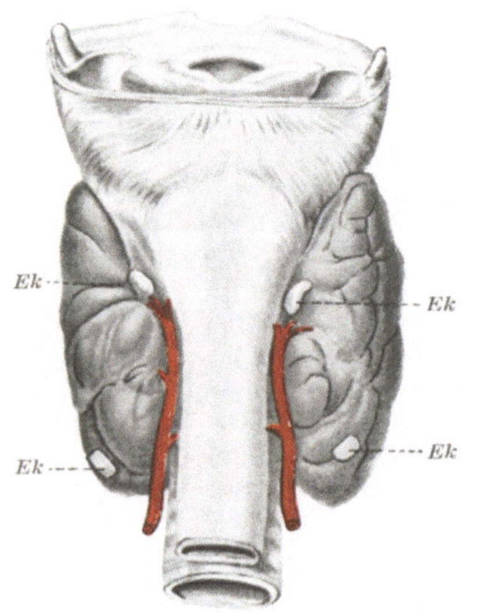

Abb. 353. Lage der Epithelkörperchen.
(Aus Thompson, J. med. Res. 15.)

Ähnliche, wenn auch keineswegs gleiche Veränderungen wie beim Kretinismus lassen sich am Skeletsystem bei Tieren durch Entfernung der Schilddrüse herbeiführen.

Die Schilddrüse bereitet das Kolloid, welches Jod in Gestalt des Jodthyreoglobulins bzw. des schon erwähnten Thyrotoxins enthält. Das Jod stammt aus der tierischen und pflanzlichen Nahrung und wird in der Schilddrüse in eine andere Bindung übergeführt, in der es in das Blut abgegeben wird. Dessen Jodspiegel ist so von der Schilddrüsentätigkeit abhängig. Man nimmt an, daß bei den vom Ausfall der Schilddrüse abhängigen Erkrankungen der Verlust bzw. eine Veränderung des Thyrotoxins eine Hauptrolle spielt, indem dasselbe entweder unmittelbar oder durch Entgiftung anderer Stoffwechselstoffe für den Körper notwendig ist. Bei der Wirkung krankhaft veränderter Schilddrüsen kommen vielleicht noch giftige Stoffe hinzu, welche den Körper unmittelbar schädigen.

Die Schilddrüse scheint in ihrer Tätigkeit einerseits vom Nervensystem abhängig zu sein, andererseits dies, besonders das sog. autonome, zu beeinflussen. Bei den bisher besprochenen Erkrankungen ist „Hypoaktivität" Folge des Hormonausfalles. Umgekehrt steht bei dem **Morbus Basedowii,** bei dem es sich zwar um eine Störung einer Reihe endokriner Drüsen sowie auch besonders des vegetativen Nervensystems handelt und der in das Gebiet der Konstitutionsanomalien zu gehören scheint, doch auch eine Veränderung der Schilddrüse im Vordergrund, aber im Sinne einer Hyperplasie. Hier wird Vermehrung der Sekrete des Organs — Hyperthyreoidismus — und Übergang derselben ins Blut angenommen, so daß (s. u.) Kolloidansammlung in der Schilddrüse selbst verhindert oder verringert wird, und die Folge ist eine „allgemeine Hyperaktivität". Doch ist daneben auch an die Bildung eines abnormen, wie es scheint auch verhältnismäßig jodarmen Sekretes zu denken — Dysthyreoidismus. Die Krankheitszeichen dieser hauptsächlich Frauen befallenden Erkrankung bestehen vor allem in beschleunigter und vermehrter Herztätigkeit, der Vergrößerung der Schilddrüse (Struma) und in Exophthalmus, ferner in allgemeinen nervösen Störungen, darunter auch vasomotorischen, Erregtheit, erhöhter Darmperistaltik, sowie Erhöhung der Oxydationsvorgänge.

Die Schilddrüse ist bei der Basedowschen Krankheit fast stets vergrößert. Die Struma (vgl. auch im speziellen Teil) geht mit besonderen Epithelwachstumsformen einher. Man unterscheidet nach anatomischen Entstehungsgesichtspunkten zwei Formen:

1. Die echte Basedow-Struma bzw. Basedow-Schilddrüse, **Struma basedowiana.** Hier handelt es sich um eine diffuse parenchymatöse Struma, d. h. die Schilddrüsenfollikel sind dicht gedrängt und zeichnen sich

durch Mangel an Kolloid aus. Wo Kolloid noch vorhanden ist, erscheint es auffallend verdünnt, von der Wand zurückgezogen, von Blasen durchsetzt. Das alte Kolloid wird also verflüssigt, neues nicht gespeichert. Das Epithel zeigt große Verschiedenheiten und besondere Wucherungsneigung. Häufig finden sich ausgedehnte Bildungen mit zylindrischem Epithel, zuweilen mehrschichtig, auch in papillären Formen gewuchert, so daß verzweigte Figuren zustande kommen. Infolge dieser Veränderungen pflegen die Basedow-Schilddrüsen von festem Bau und grauer Farbe zu sein. Oft finden sich ausgedehnte Lymphfollikel mit Keimzentren, die in normalen Schilddrüsen auch, aber seltener, vorkommen. Diese echte Basedow-Struma entwickelt sich also gewissermaßen primär von einer normalen Schilddrüse aus. Und dann unterscheidet man:

2. Die **Struma basedowificata,** in der man die eben beschriebenen Veränderungen, aber nur mehr fleckweise oder herdweise, und im übrigen einen anders gearteten Kropf, häufig kolloide diffuse oder auch nodöse Formen (s. unter Schilddrüse), findet. Hier liegt also zunächst eine gewöhnliche Struma vor, die erst sekundär „basedowifiziert" wurde. Dies soll z. B. durch zu viel oder zu schnellen Jodgebrauch erfolgen können.

Die Basedowsche Krankheit tritt überall auf in „kropffreien" Gegenden ebenso wie in Kropfgegenden.

Die hochzylindrischen Epithelwucherungen der Follikel sollen durch Jodvorbehandlung bei Basedowscher Krankheit zurücktreten und unter Kolloidablagerung einer großfollikulären Kolloidstruma weichen können (mit Verminderung der Vergiftungszeichen).

Sehr häufig findet sich gleichzeitig Hyperplasie des Thymusrestes, besonders bei den schweren Formen, welche von Einfluß vor allem auf die Herztätigkeit zu sein scheint, sowie Vergrößerung der Lymphknoten, zuweilen auch Veränderungen am Adrenalsystem. Es liegt eben eine Erkrankung eines großen Teiles des endokrinen Apparates vor, bei der nur die Schilddrüse besonders hervortritt. Das Blut weist beim Morbus Basedowii normale rote Blutkörperchen auf, oft aber besteht neutrophile Leukopenie und vor allem Lymphozytose. Das Herz zeigt öfters degenerative Veränderungen, auch Rundzellenhaufen oder Schwielen; vielleicht werden auch die Herznerven in Mitleidenschaft gezogen. Befällt die Erkrankung Jugendliche, so soll gesteigertes Längenwachstum einsetzen. Es gibt auch Fälle ähnlicher Art, aber ohne ausgebildete Basedowkrankheit; man spricht von „Basedowoid". Man hat auch Beeinflussungen des Herzens und andere von der Schilddrüse hervorgerufene Krankheitszeichen als „Thyreoidismus" (Chvostek) von dem Morbus Basedowii abgetrennt. Auch sonst kann bei anderen Strumaformen (s. unter Schilddrüse) das Herz beeinflußt werden, sog. „Kropfherz".

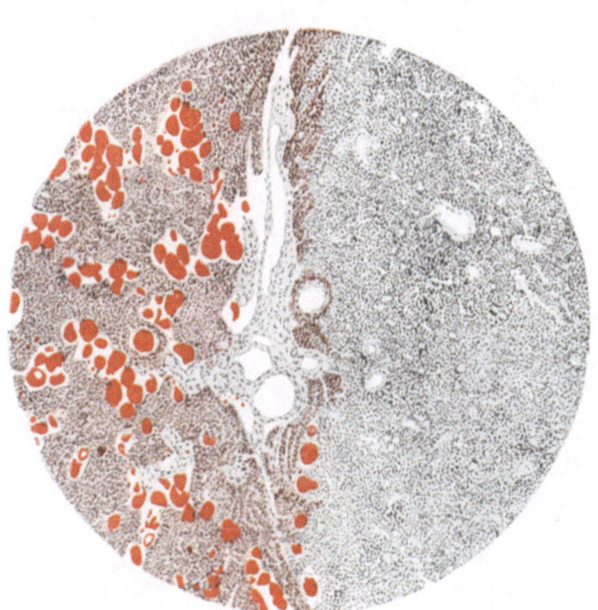

Abb. 354. Epithelkörperchen bei Osteomalazie.
Links altes Epithelkörperchengewebe, rechts neugebildetes, frei von intrazellulärem Fett und Fettgewebe. (Scharlach R-Färbung.)
(Nach Herxheimer, Henke-Lubarschs Handb. VIII.)

Die **Epithelkörperchen (Parathyreoideae),** meist auf jeder Seite je 2, stellen ebenfalls lebensnotwendige Drüsen mit innerer Sekretion dar. Sie beherrschen und regeln den Kalkstoffwechsel des Körpers. Bei Untertätigkeit der Epithelkörperchen ist der Ca-Spiegel des Blutes erniedrigt. Man kann, wie dies Collip zuerst gelungen ist, das Hormon der Epithelkörperchen, das eiweißartige sog. Parathormon, ausziehen und dies erhöht im Tierversuch (wie beim Menschen) den Kalkspiegel des Blutes mit bei verschiedenen Tierarten verschieden schnellem Anstieg und Wiederabfall, also unterschiedlicher Kurve. Und, wenn infolge Ausfalles der Epithelkörperchentätigkeit der Kalkgehalt des Blutes (und der inneren Organe) herabgesetzt ist, so hat das Epithelkörperchenhormon auch die Wirkung, ihn zu erhöhen. Der Kalkgehalt (maßgebend sind nach der weitest verbreiteten Ansicht hier die Ca-Ionen) des Blutes und der Gewebe bewirkt, wenn er herabgesetzt ist, da ein gewisses Verhältnis von Ca zu K für die normale Erregbarkeit notwendig und diese bei Mangel an Ca gesteigert ist, mit dem Angriffspunkt teils im Zentralnervensystem, teils in den peripheren Nerven und deren Enden in den Muskeln eine Übererregbarkeit. Diese im Zusammenhang mit einem zu geringen Kalkspiegel des Blutes ist das Hauptkennzeichen der **Tetanie** genannten Erkrankung, welche infolge der Übererregbarkeit mit Krampfzuständen einhergeht. So findet sich besonders bei Säuglingen vom ersten halben Jahr etwa ab die **spasmophile Diathese** genannte Störung, welche auf irgendwelche Auslösungsursachen hin zu den Krämpfen, zur Tetanie, führt. Doch gibt es auch **spontane Tetaniefälle bei Erwachsenen,** so bei

Magen- (Darm-) Erkrankungen mit starkem Erbrechen, bei Vergiftungen, bei gewissen Berufen, wie Schneidern und Schustern, und die Erkrankung findet sich in manchen Städten wie Heidelberg oder Wien häufiger als sonst. Insbesondere aber tritt Tetanie auch bei Erwachsenen auf nach Entfernung der Epithelkörperchen bei Strumaoperationen und ganz entsprechend, wenn sie im Tierversuch herausgenommen werden. Bei dieser **Tetania parathyreopriva** ist also der Ausfall der Epithelkörperchenfunktion deutlich das Zugrundeliegende. Man achtet daher jetzt darauf, sie bei Strumaoperationen nach Möglichkeit zu schonen. Unter Umständen entsteht so nur die Anlage (Diathese s. o.) und erst bestimmte Auslösungsursachen bewirken das Krampfbild der Tetanie, so vor allem Schwangerschaft (Tetania gravidarum), oder Erregungen. Anstrengungen, Tuberkulininjektionen od. dgl. Unmittelbar bewirkt wird die Tetanie nun wohl durch ein sog. „Tetaniegift". Dies scheint ein giftiger Eiweißabbaustoff zu sein, ein sog. proteinogenes Amin, wahrscheinlich aus der Gruppe der Guanidine, welches normal nur vorübergehend im Körper auftritt und in ungiftige Stoffe übergeführt wird, dessen Erscheinen und somit schädigende Einwirkung auf den Stoffwechsel hier aber auch in irgendeinem Zusammenhang mit dem veränderten Kalkstoffwechsel auf die mangelhafte Tätigkeit der Epithelkörperchen zu beziehen zu sein scheint.

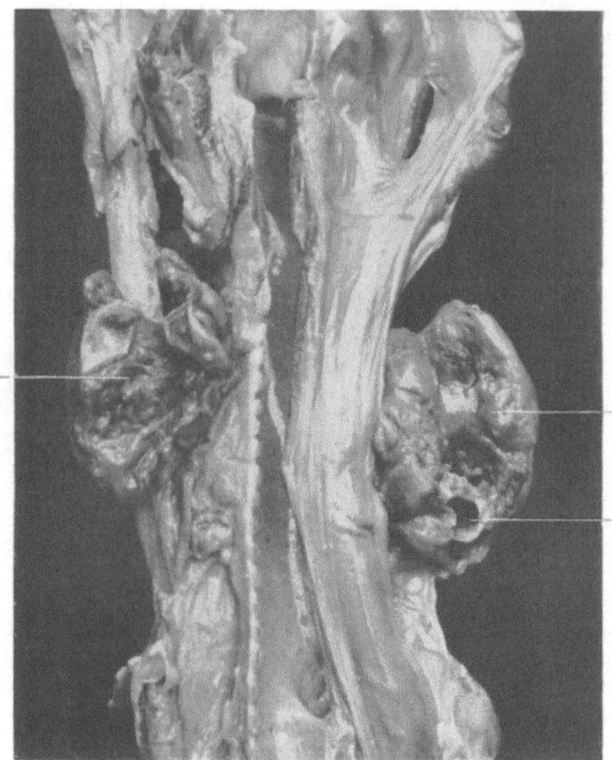

Abb. 355. Halsorgane von hinten.
a linkes, *b* rechtes laterales Epithelkörperchen mit großer Zyste (*c*).
(Aus **Hoffheinz**, Virchows Arch. Bd. 256.)

Hierfür spricht, daß man bei Tieren durch Einspritzung von Guanidinin (besonders Dimethylguanidin) schwerste Krämpfe, die ganz dem Bilde der Tetanie gleichen, mit Bewußtseinstörung bis zu schnellem Tode erzeugen kann. Dabei tritt als Zeichen der Übererregbarkeit (ganz wie beim Menschen bei Tetanie) bei galvanischer Muskelreizung eine kennzeichnende Verschiebung, vor allem Erhöhung der Zahlen für die Kathodenöffnungszuckung, auf.

Da in dem Falle der Tetania parathyreopriva der Ausfall eines größeren Teils der Epithelkörperchen ja ganz offenbar das für die Tetanie Grundlegende ist, hat man auch bei den oben genannten Spontanfällen von Tetanie Veränderungen von Epithelkörperchen mit Untertätigkeit dieser angenommen. Bei der Spasmophilie der Säuglinge findet man öfters Blutungen und Blutungsreste (Farbstoffe) in den Epithelkörperchen, die wohl zumeist als Geburtsschädigung aufzufassen sind, und welche auch das Weiterwachstum der Drüsen hindern mögen. Doch sind die anatomischen Befunde hier — und erst recht bei der Erwachsenentetanie — noch nicht befriedigend.

Bei der Tetanie verschiedener Entstehungsarten, auch bei Tieren nach Herausnahme der Epithelkörperchen, kann Zufuhr von Kalk oft helfen, ebenso solche von Säuren, denn das Maßgebende scheint eine relative Alkalose zu sein, die irgendwie mit dem veränderten Stoffwechsel (vor allem Ca, aber auch P) zusammenhängt. Man hat Einpflanzungen von Epithelkörperchen, aber meist mit geringem Erfolge, versucht. Dagegen hat das oben erwähnte Hormon der Epithelkörperchen, das Parathormon, bei Tetanie gute Erfolge.

Mit der Tetanie zusammen findet sich bei den kleinen Kindern ganz gewöhnlich Rachitis, die ja auch mit verändertem Kalkstoffwechsel irgendwie zusammenhängt (s. unter Knochen), sowie Zahnanomalien, die man auch bei ihrer Epithelkörperchen beraubten Tieren (Ratten) auftreten sieht.

Bezieht man die Tetanie und die Herabsetzung des Blutkalkspiegels auf eine Minderwertigkeit der Tätigkeit der Epithelkörperchen, so findet man umgekehrt eine Vergrößerung derselben mit frischen Wucherungsherden bei Vorgängen, die mit Abbau im Knochensystem einhergehen, so bei solchen im Alter und bei Osteomalazie. Insbesondere aber bei der **Osteodystrophia fibrosa** (s. unter Knochen) findet man zumeist Hyperplasien der Epithelkörperchen bis zu ganz geschwulstartigen Bildungen, d. h.

Adenomen. Daraus, daß nach Entfernung dieser geschwulstartig veränderten Epithelkörperchen sich der erhöht gewesene Ca-Spiegel des Blutes senkt (auch der Phosphatspiegel wird beeinflußt) und die Osteodystrophia fibrosa wesentlich gebessert werden kann, ist zu schließen, daß die Epithelkörperchenvergrößerung die die Knochenerkrankung ursächlich veranlassende Bedingung in Gestalt einer Hyperfunktion der Epithelkörperchen darstellt.

Was den **Thymus** betrifft, so war von seiner Vergrößerung bei Morbus Basedowii schon oben die Rede, diejenige bei Morbus Addisonii wird noch bei diesem zu erwähnen sein. Insbesondere aber ist die Thymushyperplasie beim sog. **Status thymicus bzw. thymolymphaticus** schon besprochen worden. Daß der Thymus eine ausgesprochene Wachstumsdrüse ist, erhellt aus allem und wurde oben auf Grund von Versuchen an niederen Tieren schon erwähnt. Auch bei höheren Tieren findet man bei Entnahme des Thymus den Kalkstoffwechsel häufig in einer Weise gestört, daß zwar neues Knochengewebe im Übermaß gebildet wird, dieses aber nur sehr mangelhaft Kalk aufnimmt, so daß der Rachitis sehr gleichende Bilder entstehen, und das Wachstum gehemmt ist. Auch Veränderungen des Zahndentins bilden sich aus. Neuerdings haben Asher und

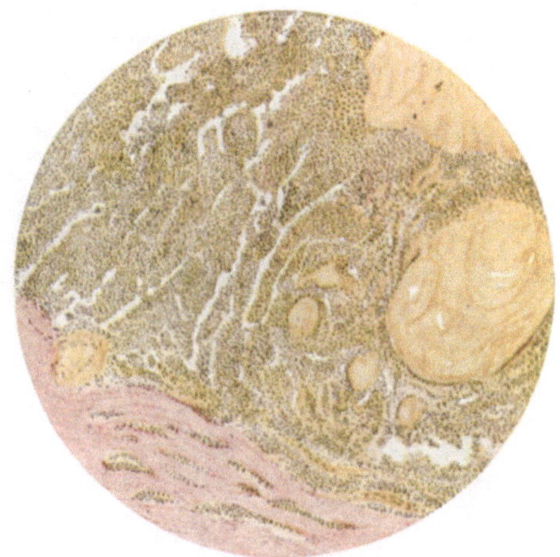

Abb. 356. Adenom der Hypophyse bei Akromegalie. Die Kolloidmassen sind in kleinen Zysten gelegen.

Novinski einen wasserlöslichen Stoff aus dem Thymus gewonnen (sie nennen ihn Thymocrescin), der bei Ratten die schweren Folgen einer sehr unnatürlichen, sonst wachstumaufhebenden (zum Tode führenden) Kost lange Zeit im Sinne von Wachstumsförderung hintanhalten kann.

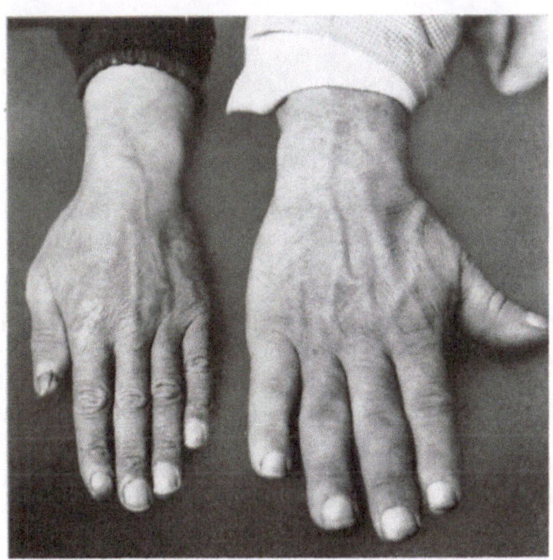

Abb. 357. Akromegalie (Vergleich mit einer normalen Hand).
(Nach einer Zeichnung von Prof. Kleinschmidt.)

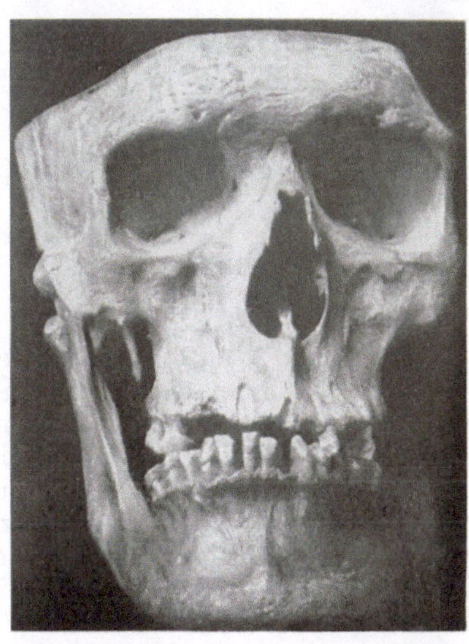

Abb. 358. Schädel bei Akromegalie (besonders Unterkiefer sehr stark vergrößert).

Für die hormonalen Störungen der **Hypophyse** müssen wir an dieser mehrere verschieden tätige Teile unterscheiden, und zwar: 1. den Vorderlappen (aus dem inneren Keimblatt entstehend), 2. den Hinterlappen (Teil des Hirnbodens) und 3. die Pars tuberalis (ektodermal). Ob es beim Menschen eine eigene Pars intermedia, Zwischenlappen, mit gesonderter Tätigkeit gibt, ist mehr als zweifelhaft. Phylogenetisch vergrößert sich der Vorderlappen immer mehr auf Kosten des Zwischenlappens, dessen Tätigkeit er offenbar mit übernimmt (Berblinger). Eine eigene Tätigkeit ist somit dem Zwischenlappen, wie es eine Zeitlang geschah, nicht zuzusprechen. Die Hypophyse hängt in ihrer ganzen Tätigkeit aufs engste mit den übrigen endokrinen Drüsen zusammen. Zur Hypophyse kommen die akzessorischen sog. Parahypophysen, besonders die Rachendachhypophyse (entodermaler Anlage). Weiterhin sind die Beziehungen der Hypophyse zum Zwischenhirn zu betonen, um so mehr als sie ihre Absonderung außer ins Blut auch in die Lymphbahnen des Gehirns abgibt.

Der **Hypophysenvorderlappen** ist eine Drüse mit innerer Sekretion, seine Lipoide und sonstigen Stoffe werden in die Blutbahn abgegeben und bleiben bei Überbildung in Kolloidform örtlich

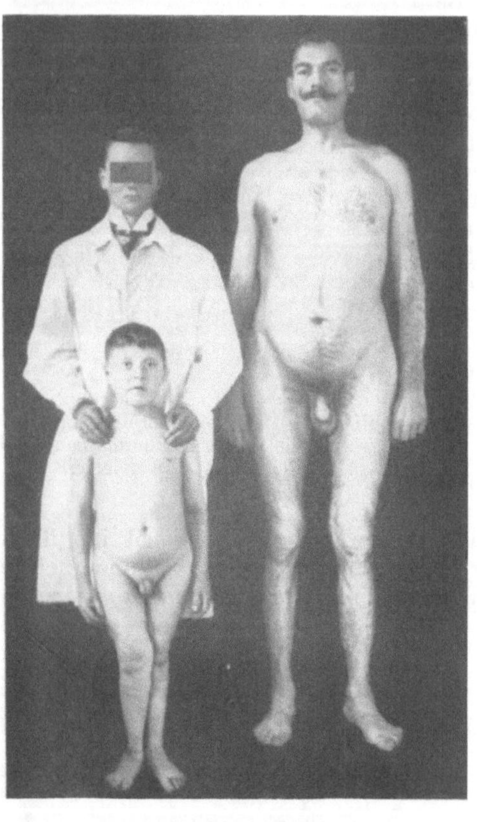

Abb. 359. Akromegaler Riese, normales Individuum und hypophysärer Zwerg.
(Nach Falta.)

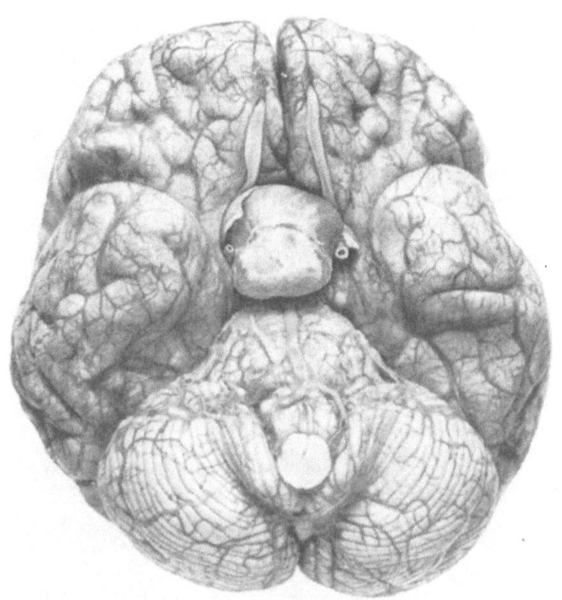

Abb. 360. Adenom der Hypophyse.
(Nach Kraus, Henke-Lubarschs Handbuch Bd. VIII.)

gespeichert liegen. Wir können 2 Haupthormone des Hypophysenvorderlappens unterscheiden. Zunächst ein Wachstumshormon. So ist die Hypophyse, wie schon oben dargelegt, eine Wachstumsdrüse und hat zunächst — ebenso wie die Rachendachhypophyse — eine Hauptbedeutung in der Wachstumszeit. Es entsteht bei Verlust des Hypophysenvorderlappens in dieser Lebenszeit Zwergwuchs, die Nanosomia pituitaria, und hypophysärer Infantilismus (über alles dies vgl. auch oben), sonst auch vorzeitiger Senilismus.

Noch weit wichtiger sind aber die umgekehrten Verhältnisse. Hyperplasien und Geschwülste noch in der Wachstumszeit bewirken Riesenwuchs (s. o.). Später aber beruht auf Hyperplasien bzw. dem Adenom (Struma) der eosinophilen Zellen des Hypophysenvorderlappens die **Akromegalie.** Es ist dies ein erworbener Riesenwuchs besonders der „gipfelnden" Teile (Hände, Füße, Gesichtsteile), sowie auch innerer Teile („Splanchnomegalie"), zu beziehen auf Übertätigkeit des Hypophysenvorderlappens, d. h. seines Wachstumshormons.

Zur Zeit der Schwangerschaft, besonders bei Multiparen, geht die Hypophyse starke Hyperämie und eine Hypertrophie ein mit Auftreten von den Hauptzellen abgeleiteter sog. Schwangerschaftszellen. Auch nach Kastration ist der Vorderlappen oft vergrößert, bzw. er weist besonders viele eosinophile und wenige basophile Epithelien auf. Eine Hypertrophie findet sich auch bei angeborenem Mangel der Schilddrüse, bzw. nach ihrer Entfernung sowie bei mit Hypothyreose einhergehenden Strumen, dabei vermehren sich die Hauptzellen, zeigen aber auch degenerative Veränderungen. Die basophilen Epithelien sollen bei Nierenerkrankungen verschiedener Art vermehrt sein (Berblinger).

Außer dem Wachstumshormon besitzt der Hypophysenvorderlappen nun ein bzw. mehrere Hormone, von welchen der Eintritt der Geschlechtsreife und die Reifung der weiblichen Keimdrüse abhängig ist. Wir können hier also von einem bzw. mehreren (s. u.) Sexualhormonen sprechen. Durch Versuche an Mäusen konnten Zondek und Aschheim die Wirkung dieser hormonalen Hypophysenvorderlappentätigkeit feststellen in Gestalt von Phase 1, Follikelreifung und Ovulation und durch Auslösung des weiblichen Sexualhormons im Follikel Brunstreaktion an Gebärmutter und Scheide, Phase 2, große Blutungen in erweiterte Follikel, für das bloße Auge als Blutpunkte sichtbar, Phase 3, Luteinisierung in Gestalt von Bildung von echten Corpora lutea und Corpora lutea atretica. Aschheim-Zondek nannten dies Hormon Prolan und konnten es weiter trennen in ein Prolan A, welches das Follikelreifungshormon (s. o. unter 1) darstellt und ein Prolan B, das Luteinisierungshormon (s. oben unter 3).

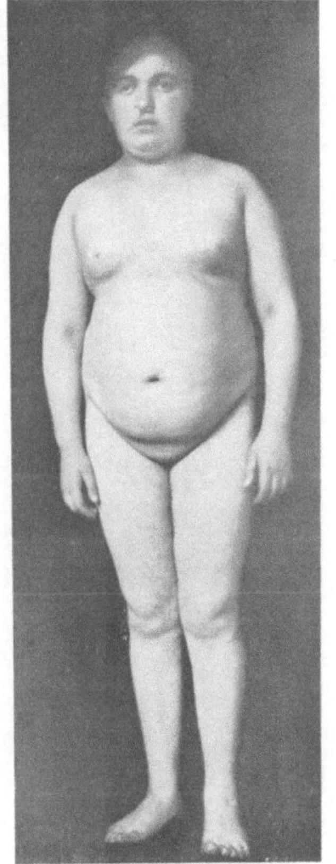

Abb. 361. 16jähriges Mädchen von 145 cm Körperlänge mit Dystrophia adiposo-genitalis. (Nach Falta.)

Bewirken diese Hormone des Hypophysenvorderlappens den Eintritt der Reifung der weiblichen Keimdrüse vor der Geschlechtsreife, so steuern sie am gereiften Eierstock dessen Tätigkeit und eine Störung führt zu Tätigkeitsanfall der geregelten Eierstockstätigkeit; bei sehr alten weiblichen Mäusen kann das Hormon die Altersdegenerationen beheben, Follikelreifung und Corpus luteum-Bildung wieder in Gang bringen (auch körperliche Alterserscheinungen zurückgehen lassen).

Die Tatsache nun, daß das Prolan bei Schwangerschaft sofort nach Aussetzen der Menses bis zum Ende der Schwangerschaft in größeren Mengen im Urin auch beim Menschen erscheint, benutzten Zondek-Aschheim zu einer jetzt überall verbreiteten Reaktion, im Zweifelsfalle und sehr früh Schwangerschaft sicher feststellen zu können.

Mit dem durch Äther gereinigten Harn werden bei infantilen Mäusen nach etwa 96 Stunden (abzulesen schon nach 50 Stunden) die oben unter 1—3 genannten Keimdrüsenreaktionen bewirkt. Eine sichere Diagnose auf Schwangerschaft ist nur aus den unter 2 und 3 genannten Phasen abzulesen, während die Phase 1 auch sonst, so bei Krebsen, besonders der Geschlechtsorgane, vorkommt. Die Reaktion hat sich in 99% der Fälle als richtig und zuverlässig erwiesen. Auch für die Diagnose auf Außergebärmutterschwangerschaft ist die Diagnose wichtig. Besonders große Mengen des Hormons lassen Diagnose auf Blasenmole und Chorionepitheliom zu. Daß diese Hormone über die Keimdrüsen gehen, ist auch dadurch festgestellt, daß jeder Erfolg (vorzeitige Brunst) im kastrierten Tier ausbleibt. Die ganzen bisher dargelegten Verhältnisse und auch die praktisch angewandte Probe beziehen sich, wie aus dem Dargelegten hervorgeht, auf weibliche Tiere. Es ist aber festgestellt, daß das Hormon Prolan auch bei männlichen Tieren wirkt, und zwar kindliches Keimgewebe anregt, auch die Nebenorgane zur Vergrößerung bringt; bei älteren Tieren kommt es vor allem zu einer Reaktion des Zwischengewebes (Borst). Nach Boeters tritt die Vermehrung des Zwischengewebes erst bei hoher, mit Schädigung des Keimgewebes verbundener Prolandarreichung auf.

Entwicklungsstörungen bzw. Zerstörungen an der Hypophyse, und zwar wohl hauptsächlich auch des Vorderlappens bewirken die sog. Fröhlichsche **Dystrophia adiposo-genitalis.** Es handelt sich hier um eine Fettsucht von „eunuchoidem" Typus zusammen mit Entwicklungsstörungen der Geschlechtsteile. Es scheint auch eine ähnliche Erkrankung durch Störung im Zwischenhirn veranlaßt werden zu können, doch handelt es sich hier bei Hypophyse und Zwischenhirn um ein funktionell zusammenarbeitendes Gefüge (s. a. oben und unten). Ebenfalls auf einer mehr oder weniger hochgradigen Zerstörung des Hypophysenvorderlappens beruht die **Simmondssche hypophysäre Kachexie.**

Die Zerstörung des Hypophysenvorderlappens wird hier herbeigeführt meist durch Embolien, am häufigsten durch Bakterien verunreinigt; es entstehen Infarkte, Abszesse, auch Blutungen; so schließt sich diese Hypophysenveränderung vor allem an Infektionskrankheiten an. Es kommen aber auch Erkrankungen des Hypophysenvorderlappens an Tuberkulose, seltener Syphilis, auch Geschwülste oder Zysten in Betracht. Häufiger schließt sich die Erkrankung an das Wochenbett an, sei es, daß es sich dabei um Embolien handelt (Simmonds), sei es um in der Schwangerschaft einsetzende Erschöpfung einer labilen Hypophyse (Maresch). Die Stoffwechselstörung, welche zu der hochgradigen Kachexie führt, beherrscht das Bild. Stets sind die Keimdrüsen in Mitleidenschaft gezogen, häufig sehr früh, beim Manne Impotenz, bei der Frau Menopause; zahlreiche Körperorgane sind stark atrophisch („Splanchnomikrie"); die Kopfhaare werden spärlicher, Scham- und Achselhaare gehen aus, die Nägel zeigen trophische Störungen, die Zähne fallen aus.

Aschner hat in Herausnahmeversuchen der Hypophyse (bei Hunden) auch gezeigt, daß bei jugendlichen Tieren Wachstumshemmung mit Offenbleiben der Hypophysenfugen, Fettleibigkeit und vor allem auch bei älteren männlichen wie weiblichen Tieren starke Beeinflussungen des Genitale eintreten. Die Hypophyse ist zu dessen normaler Entwicklung und Tätigkeit auch nach diesen Versuchen unentbehrlich. Und zwar bezieht sich dies alles nach Aschners Versuchen auch hier auf den Hypophysenvorderlappen, nicht -hinterlappen.

Bei dem Hinterlappen der Hypophyse (Neurohypophyse) sind offenbar die Beziehungen zu den vegetativen Zentren im Zwischenhirn erst recht zu betonen. Sie sind als funktionell zusammengehörende Einheit aufzufassen (s. auch oben). Eine sichere Trennung der Zerstörung des einen oder des anderen Teiles ist nicht möglich. Es findet sich in solchen Fällen Polyurie, die dauernd oder vorübergehend bzw. anfallsweise auftritt und zum Bilde des **Diabetes insipidus** führt.

Es handelt sich hier um eine herabgesetzte Konzentrationsfähigkeit der Niere, und zwar speziell für das Chlorion. Von dem sog. idiopathischen Diabetes insipidus wird der sog. symptomatische unterschieden, d. h. der hier in Betracht kommende, welcher durch einen Ausfall der Tätigkeit des Hypophysenhinterlappens oder im Mesenzephalon, meist durch Geschwülste der Hirnbasis, seltener durch syphilitische, tuberkulöse oder andere Entzündungen hervorgerufen, bewirkt wird. Es handelt sich um Ausfall eines Hormons des Hinterlappens bzw. des Zwischenhirns im Sinne eines Diuresehormons und so bei den Erkrankungen der Gebiete um Störung der Regelung des Wasserhaushaltes, wobei aber vieles noch unklar ist.

Hypophysenhinterlappenhormone scheinen antidiuretisch und blutdrucksteigernd zu wirken, was nach Anselmino und Hoffmann mit der Eklampsie ursächlich zusammenhängt (s. o.).

Ein aus dem Hinterlappen der Hypophyse gewonnenes Hormon, das Pituitrin, wirkt zusammenziehungserregend auf die glatte Muskulatur, so die der Gefäße, wodurch Blutdruckerhöhung zustande kommt, und auf die Gebärmutter, so daß es als Wehenmittel in der Geburtshilfe die größte Rolle spielt.

Im ganzen also ist die Hypophyse in ihren einzelnen Teilen eine Wachstums-, Sexualreifungs- und Stoffwechseldrüse, und durch Ausfall einzelner Arbeitsleistungen ergeben sich mannigfache Verbindungen von Krankheitsbildern. Doch bestehen wohl auch örtliche Beziehungen der einzelnen Teile der Hypophyse zum Gesamtorgan (ähnlich wie bei der Nebenniere die beiden Hauptteile in gegenseitigen Beziehungen ein Organ darstellen). Allerdings sind hier Einzelheiten noch nicht bekannt. Und dann zeichnen dies Organ die schon betonten nahen Beziehungen zum Zwischenhirn aus, das Aschner als „Eingeweide und Stoffwechselzentrum" bezeichnet hat.

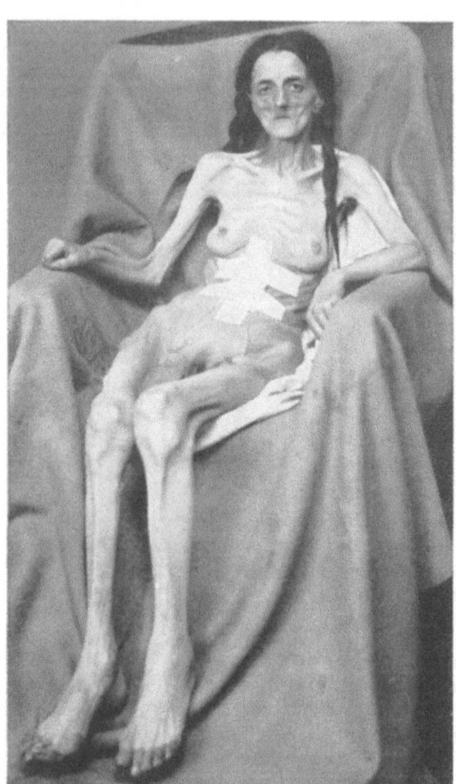

Abb. 362. Kachexia hypophyseopriva Simmonds bei 42 jähriger Frau, die seit dem 34. Jahr nicht mehr menstruiert, die Haare in den Achselhöhlen und am Mons pubis verliert und der sämtliche Zähne ausgefallen sind.
(Nach Zondek.)

Die **Nebennieren** bestehen aus zwei ganz gesonderten Teilen (die bei niederen Tieren auch getrennt liegen können), dem **Mark** und der **Rinde.** Ersteres bildet mit dem Sympathikus und dessen Ganglien und den anderen Paraganglien zusammen das sog. **chromaffine System.** Die Zellen sind durch ihre Affinität zum Chrom ausgezeichnet, auch reduzieren sie Silbernitrat. Sie bilden das **Adrenalin,** welches blutdruckerhöhend wirkt. Die Rinde der Nebenniere weist in ihren Epithelien viel Lipoid verschiedener Art auf, welches aus dem Blute gespeichert ist, und ist offenbar lebenswichtig. Auf Ausfall der Nebennieren (durch beiderseitige Blutungen und Nekrosen auf Grund von Thromben, z. B. bei Infektionskrankheiten wie Grippe) sind plötzliche Todesfälle zu beziehen. Nach Entfernung der beiderseitigen Nebennieren gehen auch Tiere bald zugrunde (falls nicht genügend akzessorisches Nebennierengewebe, wie das öfters der Fall ist, zur Verfügung steht). Es ließ sich im Tierversuch zeigen, daß dies auf den Ausfall der Rinde zu beziehen ist ($^1/_2$ Nebennierenrinde genügt, die Tiere am Leben zu erhalten). Die spezifische Tätigkeit der Rinde hat wohl mit den gespeicherten Lipoiden etwas zu tun; Einzelheiten sind noch nicht bekannt. Ob, wie manche annehmen, die Nebennierenrinde eine entgiftende Tätigkeit ausübt, ist ungewiß.

Auf einem Verlust der Nebennierentätigkeit beruht die **Bronzekrankheit = Morbus Addisonii.**
Bei ihr besteht eine schmutzig-braune Verfärbung der Haut („Bronzehaut") infolge reichlicher
Farbstoffeinlagerung in die tiefen Epidermisschichten und in den Papillarkörper (Chromatophoren),
zum Teil auch der Schleimhäute der Mundhöhle, der Zunge, der Bindehaut. Gleichzeitig
bestehen Anämie, nervöse Störungen, solche von seiten des Verdauungsapparates, Herabsetzung
des Blutdruckes und Blutzuckers, allgemeines Siechtum; der Tod kann auch plötzlich erfolgen.
Bei der Leichenöffnung finden sich zu allermeist schwere Zerstörungen beider Nebennieren. Am häufigsten handelt es sich um doppelseitige Tuberkulose mit hochgradigster
Verkäsung (in etwa 70% der Fälle). An zweiter Stelle steht eine eigenartige, in ihrer Entstehungsursache nicht ganz geklärte „zytotoxische Schrumpfnebenniere", die zu Zerstörung der Rinde
mit reaktiver Ansammlung von Lymphozyten und Plasmazellen sowie auch Bindegewebsvermehrung
führt. Als seltene Ursachen sind zu nennen Gummata, Blutungen, Geschwülste, Eiterungen,
Amyloidose. Der Zusammenhang ist nicht völlig geklärt. Eine Zeitlang glaubte man Ausfall des
Nebennierenmarkes bzw. des ganzen chromaffinen Apparates anschuldigen zu können, doch ist
offenbar Ausfall der Nebennierenrinde das Maßgebende. Eine Arbeitsstörung der
ganzen Drüse mag für den Morbus Addisonii dabei von Bedeutung sein. Über die Beziehungen
der Drüse zur Farbstoffbildung s. S. 76. Es besteht häufig zugleich Hyperplasie des Thymus (mit
großen Follikeln mit Keimzentren) und des lymphatischen Apparates; es handelt sich auch hier
offenbar um eine Störung mehrerer endokriner Drüsen, unter denen die Nebenniere besonders hervortritt. Ein typisches Beispiel von Korrelationen ist auch dadurch gegeben, daß bei Anenzephalen
(s. unter Mißbildungen) zumeist die Nebennieren hypoplastisch, oft aber der Thymus
umgekehrt hyperplastisch gefunden werden. Von den — im übrigen noch nicht in allem
sichergestellten — Beziehungen von Nebennierengeschwülsten zu sexueller Frühreife und
Geschlechtsumstimmung war schon früher die Rede.

Die nach Zugrundegehen oder Entfernung der **Geschlechtsdrüsen** (Kastration) auftretenden
Allgemeinveränderungen des Körpers sind schon oben erwähnt; sie sind auf Störungen
der inneren Sekretion der Sexualorgane, also des Hodens bzw. des Eierstockes, deren Hormone
auch die sog. sekundären Geschlechtsmerkmale und den Geschlechtstrieb bewirken, zu beziehen.
Um die sog. „Zwischenzellen" des Hodens, an die man dabei dachte (besonders Steinach), handelt
es sich offenbar nicht. Diese besitzen wohl in der Hauptsache einen trophischen Einfluß auf das
Organ selbst, was aber noch nicht näher bekannt ist (Jaffé-Berberich denken an einen Zusammenhang der Zwischenzellen mit dem Gesamtstoffwechsel).

Ein Hodenhormon konnte Martius gewinnen, welches die Kastrationsatrophie an der Prostata und
besonders den Samenblasen bei Mäusen aufhält (nach 10 Tagen an den Samenblasen schon mit bloßem Auge
feststellbar). Infantile Mäuse reagieren auf dies Hodenhormon mit rascherer Entwicklung der akzidentellen
Geschlechtsmerkmale und Vergrößerung der Samenblasen.

Das Corpus luteum des Ovarium, wohl auch eine Drüse mit innerer Sekretion (Born-
L. Fränkel), beherrscht die vierwöchentlichen zyklischen Hyperämien, deren Ende die Menstruation ist, und wird selbst periodisch ausgebildet. Wahrscheinlich führt ein Stoff der Follikel,
das Follikulin, zunächst zu dem veränderten Schleimhautbau bei dem Zyklus, das Hormon
des Corpus luteum bewirkt dann die Sekretion der veränderten Schleimhaut. Tritt Befruchtung
ein, so bewirkt das Corpus luteum graviditatis die Einnistung des Eies und, indem es eine neue
Eireifung verhindert, bedingt es den Ausfall der Menstruation und schützt so das Ei. (Genaueres
s. im 2. Teil Kap. IX.) Hormone der weiblichen Geschlechtsorgane oder der embryonalen Gewebe
sind es auch, welche die Wachstumserscheinungen während der Schwangerschaft
bewirken. In erster Linie kommt hier die Umgestaltung und das Wachstum der Mamma in
Betracht (wobei für die Milchsekretion nach Fauvet ein Hypophysenhinterlappenhormon maßgebend sein soll); ferner geht die Hypophyse Hyperplasie ihrer chromophilen Zellen ein (s. o.).
die Schilddrüse zeigt hypertrophische Vorgänge (ihr Hormon ist im Blute Schwangerer stark
vermehrt), ähnlich vielleicht auch die Epithelkörperchen und die Nebennierenrinde. So ist bei der
Schwangerschaft der ganze innersekretorische Apparat im Zustande einer Übertätigkeit, die „sorg-
fältig ausbalanciert ist und damit den geregelten Ablauf der Lebensprozesse und das objektive und
subjektive Wohlbefinden der gesunden Schwangeren gewährleistet (Hoffmann-Anselmino).
Diese Forscher beziehen gewisse Abweichungen im Stoffwechsel, im Kreislauf und in der Nerven-
erregbarkeit Schwangerer auf die gesteigerte Tätigkeit der Schilddrüse, und auf eine Störung der
innersekretorischen Tätigkeit besonders des Hypophysenhinterlappens die Eklampsie (s. o.)

In der **Bauchspeicheldrüse** sind es vor allem die **Langerhansschen Zellinseln,** welche eine innere Sekretion ausüben. Sie entstehen in innigstem Zusammenhang mit dem übrigen Pankreasparenchym aus den Gängen — nur bei Knochenfischen liegen die Zellinseln und das Pankreasparenchym mehr gesondert, aber auch nicht völlig geschieden —, und es erscheint wahrscheinlich, daß auch das Parenchym (zymogenes Gewebe) von Haus aus die Fähigkeit zur Bildung des Hormons hat (vielleicht hat es sie infolge seines Gehalts an Trypsin, welches das Hormon inaktiviert, verloren), daß aber das innere Sekret doch nur von den, von den Ausführungsgängen getrennten und keine äußere Sekretion ausübenden, dagegen an Kapillaren sehr reichen, Zellinseln gebildet wird und somit seine Bezeichnung Insulin zu Recht führt. Der Angriffspunkt dieses Hormons liegt in der Leber. Es wird dieser mit dem Pfortaderblut zugeführt und regelt hier ihren Kohlenhydratstoffwechsel, und zwar in einem hemmenden Sinn, und steht normal in einem Gleichgewichtszustand gegenüber einer hier gleichfalls angreifenden, aber steigenden Einwirkung des sympathischen Nervensystems bzw. der Nebenniere. Ein Ausfall der Wirkung des Pankreashormons bewirkt daher, daß die Leber ihr Glykogen mehr oder weniger verliert und desgleichen vor allem auch die Fähigkeit zu weiterer Glykogensynthese und -Stapelung. Es tritt Zucker in weit vermehrter Menge im Blute auf — **Hyperglykämie** — und wird auch vermehrt in der noch gut leistungsfähigen Niere ausgeschieden, tritt somit auch im Harn auf = Glykosurie. So entsteht das Gesamtbild einer schweren Kohlenhydratstoffwechselstörung, der **Diabetes mellitus.**

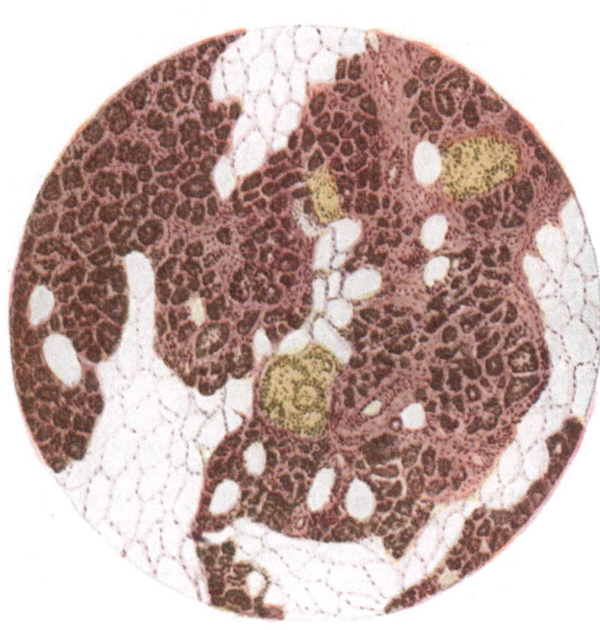

Abb. 363. Pankreaszirrhose bei Diabetes.
Pankreasgewebe (braun) ganz atrophisch. Bindegewebe (rot) stark vermehrt. Ebenso das Fettgewebe (hell). Die Langerhansschen Zellinseln stark hyalin (gelb) verändert.

Außer der Zuckerausscheidung besteht Polyurie, dann entwickelt sich trotz vermehrten Essens und Trinkens Siechtum, oft tritt Lungentuberkulose dazu oder Gangrän, besonders an den unteren Gliedmaßen (den Füßen), zum Teil auf die häufigen Gefäßveränderungen zu beziehen, oft auch Furunkulose. Zuletzt kann der Tod unter Bewußtseinsstörung, Coma diabeticum, eintreten. Es besteht in diesem relative Azidose und es treten im Blut, offenbar ursächlich wirksam, größere Mengen von Azeton, Azetessigsäure und β-Oxybuttersäure auf (sog. Ketose). Die Erkrankung tritt zumeist bei älteren Leuten auf und verläuft nach etwa dem 50. Jahre meist weniger schwer, wenigstens chronisch und durch Regelung der Diät gut beeinflußbar; bei jüngeren Leuten hingegen, bei denen oft erblich-konstitutionelle (s. S. 247) Bedingungen hervortreten, verläuft sie weit schwerer und meist schnell tödlich. Daß der Diabetes mit dem Ausfall der Pankreastätigkeit zusammenhängt, zeigt am deutlichsten der Tierversuch, in dem Gesamtentnahme der Bauchspeicheldrüse, wie sie zuerst Minkowski-v. Mering ausführten, Diabetes bewirkt.

Bei der Erkrankung des Menschen wird zumeist die Bauchspeicheldrüse bei der Leichenöffnung atrophisch, verkleinert (besonders im Dicken- und Höhendurchmesser, so daß sie schmal erscheint), an Gewicht verringert (Gewichtsverlust bis unter die Hälfte des Normalgewichtes), öfters auch derb oder stark von Fettgewebe durchsetzt gefunden.

Wichtig ist die mikroskopische Untersuchung. Hier findet sich gewöhnlich eine Atrophie der Drüsenläppchen wie der einzelnen Zellen. v. Hansemann sprach von Granularatrophie, doch bezeichnet man die Veränderung wohl besser als **Hansemannsche Atrophie.** Es schließt sich Bindegewebsvermehrung — **Sklerose** — an. Dabei können sich auch regeneratorische Anzeichen von seiten des erhaltenen Parenchyms neben hochgradiger Atrophie desselben, ferner Umwandlung zu gangartigen Gebilden und Wucherungen kleiner Ausführungsgänge finden, und da die Vorgänge ganz denen bei der Leberzirrhose (s. o.) entsprechen, kann man dies gut als **Pankreaszirrhose** bezeichnen. Teils ist von der Atrophie und diesen schwereren Veränderungen die ganze Drüse, teils sind nur Teile derselben befallen. Statt des Bindegewebes wuchert in anderen Fällen das interstitielle Fettgewebe nach Atrophie des Parenchyms — Lipomatose (s. o.). Dann kann die Drüse im ganzen weich und von heller Farbe sein.

Besonders verhalten sich dabei zu allermeist die **Langerhansschen Zellinseln.** Sie sind häufig spärlicher als sonst und vor allem verkleinert. Insbesondere aber zeigen sie schwere Veränderungen. Hier steht an erster Stelle eine **bindegewebige Sklerose** auch dieser Gebilde. Es bildet sich um sie eine derbe Kapsel aus und bindegewebige Züge dringen auch unter Atrophie der Zellinselepithelien in das Innere der Zellinseln ein, folgen dabei besonders auch deren Kapillaren und verdicken deren Wand. Häufig findet man nun eine **hyaline** Veränderung von den Kapillarwandungen ausgehend, die sehr mächtig werden kann, so daß sie fast die ganzen Zellinseln einnimmt, während sich zwischen den hyalinen Zügen und Massen nur noch wenige ganz atrophische Epithelien erhalten; in den hyalinen Massen kann sich auch Kalk ablagern. Ferner findet sich eine hydropische Degeneration der Zellinselepithelien, neuerdings aber als Folgezustand bei Überbeanspruchung schon erkrankter Zellinseln aufgefaßt. Seltener sieht man Rundzelleneinlagerungen oder Blutungen in den Zellinseln. Andererseits findet man aber auch an anderen Zellinseln Zeichen regeneratorischer Bestrebungen. Die Inseln können zum Teil sehr groß sein; so können sehr große Inseln nach Schwund des zygmogenen Pankreasgewebes ganz allein in Bindegewebe oder Fettgewebe gelegen angetroffen werden. Die Vergrößerung einer Zellinsel kann auch so bedeutend sein, daß man von Struma oder Adenom (dasselbe findet sich hie und da auch in unveränderten Bauchspeicheldrüsen ohne Diabetes offenbar infolge angeborener Anlage) gesprochen hat; auch hier wieder völlige Analogie zu Erscheinungen bei der Leberzirrhose (s. dort). Auch Neubildung von Zellinseln kommt dabei in Frage, wobei es nicht sicher entschieden ist, ob diese von Ausführungsgängen ausgeht, oder höchstwahrscheinlich durch Umwandlungen zwischen Pankreasparenchym und Zellinseln, deren Zellen sich ja entwicklungsgeschichtlich sehr nahe stehen (s. o.), zustande kommt. Alles dies muß als Regenerations,,bestreben'' nach Schädigung anderer Zellinseln aufgefaßt werden. Von der Zahl der in ihrer Tätigkeit geschädigten Zellinseln und der Hochgradigkeit der Schädigung derselben hängt es dann offenbar ab, ob der Tätigkeitsausfall der Zellinseln ein so hochgradiger ist, daß Diabetes die Folge ist.

Einerseits sehen wir also Schädigung des Pankreas mit Atrophie und Degeneration des Parenchyms, andererseits reparatorische Vorgänge mit Bindegewebswucherung (oder auch Fettgewebswucherung), aber auch regeneratorische Erscheinungen ganz wie bei den chronischen Entzündungen der Leber (Leberzirrhose) und anderer Organe. Ihr besonderes Gepräge erhält die Pankreaserkrankung durch die Beteiligung der Langerhansschen Zellinseln. Von deren Verhalten hängt es ab, ob Diabetes eintritt oder nicht. In selteneren Fällen, in denen die Zellinseln bei bestehendem Diabetes anatomisch unverändert erscheinen, muß man funktionelle Schädigung derselben annehmen. Dies ist besonders der Fall bei dem Diabetes Jugendlicher. Hier handelt es sich wohl um eine, offenbar öfters ererbte, Minderwertigkeit der Zellinseln. Finden sich andererseits Zellinseln verändert, ohne daß Diabetes besteht, so sind die Veränderungen meist weit geringer und betreffen nur wenige Inseln, so daß offenbar die Zahl gut arbeitender den Diabetes hintangehalten hat. Doch ist auch an die Leber zu denken. Ist diese hochgradig verändert (vor allem besteht hier Zirrhose), so kann auch bei schwerstem Tätigkeitsausfall der Langerhansschen Zellinseln Diabetes ausbleiben bzw. verschwinden, da die Leber als Vollzugsorgan im Mittelpunkt des Kohlenhydratstoffwechsels steht.

Was nun die Entstehungsursache und die Entwicklung der Veränderungen der Bauchspeicheldrüse und ihrer Zellinseln betrifft, so finden sich mit ihnen zusammen bei Diabetes älterer Leute überaus häufig atherosklerotische Veränderungen der mittleren und vor allem der kleinen Pankreasarterien — Arteiolosclerosis pancreatis —, deren Teilerscheinung auch wohl die von den Kapillaren ausgehenden sklerotisch-hyalinen Veränderungen der ja besonders kapillarreichen Langerhansschen Zellinseln darstellen; und diese Veränderungen der kleinen Arterien [nicht selten zusammen mit solchen der Niere, s. o.] sind offenbar für die Atrophie und Sklerose der Bauchspeicheldrüse wie für die Veränderungen der für das Auftreten des Diabetes maßgebenden Zellinseln anzuschuldigen. Entzündungen im Anschluß an allgemeine Infektionskrankheiten führen wohl auch, aber offenbar nur selten, zur Zuckerharnruhr. Bei sonstigen Erkrankungen, welche mehr sekundär zu Schwund von Gewebe der Bauchspeicheldrüse führen, wie Pankreas-Fettgewebsnekrose (s. unter Bauchspeicheldrüse im speziellen Teil), Krebsen, Steinen im Pankreasgang, seltener Tuberkulose oder Syphilis (Gummata, Bindegewebsvermehrung) pflegt es nur dann zu Diabetes zu kommen, wenn zahlreiche Zellinseln mitzerstört sind. Das ist aber meist nicht der Fall. Gerade bei Verschluß des Hauptausführungsganges (durch Steine, Druck von außen durch Geschwülste od. dgl.) geht zwar das sezernierende Epithel in großem Ausmaß zugrunde, es erhalten sich aber die (ja an der äußeren Sekretion nicht teilnehmenden und mit den Ausführungsgängen nicht unmittelbar zusammenhängenden) Zellinseln unverändert, worauf auch Gangunterbindungen im Tierversuch hinweisen, bei denen sich das zeigt und Diabetes — im Gegenstaz zur Gesamtherausnahme der Bauchspeicheldrüse — ausbleibt. Das für den Diabetes Maßgebende bei allen besprochenen Erkrankungen ist also die schwere nicht ausgeglichene Veränderung der Zellinseln — besonders eine nicht hinreichende Regenerationsfähigkeit der Zellinseln scheint hier wichtig — im Rahmen einer das Gesamtpankreas treffenden Veränderung.

Ist der Diabetes so zu allermeist Folge des Ausfalles des Pankreashormons, so muß nach dem oben Gesagten Reizung des Sympathikus auf die Leber den gleichen Erfolg haben. So wird — auf dem Wege über Sympathikus und Nebenniere und gesteigerte Adrenalinabgabe — der berühmte Zuckerstich Cl. Bernards, d. h. das Auftreten von Glykosurie bei Reizung sympathischer Zellen im Calamus scriptorius (und ebenso bei Reizung des zentralen Vagusstumpfes) im Tierversuch erklärt. In ähnlicher Weise können auch beim Menschen verschiedene nervöse Einwirkungen Glykosurie herbeiführen, aber wohl kaum dauernden Diabetes. In seltenen Fällen wird auch ein renaler Diabetes infolge Verminderung der „Zuckerdichte" der Niere angenommen, doch ist dies durchaus unsicher. Auch hier handelt es sich wohl nur um vorübergehende Zustände.

Praktisch beim Menschen auf jeden Fall steht ohne jeden Vergleich der Pankreasdiabetes an Bedeutung und Häufigkeit an erster Stelle. Das Maßgebende scheint zu sein, daß die Fähigkeit des Körpers den Zucker weiter zu verbrennen, zu oxydieren, herabgesetzt bzw. aufgehoben ist, so daß sich der Zucker im Blute anhäuft, und daß diese durch die Leber bewirkte Veränderung des Kohlenhydratstoffwechsels [weil der Kohlenhydratstoffwechsel der Leber durch das Pankreashormon hemmend, durch das Nerven(Adrenalin-) System anreizend beeinflußt wird] auf Fortfall einer genügenden Menge des Pankreashormons beruht.

Auch andere endokrine Drüsen können beim Diabetes Veränderungen aufweisen, doch ist darüber wenig Sicheres bekannt. Ganz allgemein muß auch hier auf die Verbindungen der Drüsen mit innerer Sekretion untereinander hingewiesen werden; so sind ja im Hinblick auf den Kohlenhydratstoffwechsel Bauchspeicheldrüse und Nebennierenmark Antagonisten. Spielt beim Diabetes die Bauchspeicheldrüse auch die beherrschende Rolle, so müssen wir sie auch hier in das gesamte endokrine Drüsensystem eingesetzt denken, auch die anderen Drüsen in Betracht ziehen. Das bis vor einer Reihe von Jahren unbekannte Hormon des Pankreas ist das in Kanada zuerst dargestellte **Insulin** (s. o.), welches bei Diabetikern glänzende Erfolge zeitigt. Auch im Tierversuch setzt es nicht nur bei pankreaslosen Tieren den Zucker herab und bewirkt Wiederanbau und Ablagerung von Glykogen in der Leber, sondern auch bei normalen Tieren führt das Insulin eine Verminderung des Blutzuckers herbei, die bei zu großen Dosen zu Krämpfen — hypoglykämischer Natur — und schnellem Tod führt.

Wir finden nun bei Diabetes auch — abgesehen vom Pankreas — in den anderen Organen Veränderungen, welche zumeist Folge der Störung des Kohlenhydratstoffwechsels, und davon abhängig des Fettstoffwechsels, und zum Teil sehr kennzeichnend für die Erkrankung sind. In der oft Vermehrung und kollagene Umbildung ihrer Gitterfasern zeigenden Leber enthält der Zelleib der Leberzellen meist sehr wenig, bei Tod in Coma diabeticum zumeist überhaupt fast kein Glykogen, während ihre Kerne solches aufweisen. Dagegen findet sich in der Niere, besonders in den Epithelien der Übergangsgebiete der Hauptstücke zu den Henleschen Schleifen, weiter oberhalb wohl aus Zucker auf Grund eines zellulären Vorganges gebildetes und hier gespeichertes Glykogen. Ebenso kann sich an anderen Stellen abnormerweise Glykogen finden (über alles dies siehe Genaueres im Kap. II, S. 69f.). Auf Grund des Glykogenbefundes in der Niere kann man in zweifelhaften Fällen meist noch die Diagnose auf Diabetes anatomisch sichern (Einlegen von Nierenstückchen in absoluten Alkohol bei der Leichenöffnung). Der Fettgehalt des Blutes ist vermehrt — Lipämie bzw. Lipoidämie (s. S. 60f.) — (selten bis zur Erscheinung für das bloße Auge gesteigert), infolgedessen haben die Sternzellen der Leber Lipoide gespeichert und die Nierenepithelien zeigen auch hochgradige dauernde Verfettung (auch viel Cholesterinester), was zusammen mit Hyperämie, besonders der Glomeruluskapillaren, der Diabetesniere ein schon für das bloße Auge kennzeichnendes Bild verleihen kann. Die Nieren sind im übrigen lange Zeit durchaus arbeitstüchtig. Die Organe können durch Wasserarmut besonders feste Konsistenz haben, so vor allem das Gehirn.

Bei dem sog. **Bronzediabetes** besteht Verfärbung der Haut (die mit dem Morbus Addisonii nicht zu tun hat) und der inneren Organe durch Ablagerung von Hämosiderin und Hämofuszin — Hämochromatose — (s. unter Pigmenten), zusammen fast stets mit Leberzirrhose und Pankreassklerose. Folge der letzteren ist der Diabetes auch hier. Der Zusammenhang des Gesamtbildes wird verschieden gedeutet. Wahrscheinlich ist die gemeinsame Ursache eine Intoxikation, oft wohl mit Alkohol.

Ein Hormon der Bauchspeicheldrüse erscheint auch für die Resorption von Nahrungsmitteln, besonders Fetten, im Darm wichtig. Auch scheint die Bauchspeicheldrüse Hormone hervorzubringen, die mit der Gefäßinnervation etwas zu tun haben.

Spezieller Teil.

Erstes Kapitel.

Erkrankungen des Blutes und der blutbildenden Organe.

A. Blut.

Von der Einteilung und Herkunft der Blutzellen sowie von einigen gerade der wichtigsten Bluterkrankungen war schon im Kapitel IV des allgemeinen Teiles die Rede.

Da dem Blute ja die Zellen fertig von den Blutbildungsorten geliefert werden, sind seine Erkrankungen und vor allem die seiner zelligen Bestandteile zumeist auf krankhafte Tätigkeit jener Blutbildungsorte, also insbesondere des Knochenmarks, zurückzuführen. Zumeist handelt es sich hier um Schädigungen, welche die zellbildende Tätigkeit des Knochenmarkes angreifen, worauf dann eine um so stärkere Überbildung von Blutzellen erfolgt; hierbei wird dann das Knochenmark vom Fettmark des Erwachsenen in sog. rotes (oder auch lymphoides) Knochenmark verwandelt.

Als Schädigung, welche das Knochenmark „reizt“, ist schon Sauerstoffmangel anzuführen, denn wenigstens teilweise hierauf ist die Blutneubildung nach Blutverlusten, z. B. nach Aderlässen, zu beziehen. Um ähnliches handelt es sich bei Aufenthalt in Gebirgshöhen usw. Es bestehen aber auch Korrelationen der blutzellbildenden Tätigkeit des Knochenmarks zu anderen Organen, insbesondere zur Milz, wie die heilsame Wirkung der Milzherausnahme bei manchen hier in Betracht kommenden Erkrankungen zeigt, doch scheinen hier sehr verwickelte Beziehungen zu bestehen. Zu bedenken ist auch, daß schon normal stets ein Teil der roten Blutkörperchen weiter verarbeitet wird und vor allem auch in der Milz zugrunde geht, daß ein Wegfallen dieser Tätigkeit also auch ein Mehr an Zellen des strömenden Blutes bewirken muß. Auch Leukozyten gehen übrigens stets zugrunde, und zwar vor allem in Milz, Knochenmark und Sinus der Lymphknoten, und werden im Knochenmark wieder ersetzt.

Unter Umständen, unter denen ganz besondere Ansprüche an Bildung von roten Blutkörperchen und Leukozyten gestellt werden, werden solche auch außerhalb des Knochenmarks an denselben Orten wie zur Embryonalzeit wieder gebildet, so vor allem in Leber und Milz, dann in Lymphknoten und schließlich überall sonst im Anschluß an Gefäße (adventitielle Zellen). Dies Wiedererwachen embryonaler Tätigkeit, meist bezeichnet als „myeloische Metaplasie“, ist am stärksten bei der leukämischen Myelose (myeloischen Leukämie), bei der schon davon die Rede war, findet sich aber auch bei schweren Anämie u. dgl., besonders der sog. Anaemia pseudoleucaemica kleiner Kinder.

Bei Blutzellneubildungen unter krankhaften Bedingungen kommen Gestaltveränderungen der roten Blutkörperchen in sehr mannigfaltigen Formen vor; es finden sich Unregelmäßigkeiten der Gestalt, birnförmige, biskuitförmige, hantelförmige rote Blutkörperchen, welche man als Poikilozyten bezeichnet; außerdem kommen zu große und zu kleine Formen von roten Blutkörperchen vor, Megalozyten und Mikrozyten sowie hämoglobinarme Makrozyten und Mikrozyten. Das Auftreten von Vorstufen, d. h. Erythroblasten, also kernhaltigen roten Blutkörperchen, in großen Massen ist dann eine gewöhnliche Erscheinung. Hierbei finden sich außer den Erythroblasten gewöhnlicher Größe, sog. Normoblasten, auch häufiger besonders große Formen, sog. Megaloblasten. Des weiteren zeigen die roten Blutkörperchen unter krankhaften Bedingungen oft abnorme Färbbarkeit mit basischen Farbstoffen — Basophilie — oder mit basischen und sauren Farbstoffen — Polychromasie. Als Zeichen der Degeneration findet sich auch häufiger in den roten Blutkörperchen basophile Körnelung. Als Anisochromie bezeichnet man die Erscheinung, daß die Färbung der verschiedenen roten Blutkörperchen infolge unterschiedlichen Hämoglobingehalts verschieden stark ist. Alle diese Veränderungen treten vor allem bei den gleich zu besprechenden Anämien auf. Auch Vorstufen von weißen Blutkörperchen (Myelozyten, Myeloblasten) können in das Blut ausgeschwemmt werden.

Da die erwähnte Basophilie und Polychromasie der roten Blutkörperchen ein Hauptmerkmal der **Bleivergiftung** (wenn auch nicht allein für solche typisch) ist, soll diese hier kurz eingeflochten werden. Bleivergiftung (Bleiweiß) kommt gewerblich chronisch durch Aufnahme durch den Mund oder Einatmung zustande. Im ersteren Falle wird das Blut nach P. Schmidt im Magen feinst verteilt, im Dünndarm entsteht fettsaures Blei, das von der Galle emulgiert wird. Es gelangt in die Leber (zum Teil hier von Sternzellen abgefangen, zum Teil wird es mit den Gallenwegen in den Darm zurückgebracht), zum Teil auf dem Blutweg in rechtes Herz, Lunge und den großen Körperkreislauf (ähnlich teilweise auch vom Darm in die Lymphbahnen und das Venenblut). Bei Einatmung kommt feinster Blei(weiß)staub durch die Lunge in den Kreislauf. Das Blei schädigt die Innenwände der Gefäße, besonders Kapillaren, den Magendarmkanal als Resorptions- und Ausscheidungsorgan (Blutungen und Hämatoporphyrinbildung mit Hämatoporphyrinurie) und das Knochenmark. Durch Angreifen des Bleies hier an den Kernen und veränderte Entkernung der Blutkörperchen soll das Auftreten der basophil gekörnten und polychromatischen roten Blutkörperchen im Blute zu erklären sein. Es kommt zu Anämie. Andererseits nehmen amerikanische Forscher an, daß das Blei die roten Blutkörperchen direkt verändert (durch Bindung an das anorganische Phosphat der Zellen), so daß diese Oberflächenveränderungen eingehen, schrumpfen, ihre leichte Agglutinationsfähigkeit einbüßen und vor allem kurzlebiger und zu hämolytischem Zerfall geneigt werden, wodurch sich die Anämie erkläre. Bei Bleivergiftung finden wir ferner Nierenveränderungen bis zur Bleischrumpfniere, Degenerationen der Gehirnganglienzellen (Encephalopathia saturnina), Neuritiden (besonders auch des Nervus opticus).

Unter **Hämolyse** verstehen wir den Austritt von Hämoglobin aus den roten Blutkörperchen; das Blut wird „lackfarben", die Stromata der roten Blutkörperchen bleiben als sog. „Schatten" zurück.

Solche hämolytische Gifte sind lipoidlösende Stoffe, wie Chloroform, Äther usw., ferner Saponin, Seifen und manche Fettsäuren, des weiteren bestimmte Blutgifte (vgl. S. 228) und manche tierische bzw. pflanzliche Gifte, von denen hier das Schlangengift, insbesondere das Kobrahämolysin, und des weiteren Gifte, wie sie Spinnen, Skorpione, aber auch manche Bakterien hervorbringen, genannt seien. Endlich sei erwähnt, daß zahlreiche Blutsorten gegenseitig ebenfalls hämolytische Wirkung entfalten, auch können sog. Isolysine, wenn z. B. von einem Menschen auf einen anderen Blut übertragen wird, auftreten, Gesichtspunkte, welche bei der Bluttransfusion eine Rolle spielen.

Die Hämolyse äußert sich durch Übertreten des gelösten Hämoglobins in die Blutflüssigkeit, Hämoglobinämie, Ausscheidung in den Urin, Hämoglobinurie, durch Ikterus, sowie die Ablagerung von Blutfarbstoffen (sog. Hämochromatose) in verschiedenen Organen. Der Hämolyse geht häufig eine Agglutination der roten Blutkörperchen voraus, indem sich diese zusammenballen und miteinander verkleben. Die Ursache der sog. paroxysmalen Hämoglobinurie, welche anfallsweise auftritt, ist noch nicht sicher bekannt.

Auch die physikalischen Zustände des Blutes können unter krankhaften Zuständen verändert erscheinen; so die sog. Viskosität des Blutes, seine „innere Reibung", der osmotische Druck sowie die Widerstandsfähigkeit der roten Blutkörperchen gegen Schädigungen, welche in der Regel Lyse derselben bewirken.

Erwähnt werden soll, daß auch die Blutplättchen des Blutes besondere Verhältnisse zeigen können. Davon war schon bei den „hämorrhagischen Diathesen" die Rede. Unter Reizzuständen können sich auch unreife Formen (basophile Blutplättchen, Riesenblutplättchen) im Blute finden, bei Typhus, perniziöser Anämie usw. Auch zerfallen im Blute Blutplättchen oft in großer Zahl bei allen möglichen Infektionen.

a) Veränderungen (Verminderung und Vermehrung) der roten Blutkörperchen.

Eine Verminderung der Zahl der roten Blutkörperchen wird als Oligozythämie bezeichnet. Sie findet sich vorübergehend nach allzu großen Blutverlusten oder wenn bei Schädigung des Knochenmarkes der Blutersatz nicht hinreicht, dauernd aber zusammen mit Verminderung auch der Hämoglobinmenge = Oligochromämie bei der allgemeinen **Anämie.** Hier kann die Zahl der Erythrozyten bis auf 500 000 bis 600 000 (statt $4^1/_2$ bis 5 Millionen) im Kubikmillimeter zurückgehen. Die Anämie beruht also auf länger anhaltender ungenügender Bildung roter Blutkörperchen im Knochenmark. Wir können sie einteilen in primäre und sekundäre. Bei ersterer kennen wir die veranlassenden Bedingungen nicht, letztere ist die Folge anderer krankhafter Vorgänge, welche die Blutbildung ungünstig beeinflussen. Finden wiederholt Blutverluste statt, so daß nicht genügend schnell das Knochenmark neue Blutzellen bilden kann, oder ist es dazu infolge eigener Veränderungen nicht imstande, so kommt es zu dauernder Anämie. Ebenso bei Vorhandensein von Darmparasiten, wie Ankylostomum oder Botriocephalus latus, welche wohl durch Giftstoffe wirken, und vor allem bei Bestehen von Infektionskrankheiten, häufig Tuberkulose, Krebs, Syphilis usw. In solchen Fällen ist toxische Schädigung des Knochenmarkes anzunehmen. Bei dem Entstehen der Anämien scheinen auch hormonale Einflüsse (Nägeli) und konstitutionelle Bedingungen vielfach wesentlich beteiligt. Bei der Anämie findet sich in den langen Röhrenknochen zumeist als Zeichen des Versuches besonders angestrengter Blutbildung zum Ausgleich der Erkrankung rotes Knochenmark. Blutbildung außerhalb des Knochenmarks tritt zumeist nicht hervor. Die Milz kann vergrößert sein (so bei der sog. Anaemia splenica, Griesinger, Strümpell), welche aber nach Nägeli kein eigenes Krankheitsbild darstellt. In dem in schweren Fällen schon für das bloße Auge hellroten dünnflüssigen Blute ist also die Zahl der roten Blutkörperchen beträchtlich vermindert. Sie zeigen Gestaltsveränderungen mannigfacher Art, wie sie oben besprochen wurden, und die auch schon erwähnte Basophilie, Polychromasie und basophile Granulierung. Auch treten vor allem unfertige, d. h. kernhaltige Blutkörperchen, Erythroblasten, oft in großer Zahl, im Blute auf, darunter auch Megaloblasten (s. o.). Oft ist die Zahl der weißen Blutkörperchen im Blute gleichzeitig vermindert; zuweilen sind sie, besonders die Lymphozyten, auch vermehrt; auch können Vorstufen der weißen Blutkörperchen ins Blut ausgeschwemmt werden.

Eine Form der Anämie mit langdauernder Monozytenvermehrung im Blute finden sich zusammen mit diphtherieähnlichen Beschlägen und meist auf die Mandeln beschränkter Nekrose, Fieber, örtlichen, zum Teil auch allgemeiner Drüsenschwellung, bei jungen Leuten als sog. **Monozytenangina** (W. Schultz).

Die Folge einer Anämie ist schlechtere Ernährung der Gewebe, daher finden sich häufig Verfettungen, so in Herz, Gefäßwänden, Nieren, Leber, auch Entartungen im Rückenmark. Infolge der Veränderungen der Gefäßwand kommt es auch zu Ödemen und Blutungen, so in der Lunge. Durch Zerfall roter Blutkörperchen treten — vor allem in Milz und Leber, aber auch Knochenmark — Blutfarbstoffablagerungen hervor. Der Magen zeigt häufig Atrophie der Schleimhaut. In hohen Graden der Anämie erscheint das Blut schon für das bloße Auge sehr dünnflüssig, blaßrot bis gelblich.

Handelt es sich in den besprochenen Formen um sekundäre Anämien, so ist eine schwere Anämie, deren Ursache wir nicht sicher kennen, die wir, wenn wir wollen, als primäre bezeichnen können, von besonderer Bedeutung; dies ist die sog. **perniziöse Anämie** (Biermer). Die anatomische Ausbeute ist hier gering. Es besteht rotes Knochenmark mit Rückschlag der Blutbildung in embryonale Art (oder mit im Knochenmark aus embryonaler Zeit erhaltenen blutbildenden Herden als Grundlage Sternberg) mit Bildung von Megalozyten, und auch im anämischen Blute finden sich als kennzeichnendster Bestandteil Megalozyten; besonders kennzeichnend ist ferner der im Gegensatz zu sekundären Anämien erhöhte Färbeindex des Hämoglobingehalts der Erythrozyten. Die Blutplättchen nehmen zunehmend ab, es treten jungkernige Monozyten im Blute auf, die neutrophilen Leukozyten zeigen Übersegmentierung, aber keine degenerativen Veränderungen, die Gallenwerte des Blutes (und das Hämatin) sind erhöht (nach Nägeli). In verschiedenen Organen bestehen myeloische Herde, es findet sich eine — meist nicht sehr erhebliche — sehr blutreiche Milzschwellung, sowie geringe Gelbsucht, im Magen, der Achylie während des Lebens entsprechend, bei der die Bakterienflora abnorm zu sein pflegt, Atrophie der Schleimhaut, wohl sekundärer Natur. Außerordentlich wichtig sind die sehr häufigen Strangdegenerationen im Rückenmark. Ferner besteht sehr häufig (diagnostisch wichtig) Glossitis (auch Entzündung in Rachen oder Speiseröhre).

Es handelt sich bei der perniziösen Anämie um einen Rückschlag der Blutbildung in embryonale Bahnen (Ehrlich, Nägeli). Im übrigen ist uns das Wesen der Erkrankung noch nicht ganz klar und ebenso ist die Entstehungsursache noch unbekannt. Bothriocephalus latus kann ganz die Erscheinungen einer Perniciosa machen. Auch sonst ist wahrscheinlich ein eigenartiges Toxin anzunehmen, das auf ein wohl konstitutionell minderwertiges Knochenmark einwirkt.

Das Toxin wirkt (nach Nägelis Darstellung) hauptsächlich also auch auf das gesamte Knochenmark (erythrozytotoxische Wirkung, hämolytische Wirkung [Anämie, Siderose, Bilirubinkörpervermehrung], weil die Megalozyten leicht zerfallen, Hemmung der Leukopoese, besonders der Monozyten, thrombozytotoxische Einflüsse), ferner aber auch auf die Endothelien (endotheliotoxische Wirkung, hämorrhagische Diathese), auf das Nervensystem (neurotoxische Einflüsse, spinale und zerebrale Vorgänge), den Verdauungskanal (Glossitis usw. Gastritis mit Achylie usw.), endlich noch auf den Wasserhaushalt, den retikuloendothelialen Apparat (Hyperaktivität, wohl sekundär), auch innersekretorische Organe, und bewirkt Steigerung des O_2-Verbrauches.

Die eisenfarbstoffhaltigen Ablagerungen in Milz und Leber sind in späteren Zeiten der perniziösen Anämie meist nicht mehr vorhanden.

Besonders interessant ist, daß die früher für unheilbar gehaltene perniziöse Anämie durch längere Einnahme von Leber (oder auch Magen) zu allermeist sehr günstig beeinflußt wird. Es handelt sich dabei wohl um den Einfluß eines chemischen Stoffes auf die Knochenmarktätigkeit, während andere Organveränderungen, wie solche besonders des Rückenmarkes, nicht günstig mit beeinflußt zu werden scheinen.

Steht bei einer Anämie ein Tätigkeitsversagen des Knochenmarks völlig im Vordergrund, so daß regeneratorische Blutbildungsbestrebungen ganz ausbleiben, kein rotes Knochenmark sich entwickelt, Megaloblasten nicht auftreten, so spricht man von aplastischer Anämie (Ehrlich). Hier kann Blutbildung in anderen Organen nach Art der embryonalen eine Rolle spielen. Es treten oft Blutungen auf, die mit mangelhafter Bildung von Blutplättchen (also auch mit Insuffizienz des Knochenmarkes, von dessen Riesenzellen die Blutplättchen ja abgeleitet werden) zusammenhängen könnten.

Nahe stehen solchen Formen die von Frank sog. **Aleukia haemorrhagica** mit fast völliger Atrophie des Knochenmarkes, so daß sowohl die Bildung von roten Blutkörperchen wie von Leukozyten wie infolge Fehlens der Knochenmarksriesenzellen der Blutplättchen notleidet; zugleich bestehen Blutungen. Die Ursache der Erkrankung wie ihre Abgrenzung sind noch ganz ungewiß.

Oft zusammen mit Anämie, aber auch allein, findet sich eine Verarmung der Erythrozyten an Hämoglobin (bis zu $^1/_4$) — **Chlorose.** Sie findet sich oft mehr vorübergehend, besonders war dies früher häufig bei Mädchen in der Reifungszeit der Fall. Es scheint eine Störung der Drüsen mit innerer Sekretion vorzuliegen, wobei die weibliche Keimdrüse im Vordergrund steht. Öfters ist die Chlorose — bei der also das Knochenmark infolge einer gewissen Schwäche ohne nachweisbare Veränderung hämoglobinarme Blutkörperchen bildet — Ausdruck einer vererbbaren allgemein hypoplastischen Anlage; dann sind auch Herz und Gefäße, besonders Aorta (Virchow), zuweilen auch die Geschlechtsorgane hypoplastisch. Die Zahl der Leukozyten ist meist unverändert, diejenige der Blutplättchen im Blute kann erhöht sein. Das Knochenmark zu erhöhter Tätigkeit anregende Mittel, besonders Eisen, können wenigstens vorübergehend von Nutzen sein. Zu betonen ist, daß die früher so überaus häufige Chlorose fast ganz verschwunden ist. Zum Teil wenigstens mag dies mit vernünftigerer Lebensweise, Kleidung, Sport usw. zusammenhängen.

Die roten Blutkörperchen können auch vermehrt sein, vorübergehend an der See oder im Gebirge, dauernder bei Herzerkrankungen, Emphysem od. dgl., zuweilen aber auch als selbständige Erkrankung = **Polyzythämie** oder **Polyglobulie,** wobei die Zahl der Erythrozyten bis über 15 Millionen betragen kann.

Dabei ist auch die Gesamtmenge des Blutes öfters vermehrt (Plethora polycythaemica), ebenso das Hämoglobin, wenn auch nicht im Maße der Vermehrung der roten Blutkörperchen. Es handelt sich um eine im Wesen unbekannte Knochenmarkserkrankung mit erhöhter Tätigkeit dieses; es besteht oft zugleich Zyanose, Milzschwellung oder erhöhter Blutdruck, wonach man in verschiedene Formen eingeteilt hat. Darauf, daß die Erkrankung eine solche des Knochenmarks ist, weist auch hin, daß die Polyzythämie in Leukämie übergehen kann.

Wir wollen hier den **hämolytischen Ikterus** anfügen. Er tritt in zwei Formen auf, der erworbenen, die uneinheitlich Begleiterscheinung von Anämien, besonders perniziöser Anämie u. dgl. ist, und dem wichtigeren angeborenen hämolytischen Ikterus (konstitutionelle hämolytische Anämie), familiär und offenbar in der Anlage — dominant — vererblich. Auch andere Anlagefehler können sich gleichzeitig finden.

Grundlegend ist eine angeborene Abartung der roten Blutkörperchen, Mikrozytose dieser und geringere osmotische Widerstandskraft gegen Kochsalzlösungen; wenn Infektionen, Vergiftungen od. dgl. zu dieser Anlage dazu kommen, so tritt gesteigerter Blutzerfall auf; jetzt vergrößert sich die Milz als das Hauptorgan des Blutabbaues — sie zeigt starke Hypämie der Pulpa und Zellhyperplasie, besonders auch Schwellung der Sinusendothelien, als Übertätigkeit mit erhöhter Zerstörung roter Blutkörperchen zu deuten — es treten Anämie und Gelbsucht auf. Das Knochenmark ist rot und zeigt auch Zeichen stärksten Blutzellersatzes, welcher aber den Blutzerfall fast nie ausgleichen kann. Dies ist aber der Fall, wenn die Milz als Blutzerfallsstätte entfernt wird, so daß dies zumeist zu ausgesprochener Besserung bzw. Heilung der Erkrankung führt.

Eine anscheinend nur bei Farbigen (schwächlichen Menschen) vorkommende Form vererbbarer Anämie mit Gelbsucht wird wegen der besonderen Gestaltsveränderung der reifen roten Blutkörperchen als Sichelzellenanämie bezeichnet. Die veränderten Erythrozyten werden von Retikuloendothelien, besonders den Sternzellen der Leber, aufgenommen und aufgelöst. Die Milz ist hier nicht vergrößert.

b) Veränderungen (Verminderung und Vermehrung) der weißen Blutkörperchen.

Das Blut kann Leukozyten wie Lymphozyten in vermehrter wie in verminderter Zahl aufweisen. Die Vermehrung kann eine absolute sein oder eine relative, indem eine Zellart im Vergleich zur anderen vermehrt ist.

Eine Verminderung der farblosen Blutkörperchen — **Leukopenie, Hypoleukozytose** — auf Unterbildung im Knochenmark zu beziehen, leitet oft ihre Vermehrung ein und findet sich im übrigen bei einigen Infektionskrankheiten, wie besonders Typhus abdominalis oder Sepsis, dann bei Anämie (s. o.).

Leukopenie bis zum Schwund fast aller Leukozyten aus dem Blute und stärkster Verringerung derselben und ihrer Vorstufen im Knochenmark kann die Folge von Vergiftungen mit Benzol (auch im Tierversuch) oder Salvarsan sowie von Bestrahlungen mit Röntgenstrahlen oder Radium oder Thorium X sein und kommt ohne sicher gestellte Ursache bei der sog. **Agranulozytose** (W. Schultz) vor. Es handelt sich hier aber wohl nicht um eine eigene scharf umrissene Erkrankung, sondern um einen Symptomenkomplex mit verschiedener Ursache. Fast stets bestehen septisches Fieber und Nekrosen an den Schleimhäuten des Mundes (auch tiefer) zum Schluß, wohl sekundär.

Vermehrung der Leukozyten, **Leukozytose,** kommt als sekundärer, vorübergehender Zustand unter verschiedenen Umständen vor. Es gibt schon Tagesschwankungen und zum Teil hiermit ist wohl die sog. Verdauungsleukozytose zu erklären. Die sog. puerperale Leukozytose ist noch fraglich. Veränderungen der Nahrung und vor allem starke Anstrengungen können die Leukozytenzahl erhöhen.

Eine Leukozytose schließt sich an Blutverluste, Infektionen und Intoxikationen mit Bakteriengiften, oder auch Kachexien usw. an. Die Leukozytose besteht in Vermehrung der gewöhnlichen polymorphkernigen Leukozyten oder der eosinophilen Leukozyten, letzteres besonders bei Asthma und anderen allergischen Zuständen, beim Vorhandensein von Würmern, bei manchen Hautkrankheiten (Ekzemen, Mycosis fungoides), Infektionen, Intoxikationen. Man muß annehmen, daß chemotaktisch wirksame Kräfte die betreffenden Zellen aus dem Knochenmark ins Blut locken und daß Reize das Knochenmark zur Zellbildung anregen. Außer den Leukozyten weist das Blut meist auch ihre Vorstufen (Myelozyten, Myeloblasten) oder auch sog. Reizungsformen auf.

Leukopenie und Leukozytose hängen von Einflüssen ab, die auf das sie bildende Knochenmark einwirken. Die Knochen mit noch erhaltenem rotem Mark (kurze und platte Knochen) können ihre Tätigkeit steigern, vor allem im Fettmark der Röhrenknochen kann Leukopoese wieder einsetzen, dasselbe also wieder zu rotem werden (s. o.). Einzelne Infektionserreger wirken aber verschieden auf das Knochenmark ein. Typhusbazillen schädigen im Mark die Leukozytenbildung, daher Leukopenie, bei Einwirkung von Eitererregern findet sich im Knochenmark besonders reichliche Leukozytenbildung, und so kommt es zur Leukozytose. Auf vorübergehende Lähmung der Leukozytenbildung wie beim Typhus folgt meist Überbildung.

Im Gegensatz zur einfachen, sekundären Leukozytose stellt die **Leukämie** (Leukozythämie) einen dauernden progressiven Zustand dar, der sich an Veränderungen der blutbildenden Organe — **leukämische Myelose** und **Lymphadenose** — anschließt und ein Auftreten der farblosen Zellen im Blut nicht nur in vermehrter Zahl sondern auch in anderem Mengenverhältnis aufweist. Diese Erkrankungen mit ihren verschiedenen Formen sind bereits S. 201 besprochen.

Auch Vermehrung der Lymphozyten, **Lymphozytose,** kommt nach anfänglicher Lymphozytenverminderung vor, so bei Scharlach, in späten Zeiten des Typhus usw. Sie kann auch relativ, bei Verarmung des Blutes an neutrophilen Leukozyten (Leukopenie), sein. Auch bei den Lymphozytosen sind chemotaktisch anziehende Kräfte anzunehmen und Reize, welche den lymphatischen Apparat zur erhöhten Lymphozytenbildung anregen.

Unter Umständen kann auch die Verteilung der Leukozyten im Körper ungleich sein, so daß z. B. die inneren Organe mehr Leukozyten aufweisen als das Blut der peripheren Kapillaren. Man spricht von Verteilungs- (oder Verschiebungs-) Leukozytose (Gräff) bzw. -Leukopenie. Es handelt sich hier also um Schwankungen, die nicht von der Blutzellbildung abhängen. Hierher gehört wohl auch der plötzliche, vorübergehende periphere Leukozytensturz auf Zufuhr von Milch u. dgl. in Gestalt der sog. Widalschen Hämoklasie, die zustande kommen soll, wenn die erkrankte Leber Eiweißkörper nicht binden kann, und die somit eine — aber noch umstrittene — Probe auf Funktionsstörung der Leber darstellt.

Besonders wichtig erscheinen auch **Veränderungen des Kerns wie des Zelleibes der neutrophilen Leukozyten,** die als krankhaft zu werten sind und besonders bei Infektionskrankheiten auftreten. Zunächst erscheint der Kern nicht oder kaum segmentiert, er ist breit, plump, wie gequollen. Diese geringe Segmentierung hält Arneth für ein Zeichen jugendlicher Zellen und sprach daher von einer Verschiebung nach links, Nägeli setzte dem entgegen, daß es sich hier bei den nichtsegmentierten sog. stabförmigen Neutrophilen zum kleinen Teil um ein physiologisches Erscheinen, auch nur zum Teil um Jugendformen, zum größten Teil aber, worauf Unregelmäßigkeiten in der Basi-Oxychromatinanordnung und -Färbung hinweisen, um eine krankhafte Veränderung handelt. Solche zeigt zumeist zugleich der Zelleib: die Granula erscheinen bei Färbungen von Blutausstrichen gröber, eckiger, mehr bräunlich, seltener auch rotviolett gefärbt (Gloor), es tritt unregelmäßige Basophilie auf, auch (nach Nägeli, dem wir hier folgen, besonders bei Leberschädigungen) Vakuolen (zum Teil Lipoiden entsprechend). Die Veränderungen der Kerne entstehen wohl im Knochenmark, diejenigen des Zelleibes aber scheinen sich nach Nägelis Untersuchungen erst peripher zu entwickeln, auf Grund von Toxinresorption besonders bei Infektionen mit ausgedehnter Mesenchymschädigung. Die stärksten degenerativen Veränderungen der neutrophilen Leukozyten scheinen bei Lungenentzündungen aufzutreten.

B. Knochenmark.

Es ist wichtig, sich zu vergegenwärtigen, daß die Gesamtmenge des Knochenmarkes mehr wiegt als ein anderes Organ des Körpers. Die Zellen des Knochenmarkes sind schon als Vorstufen der Blutzellen besprochen. Noch erwähnt werden sollen die Riesenzellen, Megakaryozyten, große Zellen mit vielgestaltigem Kern, aus denen die Blutplättchen sich abspalten (s. unter Thrombose). Lymphfollikel finden sich im Knochenmark nach manchen Angaben in über der Hälfte der Fälle, gehören aber nach anderen nicht zum eigentlichen „Parenchym" des Knochenmarkes.

Frühzeitig finden sich im „roten Mark" einzelne Fettzellen; zur Zeit der Reifung nehmen sie im Mark der langen Röhrenknochen stark an Menge zu, so daß schließlich die Markhöhle fast ausschließlich von Fettgewebe erfüllt ist, „Fettmark", während in den platten Knochen (wie Brustbein, Rippen) das rote, zellreiche Knochenmark bestehen bleibt. Doch ist auch in langen Knochen, z. B. Femur, zumeist auf weite Strecken hin rotes Knochenmark vorhanden. Im höheren Alter sowie bei Siechtumszuständen atrophiert auch das Fettgewebe der Röhrenknochen und wird durch ein graues, durchscheinendes Gallertgewebe ersetzt, das sog. Gallertmark.

Die wichtigste Tätigkeit des Knochenmarks ist überhaupt die Bildung der Blutzellen, vor allem der roten Blutkörperchen und der Leukozyten verschiedener Körnelung. Bildet doch von bald nach der Geburt an das Knochenmark unter normalen Bedingungen den einzigen Bildungsort dieser Zellen. So ist denn auch das Knochenmark grundlegend für alle die Erkrankungen, als deren Ausdruck wir Veränderungen und Zahlverschiebungen der Blutzellen wahrnehmen. Davon war schon oben bei den einzelnen Blutveränderungen die Rede, ebenso im allgemeinen Teil bei Besprechung der Leukämien, und auch im Kapitel „Entzündung" haben wir gesehen, welche Rolle die dem Knochenmark entstammenden Leukozyten hier spielen und wie eine Einwirkung auf dasselbe Nachlieferung und vermehrte Abgabe von Leukozyten veranlaßt. Die Tätigkeit des Knochenmarks ist überaus fein abgestimmt auf die Reaktionslage des Körpers, was sich in der zelligen Zusammensetzung des Blutes äußert, und es unterliegt verschiedensten Beeinflussungen, auf die das Knochenmark auch histologisch antwortet und sich so den Anforderungen anpaßt. Es wirken chemotaktische Reize ein, die Gefäßnerven spielen offenbar eine Rolle, indem sie die Knochenmarkstätigkeit regeln, und es bestehen gegenseitige Beziehungen zu dem lymphatischen Organsystem, wohl auch allgemein zu dem retikulo-endothelialen Gesamtapparat. Für die Knochenmarkstätigkeit sind offenbar hormonale Einflüsse von seiten endokriner Drüsen maßgebend und insbesondere scheint ein solcher von seiten der Milz wichtig. Und zwar scheint die Milz, wenigstens in krankhaften Zuständen, einen hemmenden Einfluß auf die Tätigkeit des Knochenmarkes auszuüben. Hierauf beruht die Tätigkeitszunahme des letzteren im Hinblick auf Bildung von roten Blutkörperchen wie Granulozyten wie Knochenmarkriesenzellen nach Entnahme der Milz und somit wohl die Heilwirkung letzterer in vielen Fällen von Blutkrankheiten.

Meist unbedeutende Blutungen im Knochenmark finden sich vor allem bei infektiösen oder toxischen Ursachen. Bei Veränderungen, welche zu Blutzerstörung führen, treten im Knochenmark Hämosiderinablagerungen auf.

Sehr häufig finden sich im Knochenmark **hyperplastische Zustände,** welche mit Allgemeinerkrankungen des Körpers in Verbindung stehen und je nach Art der letzteren eine Zunahme bald dieser, bald jener der dem Knochenmark zugehörenden Zellarten erkennen lassen.

Nach Blutverlusten sowie bei Erkrankungen, welche einen ausgedehnten Zerfall von roten Blutkörperchen zur Folge haben, bei der Malaria, bei oligämischen Zuständen, vor allem aber, bei der perniziösen Anämie, ferner bei angeborener Syphilis, angeborener Wassersucht (Schridde), nach Zerstörung eines Teiles des Knochenmarks (z. B. durch Geschwülste an anderen Stellen des Knochenmarks) findet sich besonders eine starke Zunahme der Erythroblasten (kernhaltige rote Blutkörperchen). Außerdem reichlich rote Blutkörperchen, auch Mikrozyten und Makrozyten; daneben findet sich auch Vermehrung von Leukozytenvorstufen. Genaueres siehe oben unter Anämie. Das Knochenmark zeigt jetzt eine dunkelrote Farbe und erscheint manchmal fast himbeerfarbig. Auch soweit Fettmark vorhanden war, bildet sich aus ihm durch Zunahme der Zellen wieder rotes Knochenmark, auch lymphoides oder besser „Zellmark" genannt. Die angeführten Veränderungen sind auf eine regeneratorische Neubildung von Blutkörperchen zurückzuführen.

Bei der Leukozytose (s. o.) und noch mehr bei der leukämischen Myelose und Lymphadenose (Leukämie s. S. 201 f.) zeigt das Knochenmark eine starke Hyperplasie derjenigen Zellen, aus welchen die weißen Blutkörperchen hervorgehen, und zwar bei der Myelose (S. 201), besonders der Myeloblasten und Myelozyten, bei der Lymphadenose (S. 201) der Lymphozyten. Das Mark erscheint dabei rot bis graurot oder graugelb, manchmal selbst eiterähnlich, „pyoid"; bei der leukämischen Lymphadenose nimmt es auch für das bloße Auge eine grau-weiße, markige, dem Lymphknotengewebe ähnliche Beschaffenheit an.

Wichtig ist andererseits, vor allem für die Folgen im Blut, auch eine **Atrophie** des Knochenmarkes, vor allem auf Grund schwerer Schädigung bei Infektionen oder Vergiftungen. Es kann das ganze Knochenmark ziemlich gleichmäßig geschädigt sein, sog. Panmyelophthise, oder vorzugsweise die eine oder andere hier gebildete Zellart. So kann hauptsächlich die Bildung roter Blutkörperchen gestört sein, wie bei der aplastischen (aregenerativen) Anämie, bzw. der Aleukie, oder die der Granulozyten bei septischen Zuständen, aber auch bei Vergiftungen, so mit Benzol oder Salvarsan, und auch bei Bestrahlungen (Röntgenstrahlen, Radium, Thorium X) oder unter dem Bilde der sog. Agranulozytose (s. o.), oder endlich die der Knochenmarksriesenzellen (Megakaryozyten) mit der Folge ungenügender Bildung von Blutplättchen bei schweren Thrombopenien unter dem Bilde sog. hämorrhagischer Diathesen (s. im allgemeinen Teil). So kann man, wie Nägeli mit Recht sagt, öfters aus dem Blutbefund auf die Funktion und den histologischen Zustand des Knochenmarkes schließen.

Über die vom Knochenmark ausgehenden Geschwülste (Sarkome) und die denselben nahestehenden Myelome vgl. Kap. VII des Allgemeinen Teils.

Alle Blutschmarotzer, Bakterien, Trypanosomen usw. können auch im Knochenmark gefunden werden. Bei Erkrankungen, bei denen im Blut oder örtlich eosinophile Zellen vermehrt sind, wie bei Asthma, Wurmerkrankungen usw., finden sie sich auch im Knochenmark vermehrt und stammen von hier.

Über die Veränderungen des Knochenmarkes bei Typhus und anderen Infektionskrankheiten siehe im Allgemeinen Teil.

Weiteres über das Knochenmark siehe auch im Kapitel „Knochen".

C. Milz.

Die Milz hat bindegewebige Balken, die Trabekel, die sich in feine Äste verzweigen. An ihnen sitzen die schon dem bloßen Auge sichtbaren Lymphfollikel, die Malpighischen Körperchen. In der Pulpa liegen einzelne rote Blutkörperchen, Blutpigment, Lymphozyten, Plasmazellen usw. Zwischen den Zellen liegt ein feinfaseriges Retikulum mit synzytialen retikulären Bindegewebszellen. Das faserige Retikulum zieht von den bindegewebigen Trabekeln zu der Adventitialscheide der Gefäße und durchzieht so nach allen Richtungen die zwischen den Trabekeln gelegenen Räume. Das dazwischen gelegene Parenchym der Milz (Pulpa) kann man mit Hueck funktionell als „Flutkammern" des Blutes bezeichnen. Sehr eigenartig sind die Gefäßanordnungen in der Milz. Die alte Frage der offenen oder geschlossenen Blutbahn beantwortet Hueck dahin, daß beides, nur individuell sehr wechselnd, in derselben Milz besteht. Es gibt eine geschlossene Bahn in Gestalt eines unmittelbaren Weges des Blutes von der Trabekelarterie durch die Lymphknötchenarterie, Pulpaarterie, Hülsenarterie in die Venensinus (dann Balkenvenen) unter Umgehung aller „Flutkammern". Die Sinus bilden ein netzartig zusammenhängendes System, welches blutableitende „Flutröhrchen" darstellt. Ihre Innenflächen sind von den synzytial zusammenhängenden Sinusendothelien, die wohl den Retikulumzellen nahestehen, aber nach Nägeli eine nur in der Milz vorkommende Zellart darstellen, bekleidet. Und dann werden unter anderen Bedingungen, so bei geringer Druckerhöhung — noch im Bereich des Normalen —, Flutkammern durch Übertreten des Blutes in sie eröffnet, und zwar vor allem um Lymphfollikel und unter der Kapsel gelegene. In einer Milz von zunehmendem Zusammenziehungszustand werden um die Trabekel, dann um die Follikel, dann unter der Kapsel Flutröhrchen (Sinus) und Flutkammern zusammengedrückt und Blut aus ihnen ausgepreßt. Daneben wird die Blutströmung nur auf dem oben geschilderten unmittelbaren geschlossenen Wege aufrecht gehalten. Im Schwellungszustand dagegen (blutreiche Milz) werden in umgekehrter Reihenfolge Flutröhrchen und Flutkammern mit Blut gefüllt, bis zum Schlusse alle mit Blut überfüllt sind.

Aus diesem Bau der Milz lassen sich nach mehreren Richtungen hin verschiedene Arbeitsleistungen der Milz, vor allem auch in ihren nahen Beziehungen zum Blute, verstehen.

Erst aus den letzten Jahren stammen unsere Kenntnisse (Barcroft), daß die Milz eine Blutvorratskammer für den Körper darstellt. Nur ein Teil des Blutes kreist im Körper, ein anderer ist abgelagert, und zwar in der Milz (nach Eppinger nicht nur hier). Die Menge der Verteilung schwankt sehr. Die Milz kann im Bedarfsfalle schnell eine gewisse Menge Blut (lange nicht so groß wie bei manchen Tieren, dem Körper zur Verfügung stellen [Hueck]). So kann die Milz auf Grund ihres Baues verschieden mit Blut gefüllt sein und so ist auch ihre äußere Form und Größe starkem Wechsel unterworfen. Die Erregung des Organs, um ihr Blut abzugeben oder vermehrt aufzunehmen, muß auf dem (sympathischen) Nervengewebe mit dem Angriffspunkt an der glatten Muskulatur (der Gefäße und Trabekel) erfolgen. Wie schon Barcroft feststellte, mobilisiert Wärme wie Arbeit die Milz zur Blutabgabe. Eppinger fand bei Kollaps (bei Infektionen), und ähnlich bei Coma diabeticum, im Schock nach schweren Verbrennungen und bei schwerer Kreislaufstörung nach langen Narkosen die Menge des kreisenden Blutes herabgesetzt (also starke Ablagerung in Milz und vielleicht anderen Vorratskammern), umgekehrt bei einzelnen Formen von Bluthochdruck die Menge des kreisenden Blutes erhöht.

Weiterhin sehen wir, daß die Milz reichlich Zellen mit phagozytierender Tätigkeit enthält. Es sind dies die Sinusendothelien, Retikulumzellen, sog. Pulpazellen. So gehört die Milz zu den Organen mit Retikuloendothelien erster Ordnung im Sinne Aschoffs. Es findet hier wohl schon unter gewöhnlichen Bedingungen (aber nicht nur hier) Untergang und Abbau roter Blutkörperchen statt („Blutmauserung"). Hueck weist darauf hin, daß dies vor allem in den „Flutkammern" stattfindet und somit die Größe der Hämolyse von dem Zustand und dem Inhalt dieser Kammern, vor allem aber von der Verweildauer der roten Blutkörperchen in ihnen (offene Blutbahn, starke Blutfüllung der Kammern) stark beeinflußt wird. Durch den Blutabbau hat die Milz Bedeutung für den Eisenstoffwechsel, aber auch für die Gallenfarbstoffbildung der Leber. Offenbar bereitet die Milz die roten Blutkörperchen zum völligen Abbau zu Bilirubin in der Leber vor. Aber auch der gänzliche Abbau roter Blutkörperchen in der Milz findet unter verschiedenen Bedingungen sehr wesentliche Verstärkung, wovon schon mehrfach die Rede war. Dann, aber auch bei starkem intravaskulärem Blutabbau (Hämolyse), finden wir in der Milz Eisen bzw. Eisenfarbstoffe in großer Menge, wie dies auch schon geschildert wurde.

Die Milz ist infolge ihrer Follikel auch ein lymphozytenbildendes Organ, im embryonalen Leben und bei myeloischen Leukämien und schweren Anämien (sog. myeloide Metaplasie) kann sie auch andere Blutzellen liefern.

Aus den nahen Beziehungen der Milz zum Blute infolge ihres Baues ist auch zu verstehen, daß sie sich zu diesem ähnlich wie die Lymphknoten zur Lymphe (s. u.) verhält, so daß man sie als „regionäre Lymphdrüse des Blutes" (Helly) bezeichnet hat. Zu den eben genannten Einwirkungen des Abbaues der Blutzellen kommt, daß, da in der Milz langsamere Durchströmung und unmittelbarere Berührung wie in anderen Organen und somit längerer Aufenthalt des Blutes stattfindet, ein Absetzen mitgeschleppter Verunreinigungen, gleichsam ein Abfiltrieren des Blutes zustande kommt. Alles dies macht die Milz in ähnlicher Weise geeignet zu sekundären Erkrankungen vom Blute her, wie die Lymphknoten zu solchen von der Lymphe her. Es kommt auch hier die überaus schnelle und große zelluläre Reaktionsfähigkeit der Milz hinzu. Auch die Bildung der Antikörper und ähnlicher Körper wird zum großen Teil in die Milz (Retikuloendothelien) verlegt. So ist Beteiligung der Milz bei Blutkrankheiten wie bei Allgemeininfektionen des Körpers, besonders Infektionskrankheiten, anatomisch begründet. Fast bei allen infektiösen Vorgängen finden sich auch Plasmazellen in der Milz in größerer Zahl neben sonstigen zellulären Reaktionen.

Die Milz hat auch noch andere, zum Teil recht verwickelte und nicht restlos geklärte Arbeitsleistungen. Das hier gebildete Eisen (s. o.) (die Milz speichert das Abbaueisen, die Leber unter normalen Bedingungen besonders Nahrungseisen) wird offenbar wieder zum Aufbau des Hämoglobins roter Blutkörperchen an deren Bildungsstätte, das Knochenmark, abgegeben. Ist die Milz bei bestimmten Erkrankungen, wie Morbus Banti (s. u.),

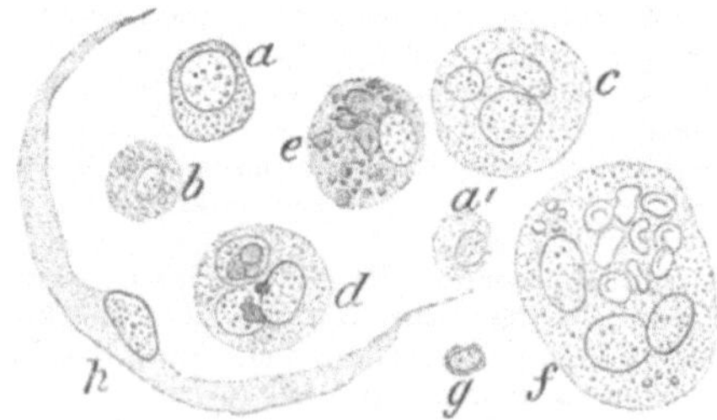

Abb. 364. Zellen bei akutem hyperplastischem Milztumor.

a, a' einkernige Pulpazellen, *b* solche mit Fetttröpfchen, *c* mehrzellige Pulpazelle, *d, e* pigmenthaltige Zellen, *f* rote blutkörperchenhaltige, mehrkernige Zelle, *g* Lymphozyt, *h* Endothelzelle aus einem Blutraum.

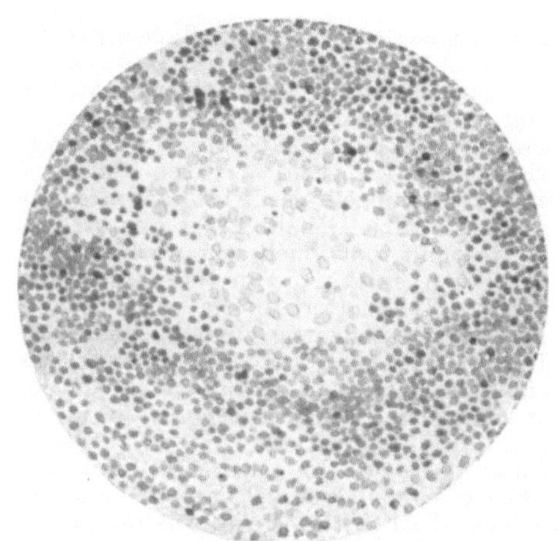

Abb. 365. Große helle Zellen im Innern eines Follikels der Milz (bei Diphtherie).

verändert, oder besteht leukämische Myelose, so kann sie das Eisen nicht mehr für den Körper verwerten. Die Milz spielt überhaupt im Stoffwechsel eine Rolle, offenbar in engen Beziehungen zur Leber und zum Teil wohl auf Grund fermentativer Beeinflussungen. Es ist schon erwähnt, daß auch zur Tätigkeit des Knochenmarks hormonale Einflüsse bestehen, und zwar wie es scheint solche hemmender Art (s. o.). Entnahme der Milz bewirkt Steigerung der blutzellbildenden Tätigkeit des Knochenmarks. Denn die Milz ist kein lebenswichtiges Organ, sondern wird schon lange bei Unfällen mit Milzzerreißung oder dergleichen und jetzt auch mit gutem Erfolge bei zahlreichen Erkrankungen, vor allem solchen der blutbildenden Organe (wie hämolytischer Ikterus, Polyglobulie usw.), entfernt. Lymphknoten und Knochenmark treten für die Milz ein, vor allem die anderen Zellen des „retikulo-endothelialen Apparates", so besonders die Sternzellen der Leber, welche nach Milzentnahme bei Ratten und Mäusen ein milzartiges Gewebe neu bilden.

Mißbildungen. Sehr selten ist Fehlen (Alienie), angeborene oder erworbene falsche Lage kommt vor (Situs inversus, Hernien). Häufig finden sich auf Grund versprengter oder abgeschnürter Keime kleine **Nebenmilzen,** manchmal sehr zahlreiche. Auch sie können dieselben Veränderungen wie die Hauptmilz, z. B. Amyloiddegeneration, mit eingehen. Die Milz kann auch abnorme Lappung zeigen. Durchsetzung der Milz mit großen Zysten, öfters zugleich mit Zystennieren (s. dort), ist selten. Auch nicht häufig sind kleinere unbedeutende Gewebsmißbildungen, z. B. schon dem bloßen Auge auffallende Knoten, die aus Milzgewebe in abnormer Mischung und Entwicklung (Fehlen der Lymphfollikel) bestehen und den Hamartomen (s. Allgemeiner Teil) zuzuzählen sind.

Von besonderer Bedeutung sind die **Ablagerungen** in der Milz, die sich aus ihren Beziehungen zum Blute (s. o.) ergeben. Bei allen mit stärkerem Zerfall roter Blutkörperchen einhergehenden Erkrankungen, besonders auch bei Typhus, findet sich Hämosiderinablagerung in größeren Mengen, bei Malaria melanämischer Farbstoff. Auch kann sich Kohlenstaub abgelagert finden. Ferner finden sich häufig Lipoidablagerungen.

Besonders häufig werden Bakterien zurückgehalten und abfiltriert; auch Bakterientoxine wirken besonders ein. So kommt es zu Wallungsblutfülle und zu Hyperplasie ihrer zelligen

Bestandteile und somit zu einer oft erheblichen (bis das Zwei- und Dreifache und mehr er-
reichenden) Vergrößerung der gesamten Milz: **akuter Milztumor,** besser **akute Milzschwellung.** Eine
findet sich unter den allgemeinen Infektionskrankheiten besonders bei Typhus, Milzbrand, Pest, solche
Sepsis, Pyämie u. dgl. mehr, während die Milzschwellung bei Diphtherie und Pneumonie meist
nur gering ist. Der Entstehungsursache entsprechend besteht mit der Milzschwellung meist gleichzeitig Fieber (Fiebermilz). Milzschwellung kommt bei mit Blutzerfall einhergehenden (hämolytischen) Erkrankungen auch durch Aufnahme der Blutzellreste durch Pulpazellen als sog.
spodogene Milzschwellung zustande.

Bei der akuten Milzschwellung, die also mit starker Hyperämie einhergeht, wird die Kapsel gespannt,
die Pulpa wird gequollen, weich, von dunkelroter Farbe und überdeckt die Follikel und das Gerüst, die oft kaum
mehr zu sehen sind. In anderen Fällen sind auch die Follikel hyperplastisch. Die Pulpazellen und Gefäßendothelien (sichelförmig) sind bedeutend vermehrt und stark angeschwollen. Meist finden sich zahlreiche Zellen
mit roten Blutkörperchen und Farbstoff beladen (Blutzerfall). Lymphozyten, oft auch Plasmazellen, sind vermehrt. Durch die Hyperplasie von Zellen kann der Farbton aus dunkelrot in graurot übergehen und die
Milz zerfließend weich werden. Da dies besonders bei septischen Erkrankungen der Fall ist, spricht man von
septischer Milzschwellung. Hier handelt es sich um besonders große Leukozytenmengen in der Pulpa. Sogar
die Kapsel kann gesprengt werden und tödliche Blutung in die Bauchhöhle erfolgen.

Man kann mit Lubarsch die akuten Milzschwellungen bei akuten Infektionskrankheiten einteilen nach
den zellulären Veränderungen in:

1. Gleichmäßige, diffuse Pulpaschwellung (sog. septische Milzschwellung, s. o.).
2. Reine Schwellung der Follikel.
3. Verwickeltere Formen mit Einlagerung für die betreffende Infektionskrankheit kennzeichnender Herde,
so bei Typhus usw.

Nicht selten bewirken besonders Bakterientoxine oder auch Kreislaufstörungen **Nekrosen,**
sei es in Gestalt anämischer Infarkte (s. u.) oder sei es in Gestalt von Erweichungen, so bei
Typhus, Pest usw. Oder abgefangene und gegebenenfalls örtlich vermehrte Eitererreger rufen
Abszesse hervor. Brechen solche Bildungen in die Bauchhöle durch, so kommt es zu eiteriger
Bauchfellentzündung.

Bei Diphtherie und Scharlach vor allem können auch die Follikel stärkere Schwellung und Hypertrophie
aufweisen und so schon als größere graue Flecke auf der Schnittfläche der Milz hervortreten. Nicht selten findet
sich, besonders bei Kindern, insbesondere bei Diphtherie und Bronchopneumonie, aber auch z. B. nach
Verbrennungen oder Ernährungsstörungen, toxischer Zerfall von Lymphozyten und Lymphoblasten in der Mitte
der Follikel mit Ausbildung phagozytärer, aus Retikulumzellen entstehender, sog. heller Zellen oft mit Speicherung von Lipoiden sowie zusammen mit Quellung und Hyalinisierung des retikulären Gerüstes.

Sowohl wenn eine akute Milzschwellung längere Zeit anhält, wie auch von vornherein in
allmählicher Ausbildung bei chronischen Infektionskrankheiten, z. B. Syphilis, aber
auch Lungenphthise, kommt es zu der **chronischen Milzschwellung (chronischer Milztumor).**

Hier gesellt sich zu der Hyperplasie von Zellen eine Zunahme des faserigen Interstitiums hinzu,
so daß die Pulpa allmählich bindegewebig umgewandelt wird. Das Organ wird jetzt derb, kleiner, die Pulpa
erscheint glatt, derb, trocken, dazwischen treten die Trabekel als dicke graue Stränge hervor. Reichlicher Farbstoff
kann dem Organ auch eine bräunliche Farbe geben. Auch sonst finden sich oft Ablagerungen. Die Kapsel wird
stark verdickt, oft umschrieben, mehr schwielig, fast knorpelartig, derb, grauweiß, undurchsichtig (sog. „Zuckergußmilz", Perisplenitis fibrosa). Diese Kapselverdickung findet sich auch sonst bei atrophischen Zuständen der Milz, besonders auch bei Altersatrophie.

Bei chronischer Milzschwellung kann infolge von Gewichtszunahme und Dehnung der Bänder der Milz
das Organ beweglicher werden und tiefer in die Bauchhöhle hinabtreten (Wandermilz).

Besonders hohe Grade chronischer Milzschwellung finden sich bei Malaria, welche im übrigen durch massenhaft abgelagerten schwarzen Farbstoff (schwärzlichschieferige Farbe des Organes) gekennzeichnet ist. In chronischen Fällen findet sich auch die schon besprochene Verdickung des bindegewebigen Gerüstes und bindegewebige
Umwandlung der Pulpa, was der Milz eine mehr graubraune Farbe mit dicken weißlichen Streifen gibt. Sehr starke
Milzschwellungen finden sich auch bei anderen Infektionskrankheiten wie Rekurrens, Erkrankungen an Bil-
harziosis, Schistosomiasis u. dgl. mehr, dann auch bei der Endocarditis lenta, zum Teil auf Embolien
mit Infarkten, zum Teil auf Ablagerungen, zum Teil aber auch auf Zellneubildung beruhend. Sehr große Milzen
(Splenomegalien) finden sich ferner besonders bei leukämischer Lymphadenose und Myelose sowie
Lymphogranulom („Porphyrmilz", siehe dort), ferner bei dem hämolytischen Ikterus, der Polyglobulie, bei der perniziosen Anämie nur in geringem Maße. Bei der Leberzirrhose besteht fast stets starke
Milzschwellung, welche zum großen Teil auch auf Gewebshyperplasie, zum Teil aber auch auf Stauung im Pfortadergebiet beruht. Immerhin ist letztere nicht das bei der Leberzirrhose für die Milzschwellung allein und besonders
nicht anfangs Maßgebende, vielmehr kommt ihr eine selbständige, wohl meist auf die gleiche Ursache wie die
Leberzirrhose zu beziehende Bedeutung zu. Besonders tritt die Milzschwellung bei manchen Formen sog. hypertrophischer Leberzirrhose (s. u. Leber) hervor.

Verschiedene Formen von besonders beträchtlicher Milzschwellung zusammen mit Leberzirrhose (und Anämie) werden als **Bantische Krankheit** bezeichnet. Hier tritt die Milzvergrößerung, die Splenomegalie, mit Umwandlung erst der Follikel dann der Pulpa in fibröses Gewebe schon vor der Leberzirrhose auf. Doch ist Wesen und Stellung der Bantischen Krankheit überhaupt noch unsicher. Sie scheint bei uns sehr selten, öfters vielleicht in Südeuropa vorzukommen.

Als Anaemia splenica bezeichnet man ein Krankheitsbild der Anämie mit Lymphozytenvermehrung, bei der Milzschwellung besteht (siehe auch oben). Bei der in den Tropen vorkommenden Erkrankung Kala-Azar besteht auch Milzschwellung; hier finden sich die Erreger, die Leishman-Donovanschen Körperchen, in große Phagozyten der Milzpulpa eingeschlossen (s. S. 256), die Splenomegalien vom Typus Gaucher und Niemann-Pick sind im Allg. Teil schon besprochen.

Nach dem Abschwellen einer Milzschwellung ist die Kapsel meist gerunzelt bzw. faltig.

Eine **Stauungsmilz,** welche ebenfalls geschwollen ist und zyanotische Färbung aufweist, findet sich bei allgemeiner Stauung infolge von Klappenfehlern, Herzschwäche u. dgl., oder bei Pfortaderstauung, selten bei Verlegung der Vena lienalis. Besteht die Stauung länger, so wird das Organ atrophisch (zyanotische Atrophie); die Pulpa ist glatt, derb, die Trabekel und Kapsel werden verdickt **(zyanotische Verhärtung).**

Hier eingefügt werden soll eine Darstellung und Einteilung der Milzvergrößerungen auf Grund des mesenchymalen Baues der Milz nach Hueck:

1. Schwellungszustände infolge Schwankungen des Flüssigkeits-, Zell- und Blutgehaltes in den Poren des Milzschwammes.

a) Ödem. b) Arterielle Hyperämie beginnt unter der Kapsel und um die Follikel; es kommt leicht zu Blutungen und Zertrümmerungen; sie kann wieder schwinden oder zu Wachstum des Retikulums führen. c) Venöse Hyperämie, in den Venensinus um die Trabekel beginnend, sie kann auch wieder schwinden oder bei zentraler (jenseits der Leber gelegener) Stauung bei dauerndem Druckanstieg zu Ausschaltung großer Teile des Milzgewebes, Verkümmerung der Milz mit späterer Starre, bei Pfortaderstauung bei schwankendem Druckanstieg zu Wachstum des retikulären Milzgewebes, besonders des Venensinus, führen.

2. Ablagerungen und Speicherungen besonders im Retikulum. Die Vorgänge betreffen Grundsubstanz oder zelligen Anteil. In der Grundsubstanz des faserigen Retikulums spielen sich ab a) Erweichungen (Ödem, Desmolyse); b) Verfestigungen (Hyalin, Amyloid); stärkere Milzvergrößerungen beruhen auf gleichzeitigem Wachstum des Retikulums.

3. Gewebswachstum (Hyperplasie). a) Im Innern („Keimzentrum") der Lymphknötchen, Umbildung zu Resorptionsgewebe infolge Einwirkung von Toxinen bei Diphtherie usw. (s. o.), besonders bei Jugendlichen. b) In der Randzone der Knötchen, wobei die „Hülsen" des Gefäßaußennetzes je nachdem das normale Bild der geschlossenen Hülse, oder ein aufgelockertes mit Einlagerung myeloischer Zellen, oder ein offenes mit reichlicher Neubildung lymphatischer Zellen aufweisen. c) Neubildung von Zellen und Vermehrung des retikulären Gewebes (des knötchenartig geordneten, des ungeordneten oder des zu den Venensinus geordneten), so daß es zu deutlichem Wachstum der gesamten Milz kommt.

Wird die Grundsubstanz vom Sol-Zustand in einen festeren Zustand umgebildet, so daß sie mit den Retikulumfasern zusammen starr wird, so entsteht die Milzstarre (Fibroadenie).

Embolische oder thrombotische **Infarkte** der Milz sind teils anämischer, teils hämorrhagischer Natur.

Letztere entstehen dadurch, daß es zu einem Einströmen von Blut aus den Milzkapselarterien kommt (Genaueres siehe S. 31f.). Beim anämischen Infarkt ist die betreffende Stelle gelblich, derb, von einem hyperämischen oder hämorrhagischen Hof umgeben; seine Gestalt ist meist annähernd keilförmig, die Basis des Keils der Oberfläche zugewendet, berührt aber die Oberfläche meist nicht ganz, weil hier eine Ernährung von seiten der Kapselarterien statthat. Hämorrhagische Infarkte zeigen (bei gleicher Gestalt und Konsistenz) eine schwarzrote, nach und nach abblassende Farbe. Die Infarkte hinterlassen bei ihrer Heilung, welche mittels Organisation vor sich geht, Einziehungen der Milzoberfläche in Gestalt mehr oder weniger ausgedehnter und, soweit es sich um hämorrhagische Herde gehandelt hat, pigmentierter Narben, über denen die Kapsel Verdickungen aufweist. Sind mit einem Embolus Infektionserreger verschleppt worden, so kommt es zur Bildung von **Abszessen,** welche die Kapsel durchbrechen können.

Beobachtet werden in der Milz um Arterien gelegene Eiseninkrustationen zumeist zusammen mit Kalkablagerung. Die Gefäße sind meist stark verändert und zeigen Bindegewebswucherung; es treten Blutungen ein und Eisenpigment lagert sich in Zellen ab und lockert die faserigen Bindegewebsmassen. Dies findet sich öfters, besonders bei Stauung der Milz infolge von Pfortaderstauung oder in infarktartigen Bildungen. Auch in der Milzkapsel kommen ähnliche Eisenpigment- und Kalkablagerungen vor. Die Herde können in größerer Zahl das Organ durchsetzen und als harte gelblich-rötliche oder braune Flecke oder Ringe auffallen.

Die Arteriolen der Milz zeigen ganz gewöhnlich, besonders bei älteren Leuten, hyaline Wandverdickung, oft auch Lipoidablagerung und enge Gefäßlichtung. Es steht dies nicht in Beziehungen zu bestimmten Erkrankungen und ist wohl Folge besonderer funktioneller Abnutzung dieser Gefäße. An ähnliche Veränderungen, anscheinend mehr mit Nekrose der Wandung auch etwas größerer Gefäße, können sich zahlreiche kleine, das Organ durchsetzende infarktartige Nekrosen anschließen; man hat dann von „Fleckmilz" gesprochen. Oft erscheinen gleichzeitig die Nierengefäße arteriolonekrotisch (s. unter Niere). Wahrscheinlich liegen giftige bzw. autotoxische Schädigungen zugrunde.

Nicht selten finden sich in den Venen der Milz Varizen und in ihnen Venensteine (Phlebolithen).

Eine einfache **Atrophie** der Milz findet man als Teilerscheinung allgemeiner Atrophie, als Altersatrophie usw.

Dabei ist die Milz im ganzen verkleinert, ihre Kapsel welk und gerunzelt, sehr häufig mit flachen oder knotigen Verdickungen an der Außenfläche versehen (s. o.); die Trabekel treten stark hervor, die Pulpa ist blaß, glatt, an den Schnitträndern eingesunken, die Follikel sind kaum mehr erkennbar.

Von Degenerationen ist die **Amyloiddegeneration** am wichtigsten. Daß sie in der Milz besonders häufig ist und alles andere ist schon S. 56 f. geschildert. Ebenso die beiden Formen: die Sagomilz, wenn die Follikel, und die Schinken- oder Speckmilz, wenn die Gewebe der Pulpa amyloid verändert sind. Befallen werden vor allem die Retikulumfasern und die Gefäße, die Zellen gehen an Druckatrophie zugrunde.

Die Ausbildung der beiden Formen scheint vor allem von der wechselnden Gefäßversorgung und der Tätigkeitstüchtigkeit der lymphatischen Knötchen abzuhängen; so findet sich die Sagomilz besonders bei Jugendlichen und im Anschluß an Tuberkulose (meist jüngere Leute), die Schinkenmilz mehr bei Älteren und nach Syphilis. Daß Amyloidablagerung eng mit Zelltätigkeit verknüpft ist (vgl. im Allg. Teil) tritt auch hier zutage.

Von **Tuberkulose** und **Syphilis** war schon im Allgemeinen Teil die Rede.

Geschwülste sind in der Milz selten primär: Fibrome, Myxome, Lipome, Chondrome, Osteome, Sarkome. Von Angiomen kommen Hämangiome, Kavernome und Lymphangiome vor. Häufiger sind sekundäre Geschwülste (Krebse), meist auf dem Blutwege entstanden, die aber gewöhnlich mikroskopisch klein bleiben; von der Umgebung (Magen, Pankreas) greifen zuweilen Krebse unmittelbar auf die Milz über.

Von **tierischen Parasiten** findet man in der Milz selten Pentastomum denticulatum, Echinokokken, Zystizerken, Trypanosomen.

Verletzungen, Zerreißungen. Wie erwähnt, kann es bei überstarker Milzschwellung, besonders dann, wenn Erweichung des Gewebes oder Eiterung vorhanden ist, zu **Rissen** mit tödlicher Blutung in die Bauchhöhle und Ausbildung einer eiterigen Bauchfellentzündung kommen. Umschriebene kleine Kapselrisse finden sich sehr häufig bei Milzschwellung und geben dann durch Hervorquellen von Pulpagewebe aus dem kleinen Gewebsverluste zur Bildung sog. „Milzhernien" Veranlassung; diese erscheinen als bräunliche, knopfartige Vorragungen und finden sich besonders am vorderen Rand der Milz; häufig entwickeln sich dann hier durch Abschnürung von Peritonealepithelien kleine, mit klarem Inhalt gefüllte Zysten. Ausgedehnte Zerreißungen der Milz kommen häufiger infolge von Verletzungen, insbesondere auch wieder bei Schwellungszuständen, zustande. Kleine Einrisse können durch Narbenbildung heilen.

D. Lymphknoten.

Die Lymphknoten enthalten: 1. Bindegewebe in Gestalt der Kapsel und Trabekel, welche die Lymphknoten fächerartig abteilen, sowie das feine Retikulum (Gitterfasern) mit Retikulumzellen. 2. Lymphozyten, angehäuft in Gestalt der Follikel der Rinde und der Follikularstränge des Markes. Die Follikel enthalten im mittleren Gebiet häufig Keimzentren aus Lymphoblasten mit oft sehr zahlreichen Mitosen bestehend (die aber neuerdings vielfach nicht als Bildungsstätte von Lymphozyten, sondern als „Reaktionszentren" aufgefaßt werden). 3. Die Lymphsinus, welche die Räume zwischen Follikeln (bzw. Follikularsträngen) und Trabekeln darstellen und von Endothelien ausgekleidet sind, stehen mit den Lymphgefäßen in unmittelbarer Verbindung und werden von der Lymphe durchströmt. Enthalten die Sinus Blut, so spricht man von Blutlymphknoten (besonders intraperitoneal gelegene); sie hängen oft mit dem Blutgefäßsystem zusammen und hier werden rote Blutkörperchen abgebaut.

Die Lymphgefäße leiten, aus den Saftspalten der Gewebe entspringend, den Lymphknoten mit der Lymphe auch allerhand schädliche Stoffe zu. So tragen die Lymphgefäße aus der Lunge den bronchialen Lymphknoten Kohlenstaub zu. Vor allem aber werden auch Entzündungserreger den Lymphknoten zugeführt. Körperliche Bestandteile sind dabei oft in Wanderzellen phagozytär eingeschlossen. Die fremden Stoffe werden erst in den Lymphsinus, dann auch zwischen den Lymphozyten abgelagert. Dabei werden sie von den Lymphknoten abfiltriert und zurückgehalten. Bakterien können sich dabei örtlich vermehren. So schützen die Lymphknoten den Gesamtkörper, erkranken aber selbst. Eine weitere wichtige Eigenschaft der Lymphknoten ist die Bildung von Lymphozyten.

Auf Schädigungen hin können besonders in der Mitte der Lymphknoten Wucherungen der Retikulumzellen auftreten (über einen ähnlichen Vorgang in den Milzfollikeln s. o.), so daß die Lymphknoten ein überaus fein abgestimmtes Reaktionsorgan auf alle möglichen Einflüsse hin darstellen. Eine sichere Abgrenzung solcher Bildungen in ihrer Auffassung als „Reaktionszentren" von für Neubildungsorte von Lymphozyten angesprochenen „Keimzentren" (s. o.) ist zunächst nicht möglich. Vielleicht kommen beide Funktionen auf verschiedene Einwirkungen hin zustande. Bei Reizung von Lymphknoten bzw. der Gebiete, zu denen sie regionär gehören, finden sich öfters große Massen von Plasmazellen in ihnen.

Aus dem Gesagten erklärt sich das sekundäre Erkranken der sog. regionären Lymphknoten, so bei Erkrankungen der Mundhöhle der Halslymphknoten, bei solchen der Geschlechtsorgane der Leistenlymphknoten, bei Lungenkrankheiten der bronchialen usw. Seltener als auf dem

Lymphwege werden Schädlichkeiten auf dem Blutwege Lymphknoten zugetragen, so bei allgemeinen Infektionskrankheiten Toxine, welche zahlreiche Lymphknoten verschiedenster Körpergegenden zur Schwellung bringen.

Gelangen aus Blutungen in naheliegenden Geweben rote Blutkörperchen in die Lymphknoten, so bleiben sie hier zunächst in den Lymphsinus liegen — Blutresorption —; später findet sich hier nach Zerfall der roten Blutkörperchen eisenhaltiger Blutfarbstoff.

Bei **Atrophien** von Lymphknoten, auch der senilen, wuchert an Stelle des lymphatischen Gewebes meist Fettgewebe oder Bindegewebe raumfüllend. Häufig ist **hyaline** Verdickung und Veränderung des Retikulum — so bei seniler Atrophie, Syphilis und besonders bei Tuberkulose — sowie **amyloide Degeneration** desselben und der Gefäße. **Verkalkung** findet sich häufig in käsigen Gebieten.

Sehr häufig treten aus den oben auseinandergesetzten Gründen **Entzündungen** der Lymphknoten auf im Anschluß an örtliche Infektionen, zerfallende Geschwülste od. dgl., oder an Allgemeinerkrankungen, vor allem akute Infektionskrankheiten. Die **akute Lymphadenitis** beginnt meist mit Wucherung und Abschuppung der Sinusendothelien, die sich so in den Sinus ansammeln — Sinuskatarrh —; dann kommt es, außer entzündlicher Hyperämie und Exsudation sowie Emigration aus Kapillaren, zu Hyperplasie der Lymphfollikel. Akut entzündete Lymphknoten erscheinen daher meist in Paketen geschwollen, gerötet, auf der Schnittfläche gleichmäßig markiggrau, gegebenenfalls von Blutungen durchsetzt. Die akute Entzündung kann ihren Ausgang in chronische oder in Wiederherstellung nehmen.

Werden Eiterkörperchen aus Eiterungen der Umgebung resorbiert oder wirken Eitererreger, in den Lymphknoten zurückgehalten, hier örtlich ein, so kommt es zur **eiterigen Lymphadenitis** mit Bildung gelblicher Pünktchen, die unter Gewebseinschmelzung zu Ab szessen führen, welche die ganzen Lymphknoten einnehmen und die Kapsel durchbrechen können; auch Fisteln können so entstehen. Durch Narbenbildung kann Heilung erfolgen.

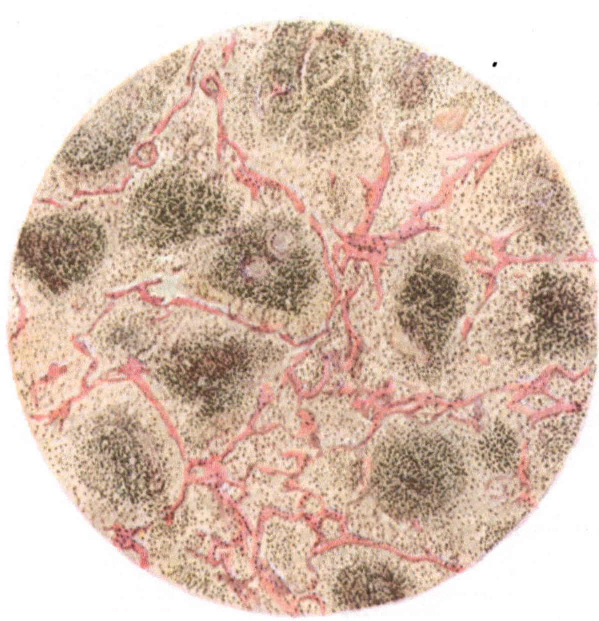

Abb. 366. Sinuskatarrh eines Lymphknotens.
Dunkel die Lymphfollikel, rot die bindegewebigen Septen; dazwischen die Lymphsinus, angefüllt mit abgestoßenen Endothelien.

Bei manchen Infektionen, z. B. Milzbrand, entstehen auch heftige hämorrhagische Entzündungen, in anderen Fällen, wie bei Typhus abdominalis, Pest, Diphtherie, nekrotisierende oder eiterige oder eiterig-jauchige Entzündungen.

Findet eine Einschleppung von entzündungserregenden Stoffen dauernder statt, z. B. im Verlaufe chronischer Katarrhe oder langsam verlaufender Geschwürsbildungen im Wurzelgebiet der Lymphknoten, wie bei Zahnkaries od. dgl., so entsteht die **chronische, hyperplastische Lymphadenitis,** welche durch die Neigung zu verhärtender Umwandlung des Gewebes ausgezeichnet ist; neben der zelligen Hyperplasie entwickelt sich eine Verdickung des Retikulums und der gröberen Bindegewebszüge, endlich eine bindegewebige Umwandlung des Gewebes auf Kosten der Zellen. Dadurch schrumpft der Lymphknoten, wird klein, derb und atrophisch. Solche Verhärtungszustände entwickeln sich besonders in Lymphknotengruppen, in welchen durch Aufsaugung aus ihren Wurzelgebieten körperliche Bestandteile, insbesondere gewisse Staubarten, in reichlicher Menge abgelagert werden, was oft zu kennzeichnender Verfärbung der Lymphknoten führt. So zeigen die Bronchiallymphknoten sehr häufig eine **Anthrakosis,** eine Verfärbung durch die aus der Lunge resorbierte Kohle; diese wird zunächst besonders von den Sinusendothelien, dann auch von den Retikulumzellen aufgenommen. Das Bindegewebe, von kohlehaltigen Zellen durchsetzt, vermehrt sich, das eigentliche Lymphknotengewebe schwindet: anthrakotische Verhärtung (Induration).

Seltener sind die Ablagerungen von Kalkstaub, Eisenstaub u. a., welche sich bei den entsprechenden Erkrankungen der Lunge (siehe Kapitel III) finden.

In manchen Fällen führt die Ablagerung von fremden Stoffen zu einer Erweichung der Lymphknoten; so können z. B. durch Kohle gefärbte Bronchialknoten selbst in die anliegende Lungenvene durchbrechen, wodurch Kohle an andere Stellen des Körpers, besonders in die Milz verschleppt wird. Auch durch rückläufigen Transport auf dem Lymphweg kommt Kohle in andere Lymphknoten und Organe (S. 34). Ferner können erweichte Bronchiallymphknoten in die Luftröhre einbrechen.

Verfärbungen der Lymphknoten finden sich ferner bei Tätowierung, nach Aufsaugung von Blutergüssen, bei verschiedenen Hautkrankheiten, dem Morbus Addisonii usw.

Daß die Lymphknoten, allein oder zusammen mit dem Thymus, hyperplastisch sein können (sog. Status lymphaticus bzw. thymolymphaticus) ist S. 234 geschildert. Ebenso sind im allgemeinen Teil schon die Lymphknotenvergrößerungen bei lymphatischer Leukämie und Pseudoleukämie, d. h. die leukämischen oder aleukämischen Lymphadenosen, ferner das Lymphogranulom und Lymphosarkom besprochen.

Alle ganz verschiedenen und ungleichwertigen Lymphknotenhyperplasien können wir als Lymphome zusammenfassen.

Von echten **primären Geschwülsten** sind die **Sarkome** in erster Linie zu nennen, besonders die **Rundzellensarkome.**

Dabei sind die Zellen meist größer als Lymphozyten und gleichen so mehr großen Lymphozyten. Es fehlt diesen Geschwülsten das bei den ja meist nicht zu den echten Geschwülsten gerechneten Lymphsarkomen (s. S. 203) typisch aufgebaute Retikulum. Im Gegensatz zu den letzteren nehmen sie von einem Knoten ihren Ausgangspunkt, wachsen infiltrierend, vor allem durch die Kapsel und in Nachbargewebe und setzen echte Tochtergeschwülste. Trotzdem sind die Grenzen zwischen Rundzellensarkomen der Lymphknoten und Lympho-sarkomen oft schwer bzw. nicht zu ziehen.

Auch Spindelzellensarkome und Riesenzellensarkome kommen, wenn auch selten, vor.

Sehr selten sind Epitheliome. Ferner kommen von den Belegzellen des Gitterfasergerüstes (Retikulumzellen, Retothelien) ausgehende Geschwülste vor, welche als Retothelsarkom bezeichnet wurden.

Außerordentlich häufig dagegen sind **metastatisch** entstandene **sekundäre Geschwülste** der Lymphknoten, auch hier zunächst der regionären, dann in weiterer Verbreitung. Am häufigsten finden sie sich bei Krebsen. Die Epithelien dieser siedeln sich auch hier zunächst in den Lymphsinus an, dann wachsen sie zu Geschwülsten aus, die die ganzen Lymphknoten durchwuchern und in die Umgebung durchbrechen können.

Eine Regeneration von Lymphknoten hat durch Neubildung aus Bindegewebe oder Fettgewebe statt. Oder sie regenerieren sich aus alten Lymphfollikeln, indem diese zentrifugal wuchern und parallel zur Längsachse des alten, dem Untergang geweihten Lymphknoten einen neuen entstehen lassen (Hammerschlag).

Zweites Kapitel.

Erkrankungen des Kreislaufsapparates.

A. Herz und Perikard.

a) Mißbildungen und angeborene Anomalien.

Die am Herzen vorkommenden angeborenen Abweichungen beruhen zum größten Teil auf Bildungshemmung des ganzen Herzens oder einzelner Teile, seltener auf einer im letzten Teile des fötalen Lebens durchgemachten Endokarditis, besonders der rechten Herzhälfte. Grundlegende Untersuchungen stammen von Rokitansky.

In den ersten Zeiten seiner Entwicklung (His, Born) stellt das Herz einen einfachen Schlauch dar und nimmt erst durch verwickelte Krümmungen und Gestaltsveränderungen seine spätere Form an; die Scheidewände zwischen den Kammern und den Vorhöfen, ebenso wie auch die Trennung von Aorta und Pulmonalis aus einem ursprünglich gemeinsamen Stamme (dem Truncus arteriosus), entstehen erst im Verlauf der Entwicklung und in ziemlich verwickelter Weise. Das Septum ventriculorum entsteht aus einer sich von der Spitze und einer sich vom Vorhofe her entwickelnden Scheidewand, während der völlige Abschluß der Kammerscheidewand durch Hinabwachsen des Septums des Truncus arteriosus bewirkt wird. So kommen nicht selten Lücken zustande, welche durch mangelhafte Ausbildung oder Vereinigung der die Scheidewände bildenden Teilscheidewände verursacht sind. Es kommen von solchen Bildungshemmungen unter anderem vor: Offenbleiben des Foramen ovale durch mangelhafte Vereinigung der Scheidewand zwischen den Vorhöfen (sehr häufig), Truncus arteriosus communis persistens als Hemmungsbildung durch mangelhafte Bildung des Trunkusseptums, Defektbildungen im Septum atriorum oder ventriculorum. Fehlt das Septum ventriculorum ganz, so sind zwei Vorhöfe, aber nur eine Kammer, im ganzen drei Höhlen vorhanden: **Cor triloculore biatriatum;** fehlt das Septum atriorum, so besitzt das Herz einen Vorhof und zwei Kammern: **Cor triloculare biventriculosum;**

sind beide Scheidewände ganz lückenhaft, so spricht man von **Cor biloculare.** Weiterhin ist zu nennen: Ursprung eines der beiden großen Gefäße, Aorta oder Pulmonalis, aus beiden Kammern; Ursprung der Aorta aus der rechten, der Pulmonalis aus der linken Kammer (Transposition der Gefäße) durch Stehenbleiben der Scheidewand des Truncus arteriosus in der Drehung und somit falsche Stellung desselben sowie durch fehlerhafte Vereinigung des Septums des Truncus arteriosus mit den Scheidewänden der Kammer.

Häufig kommen mehrere Fehlbildungen am Herzen miteinander vereinigt und voneinander abhängig vor. So bildet Stenose oder Atresie der Pulmonalis mit Septumdefekt den häufigsten und wichtigsten kombinierten angeborenen Herzfehler, den wir, da er auch die Vereinigungsmöglichkeiten von Mißbildungen besonders beleuchtet, hier besprechen wollen.

In den meisten Fällen handelt es sich um eine Verengerung **(Pulmonalstenose),** selten um einen vollständigen Verschluß (Atresie) der Lungenarterienbahn. Dem Sitz nach können wir die Verengerungen am Conus

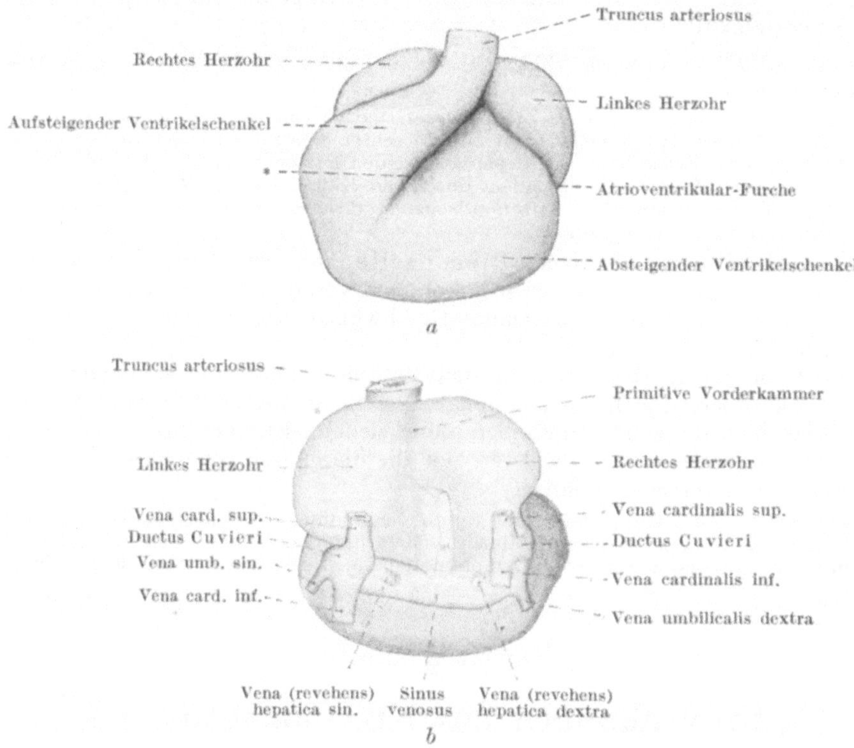

Abb. 367 a und b. Rekonstruktionsmodell des Herzens eines 3 mm langen Embryos.
a von vorn, *b* von hinten gesehen, *m* Mesocardium posticum. (Nach Broman, Morpholog. Arbeiten Bd. 5, 1895.)

arteriosus (dexter), am Ostium und an der eigentlichen Lungenarterie unterscheiden. Sitzt sie am Konus, so kann dieser an seinem unteren Ende von der übrigen rechten Kammer abgeschnürt werden, so daß sie eine Art eigener Kammer, den sog. dritten Ventrikel bildet. Oder der Konus ist an seiner Spitze durch ein Muskelband ringförmig verengt, oder endlich er ist im ganzen gleichmäßig verengt. Bei Verengerungen in der Höhe der Klappen sind die Klappen verdickt und verwachsen (außer auf Bildungsfehlern können solche Formen auch auf fötalen Entzündungen beruhen), oder es haben sich eigentliche Klappen nicht gebildet. An ihrer Stelle liegt ein ringförmiges Gebilde oder eine Art Scheidewand mit einer Öffnung. Auch zeigen die Pulmonalklappen oft insofern eine Abweichung, als sie nur in der Zweizahl ausgebildet sind. Die Verengerung der eigentlichen Lungenarterie kann diese in kleinerer oder größerer Ausdehnung in einen engen Strang verwandeln. Gewöhnlich besteht zugleich Verengerung des Konus bzw. Ostium. Zumeist ist nun gleichzeitig mit der Pulmonalstenose eine Lückenbildung im Septum ventriculorum — an dessen oberem Teil (subaortal) — und offenes Foramen ovale vorhanden. Auch kann das Septum ventriculorum ganz fehlen, oder das Septum atriorum weitere Mangelhaftigkeit zeigen oder auch ganz fehlen. Die Aorta ist meist sehr weit und nach rechts verschoben. Sie kann aber doch noch aus der linken Kammer oder, mit der Pulmonalis zusammen, aus der rechten Kammer entspringen, oder sehr häufig „reitet" sie über dem Septumdefekt und entspringt somit beiden Kammern zusammen. Selten sind dabei Pulmonalis und Aorta vertauscht — so daß die Pulmonalis der linken, die Aorta der rechten Kammer entspringt —, sog. **echte Transposition.**

Die Enge der Lungenarterienbahn muß natürlich sekundär Veränderungen im Verhalten der Herzhöhlen und ihrer Wandungen bewirken. Die rechte Herzhälfte, besonders die rechte Kammer, ist erweitert, ihre Wände sind infolge vermehrter Arbeit hypertrophisch. Die linke Kammer erscheint dagegen klein, wie eine Art Anhängsel an die rechte Herzhälfte. Das ganze Herz erscheint so mehr kugelig.

Die fast stets zusammen auftretende dreifache Veränderung: Pulmonalverengerung, subaortale Scheidewandlücke oder -mangel und Verschiebung der Aorta nach rechts ist einheitlich aufzufassen. Das Grundlegende ist die mangelhafte Bildung eines Teiles des vorderen Septum ventriculorum (dessen hinteren Teiles nach Rokitansky). So kommt es zu einer abweichenden Teilung des Truncus arteriosus communis. Vielleicht

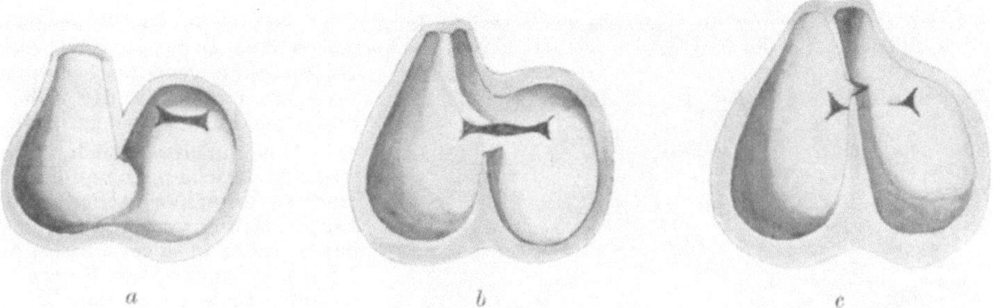

Abb. 368 a—c. Drei Schemata, die Entwickelung der Herzkammerscheidewand zeigend.
(Nach Born, Arch. f. mikr. Anat. Bd. 33, 1899. Aus Broman, l. c.)

ist auch das Septum trunci primär beteiligt. Die „teratogenetische Terminationsperiode" dieser Mißbildung ist in den zweiten Fötalmonat zu verlegen. Es kann „angeborene Blausucht" bestehen, aber immerhin ist durch die Verbindung mit dem Septumdefekt eine Art Selbsthilfe geschaffen; mit Hilfe des offenen Ductus Botalli und der Hypertrophie der rechten Kammer kommt eine Art Ausgleichung zustande, und die Mißbildung ist eine der mit dem Leben am längsten verträglichen Herzmißbildungen. Aber doch stirbt etwa die Hälfte vor vollendetem 10. Jahre, nur etwa 20% erreichen ein Alter von über 20 Jahren. Von den Fällen, welche mit Pulmonalstenose in ein höheres Alter kommen, sterben sehr viele ($^1/_4$—$^1/_2$) an Lungentuberkulose. Besteht aber Pulmonalstenose ohne Septumdefekt (gleichzeitig fehlt die Trikuspidalis häufig bzw. ist auch verengt), so sterben die Kinder meist

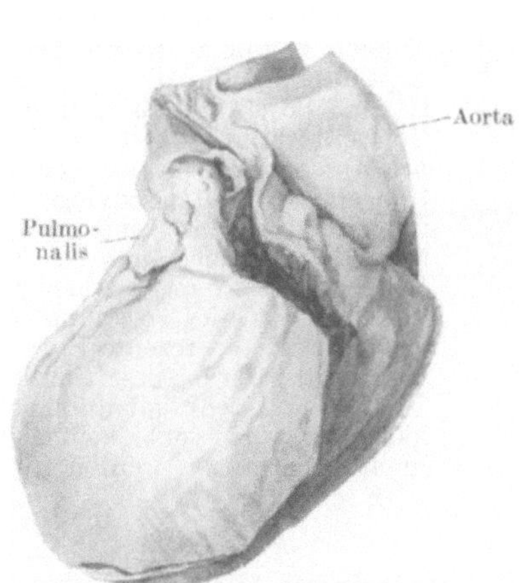

Abb. 369. Pulmonalstenose. Transposition der Gefäße. Defekt des Septum ventriculorum. 6 jähriges Kind.

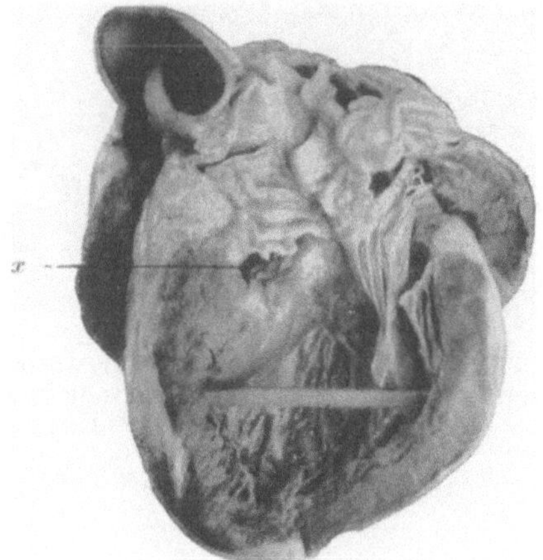

Abb. 370. Stenose des Aortenkonus (entzündlich?). Direkt darunter Defekt im Sputum ventriculorum (x).

(Nach Herxheimer aus Schwalbe, Morphologie der Mißbildungen. III, 3. Jena 1910.)

bald. Auch bei vollständigem Verschluß können die Lungen noch durch den offenen Ductus Botalli oder Bronchial-Ösophagusarterien oder Äste der Aorta ernährt werden. Aber dieser Zustand ist natürlich viel gefährlicher als Verengerung.

Der weit seltenere Vergleichungsfall zu der genannten Mißbildung ist **Atresie oder Stenose der Aorta,** seltener neben Septumdefekten, eine Herzmißbildung, welche die Lebensdauer erheblich beschränkt. Am häufigsten hat die Verengerung der Aorta in der Gegend des Isthmus, also in der Nähe der Einmündung des Ductus Botalli, ihren Sitz. Der Anfangsteil bis dahin ist dann meist erweitert. Sehr selten ist Defekt der Aorta descendens, so daß dann der Körper durch den Ductus Botalli von der Pulmonalis aus mit Blut versehen wird.

Der Ductus arteriosus (Botalli) kann häufig auch beim Erwachsenen besonders als Verbindung mit bzw. zum Ausgleich anderer Mißbildungen (s. o.) durchgängig bleiben. Ferner kommt angeborene Hypertrophie (Hedinger) und andererseits Hypoplasie des Herzens vor (letztere kann sich als angeborene Enge auf den Aortenbogen und auf das ganze Arteriensystem erstrecken). Endlich finden sich Vermehrung oder Verminderung der Zahl der Klappen (besonders vier oder zwei Semilunarklappen, der letztere Zustand scheint später zu Endokarditis zu neigen), Fensterung der Klappen (klinisch bedeutungslos außer als Mißbildung häufiger auch als Atrophieerscheinung besonders bei alten Leuten vorhanden), abnorme Sehnenfäden u. a.

Dextrokardie, Verlagerung des Herzens nach rechts, kommt am häufigsten als Teilerscheinung eines Situs inversus (S. 211) vor. Bei der Ectopia cordis ist das Herz, höchstens nur vom Perikard bedeckt, besonders bei Spaltung des Brustbeines, nach außen verlagert. Über Akardie siehe unter Mißbildungen im allgemeinen Teil.

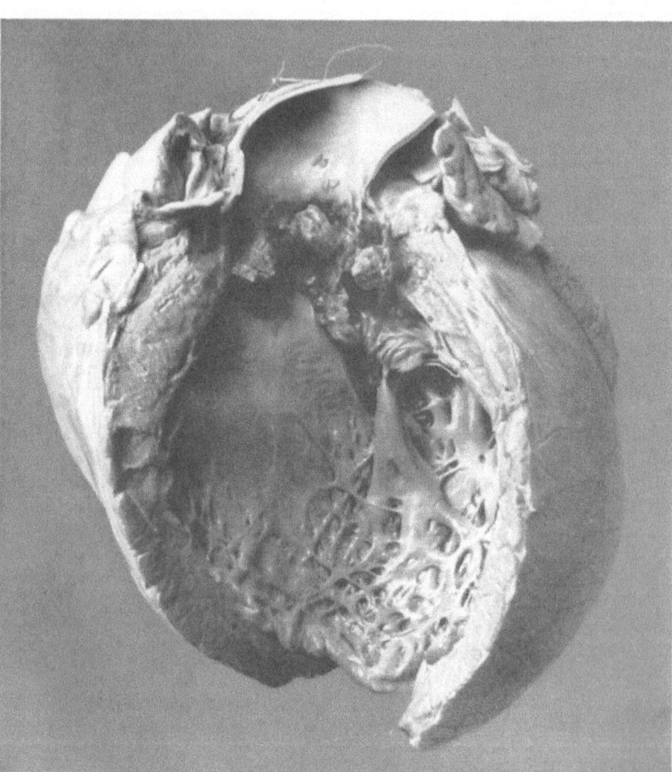

Abb. 371. Endocarditis verrucosa der Aorta (große warzige Auflagerungen, welche Stenose der Aortenklappen bedingen; Hypertrophie der linken Kammer).

Eine außerordentlich interessante und wichtige Anschauung von der Bildung des Herzens unter normalen Bedingungen und zur Erklärung von Abweichungen hiervon hat Spitzer in seiner phylogenetischen Theorie der normalen Herzseptierung entwickelt. Er legt dar, daß bei den Wirbeltieren im Laufe der Phylogenese beim Ersatz der Kiemen- durch die Lungenatmung als eine der wichtigsten und tiefgreifendsten Umgestaltungen der inneren Organisation die Zweiteilung des Herzens in eine linke arterielle und eine venöse rechte Hälfte auftritt. Dabei sei die Lungenatmung die Ursache, die Herzseptierung die Wirkung; die bessere Durchblutung der Lunge usw. beim Leben auf dem Lande infolge des größeren Energieverbrauches soll das Veranlassende sein. Eine Torsion um 180° an dem arteriellen Ende und die Herzseptierung führen zu dem so entwickelten Herzen. Mängel in der Septumbildung und in der Torsion bedingen Herzfehler (Fehler der Septumbildung), die so ihre Erklärung finden. So leitete Spitzer die Transposition mit ihren Begleiterscheinungen (Stenosen) von einer atavistischen Reproduktion eines niederen phylogenetischen Stadiums, für welches eine geringere Torsion des Herzschlauches als sie dem rezenten Säugertypus entspricht, kennzeichnend ist, ab; doch ist dies verknüpft mit und angepaßt auch an rezente Entwicklung. Die Theorie wird für diese Entgleisungen der Herzbildung sehr gut durchgeführt, doch kann auf die verwickelten Einzelheiten nicht eingegangen werden.

b) Endokard.

Subendokardiale kleine Blutungen sind nicht selten, besonders oberhalb der Ausstrahlungen des Atrioventrikularbündels im linken Ventrikel, dessen Fasern sie in Mitleidenschaft ziehen und so auch Arhythmien bewirken können. Sie kommen teils per rhexin, teils per diapedesin zustande.

Sie beruhen auf toxischer bzw. dyskrasischer Einwirkung, z. B. bei Diphtherie (dann bestehen auch degenerative Veränderungen der Muskelfasern), oder heftigen mechanischen Zusammenziehungen bei Tetanus, Eklampsie, Urämie, Erstickung, Anwendung starker Herzmittel u. dgl., oder sind neurotischen Ursprungs besonders bei Hirndruck (Vagusreizung, Berblinger) und in letzterem Falle meist auf das Atrioventrikularbündel beschränkt. Die Blutungen können Teilerscheinung allgemeiner solcher sein (unter infektiös-toxischen Bedingungen, bei Sepsis u. dgl.).

Die **Endokartitis** des fötalen Lebens spielt sich vorzugsweise an den Klappen der rechten Herzhälfte ab, sonst aber meistens im linken Herzen, gewöhnlich an den Klappen, seltener am Wandendokard der linken Kammer oder des linken Vorhofs und auch dann zumeist in der Nähe der Klappen oder an Sehnenfäden der Mitralis. Zu allermeist sind sowohl die Aorten- wie die Mitralklappen befallen, wenn auch die Veränderungen teils an ersteren, teils an letzteren weit überwiegen können.

Man unterscheidet meist zwei Hauptformen, die **Endocarditis verrucosa** oder **simplex** und die **Endocarditis ulcerosa.**

Gemeinsam ist Sitz und Beginn. Kokken od. dgl. kreisen, an irgendeiner Stelle eingedrungen, im Blute und bleiben aus mechanischen Gründen besonders an den Schließungsrändern der Klappen (wenn diese sich aneinander legen die engste Stelle), vor allem an deren unterem Rand, hängen und bewirken hier Schädigung und Entzündung. Insofern ist die Endokarditis also keine eigentlich erste Erkrankung. Sie schließt sich an andere Krankheiten an, oder mindestens muß man annehmen, daß die Erreger, an anderen Stellen eingedrungen, erst ins Blut gelangt sind, wenn sich

der Sitz des ersten Eindringens auch in vielen Fällen nicht mehr feststellen läßt. Gemeinsam ist dann auch den Endokarditisformen eine Weiterverbreitung krankhafter Veränderungen im übrigen Körper auf dem Wege der Metastasierung und Embolie. Im übrigen aber sind die Ursachen und somit auch der weitere Werdegang und die mit der Erkrankung verbundenen Gefahren bei den einzelnen Formen recht verschieden.

Wir wollen im Anschluß an Beitzke und seine Schüler statt in oben genannte 2 Formen noch etwas weiter einteilen.

1. Die **Endocarditis verrucosa** oder **simplex.** Es ist die mildeste Form. Erreger sind auch hier anzunehmen, aber unbekannt; offenbar sind es Kleinlebewesen, welche eine wenig hochgradige Entzündung und vor allem keine Eiterung bewirken. Wir sehen an den Klappen am Schließungsrand (an den Aortenklappen besonders an den Noduli Arantii, an den Mitralklappen vor allem am großen Segel) eine Reihe kleiner, bis stecknadelkopfgroßer Auflagerungen. Sie sind in frischem Zustande rötlich bis blaßgelb. Der Vorgang ist der, daß es nach Zugrundegehen des Endothels zu einer Auflagerung kommt, welche aus Blutplättchen besteht, denen rote

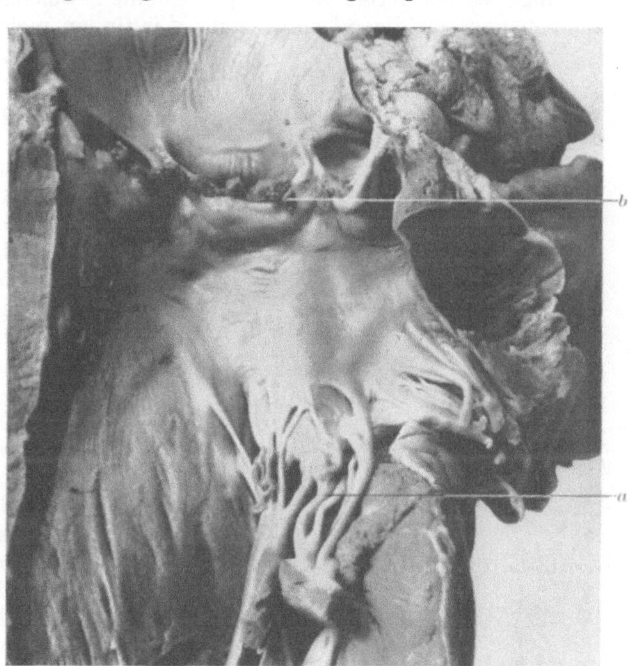

Abb. 372. Rekurrierende verruköse Endocarditis mitralis und aortica.

a = verdickte und verkürzte Chordae tendineae der Mitralis (alte Endokarditis), *b* = den verdickten und verkürzten Aortenklappen (alte Endokarditis) sind frische warzige Massen aufgelagert.

Blutkörperchen, auch ganz vereinzelte Leukozyten oder abgestoßene Endothelien angelagert sind. Bakterien finden sich hier nie. Später kommt es zur Organisation dieser Auflagerungen durch Granulationsgewebe und somit zur Vernarbung.

2. Die **Endocarditis rheumatica.** Sie steht der vorigen Form ganz nahe und wird meist mit ihr zusammengefaßt. Hier finden sich an denselben Stellen ähnliche kleine Auflagerungen, sie greifen aber über den Schließungsrand der Klappen über auf den freien Rand oder auch ein wenig auf Sehnenfäden oder gar Vorhofendokard. Die Auflagerung setzt sich auch ähnlich wie bei der Endocarditis verrucosa zusammen. Aber das Klappengewebe selbst, welches verdickt und gefäßhaltig ist, ist stärker und etwas anders als dort verändert. Die ganze Klappe ist zellig durchsetzt mit Haufe von Rundzellen, Plasmazellen, Leukozyten, Fibroblasten, großen Zellen, letztere ähnlich den Zellen in den Aschoffschen Knötchen (vgl. im Allgemeinen Teil unter Gelenkrheumatismus); es können selten auch echte Aschoffsche Knötchen hier (neben den viel häufigeren im Myokard) auftreten. Es kommt auch hier zu Vernarbung auf dem Wege der Organisation. Bakterien finden sich — wie bei der Grundkrankheit, dem Rheumatismus — nicht.

Wenn die aufgelagerten Massen vernarbt sind, also nur noch aus Bindegewebe bestehen, so schrumpft dies oder verkalkt auch — **Endocarditis fibrosa** und **calcarea retrahens** — und so ist zwar eine Reparation, also eine Art Heilung der Vorgänge zustande gekommen, aber die Klappen sind verunstaltet und in ihrer Tätigkeit beeinträchtigt; es entstehen so **Klappenfehler,** von denen weiter unten die Rede sein soll.

Derartig veränderte Klappen neigen zu neuer Entzündung — **rekurrierende Endokarditis** — aus mechanischen Gründen, zumal die so veränderten Klappen ja jetzt als Folge der ersten Entzündung bis zum Rande gefäßreich sind; auch zeitigt die hauptsächlichste grundlegende Krankheit, der Gelenkrheumatismus, ja auch häufig Rückfälle.

Außer den Restbeständen in Gestalt der erwähnten Klappenfehler bietet die Endocarditis verrucosa noch die Gefahr der Embolie (s. u.).

3. Die **Endocarditis maligna** oder **bacterica.** Sie wird hervorgerufen durch Eitererreger, vor allem Streptokokken und Staphylokokken, aber auch Pneumokokken, Gonokokken (selten), Meningokokken, ferner z. B. Typhusbazillen, welche im Blute kreisen und an den Klappen haften bleiben und schädigend einwirken. Wir finden meist massenhaft Bakterien an den Klappen bzw. ihren Auflagerungen. Wir können hier weiter einteilen je nach dem Erscheinungsbild an den Klappen:

a) **Endocarditis polyposa.** Auch hier sieht man am Schließungsrand, aber über denselben hinausgreifend auf der ganzen Klappe, auf den Sehnenfäden und gegebenenfalls auch Wandendokard Auflagerungen, in frischen Fällen von rötlicher, auch grüngelblicher Farbe. Sie sind viel mächtiger, weich und lösen sich leicht ab. Mikroskopisch erinnern die Auflagerungen an diphtherische Pseudomembranen. Sie bestehen aus Blutplättchen, Fibrin, reichlich Leukozyten usw., da zu den Auflagerungen aus dem Blute ein fibrinös-eiteriges Exsudat hinzukommt. Vor allem aber ist hier das Klappengewebe selbst von Leukozyten in größeren Mengen durchsetzt, auch sind oft nekrotische Gebiete vorhanden. Dies kann weiter fortschreiten, so daß die Klappen hochgradig zerstört werden. Tritt bei günstigen Abwehrverhältnissen des Körpers die Wirkung der Bakterien zurück, so kommt es auch hier zu Ausbildung eines Granulationsgewebes und wenigstens teilweiser Organisation. So können gerade hier die schwersten Verunstaltungen der Klappen (auch mit Verkalkungen), also Klappenfehler auftreten.

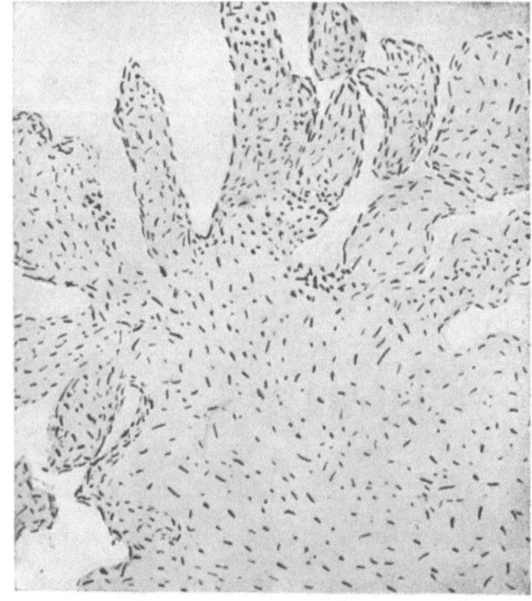

Abb. 373. Chronische fibröse Endokarditis.
Das ganze zottige Gewebe, welches den Herzklappen aufgelagert ist, besteht aus Bindegewebe.

b) **Endocarditis ulcerosa.** Hier stehen Auflagerngen zurück. Die Bakterien bewirken unmittelbar Nekrose des Klappengewebes. Als Versuch der Abwehr kommt es nur zu abgrenzender Eiterung aus ausgewanderten Leukozyten, wozu etwa Zellen (Bindegewebszellen) aus dem Klappengewebe hinzukommen. So entstehen wirkliche Geschwüre an den Klappen.

c) **Endocarditis ulcerosa** und **polyposa.** Man kann diese Form unterscheiden, wenn sich polypöse Auflagerungen und zugleich Geschwüre an den Klappen finden.

Die Endokarditis bietet außer den erwähnten Gefahren der Restbestände in Gestalt von Klappenfehlern noch die Gefahr, daß solange die Auflagerungen noch weich, frisch sind, sie bzw. Teile von ihnen leicht durch den Blutstrom abgerissen werden. Sie bleiben dann als **E m b o l i** in kleinen Arterien der Milz, der Nieren, des Gehirnes usw. stecken und rufen hier **I n f a r k t e** bzw. **E r w e i c h u n g e n**, oft zahlreiche und in verschiedenen Organen, herves Sind die abgerissenen **Massen nicht mit Eitererregern infiziert,** so entstehen **e i n f a c h e I n f a r k t e,** welche später **organisiert** werden.

Tragen die abgerissenen Teile aber bei der Endocarditis maligna Eitererreger mit sich, so kommt es zur **V e r e i t e r u n g d e r I n f a r k t e** oder auch, indem Kokken von der Endokarditis aus ins Blut gelangen, zu metastatischen Eiterungen (**A b s z e s s e n**) und somit allgemein zu **s e p t i s c h - pyämischen Zuständen** (vgl. im Allgemeinen Teil unter Sepsis). Auch können infolge der Geschwürsbildung bei Endocarditis ulcerosa von durchbrochenen Klappen losgelöste Stücke **w e i t e r g e t r a g e n** werden. Die geschwürigen Vorgänge können auch, wenn sie auf die Sehnenfäden übergreifen, zu deren Zerreißungen führen. Hie und da werden auch thrombotische

Auflagerungsmassen zusammen mit nekrotischen Klappenteilen durch den Blutstrom nach der Richtung des geringeren Widerstandes ausgebuchtet; so entstehen die akuten Klappenaneurysmen, die auch durchbrechen können.

Die Entstehungsart der verschiedenen Endokarditisformen hat trotz verschiedener Erreger manches Gemeinsame, wenn wir auch hier den Gesamtkörper berücksichtigen. Bei der Endocarditis maligna, besonders ulcerosa, liegen die Verhältnisse verhältnismäßig einfach: virulenteste Angreifer auf der einen Seite, auf der anderen geringe Widerstandsfähigkeit des Körpers ihnen gegenüber, wohl Fähigkeit zur Haftung und Aufsaugung, aber sie sind den Angreifern gegenüber mangelhaft oder erlahmen, so daß örtlich schwere Klappenzerstörungen und ein Weitertragen der Erreger mit dem Blute in den Körperkreislauf sich ergibt, und Sepsis und Pyämie akut zum Tode zu führen pflegen. Auf der anderen Seite aber starke Widerstandskraft gegen noch unbekannte, wohl sicher weniger eingreifende Erreger bei der Endocarditis verrucosa und rheumatica. Die örtliche Reaktion wird der Erreger oder Giftstoffe Herr; es kommt zur Reparation, Narbenbildung und nur die Folgen in Gestalt der Klappenfehler bleiben bestehen. Bei dieser Lage der hohen Abwehrfähigkeit des Körpers einerseits, der geringen Angriffsfähigkeit der Erreger andererseits, scheint überhaupt eine örtliche Haftung und Aufsaugung am Endokard und somit Endocarditis verrucosa nur dann einzutreten, wenn das Endokard besonders zum Haften geneigt gemacht, d. h. sensibilisiert, wird durch eine allergische Umstimmung der Körperlage. Hierauf weisen interessante neue Versuche hin. Siegmund und besonders Dietrich verfolgten, daß das

Endokard bei Erreichung einer bestimmten Reaktionslage erst an den zellulären Abwehrleistungen hier teilnimmt; so gelang es Dietrich im Tierversuch durch Vorbehandlung mit Staphylokokken-Vakzine od. dgl. das Endokard in einen Reaktionszustand überzuführen, daß nach Injektion von Staphylokokken diese bei dem Kreisen im Blute nunmehr am Endokard der Klappen hafteten und Veränderungen nach Art der verrukösen Endokarditis bewirkten. Gemeinsam ist diesen und ähnlichen Versuchen also, daß erst ein allergischer Zustand des Körpers — der durch Stoffe von Kokken, aber auch durch andere Eiweißkörper oder ähnlich unspezifisch herbeigeführt werden kann — die Haftung und Aufsaugung der Bakterien am Endokard und somit die zellulären Abwehrleistungen in Gestalt der Endokarditis bewirkt. Auch ist schon oben dargelegt, daß sich die der Endocarditis verrucosa so nahe stehende rheumatische Form ganz gewöhnlich an Gelenkrheumatismus (vgl. im Speziellen Teil unter Gelenke) anschließt, und auch bei diesem scheint nach der Ansicht von Manchen eine allergische Umstimmung des Körpers wenigstens eine Rolle zu spielen.

Besonders zu betonen ist nun noch eine Endokarditisform, welche gewissermaßen eine besondere Zwischenform zwischen der malignen (bakteriellen) und verrukösen Endokarditis darstellt. Es ist dies die **Endocarditis lenta.** Sie gehört zwar zu den bakteriellen Formen, führt

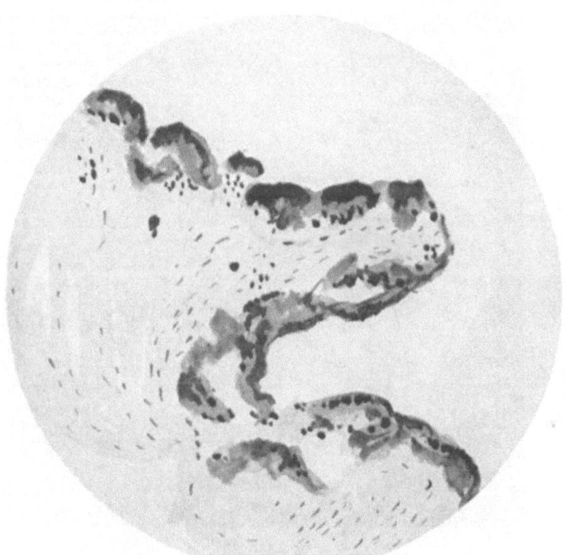

Abb. 374. Endocarditis ulcerosa.
Kokkenhaufen (dunkel) liegen am Rande der Klappe.

aber nicht in kurzer Zeit zum Tode, sondern verläuft chronisch, dauert durchschnittlich 4 bis 6 Monate bis 2 Jahre. Erreger ist hier zumeist der Schollmüllersche Streptococcus viridans. Er ist weniger virulent, und so werden die Klappen auch weniger zerstört, und ihre Veränderungen entsprechen so vor allem den polypösen Formen. Die jetzige Auffassung geht gerade hier dahin, daß dieser anhämolytische Streptokokkus eine durch die erhöhte Abwehrlage des Körpers umgestimmte Kokkenart darstellt, und daß die Veränderungen am Herzen und im übrigen Körper abhängig sind von der Wechselwirkung zwischen der hohen Widerstandsfähigkeit des Körpers und der Einwirkung auf die Erreger. Die Endocarditis lenta geht meist mit kennzeichnenden Veränderungen der Nieren (Embolien in der Nierenglomeruli mit verhältnismäßig geringen Folgen, vgl. unter Niere) einher und ist Teilerscheinung der Sepsis lenta. Über alles dies s. auch im Allgemeinen Teil unter Sepsis.

Auch durch **Atherosklerose** können die Herzklappen verändert werden, besonders die der Aorta, und zwar, da die Veränderung meist von der atherosklerotischen Aorta her auf die Klappen fortgeleitet wird, zunächst am sog. Ansatzrand.

Auch sind die Klappenrückflächen bevorzugter Sitz. Die Klappen werden verdickt, zugleich finden sich, wie bei der Atherosklerose überhaupt, Verfettungen und Verkalkungen. Befällt die Veränderung die ganzen Klappen und hochgradig, so können sich, besonders wenn sich auch hier Thromben auflagern und organisiert werden, Bilder entwickeln, die ganz denen der chronischen verrukösen Endokarditis gleichen. Die Folgen sind dann auch hier Arbeitsstörungen der Klappen. Auch alleinige Verfettungen sind, besonders an den Mitralklappen, sehr häufig und treten auch schon frühzeitig auf, sog. „weiße Flecke" der Mitralis.

Über Veränderungen der Aortenklappen allein (mit Insuffizienz dieser) bei der Mesaortitis s. unter Syphilis im Allgemeinen Teil.

Die Aortenklappen zeigen bei Herzhypertrophie, von der ventrikulären Klappenseite ausgehend, reaktive Erscheinungen der elastischen Fasern (Aufspaltung und Vermehrung) als Folge der Zerrung und übermäßigen Spannungszunahme.

Klappenfehler sind das Ergebnis der beschriebenen Endokardveränderungen. Sie sind wesentlich zweierlei Art:

1. Die verdickten starren Klappen, auch oft noch am Rande mit Einkerbungen oder Knoten versehen, können sich beim Klappenschluß nicht mehr genau aneinander legen. Und insbesondere später schrumpfen die Klappen und verkürzen sich (gegebenenfalls auch die Sehnenfäden); sie schließen dann nicht mehr. In beiden Fällen erfolgt eine **Insuffizienz,** ein Schließungsmangel. Ein Teil des Blutes strömt infolgedessen wieder zurück.

2. Infolge der Verdickung der Klappen und auch ihrer Verwachsung untereinander (ebenso solcher der Sehnenfäden) können die Klappen bei der Öffnung nicht mehr vollständig auseinander weichen. Es besteht dauernde Verengerung, **Stenose.**

Insuffizienz und Stenose vereinigen sich häufig an derselben Klappenöffnung. Beide verursachen Erschwerung der Herzarbeit. Bei der Verengerung wachsen die Widerstände. Ihre Überwindung bedingt Mehrarbeit des von der stenosierten Klappe aus rückwärts gelegenen Herzabschnittes. Bei dem Schließungsmangel hat der rückwärts gelegene Herzteil durch Bewältigung des zurückströmenden Blutes und der so vermehrten Füllung Mehrarbeit zu leisten. Das Herz kann den an es gestellten erhöhten Anforderungen nur gerecht werden, indem es seine Ersatzkräfte in die Tat umsetzt, d. h. es **hypertrophiert** (die einzelnen Muskelfasern, besonders in die Dicke) in beiden Fällen. Durch diese Arbeitshypertrophie wird der Klappenfehler kompensiert, ausgeglichen. Wenn aber infolge allgemein schlechten Körperzustandes oder schlechter Ernährung oder schon bestehender Veränderungen des Herzmuskels dieser zur Hypertrophie nicht fähig ist, oder wenn er zwar anfänglich hypertrophiert, aber den erhöhten Anstrengungen nicht auf die Dauer gewachsen ist und so erlahmt, geben die Teile, in welchem sich das Blut — bei der Klappenverengerung durch nicht genügenden Abfluß, bei dem Klappenschließungsmangel durch Rückfluß — staut, dem erhöhten Druck nach, und so kommt es zu ihrer **Dilatation, Erweiterung.** Nun liegt ein unkompensierter, unausgeglichener Herzfehler vor und es kommt zur Herzinsuffizienz, zunächst bei Anstrengungen („Bewegungsinsuffizienz"), später überhaupt, also auch in der Ruhe. Die einzelnen Herzfehler sind kurz zusammengefaßt folgende:

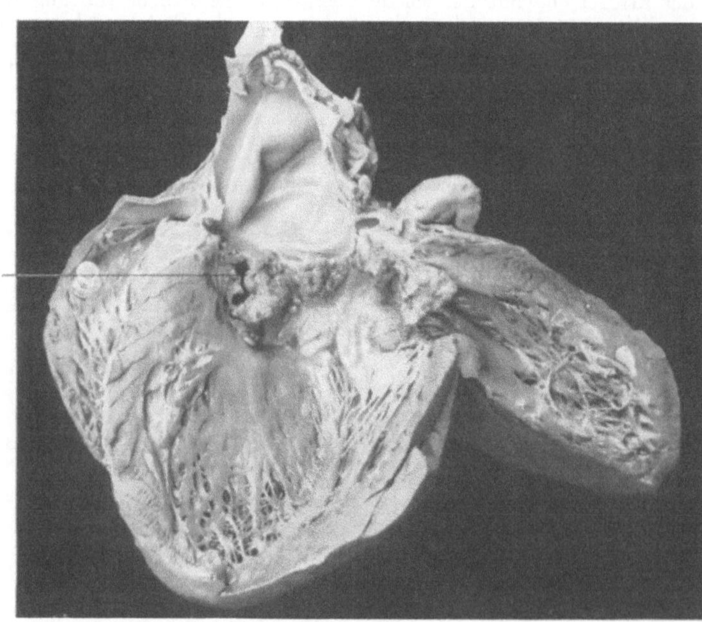

Abb. 375. Endocarditis ulcerosa der Aortenklappen mit Durchbruch einer Klappe bei ×.

1. **Stenose der Aortenklappen.** Da die Ausströmungsmenge des Blutes, welches in die Aorta gelangt, unternormal ist, staut sich das Blut in der linken Kammer. Die Menge hängt vor allem von der Hochgradigkeit der Klappenverengerung ab. Infolge von Schwingungen der Aortenklappen bei dem Durchpressen des Blutes unter erschwerten Bedingungen und von abnormen Bewegungen des Blutes tritt im Leben ein systolisches Geräusch auf. Die Mehrarbeit bedingt Hypertrophie der linken Kammer „mit obligater Erhöhung der absoluten Herzkraft" (Moritz). So wird stärkere Stauung des Restblutes in der linken Kammer, damit deren Erweiterung, also eine Ausgleichsstörung lange vermieden, und die mit der Zusammenziehung in die Körperarterien

hinausgesandte Blutmenge hält sich etwa auf der Höhe der gewöhnlichen. So auch der — meist leicht verlangsamte — Puls. Später aber kommt es doch zur Ausgleichsstörung; die linke Kammer wird erweitert; es kommt rückwärts zu Blutstauung im linken Vorhof und Druckerhöhung im kleinen Kreislauf mit Rückwirkung auf die rechte Kammer. Infolge der ungenügenden Arterienfüllung sind die Arterien eng, zusammengezogen, der Puls ist klein. So kommt es zu vorübergehender Blutarmut, besonders des Herzens und des Gehirnes mit allen Folgezuständen.

2. **Insuffizienz der Aortenklappen.** Diastolisch tritt Blut aus der Aorta in die linke Kammer zurück. Auch hier kommt es als Folge von Schwingungen der Aortenklappen und der durch das Aufeinanderstoßen zweier Blutwellen in der linken Kammer bedingten Wirbelbewegungen zu einem, aber diastolischen, zuweilen musikalischen Geräusch. Die erhöhte Füllung der linken Kammer bedingt ihre — oft gerade hier sehr hochgradige — Hypertrophie, der Spitzenstoß ist verstärkt, die starke Füllung der Arterien äußert sich in Klopfen der Karotiden und Kopfdruck. Es kommt zum sog. „Tönen" der mittleren Arterien. Die Aorta ascendens kann erweitert werden; der Puls steigt hoch an, wird aber „schnellend" (Pulsus celer), da das Blut schnell weiter gegeben wird. Infolge der sehr starken Füllung der linken Kammer kommt es aber meist bald zu ihrer — zunächst geringen — Erweiterung. Diese wird später stärker, der Herzfehler ist jetzt nicht mehr ausgeglichen. Es kommt zu rückwärtiger Stauung bis ins rechte Herz hinein.

3. **Stenose der Mitralklappen.** Gerade hier finden sich außerordentlich hochgradige, zu Verdickung und Verwachsung der Klappen führende Veränderungen, so daß nur noch ein sehr enger Spalt an den Mitralklappen übrig bleibt; das Hindurchpressen des Blutes durch die verengte Klappe ist sehr erschwert, das Blut staut sich rückwärts, d. h. im linken Vorhof. Das Anprallen des Blutes an die gespannten verengten Klappen usw. führt zu einem diastolischen Geräusch. Der linke Vorhof ist einerseits naturgemäß lange nicht so leistungsfähig in seiner Muskelstärke wie die linke Kammer, andererseits um so dehnbarer, und so kommt es denn hier zwar auch zu einer Hypertrophie, aber zu erheblicherer Erweiterung. Rückwärts tritt Blutstauung und Druckerhöhung im Lungenkreislauf und noch weiter rückwirkend gegebenenfalls auch Überlastung der rechten Kammer ein. Infolgedessen hypertrophiert die rechte Kammer ausgleichend oder wird erweitert, die Stauung kann sich selbst bis in den rechten Vorhof fortsetzen, des weiteren selbst bis in die Kapillaren, und so wird dem arteriellen Blutstrom Widerstand gesetzt, was auch zu einer Hypertrophie der linken Kammer führen kann. Da bei der Mitralstenose die Füllung der linken Kammer vermindert und die Triebkraft dahinter, d. h. die des linken Vorhofs, verringert ist, ergibt sich der sog. — kleine und wenig gespannte — Stenosenpuls. Die Mitralverengerung gehört zu den Herzfehlern mit den schwersten Folgen. Sehr häufig verbindet sie sich mit dem nächsten Herzfehler, der

4. **Insuffizienz der Mitralklappen.** Sie ist der am häufigsten vorkommende Herzfehler überhaupt. Infolge des Rückströmens des Blutes in den linken Vorhof kommt es systolisch hier zu Stauung. Die gespannten Zipfel der Mitralis und die Wellenbewegungen beim Zusammentreffen der beiden Blutströme im linken Vorhof ergeben ein blasendes systolisches Geräusch. Infolge seiner geringen Verdickungsfähigkeit kommt es zu seiner Erweiterung. Bei der nächsten Diastole

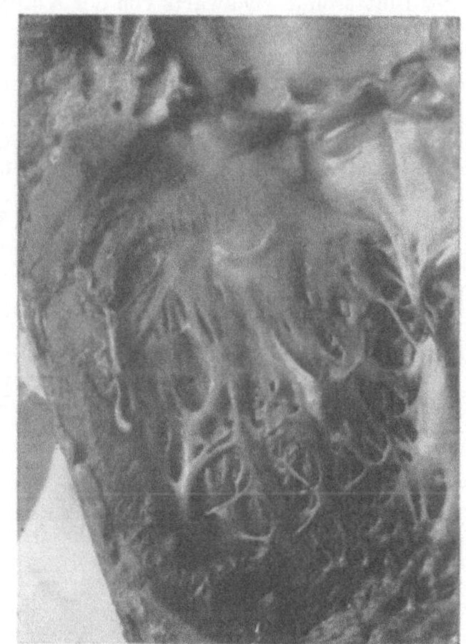

Abb. 376. Insuffizienz der Aorta (verdickte, verkürzte Aortenklappen auf Grund alter geheilter Endocarditis verrucosa). Klappenartige Endokardschwielen am parietalen Endokard des linken Ventrikels (bei x).

bekommt nun die linke Kammer die ganze gestaute Menge Blut, und so werden auch an sie höhere Anforderungen gestellt; sie hypertrophiert und wird unter Umständen auch erweitert. So bringt die linke Kammer zunächst die etwa genügende Menge in die Aorta, und der Puls bleibt ziemlich unverändert; es kommt aber zu Stauung im Lungenkreislauf bis in die rechte Kammer, So hypertrophiert auch sie; erlahmt sie, so kommt es zu ihrer stärkeren Erweiterung und ebenso zu einer solchen des rechten Vorhofs, und infolgedessen tritt allgemeine Stauung ein.

Weniger wichtig sind die Herzfehler der Klappen der rechten Herzhälfte, die öfters schon angeboren sind (s. o.); sie sollen daher nur ganz kurz behandelt werden:

5. **Stenose der Trikuspidalklappen.** Bei der Trikuspidalstenose kommt es zu Stauung und Erweiterung des rechten Vorhofes, zu diastolischem Geräusch usw. Der Herzfehler ist meist schlecht ausgeglichen.

6. **Insuffizienz der Trikuspidalklappen** tritt meist erst im Anschluß an endokarditische Veränderungen der anderen Klappen, besonders der Mitralis, auf. Häufig ist die sog. relative Insuffizienz, wenn nämlich aus irgendeinem Grunde die rechte Kammer erweitert wird und so die Klappen schlußunfähig werden (s. auch unten). Das Blut fließt bei Trikuspidalinsuffizienz in den rechten Vorhof zurück; hier kommt es zu Stauung und Erweiterung, da der Vorhof (ebenso wie der linke, s. o.) nur wenig hypertrophieren kann. Die rückwärtige Stauung inden Körpervenen äußert sich z. B. im Jugularvenenpuls. Die rechte Kammer hypertrophiert, weil auch hier in der Diastole eine vermehrte Blutmenge in sie einfließt.

7. **Stenose der Pulmonalklappen.** Wie oben beschrieben fast stets angeboren. Die rechte Kammer hypertrophiert; ein systolisches Geräusch bzw. systolisches Schwirren tritt auf. Meist wird der Ausgleich nicht sehr lange aufrecht erhalten, sehr häufig tritt Tuberkulose hinzu (s. o.).

8. Insuffizienz der Pulmonalklappen. Hier kommt es naturgemäß zu Hypertrophie der rechten Kammer. Ihre so ermöglichte Mehrleistung kann längere Zeit hindurch den Ausgleich aufrecht erhalten, bis sich eine Erweiterung ausbildet.

Verschiedene Herzfehler verbinden sich häufig an denselben Klappen (Stenose und Insuffizienz), ferner auch solche an verschiedenen Klappen, weil eben die Grundkrankheit, die Endokarditis, häufig mehrere Klappen befällt. Zumeist verstärken sich dabei die verschiedenen Folgezustände und Krankheitszeichen, und das Zusammentreffen stellt besondere Ansprüche ans Herz, so daß die Folgen nicht lange ausbleiben. Nur einzelne Folgezustände können sich bis zu einem gewissen Grade gegenseitig aufheben bzw. mildern. Wenn z. B. zu einer Mitralstenose eine Trikuspidalinsuffizienz hinzutritt, so kann die letztere, weil weniger Blut in die Arteria pulmonalis gelangt, gegebenenfalls eine Entlastung des Lungenkreislaufes herbeiführen.

Bei Hypertrophie und Erweiterung der rechten Kammer, z. B. durch Lungenemphysem, oder der linken durch Aneurysma u. dgl. sind die an sich ja unveränderten Klappen relativ insuffizient; so strömt Blut zurück und dies verändert die Klappen noch sekundär, indem Verdickungen am freien Klappenrand zustande kommen. Bei Insuffizienz sieht man ferner infolge Anprallens der rückströmenden Blutwelle am parietalen Endokard kleine, öfters taschenartige Endokardschwielen entstehen (Zahn). Sie müssen also im Sinne des Blutstromes rückwärts von der Klappe liegen; so finden sie sich besonders bei Aorteninsuffizienz in der linken Kammer. Ihr Vorhandensein lenkt die Aufmerksamkeit sofort auf deren Insuffizienz.

Auch Verletzungen können Klappen schlußunfähig gestalten, besonders schon veränderte.

Reste fötalen Schleimgewebes an der Mitralis können bei kleinen Kindern eine „Endokarditis" vortäuschen; sie werden mit dem schlechten Namen „Endocarditis vegetans" belegt. Besonders bei Neugeborenen finden sich am Schließungsrand, vor allem der Segelklappen, kleine dunkle sog. „Blutknötchen" oder Klappenhämatome, welche wohl auf Einpressung von Blut in endotheliale Ausbuchtungen und Kanäle beruhen und bald verschwinden.

Ähnlich können auch in späteren Lebensaltern kleine Blutungen in die Klappen erfolgen, bei kleinen Einrissen infolge Blutdrucksteigerung und vielleicht auch auf Grund toxischer Schädigung.

c) Herzmuskel, Myokard.

Die **Atrophie** im Alter und bei Siechtum ist meist eine Pigmentatrophie.

Das Herz wird kleiner, die Muskulatur der Herzwand und der Papillarmuskeln dünner, die Konsistenz schlaff und brüchig, die Farbe dunkelbraunrot oder braun. Es beruht dies auf einer Atrophie der Herzmuskelfasern unter vermehrtem Auftreten des schon normal, besonders bei älteren Leuten, an den Polen der Kerne der Muskelfasern abgelagerten Abnützungspigments (Lipofuszins s. S. 75). Hinzu kommt oft Atherosklerose der Kranzgefäße mit ihren Folgen für den Herzmuskel. An Stelle zugrunde gegangener Muskulatur kann sich Bindegewebe setzen, besonders in Streifenform an den Spitzen der Papillarmuskeln. Die Atrophie (ebenso die Hypertrophie und Erweiterung) zieht besonders die Herzspitzenteile in Mitleidenschaft (Kirch).

Degenerative Veränderungen, welche teils unter infektiösen (Typhus, Scharlach, Diphtherie usw.) und toxischen Bedingungen (Vergiftungen mit Phosphor, Arsen u. dgl.) auftreten, teils örtlich auf Kreislaufstörungen oder entzündliche Vorgänge zu beziehen sind, sind häufig. So die **trübe Schwellung**; sie verleiht in hohen Graden dem Herzmuskel ein wie gekochtes, graurotes Aussehen. Dann vor allem die **Verfettung**. Dem bloßen Auge erscheint die Muskulatur von gelblichen Streifen und Flecken durchsetzt; die Papillarmuskeln weisen dann, indem gesunde (rote) Streifen mit verfetteten (gelben) abwechseln — abhängig von der Gefäßverteilung — eine „getigerte" Zeichnung auf.

Abb. 377. Adipositas cordis. Ganz atrophischer Herzmuskel zwischen dem eingewucherten Fettgewebe.

Ist die Verfettung hochgradig, so erscheint die Herzmuskulatur diffus gelblich, fettglänzend, sie ist mürbe, brüchig. Die Verfettung findet sich auch bei allen möglichen akuten und chronischen Infektionen, ganz besonders bei Diphtherie, aber auch Lungenphthise, sowie bei Vergiftungen und der sog. „akuten gelben Leberatrophie", ferner infolge schlechter Ernährung bei anämischen Zuständen, bei Leukämie und auch bei Kranzgefäßsklerose und endlich unter den verschiedensten Bedingungen beim Bestehen von Herzinsuffizienz. Es handelt sich um eine Fettinfiltration.

Im Gegensatz zur Verfettung der Muskelfasern bedeutet das **Fettherz, Obesitas, Adipositas, Lipomatosis cordis,** eine Hypertrophie des intermuskulären und subepikardialen Fettgewebes, das dann zwischen die Muskelfasern eindringt, sowie Umwandlung des hier gelegenen Bindegewebes in Fettgewebe. Das Muskelgewebe wird dann druckatrophisch. Stellenweise kann die Muskelwand, besonders der dünneren rechten Kammer, so ganz durch Fettgewebe ersetzt werden; unter dem Endokard kann man dies gelblich durchscheinen sehen. Diese Herzentartung findet sich bei allgemeiner Fettleibigkeit (Adipositas), z. B. bei Säufern usw.

Das subepikardiale Fett erleidet, ähnlich wie das Knochenmark, im Alter **gallertige Atrophie**.

Amyloiddegeneration findet sich am Herzen ziemlich selten, meist fleckweise, das Bindegewebe und die Gefäße, selten die Klappen befallend.

Auch **vakuolär** und **schollig-hyalin** können die Herzmuskelfasern zerfallen, z. B. bei Diphtherie und bei anderen Infektionskrankheiten. **Nekrose** der Muskelfasern stellt den höchsten Grad ihrer Veränderung dar, ebenfalls bei diesen **Infektionskrankheiten**, auch bei **Vergiftungen**, z. B. mit Leuchtgas, sowie bei **Autointoxikationen** (Morbus Basedowii), ferner nach **Bestrahlungen** mit Röntgenstrahlen oder Radium, vielleicht auch nach **Spasmen der Kranzgefäße** und insbesondere nach **Kranzgefäßsklerose** (s. u.). Narben können an die Stelle der Nekrosen treten. Es kann sich **Kalk** in den nekrotischen oder hyalinen Muskelfasern ablagern, unter Umständen sehr schnell, und besonders scheint dies der Fall zu sein, wenn das Blut sehr kalkreich ist, d. h. bei der sog. „Kalkmetastase" oder „Kalkgicht" (s. im Allgemeinen Teil), bei denen sich besonders auch Kalkablagerungen im Endokard (vor allem des linken Vorhofs) finden.

Als wahrscheinlich nur agonale Erscheinung (fast nur bei Erwachsenen infolge von Zerreißungen an überdehnten Stellen) tritt die sog. **Fragmentatio myocardii** auf, welche in einer Zusammenhangstrennung der Muskelfasern, sowohl in den Fasern selbst, wie an deren Kittleisten (oft Segmentatio genannt) besteht. Mikroskopisch finden sich zahlreiche, im allgemeinen querliegende, oft treppenförmige Spalten und Risse der Muskelfibrillen; auch für das bloße Auge ist die Fragmentation stärkerer Grade erkennbar, indem die mit scharfem Messer angefertigten, sonst glatten Schnittflächen da, wo die Muskulatur längs getroffen ist, ein rauhes Aussehen zeigen.

Bei **Anämie** ist der Herzmuskel blaßrot; sie kann Teilerscheinung allgemeiner Anämie sein oder örtlich durch atherosklerotische Gefäßverengerung entstehen. Ist sie hochgradig, so kommt es zu Atrophie oder Nekrose des Muskels.

Bei venöser **Stauung** (Herzschwäche) sind die Kranzarterien auffallend gefüllt, die Farbe des Muskels ist zyanotisch-dunkelrot. Es besteht meist Hydroperikard (s. u.).

Wird durch **Thrombose** oder **Embolie** (erstere meist auf atherosklerotischer Basis) ein großer Kranzarterienast verstopft, so kann plötzlicher Herzstillstand — **Herzparalyse** — und sofortiger Tod eintreten, besonders wenn das Herz oder andere seiner Gefäße schon zuvor erkrankt waren. Aber auch ohne völligen Verschluß bei starker Verengerung der Kranzarterien, besonders der vorderen absteigenden, durch Atherosklerose vor allem einige Zentimeter nach ihrem Abgang von der Aorta und besonders häufig auch bei starker Einengung des Kranzgefäßabganges an der Aorta selbst durch syphilitische Veränderung der Aorta kommt es oft, ja am häufigsten, zu plötzlichem Tod. Dies ist schon im allgemeinen Teil besprochen. In anderen Fällen oder wenn nur kleinere Äste verlegt werden, kommt es, obwohl die Herzgefäße ziemlich zahlreiche Verbindungen untereinander besitzen, zu **Infarkten**. Abgestorbene Muskelgebiete (nekrotische auf Grund toxischer Einwirkung oder Gefäßveränderung, sowie infarzierte) können erweichen.

Myomalazie. Die von ihnen befallenen Herzmuskelabschnitte erscheinen ganz morsch, zerfallen. Mikroskopisch liegt Nekrose vor.

Am Rand bestehen oft Degenerationen: ein Teil der Fasern ist hochgradig verfettet oder verflüssigt, ein anderer zeigt Verlust der Querstreifung erst mit Erhaltung, dann mit Untergehen der Kerne, wieder andere Fasern sind vakuolisiert oder hyalin gequollen, ohne jede Querstreifung, bis zu gänzlichem scholl005igen Zerfall. Die Scheidewände zwischen den Muskelfasern sind verbreitert, hier finden sich, meist stark verfettete, Leukozyten, Rundzellen und größere Zellen, zumeist mit Speicherung des Fettes aus den entarteten Muskelfasern.

Der so veränderte Herzmuskel kann seine Tätigkeit nicht mehr ausüben und dem Blutanprall nicht mehr widerstehen. Es kommt dann zu **Spontaneinreißung** bzw. **Durchbruch.** Das Blut ergießt sich in den Herzbeutel, und es tritt sofortiger Tod ein. In anderen nicht so stürmisch verlaufenden Fällen kommt es zu „Herzaneurysmen"; siehe darüber unten.

Sind nekrotische Gebiete kleiner und bleibt das Leben erhalten, so entwickelt sich an ihrer Stelle Bindegewebe (Reparation); es wird eine **Narbe,** eine **Schwiele** gebildet. Noch weit häufiger aber entwickeln sich solche auf Grund von **Atherosklerose der Kranzgefäße,** ohne daß diese verschlossen werden und Infarkte auftreten, indem infolge beeinträchtigter Ernährung der Herzmuskel stellenweise langsamer atrophisch wird bzw. entartet und sich Bindegewebe an die Stelle setzt. Dann können Schwielen den Herzmuskel in großer Zahl oder gar mehr diffus durchsetzen.

Diese Schwielen sitzen oft unter dem Perikard und besonders in den Papillarmuskeln und an der Herzspitze infolge an diesen Stellen verhältnismäßig ungünstiger Gefäßversorgung. Daß hauptsächlich der vordere Papillarmuskel der linken Kammer Schwielen aufweist, hängt damit zusammen, daß die Atherosklerose häufiger die linke Kranzarterie trifft und der genannte Papillarmuskel im Gegensatz zu den anderen nur von dem Ramus descendens der linken Kranzarterie versorgt wird. Dies bezieht sich auch auf die gleich zu besprechenden entzündlichen Herde.

In den Schwielen finden sich nicht selten noch einzelne Muskelfasern, wenn auch stark atrophisch, doch bruchstückweise erhalten. Sie enthalten dann öfters besonders reichlich Abnutzungspigment. Auch Phagozyten können solches in den Schwielen speichern.

In Fällen klinisch sog. **Angina pectoris** findet sich zu allermeist Koronarsklerose besonders bald nach dem Abgange der linken Kranzarterie von der Aorta oder Verengerung des Abganges infolge syphilitischer Veränderungen der Aorta, mit Folgen am Herzmuskel. Ob Dehnungen der Gefäße oder krampfhafte Zusammenziehungen (Spasmen) der Gefäße, also funktionelle, durch Nerveneinflüsse bedingte, Erscheinungen dieser, die auch ohne Atherosklerose der Kranzgefäße eintreten bzw. solcher vorausgehen können, wohl zusammen mit den ischämischen Herzmuskelveränderungen, den Schmerzen der Anfälle entsprechen, ist noch nicht sicher entschieden.

Blutungen im Herzmuskel sind meist Begleiterscheinung von Myomalazie, Entzündungen od. dgl., oder finden sich bei allgemein-septischen Zuständen. **Thromben** lagern sich bei Herzschwäche und besonders in erweiterten Höhlen oder in aneurysmatisch erweiterten Stellen (s. u.) oder über verändertem Endokard als sog. **Wandthromben (Parietalthromben)** ab.

Kommen sie frei in die Lichtung einer Herzhöhle zu liegen, so werden sie im Blutstrom durch drehende Bewegung abgerundet, Kugelthromben. Die Thromben liegen mit Vorliebe in den Vertiefungen zwischen Trabekeln oder in Herzohren. Sie können natürlich zu Embolien, je nachdem im Körper- oder Lungenkreislauf, Veranlassung geben.

Eine akute Entzündung des Herzmuskels, **akute Myokarditis,** kommt durch Vermittlung des Blutes auf embolischem Wege, vor allem bei Infektionskrankheiten, ganz besonders Diphtherie, aber auch bei Typhus usw. vor, ferner auch bei Trichinose, auf Toxine zu beziehen (Simmonds), oder sie ist von einer Endokarditis (besonders ulcerosa) oder Perikarditis her unmittelbar fortgeleitet.

Sie tritt besonders mehr diffus oder auf größere Strecken hin auf; die Gebiete, oft in streifiger Form, erscheinen verwaschen, grauweiß oder gelblich. Die Muskelfasern sind körnig oder fettig entartet, vakuolär oder schollig zerfallen oder nekrotisch; dazu kommen als Entzündungszellen erst besonders Leukozyten, später mehr

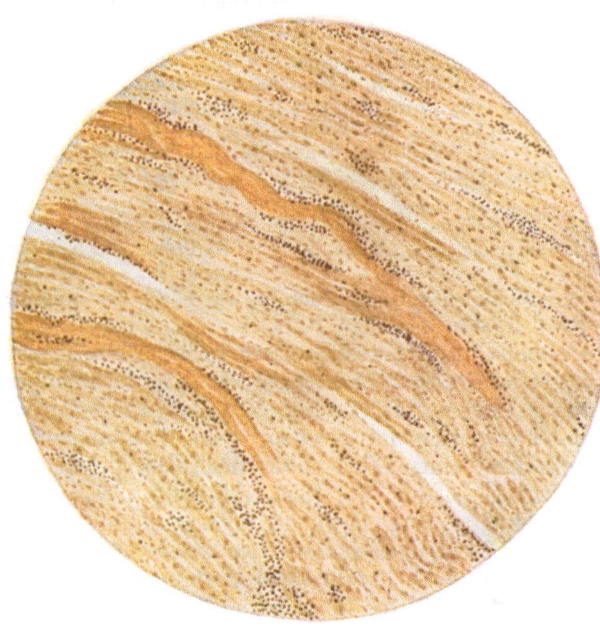

Abb. 378. Myokarditis. Die Muskelfasern zum Teil hyalin gequollen, zum Teil hell, vakuolisiert. Ansammlungen von Leukozyten.

Lymphozyten. Tritt Heilung ein, so entsteht auf dem Wege über Granulationsgewebe auch hier eine **Schwiele,** die hier also das Endergebnis eines entzündlichen Vorganges ist. Ist die Entzündung vom Endokard fortgeleitet, so liegen die Herde oft in der Nähe von Klappen. Sind zahlreiche, aber kleine, oft nicht mit dem bloßen Auge einzeln erkennbare, solche Herde vorhanden, so wird das Myokard sehr derb, streifig oder mehr diffus grau. Man spricht von **diffuser Fibromatose.**

Diese wie die Schwielen überhaupt brauchen aber nicht das Endergebnis einer Entzündung zu sein, sondern können auch (s. auch oben) auf atrophischen oder degenerativen Vorgängen (ausgebreitete Koronarsklerose, toxische Einwirkungen, wie Blei, Nikotin, Alkohol) beruhen, oder auf mechanischen Schädigungen wie Zerreißung von Muskelfasern bei starker Überdehnung der Herzwand in Zuständen von Erweiterung und Hypertrophie des Herzmuskels.

Bewirken bei septischen und pyämischen Erkrankungen Eitererreger die Entzündung, so kommt es zu **eiteriger Myokarditis,** wobei sich **Abszesse** bilden sowie infolge Gefäßverlegung **Infarkte,** die in diesen Fällen vereitern. Derartige vereiterte Gebiete können auch leicht durchbrechen.

Bei Gelenkrheumatismus finden sich kleine Knötchen (Aschoff), die, interstitiell um kleine Gefäße gelegen, aus großen Zellen, die von mesenchymalen, besonders von adventitiellen Zellen abzuleiten sind, mit eingestreuten großen riesenzellartigen Zellen bestehen und dann auch durch Bindegewebe ersetzt werden können (solche Knötchen finden sich auch im Epikard und Endokard, in der Galea aponeurotica usw.). Diese Rheumatismusknötchen (vgl. im Allgemeinen Teil unter Gelenkrheumatismus) sind für diesen sehr kennzeichnend und halten sich oft jahrzehntelang. Kleinere ähnliche aber nicht gleiche Knötchen sowie Endothelwucherungen am Endokard, die auch zu subendothelialen Schwielen führen können, finden sich auch bei Kokkenerkrankungen besonders zusammen mit Scharlach. Interstitielle (perivaskuläre) Zellinfiltrate oder kleine Schwielen finden sich auch bei Struma, vor allem bei Morbus Basedowii (Fahr). Bei dem sog. Status lymphaticus (s. im Allgemeinen Teil) sind im Herzmuskel Lymphozytenansammlungen (zum Teil mit Plasmazellen und Leukozyten) beobachtet worden.

Bei irgendwelchen ausgedehnteren Herderkrankungen des Herzmuskels können unter Umständen die erkrankten Stellen dem Blutdruck nicht widerstehen; sie werden ausgebuchtet, verdünnt und nach außen vorgetrieben: **Herzaneurysma.**

Bei akuten Vorgängen, wie Myomalazie oder akuter Entzündung, spricht man von akutem Herzaneurysma; schließen sich solche Herzaneurysmen an Schwielen, meist infolge von Kranzgefäßsklerose, besonders im Gebiet des absteigenden Astes der linken Kranzarterie in der Nähe der Herzspitze, an, so spricht man von chronischem Herzaneurysma. Das schwielige Bindegewebe kann ja infolge Mangels an Zusammenziehungsvermögen die Arbeit des Muskels nicht leisten und dem Blutdruck so minder gut widerstehen; es kann sich um so besser vorbuchten, als es reich an elastischen Fasern ist. Die Aneurysmen können sich mit Fibrinmassen und Niederschlägen aus dem Blute füllen. Herzaneurysmen — chronische wie besonders akute —, können leicht durchbrechen (s. auch oben).

Hypertrophie des Herzens tritt als Arbeitshypertrophie unter den S. 395f. geschilderten Bedingungen ein. Betrifft sie die rechte Kammer, so wird das Herz breiter, die Spitze besonders von der rechten Kammer gebildet, betrifft sie die linke Kammer, so wird das Herz vor allem länger, mehr kegelförmig. Die Papillarmuskeln werden drehrund. Hypertrophische Herzen entarten besonders leicht, so daß es dann zu Störungen der durch die Hypertrophie ermöglichten Arbeitsleistung kommt. Scharf zu scheiden von der Hypertrophie ist die **Dilatation, die Erweiterung**; die Höhlen werden weiter, ohne daß die Herzmasse zunimmt, die Herzwände werden dünner, die Trabekel abgeplattet, die Papillarmuskeln in die Länge gezogen, dünner, oberflächlich abgeflacht. Eine Erweiterung tritt unter verschiedensten Bedingungen von Schwächung des Körpers und Herzens auf, bei Infektionskrankheiten, Blutkrankheiten u. dgl., aber auch nach schweren körperlichen Anstrengungen. In solchen Fällen tritt sie plötzlich, akut ein. Dauernder findet sie sich im Anschluß an Hypertrophie, z. B. zu Zeiten, wenn ein Herzfehler nicht mehr ausgleichbar ist. Sehr häufig finden sich daher Hypertrophie und Erweiterung zusammen (man spricht, wenn ein hypertrophisches Herz erweitert wird, auch von exzentrischer Hypertrophie).

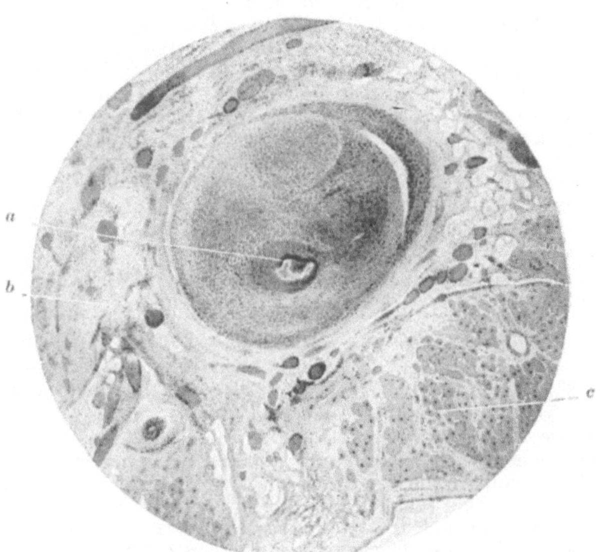

Abb. 379. Atherosklerose der Arterien. Schwiele des Herzmuskels.
Bei *a* fast ganz verschlossene Arterie, *b* derbes Bindegewebe mit zahlreichen Kapillaren, *c* Reste atrophischer Herzmuskelbündel.

Geschwülste des Herzens sind selten, primäre wie Metastasen.

Von ersteren kommen Rhabdomyome (äußerst selten ganz diffus, angeboren), Fibrome, Myxome, Lipome vor. Bei einem großen Teil solcher Bildungen handelt es sich aber nicht um echte Geschwülste. Bei den sog. Myxomen der Klappen liegen organisierte Thromben mit schleimig-ödematösen Veränderungen vor unter Auftreten sternförmig verästelter Zellen statt der gewöhnlichen die Organisation besorgender Fibroblasten unter dem Einfluß besonderer hämodynamischer Verhältnisse im Innern des Herzens. Die sog. Herzpapillome, besonders an Aorta und Pulmonalis, selten an Segelklappen, sind meist kleine Gebilde — und hierher gehören auch die sog. „Lamblschen Exkreszenzen" — entzündlichen bzw. mechanischen Ursprungs. Selten sind primäre Sarkome, die sich noch am häufigsten im rechten Vorhof vom Scheidewandendokard ausgehend finden und dann meist spindelzellig sind. Geschwülste der Umgebung (Mediastinum, Pleura) greifen zuweilen auf Perikard und Herz über. Metastasen befallen mit dem Blutstrom öfters die rechte Herzhälfte; es sind häufiger Sarkome als Krebse. Auch von der Vena cava, besonders inferior, können Geschwülste, z. B. Grawitzsche (s. unter Niere), in die Vene eingebrochen, unmittelbar bis ins (rechte) Herz vorwachsen.

Die oben mitangeführten Rhabdomyome sind zu allermeist Fehlbildungen, die bei der sog. tuberösen Hirnsklerose zusammen mit Mißbildungen im Gehirn, aber auch in Nieren und Haut vorkommen. Es stellt alles dies zusammen eine Entwicklungsstörung dar. Die Herde des Herzens sind von embryonal gebliebenen Herzmuskelzellen abzuleiten, sie können sich nachträglich noch weiter entwickeln, später regressive Veränderungen eingehen und zum großen Teil durch Bindegewebe ersetzt werden.

Verletzungen des Herzens können durch Blutaustritt sofortigen Tod veranlassen, unter günstigen Umständen (besonders nicht die Wand ganz durchsetzende) aber auch heilen. Risse sind durch stumpfe Gewalt möglich (z. B. Fliegerabstürze).

Über das **Reizleitungssystem,** das meist unabhängig vom übrigen Muskelgebiet erkrankt, s. S. 402f.

Sog. überzählige Sehnenfäden enthalten öfter noch Reste von Muskulatur der Herzwand oder des Atrioventrikularbündels (besonders dessen linken Schenkels) oder von beiden.

d) Perikard.

Die Menge der im Herzbeutel befindlichen Flüssigkeit kann bei langdauernder Agone bis auf etwa 100 ccm ansteigen. Stärkere Ansammlungen seröser Flüssigkeit entstehen als **Hydroperikard** bei Zuständen allgemeiner venöser Stauung; die vermehrte Flüssigkeit ist dabei klar, hell und zeigt keine oder nur einzelne Fibrinflocken, kann sich aber beim Stehen an der Luft trüben.

Bluterguß in den Herzbeutel, **Hämatoperikard,** ist Folge von Verwundungen des Herzens, sonstige Durchreißungen desselben oder von geplatzten Aneurysmen des aufsteigenden Teiles des Aortenbogens oder der Kranzarterien; in der Regel findet man das in den Herzbeutel ergossene Blut geronnen. Über Blutbeimengung im Exsudat bei Perikarditis s. u. Kleine Blutungen, sog. **Ekchymosen** treten am Perikard in Begleitung entzündlicher (septischer) Vorgänge, bei hämorrhagischen Dyskrasien und ziemlich regelmäßig beim Erstickungstod auf.

Luft gelangt — selten — in den Herzbeutel **(Pneumoperikard)** durch bei Verletzungen erfolgte oder von geschwürigen Geschwülsten bewirkte Durchbrüche nahe gelegener Hohlorgane (Speiseröhre, Magen, Lunge). Gasentwicklung im Herzbeutel kann auch Folge jauchiger Zersetzung eines Ergusses sein.

Sehr häufig entsteht während der Leichenöffnung bei der Abtrennung des Brustbeins vom Herzbeutel ein künstliches Emphysem an der Außenfläche des letzteren.

Bezüglich der **Entzündungen** des Perikards gilt zunächst das (S. 129f.) über die Entzündungen der serösen Häute überhaupt Mitgeteilte. Von einzelnen Formen ist folgendes anzuführen:

Am häufigsten ist die **serofibrinöse oder fibrinöse Perikarditis.**

Sie beginnt mit leichter fleckiger Trübung des mehr oder weniger hyperämischen Perikards, an dem auch kleine Blutungen auftreten. Zunächst sind die trüben Flecke namentlich durch das Fehlen des sonst an dem Perikard wahrnehmbaren spiegelnden Glanzes auffallend. Bald aber zeigt sich eine ausgesprochene sammetartige Trübung, welche auf Abscheidung eines graugelben, fibrinösen Belages beruht; dieser wächst dann zu deutlichen, leicht abziehbaren, oft netzförmig gezeichneten Häutchen, oft auch zu dicken, balkigen und zottigen Massen an, welche der Oberfläche des Herzens wie auch der Innenfläche des äußeren Blattes des Herzbeutels aufliegen. Sind sehr reichliche zottige und balkige Fibrinauflagerungen am Epikard vorhanden, so spricht man auch von einem Cor villosum, **Zottenherz.** Oft bildet das Fibrin Leisten, welche um das Herz herum laufen und als Folge der Bewegung des Herzens entstehen. Fibrinmassen können als sog. Corpora libera frei in der Perikardhöhle liegen und auch verkalken.

Ist nur eine fibrinöse Entzündung vorhanden, so spricht man auch von Pericarditis sicca; ist, wie zumeist, Erguß zudem vorhanden, so ist dieser reicher an Fibrin (trüber) als ein einfaches Transsudat. Die Fibrinmassen werden später organisiert; so verwächst das Herz mit dem Herzbeutel — **Adhäsivperikarditis** — zu vollständiger Obliteration des Herzbeutels, oder nur stellenweise, wobei die Verwachsungsstellen infolge der Herzbewegung zu Strängen ausgezogen sein können. In den flächenhaften Schwielen kann sich auch Kalk ablagern (sog. Panzerherz). Die Verwachsungen bedeuten natürlich eine Erschwerung der Herztätigkeit. Die Perikarditis kann primär bei Infektionskrankheiten, wie Gelenkrheumatismus, Typhus, Scharlach entstehen, oder von der Umgebung, vor allem einer Myokarditis oder Myomalazie, aber auch dem Mediastinum oder der Pleura (Tuberkulose) her fortgeleitet sein. Enthält das Exsudat viel Blut, so spricht man von **Pericarditis haemorrhagica,** die sich besonders bei Tuberkulose oder den — seltenen — Geschwülsten findet.

Eiterige oder auch eiterig-fibrinöse oder eiterig-hämorrhagische **Perikarditis** entsteht besonders im Anschluß an eiterige Myokarditis oder ulzeröse Endokarditis oder sonst von der Umgebung (Pleura, Wirbelsäule) fortgeleitet, oder metastatisch, besonders bei Pyämie oder Sepsis. Die Erkrankung führt meist zum Tode. Wenn nicht, kann auch hier Organisation durch Granulationsgewebe erfolgen.

Auch die Außenfläche des Perikards kann, vor allem von der Pleura oder dem Mediastinum fortgeleitet, entzündlich erkranken: Pericarditis externa.

Perikarditis ist bei alten Leuten verhältnismäßig häufig auch Todesursache. Sie ist zumeist Folge von Tuberkulose der Lungen und Pleura oder auch anderer Veränderungen der Umgebung.

Perikarditis kommt nicht selten bei Nephritiden und Schrumpfniere vor, wohl auf Grund giftiger Stoffwechselstoffe (man hat von Pericarditis uraemica gesprochen).

Eine **produktive Perikarditis** kann außer als Endergebnis einer akuten fibrinösen auch von vornherein mehr chronisch entstehen und fast ohne Erguß verlaufen. Ausgangs- und Folgeerscheinungen sind die gleichen.

Die **Sehnenflecke** — Maculae tendineae — sind weißliche Verdickungen des Epikards; selten sind sie das Ergebnis ganz umschriebener fibrinöser Entzündung, zumeist Folgen kleinster mechanischer Zellverluste bei der Herzbewegung mit folgender Bindegewebshyperplasie. Sie sitzen mit Vorliebe über dem Conus arteriosus dexter. Wucherungen der Deckzellen in Spalten des verdickten Bindegewebes können an Drüsen erinnernde Bilder bieten. Feinste Knötchen, die in fortlaufender Kette über den Gefäßen, besonders den stärker hervortretenden längsverlaufenden Kranzarterien, sitzen können, gehören auch hierher.

Primäre **Geschwülste** des Perikard sind sehr selten, sekundäre häufiger, vor allem auch von der Umgebung her (Mediastinal- oder Thymusgeschwülste) fortgeleitet, dann kann auch der Herzmuskel mitergriffen werden.

B. Blutgefäße.

Mißbildungen und besonders Variationen von Gefäßen sind ein häufiger Befund.

Die Aorta weist in ihrem Anfangsteil physiologisch zwei kleine Narben auf, eine dem fötalen Ansatz des Duct. art. Botalli, die andere wahrscheinlich der fötalen Vereinigung der beiden ursprünglich getrennt angelegten Aortenbögen entsprechend. Diese Stellen sind mit Vorliebe Sitz atherosklerotischer (s. u.) Veränderungen.

a) Regressive Veränderungen.

Die rein regressiven Veränderungen haben an den kleineren Gefäßen, den präkapillaren Arterien, Kapillaren und kleinen Venen mehr selbständige Bedeutung. An großen Gefäßen, besonders Arterien, sind sie mehr Teilerscheinung verwickelterer Vorgänge, die ins Gebiet der Atherosklerose gehören, von der unten zusammenhängend die Rede sein wird.

Verfettung findet sich vor allem in Endothelien und Intima, aber auch in den Muskelzellen der Media, als Teilerscheinung der Atheromatose, ferner bei anämischen und dyskrasischen Zuständen und im Verlaufe mancher Vergiftungen und Infektionskrankheiten. In der Intima findet man die sternförmigen Zellen oft ganz von Fetttröpfchen angefüllt. Hochgradige Verfettung der Endothelien ist an den kleinen Gefäßen des Gehirns sehr häufig. Häufig ist auch herdweise Verfettung der Intima der Pulmonalarterie bei Stauung im Lungenkreislauf, bei Emphysem u. dgl. Kleine Gefäße mit starker Verfettung können zu Zerreißungen mit Blutungen neigen.

Von der Verfettung der Endothelien und insbesondere der zu diesen gehörenden Sternzellen der Leber infolge Speicherung von Lipoiden, wenn diese im Blute vermehrt sind, war schon im Allgemeinen Teil die Rede.

Ebenso von der **hyalinen Degeneration,** die meist mit lipoider zusammen die Arteriolen und Kapillaren besonders der Niere befällt, auf S. 53 f. (s. auch unten) und von der **amyloiden Degeneration,** an der ja auch die Gefäße hauptbeteiligt sind, auf S. 56 f.

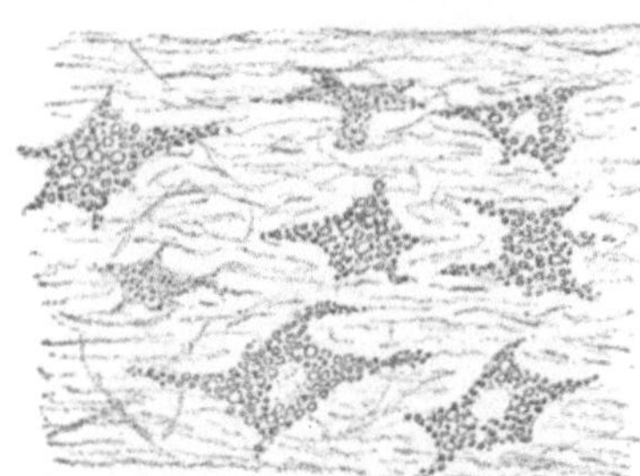

Abb. 380. Verfettung der Intimazellen der Aorta.

Abgezogene Lamelle aus der Intima. Man sieht die mit Fetttröpfchen erfüllten dunkleren, sternförmigen Intimazellen.

Atrophie der Gefäße betrifft vor allem das elastische Gewebe und die Muskulatur; Folge ist Herabsetzung der Elastizität. So kommt es zu **Erweiterung des Gefäßes** infolge des Blutdruckes. Dies findet sich in höherem Alter besonders ausgesprochen im aufsteigenden Teil des Aortenbogens, wo sich infolge typischer Altersatrophie so gut wie regelmäßig eine Ausbuchtung der Gefäßwand besonders nach hinten findet.

Über Erweiterungen besonders erkrankter Stellen s. u.

Verkalkung und Verknöcherung kommt außer als Teilerscheinung der Atherosklerose auch mehr selbständig vor, soll aber mit dieser besprochen werden.

b) Hyperplastische und produktiv-entzündliche, sowie gemischt-regressiv-hyperplastische Vorgänge.

Gefäße besitzen große **Regenerationsfähigkeit,** welche auch in der Chirurgie eine Rolle spielt. Die Gefäße wachsen und verändern sich physiologisch in der ganzen Wachstumszeit des Menschen (s. u.); kleine Gefäße bilden sich zu großen dickwandigen um, wenn sie stärker in Anspruch genommen werden (s. Kollateralkreislauf im Allgemeinen Teil). Venenwände besitzen die größte Anpassungsfähigkeit. Unter sehr zahlreichen Bedingungen (Entzündungen, Geschwülsten usw.) bilden sich neue Gefäßsprossen.

Der vorläufige Verschluß von Wunden der Gefäßwand erfolgt, wenn eine Arterie quer durchtrennt worden ist und in der Folge die beiden Stümpfe sich stark zurückziehen, dadurch, daß die Arterie sich höchstgradig zusammenzieht und der noch übrig bleibende, geringe Hohlraum durch Gerinnsel ausgefüllt wird; bei der Unterbindung eines Gefäßes kommt es unmittelbar zur Verklebung der Intima durch etwas Fibrin. In anderen Fällen, namentlich bei Verletzungen der Venen, wird der erste Verschluß der Wunde durch einen Thrombus hergestellt; der endgültige Verschluß erfolgt in allen Fällen dadurch, daß sich zunächst in der Intima und dann auch den übrigen Wandschichten des Gefäßes bindegewebige Wucherungen einstellen, welche zur Verwachsung der getrennten Gefäßwände und, soweit thrombotische Massen vorhanden waren, zu Organisation dieser führen. Hat eine seitliche Verletzung der Gefäßwand stattgefunden, so bildet das auftretende Blut durch Verdrängung des umgebenden Gewebes eine Höhle, in der sich eine Gerinnung einstellen kann; so entsteht ein sog. „Hämatom", also ein mit Blut erfüllter, mit der Gefäßlichtung zusammenhängender Hohlraum (oft **Aneurysma spurium** genannt). Die geronnenen Schichten können von der Umgebung her organisiert werden, es bildet sich so eine bindegewebige Kapsel.

In der Wand der Blutgefäße kommt eine Anzahl von Wucherungsvorgängen vor, welche teils mehr die Kennzeichen einer **einfachen Hyperplasie** namentlich des Intimagewebes, teils die einer **produktiven Entzündung** gemischt mit regressiven Vorgängen darbieten und nicht streng auseinandergehalten werden können, in den einzelnen Fällen aber nach Entstehungsart und Sitz verschieden sind. In allen Fällen zeigt sich die Intima früher oder später an dem Vorgang beteiligt, in vielen stellt sie den ersten Angriffspunkt der Veränderung dar, welche man dann als **Endarteriitis** bzw. **Endophlebitis (Endangitis)** und, falls die Lichtung durch die Intimawucherung ganz verschlossen wird, als **Endarteriitis** usw. **obliterans** bezeichnet. Steht die Ver-

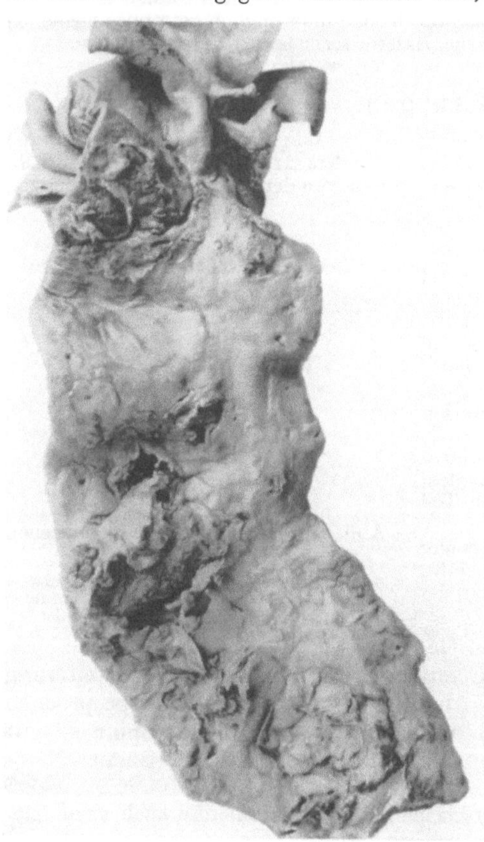

Abb. 381. Sehr starke Atherosklerose der Aorta abdominalis mit starken atheromatösen Geschwüren und Verkalkungen.

änderung der Media im Vordergrund, meist ausgehend von den Vasa vasorum, so spricht man von **Mesarteriitis**; ist das gleiche mit der Adventitia der Fall, von **Periarteriitis.** Als Ursache dieser mannigfachen Erkrankungen kommen teils mechanische Bedingungen, besonders allgemeine oder örtliche Änderungen in den Blutdruckverhältnissen, teils durch Gifte verursachte und örtliche entzündliche Erkrankungen bzw. reparative Vorgänge in Betracht.

In die Gruppe der **Endangitis obliterans (Endarteriitis,** resp. **Endophlebitis obliterans)** gehört diejenige Form, welche der Organisation sog. „blander", d. h. nicht infizierter **Thromben** zugrunde liegt. Durch lebhafte Zellwucherungen der Intima des thrombosierten Gefäßes entsteht ein Granulationsgewebe, welches in die thrombotischen Massen eindringt und sie in der gleichen Weise organisiert, wie andere abgestorbene Teile durch junges Bindegewebe durchwachsen, vaskularisiert und schließlich durch Narbengewebe ersetzt werden (S. 124f.). Indem das so gebildete Narbengewebe schrumpft, entstehen in ihm Lücken und Spalten (Abb. 12, S. 31), welche dem Blute wiederum einen Durchgang gewähren — **Kanalisation des Thrombus.**

Daß ein infizierter Thrombus zu einer **eiterigen Arteriitis** oder **Phlebitis** führt und dasselbe eintritt, wenn auf dem Blutwege sonst Kokken sich an der Gefäßwand ablagern oder sie von außen her angreifen, sei hier, da diese eiterigen Entzündungen sich in nichts von sonstigen unterscheiden, nur erwähnt. Es kommt dabei naturgemäß leicht zum Durchbruch des Gefäßes. Bei der (septischen) durch Bakterien, meist Kokken, bewirkten Phlebitis kommt es zu entzündlichen Erscheinungen der Venenwand und — zumal wenn die Kokken von innen einwirken — zu Verlust des Endothels und häufig zu einer Exsudatbildung in Gestalt einer echten fibrinreichen Pseudomembran an der Innenseite der Venenwand. Es lagern sich dann thrombotische Massen auf **(Thrombophlebitis).**

Auf Grund endophlebitischer Wucherungsvorgänge der großen Lebervenen, die zu Thrombose und Verschluß der Gefäßlichtung führen, entsteht die sog. **Endophlebitis hepatica obliterans;** ihre Ursache ist zumeist Syphilis. Ebenso bei dem ähnlichen Vorgang in der **Pfortader** oder ihren Ästen in der Leber — **Pylephlebitis.**

Gegenüber den Fällen, in denen die Intima in erster Linie verändert erscheint, stellt sich eine **sekundäre**, in der Regel ausgleichende Verdickung derselben ein, wenn sich in der Umgebung eines Gefäßes oder in einer der beiden äußeren Gefäßwandschichten Entzündungen oder auch zunächst zerstörende Vorgänge irgendwelcher Art abspielen.

Wesentlich mechanische Bedingungen sind bei dem **physiologischen Verschluß** der Nabelarterien und des Ductus Botalli von Bedeutung, welche mit dem Eintreten der endgültigen Kreislaufbewegung kein Blut mehr führen und durch eine Wucherung der Intima verschlossen werden. Die Intimaverdickung ist hier also eine ausgleichende in dem Sinne, daß bei geringer Blutfüllung und dem entsprechend herabgesetzten Druck die Gefäßlichtung der geringeren Füllung angepaßt, bis zum völligen Verschluß eingeengt und schließlich verschlossen wird.

An der Intima kleiner Gefäße verschiedener Organe, so der Haut, der Niere, des Gehirns, der Lunge kommen sog. **Intimagranulome** unter der Einwirkung verschiedener Infektionskrankheiten, so des Scharlach (s. dort) und allgemein bei Infektionen mit Kokken (vor allem auch mit Streptococcus viridans) vor, nach Siegmund als Ausdruck erhöhter Resorptionsleistungen im hochimmunisierten, daher zu Abwehrleistungen (auch über das retikulo-endotheliale Stoffwechselsystem hinaus) besonders befähigten Körper.

Nicht allzu häufig ist die **Periarteriitis nodosa** (Kußmaul-Maier). Hier finden sich kleine, dem bloßen Auge sichtbare (oder zumeist kleinere) Knötchen an den mittleren bis kleinsten Arterien, meist über zahlreiche Organe zerstreut, zuweilen nur in einem Organ, wie Niere, Lunge oder Herz.

Es handelt sich um einen Zerstörungsvorgang der Muskulatur und Elastika mit schnell folgendem Ödem und exsudativen Vorgängen (Leukozytenansammlungen), zunächst hauptsächlich sich auswirkend in den tieferen Mediaschichten, an der Grenze der Adventitia, wohl vermittelt durch die Vasa vasorum oder auch von den innersten Schichten der Wandung aus tiefer dringend, also von der Lichtung aus (besonders an den kleinsten Arterien). An diese Vorgänge schließt sich aber sehr schnell Granulationsgewebe mit Lymphozyten, Plasmazellen, auch öfters eosinophilen Leukozyten an, und so entsteht ein von außen nach innen vordringendes, alle drei Wandschichten ergreifendes Narbengewebe, das weit über das ursprüngliche Schädigungsgebiet um sich greift, so auch besonders in der Adventitia. So kommt es zu Einengung der Gefäßlichtung, gegebenenfalls mit Thrombenbildung, auch Infarktbildung der Umgebung bewirkend, oder umgekehrt infolge Elastikazerstörung zu kleinen Aneurysmen, oft auch unter dem Blutdruck zu kleinen Einrissen der Wand mit Blutungen. Auch benachbarte Venen können ergriffen werden und besonders Nerven, sei es in Abhängigkeit von der Arterienveränderung, sei es durch dieselbe Schädlichkeit. Die Gefäßveränderung hat offenbar eine toxisch-infektiöse, aber wohl nicht spezifische Grundlage. Es handelt sich um den Ausdruck einer Reaktion im Laufe infektiöser (septischer) Erkrankungen im Sinne der Überempfindlichkeit (hyperergische Entzündung). Der Tod erfolgt zumeist an Anämie, Blutungen (in Gehirn, Magen, Darm, Nieren usw.) oder Organfolgen, besonders in der Niere bis zu deren Insuffizienz (Urämie).

Die wichtigste Erkrankung der Gefäße, deren **Atherosklerose** oder **Arteriosklerose** (Endarteriitis chronica deformans), stellt ein Gemisch von regressiven bzw. infiltrativen und Wucherungsvorgängen dar.

Zu dem Verständnis dieser so überaus häufigen Veränderung müssen wir (mit Jores und Aschoff) von dem normalen, im Laufe der verschiedenen Lebensalter sich verschiebenden Gefäßverhalten ausgehen. In der Jugend, in der Wachstumszeit, bildet sich eine physiologische

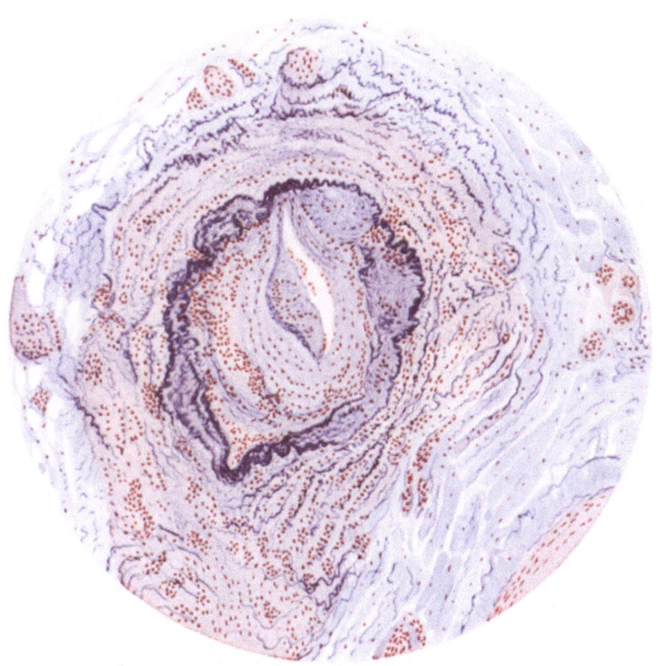

Abb. 382. Phlebitis und Endophlebitis. Starke Durchsetzung der ganzen Venenwand mit Rundzellen. Wucherung der Intima mit Verengerung der Lichtung. Färbung auf elastische Fasern.

Intimaverdickung aus; sie beruht auf Bildung der (in der Aorta schon intrauterin sich ausbildenden) elastisch-muskulösen Schicht und nach innen hiervon auf Spaltung der Lamina elastica interna und Abhebung hyperplastischer elastischer Streifen von der gesamtelastischen Lamelle. So erhalten die Gefäße trotz Wachstums ihre elastische Vollkommenheit, ja vermehren ihre elastische Widerstandskraft. Diese „aufsteigende Periode der Gefäßveränderungen" reicht etwa bis zum 30. Jahre, dann folgen 1—2 Jahrzehnte Ruhezeit, in der die auf der Höhe ihrer Leistungsfähigkeit stehenden Gefäße dem ständigen Blutdruck Widerstand leisten können. Mit dem 40. bis 45. Jahre etwa beginnt die Abnützungszeit („absteigende Periode der Gefäßveränderungen"). Die elastischen Fasern bilden sich in dieser Lebenszeit weniger neu; im Gegenteil, im Laufe der Jahre verlieren sie ihre Vollkommenheit an Elastizität, wobei wohl schon frühzeitig beginnend Elastin in minderwertiges Elazin umgebildet wird, nutzen sich ab und werden zum Teil durch Bindegewebe ersetzt, wie überhaupt jetzt die Intima eine starke gleichmäßige Bindegewebsvermehrung aufweist. Das Gefäß wird so härter und man kann von seniler Sklerose (Aschoff) sprechen. Es ist ein „kompensatorischer Prozeß mit Bildung minderwertigen Ersatzmaterials" (Aschoff). Bindegewebe ist zwar widerstandsfähiger als elastisches Gewebe, aber seine elastische Vollkommenheit ist geringer, so findet durch den Blutstrom und seine Schwankungen eine Dehnung statt und auf die Dauer kommt eine Erweiterung des Gefäßrohres zustande. Aber zu der Bindegewebswucherung gesellen sich bald als Folge der Überdehnungen weitere regressive Vorgänge.

Diese leiten über zu der eigentlichen pathologischen Veränderung, der **Atherosklerose,** und so sehen wir, wie diese sich an physiologische Abnutzungserscheinungen anschließt.

Diese von Marchand gewählte Bezeichnung ist der älteren **Arteriosklerose** (Lobstein) vorzuziehen, einmal weil die Erkrankung sich nicht nur, wenn auch vorzugsweise, an Arterien findet, sondern auch an Venen (Phlebsklerose), sodann weil sie, wie wir gleich sehen werden, die beiden Hauptvorgänge, die atheromatösen und die sklerotischen, im Namen sehr gut zusammenfaßt. Der Begriff dieser Gefäßerkrankung ist nun sehr verschieden weit ausgedehnt und verschiedene Formen von Veränderungen ihm somit untergeordnet oder von anderen Forschern abgegrenzt worden. Es handelt sich hier weniger um verschieden angenommene Vorgänge als um verschiedene Deutung der grundlegenden ursächlichen und entstehungsmäßigen Bedingungen, die sehr verwickelte und in ihren einzelnen Teilfaktoren schwer scharf abzugrenzen sind (s. u.). Zu betonen ist, daß die Verschiedenheiten des Sitzes verschiedene solche aus deren Gesamtheit da oder dort mehr zur Geltung bringen. Ferner vor allem, daß die Verschiedenheiten des Aufbaus der Gefäßwandung an den großen Gefäßen, und hier wieder besonders Aorta, und dann an den Gefäßen vom sog. elastischen Bau einerseits, denen vom muskulösen Bau andererseits, an den mittelgroßen, besonders den Organarterien, und endlich den kleineren und den kleinen Arteriolen auch Unterschiedlichkeiten der Veränderungen bedingen. Hinzu kommt, daß dementsprechend auch der Sitz des Beginnes oder des Hauptausdruckes der Veränderungen in den einzelnen Gefäßwandschichten ein verschiedener ist. An der Aorta und den großen Gefäßen des elastischen Typs ist der Hauptsitz und Beginn in der Intima, an Gliedmaßengefäßen und großen Arterien der Bauchhöhle steht die Media im Vordergrund, aber dort schließen sich auch Veränderungen der Media, hier der Intima gegebenenfalls an und die Veränderungen der einzelnen Schichten, wenn auch in gegenseitiger Abhängigkeit, bewahren doch eine gewisse Selbständigkeit. Und endlich spielt das Alter des Menschen eine unterscheidende Rolle. So sehen wir besonders an gewissen Stellen der Hinterwand der Brustaorta sehr häufig schon im Säuglings- und Jugendalter kleine gelbe Fleckchen oder Streifchen, die mikroskopisch vor allem Intimaverfettung, daneben aber meist auch geringe Intimawucherung aufweisen, und auch dem Sitz nach den Veränderungen des Alters entsprechen, und so fassen wir sie mit Recht am besten auch schon als beginnende Atherosklerose auf, wenn diese Veränderungen hier auch außerordentlich viel geringere sind und nicht Ausmaß und Formen und somit Folgen erreichen, wie die Alterssklerose, die dann auch mehr oder weniger ausgesprochene Kennzeichen eines fortschreitenden Vorganges aufweist. Aus alledem lassen sich die vielen Verschiedenheiten, die von verschiedenen Forschern sehr ungleich angenommene Ausdehnung oder Begrenzung der Atherosklerose, gut verstehen. Am besten fassen wir Atherosklerose als einen Sammelbegriff für alle diese Gefäßveränderungen und -grenzen von der typischen Atherosklerose, vor allem der Aorta, oder Atherosklerose im engeren Sinne, gewisse Formen besonders der anderen Arterien ab.

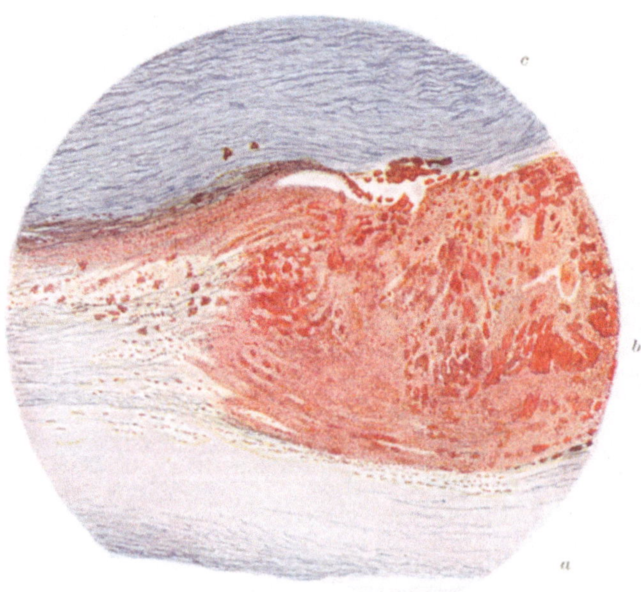

Abb. 383. Hochgradige Atherosklerose der Aorta.

a Intimaverdickung. *b* Atherom, angefüllt mit fettigem Detritus (rot). Die links im Bilde noch erhaltenen, elastischen Fasern (blau) zerstört. *c* Media mit elastischen Fasern (blau).

Die typische Atherosklerose stellt einen verwickelten Vorgang dar, in dem sich degenerativ-infiltrative und ausgleichende hyperplastische Vorgänge vereinigen. Beide Arten von Vorgängen kommen auch mehr allein vor und sind wohl auch entstehungsmäßig verschieden zu werten. Das typische Bild gibt aber gerade ihre doch durch innere Abhängigkeiten bedingte Mengung. Betrachten wir zunächst beide für sich.

Die im Laufe des Lebens sich ausbildende Hyperplasie des Bindegewebes ist schon oben besprochen. Hier schließen sich nun degenerativ-infiltrative Vorgänge der Abnutzung (s. u.) an. Der erste Beginn ist im Gebiete des elastischen Grenzstreifens zu finden, welcher in tieferen Schichten der Intima (an der Grenze der inneren elastisch-bindegewebigen Lage und der äußeren elastisch-muskulösen Längsschicht der Intima) gelegen ist. Hier scheint das erste eine physikalisch-chemische Gewebs-„Desorganisation", vor allem eine mit Quellung verbundene Auflockerung der Grundsubstanz, zu sein. So kommt es zu einem durch den Blutdruck bewirkten Einpressen von Blutplasma in das veränderte Gewebe und zu einer Durchsetzung mit eiweißhaltigen Stoffen. Gleichzeitig aber werden vom Gefäßinhalt aus Lipoide und insbesondere Cholesterinester (neben denen auch ätherlösliche Phosphatide sowie Zerebroside, besser Galaktoside genannt, eine Rolle spielen) eingepreßt und infiltrieren jene selben Gebilde, also zuerst die

Grundsubstanz bzw. Kittsubstanz der Elastikalagen, dann aber auch von den tieferen Intimaschichten aus lichtungswärts vorschreitend die ganze Intima. Hierbei spielt nun eine Rolle, daß die Bindegewebsgrundsubstanz hier in unmittelbarem Zusammenhang mit der Bildung von Elastika ein besonderes Gepräge hat, nämlich ein schleimartiges, so daß man von einem „mukoiden" oder „chromotropen" Gewebe sprechen kann (Schultz), das, schon beim Embryo angelegt, später an Mächtigkeit zunimmt, und daß gerade in diesem die Lipoide besonders zur Ablagerung kommen. Bei der Durchsetzung des Gewebes mit den Lipoiden, später besonders Cholesterinestern, zerfallen die Zellen, indem Nekrose und Erweichung auftreten. Cholesterin wird hierbei frei. Wir bezeichnen die so in der Intima entstehenden Gebilde (nach Vergleich mit ähnlich erscheinenden der Haut) als **Atherome.** Nach neuerer Ansicht kommt es zunächst zu Vermehrung der Lipoide überhaupt und zu solcher insbesondere der Cholesterinester erst sekundär bei Einsetzen der Zerfallsvorgänge.

Die Atherome stellen gelbe Flecke dar, in denen sich gelbliche oder durch Blutbeimischung rötliche, weiche Zerfallsmassen ansammeln, hauptsächlich aus Fettmassen mit Cholesterintafeln bestehend. Brechen solche Herde nach der Gefäßlichtung durch, oder geht die Endothellage verloren, so entstehen atheromatöse Geschwüre von unregelmäßig gezackter Form, meist den Grund und die flachen, oft weit untergrabenen, Ränder mit gelblichen Zerfallsmassen belegt. Thromben lagern sich zuweilen auf.

Aber dem atheromatösen Vorgang gesellen sich bald sklerotische Vorgänge zu. Diese bestehen einmal in der Ablagerung von Kalk, indem sich die Fettsäuren zu Seifen und besonders mit Kalziumhydroxyd zu Kalkseifen verbinden, diese sich dann aber in phosphorsauren und kohlensauren Kalk umwandeln oder sich letztere Kalkarten unmittelbar niederschlagen. So können selbst große Kalkplatten entstehen. Vor allem aber spielen jetzt Wucherungsvorgänge eine Hauptrolle. Es entsteht neues Bindegewebe zunächst in Gestalt flacher, leicht hervorragender, umschriebener, selten diffuser, bindegewebiger Platten. Dies neugebildete Bindegewebe ist dann auch wieder degenerativ-infiltrativen Vorgängen (Verfettung usw.) ausgesetzt. So ist zur Atheromatose die **Sklerose** gekommen bzw. aus ihr hervorgegangen und Verquellungs- und Verfettungsvorgänge sowie Neubildung von Bindegewebe, das jenen wieder zum Opfer fällt, wechseln ab.

Diese Vorgänge, degenerative bzw. infiltrative (Atrophie, Verfettung, Verkalkung) wie proliferative, beschränken sich aber nicht auf die Intima, sondern ziehen in derselben Art die Media in Mitleidenschaft, in der auch immer mehr und mehr Bindegewebe an die Stelle elastischer und muskulöser Fasern tritt. Auch die Adventitia wird von entzündlichen Vorgängen mitergriffen. Die ganzen Vorgänge zeigen fortschreitendes Verhalten.

Hinsichtlich ihrer Entstehung betrachtet ist die Atherosklerose die Folge eines Mißverhältnisses zwischen Gefäßwandstärke und dauernder funktioneller Inanspruchnahme, wie dies z. B. Rokitansky, Thoma, Albrecht, Marchand, Jores betont haben. Es findet eine physikalisch-mechanische und chemische Abnutzung (Romberg) statt. Die mechanische Abnutzung stellt der Blutdruck und insbesondere die Schwankungen desselben dar; z. B. schwere körperliche Arbeit oder Säufertum erhöhen ihn; dazu kommt die Längsspannung der Arterien. Mechanisch-funktionelle Momente beeinflussen in erster Linie den Bau der Gefäßwand, schon die oben besprochenen physiologischen Wachstums- und Abnutzungsvorgänge und so auch die ausgesprochen krankhaften. Man hat die den Verhältnissen angepaßten Wachstums- und Umbauvorgänge an den Gefäßen ähnlichen an den Knochen verglichen. Die Intimaverdickungen vor allem stellen Anpassungen an Strömungsverschiebungen (nach Thoma vor allem Stromverlangsamung bei Erweiterung) u. dgl. dar. So sind auch die Schädigungen, welche die Gefäßwand treffen und die Atherosklerose bedingen, funktionell-mechanisch wirksam und abhängig vom Blutstrom und hydrodynamischen Gesetzen, unter denen der Kreislauf steht (Jores). Abnorme Druck- und vor allem Spannungsverhältnisse sind maßgebend. Auch vasomotorische Einflüsse sind von ganz besonders grundlegender Bedeutung, indem sie ja die angeführten Momente besonders beeinflussen. Übererregbarkeit, Reizbarkeit u. dgl. bei bestehendem Schwächezustand sind anzuschuldigen. Aber weiterhin sind chemische Schädigungen in Betracht zu ziehen, zunächst mehr allgemeine, wie sie sich an mit der Ernährung aufgenommene Stoffe knüpfen. Insbesondere scheint ein Reichtum des Blutes an Lipoiden eine grundlegende Rolle für die Atherosklerose und vor allem die Ablagerung der Lipoide und Cholesterinester zu spielen. Besonders und auch sehr schnell wirksam können natürlich eigentlich toxische und infektiöse Momente sein, denen so ziemlich jeder in einem längeren Leben in dieser oder jener Art ausgesetzt ist. Gerade mit Infektionskrankheiten können auch — vorübergehende — Störungen des Cholesterinstoffwechsels verknüpft sein und einwirken. Außer allgemein chemisch wirksamen Faktoren sind aber auch örtliche, zum Teil mechanisch bedingte Ernährungsstörungen in Betracht zu ziehen. Und endlich sind konstitutionelle Bedingungen mit maßgebend, teils angeborene Schwächezustände der Gefäßwandung, vielleicht Minderanlage gerade der elastischen und muskulösen Bestandteile, teils konstitutionell abnorme Vasomotorenverhältnisse. Auch mag disponierend mitwirken, daß die Reaktion der Grundsubstanz der Intima im Alter eine zunehmend saurere wird (Schmidtmann). So sehen wir, wie eine ganze

Konstellation verschiedenster Teilbedingungen zusammenwirkt, um das auch so verwickelte Bild der Atherosklerose zu bewirken. Mancherlei Bedingungen mögen auch örtlich verschieden ausgeprägt einwirken; auch eine auf Gegenden beschränkte Unteranlage der Gefäßwand ist als disponierend in Betracht zu ziehen. Aus dieser Gesamtheit von zusammenwirkenden ursächlichen Bedingungen heraus kann man im allgemeinen wohl sagen, daß die mechanisch-funktionellen Einflüsse für die hypertrophischen, die toxischen und Ernährungsstörungen für die infiltrativ-degenerativen Vorgänge, vor allem die Lipoidinfiltration, maßgebend sind. Die Gemeinsamkeit giftiger und mechanischer Schädigung, das Ineinandergreifen ausgleichender Wucherungen von Geweben, die wieder zu jenen Ablagerungen neigen und so wieder bedingter neuer Wucherungsvorgänge ist zu verstehen. So verbinden sich die an sich verschieden zu wertenden und bedingten Vorgänge zu dem Gesamtbilde der Atherosklerose. Die einzelnen Teilbedingungen des ursächlichen Gesamtbildes aber so zu sondern, daß wir damit alle Verschiedenheiten und die einzelnen Formen erklären könnten, ist noch nicht möglich.

Aus dem Gesagten ergeben sich die Gründe von selbst, warum die Atherosklerose in der Regel eine Erkrankung des fortgeschrittenen Alters ist, insbesondere nach dem 40. Lebensjahr. In höherem Alter ist sie ein fast regelmäßiger Befund; gerade im hohen Greisenalter aber ist die Atherosklerose oft gering entwickelt, denn hier hat schon eine Auslese stattgefunden; sonst wären die betreffenden Leute nicht so alt geworden, denn es gilt der alte Satz Virchows, daß das Alter des Menschen von seinen Gefäßen abhängt. Andererseits findet sich Atherosklerose aber keineswegs selten auch schon in jugendlicherem Alter, gerade hier wohl vor allem infolge von Infektionskrankheiten (dann auch schon bei Kindern) oder auf Grund toxischer Einwirkungen, wobei der dauernden Einwirkung von Alkohol, Nikotin oder Blei sicher eine große Rolle zukommt.

Auch Stoffwechselerkrankungen (Gicht, Diabetes) spielen eine besondere Rolle.

Die Atherosklerose ist häufiger bei Männern als bei Frauen, insbesondere auch diejenige der Kranzarterien mit ihren Folgen (s. bei Herz).

Die Verteilung der Erkrankung über das Arteriensystem kann eine sehr unregelmäßige sein. Im Vordergrund steht zumeist die Aorta, und zwar deren Anfangsteil, bzw. in diesem bestimmte Stellen (s. u.), und dann besonders die Bauchaorta oberhalb der Iliakateilung, wo die Atherosklerose häufig am stärksten ausgeprägt ist. Vom Anfangsteil der Aorta aus werden öfters auch deren halbmondförmige Klappen ergriffen (s. dort). Auch können mehr allein besondere Arteriengebiete befallen sein, so die Kranz- oder Gehirnarterien, welche oft gleichzeitig stark ergriffen sind, während die Aorta noch ziemlich glatt ist. Die Kranzgefäße des Herzens sind oft sehr frühzeitig befallen und in erster Linie ihr Anfangsgebiet, besonders das des absteigenden Astes der linken Kranzarterie. In anderen Fällen sind die Arterien der Gliedmaßen stark ergriffen. Häufig ist, besonders in höherem Alter, auch mehr oder weniger das gesamte Arteriensystem hochgradig atherosklerotisch verändert, wenn auch verschieden stark. Kleine Lipoidansammlungen in Gestalt gelber Flecke finden sich aber auch schon in jugendlichem, ja selbst kindlichem Alter überaus häufig, besonders dicht oberhalb der Aortenklappen in der Aorta sowie in den Kranzarterien (vor allem der vorderen absteigenden) (s. o.). Sie sind wohl auf toxische bzw. toxisch-infektiöse Schädigungen in erster Linie zu beziehen. Selten ist eine neben allgemeiner Atherosklerose einhergehende oder mehr alleinige Atherosklerose im Gebiet der Lungenarterie; diese Pulmonalsklerose findet sich besonders bei Mitralfehlern sowie bei Lungenphthise, Emphysem und anderen Lungenerkrankungen. Sie ist abhängig von einer dauernden Überlastung des Lungenkreislaufes. Sehr selten ist sie unbekannter Herkunft. Mit der Pulmonalsklerose zusammen findet sich meist Hypertrophie der rechten Kammer. Veränderungen der Venen, Phlebosklerosen, finden sich vor allem an der Vena cava inferior und den Venen der unteren Gliedmaßen im Alter und bei Stauungsverhältnissen im venösen Kreislauf.

Vielleicht spielen chemische Momente die Hauptrolle für die Ausbildung der Atherosklerose überhaupt, mechanische für deren Sitz. Im übrigen sind gewisse Stellen des Gefäßsystems schon besonders zur Erkrankung veranlagt. Hierher gehören physiologisch vorgebildete engere oder pathologisch gewordene Stellen ebenso wie Erweiterungen, wie sie sich im Alter gewöhnlich finden (s. o.), oder auch Verzweigungsstellen, die infolge Änderung der Stromrichtung stärkerem Blutanprall ausgesetzt sind. Aus diesen Gründen sitzen die atherosklerotischen Veränderungen in der Aorta — dem Hauptsitz — in der Bauchaorta besonders an den Abgangsstellen der großen Äste und der Teilung in die Iliacae und im Anfangsteil besonders an der dem stärksten Anprall ausgesetzten Konkavität des Aortenbogens, an der Ansatzlinie der Klappen („Rückbrandungslinie") und an den oben genannten kleinen narbigen Stellen. Von anderen Gefäßen werden besonders solche getroffen, welche, locker in der Umgebung gelegen, infolge mangelhafter Befestigung den Wirkungen der systolischen Erweiterung und Dehnung sowie der Alterserweiterung besonders ausgesetzt sind (Milz-, Kranz-, basale Hirnarterien u. a.), oder solche, welche gegen eine feste Unterlage gepreßt werden (wie die Carotis interna oder die Vertebralarterien). Nach Oberndorfer sollen allgemein die nicht festliegenden Gebiete weniger betroffen werden. Zu betonen ist aber, daß bei aller Bedeutung der dargelegten mechanischen Verhältnisse Erweiterung und Drucksteigerung allein ohne gleichzeitige Schädigung der Arterienwand Atherosklerose wohl nicht bewirken.

An den Arterien, besonders der unteren Gliedmaßen und des Beckens, findet sich, auch in jugendlicherem Alter, eine besondere Veränderung, offenbar auf Grund toxisch-infektiöser Einflüsse, bzw. bei schwer Arbeitenden (Mönckeberg). Sie besteht in einer mehr reinen Nekrose und Verkalkung der Media (Virchow-Möncke-berg). Reaktive entzündliche Vorgänge der Umgebung und ausgleichende Intimaverdickung können sich anschließen. Auch echte Verknöcherung kommt hier vor. Diese besondere Form ist wichtig, weil sie zeigt, daß aus diesen Veränderungen peripherer Arterien Rückschlüsse auf Bestehen atherosklerotischer Veränderungen der Gefäße innerer Organe, die ja weit wichtiger sind, nicht gezogen werden dürfen.

Weiterhin finden sich einfache Medianekrosen in verschiedener Form (wir folgen hier Erdheim und seiner Schule). An peripheren Arterien finden sich bei akuten Infektionskrankheiten von Wiesel zuerst beschriebene schnell einsetzende und schnell regeneratorisch ersetzte Medianekrosen. In der aufsteigenden Aorta kommt die Medionecrosis idiopathica vor mit Kernschwund, Veränderungen von Muskelfasern und elastischen Fasern und Heilung durch ein statisch minderwertiges Ersatzgewebe, so daß es zu einem Umbau kommt. Diese Erkrankung kann so zu Aneurysmabildung führen und vor allem zu tödlichen Einreißungen der Aorta Veranlassung geben (vgl. u.). Anzuschuldigen sind wohl Gifte, auch bakterielle, vielleicht geht ihre Wirkung über Adrenalinausschüttung (Erdheim) vor sich. Fast stets bei Greisen, nie bei Jugendlichen, findet sich eine über die ganze Aorta, besonders ihren Anfangsteil, zerstreute Medionecrosis disseminata, welche Kernausfälle, dann Vermehrung des Bindegewebes und der Elastika aufweist, wobei es aber trotz des langen Bestehens — die ursächlichen Beziehungen sind unbekannt — nicht zu Abbau und Ersatz kommt, so daß auch Krankheitszeichen nicht auftreten.

An den großen Gefäßstämmen, besonders von Niere und Milz, finden sich (nach Stämmler) vor allem Veränderungen der Media, zunächst Vermehrung von Bindegewebe und Elastika (an der Arteria cubitalis z. B. meist dauernd in diesem Stadium verharrend), dann bald herdförmiges Untergehen der Muskularis mit Narbenbildung, zu beziehen wohl in erster Linie auf mechanische Schädigung. Folge sind Erweiterung der Gefäße und — besonders an der Arteria lienalis — Schlängelung.

Die kleineren Organarterien zeigen vorherrschend Intimaveränderungen, und zwar besonders hyperplastische Vorgänge, während die infiltrativ-degenerativen hier zurücktreten.

In den kleinsten Gefäßen (Arteriolen und Kapillaren) kommt, der weniger hochentwickelten Wandung entsprechend, die Atherosklerose erst recht nicht in ihrem ganzen verwickelten Werdegang zur Ausbildung; vielmehr kommt es hier meist zu hyaliner Verdickung und lipoider Entartung, oft mit starker Verengerung oder auch Verschluß der Gefäßlichtung. Diese Erkrankung betrifft vor allem die Arteriolen der Niere und ist wegen ihrer Beziehungen zur Hypertonie schon S. 397 geschildert. In der Milz findet sich ganz gewöhnlich eine morphologisch ähnliche Veränderung der kleinen Gefäße schon bei jugendlichen Leuten ohne nachteilige Folgen.

Die wichtigsten Folgen der Atherosklerose bestehen in der Wirkung auf die Blutströmung, welche mit dem Verlust der Elastizität der Gefäßwand einer wichtigen Grundlage beraubt wird. Die Verengerung der atherosklerotischen Gefäße vor allem aber muß Ernährungsverschlechterung der versorgten Gebiete mit allen Folgezuständen herbeiführen. So kann an den unteren Gliedmaßen selbst Gangrän die Folge sein. Sklerotisch-verengte und rein infiltrativ-degenerativ veränderte, erweiterte Stellen können sich an den Gefäßen abwechseln. Zerreißungen der veränderten Gefäße können zu Blutergüssen in das Gewebe führen, besonders im Gehirn. Daß sich an Stellen mit Rauhigkeiten an der Gefäßinnenfläche und besonders auf atherosklerotischen Geschwüren Thromben ablagern, ist schon erwähnt; von ihnen können Embolien ausgehen. Daß Atherosklerose der Kranzgefäße des Herzens und der Gehirnarterien besonders schwere Folgen bewirkt, ist leicht verständlich.

Auch einschlägige Tierversuche sind von großem Belang. Mittels Adrenalins und anderen giftig wirkenden Mitteln hat man Nekrosen und Verkalkung der Media erzeugen können (Arterionekrose, Josué, B. Fischer u. a.), welche den oben angeführten Veränderungen, besonders an den Arterien der Gliedmaßen ähneln. Mit besonderer Nahrung, insbesondere mit Cholesterinfütterung (bzw. mit Nährstoffen mit reichem Cholesteringehalt, wie Milch, Eigelb usw.), ist es dann aber geglückt (Anitschkow, Chalatow, Wacker-Hueck usw.), der menschlichen Atherosklerose fast völlig gleichende Arterienveränderungen zu bewirken. Besonders gut und schnell läßt sich diese Veränderung bei Verbindung mit Blutdruckerhöhung erzielen.

Von der Atherosklerose scharf zu trennen sind entzündliche, vor allem die Media der Aorta betreffende Veränderungen, die meist syphilitischer Entstehungsursache sind und daher schon im allgemeinen Teil besprochen sind.

Wenn der Blutdruck dauernd erhöht ist, tritt auch eine Verdickung der Intima ein, die wir, da sie Wandverdickung bewirkt und so einer Erweiterung des Gefäßes entgegenwirkt, auch als ausgleichende bezeichnen können. Infolge Arbeitshypertrophie verdickt sich dann besonders auch die Media. Hier anreihen können wir auch die sog. „funktionellen Sklerosen", welche sich besonders im Eierstock und in der Gebärmutter als Folge von Ovulation, Menstruation und Plazentation finden und in Wucherung von hyalinem Bindegewebe und mächtiger Entwicklung von die Farbreaktionen der Elastika gebenden Massen mit — oft sehr beträchtlicher — Verengerung der Gefäßlichtung bestehen.

Von den **tuberkulösen** und vor allem **syphilitischen** Veränderungen der Gefäße war schon im allgemeinen Teil die Rede.

Hier soll noch erwähnt werden, daß an die dort besprochene syphilitische Mesaortitis stark erinnernde Mediaveränderungen der Aorta auch unter anderen Bedingungen vorkommen (die Medianekrosen sind schon oben besprochen). So vor allem im Anschluß an Gelenkrheumatismus, meist zusammen mit Herzveränderungen. Hier finden sich an der Adventitia der Aorta Knötchen, welche den Aschoffschen Knötchen des Rheumatismus (s. dort) entsprechen und ferner in der Media Zerstörung von Elastika und Muskularis zusammen mit Infiltraten und Wucherung von Bindegewebszellen; später kommt es zu Narbenbildung. Dieselben Veränderungen wie an der Aorta kommen auch an der Arteria pulmonalis (mit Klappenschlußunfähigkeit der Pulmonalklappen) vor.

c) Erweiterungen und Verletzungen der Gefäße.

Unter **Aneurysma (verum)** versteht man eine Erweiterung des mit veränderter Wand versehenen Arterienrohres in einem mehr oder weniger umschriebenen Gebiet. Seine Entstehung beruht darauf, daß durch den Blutdruck diese veränderte Stelle der Wand, welche weniger widerstandsfähig ist als die übrigen, seitlich vorgebaucht, oder daß an einer solchen Stelle das Gefäßrohr im ganzen erweitert wird; im ersteren Falle entsteht ein **umschriebenes**, meist **sackförmiges**, im letzteren ein **diffuses Aneurysma** von verschiedener Gestalt. Die bei weitem meisten Aneurysmen haben ihren Sitz im Anfangsteil der Aorta und es hängt dies damit zusammen, daß die Gefäßveränderung, welche zum Aneurysma führt, in der ganz überwiegenden Zahl der Fälle auf einer **Mesaortitis** beruht, und da deren Entstehungsursache fast stets **syphilitisch** ist, ist dasselbe mit den Aneurysmen der Fall.

Die bei weitem häufigsten Aneurysmen, diejenigen der Aorta, vor allem ihres Anfangsteiles, sind daher schon mit der Mesaortitis unter Syphilis im allgemeinen Teil besprochen worden.

Es kommen aber auch Aneurysmen an anderen Orten wie am Anfangsteil der Aorta vor, und sie haben mit einer syphilitischen Gefäßerkrankung in der Regel nichts zu tun. So hängen Aneurysmen der Bauchaorta oberhalb ihrer Teilung in der Regel mit anderen Veränderungen zusammen, ähnlich solche der Karotis, Arteria poplitea, radialis usw. In erster Linie kommen hier atherosklerotische Veränderungen in Betracht, d. h. atheromatöse Veränderungen, welche die ganze Wand durchsetzen können, ferner Verletzungen (s. u.) und manche Aneurysmen, so solche an den basalen Gehirngefäßen, hängen offenbar mit Anlageschwäche zusammen.

Kleinere Arterien erscheinen dabei öfters geschlängelt — Aneurysma serpentinum —, oder es werden Nebenäste mit einbezogen, so daß ein ganzes Gebiet verändert ist — Rankenaneurysma oder Aneurysma racemosum.

Es gibt auch noch besondere Aneurysmaformen: **embolische Aneurysmen** entstehen dadurch, daß harte Teile, wie verkalkte Thrombenteile oder Herzklappenstücke u. dgl. losgerissen als Emboli sich in die Intima eines Gefäßes so einbohren, daß an der geschädigten Stelle der Wand eine Ausbuchtung entsteht. Sind die Emboli infiziert, so entstehen die sog. **mykotisch-embolischen Aneurysmen** (Ponfick). Öfters kommen solche aber dadurch zustande, daß Kokkenemboli entzündliche Veränderungen der Gefäßwand herbeiführen und daß diese Wandzerstörung dann zur Ausbuchtung führt. Es scheint, daß der Weg sowohl der sein kann, daß die Embolie der Bakterien in die Vasa vasorum stattfindet und die Zerstörung so die Media zuerst ergreift, um sich nach außen und innen auszubreiten, wie auch daß Kokken an der Gefäßinnenhaut sich ansiedeln (dann also mehr metastatisch als embolisch) und von hier aus an der Gefäßwand Entzündung und eiterige Einschmelzung bewirken. Alles dies kann bei septischen Infektionen sich einstellen. Diese oft mehrfachen kleinen Aneurysmen sind besonders häufig bei Endocarditis lenta.

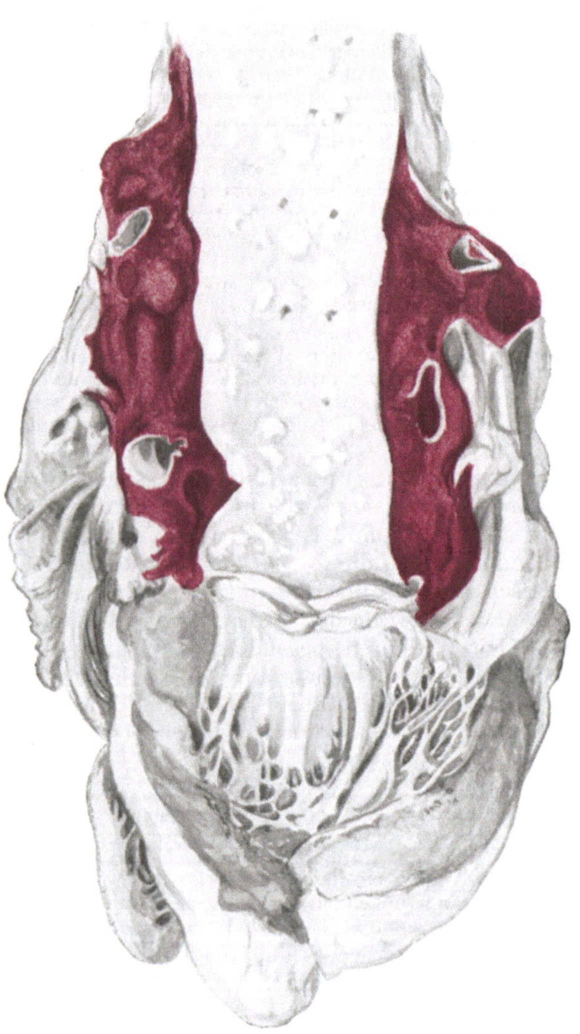

Abb. 384. Aneurysma dissecans.

Ihr Hauptsitz sind die basalen Hirnarterien, wo sie zu Blutungen führen können, sie kommen aber auch z. B. an den Hautgefäßen vor. Die sog. Miliaraneurysmen (auch besonders an Arterien des Gehirns) stellen zumeist ganz kleine Blutungen dar. Bei Pferden bewirkt der Strongylus armatus an den Mesenterialarterien das sog. Wurmaneurysma.

Über Aneurysma spurium und dissecans s. unten.

Venenerweiterungen — **Phlebektasien** — sind auch mehr diffus (spindelig oder zylindrisch) oder umschrieben (sackförmig). Besonders letztere, meist mit geschlängeltem Verlauf infolge Zunahme der Längenausdehnung verbunden, stellen die **Varizen** dar. Meist sind ganze Venengeflechte ergriffen, so daß dicke, in Paketen liegende Stränge, über die Oberfläche stark hervorragend, zustande kommen.

Die einzelnen Venenwände können dabei zur Atrophie gelangen, und so Verbindungen der einzelnen Äste eintreten. Die Ursache besteht in erster Linie in mechanischer Behinderung des venösen Rückflusses auf Grund entweder allgemeiner Bedingungen — Herzschwäche, Wirkung der Schwere bei langem Stehen (besonders am Unterschenkel) — oder örtlicher Bedingungen wie Thrombosen, Druck durch die schwangere Gebärmutter, Geschwülste od. dgl. Veränderungen der Wand (die sich sonst auch sekundär einstellen) und angeborene, wohl ererbte Schwäche der Gefäßwand und vielleicht insbesondere der Venenklappen wirken aber bei der Entstehung der Varizen mit. Nach Hasebroek entstehen die Varizen auf mechanischer Grundlage, indem bei einem Mißverhältnis zwischen Zu- und Abfluß die arteriopulsatorische Welle in Seitendruck umgewandelt wird und so die Venen erweitert.

Die Varizen finden sich besonders am Unterschenkel, am Anus als Hämorrhoiden, am Hoden als Varikozele sowie bei Leberzirrhose an den Speiseröhrevenen. Sie können durchbrechen und so zum Tode führen.

Dies ist öfters Todesursache gerade bei den Varizen, die sich bei Leberzirrhose am unteren Ende der Speiseröhre finden. Im Herzen finden sich — selten — Varizen der Venae minimae Thebesii neben dem Foramen ovale (besonders im rechten Vorhof).

In der Umgebung können die Varizen Atrophie, Katarrhe und chronische Entzündungen (Unterschenkelgeschwüre), aber auch hypertrophische Bindegewebswucherungen (Elephantiasisformen) bewirken.

Gleichzeitiges Vorhandensein von Aneurysma und Varizen kann die Gefäße sich verbinden lassen; man unterscheidet dabei das Aneurysma varicosum und den Varix aneurysmaticus. Ersteres bedeutet Einbruch eines Rupturaneurysmas in eine sich dann erweiternde Vene, letzterer entsteht, wenn eine Verletzung Arterie und Vene eröffnet und das Blut unmittelbar aus der Arterie in die Vene, diese erweiternd, strömt.

In Phlebektasien kommt es auch zu thrombotischen Ablagerungen und Organisation solcher sowie dann durch Verkalkung zu Venensteinen, Phlebolithen.

Auch an Kapillaren kommen Erweiterungen ganzer Bezirke vor, teils angeboren, besonders in der Haut als Naevi vasculosi, teils im Anschluß an Stauungen und chronische Entzündungen.

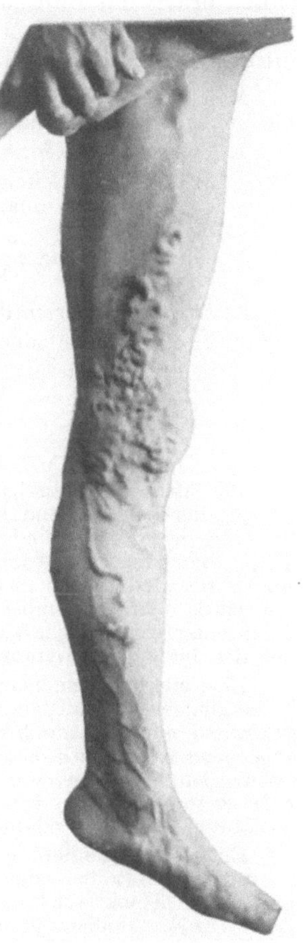

Abb. 385. Varizen.
Aus Willms-Wullstein, Lehrbuch der Chirurgie, 2. Aufl. Jena: Gustav Fischer 1910.

Bei **Verletzungen** von Gefäßen bilden sich zumeist zunächst Thromben, dann von der Intima aus Bindegewebswucherungen, so daß die Gefäßlichtung auf diese Weise verschlossen wird. Bei Querdurchtrennungen und so bedingtem Zurückziehen schließen sich die Arterienenden durch starke Zusammenziehung und Gerinnselbildung.

Tritt bei einer seitlichen Gefäßverletzung Blut aus, so bildet es in der Umgebung eine Höhle mit Blut, die mit der Gefäßlichtung zusammenhängt, sog. **Aneurysma spurium.** Das Blut kann gerinnen und es kann sich durch Organisation in der Umgebung eine neue bindegewebige Wand bilden.

Tödliche Zerreißungen der Arterienwand kommen besonders oberhalb der Klappen bzw. am Bogen vor, bei Sturz aus größerer Höhe, z. B. bei Fliegern, sonst wenn die Aortenwand verändert ist (besonders Nekrose der Media, auch eiterige Veränderungen), wobei die Risse bis weit in normale Aortenteile reichen können.

Eine besondere Form stellt das **Aneurysma dissecans** dar. Hier handelt es sich darum, daß bei einem zuvor unveränderten oder einem — besonders atherosklerotisch — veränderten Gefäß meist infolge einer Verletzung ein Riß nur die Intima oder einen Teil der Media durchsetzt und daß nun Blut sich zwischen Intima und Media bzw. in die Lagen der letzteren selbst eindrängt und sich hier eine Strecke weit einen Weg einwühlt. Sehr häufig gibt dann auch der Rest der Gefäß- wand dem Druck des Blutes nach, und es kommt so auch hier zum vollständigen Durchriß des Gefäßes. Dieser kann, da das Aneurysma dissecans meist in der Aorta dicht oberhalb der Klappen seinen Sitz hat, in den Herzbeutel erfolgen und somit sofortigen Herztod bewirken. In seltenen Fällen bricht das Blut, welches sich seinen Weg in die Media oder zwischen dieser und der Intima erzwungen, nicht nach außen durch, sondern an einer weiter abwärts gelegenen Stelle durch die Intima wieder in die Blutbahn hinein, eine Art von Selbstheilung.

Man kann die Risse der Aorta (die vollständigen oder unvollständigen, zum Aneurysma dissecans führenden) mit Letterer folgendermaßen einteilen:

1. Typischer Aortenriß (einmal dicht oberhalb der Klappen, dann am Bogen) bei unveränderter Wand
    a) durch Drucksteigerung (durch plötzliche Drucksteigerung infolge starker Zusammenziehung des Herzens bei linksseitiger Hypertrophie mit gleichzeitiger Erschwerung des Blutabflusses nach der Peripherie);
    b) durch Verletzungen (bei Sturz von Fliegern od. dgl.) durch Zerrung des Herzens an den großen Gefäßen.
2. Atypischer Aortenriß an irgendwelchen Stellen
    a) durch Verletzungen;
    b) bei Veränderungen der Gefäßwand durch Mesaortitis, Atherosklerose, Geschwülste.

C. Lymphgefäße.

Die häufigste krankhafte Veränderung der Lymphgefäße ist die **akute Lymphangitis,** die durch Ein- wirkung der von Entzündungsherden aufgesaugten Stoffe oder Kleinlebewesen entsteht. Sie vermittelt häufig die Übergänge der Entzündung von dem ursprünglichen Herd zu den Lymphknoten. Bei der akuten Lymph- angitis findet man die Wand der Lymphgefäße zellig durchsetzt, ihre Adventitia nicht selten mit kleinen Blu- tungen, die Endothelien ihrer Intima geschwollen und in Ablösung; in der Lichtung der Lymphgefäße bilden sich häufig Lymphthromben. Die entzündeten Wände der Lymphgefäße und deren hyperämische Umgebung bilden entsprechend dem Verlaufe der Lymphgefäße rote Streifen, die an der Haut sehr deutlich hervortreten und sich bis zu den Lymphknoten hin erstrecken.

Eine **eiterige Lymphangitis** kommt durch Eiteraufsaugung von infizierten Wunden oder anderen eiterigen Entzündungen verschiedener Organe her zustande; bei ihr zeigt sich neben eiteriger Durchsetzung der Lymph- gefäßwand eine Ansammlung von eiterigen oder eiterig-fibrinösen, häufig körnig zerfallenden Massen oder erweichenden Lymphthromben im Innern der Lymphgefäße, welche dabei zu dicken, gelben, knotigen Strängen anschwellen. Von ihnen aus kann die eiterige Durchsetzung auf die Umgebung fortschreiten und Abszeßbildung in dieser sowie Eiterung in den nächstgelegenen Lymphknoten zur Folge haben; endlich können durch Infektion des Blutes septische und pyämische Allgemeinerkrankungen hervorgebracht werden.

Eine chronische **fibrös-produktive Lymphangitis** kommt im Anschluß an chronische Entzündungen, besonders der serösen Häute, zustande und führt zu bindegewebiger Verdickung der Lymphgefäßwände mit Wucherung ihrer Endothelien, welch letztere selbst einen Verschluß der Lichtung herbeiführen kann (Lymphangitis obliterans). Ähnliche chronische Entzündungen zeigen die Lymphbahnen der Lunge bei Anthrakose u. dgl.

Die Lymphangitis tuberculosa und syphilitica sind schon im Allgemeinen Teil besprochen. Ebenso die Verbreitung von Geschwülsten, besonders Krebsen, auf dem Wege der Lymphgefäße.

Von primären Geschwülsten kommen Endotheliome und Lymphangiome vor (vgl. S. 185f. und S. 155).

Eine **Erweiterung** von Lymphgefäßen, **Lymphangiektasie,** entwickelt sich durch Stauung der Lymphe infolge von Verschluß der Lymphgefäße durch narbige Vorgänge (obliterierende Lymphangitis), Neubildungen oder Tuberkel, wenn die vorhandenen Seitenbahnen nicht zur Abfuhr der Lymphe ausreichen. Unter Umständen kann sich eine Lymphorrhagie an den Verschluß eines größeren Lymphstammes anschließen (vgl. S. 44). Vielfach stehen Lymphangiektasien mit chronischen Entzündungen oder hyperplastischen Vorgängen im Binde- gewebe und in den Lymphgefäßen selbst in Zusammenhang, bzw. sind durch solche verursacht; wahrscheinlich verlieren durch die chronische Entzündung, an welcher auch die Lymphgefäßwände teilnehmen, diese letzteren an Elastizität und werden erweiterungsfähiger. Die Erweiterungen sind teils mehr gleichmäßig, teils sackförmig und knotig. Hierher gehören manche Fälle von Elephantiasis sowie von Makroglossie und Makrocheilie. Häufig findet sich eine Lymphstauung in den mesenterialen Chylusgefäßen, die dadurch erweitert und geschlängelt werden und dicke fibröse Stränge bilden, während ihr Inhalt eine breiige Umwandlung erfährt. In den Tropen bewirkt die Filaria sanguinis eine endemische Lymphangiektasie.

Drittes Kapitel.

Erkrankungen des Atmungsapparates.

A. Nase und deren Nebenhöhlen.

Nasenbluten — Epistaxis — findet sich sehr häufig bei aktiver oder Stauungshyperämie, im Verlauf von Infektionskrankheiten, bei Verletzungen, Geschwülsten, hämorrhagischer Diathese usw.

Die häufigste Erkrankung ist der akute **Katarrh** (Coryza, Schnupfen), auf Grund verschiedenster Schädlichkeiten, oft zusammen mit Laryngitis oder Pharyngitis (s. dort). Als disponierend wirken dabei oft „Erkältungen" oder auch Einwirkungen mechanischer Art (Staub), chemischer (Gase, Jod usw.) oder thermischer Natur mit, dann erregen sonst unschuldige Bakterien die Entzündung. Oft ist sie auch Teilerscheinung akuter Infektionskrankheiten, besonders Masern oder Scharlach. Bei dem Katarrh folgt auf ein Stadium hyperämischer Schwellung der Schleimhaut eine schleimig-seröse, dann eine schleimig-eiterige Absonderung mit lebhafter Epithelabstoßung. Bei starken eiterigen Katarrhen (Blenorrhöe) treten oberflächliche Gewebsverluste, sog. Erosionen auf, oder Geschwüre, auf denen das Sekret zu Borken eintrocknet. Der akute Katarrh kann in einen chronischen übergehen, der sich auch bei Skrofulösen, dann auch als Berufskrankheit bei Müllern, Steinhauern usw. (Staub) findet. Auf Hyperplasie folgt dabei Atrophie der Schleimhaut mit Drüsenschwund. Auch hier bilden sich oberflächliche oder tiefere Gewebsverluste der Oberfläche.

Bei dem Katarrh erkranken oft die Nasennebenhöhlen (besonders Sinus frontalis und Antrum Highmori) mit. Eiteransammlungen mit Einschmelzung der Schleimhaut werden hier als **Empyem** bezeichnet.

Nasendiphtherie, durch Diphtheriebazillen erzeugt, ist besonders bei kleinen Kindern häufig und im allgemeinen ungefährlich. Auch kann eine Diphtherie der Rachenorgane auf die Nase übergreifen. Eine mehr selbständige Rhinitis fibrinosa ist ein gutartiges Leiden.

Eine chronische Erkrankung ist die sog. **Ozäna.** Sie kommt als langsam vor sich gehender Ausgang meist wohl schon in der Kindheit beginnender Entzündung der Schleimhaut der Nase und ihrer Nebenhöhlen zustande, indem hier nach hyperplastischen Vorgängen später Atrophie der Bindegewebswucherung auftritt. Hierbei kommt es zu Kreislaufstörungen, zu Ersatz des dem Untergang geweihten Flimmerepithels durch aus der Umgebung vorwucherndes Plattenepithel, auch zu Sklerosierung und Atrophie des in seinen Ernährungsbedingungen mitgeschädigten unmittelbar unter der Schleimhaut gelegenen Knochens und vor allem zu Eindickung des Sekrets und Borkenbildung mit durch Saprophyten bewirkter fauliger Zersetzung des Sekrets, das fötid (= stinkend) wird und so den Namen Ozäna = Stinknase veranlaßt hat. Es handelt sich bei dieser also um das Zeichen einer chronischen Rhinitis atrophicans. So erscheint es unnötig, einen spezifischen Erreger (s. u. Bazillen) anzunehmen.

Tuberkulose, zuweilen mit Geschwürsbildung, ist selten. Lupus kann von der Haut auf die Nasenschleimhaut übergehen.

Über Syphilis der Nase (selten Primäraffekt, Katarrh, Gummata, die „Sattelnase"), sowie die Veränderungen der Nase bei Rotz (beim Menschen selten, knotige Zellwucherungen und Geschwüre), Lepra und Rhinosklerom s. im allgemeinen Teil.

Geschwulstartige Bildungen nehmen oft die Form von Polypen an. Sie bestehen aus hyperplastischer Schleimhaut mit Drüsenwucherungen — adenomatöse Polypen — (die Drüsen öfters zu kleinen Zysten erweitert), oft mit sehr zahlreichen weiten Gefäßen — teleangiektatische Polypen. Auch polypöse Fibrome (oft ödematös) kommen vor. Myxome, Chondrome, Osteome sind selten. Karzinome sind meist Plattenepithelkrebse des Naseneinganges, selten Zylinderzellkrebse. Selten sind Sarkome.

Über den sog. fibrösen Nasenrachenpolyp s. im Kap. IV.

Verkalken Fremdkörper oder seltener Sekret, so entstehen sog. Rhinolithen. Die Nase beherbergt oft unschuldige oder auch krankheitserregende Bakterien, z. B. Diphtheriebazillen (Gefahr der Bazillenträger).

B. Kehlkopf und Luftröhre.

Von **angeborenen Anomalien** kommen am Kehlkopf Hypoplasie, Spaltung der Epiglottis, den Kehlkopf abschließende Scheidewände u. a. vor. Die mit den Kiemenspalten in Verbindung stehenden sog. branchiogenen Fisteln und Zysten sind wichtig, weil aus ihnen zuweilen Krebse (branchiogene Kankroide) entstehen.

Kreislaufstörungen mit starker Transsudation und ebenso Entzündungen mit Exsudatbildung treten unter dem Bilde des **Glottisödems** auf, des akuten oder chronischen. Die Schleimhaut ist stark serös durchtränkt, quillt, besonders wo sie über einer lockeren Submukosa liegt

(Regio interarytaenoidea, Taschenbänder, ary-epiglottische Falten), stark auf. Die Kehlkopf-lichtung kann bis zum Eintreten des Erstickungstodes verengt werden.

An der Leiche kann die ödematöse Schwellung zum größten Teil zurückgegangen sein, dann erscheint die Schleimhaut zusammengesunken, sehr schlaff und gefaltet. Die Entstehungsursache ist verschieden. Von Kreislaufstörungen kommen weniger allgemeine Stauung (bei Herz-Nierenleiden) als örtliche, besonders bei Kehlkopfkrebs oder Druck oder Verlegung von Halsvenen in Betracht. Entzündliches Exsudat findet sich bei Erysipel des Kehlkopfes sowie als Einleitung oder neben Entzündungen. Oft entsteht es im Anschluß an Entzündungen der Nachbarschaft, so bei Entzündungen des Rachens, Vorgängen an der Halswirbelsäule, Diphtherie usw.

Akuter Katarrh, Laryngitis catarrhalis, ist oft von oben, Rachen, Nase oder von unten, d. h. den Bronchien her, fortgeleitet, oder Teilerscheinung allgemeinen Katarrhes der Luftwege (bei Masern, Scharlach und besonders Influenza oder Keuchhusten), oder entsteht als selbständige Erkrankung.

Veranlassend sind Erkältungen, Einatmung mechanisch (Staub), chemisch (Gase) oder thermisch (heiße Luft) reizender Stoffe sowie auch Ausscheidung chemischer Stoffe, wie Jod oder Sublimat, durch die Schleimhaut. Diese ist gerötet und geschwollen, es wird je nach Stadium und Art des Katarrhs verschiedenes Sekret — schleimig-seröses oder schleimig-eiteriges — abgesondert. Glottisödem kann sich anschließen.

Chronischer Katarrh geht aus akutem durch öftere Wiederholung hervor oder ist Begleiterscheinung eines chronischen Katarrhs der Nachbarschaft. Ferner entsteht er durch fortgesetzte Einatmung von Staub oder chemisch verunreinigter Luft. Auch sind Stimmanstrengungen, Alkoholismus, übermäßiges Tabakrauchen als Ursachen zu nennen. Oft kommen chronische Stauungskatarrhe vor.

Ist der ganze Kehlkopf befallen, so findet sich diffuse, meist fleckige Rötung, ferner — stets — Schwellung besonders der lockeren Schleimhautgebiete der Interarytänoidealgegend und der Taschenbänder (welche dann im laryngoskopischen Bild die Stimmbänder überlagern können), so daß es zu Wulstungen und Faltungen der Schleimhaut kommt. Mikroskopisch finden sich zellige Einlagerungen, dann Bindegewebshyperplasie.

Treten bei der Entzündung kleine Knötchen auf, so spricht man von **Laryngitis tuberosa,** sitzen sie an den Stimmbändern, von **Chorditis tuberosa.** Chronische Hyperplasie der unterhalb der Stimmbänder gelegenen Gebiete wird **Chorditis vocalis inferior hyperplastica** benannt, auf die Epiglottis beschränkte Entzündungen heißen **Epiglottitis.**

Als **Pachydermia laryngis** (Virchow) bezeichnet man Epithelverdickungen, wobei an Stelle des Zylinderepithels meist stark verhornendes Plattenepithel tritt, so daß dies eine weißgrau-trübe, dicke, abziehbare Haut bildet. Auch das Schleimhautbindegewebe kann dabei eine Wucherung eingehen. Bilden sich ungleichmäßige, warzenartige Verdickungen, so spricht man von **Pachydermia verrucosa.** Die Pachydermie ist die Folge chronisch-entzündlicher Vorgänge, so bei Alkoholismus oder übermäßigem Tabakgenuß, auch angestrengtem Reden.

Pseudomembranöse (diphtherische) Entzündungen der Schleimhäute des Kehlkopfes und der Luftröhre treten besonders bei der **Diphtherie** auf (s. dort), selten zuerst im Kehlkopf oder gar in der Luftröhre, meist von den Rachenorganen fortgeleitet. Seltener finden sich pseudomembranöse Entzündungen im Kehlkopf bei Scharlach oder Pocken (kleine Geschwüre nach Abstoßen kleiner Epithelnekroseherde) mit Kokken als Erregern, oder nach thermischen oder chemischen Einwirkungen, recht häufig ferner bei Grippe (siehe dort).

Eine im Gegensatz zu dem gewöhnlichen Katarrh usw. tiefgreifende eiterige Entzündung der Schleimhaut und Submukosa ist die **Phlegmone** des Kehlkopfes.

Sie schließt sich sekundär an heftige Katarrhe, Geschwüre, Diphtherie u. dgl. an, oder ist Begleiterscheinung bakterieller Allgemeinerkrankungen, wie Endokarditis oder Pyämie, oder Folge örtlicher Verletzungen durch Fremdkörper. Meist bildet sich dann zuerst ein umschriebener Abszeß, der auch in den Hohlraum durchbrechen kann, oder wenigstens ein zuerst umschriebener starker Entzündungsherd. Die Phlegmone sitzt, wie das sie begleitende — oder ihr auch vorausgehende — Glottisödem, besonders an der Epiglottis, den aryepiglottischen Falten und den Taschenbändern.

Unter denselben Bedingungen kann es zu **eiteriger Perichondritis** kommen, wobei sich Eiter zwischen Knorpel und Perichondrium ansammelt, der Knorpel nekrotisch wird und der Eiter in den Kehlkopf, nach der Speiseröhre oder auch durch die Haut nach außen durchbrechen kann. Die Perichondritis schließt sich, wie die Phlegmone des Kehlkopfes, an Geschwürsbildung oder andere schwere Erkrankungen dieses an und ist ebenfalls von Glottisödem begleitet.

Über die sehr häufige **Tuberkulose** sowie über **Syphilis** siehe im Allgemeinen Teil. Ebenso über **Milzbrand.**

Selten, aber noch am verhältnismäßig häufigsten, kommt (abgesehen von der Augenbindehaut) in den oberen Atmungsorganen, besonders dem Kehlkopf, eine **örtliche Amyloidosis** (sog. **Amyloidtumoren** s. im Allg. Teil) vor. Es sind eigenartig speckig glänzende, ganz an Geschwülste erinnernde, auf massenhafter Amyloidablagerung beruhende Bildungen, die den Kehlkopfhohlraum sehr einengen können. Die Entstehungsursache ist völlig unbekannt. Häufiger kommen ähnliche kleine Knötchen besonders an den Stimmbändern vor (Hübschmann).

Die Kehlkopfknorpel können verkalken oder verknöchern im Alter oder als Folge chronischer Entzündungen, namentlich bei Phthisikern. So kann es zu Versteifungen (Ankylosen) der Kehlkopfgelenke und bei Verletzungen zu Brüchen kommen.

Unter den Geschwülsten sind knotige oder **papilläre Fibrome** bzw. **Fibroepitheliome** (sog. **Polypen**) häufig. Sie können auch warzen- oder traubenförmig sein, haben verschiedene Größe und sind öfters in der Mehrzahl vorhanden, daneben besteht meist chronischer Katarrh; sie sitzen mit Vorliebe an den Stimmbändern und können sogar Verengerungserscheinungen bewirken. Doch sind diese Geschwülste von örtlichen Schleimhautverdickungen bei chronischem Katarrh nicht scharf abgrenzbar. Zu den knotigen Formen gehören die sog. Sängerknötchen an den Stimmbändern.

Angiome, Myxome sind selten, häufiger Ekchondrome bzw. Osteochondrome am Schild-, Ring- und den Luftröhrenknorpeln. Die Chondrome und Osteome der Luftröhre werden auch als geschwulstartige Entwicklungsstörung aufgefaßt und mit den elastischen Fasern in Zusammenhang gebracht (Tracheopathia osteoplastica Aschoff).

Von bösartigen Geschwülsten ist Sarkom selten, **Krebs** häufig. Er geht meist von den Stimmbändern als Plattenepithelkrebs aus und führt zu geschwürigen Zerstörungen einerseits, Verengerung andererseits. Krebse der Luftröhre sind selten; verhältnismäßig häufig sind Kankroide (auf Keimverirrungen von der Speiseröhre oder sog. metaplastischen Vorgängen beruhend). Auch kommen (sehr selten) zylindromartige Formen vor. Sekundär können Krebse besonders von der Speiseröhre her auf den Kehlkopf oder Luftröhre übergreifen.

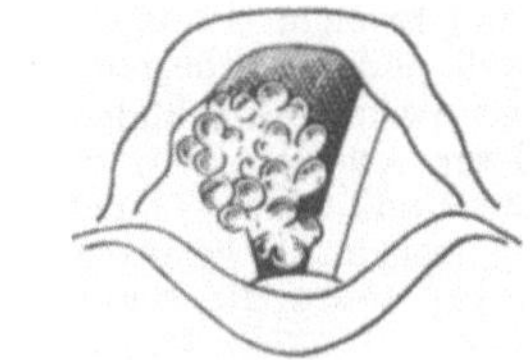

Abb. 386. Kehlkopfpapillom, von der linken Taschenlippe entspringend. (Aus K ö r n e r, Lehrbuch der Ohren-, Nasen- und Kehlkopfkrankheiten. 11. Auflage.)

Die Schleimdrüsen der Luftröhre werden besonders bei Diphtherie, Grippe, Pocken, Vergiftung durch das sog. Gelbkreuzgas in Mitleidenschaft gezogen. Es kommt zu Abartungen der Schleimbildung und Untergang der Drüsenepithelien. Es können dann vom Hohlraum der Luftröhre aus Bakterien eindringen, was Abszesse der Wand herbeiführen kann. Der fehlende Schleim und die Veränderungen der Schleimhautoberfläche bei den genannten Erkrankungen begünstigen die Ansiedlung von Bakterien und die besonders bei Grippe oft schnell auftretenden Abszeßbildungen in der Lunge (Wätjen).

Wenn als entwicklungsgeschichtliche Abirrung Schilddrüsengewebe zwischen die Kehlkopfknorpel gelangt, kann es zur Bildung einer intratrachealen Struma kommen.

An der Rückwand der Luftröhre entstehen durch Sekretstauung in Schleimdrüsen retrotracheale Zysten, die sich nach der Speiseröhre zu vorwölben. Zystengeschwülste finden sich selten auch an Taschenbändern oder Epiglottis.

Luxationen von Gelenken der Knorpel sowie Fremdkörper können (außer den oben genannten Erkrankungen) Verengerungen bewirken.

Zusammenpressung ist die Folge von Kröpfen, Geschwülsten der Speiseröhre oder solchen der Luftröhre, Aortenaneurysmen u. dgl. Bei Druck auf die Luftröhre durch Kröpfe entsteht ihre „säbelscheidenförmige" Gestalt, die aber im übrigen als „Alterssäbelscheidenluftröhre" sehr häufig ist; Atemerschwerung und Emphysem können die Folge sein.

C. Bronchien.

Die meisten Veränderungen der größeren Bronchialäste, so die Entzündungen, die Tuberkulose usw., stimmen im allgemeinen mit denen der Luftröhre überein. Die Erkrankungen der kleinen Bronchien hängen so vielfach mit denen der Lunge zusammen, daß sie zumeist am besten mit ihr besprochen werden.

Akute katarrhalische Bronchitis findet sich unter denselben schon erwähnten Bedingungen wie Katarrhe der Luftwege überhaupt. Die Schleimhaut ist gerötet und geschwollen, von Rundzellen durchsetzt, mit schleimig-serösem oder schleimig-eiterigem Sekret bedeckt, in dem sich Schleimkörperchen, schleimig-veränderte Epithelien, einzelne Leukozyten u. dgl. finden. Es bestehen Übergänge zur mehr rein **eiterigen Bronchitis.** Ist bei dieser die Sekretion sehr reichlich, so spricht man von Bronchoblennorrhöe. **Chronische katarrhalische Bronchitis** entwickelt sich aus akuter, schließt sich aber oft an Lungenveränderungen, wie Phthise, Koniosen u. dgl. an; häufig stellt sie auch einen Stauungskatarrh (bei Herzfehlern) dar.

Die Sekretion ist dann oft reichlich. Die Schleimhaut zeigt erst Hyperplasie, dann Atrophie, während die Muskularis, besonders die Längslagen, sich verdicken und somit deutlich hervortreten; oder auch die Muskulatur atrophiert. Ähnlich verhalten sich die elastischen Fasern. Auch verfetten Muskularis, Bindegewebszellen und Perichondrium häufig. Infolge Atrophie der Wand entstehen Bronchiektasien (s. u.); an chronische Bronchitis schließt sich oft Emphysem an (s. u.).

Dickes Sekret kann liegen bleiben und durch Fäulniserreger zersetzt, übelriechend werden. So entsteht die **fötide** (putride) Bronchitis, welche sich häufiger an Bronchiektasien mit faulig zersetztem Inhalt oder Lungengangrän anschließt, oder aber primär entsteht und zu den erstgenannten Erscheinungen führt (s. u.).

Pseudomembranöse (fibrinöse) Bronchitis ist in den kleinen Bronchien (die großen verhalten sich wie die Luftröhre) ziemlich selten, absteigend bei Diphtherie, aufsteigend bei Entzündung und besonders Tuberkulose der Lunge.

In den Bronchien finden sich Massen, welche teils aus Schleim, infolge Überbildung und wohl auch Abartung desselben im Bronchialepithel oder wohl richtiger den Bronchialschleimdrüsen — Bronchitis mucinosa plastica (nach Hart) —, teils aus Fibrin — eigentliche Bronchitis fibrinosa — öfters auch aus beidem bestehen. Solche Bildungen schließen sich an Lungenphthise und andere chronische Lungenveränderungen an. Die Bronchialbewegung bei der Atmung wirkt dabei formgebend auf die Bronchialausgüsse. In seltenen zum Teil entstehungsmäßig unklaren Fällen können die feinen Bronchien auf weite Strecken hin mit derartigen Gerinnseln ganz ausgefüllt und große baumartige Ausgüsse eines ganzen Bronchialgebietes ausgehustet werden.

Eine Bronchitis mit starker Schleimhautnekrose findet sich bei Verätzungen durch Gase, bei Masern, Scharlach und Diphtherie und selten als schwere akute eigene Erkrankung.

Das **Asthma bronchiale** stellt wahrscheinlich einen Bronchospasmus zusammen mit Schwellung und Sekretion besonderer Art dar (Marchand). Zugrunde liegt Reflexkrampf oder Reflexneurose auf einer allergischen (Überempfindlichkeits-) Grundlage (s. im allgemeinen Teil). So wird der kennzeichnende Anfall mit der Lungenblähung ausgelöst. Die Bronchien enthalten Schleimpfröpfe, ferner die oktaedrischen (Leydenschen) „Asthmakristalle" sowie die sog. **Curschmannschen Spiralen.** Diese bestehen aus gewundenen oder geschlängelten

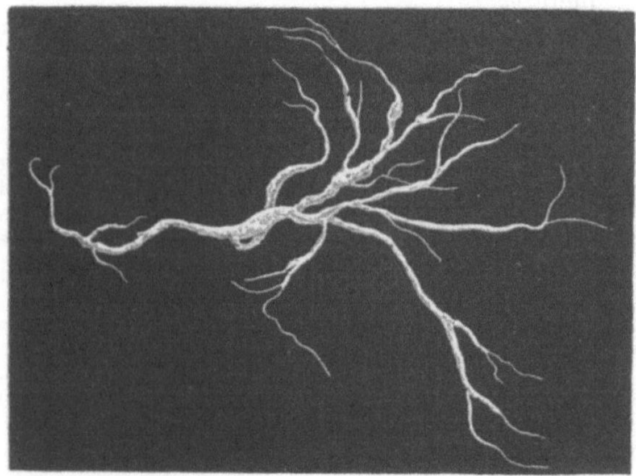

Abb. 387. Großes Fibringerinnsel bei kruppöser Pneumonie (nach Kaatzer).

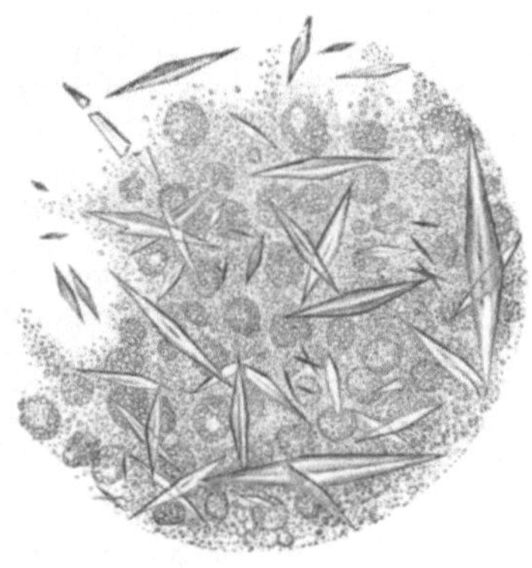

Abb. 388. Asthmakristalle aus Auswurf (nach Leyden). (Aus Kaatzer, Das Sputum und die Technik seiner Untersuchung.)

eigenartigen Sekretfäden, sog. Zentralfäden, die sich nach Marchand zuerst bilden; um sie lagern sich schleimige, streifige, wirbelförmige Massen. Es finden sich auch zahlreiche eosinophile Leukozyten, meist besteht bei Asthma im Blute eosinophile Leukozytose.

Über **Tuberkulose** und **Syphilis** s. im allgemeinen Teil.

Syphilis (Geschwüre, Narben) ist selten.

Bronchostenosen entstehen durch Verschluß der Bronchien durch Narben, Geschwülste, Schwellung der Schleimhaut, Fremdkörper (s. unter Lunge), Sekret usw., oder durch Druck von außen. Es kommt zu Atelektase des zugehörigen Lungenabschnittes und in der dahinter gelegenen Bronchialverzweigung durch Sekretstauung zu:

Bronchiektasie. Unter Bronchiektasien versteht man diffuse oder umschriebene **Erweiterungen** der Bronchien, wie sie aus verschiedenen Ursachen, so der eben genannten, entstehen können.

In einem Teil der Fälle entstehen die Erweiterungen so, daß Teile der Lunge durch krankhafte Vorgänge außer Tätigkeit gesetzt sind und die gesunden Gebiete die Arbeitsleistung für sie übernehmen. Dann lastet der ganze Einatmungsdruck auf ihnen, und unter seiner Einwirkung erweitern sich die Bronchialäste, zumal ihre Wand sehr häufig durch andere Erkrankungen (chronische Bronchitis) an Widerstandsfähigkeit eingebüßt hat. Es gehören hierher die sog. atelektatischen Bronchiektasien, die an kleinen Bronchien auftreten, wenn der zugehörige Lungenteil dauernd luftleer bleibt und der Einatmungsdruck somit ausschließlich auf die Bronchien wirkt. Auch die Erschwerung der Ausatmung und erhöhter Ausatmungsdruck, namentlich bei chronischer Bronchitis (vgl. auch Emphysem, s. u.), können solche Erweiterungen veranlassen.

Wenn solche Ursachen auf größere Gebiete der Bronchialverzweigungen wirken, werden die Erweiterungen der Bronchien mehr diffus und gleichmäßig (zylindrische Erweiterungen). Dagegen entstehen ausgesprochen umschriebene, sackförmige Erweiterungen an Bronchien, in deren Umgebung schrumpfende, verhärtende Vorgänge sich abspielen (Phthise, Kollaps-verhärtung [s. u.]), indem solche einen Zug auf die Bronchialwand ausüben, der besonders dann wirksam wird, wenn die Lunge durch pleuritische Verwachsungen an der Brustwand fest befestigt ist, so daß der Zug des schrumpfenden Gewebes einen festen Stützpunkt erhält. So entstandene Bronchialerweiterungen bilden nicht selten abgesackte Ausbuchtungen der Wand, sog. **bronchiektatische Höhlen,** im Anschluß an die sich unter den Umständen, unter welchen Bronchiektasien zu entstehen pflegen, weitere Veränderungen durch Sekretstauung (Bronchitis putrida) oder tuberkulöse Veränderungen, ja sogar Lungengangrän entwickeln können.

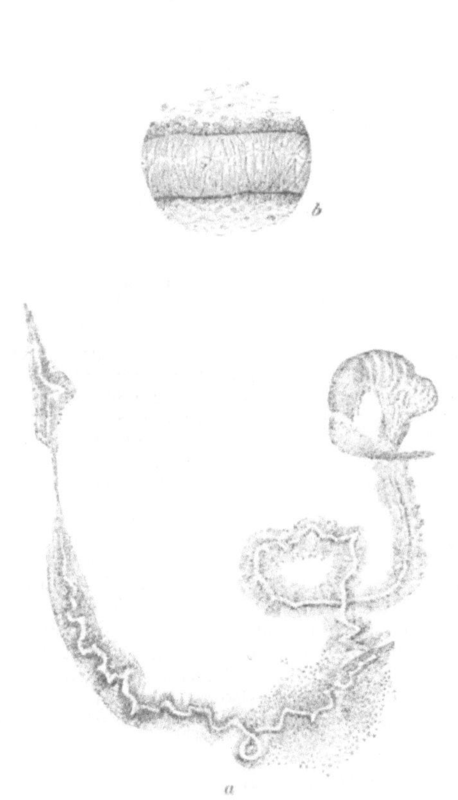

Abb. 389. Curschmannsche Spiralen (nach Leyden).

a bei 80facher Vergrößerung, *b* bei 300facher Vergrößerung. (Aus Kaatzer, l. c.)

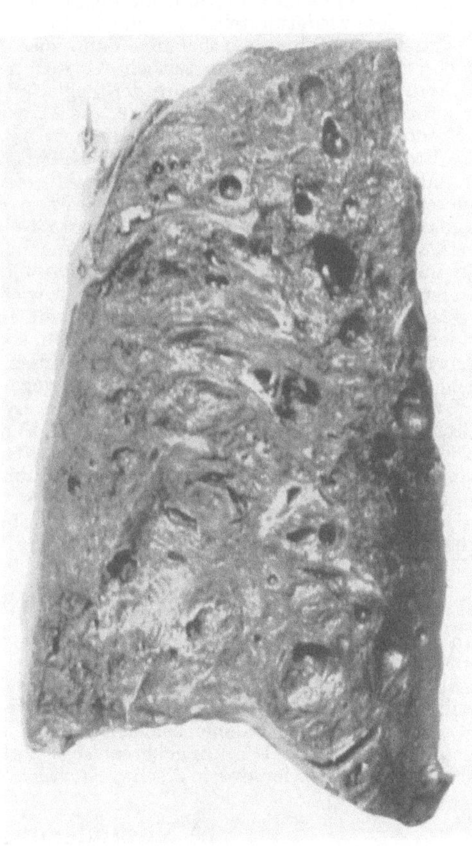

Abb. 390. Lunge von bronchiektatischen Kavernen durchsetzt.

Es siedeln sich in den Höhlen häufig Eitererreger an, die metastatisch zu Abszessen in anderen Organen (Gehirn, Rückenmark) führen können. Bronchiektatische Kavernen sind, solange ihre Wand nicht durch sekundäre Vorgänge zerstört ist, von den durch Lungengewebseinschmelzung entstandenen Höhlen (vgl. auch Lungen-tuberkulose) dadurch zu unterscheiden, daß sie mit Schleimhaut ausgekleidet sind, und zwar mit einer Schleim-haut, welche in unmittelbarer Fortsetzung von derjenigen der Bronchien aus die Höhlen umkleidet. Die Wand der Bronchiektasien ist infolge der meist zugleich vorhandenen und im atrophischen Stadium befindlichen alten Bronchitis gewöhnlich sehr dünn. Die Knorpel erweiterter Bronchien können auch Knochenbildung aufweisen.

Unter den **Geschwülsten** kommen **Krebse** am häufigsten vor, oft sehr zellreiche, weiche Formen, die an Sarkome bzw. Lymphosarkome erinnern und zumeist von einem Bronchus ausgehen, sich dann hauptsächlich in der Lunge ausbreiten und so ganz als Lungenkrebse erscheinen. Weiterhin kommen Krompecher-Krebse (s. allgemeiner Teil), seltener ausgesprochene Adenokarzinome (auch Gallertkarzinome) und Plattenepithelkrebse vor. Die Bronchial-krebse (Lungenkrebse) treten offenbar jetzt häufiger als früher auf. Sehr selten sind Sarkome.

D. Lunge.

Die Läppchen, Lobuli, aus denen sich die Lunge zusammensetzt, sind durch das interlobuläre Bindegewebe getrennt. In jeden Lobulus tritt ein intralobulärer Bronchus ein, der sich nach Abgabe von Seitenästen und baumförmigen Verzweigungen in Endbronchien (Bronchioli terminales), die keinen Knorpel mehr aufweisen, teilt. Diese wiederum teilen sich in zwei Bronchiolen, die schon seitliche Ausbuchtungen, die Alveolen, tragen. Alle solche Bronchiolen benennt man am besten Bronchioli respiratorii (wir folgen hier der Darstellung von Aschoff-Husten). Die aus den Endbronchien hervorgehenden kann man Bronchioli respiratorii erster Ordnung nennen, sie sind an einer Seite von einer Arterie begleitet und besitzen Flimmerepithel; sie teilen sich in die Bronchioli respiratorii zweiter Ordnung, welche nur auf der Seite der auch sie begleitenden Arterie in einer Art Rinnenbildung hohes Epithel, auf der anderen Seite flaches respiratorisches Epithel aufweisen. Diese wiederum teilen sich in die Bronchioli respiratorii dritter Ordnung, in denen das Flimmerepithel verschwindet, nur Zylinderepithel und dann niedriges Epithel auftritt. Alle diese Bronchioli respiratorii verschiedener Ordnung tragen also seitlich Alveolen und weisen noch Muskulatur und Elastika auf, wenn auch zum Schluß meist nur auf der Seite der Begleitarterie. Jeder Bronchiolus respiratorius dritter Ordnung geht nun in zwei (oder mehr) Alveolargänge, die Alveolen ringsum tragen und von Rings-Muskelbündeln und elastischen Fasern umgeben sind, über, und diese in Alveolarsäcke oder Infundibula (welche auch unmittelbar aus den Bronchioli respiratorii III entstehen können), die keine Muskelfasern und nur weniger kräftige Elastika zeigen und Endsäcke mit ringsum sitzenden Alveolen darstellen. Zwischen den einzelnen mit flachem Epithel bekleideten Alveolen liegen die Alveolarsepten mit den Kapillaren. Vom Bronchiolus respiratorius I bis zu den Endalveolen gehört das ganze geschilderte Gebiet einheitlich zusammen als Lungenazinus. Ein solcher ist somit die kleinste Einheit und aus einer Anzahl Azini baut sich ein Lobulus (Läppchen) auf; dabei scheinen sich die im ganzen die Gestalt eines Würfels darstellenden Azini scharf abzusetzen und wie Steine eines Mosaiks ineinander einzuschachteln (Löschcke). Es ist wichtig, daß sich das Röhrensystem vom Bronchiolus terminalis und respiratorius I ab wieder erweitert und mit zunehmenden sackartigen Ausbuchtungen versehen ist, denn hinter jenen Engpässen (Aschoff) können sich vor allem Bakterien fangen, hier liegen bleiben und von hier aus einwirken. Innerhalb der Läppchen beginnen feinste Lymphgefäße, welche sich zu größeren Stämmen sammeln und als solche im interlobulären Bindegewebe an der Seite der Bronchien und Blutgefäße hinziehen. Diese Lymphgefäße ziehen zu den bronchialen Lymphknoten. Kleinste Lymphknötchen liegen besonders an den Bronchioli und um die Lymphgefäße und Venen, zum Teil auch unmittelbar unter der Pleura.

Die Lunge dient bekanntlich der Sauerstoffaufnahme und somit der Atmung, auch der inneren aller Organe, sowie der Kohlensäureabgabe; sie nimmt auch das ganze venöse Blut über die Lymphe auf. So hat sie auch wichtige Tätigkeiten der Filtration, ferner der Abwehr gegen mit der Luft eingedrungene Schädlichkeiten (Staub usw.) und ihrer Ausscheidung (physiologische Selbstreinigung und erst recht unter krankhaften Bedingungen), auch der Aufsaugung auszuüben, wobei die Alveolarepithelien haupttätig sind.

a) Mißbildungen

sind an der Lunge nicht häufig; eine ziemlich oft vorkommende Abweichung ist eine abnorme Lappung; z. B. dreilappige linke, zweilappige rechte Lunge. In seltenen Fällen finden sich drei Lungen, die dritte manchmal unterhalb des Zwerchfells. Äußerst selten ist eine Hyperplasie der ganzen Lunge oder eine adenomartige eines Lungenlappens. Umgekehrt kommt Nichtanlage (Agenesie) oder Unterentwicklung (Hypoplasie) einer Lunge oder des Teils einer solchen, manchmal vereint mit angeborener Bronchiektasie, vor. Sehr selten sind Dermoidzysten. Angeborene sog. Wabenlungen kommen durch Bronchienerweiterung bei Nichtanlage von Alveolen oder durch geschwulstartige Wucherung von Bronchien mit Zystenbildung zustande.

b) Veränderungen des Luftgehaltes.

Man versteht unter **Atelektase** (Kollaps) einen Zustand der Lunge, in welchem sie ganz oder in einzelnen Abschnitten luftleer ist, die Alveolen also zusammengesunken sind und die Alveolarwände einander anliegen.

Ein solcher Zustand findet sich als **fetale Atelektase** physiologisch in der Zeit des intrauterinen Lebens, da während desselben die O-Zufuhr und CO_2-Abgabe nicht durch die Lunge vermittelt wird; diese Atelektase schwindet, sobald das neugeborene Kind die ersten Einatmungsbewegungen macht. Sind diese behindert, z. B. durch Verlegung der Luftwege mit Schleim, oder werden sie vom Atemzentrum her nicht ausgelöst, so bleibt die Lunge zusammengefallen; sie zeigt ein dunkles, blaurotes Aussehen, eine fleischartige Beschaffenheit und füllt nur einen kleinen Teil der Pleurahöhle aus; bei der bekannten Schwimmprobe sinkt sie sofort unter. Häufig findet man auch eine fötale Atelektase, indem nicht alle Lobuli bei den ersten Atemzügen Luft aufnehmen, sondern ein Teil unentfaltet bleibt; sie erscheinen dann als kleine, dunkelrote, im Gegensatz zu dem übrigen Lungengewebe eingesunkene, luftleere Herde.

Gegenüber dieser fötalen Atelektase, bei welcher ein Teil oder die ganze Lunge niemals lufthaltig gewesen ist, entsteht die erworbene Atelektase (auch Kollaps genannt) dadurch, daß die Luft aus dem Gewebe wieder schwindet. Je nach dem Zustandekommen dieses unterscheidet man drei Arten:

1. **Kompressionsatelektase, Druckatelektase.** Große Flüssigkeitsansammlungen der Pleurahöhle, oder Geschwülste, oder das vergrößerte Herz, oder das z. B. durch Geschwülste der Bauchhöhle hinaufgedrängte Zwerchfell üben einen Druck auf eine Lunge oder einen Lungenteil aus, so daß die Luft hinausgetrieben wird. Dies

Gebiet ist dann verkleinert, von zäher schlaffer Beschaffenheit, blutarm, da meist die Gefäße mit zusammengepreßt sind, und läßt beim Durchschneiden oder bei Druck das für die lufthaltige Lunge kennzeichnende Knistern vermissen.

2. Verstopfungs- (Kollaps-) Atelektase. Sind Bronchiallichtungen durch liegenbleibendes Sekret verlegt (Katarrh usw.), so wird aus den zugehörigen Lungenläppchen die Luft nach und nach aufgesaugt, das Gewebe (ein oder mehrere Läppchen, je nach der Größe des verstopften Bronchialastes) sinkt infolge seiner Elastizität zusammen, bleibt aber, da ein Druck nicht ausgeübt wird, bluthaltig, d. h. zeigt dunkelrote Farbe.

3. Marantische Atelektase, Atmungsmangelatelektase entsteht bei mangelhafter Atmung zusammen mit Herzschwäche. Ist die Atmung ungenügend, um alle Lungenteile gehörig mit Luft zu füllen, so werden in erster Linie die unteren und hinteren Abschnitte mangelhaft durchlüftet, der Luftgehalt ist meist nicht vollkommen aufgehoben, aber mehr oder weniger herabgesetzt, die Alveolen sinken dauernd etwas zusammen. Dazu kommt

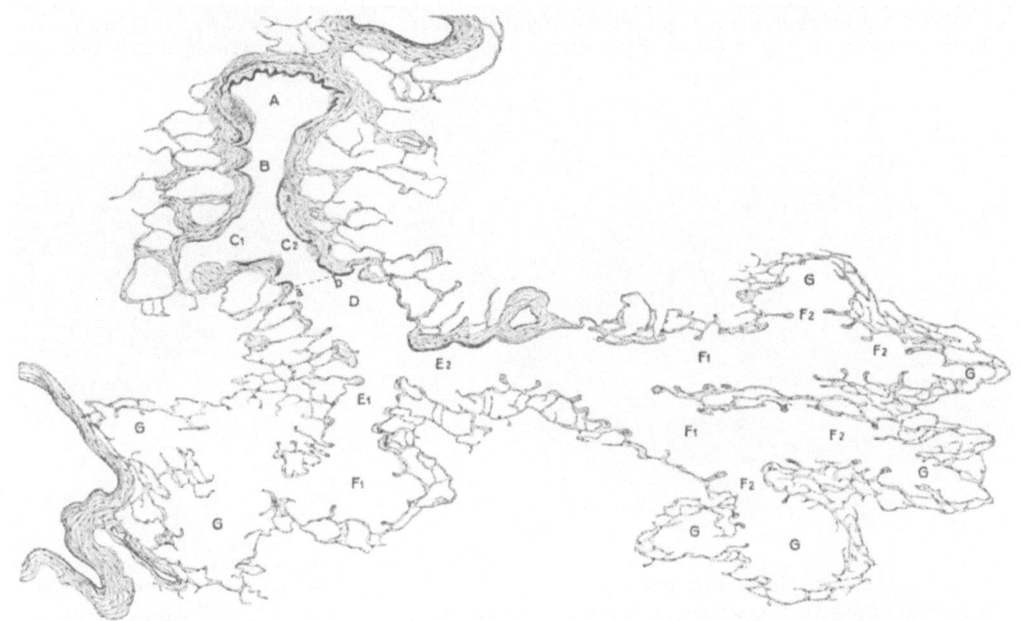

Abb. 391. Halbschematische, aus mehreren Schnitten ergänzte Darstellung eines Lungenazinus.

Aus dem Bronchiolus A geht der Bronchiolus terminalis B hervor, der sich in die beiden Bronchioli resp. I. Ordnung C_1 und C_2 teilt. Das von dem Bronchiolus resp. C_2 ausgehende System ist als Azinus aufzufassen und kommt weiter zur Darstellung. Es schließt sich an der Bronchiolus resp. II. Ordnung D, von dem die mit höherem Epithel bekleidete, der Arterie entsprechende Wand nicht zur Darstellung kommt, sondern nur die mit Alveolen besetzten Teile der Wand. Der Bronchiolus resp. II. Ordnung D teilt sich in die beiden Bronchioli III. Ordnung, E_1 und E_2. Von dem Bronchiolus resp. E_1 sind gleichfalls nur die mit Alveolen besetzten Wandabschnitte im Schnitt getroffen, während vom Bronchiolus resp. III. Ordnung E_2 gerade die mit höherem Epithel bekleidete Wandstelle getroffen ist. Die Bronchioli resp. III. Ordnung E_1 und E_2 gehen nun in die Alveolargänge F_1 über. Rechts im Bilde sieht man zwei Alveolargänge F_1, die sich in je zwei weitere Alveolargänge F_2 teilen. An die Alveolargänge schließen sich die Alveolarsäcke G an. Das Epithel der Abschnitte A, B und C ist Flimmerepithel. Das Epithel im Bronchiolus resp. III. Ordnung E_2 oberhalb der Bezeichnung E_2 ist zum Teil hohes Zylinderepithel mit Flimmerzellen. Der Bronchiolus resp. I. Ordnung C_2 teilt sich, was hier im Bilde nicht sichtbar ist, etwa in der Linie a—b in 2 Bronchioli resp. II. Ordnung, von denen nur der eine D auf der Zeichnung zur Darstellung gekommen ist. Die von dem nicht dargestellten Bronchiolus resp. II. Ordnung ausgehenden Gangsysteme füllten u. a. auch den Raum zwischen E_1 und E_2 aus. (Aus Husten, Zieglers Beitr. Bd. 68.)

infolge der Herzschwäche Hypostase, d. h. eine Unfähigkeit das Blut aus eben jenen Lungenabschnitten zu heben; so werden die luftarmen Gebiete zugleich mit venösem Blut überfüllt, dunkelblaurot; dazu tritt meist geringes Ödem. Sitz und Farbe zeichnen diese Form aus.

Als Folgezustände einer Atelektase sind besonders die Kollapsinduration, Splenisation und die Bronchiektasien gesondert zu betrachten:

Bei länger bestehender Atelektase (eine frische kann durch wieder erfolgenden Lufteintritt rückgängig werden) findet Verklebung der Alveolarwände statt, woran sich unter Zugrundegehen etwa noch erhaltenen Alveolarepithels Bindegewebsentwicklung anschließt. So werden diese völlig luftleeren Gebiete in ein derbes, blasses oder schiefrig gefärbtes Gewebe verwandelt — **Kollapsinduration, Kollapsverhärtung.**

Kommt es in zusammengefallenen Gebieten zu Ödem, so daß sie etwas anschwellen und eine eigenartig milzähnliche Konsistenz bei dunkelschwarzroter Farbe erhalten, so bezeichnet man diesen Zustand als **Splenisation.** Sie kommt meist auf Grund einer Kreislaufsstörung zustande und schließt sich daher am häufigsten an marantische Atelektase an.

Bei Ausfall an atmendem Lungengewebe lastet der Einatmungsdruck auf den zuführenden Bronchien allein; so entstehen an ihnen Erweiterungen (s. auch oben) — **atelektatische Bronchiektasien** (Heller). Sie können sich auch an teilweise fötale Luftleere anschließen.

Werden — im Gegensatz zur Atelektase — die Lufträume übermäßig erweitert und ausgedehnt, so stellt dieser Zustand das (alveoläre) **Emphysem = Lungenblähung** dar. Die Atmungsfähigkeit ist hier naturgemäß herabgesetzt.

Kommt eine solche Aufblähung der Lunge in Zuständen angestrengter Einatmung sehr schnell zur Ausbildung, so spricht man von akutem Emphysem, so bei Erstickungs- oder Ertrinkungstod.

Meist ist aber das Emphysem ein chronischer Zustand. Bei einer Form sind chronische Bronchitiden bzw. Bronchiolitiden grundlegend. Infolge Anhäufung eines zähen Schleimes in den kleinsten Luftgängen ist die Atmung sehr erschwert; der klinisch wahrnehmbare mangelhafte Atemstoß (Volhard) wird dadurch bewirkt, daß die Dyspnoe immer schon zu neuer Einatmung zwingt, ehe die dynamisch schwächere Ausatmung völlig zu Ende ist (Löschcke). Auch ist die Auswurfsentleerung erschwert und beim Husten der Ausatmungsdruck erhöht.

Bei der zweiten Hauptgruppe spielt auf jeden Fall die Brustkorbform eine Hauptrolle. Nach Löschcke ist nicht eine Rippenverknöcherung mit erweitertem Brustkorb, sondern Kyphosenbildung (rachitischer, tuberkulöser oder irgendeiner sonstigen Entstehung) zuerst grundlegend. So werden durch Dehnungszug die

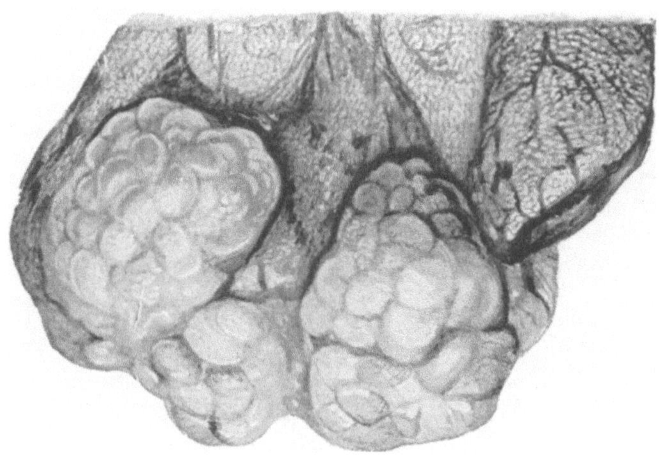

Abb. 392. Emphysem der Lunge.
ach unten im Bilde sind die Alveolen sehr weit, durch Luft aufgebläht,
erscheinen daher hell.

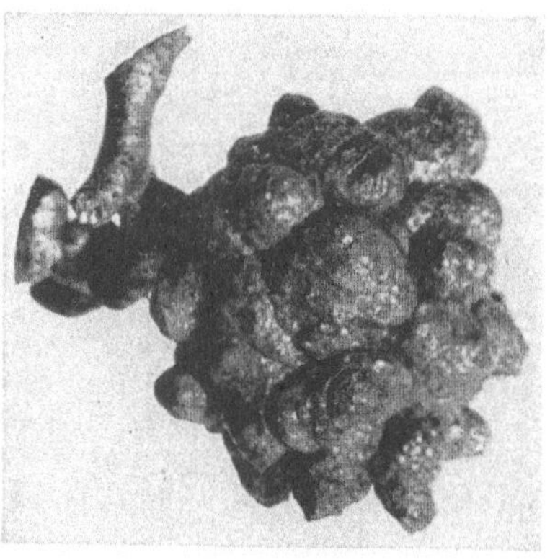

Abb. 393. Die Alveolargänge eines
Bronchiolus respiratorius in plumpe
wurstförmige Gebilde umgewandelt
und miteinander verschmolzen, die
Alveolen fast vollständig verstrichen.
Vergr. 7 : 1.
(Aus Löschcke, Zieglers Beitr. Bd. 68.)

oberen Rippenknorpel verlängert, wodurch der Oberlappen der Lunge in den Dehnungsabschnitt, der Unterlappen in den Kompressionsabschnitt zu liegen kommt. Infolgedessen stehen die oberen Lungenteile in dauernder Einatmungs-, die unteren in dauernder Ausatmungsstellung, wobei die Höhe der Wirbelsäulenkyphose die Grenze darstellt. Dieser kyphotische Brustkorb entspricht dem, was als seine „Faßform" bezeichnet wird. Kommt noch Bronchitis hinzu, so sind naturgemäß erst recht die Bedingungen für Emphysem gegeben.

Da in Lungenteilen, welche für andere leistungsfähige ersatzmäßig eintreten (ganze Lunge oder Teile), der Einatmungsdruck erhöht ist, kommt es auch hier zu akutem oder chronischem Emphysem (besonders an den Rändern der Lunge) — vikariierendes (kollaterales) Emphysem. Es findet sich neben Lungentuberkulose überaus häufig.

Bei dem Emphysem findet eine Dehnung der kleinsten Luftgänge und Alveolarräume statt. Die Alveolargänge werden diffus oder umschriebener erweitert, die aufsitzenden Alveolen flach, abgeplattet. Infolge der Überdehnung werden die Zwischenwände zwischen den Alveolargängen und die Alveolarscheidewände atrophisch, so daß sie nur noch wenig vorspringende niedrige Leisten bilden. So fließen eine Anzahl weiter Lungenbläschen untereinander zusammen, dann wandeln sich die Alveolargänge in wurstförmige weite Gebilde um, die auch zu großen Hohlräumen verschmelzen, während die Alveolen verstreichen, und endlich können sich sogar die Ausbreitungsgebiete größerer Bronchien breit untereinander vereinigen. Alles dies findet sich meist gleichzeitig in zahlreichen Lungenazini. Man hat die Bildungen durch Ausgüsse mit Woodschem Metall gut verfolgen können (Löschcke). Da mit dem Schwund der Scheidewände auch deren Kapillaren und dann auch größere Gefäßstämmchen zugrunde gehen, wird die emphysematöse Lunge anämisch, blaß oder grau, und infolge des meist geringen Saftgehaltes trocken. Eine emphysematöse Lunge wird abnorm groß, gebläht („Volumen auctum"); sie kann den Herzbeutel ganz überlagern. Ihre Ränder sind infolge der starken Füllung der Alveolen mit Luft abgerundet. Die Luftbläschen sind mit bloßem Auge sichtbar. Die Lunge ist weich, zeigt bei Druck oder Durchschneiden starkes Knistern, Fingereindrücke bleiben (bei fester Unterlage) infolge Elastizitätsverlustes lange bestehen. Wenn Lungenabschnitte besonders stark emphysematös werden, so können selbst taubeneigroße Blasen entstehen — Emphysema bullosum.

Als Folge der beim Emphysem auftretenden Verödung zahlreicher Lungenkapillaren (und Zusammenziehung größerer Arterien) stellt sich Erschwerung der Arbeit der rechten Herzkammer und somit eine Hypertrophie dieser und auch Herzschwäche ein.

Im Alter auftretende atrophische Vorgänge im Lungengewebe führen zum **Altersemphysem,** das beide Lungen ganz zu befallen pflegt. Meist wirkt auch chronische Bronchitis mit. Hier ist infolge Gewebsatrophie die Lunge nicht wie sonst beim Emphysem vergrößert, sondern sogar verkleinert.

Im Gegensatz zu dem alveolären Emphysem tritt das **interstitielle Emphysem** dann ein, wenn Alveolarwände reißen und so Luft in das Zwischengewebe gelangt. Dann erkennt man im interlobulären Gewebe, meist deutlich der netzförmigen Anordnung dieser Zwischenwände folgend, Reihen aneinanderliegender Luftbläschen, namentlich unter der Pleura. Dies kann sich auch als Leichenerscheinung auf Grund von Fäulnis einstellen.

c) Kreislaufstörungen.

Anämie ist Teilerscheinung allgemeiner Anämie, oder entsteht örtlich bei Druck auf die Lunge, durch raumbeengende Vorgänge in der Pleurahöhle, oder durch Verödung von Gefäßen, z. B. beim Emphysem.

Die **braune Induration** ist der Ausdruck chronischer venöser **Stauung,** meist bei Klappenfehlern am linken Herzen oder bei allgemeiner Herzschwäche.

Die Kapillaren sind stark erweitert und gedehnt, daher geschlängelt, so daß sie in die Alveolen hineinragen, deren Lichtung einengend. Kleine Blutaustritte führen zu Ablagerung von Farbstoff im Zwischengewebe, aber auch in den Alveolen, teils frei, teils in Zellen, besonders Alveolarepithelien, eingeschlossen. Diese blutfarbstofführenden Zellen heißen im Hinblick auf die häufigste Ursache des Zustandes „Herzfehlerzellen". Solche Zellen liegen als Folge des meist gleichzeitig vorhandenen Stauungskatarrhs dann auch abgestoßen frei in den Alveolen neben Blutkörperchen oder pigmenthaltigen Wanderzellen; sie werden dann auch im Auswurf gefunden und haben so diagnostische Bedeutung. Die Lunge erhält durch den Farbstoff eine kennzeichnend rostbraune Farbe, welche bestehen bleibt, auch wenn das Organ, z. B. infolge allgemeiner Anämie, blutarm wird. Durch die Verdickung und Ausdehnung der venösen und kapillaren Gefäße, an die sich Vermehrung des Bindegewebes zwischen den Alveolen anschließen kann, wird die Konsistenz vermehrt, entsprechend der zyanotischen Verhärtung anderer Organe. Hinzu kommt häufig infolge vermehrter seröser Transsudation chronisches Ödem, so daß die Lunge zäh, gequollen erscheint.

Ein **Ödem** der Lunge ist ein sehr häufiger und unter verschiedenartigen Umständen vorkommender Befund. Die ödematöse Lunge ist durch den Austritt von Blutserum in die Alveolen luftärmer; von ihrer Schnittfläche wie aus den Bronchien entleert sich auf leichten Druck eine sehr reichliche Menge graugelber, manchmal auch rötlich gefärbter, meist lufthaltiger, daher schaumiger Flüssigkeit, welche oft abgestoßene Alveolarepithelien enthält; auch besteht interstitielles Ödem. Infolge des vermehrten Saftgehaltes ist die ödematöse Lunge schwer, groß und zeigt eine unelastische, teigige Beschaffenheit.

Die Bedeutung, welche im einzelnen Falle dem Lungenödem zukommt, ist, ebenso wie seine Ursache, eine sehr verschiedene.

Zum Teil ist es durch Blutstauung bei Herzschwäche bedingt, wobei durch den inspiratorisch negativen Druck in den Alveolen Blut angesammelt wird; dann ist das Ödem mit Hyperämie vergesellschaftet, die in den unteren Lungenabschnitten beginnt. Schließt sich Lungenödem an behinderten Luftzutritt zu den Luftwegen an — wie bei Glottisödem, Luftröhreneinengungen od. dgl. — so wird für seine Entstehung das Hauptgewicht auf die Wirkung angestrengter Einatmung zu legen sein, wodurch der negative Druck — bei Ausdehnung der Alveolen — noch gesteigert wird. Auch eine septisch-toxische Wirkung auf die Gefäße, so daß sie durchgängiger werden, wird angenommen, so bei akuten Vergiftungen. Endlich scheint auch neurotisch Lungenödem bedingt sein zu können. Doch ist zu beachten, daß die Lungenkapillaren vor denen des übrigen Körpers sich durch stärkeren Bau auszeichnen und größere vasomotorische „Autonomie" besitzen. Auch dem Epithel der Alveolen kommt besondere Bedeutung bei der Entstehung des Lungenödems zu (Klemensiewicz). In einem Teil der Fälle ist das Lungenödem ein entzündliches (s. u.). Vielfach ist, wie aus den angegebenen Entstehungsbedingungen hervorgeht, das Lungenödem ein agonaler oder kurz vor dem Tod sich entwickelnder Zustand.

Blutungen, meist kleinere, finden sich in der Lunge bei allgemeinen hämorrhagischen Diathesen, als Stauungsblutungen (braune Induration s. u.), ferner bei geschwürigen Vorgängen an den Gefäßen, so z. B. in phthisischen Höhlen, oder bei Verletzungen des Lungengewebes, z. B. durch Einbohren von Rippenenden bei Brüchen dieser. Vasomotorische Einflüsse können wahrscheinlich auch gleichzeitig mit Gehirnblutungen Lungenblutungen bewirken. Rote Blutkörperchen gelangen auch häufig in die Alveolen durch Aspiration von Blut nach Blutungen in die Mundhöhle, den Magen usw.

Größere **hämorrhagische Infarzierungen** (s. Abb. 16, S. 34) kommen durch **embolischen,** viel seltener thrombotischen, Verschluß der Lungenarterienäste oder durch Zerreißung bzw. Anätzung von erkrankten Gefäßen zustande. Über Form usw. der Infarkte vgl. im allgemeinen Teil.

Während die zwischen den Lungenkapillaren und den Ästen der Arteriae bronchiales und pleurales bestehenden Anastomosen in der Regel ausreichen, auch nach Verschluß einer Lungenarterie das zugehörige Gebiet mit Blut zu versorgen, treten hämorrhagische Infarkte häufig bei Zuständen der braunen Induration auf, da hier infolge des erhöhten Druckes in Venen und Kapillaren nach eingetretenem Arterienverschluß ein Rückströmen des venösen Blutes leichter zustande kommt, und außerdem, wie die zahlreichen Pigmentierungen zeigen, die Lungengefäße ohnedies zu Blutungen geneigt sind.

Zur Entstehung hämorrhagischer Lungeninfarkte geben besonders marantische Thromben des rechten Herzens Gelegenheit, von denen öfters Stücke losgerissen und als Emboli in die

Lungenarterien mitgerissen werden, in deren Ästen sie stecken bleiben. In der Regel findet man den Thrombus, welcher den Ausgangspunkt gebildet hatte, als „Herzpolypen" zwischen den Papillarmuskeln an der Spitze der rechten Kammer oder im Vorhof (Herzohr); oder die Lungenembolie schließt sich an Thromben an, die sich an verschiedenen Stellen der venösen Blutbahn unter verschiedenen Bedingungen bilden, so in peripheren, namentlich varikösen Venen, Uterinvenen, Venen des Plexus hypogastricus, marantische Thromben in den Venae femorales, Thromben im Anschluß an Operationen u. dgl. Der Embolus selbst sitzt in der Regel an der Spitze des Infarktes, meistens an der Teilungsstelle einer Arterie, oft auf dem „Steg" dieser „reitend", so daß seine umgebogenen Enden in die Äste hineinragen. Im weiteren Verlauf entsteht aus dem Infarkt in der S. 124 beschriebenen Weise eine eingezogene, derbe, mit Blutfarbstoff durchsetzte Narbe.

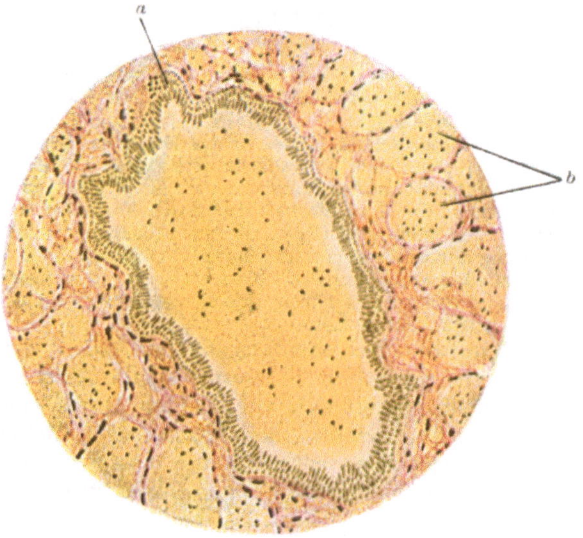

Wenn die Emboli von Thromben stammen, welche infiziert sind, so bilden sich naturgemäß infizierte Infarkte mit allen Folgeerscheinungen (s. u.).

Wenn Emboli die **Hauptlungenarterie** einer oder gar beider Seiten — etwa die noch ungeteilte Arteria pulmonalis — verstopfen, so tritt **plötzlicher Tod** ohne Ausbildung eines Infarktes ein. Diese Embolie findet sich besonders nach Thrombosen in den Venae femorales und stellt, da solche sich sehr häufig bei daniederliegender Blutströmung (langes Liegen, besonders auch nach schweren Operationen) bilden, eine der gefürchtetsten Zwischenfälle vieler Erkrankungen, Geburten, Operationen dar. Ein Teil dieser Emboli, welche oft außerordentliche Größe erreichen, stellen kleinere Thrombusstücke dar, die durch Gerinnung, welche an Ort und Stelle um die Emboli infolge von Wirbelbewegungen einsetzt, so stark gewachsen sind.

Abb. 394. Aspiration von Blut in die Lunge.

Blut (in der Mitte) in einem Bronchus (*a*) und in Alveolen (*b*).

Über die gerade in der Lunge bedeutungsvolle **Fettembolie, Luftembolie** und **Zellembolie** s. im Allgemeinen Teil. In sehr seltenen Fällen findet sich an veränderte elastische Fasern der Lunge Eisen und Kalk gebunden (über die Beziehungen beider s. im I. Teil), sog. „Eisenkalklunge", zum Teil handelt es sich hier weniger um Kalzium als um Kalium und Alkalien.

d) Entzündungen, Pneumonien.

Die **Entzündungen** der Lunge — **Pneumonien** — finden ihren Ausdruck teils nur in einem Exsudat, teils auch in Wucherungsvorgängen. Dem anatomischen Bau entsprechend müssen die Exsudate besonders in die Alveolen der Lunge abgelagert werden. Es erinnern die Vorgänge daher besonders bei der fibrinösen Entzündung an die Entzündungsformen, wie sie sich an Schleimhäuten abspielen (vgl. S. 130f.), wobei jede einzelne Alveolarwand gewissermaßen einer Schleimhaut entspricht. Erfüllt somit ein Exsudat die Alveolar- und Infundibularlichtungen, so wird die Luft aus ihnen verdrängt, und man bezeichnet diesen Zustand des Lungengewebes als **Hepatisation,** weil infolge der Konsistenzvermehrung das Lungengewebe bis zu einem gewissen Grade jetzt dem Lebergewebe gleicht. Die verschiedenen Formen der Lungenentzündung sind auch von verschiedenen entzündungserregenden Agenzien abhängig. In erster Linie kommen Bakterien in Betracht, welche mit der Außenluft in die Lunge geraten. Diese bewirken eine exsudative Entzündung, bestimmte Bakterien, besonders die Pneumokokken, eine fibrinöse Entzündung, eine Reihe anderer Kokken eine mehr zellreiche und Eiterbakterien eine eiterige. Fremdkörper, welche mit solchen Kokken beladen in die Lunge geraten, werden hier naturgemäß ebenfalls eiterige Entzündung erzeugen. Feinste Massen, welche in großer Menge in die Lunge eingeatmet werden, besonders Staubarten, rufen eine mehr chronische proliferative Entzündung hervor. Außer auf diesem Wege der Atmung kann die Infektion einer Lunge auf dem

Blutwege vor sich gehen, z. B. auf dem Wege der Metastase. Ferner ist eine Ausbreitung der Vorgänge von der Nachbarschaft, so von der Pleura oder den Hiluslymphknoten aus, auf die Lungen möglich, wobei meist der Lymphweg als Zwischenträger dient.

Nach dem verschiedenen anatomischen Bild sowie der unterschiedlichen Entstehungsursache und Entwicklung unterscheidet man folgende einzelne Formen der Lungenentzündung.

1. Die **fibrinöse** oder **kruppöse Pneumonie.** Sie befällt ganze Lungenlappen — **lobäre Pneumonie** — und stellt eine durch einen eigenen Erreger — den **Pneumokokkus** — verursachte typische Infektionskrankheit dar, welche daher schon im Allgemeinen Teil besprochen ist.

2. Die **Kapillarbronchitis** und die **katarrhalische Bronchopneumonie.** Abgesehen von den Katarrhen der größeren Bronchien entwickeln sich in der Lunge sehr häufig katarrhalische Entzündungen, die namentlich in den feinsten Bronchialverzweigungen, bis in die intralobulären Äste hinein, ihren Sitz haben und die man als **Kapillarbronchitis (Bronchiolitis catarrhalis)** bezeichnet. Sie geht mit Schwellung und Zelldurchsetzung der Bronchialschleimhaut und mit Sekretion einher, ähnlich wie bei der Entzündung der größeren Bronchien.

Drückt man auf die Schnittfläche der Lunge, so entleeren sich aus den feinsten Bronchialästen Tropfen einer trüben, schleimigen, öfters auch eiterigen Masse. Durch Verlegung der Bronchiallichtungen können sich atelektatische Stellen ausbilden; im Anschluß an die Atmungsbehinderung kann nicht selten auch ein Emphysem entstehen.

Am wichtigsten ist aber die Fortleitung der Entzündung von den Bronchiolen unmittelbar auf das zugehörige Lungengewebe, d. h. das Entstehen der sog. **katarrhalischen Bronchopneumonie.** Die Schnittfläche der Lunge zeigt dann „lobuläre" (dem Verzweigungsgebiet einzelner oder mehrerer Lobularbronchien entsprechende), mehr oder weniger luftarme, aber derbere und hyperämische, daher ausgesprochen rote (im Gegensatz zu Atelektasen) Herde. Man spricht daher hier auch von **Lobulärpneumonie** — im Gegensatz zur lobären Ausbreitung der kruppösen Pneumonie. Das bei letzteren fibrinöse Exsudat ist bei der Bronchopneumonie serös-zellig, d. h. es besteht aus Serum, verfetteten abgestoßenen Epithelien und vor allem Leukozyten sowie Rundzellen, ferner Fibrin (aber weit weniger als bei der fibrinösen Pneumonie, so daß es nicht zu festen pfropfförmigen Gerinnseln kommt) und daneben wohl auch aus von den Bronchien her aspiriertem Schleim. Nach dem zellreichen Exsudat spricht man (Vergleich mit Schleimhäuten) von „katarrhalischer" Pneumonie, nach der Entstehungsart von **Bronchopneumonie.**

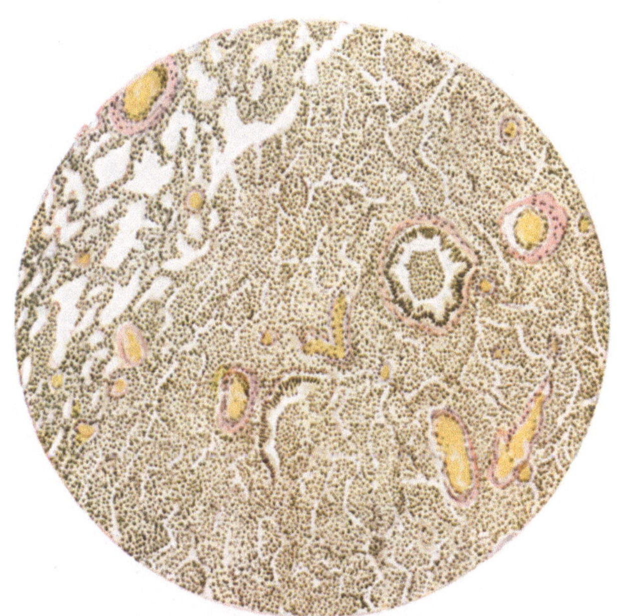

Abb. 395. Bronchopneumonie (katarrhalische Pneumonie), links lufthaltiges Lungengewebe, rechts pneumonisches.
An zwei Stellen, am Zylinderepithel kenntlich, kleine Bronchien mit katarrhalischem Inhalt gefüllt, welcher an dem unteren Bronchus in das pneumonische Exsudat direkt übergeht.

Die Hepatisation der Herde ist unvollständiger, schlaffer, die Konsistenz nicht so hochgradig erhöht wie bei der fibrinösen Pneumonie. Die Schnittfläche zeigt keine Körnelung wie dort, sondern ist glatt und läßt gelblichen Saft abstreifen.

Später geht die Farbe der bronchopneumonischen Herde aus der roten Farbe in eine graurote oder graugelbe über, zuerst in der Mitte, infolge zunehmender Verfettung des Exsudates. Am Rand bleibt meist ein hyperämisch-dunklerer Hof bestehen. In der Nähe treten meist frischere Entzündungsherde dazu; außerdem entstehen in der Umgebung, gewöhnlich infolge der Verlegung von Bronchiolen, atelektatische Stellen (s. o.), die sich von den Entzündungsherden durch schlaffere Konsistenz, dunkler zyanotische Farbe und leichtes Eingesunkensein unter die Schnittfläche unterscheiden, sich aber sekundär, da sich hier mit Vorliebe die Entzündungserreger ansiedeln, auch in exsudativ-pneumonische Herde umwandeln können. Durch alles dies zusammen erhält die Lunge an Oberfläche wie Schnittfläche ein sehr buntes Aussehen.

Durch Zusammenfließen zahlreicher lobulärer bronchopneumonischer Herde kann ein größerer Teil der Lunge ergriffen werden — **konfluierte Bronchopneumonie**. Aber auch eine solche unterscheidet sich noch von der fibrinösen Pneumonie: sie ist schlaffer, die Schnittfläche glatt, der Luftgehalt ist nicht so völlig aufgehoben, das Exsudat ist mehr flüssig und die Veränderung ist nicht so gleichmäßig, sondern läßt fast stets ihre Zusammensetzung aus kleineren Herden durch den Wechsel frischer, dunkelroter und älterer, mehr grauroter bis graugelber Gebiete erkennen.

Auch bei Bronchopneumonie, besonders wenn Herde bis zur Pleura reichen, beteiligt diese sich durch seröse oder fibrinöse Entzündung, zuweilen mit reichlicher Exsudation.

Kapillarbronchitis und Bronchopneumonie treten als Krankheit für sich auf oder sind Teilerscheinung von Infektionskrankheiten, besonders Scharlach, Masern, Diphtherie, Influenza, Tetanus usw.; häufig schließen sie sich an **Verschlucken oder Aspiration von Schleim bei Rückenlage, Narkose und besonders bei geschwächten (gelähmten oder benommenen) Menschen** an und sind ferner besonders häufig **im Greisenalter** wie auch ganz besonders **bei kleinen Kindern**.

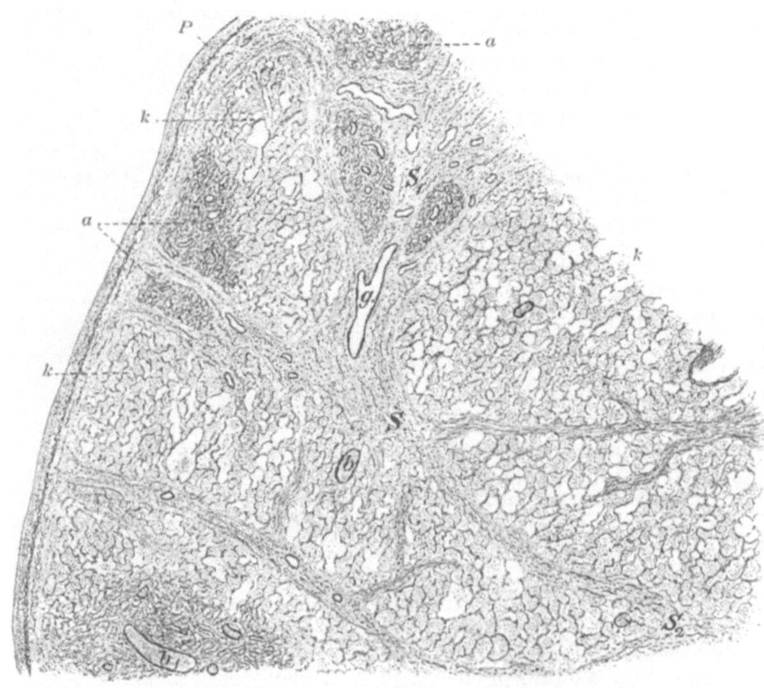

Abb. 396. Katarrhalische Pneumonie mit Atelektase und Induration.

P Pleura, *S*, *S₁*, *S₂* verdickte interlobuläre Septa, *g* Gefäß, *b*, *b₁* Bronchien, *k* Gebiete mit Exsudat in den Alveolen, *a*, *a₁* kollabierte (atelektatische) Gebiete, in deren Bereich die Alveolen zusammengesunken (Färbung auf elastische Fasern nach Weigert).

Bei **Säuglingen**, besonders solchen mit länger dauernden Ernährungsstörungen, ist vor allem der rechte Oberlappen in seinem hinteren Teil, dann besonders der linke Unterlappen in seinem mittleren Teil befallen, d. h. paravertebrale Gebiete, die, besonders oben, am schlechtesten durchlüftet werden, so daß man von **paravertebral-dystelektatischen Pneumonien der Säuglinge** (Engel) sprechen kann. Das frühe **Kleinkindesalter** zeigt sodann überhaupt überaus häufig **Lobulärpneumonien**, zum Teil im Anschluß besonders an Masern oder Keuchhusten oder auch Grippe, besonders bei Masern zuweilen besonders gefährlich, weil das Exsudat infolge mangelnden Aushustens seitens der Kinder liegen bleibt. Diese Lobulärpneumonien sitzen besonders in den hinteren unteren Lungenteilen. In anderen Fällen dieses Alters treten die Lobulärpneumonien in deutlichem Anschluß an Kapillarbronchitiden über die ganzen Lungen verteilt mehr als selbständige, oft schnell zum Tode führende Erkrankung auf. Bei den Bronchopneumonien des frühesten Kindesalters bilden die Alveolarepithelien öfters Riesenzellen.

Bei **Totgeborenen** (in der Gebärmutter abgestorbenen Früchten) oder **schnell nach der Geburt gestorbenen Kindern** findet sich sehr häufig (neben Zeichen teilweise schon entfalteter Lungen also von **Atmungsversuchen bei im Uterus abgestorbenen Früchten**) angesaugtes Fruchtwasser bzw. dessen Bestandteile, vor allem **verfettete Massen und Mekoniumkörper, in Bronchien und Alveolen**. Da diese mit **Bakterien** verunreinigt zu sein pflegen, kann sich sehr schnell **Pneumonie** anschließen, mit der die Kinder schon zur Welt kommen oder die sich in den ersten Lebenstagen einstellt und die Todesursache darstellt.

Bronchopneumonien schließen sich besonders häufig auch an Hypostase an (s. o.), hypostatische Pneumonie, meist in mehr diffuser Form. Gewöhnlich wirkt auch hier Verschlucken und Sekundärinfektion mit, zumal die Personen zumeist schon sehr geschwächt sind. Die bronchopneumonischen Herde stellen so häufig die letzte Todesursache dar.

Die Bronchopneumonie hat keinen spezifischen Erreger, sondern wird bewirkt durch Streptokokken, Staphylokokken, Pneumokokken, Pneumobazillen u. dgl. mehr.

Eine katarrhalische Pneumonie kann zur Rückbildung kommen, indem die Exsudation aufhört und das vorhandene Exsudat fettig zerfällt, teils ausgehustet, teils aufgesaugt wird. Luft füllt wieder die Alveolen, das Alveolarepithel wird ersetzt, und völlige Heilung tritt ein.

Hindert aber mangelhaftes Aushusten, schwächliche Atmung oder Unwegsamkeit der Lymphwege die Entfernung des Exsudates, oder tritt die Exsudation — meist neben chronischem Katarrh der größeren Bronchien — chronisch auf, so kommt es zu verhärtenden Vorgängen, welche die interlobulären Scheidewände verdicken, aber auch auf die Alveolen übergreifen; auch die atelektatischen Stellen gehen eine Kollapsinduration ein (s. o.). An chronische Bronchopneumonien können sich Bronchiektasien und Emphysem (s. o.) anschließen. Bronchopneumonische Herde können andererseits in Eiterung oder Gangrän übergehen. Auch Infektion mit Tuberkelbazillen kann begünstigt werden.

Hier erwähnt werden soll auch eine seltene Veränderung der kleinen Bronchien. Kommt es hier nach Schädigung der Schleimhaut und teilweiser Zerstörung der elastischen Fasern bei Bronchopneumonien nach Masern, Keuchhusten usw., oder durch Einatmung von Gasen, oder durch Fremdkörperaspiration zu bindegewebiger Ausfüllung der Lichtungen, so entstehen kleine, für das bloße Auge Tuberkeln sehr gleichende Knötchen. Den Vorgang bennent man Bronchiolitis fibrosa obliterans.

3. Eiterige Pneumonie. Sie beginnt meist mit einem zellig-fibrinösen Exsudat, das bald ein rein eiteriges wird; gleichzeitig wird das Gewebe eiterig eingeschmolzen. Die Eitererreger können auf verschiedenem Wege in die Lunge gelangen:

a) von den Bronchien her. Die eiterige Pneumonie schließt sich an Bronchopneumonien oder Bronchialkatarrhe mit sich stauendem Sekret (gegebenenfalls auch Bronchiektasien), käsigtuberkulöse Vorgänge u. dgl. an, oder entsteht unmittelbar als Aspirationspneumonie, wenn Speiseteile, Mageninhalt, Stücke von Pseudomembranen oder zerfallenden Neubildungen u. dgl. mehr durch Aspiration in die Lunge gelangen und mit Eitererregern verunreinigt sind — Schluckpneumonie oder Fremdkörperpneumonie. Dies kommt besonders leicht bei Bewußtseinsstörungen und Lähmungen der Schlingmuskulatur zustande. Hierher gehört auch die sog. „Vaguspneumonie". Schluckpneumonien setzen besonders in den Unterlappen ein und stellen durch Zusammenfließen oft größere Herde dar. Frisch durchsetzte graurote Stellen finden sich meist neben zerfallenden Eitergebieten, die von einem hyperämischen Hof umgeben sind. Durch Hinzutritt von Fäulniserregern kann die Eiterung eine jauchig-gangränöse, stinkende Beschaffenheit erhalten.

b) auf dem Blutwege, wenn das Blut Eitererreger der Lunge zuträgt, oder im Anschluß an septische Emboli hämorrhagische Infarzierungen entstehen, die dann eiterig zerfallen. Gangrän kann sich auch hier anschließen.

c) von der Nachbarschaft her auf dem Lymphwege oder per continuitatem, so nach Empyem der Pleurahöhle (pleurogene Pneumonie, wobei aber die Erreger meist erst von der Lunge in die Pleura gelangt sind), Karies der Wirbel oder der Rippen u. dgl.

Auch innerhalb der Lunge geht die Ausbreitung der Eiterherde besonders auf dem Lymphwege vor sich.

Wird Lungengewebe mehr umschrieben eingeschmolzen, so entstehen **Abszesse.** Eiterherde der Lunge können durch die Pleura — die meist, wenn die Herde bis zu ihr reichen, selbst eiterige oder fibrinöse Entzündung aufweist — durchbrechen und so Empyem und Pyopneumothorax (s. u.) erzeugen. Lungenabszesse können durch Abkapselung heilen.

Bei Grippe und ähnlich bei Einatmen von Gelbkreuzgas finden sich in der Lunge sehr häufig erst hämorrhagische Entzündungen, die dann schnell in eiterige Herdbildungen, oft sehr ausgedehnte, übergehen. Sie beruhen auf Mischinfektion mit Kokken, die sich dann in den Lungen meist in sehr großen Massen finden. Auch an zerfallende Geschwülste in den oberen Luftwegen schließen sich Abszedierungen der Lunge leicht an.

Lungengangrän (Brand) entsteht unter dem Einfluß von Fäulnisbakterien (s. u.) nach Broncho-(Schluck-) Pneumonien, fibrinösen Pneumonien (selten), im Anschluß an putride Bronchitiden, die auch umgekehrt von ihnen ausgehen können, oder auf dem Blutwege metastatisch. Die Gangränherde stellen mißfarben grünlichbraune, stinkende Herde bzw. Höhlen dar, welche zersetzte Massen, Lungengewebsreste, besonders elastische Fasern, Fettzerfallstoffe u. dgl. enthalten, und sitzen mit Vorliebe in den Unterlappen und mehr im Innern des Lungengewebes. Lungengangrän wie einfache Nekrose ist häufiger auch bei Diabetes.

Als Erreger kommen vor allem der Streptococcus putridus sowie fusiforme Bazillen, Spirochäten- und Spirillen in Betracht; sie sind alle anaerob und entstammen meist der Mundhöhle, von woher sie eingeatmet werden. Nach Schridde sollen diese Anaerobier an solchen Stellen des Lungengewebes sich entwickeln und Gangrän bewirken können, welche infolge von bindegewebigen Verdichtungsherden (nach Pneumonien, bei Bronchiektasien u. dgl. recht häufig) luftleer sind.

Nicht zu verwechseln mit Lungengangrän ist die durch den sauren Geruch kenntliche saure Lungenerweichung, wenn nach dem Tode oder auch agonal (durch Aspiration) Mageninhalt in die Lunge gelangt und besonders die Unterlappen angreift.

4. Chronisch-produktive Pneumonie. Hierher gehörige Vorgänge haben wir schon als Kollapsinduration und Karnifikation kennen gelernt, andere schließen sich an chronische Kapillarbronchitis und besonders an chronische Staubeinatmung (s. u.) an. Die Bindegewebsneubildung

geht von dem peribronchialen, perivaskulären und interlobulären Bindegewebe aus.
Sie bildet dicke netzförmige Züge, aber auch die Alveolarzwischenwände verdicken sich,
und auch die Alveolarräume werden mit Bindegewebe erfüllt, so daß eine schwielige,
narbige Umwandlung des Lungengewebes zustande kommt.

An die so bewirkte Leistungsstörung schließen sich Emphysem und Bronchiektasien an. Durch neu hin-
zukommende Katarrhe, zu denen eine solche Lunge besonders geneigt ist, können nach und nach ausgedehnte
Bezirke der schwieligen Umwandlung zum Opfer fallen.

Sehr ausgedehnte Vorgänge finden sich bei den **Staubeinatmungskrankheiten** der Lunge, den
Pneumokoniosen, die ehedem vor allem Zenker verfolgte.

In die Lunge geraten stets mit der eingeatmeten Luft deren staubförmige Verunreinigungen,
besonders Kohlenstaub. Geringe Mengen sind unschädlich; ein Teil wird schon in den oberen Luftwegen
festgehalten, ein Teil wird, wenn er in die Lunge gelangt, wieder ausgehustet oder von den Lymphgefäßen,
teils frei, teils in Alveolarepithelien, retikulo-endotheliale Elemente und Leukozyten eingeschlossen, aufgenommen
und den bronchialen Lymphknoten (die daher besonders bei älteren Leuten mehr oder minder dunkelgefärbt
gefunden werden) zugetragen. Kohlensaurer Kalk z. B. kann auch von den Körpersäften gelöst und so unschädlich gemacht werden.

Große Mengen körperlicher Stoffe aber erzeugen, wenn sie dauernd eingeatmet werden, chronische
Bronchitiden und katarrhalische, dann produktive Entzündungen mit allen Folgezuständen. Die Zwischenwände
verdicken sich und treten zwischen den Läppchen als zierliche, meist stark gefärbte, bindegewebige Netze hervor.
Eine solche Lunge ist dann wieder zu neuen Katarrhen geneigt usw.

Manche Koniosen führen auch durch Katarrhe und vor allem Verödung der Lymphwege erhöhte Neigung
zu Lungentuberkulose herbei. Doch trifft man bei der Anthrakosis einen viel geringeren Hundertsatz von
Phthisikern an als z. B. bei der „Eisenlunge" (s. u.).

Ferner bewirken der Staub auch anhaftende Keime eine Entzündung der bronchialen Lymphknoten. Sie können auf die Bronchialwand übergreifen und zu Erweiterung oder Verengerung der Bronchial-
lichtung, Sekretstauung od. dgl. führen, oder erweichen und in Bronchiallichtungen oder die Speiseröhre durchbrechen, endlich auch zu Entwicklung von Bronchialkrebs im Anschluß an Narben disponieren (Schmorl).

Die Ablagerung von Kohlenstaub, die **Anthrakosis,** ist am verbreitetsten; in mäßigen
Mengen ist sie eine allgemeine Erscheinung, namentlich bei Städtern und besonders in Industrie-
gebieten. Die höchsten Grade von Anthrakose finden sich bei Köhlern, Grubenarbeitern,
Graphitarbeitern, Schornsteinfegern und Arbeitern in Pulverfabriken. Der Kohlenstaub ist im allgemeinen der wenigst schädliche Staub; auch größere Mengen bewirken meist
nur gefärbte Knötchen und Verdickungen der Septen und Pleura, das Lungengewebe bleibt verhältnismäßig verschont.

Die Knötchen (nicht mit Tuberkeln zu verwechseln) entsprechen oft Kreuzungspunkten von Lymphbahnen
und verschließen diese oft (Lymphangitis nodosa). Sie sind entweder ganz, oder oft (besonders an der Pleura)
nur in einem äußeren Hof, durch Kohlenstaub schwarz gefärbt. Da Kohle in besonders großen Mengen in solche
Lungen aufgenommen wird, welche heftiger reizende andere Staubarten abgelagert enthalten, ist der Gehalt
einer Lunge an Kohle auch ein gewisser Maßstab für die Menge des in ihr abgelagerten Staubes überhaupt. In
veränderten, vor allem tuberkulös-fibrösen Herden der Lunge ist oft auch besonders viel Kohlenstaub abgelagert.
Bei Anthrakose der Lunge sind auch die bronchialen Lymphknoten hochgradiger anthrakotisch. Daß
Kohle auch mit der Lymphe und dem Blut in andere Organe gelangt, ist schon im allgemeinen Teil besprochen.

Die meisten anderen Koniosen sind Gewerbekrankheiten von Arbeitern, deren Beschäftigung dauernde Einatmung mit bestimmten Staubarten verunreinigter Luft mit
sich bringt.

Einatmung von Staub von Steinarten — bei Steinhauern, Töpfern, Arbeitern in Stampfwerken der
Glashütten, in Glasschleifereien, Porzellanfabriken, Ultramarinfabriken — bewirkt die **Chalikosis** („Steinhauer-
lunge") bzw. **Silikosis.** Meist bilden sich durch Verdickung des Zwischengewebes wie später organisierte Exsudatbildung in Alveolen mit Steinstaub durchsetzte, bis hanfkorngroße und größere, umschriebene, derbe, grauweiße
Knoten sowie auch Verdickungen an der Pleura, die gewöhnlich von einem schwarzen Hof reichlicher Kohle
umgeben sind. Kohle lagert sich überhaupt sekundär in den silikotischen Herden ab. Es kommt zu chronischer
fibroblastischer Lymphangitis, Lymphadenitis, später auch zu Lungenemphysem und Hypertrophie der rechten
Herzkammer. Tuberkulose schließt sich in großem Hundertsatz an, aber oft mit starker Bindegewebsentwicklung
auf Grund einer Umstimmung durch den Steinstaubeinfluß. Auch scheinen öfters einfache Lungenentzündungen
dazu zu kommen, die nicht ausheilen, sondern zu Bindegewebsentwicklung führen. Höhlenbildungen scheinen
hier auch außer durch Tuberkulose durch eine eigentümliche Kolliquation (hygroskopische Quellung des mit
Staub durchsetzten Narbengewebes) sowie als Folge von Störungen der Blut- und Lymphversorgung zustande
kommen zu können (Scheid).

Dauernde Einatmung von mit Eisenstaub verunreinigter Luft — bei Schlossern, Schmieden, Feilen-
hauern, Schleifern (bei letzteren neben Ablagerungen von Steinstaub) — bewirkt die **Siderosis** („Eisenlunge").
Es bilden sich sehr diffuse schwielige Umwandlungen ausgedehnter Lungenteile. Chemisch ist ein Eisengehalt
bis zu $1,45\,^0/_0$ des Lungengewebes nachweisbar. Die Farbe der „Eisenlunge" ist je nach der Eisenverbindung,
die von der Beschäftigung abhängt, verschieden. Durch Eisenoxyd (Glasarbeiter und Arbeiter in der Papier-
fabrikation) entsteht eine rote, durch Eisenoxyd und phosphorsaures Eisen eine schwarze Färbung. Bei Siderosis
findet sich bis zu $62,2\,^0/_0$ ausschließende Lungenphthise.

Andere Koniosen entstehen seltener, so durch Einatmung von Kupfer und anderen Metallen, von Baumwollstaub, Tabakstaub, Holzstaub u. dgl. m.

Wenn chronische Entzündungsvorgänge im Anschluß an die den Gefäßen und Bronchien folgenden Lymphbahnen zu bindegewebigen Strängen führen, kann man von Lymphangitis trabecularis (v. Hansemann) sprechen. Entstehen durch bindegewebige Verdickung der Lymphbahnwand dünne bindegewebige Fäden, die ein feines Netzwerk in der Lunge bilden und meist durch Kohle schwarz gefärbt sind, so kann man dies als Lymphangitis reticularis (v. Hansemann) bezeichnen.

Bei allgemeiner Amyloiddegeneration können sich die Gefäße der Lunge beteiligen. Äußerst selten sind örtliche geschwulstartige Amyloidablagerungen. Corpora amylacea, aus Zellen und geronnenen Massen verschiedener Art entstanden, finden sich öfters im Zwischengewebe, wie in den Alveolen, besonders bei Stauung.

Kalkniederschläge im Zwischengewebe kommen als Kalkmetastase bei Veränderungen des Knochenmarkes und ohne solche vor (Harbitz), sind aber sehr selten.

e) Tuberkulose.

Die **Lungentuberkulose** — **Lungenphthise** — die wichtigste und häufigste tuberkulöse Veränderung einerseits, die bei weitem wichtigste Lungenerkrankung andererseits, ist schon unter „Tuberkulose" im allgemeinen Teil eingehend besprochen worden.

f) Syphilis.

Die selteneren **syphilitischen** Lungenveränderungen ebenso.

g) Geschwülste.

Unter den primären Neubildungen kommen am häufigsten **Krebse** vor. Sie gehen fast stets von den Bronchien — deren Schleimdrüsen oder Oberflächenepithel, vielleicht besonders aber hier gelegenen „Basalzellen" — aus, wenn auch der Ausgangspunkt, da die Krebse sich meist in der Lunge selbst stark ausdehnen, oft schwer festzustellen ist (s. auch oben unter „Bronchien"). Seltener gehen die Krebse vom Alveolarepithel, also der Lunge selbst aus. Die Lungenkrebse (s. auch unter Bronchien) scheinen sich in der letzten Zeit stark vermehrt zu haben, ohne daß zureichende Ursachen hierfür offensichtlich wären.

Die rechte Lunge ist öfters befallen. Es gibt Zylinderzellenkrebse — auch Gallertkrebse —, häufiger sehr zellreiche, daher sehr an Sarkom erinnernde, mehr indifferente Formen, vom Bronchialepithel ausgehend (s. o.). Aber auch Kankroide und vor allem Krompecher-Krebse kommen vor, ausgehend von der Bronchialwand oder — viel seltener — auch dem Alveolarepithel, zuweilen auch im Anschluß an alte tuberkulöse oder bronchiektatische Höhlen. Die Krebse können sich dann, in der Lunge infiltrierend oder in Lymphbahnen wachsend (ähnlich wie die sekundären Lungenkrebse) verbreiten. An den Krebs können sich Zerfall der Geschwulstmassen bis zu Höhlenbildungen sowie Blutungen, aber auch Einengungen von Bronchialästen mit eiterigen Katarrhen, Bronchiektasien, Gangrän u. dgl. anschließen. Lungenkrebse setzen besonders häufig Metastasen in Gehirn und Nebennieren.

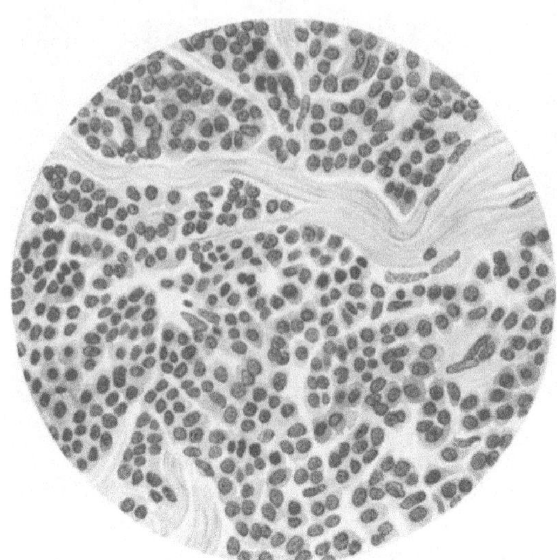

Abb. 397. Bronchialkrebs. Solide Form; sehr zellreich, an Sarkom erinnernd.

Die bei den Schneeberger Grubenarbeitern besonders häufigen Lungenkrebse entsprechen zu allermeist in der Tat Krebsen. Sie werden außer mit Staubeinatmung besonders auch mit Radiumemanation in Verbindung gebracht, dafür spricht auch, daß sich gehäufte Lungenkrebse jetzt auch im Joachimstaler Bergwerksbezirk finden.

Endotheliome (von den Endothelien der Lymphgefäße ausgehend), Sarkome (verhältnismäßig am häufigsten Rundzellensarkom), Fibrome, Lipome, Chondrome, Osteome kommen in der Lunge selten vor.

Weit häufiger sind sekundäre Geschwülste, besonders Krebse, deren Ausbreitung in den Lymphwegen meist besonders deutlich hervortritt.

Auch die Chorionepitheliome setzen besonders in der Lunge Tochterknoten (meist große bunte, sehr blutreiche Geschwülste, zuweilen auch zahlreiche kleine miliare Knötchen).

h) Parasiten und Fremdkörper.

Zystizerken und Echinokokken kommen vor. In Asien ruft das Distomum pulmonale Entzündungen hervor. Von Schimmelpilzen siedelt sich Aspergillus niger oder fumigatus zuweilen besonders in Höhlenbildungen an; Aktinomyzes kann von der Mundhöhle aus (besonders an Getreide hängend) in die Lunge gelangen (Abszesse). Auch bei Rotz kann die Lunge beteiligt sein (Knötchen, pneumonische Herde, Abszesse). Streptotrichene können Bronchopneumonien und kleine Knötchen, die später nekrotisch zerfallen, Bronchitis und Bronchiektasien (öfters mit Metastasen, besonders im Zentralnervensystem) bewirken.

Beim Neugeborenen kann sich Fruchtwasser in die Alveolen aspiriert finden in Gestalt weißgelblicher oder grünlicher Massen, die mikroskopisch Mekoniumkörperchen, Lipoidstoffe, Talg usw. enthalten.

E. Pleura.

Aktive Hyperämie findet sich vor und bei Entzündungen, ferner bei plötzlicher Aufhebung eines länger bestehenden Druckes (Entleerung großer Transsudate oder Exsudate). Stauungshyperämie ist Folge allgemeiner Stauung oder solcher im kleinen Kreislauf. Stauung in der Lunge und Pleura bewirkt Ansammlung eines Transsudates, oft in erheblichen Mengen, in der Pleurahöhle — **Hydrothorax.**

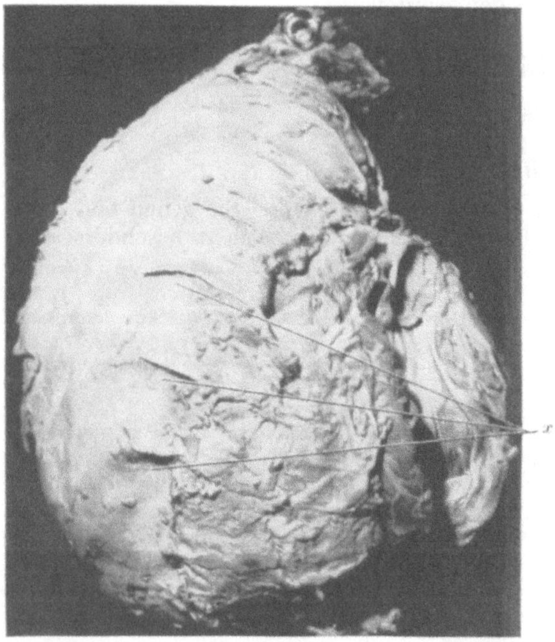

Die Lunge, besonders die Unterlappen, können bei diesem Druckatelektase zeigen. Durch Platzen eines Lymphgefäßes kann der Hydrothorax chylöse Beschaffenheit annehmen. Ähnlich sieht die Flüssigkeit aus, wenn ihr zahlreiche verfettete Zellen (z. B. bei Pleurakrebs) beigemengt sind — pseudochylöser (chyliformer) Hydrothorax.

Ein **Hämatothorax** kommt besonders bei Verletzungen des Brustkorbes und der Lunge zustande (oft bei Rippenbrüchen). Kleine subpleurale Blutungen sind sehr häufig, besonders bei Erstickungstod, so bei Neugeborenen, sowie bei septischen Zuständen (s. Abb. 4, S. 22).

Die akute Entzündung der Pleura ist eine fibrinöse bzw. sero-fibrinöse, oder eiterige, oder hämorrhagische. Seltener ist die reine **fibrinöse Pleuritis** oder **Pleuritis sicca,** meist besteht zugleich ein seröses Exsudat, welches bis zu mehreren Litern betragen kann, so daß man von **sero-fibrinöser Pleuritis** spricht. Dies Exsudat des entzündlichen Hydrothorax unterscheidet sich durch sein höheres spezifisches Gewicht sowie seinen Gehalt an feinen Fibrinflocken oder fibrinösen Häutchen vom Pleuratranssudat.

Zu Beginn einer sero-fibrinösen Pleuritis (vgl. S. 129 f.) findet man statt der sonst glatten und glänzenden Pleuraoberfläche an der Pulmonal- aber auch an der Kostalpleura eine auf Degeneration bzw. Verlust des Epithels, zelliger Einlagerung und leichter Exsudation beruhende Trübung. Die ersten Fibrinauflagerungen bilden auf der entzündeten Stelle einen matten, sammetartigen Belag, der sich in höheren Graden in zarte, zerreißliche, gelbliche, zunächst leicht abziehbare Häutchen umwandelt. Ähnlich wie am Herzbeutel können sich auch hier dicke Fibrinmassen ansammeln und zottige Auflagerungen bilden. Die Fibrinmassen, wenn nicht allzu mächtig, bilden oft Streifen um die Lunge, die den Rippen oder wahrscheinlicher Zwischenrippenräumen entsprechen. Oft finden sich Fribinausscheidungen auch besonders zwischen den Lungenlappen oder am unteren Rand des Unterlappens zwischen ihm, Zwerchfell und Rippen. Die im Pleuralraum angesammelte Flüssigkeit bewirkt auch hier, wenn in größeren Massen vorhanden, Druck auf die Lunge und Atelektase dieser und, wenn einseitig, oft auch Verdrängung der Lunge und des Herzens gegen die andere Seite zu.

Die Heilung der fibrinösen bzw. sero-fibrinösen Formen der Pleuritis erfolgt in der S. 123 f. angegebenen Weise durch bindegewebige Organisation des Exsudates. So kommt es vielfach zur Entstehung von **Synechien** (S. 129 f.), oder auch von ausgedehnten, flächenhaften, oft sehr festen **Verwachsungen, Adhäsionen,** welche Teile der Lunge oder ganze Lungen betreffen können. In diesen Verwachsungen können sich ausgedehnte Kalkplatten bzw. Knochengewebe ablagern.

Abb. 398. Sehr dicke Pleuraschwarte mit Synechie der beiden Pleurablätter.
Abdruck der Rippen mit dazwischen stehen gebliebenen Leisten (bei *x*).

Die Verwachsungen kommen an der Pleura visceralis zustande, so daß Lungenlappen untereinander verwachsen, vor allem aber zwischen Pleura visceralis und parietalis, so daß es zu Verwachsungen zwischen Lunge und Brustwand sowie Lunge und Zwerchfell kommt. Der Komplementärraum, besser Sinus phrenicocostalis genannt, bleibt, wenn das Exsudat kein zu großes ist, meist frei (da der die Sinus aneinanderpressende Druck von der Bauchhöhle aus größer ist als der von der Brusthöhle oben aus, wenn infolge Pleuritis die Zwerchfelltätigkeit daniederliegt), dann kommt es zu Verwachsung zwischen Lunge, Zwerchfell und Rippen mit ringförmigem oberen Sinusabschluß (Aschoff). Andererseits finden sich auch Verwachsungen gerade der Sinus, welche die Beweglichkeit des Zwerchfelles besonders hochgradig beeinträchtigen.

Die **hämorrhagische Pleuritis** ist am häufigsten bei Tuberkulose oder bei Geschwülsten. So kommt auch ein Hämatothorax zustande.

Die **eiterige Pleuritis** bewirkt eine gelbliche, trübe Infiltration der Pleura, die dabei von einem flüssigen Eiterbelag bedeckt ist; freie Eiteransammlung im Pleuraraum nennt man **Empyem.** Häufig ist die Entzündung keine rein eiterige, sondern eine eiterig-fibrinöse, mit weichen, zum Teil in Quellung und Lösung begriffenen Fibrinmassen.

Dickt sich der Eiter ein und tritt teilweise Organisation auch hier auf, so können Reste des Eiters abgesackt werden. Wird Exsudat erst in schon bestehende Verwachsungen abgesondert, so kann auch eine derartige „abgesackte" Pleuritis zustande kommen.

Die meisten Pleuritiden entstehen durch Fortleitung entzündlicher Vorgänge der Umgebung, besonders der Lunge, aber auch des Mediastinums und der Lymphknoten, des Herzbeutels und der Thoraxwand. Fibrinöse Pneumonie sowie Bronchopneumonie ist fast stest von Pleuritis, besonders in ersterem Falle fibrinöser, begleitet. An eiterige Pneumonie, besonders Lungenabszesse, schließt sich gewöhnlich fibrinöse oder eiterige Pleuritis an. Pleuritiden entstehen auch oft metastatisch bei Infektionskrankheiten, Gelenkrheumatismus, Typhus, Pyämie usw. Auf Verletzungen und Wundinfektion hin entsteht meist eiterige Pleuritis. In allen Fällen mit Abheilung, besonders nach fibrinöser Pleuritis, setzen später organisierende Neubildungsvorgänge ein, so daß es zu Verwachsung der Pleurablätter kommt.

Von vorneherein **chronisch-produktive Pleuritiden,** zum Teil mehr begrenzter Art, begleiten chronisch-entzündliche, verhärtende u. dgl. Vorgänge der Lunge, besonders Pneumokoniosen (s. o.).

Bei **Tuberkulose** der Lungen schließen sich ganz gewöhnlich fibrinöse Pleuritiden, aus denen feste Schwielenbildungen und Verwachsungen entstehen, an. Oberhalb tuberkulöser Höhlen findet sich nicht selten eiterige Pleuritis; nach Durchbruch einer solchen entsteht Empyem. Eiterige Pleuritis kann sich auch seltener an tuberkulöse Veränderungen der Wirbelsäule, Rippen oder auch des Peritoneum (wichtig sind hier unmittelbare Lymphbahnverbindungen durch das Zwerchfell hindurch) anschließen. Daß sich an Lungentuberkulose auch häufig Pleuritis tuberculosa oder Tuberkel der Pleura anschließen, ist auch schon im allgemeinen Teil bei Tuberkulose besprochen.

Gummiknoten, Aktinomykose usw. können von der Lunge auf die Pleura übergreifen. Auch **Geschwülste** sind meist von der Umgebung, besonders den Lungen oder auch dem Peritoneum (s. o.), fortgeleitet oder metastatischer Natur. Sehr selten sind primäre Geschwülste, besonders **Deckzellenkrebse,** Endotheliome (von den Endothelien der unter der Pleuraoberfläche gelegenen Lymphspalten ausgehend), Fibrome, Lipome, Chondrome, Sarkome — auch Neuro- (bzw. neurino-) fibrosarkome sowie eine Sarkomform, die außerordentlich groß wird, aber nur unter Verdrängungserscheinungen wächst (L. Pick) — und Mischgeschwülste (z. B. Fibrosarcoma myxomatodes).

Unter **Pneumothorax** versteht man die Ansammlung von Luft in der Pleurahöhle. Ihr Eindringen geschieht entweder von außen her durch Verletzungen der Brustwand, oder durch Verletzungen bzw. Durchbrüche der Lungenpleura (bei tuberkulösen Höhlen, Lungengangrän, Infarkten, Abszessen, geplatzten Emphysemblasen, besonders den sog. bullösen), seltener von Magen oder Speiseröhre aus. Zufolge des Eindringens von Luft sinkt die Lunge, sofern sie nicht durch Verwachsungen mit der Kostalpleura befestigt ist, zusammen; bleibt die Durchbruchstelle offen, so muß sich in der Pleurahöhle der nämliche Druck herstellen wie außen, und man spricht dann von offenem Pneumothorax. Kommt dann noch ein Verschluß des Durchbruches zustande, so wird hinterher die Luft aufgesaugt.

Ist die Luft durch Durchbruch der Pleura pulmonalis eingedrungen, was weitaus am häufigsten infolge eines Durchbruches tuberkulöser Höhlen eintritt, so kommt es häufig vor, daß die Öffnung sich bei der Ausatmung verengt oder durch sich vorlagernde Exsudatmassen oder Gewebsfetzen verlegt wird, so daß die Luft nicht aus der Pleurahöhle entweichen kann. Dann kommt es, da bei jeder Einatmung von neuem Luft in die Brusthöhle gelangt, zu einer starken Drucksteigerung in ihr, zum Spannungspneumothorax oder Ventilpneumothorax, der Verdrängungserscheinungen bewirkt: das Herz ist nach der anderen Seite verschoben, das Zwerchfell nach unten gedrängt; ferner fällt eine starke Auftreibung des Brustraumes auf der erkrankten Seite und eine Vorwölbung der Zwischenrippenräume auf. Bei Eröffnung des Pneumothorax entleert sich die gespannte Luft unter zischendem Geräusch; eine vor die Einstichöffnung gehaltene kleine Flamme (Streichholz) erlischt im Augenblick des Einstechens; beim Durchschneiden der Rippen bei der Leichenöffnung unter Wasser steigen Luftblasen auf. Auch der Spannungspneumothorax kann unter schließlich eintretendem Verschluß der Durchbruchstelle und Aufsaugung der Luft heilen.

Unter den Verhältnissen, unter denen der Pneumothorax meist zustande kommt, nämlich, abgesehen von Verletzungen, durch Durchbruch zerfallender Herde der Lunge, geraten meistens auch andere fremde Stoffe, namentlich eiteriger Inhalt der Höhlen, bzw. Bakterien aus ihnen, in die Pleurahöhle, dann entsteht ein **Pyopneumothorax,** d. h. ein Pneumothorax mit Empyem. Seltener begleitet der Pneumothorax eine seröse Pleuritis — **Seropneumothorax.**

Viertes Kapitel.

Erkrankungen des Verdauungsapparates.

A. Mund- und Rachenhöhle.

Am wichtigsten bei den Erkrankungen des Rachens sind die **Mandeln, Tonsillen,** lymphatische Anhäufungen, bei denen man die Gaumentonsille, Rachentonsille, Tubentonsille und Zungentonsille unterscheidet. Größere Follikel bilden sich erst im Anfang des extrauterinen Lebens aus, sie vergrößern sich in der Wachstumsperiode und nehmen etwa vom 30. Lebensjahr an wieder ab. An den Mandeln bildet das Oberflächenepithel tiefe Buchten (Krypten) und ist von Lymphozyten durchsetzt. Wie bei lymphatischem Gewebe überhaupt findet hier leicht Aufnahme (von der Schleimhaut her) und Zurückhaltung von Krankheitskeimen u. dgl. statt; insofern stellen die Mandeln einerseits eine Eintrittspforte für solche dar und reagieren selbst besonders häufig und leicht, andererseits sind sie ein Schutzorgan gegen schnelle Verbreitung im ganzen Körper.

Im Alter zeigen die Mandeln eine physiologische Rückbildung. Atrophie kommt auch bei schweren Allgemeinerkrankungen oder auf Grund örtlicher Entzündungen vor; dabei können die Buchten durch Verwachsungen Zysten bilden (Dietrich). In und besonders um die Mandeln finden sich häufiger Knorpel und Knochen, teils auf Grund von Keimversprengung aus dem Embryonalleben, teils im Anschluß an Entzündungen und Narbenbildungen. Hämosiderin, in kleinen Mengen hier stets vorhanden und als hämolytischer Abbau gedeutet, ist öfters bei Allgemeinerkrankungen oder örtlichen Entzündungen vermehrt.

Entzündliche, katarrhalische Vorgänge spielen sich sehr häufig an der Rachenschleimhaut ab, **Pharyngitis,** insbesondere aber am Gaumen und an den Mandeln — **Tonsillitis** bzw. **Angina.**

Bei der akuten Tonsillitis wollen wir der Einteilung Dietrichs folgen: 1. Entzündungen mit Ausbreitung der Oberfläche. Bei der akuten katarrhalischen Tonsillitis wird das Epithel besonders in den Buchten abgestoßen, seröses Exsudat und Leukozytenauswanderung stellt sich ein, und diese Massen füllen die Buchten aus. Dies ist zunächst der katarrhalische Primäraffekt, der durch Umsichgreifen zur katarrhalischen Entzündung wird. Tritt ein solcher Kararrh stärker und ausgedehnter auf, so schwellen die Follikel und lassen in der Mitte Zerfallserscheinungen erkennen, die Buchten sind bis oben von den Massen (seltener auch Fibrin) erfüllt; man hat auch von Angina lacunaris gesprochen. Der akute Katarrh kann zurückgehen, oder in chronischen (s. u.) übergehen. Die bläschenförmige Tonsillitis (Tonsillitis herpetica) als Teilerscheinung einer entsprechenden Veränderung der Rachenschleimhaut überhaupt ist Folge seröser Exsudation mit Epithelabhebung (öfters zusammen mit Herpes der Lippen); es können kleine, schnell heilende Geschwüre entstehen. Durch stärkere Fibrinexsudation entsteht die fibrinös-pseudomembranöse Tonsillitis, die mit ausgesprochener Epithelnekrose oder tiefer greifender Nekrose, wie dies der Diphtheriebazillus bewirkt, zur Diphtherie (s. u.) überleitet. Die verschorfend-pseudomembranöse Tonsillitis stellt eine Form dar, bei der Nekrose zu kleinen Schorfen führt, alle Schichten des Epithels können auch ausgedehnt nekrotisch sein, Fibrin- und Leukozytenansammlung können dazu kommen; diese Form findet sich auch bei Diphtherie, aber auch bei Scharlach (s. u.) oder vor allem Grippe. Die Heilung erfolgt hier durch Granulationsgewebe und Bildung von Narben; auch die Follikel schrumpfen. 2. Entzündungen mit Ausbreitung in das Gewebe. Besonders durch Kohlenwirkung entsteht ein ulzeröser Primärinfekt und von diesem aus durch Ausbreitung nach der Fläche und insbesondere in die Tiefe die ulzeröse Tonsillitis, oder eine solche bildet sich bei katarrhalischer Tonsillitis durch Abstoßung kleiner Schorfe, indem so Gewebsverluste entstehen. Fortschreitende diffuse Eiterdurchsetzung und Einschmelzung stellt die phlegmonöse Tonsillitis dar; durch umschriebene stärkere Eiterbildung mit Gewebseinschmelzung entsteht so die abszedierende Tonsillitis. Dabei kann es auch zu peritonsillären Abszessen kommen. Auch die Muskulatur der Umgebung kann phlegmonös werden, und es besteht bei den eiterigen Formen die Gefahr des Einbruches in kleine Gefäße mit metastatischen Eiterungen und Sepsis, oder Weiterverbreitung auf dem Lymphwege. 3. Schwere zerstörende Entzündungen. Es handelt sich hier einmal um tiefgreifende nekrotisierende Formen, bewirkt vor allem durch Streptokokken, besonders wieder als Mischinfektion bei Grippe oder Scharlach, und dann um Formen mit gangränösem Zerfall, so bei der Plaut-Vincentschen Angina (s. u.). Heilung kann durch Granulation und Narbenbildung erfolgen. Bei der Abheilung der akuten Tonsillitiden können Buchten abgeschnürt und mit zahlreichen abgestoßenen Epithelien, Cholesterin

u. dgl. gefüllt werden (sog. Cholesteatome, die aber auch auf Grund von Entwicklungsstörungen von Buchten schon bei kleinen Kindern sich finden).

Akute Katarrhe können in chronische Tonsillitis übergehen, wenn eine Reizung fortbesteht, so oft bei skrofulösen Kindern; doch handelt es sich oft mehr um Rückfälle akuter Erscheinungen. Dietrich faßt Ausheilungserscheinungen, frische Erkrankungsschübe und chronische Veränderungen als Tonsillopathia chronica zusammen. Das Epithel kann dabei völlig netzförmig aufgelöst, in seinen Maschen von Lymphozyten, auch Plasmazellen oder Leukozyten durchsetzt, die Grenze zwischen Epithel und lymphatischem Gewebe verwischt sein (pathologische Retikulierung). In solchen Zuständen zeigen die Gaumenmandeln wie auch die Rachenmandel Hypertrophie des lymphatischen Gewebes (s. auch unten), welche dann in Atrophie mit bindegewebiger Verhärtung übergehen kann. Das Epithel insbesondere in den Buchten kann auch bei chronischen Reizzuständen verhornen und selbst Hyperkeratose bzw. Parakeratose eingehen (Keratosis tonsillaris), doch ist dies in anderen Fällen wohl Ausdruck einer angeborenen Gewebsmißbildung.

Die Anginen stellen sich namentlich bei Erkältungen und als Begleiterscheinungen bei Infektionskrankheiten, wie Scharlach, Masern, Influenza, ein, sind auch in ersterem Falle auf Infektionserreger zu beziehen und von äußerster Bedeutung. Denn gerade auf diese Weise bzw. an diesem Orte kommen Infektionserreger häufig in den Körper und Gelenkrheumatismus, Glomerulonephritis (bei Streptokokken), Endokarditis, Sepsis, wohl auch Appendizitis kann sich anschließen. Ganz gewöhnlich sind die regionären Lymphknoten an der Entzündung beteiligt.

In den Buchten der Mandeln können sich Pfröpfe finden, die verschiedene Bedeutung haben. Man kann mit Marchand unterscheiden: 1. die eiterigen Pfröpfe der obengenannten Angina follicularis bzw. lacunaris, 2. die gelben, nicht-eiterigen, vielmehr aus Massen abgestoßener Epithelien und Bakterien der Mundhöhle bestehenden, eingedickten und öfters auch verkalkten Pfröpfe, die nach früheren Anginen in den Buchten (deren Mündungen narbig eingeengt sind) liegen bleiben, ohne weitere krankhafte Bedeutung zu haben. 3. Seltenere graugelbliche, weiche, aus Streptothrixfäden und kokkenartigen Körnchen bestehende Pfröpfe, die ein hartnäckiges Leiden mit üblem Geruch und Geschmack darstellen.

Entzündungen der Rachens — **Pharyngitis** — verlaufen ähnlich akut oder chronisch. In letzterem Falle tritt auch Hyperplasie der Follikel (mit Wucherung der Schleimhautdrüsen) auf, so daß sich neben allgemeiner Verdickung kleinere und größere knötchenförmige Erhebungen ausbilden — Pharyngitis granulosa. Auch die Rachenmandel ist öfters dabei stark geschwollen. So entstehen bei Kindern die sog. **adenoiden Wucherungen** (s. auch unten), die oft mit geistiger Minderwertigkeit einhergehen und die Atmung erschweren können. Auch hier ist Atrophie der Schleimhaut, von der sich die Wucherungen dann um so deutlicher abheben, das Endergebnis.

Katarrhalische Entzündungen der ganzen Mundhöhle heißen Stomatitis, solche der Zunge Glossitis, der Lippe Cheilitis, des Zahnfleisches Gingivitis.

Bei der **Stomatitis aphthosa** bilden sich kleine, etwas vorragende, grauweiße Flecke, die von einem hyperämischen Hofe umgeben sind und durch Abscheidung eines fibrinösen Exsudats nach Verlust des Epithels entstehen, die Aphthen. Es entstehen sodann manchmal kleine Gewebsverluste. Die meist schubweise auftretenden Aphthen sitzen mit Vorliebe am Zahnfleisch und dessen Übergangsstellen in die Schleimhaut der Wange und der Zunge. Die Erkrankung findet sich am meisten bei Säuglingen.

Die sog. Bednarschen Aphthen sitzen fast symmetrisch am Gaumen kleiner Kinder. Sie bilden Geschwüre und heilen meist bald.

Herpes-Bläschen und pustulöse Entzündungen (s. Haut) finden sich an den Lippen und der Zungenschleimhaut nach mechanischen und chemischen Reizen, ferner besonders bei vielen Allgemeininfektionen.

Mit Bläschen geht auch die Stomatitis einher, welche von der Maul- und Klauenseuche der Rinder her auf den Menschen (auf Kinder mit der Milch) übertragen werden kann.

Tiefer greifende **Entzündungen phlegmonöser** Art mit eiteriger Durchsetzung der Schleimhaut und Submukosa können an allen Teilen der Mund- und Rachenhöhle auftreten; an der Zunge schließen sie sich manchmal an Verletzungen am Zahnfleisch oder an Erkrankungen der Zähne an.

Am Zahnfleisch entsteht die eiterige Gingivitis, **Parulis,** nach Zahnerkrankungen oder Verletzungen; wenn nach Durchbruch in die Mundhöhle oder nach außen dauernde Verbindung mit der Höhle eines kariösen Zahnes bestehen bleibt, spricht man von **Zahnfistel.** Bei der **Angina phlegmonosa** (bei Infektionskrankheiten, nach Ätzgiften, thermischen Reizen usw.) ist oft besonders das Zäpfchen beteiligt.

Die **Tonsillitis phlegmonosa** führt zur Bildung oft mehrfacher kleiner Abszesse, die zu einem größeren zusammenfließen und nach der Mundhöhle durchbrechen können. Selten wird die Karotis von einem derartigen Abszeß angeätzt. Es kann unter Einwirkung von Fäulniserregern (besonders im Anschluß an Scharlachdiphtherie) auch Gangrän entstehen. **Pharyngitis phlegmonosa (Retropharyngealabszeß)** ist meist sekundär, durch Infektion der retropharyngealen Lymphknoten bei Scharlach, Diphtherie usw., oder durch Verletzungen durch Fremdkörper (Gräten u. dgl.), oder im Anschluß an Karies der Halswirbel entstehend. Der Abszeß kann in die Rachenhöhle durchbrechen, bedingt aber durch die Möglichkeit einer Eitersenkung längs der Wirbelsäule ins Mediastinum stets eine schwere Gefahr.

Die **Angina Ludovici** stellt eine besonders gefährliche phlegmonöse Entzündung des Bodens der Mundhöhle dar, welche sich im subkutanen Gewebe der Unterkiefergegend ausbreitet. Sie geht von eiterigen Entzündungen der Mundhöhle oder der Submaxillardrüsen oder eiteriger Periostitis der Kiefer aus.

Die **Stomatitis ulcerosa** (Stomakaze, Mundfäule) stellt eine Entzündung des Zahnfleisches dar, die durch den Ausgang in ausgedehnte Geschwürsbildung gekennzeichnet ist.

Vom Zahnfleisch geht sie auf die Schleimhaut der Zunge und der Wange über. Sie kann auch hier geschwürigen Zerfall im Gefolge haben und auch zu Nekrose und Brand der Weichteile führen; die dabei entstehenden Geschwüre sondern ein höchst übelriechendes eiteriges Sekret ab. Ja selbst der Kiefer kann ergriffen werden. Am häufigsten begegnet man der Mundfäule im kindlichen Alter, besonders bei herabgekommenen, skrofulösen Kindern, die unter schlechten hygienischen Verhältnissen leben.

Beim Erwachsenen rufen gewisse Vergiftungen (mit Quecksilber, Phosphor, Blei u. a.) ähnliche Erscheinungen hervor; auch die geschwürigen Zahnfleischveränderungen beim Skorbut gehören hierher.

Bei Quecksilbervergiftung finden sich grauweiße Beläge am Zahnfleisch, die gangränös unter fürchterlichem Geruch zerfallen. Es besteht äußerst starker Speichelfluß, mit dem das Quecksilber ausgeschieden wird. Bei Vergiftung mit Blei sieht man am Zahnfleischrand den schon erwähnten Bleisaum, der auf Schwefelbleiniederschlägen beruht. Ein ähnlicher Saum entsteht auch bei längerer Wismutaufnahme.

Noma (Wasserkrebs) ist ein von der Grenze von Schleimhaut und Haut, meist an den Mundwinkeln (aber auch am Ohr und der Vulva) ausgehender Vorgang, welcher mit ödematöser Auftreibung und Zelldurchsetzung des Gewebes beginnt, aber sehr rasch zu gangränösem Zerfall führt; er greift besonders auf die Wangen und von da auf die nächstliegenden Teile über und kann ausgedehnte Zerstörungen des Gesichtes hervorrufen; Knochen und Knorpel, die dem Fortschreiten der Vorgänge im Wege liegen, fallen ebenfalls dem Untergang anheim. Die in ihrer Entstehungsursache nach nicht sicher erkannte und vielleicht vielgestaltige Erkrankung kommt besonders in den ersten Lebensjahren, namentlich bei dystrophischen Kindern vor.

Die Veränderungen bei der **Plaut-Vincentschen Angina,** der **Rachendiphtherie** und bei **Scharlach** sind schon unter den Infektionskrankheiten im allgemeinen Teil besprochen.

Ätzgifte, heiße Flüssigkeiten u. dgl. können auch Nekrose der Schleimhaut oder pseudomembranöse Entzündungen bewirken.

Als umschriebene chronische katarrhalische Veränderung ist die sog. **Leukoplakie** oder **Psoriasis lingualis et buccalis** aufzufassen, welche in Wucherung und Verhornung des Epithels und Zelleinlagerungen in die subepithelialen Zellagen besteht und in Form verschieden gestalteter, vielfach zusammenfließender, weißer Flecke bei starkem Tabakgenuß, sowie im Gefolge von Syphilis, zuweilen auch als „idiopathische" Hypertrophie infolge angeborener Anlage auftritt. Krebse entwickeln sich häufig auf dem Boden der Leukoplakie (s. u.).

Sehr häufig sind „Hypertrophien" des lymphatischen Rachenringes als Teilerscheinung allgemeiner Reaktion des lymphatischen Apparates, oder der lymphatische Rachenring ist allein vergrößert, oder dies ist vor allem nur mit den Gaumen- oder den Rachen-Mandeln der Fall. Es handelt sich dabei vor allem um Vermehrung und Vergrößerung der Lymphfollikel; oft finden sich, vor allem zwischen den Follikeln, zahlreiche Plasmazellen, die Durchwanderung von Lymphozyten durch das Epithel ist besonders stark. Zumeist handelt es sich bei diesen Zuständen um Folgen von Entzündungen (s. o.).

Tuberkulose — auch Lupus — **Syphilis,** sowie **Aktinomykose** sind schon im allgemeinen Teil besprochen.

Der **Soor,** der vorzugsweise bei atrophischen kleinen Kindern, aber gelegentlich auch bei siechen Erwachsenen auftritt, betrifft besonders die Zunge, dann auch die übrigen Teile der Mundhöhle und kann auf Rachen, Speiseröhre und Kehlkopf übergehen. Er kann selbst in den Magen und (durch Aspiration) in die Lungen gelangen, wo er Pneumonie hervorruft. Der Soorpilz (Oidium albicans, s. S. 254) bildet grauweiße Flecke oder zusammenhängende, aus Hyphen und Sporen bestehende Beläge. Er entwickelt sich zwischen den Epithelien. Die darunter liegende Schleimhaut ist entzündet und zu Blutungen geneigt, auch können die Soorfäden in sie eindringen und selbst metastatisch auf dem Blutwege in andere Organe — sehr selten — gelangen.

Die Mundhöhle Gesunder weist eine reiche Flora auf. Hierzu gehören (s. auch oben) Spirochäten (dentium und buccalis), fusiforme Bazillen, das Spirillum sputigenum, Leptothrixarten, ferner zahlreiche Bakterien, darunter oft auch pathogene, wie Pneumokokken, Tuberkelbazillen, nicht selten Diphtheriebazillen usw.

Bei perniziöser Anämie (auch Bothriozephalus-Anämie) sieht man die sog. Möller-Huntersche Glossitis. Man findet Rötung der Papillenspitzen, aphthenähnliche Bildungen, auch Flecke und zuweilen kleine geschwürsartige Bildungen. Anatomisch scheint es sich um eine Atrophie mit Hinzukommen entzündlicher Erscheinungen zu handeln. Vielleicht sind Nervendegenerationen grundlegend.

Die Papillae filiformes können besonders am Zungenrücken hypertrophieren, so daß sie dunkle haarartige Gebilde bilden (sog. schwarze Haarzunge).

Die Faltenzunge — Lingua plicata — weist in den vorderen und seitlichen Teilen der Rückenfläche der Zunge ausgesprochene etwa symmetrisch angeordnete Furchen auf, offenbar eine angeborene Gewebsanomalie, bei der eine zu weit angelegte Mukosa und Submukosa (Wätjen) an Stellen lockerer Anhaftung zur faltigen Erhebung kommen und die an der Submukosa ansetzenden Muskeln sich stärker entwickeln und Zugwirkung ausüben.

Als Lingua geographica werden unregelmäßig gestaltete Herde, welche aus kleinen zusammenfließenden Verdickungen hervorgehen, bezeichnet.

Von Geschwülsten sind die **Krebse** die wichtigsten. Es handelt sich fast ausschließlich um Plattenepithelkrebse. Sie sitzen mit Vorliebe an den Lippen und der Zunge, seltener an der Schleimhaut der Wange, des Gaumens, der Mandeln oder der Rachenwand. Der Lippenkrebs beginnt mit besonderer Vorliebe an den Winkeln der Unterlippe, besonders an der Grenze von Haut und Schleimhaut, wo er zuerst meist vorragende, oft papilläre Massen, dann aber Geschwüre bildet und in die Tiefe und in die seitliche Umgebung vordringt. An der Zunge kommen ebenfalls oberflächliche, papilläre, sowie ferner von Anfang an tiefergreifende, mehr knotige Formen vor. Die krebsigen Geschwüre sind im allgemeinen durch ihre hohen, wallartigen Ränder ausgezeichnet. Für den Zungenkrebs sieht man den chronischen Reiz, welchen die Schleimhaut durch die fortwährenden Verletzungen seitens kariöser, scharfkantiger Zähne erleidet, sowie die Leukoplakie (s. o.) als disponierend an; in entsprechender Weise werden manche, besonders verhältnismäßig langsam verlaufende Fälle von Wangenkrebs auf eine Leukoplakia buccalis zurückgeführt.

An den Mandeln kommt — sehr selten — eine eigenartige bösartige Geschwulstform vor, die als lymphoepitheliale Geschwulst bezeichnet wird. Insofern als das Epithel vorwiegt, handelt es sich um eine **Abart** des Krebses. Das besondere liegt aber hier darin, daß das Epithel eine Art synzytiales Retikulum bildet, in das in innigem Zusammenhang mit dem epithelialen Anteil Lymphozyten eingelagert sind.

Sarkome sind selten, sie können z. B. von den Mandeln ausgehen; am verhältnismäßig häufigsten sind Lymphosarkome. Auch an der Zunge finden sich Sarkome verschiedenen Baues. Über die als **Epulis** bezeichneten, von den Alveolarfortsätzen der Kiefer ausgehenden gutartigen Bildungen s. S. 159. Die sog. **Nasenrachenpolypen** sind meistens **Fibrosarkome,** welche vom Schädelgrund ausgehen und in die Nasenhöhle resp. Rachenhöhle herabwachsen. In der Mund- und Rachenhöhle finden sich gelegentlich kleine fibro-epitheliale Geschwülste (sog. Papillome), namentlich an den Lippen und am weichen Gaumen, ferner Fibrome, Lipome, Chondrome, Myxome, Osteome, Angiome und Lymphangiome usw. Letztere liegen einem

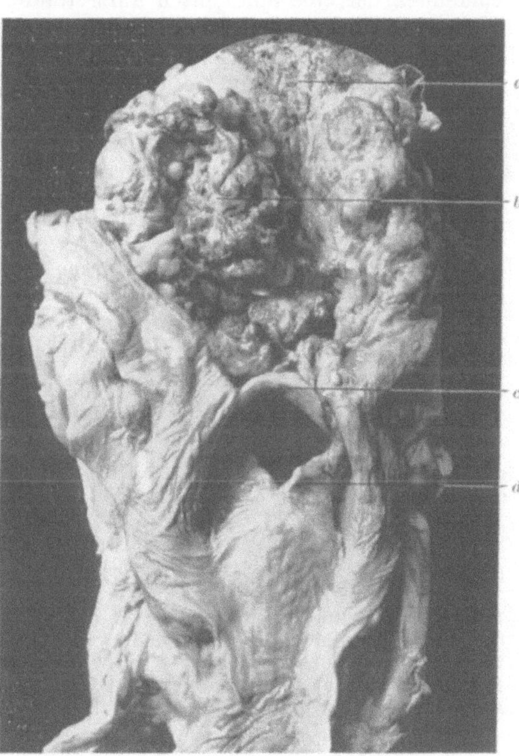

Abb. 399. Karzinom der Zunge bei *b.*
a Zunge, *c* Epiglottis, *d* Kehlkopf.

Teile der als Makrocheilie resp. Makroglossie bezeichneten, angeborenen oder bald nach der Geburt sich entwickelnden Vergrößerungen der Lippen und Zunge zugrunde, während eine andere Gruppe dieser Erkrankungen angeborenen Vergrößerungen der Organe entspricht. Die namentlich bei skrofulösen Kindern häufig zu beobachtenden Vergrößerungen der Lippen mit wulstiger Anschwellung der Schleimhaut zeigen Erweiterung der Lymphgefäße, bindegewebige Hyperplasie und Hypertrophie der Drüsen und an der Oberfläche vielfach Rhagadenbildung ("skrofulöse Lippe"). Teratome kommen am Boden der Mundhöhle vor. Sehr selten sind Neurinome an der Zunge.

Kleine Retentionszysten können sich an der Schleimhaut von den Drüsenausführungsgängen aus bilden. Als **Ranula** ("Fröschleingeschwulst") bezeichnet man Zysten, welche sich an der Unterfläche der Zunge, bzw. zwischen dem Frenulum linguae und der Spitze des Unterkiefers entwickeln und zum Teil auf Erweiterung von Ausführungsgängen der Speicheldrüsen, zum Teil auf eine zystische Entartung der Nuhnschen Drüse zurückgeführt werden müssen. Über die Kiemengangzysten und Kiemenspaltenzysten s. S. 141. Die Kieferzysten oder Zahnzysten gehen meist von Zähnen, bzw. Zahnkeimen aus; sie können sich zu multilokulären Bildungen entwickeln und den Kiefer blasig auftreiben. Zu erwähnen ist noch die sog. Struma, welche sich am Zungengrund in der Gegend des Foramen coecum entwickelt. Es handelt sich hier um versprengte Schilddrüsenkeime (Ductus thyreoglossus), meist bei Nichtanlage der Schilddrüse.

An den Zähnen kommen vor: Karies der Zähne, verursacht durch von Mundpilzen hervorgebrachte Säuren, welche entkalkend wirken, Pulpitis, Wurzelperiostitis, welche zu Parulis (s. o.) und ausgedehnter

Periostitis des Kiefers und Fistelbildung führen kann, ferner die sog. Wurzelgranulome und sog. Alveolarpyorrhoe (eiterige, durch Bakterien bewirkte Entzündung in den Alveolen um die Zähne, so daß dann Granulationsgewebe wuchert und die Zähne emporhebt); auch sind zu erwähnen die Entwicklungsstörungen der Zähne, die besonders bei der Rachitis und der angeborenen Syphilis vorkommen. Von Geschwülsten finden sich an den Zähnen echte Odontome, sowie sog. Dentalosteome und die Adamantinome (s. S. 183).

Die Speichelkörperchen der Mundhöhle werden von manchen Seiten von Leukozyten abgeleitet, von anderen von Lymphozyten. Sie sind auf jeden Fall Wanderzellen, welche die Schleimhaut der Mundhöhle durchdringen.

B. Speicheldrüsen.

Entzündungen sind am häufigsten an der Parotis; der sog. **Mumps** (Ziegenpeter), die **Parotitis epidemica,** ist eine epidemisch auftretende, im allgemeinen gutartige Infektionskrankheit, welche mit entzündlicher Hyperämie, Zelleinlagerung und Schwellung der Parotis, öfter auch der anderen Speicheldrüsen, einhergeht und meist nach einigen Tagen sich von selbst wieder zurückbildet; seltener nimmt sie einen Ausgang in Abszedierung. Auffallend ist, daß mit dem Mumps verhältnismäßig häufig eine entzündliche Schwellung der Hoden und Nebenhoden verbunden ist.

Sekundär kommt eine meist eiterige Parotitis (Abszesse) nach Typhus, Scharlach usw. metastatisch vor; in einem Teil der Fälle werden die Erreger in die kleinen Gänge ausgeschieden und führen so zur Eiterung. Bei Infektionskrankheiten (Scharlach, Diphtherie usw.) oder von der Umgebung fortgeleitet, kommen auch phlegmonöse Formen vor.

Nach Verletzungen oder Entzündungen können Durchbrüche eines Ausführungsganges einer Speicheldrüse in die Mundhöhle oder die Wangenaußenseite vorkommen, und sich so **Speichelfisteln** bilden.

Die Speicheldrüsen (Parotis) stellen einen Hauptsitz der **Mischgeschwülste** dar (s. S. 186 f.). Durch atypische Wucherung der Epithelien können **Krebse** entstehen (s. Abb. 400). Auch sonst finden sich in den Speicheldrüsen (Parotis) Karzinome. Fibrome, Lipome, Angiome, Chondrome, Adenome, Sarkome sind selten. Über die Mikuliczsche symmetrische geschwulstartige Erkrankung der Speichel- und Tränendrüsen s. S. 202.

C. Speiseröhre.

Über die Erweichung der Speiseröhre nahe der Kardia nach dem Tode und die äußerst seltenen hier gelegenen peptischen Geschwüre s. unter Magen.

In der oberen Speiseröhre finden sich sehr häufig angeborene sog. **Magenschleimhautinseln** (Schaffer, Schridde), aus denen auch Zysten entstehen können. Sie beruhen auf Umwandlung der ursprünglichen Entodermzellen der Speiseröhre in Zylinder- bzw. Drüsenzellen. Mit der Ausbildung der die Luft- und Speiseröhre trennenden Leiste hängen gewisse Mißbildungen, wie angeborener Verschluß oder Luftröhre-Speiseröhre-Fisteln zusammen. Beide treten aber zumeist — und zwar in der Höhe der Luftröhrenteilung — zusammen auf.

Eine Erweiterung der Venen zu Varizen findet sich vor allem im unteren Teil bei Leberzirrhose (als Kompensation der Pfortaderstauung); sie können durch Durchbruch zu Verblutung führen.

Entzündungen der Speiseröhre sind meist sekundärer Natur. Eine eiterig-phlegmonöse mit Abszeßbildung in der Umgebung schließt sich meist an Verletzungen mit spitzen Speiseteilen, wie Gräten oder Knochen, an. Es kann zu Durchbruch in Luftröhre, Bronchien, Pleurahöhle, Herzbeutel, selten in große Gefäße kommen.

Nekrotisierende Ösophagitis kommt durch Mischinfektion bei Typhus, ferner auch bei Ruhr (auch im Magen) vor. Auch typisch diphtherische Veränderungen finden sich hier (und ebenso im Magen, zuweilen an beiden Orten) bei Rachendiphtherie, aber immerhin selten.

Verätzungen (s. auch Magen) sind wichtig. Sie kommen versehentlich oder als Selbstmordversuch durch Trinken ätzender Flüssigkeiten, besonders Salzsäure, Schwefelsäure oder Laugen (Natronlauge), Lysol od. dgl. zustande. Die Folgen hängen vor allem von der Stärke ab und finden sich, da die Flüssigkeiten die Speiseröhre sehr schnell durcheilen, um an der Kardia etwas länger zu verweilen, besonders oberhalb dieser. So kann die Veränderung der Speiseröhre trotz stärkster Einwirkung auf den Magen sehr gering sein oder fast fehlen. Im übrigen vgl. im Allgemeinen Teil.

Verengerungen, Stenosen der Speiseröhre können — abgesehen von den als angeborene Mißbildung zu deutenden — einerseits durch Druck von außen von seiten von Geschwülsten der

Umgebung, Aneurysmen oder Strumen, andererseits durch Neubildungen (Krebse), oder Narbenbildung in seiner eigenen Wand hervorgerufen werden; zu solchen Narben kommt es auf Grund phlegmonöser Entzündungen, Verätzungen oder derber Krebse (s. oben und unten).

Diffuse Erweiterungen der Speiseröhre entstehen oberhalb verengter Stellen bzw. solcher der Kardia und finden sich dementsprechend unter den eben erwähnten Verhältnissen; häufig weisen die erweiterten Teile eine hypertrophische Muskularis auf, die auf Arbeitshypertrophie oder auch auf chronischen Katarrhen beruht. Selten sind sog. idiopathische Erweiterungen der Speiseröhre, besonders ihres unteren Teiles, die zuweilen auf Vagusveränderungen bezogen werden. Auch kommen angeborene Erweiterungen vor.

Aber die wichtigsten Erweiterungen der Speiseröhre sind die begrenzten, die **Divertikel**, von denen man zwei Hauptformen unterscheidet, die Pulsionsdivertikel und die Traktionsdivertikel (Zenker).

Erstere bilden sackförmige Ausstülpungen der Hinterwand. Die bevorzugten Sitze sind Stellen natürlicher Verengerungen: Höhe des Krikoidknorpels und der Luftröhrenteilung, sowie Übergang in die Kardia. Veranlassend sind wohl Verletzungen, Einklemmung von Fremdkörpern u. dgl. Der Druck beim Schlingakt dehnt und vergrößert dann die Ausstülpung erst recht, und, wenn das Divertikel einmal gebildet ist, so füllt es sich mit Speiseteilen und sackt sich bei jedem neuen Schluckakt immer mehr aus. Im Gebiet des Pulsionsdivertikels finden sich keine oder meist fast keine Muskelfasern.

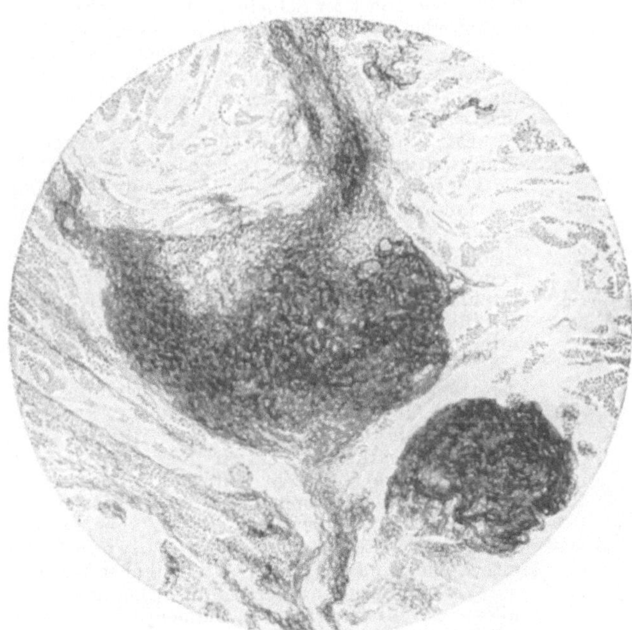

Abb. 400. In Krebs übergegangene Mischgeschwulst der Parotis mit Entwicklung mächtiger elastischer Massen (dunkel dargestellt).

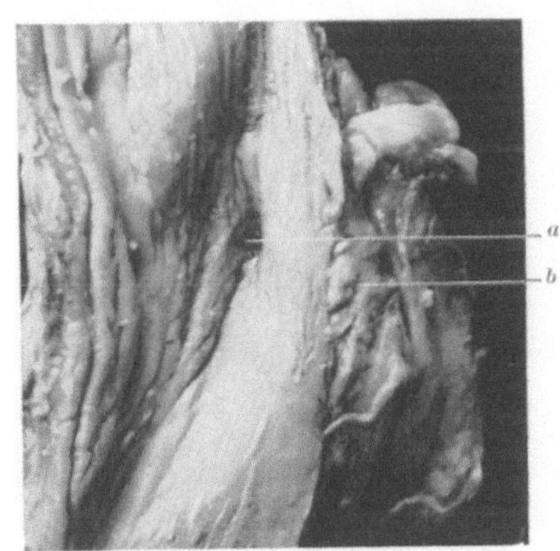

Abb. 401. Traktionsdivertikel des Ösophagus.

a Divertikel, b verwachsener Lymphknoten.

Also entweder stülpt sich bloß Schleimhaut und Submukosa zwischen die Muskellager des Constrictor pharyngis inferior hindurch, oder es besteht schon angeboren eine muskelschwache Stelle.

Die Traktionsdivertikel haben trichterförmige Gestalt und sitzen an der Vorderwand in Höhe der Luftröhrenteilung. An ihrer Spitze finden sich sehr häufig geschrumpfte tuberkulöse oder koniotisch-verhärtete Lymphknoten, auf deren Verwachsung und Zug bei ihrer Schrumpfung die Divertikelbildung bezogen wird. Der ausgezogene Trichter kann durchbrechen, und es können sich unter dem Einfluß der hindurchtretenden faulenden Speiseteile Eiterung und Verjauchung, gegebenenfalls mit Einbruch in benachbarte Hohlorgane, oder ausgedehntere Phlegmone anschließen.

Einem Teil der Divertikel scheinen auch angeborene Abweichungen (Ribbert), wie mangelhafte Trennung von Speise- und Luftröhre, zugrunde zu liegen, worauf die Verwachsung mit Lymphknoten erst sekundär eintritt. Hierfür spricht das Vorkommen seitlicher Divertikel auf Grund unvollkommen geschlossener Kiemengangsreste.

Die Divertikel bieten die Gefahr des Durchbruches; selten entwickeln sich aus ihnen Krebse.

Multiple, kleine weiße Platten — Epithelverdickungen, sog. Leukoplakien — sind nicht selten, teils als Folge chronischer Entzündungen, besonders bei Rauchern und Trinkern, teils wohl auf angeborener Grundlage.

Zysten der Speiseröhre sind verhältnismäßig häufig und weisen zum Teil Flimmerepithelien auf; ein Teil von ihnen wird von Schleimdrüsen-Ausführungsgängen, ein anderer von den oberen Kardiadrüsen abgeleitet.

Von Neubildungen der Speiseröhre ist am wichtigsten und häufigsten der **Krebs**, öfter bei Männern als bei Frauen und mit Vorliebe bei Trinkern. Er hat dieselben Vorzugsstellen wie das Pulsionsdivertikel: den obersten Teil der Speiseröhre (hinter dem Kehlkopf), die Höhe der Teilung der Luftröhre und die Gegend oberhalb der Kardia. Fast immer ist der Speiseröhrenkrebs ein verhornender Plattenepithelkrebs, sehr selten ein Zylinderzellenkrebs wohl mit den Schleimdrüsen als Ausgangsort.

Der Speisenröhrenkrebs umgibt meist bald das Organ ringförmig oder gürtelförmig und bewirkt so frühzeitig Einengung des Hohlraumes. Besonders bei weichen, zellreichen Krebsen können auch durch Zerfall, wie sonst an Schleimhäuten, Geschwüre mit flachen oder knotigen Rändern, oft auch ringförmig gestellt, entstehen. Vereiterung oder Verjauchung kann sich anschließen. Auch polypöse Krebsformen kommen vor. Schrumpfung szirrhöser Krebse führt auch zu Einengungen der Speiseröhre.

Der Krebs der Speiseröhre greift vielfach auf deren Umgebung über; solche vom oberen Teil mit Vorliebe auf den Kehlkopf oder die Luftröhre, vom unteren Teil flächenhaft auf die Wand des Magens. So kommt es öfter zur Bildung von Zerfallshöhlen, bzw. zu Durchbruch in Luftröhre, Bronchien oder Lunge, mit eiteriger Pneumonie, oder zu Durchbruch in das Mediastinum, oder den Pleuraraum und Bildung von Empyemen, hie und da auch zu Durchbruch in nahe gelegene große Gefäße, selbst in die Aorta. Metastasen treten vom Speiseröhrenkrebs aus vorzugsweise in den Halslymphknoten, aber auch in Leber, Lungen usw. auf.

Sarkome (umschriebene und diffuse), öfters Spindelzellensarkome oder gar Karzinosarkome, der Speiseröhre sind sehr selten, Fibroepitheliome, Myome (die den Ösophagus öfters ringförmig umgreifen und zu Verengerung führen), Lipome, Fibrome, Mischgeschwülste u. dgl. ebenso. Polypen (Fibroepitheliome) sind wohl eher entzündlicher Natur.

Verletzungen und Zerreißungen kommen durch äußere Gewalteinwirkungen, namentlich durch eingekeilte Fremdkörper, zustande.

Soor kann bei Kindern sowie bei entkräfteten Erwachsenen von der Mundhöhle aus auf die Speiseröhre übergreifen.

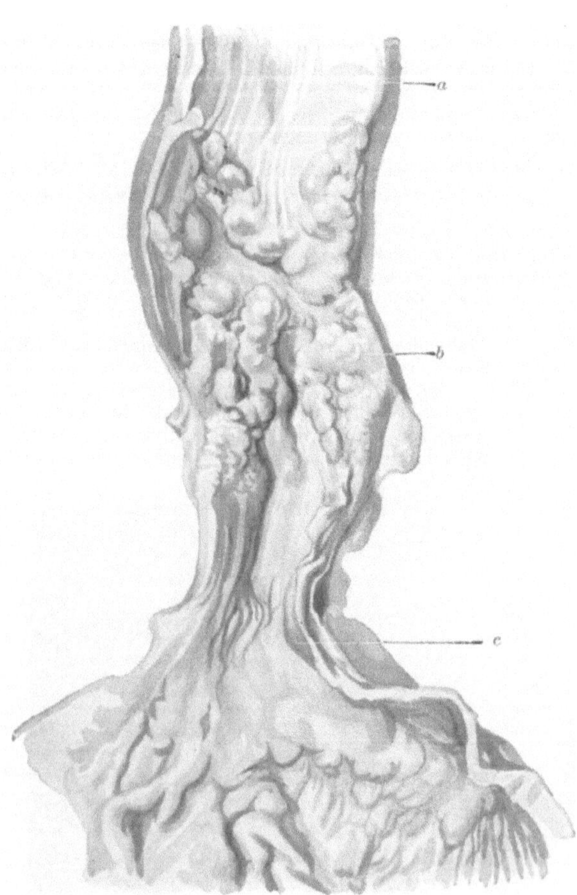

Abb. 402. Krebs der Speiseröhre.

a freie Speiseröhre, *b* Krebs der Speiseröhre in der Höhe der Luftröhrengabelung, *c* Gegend der Kardia.

D. Magen.

a) Vorbemerkungen; Veränderungen nach dem Tode; angeborene Abweichungen.

In jedes der Grübchen der Schleimhaut des Magens münden mehrere Magendrüsen. Die sog. Labdrüsen oder Fundusdrüsen des Korpus sind einfach tubulös und zeigen zweierlei Zellen: größere, stark vorspringende rundliche Zellen, die Belegzellen, von welchen man annimmt, daß sie die Salzsäure des Magens hervorbringen, und kleinere, mehr zylindrische Zellen, welche Hauptzellen heißen und das Pepsin liefern sollen. Die Drüsen der Pylorusgegend sind verästelt und zeigen bloß eine Zellform, welche Schleim enthält. Im Gebiete zwischen den Pylorus- und Fundusdrüsen (dem unten angegebenen Abschnitt 3 entsprechend) finden sich nach neueren Untersuchungen noch „Intermediärdrüsen" mit Intermediärzellen, die den Zellen der Pylorusdrüsen ähneln, sowie Belegzellen in geringerer Zahl. In der Nähe des Pylorus finden sich auch traubig gestaltete, sog. Brunnersche Drüsen (in der Submukosa), wie sie im Duodenum vorkommen. Die Oberfläche der Magenschleimhaut ist mit einem Zylinderepithel bekleidet, in dem viele Becherzellen nachweisbar sind. Sie liefern den Schleim des Magensaftes. Die Schleimhaut wird durch die Muscularis mucosae in der Tiefe begrenzt. Es folgen die lockere Submukosa, die beiden Muskelschichten und die Serosa.

Man kann am Magen nach besonders im Röntgenbild feststellbaren Zusammenziehungen von der Kardia pyloruswärts vier Abschnitte unterscheiden (nach Forssell): 1. Fornix, 2. Korpus, 3. Sinus pyloricus (von Aschoff Vestibulum pyloricum genannt), zusammen den Digestionssack darstellend, 4. Canalis pyloricus, letzterer den Entleerungskanal darstellend. Eine Einschnürung im Korpusgebiete kann die

„Pseudosanduhrform" bewirken. Ein Engpaß kann Fornix + oberen Korpusteil vom unteren Teil des Magens abtrennen. Hier findet sich deswegen auch eine funktionelle Verengerung der „Magenstraße" (Isthmus ventriculi), weil die (meist vier) von der Kardia bis in den Sinus verlaufenden Längsfalten, von denen sich die seitlichen dachziegelartig über die mittleren hinüberlegen und welche eben die Straße darstellen, in welcher die Speisemassen hinabgleiten, hier eine Zusammenraffung aufweisen (Aschoff). Über die Bedeutung dieser Verhältnisse für den Sitz der Magengeschwüre s. u. Diese (Waldeyersche) Magenstraße wird von K. H. Bauer als ein in der Entwicklungsreihe der Arten in Rückbildung begriffener Rest der früheren Schlundrinne des mehrhöhligen Magens besonders der Wiederkäuer aufgefaßt.

Nach dem Tode erschlafft der Magen allmählich. Es treten **an der Leiche Veränderungen** auf, welche man kennen muß, damit sie nicht für krankhafte Veränderungen gehalten werden. Fast stets findet man, besonders in der Fundusgegend, einige kleine oberflächliche dunkelrote Flecke in der Schleimhaut, keine Blutungen, sondern durch stärkere hypostatische Füllung hervortretende venöse Gefäßnetze. Sie sind weniger scharf abgesetzt als kleine Blutungen und lassen sich in kleine Äste auflösen. Auch die großen an der Leiche oft stark gefüllten Venen erscheinen häufig von schmutzig braunroten bis schwarzen Streifen begleitet, welche durch Durchsetzung mit zum Teil zersetztem Blutfarbstoff zustande kommen. Schon im Leben entstandene Blutungen können durch Zersetzung (Fäulnis) ganz dunkel erscheinen (Pseudomelanose, E. Neumann).

Die wichtigste Veränderung des Magens aber ist die **postmortale Selbstverdauung,** durch die nach Aufhören des Blutkreislaufes einsetzende Einwirkung des sauren Magensaftes bedingt, sie wird durch eine Trübung des Epithels eingeleitet, welche (im Gegensatz zu der bei der normalen Verdauungstätigkeit auftretenden) auch die Zylinderepithelien der Oberfläche betrifft; später erweicht die ganze Schleimhaut zu einer schmierigen, grauweißen, leicht abstreifbaren Masse; entsprechend den Stellen, wo der Mageninhalt in der Leiche angesammelt war, bei Rückenlage der Leiche also im Fundus und an der hinteren Magenwand, ist in der Regel die Erweichung der Schleimhaut am stärksten; häufig ist sie auf diese Stellen beschränkt und verhältnismäßig scharf abgesetzt. Selten sieht man die an ihrer Streifung leicht erkennbare Muskularis frei vorliegen, und noch seltener kann schließlich auch sie erweichen, und sogar ein Durchbruch der Magenwand zustande kommen. Wahrscheinlich kann unter entsprechenden Bedingungen eine Erweichung der Magenschleimhaut auch schon agonal eintreten. Noch zu nennen ist die nach dem Tode bei Fäulnis in der Magenwand auftretende Gasansammlung.

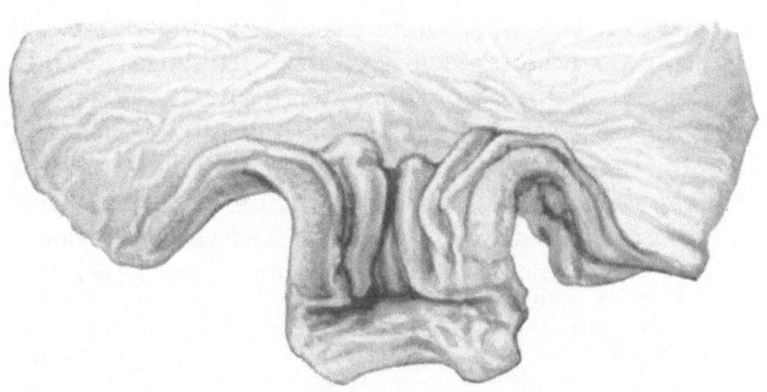

Abb. 403. Angeborene Hypertrophie (und Stenose) des Pylorus.

Von den an sich seltenen **angeborenen Mißbildungen** kommen Divertikel, Verengerungen und Verschlüsse des Pylorus sowie Verengerungen zwischen Pylorus und Fundus vor, wodurch der Magen eine sanduhrförmige Gestalt erhält. Die beim Fötus bestehende vertikale Stellung kann auch dauernd erhalten bleiben. Bei Situsinversus nimmt der Magen an der Verlagerung teil.

Bei dem sog. Pylorospasmus der Säuglinge, der vielleicht nicht einheitlicher Natur ist, handelt es sich wahrscheinlich um einen, selten durch anatomisch nachweisbare Veränderungen, meist dagegen durch eine Änderung in der vegetativen Innervation (Verhältnis von Vagus und Sympathikus) bewirkten Spasmus nicht sowohl des Pylorus selbst, als des Pylorusgebietes des Magens mit zunehmender Hypertrophie der Muskulatur (und der elastischen Fasern in der Muscularis mucosae und Submukosa) als Folge.

b) Kreislaufstörungen.

In der Regel findet man den Magen an der Leiche im Zustande der **Anämie,** welche bei allgemeiner Anämie und bei Degenerationen der Magenschleimhaut (s. u.) besonders ausgeprägt zu sein pflegt. **Aktive Hyperämie** tritt im besonderen Grade nach Aufnahme stark reizender Genußmittel, sowie im Anfang entzündlicher Vorgänge ein; von der während der Verdauung vorhandenen gleichmäßigen, zarten Rötung der Schleimhaut unterscheidet sich die entzündliche Hyperämie durch ihre mehr fleckige, namentlich die Höhe der Schleimhautfalten einnehmende Ausbreitung. Stauungshyperämie ist meistens Folge allgemeiner Kreislaufstörungen oder einer Stauung im Pfortadergebiet.

Einen sehr häufigen Befund stellen kleine **Blutungen** in der Magenschleimhaut dar. Zum großen Teil handelt es sich hier um kleinste hämorrhagische Infarkte nur der Schleimhaut und, wenn dann unter dem Einfluß des Magensaftes sich aus ihnen sehr häufig Gewebsverluste bilden, so spricht man von **hämorrhagischen Erosionen** (vielleicht gibt es auch anämische aus kleinen anämischen Infarkten entstehende). Man hat auch von Stigmata haemorrhagica ventriculi gesprochen (Beneke). Sie stellen also umschriebene, meist stecknadelkopf- bis linsengroße — seltener größere — rundliche oder ovale, flache, in der Regel auf der Höhe der Schleimhautfalten gelegene und manchmal in mehrfacher Zahl aneinandergereihte, im frischen Zustand scharf begrenzte Gewebsverluste dar, welche verschieden tief in die Schleimhaut eindringen, diese aber nicht überschreiten.

Solche Blutungen und Erosionen finden sich bei aktiven, namentlich entzündlichen Hyperämien, wie bei Vergiftungen, Verbrennungen, allgemeinen, besonders septischen, Infektionskrankheiten, bei heftigem Erbrechen, nach Laparotomien, bei hämorrhagischer Diathese, Melaena usw. Sie werden als toxische (bakterielle, alkoholische), nervöse und embolische Vorgänge, also durch Schädigung des arteriellen oder venösen Gefäßsystems (besonders des letzteren) erklärt. Man hat dabei an nervös bedingten arteriellen Spasmus, besonders aber, wie beim Erbrechen, an ein Rückströmen des Pfortaderblutes in die Venen des leerwerdenden Magens gedacht. Sie heilen zu allermeist, und zwar durch Ersatz ohne Narbenbildung. Über ihre Beziehungen zum runden Magengeschwür s. u.

c) Entzündungen.

Akute Gastritis. Die anatomischen Veränderungen des akuten Magenkatarrhs sind selten rein zu sehen, da das Bild nach dem Tode getrübt, oft ganz unkenntlich erscheint. Es handelt sich um degenerative Veränderungen, wie trübe Schwellung usw., zusammen mit vermehrter Schleimbildung, so daß die Schleimhaut von zähem, glasigem, oft leicht blutig gefärbtem Schleim bedeckt ist; auch ist die Schleimhaut aktiv hyperämisch, geschwollen und von Rundzellen durchsetzt, daher aufgelockert und gefaltet. Oft treten kleine Blutungen und Erosionen auf. Die Veränderungen betreffen hauptsächlich die Pylorusgegend. Die Ursache der akuten Magenkatarrhe ist eine verschiedene: Ernährungsfehler (zu heiße, chemisch reizende oder verdorbene oder infektiöse Nahrungsmittel, übermäßige Nahrungsaufnahme), allgemeine Infektionskrankheiten wie Typhus, Influenza u. dgl.

Bei der häufig wohl aus der akuten sich entwickelnden **chronischen Gastritis** treten starke dauernde Venenerweiterungen und durch meist reichliche kleine Blutungen bedingte schieferige Färbung der Schleimhaut — besonders bei Stauungszuständen — hinzu; auch hier findet sich der dicke, zähe Schleim, die Schwellung beruht nunmehr auch auf entzündlichen Neubildungsvorgängen der Drüsen wie des Zwischengewebes.

Hypertrophieren die Drüsen, werden sie durch Druck zystisch erweitert und mit massenhaftem Sekret gefüllt, so spricht man auch von Gastritis zystica, wuchert das Bindegewebe besonders stark, so daß die sog. „Magenzotten" als kleine warzige Hervorragungen hervortreten, von Gastritis granulosa, oder auch, wenn gestielte Wucherungen entstehen, von Gastritis polyposa. Später bildet sich Narbengewebe, schrumpft und die Schleimhaut wird unter Zugrundegehen der Drüsen atrophisch, derb, dünn, grau oder schiefrig gefärbt (Reste alter Blutungen); dazwischen können normale oder verdickte Gebiete stehen bleiben. Die Muskulatur kann atrophisch, oft auch hypertrophisch werden.

Der chronische Magenkatarrh ist das Ergebnis dauernder schädlicher Einwirkungen, so bei Alkoholikern, bei gewissen Allgemeinerkrankungen, wie Chlorose, schweren Anämien, usw., bei Gastrektasie, Magengeschwüren und -krebsen und insbesondere bei Kreislaufstörungen, vor allem im Pfortadergebiet. Im letzteren Falle (bei Stauungskatarrhen) bleibt die venöse Stauung und Erweiterung der Venen dauernd erhalten, und es spielen die zahlreichen kleinen Blutungen eine besondere Rolle.

Der klinisch wichtigen Achylia gastrica simplex soll eine chronische atrophierende Gastritis zugrunde liegen mit Veränderungen der Haupt- und Belegzellen der Drüsen und vor allem Ersatz durch einfache Zylinderepithelien.

Reizende Nahrungsmittel, wohl auch chronische Stauung, werden für die sog. Gastrozirrhose, besonders am Pylorus, angeschuldigt, bei der das Bindegewebe Ödem, dann Vermehrung und Hyalinisierung aufweist; ein Teil der sog. erworbenen gutartigen Pylorusstenosen (Hypertrophien) wird so erklärt. Auch vom Peritoneum auf den Magen übergreifende chronische Entzündungen können einen sehr harten geschrumpften Magen bewirken.

Ein auf Hyperplasie der Schleimhaut (entzündlicher oder sonstiger) beruhender gleichförmiger feinhöckriger Zustand der Magenschleimhaut über große Strecken wird als état mamellonè bezeichnet.

Pseudomembranöse (fibrinöse) Entzündungen kommen bei Infektionskrankheiten, besonders Diphtherie, vor allem an der Kardia, neben Beteiligung der Speiseröhre (s. dort), besonders aber bei Verätzungen vor.

Tiefer greifende Eiterungen, **phlegmonöse Entzündungen** der ganzen Magenwand, welche, unter dem Bild eines akuten purulenten Ödems beginnend, zu eiteriger Einschmelzung des Gewebes führen, treten bei Vergiftungen (s. u.) sowie in einzelnen Fällen ohne bekannte unmittelbare Veranlassung besonders bei Säufern auf. Es finden sich dann zuweilen große Mengen von Streptokokken. Ein ähnliches Bild geben auch die bei **Darmmilzbrand** in der Magengegend auftretenden **Karbunkel,** welche mit hämorrhagisch-sulziger Durchsetzung der Magenwand, besonders der Submukosa, beginnen und dann zu Nekrose und Geschwürsbildung führen.

Kleine **embolische Abszesse** in der Magenwand bilden sich hie und da bei Allgemeininfektionen, Pyämie, Septikämie und Endokarditis.

d) Regressive Veränderungen. Rundes, peptisches Magengeschwür.
(Ulcus rotundum.)

Trübe Schwellung und **Verfettung** kommen an den Epithelien der Schleimhaut besondes auch bei Vergiftung mit Phosphor und Arsen sowie bei der sog. „akuten gelben Leberatrophie", im übrigen unter gleichen Bedingungen wie sonst vor.

Amyloiddegeneration an Gefäßen und Bindegewebe ist Teilerscheinung allgemeiner solcher. Ablagerung von Kalk bei Kalkmetastase (Knochenerkrankungen) kommt hie und da vor.

Atrophie mit Verdünnung der Wand (der Schleimhaut wie der Muskularis) und Verkleinerung des Hohlraumes kann das Endergebnis einer chronischen Entzündung sein und findet sich ferner bei Hungerzuständen und Kräfteverfall, bei Verschluß der Kardia usw. Eine Atrophie der Magenschleimhaut ist auch für perniziöse Anämie kennzeichnend, wenn auch nicht ursächlich. Die Drüsen schwinden, können aber auch Regenerationsbilder zeigen, das Bindegewebe weist Zelldurchsetzung auf.

Das **runde Magengeschwür, Ulcus rotundum** (schon von Cruveilhier erforscht), stellt eine dem Magen und Duodenum, sehr selten auch dem untersten Teil der Speiseröhre (und äußerst selten in Meckelschen Divertikeln in Beziehung zu hier vorkommenden Magenschleimhautinseln auftretende) eigentümliche Geschwürsform meist sehr typischer Art dar. Es weist dies, sowie auch die Tatsache, daß sich nach Gastroenterostomie auch im Jejunum in der Nähe der Annähestelle nicht selten solche Geschwüre finden, schon darauf hin, daß der Magensaft an ihrer Entstehung irgendwie beteiligt ist. Man spricht von einer Selbstverdauung des Magen, und daher rührt die

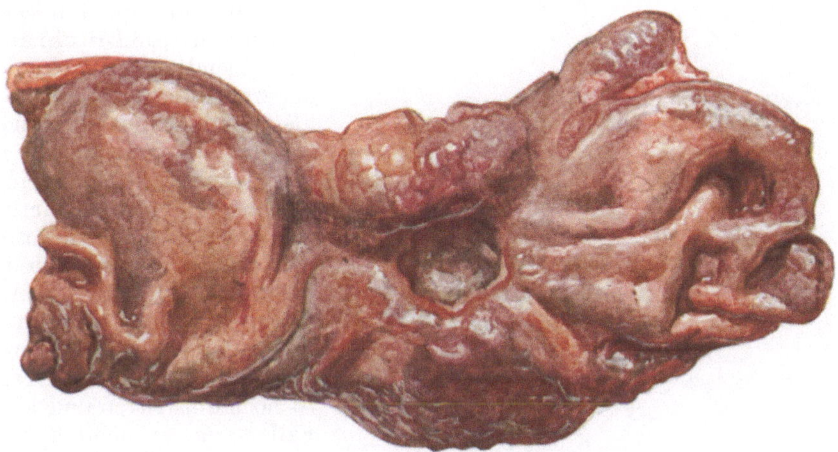

Abb. 404. Peptisches Magengeschwür.
(Nach einer mir von Herrn Prof. Kleinschmidt gütigst überlassenen Zeichnung.)

Bezeichnung der Geschwüre als **peptisches Geschwür** oder Ulcus e digestione. Doch liegen die Verhältnisse hier nicht so einfach, und die Art der Einwirkung ist nicht in allem klar und verwickelter Natur; so mögen nervöse Beeinflussungen mitspielen, wobei der Magensaft öfters übersäuert ist. Auf jeden Fall wirkt solcher Magensaft nur unter bestimmten Umständen auf das Magengewebe ein, und maßgebend für die Entstehung des Geschwürs scheint, wenigstens in einem Teil der Fälle, Mitwirkung einer örtlichen Kreislaufstörung zu sein.

Das Magengeschwür reicht, im Gegensatz zu den Erosionen, aus denen es sich wohl entwickeln kann, über die Schleimhaut in die Tiefe; es zeigt meist die Größe eines Fünfpfennig- bis Fünfmarkstückes (zuweilen ist es aber so klein, daß es selbst bei der Leichenöffnung nur nach längerem Suchen gefunden wird), es ist kreisrund oder oval, wobei der Längsdurchmesser quer oder schräg zur Magenachse steht, so scharf abgesetzt, daß es wie mit einem Locheisen ausgestanzt erscheint; die Ränder sind zunächst nicht oder kaum verändert oder verdickt. Ein zweites Kennzeichen des runden Magengeschwürs ist seine Trichterform, der Gewebsverlust ist in der Schleimhaut größer als in der Submukosa und hier wiederum größer als in der Muskularis; er setzt also bei jeder Magenschicht etwas ab, so daß er nach der Tiefe zu stufenförmig, nach Art einer Terrasse, abnimmt. Daher bilden, von oben gesehen, die Ränder der einzelnen Schichten ineinander gelegene Kreise. Sie sind in der Regel frei von Auflagerungen (nur selten mit schleimigem oder blutigem Belag), sehen gereinigt, wie präpariert aus. Ein drittes Merkmal ist, daß die Achse des Trichters oft zwar senkrecht in die Tiefe führt, noch häufiger aber schief; die Kreise, welche die einzelnen Terrassen des Geschwürs bilden, liegen dann also exzentrisch. Die Richtung dieser Achse stimmt überein mit dem Verlauf der Arterienäste der Magenwand, und weitaus in den meisten Fällen entspricht auch der Gewebsverlust in seiner Gesamtausdehnung und Form mehr oder weniger dem Verbreitungsgebiet einer kleinen Magenarterie. Öfters findet man auch am Grunde des Trichters einen kleinen verschlossenen Gefäßstumpf oder noch etwas Blut oder Blutpigment. Lieblingssitze des runden Magengeschwürs sind die **hintere Magenwand nahe der kleinen Kurvatur am Beginn der Pylorusschleimhaut**, dann die Gegend **unmittelbar über dem Pförtner**, also im Pylorusteil, im **Duodenum die Pars horizontalis.**

Meist ist nur ein Geschwür vorhanden, doch kommen auch häufig mehrere, unter Umständen in verschiedenen Entwicklungsstadien (s. u.) stehende, vor, sei es im Magen, sei es im Duodenum, sei es in beiden. Sehr große Geschwüre, welche auch durch Zusammenfließen mehrerer kleinerer entstehen können, zeigen meist nicht die eben angegebenen Merkmale, insbesondere nicht die Trichterform, sondern mehr unregelmäßige Gestalt und zackige Ränder. Sehr selten finden sich Geschwüre von ringförmiger oder gürtelförmiger Gestalt. Die Geschwüre im Duodenum sind meist kleiner als im Magen, seltener so ausgesprochen terrassenförmig mit schiefer Trichterachse und häufiger unregelmäßig zackig begrenzt.

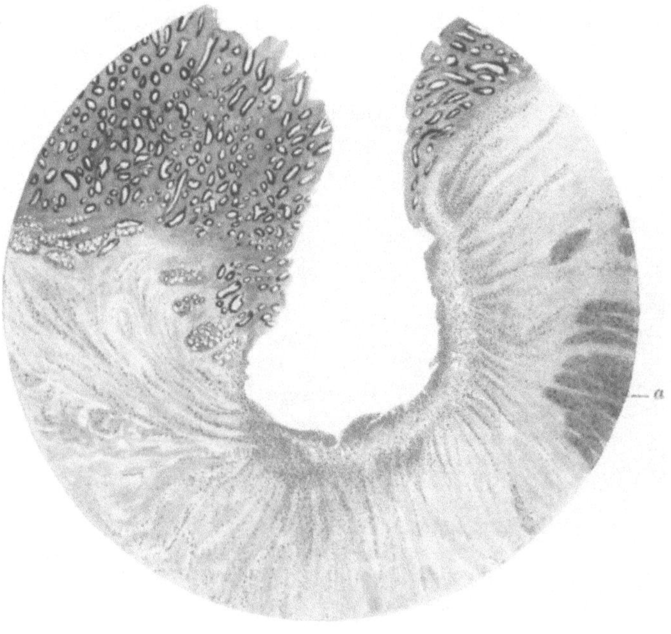

Abb. 405. Magengeschwür. Übersichtsbild. Bei *a* Muskulatur.

Das geschilderte Verhalten weist schon darauf hin. daß örtliche Störungen in dem Blutkreislauf grundlegend sind. Es entsteht der Eindruck, als wäre das ganze Gefäßgebiet eines kleinen Astes aus der Wand des Magens wie herausgegraben. **Es muß in der Tat angenommen werden, zumal die Magengefäße Endarterien sind, daß sich ein hämorrhagischer Infarkt gebildet hat und aus ihm das Geschwür entstanden ist.** So ist es auch gelungen, durch Kreislaufstörungen im Tierversuch entsprechende Magengeschwüre zu erzeugen. Aber diese Kreislaufstörung ist noch umstritten und kann auf jeden Fall — da sie nicht klar zutage liegt — mehr erschlossen als nachgewiesen werden. Und vor allem ist sie ganz offenbar **nicht einheitlicher Natur**, vielmehr haben hier **Kreislaufstörungen verschiedenster Art dieselbe Endwirkung.**

In Betracht zu ziehen sind vor allem **Erkrankungen der Gefäßwände** und hier insbesondere bei älteren Leuten — die Geschwüre finden sich nach der Zusammenstellung Hausers nach dem 40. Lebensjahr etwa 5mal so häufig als im früheren Alter — **Atherosklerose der Magenarterien**, als Teilerscheinung allgemeiner Atherosklerose oder mehr beschränkt. Es können so auch **thrombotische Verschlüsse** angenommen werden. In anderen Fällen sind kleine **Embolien**, vor allem von Aorten mit atheromatösen Geschwüren und thrombotischen Auflagerungen auf diesen her, anzunehmen. Auch retrograde Embolie kommt in Betracht. Das Auftreten von Magengeschwüren bei Hämoglobinämie, bei septischen Infektionen, bei Erysipel, bei Malaria (Verstopfung durch Pigmentembolien) mag so oder auch durch Gefäßwand- oder Blutveränderungen erklärbar sein; so auch das Auftreten bei Zuständen hämorrhagischer Diathese. Für andere Fälle wird einer **venösen Stauung**, besonders einer plötzlich, etwa beim Brechakt, auftretenden, die Schuld beigemessen. Endlich ist zu bemerken, daß nicht selten durch solche Gefäß- und Kreislaufstörungen bedingte **Zerreißungen und Blutungen** grundlegend erscheinen.

Es muß nun aber zugegeben werden, daß alle diese Möglichkeiten **nicht ausreichen, als Erklärung für alle vorkommenden Fälle** zu dienen, ja sogar für sehr viele nicht. Man denkt daher ganz besonders an **nervöse Einflüsse auf den Kreislauf** und nimmt spastische Krämpfe der Arterien an, welche Anämie und Nekrose bewirken, die sich dann hämorrhagisch umwandelt. Zudem aber sind auch nervöse **Krämpfe der Magenmuskulatur** — besonders auch im Gebiete des Pylorus, des sog. „Magenmotors“ — mit Druck auf Arterien und besonders Venen (Stauung) heranzuziehen. Es handelt sich um krankhafte Reizzustände **zentral** oder peripher **im Vagus- und Sympathikusgebiet**, wobei reflektorische Nervenreizungen eine Hauptrolle zu spielen scheinen. Gleichzeitig kommen hierbei auch abnorme Sekretionszustände auf demselben Wege zustande, wozu vor allem **ein sehr saurer Magensaft** zu gehören scheint. Innervationsstörungen scheinen so für die Entstehung der Magengeschwüre von besonderer Bedeutung zu sein (Rößle, v. Bergmann). **Konstitutionelle Bedingungen** (gegebenenfalls auch vererbbare Anlage) sind hierbei weitgehend heranzuziehen. So mögen diese nervös bedingten Gefäß- usw. Störungen gerade auch das Verständnis der Magengeschwüre in jugendlichem Alter erleichtern. Das Auftreten bei Melaena neonatorum wird so von Beneke auf reflektorische Magenschleimhautischämie nach starkem Schock bei der Geburt bezogen.

Selten sind Geschwüre, bei deren Entstehung Verletzungen der Magenwand und Fremdkörper (Gräten, Knochen u. dgl.), also überhaupt mechanische Einwirkungen, ferner chemische oder thermische (heiße Speisen) eine Rolle spielen. So wird das verhältnismäßig häufige Auftreten bei Porzellanarbeitern, Schleifern usw. auf Verschlucken spitzer Porzellan- oder Metallteilchen bezogen.

Wichtig ist endlich der Allgemeinzustand des Körpers: So tritt das Magengeschwür bei chronischen zu Körperverfall führenden Erkrankungen, besonders bei den eigentlichen Blutkrankheiten, auf, so bei Chlorose, Anämie, aber auch bei Syphilis, Tuberkulose, Amyloiddegeneration. Hierbei darf nicht übersehen werden, daß auch die Gefäßwände durch schlechte Ernährung geschädigt sind. Die frühere Annahme, daß das Magengeschwür bei Frauen sehr viel öfters als bei Männern und ganz besonders zur Pubertätszeit (Chlorose) auftrete, scheint nicht einwandfrei (Kaufmann, Oberndorfer).

Schimmelpilze (Aspergillus fumigatus) können in der Magenwand, aber wohl nur an traumatisch oder sonst geschädigten Stellen oder auf Grund hämorrhagischer Erosionen, angreifen. Der bei rundem Magengeschwür verhältnismäßig häufig gefundene Soorpilz stellt offenbar nur eine sekundäre Ansiedlung dar.

So sehen wir, wie bei der Entstehung des runden Magengeschwürs ganz verschiedene und wohl auch im Einzelfall vielgestaltige Bedingungen mit- bzw. zusammenwirken.

Man muß unterscheiden zwischen den akuten und chronischen Geschwüren. Die akuten, wie sie geschildert wurden, können schon große Ausdehnung gewinnen und sehr schnell alle Wandschichten durchsetzen und auch in die Bauchhöhle durchbrechen (s. u.). Ein sehr großer Teil der akuten Geschwüre heilt aber von selbst ab. Es geschieht dies auf dem Wege der Granulations- und Narbenbildung. So entstehen meist strahlige Narben, seltener längsgestreifte, die später sehr reich an elastischen Fasern sind. Heilt das akute Geschwür nicht ab, was in der Pylorusgegend größeren Schwierigkeiten als an der kleinen Kurvatur begegnet, so entstehen chronische Geschwüre.

Es stellen sich jetzt Gewebsreaktionen ein. Zwar wirken nekrotisierende Einschmelzungsvorgänge weiter und das Geschwür wächst noch nach Flächen- und Tiefenausdehnung, so daß es außerordentlich groß werden kann, aber es setzen sich dem andererseits starke Entzündungsvorgänge entgegen, welche zu Granulationsgewebe und Bindegewebsneubildung am Rand und Grund des Geschwüres führen, wobei das neugebildete Granulationsgewebe selbst wieder neuer Nekrose zum Opfer fallen kann. Auf der Nekroseschicht sieht man durchgewanderte Leukozyten aufgelagert, am Grunde und am Rande derselben eben die Granulationsschicht und dann vor allem faseriges, narbiges Bindegewebe bis in die Serosa; so kommen die noch zu schildernden Verwachsungen mit der Umgebung zustande, welche doch der Durchbruchsmöglichkeit des Magengeschwüres einen gewissen Damm entgegenstellen. Und vor allem wird auf diese Weise Grund und Rand des Geschwüres fest und derb.

Ist so infolge der entzündlichen Reaktion das Geschwür von einem besonders derben und wallartigen Rand umgeben, welcher gar den Eindruck eines Krebses machen kann, so spricht man von **Ulcus callosum.** Man kann hier gut mit Askanazy vier Schichten unterscheiden, eine leukozytärfibrinöse Exsudatschicht, eine Schicht der fibrinoiden Nekrose, eine solche des Granulationsgewebes und endlich die des bindegewebigen Geschwürskallus.

Das chronische Geschwür hält im übrigen im allgemeinen die Merkmale, besonders die Trichterform usw., des akuten bei. Hierbei wird von manchen Seiten wie dort große Verschiedenheit im Verlauf der Trichterachse betont, während andere Beobachter die Trichterachse zumeist so feststellten, daß der steile Abfall des Geschwürstrichters der Kardia zu, der terrassenförmige dem Pylorus zu gerichtet ist. Einer Heilung durch völlige Vernarbung setzt die kallöse Beschaffenheit dieser Ulzera starke Hemmnisse entgegen.

Da die Serosa an dem Entzündungsvorgang teilnimmt und Verdickung aufweist, kommt es, wie schon erwähnt, zu Verwachsungen mit den Nachbarorganen, insbesondere der hinteren Magenwand mit der Bauchspeicheldrüse und dem Mesocolon transversum, aber auch mit dem linken Leberlappen. Besonders die Bauchspeicheldrüse wird sehr häufig im Grunde des Geschwürs angewachsen gefunden. Wird nun die ganze Magenwand vom geschwürigen Zerfall ereilt, so daß man von einem durchsetzenden (penetrierenden) Geschwür spricht, so wird zumeist hierdurch doch ein Durchbruch in die freie Bauchhöhle verhindert. Die verwachsenen Organe, besonders die Bauchspeicheldrüse, zeigen auch entzündliche Veränderungen, und die Zerstörung kann sich auch auf sie fortsetzen, so daß sich hier tiefe Hohlräume bilden.

In den chronischen Geschwüren selbst finden sich auch weitere nicht unwichtige sekundäre Veränderungen. So bilden sich am Rande regenerierende neue Drüsen, welche oft Darmähnlichkeit annehmen und stark atypisch werden, wovon noch im Hinblick auf Krebse die Rede sein wird. Sehr bezeichnend ist die von Hauser zuerst geschilderte und betonte Aufwärtskrümmung bzw. Hochschiebung der Muskularis meist nur am kardialen Rande dieser tiefgreifenden Geschwüre, die stets gegen das Narbengewebe des Geschwürsgrundes scharf abgesetzt ist. An der Grenze kann die Muskulatur durch eingewuchertes Bindegewebe aufgespalten erscheinen. Sie kann aber auch fast ganz geschlossen bis zu der durch Bindegewebe aufgesplitterten Muscularis mucosae gelangen und mit dieser verschmelzen. Im Gebiete des Narbengewebes zeigen nun ferner die Nerven und Gefäße schwere Veränderungen, letztere vor allem auch in Gestalt verschließender Endarteriitis

Ebenso wie wir das akute und chronische Geschwür unterscheiden, erscheint von Bedeutung die Zweiteilung der Entstehungsursache bzw. Entwicklung des runden Magengeschwürs. Einmal in die Frage der ersten Entstehung peptischer Geschwüre, von der die Rede war, und sodann zweitens die Frage nach den Gründen des Chronischwerdens und somit der Entstehung des großen kallösen usw. runden Magengeschwüres. Auch für die zweite Frage wirken offenbar mehrere schon oben gestreifte ursächliche Bedingungen zusammen, unter denen die Sekretion des Magens, Bildung eines stark sauren Magensaftes, die Eigenarten des Sitzes, reflexneurotische Faktoren und endlich auch der durch das Geschwür selbst gesetzte Reiz eine Hauptrolle spielen mögen. Es kommen hinzu weitere Gefäßveränderungen und ferner mechanische Bedingungen, Zerrungen der Geschwüre durch Muskelzusammenziehung des Magens, buchtige Beschaffenheit der Geschwüre u. dgl., alles dies besonders im Hinblick auf die sog. Magenstraße, in der diese Geschwüre ihren Hauptsitz haben, als maßgebend betrachtet. Aschoff hat hier eine besondere mechanisch-funktionelle Lehre aufgestellt, die kurz wiedergegeben sei.

Er geht davon aus, daß kleine hämorrhagische Erosionen bzw. Geschwüre im Fundusteil leicht abheilen, dagegen in der Magenstraße und vor allem im Gebiete der „Magenenge" (s. o.) nicht. Hier werden sie chronisch, weil die Gewebsverluste klaffend erhalten, viel länger mit dem Magensaft in Berührung gehalten und bei den peristaltischen Bewegungen mechanisch stärker geschädigt werden. Aschoff erklärt auch die Trichterform der Geschwüre so, daß durch die peristaltischen Bewegungen nicht nur der Mageninhalt, sondern auch die Magenschleimhaut im Gebiete der Magenstraße von der Kardia nach dem Pylorus zu bewegt wird und sich dies in einer Herüberdrängung der Schleimhaut an der oralen und einer Abschiebung an der aboralen Seite bemerkbar mache. Infolgedessen soll hier Sackung des Magensaftes unter dem überhängenden Schleimhautgebiet die Wirkung desselben besonders zur Geltung kommen lassen, und daher das Geschwür an der oralen Seite schneller als an der aboralen in die Tiefe greifen, und sich so die schräge Trichterform erklären lassen.

In diesem Zusammenhang ist die Bauersche Theorie, daß die Magenstraße in der Entwicklungsreihe einen Rest der Schlundrinne darstelle (s. o.), von Interesse. Er betont nämlich, daß diese bei Wiederkäuern usw. mit dem Sekret des Verdauungsmagens nicht in Berührung kommt und daß ihr rudimentärer Rest beim Menschen zwar in den Magen einbezogen sei, aber Eigentümlichkeiten der Schlundrinne beibehalten habe, insbesondere straffere Anheftung der Schleimhaut und eine eigenartige und mit weniger Anastomosen versehene Gefäßversorgung, und daß so die Bereitschaft dieser Gegend für das Entstehen und Chronischwerden der Geschwüre zu verstehen sei. Mechanische Bedingungen entfalten dann auch gerade hier ihre Wirkung.

Neuerdings wird auf Grund von zahlreichen Untersuchungen und Tierversuchen von Büchner wieder der Magensaft in seiner Bewirkung von Erosionen, ihrer Umwandlung zum Geschwür und des Chronischwerdens dieser ganz in den Vordergrund gestellt. Es liegt hiernach absolute oder relative Überwertigkeit der Magensalzsäure zugrunde, d. h. die Salzsäure überwiegt bei Hyperazidität und Übersekretion, oder dies ist im Verhältnis zur Insuffizienz der Abschwächungsmechanismen (Sekret der Pylorusdrüsen, alkalisches der Brunnerschen Drüsen, alkalische Galle und Pankreassaft) der Fall. Von solchem salzsäureüberwertigem Magensaft werden besonders salzsäureempfindliche Gebiete am Beginne der Pylorusschleimhaut, gelegen in der Magenstraße und wo das Sekret der Pylorusdrüsen noch nicht verdauend einwirkt, dicht vor dem Pylorus, wo sich der Magensaft mit dem Mageninhalt staut, und am Zwölffingerdarm, wo der Magensaft zuerst die empfindliche Schleimhaut vor Einwirkung des Sekretes der Brunnerschen Drüsen oder von Galle oder Pankreassaft trifft, angegriffen; so erklären sich diese Vorzugssitze. Es handelte sich um eine Ätzung des Gewebes, als deren histologischen Ausdruck Büchner die fibrinoide Nekrose (s. o.) betrachtet, es folgt dann Verdauung der Ätznekrosen, sodann setzt reaktive Entzündung ein. Die Entwicklung des peptischen Geschwüres beginnt häufig unter dem Bilde der akuten peptischen Gastritis und Duodenitis mit zahlreichen größeren und kleineren Gewebsverlusten der Magen-Zwölffingerdarmwand; hier finden sich histologisch zudem vielfach oberflächliche und tiefere Herde mit fibrinoider Nekrose und reaktiver Entzündung als Zeichen akuter Zerstörung der Schleimhaut durch den Magensaft. Daß die Folgen der Ätzung durch den Magensaft nicht diffus, sondern herdförmig sich äußern, erklärt Büchner mit dem Befallenwerden bestimmter Stellen infolge der gröberen Unebenheiten des Schleimhautreliefs von Magen und Duodenum, wie sie in den Faltenkämmen und -tälern gegeben sind, und der feineren Unebenheiten in Gestalt der Schleimhautfurchen.

Von großer Wichtigkeit sind nun Folgezustände und Gefahren, die mit den Magengeschwüren verknüpft sind.

Zunächst finden wir ganz gewöhnlich schwere chronische Magenkatarrhe des ganzen Magens, besonders bei chronischen Geschwüren. Auch zeigen die benachbarten Lymphknoten häufig entzündliche Ver-

größerung. Besondere Folgezustände bringen die Narben mit sich. Sie können durch Narbenzusammenziehung starke Zusammenschnürung des Magens bewirken. So können Narben an der Kardia oder dem Pylorus
beträchtliche Verengerungen zur Folge haben. Und an dem Pylorus ist dies nicht nur, sogar seltener, bei völlig
vernarbten Geschwüren der Fall (sie vernarben hier verhältnismäßig selten), sondern besonders auch bei entzündlichen, kallösen Geschwüren, selbst bei den hier vorkommenden kleinen kraterförmigen, tiefen, wie sie Hauser
beschreibt, wobei an die starke entzündliche Verdickung aller Wandschichten sich auch Hypertrophie der Muskulatur anschließt. Oberhalb kommt es dann zu Erweiterung des übrigen Magens mit Arbeitshypertrophie der
Muskelschichten, chronischen Katarrhen usw. Bei einem Sitz des Geschwürs etwa in der Mitte des Magens kann
eine geschrumpfte Narbe die sog. Sanduhrform desselben herbeiführen. Durch Narbenschrumpfung kann
auch eine Verkürzung der kleinen Kurvatur entstehen, so daß sich Kardia und Pylorus nähern.

Das Magengeschwür als solches trägt nun mehrere Gefahren in sich, so insbesondere die der
Blutung und des **Durchbruchs.**

Die Blutung kommt durch Gefäßanätzung zustande und kann so stark sein, daß sie Verblutungstod
oder, besonders bei Wiederholung, einen Zustand äußerster Anämie bewirkt. Solches kann selbst bei ganz kleinen
Geschwüren eintreten, wenn größere Gefäße angeätzt werden. Am Grunde des Geschwürs kann sich der offene
Gefäßstumpf, häufiger auch Verfärbung als Rest der Blutung finden. Daß nicht öfters Blutungen eintreten, wird
durch thrombotischen Verschluß vieler Gefäße im Bereiche des Geschwürs bewirkt. Nach Hauser kann man die
Erscheinung des Blutbrechens wohl auf 40% der Fälle von Magengeschwür berechnen. Bei dem Fortschreiten
der Geschwüre können auch größere Gefäße, z. B. die Arteria lienalis, angeätzt werden, was zu großen Blutungen
Veranlassung geben kann.

Tiefe Geschwüre bergen die Gefahr des Durchbruchs in sich. Zumeist allerdings wird er durch die Verwachsung mit den Nachbarorganen hintangehalten. Brechen Geschwüre doch in die freie Bauchhöhle durch, so
kommt es zu Peritonitis; nach Hauser etwa in 10% der Geschwüre und Narben. In späteren Stadien ist
der Durchbruch infolge der Tiefe der Geschwüre häufiger als im akuten.

Am gefährlichsten sind die — an sich selteneren — Geschwüre an der Vorderwand bzw. der Kardiagegend,
weil hier am seltensten vorherige Verwachsungen zustande kommen und die Beweglichkeit hier größer ist, so daß
Durchbruch in die freie Bauchhöhle hier am leichtesten erfolgt. Selten sind Einbrüche des Geschwürs in andere
Hohlorgane, wie Gallenblase oder Kolon, noch seltener nach oben in Mediastinum, Herzbeutel oder Pleurahöhle,
oder äußerst selten nur nach Verwachsung bzw. Verklebung des Magens mit der Bauchwand nach außen — äußere
Magenfisteln.

Eine letzte Gefahr, die mit dem Magengeschwür verknüpft sein kann, ist, daß sich ein **Krebs**
anschließt bzw. aus dem Geschwür auf dem Wege über die bei der Regeneration am Rande auftretenden atypischen Epithelwucherungen entwickelt.

Es ist dies offenbar ein verhältnismäßig häufiges Ereignis. Im Einzelfall kann aber schwer zu entscheiden
sein, ob ein Krebs auf dem Boden eines runden Magengeschwürs entstanden ist, oder umgekehrt ein Krebs geschwürig
zerfallen ist, oder Geschwür und Krebs unabhängig voneinander aufgetreten sind. Die kennzeichnende Geschwürs-
narbe im Grund, die schon erwähnte, stets von Hauser betonte „am Geschwürsrand steil aufwärts gekrümmte,
förmlich wie leicht umgerollte Muskularis, deren äußere Lage in scharfer Linie vom übrigen Geschwürsgrund
abgegrenzt erscheint", endlich das Ausgehen der Krebsbildung vom Rand des Geschwürs, zunächst Fehlen
am Grund dürfen als sichere Zeichen, daß echtes rundes Magengeschwür vorangegangen, angesprochen werden.
Krebsige Umwandlung ist bei den Geschwüren des Duodenum viel seltener, ebenso die atypische Drüsenwucherung
— das Bindeglied — hier meist viel geringer.

e) Geschwülste.

Die häufigste und praktisch wichtigste Geschwulstbildung des Magens ist der **Krebs.**

Er ist bei Männern wenigstens die häufigste krebsige Erkrankung innerer Organe überhaupt, während
beim weiblichen Geschlecht die Zahl der Magenkrebse noch durch die der Gebärmutterkrebse übertroffen wird.
Übrigens schwankt der Hundertsatz der Erkrankungen an Magenkrebs in den einzelnen Gegenden sehr erheblich. Wie die Krebserkrankung überhaupt, so kommt auch der Magenkrebs vorzugsweise dem höheren Alter
zu. Er schließt sich öfters an adenomatöse Polypen an. Über den Zusammenhang mit runden Magengeschwüren s. o.

Wie in anderen Organen, so zeigt der Krebs auch im Magen gewisse bevorzugte Stellen;
er findet sich am häufigsten in der Pylorusgegend, dann an der kleinen Kurvatur, seltener
an der Kardia.

Die äußere Form ist verschieden, knotig oder pilzförmig, polypös oder zottig-papillär
in das Innere des Magens hineinragend. Die inneren Geschwulstteile erweichen meist unter Einwirkung des Magensaftes sehr bald, so daß unregelmäßige, oft kraterförmige Geschwüre mit
wallartig oder knotig verdicktem Rand und mit lockeren, in Erweichung begriffenen Massen und
Blutresten am Grunde zustande kommen. Nach den Seiten zu wuchert der Krebs weiter, vor allem
auch in der lockeren Submukosa oder auch Muskularis, und so findet man oft unter der zuweilen
emporgehobenen aber noch unversehrten Schleimhaut kleinere und größere zusammenhängende
Ausläufer der Geschwulst oder getrennt gelegene Krebsknoten (regionäre Tochtergeschwülste).

Andere Magenkrebse zeigen ein vorwiegend flächenhaftes Wachstum, besonders in der Submukosa und Muskelschicht, ohne eigentliche Knoten oder Vorragungen in dem Magenhohlraum zu bilden. Gegen Pylorus oder Kardia hin können solche Formen sich mehr ringförmig entwickeln und die Lichtung gürtelförmig umfassen, besonders am Pylorus; es kann aber auch ein großer Teil des Gesamtmagens flächenhaft ergriffen sein.

Histologisch handelt es sich zumeist um **Zylinderzellenkrebse,** oft von ganz adenokarzinomatösem Bau. Selten bilden sich Zysten, auch mit papillären Vorsprüngen. In einer zweiten Form bilden die Krebszellen solide Massen, die vor allem die Lymphbahnen in der Magenwandung ausfüllen; man kann von einem **Carcinoma solidum** sprechen. Die sog. „Krebsalveolen" können dabei groß oder klein sein, die Krebszellen selbst zeigen sehr unterschiedliche Größe, zuweilen sind sie fast rund und klein.

Die gegenseitigen Mengenverhältnisse zwischen Krebszellen und bindegewebigem Gerüst wechseln sehr. Sind die Krebse sehr krebszellreich mit nur wenig Gerüst, kann man von Medullarkrebs sprechen, ist umgekehrt in anderen Fällen das Gerüst besonders stark entwickelt, von **Skirrhus.**

Das Gerüst ist dann derb, grobfaserig, kernarm, oft reich an elastischen Fasern, die Krebszellen in Form schmaler Züge sind sehr spärlich. Hier handelt es sich meist um derbe, diffuse, flache Formen, welche einen größeren Teil der Magenwand in ein starres bis knorpelhartes Rohr verwandeln können. Durch starke Schrumpfung der Bindegewebsmassen kann es zu erheblicher Verengerung des Magenhohlraumes, besonders zu hochgradigster Verengerung am Pförtner, wo die Szirrhen mit Vorliebe sitzen, kommen. Da sich selbst mikroskopisch nur wenige sehr kleine Krebszellmassen zu finden brauchen, kann das Bild einer einfachen Narbenbildung hervorgerufen werden. Auch entstehende Geschwüre zeigen vielfach Neigung zur Vernarbung.

Durch schleimige Entartung entsteht im Magen nicht selten ein **Gallertkrebs.**

Schon mit bloßem Auge sieht man oft in einem grauen Bindegewebe gelegen, gelbliche oder bräunliche, weiche, klebrige, durchscheinende, gallertige Massen. Mikroskopisch liegen die schleimig entarteten Krebszellen gewöhnlich in soliden Massen. Die Zellen selbst gehen bei der Umwandlung zum großen Teil

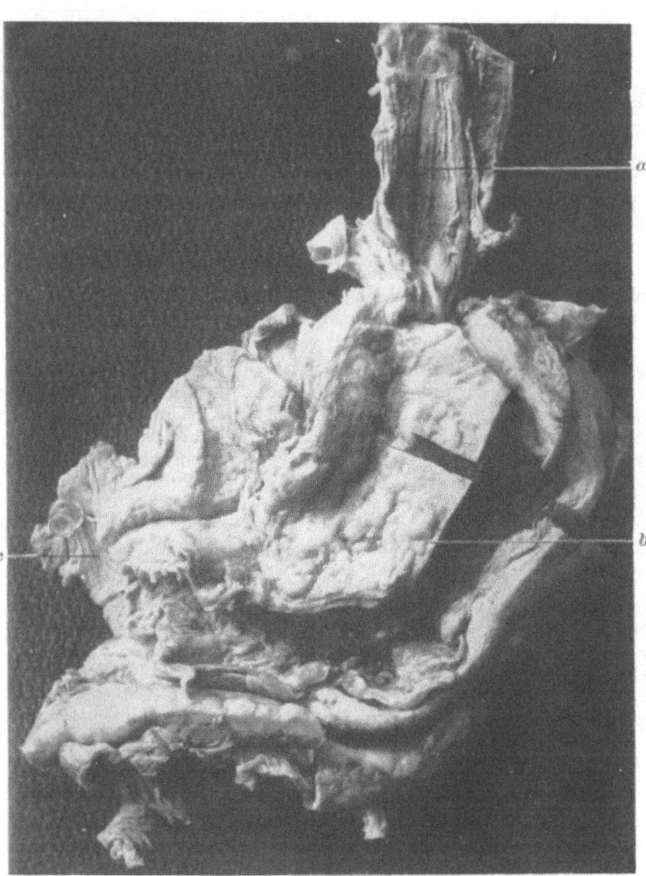

Abb. 406. Krebs fast des ganzen stark verkleinerten und mit starrer Wand versehenen Magens (bei *b*).
Bei *a* Ösophagus, bei *c* Pylorus. Beide sind frei vom Krebs.

zugrunde. Der Gallertkrebs breitet sich auch sehr häufig flächenhaft aus, oft über einen großen Teil des Magens. Die Schleimhaut ist oft, ohne geschwürig zu zerfallen, ergriffen, Hauptausbreitungsgebiet aber sind Submukosa und tiefere Schichten, besonders Muskularis. So kann die ganze Magenwand in eine dicke gallertige Masse verwandelt erscheinen. Außer durch eigentliche Tochterknotenbildung verbreitet sich der Gallertkrebs häufig durch Aussaat auf Peritoneum und Netz, oft in gewaltiger Ausdehnung.

Borrmann unterscheidet noch als weitere Krebsform des Magens den diffusen vielgestaltig-zelligen Krebs. Hier dringen die verschieden großen, oft ausgesprochen vielgestaltigen (auch Riesenzellen bildenden), Krebszellen dicht gelagert, ganz diffus durchsetzend in die Bindegewebsspalten vor. Es ist Verwechslung mit Sarkom möglich.

In sehr seltenen Fällen finden sich im Magen Plattenepithelkrebse, die meist von der Kardiagegend ausgehen, Adenokankroide, d. h. teils Zylinder- teils Plattenepithelkrebse, Karzinosarkome u. dgl.

Die Krebsbildung des Magens ist sehr häufig von verschiedenartigen Folgezuständen begleitet. Sehr oft kommt es durch chronische Bindegewebswucherung in der Umgebung zur Verwachsung des Magens mit Nachbarorganen und so vielfach zu Lageveränderungen oder Zerrungen des Magens und der Nachbarorgane. Mit dem weiteren Wachstum dringt der Krebs durch die Verwachsungen hindurch in andere Organe vor, so besonders häufig in Bauchspeicheldrüse, Leber, Speiseröhre, Dickdarm oder Dünndarm und, besonders bei manchen Formen, in das große Netz, auch nach rückwärts in die Wirbelsäule; selbst bis in den Wirbelkanal kann die Neubildung fortschreiten, ebenso nach oben auf die Pleura, den Herzbeutel, die Lunge und das Mediastinum. Mit der fortschreitenden Geschwürsbildung kann auch in den sekundär ergriffenen Teilen ein Zerfall der Geschwulst stattfinden, so daß man vom Magen aus in Taschen derselben gelangt; auch bilden sich

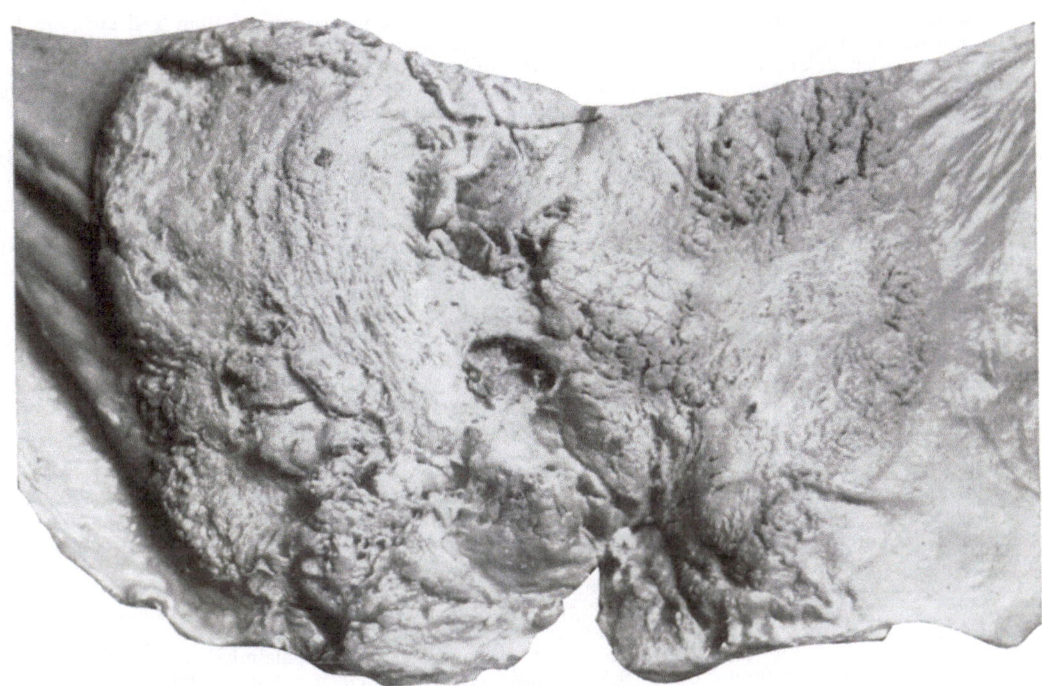

Abb. 407. Großer flacher Magenkrebs, in dessen Mitte sich ein rundes Magengeschwür befindet, das von atrophischen Wänden umgeben ist.

Aus Fütterer, Ätiologie des Karzinoms. Wiesbaden, Bergmann 1911.

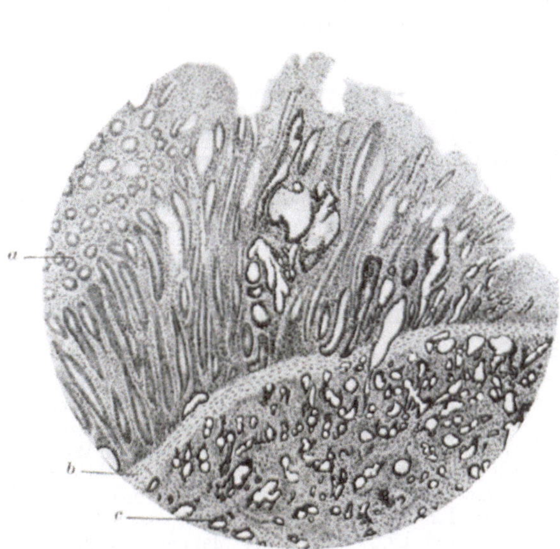

Abb. 408. Zylinderzellenkrebs (Adenokarzinom) des Magens.

a Schleimhaut, *b* Muscularis mucosae, *c* Submukosa.

Herxheimer, Grundriß. 20. Aufl.

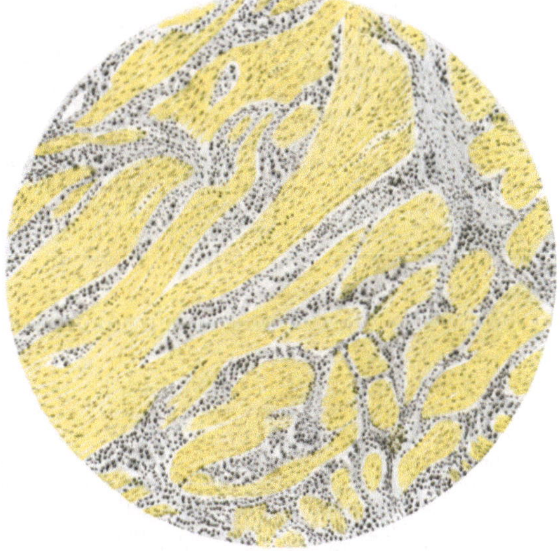

Abb. 409. Magenkrebs. Solide Form mit ziemlich kleinen Krebszellen, die zwischen die Muskelfasern (gelb) vorgedrungen sind.

32

so abnorme Verbindungen zwischen dem Magen (sog. Magenfisteln) und dem Dickdarm, dem Dünndarm, der Speiseröhre, der Gallenblase (dann mit Gallenabfluß in den Magen) usw. Seltener kommt ein Einbruch des Magenkrebses in eine Körperhöhle vor, in die Bauchhöhle, so daß Perforationsperitonitis entsteht — doch schützen in der Regel vorher in der Nähe des Krebses sich ausbreitende Verwachsungen davor — selten nach oben in Pleurahöhle oder Herzbeutel; auch entsteht hie und da durch Durchbruch durch die äußere Haut eine sog. äußere Magenfistel.

Die **metastatische Ausbreitung** des Krebses erfolgt vom Magen aus zum größten Teil auf dem Lymphwege in verschiedene Organe: zunächst kann es auf diese Weise zu Tochterknoten im Magen selbst (oder Darm) kommen; Krebszellen gelangen aber besonders in die anliegenden Lymphknoten, später vielfach auch in die retroperitonealen Lymphknoten und in andere Lymphknotengruppen, insbesondere auch oft in diejenigen der Brusthöhle; von krebsigen Thromben in den Magenvenen, oder durch Übergreifen des Krebses auf die Pfortader, kommt es zur Verschleppung von Krebskeimen auf dem Blutwege und zur Bildung von sekundären Knoten in **Leber,** Pleura, Lunge, Milz, Bauchspeicheldrüse, insbesondere auch im großen Netz usw. Ganz gewöhnlich ist das ganze Peritoneum mit Krebsknoten übersät, oft besonders ausgebildet im Douglasschen Raum.

Mit dem bisher Erwähnten sind die Folgezustände des Magenkrebses keineswegs erschöpft. Es sind noch weiterhin zu erwähnen die **Blutungen** aus krebsigen Geschwüren, welche jedoch verhältnismäßig selten in allzu großem Umfange auftreten; dagegen sind kleinere Blutungen und hämorrhagische Durchsetzungen des Geschwürsgrundes und der Geschwürsränder sehr häufig; die hieraus entstehende Pigmentierung kann so hochgradig werden, daß die ganze Geschwulst ein dunkles Aussehen annimmt.

Regelmäßig entwickelt sich ferner im Verlaufe des Magenkrebses eine chronisch-katarrhalische Gastritis, die in der unmittelbaren Umgebung des Krebsherdes am stärksten ausgeprägt zu sein pflegt. Zur Unterhaltung und Verstärkung des chronischen Katarrhs tragen auch die durch den Krebs unmittelbar hervorgerufenen funktionellen Störungen der Magentätigkeit wesentlich bei. Ein äußerst häufiges Vorkommnis ist endlich eine **Enge** des Magens an bestimmten Stellen, besonders am Pylorus, welche weiterhin mechanisch infolge von Speisestauung zu einer **Erweiterung** des übrigen Magens mit ihren Folgezuständen (s. u.) führt. Andererseits kommt es oft frühzeitig zu einer Schlußunfähigkeit des durch krebsige Wucherung zerstörten Pylorus. Manche funktionellen Störungen endlich werden durch Lage- und Gestaltsveränderungen hervorgerufen, welche durch Verwachsungen des Magens mit seiner Umgebung bedingt sind. Bleiben Verwachsungen mit der Nachbarschaft aus, so senkt sich der Pförtner bei Bestehen eines Krebses nach abwärts, so daß der Magen selbst eine senkrechte Stellung erhalten und der Pylorus infolge seiner Schwere bis zum kleinen Becken herabtreten kann, wo er vielfach Verwachsungen mit Darmschlingen eingeht. Krebs an der Kardia mit Verengerung dieser veranlaßt manchmal Hypertrophie und Erweiterung der Speiseröhre und unter Umständen, wenn bloß noch wenig Speisemasse in den Magen gelangt, eine Atrophie der übrigen Magenwand mit hochgradiger Verkleinerung des Magens. Verhungerung kann die Folge sehr hochgradiger Verengerungen sein.

Von anderen Geschwulstbildungen finden sich an der Magenschleimhaut, namentlich im Verlauf chronisch-katarrhalischer Zustände, öfters **Schleimhautpolypen**; sie zeigen entweder den Bau der Schleimhaut oder weisen zystisch erweiterte Drüsenräume auf und können in der Mehrzahl vorhanden sein; auch papilläre Geschwülste kommen vor. Den Schleimhautpolypen stehen die eigentlichen **Adenome** des Magens nahe, welche hauptsächlich aus Drüsen zusammengesetzt sind und im übrigen die Kennzeichen der Schleimhautadenome aufweisen. Sie treten als knotige, gelappte, häufiger als gestielte, polypöse Geschwülste auf, welche in größerer Zahl nebeneinander („Polyposis ventriculi") und öfters mit Darmpolypen zusammen, besonders bei jugendlichen Leuten auf angeborener Grundlage entstanden, vorkommen können. Es sind Übergänge in Krebse häufiger verfolgt worden. Außerdem finden sich **Fibrome, Fibroepitheliome, Neurofibrome, Lipome, Angiome** und ziemlich häufig **Myome** in der Magenwand. Über myomatöse Divertikel s. u. Auch kommen besonders am Pylorus **Adenomyome** vor.

Selten sind **Sarkome.** Es kommen Spindelzellen- und Rundzellensarkome, ferner Fibrosarkome, Myosarkome und gemischtzellige Formen vor. Etwas häufiger sind Lymphosarkome. Alle diese Formen können umschrieben oder in großer Ausdehnung diffus den Magen befallen, werden selten geschwürig und bewirken selten Verengerungen. Auch sitzen sie meist nicht am Pförtner oder an der Kardia, sondern am häufigsten an der großen Kurvatur (Fundus). Verhältnismäßig öfters finden sie sich bei jüngeren Leuten.

Sekundäre Krebse sind im Magen verhältnismäßig selten. Manchmal greift ein Plattenepithelkrebs von der Speiseröhre her auf den Magen (zumeist auf dem Lymphgefäßwege) über, oder dies hat von der Leber, der Bauchspeicheldrüse oder dem Peritoneum her statt.

f) Erweiterungen und Verengerungen; Lageveränderungen; ungewöhnlicher Inhalt des Magens.

Erweiterung des Magens stellt sich im Anschluß an verschiedene Erkrankungen dieses ein; so entsteht eine mechanische Gastrektasie bei Pförtnerverengerungen aller Art, wobei sich in der Regel infolge erhöhter Arbeit auch eine Hypertrophie der Magenmuskulatur entwickelt. Eine Erweiterung des Magens entsteht ferner sehr häufig im Zusammenhang mit chronischer Gastritis, und zwar liegt hier offenbar eine Wechselwirkung zwischen beiden Veränderungen vor; einerseits veranlaßt der chronische Katarrh mangelhafte Verdauung und Resorption und damit Liegenbleiben der Speisemassen, was schließlich eine Erweiterung des chronisch überfüllten Magens zur Folge hat; andererseits entstehen durch das lange Verweilen der Speisemassen Gärungs-, ja sogar Fäulnisvorgänge, und haben ihrerseits wieder Reizung und Entzündung der Magenschleimhaut im Gefolge. Derartige Zustände, an denen chronische Schleimhautkatarrhe und Erweiterung zusammen beteiligt sind, entwickeln sich häufig bei Säufern. Ein Teil der entzündlichen Vorgänge ist aber auch häufig auf Stauungskatarrhe zu beziehen. Formen von Magenerweiterung und Erschlaffung von Magenwand, welche nicht auf mechanischen Ursachen beruhen, werden auch als „dynamische Ektasien" bezeichnet; sie finden sich bei nervösen Störungen der Magentätigkeit (Atonie), z. B. bei Krampf des Pförtners, aber auch als Folge abnormer Gärungen. So kann z. B. Mangel an Salzsäure — Hypoazidität — durch mangelnde Peristaltik Magenerweiterung bewirken, ebenso aber auch der gegenteilige Zustand Hyperazidität durch einen bis zu Pyloruskrampf führenden Reiz. Bei Erweiterung des Magens kann entweder bloß die große Kurvatur (und zwar manchmal bis zum kleinen Becken) herabsinken, oder es kann der Magen im ganzen herabtreten, so daß auch die kleine Kurvatur eine tiefere Stellung einnimmt (Enteroptose, worunter man allgemein ein Herabsinken von Eingeweiden, meist durch verminderte Spannung der Gewebe bedingt, versteht). Im erweiterten Magen finden sich häufig Gärungserreger, Fäulnispilze, Sarzinen u. dgl.

Verengerungen des Magens sind, abgesehen von solchen an Pylorus und Kardia, am häufigsten Folge narbiger Strikturen der Wand, welche sich im Anschluß an Geschwüre oder nach Zerstörung von Wandteilen durch Ätzgifte entwickeln. Durch ringförmige narbige Verengerung des Magens an irgendeiner Stelle zwischen dem Pförtner und der Kardia kommt es zur Bildung des Sanduhrmagens, eines Zustandes, an welchen sich selbst eine Achsendrehung des Magens anschließen kann. Über die Pseudosanduhrform des Magens s. o. Allgemeine Einengung des Magens entwickelt sich ferner infolge von Unterernährung. Von der Verengerung bei Krebsen (Skirrhen) war schon oben die Rede.

Lageveränderungen des Magens entstehen, abgesehen von Erweiterung mit Tiefstand der großen Kurvatur und Enteroptose (s. o.), am häufigsten durch Verwachsungen seiner Wand mit anderen Baucheingeweiden, wie sie sich besonders beim Geschwür und Krebs einstellen; endlich kann der Magen in innere Brüche, in Zwerchfellbrüche oder Nabelbrüche eintreten.

Inhalt des Magens: Starker Gasgehalt des Magens kommt — auch neben Tympanites des Darmes — vor. Blut findet sich im Magen besonders infolge von Geschwürsbildungen (abgesehen von zerfallenden Krebsen); namentlich bei diesen kommt es durch die längere Zeit hindurch stattfindenden Blutbeimischungen zum Mageninhalt zu einer eigentümlichen, kaffeesatzähnlichen Beschaffenheit desselben. In manchen Fällen von Magenblutung ist ein größeres, blutendes Gefäß nicht aufzufinden, und es ist dann die Blutung eine sog. parenchymatöse, aus einer großen Zahl kleinster Gefäße erfolgende. Derartige Blutungen kommen — neben solchen im Darm — bei Entzündungen, Pfortaderstauungen, Leberzirrhose, schweren Formen von Gelbsucht und anderen Erkrankungen vor. Bei Darmverschluß kommt im Magen kotiger Inhalt vor. Sehr häufig wird Galle im Magen gefunden. Der Magen kann allerhand verschluckte Gegenstände enthalten. Bei Haare verschluckenden Hysterischen finden sich manchmal ganze Haarballen, sog. Trichobezoare, welche lange Zeit im Magen verweilen können, ohne besondere Erscheinungen hervorzurufen.

Die Magendarmschwimmprobe ist ein Hilfsmittel, um festzustellen, ob ein neugeborenes Kind gelebt hat. Man stellt sie in der Weise an, daß man den Magendarmkanal am Ende der Speiseröhre und am Mastdarm abbindet und nach der Herausnahme in Wasser bringt. Die Bedeutung dieser Probe beruht darauf, daß Magen und Darm totgeborener Kinder keine Luft enthalten, da erst mit den ersten Atemzügen Luft verschluckt wird. Der positive Ausfall der Probe ist also ein ziemlich sicherer Beweis, daß das Neugeborene geatmet hat, wenn es sich nicht um Gasentwicklung durch Fäulnis handelt.

Von Parasiten finden sich im Magen öfters Askariden, welche in ihn aus dem Darm gelangt sind; selten und nur bei ganz frischer Infektion Trichinen. Von pflanzlichen Parasiten kommen Soor, Sproßpilze, Schimmelpilze insbesondere bei chronischen Katarrhen und Magenerweiterung, und, unter ähnlichen Verhältnissen, sehr häufig die Sarcina ventriculi vor (s. auch oben).

E. Darm.

Vorbemerkungen.

Das Duodenum (und Jejunum) zeigt Querfalten, die Valvulae conniventes Kerkringii, ferner die Darmzotten. Der ganze Darm zeigt Zylinderepithel, ebenso die sog. Lieberkühnschen Buchten, dazwischen Becherzellen. Das Duodenum weist die sog. Brunnerschen Drüsen — mit den azinösen Drüsen des Pförtnerteiles übereinstimmend — auf.

Im Dünndarm befinden sich zweierlei lymphatische Bildungen, die sog. Einzelfollikel und die Peyerschen Haufen, meist oval in der Längsrichtung des Darmes. Sie finden sich an der der Ansatzstelle des Mesenteriums entgegengesetzten Seite, besonders auch im unteren Ileum; auf der Ileozökalklappe selbst zeigt sich ein quer hinüberziehender Haufen. Der Wurmfortsatz ist meist fast vollkommen mit ihnen ausgekleidet. Die Haufen können durch die Zotten aufgenommenen, verschluckten Kohlenstaub enthalten.

Der Dickdarm zeigt an seiner Außenfläche drei Längsbänder, Tänien, welchen innen drei Längswülste der Schleimhaut entsprechen. Außerdem hat er Ringfalten — die Semilunarfalten —; je zwei begrenzen mit den zugehörigen Abschnitten der Längsfalten je eines von den Haustren, den Ausbuchtungen der Dickdarmwand. Der Dickdarm hat nur Lieberkühnsche Buchten, keine eigentlichen Drüsen.

a) Mißbildungen.

Unter den Divertikeln ist das **Meckelsche Divertikel**, d. h. der nicht verschlossene Rest des Ductus emphalo-mesentericus am häufigsten.

Es sitzt etwa 1 m oberhalb der Ileozökalklappe. In der Wand des Meckelschen Divertikels finden sich öfters abnorme Gewebe, so besonders der Magenschleimhaut entsprechende Gebiete, Bauchspeicheldrüsengewebe u. dgl. Meist belanglos, kann sich das Meckelsche Divertikel auch nach Art des Wurmfortsatzes (s. u.) entzünden, durchbrechen, Verwachsungen eingehen, die zu Darmeinklemmung führen, u. dgl. m.

Ferner kommen **multiple Divertikel** besonders im **Dickdarm** vor. Unter den **Verschlüssen** bzw. **Verengerungen** ist die Atresia ani, d. h. das Fehlen der Ausmündung des Darmes die verhältnismäßig häufigste.

Dabei kann 1. der Mastdarm vollkommen fehlen, so daß das Kolon blind endigt, oder der Mastdarm ist nur als lichtungsloser derber Strang ausgebildet: **Atresia recti**; dann ist der Anus oft nur durch eine flache Grube angedeutet; 2. der Mastdarm ist normal ausgebildet, endet aber blind in der Analgegend; es fehlt also die Analöffnung — **Atresia ani.**

Diese Mißbildungen erklären sich aus der Entwicklung der aus der Allantois hervorgehenden bzw. mit ihr in Verbindung tretenden Organe. In früher Entwicklungszeit (5. Woche) besteht eine Kloake, in welche hinein die Geschlechtsgänge, die Harnleiter und der Enddarm münden. Eine Analöffnung besteht um diese Zeit noch nicht, sondern bildet sich erst später, indem eine Einstülpung der äußeren Haut in das untere Ende des Darmes hinein durchbricht. Später trennt sich — unter Entwicklung des Dammes (im 3.—4. Monat) — der Mastdarm von dem vorderen Teil der Kloake ab, welche nunmehr Sinus urogenitalis heißt, und in deren Bereich sich die Ausführungsgänge der Harn- und Geschlechtsorgane weiter entwickeln. Bleibt die Bildung der Afteröffnung aus oder entsteht gar kein Mastdarm, so kommt es zu den oben erwähnten Mißbildungen. Bleibt gleichzeitig eine Verbindung des Enddarmes mit einem der dem Sinus urogenitalis zugehörigen Organe bestehen, so entsteht die **Atresia ani vesicalis, urethralis** oder **vaginalis**, d. h. der Mastdarm mündet in die Blase, die Harnröhre, die Scheide, oder auch in das Perineum, den Hodensack, oder an der Peniswurzel (Atresia ani perinealis, scrotalis, suburethralis).

Auch sonst kommen im Darm (zum Teil mehrfache) Verengerungen und Verschlüsse vor; so in der Gegend der Papilla Vateri, der Duodeno-Jejunalgrenze, an der Bauhinschen Klappe usw. Auch sie entstehen auf entwicklungsgeschichtlicher Grundlage.

Als **Enterokystom** bezeichnet man angeborene Zysten, welche aus dem Meckelschen Divertikel oder abgeschnürten Teilen der Darmwand, zum Teil auch Darmteilen eines rudimentären Zwillings, hervorgehen; ihre Wand zeigt den Bau des Darmes (vgl. Allgemeiner Teil).

Über Brüche usw. siehe später.

Auf einer außergewöhnlich großen Anlage der Flexura sigmoidea (**Megasigmoideum congenitum**), welche zu Achsendrehung und ventilartigen Knickungen und hierdurch zu Hypertrophie und Erweiterung des Dickdarms führt, beruht die besonders bei Knaben sich findende sog. **Hirschsprungsche Krankheit.** Doch wird auch ein Spasmus der Analringmuskulatur oder besonders von höher sitzenden Zusammenziehungsringen als Grundlage für sie angenommen.

b) Regressive Störungen.

Sie haben im Darm wenig selbständige Bedeutung. Trübe Schwellung und fettige Entartung finden sich bei entzündlichen Vorgängen und besonders bei gewissen Vergiftungen (Phosphor, Arsenik). Amyloiddegeneration, welche vorzugsweise die Blutgefäße und das Bindegewebe, besonders der Zotten, sowie die Muskularis des Darmes betrifft, befällt den Darm erst in zweiter Linie; sie verleiht der Darmwand eine matt glänzende, blaugraue Farbe und glatte, derbe Beschaffenheit. Auch hyaline Degeneration der glatten Darmmuskulatur, vergleichbar der wachsartigen Degeneration der quergestreiften Muskulatur, kommt vor. Über die Hämochromatose der Darmmuskulatur sowie über die Melanose und Pseudomelanose s. im Allgemeinen Teil unter „Pigment". Atrophie der Schleimhaut ist meist die Folge von Entzündungen oder Unterernährung. Bei Schädigung infolge von Bestrahlung mit Röntgenstrahlen oder Radium können am Darm Nekrosen und Geschwürsbildungen auftreten, die auch zu Peritonitis führen können.

c) Kreislaufstörungen.

An der Leiche erscheint der Darm meist anämisch, nur bei heftigen Entzündungen sowie in Stauungszuständen hyperämisch. Häufig bestehen dann auch kleine Blutungen. Wichtig ist die **hämorrhagische Infarzierung.** Sie wird bewirkt durch embolischen Verschluß einer der Arteriae mesentericae (die „funktionelle Endarterien" sind), meist als Folge von Thromben im linken Herzen oder in der Aorta bei deren Atherosklerose, ferner durch thrombotischen Verschluß auf Grund von Wandveränderungen, endlich durch Verschluß von Mesenterialvenen bei Einklemmung von Darmschlingen oder bei Pfortaderthrombose.

Der Darm ist über größere Strecken hin blutig durchsetzt und stark ödematös. Blut tritt reichlich in die Lichtung aus. Gangrän und, durch die Wirkung der im Darminhalt vorhandenen Kleinlebewesen (Bacterium coli u. a.), Entzündung der Darmwand schließen sich an. Anämischer Infarkt von Darmschlingen, welcher Nichtfunktionieren aller Kollateralen voraussetzt, ist äußerst selten. Kleine eiterige Infarkte kommen durch Einschwemmung septischer Emboli vor (embolische Abszesse s. u.). Erweiterungen der Lymphgefäße, besonders bei deren Verlegung durch Tuberkulose, führen zu kleinen oder größeren **Chyluszysten** im Dünndarm und Mesenterium, welche meist einkammerig sind. Durch Wucherungsvorgänge können mehrfache kavernomartige Bildungen zustande kommen.

Unter **Melaena neonatorum** versteht man das Auftreten von Blutbrechen und blutigen Durchfällen kurz nach der Geburt. Man findet Magen- und Darmblutungen, öfters mit Geschwüren oder Nekrose. Die Entstehungsursache ist nicht sicher geklärt. Man denkt an Embolie in Venen von Magen und Darm rückwärts von Thromben der Nabelvene aus durch die Pfortader. In anderen Fällen ist die Melaena neonatorum (dann auch symptomatica genannt), in Magendarmblutungen bestehend, Teilerscheinung von Allgemeinerkrankungen mit auch an anderen Stellen auftretender Blutungen, so bei Syphilis (s. S. 24), hämorrhagischer Diathese u. dgl.

d) Entzündungen.

Katarrhalische Entzündungen der Darmschleimhaut können akut oder chronisch und über den ganzen Darm verbreitet oder auf einzelne Teile beschränkt vorkommen. Der **akute Darmkatarrh** entsteht unter ähnlichen Verhältnissen wie jener des Magens durch Vergiftungen (besonders Arsenikvergiftung), reizende, unverdauliche oder verdorbene Speisen, abnorme Umsetzungen im Darmkanal, wie solche namentlich im Dickdarm schon durch zu langes Verweilen des Inhalts in ihm hervorgerufen werden können; häufig kommen Katarrhe des Magens und des Darmes zusammen vor als akute Gastroenteritis.

Besonders heftige Entzündungen entstehen bei Fleisch-, Wurst-, Fisch-, Käsevergiftungen u. dgl. Hier wirken toxische Substanzen (Ptomaine), meist aber Bakterien und ihre Toxine (besonders Paratyphusbazillen, seltener der mit Fleisch aufgenommene Bacillus botulinus) ein. Ist die Schleimhaut schon geschädigt, so wirken auch gewöhnliche Saprophyten des Darmes, besonders das Bacterium coli, krankheitserregend und können sogar tiefgehende Entzündungen mit Geschwüren auslösen. Endlich finden sich diffuse Darmkatarrhe als Begleiterscheinung spezifischer Darmerkrankungen, wie Dysenterie oder Typhus, oder bei allgemeinen Infektionskrankheiten.

Anatomisch bestehen Rötung und Schwellung, manchmal auch kleine Blutungen und vermehrte Schleimbildung. Schleimiger oder auch schleimig-seröser oder schleimig-eiteriger Belag bedeckt die Schleimhaut. Mikroskopisch finden sich reichlich Becherzellen, Abschuppung von Epithelien der Oberfläche und Drüsen, zellige Einlagerungen. Die Follikel und Peyerschen Haufen sind dabei meist geschwollen; letztere erscheinen glatt, wenn ihr ganzes Gewebe, höckerig, wenn besonders die Follikel geschwollen sind. Öfters entstehen Erosionen, die sich in größere Geschwüre umwandeln können. Durch Vereiterung der Follikel entstehen Follikulärabszesse, nach deren Durchbruch ins Innere Follikulärgeschwüre. Anatomisch ist ein akuter Darmkatarrh aber oft nicht sicher zu erkennen.

Sind die Follikel ganz besonders betroffen, so spricht man von Enteritis follicularis. Sie sind geschwollen, von einem hämorrhagischen Hof umgeben; kleine Blutungen in ihnen lassen Farbstoff zurück, das sich unter dem Einfluß der Darmgase schwärzt. Geschwollene Follikel können platzen, und so kleine Erosionen entstehen (öfters bei der eiterigen Follikulitis, s. u.). Die Schwellung betrifft oft auch die Umgebung der Follikel.

Je nach dem Sitz des Katarrhs in den einzelnen Darmabschnitten findet man im Darm verschiedenen Inhalt; bei Katarrhen des Dickdarms ist er dünnflüssig; ziemlich allgemein findet man bei Katarrhen in dem Kot viel Schleim, ihm oft in Form kleiner Klümpchen beigemengt. Oft zeigt sich der Kot auch im Dickdarm noch durch reichlichen Gallenfarbstoff grünlich gefärbt. Mikroskopisch finden sich im Darminhalt vielfach unverdaute Speisereste. Zu bemerken ist, daß nicht jeder diarrhoische Stuhl auf eine Entzündung des Darms zurückgeführt werden muß, daß vielmehr auch einfach vermehrte Peristaltik das Auftreten dünnflüssiger Entleerungen zur Folge haben kann. Bei Katarrh des Duodenums ist sog. katarrhalische Gelbsucht die Folge (s. dort).

Wie der akute, so schließt sich auch der **chronische Katarrh** der Darmschleimhaut vielfach an die entsprechende Erkrankung des Magens an und wird, wie diese, durch Verdauungsstörungen, unpassende Ernährung, besonders auch Säufertum, sowie durch Stauung des Inhalts, Fremdkörper u. dgl. verursacht. Nicht selten gehen auch akute Katarrhe in chronische über; ferner entwickeln sich letztere des öfteren im Anschluß an allgemeine Infektionskrankheiten, namentlich solche, die schon während ihres Verlaufes mit entzündlichen Reizerscheinungen von seiten des Darmes einhergingen, sowie als Nachkrankheit nach heftigen Entzündungen der Darmschleimhaut, wie Dysenterie oder Typhus abdominalis. Ein sehr großer Teil aller chronischen Katarrhe endlich ist ebenso wie im Magen so auch im Darm den Stauungskatarrhen zuzurechnen, welche sich bei allgemeinen Kreislaufstörungen infolge von Herzschwäche sowie bei Pfortaderstauung regelmäßig einstellen, oder auch z. B. im Mastdarm im Anschluß an Hämorrhoiden.

Bei allen Stauungskatarrhen fällt an der Schleimhaut eine besonders starke dunkle Rötung auf, neben welcher häufig zahlreiche kleine Blutungen zu bemerken sind. Ein wichtiges, allen chronischen Darmkatarrhen zukommendes Merkmal bilden die schieferigen Färbungen der Schleimhaut und ihrer Follikel, wie sie als Reste kleiner Blutungen zurückbleiben; daneben kommen auch beim chronischen Katarrh Erosionen der Schleimhaut vor. Manchmal gerät die Schleimhaut durch die chronische Entzündung in einen Zustand starker entzündlicher Wucherung des Zwischengewebes; auch die Drüsen selbst weisen manchmal eine Hypertrophie und hie und da auch zystische Erweiterungen mit Schleimstauung auf — Enteritis cystica. Auch kommt es im Darm (wenn auch seltener als im Magen) zu starken hyperplastischen Schleimhautwucherungen, besonders an umschriebenen Stellen des Dickdarms (Enteritis polyposa). Meistens führt der chronische Darmkatarrh ziemlich bald zu einer Atrophie der Schleimhaut, namentlich auch ihrer Drüsen; dabei ist die Schleimhaut im ganzen verdünnt, blaß, glatt und derb. Im Dünndarm zeigen sich besonders die Zotten, welche häufig auch Verfärbung aufweisen, verkleinert, so daß die normale, eigentümlich samtartige Beschaffenheit der Dünndarminnenfläche mehr oder minder verloren geht. Besonders bei Kindern wird die Atrophie,

an welcher auch die Muskularis des Darmes teilnimmt, oft so hochgradig, daß die ganze Darmwand fast papier-
dünn und durchscheinend wird und auch die Follikel kaum mehr oder höchstens noch an ihren Pigmentierungen
zu erkennen sind.

Der Darminhalt ist beim chronischen Katarrh verschieden, bald dünn, bald dickflüssig bis hart, was
auch hier zum großen Teil von dem Sitz der Erkrankung abhängt. Unter Umständen kommt, besonders bei
starker Stauung, auch reichlich Blut im Darmkanal vor (Diapedesisblutungen). Gewisse Formen chronischer
Darmkatarrhe, welche vorzugsweise bei Frauen vorkommen, sind außer durch starke Epithelabstoßung durch
eine besonders reichliche Absonderung von Schleim ausgezeichnet, welcher sich dann im Darm zu derben, fädigen
oder membranartigen, oft verzweigten, gerinnselähnlichen Massen eindickt — **Enteritis chronica mucosa** oder
membranacea. Bei der auch **Colica mucosa** genannten Dickdarmsekretionsanomalie findet sich vermehrte Schleimbildung (Becherzellen) mit nur geringer Entzündung.

Chronischer Darmkatarrh kleiner Kinder = Pädatrophie. Sie ist die Folge unpassender, vor allem
künstlicher Ernährung. Atrophie des Darmes, besonders im Ileum, oder Katarrh kann bestehen, meist
aber finden sich bei der Leichenöffnung im Darm weder makroskopisch noch mikroskopisch besondere
Veränderungen; der Darminhalt ist oft grünlich, dickflüssig, sehr übelriechend, mit unverdauten Nahrungs-
resten und oft auch Schleim vermischt (im Gegensatz zum normaliter breiigen, ockergelben, schwach säuer-
lich riechenden Stuhl der Kinder bis zur Entwöhnung). Der Darm ist oft hochgradig meteoristisch, somit der
Leib aufgetrieben. Die mesenterialen Lymphknoten sind öfters geschwollen, doch sind sie bei Kindern häufiger
überhaupt verhältnismäßig groß. Der allgemeine Ernährungszustand solcher Kinder ist hochgradig herabgesetzt. Die Haut ist trocken, blaß, schlaff und hierauf das greisenhafte Aussehen des Gesichtes zurückzuführen,
die Organe, insbesondere Fettgewebe und Muskulatur, sind hochgradig atrophisch. Krämpfe, welche oft
auftreten, sind wohl auf Gehirnreizung durch Toxine zu beziehen. Katarrhalische Pneumonien und Atelektasen treten häufig hinzu und führen oft schnell den Tod der hochgradigst geschwächten Kinder herbei (vgl. auch
S. 406 im Allgemeinen Teil und besonders über die Veränderungen des Eisen- und Fettstoffwechsels
und deren anatomische Kennzeichen).

Umschriebene **eiterige Entzündungen** der Darmwand können auf embolischem Wege zustande kommen;
bei ulzeröser Endokarditis entstehen durch embolische Verlegung kleiner Darmarterien manchmal bis erbsengroße **Abszesse,** welche von einem hämorrhagischen Hof umgeben sind und zum Teil vereiterten hämorrhagischen Infarkten entsprechen; brechen sie in den Darmhohlraum durch, so entstehen die sog. embolischen Geschwüre. Endlich können sich bei ulzeröser Endokarditis auch an den Darmarterien kleine embolische mykotische
Aneurysmen bilden.

Phlegmonöse Entzündungen der Darmwand entwickeln sich manchmal sekundär im Anschluß an verschiedenartige Geschwürsvorgänge, selten primär; ähnliche Formen entstehen bei **Darmmilzbrand** (s. im Allgemeinen Teil).

Von der **Ruhr, Dysenterie** und **Amöbenruhr, Amöbenenteritis** war schon im Allgemeinen Teil
unter Infektionskrankheiten ausführlich die Rede.

Diphtherische und gangränöse Entzündungen der Darmwand kommen nicht bloß bei der Ruhr,
sondern auch unter anderen Verhältnissen vor. Gemeinsam ist allen diesen Formen die Bildung von pseudomembranösen Belägen, die zum Teil bloß oberflächliche Auflagerungen bilden, meistens aber mit Nekrose
und Verschorfung der Schleimhaut und nachfolgender Geschwürsbildung einhergehen. Weiterhin kann man
auch hier — abgesehen von besonderen Fällen — sagen, daß ihr Sitz vorzugsweise der Dickdarm ist und daß
sie hier meistens fleckweise auftreten.

Solche Veränderungen entstehen verhältnismäßig häufig nach Vergiftungen mit Arsenik und besonders
Quecksilber (Sublimat), welches manchmal schon bei geringen Dosen tödliche Wirkung ausübt, und wobei im
Darm wohl Bakterien mitwirken (s. o.). Auch andere chemische Agenzien, insbesondere Ätzgifte, vom Darm
her aufgenommen, oder aus dem Blute in den Darm ausgeschieden, bewirken diphtherische Entzündungen der
Darmschleimhaut.

Weiterhin wichtig ist die diphtherische (pseudomembranöse) Entzündung der Darmschleimhaut bei Niereninsuffizienz, die **urämische Enteritis.** Die Entstehung ist nicht ganz geklärt, doch scheinen Stauungskatarrhe
bei solchen Herz-Nieren-Leiden mitzuspielen, die eine Steigerung erfahren, wobei auch hier dann die Einwirkung
der im Darm vorhandenen Bakterien vorzugsweise wichtig ist. Auch diese Enteritis befällt vor allem den
Dickdarm.

Des weiteren kommen pseudomembranöse Entzündungen bisweilen bei Syphilis, sehr selten bei Idiosynkrasie gegen Rizinusöl (v. Hansemann) und auch nach Laparotomien (Rößle) vor. Doch sind die Veränderungen in allen diesen Fällen kaum so ausgedehnt wie bei der Ruhr.

Der Amöbenruhr ähnliche geschwürige Dickdarmvorgänge können auch durch das **Balantidium coli** hervorgerufen werden. Auch erst kleine Nekrosen, dann „Ulcera elevata" und Geschwüre mit überhängenden Rändern.
Gerade bei den Balantidien ist es wahrscheinlich, daß sie erst wenn sie absterben und zerfallen Nekrose bewirken.

Mehr begrenzte nekrotisierende Entzündungen finden sich auch sonst verbreitet. So entstehen durch den
Druck sich stauender, harter Kotmassen Drucknekrosen und nach Abstoßung der Schorfe **sterkorale
Geschwüre,** die bis zum Durchbruch führen können. Vorzugssitze sind die Umbiegungsstellen des Darmes,
das Zökum, der Wurmfortsatz. Kotstauung bewirkt auch bei Einklemmung von Darmschlingen (s. u.)
Gangrän. Pseudomembranöse Entzündungen finden sich auch unter der Einwirkung von Bakterientoxinen
oder Ptomainen bei Wurst-, Fleisch- usw. Vergiftung (s. o.), ferner im Verlaufe einer Wundinfektion nach
Verletzungen oder Operationen, an der betreffenden Stelle, und endlich zuweilen auch als Steigerung einer schon
vorhandenen Entzündung, besonders bei Typhus, Cholera, Darmtuberkulose, sowie bei Allgemeininfektionen
mit gelegentlichem Darmkatarrh, wie Rachendiphtherie, Sepsis, Scharlach usw.

In den meisten Fällen sind Bakterien — auch sonst als Saprophyten im Darm anwesende, wie Bacterium coli — anzuschuldigen, alle anderen Bedingungen sind mehr vorbereitender Art.

Ähnliches findet sich auch in den Endstadien mit starkem Körperzerfall einhergehender Erkrankungen, so auch bei der Ödemkrankheit, bei der örtliche Darmblutungen und Ödeme wohl auch disponierend wirken. Die darmbewohnenden Bakterien, sonst Saprophyten, rufen bei den geschwächten Leuten dann ganz das anatomische Bild der Ruhr hervor (Prym).

Die **Cholera asiatica** (und **nostras**) sowie der **Typhus abdominalis** und der **Paratyphus** sind schon im Allgemeinen Teil besprochen.

Ebenso die **tuberkulösen** und **syphilitischen** Veränderungen des Darmes.

Aktinomykose kann primär besonders im Colon ascendens entstehen. Aus Eiterungen gehen Geschwüre hervor, die durchbrechen können usw.

Bei **Leukämie** (bzw. Pseudoleukämie) und bei **Lymphogranulomatose** kommen aus den entsprechenden Zellen bestehende Anschwellungen des lymphatischen Apparates des Darmes vor, bei der Lymphogranulomatose ist selten nur ein Darmteil allein befallen.

e) Besondere Veränderungen einzelner Darmabschnitte.

Im Duodenum kommt das **runde Geschwür, Ulcus rotundum** — und auch überaus häufig — in derselben Weise wie im Magen als peptisches Geschwür vor und zeigt auch anatomisch das gleiche Verhalten wie dort. Als Folgezustände sind Narbenverengerungen und Durchbruch zu nennen, ferner Ausbuchtungen, die zu Pulsionsdivertikeln werden können, und zwar zwei, die die Geschwürsnarben zwischen sich lassen (Hart), denn auch im Duodenum führen die Geschwüre ganz gewöhnlich zur Vernarbung. Katarrhalische Entzündungen der Duodenalschleimhaut können durch Verschluß der Papilla Vateri das Auftreten einer Gelbsucht herbeiführen, doch ist dies weit seltener als man früher annahm (s. auch im Allgemeinen Teil).

Bei Neugeborenen finden sich hie und da Duodenalgeschwüre, deren Entstehungsart (vielleicht Druck zwischen Bauchspeicheldrüse und Leber bzw. Gallenblase) nicht genau bekannt ist.

Die Gegend des Blinddarms und des Wurmfortsatzes ist besonders häufig Sitz entzündlicher Vorgänge, der sog. **Typhlitis** und **Appendizitis, Blinddarmentzündung.** Der Wurmfortsatz ist infolge seiner anatomischen Verhältnisse zu Entzündungen besonders geneigt. In Betracht kommen seine S-förmigen Abbiegungen und die leichte Stauung seines Sekrets und von Kot. So entstehen durch Niederschlag von Kalk die sog. Kotsteine (s. Abb. 411). Hinzu kommen der Reichtum an Lymphfollikeln und die Epitheleinsenkungen, Buchten, so daß Ähnlichkeiten mit den Mandeln bestehen (,,Darm-

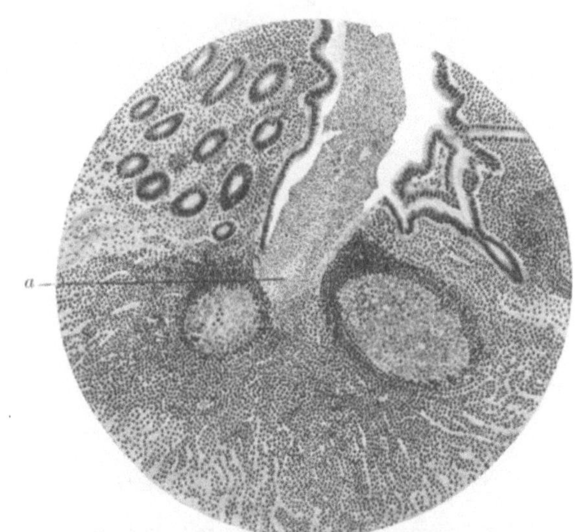

Abb. 410. Beginnende eiterige Appendizitis (Primäraffekt).
Bei *a* ist das Epithel verloren und Eiterkörperchen durchsetzen die Schleimhaut und liegen im Hohlraum.

tonsille"). Während größere Fremdkörper eine weit geringere Rolle spielen — so können z. B. Kirschkerne gar nicht in den Wurmfortsatz hineingelangen —, können allerhand hier zurückgehaltene Entzündungserreger leicht und stark einwirken. Unter den die Entzündung des Wurmfortsatzes herbeiführenden Erregern scheinen Diplostreptokokken, besonders Enterokokken, auch Pneumokokken, viel seltener andere Streptokokken, eine Rolle zu spielen. Solche kommen auch schon gewöhnlich im Wurmfortsatz vor, doch scheint es infolge von Abbiegung und Abknickung des Wurmfortsatzes mit Stockung des Eigensekretes, d. h. mangelnder Selbstreinigung, zu Anreicherung und Virulenzsteigerung der Kokken zu kommen (Aschoff). Die entzündlichen Veränderungen beginnen meist jenen Buchten entsprechend in der Tiefe der Schleimhaut; es kommt zu Epithelverlust, und es bildet sich ein aus Leukozyten und Fibrin bestehendes Exsudat. Man kann von einem Primäraffekt sprechen. Mit dem bloßen Auge sind Veränderungen noch kaum wahrzunehmen. Der Vorgang wiederholt sich an anderen Buchten, und so geht ein großer Teil der tiefen Schleimhaut bzw. Submukosa in Eiterung über, pseudomembranöse und eiterig-gangränöse Vorgänge schließen sich an, und alle diese Vorgänge breiten sich nach innen in die Schleimhaut bis zum Hohlraum, in dem sich auch oft Leukozyten finden, nach außen in die Muskularis bzw. durch diese bis zur Serosa aus. Letztere ist oft auch schon mit Exsudat bedeckt. So kann innerhalb 24 Stunden eine ausgedehnte Appendicitis phlegmonosa und ulcerosa entstehen. Es bilden sich dann auch größere Abszesse — Appendicitis apostematosa —, welche kleine Durchbrüche ins Peritoneum schon bewirken können, während die Schleimhaut noch verhältnismäßig unversehrt ist. Oder die Schleimhaut ist besonders distal auf größere Strecken nekrotisch, gangränös, geschwürig, mit eiterigen bzw. eiterigblutigen Massen bedeckt, die Serosa ist ebenfalls mit eiterig-fibrinösem Exsudat belegt, ebenso das Mesenteriolum, es treten Thrombosen und Infarkte auf und es kommt zu großen Durchbrüchen — Appendicitis gangraenosa perforans. Große Bezirke können so völlig nekrotisch, gangränös werden. Ist ein Kotstein vorhanden, so kann auch er durch Drucknekrose oder mehr mittelbar durch Gefäßverlegung einen Durchbruch herbeiführen. Zumeist besteht die Gefahr des Kotsteins aber darin — abgesehen davon, daß er als Träger von Bakterien dient —, daß es in dem von ihm distal gelegenen

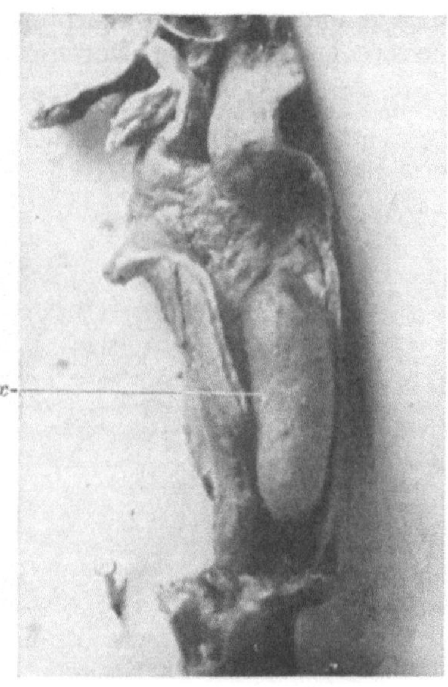

Abb. 411. Processus vermiformis mit einem Kotstein (bei *x*).

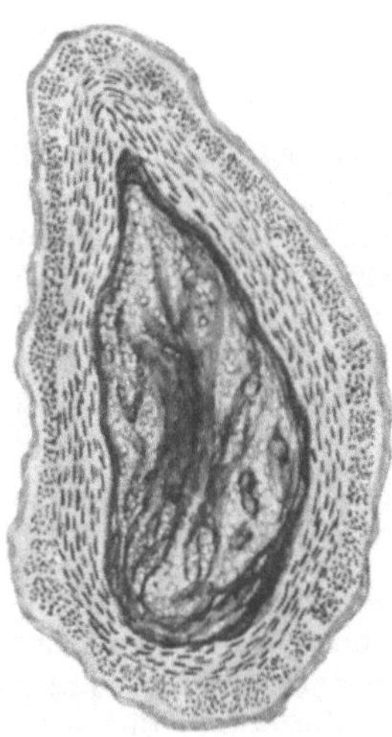

Abb. 412. Obliterierter Wurmfortsatz als Endergebnis einer Appendizitis.

Außen Muskulatur (bei *a*). Schleimhaut zerstört. Die ganze Lichtung ist mit Bindegewebe und Fettgewebe (helle Lücken) gefüllt.

Teil zu einer Stauung des Exsudates kommt mit der Gefahr der Nekrose und so bewirkter Durchbrüche.

Mit den Veränderungen am Wurmfortsatz entwickeln sich oft auch Entzündungen am Blinddarm und am Peritoneum der Umgebung: **Perityphlitis.** So bilden sich Verwachsungen und abgesackte Höhlen. Tritt jetzt ein Durchbruch des Wurmfortsatzes ein, so gelangt der Eiter in diese abgesackten Räume hinein: perityphlitischer Abszeß. Ein solcher kann dann auch noch in die freie Bauchhöhle durchbrechen und so zu allgemeiner Peritonitis führen. Heilt aber eine derartige Entzündung aus, so kommt es zu Organisation und Narbenmassen um Blinddarm und Wurmfortsatz und auch zu Verwachsungen des Wurmfortsatzes mit Zökum, Ileum, Organen des kleinen Beckens, Bauchwand usw. In den Verwachsungen können noch peri- bzw. paratyphlitische Eiterherde bestehen bleiben, welche durch Fortschreiten der Eiterung dann noch zu Rückfällen der Erkrankung führen können.

Bricht der entzündete Wurmfortsatz von vornherein frei in die Bauchhöhle durch, so entsteht eine allgemeine Bauchfellentzündung. Meist herrschen aber, wenn auch keine perityphlitischen Verwachsungen bestehen, andere Verhältnisse, weil der Wurmfortsatz ganz vom Bauchfell bekleidet ist, welches ein eigenes Mesenteriolum für ihn bildet. So bricht der Wurmfortsatz in das hinter dem Blinddarm gelegene retroperitoneale Bindegewebe durch, es entwickelt sich hier eine jauchig-eiterige Paratyphlitis. Der Eiter kann sich dann in das kleine Becken, oder in die Nierengegend, oder in den Schenkel- oder Leistenkanal senken, oder in die freie Bauchhöhle oder in Mastdarm, Scheide oder Blase durchbrechen. Auch können die Venen an Thrombophlebitis erkranken, und durch Vermittlung der Pfortader so multiple Abszesse der Leber entstehen.

An die akute Appendizitis schließen sich, wenn sie einen glatten Weiterverlauf nimmt, Heilungsvorgänge an, vor allem nach nicht allzu hochgradigen Entzündungen. Bindegewebe setzt sich an Stelle des

Exsudates, und nach Verlust des Epithels kann der Hohlraum ganz bindegewebig verschlossen werden. Auch im Muskelgewebe finden sich den Buchten entsprechend narbige Stellen. In der Submukosa kann sich auch Fettgewebe entwickeln. Auch in der Umgebung treten bindegewebige Schwarten an Stelle des Exsudates als eine Art Selbstheilung. Die zu Verschluß führenden weniger hochgradigen Appendizitiden verlaufen oft ganz ohne Krankheitszeichen und sind überaus häufig. Finden sich doch verschlossene Wurmfortsätze bei alten Leuten so häufig, daß man sogar an einen phylogenetischen Rückbildungsvorgang gedacht hat. Wird nur das proximale Ende verschlossen, so kann jenseits Schleimstauung im erweiterten Hohlraum eintreten. Die Flüssigkeit wird dann infolge Atrophie der Drüsen allmählich wässerig, sog. Hydrops des Processus vermiformis. Wenn Heilungsvorgänge von Entzündungsrückfällen unterbrochen werden, hat man das auch als chronische Appendizitis bezeichnet.

Veränderungen des Wurmfortsatzes können auch durch spezifische Erreger hervorgerufen werden, so bei Typhus, Dysenterie, Tuberkulose, Aktinomykose. Nicht selten finden sich bei Wurmfortsatzentzündungen Nematoden (Oxyuren), doch kommt ihnen kaum ursächliche Bedeutung für eine Entzündung zu. Aschoff spricht von Appendicopathia oxyurica, welche klinisch appendizitisähnliche Krankheitszeichen bewirken kann.

Recht häufig finden sich bei Erkrankungen der Tuben subseröse Entzündungen am Wurmfortsatz in Gestalt von Zellanhäufungen um Gefäße.

Am **Mastdarm** finden sich mit besonderer Häufigkeit variköse Erweiterungen der feinen Venen der Hämorrhoidalregion, welche hier als **Hämorrhoiden** bezeichnet werden. Ihre Entstehung verdanken sie mechanischen Einwirkungen bei der Defäkation; ihre Bildung wird durch chronische Verstopfung begünstigt. Die Gefäßwände werden hypertrophisch, dann insuffizient; die erweiterten Venen fließen zu weiten Bluträumen zusammen, welche als blaue Knoten und Stränge an der Innenfläche der Schleimhaut und am Anus vorspringen. Es bilden sich hier häufig Thromben und durch deren Organisation feste bindegewebige Massen, womit oft auch eine Verhärtung des umgebenden Gewebes einhergeht. Eine Gefahr der Hämorrhoiden ist ihr Platzen mit oft sehr starken Blutungen. Die Hämorrhoidalknoten veranlassen häufig katarrhalische Entzündungen der Mastdarmschleimhaut und werden dann ihrerseits wieder durch solche verstärkt oder durch Bakterien sehr leicht sekundär entzündet.

Auch gonorrhoische Erkrankungen kommen an der Mastdarmschleimhaut vor.

Außer bei der schon besprochenen **Ruhr,** die sich ja besonders im Mastdarm abspielt, finden sich tiefgreifende entzündliche bzw. pseudomembranös-geschwürige Vorgänge hier auch unter verschiedenen anderen Umständen: im Anschlusse an oberflächliche, mehr katarrhalische Entzündungen, an gonorrhoische Veränderungen der Schleimhaut und entzündete Hämorrhoidalknoten, ferner nach chemischen Einwirkungen (infolge reizender Klistiere u. dgl.), sowie nach Verletzungen, Eindringen von Fremdkörpern, endlich bei Tuberkulose oder Syphilis des Mastdarmes usw. Von der Wand des Rektums gehen die entzündlichen Vorgänge oft auf das den Mastdarm umgebende, periproktale Gewebe über und erzeugen daselbst Abszesse oder chronische, eiterige und verhärtende Entzündungen: **Periproktitis.** Derartige periproktale Entzündungsherde führen häufig zur Entstehung von sog. **Analfisteln**; stehen solche mit dem Darm in Verbindung, so heißen sie inkomplette innere Fisteln, brechen sie nach außen durch die Haut durch, so daß neben der Analöffnung eine Fistel zum Vorschein kommt, so nennt man sie inkomplette äußere Fistel; steht ein periproktaler Entzündungsherd durch eine Fistel sowohl mit der äußeren Haut wie auch mit dem Mastdarmhohlraum in Verbindung, dann entsteht die Fistula ani completa. Endlich kann ein Einbruch in andere Hohlorgane des kleinen Beckens (Blase, Scheide) stattfinden. Manchmal entwickelt sich vom periproktitischen Eiterherd aus eine ausgedehntere Entzündung des Beckenbindegewebes, bei Frauen auch wohl eine sekundäre Parametritis und Perimetritis, welche zu allgemeiner Peritonitis führen können.

Fast ausschließlich bei Frauen, und zwar besonders bei Prostituierten, kommt endlich eine strikturierende Form der Proktitis im Anschluß an das sog. Ulcus chronicum recti vor, welche man früher ausschließlich auf Syphilis zurückführte; wahrscheinlich ist sie häufiger eine Folge von gonorrhoischer Erkrankung, Kotstauungen, Verletzungen u. dgl. Man findet in solchen Fällen unmittelbar oberhalb des Anus die ganze Schleimhaut durch ein derbes Narbengewebe ersetzt, welches der Tiefe nach bis an die stets erheblich verdickte Muskulatur reicht und nach oben zu mit einem zackigen, scharfen Rand, wie abgeschnitten, gegen die erhaltene Schleimhaut endet. Die Veränderung kann ziemlich weit nach oben hinaufreichen. Dabei ist der betreffende Darmabschnitt stets mehr oder weniger hochgradig verengt.

f) Geschwülste.

Adenome treten in zwei Formen auf: als flache Knoten, besonders im unteren Mastdarm, und dann als sog. adenomatöse Polypen oder polypöse Adenome, meist in der Mehrzahl. hauptsächlich im Dickdarm. Aber auch der ganze Darm kann von ihnen übersät sein: Polyposis intestinalis adenomatosa, öfters zusammen mit denselben Bildungen im Magen.

Sie können sehr groß werden und so Verengerung und durch Zug Einstülpungen am Mastdarm, auch Vorfall der Schleimhaut, verursachen.

Zum Teil handelt es sich um entzündliche Bildungen und solche, welche vor allem erst im Alter auftreten, zum Teil um angeborene Geschwulstbildung, besonders bei den multiplen. Auch da mögen entzündliche Auslösungsreize mitwirken. Eine Entscheidung ist oft schwer. Die Drüsen der Adenome bestehen aus Zylinderepithelien mit Schleimzellen; aus den Drüsen können Zysten entstehen.

Die Adenome haben eine große Wichtigkeit deswegen, weil sie, besonders bei der sog. Polyposis intestinalis adenomatosa diffusa, vor allem im Rektum überaus häufig, in Krebse übergehen bzw. solche schon darstellen können (Anaplasie, Mitosen, Tiefenwachstum), wobei anscheinende Übergänge die Beurteilung erschweren können.

Fibrome, Lipome, öfters **Myome** sowie **Adenomyome** kommen vor.

Sehr selten sind, vor allem im Wurmfortsatz vorkommende Neurinome auch mit stärkster Vergrößerung der nervösen Plexus im Verein mit Riesenwuchs der betreffenden Gegend, beides gleichzeitig wohl auf Anlagefehler zu beziehen.

Von bösartigen Geschwülsten kommen am Darm fast ausschließlich **Krebse** vor, und zwar am häufigsten im Mastdarm, von welchem wiederum der untere Teil und ferner sein Übergang in das S-Romanum bevorzugt sind; seltener finden sich Krebse an den Biegungen des Dickdarmes oder am Blinddarm, Colon ascendens und dem Wurmfortsatz, sehr selten im Dünndarm, hier noch am häufigsten von der Papille des Duodenums ausgehend, ein Krebs, den man denen der Gallengänge zurechnen kann.

Im allgemeinen kommt der Darmkrebs häufiger bei Männern als bei Frauen vor. In seinem anatomischen Verhalten zeigt er in vielen Beziehungen Übereinstimmung mit dem Krebs des Magens. Er bildet wie dieser teils höckerige oder knollige, manchmal auch zottig gebaute Geschwülste, teils mehr flächenhafte Verdickungen der Darmwand und ihrer Umgebung; im allgemeinen hat er Neigung, sich rasch ringförmig über die Darmwand auszubreiten.

Auch beim Darmkrebs lassen sich weiche, zellreiche, skirrhöse und gallertige Formen unterscheiden, im allgemeinen ähnlich wie bei den Magenkarzinomen. Namentlich schrumpfende skirrhöse Krebse führen häufiger zu Verengerungen, sogar mit Erscheinungen des Darmverschlusses; Geschwüre können durch teilweisen Zerfall der Geschwulst und Abstoßung solcher Teile zu vorübergehender Besserung führen. Oberhalb verengter Stellen bilden sich meist Erweiterungen aus, zuweilen mit erheblicher Arbeitshypertrophie der Darmmuskulatur.

Durch Vordringen in die Umgebung können Verwachsungen mit anderen Darmschlingen und Organen, durch — oft jauchigen — Zerfall abnorme Verbindungen entstehen (Magen-Kolonfisteln, Mastdarm-Scheidenfisteln, Mastdarm-Blasen-, Mastdarm-Scheiden- und Mastdarm-Gebärmutterfisteln). Auch nach außen kann der Krebs durchbrechen (Bildung eines Anus praeternaturalis). Weiterhin kommt Ausbreitung auf dem Wege der Aussaat über die ganze Serosa der Bauchhöhle hin zustande, woran sich seröse oder serös-hämorrhagische Exsudationen in die Bauchhöhle anschließen können. Anscheinend multiple primäre Darmkrebse — immerhin sehr selten — können durch Implantationsmetastasen erklärt werden, doch handelt es sich offenbar auch hier zumeist um metastatische Verbreitung auf dem Lymph- oder Blutwege im Darme selbst. Weitere Folgen des Darmkrebses können Blutungen aus Geschwüren und (sehr selten) Darmrisse sein. An eiterig zerfallene Mastdarmkrebse schließt sich öfters auch eiterige Periproktitis an.

Am Anus können Plattenepithelkrebse auf den Mastdarm übergreifen.

Kleine sog. Karzinoide werden im Dünndarm sowie im Wurmfortsatz (besonders bei Entzündung) gefunden. Man kann sie als embryonale Gewebsirrung, Versprengung indifferent gebliebener Epithelien („Basalzellen") auffassen (s. auch unten); sie können aber auf jeden Fall in echte Krebse übergehen und Metastasen machen. Neuerdings werden diese Geschwülste auch von den sog. Kulschitzkyschen oder Schmidtschen Zellen, die chromaffin sind und Silberreaktion geben, abgeleitet. Während diese, im Darm normal vorkommenden Zellen von manchen Seiten auf Ganglienzellen, den chromaffinen Zellen der Paraganglien entsprechend, zurückgeführt werden, handelt es sich wohl um eine besondere Differenzierung des Drüsenepithels, die vielleicht mit innersekretorischen Funktionen in Zusammenhang steht.

Sekundär können Krebse von der Serosa aus den Darm ergreifen, Metastasen sind selten.

Sarkome sind selten; meist sind es **Lymphosarkome** von Follikeln (besonders des Dünndarmes) ausgehend. Spindelzellensarkome, Myosarkome, Melanosarkome, (Mastdarm) sind sehr selten. Sekundär ist das Sarkom aber häufiger.

Hier anschließen wollen wir eine kurze Zusammenstellung der in Form und Ableitung sehr verschiedenen Epithelheteropien im Magendarmkanal, weil diese zum Teil Beziehungen zur Krebsentstehung haben. Wir folgen dabei, besonders auch in der Einteilung, Lauche. Man kann unterscheiden 1. erworbene Heteropien. Zu ihnen gehören die regeneratorischen, die sich in Wuchern der Drüsen bis in bzw. durch die Muscularis mucosae äußern und an Geschwürsbildungen, im Magen besonders peptische Geschwüre, im Darm an Ruhr, Tuberkulose oder dgl. anschließen, und die hyperplaseogenen, die ohne vorangehende Geschwürsbildung, nicht regeneratorisch, auf hyperplastischen Schleimhautzuständen beruhen und bei denen — besonders am Magen älterer Leute — die Drüsen an vorgebildeten Stellen (erweiterten Gefäßdurchtrittsstellen) in die Tiefe vordringen, wobei vor allem entzündliche Vorgänge durch Gewebseiterung den Boden bereiten. 2. Heterotopien auf angeborener Grundlage. Ein Teil von ihnen stellt atavistische Bildungen dar. Hier treten Drüsen in die Tiefe an Stellen, an denen normalerweise die Muscularis mucosae fehlt, so im Bereich lymphatischer Apparate, besonders im Dickdarm und dem Wurmfortsatz. Sie kommen schon angeboren vor, meist aber werden sie bei chronischen Entzündungen des Darmes, besonders bei Ruhr, beobachtet. Mehr allgemein dysontogenetische Heterotopien kommen im ganzen Magendarmkanalbereich vor und sind von Gewebsmißbildungen, den embryonalen Epithelknospen und Divertikeln, abzuleiten. Dabei können Epithelknospen sich in verschiedener Richtung und in sehr unterschiedlicher Höhe weiter entwickeln, und so recht verschiedenartige Bildungen sich ergeben. Man kann unter diesem gemeinsamen Gesichtspunkt mit Lauche hierher rechnen: die sog. Adenomyome mit Gängen, die in den Darm münden; durch Weiterentwicklung gehen sie über einerseits in sog. intramurale Adenome vom Darmdrüsentypus, die sich bis zu (angeborenen) Divertikeln und, wenn dabei die Muskularis myomartig wuchert, zu myomatösen Divertikeln (auch divertikuläre Myome genannt, Christeller), besonders am Magen entwickeln können, andererseits in verschieden hoch ausgebildete

(z. T. auch atavistisch zu erklärende) sog. akzessorische Pankreasanlagen, wie solche am Pylorus, am Duodenum, am Wurmfortsatz, in Meckelschen Divertikeln sitzen können. Hierbei ist zu berücksichtigen, daß der ganze Vorderdarm die latente Fähigkeit besitzt, Pankreasgewebe zu bilden. Weiterhin sind zu nennen die Adenomyome ohne Verbindung mit der Darmlichtung mit Entwicklung von Zysten mit gegebenenfalls ausgereifter Darmschleimhaut. Auch hier kann sich eine Ausbildung von Pankreasgewebe ergeben. Weiterhin kommen sehr wenig hoch differenzierte „Basalzellen“-Wucherungen in Betracht, die zu den Karzinoiden, besonders des Dünndarms und des Wurmfortsatzes (s. o.), überleiten könnten. Endlich sind in der Peritonealhöhle Heterotopien zu erwähnen, welche die sog. Fibroadenomatose darstellen, von denen erst bei Besprechung der weiblichen Geschlechtsorgane die Rede sein soll.

Von den oben aufgezählten Epithelheterotopien haben diejenigen offenbar Beziehungen zum Entstehen von Krebsen, bei welchen recht wenig entwickeltes Gewebe vorliegt, wie bei den sog. „Karzinoiden“, oder das Epithel bei seiner Wucherung stark atypisch ist, wie bei den erstgenannten regeneratorischen Heterotopien im Anschluß an geschwürige Vorgänge. Hier entstehen atypische Epithelwucherungen, die in Krebs übergehen können und so vor allem das Bindeglied der Krebse im Anschluß an chronische runde Magengeschwüre darstellen.

g) Lageveränderungen von Darm und Baucheingeweiden und Kanalisationsstörungen des Darmes.

Unter **Hernie = Bruch** versteht man ein — insbesondere die Bauchhöhle betreffendes — Hervortreten eines Eingeweides aus der Körperhöhle nach der Oberfläche oder einer anderen Höhle zu. Die Stelle des Hervortretens ist die Bruchpforte. Sie entspricht Lücken der Bauchwand, an denen sonst nur Nerven, Gefäße, Ausführungsgänge u. dgl. durchtreten, oder Stellen, an denen die Bauchwand schwächer gebaut ist, also zum Teil angeboren, zum Teil erworben vorgezeichneten Stellen. Die einzelnen ergeben sich aus der späteren Aufzählung. Der vorgelagerte Eingeweideteil muß von Serosa bedeckt sein; der mit vorgestülpte Teil des Peritoneum heißt Bruchsack. Fehlt er, so ist dies kein echter Bruch, sondern ein Prolapsvorfall. Der in der Bruchpforte gelegene, meist verengte Teil des Bruchsackes ist der Bruchsackhals. Außer vom Bruchsack ist der Bruch noch bekleidet von den Bruchhüllen, d. h. ihn bedeckenden, zum Teil mit vorgestülpten äußeren Schichten, wie Faszien, Muskeln, Unterhautgewebe, Haut u. dgl. Enthält ein Bruch als Inhalt nur Darmschlingen (besonders des beweglichen Dünndarms), so spricht man von Enterozele, enthält er nur Netz von Epiplozele, enthält er beides von Enterepiplozele. Stülpt sich nur ein Teil der Darmwand selbst vor, so nennt man dies Darmwandbruch (Littrésche Brüche); es können aber auch Magen, Leber, Milz usw. in den Bruchsack gelangen, ja fast der ganze Inhalt der Bauchhöhle — Eventeration. Neben den Eingeweiden enthält der Bruch infolge Kreislaufstörung eine mehr oder weniger große Menge seröser Flüssigkeit — Bruchwasser.

Es stellen sich Folgezustände ein. Infolge sich an die Kreislaufstörungen oder andere Einwirkungen anschließender Entzündungen verwächst der Bruchsack mit der Umgebung. Dann gelingt es nicht mehr, ihn in die Bauchhöhle zurückzulagern, während der Bruch selbst noch zurückbringbar sein kann. Kommt es aber auch zu Verwachsung des Bruchsackes mit der Serosa des Bruchinhaltes, so ist auch dieser nicht mehr in die Bauchhöhle zurückzubringen, der Bruch ist irreponibel. Dies kommt aber auch sonst leicht zustande, sei es daß, weil bei einem unbehandelten Bruch immer mehr Baucheingeweide vorfallen, die Bruchpforte so weit ist, daß eine dauernde Zurückbringung unmöglich ist, indem die Eingeweide wieder vorfallen, sei es, daß die Bruchpforte durch Narbenbildung oder sonstwie so eng wird, daß ein Zurückbringen des Bruches so verhindert wird. Dabei können vorgelagerte Darmschlingen eine Einschnürung erleiden, welche eine Verengerung der Darmlichtung bewirkt; dann entwickeln sich die schon erwähnten Störungen des Blutkreislaufs hier, es schließen sich Entzündungen an, der oberhalb gelegene Darmteil erweitert sich und zeigt verdickte Wand (Arbeitshypertrophie besonders der Muskelschicht); auch kann es zu Kotstauung kommen.

Die schwerste mögliche Folge ist die **Einklemmung, Inkarzeration,** namentlich vorgefallener Darmschlingen. Sie kann in verschiedener Weise zustande kommen. Die durch narbige Verengerung des Peritoneums oder der Faszie an der Bruchpforte, Bildung von Verwachsungen u. dgl. bewirkte Umschnürung einer Darmschlinge (s. o.) kann sich bis zur eigentlichen Einklemmung mit völligem Verschluß der Lichtung der Darmschlinge steigern, sog. elastische Einklemmung. Diese findet sich vor allem, wenn eine Darmschlinge, die meist infolge Ausstreifung ihres Inhalts dabei leer wird, durch eine sehr enge Öffnung hindurchgepreßt und eingeklemmt wird. In anderen Fällen kann, wenn schon eine Verengerung der Darmlichtung besteht, eine Einklemmung dadurch zustande kommen, daß eine plötzliche starke Füllung der vorgetretenen Darmschlinge — mit starker Dehnung — Verschluß ihres Hohlraumes bewirkt, sog. Koteinklemmung. Als Gelegenheitsursachen, welche diese starke Füllung mit Darminhalt herbeiführen, sind starke Anstrengungen der Bauchpresse, Pressen bei der Darmentleerung, heftige Hustenstöße, Heben von Lasten u. dgl. zu nennen.

Folge der Einklemmung ist meist zunächst infolge Druckes auf die Venen des eingeklemmten Darmstückes (während die dickwandigeren Arterien gewöhnlich durchgängig bleiben) Stauung und Ödem, starke seröse Transsudation, d. h. Vermehrung des Bruchwassers und Durchtreten roter Blutkörperchen durch Diapedese in dieses. So werden die eingeklemmten Schlingen dunkelrot, das Bruchwasser rötlich. Schon frühzeitig wandern aus dem Darminhalt Bakterien in das Bruchwasser und vermehren sich hier. So kommt es, wenn die Einklemmung anhält, zu völliger venöser Stase und zu hämorrhagischer Infarzierung der eingeklemmten Schlingen zusammen mit entzündlichen Erscheinungen als Folge der Darmbakterien. Das Bruchwasser wird jetzt mehr und mehr eiterig, auf der Serosa der eingeklemmten Darmschlingen scheidet sich ein fibrinöseiteriger Belag ab, diese selbst gehen eiterig-gangränös-nekrotisierende Veränderungen ein; schließlich kommt es zu Zerreißung oder Durchbruch der eingeklemmten Darmschlingen. So bildet sich ein sog. Kotabszeß, der unter Umständen durch die Bruchhüllen nach außen durchbrechen und so einen Anus praeternaturalis (s. u.) darstellen kann. Von den gangränösen Darmschlingen aus kann es durch Fortschreiten der Eiterung auf das übrige Bauchfell und Aufsaugung von giftigen Stoffen zu allgemeiner eiteriger Peritonitis und zu Sepsis kommen.

Auch das Netz oder andere den Bruchinhalt bildende Eingeweide erleiden bei Einklemmung Nekrose.

Die einzelnen Brüche sollen im folgenden kurz aufgezählt werden. Kenntnis der anatomischen Verhältnisse des Leistenrings, Hinabsteigen der Hoden usw. ist Voraussetzung. Die ganzen praktisch wichtigen Lageanomalien der Baucheingeweide und insbesondere Brüche sind in den Lehrbüchern der Chirurgie nachzulesen. Hier kann dieser Abschnitt nur kurz (unter Anlehnung an Graser) behandelt werden.

1. **Der Leistenbruch, Hernia inguinalis.** Er tritt durch den äußeren Leistenring (also oberhalb des Poupartschen Bandes) aus der Bauchwand hervor. Man unterscheidet äußere und innere Leistenbrüche. In der Aponeurose des M. obliquus externus abdominis findet sich bekanntlich etwas nach außen vom Tuberculum pubicum eine schräge Spalte, welche durch verschiedene andere Faserzüge abgerundet und zum Teil nach vorne bedeckt wird. Die Öffnung ist manchmal so weit, daß man nach Einstülpung des Hodensackes die Fingerkuppe in sie einführen kann. Diese ovale Spalte ist der äußere Leistenring, Annulus inguinalis externus: aus ihm tritt beim Manne der Samenstrang, beim Weib das runde Mutterband hervor. Da die Muskelfasern des Obliquus internus und des Transversus, welche von den beiden äußeren Dritteln des Poupartschen Bandes entspringen, von da waagrecht medialwärts ziehen, während das genannte Band schräg nach innen und unten zum Tuberculum pubicum und zur Symphyse verläuft, so muß hier ein dreieckiger, von Muskeln freier Teil der Bauchwand entstehen, welcher nach oben von den genannten Muskeln, nach unten vom Poupartschen Band und nach innen vom Rectus abdominis begrenzt wird. An dieser Stelle besteht also die Bauchwand bloß aus äußerer Hand, subkutanem Gewebe, Aponeurose des Obliquus abdominis externus, Faszie und Bauchfell. Von dem lateralen Teil dieser Stelle tritt in der Richtung schräg nach innen und medial der Samenstrang (bzw. das Ligamentum rotundum) durch die Bauchwand und zum äußeren Leistenring heraus. Die vom Samenstrang mit seinen Gefäßen und der ihn einhüllenden Faszie, welche eine Fortsetzung der Fascia transversa abdominis ist und nach abwärts in die Tunica vaginalis communis übergeht, durchsetzte Strecke der Bauchwand heißt der Leistenkanal, er ist aber unter normalen Verhältnissen nicht offen, sondern vollkommen von den durchtretenden Teilen ausgefüllt und verschlossen. An der Stelle, wo der Samenstrang von innen her in die Bauchwand eintritt, ist der innere Leistenring. Über demselben zeigt sich von innen eine grubige Einsenkung des Bauchfells, die Fovea inguinalis lateralis. Sie liegt außen von der hier senkrecht aufsteigenden Arteria epigastrica.

Zum Verständnis der Leistenbrüche muß aus der Entwicklungsgeschichte noch folgendes hervorgehoben werden: Mit dem Durchtritt des Hodens durch den Leistenkanal folgt auch das Bauchfell nach, und zwar so, daß der Hoden in einer Ausstülpung dieses gelegen ist, welche offen mit der Bauchhöhle in Verbindung steht. Diese Ausstülpung ist der Processus vaginalis peritonei, welcher durch den Leistenkanal geht, innerhalb desselben verschlossen ist, um den Hoden aber die Tunica vaginalis propria bildet. Auch die Fascia transversa abdominis wird beim Descensus testiculi vorgeschoben; sie umschließt später Hoden und Samenstrang zusammen als Tunica vaginalis communis; sie ist ebenfalls im Bereich des Leistenkanals verschlossen und geht im inneren Leistenring in die Fascia transversa abdominis über.

a) **Äußerer Leistenbruch.** Ein äußerer Leistenbruch ist ein solcher, welcher durch den inneren Leistenring und den Leistenkanal geht und durch den äußeren Leistenring austritt; er liegt außen von der Arteria epigastrica. Es sind aber hier gemäß den anatomischen Verhältnissen verschiedene Fälle möglich:

1. Der Processus vaginalis peritonei ist nicht verschlossen; der Hoden liegt in einem offenen Peritonealsack, welcher mit der Bauchhöhle unmittelbar in Zusammenhang steht; in diesem Falle ist also der Bruchsack angeboren.

2. Der Verschluß des Processus vaginalis erfolgt wohl dicht über dem Hoden, nicht aber in den höheren Gebieten. Dann kann Darm vortreten, aber er bleibt neben der Tunica vaginalis propria des Hodens liegen, während er im obigen Falle mit dem Hoden in eine Höhle zu liegen kam.

3. Beim erworbenen Leistenbruch wird das Bauchfell durch den Annulus inguinalis internus hinein-, durch den Leistenkanal hindurch- und zum äußeren Leistenring herausgestülpt.

Ferner kann der äußere Leistenbruch innerhalb des Leistenkanals bleiben und heißt dann Hernia interstitialis, oder dem Samenstrang entlang vordringen, ohne den Grund des Hodensackes zu erreichen — Hernia funicularis —, oder endlich bis in den Hodensack gelangen — Hernia scrotalis.

Bei Frauen gelangt der Bruch mit dem Ligamentum uteri rotundum in den Leistenkanal und von da unter Umständen in die große Schamlippe — Hernia inguinalis labialis. Da der äußere Leistenbruch, dem Samenstrang folgend, eine schräge Richtung zeigt, so heißt er auch Hernia inguinalis obliqua; im Gegensatz zum inneren Leistenbruch (s. u.) wird er auch als Hernia indirecta bezeichnet.

b) **Innerer Leistenbruch.** Im Bereich der oben erwähnten dreieckigen muskelfreien Stelle zeigt die Wand an der Innenseite eine infolge des intraabdominalen Druckes entstandene kleine Vertiefung, die Fovea inguinalis medialis; sie liegt gerade hinter dem äußeren Leistenring, zwischen der Arteria epigastrica und dem Ligamentum vesico-umbilicale laterale. Diese schwache Stelle kann von den Baucheingeweiden vorgewölbt werden; ein solcher Bruch hat seinen Eingang also im inneren Leistengrübchen und tritt unmittelbar nach vorne aus dem äußeren Leistenring heraus; er heißt deshalb auch Hernia inguinalis directa. Meistens treten derartige Brüche nicht bis in den Hodensack herab. Sie haben die Arteria epigastrica, ebenso meistens den Samenstrang an ihrer äußeren Seite.

2. **Schenkelhernie. Hernia cruralis.** Der zwischen Spina iliaca anterior superior und Tuberculum pubicum gelegene, vom Poupartschen Band überbrückte, bogenförmige Rand des Beckens heißt Arcus cruralis. Hier treten medial Arteria und Vena femoralis, lateral der M. ileopsoas durch. Medial von den Gefäßen liegt, den Winkel dieser sog. Lacuna vasculorum abrundend, das Ligamentum Gimbernati. Zwischen ihm und der Vena femoralis liegt keine feste Faszie, sondern nur ein Netzwerk von der Fascia transversa abdominis herstammender Bindegewebsfasern, das Septum crurale. An der Innenfläche der Bauchwand entspricht dieser Stelle eine Peritonealeinsenkung, die Fovea cruralis. Durch diese tritt der Schenkelbruch aus der Bauchhöhle und entlang der medialen Wand der Vena femoralis abwärts. Der Schenkelbruch gelangt nach Durch-

tritt durch den inneren Schenkelring in den als Processus falciformis bezeichneten Ausschnitt der Fascia lata (auch äußerer Schenkelring genannt). Die Einklemmung geschieht entweder in der Höhe des inneren Schenkelringes oder im Processus falciformis. Diese Brüche kommen nicht angeboren vor, sondern entstehen meist in höherem Alter, besonders bei Frauen. Der Inhalt der Schenkelbrüche ist gewöhnlich Dünndarm mit oder ohne Netzteile, seltener Netz allein. Auch Darmwandbrüche sind hier häufig.

3. Der **Nabelbruch, Hernia umbilicalis.** Die Nabelbrüche teilt man ein in: angeborene und erworbene der kleinen Kinder und solche Erwachsener.

a) Bei den sog. angeborenen Nabelbrüchen, die aber keine echten Brüche sind, insoweit das Bauchfell bei ihnen nicht erst vorgestülpt wird, liegen Baucheingeweide im Anfangsteil der Nabelschnur; sie heißen deshalb auch Nabelschnurbrüche. Es handelt sich hier also um eine Hemmungsbildung, indem die Bauchdecken sich nicht zur Bildung eines Nabels schließen. Von kleinen derartigen Nabelschnurbrüchen finden sich alle Übergänge zu Fällen, in denen die Bauchdecken weit offen bleiben und fast sämtliche Baucheingeweide, bloß vom Amnion überdeckt, vorliegen (vgl. S. 212). Nach der Geburt verfällt die Bruchhülle der Gangrän; doch kommen Kinder mit derartigen Mißbildungen in der Regel tot zur Welt.

b) Nach der Geburt wird die Nabellücke bekanntlich durch Granulationsgewebe, dann durch festes Narbengewebe geschlossen. Durch Verwachsung der Enden des in der Bauchhöhle gelegenen sich verschließenden Teiles der Nabelgefäße gewinnt die Nabelnarbe hier erheblich an Festigkeit. Es finden sich angewachsen die Ligamenta vesicoumbilicalia (Nabelarterien), das Ligamentum teres (Nabelvene), das Ligamentum vesico-umbilicale mediale (Urachusrest). Am oberen Teile des Nabelringes dagegen bleibt der Verschluß lockerer und wird (nicht in allen Fällen) nur durch die sog. Fascia umbilicalis verstärkt, welche, von der Fascia transversa ausgehend, diese schwache Stelle hinten überbrückt. Zwischen der Nabelnarbe und dieser Faszie kann ein Darm eintreten und erstere vorbauchen; so entstehen die erworbenen Nabelhernien der kleinen Kinder.

c) Die Nabelbrüche Erwachsener entstehen dadurch, daß die Nabelnarbe unter irgendwelchen Bedingungen (z. B. Schwangerschaften) nachträglich gedehnt und dann vorgestülpt wird.

Seltenere Brüche sind:

4. Der **Bauchbruch, Hernia ventralis,** entsteht an verschiedenen Stellen der Bauchwand, wo Lücken oder schwache Gebiete bestehen, am häufigsten in der Linea alba, z. B. wenn hier ein Lipom durch eine kleine Gefäßlücke in der Bauchwand hervorwächst und das Peritoneum nach sich zieht, oder durch Auseinanderweichen der Musculi recti abdominis, oder durch wenig widerstandsfähige Narben nach Verletzungen der Bauchwand oder nach Laparotomien, Abszessen, endlich durch umschriebene Atrophien der Bauchmuskulatur u. dgl.

5. **Hernia lumbalis.** Die sehr seltenen Lendenbrüche treten in Spalten zwischen den Muskeln der Lendengegend hindurch.

6. **Hernia obturatoria.** In dem sonst durch die Membrana obturatoria verschlossenen Foramen obturatorium bleibt in seinem oberen Teil eine ungefähr 1 cm breite Stelle frei, der Canalis obturatorius, durch welchen die Arteria obturatoria mit den Venen und dem Nervus obturatorius durchtritt. An der Innenseite des kleinen Beckens gehen die Faszie und das Bauchfell glatt über diese Stelle hinweg. Bildet sich hier eine Hernie, so gelangt der Bruchsack zunächst in den Raum zwischen Membrana obturatoria und dem Musculus obturatorius externus, und weiter zwischen den beiden oberen Anteilen des Muskels hindurch unter den Musculus pectineus. Die Hernia obturatoria findet sich meist bei Frauen, selten bei Männern.

7. Die **Hernia ischiadica** tritt durch das Foramen ischiadicum in den zwischen dem Knochenrand und dem Musculus pyriformis gelegenen, mit lockerem Bindegewebe gefüllten Raum aus. Sie gelangt mit der Art. glut. superior an den unteren Rand des Glutaeus medius und minimus unter den Glutaeus maximus.

8. Die **Hernia perineales** treten an verschiedenen Stellen des Beckenbodens, also des Raumes zwischen Steißbein, Tubera ossis ischii und Arcus pubis, aus. Die Bruchpforten sind Spalten zwischen den Muskeln des Beckenbodens. Hierher gehören auch die Hernia vaginalis, ein Bruch, welcher die Wand der Scheide vorstülpt, und die Hernia rectalis, welche die Wand des Mastdarms vorstülpt und vor sich hertreibt, also einem Prolapsus recti entspricht, in welchem noch eine Hernie versteckt ist.

9. **Hernia diaphragmatica.** Die sog. Zwerchfellbrüche sind zum weitaus größten Teil keine echten Brüche, sondern meist Vorfälle, indem Eingeweide (besonders häufig der Magen oder das Kolon) durch Spalten des Zwerchfells hindurchtreten; sie kommen angeboren oder erworben (öfter durch Verletzungen) vor. Die sehr seltenen echten, meist angeborenen, Zwerchfellbrüche treten durch das Foramen oesophageum oder andere angeborene Spalten des Zwerchfells hindurch in die Pleurahöhle oder das Mediastinum.

Tritt ein Eingeweide durch eine Öffnung der Serosa, ohne deren Ausstülpung, also ohne daß ein Bruchsack vorhanden ware, aus einer Körperhöhle hervor, so spricht man, im Gegensatz zu den echten Brüchen, von einem **Prolaps,** einem **Vorfall.** Hierher gehört also das Vorfallen von Baucheingeweiden durch Stichverletzungen. Risse oder sonstige Spalten des Peritoneums, ebenso auch, wie erwähnt, der größte Teil der sog. Zwerchfellhernien. Als Vorfall bezeichnet man ferner auch das Vortreten von Baucheingeweiden an Stellen, welche frei von Peritoneum sind, so z. B. der Blase, von welcher ein Divertikel in den Leistenkanal hineinragen kann. Abgesehen von Verletzungen der Bauchwand kommt ein Vorfall des Darmes hauptsächlich am Anus vor. Man unterscheidet:

1. den **Prolapsus recti,** d. h. das Vorfallen der ganzen Mastdarmwand (Prolapsus recti totalis) besonders bei alten Leuten und atrophischen Kindern. Grundlegend sind vor allem Erschlaffung der Ringmuskulatur infolge chronischer Katarrhe neben Lockerung der periproktalen Bindegewebes; Gelegenheitsursache bilden Anstrengungen der Bauchpresse (besonders bei der Darmentleerung), durch welche ein Herausdrängen des Mastdarms veranlaßt wird.

2. Unter **Prolapsus ani** (Prolapsus mucosae recti) versteht man ein Vorfallen der Mastdarmschleimhaut allein; so bei Stauung (Hämorrhoiden) oder wenn große Schleimhautpolypen Zug auf die Schleimhaut ausüben.

Bei dem Prolapsus recti totalis tritt bei einer Invagination der eingeschobene Darmteil bis an den Anus, gelangt hier durch; man kann dann ne ben dem vorgetretenen Darm in den Hohlraum des Mastdarmes eindringen.

Anus praeternaturalis (widernatürlicher After, Kotfistel, Fistula stercoralis). Mit diesen Namen bezeichnet man abnorme Verbindungen zwischen dem mit der Bauchwand verwachsenen Darm und der Körperoberfläche, so daß Darminhalt hier unmittelbar nach außen entleert wird. Die Kotfisteln sind meistens kleine seitliche Öffnungen des Darmes, durch welche nur ein Teil des Inhaltes nach außen gelangt. Dagegen tritt beim Anus praeternaturalis fast der gesamte Kot an die Außenfläche. Er entsteht meist durch Einklemmung von Darmschlingen dadurch, daß beim Absterben einer eingeklemmten Darmschlinge nicht bloß ihre Kuppe mit der Bauchwand verwächst, sondern die einander zugekehrten Seiten des zuführenden und abführenden Schenkels miteinander verkleben und schließlich fest vereinigt werden. Geht nun infolge der eintretenden Gangrän der äußere Teil, das ist die Kuppe der eingeklemmten Schlingen, verloren, so bilden die beiden miteinander verwachsenen Schenkel einen spornartigen Vorsprung, eine Scheidewand, welche den Durchtritt des Darminhalts in den abführenden Schenkel verhindert und den Kot nach außen leitet. In der Folge verengt sich das abführende Darmrohr um so mehr, je vollständiger der Kot nach außen entleert wird. Die Haut zeigt sich in der Umgebung eines Anus praeternaturalis gewöhnlich von mehrfachen Fistelgängen durchsetzt, welche die Folge einer mit der Ausbildung des Anus praeternaturalis entstandenen Phlegmone darstellen. Doch steht in der Regel bloß einer der Fistelgänge mit der Darmlichtung in Verbindung. In manchen Fällen verwächst die äußere Haut so mit der Darmschleimhaut, daß der Fistelgang völlig mit Epithel bekleidet wird; dann bezeichnet man den Zustand als „lippenförmige Fistel".

In anderen Fällen entstehen Kotfistel und Anus praeternaturalis infolge entzündlicher, zum Teil tuberkulöser Vorgänge am Darm, welche zu dessen Verwachsung mit den Bauchdecken und schließlich, unter Mitergriffensein der letzteren, zum Durchbruch führen.

Einfache Darmfisteln heilen in der Regel von selbst, niemals dagegen ein Anus praeternaturalis. Durch einen solchen der oberen Abschnitte des Darmes leidet die allgemeine Ernährung in hohem Maße; dagegen kann ein Anus praternaturalis am Dickdarm oder selbst am unteren Ileum lange Zeit ohne erhebliche allgemeine Ernährungsstörung bestehen.

Künstlich wird ein Anus praeternaturalis angelegt bei Brüchen, die wegen Gangrän der eingeklemmten Schlingen nicht mehr zurückgebracht werden dürfen oder bei Verengerungen des Darmes (Krebse), um oberhalb der verschlossenen Stelle dem Kot einen Ausweg zu verschaffen.

Retroperitonealhernien, innere Einklemmung. An bestimmten Stellen der Bauchhöhle finden sich Ausbuchtungen des Bauchfells, sog. Rezessus, so der Recessus duodeno-jejunalis an der Grenze von Duodenum und Jejunum, der Recessus ileocoecalis und der Rezessus an der Plica flexurae sigmoideae. Sie können besonders tief sein und durch sich hineinlagernde Darmteile noch weiter ausgedehnt werden. Ähnlich können durch das Foramen Winslowii Darmteile in die Bursa omentalis eintreten. Bleibt in solchen Fällen die Eingangsöffnung eng, so kann es — aber selten — zur Einklemmung kommen. Eine solche ist dagegen häufiger in Spalten und Lücken zwischen Verwachsungen des Peritoneum, wie sie nach Peritonitiden sich so häufig finden. Durch Ausdehnung in die Spalten eingetretener Därme, starke Füllung, Achsendrehung (s. u.), Verlagerungen kommt es zu ähnlichen Erscheinungen wie an eingeklemmten Brüchen.

Achsendrehung, Volvulus, des Darmes besteht fast immer in der Drehung einer Darmschlinge oder eines größeren Darmabschnittes um die Mesenterialachse, so daß die beiden Schenkel der Schlinge sich kreuzen. Durch die Drehung wird der Darmhohlraum verschlossen und Druck auf die Venen des gedrehten Mesenteriums ausgeübt; so stellen sich dieselben Folgezustände wie bei Einklemmung des Darmes ein. Eine solche Achsendrehung kommt am leichtesten zustande, wenn an der betreffenden Darmschlinge das Mesenterium besonders lang und dabei, namentlich gegen die Wurzel des Gekröses hin, verhältnismäßig schmal ist. Dies — teils angeboren, teils (Verschmälerung des Mesokolon) durch Narbenschrumpfung infolge chronischer Peritonitis entstanden — findet sich am häufigsten an der Flexura sigmoidea, und somit kommen hier auch am häufigsten Achsendrehungen vor. Ist gleichzeitig die Bauchhöhle verhältnismäßig weit, so genügt unter Umständen schon eine stärkere Füllung des nach oben gelegenen Schenkels der Flexur, um ihn zu senken und so eine Drehung der ganzen Schlinge herbeizuführen. Auch am Dünndarm kommen ähnliche Verlagerungen vor. Als Gelegenheitsursachen dienen dabei vor allem Erschütterungen des Bauches, Entzündungen, Koliken od. dgl., wenn sie mit plötzlichen peristaltischen Bewegungen einzelner Darmabschnitte einhergehen. Eine Wiederlösung der Drehung aber wird durch Kotfüllung der gedrehten Schlingen, zum Teil auch durch Druck anderer Baucheingeweide, oder gar durch Einklemmung der gedrehten Schlingen zwischen peritonealen Verwachsungen, verhindert. Wird die Drehung nicht gelöst, so folgt naturgemäß Gangrän des Darmes, meist auch Durchbruch und Bauchfellentzündung.

Knotenbildung des Darmes entsteht im Anschluß an eine solche Achsendrehung, setzt also auch ein langes, schmales Mesenterium der betreffenden Darmschlingen bei verhältnismäßig weiter Bauchhöhle voraus. Sie findet sich besonders bei alten Leuten mit schlaffen Bauchdecken und Frauen, die mehrfach geboren haben. Die Verknotung kommt am häufigsten zwischen Flexura sigmoidea und einer Dünndarmschlinge zustande und kann auf verschiedene Weise entstehen. Die Folgen sind die gleichen wie bei der Achsendrehung.

Invagination, Einstülpung des Darmes entsteht dadurch, daß ein Darmstück sich in seine Fortsetzung einstülpt, und zwar geht dies in der Regel in der Richtung nach unten vor sich. An der Stelle der Einstülpung ist also die Darmwand dreimal vorhanden: Die äußere Scheide, d. i. das Stück, in welches hinein die Invagination geschehen ist, und die beiden Schenkel des eingeschobenen Stückes. Ursache der Invagination sind offenbar ungleiche Zusammenziehungszustände einzelner Darmabschnitte; ist eine Stelle des Darmes im Zustande normaler oder gar gesteigerter Peristaltik, während der nächste Abschnitt wenig zusammengezogen oder durch Lähmung seiner Muskulatur erschlafft ist, so kann das erstere, zusammengezogene Stück sich in seine erweiterte Fortsetzung hineinschieben; einmal in dieselbe eingetreten, kann es durch die von oben her wirkende Peristaltik weitergeschoben werden; kommt es dann in ein nicht gelähmtes Gebiet des unteren, umhüllenden Darmes, so wird auch dieser vermöge seiner Peristaltik das eingetretene Stück wie anderen Darminhalt noch weiter zu schieben imstande sein. Mit dem eingeschobenen Darmstück wird auch sein Mesenterium eingestülpt, und so erfolgt dessen Zerrung mit Druck auf seine Gefäße, es stellt sich eine starke Schwellung des eingeschobenen Teiles ein, die zum völligen Verschluß führen kann. Wie bei Einklemmung von Brüchen tritt häufig Gangrän der eingeklemmten Darmwand ein, und manchmal gehen abgestorbene Teile, ja selbst ganze Röhrenabschnitte mit dem Kot ab. Sind vor Eintritt der Gangrän die beiden Serosaflächen miteinander verwachsen, so kann dies als ein Vorgang der Heilung betrachtet werden, während in anderen Fällen völliges Absterben und Durchbruch oder Einreißen des Darmes die Folge ist; in leichteren Fällen kann Gangrän ausbleiben und unter Verwachsung der beiden Serosaflächen sogar eine Heilung zustande kommen.

Am häufigsten findet sich die Invagination am Dünndarm, oder es entwickelt sich eine Einstülpung des letzteren in den Blinddarm — Invaginatio ileo-coecalis; der eingestülpte Dünndarm kann soweit im Dickdarm vorgeschoben werden, daß er schließlich am Anus zum Vorschein kommt (s. o.). Bei Kindern, welche an chronischem Darmkatarrh gelitten haben, kommen Einstülpungen sehr häufig in der Agone zustande, was daran zu erkennen ist, daß keinerlei Reaktionen an den Darmschlingen mehr eintreten und die Einstülpung leicht löslich ist.

Verengerungen (Stenosen) des Darmes, ja selbst völliger Verschluß, werden durch Veränderungen seiner Umgebung oder durch solche seiner Wand selbst hervorgebracht. Zu ersteren Fällen gehören Umschnürungen und Einklemmungen bei äußeren oder inneren Brüchen, solche durch Pseudoligamente, Knotenbildung und Achsendrehung (s. o.); auch Knickungen des Darmes können, wenn die betreffenden Darmschlingen mit der Umgebung fest verwachsen sind, zu dauernder Einengung führen. Weitere Ursachen sind Druck auf den Darm durch Geschwülste, im Mastdarm auch durch die vergrößerte oder verlagerte Gebärmutter. Einengung der Darmhöhle durch in der Darmwand selbst gelegene Bedingungen sind meistens auf Strikturen zurückzuführen, die in der Regel von Narben in der Darmwand ausgehen und wie diese verschiedene Ursachen haben. Endlich ist noch die Invagination (s. o.) als Ursache von Darmverschluß bzw. Verengerung des Darmes anzuführen. In allen Fällen, in denen der Vorwärtsbewegung des Kotes Hindernisse entgegenstehen, wie bei Brucheinklemmung, Achsendrehung, Invagination, Geschwülsten u. dgl. kann es zu **Kotverschluß — Ileus —** und zu Kotstauung im rückwärts gelegenen erweiterten (s. u.) Darmabschnitt kommen. Ileus kann auch bei Peritonitis durch Lähmung der Peristaltik entstehen. Der Kotverschluß trägt die Gefahr des Durchbruchs, der Perforationsperitonitis und Vergiftung durch Aufsaugung giftiger Stoffe aus dem Darm in sich. Eine oft hochgradige Verengung ausgedehnter Darmabschnitte entsteht bei Reizzuständen des Darmes infolge akuter Entzündungen; auch im Hungerzustand findet man den Darm mehr oder weniger eng. (Über Verlegung des Darmhohlraumes durch Darminhalt s. u.)

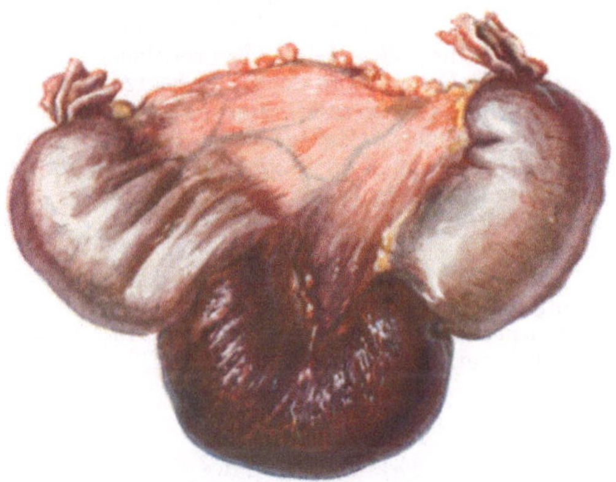

Abb. 413. Gangränös gewordenes, invaginiert gewesenes Darmstück.
(Nach einer Zeichnung von Prof. Kleinschmidt.)

Oberhalb verengter Stellen des Darmes bildet sich, wenn die Einengung eine dauernde ist, meistens eine **Erweiterung** aus; häufig schließt sich infolge erhöhter Arbeit eine Hypertrophie seiner Muskulatur an der betreffenden Stelle daran. Auch bei akuten Verengerungen entstehen oberhalb der eingeengten Stelle Erweiterungen des Darmes, und zwar infolge von Lähmung seiner Muskulatur; solche führt auch sonst zu Erweiterung, so im Verlauf verschiedener Darmerkrankungen, stets auch bei eiteriger Bauchfellentzündung. Andere Ursachen von Erweiterung sind starke Anfüllung des Darmes durch Kotmassen oder Gase (s. u.).

Als umschriebene Erweiterung der Darmlichtung sind auch die **Divertikel** aufzufassen. Abgesehen von dem bereits oben erwähnten Meckelschen Divertikel kommen sie besonders im Dickdarm durch Vertiefung der sog. Haustren, d. h. der zwischen seinen Querfalten und den sog. Tänien gelegenen Ausbuchtungen, zustande. Außerdem entstehen Divertikel im Dickdarm, häufiger noch im Dünndarm, durch hernienartige Ausstülpung der Schleimhaut zwischen Spalten der Muskulatur hindurch. Sie sitzen am Mesenterialansatz des Dünndarmes, besonders an Stellen, wo Gefäße in die Darmwand eintreten; eine Erweiterung der Gefäßlücken durch gestaute Venen (z. B. bei chronischer Verstopfung) ist wahrscheinlich oft grundlegend.

h) Zusammenhangstrennungen der Darmwand.

Abgesehen von den im vorhergehenden schon mehrfach erwähnten Durchbrüchen gangränöser und geschwüriger Vorgänge kommen **Risse** des Darmes durch Verletzungen des Bauches, sehr selten durch übermäßige Füllung des Darmes oder Gasansammlung in ihm, besonders bei gleichzeitiger Kotstauung (mit Kotgeschwüren) vor. In solchen Fällen reißt zuerst die Serosa durch, und man findet auch öfters Stellen, an welchen nur sie geplatzt ist. Ist die Verletzung klein, so kann der Darm sich sofort wieder schließen, ohne daß Kot austritt, und die Wunde kann heilen. Findet ein Durchtritt von Kot in die Bauchhöhle statt, so kommt es zu fäkulenter Bauchfellentzündung; geschieht der Durchtritt in das retroperitoneale Gewebe, so entstehen daselbst Abszesse. (Vgl. auch Typhlitis und Perityphlitis, Anus praeternaturalis und Fistula bimucosa.)

Bei der seltenen Pneumatosis cystoides intestinorum finden sich über eine meist längere Darmstrecke (besonders Ileum) Gruppen von stecknadelkopf- bis kirschgroßen subserösen Zysten. Die gutartige Veränderung ist auf feinste Verletzungen der Darmschleimhaut, besonders bei chronischen Darmkrankheiten,

Magengeschwüren oder Pförtnerverengerung, wobei unter erhöhtem Druck stehendes Gas in das Gewebe eingepreßt wird, zu beziehen. Ein ähnlicher Vorgang kommt an Harnblase und Scheide (am Darm häufiger bei Schweinen) vor.

i) Darminhalt.

Nach jeder Nahrungsaufnahme finden sich im Dünndarm mehr oder weniger reichliche Mengen von (mit Magensaft gemischtem) Chymus (Speisebrei). Je näher dem Dickdarm, um so mehr nimmt er die Beschaffenheit des Kotes an. Der Darm enthält auch mehr oder minder reichlich Gase. Beim Neugeborenen findet sich im Dickdarm das Mekonium, eine braungrünliche, dickbreiige Masse, aus Schleim, Galle, Darmepithelien, Epidermiszellen und Wollhaaren zusammengesetzt, welche mikroskopisch die sog. Mekoniumkörperchen, rundliche bis ovale, grünliche Körperchen, die aus Gallenfarbstoff zusammengesetzt sind und dessen Reaktionen geben, erkennen läßt. Außerdem finden sich im Mekonium Kristalle von Cholesterin und Hämatoidin.

Abnorm flüssiger Inhalt findet sich bei diarrhoischen Zuständen, starker Peristaltik und Katarrhen des Dickdarms; abnorm dicker, harter Kot bei Verstopfungen. Ein Zustand von starker Auftreibung des Darmes durch Gase, wie er bei abnormen Gärungen, Darmverschluß oder Lähmung der Darmmuskulatur zustande kommt, wird als **Meteorismus** oder **Tympanites** bezeichnet. Reichliche Mengen von Blut (unter den verschiedensten Bedingungen) verleihen dem Darminhalt eine dunkelrote bis schwarze Färbung. Schleim findet sich im Darm in reichlicher Menge bei katarrhalischen Zuständen in Form kleiner Klümpchen oder auch größerer Fetzen und Massen dem Kot beigemischt.

Die echten **Kotsteine (Koprolithen)** bestehen aus verfilzten Pflanzenresten, die mit Kotbestandteilen sowie Kalk- und Magnesiumsalzen durchsetzt sind. Andere **Darmsteine (Enterolithen)** bestehen aus Fremdkörpern (namentlich Obstkernen), um welche herum sich Ablagerungen von Phosphaten und anderen Salzen finden. Auch aus Arzneistoffen, ferner aus Schellack, Kreide usw. bestehende Steine kommen gelegentlich zur Beobachtung. Endlich finden sich im Darme Gallensteine, verschluckte Fremdkörper, unter Umständen auch abgestorbene Schleimhautteile.

k) Parasiten.

Parasiten. Die wichtigsten im Darm vorkommenden Parasiten sind die Bandwürmer (Tänien und Bothriozephalus), Rundwürmer (Ascaris lumbricoides), Ankylostomum duodenale, Trichocephalus dispar, Oxyuris vermicularis, Cercomonas intestinalis (s. allg. Teil, Kap. IX, 1). Ferner die zahllosen Bakterien, welche stets den Darm bewohnen.

F. Bauchfell.

Von den Erkrankungen des Bauchfells ist das meiste schon bei denen des Magendarmkanals und der übrigen Darmeingeweide erwähnt worden, so daß im folgenden nur noch eine kurze Übersicht gegeben zu werden braucht. Die Veränderungen haben auch so vielfache Ähnlichkeit mit denen der anderen serösen Häute, Perikard und Pleura, daß auch in dieser Beziehung zum Teil auf die betreffenden Abschnitte verwiesen werden kann.

Kreislaufstörungen bestehen in aktiver oder passiver Hyperämie, Transsudation und Blutungen. Aktive Hyperämie entsteht als entzündliche oder durch plötzliches Nachlassen des Bauchraumbinnendruckes bei Entfernung großer Geschwülste oder Entleerung von reichlicher Flüssigkeitsansammlung aus der Bauchhöhle.

Kleine **Blutungen** treten bei Stauung, bei Sepsis, ferner bei hämorrhagischen Diathesen, größere bei Verletzungen der Baucheingeweide, oder bei sonstwie bedingtem Reißen intraabdominaler Gefäße, sowie bei tuberkulösen Bauchfellentzündungen und Krebsen, ferner insbesondere bei Platzen von Aneurysmen, von Tuben bei Abdominalschwangerschaft, bei Fettgewebsnekrose (s. u.) u. dgl. auf. Bewirken sie nicht den Tod, so können sie aufgesaugt bzw. abgekapselt werden.

Flüssigkeitsansammlung in der Bauchhöhle bezeichnet man als **Aszites.** Die Flüssigkeit findet sich je nach ihrer Menge nur im kleinen Becken oder in der ganzen Bauchhöhle oder, bei vorhandenen Verwachsungen des Bauchfelles, auch in abgeschlossenen Säcken dieser. Bei reichlichem Aszites wird das Zwerchfell nach oben gedrängt. Er entsteht entweder auf dem Wege der Transsudation bei allgemeiner Stauung als Teilerscheinung allgemeiner Höhlenwassersucht — und dann ist er mit Hydrothorax und Hydroperikard verbunden —, oder bei Stauung im Pfortaderkreislauf (durch Leberzirrhose, Pfortaderthrombose usw.), ferner bei Geschwülsten des Bauchfelles. Oder der Aszites entsteht auf dem Wege entzündlicher Exsudation.

Milchigtrüber Ascitus chylosus entsteht durch Beimengung von Chylusflüssigkeit besonders nach Zerreißung des Ductus thoracicus, Ascites adiposus (Pseudochylosus) durch Beimischung zahlreicher verfetteter Zellen (Endothelien).

Die akuten exsudativen **Entzündungen** des Bauchfells sind seröse, fibrinöse, eiterige, hämorrhagische oder Mischformen solcher und können ihren Ausgang in Bindegewebsbildung nehmen.

Ursache und Entstehungsart der Bauchfellentzündungen sind sehr mannigfache, zumal die meisten Formen sich erst an Erkrankungen der Organe, welche das Bauchfell bedeckt, anschließen. Am leichtesten sind die serösen Entzündungen; die schwereren Formen sind, wie bei anderen serösen Häuten, fibrinöser oder auch fibrinös-eiteriger Natur.

Sehr gefährlich ist die **eiterige Peritonitis.** Sie tritt metastatisch bei Pyämie, Typhus und anderen Infektionskrankheiten auf, am häufigsten aber auch hier von den Organen der Bauchhöhle (Geschlechtsorgane, Darm, Leber, Milz) her fortgeleitet und richtet sich dann in ihrer Art nach dem ursprünglichen Entzündungsherd; endlich kommt Wundinfektion (Laparotomie, Wunden der Bauchwand) in Betracht. Am gefahrdrohendsten sind die Durchbrüche der Hohlorgane, besonders des Magens oder Darmes, in der Bauchhöhle bei Geschwürsvorgängen, geschwürig zerfallenden Geschwülsten, Zerreißungen, Gangrän der Darmwand (bei eingeklemmten Brüchen), Volvulus und Invagination des Darmes. Bei solchen Durchbrüchen erfolgt der Tod entweder vor Ausbildung einer eigentlichen Bauchfellentzündung durch peritoneale Sepsis, d. h. durch Aufsaugung der von den Fäulnisorganismen des Darminhaltes gebildeten Gifte, oder es entsteht **eine jauchig-eiterige (,,fäkulente") Perforationsperitonitis.** Nach Durchbruch von Magen oder Darm findet sich auch Gas in der Bauchhöhle, welches diese auftreibt. Im Hinblick auf die Erhaltung des Lebens ist bei jeder Bauchfellentzündung die wichtigste Frage, ob sie abgegrenzt bleibt oder diffus wird.

Alle Formen fortgeleiteter Bauchfellentzündung, wenn sie nicht allzu hochgradig sind, sind zunächst umschrieben, dann wird das Exsudat durch Bindegewebsbildung in der Umgebung abgesackt. Solche beschränkte Bauchfellentzündungen heißen nach der Lage: Perityphilitis, Perihepatitis, Perisplenitis, Pelveoperitonitis (kleines Becken), Peri- und Parametritis (usw.). Eine abgesackte Bauchfellentzündung kann noch sekundär eine allgemeine werden. Eine solche entsteht von vornherein, wenn keinerlei zuvor bestehende Verwachsungen die Ausbreitung hindern, bei einer Perforationsperitonitis. Auch im fötalen Leben kommen Bauchfellentzündungen vor, wenn Darminhalt (an sich hier keimfrei) bei Darmmißbildungen, Verschlüssen u. dgl. austritt. Bei Neugeborenen kann eiterige Bauchfellentzündung von eiteriger Nabelentzündung ausgehen.

Eine Bauchfellentzündung, welche durch Narbenbildung heilt, führt zu **Verwachsungen** der Darmschlingen untereinander und mit sonstigen Organen der Bauchhöhle, Netz, Bauchwand, oder zu Ver-

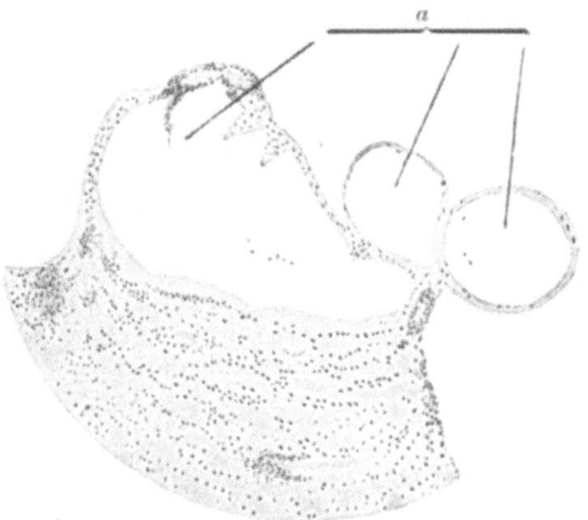

Abb. 414. Pseudomyxom des Peritoneum. Mucinmassen aus einem Ovarialtumor auf der Serosa haftend und eingekapselt (an dieser Stelle ohne Epithelien) bei *a*.

wachsungen der Milz, Leber, des Wurmfortsatzes mit ihrer Umgebung. Durch Verwachsungen können Exsudate oder Transsudate auch abgesackt werden, Baucheingeweide verlagert werden, auch innere Einklemmung (s. o.) zustande kommen. **Produktive Bauchfellentzündungen** entwickeln sich in der Regel aus akuten exsudativen, oder von vornherein besonders über chronisch-entzündeten Bauchorganen.

Am Überzug der Milz, Leber, des Darmes bilden sich Verdickungen, als Zuckergußmilz, Zuckergußleber, Zuckergußdarm bezeichnet, deren Entstehung nicht immer klar ist, besonders bei alten Leuten, öfters zusammen mit Aszites. Wahrscheinlich handelt es sich um Wirkung wenig schädlicher Bakterien bzw. deren Giftstoffe.

Treten bei der chronischen Entzündung Lymphfollikel auf, so kann man von Peritonitis follicularis (Hauser) sprechen. Entstehen — sehr selten — verkalkte sandkornartige Körperchen (öfters am Eierstock sowie an der Tunica vaginalis des Hodens), so hat man das als Peritonitis arenosa (die Schichtungskugeln sind von den Deckzellen oder Lymphgefäßendothelien oder neugebildeten Gefäßen abzuleiten) bezeichnet.

Sog. gallige Peritonitis kommt bei Durchbrüchen der Gallenblase, anscheinend auch ohne solche besonders bei feinsten Zusammenhangstrennungen, durch infizierte Galle zustande. Erguß steriler Galle in die Bauchhöhle, höchstens nur von örtlichen Verklebungen, dann Verwachsungen gefolgt, wird Cholaskos benannt.

Von der **Bauchfelltuberkulose** war schon im allgemeinen Teil die Rede.

Geschwülste. Primäre **Deckzellenkrebse, Sarkome** und **Lymphspaltenendotheliome** des Bauchfells, die an und für sich sehr selten (noch seltener wie die entsprechenden Pleurageschwülste) sind, treten meist in der Mehrzahl auf, indem sie zahlreiche kleine, stellenweise allerdings zu größeren Massen sich zusammenlagernde Knötchen bilden. Vom subserösen Gewebe können Lipome, Fibrome, Myxome, Myxosarkome, Lymphosarkome usw. ausgehen; manchmal finden sich in der Bauchhöhle **Teratome** sowie **Mesenterialzysten** (Lymphangiome u. dgl.) vor.

Sehr häufig sind **sekundäre Geschwülste, besonders Krebse** des Bauchfelles im Anschluß an solche eines von ihm überzogenen Organes. Dabei bilden sich häufig sehr zahlreiche kleine, über das ganze Bauchfell zerstreute miliare Geschwulstknötchen, welche Tuberkeln ganz gleichen können.

Auch sie finden sich zumeist im Douglasschen Raume; ferner sitzen Geschwulstknoten oft am Mesenterialansatz, wodurch es zu Einziehungen und Verengerungen kommen kann. Meist besteht auch Aszites und produktive, häufig hämorrhagische Peritonitis.

Wenn bei Ovarialkystomen mit pseudomuzinösem Inhalt, ohne daß es zu eigentlichen Metastasen kommt, der kolloide Inhalt von selbst oder bei Operationen nach Eröffnung von Zysten in die Bauchhöhle gelangt, so wird er hier zerstreut und an vielen Stellen in Form kleiner Bläschen eingekapselt. Dasselbe kann (auch bei Männern) nach Platzen eines mit Schleimkügelchen gefüllten Wurmfortsatzes (Myxoglobulose v. Hansemann), ein Zustand, der meist auf Grund einer Entzündung zustande kommt, eintreten. Man bezeichnet die Peritonealaussaat als Pseudomyxom. Echte Tochterknoten (Aussaat) eines Gallertkrebses des Magens oder Darms kann ein ähnliches Bild erzeugen. Bei dem Platzen eines Ovarialteratoms u. dgl. können auch Fettmassen in der Bauchhöhle verteilt und zu Pseudozysten eingekapselt werden.

Von **tierischen Parasiten** kommt zuweilen Echinokokkus vor.

Losgelöste unter Umständen verkalkte Appendices epiploicae u. dgl. können freie Körper bilden.

Fünftes Kapitel.

Erkrankungen der großen Verdauungsdrüsen.

A. Leber und Gallenwege.

Vorbemerkungen.

In der Längsachse der einzelnen, etwa 1—1½ mm langen und 1 mm breiten Läppchen, Azini (Lobuli) verläuft die Vena centralis, der Anfang der Vena hepatica; sie liegt also im Querschnitt eines Azinus in dessen Mitte. In sie münden von allen Seiten her Kapillaren, und zwischen diesen liegen die Leberzellbalken. Zwischen den Leberzellen, welche die von ihnen gebildete Galle in Sekretvakuolen, nicht in vorgebildeten Räumen, aufstapeln, liegt der Anfang der abführenden Gänge, die Gallenkapillaren, welche erst am Rande der Läppchen in mit Zylinderepithel versehene Gallengänge übergehen. Letztere liegen gemeinsam mit Ästen der Leberarterie und Pfortader, d. h. der durch die Leberpforte eintretenden, dann das (sich zur Zentralvene wieder sammelnden) Kapillarnetz bildenden Gefäße, in dem sog. periportalen Bindegewebe oder der Glissonschen Kapsel. Eine andere bindegewebige Abgrenzung der Azini besteht beim Menschen nicht (im Gegensatz zu gewissen Tieren wie beim Schwein). Dagegen findet sich in den Läppchen eine Stützsubstanz in Gestalt der teils von der Zentralvene ausstrahlenden, teils die Kapillaren umspinnenden Kupfferschen Gitterfasern. Die Kapillaren weisen eine besondere Art Endothelien auf, die sog. Kupfferschen Sternzellen; sie sind im höchsten Grade phagozytär und fangen so Stoffe wie Fett, Farbstoffe, aber auch Bazillen aus dem Blute äußerst schnell ab und schützen so zunächst die Leberzellen. Sie gehören zu den retikuloendothelialen Zellen im engeren Sinne (s. im allgemeinen Teil). Auch mit der Hämoglobinumbildung zu Gallenfarbstoff werden sie, wenigstens unter krankhaften Bedingungen, in Zusammenhang gebracht und haben wohl auch sonst Bedeutung im örtlichen Stoffwechsel der Leber. Die Sternzellen können nach Milzherausnahme wuchern und besonders dann einen Teil der Milztätigkeit mit übernehmen, d. h. rote Blutkörperchen einschließen, Blutfarbstoff verarbeiten und Eisen speichern. Auch sind sie, wie auch die anderen Retikuloendothelien, Ursprungsstätten der Histiozyten (s. unter Entzündung). Die Leberzellen enthalten mehr oder weniger großtropfiges Fett; stets finden sich einige zweikernige Zellen.

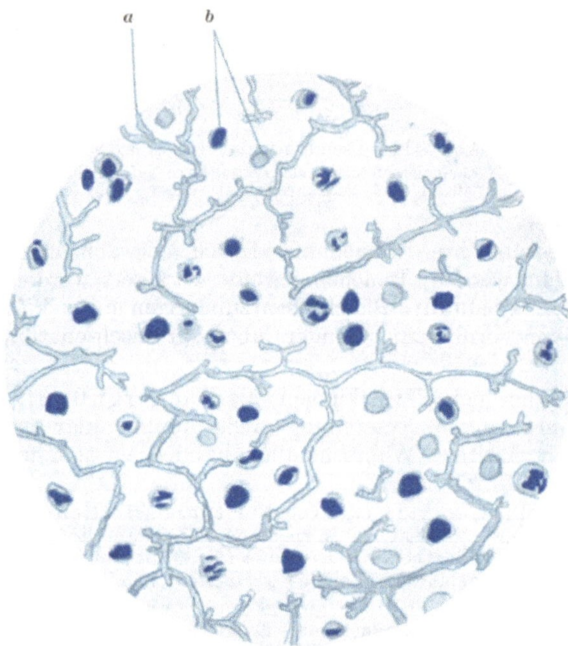

Abb. 415. Normale Leber.

(Nach einem Präparate des Herrn Geheimrat Weigert.)

Die Gallenkapillaren (*a*) sind nach der Weigertschen Gliamethode dargestellt; auch die Zellkerne (*b*) sind blau gefärbt. Die Zellgrenzen und Kapillaren treten bei der Methode nicht hervor, sind daher auch nicht eingezeichnet.

a) Mißbildungen; Form- und Lageveränderungen.

Mangel oder Hyperplasie eines Lappens, oder überzählige solche, oder abnorme Furchen sind ziemlich häufig. Bei Situs inversus liegt die Leber links, bei angeborener Hernia umbilicalis kann sie im Bruchsack liegen. Bei ungewöhnlicher Länge des Lig. suspensorium und coronarium kann sich die sog. „Wanderleber" ausbilden.

Die besonders an der Vorderfläche des rechten Lappens häufig zu findenden sog. **Sagittalfurchen** (eine oder mehrere, oberflächliche oder oft sehr tiefe) hängen auf jeden Fall mit Atembeschwerden, zu allermeist Emphysem, zusammen (daher auch Respirationsfurchen, Hustenfurchen, Emphysemfurchen genannt). Wahrscheinlich wirkt dabei ein Anpressen an kontrahierte Muskelbündel des Zwerchfells bei angestrengter Atmung mit. Häufig findet sich (bzw. fand sich früher) — besonders bei Frauen — die querverlaufende, oft tiefe, mit Atrophie des Lebergewebes und Verdickung der Kapsel einhergehende **Schnürfurche,** welche auch einen eigenen, zuweilen nach oben geschlagenen „Schuürlappen" abgrenzen kann. Besonderer Inhalt des rechten Pleuraraumes kann die Leber nach unten, solcher der Bauchhöhle (wie Aszites, Gas, Geschwülste) sie nach oben drängen und auch nach oben drehen.

b) Kreislaufstörungen.

Anämie ist Teilerscheinung allgemeiner solcher und ist ferner bei trüber Schwellung und Verfettung der Leber vorhanden.

Aktive Hyperämie besteht physiologisch bei der Verdauung; sie ist bei entzündlichen Vorgängen ausgesprochen.

Wichtig ist die **Stauungshyperämie,** die Folge einer Behinderung des Abflusses in die Vena cava inferior bei Druck auf die Vena cava durch Geschwülste, Exsudat in der Bauchhöhle u. dgl. oder bei thrombotischem Verschluß derselben (bei syphilitischer Phlebitis) oder bei Behinderung des venösen Rückflusses zum Herzen überhaupt, wie dies bei allgemeiner Herzschwäche, Klappenfehlern, Behinderung des kleinen Kreislaufes, oder bei Nierenleiden der Fall ist.

Der Kreislauf der Leber scheint eine gewisse eigene, nervös geregelte Selbständigkeit zu besitzen; er ist dem rechten Herzen unmittelbar vorgelagert und kann als eine Art von Entlastungsorgan für dies aufgefaßt werden. So ist eine Blutüberfüllung der Leber eine Erscheinung, die unter Umständen sehr schnell vor sich gehen kann. Sie kann eine vorübergehende oder dauernde sein. Bei Verwachsungen des Herzbeutels findet sich alleinige chronische Stauungsleber mit Aszites.

Das Bild der Stauungsleber ist ein schon für das bloße Auge sehr kennzeichnendes. Die Leber ist, anfangs wenigstens, vergrößert, ihre Kapsel gespannt. Die Oberfläche, besonders aber die Schnittfläche, erscheint in eigentümlicher Weise gesprenkelt durch zahlreiche dunkelrote, rundliche Flecke oder längliche Streifen. Diese dunkelroten Stellen entsprechen der Umgebung der Zentralvenen, wo sich die venöse Blutanhäufung, wenn auch oft ungleich von der Zentralvene aus nach dieser oder jener Seite entwickelt, besonders bemerkbar macht, während die weniger prall gefüllten Randbezirke der Läppchen eine hellere Farbe behalten; hier ist oft infolge mangelhafter Fettverbrennung stärkere Fetteinlagerung vorhanden, so daß der Farbgegensatz stark hervortritt, indem die etwas eingesunkenen dunkelroten inneren Gebiete der Läppchen von hellgelben Ringen umgeben sind. Man spricht von Muskatnußleber. Nach und nach breitet sich aber die dauernd pralle Füllung und Ausdehnung der Kapillaren auch gegen die Läppchenaußenteile zu aus.

An länger bestehende venöse Stauung schließt sich eine Atrophie der Leberzellen an, teils durch den Druck der ausgedehnten Kapillaren auf die Leberzellen, teils infolge auf die Stauung zu beziehender schlechter Ernährung. Die Leberzellen bilden Balken atrophischer schmaler Zellen, welche viel braunes Abnutzungspigment (s. S. 75) enthalten. Endlich kann die Atrophie der Zellen so weit gehen, daß man nur noch die erweiterten Zentralvenen und Kapillaren, zwischen ihnen aber nur noch einzelne atrophische, verschmälerte, in dünnen Zügen zusammenliegende Leberzellen vorfindet, welche oft ganz von Farbstoff erfüllt sind. Die atrophischen Teile sinken mehr und mehr ein und die Leber wird im ganzen erheblich kleiner (atrophische Muskatnußleber, rote Atrophie, **zyanotische Atrophie**).

Durch die pralle Kapillarfüllung und die sich anschließende Bindegewebsvermehrung kommt es dann zur indurierten Muskatnußleber, der sog. Stauungszirrhose. Doch ist die hier auftretende Bindegewebsvermehrung, welche vor allem auf Wucherung der Gitterfasern beruht, nicht unmittelbar auf die Stauung zu beziehen, sondern auf Giftstoffe, welche vom Darm her auf dem Pfortaderweg oft zugleich mit der Stauung und in den gestauten Gebieten am stärksten einwirken. Andererseits finden sich bei chronischer Stauung, besonders bei jungen Leuten, häufig auch Regenerationserscheinungen von seiten des Lebergewebes. Die Leberkapsel zeigt öfters bindegewebige Wucherung in Gestalt dicker, derber, weißlicher Verdickungen — sog. Zuckergußleber (s. o.).

Umschriebene Stauung eines Teiles der Leber kommt zustande, wenn größere Lebervenenäste in der Leber durch Druck von außen, z. B. durch Geschwülste, oder durch Phlebitis oder Thromben (s. u.) verengt bzw. verschlossen werden.

Thrombose der Pfortader oder Leberarterie bewirkt nur unter besonderen Umständen — weil sonst genügende Kollateralen zur Verfügung stehen — hämorrhagisch rote oder (seltener) anämische Infarzierungen in Gestalt kleiner, unregelmäßiger oder keilförmiger Herde.

Am häufigsten finden sich solche bei entzündlichen oder infektiösen Veränderungen oder als Folge von Verletzungen mit Zerreißungen. Meist folgt auf Verschluß von Pfortaderästen nur Stauung.

33*

Eine Verengerung oder ein Verschluß von Pfortaderästen kann herbeigeführt werden durch eine zumeist syphilitische Pylephlebitis obliterans, bei der Thromben den letzten Verschluß bewirken können. Die thrombotischen Massen können organisiert und rekanalisiert werden, zuweilen in einem solchen Maße, daß sich in dem verschließenden Bindegewebe ein ganz kavernöses Gewebe entwickelt. Auch bei der angeboren-syphilitischen Peripylephlebitis können sich Thromben in den verengten Pfortaderästen ablagern. Die Sklerose der Vena hepatica — Endophlebitis hepatica obliterans —, oft mit thrombotischem Verschluß, vor allem der großen Pfortaderäste, aber auch die kleinen der Leber selbst mitbefallend, ist ebenfalls meist syphilitischer Natur (s. auch u.).

Blutungen, besonders unter der Kapsel und meist nicht sehr ausgedehnt, finden sich bei Verletzungen, Atrophien, Eklampsie, Vergiftungen, Blutkrankheiten usw.

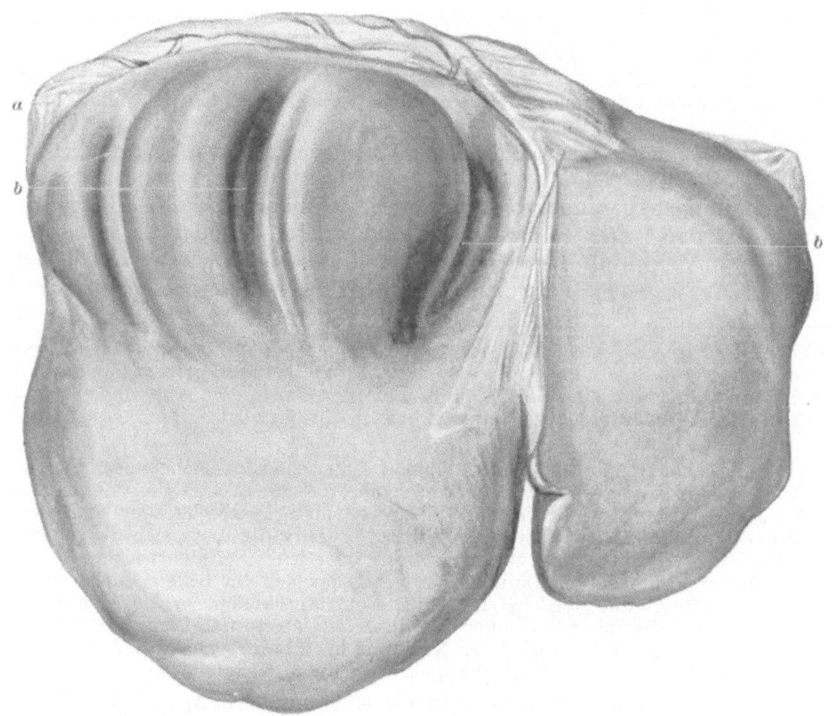

Abb. 416. Drei gleichgerichtete tiefe Sagittalfurchen der Leber (bei *b*), Zwerchfell bei *a*.

Bei **Ödem,** welches der Leber eine feuchte, teigige Beschaffenheit verleiht, tritt die Flüssigkeit zwischen Kapillaren und Leberzellbalken aus; das Gitterfasergerüst bleibt vollständig erhalten. Letzteres ist bei Atherosklerose oft gewuchert.

c) Atrophien, Entartungen und verwandte Zustände; Ablagerungen.

Atrophie findet sich als Teilerscheinung allgemeiner Atrophie sowie bei zehrenden Erkrankungen aller Art. Das Organ ist im ganzen verkleinert, derber, in der Regel von dunkler Farbe, die Ränder sind infolge der Massenabnahme scharf. Durch gleichzeitige Einlagerung von Lipofuszin (Abnutzungspigment) in die Zellen entsteht die sog. **braune oder Pigmentatrophie,** besonders ausgesprochen in der Mitte der Läppchen.

Trübe Schwellung verleiht der leicht vergrößerten Leber eine opake, trübgraubraune Farbe; infolge des Druckes der geschwollenen Leberzellen auf die Kapillaren ist das Gewebe anämisch.

Verfettung. Eine mäßige Menge Fett ist schon normal besonders in den äußeren Teilen der Läppchen abgelagert. Verfettung im Sinne gesteigerter **Fettinfiltration** kommt besonders hochgradig bei allgemeiner Adipositas, bei Säufern, endlich sehr häufig bei Phthisikern vor. Hier handelt es sich hauptsächlich um Liegenbleiben von Fett infolge ungenügender Fettverbrennung (s. allg. Teil unter „Verfettung") bzw. Lipolyse, bewirkt durch giftige Einwirkungen.

Die Verfettung beginnt in der Leber im allgemeinen außen im Läppchen; diese Gebiete umgeben als helle gelbe Ringe die infolge der Eigenfarbe und des Blutgehaltes braunroten fettfreien inneren Läppchengebiete, so daß die einzelnen Läppchen schon für das bloße Auge sehr deutlich hervortreten. Sind bei starker Fettablagerung auch die inneren Läppchenteile ergriffen, so ist die Leber gleichmäßig gelb gefärbt („Gänseleber"), sie ist vergrößert, teigig, weich (Fingereindrücke bleiben an der Oberfläche lange bestehen), die Ränder sind

stumpf, plump. Die rasch hindurchgezogene (vorher gut getrocknete) Messerklinge weist deutlich einen matt-
glänzenden Fettbelag auf. Häufig ist die Fettleber gleichzeitig etwas ikterisch und dann grünlich gelb gefärbt
(Safranleber). Mikroskopisch findet man bei der Fettinfiltration (Abb. 38, S. 61) innerhalb der Leberzellen
größere und kleinere Fetttropfen, welche vielfach den Kern beiseite drängen oder verdecken.

Die Kupfferschen Sternzellen nehmen stets Fett (bzw. Lipoide) auf, wenn das Blut viel Fett (Lipoide)
führt, so bei Diabetes (Lipämie), ferner bei Unterernährungszuständen, nach Chloroformnarkose usw., und
zwar unabhängig bzw. früher als die Leberzellen.

Beruht in anderen Fällen die Fetteinlagerung in die Leberzellen noch deutlicher darauf, daß
sie eine Schädigung erlitten haben, so kann man von **degenerativer Fettinfiltration** sprechen, weil
auch hierbei das Fett von außen infiltriert wird, wenn auch in entartende Zellen und als Ausdruck bzw. als Folge dieser Zellveränderung (vgl. das im allgemeinen Teil Gesagte).

Das Fett tritt besonders in kleinen Tropfen — aber auch in großen — auf, und liegt nicht nur in den äußeren
Teilen der Läppchen, sondern im ganzen Läppchen. Oft beginnt die Verfettung hier auch in der Läppchenmitte.
Diese degenerative Fettinfiltration tritt besonders bei toxischen und infektiösen Zuständen, wie Diphtherie,
Typhus, Scharlach, Pocken, Malaria, Cholera, ferner bei schwerer Anämie, besonders perniziöser, ein.

Die höchsten Grade solcher degenerativer Verfettung (dem Vorgang nach auch hier vorzugsweise Infiltration) finden wir aber bei bestimmten Vergiftungen. Hierher gehören einmal vor
allem Phosphor und Arsen, sodann Chloroform und endlich gewisse Pilze (Schwämme).
Hier handelt es sich aber um Veränderungen, bei denen zwar die der Leber überwiegen, aber an
denen auch andere Organe teilnehmen, so daß eine Allgemeinerkrankung vorliegt. Ganz ähnlich
verhält es sich ebenfalls mit der auch in den Leberveränderungen ähnlichen sog. akuten gelben
Leberatrophie. Nur diese wollen wir hier besprechen, da die erwähnten Vergiftungen schon
im allgemeinen Teil S. 224f. abgehandelt wurden.

Die sog. „akute gelbe Leberatrophie" (Rokitansky) stellt einen rasch um sich greifenden
Schwund des Lebergewebes dar, geht mit Gelbsucht einher und führt zumeist nach verschieden langer Zeit (Tage bis einige Monate) zum Tode.

Im Anfang — aber nur ganz vorübergehend — ist die Leber vergrößert, sehr bald wird sie verkleinert, es
herrscht verwaschener Bau und diffus gelbe bzw. ockergelbe Farbe. Es handelt sich hier um trübe Schwellung,
Verfettung und vor allem Gelbsucht sowie beginnende Nekrose von Leberzellen. Außerordentlich schnell
greift nun letztere um sich. Die Leberzellen gehen ganz zugrunde, an ihrer Stelle liegt ein Zellzerfall mit Fetttröpfchen und Farbstoff (besonders Gallenpigment); die meist stark mit Fett gefüllten Sternzellen und die Gitterfasern bleiben gut erhalten. Hier erweitern sich die Kapillaren, strotzend mit Blut gefüllt, aufs äußerste, auch
kommt es zum Austreten zahlreicher roter Blutkörperchen. So tritt in diesen Gebieten an Stelle der gelben
Farbe eine rote, und da gleichzeitig die Masse der Leber infolge des Zellunterganges stark verringert ist, spricht
man jetzt von **roter Atrophie.** Die roten Stellen entsprechen also dem höchsten Grad der Zellentartung bzw. Nekrose, dem fast spurlosen Verschwinden des Parenchyms und der Hyperämie
und Blutungen. Die gelben und roten Gebiete sind meist mehr unregelmäßig verteilt; im allgemeinen leidet
der linke Leberlappen zuerst und am stärksten, oft sind die Lebergebiete dicht unterhalb der Kapsel noch am
verhältnismäßig besten erhalten. Der Beginn in den einzelnen Läppchen ist nicht regelmäßig der gleiche, doch
ist zumeist zuerst sein inneres Gebiet ergriffen, während die Leberzellen mehr nach außen und besonders
ganz außen im Läppchen noch besser erhalten sind. Durch die geschilderten Veränderungen wird das Farbbild
der Leber ein sehr buntes, doch überwiegen immer mehr die roten Gebiete. Die verkleinerte Leber ist weich,
schlaff.

Dem Zellzerfall entspricht das häufige Auftreten von Tyrosin in Gestalt eines weißlichen Belages an der
Leberober- bzw. Schnittfläche, besonders wenn das Organ einige Zeit an der Luft gelegen (Leuzin, Tyrosin und
andere Eiweißabbaustoffe treten auch im Urin auf). Sehr bald werden die Zellschlacken wenigstens zum Teil
aufgesaugt und es treten entzündlich-reaktive Erscheinungen auf in Gestalt von Rundzellen, dann vor
allem Plasmazellen; die infolge des Zellunterganges vermehrt erscheinenden Gitterfasern quellen. Das Geschilderte betrifft die akut verlaufende Erkrankung bzw. wenn das Leben weiter gefristet wird, das **akute Stadium**
derselben. Es hält etwa 3—4 Wochen an.

Daran schließt sich das **subakute** bzw. sodann das **subchronische Stadium** an, das man auch das der
Reparation nennen kann. Denn jetzt werden die vernichteten Leberzellen so gut wie ganz entfernt, höchstens
einige Fettkörnchen bleiben liegen, dagegen treten die regeneratorischen und reparatorischen Vorgänge ganz in den Vordergrund. Die Gitterfasern zeigen jetzt neben starker Quellung wirkliche
starke Vermehrung, das periportale Bindegewebe kann sich auch verbreitern. So tritt Bindegewebe an die
Stelle der ehemaligen, jetzt ganz zusammengefallenen Läppchen. An Stelle der ausgetretenen roten Blutkörperchen
bleibt mehr oder weniger zahlreicher Blutfarbstoff liegen; die Kapillaren selbst sind jetzt eng und treten ganz
zurück. Die regeneratorischen Vorgänge bestehen einmal in stärkster Hypertrophie und Hyperplasie
der Leberzellen in vom Untergang verschonten Gebieten, so daß sich große, aus besonders großen
und nicht mehr in der gewöhnlichen Läppchenart angeordneten Leberzellen bestehende Knoten bilden, die sog.
knotigen Hyperplasien (s. u.). In den Gebieten aber, die nach Untergang des Leberzellgewebes jetzt zumeist
aus Bindegewebe bestehen, finden wir — neben Gallengangswucherungen im periportalen Bindegewebe bzw.
von diesem aus — sehr zahlreiche unregelmäßige Stränge und mit meist unregelmäßiger Lichtung
versehene Gänge von Epithelien. Sie liegen vor allem in den äußeren Teilen der ehemaligen Läppchen,
können aber auch bis zur Zentralvene vordringen. Diese Bildungen, auch „Pseudotubuli" genannt, wurden früher

zumeist als gewucherte Gallengänge gedeutet, die auch neue Leberzellen bilden sollten, sie stellen aber **vom Untergang verschont gebliebene einzelne Leberzellbalken in atrophischem Zustande und oft mit infolge Gallenstauung erweiterter zentraler Gallenkapillare dar.** Diese Leberzellstränge scheinen vereinzelt auch neue Leberzellen regeneratorisch bilden zu können. Wir sehen also, daß die **Neubildung von Leberzellen von alten Leberzellen, die verschont bleiben, vor allem ganzen größeren solchen Gebieten (s. o.), oder auch von einzelnen Leberzellbalken, nicht aber von Gallengängen ausgeht.** In diesem subakuten Stadium zeigt die jetzt noch stärker verkleinerte Leber im ganzen derbere, zähelastische Konsistenz und graue oder graubraune Farbe; zumeist heben sich hiervon kleinere Gebiete und dann vor allem große Knoten von fast geschwulstartigem Gepräge, besonders im rechten Lappen, dadurch scharf ab, daß sie eine ausgesprochene gelbe oder gelbgrüne bzw. gelbrötliche (im Leben durch stärkeren Blutgehalt mehr blaurötliche) Farbe aufweisen und viel weicher sind (die obengenannten knotigen Hyperplasien).

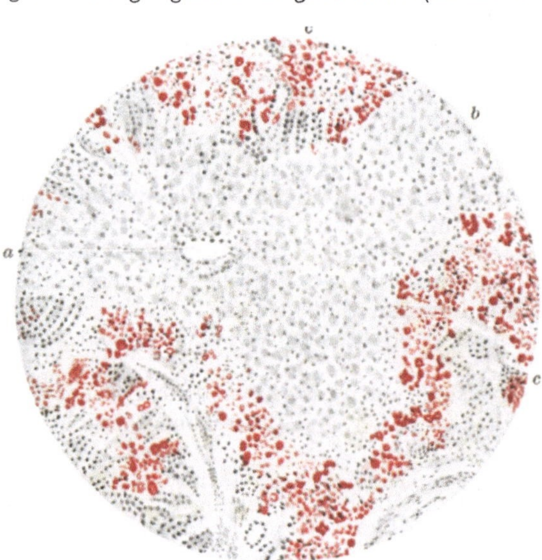

Abb. 417. Akute gelbe Leberatrophie.

a Zentralvene; bei *b* vollständige Zerstörung der Leberzellen, Detritus mit Fettresten sowie Rundzelleninfiltration; bei *c* noch erhaltene, sehr stark fetthaltige Leberzellen. (Fett mit Fettponceau rot gefärbt, Kerne mit Hämatoxylin blau.)

An das subakute (subchronische) Stadium schließt sich nach etwa gut $^1/_2$ Jahr, wenn das Leben erhalten bleibt, das **chronische Stadium** an, oder besser gesagt ein vollendeter Reparation entsprechender Folgezustand, welcher völlig einer großknotigen Leberzirrhose (s. u.) entspricht (Marchand). Dies scheint besonders bei Kindern vorzukommen. Es sei bemerkt, daß sich in jedem Stadium auf Grund Weiter- bzw. Wiedereinwirkens der Schädlichkeiten neues Einsetzen der Nekrosen ausbilden kann.

Der Tod kann zu jeder Zeit erfolgen. Am häufigsten findet sich wohl bei der Leichenöffnung das subakute Stadium. Da also nur ein Teil der Fälle akut verläuft, da ferner die gelbe Farbe nur ganz zu Beginn beherrschend ist, dann die rote hervortritt, hat man außer von akuter gelber Atrophie auch von subakuter und von roter gesprochen. Da aber als anatomischer Vorgang keine Atrophie, sondern Degenerationen, Nekrobiose und Nekrose als den Gesamtvorgang kennzeichnend vorliegen, wäre eine andere Bezeichnung richtiger, doch ist die von Rokitansky geprägte nun einmal eingebürgert.

Die Leberzelldegenerationen und -nekrosen sind auf stark einwirkende Schädlichkeiten zu beziehen, von denen sogleich die Rede sein soll. Dabei ist aber wesentlich, daß der Zelluntergang auf dem Wege der Autolyse vor sich geht infolge der im Arbeitsleben der Leber so bedeutsamen Leberzellfermente, welche physiologisch den intermediären Stoffwechsel, der ja zum größten Teil den Leberzellen obliegt, besorgen, jetzt aber bei Schädigung der Leberzellen gewissermaßen „wild geworden" die Leberzellen selbst angreifen und vernichten.

Gleichzeitig mit den Veränderungen der Leber haben sich nun auch Veränderungen an anderen Organen entwickelt.

Zunächst trübe Schwellung und vor allem **Verfettung** besonders in den Nieren, dem Herzmuskel, der Körpermuskulatur, den Magendrüsen, den Gefäßendothelien usw. Weiterhin treten oft an den verschiedensten Stellen **Blutungen** auf. Fast stets bildet sich eine — wenn auch nicht sehr hochgradige — **Milzschwellung** und stets herrscht **Gelbsucht,** die zunächst auf das Zugrundegehen der Leberzellen und so eröffnete Gallenkapillaren, später auf weitere Veränderungen in den hyperplastischen Knoten zu beziehen ist. Aszites besteht in älteren Fällen zumeist. Die Veränderungen der anderen Organe sind teils Folge der die ganze Krankheit bewirkenden Schädlichkeiten, teils des Tätigkeitsausfalls und der abnormen Stoffwechselstoffe der Leber.

Nicht völlig geklärt sind die Ursachen; auch sind sie offenbar nicht einheitlich. Schwangerschaft — auch sonst erkranken Frauen öfters als Männer —, jugendlicheres Alter und schon bestehende Lebererkrankungen bei Säufern u. dgl. sind disponierend. Bewirkend sind toxische bzw. infektiöse Schädlichkeiten. So schließt sich die Erkrankung zuweilen an akute Allgemeininfektionen, wie Osteomyelitis, Erysipel, Typhus, Sepsis u. dgl. an. Von chronischen Infektionen scheint Syphilis eine besondere Rolle zu spielen, vor allem auch für Fälle mit länger hingezogenem Verlauf. Salvarsan scheint dabei mitschädigend auf die Leber einzuwirken. Häufig scheinen Erkrankungen des Darmkanals maßgebend, von dem die wirksamen Stoffe offenbar auf dem Wege der Pfortader der Leber zugeführt werden. In vielen Fällen aber, die man als „genuine" bezeichnet hat (Paltauf), ist keinerlei Infektion oder Vergiftung als veranlassend nachzuweisen. Offenbar ist die sog. akute gelbe Leberatrophie entstehungsmäßig keine Einheit, sondern verschiedene disponierende und bewirkende Bedingungen scheinen sie herbeiführen zu können, und auch im Einzelfall erscheint das Zusammentreffen mehrerer Bedingungen maßgebend. Das letzte Ausschlaggebende scheint die oben gestreifte fermentative Autolyse zu sein.

Kleine, nicht fortschreitende, nekrotische Herde, meist zentroazinär gelegen, sind sehr häufig bei Infektionskrankheiten verschiedenster Art, auch chronischen wie Tuberkulose, besonders aber akuten.

Bei **Typhus** (und Paratyphus) finden sich in der Leber teils mehr umschriebene etwa runde Nekroseherde, teils knötchenförmige Zellwucherungen, die von Retikuloendothelien abstammen. Die Reaktionsart hängt von der Einwirkung der Bazillen und der Reaktionsbereitschaft des Gewebes ab (s. auch im allgemeinen Teil unter Infektionen).

Über Lebernekrosen bei Gelbfieber vgl. auch im allgemeinen Teil unter Infektionen.

Bei der **Eklampsie** werden Kapillargebiete der Azini durch Thromben verlegt, und es bilden sich einzelne oder zahlreiche umschriebene anämische oder hämorrhagische Stellen von unregelmäßiger Form aus, welche zu landkartenartigen Figuren zusammenfließen können.

Bei Säuglingen kommen in der Leber zerstreute rundliche miliare Nekroseherde vor (neben ebensolchen in Milz und Lungen und Veränderungen besonders in Nebenniere und Darm) mit zerfallenen und zerfallenden Leberzellen, wenig Lymphozyten und Leukozyten, die durch bestimmte Bazillen, die den Diphtherie- (Pseudodiphtherie-) Bazillen nahe stehen, hervorgerufen zu werden scheinen. Diese finden sich nicht oder nicht mehr stets; in den Nekrosen nachweisbare Silberimprägnation gebende Stäbchen sind wohl sekundär.

Die sog. **Schaumleber,** eine bei der Leichenöffnung gefundene Durchsetzung der Leber mit Gasbläschen, wird durch Bazillen, besonders den Fränkelschen Gasphlegmonebazillus, aber erst nach dem Tode (oder agonal) hervorgerufen (s. auch unter Gasphlegmone im allgemeinen Teil).

Die sog. **Teleangiectasia hepatis disseminata** besteht in toxischer Atrophie der Leberzellen mit sekundären Kapillarerweiterungen.

Auch ohne Einlagerung von Fett können die Leberzellen von kleinsten Vakuolen durchsetzt, die Kerne klein, dunkel erscheinen — **vakuoläre Degeneration.**

Amyloiddegeneration tritt in der Regel fleckig über die ganze Leber verbreitet auf.

Ist sie in stärkerem Grade vorhanden, so ist die Leber groß, fest, eigentümlich speckig, zumeist besteht zugleich Anämie und starke Fettinfiltration. Die amyloide Degeneration beginnt meist in einem mittleren Gebiet im Läppchen, der sog. intermediären Zone, und zwar betrifft sie die Wand der Kapillaren; das hier (bzw. in den um sie herum gelegenen Lymphspalten) gelegene Amyloid verengt die Kapillarlichtungen und teils infolge so bedingter schlechter Ernährung, teils durch Druckatrophie gehen die Leberzellen allmählich zugrunde. Schließlich finden sich an den schwerst betroffenen Stellen nur noch Reste atrophischer Leberzellen. Dabei kann sich die Amyloidentartung über das ganze Läppchen ausdehnen und auch die interazinösen Gefäße ergreifen.

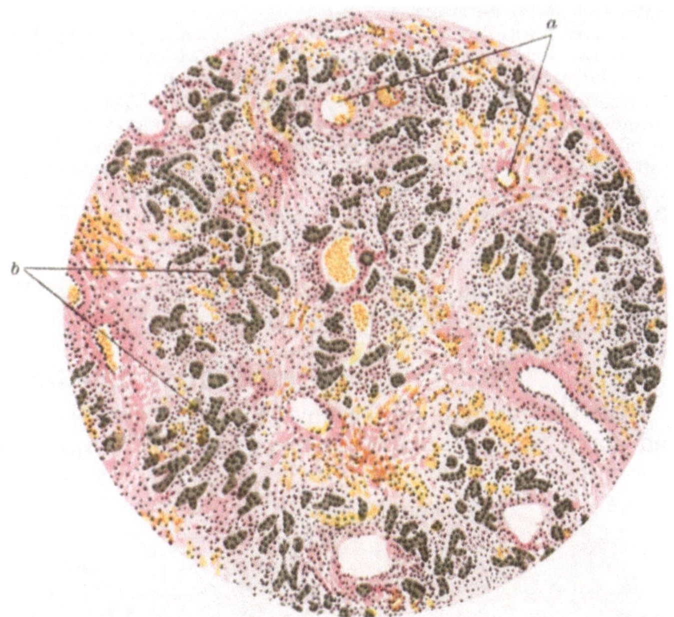

Abb. 418. Reparationsstadium nach einer „akuten gelben Leberatrophie".

Bei *a* Zentralvene, bei *b* zurückgebliebene atrophische Leberzellbalken. (Nach Herxheimer, Handb. der Haut- u. Geschlechtskrankh. Bd. XVI.)

Glykogen enthalten die Leberzellen in großen Mengen. Bei Vergiftungen mit Phosphor, Chloroform usw. verlieren die Leberzellen ihr Glykogen zum großen Teile; gerade dann kommt es zu Verfettung infolge Liegenbleibens des Fettes, das bei Mangel der Kohlenhydrate nicht verbrennt. Auch unter anderen Bedingungen kommt Schwund des Glykogens vor (vgl. im allgemeinen Teil). Bei Diabetes wird die Leber zumeist sehr arm an Glykogen gefunden (die Leberzellkerne enthalten hier öfters Glykogen), bei an Coma diabeticum Gestorbenen pflegt die Leber kein Glykogen mehr aufzuweisen (vgl. unter Glykogen im allgemeinen Teil).

Die Leber ist eine der bevorzugten Ablagerungsstätten für **Pigmente.** Es handelt sich zum größten Teil um Blutpigmente infolge Zerfalls von Blutkörperchen in der Leber (bei Stauungszuständen oder hämorrhagischen Infarkten) oder bei Zufuhr mit dem Blute (Hämosiderosis). Außer in den Leberzellen liegt Farbstoff besonders in Kupfferschen Sternzellen, vielleicht auch in ihnen umgebildet. Über Pigmentzirrhose s. u., über das Abnutzungspigment der braunen Atrophie s. o. Bei Malaria findet sich schwarzer Farbstoff (s. S. 73), welcher in großer Menge die Leber dunkel bis schwarzgrün färbt. Bei Anthrakose gelangt Kohle mit dem Blute in die Leber. Bei Gelbsucht lagert sich Gallenfarbstoff in Leberzellen wie Sternzellen körnig oder schollig, gelb bis grün gefärbt, ab; Gallenzylinder liegen in Sekretvakuolen der Leberzellen und in den Gallenkapillaren, zuweilen auch in Sternzellen phagozytiert (über Gallenzylinder vgl. im allgemeinen Teil unter Gelbsucht). Die Leber ist schon für das bloße Auge gelb bis gelbgrün gefärbt.

Verkalkung findet sich in der Leber (außer bei Chalikosis) sehr selten.

d) Akute, eiterige Entzündung. Leberabszesse.

Die Leberabszesse entstehen meist, durch Eiterreger oder Bacterium coli hervorgerufen, metastatisch. Die Hauptverbreitungswege sind dabei die folgenden:

1. Die Pfortader, wenn in ihrem Ursprungsgebiet ein Entzündungsvorgang sitzt, z. B. Magen- oder Darmgeschwür, oder Typhus, oder Dysenterie, oder vor allem Amöbenenteritis, in deren Verlauf in den Tropen Leberabszesse sehr häufig sind, während in unseren Gegenden besonders Wurmfortsatzentzündung in Betracht kommt, ferner eiterig zerfallende Darmkrebse u. dgl. Die Erreger gelangen dann in die kleinen Pfortaderäste der Leber und verursachen einfache oder mehrfache, häufig auch durch Zusammenfließen größere Abszesse. Öfters bildet sich auch in der Pfortader bzw. deren Ästen dabei eiterige Thrombophlebitis (Pylephlebitis), die bis in die Leberäste hineinreichen oder in diese infizierte Emboli absetzen kann, wodurch in der Leber natürlich auch Eiterherde entstehen.

2. Die Arteria hepatica, besonders bei ulzeröser Endokarditis. Es entstehen Abszesse, zuweilen auch vereiternde Infarkte.

3. Die Vena hepatica, wenn sich hier Erreger ansiedeln, welche von der Pfortader aus durch die Kapillaren hindurchgegangen sind. So kann es neben Pylephlebitis auch zu Thrombosierung der Lebervenen kommen. Vielleicht ist dies auch rückläufig bei Thrombose der Vena cava inferior möglich. In der Umgebung der Venen bilden sich dann Eiterungen.

4. Die Nabelvene infolge von Nabeleiterung bei Neugeborenen.

5. Die Gallenwege, wenn sie unter Einwirkung vom Darm aus einwandernder Eitererreger, besonders wenn Gallensteine oder Gallenstauung den Boden ebnen, oder bei Typhus, Dysenterie oder anderen Darmerkrankungen, oder beim Einwandern von Parasiten (Askariden) vom Darm in den Ductus choledochus, eiterige Veränderungen eingehen — Cholangitis suppurativa. Die Wandungen der Gallengänge schmelzen ein, die eiterige Entzündung greift auf das Lebergewebe über. Es entstehen meist gallig gefärbte, zum Teil sehr große Abszesse, gewöhnlich in der Mehrzahl. Infolge Gallenstauung wird die Gesamtleber ikterisch. Der Vorgang geht oft in sehr chronischer Weise ganz allmählich von den Gallenausführungsgängen oder der Gallenblase auf die kleinen Gänge und die Leber selbst vor sich. Es schließen sich verhärtende Vorgänge, vor allem am äußeren Rande der Abszesse an (über diese biliäre Zirrhose s. u.). So kann der Vorgang als solcher ausheilen.

Es besteht die Gefahr, daß Leberabszesse in die Bauchhöhle durchbrechen, was natürlich eiterige Bauchfellentzündung bewirken kann.

e) Chronische, produktive Entzündung. Leberzirrhose.

Die **Leberzirrhose** ist gekennzeichnet durch einen erheblichen Ausfall von Lebergewebe und durch das Auftreten eines vom Zwischengewebe der Leber ausgehenden, später stark schrumpfenden Granulations-bzw. Bindegewebes, verbunden mit weitgehenden Regenerationsbestrebungen des Parenchyms. Bedingt werden diese Veränderungen durch verschiedene das Lebergewebe dauernd treffende Schädigungen, welche, wie stets, das am höchsten organisierte, also die Leberepithelien, zuerst angreifen. Unter ihnen sind vor allem giftige Stoffe zu nennen. Übermäßiger Alkoholgenuß wird seit langer Zeit in erster Linie angeschuldigt. Hiermit hängt es zusammen, daß die Leberzirrhose so viel verbreiteter unter Männern als unter Frauen ist. Immerhin scheint erst sehr

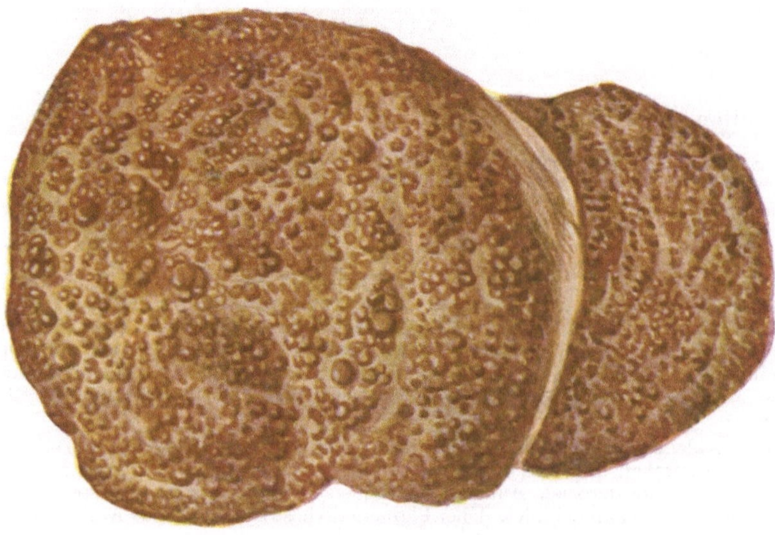

Abb. 419. Leberzirrhose.
Ansicht von der Leberoberfläche. Die gelbgefärbten Granula ragen hervor, die tiefer liegenden Gebiete sind von grauer Farbe (Bindegewebe).

langdauerndes Schnapstrinken die ausgesprochene Zirrhose zu bewirken — auf jeden Fall Schnaps weit mehr als Bier — und die häufigste Säuferleber ist die Fettleber, nicht die Zirrhose.

Wahrscheinlich greift auch der Alkohol nicht unmittelbar die Leber an, sondern er setzt chronische Magendarmkatarrhe, die erst ihrerseits durch so gebildete giftige Stoffe als Autointoxikation die Leber schädigen. Auch andere chronische Erkrankungen des Magen-Darmkanals können

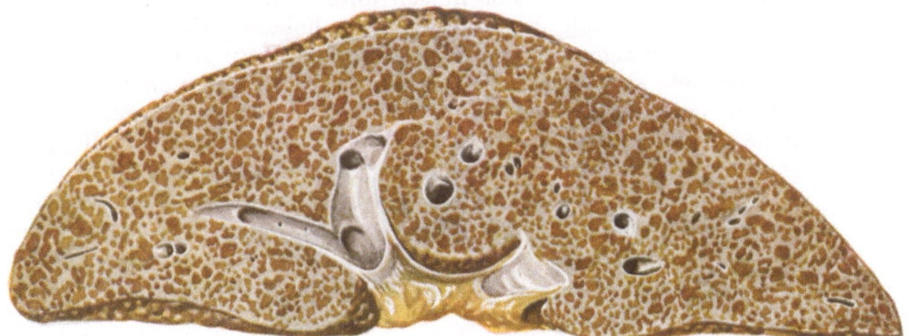

Abb. 420. Leberzirrhose (Durchschnitt).
Die Granula (Leberzellinseln) sind gelb gefärbt; dazwischen das grau gefärbte Bindegewebe.

so — wenn auch seltener — Leberzirrhose im Gefolge haben. Andere giftige Einwirkungen, welche letztere bewirken können, sind chronische Vergiftungen mit Blei, Phosphor, Bakterientoxinen bei allgemeinen Infektionskrankheiten u. dgl. So wird der Tuberkulose von manchen Seiten große Bedeutung zugeschrieben.

Unter der Einwirkung solcher Schädlichkeiten geht in sehr chronischem Verlauf ein Teil von Leberzellen zugrunde, andere gehen allerhand Entartungen ein; sie zeigen vielfach starke Fettinfiltration und Durchsetzung mit Abnutzungspigment sowie mit bei dem vermehrten Untergang roter Blutkörperchen entstehendem Hämosiderin.

Gleichzeitig kommt es, da es sich ja um eine Entzündung handelt, zu einer Schädigung der Gefäße und wie sonst bei chronischen proliferativen Entzündungen, weniger zu einer Exsudatbildung als wie zu der eines, besonders aus Rundzellen bestehenden, Granulationsgewebes, hauptsächlich vom periportalen Bindegewebe ausgehend; dies wird in der gewöhnlichen Weise in narbiges Bindegewebe umgebildet. Aber auch die Gitterfasern nehmen durch Hypertrophie und Hyperplasie in erheblicher Weise an der Neubildung von Bindegewebe teil. Dies Bindegewebe liegt daher nicht nur zwischen Läppchen, sondern dringt auch in das Innere der Läppchen ein und trennt so unregelmäßige Abschnitte vom Lebergewebe

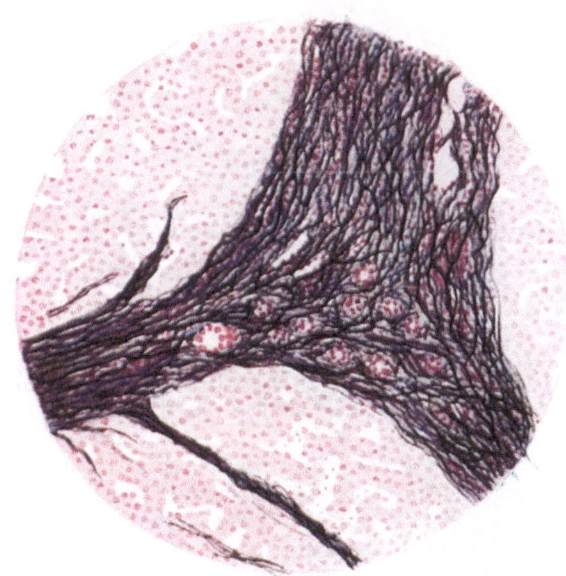

Abb. 421. Leberzirrhose.
Die Zellkerne sind rot gefärbt (Karmin). Das vermehrte Bindegewebe ist außerordentlich reich an neugebildeten elastischen Fasern (blauschwarz gefärbt nach Weigert), zwischen denen quergetroffene Gallengänge gelegen sind.

ab, die man gut als Inseln bezeichnet, da sie nicht etwa Läppchen, sondern Gruppen von unregelmäßigen Teilen von solchen entsprechen.

Gleichzeitig zeigen aber auch die Leberzellen nicht nur degenerative, sondern auch Neubildungs-, d. h. regeneratorische Erscheinungen. Ein Teil der Leberzellen, die man findet, sind nicht die erhaltenen alten, sondern neugebildete. Dies äußert sich darin, daß die alte regelmäßige Gefäßverteilung im Läppchen verloren geht. Zentralvenen liegen an einer Stelle zu mehreren dicht nebeneinander, an anderen Stellen sind solche auf weite Strecken nicht zu finden. Bei der Regeneration ist es zu einem völligen Umbau des Lebergewebes gekommen (Kretz). An manchen

Stellen wuchern die Leberzellen regeneratorisch bzw. zum Ersatz für verlorene so stark, daß es zu knotigen hyperplastischen Gebilden kommt (s. u.). Andererseits wuchern auch die Gallengänge stark, und das neugebildete Bindegewebe zeigt eine größere Zahl solcher gewucherter Gallengänge, wenn auch in den einzelnen Fällen in sehr unterschiedlicher Menge. Aber man findet hier auch zahlreiche gangförmige Gebilde mit kubischem bis höherem Epithel, weniger regelmäßig und mit kleinerer und unregelmäßigerer oder auch ohne Lichtung; man hat sie als Schläuche, Pseudotubuli u. dgl. bezeichnet; sie gehen nicht aus einer Wucherung von Gallengängen hervor, sondern stellen atrophische Leberzellbalkenreste mit zentralen Gallenkapillaren dar — doch muß ja überhaupt an die nahe Abstammungsverwandtschaft der Leberzellen und Gallengangsepithelien erinnert werden —, und es erscheint auch fraglich, ob sie, wie angenommen wird, in stärkerem Maße neue Leberzellen wieder entstehen lassen. Es sind dieselben Gebilde, von denen oben bei Besprechung der „akuten gelben Leberatrophie" schon die Rede war.

In diesem Stadium überwiegt die Zunahme — besonders auch des Zwischengewebes — räumlich über die Abnahme des Lebergewebes. Es

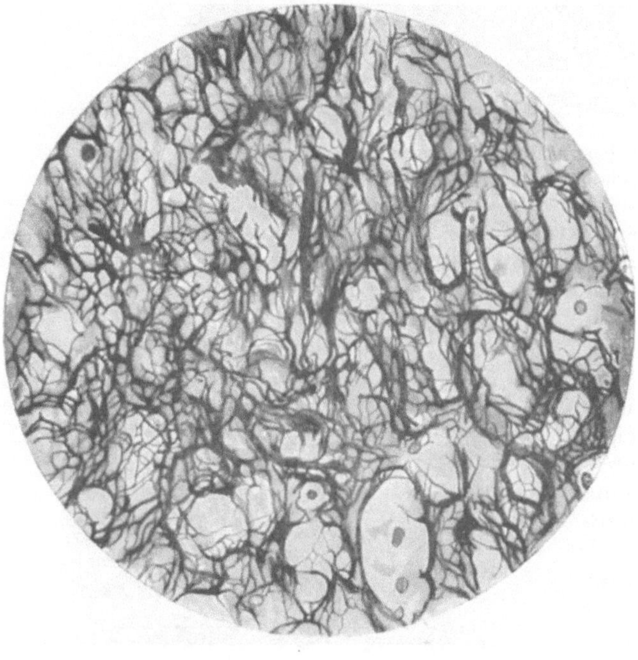

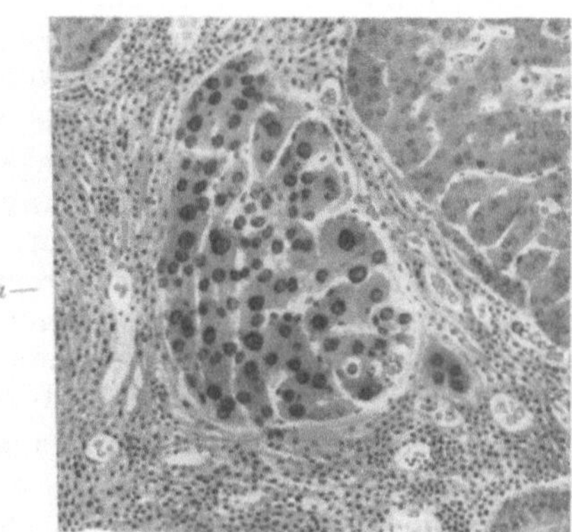

Abb. 422. Leberzirrhose. Das Bindegewebe zum großen Teil durch Hyperplasie der Gitterfasern entstanden. (Imprägnation mit Silber nach Bielschowsky.)

Abb. 423. Leberzirrhose mit hypertrophischen Leberzellen (a). Bei b Reste von Lebergewebe.

besteht das hypertrophische Stadium der Zirrhose. Die Leber ist groß, die einzelnen Lebergewebsinseln treten durch gelbe (Fett) bzw. gelbgrünliche (Ikterus) Farbe hervor (von κιῤῥός, gelb, leitet sich das Wort Zirrhose ab).

Allmählich aber geht immer mehr Lebergewebe zugrunde, und trotz aller Ersatzerscheinungen, die mit dem Ausfall nicht Schritt halten können, wird das Lebergewebe verringert. Das neugebildete Bindegewebe, welches meist sehr zahlreiche neugebildete elastische Fasern (Abb. 421) enthält, geht hochgradige Narbenschrumpfung ein. So bildet sich das atrophische Stadium dieser gewöhnlichen Leberzirrhose, der sog. **Laënnecschen** oder **atrophischen Zirrhose** aus. Die Leber ist bedeutend verkleinert, dies zeigt sich auch in der Abnahme des Gewichtes, ferner in der Zuschärfung der Ränder; der linke Lappen besonders ist oft so verkleinert, daß er nur noch wie ein kleines Anhängsel des rechten erscheint. Das noch erhaltene Lebergewebe hebt sich in Form unregelmäßiger gelber (gelbgrüner) Körner (Granula) von dem geschrumpften, etwas tiefer liegenden, grauen Bindegewebe ab. Es ist zur Granularatrophie (Abb. 419, 420) gekommen, die sich auch an der Oberfläche deutlich äußert. Die Konsistenz dagegen ist stark erhöht. Die Leber wird immer mehr in eine harte, beim Einschneiden knirschende Masse (Narbengewebe) verwandelt.

Seltener entsteht die atrophische Form von vornherein, indem der Schwund des Gewebes stärker ist als die Masse neugebildeten Gewebes.

Ist das neugebildete Bindegewebe sehr reichlich mit Blutpigment durchsetzt, so spricht man von Pigmentzirrhose. Dies ist besonders ausgesprochen, wenn Leberzirrhose, allgemeine Hämochromatose und Pankreasveränderung mit Diabetes zusammentreffen, bei dem sog. Bronzediabetes (s. den Allgemeinen Teil). Man hat geglaubt die Hämochromatose und damit verbundene Zirrhose als Kupfervergiftung auffassen zu können, doch trifft dies offenbar nicht zu. Es handelt sich um eine Störung des Eisenstoffwechsels mit stärkster Speicherung von Eisenfarbstoff. Der Kupfergehalt der Leber (Kupfer wird durch Leber und Darm ausgeschieden) ist überhaupt bei Leberzirrhosen erhöht.

Begleiterscheinungen der Leberzirrhose sind mehr oder weniger regelmäßig Gelbsucht, die offenbar verschiedenen Ursprungs ist (s. allgemeiner Teil), Milzschwellung und durch Stauung im Pfortadergebiet Aszites.

Die Stauung im Pfortadersystem ist die naturgemäße Folge der Vorgänge. Fallen doch mit dem Zugrundegehen der Läppchen zahlreiche Pfortaderäste aus; andere werden verengt; die ganze Kapillarausbreitung ist umgebaut. Die Stauung kann nur zum Teil durch Seitenastverbindungen — Bahnen der Speiseröhre, der Nierenkapsel, Venae spermaticae — ausgeglichen werden. Sie werden überfüllt gefunden, und auch die den Nabel umgebenden Venen fallen schon von außen durch Füllung und variköse Schlängelung als sog. „Caput Medusae" auf. Da aber die Verbindungen nicht ausreichen, das Pfortadergebiet zu entlasten, kommt es zu Stauungserscheinungen in den Organen der Bauchhöhle. So treten am Magen und Darm Stauungskatarrhe auf, ferner Aszites und Milzschwellung. Letztere ist aber nur zum Teil auf die Stauung im Pfortadersystem zu beziehen; zum Teil handelt es sich auch um primäre, der Bindegewebsvermehrung der Leber wohl gleichzusetzende bindegewebige Wucherung in der Milz.

Hie und da findet man auch Pfortadersklerose als Folge der Stauung, zum Teil aber offenbar auch unmittelbar auf die Grundschädlichkeit zu beziehen. An die Sklerose kann sich thrombotischer Verschluß der Pfortader anschließen.

Von dem bisher gezeichneten Werdegang und Bild der gewöhnlichen atrophischen oder Laënneschen Leberzirrhose weichen andere Formen chronischer Zirrhose dadurch ab, daß die Massenzunahme der Leber dauernd bestehen bleibt. Man spricht von **hypertrophischer** (oder **Hanotscher) Leberzirrhose.**

Es sind dies besonders die Fälle, in welchen von vornherein neben der interazinösen Bindegewebswucherung auch die intraazinöse das Bild beherrscht. Das Bindegewebe entwickelt sich zwischen die Leberzellreihen, drängt diese, sogar einzelne Leberzellen, auseinander. So nimmt Umfang und Gewicht (bis auf 2—4 Kilo) zu; die Leber ist mehr zäh als hart. Oft zeigt das vermehrte Bindegewebe (Gitterfasern) eher die Kennzeichen einer einfachen gleichmäßigen Hyperplasie als die einer starken Granulationswucherung. Die Oberfläche bleibt ziemlich glatt oder zeigt nach Atrophie des Bindegewebes meist nur flache Vorwölbungen, keine eigentliche Granularatrophie. Die Gelbsucht ist besonders hochgradig. Eine atrophische Leberzirrhose kann auch dadurch hypertrophische Form annehmen, daß die ausgleichend-hyperplastisch-regeneratorischen Leberzellwucherungen — meist in Gestalt großer Knoten (s. später) — ganz besonders stark hervortreten.

Eine Bindegewebsvermehrung kann sich als sog. **biliäre Zirrhose** auch an chronische Gallenstauung, besonders wenn Infektion durch die Gallenwege hinzukommt, anschließen.

Es kommt hier zu Nekrose der Leberzellen und Ersatz durch Bindegewebe unter chronisch-entzündlichen Erscheinungen. Dabei behält die Leber oft zum mindesten ihre Maße. Bei der biliären Zirrhose können Milzschwellung und Pfortaderstauung fehlen.

Überall, wo örtlich Lebergewebe zugrunde gegangen ist — geheilte kleine Gummata oder Tuberkel, abgestorbene Pentastomen u. dgl. —, können sich kleine, aus Bindegewebe und gewucherten Gallengängen bestehende Herde nach Art einer örtlichen Zirrhose bilden; kleine ähnliche Knötchen finden sich auf Grund angeborener Gewebsmißbildungen.

Kleine sog. Lymphome treten multipel bei Infektionskrankheiten — Typhus, Diphtherie usw. — auf. Sie entstehen aus gewucherten Endothelien (Kupfferschen Sternzellen).

Bei **Leukämie** finden sich neben den Veränderungen des Blutes der Gefäße diffuse Zelleinlagerungen oder öfter umschriebene, von dem periportalen Bindegewebe ausgehende und daher zunächst etwa dreieckig gestaltete Zellanhäufungen. Bei **Lymphogranulomatose** ist die Leber oft in Gestalt von Knoten oder der Pfortader bzw. den Gallengängen folgenden Streifen beteiligt.

Über die Veränderungen der Leber bei **Tuberkulose, Syphilis** (auch **angeborener),** sowie **Aktinomykose** vgl. im Allgemeinen Teil.

f) Verletzungen und Wundheilung.

Ausgedehnte Verletzungen der Leber endigen meist durch die mit ihnen verbundene Blutung tödlich. Über Infarkte s. oben. Da die Leber durch eine gewisse Brüchigkeit ihres Gewebes zu Zerreißungen geneigt ist, kommen ihre Risse verhältnismäßig leicht durch äußere Gewalteinwirkungen, auch ohne Verletzung der Bauchdecken, zustande, so auch als Ergebnis erschwerter künstlicher Geburt. Im Gefolge von Zerreißungen von Lebervenen kommt es bei Leberverletzungen gelegentlich zu Embolie von Leberzellen in andere Organe. Die Heilung von Leberwunden erfolgt durch Bildung bindegewebiger Narben unter Organisation etwa vorhandener Blutgerinnsel.

g) Hyperplastische Vorgänge; Geschwülste.

Hypertrophie der ganzen Leber ist selten. **Regenerativer Wiederersatz** von Lebergewebe findet in höchstem Grade statt.

Man kann bei Kaninchen bis zu $^3/_4$ der Leber entfernen, und das Lebergewebe wird durch regeneratorische bzw. vor allem ersetzend-hyperplastische Wucherungen der Leberzellen fast vollkommen wiederhergestellt.

Auch beim Menschen spielen solche Vorgänge ersetzender und ausgleichender Art nach vielen mit Gewebsverlust verknüpften Veränderungen eine große Rolle, so bei akuter gelber Leberatrophie, Zirrhose, aber auch bei Stauungen oder örtlicher Zerstörung durch Echinokokken, Gummata u. dgl. Wenn unscharf oder durch eine Kapsel begrenzte Knoten mit sehr großen Leberzellen, die nicht mehr in Balken angeordnet sind, sondern größere feste Zellmassen bilden oder drüsenschlauchartige Anordnung aufweisen, sich ausbilden, spricht man von **knotigen**

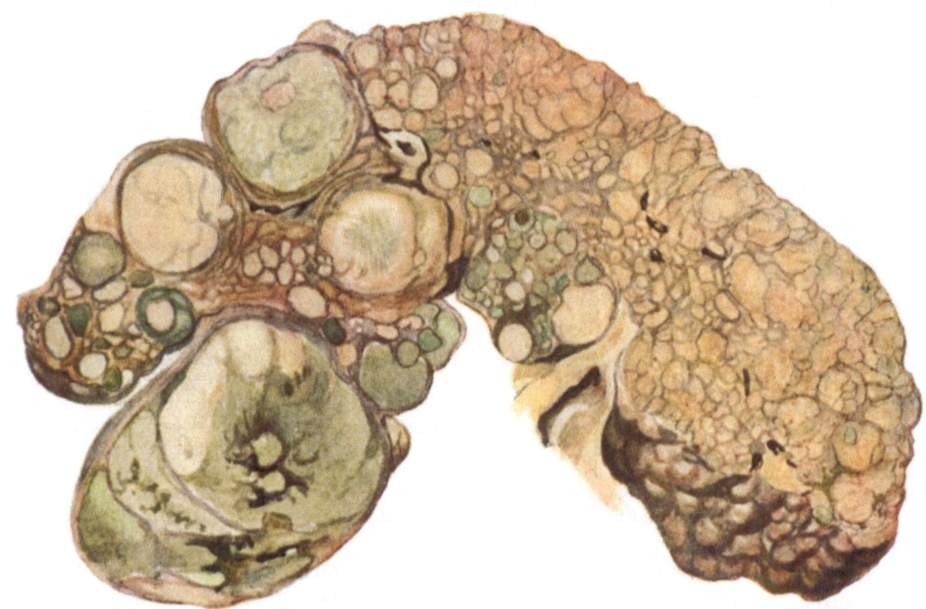

Abb. 424. Knotiger primärer Krebs einer zirrhotischen Leber.
(Nach Herxheimer, Handbuch Henke-Lubarsch, Bd. 5/1.)

Hyperplasien; wenn sie noch mehr vom gewöhnlichen Bau abweichen und selbständiger geschwulstartiger erscheinen, von **Adenomen;** doch lassen sich diese von den Hyperplasien nicht scharf abgrenzen.

Solche knotigen Hyperplasien und Adenome — von den Leberzellen oder Gallengangsepithelien ausgehend — finden sich als Ersatzwucherungen, meist in der Mehrzahl, besonders bei Zirrhosen oder Spätstadien der Leberatrophie; solitäre Adenome, auch von Leberzellen oder Gallengängen aus, sind in normalen Lebern zu finden, offenbar als angeborene Anomalie, zu den sog. Hämatomen gehörend.

Auch der seltene primäre **Leberkrebs** schließt sich zu allermeist an solche ersetzend hyperplastischen Vorgänge an und findet sich daher zu allermeist (80—90%) in Fällen von Leberzirrhose, seltener auch nach Stauungsatrophie oder im Anschluß an Echinokokken. Doch kommt es unter zahlreichen Zirrhosen nur in Einzelfällen zu primärem Leberkrebs.

Wir können zwei Formen, je nach dem Ursprung, unterscheiden. Häufiger ist der Leberzellenkrebs (Carcinoma hepatocellulare), welcher gerade zumeist aus knotigen Hyperplasien oder Adenomen bei Leberzirrhose hervorgeht und dementsprechend bei Männern häufiger als bei Frauen ist. Die zweite Form, der Gallengangskrebs (Carcinoma cholangiocellulare), geht von dem Epithel der kleinen Gallengänge (die von den großen Ausführungsgängen ausgehenden Geschwülste rechnen wir nicht zu den primären der Leber) aus und findet sich öfters bei biliärer Zirrhose u. dgl. Der Leberzellenkrebs besteht aus dickeren und unregelmäßigeren Zügen von Leberzellen, welche zumeist durch Auftreten von Lichtungen schlauchartige Bildungen darstellen, und ist dadurch gekennzeichnet, daß sich als Stroma — zunächst wenigstens — weniger Bindegewebe findet als zwischen den Krebszellen nach Art des Lebergewebes gelegene Kapillaren. Die Krebszellen sezernieren noch sehr häufig (selbst in Tochterknoten) Galle, und die genannten

Lichtungen sind mit gestauter Galle gefüllt. Der Gallengangskrebs ist zumeist ein ausgesprochener Zylinderzellenkrebs mit bindegewebigem Gerüst. Später können sich diese Unterschiede verwischen und in beiden Fällen ein mehr indifferenter Krebs entstehen. Der primäre Leberkrebs — beider Ursprungsarten — kann in Form eines oder mehrerer großer oder öfters in Gestalt zahlreicher kleinerer zerstreuter Knoten auftreten. Meist ist der rechte Lappen bevorzugt, doch kann auch die ganze — zirrhotische — Leber so gleichmäßig diffus von den Knoten eingenommen werden, daß für das bloße Auge das Bild einer hypertrophischen Leberzirrhose entsteht. Die zahlreichen Knoten sind als in der Leber selbst gelegene Tochterknoten des Primärkrebses der Leber zu deuten, denn schon sehr frühzeitig bricht er in die Lebergefäße, besonders Kapillaren und Venen, unter ihnen besonders auch die Äste der Pfortader, ein (oft findet sich ein großer Geschwulstthrombus auch im Hauptstamm der Pfortader, oder auch in der Vena hepatica, oder auch in der Vena cava inferior) und verbreitet sich in dem ganzen Pfortadersystem der Leber. Die Knoten sind dann zum großen Teil Durchschnitte solcher zusammenhängender Stränge oder aus embolischer Versprengung im Pfortadersystem entstanden. Sie entwickeln sich also in beiden Fällen zum großen Teil in den Venen und sind aus diesen ausspülbar. Aber auch entferntere Metastasen schließen sich, wenn auch nicht so häufig, an; sie sitzen besonders in der Lunge und Pleura, nicht selten auch im Knochensystem. Sehr häufig sind auf dem Lymphwege die benachbarten Lymphknoten ergriffen.

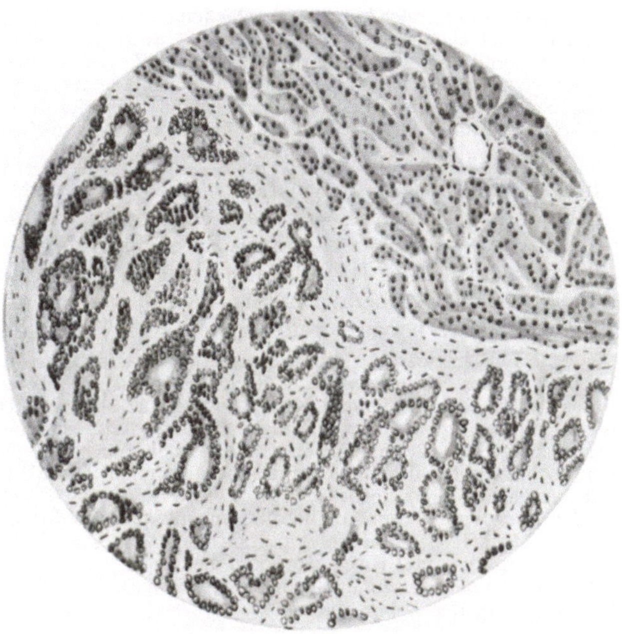

Auch von versprengten Nebennierenkeimen können — selten — Geschwülste der Leber ausgehen.

Sarkome sind primär in der Leber sehr selten.

Es gibt Spindelzellen, Rundzellen und gemischtzellige Sarkome, oft mit einigen Riesenzellen. Auch das Sarkom schließt sich öfters (wenn auch seltener als der Krebs) an Zirrhose an. Es findet sich öfters auch schon bei Kindern, wohl auf angeborener Grundlage. Karzinosarkome, Teratome sind äußerst selten, ebenso auch Mischgeschwülste, meist bei Kindern. Endotheliome — ebenfalls selten — gehen von Kapillaren aus, können ganz flächenhaft die Leber durchsetzen und Bildung von Blutzellen aufweisen. Sie sind auf angeborene besondere Beschaffenheit des Kapillarsystems zurückzuführen. Es können auch Tochterknoten auftreten, so daß es sich sicher um bösartige Geschwülste handelt. Äußerst selten sind hier auch Chorionepitheliome, darunter auch solche ohne auffindbaren Primärherd, aber wohl doch im Anschluß an weiter zurückliegende Schwangerschaft.

Unter den gutartigen Geschwülsten sind Fibrome äußerst selten. Um so häufiger aber sind — oft auch in der Mehrzahl — in allen Lebensaltern vorkommende Kavernome (kavernöse Angiome). Sie stellen sich als kleine, meist unter der Kapsel gelegene, blaurote Flecke dar; nur selten erreichen sie große Ausmaße und können dann auch klinische Bedeutung gewinnen. Die Zwischenwände zwischen den Bluträumen sind reich an elastischen Fasern; von den Endothelien aus kann auch hier Bildung von Blutzellen erfolgen. Später verdicken sich die Zwischenwände häufig, und auch die Bluträume können organisiert und durch Bindegewebe ersetzt werden. So entstehen feste, an Fibrome erinnernde Knötchen (deren Abstammung sich bei Färbung auf elastische Fasern noch ergibt).

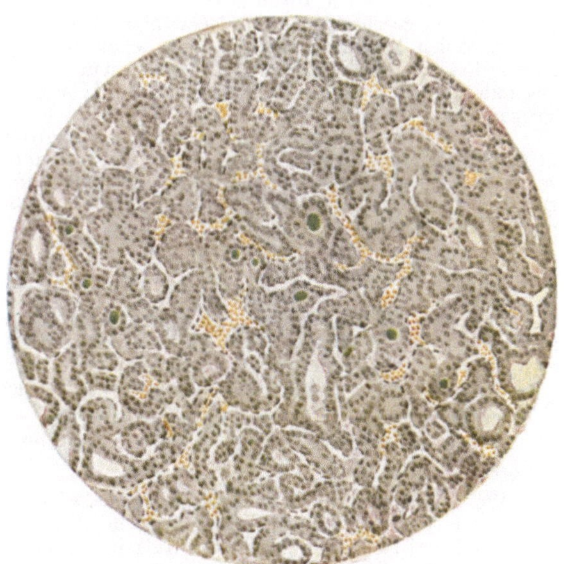

Abb. 425. Primärer Krebs der Leber, ausgehend von den Epithelien der kleinen Gallengänge (Carcinoma cholangocellulare). Rein adenokarzinomatöser Bau. Oben unverändertes Lebergewebe.

Abb. 426. Primäres Leberkarzinom.
(Aus Henke-Lubarsch, Handbuch V. Berlin: Julius Springer.)

Zu trennen von den Kavernomen sind öfters auch in der Mehrzahl anzutreffende einfache Erweiterungen, Angiektasien, die zum Teil auf Anlagefehler zurückzuführen sind. Hierher gehören auch mit Blutungen einhergehende Formen, wie sie zumeist bei Tuberkulösen vorkommen und wenig gut als Peliosis der Leber bezeichnet wurden.

Zysten der Leber können verschiedener Art sein. Eine oder mehrere große (uni- oder multilokuläre Zysten) werden meist als Kystadenome der Gallengänge gedeutet. Auch von abirrenden Gallengängen, besonders in der Gegend des Lig. suspensorium, können Zysten ausgehen. Sehr selten sind Übergänge von Kystadenomen zu Krebsen. Durchsetzung der ganzen Leber mit kleinen Zysten (sog. **Zystenleber**), von den kleinen Gallengängen ausgehend, findet sich mit derselben Veränderung der Niere (s. dort) zusammen auf Grund angeborener Entwicklungsstörung. Die Veränderung kann durch Vergrößerung der Leber zum Geburtshindernis werden.

Sekundäre — metastatische — Krebse sind überaus häufig. Es hängt dies mit der Anordnung der Kapillaren in der Leber und der hier stattfindenden Stromverlangsamung zusammen. Insbesondere finden sie sich nach Krebs aller Organe des Pfortaderwurzelgebietes, auf diesem Wege der Leber vermittelt, so nach Krebsen insbesondere des Magens, ferner des Darmes (Mastdarmes) der Bauchspeicheldrüse, der Nebennieren usw. Des weiteren geht sekundärer Leberkrebs überaus häufig in unmittelbarem Übergang aus solchem der Gallenblase und der Gallenwege (selten des Magens) hervor.

Die Lebermetastasen durchsetzen oft in riesiger Zahl und ungeheurer Ausdehnung das ganze Organ, öfters bei sehr kleiner Erstgeschwulst, z. B. des Magens. Die Mitte der Knoten wird oft nekrotisch, sinkt — besonders unter der Kapsel — ein und bildet so eine nabelartige Delle. Am Rande der Knoten sind die Leberzellen oft zu dünnen, geschichteten Zellagen abgeplattet. In anderen Fällen durchsetzt der Krebs, in den zwischen den Leberzellen gelegenen Kapillaren wuchernd, diffus die Leber. Als Vermittler der Erstgeschwulst und der Tochterknoten der Leber findet man oft einen Geschwulstthrombus in einem größeren Pfortaderast. Auch auf dem Wege der Leberarterie können Geschwulstkeime — welche aus irgendeinem Gebiet des großen Kreislaufes stammen und die Lungenkapillaren durcheilt haben — in die Leber gelangen und hier Tochtergeschwülste setzen. Von Leberknoten aus kann es nach Einbruch in eine Lebervene zu weiterer Metastasierung in die Lunge usw. kommen.

Auch von anderen Geschwülsten, Sarkomen usw. aus kommen, wenn auch weit seltener als bei Krebsen, Metastasen in der Leber zustande.

h) Parasiten.

Über den wichtigsten, den **Echinococcus** (unilocularis oder multilocularis) vgl. im Allgemeinen Teil. Folgezustände in der Leber sind Druckatrophie, durch Druck auf die Gallengänge Gelbsucht, zuweilen Durchbruch in Gallengänge, auch Bauchhöhle, Vena cava inferior (mit Embolie der Lungenarterie) u. dgl. Durch Infektion von Gallengängen oder vom Blute her können Echinokokken auch vereitern. Abgestorbene Blasen bilden derbe, geschrumpfte, bindegewebige Massen mit eingedicktem käseähnlichen Einschluß.

Zuweilen kommen ferner in der Leber vor: Cysticercus cellulosae, Distomum hepaticum und lanceolatum (Gallenblase), Pentastomum denticulatum, Ascaris lumbricoides (vom Darm eingewandert), Coccidien (bei Kaninchen weit häufiger als beim Menschen), Amöben (Leberabszesse in den Tropen).

Bei Schistomum haematobium, Mansoni und japonicum (vgl. im Allgemeinen Teil), kommen in der Leber Verfettungen, Veränderungen in und um die Pfortaderäste, auch Infiltrate mit Fremdkörperriesenzellen um die Eier und vor allem bei Darm-Schistomiasis unter dem Einfluß chemisch-giftiger Stoffe Leberzirrhosen mit sich an die Pfortaderäste anschließenden Bindegewebsstreifen und Kapselverdickungen und mit gleichzeitigen Milzschwellungen zustande (Askanazy).

i) Gallenblase und große Gallengänge.

Die Gallenblase stellt einen Behälter (Reservoir) für die Galle dar, ihre Aufsaugarbeit dickt aber auch die Lebergalle stark ein, und da sie stofflich ungleich erfolgt, verändert sie sie mengenmäßig. Die Gallengänge für Abflußbahnen, doch mischt sich auch das Sekret hier vorhandener Drüsen der Galle bei.

Selten ist Aplasie der Gallenblase. Aus dem Ductus choledochus entstehende Zysten sind wohl Folge einer Entwicklungsstörung.

Die **Gallensteine** sind schon im allgemeinen Teil besprochen. Jedoch muß hier von ihren örtlichen Folgen die Rede sein.

Wo der Stein der Schleimhaut der Gallenblase aufliegt, kommt es häufig zu Drucknekrose. Entzündung und Narbenbildung kann sich anschließen, wodurch der Stein fest umwachsen wird. Die Gallenblase kann stark schrumpfen, auch sich Kalk in die Wandung ablagern, ihre Höhlung kann zum Teil verschlossen werden. Durch Steine können divertikelartige Ausbuchtungen entstehen oder solche vorher bestehen, in denen sich die Gallensteine erst bilden. Unter dem Einfluß aus dem Darm stammender Bakterien, besonders Bacterium coli, sowie von Kokken, schließen sich an Gallensteine häufig in Gallenblase wie Gallenwegen katarrhalische Entzündungen, **Cholezystiden**, an, soweit solche nicht überhaupt Ursache der Gallensteinbildung sind (vgl. im Allg. Teil). Es besteht oft starkes Ödem und Durchsetzung der Wand mit fibrinösem Exsudat. Die entzündlichen Zellansammlungen — meist erst mehr Leukozyten, dann Lymphozyten und Plasmazellen — beginnen mit Vorliebe in der Tiefe der Luschkaschen Gänge, Epitheleinsenkungen in die Muskelschicht, die meist in Beziehungen zu Gefäßdurchtritten stehen.

Diese Epitheleinsenkungen werden bei der Druckerhöhung im Innern der Gallenblase bis jenseits der Muskularis vorgetrieben, sie wuchern bei der Entzündung auch, es bilden sich auch zahlreiche Drüsen, welche viel Schleim bilden, auch sich zu Zysten erweitern können. Alles dies findet sich vor allem in Spätstadien, wenn die akut-entzündlichen Vorgänge abgelaufen sind, derbes Bindegewebe die zum Teil atrophisch gewordene Schleimhaut ebenso wie tiefere Wandschichten durchsetzt, während andererseits auch die Schleimhaut und die Muskularis stellenweise Hypertrophie aufweisen. Durch Beteiligung der Serosa an der Entzündung können bindegewebige Verwachsungen entstehen. In anderen Fällen kann die Entzündung unter dem Einfluß der Erreger eine eiterige — Cholecystitis phlegmonosa — oder eine pseudomembranös-diphtherische bzw. nekrotische sein. Solche Formen können zu Durchbrüchen in zuvor mit der Gallenblase verwachsene Organe, Duodenum, Querkolon, seltener Magen, Ileum u. dgl. führen, so daß Gallenblasenfisteln entstehen. Sehr selten bildet sich eine solche nach Verwachsung der Gallenblase mit der vorderen Bauchwand nach außen. Findet ein Durchbruch ohne daß sich Verwachsungen ausgebildet hatten in die freie Bauchhöhle statt, so ist tödliche Bauchfellentzündung die Folge.

Durch die Durchbruchsstelle können Steine die Gallenblase verlassen; so können sie in den Darm gelangen und, wenn sie sehr groß sind, hier Verschluß bewirken. Sehr häufig gelangen Gallensteine in die größeren Gallenwege; ganz kleine gehen so in den Darm ab; größere bleiben auf diesem Wege stecken. Dann spielen sich an den Gallengängen im Anschluß an die Steine dieselben Veränderungen wie an der Gallenblase ab: Drucknekrose, Entzündungen (Cholangitis), darunter auch eiterig-diphtherische Vorgänge, unter Umständen Bildung umschriebener Abszeßhöhlen, solche von größerer Ausdehnung wenn auch die Umgebung des Gallenganges mit ergriffen und eingeschmolzen wird. Öfters entstehen in dieser Weise multiple Leberabszesse (s. o.), während gleichzeitig der Hohlraum der Gallenwege bis in ihre feinsten Äste mit eiteriger Masse erfüllt ist. Auch von dem Ductus choledochus aus können dann Durchbrüche in andere Organe bzw. in die Bauchhöhle zustande kommen. Der Stein kann auf diese Weise unmittelbar ins Duodenum in der Nähe der Papille durchbrechen, nachdem er im Ductus choledochus, weil er durch ihn seiner Größe wegen nicht hindurchgehen konnte, fest eingekeilt gewesen.

Verlegt ein Gallenstein den Ductus choledochus oder den Ductus hepaticus, so kommt durch Behinderung des Gallenabflusses aus der Leber Gelbsucht zustande. Bei dauernder Gallenstauung kommt es vielfach zur Erweiterung der gesamten hinter der Verschlußstelle gelegenen Abschnitte der Gallenwege und Füllung dieser mit gestauter Galle, manchmal auch zu zystischer Erweiterung eines Ganges. Selbst die feinsten Gallengänge sowie die Gallenkapillaren findet man oft varikös erweitert, auch in den Leberzellen die Galle gestaut; vielfach kommt es in solchen Zuständen zu Cholangitis mit erheblicher Verdickung der Wände der Gallengänge, zu Bindegewebswucherung in ihrer Umgebung (Pericholangitis fibrosa), manchmal auch zu einer ausgebildeten biliären Leberzirrhose (s. o.), besonders wenn unter dem Einfluß der Gallenstauung im Lebergewebe hie und da multiple herdförmige Nekrosen entstanden waren, die dann durch Narbengewebe heilen. Das Lebergewebe nimmt infolge der Gallenstauung besonders in der Mitte der Läppchen eine gelbgrüne, ikterische Färbung an.

An die durch Gallensteine verursachten nekrotischen, narbigen, entzündlichen Vorgänge in Gallenblase und Gallengängen können sich Krebse anschließen (s. auch u.).

Die Steine, vor allem Cholesterinsteine, brauchen an sich keine klinischen Merkmale darzubieten. Sehr oft finden sich besonders bei älteren Frauen Gallenblasen mit massenhaften Steinen, ohne daß je Anzeichen im Leben bestanden hatten. Andererseits führen beim Gallensteinleiden sich an die Steine anschließende Entzündungen, besonders auch an der Serosa, oft zu starken Schmerzen, und Einklemmungen der Steine in den Hals der Gallenblase oder den Ductus cysticus lösen oft krampfartige Schmerzen — Gallensteinkoliken — aus.

Es gibt aber auch Fälle, welche mit ähnlichen Erscheinungen verlaufen, ohne daß Gallensteine beständen; man kann von Pseudocholelithiasis sprechen. Hier scheint es sich um häufigere an sich geringfügige Anomalien des Gallenblasenhalses und Ductus cysticus zu handeln, welche zu chronischer Gallenstauung und dann bei kleinen Anlässen zur akuten Verschlimmerung mit kolikartigem Anfall führen; Verwachsungen mögen mitwirken. Doch scheinen dabei auch sehr verwickelte nervös-muskuläre Beziehungen in Betracht zu kommen, welche vor allem den Oddischen Schließmuskel an der Papille und seine Beziehungen zur Gallenblasenmuskulatur und zu einer Muskulatur am Übergang des Gallenblasenhalses zum Ductus cysticus (sog. Lutkensscher Muskel) betreffen, so daß hier ein sehr schwer zu gliedernder Regulationsmechanismus vorliegt, der Störungen unterworfen sein kann; so faßt Westphal besondere Reizbarkeit dieses Nervenmuskelmechanismus oder dessen Schwäche u. dgl. als dyskinetische Faktoren zusammen. In anderen Fällen scheinen Infektionen, die sich vor allem in den Gallengängen der Leber abspielen — also infektiöse Cholangitiden — krampfartige Schmerzanfälle herbeizuführen.

Meist, wie geschildert, im Anschluß an Gallensteine, aber auch ohne solche, treten in den Gallenwegen entzündliche Vorgänge — **Cholezystitis** und **Cholangitis** — verschiedener, katarrhalischer, diphtherischer oder eiteriger Art auf, und zwar ist auch in diesen Fällen die Quelle der Infektion vielfach im Darm zu suchen, von dem aus Bakterien, namentlich das hier so wichtige Bacterium coli, in den Ductus choledochus übertreten.

Auch tierische Parasiten, besonders Spulwürmer, können vom Darm her in die Gallenwege einwandern und hier in ähnlicher Weise mechanisch reizen und Entzündungsvorgänge hervorrufen wie die Gallensteine.

An Cholangitiden können sich Pericholangitiden anschließen; bei eiteriger können auch Abszesse in der Umgebung entstehen. Von dem **Empyem** der Gallenblase war schon bei Schilderung der Steine die Rede.

Eine katarrhalische Entzündung im untersten Teil des Ductus choledochus ist in der Regel Folge eines Gastroduodenalkatarrhs, der vom Darm her auf den Gang übergreift.

Von anderen Darmerkrankungen, an welche sich entzündliche Vorgänge in den Gallenwegen anschließen können, ist besonders der Typhus abdominalis zu erwähnen; in seinem Verlauf finden sich nicht selten Typhusbazillen in der Gallenblase, wo sie eine starke, sogar eiterige Cholezystitis, später auch Steinbildung hervorrufen können; denn sie bleiben hier oft sehr lange latent liegen (s. unter Typhus).

Auch auf dem Blutwege können Entzündungserreger in die Gallenblase und Gallenwege gelangen; hierauf sind größtenteils ihre Entzündungen zurückzuführen, die sich im Verlauf anderer allgemeiner Infektionskrankheiten einstellen.

Im Verlaufe chronisch-infektiöser Vorgänge kann sich so auch eine schleichende Entzündung der Gallenwege ausbilden — Cholangitis lenta (Umber). Der Streptococcus viridans (s. unter Endocarditis lenta) ist in einem Teil der Fälle anzuschuldigen, doch scheint die Entstehungsursache nicht einheitlich zu sein.

Narbiger Verschluß der großen Gallengänge, Druck oder Durchwachsung durch Geschwulstmassen, Druck durch Echinokokken oder geschwollene (gegebenenfalls auch metastatisch-krebsige) Lymphknoten besonders am Ductus choledochus, in seltenen Fällen auch Verlegung der Gallengänge durch vom Darm her eingewanderte Spulwürmer, oder auch, ebenfalls selten, angeborene Unwegsamkeit der Gallenwege führen Stauungsgelbsucht herbei. In allen diesen Fällen sind die Veränderungen ähnliche wie nach Verschluß der Gänge durch Gallensteine.

Ödem der Gallenblasenwand tritt als Teilerscheinung allgemeiner Stauung oder als entzündliches Ödem auf und führt zu starker Schwellung und Verdickung namentlich der Schleimhaut und Submukosa.

In bei Gallensteinen mit anschließender Entzündung in die Tiefe bis zur Serosa (die auch durchbrochen werden kann) vorgetriebenen erweiterten Luschkaschen Gängen — vgl. oben — können sich kleine eingedickte Gallenmassen ablagern, und aus ihnen Cholesterinester und Cholesterinkristalle von Zellen der Umgebung gespeichert werden; größere Haufen solcher können schon für das bloße Auge als gelbe Pseudoxanthome in die Erscheinung treten. Solche Herde sind überhaupt bei Cholezystitiden nicht selten.

Von Geschwülsten ist bei weitem am häufigsten und wichtigsten der Krebs, dessen Entstehung wenigstens mittelbar häufig mit Gallensteinen zusammenzuhängen scheint und zu den bei chronischen Veränderungen häufigen drüsenartigen, in die Tiefe reichenden Epithelwucherungen (s. o.) in Beziehung stehen dürfte; in etwa 90% der Fälle finden sich gleichzeitig Steine, die meist als primär anzusehen sind.

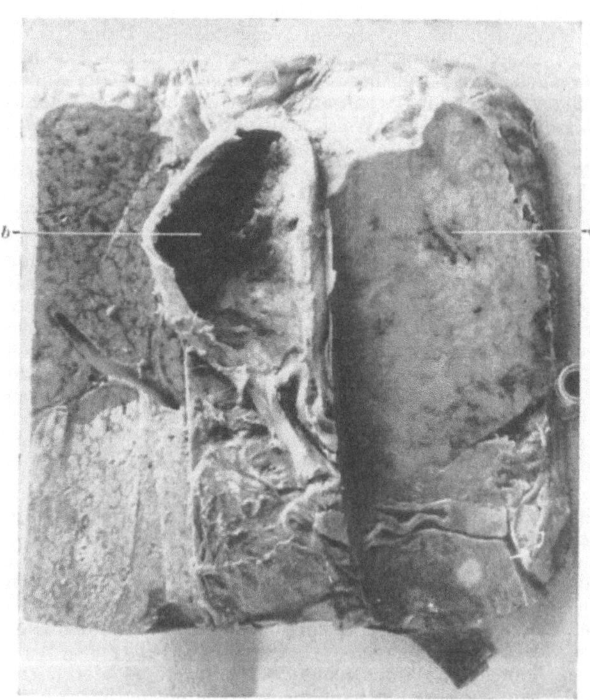

Abb. 427. Krebs der Gallenblase (b).
Großer sekundärer Krebsknoten in der Leber (a).

Der Gallenblasenkrebs ist ein Zylinderzellenkrebs (zumeist), oder Skirrhus, oder Gallertkrebs, in nicht ganz seltenen Fällen auch ein Kankroid (zuweilen gemischt mit Zylinderzellenkrebs — Adenokankroid). Die letztgenannten Krebsformen gehen vielleicht von „Basalzellen" aus. Die Geschwülste zeigen eine knotige Form und können, wenn am Halse der Gallenblase gelegen, zu Hydrops derselben führen, oder die ganze Wand der Gallenblase wird vom Krebs eingenommen. Die Krebse greifen gerne auf die Leber über, durch unmittelbares Wachstum oder nach Einbruch in große Pfortaderäste. Auch können sie auf Darm, Magen, Ductus choledochus übergreifen, Verschluß oder Thrombose der Vena cava inferior bewirken.

Auch von den großen Gallengängen, dem Ductus choledochus, besonders an der Papille und an der Vereinigung mit dem Ductus cysticus, dem Ductus hepaticus, dem Ductus cysticus (sowie den innerhalb der Leber gelegenen Gallengängen (s. o.) können Krebse ausgehen, auch hier meist Zylinderzellkrebse. Hauptsächliche Folgen sind Verschluß der Gänge, unter Umständen mit Gelbsucht u. dgl.

Sehr selten sind in der Gallenblase Fibrome (papilläre Fibroepitheliome), Myxome, Lipome, Mischgeschwülste, Sarkome. Öfters finden sich Adenome und Adenomyome, die aber wohl meist keine eigentlichen Geschwülste sondern atypische Epithelwucherungen bei Entzündungen (s. o.) darstellen.

B. Bauchspeicheldrüse.

Die einzelnen, schon dem bloßen Auge sichtbaren, Drüsenläppchen bestehen aus dem sezernierenden Epithel, welches etwa polyedrische Form hat und durch die dem Sekret entsprechenden Zymogenkörnchen gekennzeichnet ist, daher auch bei gewöhnlichen Färbungen dunkel erscheint. Die Läppchen sind durch bindegewebige Scheidewände, in welchen auch Fettgewebe liegt, geschieden; die einzelnen Epithelhaufen werden von Gitterfasern umsponnen. Die Ausführungsgänge haben Zylinderepithel. Eingestreut in das Gewebe sind in wechselnder Zahl — im Schwanz durchschnittlich doppelt so zahlreich als im Kopf — die Langerhansschen Zellinseln. Sie bestehen aus Epithel, welches infolge des Mangels an Zymogenkörnchen heller als das sonstige (zymogene) Pankreasparenchym erscheint; die Zellinseln haben auch keinen Anschluß an die Ausführungsgänge. Beides weist darauf hin, daß sie an der Sekretion der Bauchspeicheldrüse im gewöhnlichen Sinne keinen Anteil haben. Dagegen sind sie sehr reich an Kapillaren, hierin auch anatomisch den Drüsen mit innerer Sekretion gleichend. Nimmt man als Durchschnittsgewicht des Pankreas 80 g an, so kann man die Gesamtinselmasse auf 2,4 g schätzen (Heiberg). Den Langerhansschen Zellinseln entsprechen offenbar auch in der Mitte der Drüsenläppchen am Übergang zu den kleinsten Ausführungsgängen gelegene helle Zellen, die sog. zentroazinären Zellen.

Entwicklungsgeschichtlich stehen die Zellinselepithelien dem sonstigen Pankreasepithel sehr nahe. Im einzelnen ist noch umstritten, ob sie eine gemeinsame Abstammung von den zuerst erscheinenden Gängen haben, oder ob aus diesen zunächst Pankreasepithelien entstehen, die sich stellenweise in die Inseln umwandeln, oder ob umgekehrt aus den Gangepithelien zuerst Zellinselzellen entstehen, die sich zumeist in das zymogene Epithel umwandeln, während nur die zentroazinären Zellen und die Zellinseln als solche erhalten bleiben. Wahrscheinlich besteht — in dieser oder jener Richtung — ein unmittelbarer Entstehungszusammenhang zwischen Pankreasparenchym und Zellinseln. Unter krankhaften Bedingungen ist im späteren Leben ein Übergehen der einen Zellart in die andere, besonders der zymogenen Epithelien in Inselepithelien, wahrscheinlich auch noch möglich, und dies um so eher, als eine allseits geschlossene Kapsel die Zellinseln nicht abgrenzt.

Funktionell aber haben die Zellinseln offenbar eine besondere Bedeutung, indem ihnen die der Bauchspeicheldrüse neben ihrer äußeren Sekretion zukommende wichtige innere Sekretion obliegt, d. h. die Lieferung eines Hormons — des danach genannten Insulins —, welches den Kohlenhydratstoffwechsel der Leber beherrscht (in hemmendem Sinne, während Nervenreizung auf dem Wege über die Nebenniere umgekehrt einwirkt).

Unter den **Mißbildungen** ist der Befund von Nebenbauchspeicheldrüsen am Magen, Duodenum usw. am häufigsten und schon besprochen.

Eine Selbstverdauung von Teilen der Bauchspeicheldrüse, ähnlich der des Magens, ist eine häufige Erscheinung nach dem Tode, selten im Leben — agonal —, meist bei Gefäßveränderungen, entstanden.

Atrophie ist Teilerscheinung allgemeiner Atrophie bei zehrenden Erkrankungen, oder eine selbständige Erkrankung, verbunden mit Diabetes (s. u.). Die Folge kann eine Wucherung von Bindegewebe oder von Fettgewebe sein. Letztere, Lipomatose genannt, kommt auch als Teilerscheinung allgemeiner Adipositas vor.

Trübe Schwellung, Verfettung, Amyloiddegeneration spielen keine besondere Rolle; zu beachten ist, daß die Pankreasepithelien schon normal zahlreiche Fetttröpfchen enthalten und noch mehr und regelmäßiger angeordnete die Epithelien der Zellinseln.

Der Bauchspeicheldrüse eigentümlich ist die sog. **Fettgewebsnekrose** (nicht „Fettnekrose"), auch **Balsersche Krankheit** genannt. Hier treten in der Drüse gelbe opake Nekroseherde (kleine punktförmige finden sich bei Leichenöffnungen häufiger) von gelbweißer bis grauer Farbe auf, welche vielfach untereinander zusammenfließen und in den schwersten Fällen ausgedehnte Gebiete der Drüse oder sogar das ganze Organ einnehmen können. Es handelt sich um ein Absterben des Fettgewebes zwischen den Läppchen, wobei auch die eingeschlossenen Drüsenläppchen von der Nekrose betroffen werden. Mikroskopisch zeigen sich die abgestorbenen Teile kernlos; in ihnen finden sich noch erhaltene und zerfallene Fettzellen, vielfach auch Fettkristalle und schollige oder klumpige Körper, welche aus fettsaurem Kalk bestehen. In die Herde hinein finden vielfach Blutungen statt, die sehr bedeutend und selbst tödlich werden können, am Rand treten auch entzündliche Veränderungen auf, die sich insbesondere in Durchsetzung mit Rundzellen äußern und schließlich zur Abgrenzung der abgestorbenen Teile führen können. Man findet dann die letzteren, gegebenenfalls die ganze Bauchspeicheldrüse, in einer mit breiigen, trüben, blassen oder bräunlichen Massen gefüllten Höhle schwimmend, die meist durch bindegewebige Wucherung von der Umgebung abgekapselt wird. Manchmal schließt sich an die Nekrose ein Durchbruch der Höhle in die Bauchhöhle (oder das Duodenum) an. Ferner kommt, jedenfalls durch Infektion vom Darm her, eine Vereiterung oder Verjauchung der abgestorbenen Teile vor. Neben den in der Bauchspeicheldrüse gelegenen Herden von Fettgewebsnekrose finden sich solche bei höheren Graden der Erkrankung auch im Netz, im subperitonealen Fettgewebe oder im Fettgewebe des Mesenteriums sowie an noch weiter entfernten Orten, z. B. sogar im Unterhautfettgewebe; die Herde können sehr ausgedehnt sein. Derartige Fälle enden wohl stets tödlich.

Das die ganzen Vorgänge Einleitende ist eine Zerstörung von Pankreasgewebe. Diese scheint aus den verschiedensten Ursachen zustande kommen zu können; hierher gehören Verletzungen (Zerreißungen), Kreislaufstörungen (Atherosklerose, Thrombosierung der Pankreasvenen), unter denen auf dem Wege der Sympathikusreizung vermittelte Gefäßspasmen, die zu Stase führen, eine besondere Rolle zu spielen scheinen, Entzündungen (hämorrhagische) und vor allem Infektionen der Gänge vom Darm her sowie Verschluß des Ausführungsganges durch Druck von seiten von Gallensteinen und besonders auch Eindringen von Galle in den Pankreasgang. Disponierend scheinen dabei Trunksucht und vor allem hochgradige allgemeine Fettsucht zu sein. Durch die Veränderungen in der Bauchspeicheldrüse kommt es zu ihrer Selbstverdauung. Die Pankreasnekrose kann schnell zum Tode führen bevor es noch zu Fettgewebsnekrosen kommt. In der Regel treten letztere auf und sie sind darauf zurückzuführen, daß bei der Zerstörung des Pankreasgewebes Pankreassaft frei wird und dessen Fermente, besonders das Steapsin, die Nekrose des Fettgewebes bewirken. Die Fermente sind aber in der Drüse in inaktivem Zustande vorhanden (greifen ja daher diese auch nicht an) und müssen erst aktiviert werden. Dies geschieht durch die Enterokinase, die physiologisch im Darm wie in der Galle (und im Blute) vorhanden ist. Damit mag es zusammenhängen, daß die Fettgewebsnekrose meist auf der Höhe der Verdauung eintritt. Wodurch und wie es zu der Aktivierung kommt, ist noch nicht ganz klar. v. Linhardt nimmt an, daß öfters infolge von Störungen des vegetativen Nervensystems (Sympathikusreize überwiegen) und so bedingten Ausbleibens des Verschlusses des Schließungsmuskels an der Papilla Vateri Duodenalsaft in die Gänge des Pankreas eindringen und das Pankreassekret aktivieren kann. Kestner scheint im Tierversuch erwiesen zu haben, daß, wenn Galle mit dem Pankreassaft zusammenkommt und zusammen einwirkt, die Fermente aktiviert werden, so daß Fettgewebsnekrosen entstehen (das Duodenum, wo dies Zusammentreffen ja physiologisch stets statthat, ist gegen das aktivierte Steapsin gefeit, da das Dünndarmepithel für alle Kolloide undurchlässig ist). In jedem Fall ist die Wirkung der aktivierten Fermente die, daß das Steapsin

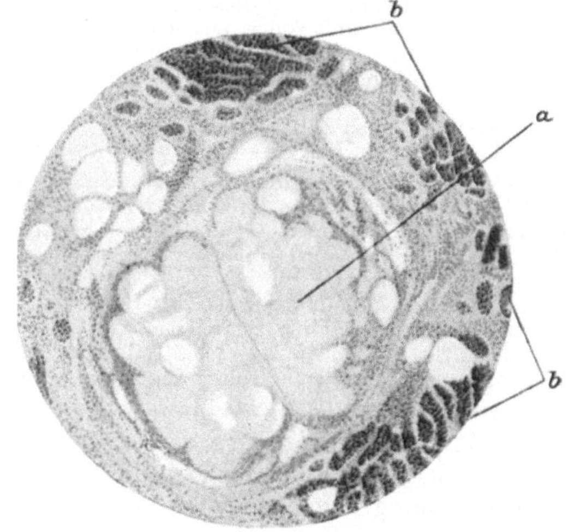

<table>
<tr><td>Abb. 428. Fettgewebsnekrosen in der Bauchspeicheldrüse.
Die nekrotischen Gebiete sind grün gefärbt (Bendasche Färbung).</td><td>Abb. 429. Fettgewebsnekrose der Bauchspeicheldrüse.
In der Mitte (bei a) nekrotisches Fettgewebe, umgeben von infiltriertem Bindegewebe mit Pankreasdrüsengewebe (b).</td></tr>
</table>

das Fett des Fettgewebes in Glyzerin und Fettsäure spaltet und letztere sich mit Kalk zu fettsaurem Kalk verbindet, so daß auf diese Weise jene Herde entstehen.

▸ Die Fettgewebsnekrose verläuft klinisch öfters unter dem Bilde des Darmverschlusses, des Ileus, wohl auf Grund von Veränderungen am Plexus coeliacus. Der zumeist bald erfolgende Tod ist als Autointoxikation, vielleicht als Folge derselben Ursachen, die auch die örtlichen Herde veranlassen, anzusprechen. Auch können sich septische und zu Körperverfall führende Zustände anschließen, wenn der Tod nicht früher erfolgt.

Von **Kreislaufstörungen** sind Stauung und Blutungen zu nennen. Letztere kommen bei Atherosklerose, Aneurysmen, Entzündungen usw. vor; zuweilen aber auch als sog. **Pankreasapoplexie** aus unbekannter Ursache, wobei trotz nicht allzu starker Blutung plötzlicher Tod, wohl infolge sog. Bauchshockes auf Grund einer Schädigung des Plexus coeliacus bzw. Ganglion semilunare, eintreten kann.

Eisenhaltiges Pigment findet sich häufig bei Föten, Neugeborenen und Säuglingen (besonders bei Infektionen und Verdauungsstörungen) in den Zellen des Zwischenbindegewebes oder in Retikulumzellen, wohl als Farbstoffspeicherung nach interavaskulärem Zugrundegehen von roten Blutkörperchen, seltener bei Erwachsenen in den genannten Zellarten oder in anderen Fällen in den Epithelien des Parenchyms oder der Zellinseln, besonders im Gefolge von Anämie, endlich auch in Entzündungsherden (nach Lubarsch).

Unter den akuten **Entzündungen** spielt die hämorrhagische wegen ihrer Beziehungen zur Fettgewebsnekrose eine Rolle. Bei Sublimatvergiftung kommt mit der Ausscheidung des Giftes zusammenhängende Pankreatitis vor. Eiterige Entzündung kommt besonders von der Umgebung her (so auch von den Gallenwegen und vor allem von peptischen Magengeschwüren her fortgeleitet) oder metastatisch, oder im Anschluß an Fettgewebsnekrose zustande. Chronische produktive Pankreatitis entspricht der Entzündung anderer drüsiger Organe und führt durch Bindegewebswucherung neben Atrophie der drüsigen Teile zu Verhärtung und Verkleinerung des Organs. Sie findet sich oft zusammen mit Leberzirrhose, wohl auf dieselben Ursachen (s. dort) zu beziehen. Im übrigen kommt Pankreatitis auch bei manchen Formen von hämolytischer Anämie vor; aber die Pankreasveränderung ist wohl sekundär. Die chronische Pankreatitis ist wichtig als Grundlage von Diabetes.

Von dem Zusammenhang des **Diabetes** mit Veränderungen der Bauchspeicheldrüse — **Atrophie, Sklerose, Zirrhose** — **in Abhängigkeit von den dabei hochgradig veränderten Langerhansschen Zellinseln** war schon im letzten Abschnitt des allgemeinen Teils ausführlich die Rede.

Auch über den Bronzediabetes s. im allgemeinen Teil.

Von Geschwülsten des Pankreas ist nur der **Krebs** von Wichtigkeit.

In der Regel geht er vom Kopfteil des Organs, vielleicht zuweilen im Anschluß an chronische Entzündungen, aus. Es handelt sich zum Teil um indifferente Krebse (zuweilen auch szirrhöse Formen), doch kommen besonders auch echte Adenokarzinome vor, die wohl von den kleinen Gängen abzuleiten sind. Von den sich anschließenden Folgezuständen sind — außer Entzündungen und besonders Atrophie und Bindegewebsverhärtung der Bauchspeicheldrüse selbst infolge von Verschluß des Ausführungsganges durch den Krebs des Kopfes — besonders Druck auf den Ductus choledochus mit folgender Gelbsucht, Druck auf das Duodenum mit Erweiterung und Katarrh des Magens, Druck auf die Pfortader oder Durchwachsung derselben mit sekundärer Pfortaderstauung zu nennen. Die weitere Ausbreitung des Krebses erfolgt durch unmittelbares Übergreifen auf die Nachbarschaft und durch Knotenbildung (besonders in der Leber). Ganz vereinzelt sind von den Zellinseln ausgehende Krebse (mit Hormonüberbildung) beschrieben.

Sekundäre Krebse des Pankreas entstehen meist durch Einwuchern von benachbarten Organen aus.

Auch Adenome der Bauchspeicheldrüse (s. auch oben) oder Nebenbauchspeicheldrüsen kommen — selten — vor, zum Teil mit kleinen Zysten; sie können in Krebse übergehen. Ferner kommen Fibroadenome vor. Von den von den Zellinseln ausgehenden Adenomen war schon bei Besprechung des Diabetes im Allgemeinen Teil die Rede.

Erweiterungen des Ductus Wirsungianus kommen durch Sekretstauung infolge von Steinen, Entzündungen oder Druck von außen durch Geschwülste (Krebse des Kopfes der Bauchspeicheldrüse), Verwachsungen, Gallensteine oder dergleichen zustande. Es kann mehr gleichmäßige Erweiterung des Ganges eintreten, oder es bilden sich **Zysten**. Doch scheint bei letzteren eine Epithelwucherung der kleinen Ausführungsgänge im Anschluß an Pankreasatrophie oder Entzündungen mit grundlegend (Wegelin). Eine eigentümliche Erweiterung des Hauptganges, bei der infolge der Querleisten rosenkranzartig aneinander gereihte kleine Zysten in die Erscheinung treten, wird **Ranula pancreatica** genannt, die Bildung zahlreicher kleiner Zysten von kleinen Ausführungsgängen aus wird als **Acne pancratica** bezeichnet. Es gibt auch angeboren zahlreiche Zysten der Bauchspeicheldrüse — **Zystenpankreas** — neben Zystennieren als Entwicklungsstörung. Wieder andere Zysten gehören als **Kystadenome** zu den echten Geschwülsten. Es gibt groß- und kleinzystische Formen, solche mit zylindrischem Epithel und schleimigem Inhalt, wohl von den Schleimdrüsen des Ductus pancreaticus abzuleiten — und meist den großzystischen Formen entsprechend —, und solche mit kubischem Epithel und serösem Inhalt, von den Schaltstücken abzuleiten und meist den kleinzystischen Formen entsprechend. Auch kommen papilläre Bildungen vor, und wenn diese sehr stark sind, kann man von **Kystadenoma papilliferum** sprechen. Endlich sind die Pseudozysten zu nennen, die oft mit Blut gefüllt sind. Sie kommen besonders im Schwanzteil auf Grund von Blutungen (besonders bei Fettgewebsnekrosen) oder von nekrotischen Herden (besonders bei Entzündungen oder bei Gefäßstörungen) mit anschließender Selbstverdauung zustande.

Über **Pankreassteine** s. im allgemeinen Teil.

Gallensteine können aus den Gallengängen in den Pankreasgang gelangen, was wohl für die Fettgewebsnekrose wichtig ist.

Von **Parasiten** kommen hie und da Askariden, Taenia solium und Echinokokken vor.

Sechstes Kapitel.

Erkrankungen des Harnapparates.

A. Niere.

Vorbemerkungen.

Das Mark der Niere besteht aus den Pyramiden (Markkegeln), welche mit der Papille ins Nierenbecken ragen, und dazwischen den Bertinischen Säulen, die Rinde aus den Pyramidenfortsätzen (Markstrahlen) und dazwischen den Rindenpyramiden. In den letzteren und der äußeren Rindenschicht (mit Ausnahme der äußersten Zone) liegen die Glomeruli (Gefäßknäuel), die mit ihrer Bowmanschen Kapsel die Malpighischen Körperchen bilden. Der Kapselraum wird von den Kapselepithelien und den Glomerulusschlingenepithelien umrandet. Er geht über in das Hauptstück (gewundenes Harnkanälchen), das man am besten nach mit vitalen Färbungen gewonnenen Unterscheidungen (Aschoff-Suzuki) in drei Abschnitte einteilt, deren letzter Übergangsabschnitt gerade verläuft und sich aus der Rinde, in der das Hauptstück im übrigen liegt, tiefer ins Mark (Markkegel) einsenkt. Er geht dann über in den absteigenden Schenkel (niedriges helles Epithel), dann den aufsteigenden (dicker und trüber erscheinenden) Schenkel der Henleschen Schleife. Dieser tritt wieder in die Rinde über; es folgt nach einem Zwischenstück das Schaltstück (gewundenes Kanälchen zweiter Ordnung), das sich in ein größeres, mehrere Harnkanälchen aufnehmendes, in einem Markstrahl gelegenes, sog. Sammelrohr einsenkt. Mehrere solche bilden einen Ductus papillaris, welcher an der Papille ins Becken mündet. Alle Kanälchen tragen — mit Ausnahme der absteigenden Schenkel der Henleschen

34*

Schleifen — ziemlich hohes kubisches bis zylindrisches Epithel, das in den verschiedenen Abschnitten kennzeichnend unterschiedlich ist. Es sei erwähnt, daß die Epithelien besonders der Hauptstücke und des Anfangsteiles der absteigenden Schleifenschenkel oft Abnützungsfarbstoff aufweisen.

Die Harnkanälchen haben durch die Glomeruli enge Beziehungen zum Blutkreislaufapparat. Die Nierenarterienäste bilden an der Grenze von Mark und Rinde die Arcus renales arteriosi (Arteriae arcuatae), von denen die Arteriolae interlobulares in die Rinde aufsteigen und die Vasa afferentia abgeben, die sich nach Abzweigung der unter pathologischen Bedingungen wichtigen kleinen Ludwigschen Schlinge, welche das afferens und efferens unmittelbar verbindet, in die Glomeruluskapillarschlingen auflösen, um sich dann wieder als Vas efferens zu sammeln. Dies löst sich dann wieder in Kapillaren auf, welche die Rindenkanälchen umspinnen. Arterielle Äste der Arcus renales, Arteriolae interlobulares und der Vasa afferentia bilden auch sog. Arteriolae rectae, welche in der Grenzzone des Markes büschelförmig zusammenliegen und sich gegen die Papille zu in Kapillaren auflösen. Das Blut der Rindenkapillaren sammelt sich dann in den Venae interlobulares, die an der Nierenoberfläche als Venae stellulatae (Stellulae Verheynii) schon für das bloße Auge hervortreten, das Blut der Kapillaren des Markes in den Venulae rectae, welche den Arteriolae rectae entsprechend

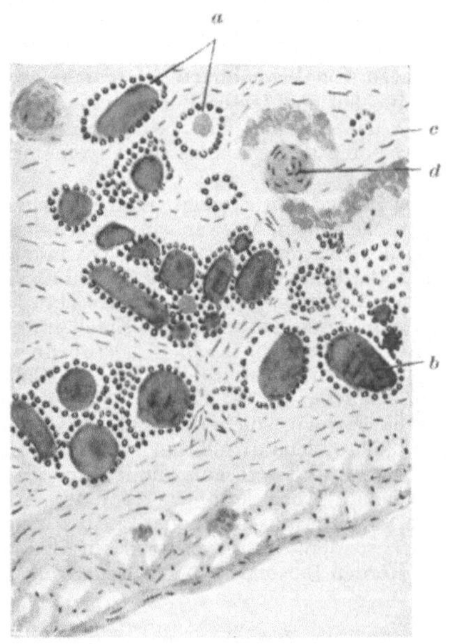

Abb. 430. Hypoplastische Niere.

Erweiterte Reste von Harnkanälchen (*a*) mit kolloiden Massen (*b*) gefüllt. Sonst besteht die Niere nur aus Bindegewebe (*c*). *d* verschlossenes Gefäß.

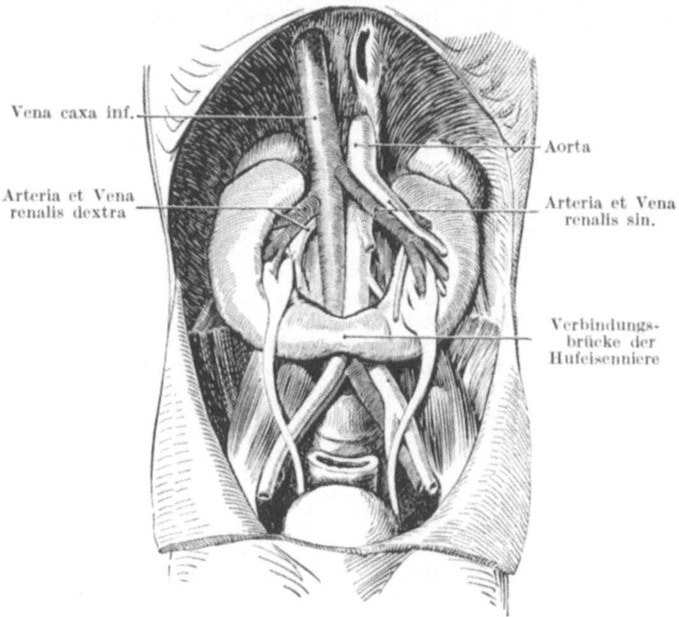

Abb. 431. Hufeisenniere in situ.

(Nach Corning, Lehrbuch der topographischen Anatomie, 16./17. Aufl. München, J. F. Bergmann 1931.)

verlaufen und die an der Grenzzone hervortretende dunkle Streifung bewirken. Den Arteriae arcuatae entsprechen die Venae arcuatae. Die Enden der Arteriae interlobulares haben Anastomosen mit den Kapselarterien, welche vor Eintritt in die Niere abgehenden Zweigen der Arteria renalis, ferner den Arteriae suprarenales, lumbales, phrenicae und spermaticae internae entstammen. Von Zweigen der Arteria renalis werden auch Nierenbecken und Ureter versorgt. Die Niere enthält nur wenig Bindegewebe zwischen den Harnkanälchen, welches die zahlreichen Kapillaren trägt, dichteres solches im übrigen in der Papille der Markkegel.

Nach Aschoff kann man die Harnkanälchen funktionell folgendermaßen einteilen:
1. Bowmansche Kapsel = Nierenfilter.
2. Hauptstücke und aufsteigende Schleifenschenkel = Abscheidungs- (Sekretions-) Abschnitt.
3. Absteigende Schleifenschenkel und Sammelröhren = Aufsaugungs- (Resorptions-) Abschnitt.
4. Sammelröhren = Ausscheidungs- (Exkretions-) Abschnitt.

Vergiftungen lassen für verschiedene Giftstoffe unterschiedlichen Sitz der Veränderungen erkennen und somit Rückschlüsse auf die Aufsaugung der Stoffe an verschiedenen Stellen zu. Besonders die dritten Abschnitte der Hauptstücke werden bei Vergiftungen mit Sublimat oder Kantharidin, besonders die gewundenen Abschnitte bei Uranvergiftung, vor allem die Anfänge und mittleren Teile der Hauptstücke bei Vergiftung mit Chrom angegriffen (Aschoff-Suzuki). Nach den letztgenannten Forschern schädigen alle diese Gifte zunächst das Parenchym; von anderen Seiten werden Gifte, welche tubulär und solche, welche vaskulär einwirken, unterschieden.

a) Angeborene Mißbildungen.

Das Fehlen beider Nieren kommt bei Mißbildungen, besonders sog. „Sirenen", vor. Eine Niere kann — nicht so sehr selten — ganz fehlen (Aplasie) (wobei der Ureter zuweilen in das Vas deferens, die Samenblasen oder den Ductus ejaculatorius mündet), nicht selten auch bei gleichzeitigem Fehlen der gleichseitigen Geschlechtsdrüsen, oder — weit häufiger — hypoplastisch sein. Die hypoplastische Niere zeigt meist nur wenige weite, mit eingedickten kolloiden Massen gefüllte Harnkanälchen sowie oft auch Glomeruli und besteht sonst meistenteils aus Bindegewebe. Die andere Niere zeigt dann meist eine ausgleichende Vergrößerung. Es genügt dann naturgemäß später eine einseitige Nierenerkrankung, um den Tod herbeizuführen.

Angeborene Hyperplasie kommt auch selbständig vor. So sieht man zuweilen Verdoppelung des Harnleiters zusammen mit Entwicklung eines zweiten halben Nierenbeckens und einer zweiten halben Niere, welche der vollentwickelten oben aufsitzen. Sehr selten findet sich eine dritte „überzählige" Niere. Verlagerung beider Nieren auf eine Seite kommt vor. Beide Nieren können dann verwachsen sein, brauchen es aber nicht zu sein. Der Ureter der gekreuzten Seite mündet in die Blase an der richtigen Stelle. Die verlagerte Niere ist oft hypoplastisch. Durch Verwachsung beider Nieren entsteht die „Hufeisenniere", bei der die beiden unteren Pole der Niere verwachsen sind und das ganze Gebilde dem unteren gemeinsamen Teil der Wirbelsäule, meist tiefer als der normalen Nierenlage entspräche, anliegt. Die Harnleiter laufen über die Vorderfläche der Hufeisenniere nach abwärts. Bei manchen Nierenentgleisungen scheint abnorme Entwicklung der Urnierenanlage mitzuwirken.

Die Niere Neugeborener zeigt noch die fötale Einteilung in Renculi. Ausnahmsweise bleibt dieser Zustand dauernd im Leben bestehen. Manchmal ist eine Niere anders als gewöhnlich, z. B. ungewöhnlich tief, gelegen.

Lockere Befestigung der Niere an ihre Umgebung setzt Neigung zur **Wanderniere** (Ren mobilis), bei welcher im übrigen äußere Einflüsse (Heben schwerer Lasten), Schnüren (Einwirkung auf die Niere durch Hinabdrücken

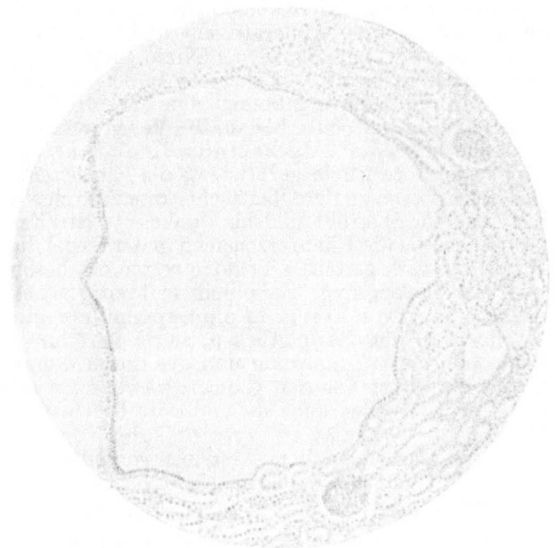

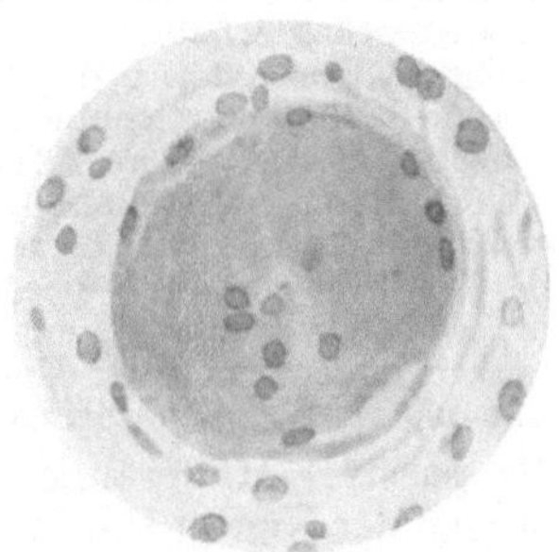

Abb. 432. Fast ganz hyaliner Glomerulus in der Niere eines Neugeborenen infolge einer Entwicklungsstörung des Glomerulus.

Abb. 433. Zyste der Niere (von ganz normalem Nierengewebe umgeben und wohl die Folge einer Entwicklungsstörung).

des rechten Leberlappens) und besonders Schwund der Fettkapsel der Niere oder Lockerungen der Bänder und Kapsel, vor allem nach Schwangerschaften, mitwirken. Die Wanderniere findet sich dementsprechend weit häufiger bei Frauen als bei Männern.

Feinste Störungen in der Entwicklung der Niere — sog. Gewebsmißbildungen — sind sehr häufig, was bei den verwickelten entwicklungsgeschichtlichen Verhältnissen, besonders auch in der Bildung der Malpighischen Körperchen, nicht wunderbar ist. Einzelne atrophische, fibröse, hyaline Glomeruli finden sich bei Neugeborenen fast stets. Sehr häufig vorhanden sind auch kleine Stellen mit atrophischen Harnkanälchen und Bindegewebshyperplasie. Glatte Muskulatur und versprengte Nebennierenkeime (s. u.) finden sich unter der Nierenkapsel auch sehr oft.

Zysten kommen, besonders unterhalb der Kapsel, sehr häufig und in verschiedener Größe und Zahl vor; mehrfache einerseits, große Solitärzysten andererseits, durch Übergänge verbunden. Sie enthalten häufig bräunliche, gallertige, kolloide Massen oder zahlreiche ähnliche, konzentrisch geschichtete, strahlenförmig gebaute Körper, die in Flüssigkeiten schwimmen, oft auch verfallene abgestorbene Epithelien und Kalkmassen. Wahrscheinlich beruht die Bildung der Zysten zu allermeist auf kleinen, bei der sehr verwickelten Entwicklungsgeschichte der Niere gut verständlichen embryonalen Irrungen, so daß kleine Zysten schon oft angeboren gefunden werden. Ihre Vergrößerung und somit Erscheinen für das bloße Auge verdanken sie wohl zumeist erst entzündlichen bzw. Schrumpfungsvorgängen in ihrer Umgebung; daher werden sie mit Vorliebe bei Schrumpfnieren und in atherosklerotischen Nieren, überhaupt bei weitem am häufigsten bei alten Leuten, gefunden.

Andere Zysten sind mit kleinen papillären Wucherungen angefüllt, offenbar gleicher Entstehungsart. Auch kommen Übergänge von feinsten Papillen in Zysten bis zu echten papillären Adenomen, die sich in Zysten entwickeln, vor. Auch die einfachen **Adenome,** die man in tubuläre und papilläre Formen einteilt und die teils aus niedrigeren Zellen, teils aus hohem Zylinderepithel (oft zahlreiche Zellen verfettet und zum Teil abgestoßen) bestehen, und ebenso die sog. **Markfibrome** sind meist Gewebsmißbildungen. Endlich gibt es Fälle in denen die ganze Niere von größeren und kleineren Zysten durchsetzt ist, mit nur noch wenig normalem Gewebe, die eigentliche **Zystenniere.** Zusammen mit Zystenniere besteht oft Zystenleber, seltener Zystenmilz oder Zysten des Gehirns oder der Bauchspeicheldrüse. Diese vielfache Zystenbildung ist angeboren und beruht ebenfalls auf entwicklungsgeschichtlichen Entgleisungen; es kommen auf Grund letzterer dann auch Wucherungen vor, die man schon zu den Geschwülsten rechnen kann; doch ist dies seltener. Beide Nieren können durch die Zysten so erheblich vergrößert sein, daß sie ein Geburtshindernis bilden. Auch sonst tritt bei Hochgradigkeit der Veränderung der Tod meist sehr bald ein. In solchen Fällen aber, in welchen neben den Zysten eine genügende Menge von Nierengewebe entwickelt ist, bzw. wenn die Veränderung nur einseitig ist, kann das Leben erhalten bleiben und so der Zustand auch bei alten Leuten getroffen werden. Die Zysten vergrößern sich; so geht immer mehr Nierengewebe zugrunde, bis Tod an Nierenversagen eintritt. Da bei einseitiger Zystenniere der Erwachsenen meist die andere Niere hypertrophiert (Arbeitshypertrophie), ist sie Schädigungen sehr leicht preisgegeben und wird daher leicht entzündlich verändert, woraufhin es dann schon früher zum Tode kommt.

Ganz vereinzelt kommen auch Zysten in der Niere (Grenze von Mark und Rinde bzw. dem Nierenbecken benachbart) vor, welche als Lymphangiektasien und Lymphangiome infolge einer Entwicklungsstörung zu deuten sind.

b) Kreislaufstörungen.

Anämie der Niere, besonders in der Rinde, entsteht, abgesehen von allgemeiner Anämie, vor allem bei degenerativen und degenerativ-entzündlichen Vorgängen, so bei Verfettung und Amyloidentartung (s. u.).

Aktive Hyperämie der Niere findet sich vielfach als Anfangs- und Begleiterscheinung entzündlicher Zustände und macht sich meistens in den Markkegeln geltend.

Venöse Stauung kommt aus örtlichen Ursachen, besonders bei Thrombose der Nierenvene oder der Vena cava inferior, oder bei auf die Venen ausgeübtem Drucke, z. B. durch Hydronephrose, oder im Gefolge von Veränderungen im allgemeinen Kreislauf zustande. Infolge starker Blutüberfüllung ist die Niere groß, namentlich ihre Rinde verbreitert, die Konsistenz vermehrt, die Farbe, besonders des Markgewebes, dunkelrot. Die Venensterne an der Oberfläche treten durch starke Füllung hervor, auch die Venae interlobulares und Glomeruli sind blutüberfüllt und als dunkelrote Streifen und Punkte in der Rinde zu erkennen. Noch dunkler und blutreicher als die Rinde erscheinen in der Regel die Markkegel, namentlich im Bereich der sog. Grenzzone, welche durch die stark gefüllten Venulae rectae ein besonders dunkel gestreiftes Aussehen erhält.

Mit bloßem Auge sieht man frühzeitig trübe Schwellung und besonders Verfettung der Epithelien mit Ausscheidung von Eiweiß in die Kapselräume und Auftreten von Zylindern, dann auch Atrophie der Epithelien, besonders in den Hauptstücken, sowie Verödung einzelner Glomeruli. Diese zyanotische Atrophie ist die Folge schlechter Ernährung und des durch die erweiterten Venen und Kapillaren ausgeübten Druckes. Auch kleine Blutungen aus den Glomerulusschlingen oder aus den sonstigen Kapillaren kommen dazu, in deren Gefolge die Epithelien auch da und dort Blutfarbstoff enthalten können. Das Bindegewebe — besonders in den Markkegeln — nimmt zu, zyanotische Verhärtung; aber wohl nur, wenn noch andere Veränderungen der Niere bestehen, vor allem Arteriolenveränderungen (s. u.), kommt es zu Verkleinerung der Gesamtniere und feiner Körnelung ihrer Oberfläche, d. h. zum Bilde der sog. **Stauungsschrumpfniere = Nephrocirrhosis cyanotica.**

Blutungen in der Niere finden sich häufig bei aktiver oder passiver Hyperämie, bei Entzündungen oder Tuberkulose oder Geschwülsten sowie bei Verletzungen der Niere. Die Blutung erfolgt in das Zwischengewebe oder in die Glomeruluskapselräume oder bzw. und in die Kanälchen hinein. Eigenartig sind sog. „essentielle" Nierenblutungen, zum Teil wohl angioneuritischer Entstehung, welche zu operativem Eingriff nötigen können. Ihre Entstehung ist noch nicht recht klar. Unklar und wohl sehr unterschiedlicher Entstehungsart sind auch die sog. perirenalen Hämatome. Embolischer oder thrombotischer Verschluß von Nierenarterienästen, die wenigstens im physiologischen Sinne Endarterien sind, hat die Bildung von **Infarkten** zur Folge, die ihrer Mehrzahl nach anämische sind und auf dem Durchschnitt in Gestalt keilförmiger, meist lehmgelb gefärbter, derber Herde auftreten.

Sie sind von einem mehr oder minder breiten hyperämischen, häufig auch hämorrhagischen Hof umgeben. Meist liegen sie ganz oder vorzugsweise in der Rindensubstanz, nicht ganz bis zur Kapsel reichend; öfters sind sie auch zu mehreren vorhanden. Rein hämorrhagische Infarkte sind selten. Innerhalb der Herde findet man die Epithelien kernlos, in schollige oder körnige Massen umgewandelt. Am Rande der Infarkte findet man oft in Zellen starke Lipoidmassen, ferner Glykogen und Hämosiderin. In der sich aus dem Infarkt nach einiger Zeit entwickelnden Narbe findet man oft noch die widerstandsfähigeren Glomeruli als homogene, kernarme Kugeln, sonst nur ein derbfaseriges und, wo Blutungen vorhanden waren, mehr oder minder gefärbtes Bindegewebe. Alle Einzelheiten über Infarkte s. im allgemeinen Teil. Mit der Schrumpfung des Narbengewebes sinkt der Herd an der Oberfläche ein und bewirkt so eine gröbere Einziehung. Sind mehrere solcher Narben vorhanden, so erhält die Niere durch die mehrfachen Einziehungen eine groblappige Beschaffenheit: **embolische Narbenniere.** Sind die Infarktnarben so zahlreich, daß das ganze Organ verkleinert, geschrumpft ist, so spricht man von **Infarkt- (embolischer) Schrumpfniere = Nephrocirrhosis embolica.**

Wird die Hauptarterie verschlossen, so kann fast die ganze Niere nekrotisch werden. Nur die Bezirke, die andere Ernährungsquellen haben (die Schicht unter der Kapsel und die Umgebung des Beckens) bleiben erhalten.

Als Reste kleiner Blutungen finden sich Hämosiderinablagerungen häufig bei Neugeborenen und Säuglingen (besonders bei Verdauungsstörungen, aber auch bei Stauungszuständen), besonders um kleine Gefäße im Grenzgebiet von Rinde und Mark. Ferner finden sich Hämosiderinablagerungen oft im Alter, häufig zusammen mit Kalk- und Lipoidinfarkten (s. u.), besonders im Bindegewebe des Markes in der Gegend der Papillen. Starke Durchlässigkeit der Gefäße und Stauung sind wohl ursächlich wichtig (Lubarsch). Bei Blutungen in die Kanälchen aus den Glomerulusschlingen bei Nierenentzündungen weisen die Kaninchenepithelien häufig Hämosiderin auf. Auch im Zwischengewebe kann sich solches finden.

Ödem, welches der Niere teigige Beschaffenheit gibt, ist ohne große selbständige Bedeutung, meist nur Teilerscheinung von Entzündung.

Am wichtigsten unter den Kreislaufstörungen der Niere sind die **atherosklerotischen Gefäßveränderungen** und ihre Folgen. Wir müssen hier, je nachdem sich der Vorgang an den größeren und mittleren Gefäßen — Arteriosklerose — oder an den kleinen und kleinsten — Arteriolosklerose — abspielt, da die Folgezustände in der Einwirkung auf die Nieren sehr verschieden und im zweiten Falle sehr viel hochgradiger sind, zwei Formen unterscheiden:

1. Die arteriosklerotischen Nierenveränderungen,
2. die arteriolosklerotischen Nierenveränderungen.

1. Arteriosklerotische Veränderungen.

Während geringe, nur mikroskopisch erkennbare Atherosklerose einzelner Gefäße (mit abhängigen Veränderungen kleiner Nierengebiete) schon frühzeitig — meist Anfang der vierziger Jahre — einzusetzen pflegt, was wohl mit der Tätigkeit der Niere als Ausscheidungsorgan zusammenhängt, ist hochgradige Atherosklerose, bei der auf der Schnittfläche der Niere die veränderten größeren Gefäße oft schon deutlich zu erkennen sind, meist Teilerscheinung allgemeiner solcher. So ist die Altersatrophie der Niere gewöhnlich keine einfache Atrophie, sondern mit Atherosklerose gepaart.

Als Folge der Kreislaufsbehinderung verwandeln sich die Gefäßknäuel, deren Kapillaren undurchgängig werden, allmählich in mit der zuerst verdickten Kapsel verschmelzende, homogene, bindegewebige Kugeln, die sog. hyalinen Glomeruli, ähnlich denen nach Glomerulonephritis (s. u.). Infolge teils so bedingter schlechter Ernährung, teils durch den Glomerulusausfall herbeigeführter Inaktivität atrophieren die zugehörigen Harnkanälchen oder veröden auch ganz; auch können kleine Gebiete mehr im ganzen akuter infarktartig nekrotisch werden. An die Stelle ausgefallenen Gewebes tritt Bindegewebe, welches schrumpft, so daß an der Oberfläche der meist auch im ganzen verkleinerten Niere vereinzelt gelegene (im Gegensatz zur „sekundären" und „genuinen" Schrumpfniere s. u.) Narben zutage traten. Wir sprechen von **arteriosklerotischer Schrumpfniere = Nephrocirrhosis arteriosclerotica.** Nur selten bei großer Häufung solcher Narben kommt eine gleichmäßige Granulierung der Niere, die an die echte Schrumpfniere eher erinnert, zustande. Fast stets bleibt genug Nierengewebe erhalten, um die Tätigkeit des Organs aufrecht zu erhalten, so daß die arteriosklerotische Schrumpfniere kaum klinisches Interesse hat.

Wenn die Hauptnierenarterie selbst hochgradig verengt oder verschlossen ist, hie und da auf Grund von Syphilis, kann die Niere im ganzen so stark schrumpfen, daß sie fast das Bild einer hypoplastischen bietet.

2. Arteriolosklerotische Veränderungen.

Veränderungen der kleinen Arterien (Arteriolen) finden sich gerade in der Niere häufig. Sie gehören in das große Gesamtgebiet der Atherosklerose der Arterien, nehmen aber eine gewisse Selbständigkeit ein. Zwar zeigen sich an den mittelgroßen Gefäßen der Niere oft gleichzeitig atherosklerotische Veränderungen, die aber in den ausgeprägten Fällen der Arteriolosklerose meist gegen diese stark zurücktreten. Eine gleichzeitige hochgradigere Atherosklerose der großen Gefäße — besonders Aorta — wird oft vermißt.

Die Veränderungen verlaufen an den Arteriolen infolge ihres einfacheren Baues etwas anders als an den größeren Arterien. Die hyperplastischen Bildungen und die Elastikaaufsplitterung — die kleinsten Gefäße haben überhaupt keine elastischen Fasern — treten nicht auf, die regressiven Veränderungen stehen im Vordergrund. Wohl vasomotorisch bedingt scheint eine kolloidchemische Desorganisation des Bindegewebes der Arteriolenwand die Vorgänge einzuteilen (Hueck). Auflockerung der intimalen Gefäßschichten mit Saftstauung führt zu Einpressung und Einlagerung einer aus dem Blute stammenden Flüssigkeit (vgl. auch im Abschnitt „Gefäße") in die Gefäßwand, d. h. zu Verquellung. So kommt es zu deren Verdickung und sog. „hyalinen" Veränderung. Bald kommt es auch zu Ablagerung auch von Lipoiden aus dem Blute in die Wand. Man kann dies als hyalin-lipoide Entartung zusammenfassen. Die veränderten Gefäße treten bei Fettfärbungen (mit Sudan III oder Scharlach R) stark zutage. Durch die Veränderung ist die Wandung der Arteriolen stark verdickt, ihre Lichtung wird eng, oft so gut wie verschlossen. In entsprechender Weise können auch die Kapillaren (der Glomeruli) verändert werden (s. u.).

Solange vor allem die Interlobulärarterien und höchstens einige Vasa afferentia, und nicht in großer Zahl, befallen sind von dieser hyalinen Veränderung — man kann von Frühsklerose sprechen — und bald auch von der lipoiden Einlagerung und die Verengerung der ergriffenen Gefäße nicht sehr hochgradig ist, sind die Nieren selbst noch fast unverändert (einzelne Narben weisen öfters auf die gleichzeitigen Veränderungen größerer Arterien hin). Es liegt also in diesem Stadium eine Veränderung der Nierenarteriolen, aber noch fast keine des Nierengewebes vor; man kann gut von **Arteriolosclerosis renum** sprechen.

Später aber ändert sich das Bild und jetzt treten als Folge der Arteriolenveränderung die sich allmählich im Nierengewebe selbst ausbildenden Veränderungen hervor.

Ist die hyalin-lipoide Arteriolenveränderung sehr hochgradig geworden und über eine sehr große Zahl von Gefäßchen ausgedehnt, so daß jetzt zahlreiche Gefäßlichtungen sehr eng oder fast verschlossen sind, und besonders wenn die Veränderung nunmehr die Vasa afferentia bis in die Glomeruli ergriffen hat, so müssen Folgen für letztere und somit für das ganze Nierengewebe eintreten. Die kaum oder ungenügend mit Blut versorgten Schlingen der Glomeruli fallen zusammen, diese selbst wandeln sich in kernarme, dann fast kernfreie bindegewebige Massen, die sog. hyalinen Glomeruli (s. o.) um. Dies muß natürlich die eingreifendsten Folgen für die Kanälchen und ihr Epithel haben. Gerade hier steht infolge der Inaktivität Atrophie an erster Stelle, daneben kommt es aber auch durch Ernährungsschädigung zu Degenerationen wie Verfettung, tropfigem Hyalin usw. Die Abhängigkeit der zunächst oft mehr fleckweise auftretenden Veränderungen von den zugehörigen Glomeruli ist gerade hier oft sehr deutlich. Aber auch unmittelbar auf durch die veränderten Gefäße schlechtere Ernährung ist Ausfall an parenchymatösem Gewebe zu beziehen. An die Stelle der zugrunde gegangenen oder atrophischen Kanälchen wuchert aber das Zwischenbindegewebe, auch verbreitern sich die Membranae propriae der zusammengefallenen Kanälchen unter Quellungserscheinungen. Das hyperplastische Bindegewebe weist auch kleine Rundzellhaufen auf [aber weit weniger als im entsprechenden Stadium der Glomerulonephritis (s. u.)], was wohl auf bei dem Zugrundegehen der Zellen in die Erscheinung tretenden chemotaktisch anziehenden Stoffen beruht. Die Atrophie der Kanälchen, die Wucherung des Bindegewebes werden immer ausgebreiteter, letzteres schrumpft, dazwischen bleiben andere Kanälchengruppen erhalten, ihre Lichtungen sind weit, die Epithelien zeigen ausgleichende Wucherungen — desgleichen auch die wenigen noch gut erhaltenen Glomeruli —, alles ganz so wie es bei der Glomerulonephritis noch zu beschreiben sein wird.

So muß denn der Ausgang auch sehr ähnlich sein, d. h. eine Schrumpfniere. Wir bezeichnen diese so entstandene Form der Schrumpfniere nach dem anatomischen Werdegang am besten als **arteriolosklerotische Schrumpfniere** oder **Nephrocirrhosis arteriolosclerotica.** Sie ist auch infolge der Verteilung der kleinen Gefäße — die zu einem großen Teil verändert sind — eine ziemlich fein granulierte und ähnelt so im Gegensatz zur arteriosklerotischen Schrumpfniere mehr der aus Glomerulonephritis hervorgegangenen (s. u.). In selteneren Fällen entsteht, indem die Veränderung recht diffus vor sich geht, eine glatte Schrumpfniere. Die Farbe kann grau oder mehr rot — sog. rote Granularatrophie — sein. Diese Form der Schrumpfniere schreitet meist sehr langsam in jahrlangem Verlauf vor.

Diese arteriolosklerotischen Veränderungen in der Niere bis zur Ausbildung der arteriolosklerotischen Schrumpfniere sind nun von ganz außerordentlicher Bedeutung deshalb, weil sie fast stets zu finden sind, wenn **Bluthochdruck,** der sog. **essentielle,** besteht; daher findet sich denn auch bei der Leichenöffnung fast stets eine **Hypertrophie des Herzens,** d. h. der linken Kammer, und sehr häufig bestehen zugleich **Apoplexien.** Von diesen Zusammenhängen ist schon ausführlich im letzten Abschnitt des Allgemeinen Teils die Rede gewesen. Die geschilderten Veränderungen im Hinblick auf diese Verhältnisse sind aber auch deswegen besonders wichtig, weil sie überaus häufig sind. Finden wir bei der Leichenöffnung Hypertrophie der linken Herzkammer, ohne Begründung im Herzen selbst oder in Gestalt einer entzündlichen Schrumpfniere, und womöglich eine oder mehrere apoplektische Herde — meist einen großen frischen, der zum Tode geführt hat —, so ist stets an diesen Komplex zu denken. Oft läßt sich — in vorgerückteren Stadien — dann schon bei der Leichenöffnung die Nierenveränderung feststellen, oft ist dies unmöglich, aber das Mikroskop weist die Veränderungen der kleinen Nierengefäße nach.

Wie im allgemeinen Teil dargelegt, kommt es zu Niereninsuffizienz, d. h. Tod unter urämischen Erscheinungen aber doch selten. Dies sind Fälle die schneller verlaufen und mehr bei Jugendlicheren auftreten. Sie entsprechen der eigentlichen von alters her sog. **genuinen Schrumpfniere.** So erscheint es klinisch gerechfertigt und auch anatomisch durchführbar, zwei große Gruppen zu unterscheiden, wie dies zuerst Fahr-Volhard getan.

1. Die Hauptzahl der Fälle, in denen die geschilderten Arteriolen- und Nierenveränderungen sich ausbilden, klinisch Bluthochdruck das Bild beherrscht und die kardio-vaskulären Gefahren bestehen (vgl. im allgemeinen Teil), ohne daß es aber zu Niereninsuffizienz kommt, 2. die kleinere Gruppe der Fälle, in denen, und zwar meist verhältnismäßig schneller, Urämie eintritt. Fahr-Volhard nannten jene erstere große Gruppe die „benignen Sklerosen", wobei das Wort „benign" nur auf die Nieren bezogen wurde — aber es ist immerhin mißlich bei Kranken, über denen stets das Demoklesschwert des Todes an Gehirnblutung schwebt, von einer benignen Krankheit zu sprechen — die zweite Form nannten sie „maligne Sklerose". Bei letzterer sprachen sie zunächst von „Kombinationsform", weil sie annahmen, daß die Fälle deswegen mit Niereninsuffizienz endeten, weil hier zur Arteriolenveränderung eine echte Glomerulonephritis hinzugetreten sei. Das gibt es — man spricht auch von Aufpfropfungs- oder Komplikationsformen —, aber derartige Fälle sind begreiflicherweise selten. Um ein derartiges zufälliges — oder endogen bedingtes — Zusammentreffen mit einer Entzündung handelt es sich bei den in Frage stehenden schweren Formen offenbar in der Regel nicht. Dagegen kann man wohl folgende Unterschiede als bedingend aufstellen. In den bei weitem meisten Fällen sind die Arteriolen bis zu den Vasa afferentia mehr oder weniger stark ergriffen, die Glomeruli verändern sich nur sekundär und nur

teilweise, es kommt nur allmählich zur Nierenschrumpfung (vgl. oben). Niereninsuffizienz (Urämie) tritt in dieser großen Gruppe von Fällen nicht auf. Auch in den anderen mit Urämie endenden, sog. „malignen" Fällen ist die Veränderung der kleinen Gefäße maßgebend. Aber hier befällt sie besonders die Vasa afferentia, und ferner sind in diesen Fällen fast stets die Glomerulusschlingen selbst von demselben hyalin-lipoiden Degenerationsvorgang ergriffen. Daß hier die Glomeruli ganz besonders stark untergehen, ist ohne weiteres klar. Und dies ist erst recht der Fall, wenn die Arteriolen und besonders die Schlingen der Glomeruli noch über die hyalin-lipoide Degeneration hinaus erkranken bis zum Absterben, so daß wir hier von **Arteriolonekrose** sprechen können. Gerade diese Fälle verlaufen dann besonders schnell. Vielleicht liegt diesem Absterben (bei dem die kleinen Gefäße sich, dem Blutstrom nachgebend, wieder erweitern und durchbrochen werden können, so daß es zu Blutungen kommt) eine infektiös-toxische Ursache zugrunde, der die infolge ihrer Veränderungen zu jeder Reaktion unfähigen Gefäße zum Opfer fallen. Tritt nicht der Tod ein, so mag sich aber doch — wohl selten — eine reparative Entzündung anschließen können. Nach dieser Darstellung sehen wir, daß die zweite weniger häufige Gruppe der schwersten und schneller verlaufenden Fälle besonders dadurch gekennzeichnet ist, daß hier die Glomeruli ganz besonders und mehr unmittelbar angegriffen werden. So zeigt sich hier — und bei allen anderen Nierenerkrankungen — die ganz überragende Bedeutung der Glomeruli für die Folgen und Schwere der Nierenveränderungen.

Über die Entstehungsursachen der Arteriolosklerose der Nieren läßt sich schwer bestimmtes aussagen. Sicher ist Blei anzuschuldigen, in anderen Fällen wohl Alkohol. Aber in den meisten Fällen ist die Ursache gänzlich unklar, und dies gilt für die beiden oben aufgestellten Untergruppen, die wir im Hinblick auf die bewirkenden Bedingungen nicht oder noch nicht trennen können. Solange wir über die einzelnen ursächlichen Bedingungen, die für die Atherosklerose im allgemeinen — und in deren Gesamtbegriff, wenn auch als Sonderform, gehört ja auch die Arteriolosklerose — anzuschuldigen sind, nicht besser unterrichtet sind, kann dies auch nicht wundernehmen.

Daß die Nierenarteriolosklerose keine Teilerscheinung allgemeiner Arteriolosklerose des ganzen Körpers ist, wie es Gull und Sutton, die 1872 zuerst von einer „arterio-capillary fibrosis" sprachen, annahmen, ferner welche Organe (besonders die Bauchspeicheldrüse) häufiger zugleich Veränderungen ihrer Arteriolen aufweisen, welche nicht, ist schon im Allgemeinen Teil dargelegt.

c) Störungen in der Sekretionstätigkeit; Ablagerungen.

Zufolge ihrer Tätigkeit als Ausscheidungsorgan erhält die Niere vielfach Stoffe mit dem Blute zugeführt, welche aus dem Körper ausgeschieden werden sollen; ist deren Menge zu reichlich, um von der Niere bewältigt zu werden, oder sind ihre Zellen aus irgendeinem Grunde leistungsunfähig, so können Ablagerungen solcher Stoffe innerhalb der Nierenepithelien oder der Glomeruluskapillaren oder auch im Zwischengewebe stattfinden; zum Teil kommen solche Abscheidungen auch einfach in der Weise zustande, daß die betreffenden Stoffe nicht mehr im Harn in Lösung gehalten werden können und nun noch innerhalb der Harnkanälchen, zum Teil auch schon innerhalb der Epithelien, ausfallen; es entstehen dann, namentlich in den Markkegeln, dem Verlaufe der Harnkanälchen folgende und daher gegen die Papille zu sich nähernde Streifen, welche man als **Konkrementinfarkte** bezeichnet.

Die wichtigsten in der Niere vorkommenden Abscheidungen sind folgende:

Ablagerung von Blutfarbstoff findet sich unter den früher erwähnten Bedingungen, wenn rote Blutkörperchen in größerer Menge zugrunde gehen, in Form von Hämatoidin und vor allem Hämosiderin in den Nierenepithelien. Sind im kreisenden Blute rote Blutkörperchen aufgelöst worden, so kommt es zu Hämoglobinurie, zum Erscheinen von Hämoglobin im Urin. Das Hämoglobin wird hierbei wahrscheinlich sowohl durch die Glomeruli filtriert wie von den Epithelien ausgeschieden, später aber von den Zellen der Hauptstücke und Henleschen Schleifen in Form von Körnchen gespeichert. Bei der Rückaufsaugung des Wassers weiter abwärts kommt es dann zu Hämoglobinzylindern. Hierbei treten sog. **Hämoglobininfarkte** auf; diese bilden klumpige oder körnige Massen, die als bräunliche Streifen in der Marksubstanz, zum Teil auch in Form rundlicher Flecke und Punkte in der Nierenrinde, erscheinen; in hochgradigen Fällen erscheint die Niere schon für das bloße Auge dunkelbraun gefärbt.

Bei Methämoglobinurie (Tierversuche mit Kaliumchlorikum-Vergiftung) findet sich das Hämoglobin zugleich mit Zellschädigungen in den gewundenen Harnkanälchen und den Henleschen Schleifen. Weiter abwärts kommt es zu Hämoglobinzylindern, auch mit Verschluß des Kanalsystems, und so Anurie und gegebenenfalls Urämie.

Gallenfarbstoff durchtränkt die Epithelien meist diffus. Bei schwerer Gelbsucht kann aber Gallenfarbstoff auch körnig in den Epithelien und Kanälchenlichtungen abgelagert werden. Etwa gebildete Zylinder werden gallig gefärbt. Bei Neugeborenen finden sich, wenn Gallenfarbstoff, in großen Mengen gebildet, mit dem Blute die Niere erreicht, richtige **Bilirubininfarkte,** gelbe bis bräunliche Streifen in der Marksubstanz, auf massigen Abscheidungen besonders in die Kanälchenlichtungen des Markes beruhend. Sie finden sich öfters neben Harnsäureinfarkten (s. u.).

Wird bei harnsaurer Diathese — Gicht — die Menge der durch die Niere auszuscheidenden Urate zu groß und versagt so schließlich die Sekretionsfähigkeit der Epithelien, so werden harnsaure Salze in Gestalt von Körnern und Kristallen in den Epithelien abgelagert, und diese können schließlich absterben. In der Lichtung der Harnkanälchen liegen auch abgestoßene derartige mit Uraten durchsetzte Epithelien. Schrumpfungsvorgänge in der Niere schließen sich bei Gicht an. Bei Neugeborenen und kleinen Kindern treten typische **Harnsäureinfarkte** im Mark in Gestalt gelblicher bis orangeroter Streifen auf, wobei in den Kanälchenlichtungen krümelige und stachelige, kugelige Massen von harnsaurem Ammoniak liegen; sie sind doppeltbrechend, in Salzsäure und Essigsäure löslich und scheiden dann beim Verdunsten Harnsäurekristalle aus. Sie werden teils für physiologisch gehalten (finden sich aber nur in 50—75%), teils (Lubarsch) auf krankhafte, meist infektiöse Vorgänge bezogen. Wahrscheinlich stehen sie zu erhöhten Harnsäurewerten im Blute infolge Unterganges der Kerne von Leukozyten im Verfolg des Geburtsvorganges (außer dem schon während der Geburt vorhandenen Harnsäureüberschuß) in Beziehungen.

Kalkausscheidungen kommen bei allen Vorgängen vor, bei denen eine stärkere Aufsaugung von Knochengewebe stattfindet. Die Kalkmassen schlagen sich ferner in abgestorbenen Nierenepithelien bei den verschiedensten Veränderungen nieder (bei Infarkten, Vergiftungen). Besonders ausgedehnt finden sich die Kalkmassen bei Sublimatvergiftung (s. S. 227). Die sehr häufigen (besonders bei alten Leuten) sog. Kalkkörperchen der Niere, die man an deren Oberfläche erkennt, beruhen auf Kalkniederschlägen in geronnene Eiweißmassen erweiterter Glomeruluskapselräume oder Kanälchen. Auch Zylinder verkalken häufiger, sie finden sich besonders bei älteren Leuten und vor allem in geraden Harnkanälchen. Des weiteren finden sich häufig Kalkmassen in den Nierenpyramiden, schon für das bloße Auge als mattglänzende gelbe, nach der Pyramidenspitze zu zusammenlaufende Streifen erkennbar — **Kalkinfarkte.** Zum Teil handelt es sich auch hier um verkalkte Zylinder, zumeist aber um Kalkablagerung in den Membranae propriae und im Zwischenbindegewebe, gewöhnlich beides zugleich. Ganz gewöhnlich findet sich gleichzeitig — aber auch außerordentlich häufig allein — Lipoidablagerung an der Papille, ebenfalls in den Membranae propriae und besonders im Bindegewebe sowie in den Wänden kleiner Gefäße — **Lipoidinfarkt.** Diese Veränderungen finden sich besonders bei älteren Leuten. Die Ablagerung der Stoffe ist die Folge auf verschiedenste Art bedingter kleiner örtlicher Veränderungen, ihr Liegenbleiben wird durch mangelhaften Stoffwechsel im Alter begünstigt. Es handelt sich um eine Erscheinung, die sich überhaupt im straffen Bindegewebe mit seinem geringen Stoffwechsel leicht einstellt und die man durchaus der Atherosklerose der Gefäße an die Seite stellen kann.

Über Silberniederschläge in der Niere s. S. 77.

Eine der wichtigsten Störungen in der Sekretionstätigkeit der Niere besteht in dem Durchtritt von eiweißhaltiger Flüssigkeit durch die Glomeruli (oder auch Harnkanälchen), welcher zu Eiweißgehalt des Harns, **Albuminurie,** führt; man kann das Eiweiß auch histologisch in dem Kapselraum der Malpighischen Körperchen nachweisen, wenn man frische Nierenstückchen kocht oder sie in Flüssigkeiten härtet, welche das Eiweiß rasch zur Gerinnung bringen. Albuminurie findet sich unter mannigfachen Verhältnissen: bei Allgemeinerkrankungen ohne nachweisbare sonstige Nierenschädigung, als vorübergehende Erscheinung, ferner bei allgemeinen Kreislaufstörungen, bei epileptischen Anfällen u. dgl. m.; endlich ist sie eine wichtige Teilerscheinung fast aller schwereren Erkrankungen der Niere selbst, so solcher entzündlicher Art (s. u.). Der Albuminurie liegen einerseits Schädigungen der sezernierenden Epithelien der Glomeruli oder Harnkanälchen, andererseits vor allem solche der Kapillaren zugrunde, welche durch Verschlechterung der allgemeinen Blutbeschaffenheit, Ernährungsstörungen, allgemeine oder örtliche Kreislaufstörungen, Einwirkungen giftiger Stoffe usw. bedingt sein können. Der Übertritt von Eiweiß in den Harn kann auch zur Bildung von Ablagerungen in der Niere führen; das in die Harnkanälchen ausgetretene Eiweiß erstarrt zum Teil in ihnen — besonders da, wo Wasser aufgesaugt wird — zu homogenen Massen und bildet dann in ihnen Ausgüsse, sog. **hyaline Zylinder.** Diese sind glashelle, sehr zarte, oft nur schwer sichtbare Gebilde, welche durch Essigsäure, weniger rasch durch Alkalien, gelöst werden; sie gehen in größerer oder geringerer Zahl in den Harn über, bzw. werden bei mikroskopischer Untersuchung in situ gefunden. Ein großer Teil der Zylinder entstammt dem Blut als Exsudat, ein anderer beruht auf Nekrose von Epithelien (s. u.) oder auf falscher Sekretion solcher. Außer den hyalinen Zylindern unterscheidet man noch körnige und Wachszylinder und spricht auch von Epithel-, Fett- und Blutzylindern.

d) Regressive Vorgänge.

Einfache **Atrophie,** welche sich in Verkleinerung des Gesamtorgans wie der einzelnen Gewebsbestandteile, namentlich der sezernierenden Abschnitte, äußert, findet sich als Teilerscheinung allgemeiner Atrophie bei mit Abzehrung einhergehender Erkrankungen, so bei Verhungerungszuständen, zum Teil auch bei der Altersatrophie, welch letztere freilich in den meisten Fällen zugleich auf Atherosklerose beruht (s. o.).

Teile der Niere, welche nicht arbeiten können, zeigen Inaktivitätsatrophie. So gehen Glomeruli bei schlechter Blutversorgung (Atherosklerose) oder aus anderen Gründen häufig hyalin zugrunde (s. o.). Auch die zugehörigen Harnkanälchen atrophieren dann (aber auch Ernährungsstörungen wirken dabei mit).

Degenerative Veränderungen treten an den Nierenepithelien überaus häufig auf. Alle schädlichen Stoffe, welche, auf dem Blutwege der Niere zugeführt, durch sie ausgeschieden werden sollen, haben hierbei Gelegenheit, sie zu schädigen, teils im Anfangsgebiete der Kanälchen, teils weiter abwärts nach Konzentrierung des Giftes bei der Harneindickung durch Wasseraufsaugung. Unter den schädlichen Stoffen handelt es sich um **von außen aufgenommene Gifte** (Phosphor, Arsenik, chlorsaures Kalium, Chloroform, Karbolsäure, Jodoform, Blei, Alkohol usw.), oder um **Selbstvergiftung mit Stoffwechselstoffen**, sei es, daß sie in besonderer Menge gebildet werden, sei es, daß sie an sich abnorm sind, bzw. um abnorme oder abnorm vermehrte Stoffe im Blute, wie bei Cholämie, Diabetes, harnsaurer Diathese und verschiedenen Blutkrankheiten, oder um **giftige Zersetzungsstoffe**, die vom Darm aus aufgesaugt werden, oder endlich um **Gifte von Bakterien**, bei akuten oder chronischen Infektionskrankheiten der verschiedensten Art. Nur wenige dieser Stoffe (s. u.) greifen an den Glomeruli an und bewirken Entzündung; die meisten gehen durch die Glomeruli ohne die Kapillaren stärker zu schädigen hindurch, greifen aber die Kanälchenepithelien in Gestalt regressiver Veränderungen an. Solche können aber auch bei **ungenügender Blutversorgung der Niere**, vor allem bei Erkrankung ihrer Gefäße, auftreten (s. auch o.). Ferner kommt eine Einwirkung auf dem **Harnwege** vom Nierenbecken aus in Betracht, seltener eine Fortpflanzung von Vorgängen der **Umgebung** auf die Niere. Endlich ist ein großer Teil der degenerativen Vorgänge **Teilerscheinung von Entzündungen** (s. dort).

Dabei werden die **empfindlichsten**, d. h. höchstentwickelten, Epithelien in der Regel **zuerst** betroffen; so die Hauptstücke, oft auch deren Übergangsgebiete. Ferner werden solche Stellen besonders angegriffen, welche **zuerst mit den Giften in Berührung** kommen oder diejenigen Gebiete, wo die Gifte wegen der Harneindickung **zuerst in verstärktem Maße** einwirken (Henlesche Schleifen, Schaltstücke). Doch kommt hinzu, daß verschiedene Stoffe an ganz verschiedenen Stellen ausgeschieden zu werden und anzugreifen scheinen. Durch alles dies erklärt sich die im Anfang oft **fleckweise Verteilung der Herde** in der Niere.

Es sei aber betont, daß es sich bei diesen sog. degenerativen Vorgängen zum großen Teil gar nicht um solche handelt, sondern um **Infiltrations- und Speicherungsvorgänge in die Epithelien** (s. im Allgemeinen Teil).

Unter den „Degenerationen" herrschen drei Formen vor, die **trübe Schwellung**, die **tropfig-hyaline Degeneration** und die **Verfettung**.

Die **trübe Schwellung** (vgl. über sie im Allgemeinen Teil) verleiht der leicht verbreiterten, etwas vorquellenden Rinde ein blasses, weißlich-opakes, trübes, wie gekochtes Aussehen; die Veränderung tritt anfänglich in verwaschenen trüben Flecken und Streifen in der Rinde zwischen den Markstrahlen auf. Die Epithelien sind geschwollen, leicht gekörnt; die Grenzen der Zellen untereinander verwischen sich, auch gegen die Lichtung hin sind sie unscharf begrenzt, ragen oft in sie hinein und hängen hier mit fein geronnenen, in der Lichtung liegenden Eiweißmassen zusammen.

Soweit die Veränderung überhaupt im Leben vor sich gegangen, stellt sie eine durchaus reversible Zustandsänderung dar. Daher die völlige **Wiederherstellungsmöglichkeit** auch im anatomischen Sinne, wenn die Wirkung der Schädlichkeit aufhört.

Unmittelbar anschließen läßt sich ein auf ähnlicher Linie liegender schwererer Vorgang, den wir gerade in der Niere häufig sehen. Hier treten in den Zellen größere hyaline, d. h. gleichmäßige, geronnene, runde Tropfen auf und man spricht von **tropfigem Hyalin**. (Vgl. im Allgemeinen Teil.)

Bei dem gerade in der Niere häufigen Auftreten des sog. **tropfigen Hyalins** (vgl. auch im Allgemeinen Teil) liegen zunächst kleine hyalin-tropfige Massen in der Zelle selbst, und zwar vor allem in dem der Lichtung der Kanälchen zugekehrten Teil der Epithelien, zuerst vor allem in denen der Endstücke der Hauptstücke, aber auch anderer Kanälchengebiete. Dann werden die Tropfen weit größer; sie gelangen unter Zerfall des Zelleibes in die Lichtung der Kanälchen, werden weitergeschwemmt, indem sie durch Wasserverlust zusammengebacken und in den Kanälchen geformt werden, und so entstehen sog. hyaline Zylinder, von denen ein größerer Teil auf diese Weise zustande kommt. Der Kern der Zellen hält sich lange, kann dann aber zugrunde gehen, und so die ganze Zelle zerfallen. Oft finden sich tropfig-hyaline Zellveränderung und Verfettung zusammen, aber meist in verschiedenen Kanälchenabschnitten und Zellen. Spielt sich beides doch einmal in derselben Zelle ab, dann liegt meist das Fett mehr basal, die hyalinen Tropfen mehr lichtungwärts. Diese tropfig-hyaline Zellveränderung kann verschieden viele Kanälchen ergreifen und ist meist bei Amyloidentartung besonders ausgedehnt (s. u.). Auch diese Epithelveränderung ist **wiederherstellbar**, sie kann restlos abheilen.

Bei der **Verfettung** ist in Betracht zu ziehen, daß schon physiologisch eine Fettinfiltration auch beim Menschen besonders in den Epithelien der Schaltstücke, Schleifen und Sammelröhrchen sehr häufig besteht (bei Tieren zum Teil noch ausgedehnter). Starke **Fettinfiltration und Speicherung** findet sich ferner **dauernd** bei Adipositas, bei Diabetes, bei Morbus Basedow, bei Amyloid u. dgl. In anderen Fällen ist der Weg des Zustandekommens der Verfettung zwar auch der infiltrative mit Speicherung, aber das veranlassende Moment sind Schädigungen der Nierenepithelien bei allen möglichen Vergiftungen, besonders mit Phosphor, Arsen od. dgl., oder bei akuten Infektionskrankheiten, oder chronischen, wie besonders Tuberkulose, oder bei Anämie und sonstigen Blutkrankheiten, aber auch Stauung und ähnlichem mehr. So ist Verfettung in der

Niere überaus häufig, oft erst gegen Ende des Lebens aufgetreten und sehr oft zusammen mit Verfettung der Herzmuskelfasern.

Außer um Ablagerung von Fett handelt es sich auch um solche von Cholesterinestern und Lipoiden (s. auch unten). Die Fettmassen werden zunächst, wenn noch in spärlicher Zahl, besonders basal in den Epithelien gefunden, später füllen sie die ganzen Zellen aus. Die höchstentwickelten Hauptstücke sind meistens die ersten, die verfetten, bei höheren Graden können alle anderen Kanälchensysteme ergriffen sein, in manchen Fällen, besonders bei gewissen Vergiftungen, fast alle Epithelien sämtlicher Kanälchen gleichmäßig. Auch die Epithelien und Enthothelien der Glomeruli können Fett wie auch vor allem Lipoide aufweisen, ebenso das Zwischengewebe. Die Verfettung der Niere braucht ihre Funktion aber auch nicht zu beeinträchtigen, auch kann sie selbst unter Bestehenbleiben schädigender Einwirkungen eine vorübergehende sein, und selbst hochgradige Verfettungen können sich völlig zurückbilden.

Endlich sei die **hydropische Entartung** der Niere genannt, bei der die Epithelien mit Flüssigkeit gefüllte Vakuolen aufweisen.

Einzelne derartige Zellen finden sich bei irgendwie geschädigten Nieren häufig; in sehr seltenen Fällen zeigen fast alle Nierenepithelien in auffälligster Form diese Veränderung. Dann bestehen meist gleichzeitig Dickdarmerkrankungen, besonders Ruhr, und die Nierenveränderung scheint in noch nicht geklärten Beziehungen zu abnormen Stoffwechselvorgängen des Körpers zu stehen.

Diese geschilderten Hauptentartungsvorgänge oder -zustände finden sich also allein oder untereinander verbunden in den Nieren überaus häufig. Andererseits können bei allen diesen Nierenveränderungen auch einzelne Zellen ganz zugrunde gehen und wir finden auch einzelne stärker veränderte, vor allem verfettete, abgestoßen im Innern der Kanälchen liegen, auch sog. Fettzylinder, und endlich ganz gewöhnliche Zylinder, auf die ich als klinisches Merkmal noch zurückkomme, in Kanälchen stecken. Sie können hier auch liegen bleiben, und dann können sich Zusammenfallen von Kanälchengruppen und kleine Narben der Umgebung anschließen. Andererseits wird der Verlust einzelner oder auch einer größeren Reihe von Zellen, wenn nur der Kanälchenbau noch erhalten ist, auch durch Regeneration wieder gedeckt. Neugebildete Zellen, oft von zunächst ganz platter Form, finden sich besonders der Basalmembran aufliegend, und wir sehen auch häufig Unregelmäßigkeiten der neuen Zellen, vor allem Zellen mit gehäuften Kernen, Riesenzellen. Nicht selten findet man auch letztere allein; man muß dann annehmen, daß geringe Epithelschädigungen, nicht mehr nachweisbar, vorangegangen sind.

Zu den genannten mehr allgemeinen Entartungsformen kommen nun solche, die nur seltener, d. h. unter bestimmten Umständen vorkommen. Hierher gehören zunächst Gifte, welche so stark schädigend auf die Niere einwirken, daß sie die Nierenepithelien in größerer Ausdehnung zum völligen Absterben bringen. Dies findet sich vor allem unter der Einwirkung von Sublimat, Diese **nekrotisierende** Form der Nierenveränderung ist gerade bei der letztgenannten Vergiftung weiterhin gekennzeichnet durch starke Verkalkung zugrunde gegangener oder auch erst zugrunde gehender Epithelien.

Kalk kreist bekanntlich in kleinsten Mengen stets im Blut. Daß lebende Zellen ihn nicht ausfallen lassen, hängt mit ihren sauren Stoffwechselstoffen zusammen, nach Freudenberg besonders gewissen Diamidoverbindungen. Der Kalk fällt nun leichter in solchen Organen aus, die durch Abgabe von Säuren eine geringere Sauerstoffzahl haben, so in der Niere durch Abgabe der saueren Natriumphosphate. Ganz besonders aber (vgl. auch im Allgemeinen Teil) verkalken Zellen mit geringem oder gar tote Zellen ohne Stoffwechsel, weil eben die sauren Stoffwechselprodukte wegfallen. Dies liegt hier bei der Sublimatniere vor. Eine bei Sublimatvergiftung nicht seltene gleichzeitige Dickdarmerkrankung mag, weil durch Ausfall dieses Hauptkalkausscheidungsorganes dann um so mehr Kalk durch die Niere ausgeschieden werden muß, unterstützend hinzukommen, ist aber nicht maßgebend. Askanazy teilte die Sublimatvergiftung der Niere in 3 Stadien ein: rotes Anfangsstadium mit Hyperämie, Stadium der grauweißen Sublimatniere mit der starken Nekrose, wobei die geschwollenen Kanälchen auf die Kapillaren drücken, rote Sublimatniere mit reaktiver Hyperämie und Entzündung. Im letzteren Stadium tritt die starke Verkalkung der noch vorhandenen nekrotischen Epithelien ein, beim Menschen erst nach etwa 1 Woche (zuweilen früher), beim Tiere mit höherem Blutkalkspiegel weit früher.

Verkalkung einzelner nekrotischer Zellen oder hyaliner Zylinder ist auch sonst häufig. Ausgedehntere Nekrosen der Niere finden sich auch als „Gichtnekrosen" an Stellen der Harnsäureablagerungen bei Gicht, ferner bei Diabetes mellitus.

Weiterhin zu nennen ist die **Amyloiddegeneration** (Abb. 434). Sie kommt in der Niere besonders als Teilerscheinung allgemeiner Amyloidentartung (s. S. 541), aber auch auf die Niere beschränkt vor. In letzterem Falle begleitet sie öfters chronisch entzündliche Vorgänge bzw. ist ihre Folge.

In erster Linie befällt die Entartung auch in der Niere das Gefäßsystem, sowohl die größeren Gefäße wie die Kapillaren und ganz besonders die vasa afferentia, efferentia und Kapillarschlingen der Glomeruli.

Allmählich wird der ganze Gefäßknäuel in die hyalinen bis scholligen Massen umgewandelt. Infolge der Verödung der Kapillaren fallen auch die Glomerulusepithelien der Nekrose und Abstoßung anheim. Des weiteren befällt die Amyloidentartung in manchen Fällen auch die Membranae propriae der Harnkanälchen besonders in den Markkegeln. Sehr häufig besteht neben der Amyloidentartung eine Verfettung der Harnkanälchenepithelien, die zum Teil wohl mit der Glomerulusverödung in der Weise zusammenhängt, daß die Blutzufuhr zu den Rindenkanälchen und damit deren Ernährung herabgesetzt wird. Geringe Amyloiddegeneration der Niere ist nur mikroskopisch nachzuweisen, während höhere Grade auch für das bloße Auge eine kennzeichnende

Veränderung ergeben. Die Niere ist dann vergrößert und derb, die Rinde etwas verbreitert, auf der Oberfläche und Schnittfläche von wachsgelber speckiger Farbe, unregelmäßig gefleckt; die amyloiden Gefäßknäuel treten sehr deutlich als große, glasige Körper hervor. Zum großen Teil rührt aber dabei die blaßgelbe Farbe der Rinde von der begleitenden Ablagerung von Fett (bzw. Lipoidstoffen) der Harnkanälchenepithelien, zum Teil von der Anämie her. Von der hellen, fleckigen Farbe der Rinde sticht meist sehr deutlich die blaßrote bis dunkelrote Marksubstanz ab. Die Harnkanälchenepithelien zeigen also oft Verfettung, ferner gerade bei Amyloid häufig sehr ausgedehnt tropfiges Hyalin. An die Ablagerung von Amyloid können sich an den Glomeruli weitere Reaktionsvorgänge anschließen, ferner können die Harnkanälchen in größerem Maßstabe zugrunde gehen — teils wohl abhängig von der zunehmenden Glomerulusverödung, teils von der Grundkrankheit — und Rundzellenhaufen auftreten, dann das Bindegewebe sich vermehren und schrumpfen, und so kann sich — doch immerhin seltener — die **Amyloidschrumpfniere, Nephrocirrhosis amyloidea,** entwickeln.

Und endlich ist die **Glykogeninfiltration** hier anzuführen, sehr kennzeichnend (vgl. auch den Allgemeinen Teil) für Diabetes, übrigens auch beim pankreaslosen Tier.

Offenbar wird nicht das Glykogen, sondern Zucker bei Hyperglykämie durch die Glomeruluskapillaren filtriert und hier zu Glykogen polymerisiert (nach Baehr auch in den Hauptstücken sezerniert). Das meiste Glykogen wird auf jeden Fall erst weiter abwärts in den Endteilen der Hauptstücke und den Henleschen Schleifen an der Mark-Rindengrenze durch Speicherung in den Epithelien angesammelt. Daß bei Diabetes zudem Hyperämie und Verfettung, und so ein oft schon für das bloße Auge erkennbares besonderes Bild, besteht, sei nur nebenbei erwähnt.

Auch am Rande anämischer Infarkte finden sich glykogenhaltige Nierenepithelien.

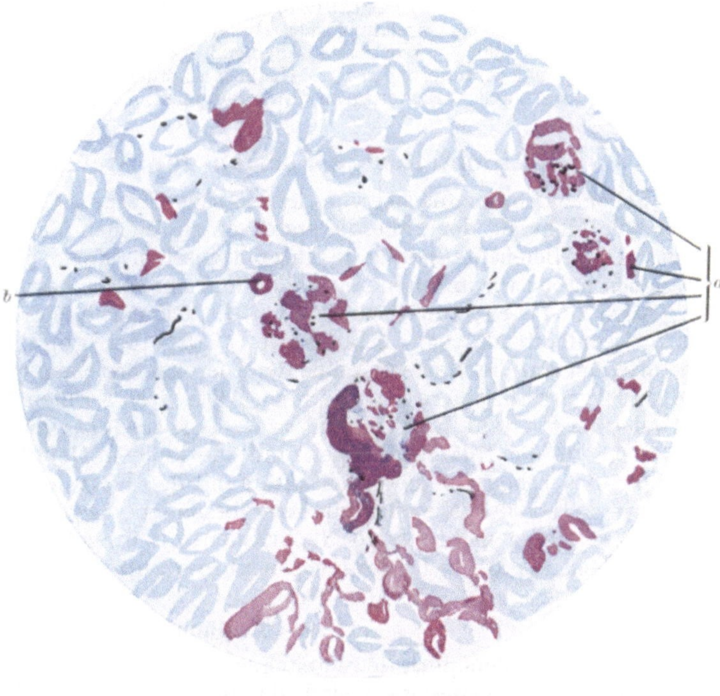

Degenerative Vorgänge der Niere, besonders die erstgenannten allgemeineren, können einer echten Nierenentzündung ähnliche klinische Kennzeichen bieten und werden so zum Teil dem sog. Morbus Brightii (s. u.) zugezählt, doch sind sie von den Entzündungen klinisch und vor allem anatomisch zu trennen, da hier alle sicheren Kennzeichen der Entzündung fehlen. Man kann die degenerativen bzw. infiltrativen Zustände als Nephrodystrophien bezeichnen; vielfach eingebürgert hat sich jetzt, besonders klinisch, die Benennung als „Nephrosen". Als solche dürfen wir also nur die rein degenerativen, d. h. nicht mit Entzündung verkoppelten Vorgänge der Niere und am besten nur die der Epithelien des Kanälchensystems zusammenfassen. Die Amyloidentartung ist trotz der oft schweren Parenchymveränderungen besser nicht hierher zu rechnen, weil hier von Anfang an die schwere — wenn auch nicht entzündliche — Veränderung der Glomerulusschlingen im Vordergrund steht.

Abb. 434. Amyloid der Niere.
Die amyloid entarteten Teile: Glomeruli *a* und Gefäßwände *b* heben sich durch ihre rotviolette Farbe von dem übrigen blaugefärbten Gewebe ab. (Färbung mit Methylviolett.)

Die Bewertung dieser „Nephrosen" ist im Gegensatz zur Entzündung der Niere (s. u.) im allgemeinen keine sehr selbständig hohe. Die Glykogeninfiltration ist natürlich ein chronischer Zustand, aber ohne klinische Bedeutung. Die Sublimatniere führt in höheren Graden meist bald zum Tode; ist dies nicht der Fall, so werden die abgestorbenen und verkalkten Epithelien abgestoßen und es kommt zur Regeneration. Die allgemeineren Zustände wie Verfettung oder tropfiges Hyalin können lange bestehen, wenn sie auch oft akuter Natur sind, aber der Funktionsverlust der Niere ist meist ein mäßiger, die Zellen können sich auch wieder erholen oder zugrunde gehen und durch neue ersetzt werden. Sind einzelne Kanälchen ausgefallen, so kommt es wohl zu kleinen Rundzellenhaufen und Narben, aber eine Schrumpfniere kommt nicht zustande (bei Tieren ist eine solche verfolgt). So tritt die Bedeutung dieser Nierenveränderungen gegenüber der grundlegenden Erkrankung, von der sie abhängen, meist ganz zurück. Die klinischen Kennzeichen sind gewöhnlich Auftreten von Eiweiß (die geschädigten Epithelien sind eiweißdurchlässiger geworden, „tubulogene Albuminurie"), von Zylindern, besonders hyalinen (aus nekrotischem Zellmaterial, besonders auch tropfigem Hyalin, hier kaum aus den Gefäßen stammend), konzentrierter Urin (wohl infolge Abflußverlangsamung durch die geschwollenen Kanälchenepithelien), aber gerade die für die schweren Nierenerkrankungen, vor allem die Entzündungen (s. u.), typischen Kennzeichen, wie Auftreten von Blut im Urin, Blutdrucksteigerung, Augenhintergrundveränderungen, Urämie fehlen bei den rein-degenerativen Veränderungen stets.

Es gibt nun Formen chronischer Art, bei denen viele doppeltbrechende Stoffe (Cholesterinester) im Urin auftreten. Man hat von Lipoiddystrophie gesprochen und eine solche besonders auch auf Syphilis bezogen. Doch ist das Auftreten der genannten Stoffe weder für Syphilis typisch noch für einen rein degenerativen Zustand der Niere, sondern sie finden sich noch häufiger bei Glomerulonephritis, besonders im zweiten Stadium (s. u.). Voraussetzung für das Auftreten der doppeltbrechenden Stoffe ist das Vorhandensein einer Verfettung, d. h. von Neutralfetten, in denen jene sich lösen können, ferner das Bestehen von Hypercholesterinämie. Die Abhängigkeiten dieser Bedingungen, das Primäre und Sekundäre, ist noch nicht ganz durchsichtig. Außer Ablagerung jener Stoffe in den Nierenepithelien und Durchtritt in den Urin kommt es auch zu Ablagerung im Zwischengewebe (s. o.).

Weiterhin gibt es Fälle, in denen ganz besonders schwere „Nephrosen" auftreten. Volhard hat sie als „genuine Nephrosen" bezeichnet, doch handelt es sich hier wohl um keine rein degenerativen Veränderungen, sondern um leichte Glomerulonephritiden mit stärkeren degenerativen Epithelveränderungen (genaueres s. bei der Glomerulonephritis), anscheinend vor allem bei Pneumokokkeninfektionen; die letzte Todesursache pflegt in diesen Fällen Pneumokokkenperitonitis zu sein.

Bei der Schwangerschaft kommen Nierenstörungen vor, so daß man von einer Schwangerschaftsniere bzw. einer Nephropathia gravidarum spricht. Im wesentlichen scheint es sich um infiltrativ-degenerative Epithelveränderungen zu handeln, ferner aber wohl auch um toxisch bedingte Gefäß- (Kapillar-) Schädigung. Zuweilen kommen auch — besonders anscheinend in den Fällen, die zu Eklampsie neigen — aber nicht sehr hochgradige Glomerulusveränderungen vor. Natürlich können sich durch Schwangerschaft bedingte Veränderungen auch auf ältere Nierenveränderungen, Entzündungen u. dgl. aufpfropfen.

e) Nichteiterige Formen der Nierenentzündung (Nephritis).

Sehen wir hier zunächst von der eiterigen Form ab, so können wir sagen, daß die ganz überwiegende Mehrzahl der Fälle die ersten entzündlichen Veränderungen an den Glomeruli erkennen läßt. Die Nierenentzündung in ihrer typischen Form ist somit eine Glomerulonephritis. Daneben haben wir in selteneren Fällen und nur unter bestimmten Bedingungen noch zwei Formen ins Auge zu fassen: zunächst die auch die Glomeruli betreffende, bei subakuter ulzeröser Endokarditis auftretende sog. embolische (nichteiterige) Herdnephritis (Löhlein) und sodann die offenbar auf die kleinen Gefäße der Niere zu beziehende, bei Scharlach zu beobachtende exsudative lymphozytäre Nephritis. Allen drei Formen ist gemeinsam, daß sie — wenigstens zu allermeist — auf Bakterien bzw. deren Gifte zu beziehen sind und daß diese auf dem Blutwege in die Nieren gelangen und die kleinen Gefäße in besondere Mitleidenschaft ziehen. Gehört dies schon zur Begriffsbestimmung der Entzündung (s. bei dieser im allgemeinen Teil), so tritt es bei der Nierenentzündung besonders deutlich zutage. Nur selten und nicht kennzeichnend treten nichteiterige Nephritiden auf urogenem Wege (abgesehen von der Beteiligung entzündlicher Vorgänge bei der Hydronephrose s. u.), oder von der Nachbarschaft her fortgeleitet, auf.

1. Glomerulonephritis.

Die Glomerulonephritiden entstehen fast stets im Anschluß an Infektionen des Körpers. Am deutlichsten und typischsten sind sie in ihrem ganzen Verlauf bei an Scharlach erkrankten Kindern, und zwar meist erst in etwas späteren Stadien dieses auftretend, zu verfolgen. Aber auch bei Rachenmandelentzündungen, bei Gelenkrheumatismus, Erysipel und zahlreichen nahestehenden Erkrankungen tritt die Glomerulonephritis häufig auf. Das Gemeinsame scheint zu sein, daß es sich um **Streptokokkenerkrankungen** handelt, und zwar stehen bei weitem in erster Linie Streptokokkeninfektionen, welche die Rachenorgane bzw. die oberen Atmungsorgane betreffen.

Auch in zahlreichen Fällen, in welchen irgendeine derartige Erkrankung anscheinend nicht vorangegangen ist, mag doch eine nicht beachtete geringe und schnell vorübergegangene Angina oder dergleichen grundlegend sein. Des weiteren treten Glomerulonephritiden auf im Anschluß an Pneumonien, Meningitiden, ganz selten Gonorrhoen, lauter Erkrankungen, deren Erreger als Diplokokken den Streptokokken sehr nahe stehen. So stellen Diplo-Streptokokken zum mindesten die Haupterreger dar. Vielleicht kommen selten Typhus- und Paratyphusbazillen auch in Betracht. Alle diese Erreger sind solche, die keine eigentlichen Toxine, sondern nur Endotoxine bilden, die erst bei Zerfall der Erreger frei werden. Hiermit mag es zusammenhängen, daß wir letztere selbst, zumal sie offenbar in der Niere in diesen Fällen sehr spärlich sind, hier bei der Glomerulonephritis nicht nachweisen können. Bei anderen Infektionskrankheiten scheint es sich, wenn Glomerulonephritis auftritt, um Mischinfektionen mit Streptokokken zu handeln, so auch wenn dies bei Lungentuberkulose der Fall ist. Auch wenn sich Staphylokokkenerkrankungen als grundlegend finden, handelt es sich bei der diese etwa begleitenden Glomerulonephritis nicht um eine Bewirkung der Staphylokokken, sondern der mit ihnen so häufig zusammen vorhandenen und einwirkenden Streptokokken.

Die Diplostreptokokken sind die typischen Erreger von Glomerulonephritiden bei Einwirkung auf die Nieren, die Haupterreger hier auftretender eiteriger Entzündungen sind Staphylokokken. Andere Erreger oder giftige Stoffe (soweit sie nicht

etwa auch Eiterungen hervorrufen) gehen durch die Kapillaren hindurch ohne entzündliche Reaktionen hervorzurufen und schädigen dann, zu den Epithelien gelangt, diese
im Sinne der besprochenen Degenerationen.

Besonders bei Scharlach der Kinder, aber auch bei Anginen u. dgl. sehen wir den klinischen und anatomischen Verlauf der Erkrankungen in verschiedenen Stadien, in deren jedem
der Tod eintreten kann, am ausgesprochensten und typischsten. Aber es muß betont werden,
daß nur ein kleiner Teil der Glomerulonephritisfälle in die späteren Stadien gelangt und in diesen
oder auch im akuten Stadium tödlich endet, während ein sehr großer Hundertsatz selbst schwerer
akuter Fälle nach Aufhören des Einwirkens der Schädigungen sich zurückbildet und in Heilung
übergeht.

Wir teilen die Glomerulonephritis in drei Stadien ein, in ein akutes, subakutes bzw.
subchronisches und ein chronisches, wenn auch natürlich alle Übergänge sie verbinden.

a) Akutes Stadium.

Der schädigende Stoff gelangt in die Niere auf dem Blutwege (s. o.). Durch den besonderen anatomischen
Bau der Niere, d. h. die Kapillarauflösung in Gestalt der Glomeruli, kommt es, daß sich hier die ersten und
schwersten Veränderungen abspielen. Die Kapillarschlingen des Glomerulus werden, wohl nach ganz kurzer
Hyperämie, blutarm, dann blutleer und zeigen eine eigenartige Blähung mit Ablagerung einer geronnenen, protoplasmatischen Masse im Innern der Schlingen. Der erste Angriffspunkt liegt offenbar
des weiteren in den Endothelien der Glomeruluskapillarschlingen. Diese degenerieren bzw. werden
nekrotisch, aber nur gering und als schnell vorübergehendes Stadium, dem sehr schnell sogar ein Wuchern der
Endothelien (nach allgemeinen früher geschilderten Grundsätzen) folgt. So ist ein erstes Kennzeichen selbst
einer frischen akuten Glomerulonephritis schon eine Vermehrung der Endothelien, welche den Glomerulus
auffallend groß und zell- bzw. kernreich macht. Gleichzeitig gibt sich aber die entzündungserregende Einwirkung vom ersten Beginn an in Exsudation und Emigration zu erkennen. Polymorphkernige Leukozyten gelangen, wie ja bei frischen Entzündungen gewöhnlich, in größeren Mengen in das Entzündungsgebiet,
und bleiben hier in den Kapillaren der Glomeruli liegen. An Stelle der etwa 3—25 Leukozyten, wie sie der Durchschnitt durch einen Glomerulus in dessen Kapillaren normaliter aufweist, finden wir jetzt deren 50, 80 und oft
sogar weit über 100. Oxydasereaktion (s. S. 199) stellt diesen Befund ausgezeichnet dar. Die Leukozyten werden
chemotaktisch durch die Fernwirkung der Entzündungsursache hierher gelockt. Daß sie hier in der Niere, im
Gegensatz zu Entzündungen anderer Standorte, wo sie aus den Gefäßen auswandern, in den Kapillarschlingen
der Glomeruli selbst in besonders großer Zahl gefunden werden — solche oft geradezu anfüllen — hängt offenbar mit den räumlich mechanischen Verhältnissen der besonders dicht, fast ohne Zwischengewebe, aneinander-
gepreßten Kapillarschlingen der Glomeruli zusammen. Aber auch hier kommt es zu einer nicht geringen Auswanderung der Leukozyten aus den Kapillaren. Sie gelangen in den Kapselraum und von diesem aus
abwärts in die Lichtungen der Harnkanälchen, wo sie besonders in denen der Hauptstücke gefunden werden.
Oft sieht man auch um die Glomeruli einen Ring von Leukozyten; sie liegen hier wohl in einem perikapsulären
Lymphspalt, in diesen resorbiert. Der exsudative Anteil der akuten Glomerulonephritis ist nun naturgemäß
mit der Leukozytenanlockung und Auswanderung keineswegs erschöpft. Auch eine Exsudation von Serum
geht vor sich. Es gelangt in das umliegende Gewebe in Gestalt eines Ödems; aber der größte Teil muß auch
hier wieder in die Kapselräume der Glomeruli und so in die Lichtungen der Harnkanälchen gelangen. Das Serumeiweiß wird weiter abwärts durch Wasserrücksaugung ausgefällt und tritt somit in Gestalt von Zylindern
zutage. Auch rote Blutkörperchen gehen in das entzündliche Exsudat über; einzelne finden wir stets in den
Kapselräumen und den Lichtungen der Harnkanälchen. Haben größere Mengen die Kapillaren verlassen, so
lagern sie sich, besonders nach Aufsaugung des Serums, auch zu größeren Massen zusammen, und man spricht
dann von Blutkörperchenzylindern (s. o.). Gelangen rote Blutkörperchen in solchen Mengen in den Harn —
mit einzelnen ist dies bei frischen Glomerulonephritiden wohl stets der Fall — daß sie diesen hellrot färben, so
sprach man (vor allem früher klinisch) auch von hämorrhagischer Nierenentzündung. Erwähnt werden
soll noch, daß dem vor allem im Kapselraum auftretenden Exsudat auch geringe Mengen Fibrin (viel, nach Art
der fibrinösen Entzündung seröser Häute, ist selten) beigemischt sein können. Außer den Glomeruluskapillaren
bleiben naturgemäß auch die übrigen kleinen Nierengefäße von der Entzündungsschädlichkeit nicht verschont; löst sich doch das Vas efferens bald nach Verlassen des Glomerulus wieder in ein Kapillarnetz auf, welches
die Harnkanälchen umspannt. Auch an den außerhalb des Glomerulus gelegenen Kapillaren kommt es natürlich
zu exsudativen Vorgängen. Die hier exsudierenden Massen müssen dann, da ja ein Zwischengewebe in der
Niere nur höchst gering entwickelt ist, auch zumeist in die Lichtungen der Harnkanälchen gelangen. Auch kleine
Blutaustritte kommen vor. Nur stehen die Veränderungen der im Glomerulus vereinten Kapillarschlingen und
das aus ihnen stammende Exsudat an erster Stelle und beherrschen das Bild.

Wie bei jeder Entzündung bleibt nun naturgemäß auch das eigentliche Parenchym bei der Einwirkung
der Schädlichkeit nicht unversehrt. Zum Parenchym gehören schon die Glomerulusepithelien, die der
Schlingen wie der Kapsel. Erstere, der Schädlichkeitseinwirkung an den Kapillaren ja zuallernächst gelegen,
zeigen schon frühzeitig geringe Verfettung und Degeneration, auch Nekrose einzelner Zellen und andererseits
geringe Schwellung und Vergrößerung, doch alles dies in geringem Maße. Auch die Kapselepithelien verhalten
sich zunächst ähnlich; sie sind wenig verändert, zunächst noch durchaus gut erhalten. Sehr bald allerdings
zeigen sie dann Veränderungen, aber auch noch geringe; einzelne Zellen zeigen auch hier Fett, oder sind trübgeschwollen, einzelne auch kernlos; sie können abgestoßen werden — und finden sich frei im Kapselraum —,

so daß kleine Lücken entstehen. Die Nachbarepithelien decken den Verlust und man sieht dabei öfters Unregelmäßigkeiten in Gestalt größerer Zellen mit mehreren unregelmäßig gelegenen Kernen — also Riesenzellen —, oder auch ganz kleine Gebiete, in denen die Zellen 2—3schichtig werden; doch tritt dies erst gegen Ende dieses — akuten — Stadiums auf. Und nun zum eigentlichen Parenchym, zu den Epithelien der Harnkanälchen, besonders der zunächst beteiligten Hauptstücke bzw. deren Übergangsabschnitte. Sie zeigen im Anfang in Anbetracht dessen, daß es sich um einen die Niere ergreifenden Entzündungsvorgang handelt, im Vergleich zu anderen Organen auffallend geringe Veränderungen. Trübe Schwellung ist allerdings meist sehr früh vorhanden, aber im übrigen sind die Epithelien im ersten Beginn zu allermeist sehr gut erhalten, fast unverändert. Es mag dies damit zusammenhängen, daß eben die Schädlichkeiten in den Kapillarschlingen der Glomeruli zumeist aufgefangen werden, und daher das eigentliche Parenchym geschützt wird. So kann man gerade in der Niere, dem Organ, das als Ausscheidungsorgan giftigen Schädigungen so außerordentlich leicht ausgesetzt ist, die besondere Anordnung der Kapillaren in Gestalt der Glomeruli als einen sehr sinnreichen Schutz betrachten. Sind so im Anfang zumeist nur die Glomeruli in stärkerem Grade verändert, so kann man die Veränderung auch als **Glomerulitis** bezeichnen. Doch war bisher nur von den Anfangsstadien die Rede, in etwas späteren Zeiten auch noch des akuten

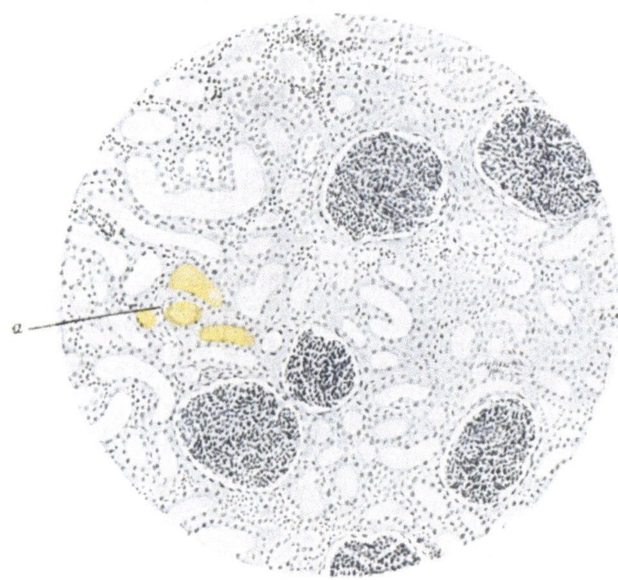

Abb. 435. Akute Glomerulonephritis.
Die Glomeruli äußerst zellreich und groß. In den Hauptstücken geronnene Eiweißmassen und (bei *a*) rote Blutkörperchen.

Stadiums werden die Kanälchenepithelien stärker in Mitleidenschaft gezogen, aber offenbar weniger durch die Entzündungsschädlichkeit selbst unmittelbar, als dadurch, daß eben die Glomeruli hochgradig verändert sind und dadurch (s. auch oben), besonders durch die so beeinträchtigte Blutversorgung sowie die so bedingte Inaktivität, auch die Kanälchenepithelien — also sekundär — leiden müssen. Es treten jetzt an ihnen Atrophien und daneben auch die verschiedenen Zeichen der Degenerationen hervor. So veränderte, besonders verfettete, Zellen liegen jetzt auch abgestoßen in Lichtungen der Kanälchen. Diese Veränderungen sind aber, wie nochmals betont sei, in erster Linie als sekundär, auf die Glomerulusblockade zu beziehen, aufzufassen. Jetzt, in den späteren Zeiten des akuten Stadiums, weisen auch erst die ja den Anfang des Kanälchenepithels darstellenden Glomeruluskapselepithelien etwas stärkere Veränderungen auf (s. o.), und es zeigen die Wände der Kapillarschlingen der Glomeruli auch den Beginn hyaliner Verdickungen und Verbreiterungen (s. u.). An Stellen, wo Kapselepithel zugrunde gegangen ist, verwächst die Kapsel mit den Glomeruli. Doch leiten uns diese Punkte schon zu den unten darzustellenden Veränderungen des nächsten, subakuten Stadiums über.

In manchen Fällen sind die Glomerulusveränderungen gering und gerade dann werden, wohl eben wegen der geringeren Reaktionen an den Glomeruli, die Epithelien der Kanälchen viel hochgradiger von vornherein und unmittelbar durch die die Entzündung bewirkende Schädlichkeit selbst geschädigt und zeigen schwere degenerative Veränderungen verschiedener Art. So beherrschen solche hier das Bild, zumal wenn späterhin die Glomerulusveränderung noch mehr zurücktritt. Solche Fälle stellen aber doch milde Glomerulonephritiden mit starken tubulären Veränderungen dar. Man hat auch von tubulär-glomerulärer Nephritis gesprochen.

Fassen wir kurz zusammen, so zeigen bei der typischen Glomerulonephritis zunächst die Glomeruli die Hauptveränderungen: Blutarmut der Kapillaren, Angegriffenwerden und besonders Vermehrung der Endothelien, Leukozytenreichtum in den Kapillaren, Exsudation in den Kapselraum usw. Zunächst ist die örtliche Leukozytenvermehrung am auffälligsten. Im allerersten Beginn sieht man alles dies in den einzelnen Glomeruli noch nicht an allen Schlingen und auch nicht an allen Glomeruli des Schnittes; sehr bald aber sind alle Schlingen aller Glomeruli (beider Nieren) ergriffen. Kurz darauf wird die Endothelvermehrung immer stärker und überwiegt über die Leukozytenansammlung. Erstere beherrscht jetzt das mikroskopische Bild immer mehr. Die Glomeruli erscheinen infolgedessen sehr groß und überaus kern- d. h. zellreich, dagegen völlig blutleer. Auch die feinen Wände der Kapillaren sind etwas verdickt, hyalin gequollen, verbacken auch öfters miteinander. Später erst zeigen die Glomerulusepithelien leichte Wucherungserscheinungen, das Kapselepithel ebensolche sowie Atrophien und Degenerationen, degenerative Veränderungen (bzw. Speicherungsvorgänge), vor allem das Kanälchenepithel. Ohne scharfe Grenze gelangen wir so in das subakute Stadium.

Wie sieht eine derartige Niere im akuten Stadium der Glomerulonephritis nun für das bloße Auge aus? Im allerersten Beginn ist sie oft so gut wie gar nicht verändert; die Diagnose ist mit dem bloßen Auge nicht zu stellen, sondern nur mit Hilfe des Mikroskops, obwohl die klinischen Erscheinungen schon sehr ausgesprochen gewesen sein können. Höchstens eine geringe Trübung oder ganz leichtes Ödem, besonders der Rinde, und stärkere Blutfüllung, d. h. Rotfärbung der Markkegel, kann die Vorgänge, die Platz gegriffen, andeuten. Bald aber treten die Veränderungen weit deutlicher hervor.

Jetzt nimmt die Niere an Masse erheblich zu, was teils auf die mit der Anschwellung der Harnkanälchen verbundene Verbreiterung der Rindensubstanz, teils auf die entzündlich-ödematöse Durchtränkung und Auflockerung des Gesamtgewebes zurückzuführen ist. Die trübe Schwellung verleiht der Nierenrinde eine weißliche, opake, trübe Beschaffenheit und ein wie gekochtes Aussehen; die Rinde erscheint dabei meistens blaß, verbreitert und auf dem Durchschnitt über den äußeren Rand sowie über die Markkegel vorquellend. Bei Verfettung treten mehr und mehr trübgelbliche Flecke und Streifen auf, welche schließlich vielfach zusammenfließen und der Niere an der Oberfläche wie auf dem Durchschnitt durch die Rinde eine fast gleichmäßig gelbe Farbe verleihen können.

Im allgemeinen ist auch bei hochgradiger Entzündung der Niere die Rindensubstanz nicht stark gerötet, in den meisten Fällen sogar ausgesprochen anämisch, weil die Blutkapillaren durch die geschwollenen Harnkanälchen zusammengedrückt werden; es finden sich bloß da und dort hyperämische bzw. Blutungsstellen; auch die Glomeruli treten durch Vergrößerung und Blutarmut als kleine graue Pünktchen besonders bei seitlicher Betrachtung deutlich hervor. Gegen den durchschnittlich geringen Blutgehalt der Rinde sticht meistens auffallend ein rosafarbener bis dunkelroter Farbenton der Markkegel ab, an welchen die Entzündungshyperämie in viel ausgesprochenerem Maße, die Verfettung usw. viel weniger zur Geltung kommen; gegenüber der trüben, matten Beschaffenheit der Rinde zeigt sich die Marksubstanz meist saftig-glänzend; drückt man seitlich auf die Papillen, so entleert sich aus ihnen mehr oder weniger trübe, aus dem Inhalt der Harnkanälchen bestehende Masse. Indes sich auch in der Rinde auf dem trüb-grauen oder gelblichen Grund umschriebene dunkelrote Flecken zeigen (s. o.), kann die Niere an der Oberfläche und auf dem Durchschnitt so ein geflecktes Aussehen erhalten.

Klinisch besteht Albuminurie, welche hier teils auf die abnorme Tätigkeit der Nierenepithelien zu beziehen, zum großen Teil aber als Folge oder Teilerscheinung der entzündlichen Gefäßschädigung aufzufassen ist. Auf letztere weisen auch im Harn auftretende Leukozyten und rote Blutkörperchen hin. Auch die Zylinderbildung ist, wie beschrieben, teils auf Epitheldegenerationen, teils auf entzündliches Exsudat zu beziehen. Man findet jetzt neben einer Verminderung der Harnmenge, welche bis zur vollständigen Anurie gehen kann, und stärkerem Eiweißgehalte des Harns in dem letzteren verschiedenerlei körperliche Bestandteile: in körnigem Zerfall oder Verfettung begriffene Nierenepithelien, Leukozyten, rote Blutkörperchen sowie zylindrische Gebilde verschiedener Art; durchsichtige, hyaline Harnzylinder, sog. Wachszylinder (festere, deutlich gelb gefärbte Gebilde), Zylinder, welche mit körnigen Detritusmassen, mit Epithelien oder Blutkörperchen bekleidet sind, sog. Epithelzylinder, d. h. zylindrische Gebilde, die aus untereinander verbackenen Epithelien oder im ganzen abgestoßenen, röhrenförmigen Abschnitten von Harnkanälchen bestehen, sog. Zylindroide, d. h. unregelmäßige, meist gestreifte und an den Enden aufgefaserte Gebilde, zuweilen auch Zylinder, die ganz aus roten oder weißen Blutkörperchen zusammengesetzt sind.

b) Subakutes (subchronisches) Stadium.

Nach etwa vierwöchentlichem Verlauf können wir in unmittelbarem Übergang von den bisherigen geschilderten Veränderungen den Anfang des subakuten Stadiums rechnen. Wir können hier nach dem mikroskopischen Verhalten zwei Formen unterscheiden.

α) Intrakapilläre Form. Sie schließt sich an das Beschriebene an. Die Endothelvermehrung der Kapillaren tritt immer mehr hervor und beherrscht jetzt völlig das Bild. Die Leukozytenvermehrung in den Kapillaren flaut zumeist allmählich wieder ab. Infolge der sehr starken Vermehrung der Endothelien — von etwa 130 (die Glomerulusepithelien mit eingerechnet) eines normalen Glomerulusdurchschnittes bis auf etwa das Doppelte bis Vierfache — sind die Glomeruli jetzt von ganz besonderer Größe und Zell- bzw. Kernreichtum. Sie füllen den Kapselraum meist ganz aus und buchten sich kuppenförmig in den Anfang des abgehenden Harnkanälchens vor. Die Schlingenepithelien zeigen etwas stärkere Verfettung, die Kapselepithelien sind oft geschwollen und zeigen — aber nur mäßige — Wucherungserscheinungen. Die Kapillarschlingen des Glomerulus sind hyalin verdickt, klumpig, miteinander verbacken.

β) Extrakapilläre Form. Hier sind zwar die unter a) beschriebenen Glomerulusveränderungen auch vorhanden, aber sie fallen nicht so ins Auge, weil die Glomeruli zusammengepreßt sind, und zwar durch die Erscheinung, welche hier das Bild beherrscht, nämlich eine ganz außerordentliche Wucherung der Schlingen- und besonders Kapselepithelien. Es bilden sich vielfache Lagen gewucherter Epithelien, welche sich dadurch schichtenweise abplatten. Diese Wucherung schmiegt sich in ihrer äußeren Form derjenigen des stark ausgedehnten Kapselraums, in welchen sie sich ja hinein entwickelt, an, d. h. sie ist gegenüber dem Hilus (Vas afferens und efferens), also nach dem Abgang des Kanälchens zu, am stärksten entwickelt; so kommt eine Halbmondform zustande (s. Abb. 436) und man spricht daher auch von Halbmonden. Die Wucherung der Glomerulusepithelien kann sich auch in das abgehende Harnkanälchen selbst hinein vorbuchten. Die gewucherten Epithelien sind infolge ihrer Menge und der schlechten Ernährung, Druck u. dgl. leicht wieder dem Untergang geweiht, und so sehen wir an ihnen bald in ausgedehntem Maße degenerative Erscheinungen auftreten. Sie zerfallen oft sehr stark; ferner treten hyaline Massen in ihnen auf — besonders nach innen zu — welche offenbar dem tropfigen Hyalin der Kanälchenepithelien (s. o.) entsprechen (Glomerulusepithelien können auch sonst — selten — tropfiges Hyalin aufweisen), auch können Epithelien ganz absterben und zu hyalinen Massen werden. Zwischen den gewucherten Epithelien liegen noch Exsudatreste, besonders auch rote Blutkörperchen (meist mehr nach außen zu).

Während die intrakapilläre Form der Veränderung mehr den Glomerulonephritiden mit langsamerem Verlauf entspricht, handelt es sich bei der extrakapillären Form mehr um solche von schnellem, stürmischem Werdegang. Doch finden sich oft auch beide Veränderungen nebeneinander an verschiedenen Glomeruli derselben Niere.

In jedem Falle treten nunmehr die besonders von den verödeten Glomeruli abhängigen Folgeerscheinungen an den Kanälchen sehr stark hervor.

Ein großer Teil der Kanälchen zeigt ganz atrophische Epithelien, enge, mit Exsudat oder Zylindern gefüllte Lichtung, die Kanälchen sind im ganzen hochgradig atrophisch. Andere zeigen die Epithelien hochgradig verfettet; in den Lichtungen finden sich auch zahlreiche völlig verfettete abgestoßene Epithelien. An anderen Kanälchen findet sich oft hochgradige tropfig-hyaline Degeneration, jetzt auch in Gestalt weit zahlreicherer und größerer Tropfen. Die Kanälchen enthalten zum großen Teil Zylinder — auch die geraden Harnkanälchen im Mark —, die auf die verschiedenen oben geschilderten Bildungsweisen, Exsudateindickung, zusammengeballte nekrotische Epithelien und offenbar auch tropfiges Hyalin, zu beziehen sind. Andere Kanälchen enthalten zunächst auch größere Mengen ausgetretener roter Blutkörperchen — bzw. Blutkörperchenzylinder —, auf die später in den Epithelien abgelagertes, wohl aus aufgesaugtem Hämoglobin entstandenes, Hämosiderin zu beziehen ist; wieder andere auch zylinderartig zusammengeballte Leukozyten.

Alle die so veränderten Kanälchen liegen zumeist in kleinen Gruppen zusammen — oft in unmittelbarer Abhängigkeit von den veränderten Glomeruli — so daß fleckweise Verteilung der einzelnen Veränderungen zutage tritt. Dazwischen liegen nun andere Gruppen von Kanälchen, welche noch besser erhaltene, ja sogar gewucherte Epithelien zeigen und deren Lichtung deutlich erweitert ist, was wohl ein Zeichen für stärkere ausgleichende Harnbereitung ist. Diese Kanälchengruppen liegen mit Vorliebe mehr nach der Oberfläche zu, wohl weil sie von den Endausläufern der Vasa interlobularia (nach Abgabe der Vasa afferentia) bzw. von deren Verbindungsästen mit den Kapselarterien aus noch besser ernährt werden.

Auch das überall verteilte Zwischengewebe zeigt jetzt stärkere Veränderungen. Vielfach finden sich kleine Blutaustritte, vor allem aber treten jetzt entzündliche Zellanhäufungen stärker hervor. Überall findet man bis ins Mark hinunter, und oft besonders ausgeprägt an der Grenze von Mark und Rinde, größere Zellansammlungen, welche besonders aus Rundzellen (Lymphozyten) bestehen, aber auch mehr oder weniger zahlreiche Leukozyten und hie und da Plasmazellen aufweisen. Außer in den größeren Zellansammlungen sind Rundzellen auch sonst überall mehr einzeln in größerer Zahl vorhanden. Gleichzeitig sehen wir immer mehr eine Verbreiterung des interstitiellen Gewebes auftreten, vor allem an den Stellen, an welchen die Kanälchen besonders atrophisch und zusammengefallen sind. Das neugebildete Bindegewebe ist auch zunächst noch sehr reich an Rundzellen. Auch Quellung und hyaline Verbreiterung der Membranae propriae der ganz atrophischen Kanälchen trägt zu der Bindegewebshyperplasie bei.

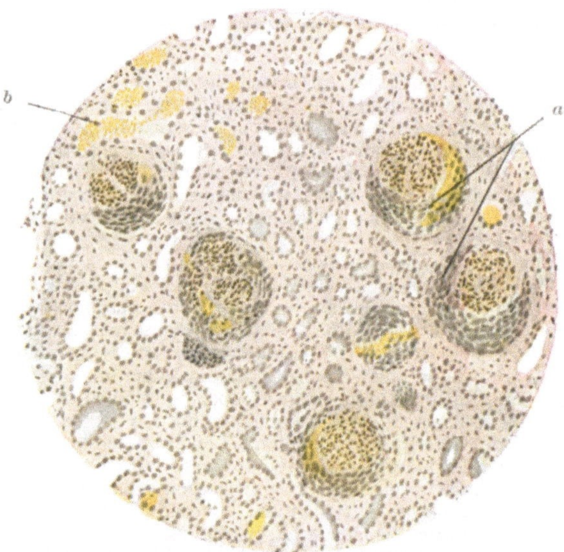

Abb. 436. Subakute Glomerulonephritis; sog. extrakapilläre Form.
Die Glomeruli sind zellreich, zusammengepreßt durch die starke Kapselepithelwucherung in der Form der sog. Halbmonde (a). Zwischen den gewucherten Epithelien hyaline Zerfallsmassen und rote Blutkörperchen (gelb). Kanälchen n ihrer Lichtung (bei b) rote Blutkörperchen. Das Binde hon leicht diffus gewuchert.

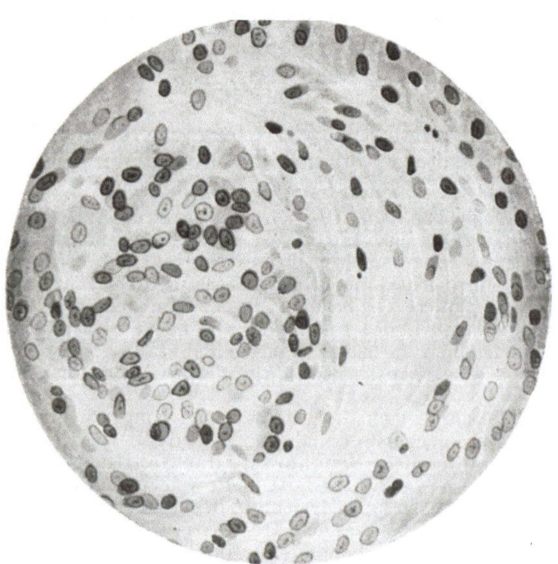

Abb. 437. Zusammengepreßter Glomerulus mit verdickter Kapsel, zum Teil auf dem Wege hyaliner Umwandlung.

Inzwischen sind an den Glomeruli weitere Veränderungen vor sich gegangen. Ihr Zellreichtum nimmt ab, dagegen verdicken sich die hyalin gequollenen Schlingen immer mehr und verbacken immer mehr miteinander, so daß die Gesamtheit der Schlingen an vielen Glomeruli schon anfängt völlig zusammenzusintern zu einer hyalinen Masse mit einer mäßigen Zahl von Kernen. Besonders ist dies an den durch die starken Kapselepithelwucherungen zusammengepreßten Glomeruli der Fall. Aber auch hier gehen weitere Veränderungen vor sich. Von der Kapsel aus und nach Durchbrechung dieser auch von um die Bowmansche Kapseln herum gewuchertem Bindegewebe aus wuchert Bindegewebe in den Kapselraum ein, zuerst in Form feiner Bindegewebsstreifen; dabei leisten die oben geschilderten Zerfallserscheinungen des gewucherten Kapselepithels diesem Einwuchern des Bindegewebes offenbar Vorschub. So verschwinden die Epithelwucherungen immer mehr bis auf kleine Reste; das eingedrungene Bindegewebe wird breiter, füllt allmählich den ganzen Kapselraum und bildet dann mit dem Glomerulus eine Masse.

Wie sieht nun eine Niere im subakuten Stadium der Glomerulonephritis aus? Ihr Verhalten schließt sich an die als letzte Ausbildung in späteren Zeiten des akuten Stadiums geschilderten Verhältnisse an, nur sind diese nunmehr ausgesprochener. Die Niere ist jetzt durch Schwellung stark vergrößert; die stark gespannte Kapsel ist leicht abziehbar, das Nierengewebe quillt dann hervor; die Rinde ist meist beträchtlich verbreitert.

Die Markkegel sind noch durch Hyperämie stärker gerötet oder auch mehr braun gefärbt. Die Rinde setzt scharf dagegen ab; sie ist, aus den oben genannten Gründen, von mehr gleichmäßig weißer Farbe, oder indem stärkere Verfettung mehr und mehr an Stelle der trüben Schwellung des Gewebes tritt, wird die Farbe eine mehr gelbe. Oft tritt diese Farbe auch schon für das bloße Auge mehr fleckweise oder streifenförmig hervor. Man erkennt meist die großen Glomeruli als kleine, glänzende, leicht vorragende. tautropfenartige Gebilde jetzt im subakuten Stadium meist deutlicher als im akuten.

Das so gestaltete Organ wird wegen seiner Schwellung und hellen Farbe von alters her als sog. große weiße oder auch große gelbe (bei Fettreichtum) Niere bezeichnet. Einzelne kleine Blutpunkte, welche kleinen Blutungen oder Gruppen mit roten Blutkörperchen gefüllter Kanälchen entsprechen, treten von der hellen Farbe meist deutlich hervor und sind vor allem auch an der Oberfläche wahrzunehmen. Sind diese sehr zahlreich und hyperämische streifenförmige Gebilde auch in der Rinde stark hervortretend, so daß die Niere durch die weißen, gelben und roten Bezirke ein sehr farbenreiches Bild bietet, so spricht man von großer bunter Niere. Beherrscht infolge gleichmäßig starker Hyperämie und starker Blutungen das Rot gegenüber dem Weiß bzw. Gelb völlig das Bild, kann man auch von großer roter Niere reden.

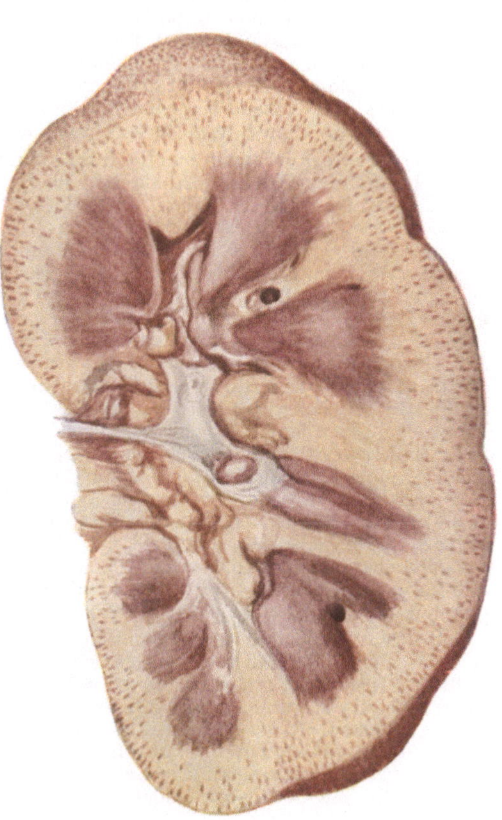

Abb. 438. Subakute Glomerulonephritis (große bunte Niere) von der Schnittfläche aus gesehen.
Die Niere ist stark verfettet (gelb). Scharf heben sich infolge von Hyperämie und Blutungen rote Streifen und Flecke ab (letztere auch an der Oberfläche der Niere, oben im Bild). Desgleichen die stark hyperämischen Markkegel.

Es sei erwähnt, daß man (vor allem klinisch) früher vielfach fälschlich diese so veränderten Nieren als „chronisch parenchymatöse Nephritis" bezeichnete.

Im weiteren Verlauf bzw. gegen Schluß des subakuten Stadiums ändert sich das Bild. Das Organ verkleinert sich wieder, besonders die Rinde wird schmaler, die Quellung tritt zurück, ebenso die Rotfärbung, ein verwaschenes Grau mit gelben Flecken tritt an die Stelle, auch das Mark ist nicht mehr ausgesprochen rot gefärbt, sondern mehr graubraun, die Markrindengrenze ist nicht mehr so scharf. Die Glomeruli sind mit bloßem Auge weniger gut zu erkennen; die Kapsel ist nicht mehr so gut abziehbar, haftet dem Organ etwas fester an. So ist in allmählichem Übergang an die Stelle des subakuten Stadiums das subchronische getreten und das Bild dieses leitet über zu:

c) Chronisches Stadium.

Wie aus der Schilderung schon hervorgeht, ist eine scharfe Grenze zwischen subakutem bzw. subchronischem und chronischem Stadium nicht zu ziehen; etwa vom dritten Monate ab können wir das letztere rechnen.

Es handelt sich hier um den allmählichen Ausgang der Veränderungen, um das Reparationsstadium im anatomischen Sinne. Nachschübe entzündlicher Vorgänge sind immer möglich.

Die Glomeruli schreiten in ihrer Verödung fort; die Schlingen stellen eine zusammenhängende Masse dar, die nur wenig oder kaum mehr Kerne aufweist; die Kapsel ist fest verwachsen, völlig in diese Masse aufgegangen, höchstens daß noch feine Spalten von Epithel ausgekleidet vorhanden sind. So entarten die Glomeruli zu geschrumpften, fast kernlosen, gleichmäßig strukturlos erscheinenden Kugeln; hyalin degenerierte Glomeruli. An ihnen kann man färberisch oft noch den von der gewucherten Kapsel und den vom zusammengefallenen Glomerulus abstammenden Teil unterscheiden. Die hyalinen Massen erleiden zuweilen eine Verkalkung. Außen bilden sich um die hyalinen Glomeruli nicht selten ganz feine elastische Fasern neu. Die am stärksten veränderten Glomeruli liegen oft gruppenweise zusammen. Andere Glomeruli sind noch größer, kernreicher, noch nicht hyalin, aber auf dem Wege der Hyalinisierung; man sieht alle Übergänge. Nur wenige Glomeruli sind besser erhalten, und sie können dann sogar besonders groß und zellreich sein.

Die Kanälchen zeigen nun die höchsten Grade der Atrophie. Sie fehlen oft in ausgedehnten Gebieten ganz. In anderen Bezirken sind sie zwar noch vorhanden, aber völlig atrophisch. Ganz niedrige Epithelien, die alle Kennzeichen verloren haben, umgeben eine oft kaum mehr wahrnehmbare Lichtung. Manche Kanälchengruppen oder Kanälchen sind zwar mit großen Lichtungen versehen, sie sind sogar weit, aber in ihnen liegen Zylinder, und ihr Epithel ist doch atrophisch und entdifferenziert. Andere Kanälchengruppen hingegen, und zwar besonders nach der Oberfläche zu, zeigen hohe, offenbar zum Ersatz gewucherte Epithelien um weite Lichtungen. Es finden sich leistenförmige Vorsprünge mit Epithelwucherungen ins Innere hinein. Besonders diese hohen Epithelien weisen oft größere Mengen Fett auf; auch mehrkernige Zellen, Riesenzellen u. dgl. können in diesen Kanälchen auf Epithelwucherung hinweisen. Das Zwischengewebe zeigt nun entsprechend der Atrophie der Harnkanälchen eine ungeheuere Zunahme. Auf weite Strecken findet sich zuletzt fast nur noch Bindegewebe mit geringen Resten von Kanälchen; nur da, wo die mit gewuchertem Epithel versehenen gut erhaltenen Kanälchen gelegen sind, tritt es zurück. Das Bindegewebe ist allmählich arm an Spindelzellen und Rundzellen geworden; es handelt sich um sehr derbes geschrumpftes Bindegewebe. Nur an manchen Stellen, mehr fleckweise, finden sich in ihm verteilt Ansammlungen von Rundzellen und oft auch Plasmazellen. Auch im Mark hat das Bindegewebe stark zugenommen; nur durch vereinzelt gelegene, oft ziemlich weite gerade Harnkanälchen wird es unterbrochen; die meisten sind zugrunde gegangen. Im Zwischengewebe sieht man zuweilen auch Herde von Zellen, die Lipoide in größter Menge enthalten. Nicht selten finden sich besonders unter der Oberfläche kleine, oft stark verfettete Adenome, die wohl ebenso wie die oben beschriebenen Kanälchen Ersatzwucherungen für das ausgefallene Gewebe darstellen, vielleicht z. T. auf Grund kleinster Gewebsmißbildungen. Auch findet man häufig kleine Zysten, die aber wohl nur als durch Wachstum in die Erscheinung getreten aufzufassen sind (s. o. S. 533).

In den fortgeschrittenen chronischen Fällen finden wir inmitten des gewucherten geschrumpften Bindegewebes auch die Gefäße, Arterien wie Venen, hochgradig verändert. So zeigen die größeren Arterien endarteriitische Veränderungen, welche bis zu fast völligem Verschluß der Lichtungen fortschreiten können. Aber auch die Arteriolen, so die Vasa interlobularia und afferentes, zeigen, besonders letztere, schon nach einigen Wochen oft geringere, selten schon starke Veränderungen und besonders in Spätstadien nicht selten hochgradige hyaline Degeneration mit Verfettung der stark verdickten Wand, so daß eine Lichtung kaum mehr vorhanden ist (vgl. o.). Die Gefäßveränderung kann, wenn sie auch sekundär ist, natürlich ihrerseits wieder die Atrophie des noch bestehenden Nierengewebes begünstigen.

Infolge der beschriebenen Vorgänge ist, wie man auch schon mikroskopisch verfolgen kann, die Nierenoberfläche keine glatte mehr. Vielmehr wechseln eingezogene Gebiete, welche dem geschrumpften Bindegewebe entsprechen, mit kleinen Vorwölbungen (Granula) von etwa Halbkugelgestalt ab, welche den Bezirken entsprechen, in welchen das Bindegewebe mehr zurücktritt, die Kanälchen gut erhalten, ja ihre Epithelien sogar ersatzmäßig gewuchert und ihre Lichtungen weit sind. Die eingezogenen und vorgewölbten Gebiete wechseln ziemlich regelmäßig ab, was, wie oben schon angedeutet, mit der Gefäßverteilung zusammenhängen mag.

Welches ist nun das Bild des chronischen und Endstadiums für das bloße Auge? Es geht aus der mikroskopischen Beschreibung hervor, daß es sich gegenüber den früheren Stadien im höchsten Maße verändert haben muß. Besonders auffallend ist, daß nunmehr eine Massenabnahme der Niere vorliegt, welche dem Ausfall an Nierengewebe und der Schrumpfung des gewucherten Bindegewebes entsprechend immer weiter fortschreitet. So kann die Niere auf die Hälfte oder ein Drittel ihrer gewöhnlichen Größe zurückgehen. Es liegt somit nun eine Schrumpfniere vor. Aber dem Beschriebenen entsprechend ist die Schrumpfung meist keine gleichmäßige. Es wechseln Gebiete, in denen Gewebe ausgefallen ist und schrumpfendes Bindegewebe sich an die Stelle gesetzt hat, also Einsenkungen der Nierenoberfläche, mit bald größeren und flacheren, bald kleineren und mehr halbkugelförmigen Vorragungen, sog. Granula (s. o.) ab. So enthält die Nierenoberfläche eine meist ziemlich gleichmäßige Granulierung, und man bezeichnet dementsprechend den Zustand als **Granularatrophie** oder **granulierte Schrumpfniere.**

Weit seltener ist, wenn die Veränderung gleichmäßig vor sich geht und somit Vorwölbungen nicht stehen bleiben, die Verschmälerung der Rinde eine gleichmäßige (glatte Schrumpfniere). Mit der Verkleinerung des Organs durch die narbige Schrumpfung geht eine Zunahme der Konsistenz des Gewebes einher. In einem auffallenden Gegensatz zu der Organschrumpfung steht oft eine raumfüllende Wucherung der Fettkapsel, in der man die Niere förmlich versteckt finden kann, und eine Wucherung des Fettes am Nierenhilus.

Die fibröse Kapsel ist verdickt und läßt sich jetzt nur schwer und oft nur in Fetzen und nicht ohne Verletzung der Nierenoberfläche von ihr abziehen. Dies ist die Folge fester Verwachsungen der Kapsel mit den oberflächlich gelegenen Schrumpfungsherden. Nach Entfernung der Kapsel tritt die oben geschilderte Granulierung zutage. Hie und da können zwischen den Granula größere Narben auffallen, welche auf Absterben eines ganzen Gebietes durch Verschluß der ernährenden Arterie (s. o.) zu beziehen sind. Manchmal erkennt man auch an der Oberfläche kleinste, weiße Punkte, welche Glomeruli entsprechen, die durch die Schrumpfung der Rinde so weit nach außen gerückt sind. Unter der Oberfläche fallen oft auch kleine Zysten

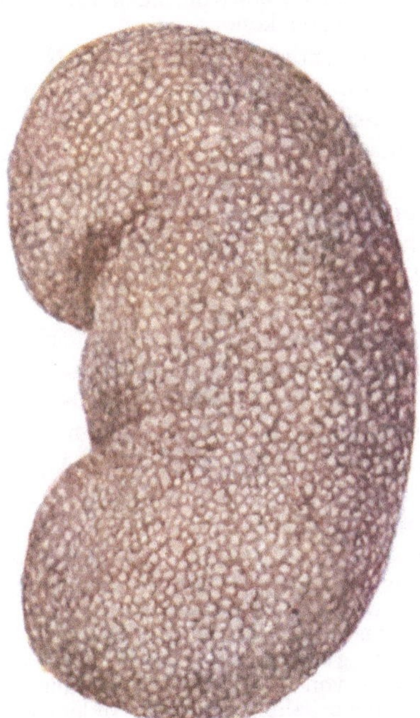

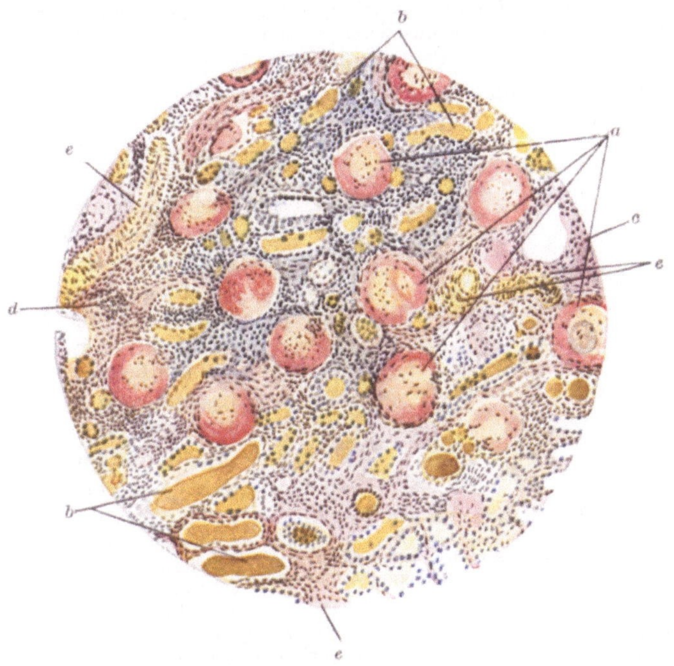

Abb. 439. Granularatrophie der Niere. (Sekundäre Schrumpfniere, Endresultat einer Glomerulonephritis.)
Gleichmäßige Granulierung der Nierenoberfläche.

Abb. 440. Sekundäre Schrumpfniere, chronisches Endstadium einer Glomerulonephritis.
Die Glomeruli (*a*) bindegewebig verödet, zum großen Teil hyalin, Kanälchen atrophisch, mit hyalinen Zylindern in der Lichtung (*b*), zum großen Teil ganz zugrunde gegangen, Bindegewebe gewuchert (z. B. bei *c*) und mit Rundzellen durchsetzt (z. B. bei *d*), *e* Gefäße.

oder meist gelb erscheinende Adenome (s. o.) in Gestalt flacher Knoten auf. Auf der Schnittfläche des Organs ist vor allem die starke unregelmäßige Verschmälerung und Atrophie der Rinde auffallend; sie weist oft nur noch eine Breite von 1—2 mm auf. Neben dieser allgemeinen Verschmälerung der Rinde erkennt man hier wieder sehr deutlich die feinen zwischen den Granula gelegenen Einziehungen, von denen aus kleine graue oder graurote, den Schrumpfungsherden entsprechende Flecke bzw. Streifen ins Gewebe hineingehen. Ähnliche Gebiete treten auch in den tieferen Schichten der Rinde hervor, so daß diese, wie die Oberfläche, ein fleckiges Aussehen erhält und ihre normale Zeichnung völlig verwischt ist. Auch die Marksubstanz nimmt an der Atrophie teil; ihre Markkegel sind oft auch verschmälert und verkürzt. Die Gesamtfarbe ist im ganzen eine graue in der Rinde wie auch im Mark. Eine scharfe Grenze beider ist daher meist gar nicht mehr zu erkennen. Verfettete Gebiete können sich als gelbe Flecke und Streifen zu erkennen geben, kleine Blutungen als rote.

Schon frühzeitig stellt sich bei Glomerulonephritis eine Blutdruckerhöhung ein. Herzschwäche kann schon unter dem anatomischen Bilde der Herzerweiterung zum Tode führen. Zu allermeist aber bildet sich, wenn die Blutdruckerhöhung längere Zeit dauert, d. h. die Nierenentzündung nicht abheilt, Arbeitshypertrophie der linken Kammer des Herzens aus (s. auch im allgemeinen Teil).

Der Harnbefund unterscheidet sich ebenso wie das makroskopische und mikroskopische Bild im chronischen Stadium der Glomerulonephritis sehr von den früheren Stadien. Harn wird vielfach zunächst sogar in abnorm reichlicher Menge gebildet (Polyurie) und er enthält jetzt wenig Eiweiß, Zylinder und sonstige Elemente. Es hängt dies damit zusammen, daß die stürmischen Erscheinungen abgeklungen sind und die weiteren Veränderungen sich ja überaus langsam, meist in jahrelangem Verlauf der Erkrankung erst ausbreiten. Erst ganz allmählich geht immer mehr sezernierendes Gewebe zugrunde; das noch gesunde oder verhältnismäßig gesunde liefert den Harn; dabei greifen Ersatzerscheinungen Platz. In Betracht zu ziehen ist auch, daß Blutüberdruck und Herzhypertrophie sich ausbildet (s. o.) und auch so die Harnausscheidung gefördert wird. Haben schließlich die Schrumpfungsherde eine große Ausdehnung erreicht, ist ein allzu großer Teil des Nierengewebes verloren gegangen, so treten die Erscheinungen der Niereninsuffizienz ein. Auch die Herzhypertrophie kann keinen Ausgleich mehr schaffen, teils weil das Herz an der Grenze seiner Leistungsfähigkeit angelangt ist, teils mit zunehmender Verödung der Niere auch der hochgesteigerte Druck nichts mehr für die Harnausscheidung leisten kann, wenn nicht mehr genügend arbeitende Zellen der Niere vorhanden sind. So verringert sich die Harnmenge, Albuminurie tritt stark hervor, Ödeme und Transsudate treten auf, ferner Retinitis albuminurica und zuletzt das Gesamtbild der Urämie, welcher der Patient dann zumeist erliegt.

Aus der Schilderung der mikroskopischen Vorgänge ergibt sich, daß Blut während aller Vorgänge in die Kanälchen gelangen und somit im Harn auftreten kann. Besonders viel Blut findet sich auch bei frischen Erkrankungsnachschüben. Andererseits kann aber auch Auftreten von Blut im Urin Zeichen beginnender Besserung sein, indem die Glomerulusschlingen wieder frei werden, es aber bei dem dann wieder einströmenden Blut leicht zu kleinen Blutungen aus deren noch wenig widstandsfähigen Glomerulusschlingen kommt.

Die ganzen Vorgänge der Nephritis = Glomerulonephritis, welche beide Nieren ziemlich gleichmäßig betreffen, zeigen so die Merkmale einer Entzündung, welche zuerst die Glomeruli befällt, besonders durch deren Ausfall die Kanälchen in Mitleidenschaft zieht, und bei der es dann später zu hochgradigsten Wucherungsvorgängen des Bindegewebes — mit nur geringen Epithelwucherungen zum Ersatz — kommt, so daß eine Schrumpfniere (Granularatrophie) zustande kommt. Wir bezeichnen diese Form der Schrumpfniere — also das Endergebnis — von alters her als **sekundäre Schrumpfniere** oder jetzt auch als **Nephrocirrhosis glomerulonephritica.** Es ist leicht zu verstehen, daß man den späteren Stadien, die man am häufigsten zu untersuchen Gelegenheit hat, den Beginn, besonders auch an den Glomeruli, kaum mehr ansehen kann. Die Verbindung aller Zwischenstufen aber verbindet Anfang und Ende, und so wissen wir, daß die Glomerulonephritis die eigentliche gewöhnliche Nephritis ist.

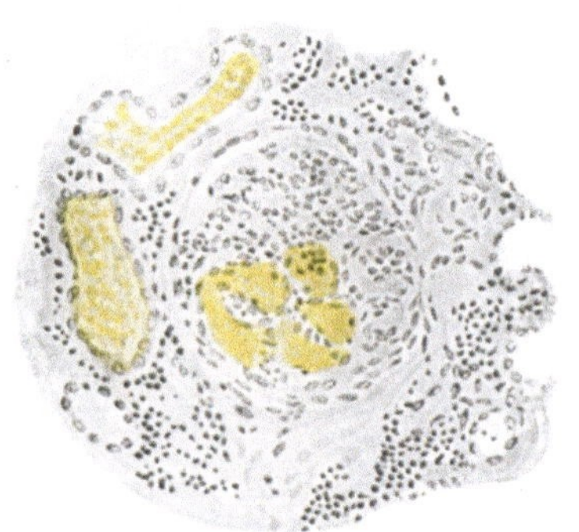

Abb. 441. **Embolische Herdnephritis.**
Embolische Massen mit Fibrin und Nekrose in einzelnen Schlingen eines Glomerulus. Daneben in zwei Harnkanälchen Blutzylinder.

Der Verlauf kann, wie schon eingangs erwähnt, ein sehr verschiedener sein. Im akuten bzw. subakuten Stadium kann infolge Hochgradigkeit der Erkrankung der Tod eintreten, ja es gibt so stürmisch verlaufende Fälle, daß fast, ohne daß ein ausgesprochenes Krankheitsstadium vorangegangen, ganz plötzlich der Tod eintritt. In anderen Fällen tritt wieder völlige Heilung ein; manche im Verlaufe von Infektionskrankheiten auftretenden Glomerulonephritiden verlaufen ganz milde und schleichend und heilen bald wieder ab. Andere Fälle aber, die weder zum Tode führen noch heilen, gelangen bis in ein oft höchst chronisches, sich über Jahre erstreckendes Stadium, eben das der Schrumpfniere, wie es bis zum letzten Ausgang oben geschildert wurde. Diese sekundäre, besser glomerulonephritische Schrumpfniere verläuft trotz allem meist weit schneller als die sog. genuine, die oben als besondere arteriolosklerotische besprochen wurde.

Während bei den meisten Tierversuchen mit den verschiedensten Giftstoffen nur degenerative Nierenerkrankungen zu erzielen sind, hat man mit Urannitrat und ganz vereinzelt mit kleinen Kokkenmengen der Glomerulonephritis des Menschen ähnliche Veränderungen erzielt.

Neben der zu allermeist den Begriff der Nierenentzündung beanspruchenden Glomerulonephritis gibt es vor allem noch zwei besonders gekennzeichnete, aber nur unter besonderen Bedingungen auftretende Nephritisformen.

2. Embolische (nichteiterige) Herdnephritis.

Auch hier spielen sich die Vorgänge an den Glomeruli ab, aber in anderer Form wie bei der typischen Glomerulonephritis. Nicht alle Glomeruli und alle Schlingen wie bei der Glomerulonephritis sind hier beteiligt, sondern nur einzelne Schlingen mehr oder weniger vieler — wenn auch meist zahlreicher — Glomeruli. Und zwar schließt sich die hier in Rede stehende Nierenerkrankung stets an ulzeröse Endokarditiden mit langsamem Verlauf, d. h. die sog. Endocarditis lenta (s. unter Herz), meist mit dem Streptococcus viridans als Erreger, an. In solchen Fällen werden Thrombenstückchen mit Kokkenmassen in die Glomerulusschlingen metastatisch verschleppt und bleiben hier in Form kleiner Kokkenembolien liegen. Die anstoßenden Glomerulusschlingenwände zeigen dann homogene Quellung; Fibrinpfröpfe kommen dazu; es kommt zu Nekrose der Gefäßwand und des Epithels, und die ganzen Massen bilden dann größere verbackene nekrotische Bezirke des Glomerulus. Entzündliche Erscheinungen der Nachbarschaft schließen sich an; es kommt zu kleinen Ansammlungen von Leukozyten um die Glomeruli und zu Austritt von roten Blutkörperchen; diese finden sich in der Lichtung der Harnkanälchen, sie gelangen so auch in den Harn, der meist stark blutig erscheint. Ferner kommt eine reaktive Wucherung der benachbarten Kapsel- und Schlingenepithelien und der Glomeruluskapseln zustande. Es handelt sich im ganzen um eine Reaktion in besonderer Reaktionslage während der dauernden septischen Infektion. Später werden die Herde durch Bindegewebsentwicklung ersetzt und es kann so wohl auch zu Schrumpfungsherden kommen, aber meist nicht sehr ausgedehnter Natur, zumal die grundlegende Endokarditis vorher zum Tode zu führen pflegt. Dem bloßen Auge erscheint die Niere in frischeren Fällen vergrößert (Ödem) und zeigt an der Oberfläche punktförmige Blutungen.

3. Exsudativ-lymphozytäre Nephritis.

Diese Form findet sich in manchen Fällen von Scharlach bei Kindern (wohl auch bei hämorrhagischen Pocken), aber bei Scharlach weit seltener als die typische Glomerulonephritis. Bei der lymphozytären Nephritis sind die Glomeruli nicht primär beteiligt, vielmehr handelt es sich um eine akute Schädigung der kleinen Gefäße außerhalb der Glomeruli, so zwar, daß es zunächst in den kleinen Gefäßen besonders der Markrindenzone, sodann im Zwischengewebe zu einer Ansammlung von Rundzellen in großen Massen kommt. Die Zellmassen durchsetzen in großen Flecken oder Streifen die ganze Niere. Den Lymphozyten sind vor allem später auch Plasmazellen und ferner zum Teil (auch eosinophile) Leukozyten beigemischt, doch letztere meist nicht in größeren Mengen. Gleichzeitig besteht besonders am Rande der Herde auch starke Hyperämie und es treten gewöhnlich auch zahlreiche rote Blutkörperchen aus den Kapillaren aus und führen so auch zu roten Streifen und Feldern, besonders in der Rinde. Lymphozyten dringen auch durch die Wand der Harnkanälchen in solche ein; andere Harnkanälchen werden durch die Zellmassen von außen zusammengedrückt. Derartig veränderte Nieren sind groß, geschwollen, weich, fast zerfließlich, an leukämische Nieren erinnernd; die Grundfarbe ist grau, von der sich die meist sehr zahlreichen Blutungen abheben.

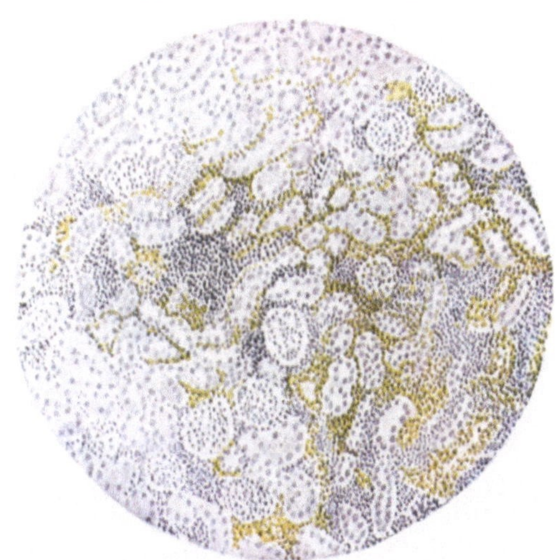

Abb. 442. Exsudativ-lymphozytäre Nephritis bei Scharlach.
Interstitielle Ansammlung von Rundzellen, einigen Leukozyten und stellenweise zahlreichen roten Blutkörperchen. Glomeruli intakt.

Daß diese Nephritis in ein chronisches Stadium gelangt und zu Schrumpfniere führt, ist nicht bekannt.

Es kommen auch mehr umschriebene Infiltrationsherde besonders unter der Nierenoberfläche in Gestalt von kleinen Knoten oder Flecken allein vor (Landsteiner).

Als **Morbus Brightii** kann man die für die Niere bezeichnenden, hämatogenen, nicht eiterigen, beiderseitigen Nierenerkrankungen, die wenigstens auch chronisch verlaufen können, zusammenfassen. Früher glaubte man, daß nur entzündliche Veränderungen hierher gehörten. Das ist aber nicht der Fall, und so können wir die Brightsche Nierenerkrankung in die 3 Formen gliedern: 1. die Nephritiden, insbesondere die Glomerulonephritiden. Hier handelt es sich um die entzündliche Krankheit der Niere (vgl. auch im allgemeinen Teil unter Entzündung). Es ist der eingreifendste Vorgang. 2. Die arteriolosklerotischen Nierenveränderungen, die wegen ihrer Häufigkeit und besonders der Zusammenhänge mit Hochdruck, Herzhypertrophie und Gehirnblutungen von großer Wichtigkeit sind und 3. die degenerativen Vorgänge in den Nieren, die an sich von weniger großer Bedeutung sind. Alle diese krankhaften Vorgänge sind einzeln geschildert worden.

Wir sehen, daß für die Schädigung der Nierentätigkeit Veränderungen der kleinen Gefäße und Kapillaren, besonders der Glomeruli, von besonderer Wichtigkeit sind. Letztere beherrschen gerade die schwersten Formen der Nierenpathologie.

Sehr schwierig ist die Erklärung des Zusammenhanges gerade der klinischen Hauptkennzeichen der Nierenveränderungen mit diesen, so des Bluthochdruckes und vor allem auch des Ödems (s. auch im allgemeinen Teil), das jetzt meist als extrarenal bedingt gedeutet, d. h. auf die Kapillaren der Körperoberfläche bezogen wird, aber doch wohl in irgendeiner Abhängigkeit von der Nierenveränderung steht. Und besonders schwierig ist die Beziehung der unterschiedlichen Folgen auf die einzelnen Nierenbestandteile. Einmal liegen hier Schwierigkeiten in der trotz aller großen Fortschritte nicht in allen Einzelheiten sicher gestellten Art der funktionellen Tätigkeit der Niere. Doch scheint die Ludwig - Cushnysche Theorie, welche auf Filtration durch die Glomerulusschlingen das Hauptgewicht legt, auch neuerdings wieder gestützt, und so erklärt sich die Hauptbedeutung der Glomeruli auch bei den krankhaften Nierenvorgängen und -zuständen. Eine weitere Schwierigkeit der Erklärung liegt aber darin, daß offenbar bei Ausfall eines Nierenbestandteiles ein anderer ersetzend für ihn eintreten kann. So sehen wir (s. o.) bei Glomerulonephritiden für erkrankte Glomeruli in weitem Umfange Hauptstücke (also auf dem Sekretionswege) Arbeit leisten.

f) Eiterige Formen der Nierenentzündung.

Die **eiterige Nierenentzündung** wird durch Bakterien hervorgerufen, welche entweder auf dem Blutwege oder von den Harnwegen — nur selten auf dem Wege einer Verletzung — in die Nieren gelangen; man unterscheidet demnach zwei Formen: eine — stets doppelseitige — auf dem Blutwege vermittelte und eine — öfters einseitige — aufsteigende.

Die **hämatogene** Form entsteht im Verlauf allgemeiner Infektionskrankheiten, namentlich im Gefolge der Endocarditis ulcerosa mit Sepsis (Pyämie).

Die mit dem Blute eingeschwemmten Eitererreger siedeln sich zumeist in den Glomeruli oder den Rindenkapillaren an, bilden häufig typische Kokkenembolien und verursachen so die Bildung kleiner, in der Regel Stecknadelkopfgröße nicht überschreitender Abszesse, die, oft in größerer Zahl vorhanden, von einem roten, hyperämischen oder hämorrhagischen Hof umgeben sind und nach Abziehen der Kapsel an der Nierenoberfläche hervortreten; daneben zeigt das Nierengewebe häufig in größerer Ausdehnung Entartungserscheinungen. In den Harnkanälchen finden sich aus den Abszessen heruntergespülte Eiterkörperchen sowie sonstige Zellen. Sehr häufig aber treten die Bakterien, ohne zunächst Abszesse zu bewirken, durch die Glomerulusschlingen, die irgendwie geschädigt sind, aus, d. h. sie werden in die Harnkanälchen „ausgeschieden"; sie gelangen so in den Harn, „Bakteriurie", oder vermehren sich in den Harnkanälchen, infolge der Stromverlangsamung besonders in den geraden, und rufen Abszesse hervor, sog. „Ausscheidungsherde", welche in der Rinde runde Form aufweisen, in den Markstrahlen oder Markkegeln oft, der Form der geraden Harnkanäl-

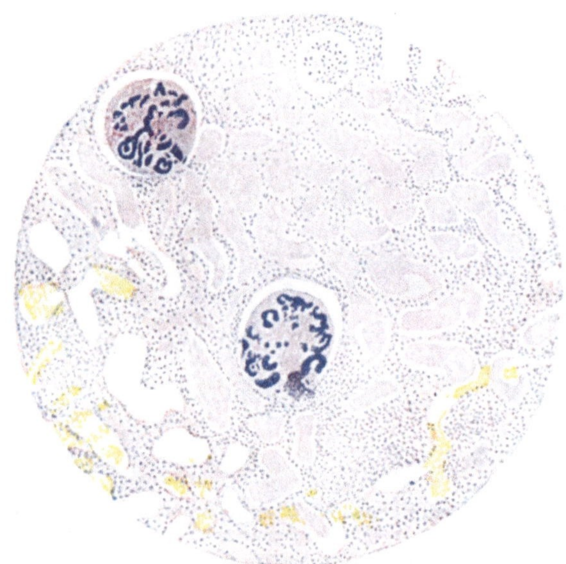

Abb. 443. Kokkenembolie in der Niere.
Die Kapillarschlingen zweier Glomeruli sind mit Kokkenhaufen ausgefüllt, das umliegende Nierengewebe ist nekrotisch (die Kerne fehlen). Dazwischen zahlreiche Leukozyten (Eiter).
Färbung nach Gram.

chen angepaßt, länglich gestaltet sind und als gelbe Streifen mit hyperämisch rotem Rand hervortreten. Es kann auf diese Weise und ebenso durch Verstopfung der Kapillaren mit aus dem Blutwege hierher gelangten und vermehrten Bakterien auch zu ausgedehnter Nekrose der Nierenpyramiden kommen. Haften die Eitererreger an Emboli, so kommt es zur Bildung kleinerer und größerer vereiternder Infarkte, welche ebenso wie auch die kleineren Abszesse meist vorwiegend im Rindengewebe auftreten. Zusammenfließenden Abszessen und der Vereiterung der Infarkte kann ein größerer Teil der Niere zum Opfer fallen, doch tritt meist vorher der Tod ein.

Die **urinogene oder aufsteigende Form** entsteht dadurch, daß eine **Pyelitis** (Entzündung des Nierenbeckens), welche ihrerseits meist die Folge einer Zystitis und gegebenenfalls Ureteritis ist (s. u.), auf die Niere übergreift — **Pyelonephritis**. Zumeist handelt es sich als Erreger um das Bacterium coli, seltener um Kokken. Erwähnt sei, daß der ganze Vorgang von der Zystitis bis zur Pyelonephritis bei Blasenlähmung infolge von Rückenmarkserkrankungen besonders ausgesprochen zu sein pflegt.

Die Erreger geraten vom Nierenbecken aus in die geraden Harnkanälchen, dann auch in die Kanälchen der Rinde. Es entstehen von den Papillen ausstrahlende Eiterstreifen, die dann zusammenfließen können, so daß die Markkegel nekrotisch werden können. Besonders die der Rinde benachbarten Markkegelteile zeigen streifenförmige Abszesse, die Rinde mehr rundliche, ebenso die Nierenoberfläche, wo die Herde meist in Gruppen stehen. Sie folgen oft zunächst dem Gebiet eines oder einiger Markkegel mit dem zugehörigen Rindenabschnitt.

Die Bakterien sollen von den Markkegelspitzen aus in die Kapillaren und in die Venen der äußeren Markkegelgebiete gelangen, sich vermehren und dann in gerade Kanälchen und besonders Schleifen eindringen, so in die Rinde gelangen und vor allem in den Schaltstücken sich ansiedeln (Ribbert). Überall werden Eiterungen bewirkt. Außerordentlich große Gebiete der Niere können so, besonders durch Zusammenfließen der Herde, eingeschmolzen werden — **Phthisis renum apostematosa.** Auch unter der Kapsel und im umliegenden lockeren Gewebe kann sich Eiter ansammeln — **perinephritische Abszesse** —, die sich überhaupt am häufigsten an Rindenabszesse anschließen. Die Abszesse können selbst in die Bauchhöhle durchbrechen. Andererseits können die Abszesse unter Bildung von an der Nierenoberfläche entstehenden großen, flachen, am Grunde oft feinhöckerigen, eingezogenen Narben abheilen und so, wenn die Vorgänge ausgedehnter waren, hochgradige, sehr unregelmäßige Schrumpfungen der ganzen Niere entstehen, **Nephrocirrhosis apostematosa = Abszeßschrumpfniere.** Hierher ist ein großer Teil der einseitigen Schrumpfnieren zu rechnen.

An den Papillen der Niere kommt eine Wucherung und Abschuppung der Epithelien der großen Sammelröhren als sog. Nephritis papillaris desquamativa vor. Es bestehen gegen die Papillenspitze zulaufende graugelbe Streifen, welche Gruppen so veränderter Kanälchen entsprechen. Bei Druck auf die Papillen entleeren sich trübe aus Leukozyten und abgestoßenen Epithelien bestehende Massen in Mengen. Die Veränderung findet sich neben Nephritiden, besonders aber nach Pyelitis, und nimmt dann gerne eiterige Form an.

Von der **Tuberkulose** und **Syphilis** der Nieren war schon im allgemeinen Teil die Rede.

g) Hydronephrose und hydronephrotische Nierenveränderungen.

Hier handelt es sich zunächst um eine Behinderung des Urinabflusses und somit Urinstauung im Nierenbecken infolge eines an irgendeiner Stelle der harnleitenden Wege gelegenen Hindernisses für den Abfluß des Harnes. Wegen der Folgen für die Nieren soll aber die Erkrankung hier mitbesprochen werden.

Ein derartiges Hindernis kann gegeben sein durch Harnsteine im Nierenbecken oder im Ureter, durch Prostatavergrößerungen, durch Lageveränderungen der Nieren mit Knickung des Harnleiters, durch narbige Verengerungen in letzterem, durch Geschwülste des Nierenbeckens oder der Harnblase oder solche, welche den Harnleiter zusammendrücken oder in ihn oder die Blase einwuchern (besonders Gebärmutterkrebse). Ebenso kann die schwangere Gebärmutter wirken.

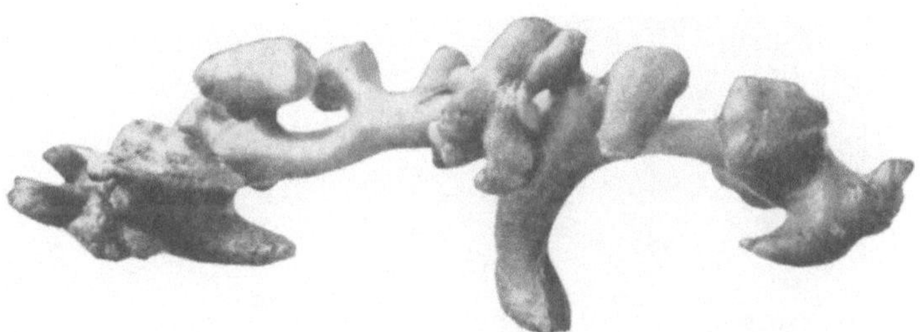

Abb. 444. Abguß eines normalen Nierenbeckens.
Aus Joest-Lauritzen-Degen-Brückelmayer. Frankfurter Zeitschrift für Pathologie, Bd. 8, Heft 1.

Auch angeboren oder erst später sich auswirkend können solche Hindernisse auf entwicklungsgeschichtlichen Irrungen beruhen. Hier kommen die verschiedensten Bildungs- und Lageabweichungen der Nieren und Harnleiter (s. o.) in Betracht, ferner Verengerungen im Verlauf letzterer, besonders an der Mündung in die Harnblase (in Gestalt einer zystenartigen Vorwölbung in die Harnblase), oder Verlagerungen der distalen Mündung, oder auch Enge oder spitzwinkliger Abgang der Harnleiters am Nierenbecken, seltener Kreuzung mit überzähligen Nierenarterien, am seltensten Hindernisse jenseits der Harnblase, wie Phimose u. dgl. mehr.

Die Folge chronischer Harnstauung ist eine sackartige Erweiterung des Nierenbeckens — **Hydronephrose** — und, wenn das Hindernis tiefer liegt, auch Erweiterung des oder der Harnleiter. Die Hydronephrose kann je nach der Ursache einseitig oder doppelseitig und verschieden hochgradig (je nachdem der Verschluß ein vollständiger oder nur ein ventilartiger ist) auftreten. Durch den Druck des gestauten Harns werden zunächst die Nierenpapillen abgeplattet, verstrichen und verschwinden schließlich ganz, während die Nierenkelche so stark erweitert werden, daß sie schließlich an der Nierenoberfläche Vorwölbungen bilden.

Der Druck von dem übermäßig gefüllten Nierenbecken aus sowie auch der so auf die größeren Nierengefäße ausgeübte Druck und Zug bewirken Atrophie der Nierenepithelien und im Anschluß daran Wucherung des Bindegewebes. Naturgemäß ist hier das Mark von vorneherein hauptbeteiligt, nicht wie sonst zumeist die Rinde. Infolgedessen und da ja die kleinen Gefäße an sich zunächst unbeteiligt sind, bleiben die Glomeruli hier zuerst verhältnismäßig unversehrt, ein Teil von ihnen wird aber allmählich doch hyalin verändert. Nach und nach breitet sich die Gewebsatrophie und Bindegewebszunahme auf die ganze Niere aus. Die kleineren Gefäße werden auch sekundär in Mitleidenschaft gezogen.

So schrumpft auch hier das Organ im ganzen mit häufiger grobhöckeriger Körnelung der Oberfläche: **Hydronephrotische Schrumpfniere.**

Die Veränderung kann so weit gehen, daß die Niere nur noch einen Sack mit ganz dünner Wand mit Leisten bildet. Durch fortdauernde Sekretion — auch der Schleimhaut des Nierenbeckens und der Nierenkelche — kann dieser Sack weit größer werden als die normale Niere. Der zuerst aus Harn bestehende Inhalt wird mit

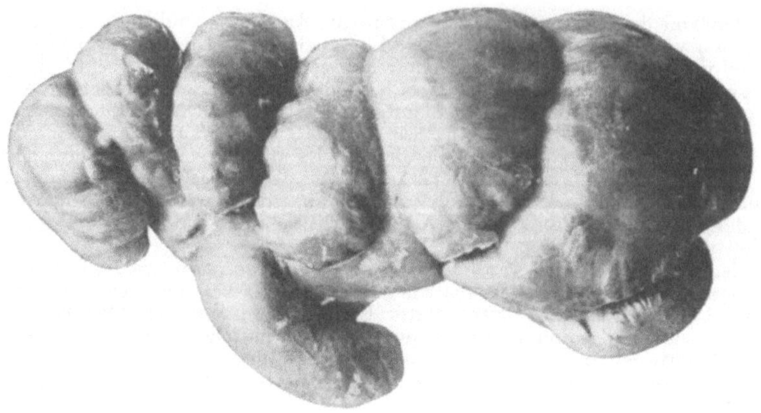

Abb. 445. Voluminöser Abguß des Beckens einer Hydronephrose im höchsten Grade.
(Aus Joest-Lauritzen-Degen-Brückelmayer, Frankfurter Zeitschrift für Pathologie. Bd. 8, Heft 1.)

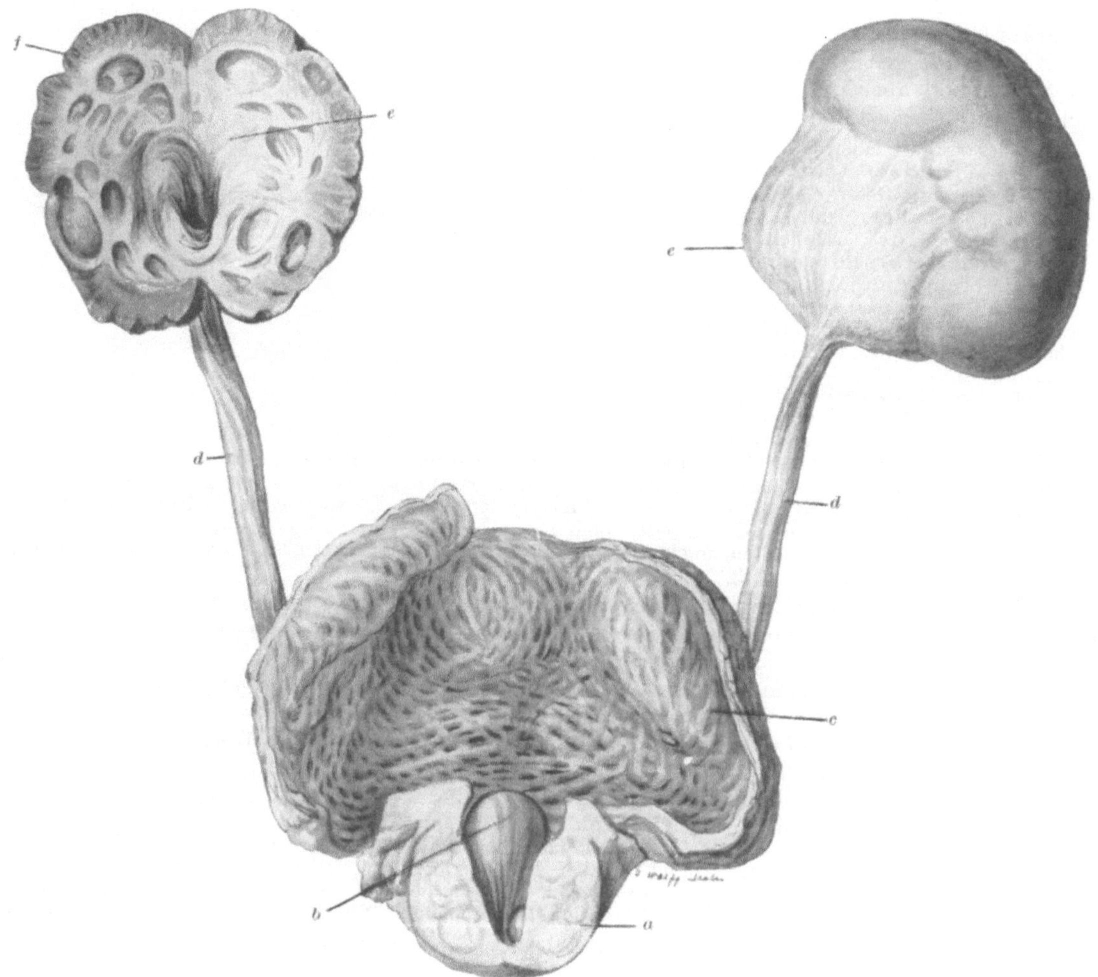

Abb. 446. Prostatahypertrophie (a) mit Bildung eines großen mittleren Lappens (b); Balkenblase (c); beiderseits
erweiterte Ureteren (d) und Hydronephrose (e), sowie hydronephrotische Schrumpfnieren (f).
Schematisch zum Teil nach Burkhardt und Polano, Die Untersuchungsmethoden und Erkrankungen der männlichen und
weiblichen Harnorgane.

Fortschreiten der Nierenatrophie mehr und mehr zu einer einfach serösen Flüssigkeit, seltener auch zu einer kolloiden oder fettigen Zerfallsmasse.

Bei der hydronephrotischen Schrumpfniere spielen außer mechanischen Bedingungen aber auch entzündliche Vorgänge mit. Auch kommt es bei der Harnstauung leicht zu eiteriger Entzündung des Beckens (und der Harnleiter) mit Eiteransammlung — Pyonephrose — und davon ausgehend zu eiterigen Formen der Nierenentzündung (s. oben), so daß das Bild der hydronephrotischen Nierenatrophie sehr oft kein reines, sondern durch infektiös-entzündliche (eiterige) Vorgänge in der Niere, die dann auch narbig abheilen können, ein verwickelteres ist (so auch in der Abb. 447).

Wir haben im vorhergehenden gesehen, wie die unterschiedlichsten Vorgänge von längerer Dauer als Ergebnis eine **Schrumpfniere (Granularatrophie der Niere, Nephrozirrhosis)** zeitigen können. Bestehen auch meist Unterschiede wie sie oben geschildert wurden und sind auch fast stets die grundlegenden Vorgänge wenigstens an einzelnen Stellen noch zu erkennen, so kann das Ergebnis der Schrumpfniere doch ein in vielem gleiches oder ähnliches sein. Ich stelle hier die Vorgänge, welche zu Schrumpfniere führen können, nochmals übersichtlich kurz zusammen.

Übersicht über die verschiedene Entstehungsart der Schrumpfnieren.

Embolische (Infarkt) Schrumpfniere (Nephrocirrhosis embolica), Stauungs- (zyanotische Schrumpfniere (Nephrocirrhosis cyanotica), Amyloid - Schrumpfniere (Nephrocirrhosis amyloidea).

Arteriosklerotische Schrumpfniere (Nephrocirrhosis arteriosclerotica).

Arteriolosklerotische (sog. genuine) Schrumpfniere (Nephrocirrhosis arteriolosclerotica).

Nephritische (glomerulonephritische, sog. sekundäre) Schrumpfniere (Nephrocirrhosis glomerulonephritica).

Abszeß - Schrumpfniere (Nephrocirrhosis apostematosa).

Tuberkulöse Schrumpfniere (Nephrocirrhosis tuberculosa), syphilitische Schrumpfniere (Nephrocirrhosis syphilitica).

Hydronephrotische Schrumpfniere (Nephrocirrhosis hydronephrotica).

h) Geschwülste.

Über die häufig in der Niere vorkommenden sog. versprengten Nebennierenkeime und die zum Teil von ihnen abgeleiteten **Grawitzschen Nierengeschwülste**, die sog. **hydronephroiden Gecshwülste** vgl. im allgemeinen Teil (s. dort auch die Abbildungen). In diese Gruppe gehören die meisten bösartigen Geschwülste der Niere (Krebse). Kankroide können vom Nierenbecken ausgehen und auf die Niere übergreifen.

Eigene Geschwülste der Niere sind die sog. **Adenosarkome,** welche Sarkomzellen, solide und adenomatöse epitheliale Bestandteile, oft auch andere Gewebsarten — glatte und quergestreifte Muskelfasern, Knorpel- und Schleimgewebe —

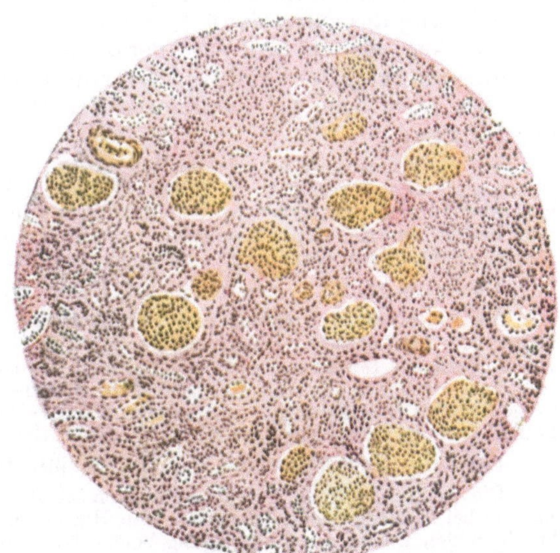

Abb. 447. Hydronephrotische Schrumpfniere (wohl zusammen mit durchgemachter Infektion).
Kanälchen hochgradig atrophisch. Bindegewebe stark vermehrt, Glomeruli verhältnismäßig unverändert.

enthalten, also richtige **Mischgeschwülste** darstellen. Oft überwiegt dabei das rein sarkomatöse Gewebe ganz erheblich, so daß man Mühe hat, die anderen Bestandteile aufzufinden. Diese Geschwülste sind offenbar angeboren und kommen meist bei kleinen Kindern vor.

Sehr selten sind echte Sarkome oder gar Endotheliome, Angiome und Lymphangiome. Von gutartigen Neubildungen finden sich häufig kleine sog. **Fibrome** (Fibroadenome) im Markgewebe (s. unter Gewebsmißbildungen), **Lipome,** welche von versprengten Keimen des Fettgewebes der Nierenkapsel hergeleitet werden, **Myome, Lipomyome, Myofibrome** und **Myofibrosarkome,** alle meist in der Rinde und zum Teil von versprengten Kapselbestandteilen abzuleiten. Alle diese Gebilde stellen mehr Gewebsmißbildungen denn eigentliche Geschwülste dar. Einschlägige Bildungen verschiedener Art werden auch zusammen mit tuberkulöser Hirnsklerose (s. nächstes Kapitel) gefunden. Meist kleine **Adenome** kommen, zum Teil sicher angeboren, zum Teil wohl auf ebensolcher Grundlage, bei Schrumpfungsvorgängen in der Niere, oft zugleich mit Zysten vor (vgl. oben unter Mißbildungen).

Metastatisch treten sowohl Krebse wie Sarkome — im ganzen selten — in den Nieren auf. Dabei können Glomeruli und Harnkanälchen als vorgebildete Wege der Ausbreitung der Geschwülste nach Durchbruch durch Gefäße dienen.

Lymphosarkomknoten kommen öfters in der Niere vor; bei Leukämie findet sich eine diffuse Durchsetzung der Niere mit den leukämischen Zellen.

i) Parasiten.

Von tierischen Parasiten kommt in der Niere hie und da Echinokokkus, sehr selten der Cysticercus cellulosae vor, ferner die Filaria sanguinis, die auch in den Harn übergeht.

B. Abführende Harnwege.

a) Nierenbecken und Harnleiter.

Von **Mißbildungen** finden sich Verdoppelung des Nierenbeckens oder der Harnleiter (s. auch oben), welch letztere sich dann meist am unteren Rande kreuzen und getrennt in die Blase einmünden, oder sich noch vorher vereinigen; Einmündungen eines oder beider Harnleiter an ungewöhnlichen Stellen der Blase oder in andere Organe (Gebärmutter, Scheide, Samenbläschen, Harnröhre); Hydronephrose durch angeborene Verengerung oder Verschluß eines Harnleiters oder des Nierenbeckens infolge intrauteriner entzündlicher Veränderungen, oder durch blind endigende Harnleiter oder spitzwinkeligen Abgang dieser (s. o.), oder Knickung bzw. Klappenbildung an ihm.

Blutungen im Nierenbecken finden sich häufig als Teilerscheinung von Entzündungen, Infektionen (Sepsis) und Vergiftungen, sowie bei Steinen im Nierenbecken, bei Stauung usw.

Pyelitis kommt seltener absteigend von der Niere her, meist aufsteigend von einer Blasenentzündung aus zustande: auf dem Wege über eine Ureteritis, oder ohne daß die Harnleiter miterkranken, oder auf dem Wege der diese begleitenden Lymphgefäße. So ist Zystitis, Pyelitis, Pyelonephritis, hochgradige Niereneiterung (s. auch oben) ein sehr häufiges Krankheitsbild, besonders auch bei Lähmungen der Harnblase (Katheterisieren) nach Rückenmarkserkrankungen.

Die Schleimhaut ist bei leichten Katarrhen hyperämisch mit flachen Blutungen; in chronischen Fällen ist sie verdickt und verfärbt. In Fällen heftiger Entzündung handelt es sich um eiterige oder pseudomembranöse Formen. Besonders bei Steinen (s. u.) im Nierenbecken kommen unter Mitwirkung von Bakterien sehr heftige eiterige, diphtherische (pseudomembranöse) und häufig jauchig-nekrotisierende Entzündungen und dann Geschwüre zustande. Solche können die Wand des Nierenbeckens ausgedehnt zerstören.

Ureteritis schließt sich meist an Pyelitis oder an Zystitis an.

Als **Pyelitis** bzw. **Ureteritis** und **Cystitis cystica** bezeichnet man eigentümliche, in der Schleimhaut vorkommende, bis höchstens hanfkorngroße Zystenbildungen mit wässerigem oder kolloidem Inhalt; sie sind von epithelialen Gebilden (besonders den nach v. Brunn benannten Epithelzellnestern) herzuleiten und entstehen meist auf Grund von Entzündungen des betreffenden Organs. Bilden sich polypenartige Wucherungen bei der Entzündung, so spricht man von Pyelitis, Ureteritis, Cystitis polyposa, bilden sich größere Follikel von Cystitis usw. granularis oder follicularis.

Über die **Harnsteine** und das **Harnsteinleiden** = **Nephrolithiasis** s. im allgemeinen Teil S. 85 f.

Die wichtigste Folge der Steinbildungen ist Pyelitis mit Übergang in Pyelonephritis, Hydronephrose (besonders bei Einkeilung eines Steines in den Harnleiter), gegebenenfalls Pyonephrose, Paranephritis, oder Durchbruch in den Darm; durch Verlegung beider Nierenbecken oder Harnleiter kann sich Urämie einstellen.

Neubildungen greifen öfters von der Niere her auf das Nierenbecken und die Harnleiter über; letztere werden auch häufig von Krebsen im kleinen Becken, namentlich von solchen der Gebärmutter, in Mitleidenschaft gezogen, indem sie teils zusammengedrückt, teils in ihrer Wand durchwachsen und verschlossen werden (s. o.). Fibroepitheliale papilläre Neubildungen sowie primäre Krebse, auch öfters papillärer Form (Adenokarzinome, indifferente Krebse und vor allem Kankroide), sind selten, kommen aber im Nierenbecken wie in den Harnleitern vor.

b) Harnblase.

Die Harnblase hat mehrere Schichten sog. Übergangsepithels, wohl unterausgereiften Plattenepithels.

Von **Mißbildungen** der Blase sind zu erwähnen die Ectopia vesicae (S. 212), ferner angeborene Erweiterung und Divertikelbildung. Mangel der Blase mit unmittelbarer Einmündung der Harnleiter in die Harnröhre ist sehr selten.

Blutungen finden sich am häufigsten bei Blasensteinen, Zottengeschwülsten der Blase (Papillomen S. 597), Krebsen, Verletzungen durch Fremdkörper, Beckenbrüchen, seltener bei hämorrhagischen Diathesen und den sog. Blasenhämorrhoiden, venösen Erweiterungen der Blasenvenen. **Ödem** findet sich bei Stauung und Entzündungen.

Eine akute **katarrhalische Blasenentzündung** = **Zystitis** entsteht durch chemische Stoffe, welche entweder von außen her unmittelbar in die Blase gelangen (Blasenspülungen) oder aus dem Blut durch die Nieren in den Harn ausgeschieden werden, so zuweilen Arzneimittel (Kanthariden u. a.). In den meisten Fällen aber entsteht die katarrhalische Zystitis durch Einwirkung von Bakterien, besonders Bacterium coli, auch Eiterkokken (Gonokokken), Proteus u. a.; teils rufen sie unmittelbar Entzündung hervor, teils mittelbar (auch Saprophyten) durch Bewirkung ammoniakalischer Harnzersetzung.

Bakterien können von außen durch die Harnröhre, namentlich mit Kathetern, in die Blase eingeschleppt werden, oder sie wandern von der Harnröhre aus in die Blase aufsteigend (z. B. bei Gonorrhoe), darunter auch bei normaler Harnröhre vorhandene Bakterien, besonders bei älteren Frauen oder bei Männern bei ungenügendem Verschluß des Sphincter vesicae, oder sie erreichen sie absteigend von der Niere aus. Die Bakterien kommen namentlich dann zur Wirkung, wenn gleichzeitig eine Harnstauung (s. u.) besteht, oder durch die Anwesenheit von Blasensteinen schon ein Reizzustand der Blasenschleimhaut gegeben ist.

Die Schleimhaut der Blase ist beim Katarrh hyperämisch, namentlich auf der Höhe der Falten oft von Blutungen durchsetzt, das Epithel getrübt, in Wucherung und Abschuppung begriffen. In dem immer stark getrübten Harn finden sich reichlich Epithelzellen, Eiterkörperchen und Bakterien. Die Reaktion des Harnes ist alkalisch oder sauer; in ersterem Falle („alkalische Harngärung") finden sich in ihm meist reichlich Kristalle von Tripelphosphat und harnsaurem Ammoniak.

Die **chronische Blasenentzündung** wird zumeist durch Harnstauung infolge von Verengerung der Harnröhre oder von Blasenlähmung (Rückenmarkserkrankung) herbeigeführt, oder sie ist Begleiterscheinung von Harnsteinen oder Neubildungen der Blase. Wirksam sind auch hier Bakterien.

Die Schleimhaut wird allmählich verdickt, schieferig gefärbt (aus Blutungen). Die Submukosa ist von Zellen durchsetzt, sie wird dann bindegewebig verdickt, die Muskulatur hypertrophisch, auch mit vermehrtem Bindegewebe. In anderen Fällen (bei Blasenlähmung) ist die Muskularis dünn. Öfters entstehen geringe Oberflächenverluste, aus denen sich Geschwüre entwickeln können. Auch papilläre Wucherungen sind nicht selten. Die Blase wird erweitert. Das Sekret ist meist schleimig-eiterig.

Schwere Entzündungen im Anschluß an heftige Katarrhe nach Verletzungen, bei Blasensteinen und vor allem auch bei Blasenlähmungen (oft bei Rückenmarksleiden) verlaufen als **pseudomembranöse (diphtherische) Zystitis.** Die sehr starren Schorfe sind meist mit Harnsalzen durchsetzt und daher gelbbraun gefärbt, durch ihre Abstoßung entstehen tiefe Geschwüre, selbst bis zum Durchbruch.

Nach schweren Entzündungen oder bei geschwürig zerfallenen Geschwülsten bzw. nach Verletzungen kommen **eiterige** oder **eiterig-jauchige Zystitis** oder **Abszesse** und **Phlegmone** in der Harnblasenwand vor. Der Eiter kann in die Umgebung (Peri- und Parazystitis) oder umliegende Organe (Blasenfisteln verschiedener Art) oder die freie Bauchhöhle durchbrechen. Heilt die Veränderung narbig ab, so kann eine kleine Schrumpfblase entstehen.

Erworbene **Erweiterungen** sind die Folge von Harnstauung (Verlegung der Harnröhre durch Narben, Prostatahypertrophie, Steine, Geschwülste oder zentral bedingte Lähmung der Blasenmuskulatur). Die Blase kann bis zum Nabel hinaufreichen. Die Wand ist oft stark verdünnt. Oder es bildet sich — am häufigsten nach Prostatahypertrophie sowie Strikturen — infolge vermehrter Arbeit eine **Hypertrophie der Blasenmuskulatur** aus, zu der sich dann erst die Erweiterung hinzugesellt. Auch lang anhaltende Zystitis (häufige Zusammenziehungen und Entleerungen der Blase) führt zur Hypertrophie der Muskulatur. Bei dieser ist die Wand verdickt und an der Innenfläche springen die verdickten Muskelbälkchen als dicke Stränge mit tiefen Taschen dazwischen vor — **Balkenblase.**

Divertikel — umschriebene Ausbuchtungen der ganzen Wand oder der Schleimhaut zwischen Muskelbalken, am häufigsten an der hinteren und seitlichen Blasenwand, zuweilen auch am Scheitel der Blase — kommen als Folge erhöhten Innendruckes bei Störungen der Harnentleerung vor, besonders (auch mehrere) bei Balkenblase. Es scheinen aber häufiger solchen Gebieten kleine Anlagefehler (abnorme Schleimhautsprossungen in der Wand) zugrunde zu liegen. Blasensteine können auch mechanisch Divertikel bewirken, doch können sich auch umgekehrt in solchen sekundär Steine bilden. Entzündungen, Eiterungen in der Nachbarschaft, Verwachsungen mit der Nachbarschaft können Folgen der Divertikel sein. Divertikel können auch in Brüche eintreten.

Unter **Cystocele vaginalis** versteht man eine Vorstülpung der Blasenwand in die Scheide, wie sie durch Zug der vorgefallenen Gebärmutter oder auch durch dauernde Füllung der Blase zustande kommt. **Inversion** der Blase ist eine Einstülpung des Blasenscheitels in die Blasenlichtung, welche soweit gehen kann, daß der erstere am Orificium urethrae zum Vorschein kommt.

Von Neubildungen sind papilläre Fibroepitheliome, die sog. **Papillome,** weitaus am häufigsten.

Sie bestehen aus zahlreichen, reich verzweigten epithelbekleideten Papillen, die auch Kalk aufweisen können und öfters losgerissen mit dem Harn abgehen. Die Papillome können heftige, selbst gefährliche Blutungen veranlassen und den Eingang der Harnröhre oder der Harnleiter verlegen (Hydronephrosengefahr), sowie Blasenentzündung veranlassen, sind aber an sich gutartige Geschwülste, die meist am Grund in der Gegend des Trigonum sitzen.

Krebse treten ebenfalls in zottig papillärer, oder auch in knotiger Form auf und unterscheiden sich in ersterem Falle von den gutartigen Zottengeschwülsten durch das Vordringen der Wucherung in die Tiefe und die Zerstörung der darunterliegenden Wandschichten. Sie zeigen frühzeitig Geschwürsbildung und Übergreifen auf die Nachbarschaft.

Es kommen auch Kankroide, selbst mit Verhornung, Adenokarzinome, Gallertkrebse, wenn auch selten, vor. Die primären Blasenkrebse sind im ganzen nicht sehr häufig. Doch ist ihr gehäuftes Auftreten bei Anilinarbeitern bekannt (s. allgemeiner Teil). Öfters greifen Krebse von der Nachbarschaft her, beim Manne von Prostata oder Mastdarm, beim Weibe von letzterem oder Gebärmutter oder Scheide aus, auf die Blase über. Anfangs wird in solchen Fällen die Blasenwand durch die in sie vordringenden Geschwulstmassen vorgewölbt, später durchbrochen; durch Zerfall der einwuchernden Krebsmassen kommt es vielfach zu abnormen Verbindungen zwischen der Blasenlichtung und anderen Hohlorganen: Blasen-Scheidenfisteln, Blasen-Gebärmutterfisteln oder Blasen-Mastdarmfisteln. Metastasen in die Harnblase sind selten.

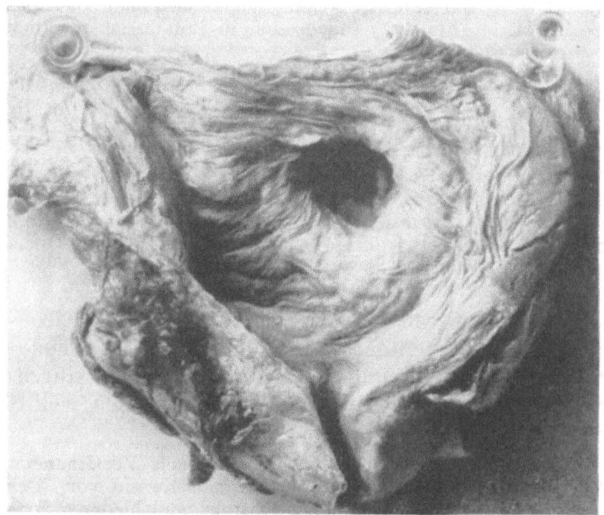

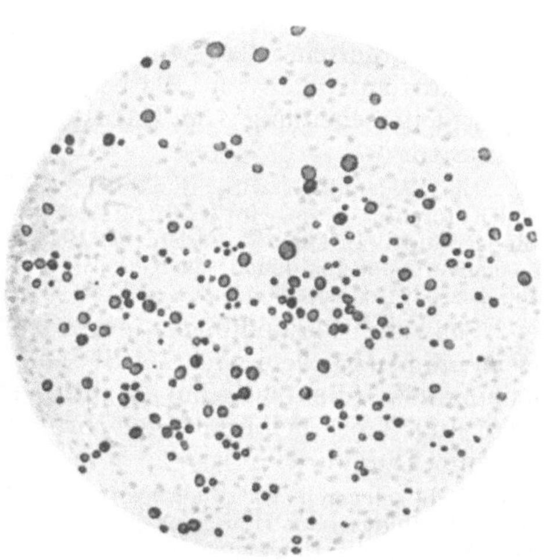

Abb. 448. Großes Divertikel der Harnblase.

Abb. 449. Malakoplakie der Blase.
Eisenhaltige Gebilde dunkel.
(Nach einem Präparat von Dr. Gutmann.)

Auch von Urachus können Krebse ausgehen, ferner können von offengebliebenen Urachusteilen aus Zysten entstehen, zuweilen mit starker Wucherung glatter Muskulatur.

Andere Geschwülste sind in der Harnblase sehr selten, doch kommen noch z. B. Myome, Adenome, Myxome (bei jugendlichen Leuten) vor. Hier wie bei verwandten Formen handelt es sich aber meist um sarkomatöse Mischgeschwülste, welche mit Vorliebe am Trigonum (Wolffscher Gang) sitzen. Reine Sarkome sind sehr selten.

Selten finden sich, meist neben chronischer Blasenentzündung, eigenartige, flache, gelbe Herde, aus großen Zellen mit kleinen kalk- und eisenhaltigen Schichtungskugeln und zuweilen zahlreichen Plasmazellen bestehend — **Malakoplakie** (v. Hansemann). Die Entstehung ist unbekannt.

Ebenfalls meist bei Entzündungen findet sich Umwandlung des Blasenepithels in verhornendes Plattenepithel (Prosoplasie nach Schridde) — **Leukoplakie** der Harnblase.

Sehr selten ist **Harnblasenemphysem** (entsprechend dem des Darmes und Mediastinums sowie der Scheide) wahrscheinlich durch Ablagerung von Gasblasen, besonders in Lymphbahnen, die durch eingedrungene Bazillen aus der Koligruppe gebildet werden, entstanden. Die Veränderung findet sich bei Frauen, besonders schwangeren; Hyperämie der Beckenorgane scheint begünstigend zu wirken (Novicki).

Verletzungen kommen meist durch Knochenteile bei Beckenbrüchen, selten durch unvorsichtiges Katheterisieren vor. Quetschungen bei schweren Geburten u. dgl. können Drucknekrose und auch Durchbruch zur Folge haben. Stumpfe Gewalt kann bei prall gefüllter Blase **Zerreißungen** bewirken; auch unvollständige kommen vor, wobei dann die Zerreißung von innen nach außen, also zuerst an der Schleimhaut, erfolgt.

Folgen der Blasenverletzungen sind vor allem Blutungen in die Blasenwand und die Blase hinein; namentlich bei unvollständigen Zerreißungen kann die ganze Wand von ausgedehnten Blutergüssen durchsetzt sein. Durch die Zerreißung kommt es zu **Harninfiltration** der Blasenwand und des sie umgebenden Bindegewebes. Hierbei wirkt der Harn besonders dann entzündungserregend, wenn er infolge einer schon bestehenden Blasenentzündung zersetzt und bakterienhaltig ist; meist ist dann die Entzündung eine jauchig-phlegmonöse. Bei Durchbruch der Blase in die Bauchhöhle kann sich eine diffuse Bauchfellentzündung anschließen. Im Gefolge der im Verlauf schwerer Geburten zustande kommenden Blasenverletzungen entwickeln sich leicht Blasen-Scheidenfisteln oder Blasen-Gebärmutterfisteln. Auch bei erweichenden Krebsen können sich Fisteln einstellen.

Fremdkörper können zufällig, z. B. durch eine Verletzung, in die Blase gelangen; in den meisten Fällen sind sie bei Masturbationen in die Harnröhre eingeführt worden und dann in die Blase geschlüpft; es werden alle möglichen Fremdkörper in der Blase gefunden: Bleistiftstücke, Glasröhren, Haarnadeln usw. Auch Teile von Kathetern kommen gelegentlich in der Blase zur Beobachtung. Soweit nicht durch die Fremdkörper unmittelbar eine Verletzung der Blasenwand stattfindet, können sie in manchen Fällen längere Zeit ohne weitere Folgezustände liegen bleiben; regelmäßig verkrusten sie sich dann mit Harnsalzen und geben so die Grundlage zu Blasensteinen ab. Meist entwickelt sich aber frühzeitig eine mehr oder minder schwere, manchmal phlegmonöse oder jauchige, Zystitis.

Über das Schistosomum (Distomum) haematobium s. S. 384, über die Filaria Bankrofti (sanguinis) s. S. 390.

c) Harnröhre.

Ihre wichtigste Erkrankung ist die durch den Gonokokkus hervorgerufene **Gonorrhoe,** der **Tripper,** in seiner akuten und chronischen Form. Er ist schon im allgemeinen Teil unter den Infektionen geschildert. Dort war auch schon von den Folgezuständen in Gestalt narbiger **Strikturen** mit den sich anschließenden Erscheinungen die Rede.

Nichtgonorrhoische Entzündungen treten zuweilen im Anschluß an entzündliche Vorgänge der Umgebung (Scheide) oder im Verlauf allgemeiner Infektionskrankheiten auf.

Von den hier vorkommenden syphilitischen wie (seltenen) tuberkulösen Veränderungen und dem Ulcus molle war auch schon im Abschnitt „Infektionskrankheiten" die Rede.

Entzündliche fibroepitheliale Wucherungen, sog. Papillome, entstehen durch den Reiz des Trippersekrets auf die Schleimhaut, besonders am Übergang in die äußere Haut. Krebse sind selten. Es kommen Plattenepithelkrebse (mehrschichtiges Plattenepithel ist normal am Colliculus seminalis und öfters auch in den Lakunen, d. h. Ausführungsgängen der Drüsen, vorhanden), seltener Zylinderzellenkrebse vor. Sie können papillär-polypös erscheinen oder mehr flächenhaft durchsetzend wachsen, einerseits Verengerungen bedingen, andererseits zu Geschwürsbildung, großen Zerfallshöhlen weit in die Umgebung hinein, Fistelbildungen, Phlegmone, Urininfiltration usw. führen.

Weiterhin können Verengerungen der Harnröhre außer als Folge von Gonorrhoe auch als Folge von Narben nach periurethralen Abszessen, oder Verletzungen, oder Prostatahypertrophie, auch nach harten oder weichen Schankern, auftreten. An Verengerung schließen sich Harnstauung und ihre Folgezustände in der Blase an.

Verletzungen der Harnröhre kommen am häufigsten durch eingeführte Fremdkörper und durch Katheterisieren zustande („falsche Wege") und sitzen im letzteren Falle meistens im hinteren Teil der Harnröhre; ferner entstehen sie öfters bei Geburten, und zwar von selbst oder durch operative Eingriffe. Seltener sind Verletzungen durch Beckenbrüche. Als Folge aller dieser Unfälle kommt es zu Harninfiltration und Eiterung der Umgebung bis weit auf den Oberschenkel hinab und gegebenenfalls selbst zu Durchbruch nach außen (Harnfistel), später zu Narbenbildung mit Striktur der Harnröhre.

Die **Cowperschen Drüsen** zeigen hie und da Schwellung, unter Umständen sogar Vereiterung im Anschluß an Entzündungen der Harnröhre (Gonorrhoe); auch eine chronische Entzündung mit Verhärtung kommt vor. Im Anschluß an derartige gonorrhoische (gegebenenfalls Mischinfektion) oder auch tuberkulöse Veränderungen treten Narben auf, die an den Harnröhrenstrikturen (s. o.) stark beteiligt zu sein scheinen. Auch das umliegende kavernöse Gewebe kann von den Cowperschen Drüsen aus in Mitleidenschaft gezogen werden und so zur Verengerung beitragen, Krebse gehen von den Cowperschen Drüsen äußerst selten aus (vgl. über diese Drüsen auch Kapitel IX).

Siebentes Kapitel.

Erkrankungen des Nervensystems.

Von der Anatomie des Nervensystems können hier nur kurz einige, zum Verständnis seiner Pathologie besonders wichtige, Punkte in Erinnerung gebracht werden.

Das **Großhirn** läßt sich seiner Entwicklung nach und der vergleichenden Anatomie entsprechend in sechs Schichten teilen (Brodmann). Die aus marklosen, wenigen markhaltigen Nervenfasern und Ganglienzellen bestehende graue Rinde zeigt außen die tangentiale Randzone, es folgen die Schichten der kleinen, der mittelgroßen und der großen Pyramidenzellen (deren stärkster Fortsatz als Spitzenfortsatz, Apikaldendrit, nach der Gehirnoberfläche zu geht) und eine Schicht mehr unregelmäßig länglichgestalteter Ganglienzellen, unter denen in der Gegend der vorderen Zentralwindung besonders große Zellen, die sog. Betzschen Riesenzellen liegen. Diese Schichten enthalten ein dichtes Netz markloser Nervenfasern, meist Dendriten der Ganglienzellen, ferner tangential verlaufende Fasern, vor allem den sog. Kaes-Bechterewschen Streifen, besonders kräftig entwickelt im Stirnhirn als Gennarischer Streif. Diese Fasern sind auch nur zum Teil markscheidenhaltig. Außerdem enthalten die beschriebenen Schichten auch von der Tiefe nach der Oberfläche zu ziehende „Radiärfaserbündel", die sich aus den markscheidenhaltigen, aus der weißen Substanz in die graue einstrahlenden, sog. „Markstrahlen", denen sich einzeln die oben genannten Spitzenfortsätze der Pyramidenzellen (nackte Achsenzylinder) zugesellen, zusammensetzen. Nach innen schließt sich an diese genannten fünf Schichten der grauen Rinde die weiße Substanz an, welche fast nur aus markscheidenhaltigen Fasern besteht. Beide Substanzen enthalten ferner als Stützgewebe Glia sowie Gefäße mit Bindegewebe herum. Die Gliafasern stammen von den **Gliazellen**, Zellen ektodermaler Anlage, sind aber von ihnen in fertigem Zustande meist völlig differenziert und hängen so nicht unmittelbar mit den Zellen zusammen.

Im **Kleinhirn** unterscheidet man an der **grauen Rinde** vor allem drei Schichten: von außen nach innen die **Molekularschicht** mit vielpoligen **Korbzellen**, sodann die Schicht der **Purkinjeschen Zellen**, besonders großer Zellen, welche von Kollateralen der Korbzellen umsponnen werden, und deren Dendrit nach oben, der Nervenfortsatz nach unten zieht, und endlich die **Körnerschicht**, bestehend aus kleineren vielgestaltigen Ganglienzellen und einem **dichten Geflecht markloser Achsenzylinder**. Diese Schicht grenzt an die **weiße Substanz**.

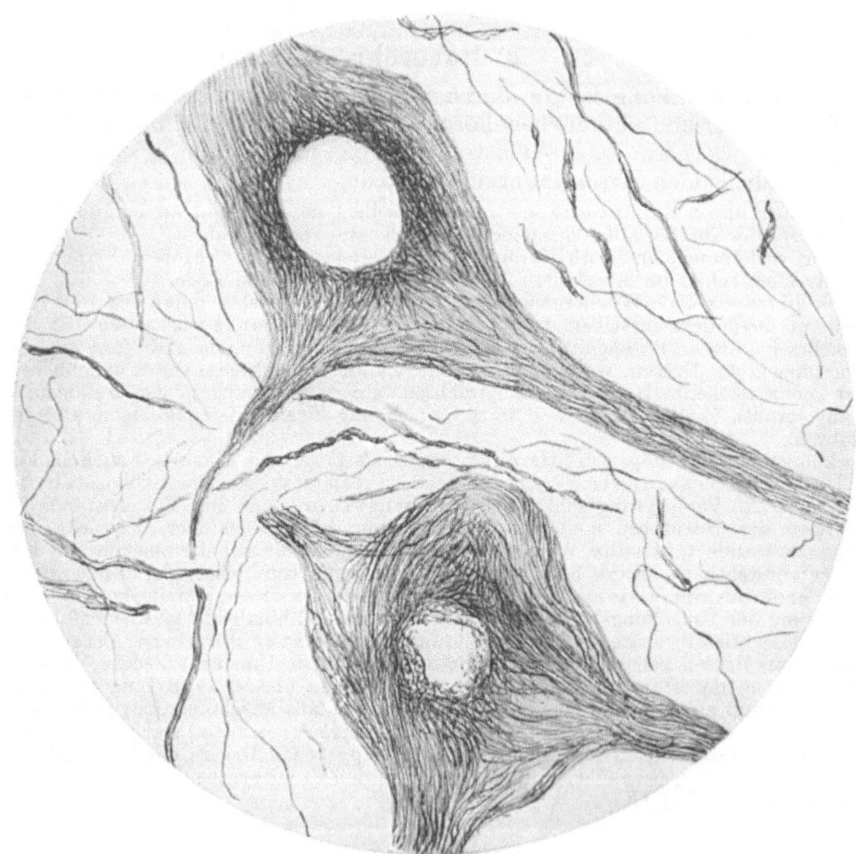

Abb. 450. Motorische Vorderhornzelle mit Darstellung der Fibrillen (Silberimprägnation nach Bielschowsky). Der Zelleib wie die Fortsätze zeigen durchlaufende glatte Fibrillen ohne Netzbildung. Um den hellen Kern liegen die Fibrillen etwas dichter (perinukleäre Verdichtungszone).

Im **Rückenmark** liegt die graue Substanz in der Mitte, bildet vor allem die Vorder-, Hinter- und Seitenhörner. Außen herum liegt die weiße Substanz in Form der Vorder-, Seiten- und Hinterstränge. Die graue Substanz weist auch hier Ganglienzellen und Nervenfasern auf. Diejenigen der vorderen Hörner sind motorisch; ihre Achsenzylinder werden zu den vorderen Wurzeln und verlassen als motorische Nerven das Rückenmark. Die Ganglienzellen der Hinterhörner stehen in Beziehungen zu den sensiblen hinteren Wurzeln. Die **Clarke**-sche Säule wäre noch zu erwähnen, eine Gruppe von Ganglienzellen, welche an der Basis der Hinterhörner liegt.

Die weiße Substanz besteht besonders aus längsverlaufenden markhaltigen Nervenfasern, welche zu bestimmten **Strangsystemen** angeordnet sind. Von diesen Strangbahnen sind besonders zu erwähnen im Vorderstrang die **Pyramidenvorderstrangbahn**, im Seitenstrang die **Pyramidenseitenstrangbahn**, der **Kleinhirnseitenstrang**, das **Gowerssche Bündel**, die Grenzschicht der grauen Substanz, die vordere gemischte Seitenstrangzone und das Grundbündel. Die Hinterstränge zeigen im Hals- und oberen Brustmark, welches die Fasern enthält, die von den unteren Rückenmarksteilen (aus den hinteren Wurzeln stammend) aufsteigen, außen den Funiculus cuneatus oder **Burdachschen Strang**, medial den Funiculus gracilis oder **Gollschen Strang**. Auch im Rückenmark bildet Glia das Stützgewebe. Sie ist besonders dicht um den Zentralkanal gelagert als **Substantia gelatinosa centralis** (im Gegensatz zur **Rolandoschen Substantia gelatinosa**, einer Gliaansammlung an den Hinterhörnern). Der Zentralkanal des Rückenmarkes und die Ventrikel des Gehirnes werden vom **Ependym** begrenzt.

In der Medulla oblongata finden sich Ganglienzellenherde besonders in den sog. Kernen, von denen ein Teil den meisten Hirnnerven zum Ursprung dient.

Die Achsenzylinder bzw. Nervenfasern des Zentralnervensystem setzen sich zusammen aus feinsten **Neurofibrillen,** welche mit ebensolchen in den Ganglienzellen in unmittelbarem Zusammenhang stehen. In den **Ganglienzellen** findet sich in der Mitte ein bläschenförmiger Kern mit Kernkörperchen, der Zelleib weist sehr zahlreiche Klümpchen, die nach Nissl als Nisslsche Körperchen oder Tigroidschollen benannt werden, auf. Zwischen diesen — gewissermaßen ihr Negativ darstellend — ziehen zahlreiche Neurofibrillen durch die Ganglienzelle. Die motorischen Pyramiden-Vorderhorn- und viele andere Ganglienzellen zeigen hierbei längsverlaufende, oft gewellte Neurofibrillen, welche, ohne Netze zu bilden, durch die Zellen hindurch von einem Fortsatz in den anderen ziehen. In anderen Zellen bilden die Neurofibrillen, wenigstens teilweise, Netze. Zahlreiche Ganglienzellen weisen lipoidhaltiges Abnutzungspigment auf.

Die **peripheren Nervenfasern** zeigen zentral den Achsenzylinder, um diesen herum, soweit es sich um markhaltige Nervenfasern handelt, die Markscheide aus Myelin bestehend und außen herum die Zellen der Schwannschen Scheide, die auch ektodermalen Ursprungs sind. Größere Nerven sind aus einer Reihe solcher Fasern zusammengesetzt. Um das Nervenbündel herum liegt das bindegewebige Perineurium. Das Endoneurium-Bindegewebe bildet bindegewebige Septa, welche bis um die einzelnen Nervenfasern verlaufend eindringen. Diese bindegewebigen Scheiden tragen die Gefäße.

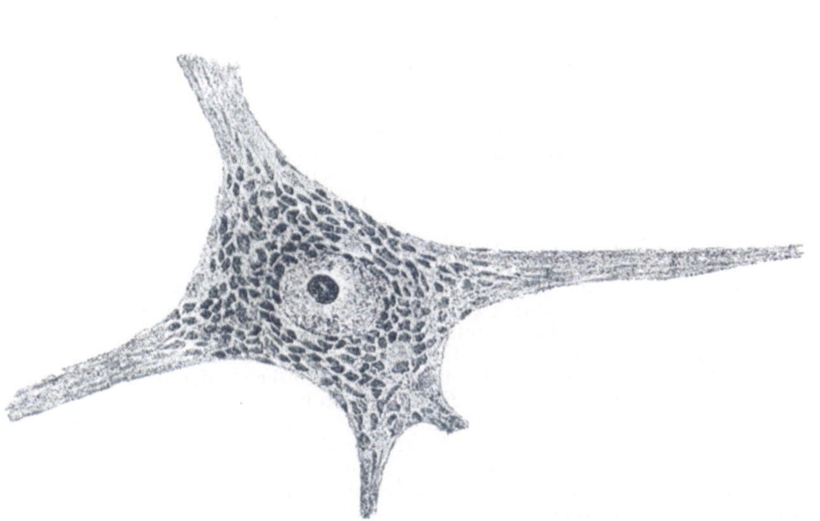

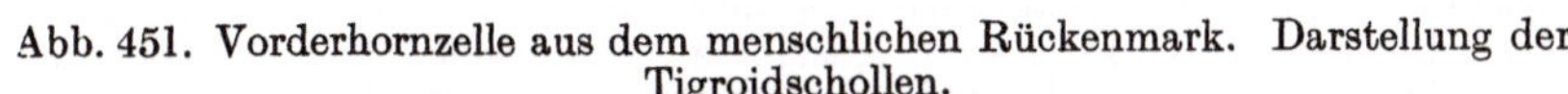

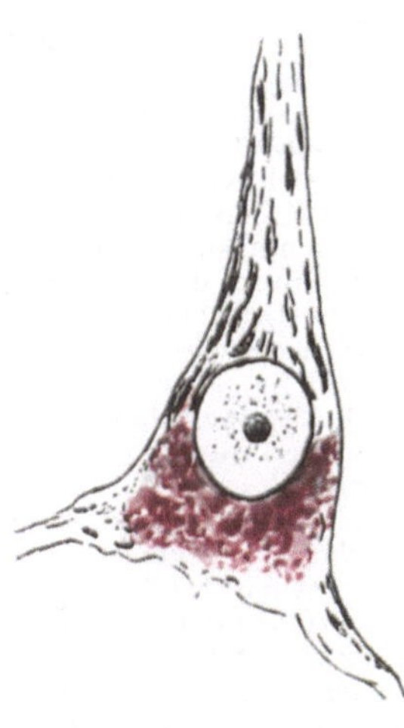

Abb. 452. Ganglienzelle (Pyramidenzelle) mit Lipofuszin = Abnutzungspigment (mit Scharlach-Rot gefärbt).
(Nach Spielmeyer.)

Abb. 451. Vorderhornzelle aus dem menschlichen Rückenmark. Darstellung der Tigroidschollen.

Zu erwähnen sind noch kurz einzelne **Hauptzentren,** wie sie im Gehirn ihren Sitz haben. Das Geruchzentrum liegt an der unteren Großhirnfläche, das Sehzentrum im Hinterhirn, besonders im Cuneus und an der Fissura calcarina, das Gehörzentrum in der ersten Schläfenwindung, das Gefühlszentrum in der Gegend der Zentralwindung. Die linke dritte Stirnwindung, sog. Brocasche Windung, stellt das motorische Zentrum für die Sprache dar. Das sensorielle Wortverständnis liegt im hinteren Drittel der oberen Schläfenwindung. Bei Ausfall eines Zentrums auf Grund von Veränderungen können bis zu einem gewissen Grade öfters andere Bezirke ersatzleistend eintreten. Das Kleinhirn beherrscht die Koordination der Bewegungen. Besonders wichtig ist die Medulla oblongata als Zentrum von Atmung und Herztätigkeit. Im Zwischenhirn und im verlängerten Mark liegen ferner sog. vegetative Zentren, welche vermittels des vegetativen Nervensystems ein übergeordnetes Regulationszentrum für Stoffwechselvorgänge der verschiedensten und verwickeltsten Art, für Isothermie, Isotonie, Isoionie usw. darzustellen scheinen, also auch für die Wärmeregulation des Körpers. Endlich sei erwähnt, daß in neuerer Zeit das sog. extrapyramidale motorische System stark in seiner Bedeutung hervortritt, da es der Myostatik dient. Es gehören zu ihm (nach Spatz) das Corpus striatum (in dem vornehmlich der Globus pallidus als Palaeostriatum vom Nucleus caudatus + Putamen als Neostriatum getrennt werden, hier kommt wohl das letztere besonders in Betracht), das Pallidum, Corpus subthalamicum Luysi, die Substantia nigra, der Nucleus ruber und der Nucleus dentatus des Kleinhirns. Diese Gebiete sind durch besonderen Eisengehalt gekennzeichnet, der, verschieden gedeutet, zum Teil als „Funktionseisen" aufgefaßt wird.

Die sog. **Neurontheorie** von Waldeyer (1891), welche besagt, daß die Ganglienzellen mit ihren Dendriten und Achsenzylindern je ein Neuron darstellen, welches also dem Äquivalent einer Zelleinheit entspräche, und daß die einzelnen Neurone nur durch Kontakt zusammenhängen, ist dahin abzuändern, daß innerhalb und zwischen den einzelnen Zellgebieten doch Zusammenhänge bestehen und der leitende Bestandteil, die Neurofibrillen, größere Selbständigkeit beanspruchen und oftmals glatt durch die Ganglienzellen hindurchziehen. Die Neurontheorie kann aber physiologisch eine gewisse Bedeutung behalten, indem die Ganglienzellen eine Art Zentrum für Reflexe, für Ernährung usw. der Nervenfasern darstellen.

A. Zentralnervensystem.

a) Mißbildungen.

Über die hochgradigsten Formen von Mißbildung des Nervensystems, wie sie bei schweren Mißbildungen des Schädels und der Wirbelsäule (Kranioschisis und Rhachischisis) vorkommen, über Anenzephalie und Akranie (Hemizephalie und Hemikranie), Amyelie usw. wurde bereits das Wichtigste im Allgemeinen Teil mitgeteilt. Soweit es sich um bruchartige Vorstülpungen von Schädelinhalt oder Inhalt des Wirbelkanals handelt (Hydromeningozele oder Enzephalozele, bzw. Myelozele), kann die Ursache der Vorstülpung in Flüssigkeitsansammlung innerhalb der vortretenden Teile oder auch darin zu suchen sein, daß diese durch Verwachsungen mit dem Amnion passiv hervorgezerrt werden. Meistens besteht in solchen Fällen auch eine Lücke in der Dura, so daß der vorliegende Sack nur von der äußeren Haut bedeckt ist, oder es fehlt im Bereiche der Vorwölbung auch diese, so daß der Sack frei zutage tritt (Adermie).

Die genannten Vorlagerungen kommen an verschiedenen Stellen vor: am Hinterkopf, der Nasenwurzel, den Seitenteilen des Schädels, an der Schädelbasis, von welch letzterer aus eine Vorstülpung in die Nasenrachenhöhle oder die Orbitalhöhle oder die Fossa spheno-palatina stattfinden kann. An der Wirbelsäule finden sich entsprechende Veränderungen, besonders am Sakralteil und am Halsteil (vgl. Spina bifida S. 212).

Von den einzelnen Formen sei hier noch folgendes angeführt:

1. **Hydromeningozele:** Der Sack, welcher durch das Loch im Knochen hindurchtritt, besteht aus den weichen Häuten, welche durch Flüssigkeitsansammlung im Subarachnoidealraum ausgedehnt sind; Hirn- und Rückenmarksgewebe beteiligen sich nicht an der Bildung des Bruches. Am Rückenmark kann auch die Dura geschlossen sein und den Sack überziehen.

2. Fallen Hirn- oder Rückenmarksteile mit den weichen Häuten vor, so daß sie sich an der Bildung des Bruchsackes selbst beteiligen, so spricht man von **Enzephalozele** bzw. **Myelozele.** Meist besteht ein Hydrops im Hohlraum der Ventrikel bzw. des Zentralkanals, **Hydrozephalozele** bzw. **Hydromyelozele.** Oft ist das vorfallende Hirn- oder Rückenmarksgewebe hochgradig unterentwickelt und bildet dann bloß eine dünne, der Innenfläche des Sackes aufliegende, Platte, welche Blutgefäße und einzelne nervöse Bestandteile enthält (Area vasculosa).

3. **Myelomeningozele:** Am Rückenmark kommt noch ein weiterer Grad von Mißbildung in folgender Weise zustande: In den oben genannten Fällen von teilweiser Rhachischisis (S. 212), bei welchen an Stelle des Rückenmarks bloß eine Area medullovasculosa der dorsalen Fläche den ebenfalls offenen, flach vorliegenden Hirnhäuten aufliegt, kann es zu einer Flüssigkeitsansammlung zwischen Dura und Arachnoidea oder dieser und der Pia kommen; dadurch werden die weichen Häute mit dem von ihnen getragenen Rückenmarksrudiment nach außen vorgestülpt, so daß dann der von den weichen Häuten gebildete Sack letzteres an seiner Außenfläche trägt; da bei dieser Form der teilweisen Rhachischisis der Zentralkanal der oben und unten besser ausgebildeten Rückenmarksteile sich gegen die Dorsalfläche der Area medullovasculosa öffnet (eben durch den fehlenden Schluß der Medullarplatte ist ja dies offene Gebiet an jener Stelle entstanden), so gelangt man von der Außenfläche des Sackes unmittelbar in den geschlossenen Zentralkanal der besser ausgebildeten Teile.

Infolge vorzeitiger knöcherner Verwachsung der Schädelknochen, oder fehlerhafter Anlage, aber auch fötaler Erkrankungen kann besondere Kleinheit des Schädels und Gehirns — **Mikrenzephalie** bzw. **Mikrozephalie** — zustande kommen. Die Mikrozephalen sind meist Idioten. Oder es kommt zu Nichtausbildung oder teilweiser Hypoplasie aller Windungen einer Hemisphäre — Mikrogyrie — oder einzelner Lappen oder Windungen oder des Kleinhirns, Balkens usw. Ausfälle an Hirngewebe, öfters trichterförmig und in die Tiefe gegebenenfalls selbst bis zu den Ventrikeln reichend, werden als **Porenzephalie** bezeichnet (doch kann solche auch im späteren Leben nach Blutungen, Erweichungen u. dgl. zustande kommen). Mit solchen Bildungsfehlern des Gehirns sind öfters Idiotie oder Kretinismus, auch zuweilen Psychosen, verbunden. Hypoplasie des Rückenmarks heißt **Mikromyelie** (öfters zusammen mit Mikrozephalie). Auch einzelne Teile, z. B. Wurzeln, Systeme oder Leitungsbahnen, können fehlen oder unterentwickelt sein. Sehr selten ist echte Hyperplasie — **Makrozephalie.**

Unregelmäßigkeiten, Verlagerungen, Verdoppelungen u. dgl. am Rückenmark sind meist Kunsterzeugnisse durch mechanische Verletzungen bei der Herausnahme des Organs.

Über Hydrozephalus und Hydromyelus s. u.

b) Regressive Vorgänge.

Eine **einfache Atrophie** — ohne degenerative Vorgänge im eigentlichen Sinne — besteht darin, daß ein Teil der Nervenfasern ganz allmählich teils sich verschmälert, teils atrophisch zugrunde geht, ohne daß es zu Anhäufung fettiger und anderer Zerfallsstoffe (s. u.) kommt. Gliaersatzwucherung kann eintreten oder fehlen.

Betrifft die Atrophie das ganze Gehirn, so wird es im ganzen kleiner, füllt die Schädelhöhle unvollkommen aus, nimmt an Gewicht ab. Besonders die Atrophie der Rinde äußert sich in Schmälerwerden der Windungen, damit werden die Furchen weiter. Der durch die Massenabnahme des Gehirns freiwerdende Raum wird durch reichliche seröse Flüssigkeit angefüllt: sog. **Hydrocephalus externus e vacuo** bzw. **Piaödem.** In der Folge werden auch die Ventrikel weiter und mit Flüssigkeit gefüllt — **Hydrocephalus internus e vacuo.**

Hierher gehört die **senile Atrophie.** Meist ist die Hirnrinde, und zwar des Stirnlappens, besonders betroffen. Die Oberfläche zeigt die genannten Formveränderungen; es besteht Piaödem verschieden hohen Grades und Hydrocephalus internus, oft mit Ependymwucherung — **Ependymitis granularis** (s. u.).

Mikroskopisch findet sich Atrophie von Ganglienzellen mit reichlichem Abnutzungsfarbstoff, Verfettung, Schrumpfung, Chromolyse, Verkalkung u. dgl., sowie Atrophie der Nervenfasern. Andererseits ist die Glia, besonders die faserige, vermehrt. Eine oft ungleichmäßige Verteilung atrophischer Stellen hängt damit zusammen, daß neben dem Vorgang reiner Altersrückbildung auch die Folgezustände atherosklerotischer Veränderungen der Gefäße (die auch zu kleinen Erweichungen mit Narbenbildung [s. u.] führen) sehr häufig mitspielen.

Die Erkrankung wird auch Altersparalyse genannt.

Erwähnt sei der bei Neugeborenen mit starker Gelbsucht — äußerst selten — auftretende Kernikterus, d. h. eine ikterische Verfärbung der Ganglienzellen des Gehirns (und Rückenmarks), wohl erst nach einem Absterben derselben auf Grund der Schädigung durch den Gallenfarbstoff entstanden.

Von großer Wichtigkeit sind die **degenerativen und nekrobiotischen Vorgänge,** welche sich an Nervenbestandteilen abspielen. Hier lassen sich gewisse allgemeine Linien ziehen.

Bei Schädigung der Ganglienzellen stehen die Tigroid (Nissl-) Schollen im Vordergrund, und zwar deren Zerfall und Auflösung — Chromolyse (Tigrolyse). Diese kann um den Kern, oder außen in der Zelle, oder in den Fortsätzen beginnen, oder sofort die ganze Zelle betreffen. Die Nisslsubstanz kann staubförmig zerfallen. Teile der Zelle können entfärbt, andere besonders tief gefärbt werden, in den Randgebieten der Ganglienzellen treten oft Vakuolen hervor. Zum Schlusse bleiben oft nur Zellschatten übrig. In anderen Fällen tritt Zusammenbacken und besonders dunkle Färbbarkeit der veränderten Nissl-Schollen zutage. Die zwischen den Tigroidschollen gelegenen Neurofibrillen können auch aufgelöst werden — Fibrillolyse — wobei sie körnig zerfallen, oder sie werden dick, besonders dunkel darstellbar. Der Kern der Ganglienzellen kann von seiner Lage in der Zellmitte an deren Rand rücken oder vielfache Veränderungen zeigen, so Vergrößerung oder Schrumpfung und Auflösung (Karyolyse) oder Karyorrhexis. Auch das Kernkörperchen kann verändert sein, und oft ist dies der Anfang der ganzen Vorgänge in den Zellen. Auch der Zelleib zeigt Veränderungen und Einlagerungen.

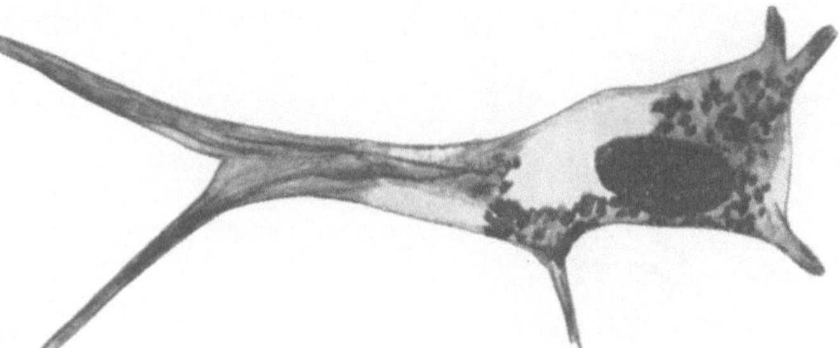

Abb. 453. Vollständig atrophische Pyramidenzelle.
Verklumpte Neurofibrillen nur noch in den Fortsätzen vorhanden, im Zelleib sind sie gänzlich zu schwarzen Massen zerfallen. Die ganz hellen Stellen bedeuten Vakuolen. Der Kern ist dunkel gefärbt. (Silberimprägnation nach Bielschowsky.)

Die einzelnen Gruppen der besonderen regressiven Veränderungen der Ganglienzellen wollen wir mit Spielmeyer benennen und ordnen. Schwellungsvorgänge führen zur akuten Schwellung, einer bestimmten akuten Veränderung, die Nissl akute Zellerkrankung benannte. Die Zellen mit den Fortsätzen sind geschwollen, die Tigroidschollen sind aufgelöst, die Fibrillen aber gut erhalten; es besteht abweichende Färbbarkeit anderer Zellteile. Die umliegenden Gliazellen gehen regressive, aber auch progressive Veränderungen ein. Diese Zellveränderung kann sehr viele Ganglienzellen befallen, sie ist aber selten und tritt hauptsächlich bei Allgemeininfektionen bzw. Vergiftungen auf. Die Veränderung ist ausgleichbar, in schweren Graden führt sie aber zum Untergang der Zellen. Sehr viel häufiger sind dagegen die meist allmählicher sich ausbildenden (daher Nissls „chronische Zellerkrankung"), aber doch auch akuter Entstehung fähigen Zellschrumpfungen. Die Zellen im ganzen und ihre Fortsätze schrumpfen, die Nissl-Schollen werden klein, dunkel und verklumpen sich. Die Zelle und der — sehr dunkle — Kern werden langgestreckt; auch die Fibrillen sind oft verklumpt. Ausgang ist die sog. Sklerose der Zellen. Die Zellen sind jetzt hochgradigst geschrumpft, Kern und Nissl-Schollen bilden (bei Nissl-Färbung) eine Masse, die Fortsätze sind oft abgebrochen, zum Teil dünn und geschlängelt. Die Zellen können hochgradig verändert, leistungsuntüchtig, lange liegen bleiben. Zu den Verflüssigungsvorgängen gehört die schwere Zellveränderung Nissls. Hier wird der Kern meist klein, dunkel, hyperchromatisch, dann zerfällt er, die Zelle schwillt, wird dann aufgelöst unter Bildung von Körnern oder „Ringelchen", die Zellwände werden eingeschmolzen, die ganze Zelle wird ebenso wie ihre Fortsätze verflüssigt. Die benachbarten Gliazellen nehmen „amöboide" Form an, werden zu Neuronophagen (s. u.) und gehen auch unter. Diese Veränderung findet sich vor allem bei diffusen Veränderungen der Hirnrinde, so schnell verlaufenden Paralysen (s. u.). In dasselbe Gebiet gehört der Zerfall der Ganglienzellen in Körner. Zu den Gerinnungsvorgängen gehört die in ischämisch-nekrotischen Gebieten auftretende „ischämische Zellveränderung". Die Kerne werden dunkel, in ihrer Form verändert, die Zellen hell, langgezogen, dreieckig, scharfkantig. Die Fortsätze gehen zum großen Teil verloren, in der Umgebung der Zellen gehen sog. „Inkrustationen", wohl auch Gerinnungsvorgänge, vor allem wahrscheinlich der sog. Golginetze, vor sich, die in Gestalt dunkler, verschieden geformter, Massen die Ganglienzellen umgeben. Die Zellen können auch verflüssigt oder mit Kalk verkrustet werden. Nur erwähnt werden soll die sog. homogenisierende Erkrankung, vor allem der Purkinjeschen Zellen des Kleinhirns. Die bei verschiedensten Veränderungen der Ganglienzellen auftretende Dunkelfärbbarkeit (mit basischen Farbstoffen) von Zerfallsstoffen der Zelle hat Nissl Imprägnation genannt. Hierher gehört besonders die Umwandlung der Fibrillen, so daß sie besonders stark imprägnierbar werden, bei der „Alzheimerschen Fibrillenerkrankung" bei hochgradiger Altersverblödung und der sog. Alzheimerschen Krankheit. Von Ablagerungen in Ganglienzellen ist die von vermehrtem Lipofuszin (Pigmentatrophie), die Verfettung, die Ablagerung lipoidartiger Stoffe mit oft außerordentlicher Zellauftreibung bei der familiären amaurotischen Idiotie (mit Unterschieden zwischen der infantilen und juvenilen Form), die der sog. Corpora amylacea

36*

und diejenige von Kalk zu erwähnen. Endlich sei angeführt, daß sich kleine kolloide Konkremente, die
später oft Eisen enthalten und dann sekundär verkalken können, sehr häufig frei oder, zumeist, an kleinen Gefäßen
im Pallidum und Nucleus dentatus des Kleinhirns, weit vermehrt und verbreiteter aber besonders bei Erkrankungen mit innersekretorischen Störungen (Ostertag) finden; es scheint sich um Abscheidungen an Stellen
besonderen Stoffwechsels zu handeln.

   In den Nervenfasern zeigen die **Markscheiden** bei regressiven Vorgängen Verdickungen, Verdünnungen,
Verklumpungen, Anschwellungen und Auftreibungen (wobei aber Vorsicht vor Verwechslung mit Kunstbildern
bei Härtung und Färbung nötig ist). Sie zerfallen dann zu unregelmäßigen, rundlichen oder ovalen Markballen,
welche noch Bruchstücke von Achsenzylindern einschließen oder von ihnen abfallen können. Dabei gehen die

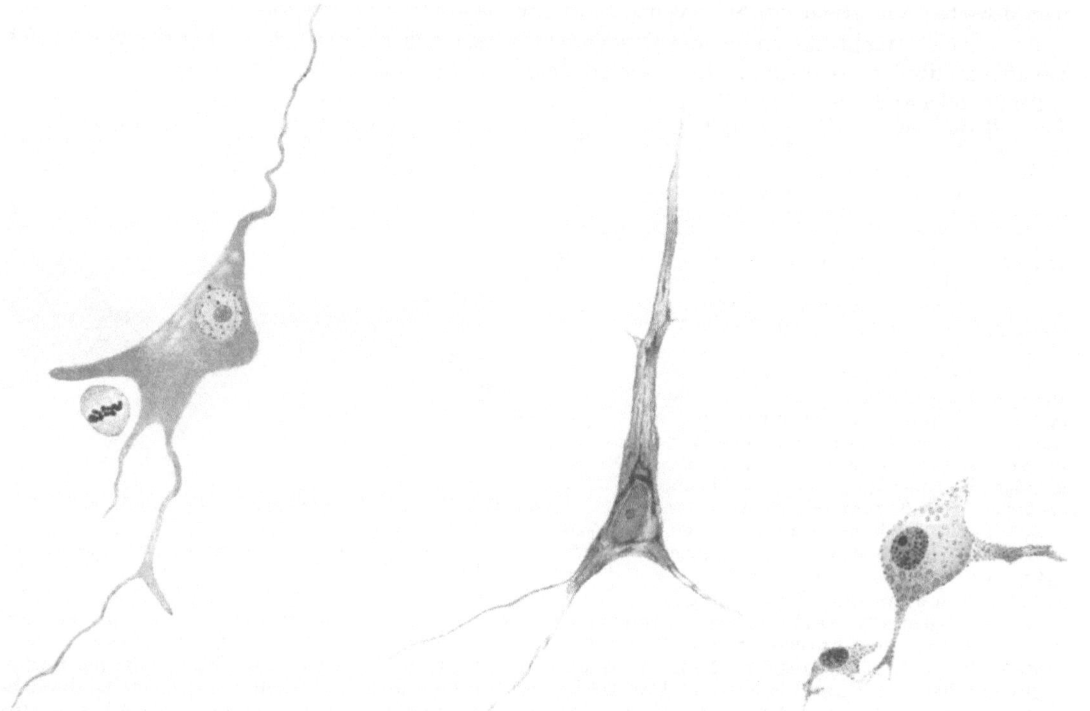

<table>
<tr><td>

Abb. 454. Akute Schwellung (akute Zell-
erkrankung). Kleinere Vorderhornzelle
aus dem Brustmark, geschwollen und
gleichmäßig gefärbt. Einzelne hellere
streifenförmige Zonen. Die Fortsätze ge-
schwollen; einer der Dentriten in charak-
teristischer Weise plump geschlängelt.
Kern groß, hell und rund. Färbung reich-
licher chromatischer Körner. Kernkör-
perchen maulbeerartig und fein durch-
löchert. Mitose einer Trabantzelle.

(Nach Spielmeyer, Histopathologie I.)

</td><td>

Abb. 455. Zellschrumpfung (chro-
nische Zellerkrankung). Beginnen-
de Veränderung mit Verschmäle-
rung der ganzen Zelle; die Basis
ist konkav eingezogen. Um den
dunklen, etwas verkleinerten
Kern sind die Kappen mit den
peripher gelegenen Tigroidkörper-
chen verbacken. Erhaltensein ein-
zelner ungefärbter Bahnen, zumal
in der oberen Hälfte der Zelle.

(Nach Spielmeyer, Histopathologie I.)

</td><td>

Abb. 456. Schwere Zellerkrankung
beim Menschen (galoppierende
Paralyse). Schwellung und Ab-
rundung der Zelle. Entfärben und
Auftreten von Nisslschen „Rin-
gelchen". Mäßige Verkleinerung
des Kernes mit sehr starker
Totalhyperchromatose. Amöbo-
ide Umwandlung einer Trabant-
zelle mit Verkleinerung des
Kernes.

(Nach Spielmeyer, Histopathologie I.)

</td></tr>
</table>

Myelinsubstanzen der zerfallenden Markscheide in Fett über (Marchifärbung zeigt die Unterschiede, indem
sich hier das Fett allein färbt). So zerfallen die Markscheiden endlich zu einem körnigen, fettigen Brei.
Dieser wird langsam aufgesaugt, zum Teil durch die Lymphe, zum großen Teil aber durch phagozytäre Zellen,
wovon gleich die Rede sein wird. Die **Achsenzylinder** gehen ebenfalls regressive Veränderungen ein. Sie zeigen
zunächst häufig Auftreibungen und spindelige und kolbige Anschwellungen, Quellungen, Auffaserung
und dann Teilung in unregelmäßige Teilstücke und Zerfall zu kleinen Bruchstücken, die sich spiralig aufrollen können, endlich völlige Auflösung in kleine Körner. Häufig gehen Markscheide und Achsenzylinder zusammen zugrunde, in anderen Fällen, so besonders bei der multiplen Sklerose (s. dort), aber
nicht nur bei ihr, bleiben die Achsenzylinder unter Zugrundegehen ihrer Markscheiden erhalten
(„Entmarkung").

   Im Zentralnervensystem ist weiterhin von größter Bedeutung die **Neuroglia,** welche einmal, dem Bindegewebe anderer Organe entsprechend, ein Füll- und Stützgewebe darstellt, darüber hinaus aber auch selbstän-
digere Bedeutung hat, ähnlich wie gewisse mesenchymale Bestandteile andererorts, so vor allem auch der „Gewebsreinigung" dient. An der Glia sind einmal regressive, sodann progressive Vorgänge wichtig. Zu ersteren

gehören Schrumpfungen von Gliazellen, die sich auch im Alter finden, sodann Entartungen, die zu Kernuntergang mit Hyperchromatose und Kernzerfall führen, so daß die Gliazellen auch ganz zugrunde gehen. Zu erwähnen sind auch die (s. auch oben) amöboiden Gliazellen, die besonders durch Auftreten mit Methylenblau, Fuchsin od. dgl. färbbarer Körnchen verschiedenartiger Form gekennzeichnet sind. Bei Ablagerungen und Imprägnationen von Ganglienzellen (s. o.) können auch die umgebenden Gliazellen solche Stoffe aufnehmen.

Überaus wichtig sind nun die progressiven Vorgänge an den Gliazellen mit ihrer Vergrößerung und Vermehrung zusammenhängend. Hier sind zunächst die gliösen Begleitzellen der Ganglienzellen wichtig. Bei Entartung der letzteren gelangen sie an und in sie und beteiligen sich an Aufnahme und Hin-

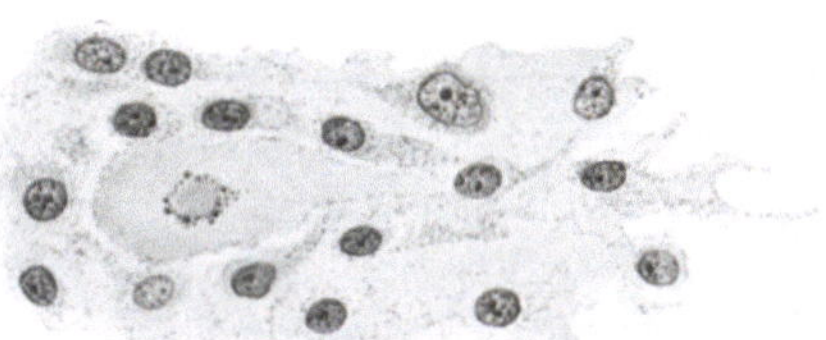 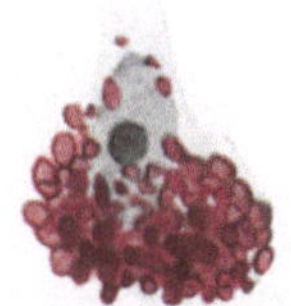

Abb. 457. Ischämische Zellerkrankung. Völlig entfärbte, homogen erscheinende, sehr stark verschmälerte Ganglienzelle mit dreieckigem, dunkel gefärbtem Kern und großem Kernkörperchen.
(Nach Spielmeyer, Histopathologie I.)

Abb. 458. Verschiedene Purkinjezellen mit „homogenisierender Zellerkrankung". Von Gliaklammern umgebene Zelle mit blassem Körper und charakteristischer Kernveränderung. Die gliösen Trabantzellen in lebhafter Wucherung; keine Neuronophagie, sondern bloße Umklammerung unter Respektierung des Körpers der erkrankten Zelle selbst.
(Nach Spielmeyer, Histopathologie I.)

Abb. 459. Weit vorgeschrittenes Stadium der sog. Pigmententartung bei Fettfärbung (Scharlachrot). Der obere Teil der Pyramidenzelle erscheint noch verschont.
(Nach Spielmeyer, Histopathologie I.)

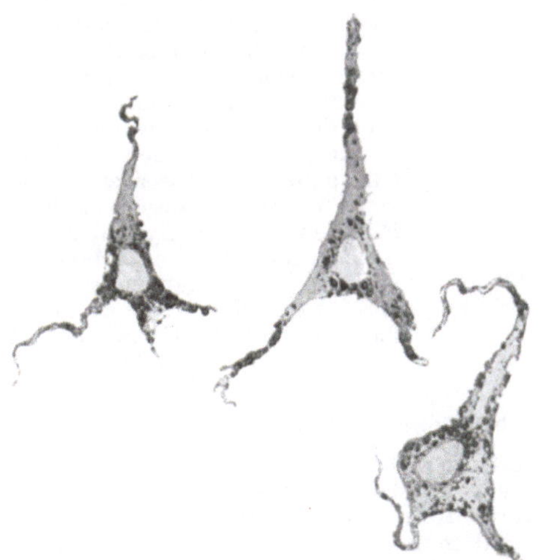 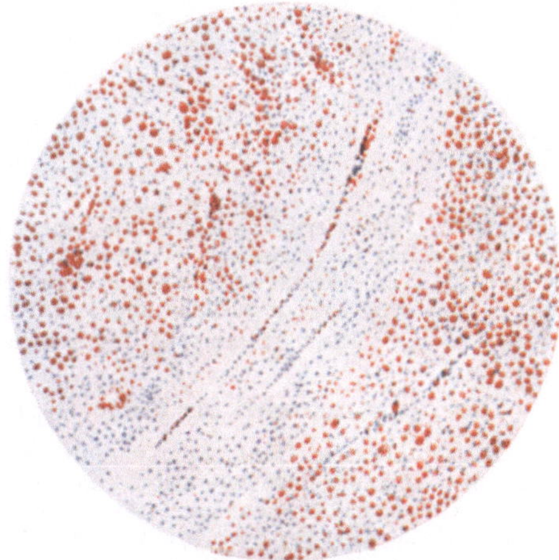

Abb.460. Verkalkte Ganglienzellen der Hirnrinde bei jugendlicher Paralyse. Hämatoxylin-Eosinpräparat. Die hellen Kerne scheinen wie ausgemeißelt. Der Kalk ist in einzelnen Plättchen, besonders in den Fortsätzen, gliedförmig angeordnet.
(Aus W. Spielmeyer, Histopathologie des Nervensystems I.)

Abb. 461. Sehr zahlreiche Körnchenkugeln des Gehirns.
Das Fett ist mit Fettponceau rot, die Kerne sind mit Hamatoxylin blau gefärbt.

wegschaffung ihrer Zerfallsstoffe. Man benennt dies Neuronophagie. Die Gliazellen setzen sich dabei an die Stelle der untergegangenen Nervenzellen. Bleiben sie nur außen dicht an Ganglienzellen oder an Ausbuchtungen dieser liegen, so spricht man besser von Umklammerung oder von Pseudoneuronophagie (hierher gehört auch ganz normales Vorkommen zahlreicher Glia-Begleitzellen dicht um unveränderte Ganglienzellen, vor allem in tieferen Rindenschichten). Zur echten Neuronophagie gehört also erst eine Veränderung der Ganglienzellen als

Voraussetzung. Es handelt sich um „Leichenfelder" (Dürck) von Ganglienzellen. Als Abart solcher Vorgänge kann man die Entstehung des sog. „Gliastrauchwerks" auffassen, denn hier handelt es sich, zumeist wenigstens, um gewucherte synzytiale Glia ganz besonders in der äußeren Kleinhirnrinde an Stelle schwer veränderter, gar abgeschmolzener Dendriten der Purkinjeschen Zellen oder letzterer selbst (besonders durch „homogenisierende Zellerkrankung", s. o.). Die Gliasynzytien zeigen dabei oft zahlreiche Mitosen und können grobverästelte knorrige Figuren bilden. Spielmeyer, der diese Veränderung zuerst beschrieb, hob ihre Bedeutung als Hinweis auf nervengewebszellschädigende Wirkung der beeinflussenden Schädlichkeit hervor. Bei dieser und mancher anderen Veränderung der Gliazellen scheinen die sog. Hortega-Zellen hauptbeteiligt.

Die Gliazellen, und zwar zum kleineren Teil festsitzende, zumeist gewucherte, die sich aus dem Verbande lösen, vornehmlich die Hortegazellen, übernehmen nun unter verschiedenen Bedingungen eine sehr wichtige Aufgabe, nämlich die, phagozytär allerhand Abbaustoffe in sich aufzunehmen.

Dies betrifft Nervenzellen wie Nervenfasern, besonders deren Markscheiden, deren Lipoide beim Zerfall in Fett umgewandelt werden, welches die Gliazellen als „Abraumzellen" aufnehmen. So werden diese zu **Körnchenzellen** oder **Körnchenkugeln** (da sich die Zellen frei gelegen abrunden). Nur in geringem Maße beteiligen sich hieran auch Zellen mesodermaler Abstammung. Die Körnchenzellen bleiben oft lange und in großer Zahl im Gewebe liegen und vor allem in Lymphräumen um Gefäße, von wo aus sie weitergetragen werden.

Bei ihrer Vermehrung nehmen die Gliazellen oft stäbchenförmige Gestalt an. Die wuchernden Gliazellen gehen in sog. Gliarasen über. Weiterhin bilden nun die Gliazellen neue faserige Glia, sowohl einzelne Gliazellen wie Synzytien solcher. Und so tritt an die Stelle untergegangener nervöser Bestandteile die Glia, zunächst im allgemeinen mehr zellige (protoplasmatische), dann immer mehr faserige. Auch kann von den Gefäßen oder der Pia aus Bindegewebe wuchern. Kleine Lücken können so, besonders mit Glia, ganz gedeckt werden, größere werden meist nur eingekapselt, während in der Mitte eine Höhle (Zyste) bestehen bleibt. Solange noch fettige Zerfallsstoffe in größerer Menge vorhanden sind, äußert sich dies für das bloße Auge durch einen gelben Farbton; mit der Gliawucherung tritt ein grauer Ton an die Stelle, das Gewebe wird derber, verliert aber an Umfang.

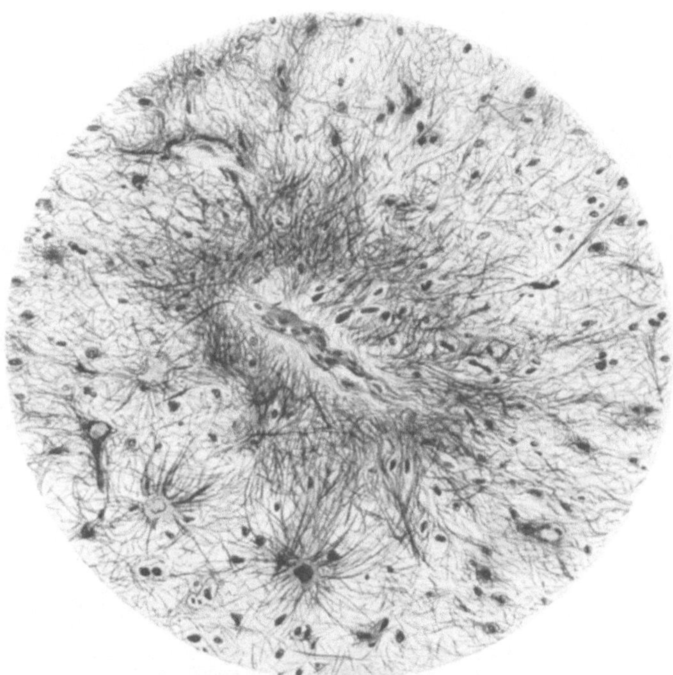

Abb. 462. Gliafasernarbe an Stelle einer alten Einschmelzung. Weigertsches Gliapräparat. Vorwiegend radiäre Anordnung der sich vielfach überkreuzenden Fasern gegen ein Gefäß. Im rechten oberen Teil des Bildes einige Monstregliazellen.
(Nach Spielmeyer, Histopathologie I.)

Der Ausgang wird als **graue Degeneration** oder **Sklerose** oder auch **Gliose** bezeichnet.

Es ist also ein Reparationsvorgang, vor allem von seiten der Glia; für die nervöse Substanz bedeutet er Atrophie, denn eine Regeneration von Nervenzellen und Nervenfasern hat im Zentralnervensystem fast nicht statt. Allerdings können sich bei bestimmten Degenerationsformen Achsenzylinder trotz Zerfalls ihrer Markscheiden lange oder dauernd fast unversehrt erhalten und so in der gewucherten Glia markscheidenfrei gefunden werden (s. o.).

Man kann, wenn die Glia in ihren Hauptzügen so angeordnet ist, wie es an dieser Stelle die zugrundegegangenen Nervenfasern waren, von einer „isomorphen" Sklerose oder Gliose sprechen, wenn dies nicht der Fall ist, von einer „anisomorphen". Dabei zeigt die neue Gliaanordnung in ihrer Architektur gewisse statische Anpassungserscheinungen in Hauptrichtung und senkrechten Faserzügen. Ferner finden sich Gliaverdichtungen vor allem um Gefäße und subpial. Bleiben feine oder etwas größere Lücken zwischen Gliafasern, nicht nur vorübergehend, sondern dauernd bestehen, so daß eine Art schwammiges Gewebe zustande kommt, so kann man dies mit Spielmeyer als Status spongiosus bezeichnen; dies kommt besonders in gewissen zentralen Gebieten vor. Auch sonst zeigt die Gliawucherung in Einzelheiten besondere Formen wie kleine Rosetten- oder Knötchenbildungen, und ihre reaktive Wucherung weist große Mengenunterschiede auf, wobei Spielmeyer allgemein die große Bedeutung örtlicher Bedingungen betont.

Nekrobiose von Nervenzellen und -Fasern mit den beschriebenen Folgevorgängen kommt unter Einwirkung verschiedenster Schädlichkeiten zustande, ja man kann sagen, daß sie überall da eintritt, wo Nervengewebe unter Erhaltenbleiben des gliösen Stützgewebes zum Absterben kommt. Es kommen mechanische Einflüsse, lange andauernde ödematöse Quellung des Nervenparenchyms (s. u.), Herabsetzung der Blutzufuhr, vielleicht auch thermische Einwirkungen, vor allem aber giftige Einflüsse in Frage. So werden z. B. Degenerationen von Nervenfasern in der Hirnrinde nach Vergiftung mit Kohlenoxyd, nach Sonnenstich usw. nachgewiesen; auch im Rückenmark und in den peripheren Nerven werden unter verschiedenen Umständen ähnliche Veränderungen gefunden (s. u.). Eine große Rolle spielen ferner gewisse von Bakterien, vielleicht auch von Schimmelpilzen und anderen kleinen Lebewesen, gebildete Gifte, ferner auch Autointoxikationen. So kommen bei einer Reihe von Infektionskrankheiten außer funktionellen Störungen (Reizerscheinungen, Lähmungen usw.) degenerative (auch entzündliche s. u.) Vorgänge zur Beobachtung. Dabei ist nun noch zu betonen, daß manche Bezirke des Zentralnervensystems besonders empfindlich sind, oder besonders leicht reagieren (wie z. B. die Purkinjeschen Zellen des Kleinhirns) und daß für bestimmte Schädlichkeiten unterschiedlich bestimmte Teile des Zentralnervensystems, besonders des Gehirns, so z. B. das striäre System des Corpus striatum, besonders empfänglich sind.

Die einzelnen vor allem infektiösen und giftigen Einwirkungen haben mancherlei Besonderes in Ausbreitung, Sitz und Form der Schädigung der Nervenbestandteile einerseits, der Reaktion besonders der Glia andererseits, sowie auch der Beteiligung von Gefäßveränderungen, doch sind die Veränderungen an sich meist nicht für einzelne Grunderkrankungen kennzeichnend, sondern einer Reihe solcher gemeinsam. Wir bewegen uns hier vielfach an der Grenze einfacher degenerativer Veränderungen mit reparativen Reaktionen und solcher Vorgänge, die wir als entzündlich bezeichnen dürfen, öfters geht auch beides an verschiedenen Orten, nicht in unmittelbarer Abhängigkeit voneinander, vor sich, und so ist eine Abgrenzung kaum irgendwo schwerer und umstrittener als hier. Einige Sonderfälle wollen wir noch unten unter den Entzündungen anführen.

Auch bei manchen **Geisteskrankheiten** finden sich feinste, meist nur mit bestimmten Verfahren nachweisbare Veränderungen degenerativer Natur im Zentralnervensystem. So wurden die besonderen Ganglienzellveränderungen bei der familiären amaurotischen Idiotie schon erwähnt. Hier sind die Zellen mit Lipoiden nahestehenden Körnern durchsetzt und zeigen oft sehr auffallende, auch ballonartige Auftreibungen der Zellen selbst und ihrer Fortsätze. In den gliösen Begleitzellen werden die Stoffe zu Lipoiden umgebaut. Die Veränderungen sind bei der Form der Kinder meist schwerer (und zum Zelluntergang führend) als bei der der Jugendlichen. Bei der Dementia praecox handelt es sich wohl um einen langsamen, aber fortschreitend verlaufenden Abbauvorgang der Rinde, besonders in bestimmten Gebieten, ohne Zeichen der Entzündung. Man findet Schrumpfung, Verfettung, die sog. akute und die schwere Zellerkrankung Nissls, Vakuolen, Imprägnationen, Absterben von Ganglienzellen, also wenig kennzeichnende regressive Ganglienzellveränderungen, wie sie oben besprochen wurden. Die Glia zeigt auch regressive und vor allem Wucherungserscheinungen, auch Vermehrung der Fasern. Auch andere Gehirngebiete zeigen Veränderungen, so, wohl sekundäre, der Thalamus opticus.

Bei **Epilepsie** finden sich vor allem Degenerationen der Purkinjeschen Zellen des Kleinhirns mit strauchartiger Wucherung der Glia bis zu Glianarben sowie im Ammonshorn Untergang von Zellen mit folgender Sklerose. Die Ursache wird jetzt vielfach in Ischämie auf Grund von spastischen Gefäßstörungen gesehen, die sich gerade an den genannten Stellen infolge besonders ungünstiger Gefäßversorgung äußern mag.

Bei der **Chorea** handelt es sich um morphologisch und wohl auch entstehungsmäßig verschiedene Krankheitsbilder, für deren Gemeinsamkeiten der Sitz der Hauptveränderungen das Wesentliche zu sein scheint. Es handelt sich um mehr oder weniger schwere Veränderungen der Ganglienzellen und unter Umständen Gliareaktionen, Veränderungen, die die Rinde sowohl wie den extrapyramidalen Apparat, unter Umständen auch die Pyramidenbahn und das Rückenmark, befallen können, die aber einen bevorzugten Sitz in den kleinen neostriären Bestandteilen besitzen (Levy). Man muß verschiedene Formen der Chorea unterscheiden. Bei der Huntingtonschen vererbbaren progressiven Chorea sind die Veränderungen schwerer und verbreiteter als bei der nicht erblichen. Auch bei der infektiösen Chorea der Kinder — bei der mehr entzündliche Lymphozyten- usw. Infiltrate dazu kommen können — sind die Zellen des Neostriatum am schwersten erkrankt (herdförmig neigen sie vor allem zu Verflüssigungsvorgängen), aber auch andere Gebiete und besonders die Rinde sind beteiligt.

Bei der mit zirrhotischen Leberzuständen einhergehenden **Wilsonschen Krankheit** (sog. fortschreitende Linsenkernerkrankung) und der ihr wohl ganz nahe zu stellenden **Westphal-Strümpellschen Pseudosklerose** handelt es sich um Nervengewebsveränderungen mit Gliawucherung oder die oben erwähnte schwammige Auflockerung („Status spongiosus") ohne genügende Gliadeckung, besonders im Globus pallidus und im Neostriatum, aber auch mit Veränderungen in anderen Gehirnteilen, besonders Ganglienzellausfall in der Hirnrinde. Es finden sich nach Alzheimer benannte Gliazellformen; die Zellen werden sehr groß, weisen große, oft riesige Kerne mit eigenartigen Auswüchsen auf, gehen aber ohne Faserbildung zumeist wieder zugrunde.

Bei der **Paralysis agitans (Parkinsonsche Krankheit)** liegt eine Alterszellerkrankung vor mit Abbau nervösen Gewebes und ebenfalls geringer Gliawucherung, so daß ein Status spongiosus zustande kommt, auch hier gewisse subkortikale Kerngebiete, vor allem den Globus pallidus oder die Substantia nigra, hauptsächlich befallend.

Bei **Alkoholvergiftung** (Delirium tremens) bestehen auch degenerative Veränderungen der Ganglienzellen — besonders des Stirn-, Schläfen- und Kleinhirns (Purkinjesche Zellen) —, dazu kommen oft Blutungen. Bei chronischem Alkoholismus treten an die Stelle der diffusen Ganglienzellen- und Fasernentartungen Gliawucherungen. Bei Bleivergiftung zeigen die kleinen Gefäße, besonders der tiefsten Rindenschichten, Endothelwucherungen und Sprossungen; Entartungen der nervösen Bestandteile schließen sich an; oder solche — auch an peripheren Nerven — setzen unmittelbar als Vergiftungserscheinung ein. Bei Kohlenoxydvergiftung finden

sich in verschiedenen Hirngegenden, Großhirnrinde, Kleinhirn, Globus pallidus, Substantia nigra usw. Degenerationen bis zu Erweichungen, oft zusammen mit kleinen Blutungen, und zum Teil wenigstens abhängig von
Ernährungsstörungen durch Stase und Thrombenbildung in geschädigten Gefäßen.

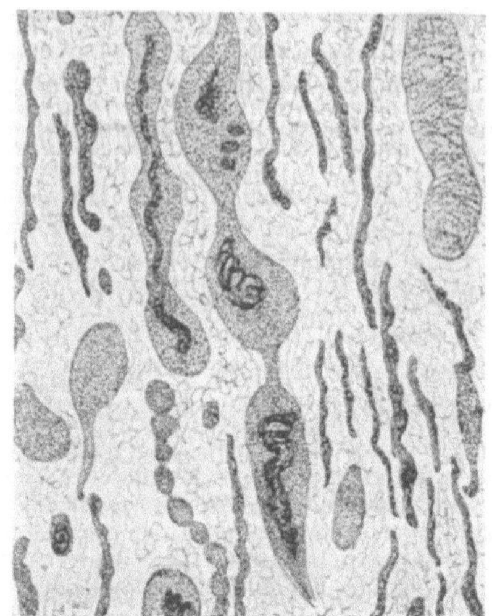

Abb. 463. Wallersche Degeneration aus dem
Rückenmark eines Kaninchens, 6 Tage nach
Durchschneidung des Rückenmarks. Längsschnitt
aus dem Hinterstrang.

Die Nervenfasern sind zum Teil stark gequollen; an manchen
die Achsenzylinder zerrissen, die Teilstücke spiralig gewunden, zum Teil aufgerollt; in der Glia freie Myelinkugeln.

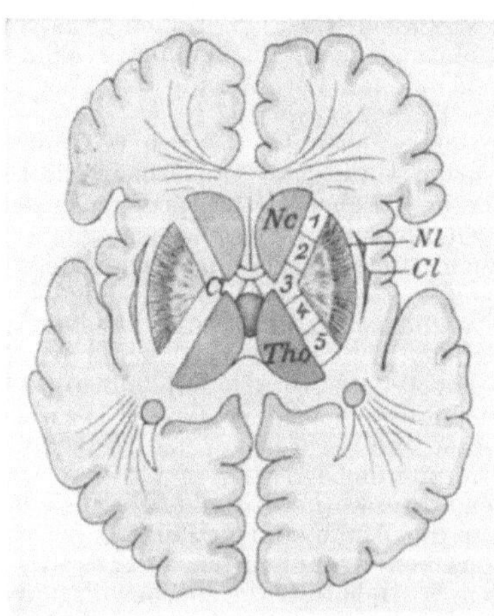

Abb. 464. Horizontalschnitt durch das Gehirn.

Nc Nucleus caudatus, *Nl* Nucl. lentiformis, *Tho* Thalamus
opticus, *Cl* Claustrum, *Ci* Capsula interna; in letzterer
die folgenden Bahnen: *1* Bahn zum Sehhügel, *2* frontale
Brückenbahn, *3* Bahn der motorischen Hirnnerven,
4 Pyramidenbahn, *5* sensible Bahnen (schematisiert nach
Edinger und Obersteiner).

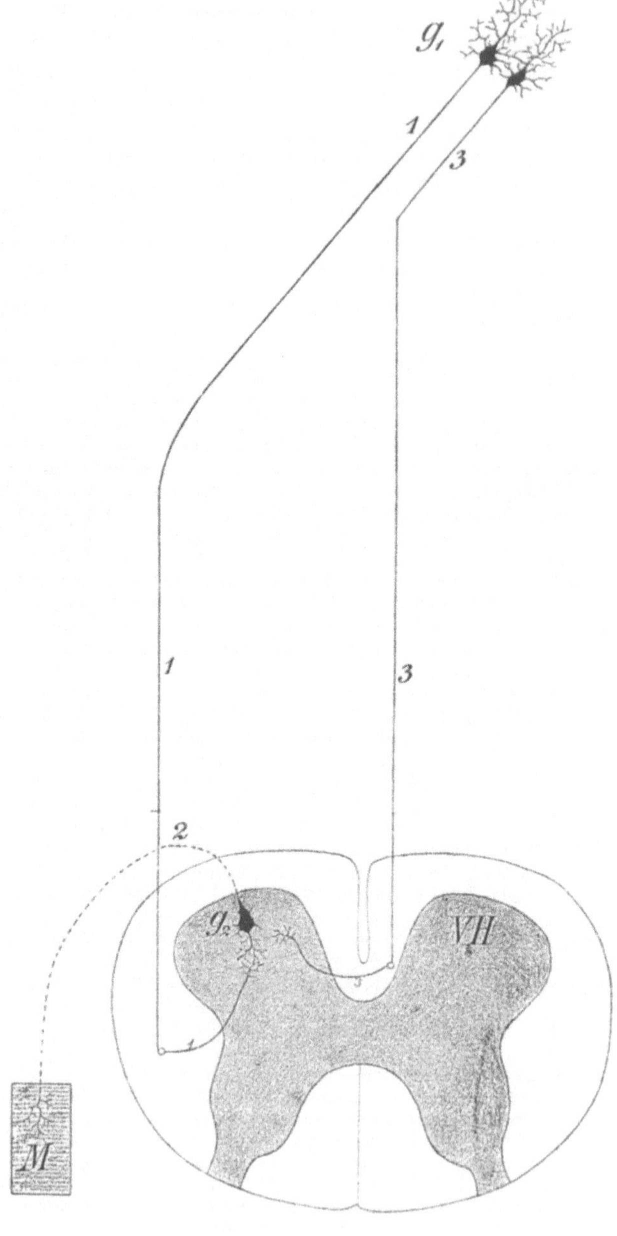

Abb. 465. Schema der motorischen Bahnen.

g₁ Ganglienzellen in der Hirnrinde, *g₂* im Vorderhorn. *1* Pyramidenseitenstrangbahn. *2* Motorische Faser der vorderen Wurzel und des peripheren
Nerven. *M* Muskel. *3* Pyramidenvorderstrangbahn.

Am **Rückenmark** kommen, wenn auch selten, mehr oder weniger ausgedehnte, aber unter Umständen fast das
ganze Rückenmark in seinem ganzen Querschnitt auf eine lange Strecke hin befallende, mit Zelluntergang einhergehende Veränderungen vor. Man spricht meist von Myelitis; oft fehlt aber jede Spur einer entzündlichen Reaktion
und das Rückenmark geht in völlige Nekrose über, wird ganz weich und matschig, jede Zeichnung ist verloren.
Häufig kommen Blutungen hinzu, wohl infolge von Stase, bewirkt durch Gefäßangriffe, vielleicht auf nervösem

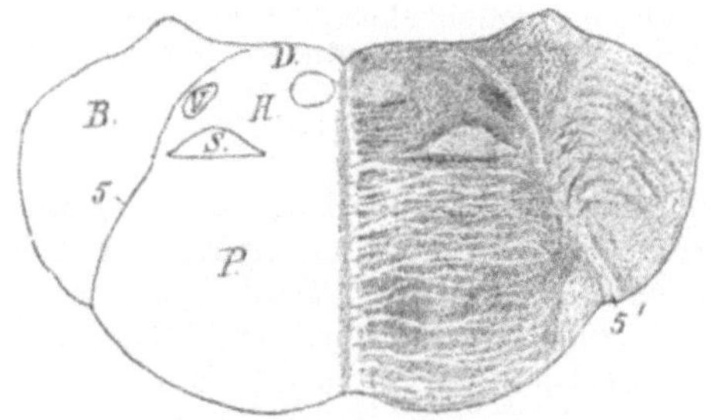

Abb. 466. Pons (Frontalschnitt).

D graue Decke, *H* Haubenregion, *S* Schleife,
V Trigeminuskern, *P* Pedunkulusregion, *5* Wurzelfasern
des Trigeminus, *B* Brückenarme.

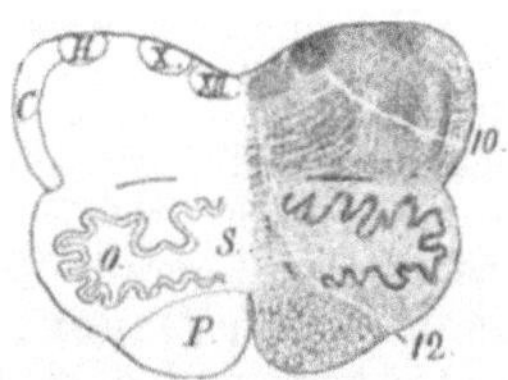

Abb. 467. Verlängertes Mark (unterer Teil).

P Pyramiden, *O* Oliven, *S* Olivenzwischenschicht (mit den Schleifen-
fasern). Nach oben die Haubenregion. In der grauen Decke die Kerne
des Hypoglossus und Vagus. *XII* und *X*. *H* Kerne am oberen Ende
der Hinterstränge (Nucl. grac. und N. cuneat.), *C* Corpus restiforme,
10 Vagusfasern, *12* Hypoglossusfasern.

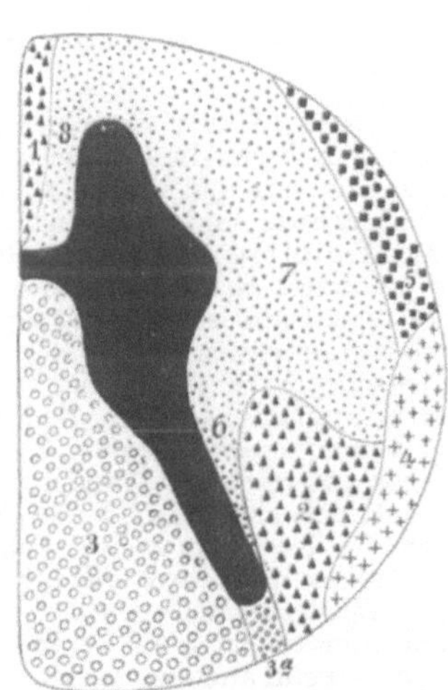

Abb. 468. Schema der wichtigsten Leitungsbahnen des Rückenmarks.

1 Pyramidenvorderstrangbahn, *2* Pyramidenseitenstrangbahn, *3* Hinterstrangbahn, *4* Kleinhirnbahn,
5 Gowerssches Bündel, *6* seitliche Grenzschicht,
7 Seitenstrangrest, *8* Vorderstrangrest, *3a* Lissauer-
sche Randzone.

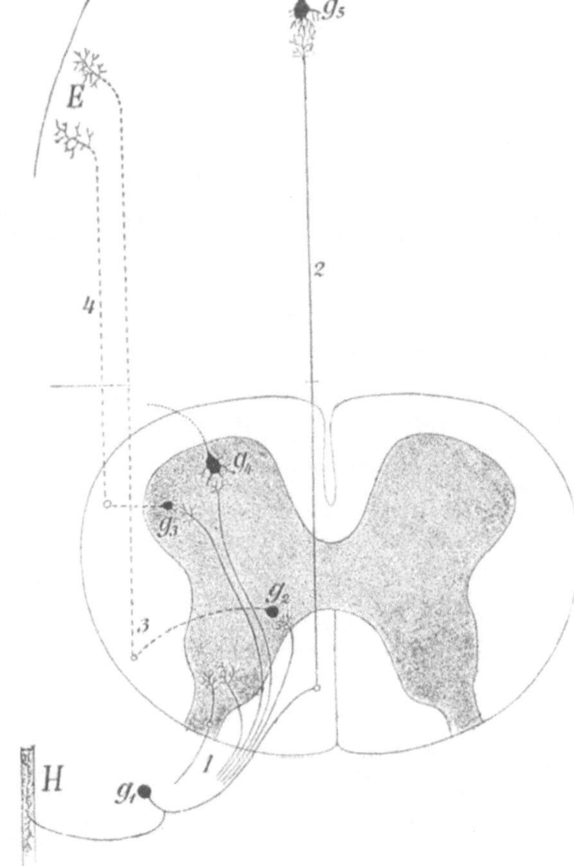

Abb. 470. Schema der sensiblen Bahnen.

g₁ Spinalganglienzelle mit einem Fortsatz in den peripheren Nerven
zur Haut *H* und einem in die hintere Wurzel. *1* Fasern der hinteren
Wurzel; dieselben steigen teils im Hinterstrang auf *(2)*, teils gehen sie
in das Hinterhorn hinein. *g₂* Zelle der Clarkeschen Säule; von dieser
ausgehend *(3)* Faser der Kleinhirnbahn bis ins Kleinhirn *E*. *g₃* Ganglienzelle der grauen Substanz, von dieser ausgehend Faser *(4)* zum
Gowersschen Bündel, *g₅* Zelle im Nucleus gracilis der Medulla
oblongata. Aus den hinteren Wurzeln gehen auch Fasern (Reflexkollateralen) zur Vorderhornganglienzelle *g₄*.

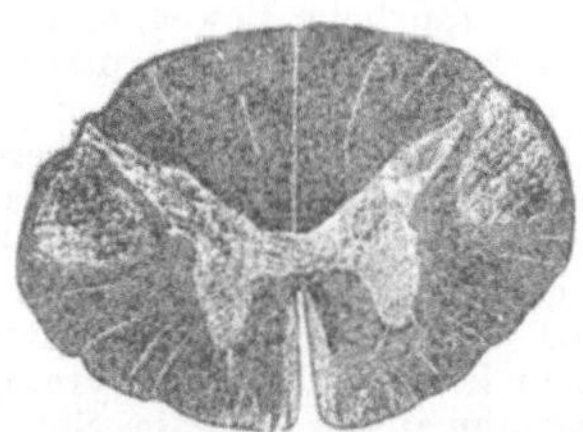

Abb. 469. Absteigende sekundäre Degeneration
nach Querverletzung des Rückenmarks.

Degeneriert sind die Pyramidenseitenstrangbahnen und
die Pyramidenvorderstrangbahnen.
(Markscheidenmethode nach Weigert.)

Wege. Diese schwersten Fälle können schnell zum Tode führen. Es handelt sich offenbar um toxische bzw. infektiöstoxische Vorgänge, wobei Erreger auf dem Lymphwege zu den Lymphbahnen der Wurzeln und zu den sabarachnoidealen Räumen — daher sind die weichen Häute und die Wurzeln auch verändert, wahrscheinlich schon vor dem Rückenmark — und so zu dem Rückenmark gelangen; doch ist zuweilen die zugrunde liegende Ursache nicht nachweisbar. Bei geringerer Schädigung kann es zu entzündlicher Reaktion, einer Myelitis, gegebenenfalls mit Ausgang in Narbenbildung, kommen.

Vor allem wichtig und gerade für das Nervensystem bezeichnend ist noch folgender Gesichtspunkt: **Im Anschluß an Degeneration von Ganglienzellen kommt es zu Entartung auch ihrer Fortsätze, und auch hier wuchert dann die Glia raumfüllend. Also auch hier ist sklerotische Verdichtung die Folge.** Wie man sich auch zur Neurontheorie stellt (s. o.), **in jedem Fall besitzt die Nervenzelle also einen die Lebensfähigkeit und die Ernährung der Fasern beherrschenden Einfluß.** Geht die Zelle zugrunde, so erleiden damit auch sämtliche von ihr ausgehenden Fortsätze und auch die mit ihr in Verbindung stehenden Nervenfasern eine Nekrobiose. Man spricht hier von **sekundären Degenerationen,** welche häufig ganze Bündel in ihrer Tätigkeit zusammengehöriger Fasern, sog. Leitungsbahnen, befallen. **Wird eine Nervenfaser unterbrochen** (auf irgendeine Weise), **so verändert sich stark regressiv wenigstens der Teil der Fasern, welcher von der zugehörigen Ganglienzelle getrennt und deren trophischem Einfluß entzogen ist,** d. h. also in zentrifugaler Richtung — **Wallersches Gesetz.** Aber auch in zentripetaler Richtung kann der Rest der Faser nebst ihrem Ursprung aus der Ganglienzelle und sodann letztere selbst entarten — **retrograde Degeneration** oder **Guddensche Atrophie,** z. B. nach Amputationen.

Die histologischen Vorgänge sind im wesentlichen die oben im ganzen zusammen kurz als regressive dargestellten. Bei der sekundären Degeneration ändern sich zumeist zunächst die Achsenzylinder; umschriebene Schwellungen, Färbungsänderungen, Zerbröckelung in Achsenzylinderstücke, die sich oft aufrollen, körniger Zerfall. Andererseits Auflösung der Markscheiden zu Markballen, die Marchi-färbbar sind und zunächst noch kettenförmig dem Verlauf der ehemaligen Markscheide entsprechen, wie dies Spielmeyer betont. Gliazellen nehmen als Phagozyten die Zerfallsstoffe in sich auf und bauen sie weiter besonders zu Fett ab; so entstehen die Körnchenzellen. An Stelle des verlorenen wuchert dann nach Art eines organisatorischen bzw. reparatorischen Vorganges Glia. In peripheren Nerven, um dies hier mit zu behandeln, in denen ja die Glia wegfällt, wird die Aufnahme der Abbaustoffe zum kleinen Teil von Zellen der Schwannschen Scheide, zumeist von bindegewebigen Zellen (Endoneurium) besorgt, die Schwannschen Zellen wuchern ersatzmäßig als sog. ,,Bandfasern'', aber bilden sich später zum größten Teil zurück, und die Reparation erfolgt vom Bindegewebe aus.

Bei der retrograden Atrophie werden an den Nerven zeitlich früher auftretende Veränderungen der Achsenzylinder (Quellungserscheinungen) und dann später auftretende, allmählich sich ausbildende Atrophie der Markscheiden unterschieden, und ähnlich an den zugehörenden Ganglienzellen zunächst als Folge einer Schädigung Quellung, Aufblähung, von innen nach außen fortschreitende Tigrolyse und Kernverdrängung, und sekundäre Folgen, die zu Untergang oder Atrophie der Zellen, aber auch ihrer Wiederherstellung führen können. Spielmeyer betont die Unterschiede der Wallerschen Degeneration und der retrograden Veränderungen, welch letztere, viel weniger eingreifend, auf einzelne Fasern und eine kleinere — wenn auch wechselnd große — Strecke begrenzt bleiben. Erstere führt zum Untergang, letztere können wieder ausgleichbar verlaufen, sonst tritt meist einfache Atrophie in weit langsamerer Ausbildung auf.

Die oben aufgestellten Gesetze, vor allem die Wallersche Degeneration, beherrschen das Bild, wenn wir besonders die großen Leitungsbahnen in Gehirn und Rückenmark betrachten.

Wir können hier bei den degenerativen Veränderungen unterscheiden:

I. Sekundäre Strangentartungen der Leitungsbahnen.

II. Primäre Systemerkrankungen.

1. Die sekundären Strangentartungen der Leitungsbahnen.

a) Motorisches System (zentrifugale Bahnen). Die Zentren für die willkürliche Bewegung liegen in den motorischen Ganglienzellen der grauen Rinde des Großhirns, namentlich der Zentralwindungen; von den hier gelegenen pyramidenförmigen Ganglienzellen nimmt die sog. kortiko-muskuläre Leitungsbahn ihren Ursprung mit Fasern für die motorischen Hirnnerven und für das Rückenmark und die peripheren motorischen Nerven. Die Fasern der sog. Pyramidenbahn ziehen durch die Capsula interna, den Hirnschenkelfuß und die Brücke in das verlängerte Mark, wo sie die schon äußerlich sichtbaren Pyramiden bilden und in der Pyramidenkreuzung größtenteils an die andere Seite des Rückenmarks treten; hier ziehen diese gekreuzten Fasern herab, die **Pyramidenseitenstrangbahn** bildend (Abb. 464 und 470). Aus der letzteren treten Fasern zu den Ganglienzellen der Vorderhörner des Rückenmarks. Ein kleiner Teil der Pyramidenfasern bleibt im verlängerten Mark ungekreuzt und zieht als **Pyramidenvorderstrangbahn** an der Seite des Sulcus anterior des Rückenmarks herab, um dann ebenfalls Fasern in das Vorderhorn hinein abzugeben. Alles dies zusammen mit dem trophischen Zentrum in den motorischen Ganglienzellen der Gehirnrinde wird als zentrales motorisches Neuron bezeichnet. Die in den Vorderhörnern des Rückenmarks sich auffasernden Enden dieses Neurons stehen durch feinste Primitivfibrillen (Neurofibrillen) mit den Ausläufern der motorischen Ganglienzellen der Vorderhörner in Verbindung; von diesen Ganglienzellen gehen Fasern in die vorderen Wurzeln des

Rückenmarks und von da in die peripheren Nerven und zu den Muskeln; mit der Ausbreitung der motorischen Nerven in die Endplatte des Muskels endigt das zweite, das periphere motorische Neuron.

Unter Berücksichtigung des oben Gesagten, daß mit der Ganglienzelle stets das gesamte Neuron, nach Unterbrechung einer Faser aber jener Teil des Neurons zugrunde geht, welcher von seiner Ursprungszelle getrennt ist (Wallersches Gesetz), können wir für die Pyramidenbahnen folgende sekundäre Entartungen aufstellen:

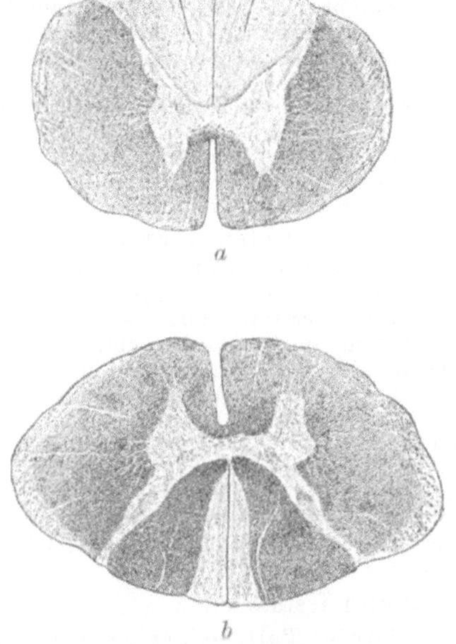

Abb. 471 a und b. Aufsteigende sekundäre Degeneration nach Querverletzung des Rückenmarks.

a unmittelbar über der Stelle der Querverletzung, b höher oben; bei a sind die Hinterstränge ganz, bei b bloß die Gollschen Stränge entartet; die Entartung am Rand entspricht den Kleinhirnbahnen und den Gowersschen Bündeln.

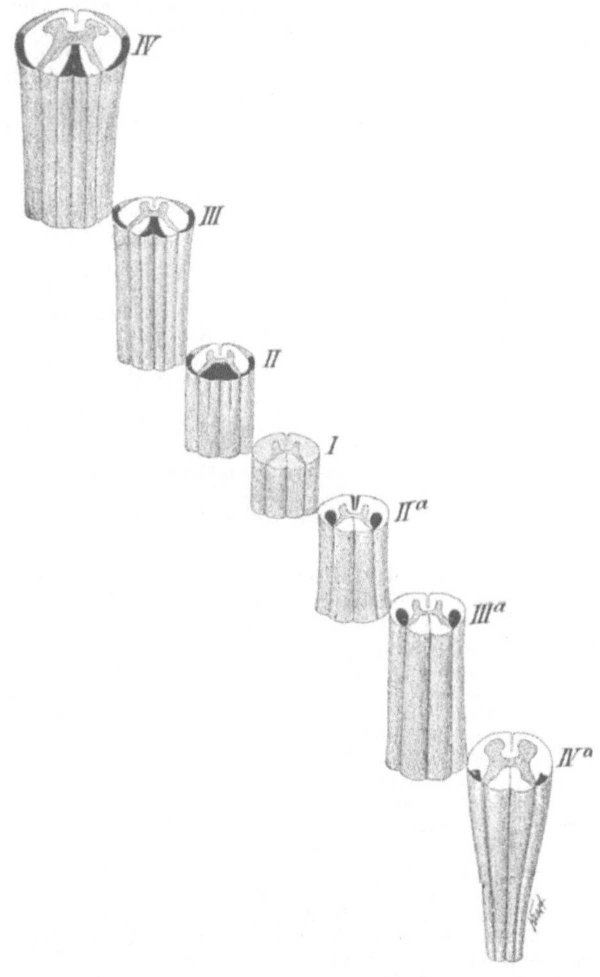

Abb. 472. Schema der hauptsächlichsten sekundären Entartungen.

I Stelle der Querverletzung. II—IV oberhalb derselben (aufsteigend) Entartung der Hinterstränge (in diesen nach oben abnehmend), der Kleinhirnbahn und der Gowersschen Bündel (letztere schwächer punktiert). IIa—IVa unterhalb der Querverletzung (absteigend) Entartung der Pyramidenvorderstrangbahn und der Pyramidenseitenstrangbahn.

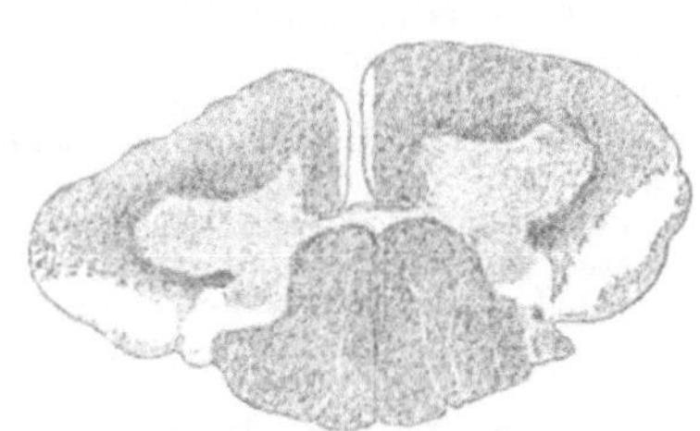

Abb. 473. Amyotrophische Lateralsklerose.

Beide Pyramidenbahnen entartet.

1. Nach Schädigung der motorischen Rindengegend entarten die von den zerstörten Gebieten ausgehenden Faserbahnen ihrer ganzen Länge nach durch das Rückenmark hinab bis zum Vorderhorn. Ist auf einer Seite das ganze motorische Gebiet zerstört, so entsteht eine sekundäre Entartung der Pyramidenseitenstrangbahn der entgegengesetzten und der Pyramidenvorderstrangbahn der gleichen Seite des Rückenmarks. 2. Die gleiche Entartung entwickelt sich bei Unterbrechung der motorischen Bahn an irgendeiner Stelle ihres Verlaufes innerhalb des Gehirns oder des verlängerten Markes vor der Pyramidenkreuzung. 3. Nach vollständiger Unterbrechung (Querverletzung) des Rückenmarks entarten die Pyramidenbahnen beider Seiten nach abwärts von der Unterbrechungsstelle (Abb. 471). 4. Wird durch eine

Erkrankung ein Vorderhorn zerstört, so entarten die vorderen Wurzeln. 5. Nach Schädigung der letzteren oder eines peripheren Nerven entartet der distal von der Schädigungsstelle gelegene Teil der Fasern.

An sekundären Degenerationen werden wir also zu erwarten haben:

1. Nach Schädigung der motorischen Rindengegend eine Entartung der Gehirnfasern bis zu den Kernen im verlängerten Mark, 2. nach Erkrankung der Hirnnervenkerne Entartung der peripheren Nerven, 3. nach Schädigung der letzteren Entartung ihres distalen Abschnittes.

b) **Sensibles System** (zentripetale Bahnen). Die spinalen sensiblen Nervenfasern ziehen von ihren sensiblen Endorganen (Haut, Sinnesorgane usw.) innerhalb der Nervenstämme zu den hinteren Wurzeln, in welche die Zwischenwirbelganglien eingeschaltet sind, und mit diesen in die Hinterstränge des Rückenmarks, um zum Teil innerhalb der Stränge bis zum verlängerten Mark hinaufzusteigen. Innerhalb des letzteren liegen — entsprechend dem oberen Ende der Hinterstränge des Rückenmarks — zwei graue Kerne, der Nucleus gracilis und der Nucleus cuneatus, gegen deren Ganglienzellen die aus dem Hinterstrang kommenden Fasern sich aufspalten.

Außer den eben erwähnten langen Fasern treten auch kürzere Fasern von den Zwischenwirbelganglien zum Rückenmark, welche teils aus den hinteren Wurzeln in das Hinterhorn einstrahlen, teils von den langen Hinterstrangbahnen in das Hinterhorn hinein abzweigen; zu diesen letzteren gehören die Reflexkollateralen, welche zu den motorischen Zellen der Vorderhörner treten und so eine Verbindung der sensiblen mit der motorischen Bahn herstellen, sowie die Fasern zu den Clarkeschen Säulen (s. u.).

Die bisher besprochenen zentripetalen Bahnen bilden die peripheren sensiblen Neuren.

Die Zellen der als Nucleus gracilis und als Nucleus cuneatus (s. o.) bezeichneten Kerne senden Fasern hirnwärts, welche sich dann weiter oben kreuzen und in der Haubenregion des verlängerten Markes zwischen den Oliven gelegen sind. Durch vielfach hinzutretende andere Fasern verstärkt, bilden sie die **Schleife** (Abb. 464, 466, 467), welche durch die Brücke hindurchtritt und sich dann in das Haubengebiet des Hirnschenkels und von da in die innere Kapsel begibt und schließlich im Gebiet des Scheitellappens in die Rinde ausstrahlt. Ein anderer Faserzug gelangt in die Vierhügel, ein dritter zum Sehhügel bzw. zum Linsenkern. Diese Bahnen bilden also das zentrale sensible Neuron.

Auch aus der grauen Substanz des Rückenmarks entspringen lange zentripetale Bahnen; am Grunde der Hinterhörner liegen Gruppen von Ganglienzellen, welche als **Clarkesche Säulen** bezeichnet werden; von diesen entspringen Fasern, welche das Hinterhorn und den Seitenstrang durchsetzen und am Rand des letzteren nach oben ziehen, um schließlich in das Kleinhirn zu gelangen. Es ist dies die **Kleinhirnseitenstrangbahn.** Etwas weiter ventralwärts von dieser liegen die **Gowersschen Bündel**, welche sich schließlich ebenfalls ins Kleinhirn einsenken.

Wir können für diese Gebiete folgende sekundäre Entartungen feststellen:

1. Nach Schädigung eines peripheren Nerven entartet dessen distaler Teil, weil er von den Zellen im Ganglion intervertebrale getrennt ist. 2. Nach Schädigung hinterer Wurzeln entarten die aus der betreffenden Wurzel stammenden Hinterstrangteile sowie die entsprechenden Fasern zum Hinterhorn. 3. Nach Querverletzung des Rückenmarks entarten oberhalb der Stelle jene langen Bahnen der Hinterstränge, welche schon unterhalb der Verletzungsstelle eingetreten sind; da nach oben zu zahlreiche neue Fasern aus hinteren Wurzeln eintreten, nimmt der Umfang der Entartung nach oben zu ab (Abb. 470). Ferner entarten alle oberhalb der Verletzungsstelle gelegenen Anteile der Kleinhirnseitenstrangbahn und des Gowersschen Bündels (Abb. 471). 4. Nach Schädigung der Spinalganglien müßten wir eine Entartung nach beiden Richtungen hin erwarten.

Die sensiblen Fasern der Hirnnerven zeigen entsprechende, wenn auch in der äußeren Form etwas abweichende Verhältnisse. So verhält sich z. B. das Ganglion Gasseri einem Spinalganglion entsprechend.

Wir sehen also, daß in den motorischen wie in den sensiblen Gebieten die sekundäre Entartung der Leitungsrichtung entspricht. Am Rückenmark entarten nach Querverletzung die zentripetal leitenden (sensiblen) Bahnen: Kleinhirnbahn, Hinterstränge, Gowerssche Bündel aufsteigend, d. h. oberhalb, die zentrifugal leitenden (motorischen) Bahnen absteigend, d. h. unterhalb jener Stelle (s. auch das Schema 472).

Neben den langen Bahnen gibt es im Zentralnervensystem in großer Menge sog. **Kommissurenbahnen,** welche einzelne Bezirke der grauen Substanz miteinander verbinden: im Gehirn unterscheidet man Assoziationssysteme, welche Windungen derselben Hemisphäre untereinander, und Kommissurenfasersysteme, welche Teile beider Hemisphären miteinander in Verbindung setzen; zu letzteren gehören besonders der Balken und die vordere weiße Kommissur. Im Rückenmark finden sich Kommissurenbahnen innerhalb der Seitenstränge und Hinterstränge, welche sensible Zentren, und innerhalb der Seitenstränge und Vorderstränge, welche motorische Zentren verschiedener Segmente miteinander verbinden.

Alle diese Bahnen können eine sekundäre Entartung erleiden, jedoch dehnt sie sich wegen des kürzeren Verlaufes dieser Bahnen im Rückenmark nicht über längere Strecken hinaus.

2. Primäre Systemerkrankungen.

Durch verschiedenartige, namentlich giftige, Einflüsse kommen Entartungen zustande, welche bestimmte Systeme, d. h. in ihrer Tätigkeit zusammengehörige, meist topographisch zusammengeordnete, Nervenbestandteile ergreifen. Wir sprechen daher hier von Systemerkrankungen. Im Gegensatz zu den sekundären Strangentartungen erkrankt hier nicht das ganze System auf einmal, sondern in langsamerem Verlauf Faser für Faser, also in allmählichem Werdegang.

a) Erkrankungen im motorischen System.

Nerven und Muskeln hängen in ihrer Tätigkeit eng zusammen; Erkrankung einer Stelle der motorischen Bahn bewirkt Reizerscheinungen, dann Parese oder Lähmung der Muskeln; aber auch trophisch bilden die Muskeln mit dem peripheren motorischen Neuron eine Einheit auch in bezug auf Entartung bzw. Atrophie.

Nach Entartungen im peripheren motorischen Neuron (s. o.) findet also Atrophie der gelähmten Muskeln statt. Nach Entartung im zentralen motorischen Neuron fehlt sie dagegen zumeist, weil hier die trophischen Zentren im Rückenmark erhalten sind (oder es entsteht einfache Untätigkeitsatrophie). Die Lähmung selbst pflegt bei Erkrankungen im peripheren motorischen Neuron eine schlaffe zu sein, bei solchen im zentralen dagegen eine spastische, d. h. die Muskeln setzen passiven Bewegungen einen gewissen Widerstand entgegen und die Reflexe sind erhöht, was wohl darauf beruht, daß infolge Wegfallens von vom Gehirn ausgehenden Reizen der Muskeltonus erhöht ist, und so die durch Reflexkollateralen vom sensiblen Gebiet her übermittelten Reize überwiegen.

Im einzelnen lassen sich folgende Formen von Erkrankungen im motorischen System unterscheiden:

α) Primäre Erkrankungen der Muskeln, **Dystrophien** derselben, mit atrophischer Lähmung (Kap. VIII).

β) Die **progressive spinale Muskelatrophie,** bei welcher es sich um Atrophie zuerst der Ganglienzellen der Vorderhörner, sodann auch der peripheren Nerven und Muskeln handelt.

Sie sitzt besonders in den oberen Teilen des Rückenmarks und macht sich in der Regel zuerst durch eine Atrophie der kleinen Handmuskeln bemerkbar, um dann, langsam fortschreitend, die Muskeln der oberen Gliedmaßen und des Rumpfes zu ergreifen.

Außer dieser progressiven Form der Erwachsenen gibt es eine kindliche und eine angeborene Form der spinalen Muskelatrophie. Auch bei der letzteren sind die motorischen Ganglienzellen des Vorderhornes — vielleicht auf Grund mangelhafter Anlage und dann toxischer Einwirkungen — atrophisch, und dementsprechend zeigen die vorderen Wurzeln und peripheren Nerven Markscheidenausfall und Sklerose. Davon abhängig zeigen die Muskeln Atrophie und Entartungen sowie Ersatz durch Fettgewebe. Doch sind die Fälle nicht einheitlich.

γ) Die **progressive Bulbärparalyse,** eine entsprechende Atrophie der Gehirnnervenkerne des verlängerten Markes und der Brücke, und davon abhängig der entsprechenden Nerven und Muskeln.

Die Erkrankung beginnt fast immer im Kern des Nervus hypoglossus und greift dann auf die nahe gelegenen Kerne des Nervus vagus und Nervus accessorius, oft auch den Fazialiskern, seltener den Trigeminus- und Abduzenskern über. Durch Entartung der Nervenkerne und Nerven entsteht das Bild der Paralysis labio-glosso-pharyngo-laryngea, indem die gesamten von jenen Nerven versorgten Muskeln, also besonders die der Schlingmuskulatur, Zunge usw., der Lähmung und Atrophie verfallen (vgl. Kap. VIII, D). Der Tod erfolgt häufig durch Aspirationspneumonie. Oft verbinden sich γ) und β).

δ) Die **spastische Spinalparalyse** (selten), bei der nur die Pyramidenseitenstrangbahnen erkrankt sind, ohne Atrophie der gelähmten Muskeln.

ε) Die **amyotrophische Lateralsklerose,** welche auf Atrophie der Pyramidenfasern, Vorderhörner, vorderen Wurzeln, motorischen Nerven und Muskeln beruht, aber durch verlängertes Mark und Brücke bis zur Hirnrinde, den Pyramidenbahnen folgend, reichen kann, so daß dann beide motorische Neuren ergriffen sind.

Klinisch bestehen spastische Lähmungen mit Atrophie der Muskeln mehr im ganzen, besonders der oberen Gliedmaßen (da besonders der obere Rückenmarksteil befallen ist), und in den kombinierten Fällen die Zeichen der progressiven Bulbärparalyse, welche den tödlichen Ausgang herbeiführt.

b) Erkrankungen im sensiblen System.

Hierher gehört die **Tabes dorsalis,** die graue Entartung bzw. Sklerose der sensiblen Bahnen besonders der Hinterstränge auf syphilitischer Grundlage. Infolgedessen ist die Tabes schon im allgemeinen Teil im Abschnitt Syphilis besprochen.

Außer bei Tabes kommen Entartungen der Hinterstränge auch in anderen Fällen vor, in welchen Gifteinwirkungen nachzuweisen oder doch mit Wahrscheinlichkeit anzunehmen sind; bei Pallagra (Vergiftung mit verdorbenem Mais), Ergotin (Vergiftung mit Mutterkorn), ferner in Fällen von perniziöser Anämie, von Leukämie und von Diabetes, bei Krebs, bei Tuberkulose und im Anschluß an andere Infektionskrankheiten. Mindestens zum Teil handelt es sich hier nur um mittelbare Wirkungen, um Auto-Intoxikationen, welche auch die Ursache des in solchen Fällen sich entwickelnden Körperverfalls darstellen. Auch bei chronischem Alkoholismus und bei Bleivergiftung sind Hinterstrangveränderungen beobachtet worden. Besonders wichtig sind diese Strangdegenerationen bei Anämie, am schnellsten verlaufend bei der **perniziösen Anämie.** Es handelt sich bei allen diesen Entartungen um kleine zusammenfließende Herde in der weißen Substanz, besonders meist in den Hintersträngen, ziemlich gleichmäßig beiderseits. Die Markscheiden gehen zugrunde, oft erst spät die Achsenzylinder, woran sich dann auf- und absteigende Entartungen anschließen. An Stelle der zerfallenden Markscheiden (Körnchenzellen) tritt Gliawucherung. Die Abhängigkeit der Erkrankung, die man mit Schröder als Strangsklerose des Rückenmarks bezeichnen kann, von der Anämie (vielleicht auch Gleichstellung beider Erkrankungen) ist ihrem Wesen nach noch nicht sicher erkannt.

c) Kombinierte Systemerkrankungen.

Sind mehrere Stranggebiete nebeneinander von einer Entartung ergriffen, so spricht man von kombinierten Strangdegenerationen und, wenn der Vorgang sich genau an bestimmte Systeme hält, von **kombinierten Systemerkrankungen**. So treten gleichzeitige Erkrankungen in den Hintersträngen und Seitensträngen in der Art auf, daß die **Kleinhirnbahn** und das **Gowers-sche Bündel** oder auch noch die **Pyramidenbahnen** neben den **Hintersträngen** erkrankt sind.

Solche Formen finden sich bei den klinischen Bildern der sog. **hereditären Ataxie** oder **Friedreichschen Krankheit,** einer familiären Erkrankung meist der Reifungszeit mit Ataxien, Verschwinden der Reflexe, Sprach-störungen u. dgl. Sie ist gekennzeichnet durch Entartung eines großen Teils der Hinterhörner, besonders des Funiculus gracilis, und der hinteren Wurzeln, ferner der Pyramidenseitenstrang-Kleinhirnseitenstrang-Bahn sowie anderer Bahnen und peripherer Nerven ohne Muskelatrophie und Lähmung.

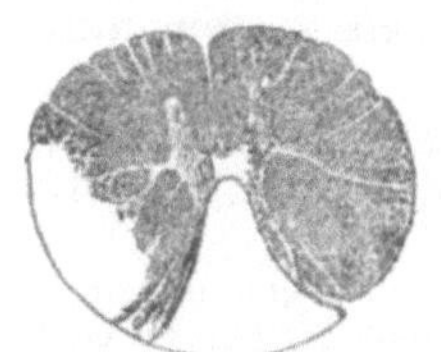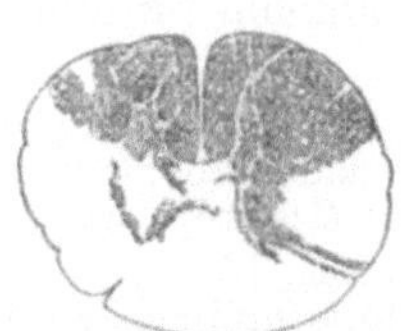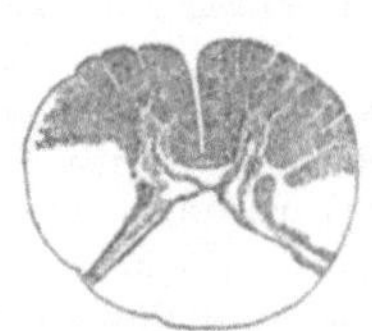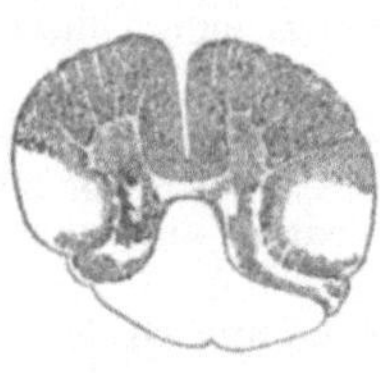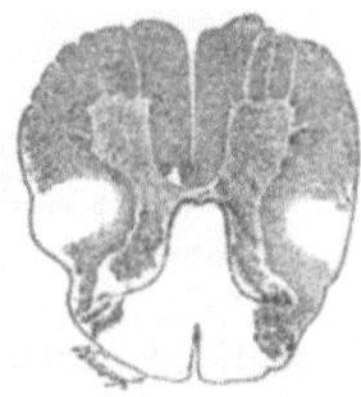

Abb. 474. Kombinierte (etwas unregelmäßige) Entartungen in den Vorder-, Seiten- und Hintersträngen des Rückenmarks (durch eine Verletzung bedingte Erkrankung).

Ferner finden sich hierher gehörige Veränderungen bei gewissen verwickelten Fällen von **Tabes dorsalis,** bei manchen Formen von **spastischer Spinalparalyse,** ferner sehr häufig als Begleiterscheinung der **progressiven Paralyse** (s. u.); auch als eigene Erkrankung, welche Erscheinungen von seiten der motorischen und der sensiblen Bahnen mit sich bringt, kommt eine Entartung der Hinterstränge und zugleich der Seitenstränge vor; endlich findet sich eine solche bei manchen der oben genannten Vergiftungen und Autointoxikationen. In manchen Fällen ist die Entartung mehrerer Stränge des Rückenmarks vielleicht durch eine primäre Erkrankung seiner grauen Substanz bedingt. Namentlich ist das wahrscheinlich, wenn insbesondere kurze oder Kommissurenbahnen ergriffen sind. Oft ist übrigens die kombinierte Entartung der Rückenmarksstränge nur eine annähernd strangförmige, aber keine wirklich systematische, sondern schließt sich an Veränderungen der Gefäße des Rückenmarks an.

c) Störungen der Blut- und Lymphströmung. — Blutungen. — Auf Gefäßerscheinungen beruhende (anämische und hämorrhagische) Erweichungen.

Anämie und Hyperämie. Anämie des Gehirns findet sich als Teilerscheinung allgemeiner Blutarmut oder als kollaterale Anämie bei sehr starker Blutfüllung anderer Organe (vgl. S. 20f.). Auch können größere oder kleinere Bezirke durch Arterienengstellung blutarm werden (spastische Anämie [S. 20f.]). Die Anämie ist durch Blässe der Gehirnoberfläche und durch geringere Zahl der an der Schnittfläche des Gehirns hervortretenden Blutpunkte (durchschnittene kleine Venen) gekennzeichnet. Vollständige örtliche Anämie führt nach kurzer Dauer zu ischämischer Erweichung (s. u.).

Aktive Hyperämie des Gehirns findet sich vor allem als Vorstadium und Begleiterscheinung entzündlicher Vorgänge. Stauungshyperämie tritt bei allgemeiner Blutstauung (infolge von Herz-, Lungen- und Nierenleiden) sowie bei örtlichen Hindernissen in der Blutströmung ein.

In diesem Sinne wirken am häufigsten Verlegung der Gehirnsinus oder Druck auf sie (und auch die Vena magna Galeni) durch Geschwülste, Thromben der Sinus (s. u. unter „harte Hirnhaut") und Er-höhung des Druckes im Schädelinneren. Letztere bewirkt dadurch Stauung, daß die dünnwandigen Venen zusammengedrückt werden, während die Arterien offen bleiben. Die starke Venenfüllung äußert sich im Hervortreten zahlreicher Blutpunkte auf der Schnittfläche des Gehirns (die großen Piavenen können aber über-haupt infolge Blutsenkung nach dem Tode besonders an den hinteren Teilen des Gehirns stark gefüllt sein). An die Stauung kann sich infolge schlechter Ernährung herdförmige Erweichung oder blutige Infarzierung anschließen.

Störungen der Lymphströmung äußern sich durch Ansammlung von vermehrtem Trans-sudat an der Oberfläche des Gehirns und Rückenmarks (im Subdural- und Subarachnoideal-raum), **Hydrocephalus externus,** oder in den Hirnkammern und dem Zentralkanal des Rücken-marks, **Hydrocephalus internus** bzw. **Hydromyelie,** sowie endlich in stärkerer seröser Durch-tränkung des Gewebes selbst, **Ödem** des Gehirns und Rückenmarks. Doch ist hier die Grenze solcher Transsudationen gegen entzündliche Exsudate schwer zu ziehen.

Das Hirnödem kann ein allgemeines oder teilweises sein. Im ersteren Falle zeigt sich das ganze Gehirn vergrößert, stark durchfeuchtet, von auffallend weicher, teigiger Konsistenz, meistens anämisch. Auf der Schnittfläche fällt besonders der starke feuchte Glanz und das rasche Zerfließen der Blutpunkte auf. Bei starker Massenzunahme des Gehirns wird letzteres gegen das Schädeldach gepreßt, so daß die Windungen abgeplattet und die Furchen verstrichen werden. Besonders die Glia ist infiltriert.

Das Ödem kann verschiedene Bedeutung haben. Häufig stellt es nur eine Erscheinung kurz vor dem Tode dar. In anderen Fällen kommt ihm im Gegensatz hierzu eine hohe Bedeutung insofern zu, als es den einzigen Befund bei der Leichenöffnung darstellen kann. Hierher gehören die als Apoplexia serosa bezeichneten Fälle rascher Todesart, manche Fälle von Sonnenstich, endlich auch die bei gewissen akuten Infektionskrankheiten, besonders solchen des Kindesalters, auftretenden akuten Ödeme (vgl. u.). Im Gegensatz zu diesen aktiven Ödemen beruhen andere Formen auf venöser Stauung. Wieder andere Formen, die besonders im Verlauf chronischer Nierenerkrankungen auftreten, entsprechen in ihrer Entstehung wahrscheinlich den hydrämischen Ödemen anderer Organe. Besteht Ödem, so kann dies durch Druck auf die Venen (an der Mündungsstelle in die venösen Sinus) und Abflußbehinderung des Blutes noch verstärkt werden.

Örtliche Ödeme finden sich in der Umgebung von Herderkrankungen (Erweichungen u. dgl., Geschwülste, Abszesse, Blutungen, Tuberkel, Gummata), zum Teil infolge von Kongestion, zumeist infolge Druckes auf die Lymphbahnen. Oft sind sie auch entzündlich und nicht selten von den harten oder den weichen Hirnhäuten fortgeleitet. Doch treten solche Ödeme auch nicht selten erst kurz vor dem Tode oder agonal auf.

Im Gehirn wie im Rückenmark finden sich ferner örtliche, oft jedoch ziemlich ausgedehnte Veränderungen, welche durch eine starke Quellung sowohl der nervösen Bestandteile wie auch des Neurogliagewebes gekennzeichnet sind. Meist zeigt sich das Gewebe innerhalb dieser Herde auch für das bloße Auge aufgelockert, sehr feucht, noch weicher als sonst. Mikroskopisch besteht in den Herden Quellung von Achsenzylindern und Markscheiden; die gequollenen Nervenfasern liegen in stark erweiterten Maschen des Neurogliagewebes, dessen Balken ebenfalls durch hydropische Quellung verdickt erscheinen. Die Achsenzylinder und Markscheiden sowie auch Ganglienzellen sind entartet, auch Körnchenzellen können auftreten. Meist kommt es dann unter Erhaltung der Glia zu einem Ausfall an Nervenfasern, d. h. weitmaschiger Beschaffenheit der betroffenen Stellen, seltener zu wirklicher Erweichung. Häufig finden sich solche Stellen in der nächsten Umgebung kleiner Blutgefäße, ja es kann sogar zur Entstehung zystenartiger, mit Serum gefüllter Hohlräume kommen, welche von den Gefäßen durchzogen werden. Namentlich finden sich derartige Vorgänge in Begleitung von Altershirnatrophie, wobei sich besonders die Stammganglien von solchen Hohlräumen durchsetzt zeigen und einzelne Stellen auf der Schnittfläche oft ein geradezu siebartig durchlöchertes Aussehen aufweisen; diesen Zustand bezeichnet man als **Etat criblé.**

Eine Erhöhung des Druckes in der Schädelhöhle (d. h. des auf das Gehirn durch die Spannung des Liquor cerebrospinalis ausgeübten Druckes) wird als Hirndruck bezeichnet und entspricht einer bestimmten klinischen Krankheitszeichenvereinigung. Der Zustand wird herbeigeführt durch Erhöhung des Blutdruckes, durch Blutungen oder Stauung im Gehirn und durch raumbeengende Vorgänge innerhalb des Schädels (Geschwülste u. dgl.), wenn Abfluß des Liquor cerebrospinalis den erhöhten Druck nicht ausgleichen kann. Bei Hirndruck ist die harte Hirnhaut auffallend gespannt, die weichen Hirnhäute erscheinen infolge von Anämie blaß, infolge Auspressung der serösen Flüssigkeit trocken; die Gehirnwandungen sind glatt, verbreitert, gegen die harte Hirnhaut gepreßt, die Furchen verstrichen.

Andererseits gibt es offenbar Zustände von Hirnschwellung durch Flüssigkeitsübertritt aus dem Liquor in das Hirngewebe, vielleicht auf Grund von Säuerung (daher gibt es auch eine Hirnquellung nach dem Tode). Dies findet sich (nach W. H. Schultze) besonders bei manchen Vergiftungen, komatösen Zuständen, Verblutungstod, septischen Vorgängen, auch neben akuten Enzephalitiden und Gehirngeschwülsten. Bei chronischer Druckerhöhung im Schädelinneren, besonders infolge von Geschwülsten, kann Gehirngewebe (insbesondere Rinde) sich sogar in Gestalt sog. multipler Hirnhernien durch feine bruchartige Lücken der harten Hirnhaut in den Schädel, besonders im Gebiete der Pacchionischen Granulationen, oder selbst durch diesen durchbohren und so selbst bis in die Augenhöhle, die Nasennebenhöhlen und die Nase eintreten. Das Gehirngewebe selbst erweicht in solchen Brüchen und wird durch Glia ersetzt. Kleine Hirngewebsbrüche (in der Mehrzahl) sind sogar im Bereich der Pacchionischen Granulationen der mittleren Schädelgrube ein sehr häufiges Vorkommen. Es sollen Druckschwankungen im Schädelinnern mit Drucksteigerung, die Schwere des Gehirns und bestehende Spalt- und Lückenbildungen in harten und weichen Hirnhäuten zusammenwirken (Franz).

Auch am Rückenmark kommen, besonders an seinen unteren Teilen, kleine von Pia bekleidete Brüche vor, wenn der Innendruck erhöht ist, besonders bei vorquellenden erweichten Rückenmarksteilen.

Blutungen ins Gehirn sind besonders wichtig und häufig und stellen klinisch das Bild des **Schlaganfalles,** der sog. **Apoplexie** dar.

Die Ursache liegt in den Verhältnissen der Gefäße. Es scheinen spastische Engstellung der Gehirngefäße zu Ischämie des umliegenden Gehirngewebes und, wenn Blut dann nachströmt, zu Blutaustritt aus den mitgenommenen Gefäßen, d. h. zu Blutungen, führen zu können, und zwar in den seltenen Fällen von Gehirnblutungen Jugendlicher, so bei Eklampsie und bei Bestehen des meist sog. genuinen Hochdruckes (vgl. im allgemeinen Teil); fast stets aber sind bei diesem zugleich schwerere Erkrankungen der Gehirngefäße in Gestalt atherosklerotischer und an den kleineren Gefäßen in Gestalt arteriolosklerotischer Veränderungen (meist neben ebensolchen der Nieren) vorhanden, welche — bei Hochdruck — zu den Gehirnblutungen führen. Letzte Auslösungsursache ist dann meist noch gelegentliche plötzliche Blutdrucksteigerung bei körperlicher Anstrengung, venöser Stauung durch Druck der Bauchpressen, Erregungen, akuter Alkoholwirkung

u. dgl. In manchen Fällen geben andere Gefäßveränderungen zu Blutungen in das Gehirn Veranlassung, so vor allem syphilitische oder sog. Miliaraneurysmen oder Verletzungen.

Die Blutungen sitzen zumeist in den Stammteilen, besonders den Ästen der A. Fossae Sylvii, wo auch die Miliaraneurysmen mit Vorliebe ihren Sitz haben. Das hier (wie bei den Erweichungsherden) häufige Mitbefallensein der inneren Kapsel bewirkt Hemiplegie (s. u.). Die Blutungen sitzen seltener in Brücke oder verlängertem Mark. Verletzungen betreffen besonders die Rinde; oft liegen die Blutungen dann an der der Verletzungs-Einwirkungsstelle gegenüberliegenden Seite — Contrecoup. Mehrere Blutungen verschiedenen Alters aus gemeinsamer Ursache finden sich oft, besonders bei Hochdruck.

Die Folgen hängen auch natürlich von Größe und Sitz der Blutungen ab. Bei größeren Blutungen wird das Gehirngewebe zertrümmert, an seiner Stelle liegt geronnenes oder flüssiges Blut in Gestalt eines zunächst dunkelroten Herdes. Nach Ausspülen des Blutes liegt eine Höhle mit fetzigen, in blutiger Erweichung begriffenen Rändern, aus der oft Blutgefäße frei hervorragen, vor. Das Gewebe der Umgebung ist stark ödematös gequollen, meist mit kleinen Kapillarblutungen durchsetzt und durch Austritt von Blutfarbstoff gelblich gefärbt. Der Blutungsherd kann bis über Hühnereigröße erreichen. Häufig **bricht** er in einen **Seitenventrikel durch,** von wo aus das Blut in den anderen Seitenventrikel, in den dritten und selbst vierten Ventrikel fließen kann.

Nach Bersten eines Gefäßes dauert die Blutung an, bis der Druck außerhalb der Arterie die Höhe desjenigen in ihr erreicht hat. So wird der Druck auf das Gehirn in weiterer Ausdehnung übertragen, und als Zeichen erhöhten Druckes findet sich Abflachung der Windungen, Verstreichen der Furchen, Vorwölbung des ganzen Gebietes, Trockenheit der Häute, Spannung der harten Hirnhaut.

Meist kleinere Blutungen treten öfters im Verlauf septischer Erkrankungen oder bei Blutkrankheiten sowie hämorrhagischen Diathesen auf. Kleine punktförmige Blutungen, sog. Kapillarapoplexien, die in Blutaustritten meist nur in die Lymphscheiden der Gefäße bestehen, finden sich häufig bei Hyperämien, in der Umgebung von Erweichungsherden und Entzündungen. Sie unterscheiden sich von den „Blutpunkten" dadurch, daß sie nicht abspülbar (von der Schnittfläche) sind.

Histologisch besteht in der Umgebung der Befund der roten Erweichung (s. u.). Tritt nicht der Tod ein, so setzt nach wenigen Tagen Aufsaugung ein. Freßzellen nehmen Fett (Körnchenzellen) und rote Blutkörperchen auf. So wird nach Aufsaugung des Blutes der Herd durch liegenbleibenden Farbstoff dunkelbraun, dann gelbbraun und blaßt dann nach und nach ab. Es wuchert dann Glia bzw. Bindegewebe und sie bilden so die durch Blutfarbstoff bräunliche **apoplektische Narbe** oder, wenn der Raum nicht ausgefüllt wird, die **apoplektische Zyste.** Der anfangs rötlich gefärbte trübe Inhalt letzterer wird allmählich klarer, heller.

Rückenmarksblutungen — Hämatomyelie — sind selten und zumeist durch Verletzungen bedingt; sie sitzen gewöhnlich in der grauen Substanz. Sie entsprechen im übrigen denen des Gehirns.

Ganz kleine, aber mehrfache, sog. **Ringblutungen** — die nächste Umgebung um die kleinen Gefäße ist nekrotisch, darum liegt ringförmig das ausgetretene Blut —, auch als **Gehirnpurpura** (M. B. Schmidt) bezeichnet, finden sich unter verschiedenen Bedingungen; so im Anschluß an Vergiftungen, besonders mit Salvarsan, Kohlenoxyd oder Kampfgas, Arsen, Blei, Phosphor usw., bzw. Autointoxikationen, wie Urämie, oder bei Infektionskrankheiten, insbesondere Influenza, aber auch Sepsis, Pneumonie, Malaria usw., wohl auch toxisch bedingt; ferner finden sie sich bei Gefäßveränderungen, perniziöser Anämie, aber auch bei Fettembolie, Gehirnerschütterungen u. dgl. m. Sie sitzen besonders in der weißen Substanz. Für manche Formen ist der Linsenkern ein Lieblingssitz.

Es handelt sich nach den Untersuchungen Dietrichs um Zusammenwirken örtlicher und allgemeiner Kreislaufstörung und vor allem örtlicher Gefäßschädigung (wobei die Giftschädigung der Gefäßnerven nach Ricker-Siegmund eine Hauptrolle spielt). Die Gefäßschädigung bewirkt Schwellung oder auch Nekrose des Endothels, hyaline Pfropfbildung und Leukozytenanhäufungen. Im Gehirnbereich der geschädigten Präkapillaren führen Quellung und Gewebsnekrose zur Bildung des ringförmigen (oder sektorartigen) Hofes. Von diesen kommt, wenn Kreislaufstörung besteht, durch Diapedese aus den angrenzenden Abschnitten desselben Gefäßes, die sich im Zustande der Stase oder Prästase befinden, die Blutung zustande. So liegt diese erst außen vom nekrotischen Hof. Bald treten reaktiv einkernige Zellen gliomatöser Herkunft in die Erscheinung.

Ein Teil der Fälle wird als **Encephalitis haemorrhagica** bezeichnet, doch handelt es sich hier zumeist nicht um eigentliche Entzündung, wohl aber können die Blutungen Teilerscheinung einer Entzündung sein, oder es kann sich an die Blutungen reaktive Reparation anschließen. Hierher gehört wohl auch die, in ihrer Auffassung aber noch nicht sichergestellte, sog. Poliencephalitis acuta haemorrhagica superior Wernickes, zumeist auf Alkoholvergiftung (Schnaps) zu beziehen. Bei ihr liegen die Blutungen besonders im Höhlengrau des dritten Ventrikels und Aquaeductus Sylvii; es gibt aber auch Formen von sog. Encephalitis inferior mit bulbärem Sitz.

Erweichung. Wird durch plötzlichen Gefäßverschluß ein Bezirk des Nervengewebes aus der Ernährung ausgeschaltet, so verfällt er — den Infarkten anderer Organe ent-

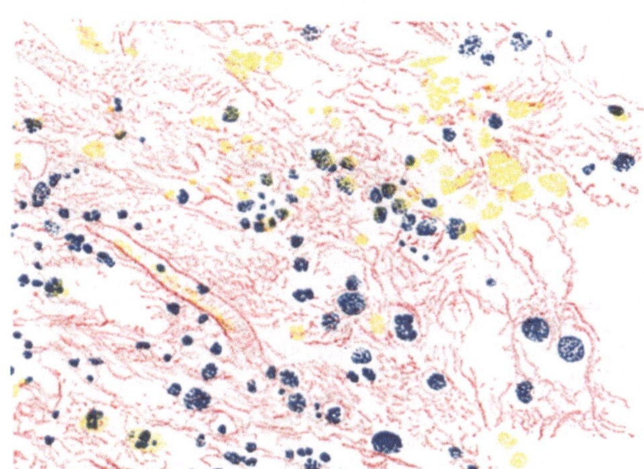

Abb. 475. Apoplektische Narbe; mehrere Monate nach einer Blutung im Gehirn. Behandlung des Schnittes mit Ferrocyankalium und Salzsäure.

Hämosiderin blau, rote Blutkörperchen und Hämatoidin gelb, das Gewebe rot.

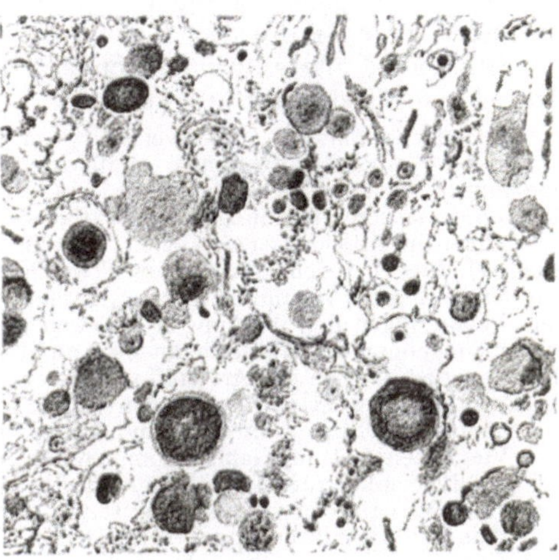

Abb. 476. Beginnende weiße Erweichung (Schnittpräparat); vom Rande eines ganz frischen Herdes im Gehirn ($\frac{250}{1}$).

An Stelle der Nervenfasern kugelige und unregelmäßige gequollene Massen; die Neuroglia gelockert, vielfach eingerissen, ihre Maschenräume erweitert.

sprechend — sehr schnell der Nekrose; diese tritt hier im Zentralnervensystem als Kolliquationsnekrose auf, d. h. die abgestorbenen Gewebsteile quellen durch Flüssigkeitsaufnahme aus der Umgebung und zerfallen in eine breiige bis flüssige Masse, es kommt also zur Erweichung, der sog. Enzephalomalazie.

Der plötzliche Verschluß eines Gefäßes ist meist die Folge einer **Thrombose** von Hirngefäßen, besonders auf Grund der hier häufigen Atherosklerose, oder einer **Embolie** beim Bestehen von Thromben in größeren Hirnarterien oder im Herzen bzw. Aortenbogen oder in den Lungenvenen, oder bei Vorhandensein endokarditischer Auflagerungen. Endlich kann Atherosklerose oder syphilitische, selten tuberkulöse, Arteriitis auch an sich ohne Thrombose einen Verschluß von Gehirnarterien herbeiführen (selten wird dies durch Geschwülste, durch Druck oder Einwachsen bewirkt).

Am häufigsten kommen Gefäßverlegungen in den großen Arterienstämmen der Hirnbasis vor. So besonders an der Arteria fossae Sylvii und den von ihr unmittelbar in das Hirngewebe eindringenden und die Stammganglien versorgenden

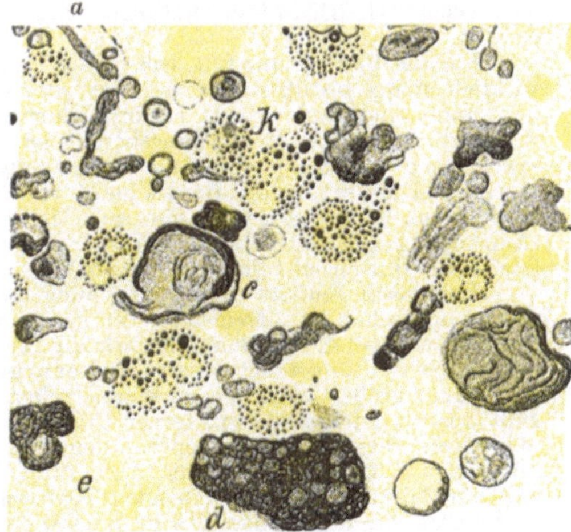

Abb. 477. Schnitt aus einem mit Osmiumsäure behandelten Stückchen von einem frischen anämischen Erweichungsherd aus dem Gehirn ($\frac{250}{1}$).

Die fettigen Massen sind durch die Osmiumsäure geschwärzt, das übrige in gelbem Grundton. *a* Gequollener Achsenzylinder. *b, c, d* Myelinkörper. *k* Fettkörnchenzellen. *e* Körnig zerfallene Masse mit einzelnen hyalinen Schollen (gelb).

Ästen; daher finden sich auch Erweichungsherde am häufigsten in der Gegend der Capsula interna und der paarigen Stammteile, dem Nucleus caudatus, Thalamus opticus und Nucleus lentiformis; seltener werden solche in Brücke, Vierhügeln und Hirnschenkelfuß gefunden, Gebiete, welche zum Teil von der Arteria profunda cerebri, zum Teil von kleineren Ästen der Arteria basilaris versorgt werden. Die Herde sind haselnuß- bis hühnereigroß und

größer, ja es gibt Fälle, in denen der größte Teil einer Hemisphäre von der Erweichung eingenommen wird. Wenn die Erweichung die Gegend der inneren Kapsel trifft, so kann auch ein
ganz kleiner Herd motorische und sensible Lähmung einer ganzen Körperhälfte, **Hemiplegie,** hervorrufen, da in dem Raum der Capsula interna nahe zusammengedrängt fast sämtliche motorische
und sensible Bahnen verlaufen. Im übrigen sind die klinischen Folgezustände naturgemäß
von Sitz und Größe der Erweichung abhängig. Häufig finden sich zahlreiche Herde
nebeneinander, ältere kleine besonders in den Stammganglien und etwa ein großer neuer Herd,
welcher zum Tode führt (s. auch o.).

Seltener kommt eine Gefäßverlegung im Gebiet jener Arterien vor, welche von den in den weichen Hirnhäuten der Konvexität gelegenen Gefäßnetzen aus in die Hirnrinde und die oberen Schichten der Markmasse
eindringen. Es entwickeln sich dann umschriebene Rindenerweichungen, welche auf kleinere Stellen
einer oder mehrerer Windungen beschränkt sind und bloß die graue Rinde oder auch noch die Markleisten der
Windungen in Mitleidenschaft ziehen. Häufig entstehen dadurch eigentümliche Formveränderungen der ergriffenen Windungen, indem sie durch die Erweichung und Höhenbildung in ihrem Innern zusammenfallen, gleichsam
von den Seiten her zusammenklappen, namentlich nachdem die erweichte Masse aufgesaugt worden ist. Starke
Verschmälerungen der Windungen kommen auch bei narbiger Heilung solcher Rindenerweichungen zustande.
In der Umgebung der Herde findet man nicht selten eine ausgedehnte Atrophie der Hirnrinde. Von besonderer
Bedeutung ist ein von der Arteria fossae Sylvii zur unteren Stirnwindung abgehender Zweig, welcher linkerseits
die Brocasche Stelle (Sprachzentrum) versorgt; durch Verlegung dieser kleinen Arterie kann alleinige
Erweichung des Sprachzentrums und somit (motorische) Aphasie entstehen.

Viel seltener als im Gehirn kommen ausgedehnte anämische Erweichungen im Rückenmark vor. Kleine
auf Gefäßverschluß zurückzuführende Herde von Myelomalazie finden sich öfters bei syphilitischer Meningitis und Meningomyelitis, sehr selten durch Atherosklerose hervorgerufen.

Was nun die mikroskopisch verfolgbaren Vorgänge bei der Erweichung betrifft, so erhalten kurze Zeit nach
dem Eintritt der Nekrose die Achsenzylinder stellenweise kolbige Anschwellungen und zerfallen in Querbruchteile.
Vielfach ist auch ein völliger Zerfall an ihnen zu beobachten. Das Mark quillt ebenfalls auf und fällt zum Teil
vom Achsenzylinder ab, teils bilden Trümmer der Markscheide rundliche oder ovale, oft doppelt umrandete,
häufig auch unregelmäßige oder tropfenartige Körper (Myelintropfen), welche zuweilen in der Mitte einen
Rest des Achsenzylinders eingeschlossen enthalten. Frühzeitig erleiden die entartenden Markscheiden, wie auch
die abgefallenen gröberen und feineren Teile derselben, eine fettige Umwandlung, so daß man schließlich in großer
Menge freie Fetttropfen vorfindet. An dem Untergang nehmen auch die Ganglienzellen teil, ebenso zeigt sich
ein Zerfall der Neuroglia. Eine häufige Begleiterscheinung der Erweichungsvorgänge stellen kleine Blutungen
dar, welche teils Diapedesis-Blutungen sind, teils durch Verfettung und Zerreißung der Gefäßwand verursacht
werden.

Für die Betrachtung mit dem bloßen Auge stellen die Erweichungsherde zuerst stark gequollene, dann
wirklich breiige bis flüssige Massen dar; der Gehirnbau ist in ihrem Bereiche verwischt, so ist der Unterschied
von grauer und weißer Substanz, im Gehirn z. B. die regelmäßige Zeichnung der Stammteile oder der Rinde,
verschwunden. Über Erweichungsherden ist die Hirnoberfläche zunächst vorgewölbt, später sinkt sie
ein. Gegen die Umgebung ist der Erweichungsherd in der Regel durch ein gequollenes, ödematöses Gebiet abgegrenzt. Die Färbung des Herdes hängt vor allem von Austritt oder Nichtaustritt von Blut ab; fettiger Zerfall
in letzterem Falle verleiht ihm eine mehr gelbe Färbung, und vor allem ist das bei Austritt geringer Blutmengen
(Aufsaugung sich lösenden Blutfarbstoffes) der Fall — gelbe Erweichung. Durchsetzung mit reichlichen
kapillaren Blutungen führt zur roten Erweichung.

Bald nach Eintritt einer Erweichung stellen sich Reaktionsvorgänge von seiten der Umgebung ein,
welche den schon im allgemeinen Teil geschilderten Vorgängen der Aufsaugung und Organisation entsprechen.
Schon nach 24—48 Stunden sehen wir die erweichte Masse von reichlichen Wanderzellen durchsetzt. In der
ersten Zeit sind es vorzugsweise mehrkernige Leukozyten, die in den Herd einwandern; sehr bald aber treten
vorwiegend größere einkernige Wanderzellen als sog. Abräumzellen in ihm auf; letztere werden von aus dem
Blut ausgewanderten Zellen, ferner Fibroblasten und Adventitiazellen, in erster Linie aber von Gliazellen
abgeleitet. Diese Zellen nehmen von den reichlich vorhandenen Zerfallstoffen in sich auf und erscheinen so als
fetthaltige Körnchenzellen (s. Abb. 461). Hatten Blutungen stattgefunden, so finden sich auch sehr bald
Zellen, welche rote Blutkörperchen und Farbstoff enthalten. Die Aufsaugung von Erweichungsherden geht,
namentlich bei den größeren, sehr langsam vor sich, besonders dann, wenn die Kreislaufverhältnisse durch
Ödem, Altersveränderungen der Gefäße u. dgl. ungünstig sind (ja es kann in solchen Fällen sogar sekundär
eine noch weitere Ausbreitung der Erweichung stattfinden). Zugleich mit den Aufsaugungserscheinungen stellen
sich auch reparatorische Wucherungen der Glia und — geringere — der bindegewebigen Teile
der Umgebung (Gefäße, Pia) ein, welche zu einer Einkapselung des Herdes führen und ihn nach Vollendung
der Aufsaugung in eine derbe Narbe oder in eine mit klarer Flüssigkeit gefüllte Zyste umwandeln. Wieviel
Anteil hier die Glia, wieviel das Bindegewebe hat, ist sehr verschieden. Kleinste Herde werden wohl meist durch
Glia gedeckt. In kleinen Gebieten kann aber auch jede Gliareaktion fehlen, sog. Lichtungsbezirke. In größeren
Narben und besonders Zysten findet man oft den Bindegewebsanteil innen, eine bedeutendere Gliawucherung
außen; doch können auch größere Ausfälle durch Glia allein gedeckt werden.

Liegt kein Verschluß der Gefäße vor, sondern eine allmähliche erhebliche Verengerung, so kann
es statt zur Nekrose und Erweichung zu örtlichem Zugrundegehen der hochempfindlichen Nervenbestandteile
unter Erhaltung der Glia kommen. Dann treten örtliche Verödungen (so in der Rinde von Alzheimer verfolgt) mit oder ohne Gliawucherung ein. Derartige Herde finden sich bei atherosklerotisch bedingten Psychosen.

An den Gefäßen des Gehirns kommen unter nicht seltenen Bedingungen **Verkalkungen** vor. Dürck spricht
von „vaskulärer Kalkimprägnation“. Sie betrifft besonders die Media und den adventitialen Raum, seltener

verschließt Kalk auch die Gefäßlichtung. Diese Verkalkungen, die nichts mit Atherosklerose zu tun haben, können recht schnell, wobei offenbar Stoffwechseleigentümlichkeiten des Gehirns mitwirken, bei verschiedenen toxischen oder infektiös-toxischen Einflüssen entstehen, so bei chronischer Bleivergiftung, Leuchtgasvergiftung und besonders bei akuter tropischer Malaria und Encephalitis epidemica. Sie sitzen an verschiedenen Stellen, mit Vorliebe im Globus pallidus.

Zuweilen finden sich kolloide Massen seltener in Zellen, meist in der Wand von Gefäßen oder im diese umgebenden Lymphraum. Man sieht diese Erscheinung in der Großhirnrinde und den Stammganglien, anscheinend vor allem bei Hirnsyphilis und besonders der ja auch syphilitischen progressiven Paralyse. Auch die Pia kann ergriffen sein. Die kleinen Gefäße können überaus stark verdickt werden. Es wird angenommen, daß ein bei Gewebsabbau freiwerdender, fermentartig wirkender Stoff aus der Gewebsflüssigkeit durch Gerinnungsvorgänge jenes „Kolloid" zur Ausfällung und Niederschlagung bringt. Verhältnismäßig häufig schließen sich Entzündungsvorgänge an.

Erweichungsherde, Gefäßveränderungen und Blutungen finden sich bei Kohlenoxydvergiftungen besonders symmetrisch im mittleren Teil der Linsenkerne.

d) Entzündungen.

Nichteiterige Entzündungen. Bei der **Enzephalitis**, der Entzündung des Gehirnes, und der **Myelitis**, der Entzündung des Rückenmarks, sehen wir Veränderungen des Gefäßapparates mit Hyperämie, Ödem, Exsudation und Emigration einerseits, Entartungsvorgänge des Nervengewebes andererseits, wie bei anderen Entzündungen. Die ausgewanderten Leukozyten liegen oft ganz besonders in den adventitiellen Lymphscheiden. Sehr häufig stehen — zumeist vorzugsweise an derselben Stelle gelegen — einkernige Wanderzellen im Vordergrund, teils Lymphozyten, teils Abkömmlinge seßhaft gewesener Bindegewebszellen, vor allem aber Gliazellen. Auch zu kleinen Blutungen um die Gefäße kommt es häufig. Gerade im Zentralnervensystem stehen aber die Entartungsvorgänge des Nervengewebes, die an den Ganglienzellen, Achsenzylindern und Markscheiden ganz so wie oben geschildert verlaufen, ganz im Vordergrund. Es hängt dies mit seiner besonderen Empfindlichkeit einmal gegenüber den Entzündungsschädlichkeiten selbst, sodann gegenüber Ödem, Exsudat usw. zusammen.

Sodann treten auch hier Wucherungserscheinungen von seiten des Bindegewebes und besonders der Glia auf, zunächst mehr der zelligen, später besonders der faserigen. Die Aufgaben der Glia sind sehr vielgestaltig; dienen doch die beweglichen Zellen der Aufsaugung als „Abräumzellen", ist doch bei den reparativen Neubildungsvorgängen hier zugleich in erster Linie die Glia beteiligt und mischen sich doch Entartungs- und Wucherungsvorgänge an den Gliazellen miteinander. Bei den letzteren können sog. Spinnenzellen, d. h. große, mit zahlreichen Fortsätzen versehene Zellen, in größerer Zahl auftreten. Aus der Glia- und Bindegewebswucherung ergibt sich ein sklerotischer Herd als Ausgang, wie oben besprochen.

Die Entzündung kann aber auch, wenn sie den höchsten Grad erreicht, zu Erweichung des Gewebes führen, die bald der nichtentzündlichen Erweichung völlig gleicht; auch eine auf die Entzündung zu beziehende Thrombose oder Gefäßveränderung kann Erweichung bewirken. Heilt die Veränderung, so ist auch hier Narbe oder Zyste das Endergebnis.

Bei manchen Entzündungen stehen die Reaktionen von seiten der Glia im Vordergrund, bei anderen diejenigen von seiten des Mesenchyms; oft vermischen sich beide. Die Entzündungsvorgänge spielen sich teils ausgesprochen diffus, teils deutlich herdförmig ab, oft vermischt und verwischt sich auch beides. Weiterhin ist für die einzelnen Entzündungsformen oft Sitz und Ausdehnung der Vorgänge kennzeichnend.

Verursacht werden die Entzündungen größtenteils toxisch; so finden sie sich bei Vergiftungen verschiedener Art und bei bzw. nach allgemeinen Infektionskrankheiten, wie Scharlach, Masern, Typhus usw. oder bei chronischen Erkrankungen, wie Syphilis. Auch handelt es sich oft um Mischinfektionen. Auch die anscheinend „idiopathischen" Fälle sind wohl infektiöser Natur. Im Vordergrund stehen weniger Erreger selbst, als deren Gifte.

Häufig schließt sich auch die Entzündung an eine solche der Hirnhäute, von diesen aus fortgeleitet, an, zumeist den von den weichen Häuten her einstrahlenden Gefäßen folgend. Andererseits können von den Entzündungen des Zentralnervensystems aus sekundär die Hirnhäute in Mitleidenschaft gezogen werden. Man spricht von **Meningo-Enzephalitis** bzw. **Meningo-Myelitis**.

Es gibt eine große Reihe Einzelformen, besonders von Enzephalitis. Nur die wichtigsten sollen besprochen werden.

In einem Teil der zu den „Entzündungen" gerechneten bzw. so bezeichneten Vorgänge handelt es sich eigentlich nicht um eine Entzündung, sondern um meist unregelmäßig verteilte, d. h. sich nicht an Systeme anschließende, dagegen öfters Gefäßen folgende, Entartungen mit anschließenden Ersatzvorgängen. Man spricht dann besser von Enzephalomalazie bzw. Myelomalazie. So gehören die schon oben erwähnten Erweichungen des Rückenmarkes hierher.

Sind ausgedehnte Gebiete von der Entzündung befallen, so spricht man von **Encephalitis bzw. Myelitis diffusa**, ist am Rückenmark der ganze Querschnitt — oft über große Strecken hin — ergriffen, von **Myelitis transversa**. In anderen Fällen finden sich zahlreiche, oft ausgedehnte und sich häufig an den Gefäßverlauf anschließende, Herde — **disseminierte Enzephalitis bzw. Myelitis**.

Am wichtigsten ist hier die chronisch verlaufende disseminierte Enzephalo-Myelitis unter dem Bilde der **multiplen Sklerose** (inselförmigen Sklerose oder Herdsklerose). Meistens sind die Herde derb, grau, selbst unter dem Messer knirschend. Auffallend ist ihre scharfe Begrenzung — besonders in der weißen Substanz — , oft wie mit einem Locheisen herausgeschnitten. Die Herde sind von sehr verschiedener Gestalt. Geradezu kennzeichnend ist ihre regellose und anscheinend zufällige Verteilung.

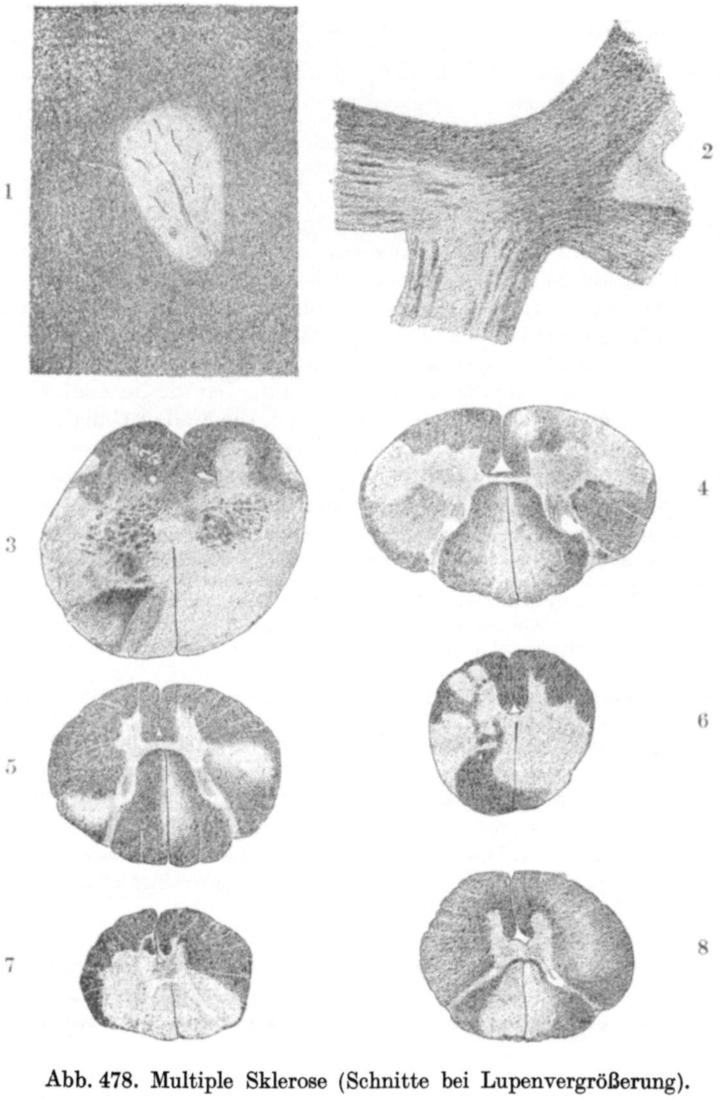

Doch zeigen sie sich immerhin an bestimmten Stellen mit Vorliebe in größerer Zahl: in der weißen Markmasse des Gehirns, besonders im Balken und an der Wand der Seitenventrikel, in der Brücke und in der weißen Substanz des Rückenmarks. Auch kann die Erkrankung der Hauptsache nach auf das Gehirn oder das verlängerte Mark oder das Rückenmark beschränkt sein. Meist findet man die fertigen Herde. Seltener sind rascher verlaufende Fälle oder akutere Nachschübe (in denen die Gebiete weicher, fast gallertig, graurot erscheinen), wobei man degenerative Vorgänge verfolgen kann, vor allem meist Körnchenzellen in großer Menge findet.

Die mikroskopische Untersuchung zeigt in den Herden einen Schwund der Nervenbestandteile. Auffallend ist dabei ein, sonst nicht in dieser Ausdehnung vorkommendes, eigentümliches Verhalten vieler Nervenfasern; es pflegen nämlich bei der multiplen Sklerose innerhalb der Herde fast alle Achsenzylinder und auch Ganglienzellen erhalten zu bleiben, während die Markscheiden untergehen; man kann von einer „Entmarkung" sprechen; es liegen also in dem sklerotischen Gebiete in der oft ausgesprochen langfaserig gewucherten Neuroglia marklose Achsenzylinder vor. Ganz zu Beginn der Vorgänge handelt es sich wohl auch um zellige Exsudationserscheinungen. Die Erkrankung verläuft offenbar in zahlreichen Schüben.

Die Ursache der Herdsklerose, wenigstens der anatomisch sich unter ihrem Bild darstellenden Formen, ist nicht immer die gleiche. In einem Teil der Fälle handelt es sich vielleicht um angeborene Entwicklungsstörungen im Nervengewebe, indem die Achsenzylinder regelrecht ausgebildet, die Markscheiden aber an den betroffenen Stellen nicht angelegt bzw. nicht ausgebildet werden oder besonders leicht angreifbar sind. Doch spielte diese Auffassung früher eine größere Rolle als heute. In anderen Fällen liegen Ausgänge degenerativer Herde in Sklerose im Anschluß an Infektionskrankheiten oder auch Vergiftungen vor. Hier wird besonders auch Zusammenhang mit Malaria angenommen. Vielleicht sind in solchen Fällen die Markscheiden auch als von Haus aus weniger gut entwickelt oder wenigstens besonders hinfällig anzunehmen. Zum Teil werden auch die Herde auf Störungen in der Lymphströmung zurückgeführt, welche durch chronisch-entzündliche

Abb. 478. Multiple Sklerose (Schnitte bei Lupenvergrößerung).

1 Aus der Markmasse des Großhirns. 2 Chiasma. 3 Medulla oblongata (Pyramidenkreuzung). 4—8 Rückenmark. Weigertsche Markscheidenfärbung; die sklerotischen Herde erscheinen hell.

Veränderungen an den Gefäßwänden, namentlich Verwachsung und Verschluß der sie umgebenden Lymphscheiden, hervorgerufen werden. Auch an eine Infektionskrankheit vielleicht mit einer Spirochäte als Erreger wurde gedacht.

Weit seltener ist eine akute oder subakute, wahrscheinlich auch zur multiplen Sklerose gehörende Form, wie sie vor allem bei Kindern vorkommt. Hier ist der Verlauf weit rascher, schwere Störungen treten früher zutage. Auch mikroskopisch kann man diesen schnelleren Verlauf aus stärkerem Hervortreten der Entartungsvorgänge, vor allem auch dem Befund zahlreicher Körnchenzellen, erschließen. Andererseits kommt es aber auch hier zu gliösen Narben.

In seltenen Fällen tritt am Gehirn eine **diffuse,** das ganze Gehirn oder einzelne Lappen betreffende, **Sklerose** ein, welche mit starker Wucherung der Glia einhergeht und zu oft hochgradiger Schrumpfung und Verhärtung des Gehirns führt; mit der Atrophie des Gehirns kommt ein Hydrocephalus externus und internus e vacuo zur Ausbildung. Solche Formen von Hirnsklerose kommen meist in jugendlichem Alter (besonders bei idiotischen Kindern) vor.

Bei epileptischen, oft zugleich idiotischen jungen Menschen findet sich die sog. **tuberöse Sklerose.** Es bestehen hier regellos verteilte, harte, weiße Knoten und Streifen, zum Teil mehr geschwulstartige Bildungen. Sie setzen sich zum großen Teil aus Glia zusammen; dazwischen finden sich Ganglienzellen (daher die Bezeichnung Glioma gangliocellulare). Oft finden sich zugleich kleine geschwulstähnliche Mißbildungen in der Niere (s. dort), im Herzen usw.

Bei der Enzephalitis im allgemeinen ist weiße und graue Substanz ohne Auswahl betroffen. Bestimmte Formen haben nun ihren Sitz ganz vorzugsweise in der grauen Substanz; man bezeichnet sie als **Polioenzephalitis** bzw. **Poliomyelitis.**

Am wichtigsten ist hier die **Poliomyelitis anterior (acuta),** auch **Heine-Medinsche Krankheit** genannt, welche, da es sich um eine Infektionskrankheit handelt, schon im allgemeinen Teil besprochen ist. Entsprechende Formen kommen selbständig auch im verlängerten Mark als **akute Bulbärparalyse** und im Gehirn als **zerebrale Form** vor.

Poliomyelitiden, bei denen neben der Erkrankung der Vorderhörner die Entzündung größere Bezirke des Querschnitts ergreift, finden sich zuweilen bei Allgemeininfektionen, wie Pocken, Typhus, Influenza, Sepsis.

Bei manchen Formen scheinen toxisch bedingte funktionelle Störungen ohne ausreichende anatomische Grundlage zu bestehen, so bei der **Landryschen Paralyse** oder aufsteigenden akuten Spinalparalyse, bei der auch an einen Erreger gedacht wird.

Weiterhin gehören zu den Entzündungen des Zentralnervensystems die **Encephalitis epidemica,** die, der Poliomyelitis anterior nahe verwandt und wie diese eine Infektionskrankheit, auch schon bei diesen besprochen ist, ferner die **progressive Paralyse,** eine syphilitische Erkrankung, die daher auch schon im allgemeinen Teil ihre Schilderung gefunden hat, und endlich Veränderungen bei **Schlafkrankheit, Tollwut, Fleckfieber, tropischer Malaria,** die auch mit diesen Erkrankungen schon geschildert sind.

Noch erwähnt sei, daß ähnlich wie bei den letztgenannten Erkrankungen perivaskuläre Gliaknötchenbildungen auch bei der Chagaskrankheit (Schizotrypanosomiasis s. allgemeiner Teil), ferner bei perniziöser Anämie und Skorbut gefunden wurden.

Und endlich sei auf zwei Tierkrankheiten, die hier einschlägig sind, hingewiesen, die Bornasche Erkrankung, bei der sich Entzündungsherde im Gehirn finden (mit dem Beginn im Riechhirn, lymphogen dem Riechnerven folgend von der Nasenhöhle hierher vermittelt) und die Staupe, deren Lymphozyten- und Plasmazellmäntel um Gefäße, degenerative Vorgänge und Glianarben usw. sehr an die Paralyse erinnern. Erreger werden angenommen.

Erwähnt werden sollen Entzündungen des Gehirns und Rückenmarkes (Lendenmark), die sich zuweilen an Pockenimpfungen anschließen — sog. postvakzinale Enzephalitis bzw. Myelitis; hier kommen degenerative, exsudative und Neubildungsvorgänge, zusammen. Vor allem gliöse Reaktion führt zu Wucherungen um Gefäße, besonders Venen. Daneben bestehen häufig Zellansammlungen um Gefäße. Die Gliawucherung ist nicht eigentlich herdförmig, wie beim Fleckfieber, sondern locker, breit, oft streifig auf größere Strecken hin Gefäße begleitend (Spielmeyer). Die Fälle verlaufen oft tödlich. Schwächere oft zur Wiederherstellung führende entsprechende Formen kommen im Anschluß von Masern vor (Wohlwill).

Bei Tierversuchen mit Herpesvirus tritt eine Encephalitis ein, mit starker Nekrose von nervösen Bestandteilen und Glia in der Rinde; es finden sich Körnchenzellen und Lymphozyten; später kommt es zu Reparation, vielfach bindegewebiger Art.

So sehen wir, wie unter verschiedensten infektiös-toxischen und toxischen Einwirkungen im Zentralnervensystem, besonders Gehirn, Reaktionen sich abspielen, die an sich vieles Gemeinsame haben, also nicht kennzeichnend sind für die einzelnen ursächlichen Bedingungen. Erst Sitz, Ausbreitung, Vorherrschen einzelner Zellformen und vor allem Vereinigung alles dieses in dieser oder jener Art gestalten die Gesamterscheinungen für die einzelnen Erkrankungen mehr oder weniger kennzeichnend. Ihr ganz besonderes Gepräge bekommen diese Vorgänge gerade im Zentralnervensystem durch die Glia, die zum größten Teil die Aufgaben des Mesenchyms anderer Standorte übernimmt, aber in ihren Reaktionen ganz besonders vielgestaltig ist. Die hier und früher besprochenen Veränderungen gehören zum Teil unter Mitbeteiligung von Gefäßschädigung und

Reaktion unbedingt in das Gebiet echter Entzündungen. Die Leukozyten, anfänglich bei den Vorgängen zum Teil wenigstens auch beteiligt, treten hier aber sehr zurück. Lymphozyten, Plasmazellen und teilweise auch sog. „Makrophagen" spielen eine weit größere Rolle; diese Zellen werden dabei meist von adventitiellen Elementen abgeleitet. Zu dem Begriff der Entzündung gehören dabei natürlich auch die Schädigungen des „Parenchyms" also der eigentlich nervösen Bestandteile, besonders der Ganglienzellen, die ja besonders empfindlich sind. Die Gewebsreinigung, wie die Narbenbildung wird dann aber fast ganz — und das ist für das Zentralnervensystem eben kennzeichnend — von Gliazellen in vielgestaltigster Weise besorgt. Zum Teil treten bei diesen Erkrankungen selbst regenerativ-reparatorische Vorgänge auch mehr selbständig und unabhängig von den Entzündungsvorgängen neben diesen auf. Dabei wird vielfach angenommen, daß bei infektiöser Ursache die Entzündungsvorgänge mehr eigentlich infektiöser, die degenerativen mehr toxischer Entstehungsart sind. Ob endlich bei einem kleineren Teil der besprochenen Erkrankungen nicht auch nur Entartungs- und Ersatzvorgänge ohne eigentliche Entzündung vorliegen, ist schwer zu entscheiden.

Die mehr herdförmige **eiterige Enzephalitis,** der **Hirnabszeß,** bildet im Hirngewebe mit gelber oder gelbgrüner Eitermasse gefüllte, teils kleine, teils sehr große Herde.

Ihre Wand besteht aus eiterig durchsetztem und erweichtem Hirngewebe, ist fetzig und oft ausgebuchtet, herum folgt ein teigig-ödematöses Gebiet, dann meist erst das gesunde Hirngewebe. Mikroskopisch findet man in der Umgebung der Abszesse Trümmer- und Zerfallsmassen nervöser Teile, Körnchenzellen, Cholesterinkristalle u. dgl. In der Umgebung der Abszesse bestehen oft Gruppen kleiner Blutungen. Auch mischt sich dem Eiter der Abszeßhöhle oft Blut aus angefressenen Gefäßen bei.

Die Eitererreger können unmittelbar von außen ins Gehirn eindringen, oder von dessen Umgebung her hierher gelangen, oder endlich mit dem Blut eingeschwemmt werden. Der erste Fall kann bei durchsetzenden Schädelverletzungen eintreten, **traumatische Hirnabszesse.** Oft ist der Weg der Infektion deutlich gekennzeichnet, indem sich zuerst eine umschriebene eiterige Pachymeningitis mit oder ohne Sinusphlebitis, dann eiterige Meningitis, dann endlich ein Hirnabszeß entwickelt. Gehirnabszesse können sich aber auch bei Schädelbrüchen ohne Verletzung des Gehirns, ja auch manchmal bei einfachen Schädelbrüchen, sogar bei Verwundungen der Weichteile ohne Knochenverletzung ereignen; man muß für solche Fälle annehmen, daß irgendwie Eitererreger bei der Verletzung Eingang gefunden haben, auf dem Lymphwege ins Gehirn gelangt sind und sich da angesiedelt haben. Durch unmittelbare Fortleitung oder auf dem Lymphwege entstehen die Abszesse, welche sich an Karies des Felsenbeins oder anderer Schädelknochen, an Meningitis oder an Empyem der Highmorshöhle anschließen. Auch bei diesen Formen kann sich zuerst eiterige Phlebitis eines Hirnsinus (z. B. des Sinus petrosus bei Felsenbeinkaries), umschriebene eiterige Pachymeningitis und Meningitis und dann der Hirnabszeß entwickeln, oder letzterer ohne diese Zwischenstufen auftreten. Auf dem Blutwege entstehen Hirnabszesse in erster Linie bei allgemeinen Infektionskrankheiten und eiterigen Allgemeinerkrankungen (Puerperalfieber, Endokarditis, Erysipel, Pyämie u. a.) oder von örtlichen eiterigen Herden aus, wie Phlegmonen und besonders eiterig zerfallenden bronchiektatischen Höhlen. Die Abszesse sind dann zwar oft von geringer Größe (sog. miliare Abszesse), aber in der Mehrzahl vorhanden. Einzelne größere Abszesse entstehen besonders durch Einschwemmung infizierter Emboli, welche die Bildung von Erweichungsherden und nachträglich eine eiterige Exsudation in diese hervorrufen. Je nach der Art des primären Eiterherdes sind auch die Hirnabszesse einfach eiterige oder eiterig-jauchige. Endlich gibt es noch eine Reihe sog. „kryptogenetischer" Hirnabszesse, bei denen die Eingangspforte der Infektionserreger nicht nachweisbar ist.

Der Sitz der einzelnen Abszesse ist ein verschiedener; bei solchen, die sich an Verletzungen anschließen, kommt im allgemeinen ihre Einwirkungsstelle in Betracht; die infolge von Karies des Schläfenbeins auftretenden Eiterungen haben ihren Sitz regelmäßig im Schläfenlappen oder dem Kleinhirn.

Die eiterige Enzephalitis bzw. der Hirnabszeß kann rasch zum Tode führen, besonders durch schnelle Ausbreitung der Eiterung auf die Meningen und Entwicklung einer akuten diffusen Meningitis, oder besonders durch Einbruch in einen Ventrikel, Auftreten eines eiterigen Hydrocephalus internus, und so — mittelbar bewirkte — eiterige Meningitis der Basis cerebri. Weitere Folgezustände sind mehr oder minder ausgedehntes Hirnödem und Erscheinungen von Hirndruck. In anderen Fällen zeigt der Hirnabszeß geringe Neigung sich auszubreiten und bleibt lange Zeit örtlich begrenzt. Dann entwickelt sich um ihn eine aus Bindegewebe bestehende Abszeßmembran, die ihn mehr oder weniger vollständig einkapselt. Der eiterige Inhalt kann sich eindicken und schließlich trocken und krümelig werden; jedoch ist jederzeit ein Durchbruch in die Umgebung, besonders die Ventrikel, möglich. Auch können derartige lange bestehende Abszesse sich allmählich noch bedeutend vergrößern.

Im Rückenmark kommen eiterige Entzündungen nur selten zur Beobachtung. Es finden sich solche manchmal als metastatische Abszesse bei pyämischen Erkrankungen, besonders bei vereiterten bronchiektatischen Höhlen; in anderen Fällen ist die Eiterung von kariösen Vorgängen an der Wirbelsäule oder von eiterigen Entzündungen der Meningen her fortgeleitet. Am wichtigsten ist die Beteiligung des Rückenmarks an der eiterigen Meningitis (s. u.).

Über die **tuberkulösen** und **syphilitischen** Veränderungen des Nervensystems vgl. den Allgemeinen Teil.

e) Geschwülste und tierische Parasiten.

Geschwülste des Gehirns können frühzeitig allgemeine oder örtliche Erscheinungen machen, aber auch lange ohne solche verlaufen. Die Ausfallserscheinungen hängen natürlich von Sitz und Ausdehnung der Geschwulst ab; hinzu kommen bei größeren Geschwülsten auf Grund von Raumbeschränkung alle Zeichen des Hirndrucks (s. o.), sowie infolge Verlegung des Abflusses der Zerebrospinalflüssigkeit und des venösen Abflusses (besonders bei Druck auf die Vena magna Galeni) Hydrocephalus internus. Auch finden sich häufig Verdrängungserscheinungen und Verschiebungen mit Formveränderungen. In der Umgebung von Geschwülsten besteht oft Druckatrophie, durch Behinderung der Lymphströmung kollaterales Ödem und Verdichtung des Gliagewebes, wodurch Geschwülste eingekapselt werden können. Bei bösartigen Geschwülsten mit infiltrierendem Wachstum (Gliomen) fehlt eine scharfe Abgrenzung gegen die Umgebung; die Verdrängungserscheinungen pflegen dann geringer zu sein.

Klinisch können auch große Gummata, Haufentuberkel, tierische Parasiten, Geschwülste der Hirnhäute und des Schädeldaches, oder große Blutungen wie Gehirngeschwülste wirken.

Am wichtigsten unter den Geschwülsten sind die oft sehr großen **Gliome.**

Sie sitzen mit Vorliebe in den Großhirnhemisphären und dem Kleinhirn, aber auch in der Brücke und den Brückenschenkeln. Sie wachsen meist infiltrierend und können sich zuweilen der Gehirnform so anpassen, daß sie nur wenig aufzufallen brauchen. Öfters sind sie leichter zu fühlen als zu sehen. Man unterscheidet harte, hauptsächlich aus Gliafasern, und weiche, vor allem aus Gliazellen bestehende Formen. Hierüber und über das Neuroepithelioma gliomatosum vgl. im allgemeinen Teil. In Gliomen können markscheidenfreie Achsenzylinder in größerer Zahl erhalten sein. Sehr selten enthalten sie Ganglienzellen: Neuroglioma gangliocellulare. Dies — wie wohl überhaupt ein großer Teil der Gliome — ist auf entwicklungsgeschichtliche Anlage zu beziehen. Ein Zusammenhang mit Verletzungen ist bei Gliomen öfters anzunehmen.

Ferner finden sich im Gehirn **Sarkome** verschiedenster Form, darunter auch — wenn auch selten und zumeist von den Pigmentzellen führenden weichen Häuten ausgehend — Melanosarkome, **Fibrome, Osteome, Lipome** (Balkenlipome gehen hie und da mit teilweisem Balkenschwund Hand in Hand), **Angiome,** bzw. **Kavernome** (selten in der Mehrzahl), **Endotheliome** und **Psammome,** von den Meningen ausgehend, zuweilen auch **Mischgeschwülste** (vgl. unten Geschwülste der Meningen und der Ventrikel).

Sehr seltene primäre Geschwülste epithelialer Natur sind von dem Ependym, vielleicht auch von (embryonal) verlagerten Epithelien der Seitenplatten abzuleiten.

Metastatisch finden sich Krebse und Sarkome (nicht sehr häufig). Gliome der Netzhaut können sich, der Scheide des Nervus opticus folgend, über die Hirnbasis und selbst bis tief in den Wirbelkanal hinein ausbreiten. Um Krebse zeigt das umliegende Zentralnervengewebe degenerative Veränderungen der Ganglienzellen, Markscheidenzerfall, meist Glia- oder Bindegewebswucherung. Sarkome pflegen weniger auf die Umgebung einzuwirken. Doch kommen starke, fast geschwulstartige Gliawucherungen der Umgebung vor.

Klinisch besteht zuweilen das Bild der Gehirngeschwulst, während sich anatomisch nur Atherosklerose mit ihren Folgezuständen bzw. die sog. akute Hirnschwellung findet (sog. **Pseudotumor**).

Am Rückenmark sind **Gliome,** meist langgestreckter Form, welche durch Zerfall zu syringomyelieartigen Bildungen führen können, verhältnismäßig am häufigsten. An der Cauda equina scheinen sich gutartig verhaltende Neurinome (s. allgemeinen Teil) häufig vorzukommen.

Sehr selten sind **Sarkome, Cholesteatome, Lipome, Fibrome** usw. Die Geschwülste des Rückenmarkes und solche der Wirbelsäule und Häute, welche Druck auf das Rückenmark bewirken, verursachen Verdrängungen und Verschiebungen sowie Unterbrechungen der Fasermasse mit auf- und absteigenden sekundären Strangentartungen. Das Nachbargewebe von Geschwülsten ist auch hier ödematös gequollen. Metastatische Geschwülste sind äußerst selten.

Zystizerkus, auch racemosus (s. S. 386), kommt in den Hirnhäuten und Plexus oder in den Ventrikeln (auch losgelöst, frei), seltener im Gewebe des Gehirns und am seltensten in dem des Rückenmarks vor. Große oder sehr zahlreiche Blasen können Hirndruckerscheinungen auslösen.

Echinokokkus ist selten, auch er findet sich öfters in den Ventrikeln als im Hirngewebe. Verdickungen der weichen Hirnhäute, Hydrocephalus internus, Ependymitis und Gefäßveränderungen können sich entwickeln. Echinokokken der Wirbelsäule wie solche, welche im Wirbelkanal innerhalb oder außerhalb der Dura auftreten, können das Rückenmark in Mitleidenschaft ziehen. Manchmal wachsen vom subpleuralen oder subperitonealen Gewebe ausgehende Echinokokkusblasen — und ebenso zuweilen Geschwülste — durch die Foramina intervertebralia in den Wirbelkanal hinein.

f) Verletzungen des Zentralnervensystems. — Erschütterung. — Druckfolgen.

Schnitt- und Stichverletzungen — am Zentralnervensystem wegen der geschützten Lage selten — wurden vor allem im Tierversuch verfolgt. Ausfüllung des Spaltes erfolgt wie sonst durch Blut und serofibrinösen Erguß. Das Rückenmark zeigt bei völliger Durchtrennung starke Zurückziehung seiner Stümpfe. Hinzu kommt im Zentralnervensystem im Gegensatz zu Verletzungen anderer Organe aber eine breite traumatische Degenerationszone, so daß auch glatte, reine Schnittwunden eine bedeutendere Ausdehnung gewinnen. Weiterhin schließen sich an Durchtrennung von Nervenbahnen die entsprechenden sekundären Degenerationen an. Wundheilung erfolgt, wenn keine Verwicklung eintritt, durch Glia und Bindegewebe (letzteres von den Hirnhäuten und den Gefäßen aus).

Bei den meisten Verletzungen — durch Schüsse, stumpfe Gegenstände, Knochensplitter — kommt es zu **Quetschung (Kontusion)** mit Zertrümmerung von Nervengewebe unter dem Befund der blutigen Erweichung und zu Blutungen. Letztere können im Schädel bei Zerreißung der Hirnhautgefäße, besonders der

Arteria meningea media, große Ausdehnung im Subdural- und Subarachnoidealraum gewinnen. Am Rückenmark werden dieselben Erscheinungen auch durch Brüche, Verstauchungen und Zusammenbruch kariöser oder sonstwie zerstörter Wirbel, aber auch durch vorübergehende Verschiebungen (Distorsionen) von Wirbeln oder Bandscheiben, bewirkt. Auch bei starker Überbeugung der Wirbelsäule — Sturz aus bedeutender Höhe — kann das Rückenmark in der Höhe des fünften bis sechsten Halswirbels, welche den Gipfel der bei solcher starken Beugung der Wirbelsäule entstehenden Krümmung bilden, gequetscht werden. Eine Zerreißung von Fasern im Rückenmark und selbst seiner Hüllen kann auch eintreten bei starker Zerrung der Wirbelsäule, auch bei schweren Entbindungen (Herausziehung der Frucht an den Füßen, „dystokische" Zerrungen), vielleicht auch bei sehr starken Schultzeschen Schwingungen.

Bei **Schlag, Stoß** oder **Fall** kann es ohne Schädelverletzung oder mit solcher zu **Gehirnerschütterung, Commotio,** kommen. Zuweilen entstehen hierbei ausgedehntere Blutungen durch Anprall der dem Stoß auszuweichen bestrebten Zerebrospinalflüssigkeit, weswegen solche Blutungen mit Vorliebe an den Wänden der Ventrikel und an der der Einwirkung der Gewalt entgegengesetzten Seite (Contrecoup) sitzen. Häufig bei Erschütterungen sind auch einzelne oder zahlreiche kapillare kleine Blutungen, die zum Teil wenigstens ebenso zu erklären sind, und sonstige Gefäßschädigungen mit Thrombenbildung und dgl. mehr. Auch kleine Erweichungsherde, gegebenenfalls mit Blutaustritten, kommen vor, ferner Lockerungen des Gewebes, umschriebenes Ödem und ähnliches. Später können umschriebene Ausfallsherde des nervösen Gewebes erscheinen. Besonders ausgesetzt sind den Veränderungen auch hier Grenzgebiete zwischen der Zerebrospinalflüssigkeit und dem Gehirn. So entstehen in der Umgebung der Ventrikel durch Einpressen der Flüssigkeit Quellungen und beginnende Nekrosen. Vielfach — und das sind eben die eigentlichen Fälle von Commotio — fehlen aber alle anatomischen Anhaltspunkte, so daß an mehr funktionelle Schädigung, die auch oft schnell vorübergehen kann, zu denken ist. Doch ist aus Versuchen zu schließen, daß doch eine vorübergehende anatomische Veränderung, besonders der Nervenfasern der Großhirnrinde, auch in diesen Fällen statthat, so daß zwischen Contusio und Commotio cerebri nur Mengenunterschiede bestehen (Jakob). Am Rückenmark kommt ebenfalls eine Erschütterung auf Grund der genannten Verletzungen, aber auch vorübergehender Verschiebungen von Wirbeln oder Wirbelteilen und so bedingter Zerrungen vor; hier können sich chronische Entartungen anschließen.

Eine **allmähliche Zusammendrückung des Rückenmarks,** welche zu Veränderungen dieses führt, die man als **Kompressionsmyelitis** besser **Kompressionsmyelodegeneration** bezeichnet, kommt durch verschiedene raumbeengende Vorgänge im Wirbelkanal, wie Geschwülste der Wirbelsäule (Exostosen, Krebse, Sarkome) und der Hirnhäute, vor allem aber durch **kariöse Vorgänge,** meist **tuberkulöser** Natur, an den Wirbeln zustande. Hiervon war schon im Abschnitt „Tuberkulose" die Rede.

Für alle die genannten das Zentralnervensystem in Mitleidenschaft ziehenden Verletzungen usw. sei aber betont, daß eine Regeneration von Ganglienzellen nicht, und eine solche von Nervenfasern höchstens in sehr beschränktem Umfange stattzufinden scheint. Es bilden sich zwar Bündel neuer Fasern (wahrscheinlich durch Sprossung von den Faserstümpfen her), diese vermögen aber das zwischen den Wundrändern entstehende Narbengewebe nicht zu durchdringen.

Unter den Verletzungen spielt gerade im Gehirn die **Geburtseinwirkung** (vgl. auch im Allgemeinen Teil) eine besondere Rolle. Wirksam sind dabei die Druckunterschiede während der Austreibungszeit der Frucht, welche Kreislaufstörungen und Blutungen bewirken können, sowie Quetschungen des Kopfes während des Geburtsverlaufes. Die Veränderungen im Gehirn finden sich vor allem bei Frühgeburten. Sie bestehen in regressiven Veränderungen der Ganglienzellen, gegebenenfalls kleinen Erweichungsherden und vor allem dem Auftreten von Fettkörnchenzellen. Nach der Ansicht Mancher sind solche traumatisch entstandenen Körnchenzellen (Abbauzellen) durch veränderte Kerne, zu größeren Tropfen zusammengeflossene Fetttröpfchen und Lage der Zellen in unregelmäßigeren Haufen von anderen Fettkörnchenzellen, die sich im Gehirn zwischen dem 6. intrauterinen und 6. extrauterinen Lebensmonate physiologisch finden sollen (was aber auch sehr bestritten wird) zu unterscheiden. Auf jeden Fall dürfen wir aus dem Vorhandensein von Fettkörnchenzellen, z. B. in kleinen Erweichungsherden zusammengelagert (also geburtstraumatischen Ursprungs, s. o.), nicht auf eine Entzündung (wie dies Virchow auffaßte und als Encephalitis neonatorum interstitialis bezeichnete) schließen. Für die Veränderungen sind durch die Geburtseinwirkung (Saugwirkung, da der Atmosphärendruck gegenüber dem intrauterinen Geburtsdruck abfällt, was sich im Gebiet der Vena magna Galeni geltend macht) gesetzte Angriffspunkte am Gefäßapparate des Gehirns von Wichtigkeit. Es kommt zu Prästase oder Stase und kleinen Blutungen. Die Kreislaufstörung zieht das empfindliche Nervengewebe in Mitleidenschaft. Weiterhin kommt es bei Geburten auch zu schwereren Verletzungen wie Tentoriumrissen und größeren Blutungen. Es kann sich eine Blutung unter der harten Hirnhaut einstellen, die durch Organisation zum Bilde der Pachymeningitis interna (s. u.) führt. Hydrocephalus externus und nach Siegmund auch internus (manche Fälle von sog. angeborenem Hydrozephalus wären so zu erklären) kann sich anschließen.

B. Ventrikel und Zentralkanal.

Der **Hydrocephalus internus, Wasserkopf,** die Erweiterung der Ventrikel infolge Flüssigkeitsansammlung, betrifft meist die Seitenventrikel und den dritten Ventrikel, seltener den vierten. Der Druck in der Schädelhöhle ist beträchtlich erhöht. Die Großhirnhemisphären erleiden fortschreitende Druckatrophie. Man kann mehrere Formen des Wasserkopfes unterscheiden:

Der angeborene Hydrozephalus entwickelt sich intrauterin oder sehr bald nach der Geburt und nimmt fortschreitend zu, bis die meist helle, klare Flüssigkeit etwa 1 Liter betragen kann. Gerade hier kann die Erweiterung der Ventrikel eine sehr starke sein und die Großhirnhemisphären können so atrophisch werden, daß sie nur noch einige Millimeter dicke Säcke darstellen. Sie werden immer mehr gegen das Schädeldach angedrückt, bis auch der knöcherne Schädel nicht standhält und ausgedehnt und verdünnt wird: durch Auseinanderweichen der Schädelknochen werden die Nähte und Fontanellen verbreitert und sind nur von gespannten Häuten bedeckt, in denen sehr häufig noch Schaltknochen erhalten sind. Auch der Balken kann in seiner Entwicklung gehemmt werden. Die Entstehungsursache des angeborenen Hydrozephalus ist nicht sicher bekannt. In manchen Fällen ist wohl mangelhafte Ausbildung des Gehirns das Grundlegende, in anderen ist (wie beim erworbenen Hydrozephalus s. u.) frühzeitig durchgemachte Entzündung an den Plexus oder Verschluß der Abflußwege des Liquor cerebrospinalis mit Stauung des Ventrikelinhaltes anzunehmen. Häufig besteht zugleich Idiotie, nicht selten auch finden sich andere Bildungsabweichungen an Schädel und Gesicht (Hasenscharte, Schädeldachfehler usw.). Ursächlich wird Potatorium und Syphilis der Eltern beschuldigt.

Bei Verwachsungen eines Ventrikelteiles kann Hydrozephalus eines Ventrikels oder des Teiles eines solchen entstehen.

Der erworbene akute Hydrozephalus ist meist ein entzündlicher mit Exsudation seitens der Plexus und der Tela chorioidea; am häufigsten sind es eiterige oder tuberkulöse Hirnhautentzündungen, welche auf die Plexus übergreifen. In anderen Fällen handelt es sich um Behinderung des Abflusses der Flüssigkeit, am häufigsten durch ein Piaödem. Das entzündliche Exsudat unterscheidet sich vom Liquor cerebrospinalis sowie vom Inhalt eines Stauungshydrozephalus (Transsudat) durch größeren Eiweißgehalt und leichte Trübung. Auch kann das Exsudat eiterig oder blutig sein. Die Plexus- und Ventrikelwände zeigen auch oft kleine Blutungen.

Der erworbene chronische Hydrozephalus ist zumeist eine Folge der Verlegung der Verbindungsöffnungen des Liquor (Foramen Magendie, quere Hirnspalte usw.) durch Verdickungen und Schrumpfungen der Hirnhäute nach bzw. bei Entzündungen, so tuberkulösen, bei denen sich nach einiger Dauer stets Hydrocephalus internus einstellt. Oder es handelt sich um ein Transsudat aus Tela und Plexus chorioidea bei Behinderung des venösen Blutabflusses aus dem Gehirn durch Geschwülste u. dgl. (namentlich Druck auf die Vena magna Galeni, welche das Blut von sämtlichen tiefen Hirnvenen sammelt). Hydrozephalus tritt auch als Begleiterscheinung der Rachitis und nicht selten anscheinend ohne bedingenden Grund auf. Über die letzte Entstehungsart des Hydrozephalus sind wir noch keineswegs genau unterrichtet, insbesondere nicht über die Rolle, welche die Plexus hierbei spielen. Zwar wurde vor allem früher vielfach angenommen, daß der Liquor zum Teil wenigstens das Ergebnis einer Tätigkeit der Plexus sei, andererseits spricht aber vieles für eine Aufsaugung des Liquor von seiten der Plexus. So wirkt vielleicht beim entzündlichen und auch wohl mechanischen Hydrozephalus eine Erkrankung der Plexus durch Behinderung der Aufsaugungsvorgänge mit.

Tritt der erworbene Hydrozephalus bei Kindern auf, bei denen der Schädel noch nachgiebig ist, so entwickeln sich auch hier Formveränderungen des Schädels, wenn auch in der Regel nicht so hochgradige wie beim angeborenen Hydrozephalus.

Der Hydrocephalus e vacuo entsteht durch Atrophie des Gehirns. Auch der Altershydrozephalus ist hierher zu rechnen.

Das Ventrikelependym findet man bei Hydrozephalus aufgelockert und zum Teil zerstört; in vielen anderen Fällen aber sieht man an Stelle des Ependyms kleine knotige Unebenheiten, die sog. **Ependymitis granularis.** Bei mikroskopischer Untersuchung kann man feststellen, daß die Ependymkörnchen hauptsächlich aus gewucherter Glia bestehen, und daß an deren Oberfläche die Ependymzellen, besonders auf der Höhe der Körnchen, meist fehlen oder wenigstens abgeflacht sind. Wahrscheinlich ist der Vorgang der, daß einzelne Ependymzellen mechanisch bei der Stauung der Zerebrospinalflüssigkeit und der Erweiterung der Ventrikel zugrunde gehen, und nun die Glia wuchert. Inmitten der gewucherten Glia können Spalten bestehen, die von Ependymzellen ausgekleidet sind, was besonders durch seitliches Überwuchern der Glia über die alte Oberfläche mit ihren Ependymzellen zustande kommt.

Der Inhalt erweiterter Ventrikel kann auch, besonders im Anschluß an Hirnhautentzündung, eiterig sein — **Pyozephalus.** Sehr selten ist der Befund von Luft in den Ventrikeln, besonders Seitenventrikeln, welche bei Verletzungen in größerer Menge eingedrungen ist — Pneumozephalus.

Blutergüsse in die Ventrikel, sog. hämorrhagischer Hydrozephalus, kommt bei Durchbrüchen von Hirnblutungsherden oder bei Verletzungen, auch bei Geburten (Zange), zustande.

Entzündungen der Plexus treten besonders bei Hirnhautentzündung auf, ebenso tuberkulöse Veränderungen bei tuberkulöser Meningitis. Auch im Ependym können sich zahlreiche kleine Tuberkel — öfters mit massenhaften Tuberkelbazillen — entwickeln, für das bloße Auge völlig unter dem Bilde der Ependymitis granularis.

Unter **Syringomyelie** versteht man eigentümliche Spaltbildungen und Höhlenbildungen im Rückenmark, welche meist in erster Linie seinen Halsteil (oft auch noch das verlängerte Mark) betreffen, sich aber auch über lange Strecken des ganzen Markes hinziehen, ja selbst bis ins Sakralmark hinabreichen können.

Meistens nimmt die Höhle ihren Ausgang von den zentralen Gebieten des Rückenmarks bzw. vom Zentralkanal selbst. In den höchsten Graden der Veränderung bildet das Rückenmark unter Atrophie der grauen und auch der weißen Substanz nur noch einen dünnwandigen, schlaffen Sack, welcher aber auf seinem Querschnitt das normale Ausmaß des Rückenmarks bedeutend übertrifft und mit einer serösen oder auch mehr kolloiden Masse gefüllt ist, nach deren Entleerung er zusammenfällt; oft zeigt die Höhle mehrfache Ausbuchtungen nach verschiedenen Seiten. Die unmittelbare Wand der Höhle wird in manchen Fällen im Zustande der Auflockerung und Erweichung, in anderen in Verhärtung angetroffen. Die Entwicklung der Veränderung ist in den einzelnen Fällen verschieden. Ist die Höhle offenbar auf eine Erweiterung des Zentralkanals zurückzuführen, so spricht man von **Hydromyelie**; eine solche kann angeboren sein und beruht zum Teil auf Entwicklungsstörungen beim Schluß der Medullarplatte zum Medullarrohr, oder sie ist erworben und beruht, entsprechend gewissen Fällen von Hydrocephalus internus, auf Stauung der Zerebrospinalflüssigkeit infolge behinderten Blut- und Lymphabflusses. Außer der Hydromyelie kommen aber mannigfache andere Formen der Syringomyelie vor; auch von ihnen beruht ein großer Teil wohl auf Entwicklungsstörungen. Ferner kommen Erweichungen oder dgl. als Grundlage in Frage; so können langgestreckte Höhlenbildungen im Rückenmark zustande kommen, indem Blutungen, Lymphergüsse oder Erweichungen sich der Länge nach über große Strecken ausbreiten, und um so entstehende Höhlenbildungen sich reaktive Gliawucherung ausbildet.

In anderen Fällen ist die Gliawucherung das erste, durch deren Zerfall im Innern erst die meist langgestreckte Höhlenbildung im Sinne der Syringomyelie entsteht. Zugrunde liegen entweder echte Gliome oder

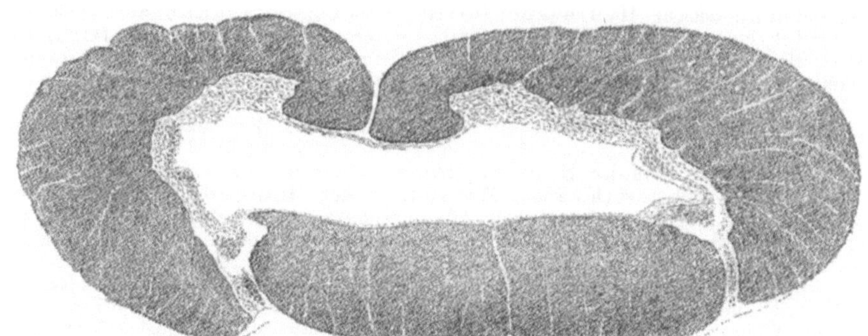

Abb. 479. Hydromyelie (Markscheidenfärbung).

mehr diffuse, vielleicht auf geringere Schädigungen des Rückenmarkes, etwa auf besonderer angeborener Anlage, einsetzende, reaktive Gliawucherungen, sog. Gliosen („Gliastifte"), welche sich von den echten Gliomen in der Regel durch stärkere Ausbildung der faserigen Glia und geringeren Zellreichtum auszeichnen.

In den **Plexus** finden sich vielfach Corpora amylacea (S. 87) und Kalkkörner, manchmal auch größere, von Kalkmassen durchsetzte Geschwülstchen, sog. **Psammome** (S. 185 f). Die sog. **Cholesteatome** sind entzündliche Bildungen mit Cholesterin, Fett und Lipoiden. Sehr häufig, bei älteren Leuten fast stets, finden sich an den Plexus kleine **Zysten,** welche durch Flüssigkeitsansammlung im Bindegewebe zustande kommen. Größere Zysten, welche selbst einen Ventrikel verstopfen können, sind sehr selten. Vom Epithel der Plexus oder dem Ependym der Ventrikel können **Krebse** ausgehen, sowie an der Grenze von Hyperplasien und Geschwülsten stehende allgemeine zottige Vergrößerungen, sog. Papillome. Sehr selten sind Sarkome.

Entzündliche Vorgänge finden sich an den Plexus bei Hirnhautentzündung; sie können seröser, eiteriger oder hämorrhagischer Art sein und Hydrocephalus internus zur Folge haben (s. o.). Bei tuberkulöser Hirnhautentzündung finden sich nicht selten auch miliare Knötchen in der Tela und den Plexus.

Über tierische Parasiten s. o.

C. Hüllen des Zentralnervensystems.

a) Weiche Hirnhäute (Kreislaufstörungen, Entzündungen, Tuberkulose, Syphilis, Geschwülste).

Die Veränderungen der weichen Hirnhäute gleichen denen der serösen Häute. Wichtig ist der schon öfters erwähnte, oft starke Übergang der Veränderungen auf das benachbarte Zentralnervengewebe bzw. die Beteiligung dieses.

Blutungen finden sich bei Rindenblutungen und besonders nach Verletzungen, große besonders auch bei Zerreißung der Arteria meningea media und ihrer Hauptäste. Solche sog. „Hämatome" können erheblichen Druck auf das Gehirn ausüben. Blutungen treten auch öfters bei der Geburt auf, wenn durch Übereinanderschieben von Schädelknochen Gefäße zerrissen werden. Ferner als Folge von Stauung (z. B. nach Thrombose des Sinus longitudinalis und unter Umständen von Venen der Meningen), oder bei Entzündungen. Meningealblutungen am Rückenmark sind, wenn bedeutender, meist auf Verletzungen zurückzuführen.

Piaödem findet sich unter den verschiedensten Bedingungen bei allgemeinen Infektionskrankheiten u. dgl., häufig auch erst gegen Ende des Lebens. Oft ist es auch zusammen mit stark geschlängelten und gefüllten Venen bei Säufern zu finden. Besondere Flüssigkeitsansammlung im Subarachnoidealraum heißt auch **Hydrocephalus externus.**

Die Flüssigkeit sammelt sich zunächst innerhalb der Furchen, welche so unter Auseinanderweichen der Windungen erweitert werden. Die Arachnoidea wird über den Furchen und schließlich auch über der Höhe der Windungen von der dem Gehirn fester anhaftenden Pia abgehoben. Der Hydrocephalus externus entsteht bei Stauung, als Einleitung von Entzündungen, oder als Hydrocephalus e vacuo nach Abnahme der Hirnmasse im ganzen oder örtlich ähnlich wie der Hydrocephalus internus. So kann eine Flüssigkeitsansammlung der weichen Hirnhäute über einzelnen atrophischen Gehirnteilen, alten Erweichungsherden oder Narben, aber auch bei mangelhafter Entwicklung einzelner Hirngebiete sich einstellen.

Sehr wichtig sind die **Entzündungen — Leptomeningitiden.** Es gibt exsudative, d. h. seröse, eiterige, fibrinös-eiterige und blutige, sowie mit Gewebswucherung einhergehende.

Meningitis serosa, „entzündlicher Hydrocephalus externus" stellt ein dem Ödem der Hirnhäute völlig gleichendes Bild dar, entspricht aber doch wenigstens in einem Teil der Fälle einer leichten, nicht völlig ausgebildeten Entzündung. Sie findet sich bei akuten Infektionskrankheiten, so des Kindesalters und besonders bei Typhus; ähnlich ferner bei Sonnenstich. Auch das oberflächliche Hirngewebe kann dabei entzündliches Ödem zeigen. Die Meningitis serosa kann Übergänge zu eiterigen Formen aufweisen, indem das seröse Exsudat mehr Leukozyten enthält.

Eine **eiterige Meningitis** kommt **metastatisch** im Verlauf von Infektionskrankheiten, so besonders Typhus, Scharlach usw. vor. Weit häufiger aber greift sie, insbesondere an der Gehirnbasis, **von der Nachbarschaft** herüber. So bei kariösen Vorgängen an Wirbeln (Rückenmark) und am Schädel, insbesondere Karies des Felsenbeins nach Otitis (entweder auf dem Wege über eine eiterige Pachymeningitis oder ohne solche offenbar durch Verschleppung der Erreger auf dem Lymphweg fortgeleitet), ferner bei eiterigen Erkrankungen der Augenhöhle, Stirnhöhle, Nasenhöhle sowie im Anschluß an Hirnabszesse und besonders Pyozephalus (s. o.). Endlich kommen Verletzungen, auch solche selbst ohne Knochenverletzung, in Betracht. In allen diesen Fällen beginnt die Meningitis dem Ausgangspunkt entsprechend umschrieben, kann aber dann diffus werden.

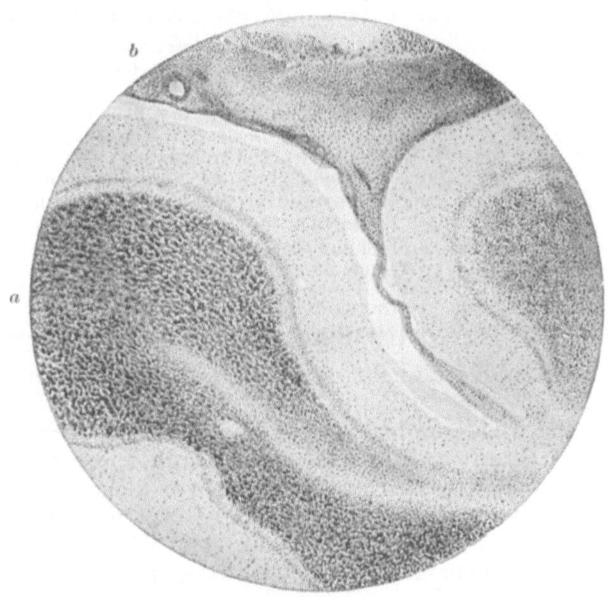

Abb. 480. Eiterige Meningitis.
a Kleinhirn, *b* die von Eiterkörperchen durchsetzte Pia.

Am wichtigsten ist aber die durch besondere Erreger verursachte sog. **epidemische Zerebrospinalmeningitis,** eine Infektionskrankheit, die daher schon im allgemeinen Teil besprochen ist.

Bei Kindern scheint eine durch gewisse Stämme des Influenzabazillus bewirkte Hirnhautentzündung häufiger zu sein.

Bei Hirnhautentzündungen zeigt die Hirnoberfläche alle Zeichen erhöhten Hirndruckes; durch Verlegung des Abflusses der Zerebrospinalflüssigkeit oder durch Übergreifen des Vorganges auf die Tela chorioidea und Plexus kommt Hydrocephalus internus (seltener Pyozephalus) zustande; auch das Ependym kann dann ödematös oder zellig durchsetzt sein.

Enden eiterige Hirnhautentzündungen verschiedener Art nicht — wie zumeist — tödlich, so kommt es zu Verdickungen und Verwachsungen der weichen Hirnhäute.

Die **chronische Meningitis** stellt öfters einen solchen Ausgang akut-entzündlicher Vorgänge in Gestalt diffuser oder fleckiger Trübungen und Verdickungen (Bindegewebswucherung) dar. Doch gibt es auch von vorneherein chronisch verlaufende, mit Gewebsneubildung einhergehende Entzündungsformen, besonders bei chronischen Nierenerkrankungen und Alkoholismus.

Bei Beteiligung des Gehirn- und Rückenmarkgewebes kommt es zu festen Verwachsungen der Pia mit der Organoberfläche — Meningoencephalitis bzw. -myelitis chronica. Andererseits schließe sich die Entzündung der Häute oft erst an sklerotische Vorgänge der Hirnrinde oder der Rückenmarksoberfläche an, so z. B. bei progressiver Paralyse oder Tabes oder oberflächlichen Erweichungen. Im letzteren Falle kommt es zu gelb gefärbten, Häute und Nervengewebe umfassenden Narben (sog. „gelbe Herde").

Verwachsen bei solchen und ähnlichen Vorgängen die weichen Hirnhäute unter sich und mit der Dura mater, so kann sich infolge Verschlusses der großen Lymphräume (Subdural- und Subarachnoidealraum) und der Abflußwege der Zerebrospinalflüssigkeit (querer Hirnschlitz, Foramen Magendie usw.) Stauungshydrocephalus internus bzw. Hydromyelie anschließen.

Zuweilen kann dann auch in den Häuten an umschriebener Stelle Liquorabsackung entstehen, sog. Meningitis chronica serosa circumscripta (Oppenheim-Krause).

Die Pacchionischen Granulationen — bindegewebige Wucherungen der Arachnoidea, die besonders im Alter häufig durch die harte Hirnhaut hindurch in deren Längssinus hinein und auch bis zu ihrer äußeren Oberfläche wachsen und rundliche Dellen im Schädel verursachen — sind besonders bei Säufern in großer Zahl wahrzunehmen. Ihre Lage (dicht neben den Längssinus) und Regelmäßigkeit schützt vor Verwechslungen mit Tuberkeln.

An den weichen Häuten des Gehirns kommen Verknöcherungen vor (nicht gut als Meningitis ossificans bezeichnet). Die Pia des Rückenmarkes zeigt öfters kleine zackige Knochenplättchen eingelagert, ohne sonst verändert zu sein.

Von der **tuberkulösen** und **syphilitischen Meningitis** bzw. **Meningoencephalitis** war schon bei Besprechung der Tuberkulose bzw. Syphilis im Allgemeinen Teil die Rede.

An den weichen Häuten kommen verschiedenartige **Geschwülste,** aber selten, vor. Sarkome sind meist kleinrundzellige. Hierher gehört auch die sog. diffuse Sarkomatose, welche das Rückenmark, zuweilen in ganzer Ausdehnung von der Cauda equina bis zur Gehirnbasis, als dicke Masse mantelförmig umgibt und auch in sein Gewebe eindringen kann. Ferner kommen vor: melanotische bösartige Geschwülste (von den Chromatophoren ausgehend, welche in der Pia, besonders über dem verlängerten Mark, zuweilen stark entwickelt sind), Endotheliome, Fibrome, Chondrome usw. Cholesteatome, die besonders am Nervus olfactorius oder am Balken sitzen, aber auch in die Ventrikel eindringen können, sind zum mindesten zumeist, von versprengten Epidermiskeimen als Epidermoide abzuleiten. Auch Dermoide und Teratome kommen vor.

Metastatisch finden sich Krebse und Sarkome. Erstere können sich, den Gefäßen folgend, so diffus ausbreiten, daß das Bild einer chronischen einfachen Meningitis bestehen kann. Bösartige Geschwülste der Wirbel oder des Schädels können auf die Häute übergreifen.

b) Harte Hirnhaut (Kreislaufstörungen, Entzündungen, Geschwülste).

Von Kreislaufstörungen der harten Hirnhaut ist die **Thrombose** ihrer **Blutsinus** wichtig, welche als marantische Thrombose bei Schwächezuständen aller Art, bei Marasmus, bei schweren Anämien, ferner im Verlauf von allgemeinen Infektionskrankheiten, zum großen Teil über Gefäßveränderungen des Gehirnes mit Thromben, bei Geschwülsten und Entzündungen der Umgebung, so vor allem Nase, deren Nebenhöhlen und Ohr, auftreten kann. Bei von Erkrankungen des Ohres fortgeleiteter Sinusthrombose kommt solche des Sinus petrosus wie des cavernosus vor. Über Sinusthrombose bei eiteriger Pachymeningitis s. u. Ferner kommen in Betracht Verletzungen, die den Schädel treffen. Als Folgezustände der Sinusthrombose stellen sich Blutstauung und Ödem im Gehirn und in den weichen Häuten ein; vielfach kommt es auch zu ausgedehnten blutigen Infarzierungen der anliegenden Hirnteile.

Blutungen kommen weniger in die harte Hirnhaut (kleine bei Erstickungskrämpfen) als unter sie (zwischen ihr und den weichen Hirnhäuten) oder über sie (zwischen ihr und dem Schädel) zustande. Von ersteren soll erst unten die Rede sein. Epidurale Blutungen entstehen vor allem durch Verletzungen, auch bei stumpfer Gewalteinwirkung ohne Schädeldachverletzung. Größere Blutungen heben die harte Hirnhaut vom Schädel ab und können starken Druck auf das Gehirn ausüben.

Entzündungen der harten Hirnhaut werden als **Pachymeningitiden** bezeichnet.

Bei eiteriger Meningitis zeigt sich oft auch die Innenfläche der Dura mit einem **eiterigen Belag** bedeckt; stärkere eiterige, zuweilen auch eiterig-jauchige, Entzündungen entstehen an der harten Hirnhaut manchmal im Gefolge von Schädelverletzungen mit Wundinfektion und bei Karies der Schädelknochen. Mit der eiterigen Pachymeningitis steht häufig eine **Thrombophlebitis** der **Duralsinus** in ursächlichem Zusammenhang, entweder in der Weise, daß durch die Eiterung an der harten Hirnhaut in den von ihr umschlossenen Sinus entzündliche Thrombosen zustande kommen, oder umgekehrt in der Art, daß letztere durch kariöse Vorgänge am Schädel zuerst entstehen und dann zu weiteren Eiterungen führen. In beiden Fällen kann sich eine ausgedehnte eiterige Meningitis oder ein Hirnabszeß anschließen und unmittelbare Todesursache werden. Endlich kann eine Sinusphlebitis auf metastatischem Wege im Verlauf von Infektionskrankheiten, namentlich im Gefolge von Erysipel des Gesichtes, auftreten. Eiterige Leptomeningitis und Hirnabszeß können sich anschließen.

An der Dura kommt ferner eine eigentümlich verlaufende chronische Form einer Entzündung vor, die **Pachymeningitis haemorrhagica interna.** Der Krankheitsverlauf ist im allgemeinen der, daß zunächst an der Innenfläche der harten Hirnhaut, besonders über der

Konvexität der Großhirnhemisphären, manchmal einseitig, meist aber doppelseitig, entweder zunächst ein fibrinöses Exsudat abgeschieden wird, welches einzelne Flocken oder ausgedehnte Beläge bildet, und dann durch ein von der harten Hirnhaut aus sich entwickelndes Granulationsgewebe eine Organisation erfährt, oder daß von vornherein auf der Innenfläche ein vom subendothelialen Duragewebe gebildetes Granulationsgewebe nach Schädigung des bedeckenden Endothels erscheint, welches allmählich an Mächtigkeit zunimmt.

Aus den zahlreichen zartwandigen Gefäßen des Granulationsgewebes kommt es leicht und wiederholt zu Blutungen. Kleinere werden organisiert und so schließt das Granulationsgewebe Blut und Blutgerinnsel ein und wird durch Blutfarbstoff rostbraun gefärbt. Aus dem Granulationsgewebe entwickeln sich dünne, von der Dura abziehbare, blutig durchsetzte Bindegewebshäutchen, schließlich größere und derbere Auflagerungen in mehrfachen Schichten, zwischen die immer wieder frische Blutungen stattfinden. Auch an Flächenausdehnung gewinnt der Vorgang, und so kann allmählich doppelseitig, zuweilen auch einseitig, ein Häutchen die Innenseite der harten Hirnhaut der ganzen Hemisphären bekleiden. Durch größere Blutungen und Ansammlung größerer Blutmassen, sog. **Hämatome,** während der Vorgänge kann der Tod erfolgen oder ein starker Druck — an einer mächtigen Delle kenntlich — auf das darunter gelegene Gehirn ausgeübt werden. Andererseits können auch nicht allzu mächtige Blutmassen aufgesaugt werden; so können mit klarer Flüssigkeit gefüllte und mit bindegewebiger, gegebenenfalls auch verkalkter (oder verknöcherter), Wand versehene Hohlräume entstehen — sog. Hygroma durae matris.

Die Pachymeningitis haemorrhagica interna scheint auf bakterielle oder bakteriell-toxische Einwirkungen — wenn auch nicht spezifischer Natur — zurückzuführen zu sein und schließt sich nicht selten an eiterige Vorgänge im Ohr an. Gewisse Bedingungen, besonders Alkoholismus, scheinen dazu zu disponieren. Andererseits kann sie auch Folge sonstiger Veränderungen der harten Hirnhaut sein.

Ein ähnliches Bild können — von der Pachymeningitis haemorrhagica interna besser abzugrenzende — subdurale Blutungen machen, wenn sie sich im Organisationsstadium befinden. Solche finden sich besonders auch bei Säuglingen als Folge von Geburtsverletzungen (vgl. auch oben). Hier handelt es sich vor allem um Zerreißung von Venen der Pia besonders in bestimmten Gebieten. Eine besondere Rolle spielen die Tentoriumrisse, welche durch zu starke Spannung der Falx cerebri zustande kommen. Durch Druck der Blutung besonders auf Kleinhirn und Gehirnstamm können sie zum Tode führen. Auch Zerreißungen der Gelenkkapseln der einzelnen Gelenke der Halswirbelsäule können zu größeren Blutungen unter die Dura an der Halswirbelsäule und an den untersten Gehirnteilen (sowie in die weichen Häute und den Wirbelkanal) führen. Wenn kleinere Blutungen unter die harte Hirnhaut, die nicht tödlich enden, stattfinden, so kommt ihre Organisation durch Granulationsgewebe und dann Bindegewebe zustande; so wird die Dura innen verdickt und es entwickelt sich ein Bild, welches der Pachymeningitis haemorrhagica interna ganz gleichen kann.

Selten ist ein letzterer entsprechender Vorgang an der Außenfläche der Dura (Pachymeningitis haemorrhagica externa).

Einfache **fibröse Pachymeningitiden** führen zu Verwachsungen der harten Hirnhaut wie derjenigen des Rückenmarkes mit den weichen Häuten.

Bei der **Pachymeningitis ossificans** kommt es zu Knochenbildung, weil die harte Hirnhaut das innere Periost des Schädeldaches darstellt. Es finden sich vor allem Knochenplatten in der Hirnsichel oder Osteophyten außen auf der Dura. Doch kommen hier auch Knochenbildungen mit entzündlicher Entstehung vor.

Die **Pachymeningitis cervicalis hypertrophica,** meist syphilitischen Ursprungs, führt, von den weichen Hirnhäuten ausgehend, aber unter Beteiligung der Dura, zu einem das Mark umgebenden dicken bindegewebigen Ring. Sog. Kompressionsmyelitis ist die Folge.

Über **tuberkulöse** Veränderungen der harten Haut, selten am Gehirn, häufiger, besonders von Wirbelkaries ausgehend, am Rückenmark, sowie **syphilitische Pachymeningitis** vgl. im Allgemeinen Teil.

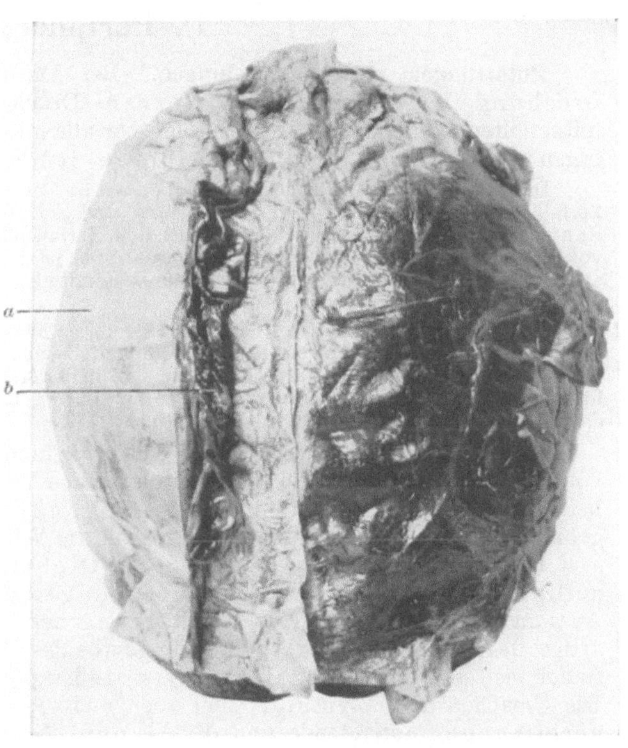

Abb. 481. Pachymeningitis haemorrhagica interna.
Bei *a* die Dura, bei *b* das zurückgestreifte frischgebildete Häutchen. Letzteres bedeckt auf der anderen Seite noch die Dura.

Von **Geschwülsten** kommen besonders **Endotheliome** vor. Verhältnismäßig häufig sind es **Psammome.** Auch in anderen Geschwülsten der harten Hirnhäute finden sich häufig Psammomkörner. Diese entstehen offenbar durch Verkalkung von Zellausscheidungen, vor allem aber teils endothelialer Zellwucherungen, teils obliterierter und hyalin umgewandelter Gefäße.

Ferner finden sich Sarkome. Die bösartigen Geschwülste der Hirnhaut können nach außen durch den Knochen oder andererseits nach dem Gehirn zu wachsen und in letzterem Fall Erscheinungen der Hirngeschwülste (Hirndruck) hervorrufen. Sehr selten ist eine diffuse Anfüllung der Duralgefäße mit metastatischen Krebsmassen, öfters gleichzeitig mit Pachymeningitis interna: „Pachymeningitis carcinomatosa (haemorrhagica interna productiva)".

D. Periphere Nerven.

Entartungen und **Entzündungen.** Bei Durchtrennung oder sonstiger Leitungsunterbrechung in den peripheren Nerven (Druck, Quetschung oder dgl.) entartet dem oben mitgeteilten **Wallerschen Gesetz** zufolge vor allem derjenige Teil der Nerven, welcher vom Zentralorgan abgetrennt ist, also das periphere Stück des Nerven.

Die Entartung verläuft auch hier ähnlich wie im Zentralnervensystem unter Anschwellung und stückweisem Zerfall der Achsenzylinder sowie Zerklüftung und Zerfall der Markscheiden, woran sich hier ein Zerfall der Schwannschen Scheiden anschließt. Aus den Zerfallsmassen bildet sich vorzugsweise Fett, das allmählich von Wanderzellen aufgesaugt wird. Jedoch ist man jetzt geneigt anzunehmen, daß bei der Wallerschen Entartung keine richtige Nekrose der nervösen Bestandteile eintritt, sondern nur eine Art Rückbildung zu einem mit Kernen versehenen Neuroplasma.

Auch der zentrale Stumpf eines durchtrennten Nerven bleibt nicht ganz unversehrt; zunächst entwickeln sich eine Strecke weit von der Durchtrennungsstelle aus ähnliche, nur schwächere Entartungserscheinungen wie im peripheren Teil; es ist ferner erwiesen, daß in der ersten Zeit auch einzelne Fasern bis weit ins Rückenmark hinein eine Entartung erleiden (retrograde Degeneration s. o.); schließlich zeigt der zentrale Stumpf meist das Bild der einfachen Atrophie.

Außer durch mechanische Einwirkungen kommen an den peripheren Nerven Entartungsvorgänge mit im übrigen ähnlichen histologischen Veränderungen auch auf anderem Wege zustande; bei einer Reihe allgemeiner Infektionskrankheiten finden sie sich in verschiedenen Nervengebieten und sind wohl zum großen Teil auf die Wirkung giftiger Stoffe zurückzuführen; so finden sich Entartungen beispielsweise öfters bei Diphtherie. Neben ihnen kommen manchmal auch zellige Durchsetzungen oder Wucherungen des Nervenbindegewebes vor, welche ihren Ausgang in bindegewebiger Verhärtung der Nerven nehmen können. Man bezeichnet derartige degenerativ-entzündliche Vorgänge (beides läßt sich hier schwer trennen) als **Neuritis.** Sie findet sich bei der sog. Polyneuritis als hauptsächlichste Erscheinung des Krankheitsbildes. Die Ursachen der Polyneuritis sind auch meist Vergiftungen; es gehört hierher die bei Bleivergiftungen auftretende und die Alkohol-Neuritis. Ferner kommen neuritische Vorgänge im Verlaufe von Hirn- oder Rückenmarkskrankheiten, besonders im Verlaufe der Tabes und der zerebrospinalen Syphilis, vor.

Auch die sog. Beri-Berikrankheit (besonders in Asien, so in Japan) stellt anatomisch eine Neuritis dar; ursächlich kommt besondere Nahrung in Betracht, d. h. Mangel an einem Vitamin (s. im Allgemeinen Teil). Ferner finden sich bei der Pellagra (besonders in Oberitalien) Nerven- (und Rückenmark-) entartungen bzw. Entzündungen (auch hierüber s. im Allgemeinen Teil).

An den Nerven, welche innerhalb von Entzündungsherden, z. B. in phlegmonös erkranktem Bindegewebe, gelegen sind, kommt es ebenfalls zur Entartung und Zelldurchsetzung, unter Umständen auch zu **Vereiterung** und **Nekrose.**

Über **Tuberkulose** und **Syphilis** sowie die sog. **Lepra nervorum** s. im Allgemeinen Teil.

Geschwülste. Von dem Perineurium und Endoneurium gehen **Fibrome,** von den Schwannschen Scheiden sog. **Neurinome,** auch **sarkomähnliche** Geschwülste, aus, besonders bei der **Recklinghausenschen Krankheit** (s. S. 162). Hierher sind auch die meist vom Akustikus bzw. Fazialis ausgehenden sog. **Kleinhirnbrückenwinkelgeschwülste** zu rechnen. Selten sind echte **Neurome.** Über diese Formen und die sog. **Amputationsneurome** s. S. 164. **Gliome** können im Nervus opticus entstehen. Auch kommen Sarkome vor. Sekundär ergreifen Krebse die Nerven sehr oft, und zwar breiten sie sich gerade hier sehr deutlich in den Lymphräumen, zuerst des Perineurium, sodann auch des Endoneurium aus.

Im Nervus ischiadicus werden häufig Varizen und Phlebektasien gefunden, wechselnd an Form, Größe, Sitz und Ausdehnung.

Achtes Kapitel.

Erkrankungen des Bewegungsapparates.

A. Knochen.

Vorbemerkungen.

Die kompakte Knochenrinde sowie die Balken des nach innen gelegenen spongiösen Gewebes bestehen aus verkalkter Grundmasse, in der die mit Ausläufern versehenen Knochenhöhlen (Knochenkörperchen), in denen die Knochenzellen liegen, gelegen sind. Die Ausläufer der Knochenhöhlen stehen untereinander in Verbindung und bilden so das Netzwerk der sog. Knochenkanälchen. In der Kompakta finden sich zudem größere Kanälchen für die Gefäße und Nerven, die Haversschen Kanäle. Das Knochengrundgewebe ist in Schichten (kreisförmig um die Haversschen Kanälchen) angeordnet; die Schichten bestehen aus verkalkten, durch einen Kittstoff verbundenen Fasern. An der Oberfläche des Knochens liegt das bindegewebige Periost, von dem Bindegewebsbündel — Sharpeysche Fasern — in das Knochengewebe eindringen; die Gelenkenden der Knochen sind von Knorpel bedeckt.

Zur Zeit der Geburt ist die Diaphyse der langen Röhrenknochen schon völlig verknöchert, die Epiphyse noch im ganzen knorpelig; sie zeigt einen Knochenkern, von welchem aus Verknöcherung (und Wachstum) der Epiphyse statthat. Weiterhin findet bei dem Längenwachstum von der Epiphyse aus eine Knorpelwucherung statt — Knorpelwucherungsgebiet (in dem man 3 Schichten unterscheiden kann) an der Epiphysengrenze —, und der neugebildete Knorpel wird von der Diaphyse her durch Knochen ersetzt, indem sich zunächst das vorläufige Verkalkungsgebiet bildet, in dieses von der Diaphyse aus Markmassen hineinwachsen, und Osteoblasten Knochengewebe bilden. Bei dieser enchondralen Verknöcherung dringen, soweit sie normal verläuft, die Markmassen nur in das Gebiet verkalkten Knorpels (nicht bis in den unverkalkten Knorpel) vor, so daß die Grenze von Knorpel und Knochen in einer scharfen Linie abschneidet. Mit beendetem Wachstum sind Epi- und Diaphyse knöchern verschmolzen. Das Dickenwachstum der langen Knochen beruht vorzugsweise auf der Bildung neuer Knochenanlagen vom Periost der Diaphyse aus. Andererseits wird durch die Osteoklasten Knochengewebe zerstört und so die Markhöhle erweitert und durch Aufsaugung von den Haversschen Kanälchen aus die Spongiosa gebildet, in der das Knochenmark liegt.

Die platten Schädelknochen, aus bindegewebigen Anlagen gebildet, zeigen Wachstum und Verknöcherung von den Knochenkernen aus sowie von dem an den Rändern zunächst teilweise unverkalkt erhaltenen knochenbildenden („osteogenen") Gewebe her. Nach Beendigung des Wachstums verknöchert auch dies Gewebe, und so entstehen die Nähte. Der knorpelig angelegte Schädelgrund wächst auf dem Wege der enchondralen Verknöcherung.

a) Angeborene Formabweichungen. — Entwicklungsstörungen.

Über die hochgradigsten Mißbildungen des Skeletes, ferner den **Riesenwuchs,** **Zwergwuchs** u. dgl. s. den allgemeinen Teil. Weiterhin kommt ganzer oder teilweiser Mangel an einzelnen Knochen, z. B. Unterkiefer, Schlüsselbein, Schienbain usw. vor. Im folgenden wollen wir noch einige teils angeborene, teils auf Entwicklungsstörungen während der extrauterinen Wachstumszeit zu beziehende Störungen an Knochen besprechen.

Bei **Hypoplasien** kommen vor allem zwei ursächliche Bedingungen in Betracht:

1. Eine zu geringe Wucherung des Knorpels an der Epiphysengrenze bzw. des verknöchernden Bindegewebes am Rande platter Knochen. So bleibt das Längenwachstum zurück.

2. Eine zu frühzeitige Verknöcherung des knochenbildenden Gewebes der platten Knochen (vorzeitige Knochenverschmelzung, „prämature Synostose"). Weiteres Wachstum wird so verhindert. Wenn so am Schädel frühzeitige Verknöcherung sämtlicher Nähte eintritt, entsteht die **Mikrozephalie,** wobei die Schädelkapsel im ganzen zu klein ist, während die Kiefer normal entwickelt sind. Auch das Gehirn ist mangelhaft entwickelt; die Menschen sind idiotisch. Die Mikrozephalie ist vererbbar und oft familiär. Bei den **Nanozephalie, Zwergköpfen,** ist der Kopf im ganzen zu klein, also auch die Kiefer. Hier kann das Gehirn, wenn auch klein, so doch wohlgebildet sein, Idiotie fehlen. Solches findet sich allein oder als Teilerscheinung allgemeinen Zwergwuchses.

Vorzeitige Verschmelzung einzelner Nähte bewirkt Schädelformen, welche in bestimmten Durchmessern verkürzt sind. Andere Schädelteile können sich zum Ersatz stärker entwickeln. Vei Verkleinerung einzelner Durchmesser kann man unterscheiden:

a) Schrägverengte Schädel, **Phagiozephali,** wenn die Kranz- oder Lambdanaht der einen Seite frühzeitig verknöchert und der Schädel dadurch schief wird („vordere" und „hintere Synostose").

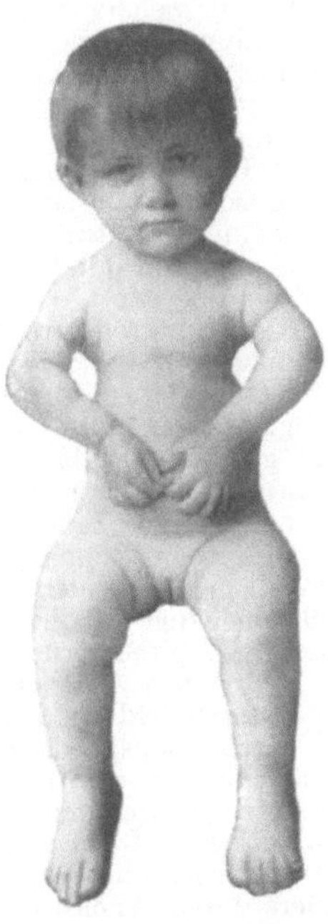

Abb. 482. Chondrodystrophia foetalis. $4^{1}/_{2}$ Jahre alt.

(Nach Wieland aus Brüning-Schwalbe, Hdb. d. allg. Pathol. u. d. path. Anat. d. Kindesalters.)

b) **Querverengte Schädel, Dolichozephali.** Zu geringe Breitenentwicklung kann verursacht werden durch geringes Wachstum der Stirnbeine und der Scheitelbeine, auch durch knöcherne Verschmelzung der Pfeilnaht, der Sphenoparietalnaht oder der Sphenofrontalnaht. Bei Verschmelzung der Pfeilnaht entsteht eine einfache Dolichozephalie, bei solcher der Sphenoparietalnaht eine Einziehung am Schädel hinter dem Stirnbein, Klinozephalie (Sattelköpfe), bei derjenigen der Sphenofrontalnaht Verschmälerung der Stirngegend, Leptozephalie.

c) **Längsverengerte Schädel, Brachyzephali,** entstehen durch frühzeitige Verschmelzung der Kranznaht oder der Lambdanaht. Findet im letzteren Falle (hintere Synostose) eine starke Entwicklung des vorderen Schädelgebietes statt, so entsteht eine nach hinten spitze Form — Spitzköpfe **(Oxyzephalie).** Hierher gehören auch die Turmschädel, welche infolge der veränderten Druckverhältnisse im Schädel vollständige Sehnervenatrophie herbeiführen können. Ist die Synostose eine teilweise, d. h. betrifft sie nur Teile der Kranznaht, nicht deren ganze Ausdehnung, so entstehen rundliche Schädelformen (Trochozephali).

Auch durch Verknöcherung von Synchondrosen kommen entsprechende Wachstumsstörungen vor; durch Verknöcherung des sakro-iliakalen Gelenks entsteht in dieser Weise das querverengte und das schrägverengte Becken (s. u.). Durch mangelhafte Entwicklung der Knorpel der oberen Rippen und deren dadurch bedingte Verkürzung kommt die als paralytischer Thorax oder Habitus phthisicus bekannte Brustkastenform zustande (S. 233).

An den Gliedmaßen kann das Längenwachstum durch mangelhafte und frühzeitig abgeschlossene Knorpelwucherung schon im Uterus gehemmt werden. So entsteht die sog. **(fötale) Chondrodystrophie** (Mikromelie, fötale Rachitis), welche mit der wirklichen Rachitis (s. u.) nur eine äußerliche Ähnlichkeit hat. Durch mangelhafte Entwicklung der Knochen — die Knorpelwucherung an der Diaphysengrenze hört auf, und diese mangelhafte Wucherungsfähigkeit des Knorpels ist wohl das Grundlegende — bleiben dabei die Gliedmaßen außergewöhnlich kurz (Mikromelie), aber zugleich unverhältnismäßig dick und plump, was namentlich auf die normal entwickelten, daher im Verhältnis zur Knochenlänge viel zu weiten, Weichteile, zurückzuführen ist. Wächst an der Epi-Diaphysengrenze in einem abnorm weiten Markraum von der einen Seite ein „Perioststreifen" hinein, so hört einseitig das Wachstum ganz auf, und Verbiegung der Gliedmaße muß entstehen. Der Kopf ist dabei unverhältnismäßig groß. Infolge Verkürzung des Schädelgrundes (weil die Verknöcherung an der Symphysis sphenooccipitalis auch aufhört) erscheint die Nase eingefallen. Die Kinder sterben meist bald; sonst bleiben sie Zwerge.

Der Chondrodystrophie äußerlich ähnlich ist die **Osteogenesis imperfecta,** d. h. das Zurückbleiben der Knochenanbildung von Periost und Mark her auf entwicklungsgeschichtlicher Störungsgrundlage infolge zu geringer Arbeitsleistung der Osteoblasten, wohl auf Grund einer Erschöpfung infolge mesenchymaler Minderwertigkeit; so kommt hochgradige Atrophie zustande, d. h. es wird zu wenig und ungenügend verkalkte Grundsubstanz gebildet. So bleiben das Schädeldach häutig, die Gliedmaßenknochen sehr dünn und brüchig **(Fragilitas ossum),** so daß Brüche, die wieder zu Verkrümmungen, Verdickungen, Verkürzungen usw. führen, zustande kommen. Auch Zähne können infolge wenigstens vorübergehender Odontoblastenschädigung schwere Veränderungen am Zahnbein aufweisen. Die Kinder sind gewöhnlich klein, ihre Gliedmaßen kurz; sie werden tot zur Welt gebracht oder sterben bald. Man denkt an eine schwere Stoffwechselstörung als grundlegende Ursache. Vielleicht hängt die Chondrodystrophie wie die Osteogenesis imperfecta mit einer Störung der Drüsen mit innerer Sekretion (Epithelkörperchen, Thymus?) zusammen. Zu erwähnen ist auch noch die sog. **Dysostosis cleido-cranialis** mit zahlreichen Abweichungen am Schädel, besonders mit Auseinanderweichen an den Nähten, meist zugleich mit Unterausbildung des Schlüsselbeins.

Kretinismus bedeutet eine allgemeine, psychisch und körperlich mangelhafte Entwicklung, die sich durch mannigfache Hemmungsbildungen äußert; durch Zurückbleiben des ganzen Skeletes in seiner Entwicklung, geringe einseitige oder sonst ungleichmäßige Entwicklung des Schädels, ungenügende Ausbildung des Gehirns, Hydrozephalus, bis zur Idiotie gesteigerten Mangel an Denkfähigkeit, ferner mangelhafte Entwicklung der verschiedensten Organe (Geschlechtsorgane, Zähne usw.). Am Schädelgrund wird besonders durch Wachstumsstörung zwischen vorderem und hinterem Keilbeinkörper und Basilarteil des Hinterhauptbeins die Basis verkürzt und die den Kretins eigentümliche Einziehung der Nasenwurzel bewirkt. Der Kretinismus ist erblich und in gewissen Gegenden, namentlich in einzelnen Hochtälern, epidemisch. Es scheint, daß er mit einer Störung der Schilddrüsentätigkeit zusammenhängt; wenigstens haben die Kretins entweder verkleinerte, atrophische oder in ihrem Bau veränderte und vergrößerte Schilddrüsen (hierüber und über das **Myxödem** s. S. 417).

Unter den **ungewöhnlich großen Schädeln** unterscheidet man die einfachen Großköpfe, **Kephalones,** und die **hydrozephalischen Schädel.** Bei letzteren geben dem Druck der zunehmenden Ventrikelerweiterung die noch weichen Knochen in zweierlei Weise nach: Erstens werden die platten Schädelknochen dünner und an bestimmten Punkten (namentlich in der Gegend der Stirn- und Seitenhöcker) besonders stark vorgewölbt, zweitens werden die Fontanellen und Nähte, soweit sie noch vorhanden sind, verhindert sich zu schließen, bleiben weit und klaffend. An Stelle der Nähte finden sich dann nur Häute. So wird der Gehirnschädel gegenüber dem Gesichtsschädel unverhältnismäßig groß. Die Augen sind (durch Verengerungen der Augenhöhle von oben her) herausgedrängt, der Supraorbitalrand ist verstrichen, die äußeren Gehörgänge stehen auffallend tief und sind nach unten gerichtet, alle Knochen sind dünn und durchscheinend. Findet später eine Verkalkung der Knochen statt, so bleibt doch die ungewöhnliche Form und Größe des Schädels erhalten. (Über Hydrozephalus s. S. 585.)

b) Degenerative Veränderungen.

Knochengewebe kann zugrunde gehen auf dem Wege der lakunären Aufsaugung — zumeist — oder der sog. Halisterese. Die **lakunäre Aufsaugung** besteht darin, daß an den sonst glatten Rändern der Spongiosabalken und der Haversschen Kanäle oder an der unter dem Periost liegenden Knochenoberfläche kleine

Aushöhlungen, die sog. Howshipschen Lakunen, entstehen, in die sich die Osteoklasten (Riesenzellen mit gedrängt stehenden Kernen) eingelagert finden, welche eben die Aufsaugung des Knochengewebes bewirken (auch die physiologische Knochenaufsaugung während der Wachstumszeit kommt durch Vermittelung solcher Osteoklasten zustande). Mit dem zahlreicheren Auftreten der Lakunen erhalten die Bälkchen mikroskopisch ein zackiges, wie angefressenes Aussehen und können schließlich auf diese Weise ganz zugrunde gehen. Außer in eigentlichen Lakunen können kleinere (einkernige) oder langgestreckte Osteoklasten auch flachere Gewebsverluste bewirken, so daß man dies mit den eigentlichen Lakunen als zelluläre Aufsaugung zusammenfassen kann (Pommer). Daneben kommen die sog. durchbohrenden Kanäle in Betracht. Hier handelt es sich um Eindringen von Gefäßsprossen, welche die Knochenschichten durchsetzen, mit Auftreten der vaskulären Aufsaugung. Jedoch liegen zumeist „falsche" durchbohrende Kanäle (Pommer) vor, und die vaskuläre Aufsaugung tritt gegenüber der erstgenannten Aufsaugungsform an Bedeutung stark zurück. **Halisterese** bedeutet Kalkentziehung, wobei also im Gegensatz zur zellulären (und vaskulären) Aufsaugung das Knochengewebe zunächst noch erhalten bleibt. Solcher halisteretischer Kalkschwund spielt im übrigen aber zum mindesten lange nicht die Rolle, wie man früher annahm.

Auf diese Weise (besonders die zuerst geschilderte) zustande kommende **Atrophie** des Knochengewebes tritt über das ganze Knochensystem verbreitet, oder an einzelnen Knochen auf. Ersteres ist der Fall bei der Altersatrophie sowie bei derjenigen bei zehrenden Erkrankungen aller Art. Die Altersatrophie findet sich besonders an den platten Schädelknochen und den Kiefern ausgeprägt. In der Diploe der Schädelknochen findet sich neben dem Altersschwund des Knochengewebes nicht selten eine Verdichtung der Spongiosa an anderen Stellen. Das

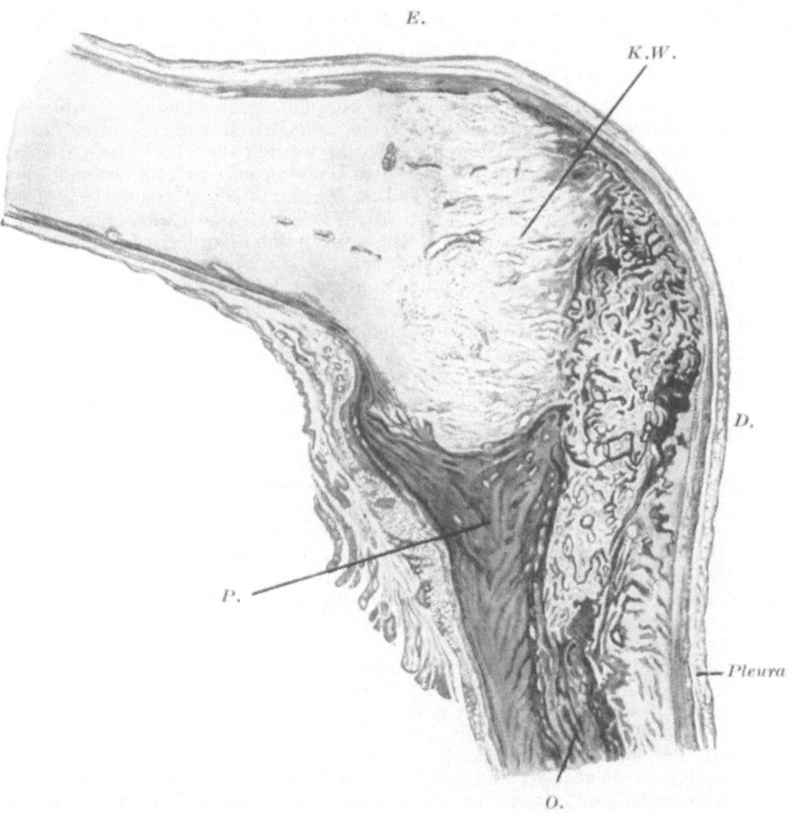

Abb. 483. Durchschnitt durch die Knorpel-Knochengrenze der Rippe eines Rachitikers mit sog. innerem Rosenkranz. — 6fache Vergrößerung.

E. = Rippenknorpel (Epiphyse). K.W. = Verbreiterte Knorpelwucherungszone. D. = Ende der knöchernen Rippe (Diaphyse). P. = Periostale Einstülpung am Knickungswinkel. O. = Periostale Osteophytenlage. Das Ende des Rippenknorpels. (E.) ist über das steil ansteigende Ende des Rippenschaftes (D.) nach innen, pleurawärts verschoben (Bajonettstellung!). Die Knorpelwucherungszone (K.W.) verläuft infolgedessen senkrecht, anstatt parallel zur Diaphysenachse (D.). Der periostale Osteophyt (O.) ist an der äußeren Seite des knöchernen Rippenendes besonders stark entwickelt und wird zu oberst durchbrochen von einem keilförmig in den Winkel zwischen Knorpel und Knochen einspringenden, faserknorpeligen Gewebe (P.). Dieses entspringt breitbasig vom Perichondrium und verdankt seine Entstehung wahrscheinlich den respiratorischen Verschiebungen an dieser Stelle der stärksten Nachgiebigkeit (Kassowitz, v. Recklinghausen).
(Nach Wieland, aus Brüning-Schwalbe, „Handbuch d. allgem. Pathologie u. der pathol. Anatomie des Kindesalters".)

Knochenmark nimmt an der Atrophie durch Umbildung in Gallertmark (S. 434) teil.

Besonders die Scheitelbeine, aber auch andere Schädelknochen zeigen zuweilen eine meist im Alter erst auftretende grubige Atrophie (Chiari), bei welcher Zug- und Druckwirkung der Galea aponeurotica und mancher Muskeln mitwirken soll.

Auf einzelne Gliedmaßen oder einzelne Knochen beschränkt, entwickelt sich die Untätigkeitsatrophie und die Druckatrophie. Erstere findet sich z. B., wenn durch ein chronisches Gelenkleiden oder durch zentrale Lähmung (z. B. eine Poliomyelitis anterior) Gliedmaßen dauernd außer Tätigkeit gesetzt werden. Man spricht dann auch von neuroparalytischer Atrophie.

Ebenso atrophiert ein Amputationsstumpf. Auch die Atrophie des Kallus (s. u.) ist eine hier zu nennende Anpassungsatrophie. Beispiele für die Druckatrophie, auch Druckusur genannt, bieten der hydrozephalische

Schädel, dessen Knochen unter dem Druck des sich immer mehr ausdehnenden Gehirns im Dickendurchmesser verdünnt und hochgradig atrophisch werden, sowie die Gruben an der Innenfläche der Schädelknochen, welche unter der örtlichen Druckwirkung von seiten der sog. Pacchionischen Granulationen entstehen. Ein weiteres Beispiel ist die Druckusur in der Wirbelsäule als Folge großer Aneurysmen (s. S. 319). Bei der Druckusur erscheint der Knochen wie angenagt.

Es kommen aber auch ausgesprochene Knochenatrophien als Begleiterscheinung verschiedener nervöser Erkrankungen (Tabes, progressive Paralyse u. a.) vor, ohne daß jemals eine Lähmung von Muskeln vorhanden gewesen wäre, so daß man die Atrophie unmittelbar auf nervöse (trophische) Einflüsse zurückführt. Diese Fälle bezeichnet man als neurotische Atrophie.

Findet die Atrophie so statt, daß es über ganze Knochen oder große Knochenteile mehr oder weniger gleichmäßig zu Zerstörung von Knochengewebe und Erweiterung der Binnenräume kommt, so bezeichnet man dies als **Osteoporose.** Im spongiösen Gewebe werden die Bälkchen dünner und an Zahl vermindert, die feste Rinde erhält weitere Kanäle und Hohlräume und nähert sich so dem Bau der Spongiosa. Die Haversschen Kanälchen werden zum Teil markraumartig erweitert. Im ganzen wird der Knochen leichter, durchlöchert und verliert damit an Widerstandsfähigkeit (Knochenbrüchigkeit = symptomatische Osteopsathyrosis). Wird ein Knochen durch den atrophischen Zustand im ganzen kleiner, was namentlich der Fall ist, wenn die Aufsaugung von außen her stattfindet, so bezeichnet man den Zustand als konzentrische Atrophie. Findet dagegen eine Aufsaugung von Knochengewebe von der Markhöhle her statt, so daß die letztere auf Kosten der Rinde erweitert wird, so spricht man von exzentrischer Atrophie. Auch Geschwulstzellen u. dgl. können Knochen zum Schwund bringen. Die Osteoporose umfaßt vor allem die Altersatrophie, die Untätigkeitsatrophie und die neurotische Atrophie. Hier spielt mangelhafte Anbildung durch Osteoblasten bei normaler Aufsaugung die Hauptrolle, bei der Druckusur handelt es sich umgekehrt um gesteigerte Aufsaugung.

Die atrophischen Knochen zeigen große Brüchigkeit; solche kommt, als „Osteopsathyrosis" bezeichnet, auch mehr selbständig vor. Die geringsten Verletzungen bewirken dann Brüche.

Die sog. idiopathische Osteopsathyrosis (Lobstein) gehört wohl zum Teil zu der Osteogenesis imperfecta (s. o.), zum Teil zu jugendlichen Formen der Osteomalazie (s. u.).

Ganzer Schwund von Wirbeln (Osteolysis), besonders der unteren Brust- und oberen Lendenwirbel kommt aus unbekannter Ursache vor (Schlagenhaufer).

Bei der Hungerosteopathie werden Wirbelsäule, Rippen und Becken weich, schneidbar, seltener auch die Gliedmaßen, besonders die unteren. Doch kommt in schwereren Fällen auch letzteres, und zwar gerade auch bei jüngeren Leuten, zustande. Die Erkrankung stellt teils eine der Osteomalazie nahestehende Osteoporose, zum großen Teil aber echte Osteomalazie (Schmorl), dar und entsteht infolge mangelhafter (bzw. ungeeigneter) Ernährung, vielleicht auf dem Wege über eine Störung der endokrinen Drüsen.

Auch bei zahlreichen Tierversuchen mit Nahrungsmangel in verschiedener Hinsicht, so phosphorsäurearmer Ernährung, sowie mit Herausnahme von endokrinen Drüsen, so Thymus, Epithelkörperchen usw., handelt es sich um Osteoporosen mit allen Folgen, nicht um echte Rachitis bzw. Osteomalazie. Pommer nimmt für alle diese Formen von Osteoporose und manche andere Sonderformen, die hier nicht angeführt werden können, an, daß wir sie „auf eine durch verschiedenartige Hungerzustände des Blutes gesteigerte resorptive Tätigkeit der der Knochensubstanz anliegenden Gefäßwände bzw. der von diesen gelieferten osteoklastischen Freßzellen zu beziehen haben." Dabei ist bei gewissen örtlichen und vorschreitenden Osteoporosen die gesteigerte Ausbildung solcher arrodierender Zellgebilde als Wirkung von kollateralen oder traumatisch oder reaktiv bedingten Hyperämiezuständen und damit einhergehenden Blut- und Gewebsdruckerhöhungen anzusehen (Pommer).

Zwei wichtige, in gewisser Hinsicht degenerative Knochenkrankheiten sind hier zu besprechen, die Rachitis und die Osteomalazie. Ihnen schließt sich die Osteodystrophia fibrosa an.

Rachitis (sog. englische Krankheit).

Das Wesen der Rachitis besteht in einem Kalklosbleiben neugebildeten Knochengewebes. Der kennzeichnende Befund ist somit in vermehrtem Maße angebildetes kalkloses Knochengewebe (auch Knorpel kann sich in solches osteoides Gewebe umwandeln). Es tritt an Stelle des alten hier früher gelegenen verkalkten Knochens, welcher allmählich durch Wirkung von Osteoklasten und perforierenden Kanälen schwindet. Bewirkt werden diese Vorgänge durch die der Rachitis zugrunde liegende Schädigung, durch Wachstumsvorgänge, mechanische usw. Einwirkungen und endlich dadurch, daß an Stelle des verkalkten Knochengewebes eine weit größere Masse unverkalkten Gewebes, um etwa das gleiche leisten zu können, treten muß (Schmorl). So werden die Knochenmassen innen wie außen mit Osteoidsäumen belegt. Dieser Vorgang ist um so auffälliger, als auch die physiologischen Aufsaugungsvorgänge (aber zunächst meist nur in mäßigem Umfange) auftreten. So können an der Verknöcherungsgrenze weite Markräume auftreten, die Knochen in höchsten Graden der Erkrankung durch starken Schwund sogar osteo-porotisch werden.

Hierzu kommt nun eine Störung der enchondralen Verknöcherung; hierbei erkranken schnell wachsende enchondrale Wachstumsherde besonders früh und stark. Indem das „präparatorische Verkalkungsgebiet" wegfällt, wird die Einschmelzung des in normalen Massen angebauten

Knorpels verlangsamt bzw. aufgehoben, d. h. der Knorpel wird nicht in Knochen verwandelt, sondern bleibt als solcher bestehen. Hierzu kommen Unregelmäßigkeiten der Gefäßversorgung. So entsteht eine verbreiterte und unregelmäßige Knorpelwucherungszone. Hierbei spielen nach Schmorl auch die Knorpelkanäle eine große Rolle, indem sie eine starke Gefäßdurchsetzung der Knorpelzone bewirken und vor allem durch ihr Bestehenbleiben zu einem etagenartigen Aufbau der Knorpelzonen führen. So wird das Längenwachstum aufgehalten; aber es leidet auch das Dickenwachstum.

Ganz entsprechendes finden wir an den platten Schädelknochen: die Knochen verdicken sich, aber bleiben weich und lassen breite Lücken zwischen sich. Wie an den Röhrenknochen der Knorpel, so verkalkt hier das knochenbildende Gewebe nur mangelhaft.

Das Knochenmark bleibt zunächst unverändert; höchstens stellt sich an bestimmten Stellen geringe Abnahme der Markzellen ein (Schmorl); später, aber erst sekundär, wird das Mark bindegewebiger.

Für die Beurteilung frischer Rachitis ist nur der Befund kalklosen Knochengewebes maßgebend. Alle Vorgänge sind in letzter Linie auf die gemeinsame Ursache einer Behinderung der Ablagerung von Kalksalzen zu beziehen (Pommer).

Bei der Heilung der Rachitis erfolgt die Verkalkung des osteoiden Gewebes — die sogar zu so starker Kalkablage führen kann, daß Osteosklerose entsteht — an der Stelle, wo sie, wenn Rachitis nicht bestanden hätte, hätte einsetzen müssen, also nicht an der Grenze des Knorpels und der Diaphyse, sondern in der Höhe der obersten Knorpeletage.

Auf Zeiten der Besserung können solche der Rückschläge folgen; so kommt es zu mehreren Verkalkungslinien, bis die endgültige Heilung eintritt. Die enchondrale Verknöcherungsstörung kann die Heilung noch überdauern, da sie längere Zeit zu ihrer Rückbildung braucht. Infolge der Wachstumsstörung der Epiphysenlinie können Verkürzungen der Knochen — rachitische Zwerge — sowie Verunstaltungen, besonders Verdickungen der Gelenkenden, entstehen, welche auch nach der Heilung bestehen bleiben. Als Nebenbefund sei eine bei langdauernder Rachitis auftretende Osteoporose (s. o.) erwähnt, sowie Enchondrome, welche auf abgesprengte Knorpelteile (infolge mechanischer Herausdrängung von Knorpel und somit erfolgter Abschnürung von Teilen des Knorpelwucherungsgebietes) bezogen werden.

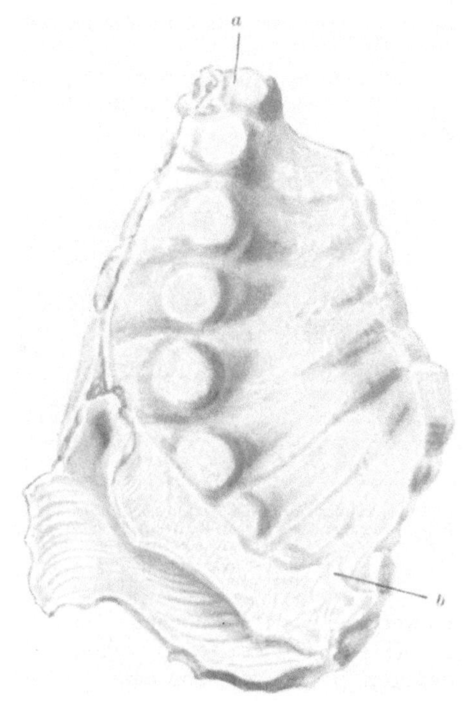

Abb. 484. Rachitische Auftreibung der Rippenknorpelknochengrenze (a), sogenannter rachitischer Rosenkranz, vom Thoraxinneren aus gesehen, bei b Zwerchfellansatz.

Die Rachitis tritt in den meisten Fällen vom zweiten bzw. dritten Lebensmonat bis zum vierten Jahre auf. Angeboren kommt sie nicht vor; nach der Reifungszeit nur sehr selten als Rachitis tarda, welche zur Osteomalazie überleitet. Durch das Auftreten der Rachitis im frühen Lebensalter führt sie zu einer Entwicklungsstörung.

Als ursächliche Bedingungen wurden kalkarme und sonst unzweckmäßige (zu kohlehydratreiche) Nahrung, abnorme Säurebildung im Körper (Milchsäure), Entzündungen, Infektionen mit Kokken, nervöse Einflüsse angeführt, wohl alles zu Unrecht. Grundlegend ist nach neuerer Auffassung das Fehlen eines besonderen Vitamins, des sog. antirachitischen (s. S. 407), welches für das Mineralstoffwechselgleichgewicht des wachsenden Körpers unentbehrlich zu sein scheint. Dabei werden sehr wahrscheinlich Störungen der endokrinen Organe (Thymus, Epithelkörperchen usw.), die vielleicht von maßgebender Bedeutung sind, ausgelöst. Hier sei auch auf das so häufige Zusammentreffen der Rachitis mit Tetanie hingewiesen (über diese s. im allgemeinen Teil). Von solchen Gesichtspunkten aus ist es auch wohl zu verstehen, daß schlechte, hygienische Verhältnisse, Dyspepsien u. dgl. in dem in Betracht kommenden Alter als das Auftreten der Rachitis begünstigend lange bekannt sind. Und in diesem Sinne ist es auch richtig, wenn v. Hansemann die Erkrankung als Folge der „Domestikation" bezeichnete.

Mangel an Licht und Luft wirken wohl mit. Außer der Grundursache spielen bei den rachitischen Veränderungen Wachstumsvorgänge, mechanische Einwirkungen u. dgl. eine Rolle.

Im übrigen wird durch die jetzige Behandlung mit Bestrahlung bzw. bestrahltem Ergosterin die Rachitis überaus viel seltener.

Die Abweichungen der Knochenbildung prägen sich auch in einer veränderten chemischen Zusammensetzung aus. Der rachitische Knochen weist einen geringeren Gehalt an Kalksalzen und Erdsalzen und einen vermehrten Wassergehalt auf. Hierauf beruhen einige neuere physikalisch-chemische Erklärungsversuche für die Rachitis, welche aber noch nicht eindeutig sind. Im Blute besteht bei der Rachitis eine relative Azidose.

Von klinischer Seite wird betont, daß auch die Muskeln und das Bindegewebe mitgeschädigt sind, ferner daß sich auch Zeichen einer Erkrankung des Zentralnervensystems und der Verdauungsorgane oft einstellen.

Infolge der Störungen in der Epiphysenlinie — und entsprechend dem knochenbildenden

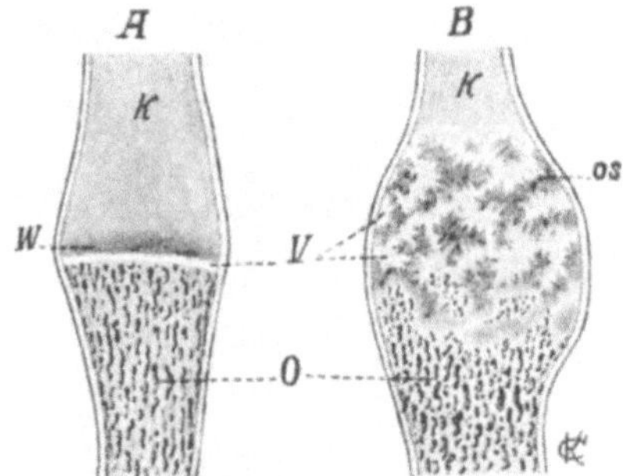

Abb. 485.

A Durchschnitt durch die Epiphysengrenze einer normalen Rippe, K ruhender Knorpel, W Knorpelwucherungszone, V Verkalkungszone, O Knochen der Diaphyse, B bei Rachitis: os osteoide Substanz ($\frac{6}{1}$).

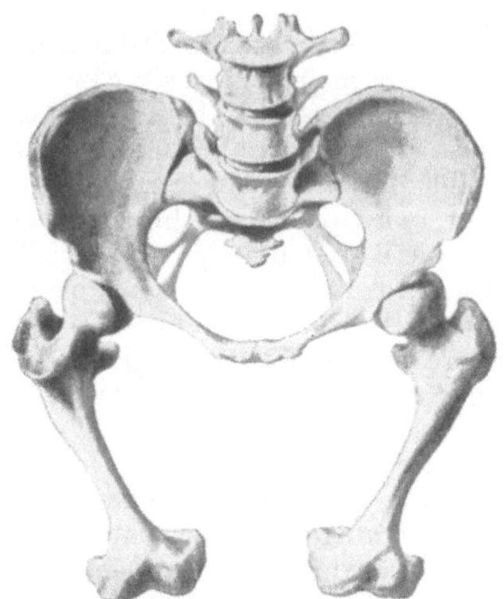

Abb. 486. Rachitisches, allgemein verengtes und plattes Becken.

(Aus Bumm, Grundriß der Geburtshilfe, 15. Aufl., J. F. Bergmann, München 1922.)

Gewebe der platten Knochen — erreichen rachitische Knochen nicht ihre volle Länge. So können rachitische Zwerge entstehen. Doch sind diese hochgradigsten Entwicklungsstufen seltener, dagegen finden wir sehr häufig

Veränderungen an den einzelnen Skeletteilen bei Rachitis.

Am Schädel äußert sich die rachitische Erkrankung in ausgesprochener Weise am Hinterhaupt, an welchem das Knochengewebe bis auf geringe Reste schwinden kann, so daß es weich und durch das Liegen abgeflacht wird „Kraniotabes". Die übrigen Schädelknochen sind durch das osteoide Gewebe stark verdickt. Nähte und Fontanellen bleiben lange und weit offen, die große Fontanelle 2—4 Jahre (normal 20 Monate), die Pfeilnaht bis 3 Jahre (normal bis zum Ende des ersten Jahres), die Kranznaht 2 Jahr (statt 4 Monate), die Lambdanaht $1\frac{1}{2}$ Jahre (statt 3 Monate). Einzelne Schaltknochen bleiben getrennt bestehen. Am rachitischen Schädel sind die Verknöcherungsränder verdickt, Stirnbein- und Scheitelbeinhöcker durch rachitische Osteophyten stark hervorragend und die zwischen diesen vier Punkten liegenden Teile auffallend flach, wodurch der Schädel eine ausgesprochen viereckige Form erhält. Sehr häufig ist ein mehr oder minder hochgradiger Hydrozephalus damit verbunden. Der Unterkiefer ist in der Gegend hinter den Schneidezähnen, der Oberkiefer am Ansatz des Jochbogens winkelig geknickt. Die Zahnbildung rachitischer Kinder ist unregelmäßig und tritt verspätet ein, die Stellung der Zähne zueinander wird vielfach unregelmäßig.

An der Wirbelsäule entstehen durch die Verbiegungen der weichen Knochen Kyphosen und Skoliosen, welche auch Verschiebung und ungleichmäßige Gestaltung des Brustkorbes zur Folge haben. Dieser zeigt außerdem noch zwei kennzeichnende Veränderungen: einmal unregelmäßig zackige Verdickungen an der Knorpelknochengrenze der Rippen, die als reihenartig angeordnete Höcker meist schon durch die Haut fühlbar sind — „rachitischer Rosenkranz" —, sodann eine Verschmälerung durch seitlichen Druck (wahrscheinlich durch den inspiratorischen Zwerchfellzug auf die Rippen entstanden), wodurch das Brustbein kielartig nach vorn gedrängt wird (Pectus carinatum, Hühnerbrust).

Am Becken bleiben, wie an allen Körperteilen, die Knochen im ganzen kleiner; namentlich betrifft dies die Darmbeinschaufeln. Durch den Druck der Rumpflast wird das Kreuzbein nach unten gedrängt und dabei stark nach vorn konkav gekrümmt. Seine Wirbelkörper sind nach vorn vorspringend, so daß die hintere Wand des kleinen Beckens in der Mittellinie vorragt, und die Conjugata vera im Beckeneingang verkürzt wird. Meist ist das rachitische Becken platt, seltener allgemein verengt oder asymmetrisch (vgl. u.).

An den Gliedmaßen, namentlich an den unteren, treten infolge der Weichheit der Knochen häufig Verkrümmungen auf (O-Beine). Infolge der Brüchigkeit entstehen bei geringfügigen Anlässen Brüche, welche wiederum mit weiteren Verunstaltungen heilen; jedoch kann durch geeignete Aufsaugungs- und Anbildungsvorgänge später wieder ein mehr oder weniger vollkommener Ausgleich der rachitischen Krümmungen stattfinden.

Osteomalazie.

Die **Osteomalazie** besteht in einer langsam fortschreitenden Erweichung des Skelets unter Auftreten kalkfreien Knochengewebes. Auch hier ist dies osteoide Gewebe, also der weiche kalklose Knochen, als neugebildet aufzufassen (nicht durch Halisterese entstanden, wie man früher annahm), so daß grundsätzliche Unterschiede zwischen Rachitis und Osteomalazie, wie man ehedem vermeinte, nicht bestehen. Osteomalazie und Rachitis gehören also vorgangsmäßig zusammen, sie unterscheiden sich, abgesehen von mengenmäßigen Abweichungen der Vorgänge, nur dadurch, daß Rachitis fast stets bei kleinen Kindern, Osteomalazie bei Erwachsenen einsetzt.

Bei der Osteomalazie entstehen zunächst die sog. osteomalazischen Säume, d. h. neugebildete kalkfreie Knochengebiete, welche sich dem noch kalkhaltigen Knochen anlegen. Diese Säume sind zunächst in Schichten aufgebaut und werden dann mehr und mehr homogen. Die Knochenhöhlen verschwinden zum Teil, zum Teil bleiben sie in Gestalt kleiner eiförmiger Lücken bestehen. Durch zeitweise Erweiterung der interfibrillären Spalten entstehen Lücken, welche zunächst die eigentümlichen, unregelmäßig gestalteten, sternförmig, netzförmig oder federförmig aussehenden Figuren bilden, die sog. Gitterfiguren, die man bei allen Vorgängen mit mangelhaftem Kalk im Knochen findet.

Liegt der Osteomalazie eine Atrophie von Knochengewebe zugrunde, an die sich Anbildung neuen, nicht verkalkenden Knochengewebes anschließt, so kommt nach Pommer diese primäre Atrophie dadurch zustande, daß bei dem auch nach Abschluß des Wachstums noch fortwährend vor sich gehenden Abbau und Anbau von Knochengewebe ersterer überwiegt, so daß Gewebsverlust nicht durch Neuanlagerung gedeckt wird.

Im weiteren Verlauf wird das osteoide Gewebe aufgelöst und durch ein vom Knochenmark gebildetes faseriges Gewebe ersetzt, in welchem noch Reste

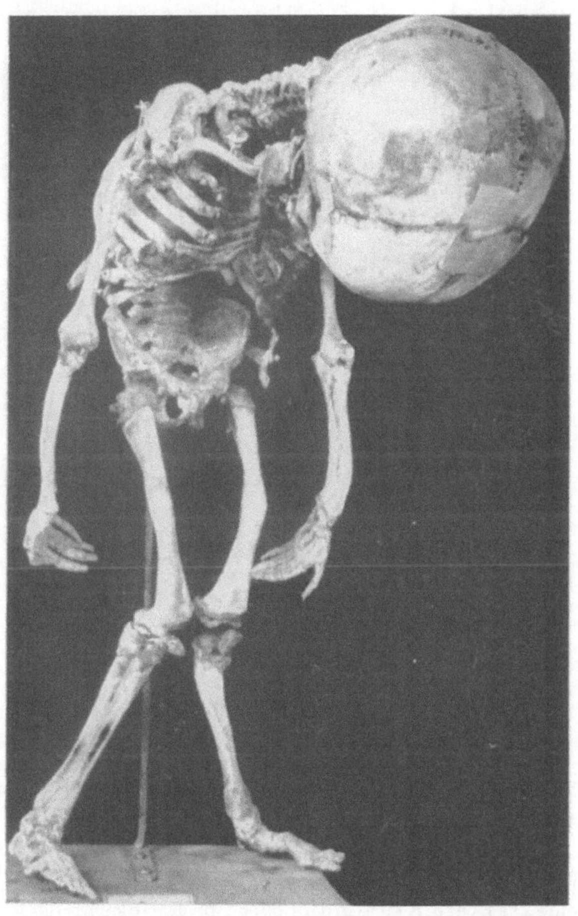

Abb. 487. Skelet eines zwei Jahre alten, florid rachitischen Kindes.

Muskelzug und Belastungsverbiegungen der langen Röhrenknochen. — Kartenherzbecken. Kyphose. Schädel auf den schmalen Thorax herabgesunken. Am Schädel klaffende Nähte und Fontanellen. — Pathol.-anatom. Sammlung in Basel.
(Nach Wieland, aus Brüning-Schwalbe, „Handbuch d. Pathologie u. pathol. Anatomie des Kindesalters".)

osteoiden oder auch noch kalkhaltigen Knochens liegen können. Osteoides (kalkloses) Gewebe wird andererseits auch weiter neugebildet, besonders da, wo Zug und Druck am stärksten einwirken (v. Recklinghausen). Im ganzen schwindet der Knochen so mehr und mehr, seine Markräume erweitern sich; meist leistet die äußerste Knochenrinde der Erweichung einen stärkeren Widerstand und bildet noch lange Zeit hindurch eine dünne, harte Schale um den entkalkten Knochen. Wird schließlich auch sie ergriffen, so stellt der letztere nur noch eine dunkelrote, weiche Masse dar, die kaum mehr Ähnlichkeit mit Knochen hat.

Das Knochenmark zeigt sich bei frischen und in raschem Fortschreiten begriffenen Fällen von Osteomalazie meist blutreich, lymphoid, in älteren Fällen kann sich auch Fettmark oder auch Gallertmark vorfinden; Blutungen und Verfärbungen im Mark sind sehr häufig festzustellende Befunde, ebenso auch Erweichungszysten.

In den Anfangsstufen ist der osteomalazische Knochen brüchig, da er mit den Kalksalzen einen Teil seiner Widerstandsfähigkeit eingebüßt hat. Mit fortschreitender Entkalkung aber wird er biegsamer und weicher; daher finden wir besonders in den Anfangszeiten vorwiegend Brüche und Infraktionen, in den späteren Zeiten Verbiegungen der Knochen. In höchsten Graden der Erkrankung können die Knochen beliebig biegsam und schneidbar werden.

Die chemische Untersuchung weist im osteomalazischen Knochen ein Überwiegen der organischen Stoffe über die anorganischen nach; das osteoide Grundgewebe weicht in

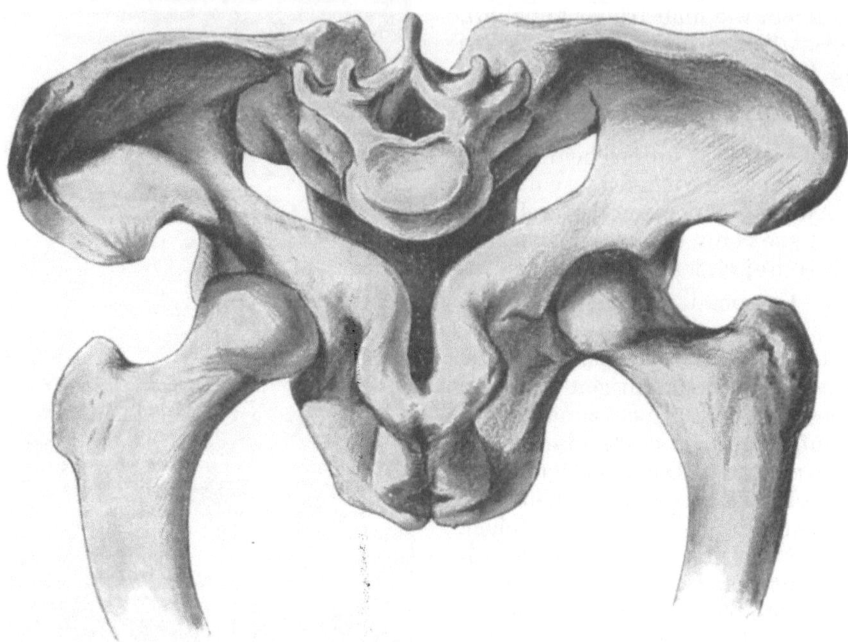

Abb. 488. Zusammengeknicktes osteomalazisches Becken.
(Aus Bumm, Grundriß der Geburtshilfe, 15. Aufl. München: J. F. Bergmann 1922.)

seiner chemischen Zusammensetzung von dem Grundgewebe des normalen Knochens auch ab. Auch hier besteht im Blute relative Azidose.

Die wichtigsten Folgen für das Skelet zeigen sich am Becken und an den unteren Gliedmaßen. Am Becken machen sich zwei Bedingungen geltend, der Druck des Rumpfes auf das Kreuzbein und der seitliche Druck der Femora auf die Darmbeine. Ersterer bewirkt ein Tiefertreten des Kreuzbeins und eine stärkere Krümmung oder eine Knickung desselben nach vorn; infolgedessen weicht die Symphyse nach vorn aus und wird schnabelförmig vorgedrängt („Schnabelbecken"): Das seitlich zusammengeknickte Becken ist die für Osteomalazie kennzeichnende Beckenform. An der Wirbelsäule entstehen Kyphosen, Lordosen und Skoliosen (s. u.). Die unteren Gliedmaßen erleiden namentlich Verkrümmungen durch ihre Belastung oder durch Infraktionen, die anfangs knöchern, später bindegewebig werden und schließlich oft gar nicht mehr heilen. So bleiben mehr oder minder bedeutende Knickungen zurück.

Man unterscheidet eine puerperale und eine nicht puerperale Osteomalazie. Die puerperale Form schließt sich an Schwangerschaften oder an das Wochenbett an und beginnt am Becken. Ihr Verlauf ist vielfach schwankend; regelmäßig entstehen Verschlimmerungen im Anschluß an eine erneute Schwangerschaft, die selbst mit großen Gefahren wegen des veränderten Beckens verknüpft ist. Heilungen der Osteomalazie sind jedenfalls sehr selten. Die nicht puerperale Form tritt ebenfalls, und zwar aus unbekannten Ursachen, überwiegend beim weiblichen Geschlecht auf; hier beginnt die Veränderung meist an den unteren Gliedmaßen oder auch am Schädel. Doch sind auch Osteomalazien bei Männern sichergestellt. Ebenso Altersosteomalazie (im Alter ist die Osteoporose [s. o.] weit häufiger).

Die eigentliche Ursache der Krankheit ist unbekannt. Es handelt sich wohl um eine Störung des Stoffwechsels und besonders des Kalkstoffwechsels, offenbar eng verbunden mit Schädigungen der endokrinen Drüsen. Hiermit hängt die im übrigen noch keineswegs eindeutig klar gedeutete Tatsache zusammen, daß Eierstockentfernung Heilung bewirken kann. In den Epithelkörperchen findet man bei Osteomalazie hyperplastische Vorgänge, ob es sich hier um einen primären Vorgang oder um sekundäre Folge der Überbeanspruchung handelt, ist noch zweifelhaft, auf jeden Fall erscheint ein Zusammenhang zwischen den Epithelkörperchen und dem Kalkstoffwechsel und dessen Abweichungen sichergestellt (s. auch bei Osteodystrophia fibrosa unten). Im allgemeinen ist die Erkrankung selten; auffallend ist ihr endemisches Auftreten in manchen Gegenden (in Deutschland z. B. im Stromgebiet des Rheines). Einzelne Fälle kommen auch anderweitig vor.

Ähnliche Vorgänge wie bei Osteomalazie, nur leichteren Grades, kommen häufiger während Schwangerschaften auch sonst vor; daß die echte Osteomalazie nur eine besondere Steigerung hiervon darstelle, ist aber doch nicht anzunehmen.

Osteodystrophica fibrosa. Pagetsche und Recklinghausensche Erkrankung.

Die sog. **Ostitis deformans Pagets** und die **Ostitis fibrosa generalisata v. Recklinghausens** werden vielfach wegen mancher gemeinsamer Vorgänge zunächst zusammengefaßt, und zwar da keine eigentlich-entzündliche Veränderung vorliegt, als **Osteodystrophia fibrosa.** Es finden einmal Knochenschwund durch lakunäre Zerstörung auf dem Wege von Osteoklasten, andererseits Neubildungsvorgänge durch Osteoblasten statt. Zudem wandelt sich das Knochenmark unter Schwinden seiner Zellen in ein festes faseriges Bindegewebe um, das zum Teil auch Knochen liefert. Ein Teil des neugebildeten Knochens kann osteoid bleiben, auch kann neugebildetes Knochengewebe seinerseits wieder eingeschmolzen werden. Durch den fortwährenden Anbau und Abbau wird der ganze innere Bau und die äußere Gestalt der befallenen Knochen umgebaut. Es kommt zu starken Verdickungen, geschwulstartigen Auftreibungen, zu Verkrümmungen an Stellen besonderer Belastung, zu hochgradigsten Verunstaltungen. Ergriffen sind zumeist eine Reihe von Knochen, besonders die Tibiae und Femora, der Schädel, der Unterkiefer, die Wirbelsäule, die Rippen, das Becken usw. Auch der Muskel kann in bindegewebiges Gewebe umgewandelt werden. Je nach Überwiegen der einzelnen Vorgänge kann man die Gesamtbefunde in einzelne Formen einteilen, in hypostotische und hyperostotische, in porotische und sklerotische, nach dem Sitz in medulläre und kortikale, nach dem Alter in kindliche, jugendliche, erwachsene und Altersformen (Christeller). Bei solcher Betrachtung stellt die Pagetsche deformierende Erkrankung die hyperostotisch-porotische Form der Erwachsenen, die fibröse Osteodystrophie v. Recklinghausens die hypostotisch-porotische Form dar. Beherrscht der Abbau ganz das Bild, so entstehen an Osteomalazie erinnernde Formen, ergreift die Veränderung Kinder (selten) und hindert die enchondrale Verknöcherung, so kann äußerlich ein an Rachitis erinnerndes Bild sich ausbilden.

Neuerdings werden aber die Pagetsche und Recklinghausensche Erkrankung auch pathologisch-anatomisch (klinisch wurde der Zusammenfassung überhaupt meist nicht gefolgt) wieder scharf getrennt, wie dies vor allem Schmorl betont. Die Vorgänge sind zum Teil verschieden, auch die Entstehungsursache wahrscheinlich.

Die Hyperostose führt bei der **Pagetschen Erkrankung** zu den starken Knochenverunstaltungen. Der Schädel wächst — es werden nur ältere Menschen ergriffen — durch Verdickung des Schädeldaches. Er ist unregelmäßig verdickt, durchlöchert, zuweilen ganz kautschukartig biegsam. Die Unterkiefer werden oft unförmig. Die Wirbelsäule sinkt in sich zusammen, die unteren Gliedmaßen, besonders Femora und Tibiae, werden plump, verdickt, verbogen, auch oft mit Brüchen und deren Heilungsergebnissen. Die Menschen werden kleiner, von affenartiger Haltung. Es sind viele Knochen, aber nicht die Gesamtheit, sondern jeder rein örtlich ergriffen, zuweilen auch nur einzelne Skeletteile. Kennzeichnend für diese Erkrankung sind die von Schmorl verfolgten „ungeordneten Mosaikstrukturen", d. h. Knochengewebe, das sich „aus kleinen, unregelmäßig geformten, lamellär gebauten, mosaikartig aneinander gelagerten Knochenstückchen zusammensetzt, die durch unregelmäßig gebaute, verschieden verlaufende Abbaukittflächen voneinander getrennt werden" (Schmorl). Diese Mosaikstrukturen, welche durch dicht nebeneinander ablaufende Abbau- und Anbauvorgänge zustande kommen, lassen die Verbreitung der Veränderung an den Knochen, aber auch Abheilungen, neue Schübe usw. erkennen. Wenn zahlreiche Knochenbälkchen umgebaut sind, entwickelt sich sekundär auf Grund von funktionellen und mechanischen Bedingungen bindegewebige Umwandlung des Markes.

Das Periost reagiert mit bedeutender Wucherung, vor allem aus Bindegewebsknochen bestehenden Knochenlagen und osteophytären Wucherungen. Infolge von verändertem Knochenbau (Mosaikstrukturen) und so bedingtem verringertem Kalkgehalt sind die Knochen statisch minderwertig (Schmorl) und so kommen die Verbiegungen und Verunstaltungen zustande. Die Ursache der Pagetschen Erkrankung ist unbekannt.

In dies Gebiet gehört wohl auch zum Teil wenigstens die sog. Leontiasis ossea, eine meist bei jüngeren Leuten sich einstellende hyperostitische Form, welche sich an den Knochen des Schädels und Gesichts abspielt. Die Verdickungen, die zu marmorartigen Knochenumbau führen können, betreffen vor allem den Unterkiefer, das Jochbein, die Augenhöhlenränder. Auch Einengung der Schädelhöhle (Kraniostenose), der Stirnhöhle und Augenhöhle kann auftreten.

Im Gegensatz zur Pagetschen Erkrankung ist die **Osteodystrophia fibrosa generalisata v. Recklinghausens** eine das ganze Knochensystem ergreifende. Hier beruhen die Verunstaltungen auf Verbiegungen des hypostotischen Knochenumbaus, der mit vorschreitender Knochenatrophie beginnt (Askanazy, Pick), wobei die Zerstörung von der Markhöhle aus erfolgt. Die Erweichung der Knochen führt zu Verbiegungen, die, wie Pick betont, weit stärker als bei der Osteomalazie sind. Auch Brüche und Infraktionen treten sehr häufig auf. Wir sehen nun in den das Knochenmark ersetzenden Bindegewebsmassen — ein sekundärer Vorgang, nicht der Ausgangspunkt der Erkrankung — ganz gewöhnlich weitere Umwandlungen. Sind sie mehr abgesetzt und sehr dicht, so können sie ganz den Eindruck eines Fibroms machen. Vor allem aber spielen sich hier weitere sekundäre Entartungsvorgänge sowie Wucherungsvorgänge ab. Zu ersteren gehören vor allem Erweichungen, wohl auch Blutungen, welche zu **Zysten** mit dünnem oder dickerem Inhalt führen. Zu den Neubildungsvorgängen gehört vor allem die Bildung kleiner, schärfer abgesetzter sog. **brauner Geschwülste.** Sie bieten das Bild von Riesenzellensarkomen und erscheinen wegen ihres reichlichen Blutfarbstoffes braunrot. Es handelt sich

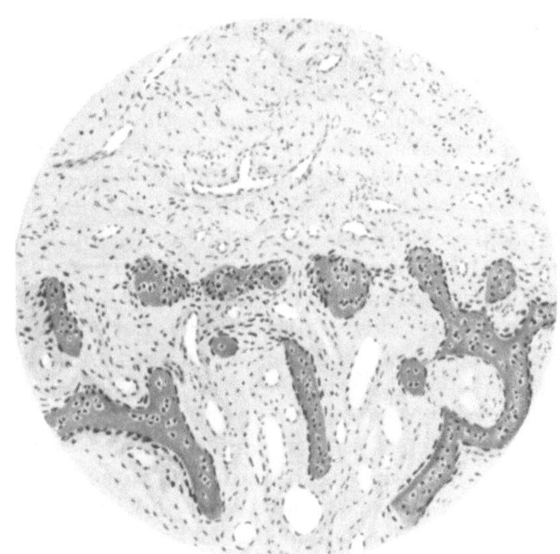

Abb. 489. Osteodystrophia fibrosa.

aber um keine echten Geschwülste, sondern um Neubildungen chronisch-entzündlicher Natur auf Grund von resorptiven (Aufsaugungs-) Leistungen; ihr Hauptsitz sind die Gebiete stärkster mechanischer Beanspruchung in den Rindenteilen der Diaphysen. Sehr selten nur schließen sich echte Sarkome an. Die Entstehung der Osteodystrophia fibrosa v. Recklinghausens hängt von geschwulstartigen Vergrößerungen der Epithelkörperchen (sog. Strumen dieser) und auf Grund solcher abgearteten Ca- und P-Stoffwechsel ab; Entfernung der so veränderten Epithelkörperchen kann Einstellung dieses Stoffwechsels wieder auf annähernd normale Werte und somit Besserung der Knochenerkrankung bewirken (vgl. im Allgemeinen Teil).

Es gibt auch ähnliche Erkrankungen einzelner Knochen, ferner anscheinend allein gelegene einzelne Knochenzysten, von denen noch nicht sicher entschieden ist, ob es sich hier um das gleiche wie bei der Recklinghausenschen Krankheit mit ähnlicher Entstehungsursache handelt. In den Formenkreis der Osteodystrophia fibrosa, hier circumscripta, gehört auf jeden Fall auch die Epulis, das sog. Riesenzellensarkom der Kiefer (vgl. im Allgemeinen Teil). Über entsprechende Veränderungen an Gelenken und besonders Sehnenscheiden s. u.

Der Osteodystrophia fibrosa ist im Wesen die Schnüffelkrankheit der Schweine nahe verwandt. Auch sonst kommen entsprechende Erkrankungen bei Tieren vielfach vor.

Eine gewisse äußerliche Ähnlichkeit mit der Rachitis zeigt die gegebenenfalls auch mit Rachitis vergesellschaftete, bei Kindern hauptsächlich im Alter von $^1/_4$—2 Jahren auftretende **Moeller-Barlowsche Krankheit (Osteotabes infantum scorbutica).** Sie entspricht vollkommen dem Skorbut der Erwachsenen und ist wie dieser Folge unzweckmäßiger Ernährung, d. h. des Mangels des sog. antiskorbutischen Vitamins (s. S. 407). Bei den Kindern handelt es sich hier um Ernährung mit hochgradig sterilisierter Milch, so daß es bei zweckmäßigerer Ernährung heute gelungen ist, die Krankheit fast ganz zum Verschwinden zu bringen.

Ebenso wie bei Skorbut zeigen die an Moeller-Barlowscher Krankheit leidenden Kinder hämorrhagische Diathese, so auch am Zahnfleisch. Hier treten aber auch dem Wachstumsalter entsprechend Knochenveränderungen in den Vordergrund. Diese bestehen besonders in einem Schwund des Knochenmarkes, so daß fast nur noch Endost mit Blutgefäßen übrig bleibt. Hierzu gesellt sich Aufsaugung des Knochens, besonders der Spongiosa. Das Endost kann sodann auch wuchern und Knochenbälkchen, aber nicht typisch gebaute, hervorbringen. Die Hauptveränderungen sitzen in dem der Epiphyse benachbarten Teil der Diaphyse. Hierzu kommen bindegewebige Entartung des Knochenmarkes und, auf Grund der hämorrhagischen Diathese, Markblutungen. An den hierdurch in ihrer Festigkeit beeinträchtigten Skeletteilen entstehen leicht traumatische Schädigungen, Zusammenbruch der jüngsten Teile der Diaphyse mit Lockerung und Lösung der Epiphyse, Einrisse und Brüche in Verbindung mit Blutungen im Knochen und unter dem Periost.

c) Krankhafte Knochenneubildung — Wiederherstellungsvorgänge. — Umbildung (Transformation).

Knochenneubildung geht unter krankhaften Bedingungen wie unter normalen von Periost und Knochenmark aus. Osteoblasten beiderlei Ursprungs bilden neues Knochengewebe in Schichten (wobei einzelne bei der dann einsetzenden Verkalkung hiervon freibleibende Osteoblasten zu Knochenkörperchen werden) an das alte Knochengewebe an. Oder neuer Knochen wird nicht einfach an die Oberfläche des alten angelagert, sondern von wucherndem Periost oder Markgewebe aus bilden auch hier Osteoblasten, welche sich gruppenweise zusammenlegen, das feinfaserige osteoide Gewebe, das durch Kalkablagerungen in Knochen übergeht. Zwischen den jungen Knochenbalken gelegenes Gewebe wird zum Knochenmark, das durch von neuen Osteoblasten an die Knochenbalken weiter angebildete Knochenlagen zu Haversschen Kanälen mit Gefäßen eingeengt wird. Oder neuer Knochen bildet sich aus Knorpel entsprechend der enchondralen Verknöcherung, oder endlich durch unmittelbare Verknöcherung einzelner Züge periostalen Gewebes, dessen Zellen dabei zu Knochenzellen werden; an die so entstehenden Balken lehnen sich Osteoblasten an und legen neues Knochengewebe an.

Endlich kann unter krankhaften Bedingungen Bindegewebe sich in Knochengewebe umwandeln, wobei also bindegewebige Grundsubstanz sich in Knochengrundsubstanz (unter Kalkaufnahme), Bindegewebszellen sich in Knochenkörperchen umbilden.

Am Knochen verbinden sich regressive und Neubildungsvorgänge in mannigfaltigster Weise. So kann an einem Spongiosabälkchen an der einen Seite Einschmelzung, an der anderen neuer Knochenanbau statthaben. Auch kann neugebildetes Knochengewebe häufig wieder teilweise Einschmelzung aufweisen, z. B. Osteophyten (s. u.) durch Osteoporose durchlöchert werden.

Heilung von Knochenbrüchen. Bei einfachen Brüchen ohne erhebliche Verschiebung der Bruchenden wird die Heilung zunächst durch Aufsaugung des Blutergusses und der etwa vorhandenen kleinen Knochensplitter vorbereitet. Die Wiedervereinigung der getrennten Bruchenden findet so statt, daß sich

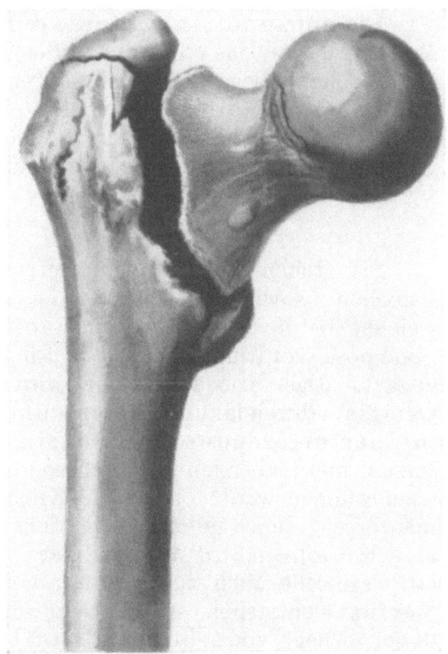

Abb. 490. Frischer Bruch im Hals des Femur.
(Nach Cruveilhier, l. c.)

an und zwischen ihnen, teils vom Periost, teils vom Mark der Bruchenden aus, osteoides Gewebe bildet, welches sich in Knochen umwandelt. Dieses junge, stark eisenhaltige Gewebe heißt **Kallus,** je nachdem Periostkallus oder Markkallus. In beiden ist das osteoide Gewebe in Form von Balken angeordnet, die sich weiter durch Anlagerung verdicken. Indem der periostale und ebenso der Markkallus der beiden Bruchenden sich vereinigen, wird zwischen ihnen wieder eine Verbindung hergestellt. Ist zwischen den Bruchenden ein Zwischenraum vorhanden — ohne zu starke seitliche Verschiebung —, so wächst der Markkallus in diesen hinein und füllt ihn aus, intermediärer Kallus. Auf diese Weise entsteht an der Bruchstelle ein großer, eine spindelförmige Auftreibung darstellender Kallus, der die Bruchenden knöchern vereinigt und auch die Markhöhle verschließt. Die Ausbildung einer knöchernen Vereinigung der beiden Bruchenden erfordert eine verschieden lange Zeit; man kann 2—10 Wochen als zur Entwicklung eines festen Kallus erforderlich annehmen. Dieser weist nun eine unverhältnismäßig große Knochenmasse (**Callus luxurians**) auf, welche nach und nach durch teilweisen Schwund wieder auf das normale Maß zurückgeführt wird. Man kann jetzt von einem endgültigen Kallus, im Gegensatz zu dem bisherigen vorläufigen sprechen. Allmählich wird die spindelförmige Auftreibung niedriger, mehr und mehr spongiös und die überflüssigen Knochenmassen schwinden um so mehr, je fester die übrigen, zur Stütze dienenden, werden. Auch die lange Zeit verschlossen gewesene Markhöhle kann sich schließlich wieder herstellen.

Unter ungünstigen Verhältnissen, z. B. bei Altersgebrechlichkeit oder Siechtum, kann die knöcherne Verbindung der Bruchenden ausbleiben und nur eine bindegewebige Vereinigung zustande kommen. Manche Knochenbrüche heilen überhaupt nur bindegewebig (Patella). Ist die bindegewebige Vereinigung locker, so daß die Bruchenden beweglich bleiben, so können sie sich abschleifen und ein falsches Gelenk **(Pseudarthrose)** zustande bringen. Bleibt eine Kallusbildung überhaupt aus, so können sich die Knochenenden gegeneinander abschleifen und so eine Art neues Gelenk bilden: **„Nearthrose“**. Waren benachbarte Knochen gebrochen, so können sie verwachsen: **„Synostose“**.

In ähnlicher Weise wie bei Brüchen geschieht die knöcherne Heilung auch bei anderweitig entstandenen Schäden (**„Knochennarben“** s. u.).

Umbildung (Transformation). So wie die Architektur des Knochens, insbesondere die Verteilung des festen und spongiösen Anteils, der Beanspruchung vollendet angepaßt ist, so stellt sich unter krankhaften Bedingungen, z. B. im Kallus geheilter Brüche, bei gewohnheitsmäßiger Luxation, in den Knochenenden ankylotischer Gelenke, eine den neuen Bedingungen angepaßte Umbildung seiner feineren Architektur ein (vgl. unter funktioneller Anpassung S. 100).

Bei der Heilung der Brüche und bei allen Verkalkungsvorgängen spielen offenbar die gegenseitig abgestimmten Verhältnisse der endokrinen Drüsen und wohl durch diese der Ionen-Verhältnisse des Körpers eine große Rolle. Von besonderer Wichtigkeit sind hier die Epithelkörperchen. Im Tierversuch gehen Knochenbruchheilungen bei ihrem Ausfall nur langsam und unvollkommen vor sich.

d) Entzündungen und Hyperplasien.

Die entzündlichen Veränderungen des Knochensystems gehen vom Periost oder dem Markgewebe, das entweder in den Röhrenknochen als Markzylinder oder in Form der Spongiosa im Knochen gelegen ist, aus, während die eigentliche verkalkte Knochensubstanz dabei nur eine passive Rolle spielt. Die Vorgänge führen, ganz entsprechend physiologischem Knochenabbau und -anbau, entweder zu einem Abbau oder zu Neubildung von Knochengewebe. Beides kommt vielfach nebeneinander vor.

1. Vorgänge mit Gewebsabbau.

Sie stehen, zunächst wenigstens, im Vordergrund bei Eiterungsvorgängen in und am Knochen, sowie bei Entwicklung von einfachem oder tuberkulösem Granulationsgewebe, welches in die Haversschen Kanäle der Kompakta sowie zwischen die Knochenbälkchen der Spongiosa vordringt und unter Einschmelzung von Knochengewebe das normale Knochenmark ersetzt. Das Knochengewebe wird bei dieser **entzündlichen Osteoporose** (**„rarefizierenden Ostitis“**) durch lakunären Schwund (s. o.) eingeschmolzen; in diesem Sinne wirken ferner auch die sog. perforierenden Kanäle, ein Netzwerk von Hohlräumen, welche die Kompakta durchsetzen, meist aber keine echten sog. perforierenden Kanäle sind (s. auch o.). Durch Granulationswucherungen werden auch die Knochenbälkchen von der Ernährung abgeschnitten und so nekrotisch; derartige losgelöste kleine Teilchen werden als „Molekularnekrose“ (wenn reichlich, als „Knochensand“) bezeichnet. Über solchen Schwund hinaus kommt es durch das Granulationsgewebe auch zu vollständiger Einschmelzung von Knochengewebe, so daß größere Verluste entstehen. Man spricht von **Karies** (oder Knochengeschwüren); wenn keine Eiterung dabei vorliegt, von trockener Karies. Die Karies stellt sich dar in Gestalt einer Höhle im Knocheninnern oder einer Vertiefung der Oberfläche (kleine Oberflächengewebsverluste werden als Usuren bezeichnet), gefüllt mit Eiter oder Granulationsgewebe; in ihnen finden sich häufig auch noch abgestorbene Knochenbälkchen. Die Wand des Gewebsverlustes bildet zunächst zum Teil eingeschmolzenes Knochengewebe. Wird ein Stück nekrotischen Knochens durch abgrenzende Eiterung ganz losgelöst, so liegt es als (zentraler oder peripherer) **Sequester** frei. Vom Periost aus kommt eine entzündliche Neubildung hinzu, die Periostitis ossificans (s. u.), welche den Sequester mit einem Knochenwall, der sog. **Totenlade,** umgibt.

Entzündungen des Knochens werden als Periostitis (die des Periosts), Osteomyelitis (die des Marks), Ostitis (die des Marks spongiöser Knochen) und Panostitis (des Knochens im ganzen) bezeichnet. Sie können durch Verletzungen mit Infektion oder auf dem Blutwege metastatisch entstehen, oder sich an Gewebsinfektionen der Umgebung anschließen, so an Panaritien oder Phlegmonen (oder Erkrankungen der Nase und ihrer Nebenhöhlen, der Zahnpulpa, des Mittelohrs u. dgl.). Das Ergebnis verschiedener Entzündungsvorgänge kann dasselbe sein, oder umgekehrt dieselbe Ursache verschiedenartige Knochenveränderungen hervorrufen. Die Gefäße spielen bei der Ansiedlung der Erreger bei Knochenentzündungen eine besonders wichtige Rolle.

Die **akute Periostitis** ist eine serofibrinöse, wobei das Periost gerötet und geschwollen ist, oder eine eiterige. Bei stärkerer Eiterung sammelt sich Eiter unter dem Periost an und hebt es von der Knochenoberfläche ab — subperiostaler Abszeß.

Die bloßgelegte Knochenoberfläche wird dann durch Zerstörung periostaler Gefäße nekrotisch, rauh, es können sich oberflächliche, flache Sequester bilden (Exfoliation). Die Eiterung kann durch die Foramina nutritia auf die Knochenrinde und dann auf das Mark übergreifen, andererseits sich auch Phlegmone und unter Umständen jauchiger Zerfall der anliegenden Weichteile anschließen. Akute Periostitis entsteht im Anschluß an Verletzungen, Wundinfektionen, Phlegmonen der benachbarten Weichteile (häufiger auch Panaritien) und ist häufig eine Begleiterscheinung oder Folge akuter Osteomyelitis. Bei länger dauernder Periostitis kommt es neben Eiterung auch zu umschriebenen Knochenwucherungen an der Knochenoberfläche — sog. **Osteophyten** oder **Hyperostosen** (s. u.).

Die eiterige Periostitis kann in ein chronisches Stadium mit serösfibrinösem Exsudat und Granulationsgewebsbildung übergehen.

Auch gibt es rein seröse **Formen** mit Übergang in chronischen Verlauf, sog. **Periostitis albuminosa.**

Die **akute Osteomyelitis** kommt am häufigsten bei jugendlichen Leuten vor, was mit der Art der Gefäßversorgung des wachsenden Knochens zusammenzuhängen scheint, und zwar in den langen Röhrenknochen, besonders Femur oder Tibia.

Hervorgerufen wird sie durch eitererregende Bakterien, so insbesondere durch Staphylokokken, welche besonders in den metaphysären Abschnitten der Diaphyse festgehalten werden und die ausgedehntesten und schwersten Formen bewirken, sowie durch Streptokokken, vor allem in den epiphysären Gebieten, gegebenenfalls mit Durchbruch im Gelenke, besonders auch im frühesten Kindesalter. Auch bei örtlichen Entzündungen an anderen Orten oder bei allgemeinen Infektionskrankheiten, wie Typhus, Pneumonie, Scharlach, Masern, Influenza, kann es vom Blute her metastatisch zur Infektion des Knochens kommen, wobei oft erst sekundär dazu gekommene Eitererreger (Mischinfektion) im Knochen die maßgebende Rolle spielen. Die Osteomyelitis bei Typhus neigt wenig zur Eiterung und Sequestrierung, befällt am häufigsten die Tibia und die Rippen und nimmt häufig einen langsamen Verlauf. Verletzungen scheinen die Ansiedlung der Entzündungserreger zu begünstigen. Dies scheint auch eine Rolle zu spielen, wenn nach langer Ruhezeit, etwa erst im 5. oder 6. Lebensjahrzehnt, durch Aufflackern der Osteomyelitis infolge krankheitserregend gebliebener Erreger eine Rückfall - Osteomyelitis zustande kommt.

Die Vorgänge beginnen in der Markhöhle der Knochen oder in deren Spongiosa und greifen von hier aus weiter. Zunächst erhält das Mark durch starke Hyperämie, die auch mit Blutungen verbunden sein kann, eine lebhaft rote Farbe (wo Fettmark liegt, wandelt es sich in lymphoides Mark um), welche dann zu einer mehr grauroten bis gelblichen wird. An einzelnen Stellen oder über größere Strecken hin findet eiterige Einschmelzung des Gewebes statt, Markphlegmone. Vom Mark aus geht die eiterige Einschmelzung auf die Spongiosa über und der unter Druck stehende Eiter dringt auch auf dem Wege der Haversschen Kanäle in festes Knochengewebe ein und durch dessen Hohlräume und Gefäßkanäle hindurch bis zur Oberfläche vor, wo das Periost wieder eine zur größeren und rascheren Ausbreitung geeignete Stätte bietet. Das eigentliche Knochengewebe zeigt die Veränderungen der Karies und, wenn seine Ernährung ganz unterbrochen ist, die der Nekrose (Sequester). Da die Erkrankung namentlich in den Diaphysen der Röhrenknochen ihren Sitz hat, so fällt auch meist die feste Rinde ins Bereich der Nekrose. So entstehen **Kortikalsequester,** und zwar innen oder außen gelegene oder die Rinde in ihrer ganzen Dicke ergreifende.

Ist die Eiterung bis zum Periost vorgedrungen, so nimmt auch dieses in Gestalt einer Ansammlung von Eitermassen unter ihm teil, die dann mit dem zentralen Eiterherd des Markes in Verbindung stehen und unter sich oft den Sequester liegen haben. Um den letzteren erzeugt das Periost, soweit es seine knochenbildende Fähigkeit nicht eingebüßt hat, neues Knochengewebe (Periostitis ossificans s. u.), als sog. „Lade", auch pflegen dem Knochen reichliche unregelmäßige **Osteophytenbildungen** in großer Ausdehnung aufzuliegen. Die Lade enthält stets Durchbruchstellen, durch die der Eiter nach außen durchtritt, die sog. **„Kloaken",** von denen aus nicht selten Fistelgänge durch die Weichteile bis unter und durch die Haut hindurch fortsetzen können. Daher kommt man beim Sondieren der Fistelgänge sehr häufig auf abgestorbenen Knochen, den mehr oder minder beweglichen Sequester, welcher, selbst glatt oder kariös, rauh in seiner Lade liegt, während in der Umgebung reichlich Osteophytenbildungen bestehen. Daneben bilden sich, ebenfalls auf Grund mit Knochenneubildung einhergehender Entzündung des Knochens und Periosts, auch diffuse Hyperostosen, und es tritt auf Grund einer Osteomyelitis mit Knochenneubildung Osteosklerose der Markhöhle hinzu. Alle diese mit Neubildung einhergehenden Vorgänge bilden für den gesunden Knochen eine Art Schutzwall. Wird der Sequester vollständig entfernt, so kann die Osteomyelitis ausheilen;

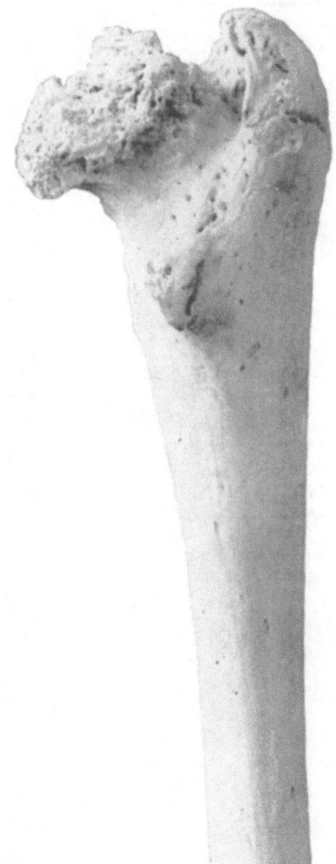

Abb. 491. Caries sicca des rechten Femurkopfes bei einem 17jährigen Jüngling.

Der Kopf ist bis auf eine unregelmäßige, grubig ausgehöhlte, pilzförmige Verdickung des Collum femoris geschwunden. — (Sammlung des Pathol. Instituts Basel.)

(Nach Wieland, aus BrüningSchwalbe, Handbuch der allgemeinen Pathologie und pathologischen Anatomie des Kindesalters.)

bleibt er in der Lade liegen, so kommen die Vorgänge **kaum je zum Abschluß**, da abgrenzende Eiterung fortbesteht und sich immer wieder neue Knochenwucherungen einstellen.

Eiterige Osteomyelitiden können bei geringerer Giftigkeit der Erreger zu mehr umschriebenen **Knochenabszessen** führen, die meist den Femur (dessen unteres Ende) befallen. Es kommt auch hier in der Umgebung zu Entzündungen mit Knochenneubildung.

Bei **chronischer Mittelohreiterung** findet sich häufig **Karies am Warzenfortsatz** sowie an anderen Teilen der Paukenhöhlenwand; auch die Gehörknöchelchen können zerstört werden. Manchmal entsteht am Schläfenbein auch eine ausgedehnte Nekrose und Sequesterbildung. Ursache der Karies sind Eiterkokken, Pneumokokken u. dgl., in manchen Fällen auch Tuberkelbazillen. Die Paukenhöhlenschleimhaut zeigt tiefgreifende geschwürige Zerstörungen, besonders bei Scharlach, andererseits bildet sie sehr häufig eigentümlich perlmutterartig glänzende, ringförmig geschichtete Massen, welche aus Plattenepithelien sowie Cholesterin und Fettsäurekristallen zusammengesetzt sind — **Cholesteatombildung.** Es handelt sich hier wahrscheinlich um eine Überhäutung der granulierenden Schleimhaut mit Plattenepithel, welches durch Lücken des bei den Vorgängen teilweise zerstörten Trommelfelles in die Paukenhöhle hineingewuchert ist, hier weiter wuchert und in Gestalt der genannten Massen abgestoßen wird. Es liegt also ein entzündlicher, nicht eigentlich ein Geschwulstvorgang vor. Die wuchernden Massen können die Wände des Gehörganges zerstören und selbst gegen die Schädelhöhle durchbrechen. Der die Karies begleitende Eiter kann nach außen oder in den Gehörgang durchbrechen oder nach innen, wo er dann Abszesse unter der harten Hirnhaut bildet. Eiterige Meningitiden oder Gehirnabszesse — besonders im Schläfen- oder Hinterhauptslappen — können sich anschließen, öfters auf dem Wege über eine durch die Karies bedingte **Thrombose** bzw. **Thrombophlebitis** eines Sinus, besonders des Sinus transversus.

Phosphornekrose. Bei Zündholzarbeitern entwickelt sich an den **Kiefern** häufig teils Nekrose großer Knochenteile, ja selbst eines ganzen Kiefers, teils eiterige und mit Knochenneubildung einhergehende **Periostitis.** So können sich Sequester und um diese große Knochenladen bilden. Die Veränderung beruht auf Phosphorwirkung, wozu die Einwirkung von Eitererregern kommt. Träger kariöser Zähne als Eingangspforten für allerhand Infektionserreger sind daher besonders gefährdet.

Zu erwähnen sind noch Erkrankungen bestimmter Knochen, die wahrscheinlich auf teilweiser Knochennekrose beruhen und die **Axhausen** als „ossale Form" der Arthritis deformans (s. u.) in einer von ihm erweiterten Begriffsbestimmung dieser — die eigentliche Arthritis deformans wäre dann etwa die chondrale Form — zusammenfaßt; hierher gehören u.a. die sog. **Perthesche Osteochondritis (Osteochondropathia) coxae deformans juvenilis**, die **Köhlersche Krankheit der Metatarsophalangealgelenke**, Veränderungen am Os lunatum oder Os naviculare des Fußes (Köhler) oder der Hand. Wahrscheinlich handelt es sich hier zumeist um gelinde (unbemerkte) Infektionen, die metastatisch zu Veränderungen bzw. zu embolischem Verschluß der Gefäße an den betreffenden Knochen und somit zu an sich aseptischer **Nekrose** führen, auf die hin Brüche der Knochen und reparatorisch-entzündliche Vorgänge sich einstellen. Eine gewisse — vielleicht in der Körperanlage begründete — Schwäche wird als grundlegend angenommen, zum Teil werden auch andere ursächliche Bedingungen herangezogen, so in letzter Linie, wenn auch nicht in die Erscheinung tretend, eine Verletzung zusammen mit Ernährungsstörung als bedingend angesprochen.

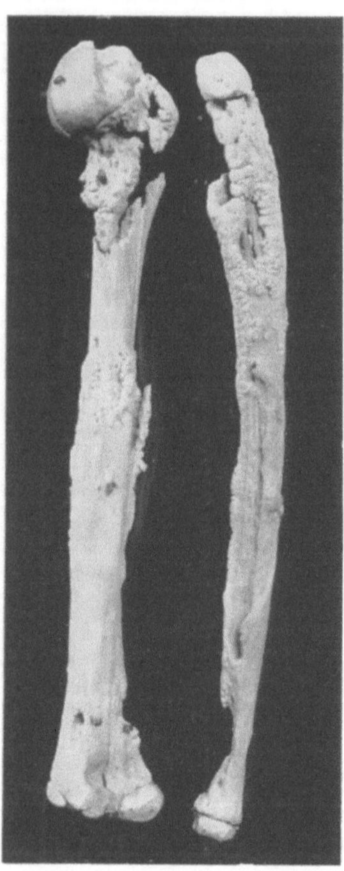

Abb. 492. Totalnekrose der Diaphyse des linken Humerus und der rechten Fibula mit umgebender neugebildeter (periostaler) Knochenschale nach **Osteomyelitis purulenta** bei einem 11jährigen Mädchen.
(Nach Wieland, aus Brüning-Schwalbe, Handbuch der Pathologie und der pathologischen Anatomie des Kindesalters.)

2. Vorgänge mit Gewebsneubildung.

Die **produktive Periostitis** ist, wenn wir von den seltenen Fällen einfacher **Periostitis fibrosa** absehen, in den meisten Fällen eine **Periostitis ossificans,** d. h. sie geht mit mehr oder weniger reichlicher Anbildung neuen Knochengewebes einher. In der Regel ist sie Teilerscheinung oder Ausgang einer akuten Periostentzündung. Sie findet sich auch nach Verletzungen oder bei Entzündungen der Umgebung, so ganz gewöhnlich bei bzw. nach Osteomyelitis. Neben anderen Einflüssen spielt beim Zustandekommen von Knochenneubildung in manchen Fällen auch eine dauernde venöse Hyperämie eine große Rolle; es gehören hierher die Auftreibungen der distalen Knochenenden, welche sich an den Fingerspitzen gelegentlich bei Herz- und Lungenkranken ausbilden, sowie die Periost- und Knochenwucherungen beim Geschwür nach Varizen der Unterschenkel. Ferner findet sich reaktive Periostitis ossificans bei anderen Vorgängen im Knochen, bei Heilung von Brüchen u. dgl.

Der vom Periost gebildete Knochen entsteht durch Verkalkung feiner osteoider Bälkchen in ähnlicher Weise wie der Kallus bei der Heilung von Brüchen und hat demnach zunächst eine lockere, ziemlich weiche, fast schwammige Beschaffenheit. Durch Zunahme der Balken in der Dicke — auf Kosten der zwischen ihnen liegenden Markräume — wird die Knochenauflagerung mehr und mehr verdichtet und festgefügt. Man bezeichnet die jungen, von Periost gebildeten Knochenauflagerungen als **Osteophyten**; sie können rundlich oder mehr flach gestaltet sein, oft sind sie auch zackig, blätterig, nadelförmig oder tropfsteinförmig; anfangs sind die Massen locker mit dem unterliegenden Knochen verbunden, später wird diese Verbindung eine sehr feste. Doch können auch Osteophyten später teilweiser Aufsaugung verfallen und spongiös umgewandelt werden. Bildet die neue Knochenmasse eine Verdickung des ganzen Knochens, so spricht man von **Hyperostose** oder **Periostose.**

Während der Schwangerschaft entwickeln sich häufig an der Innenfläche des Schädeldaches in größerer oder geringerer Ausdehnung feinblätterige Osteophyten, deren Auftreten sich an Einschmelzungsvorgänge anschließt, welche während der Schwangerschaft an dem Knochengewebe vor sich gehen. Bei Pleuritis finden sich Hyperostosen an den Rippen.

In manchen Fällen führt eine Periostitis nur zur Bildung von bindegewebigen Auflagerungen — sog. Periostitis fibrosa —, die durch Verknorpelung zu knorpeligen Osteophyten oder durch Verknöcherung zu sog. bindegewebig angelegten Exostosen werden können.

In Afrika, Westindien, Brasilien, China usw. kommt eine fast nur Neger befallende Erkrankung vor, **Gundu** genannt, welche auf Grund von periostitischen, dann mit Verknöcherung einhergehenden Vorgängen vom Stirnfortsatz des Oberkiefers aus zu langsam wachsenden „Geschwülsten" zu beiden Seiten der Nase führt. Die Ursache ist unbekannt.

Knochenneubildung innerhalb der Spongiosa — **Ostitis ossificans** — führt durch Anlagerung von Knochengewebe an die bestehenden Knochenbälkchen zur Verdickung der letzteren, womit eine Einengung der zwischen ihnen gelegenen Markräume gegeben ist; in hohen Graden der Veränderung können die Markräume vollkommen schwinden, so daß aus vorher spongiösem Gewebe fester Knochen entsteht und selbst die Markhöhle der langen Röhrenknochen einen vollkommenen Verschluß erfahren kann. Diesen in seiner Erscheinung der Osteoporose entgegengesetzten Zustand bezeichnet man als **Osteosklerose.** Umschriebene, innerhalb der Spongiosa entstandene Verdichtungen des Knochens heißen auch **Enostosen** (s. u.).

Eine Osteosklerose kommt unter sehr verschiedenen Umständen vor:

1. Sie findet sich ohne nachweisbare Ursachen, zum Teil auch als Alterserscheinung, in der Diploe der platten Schädelknochen; oft besteht sie neben einer Osteoporose dieser; namentlich in Fällen von Syphilis ist sie auch häufig von Hyperostosen am Schädeldach begleitet.

2. Durch entzündliche Vorgänge eingeschmolzenes, früher festes Knochengewebe kann durch eine später eintretende sklerotische Umwandlung wieder dichter werden, und so schließt nicht selten eine Entzündung des Knochens mit Bildung eines dichten harten Herdes in seinem Innern, einer Enostose, ab.

3. Vielfach entwickelt sich eine umschriebene Osteosklerose in der Umgebung kariöser Herde und bildet um diese einen dichten Wall, welcher das anliegende Knochengewebe mehr oder weniger vor dem Fortschreiten der Zerstörung schützt. Derartige Verhärtungen kommen sowohl bei entzündlichen Vorgängen, namentlich tuberkulöser oder syphilitischer Karies, wie auch bei mit Knochenabbau einhergehender Neubildungen des Knochens, Krebsen und Sarkomen, vor und schließen auch bei geschwürigen Vorgängen an den Gelenken die übrigen Knochen mehr oder weniger von den erkrankten Gelenkenden ab.

4. Endlich trägt eine Osteosklerose neben den periostalen und vom Mark ausgehenden Knochenwucherungen zur Bildung der Knochenlade um abgestorbene und sequestrierte Knochenstücke bei.

Wenn neben einer Osteosklerose eine starke Hyperostose zur Ausbildung kommt, entsteht eine beträchtliche Verdickung und Verdichtung des ganzen Knochens, welcher dadurch außergewöhnlich hart und umfangreich wird und unförmige Gestaltungen annehmen kann: **Eburneation.**

Eine wohl angeborene, angelegte, familiäre, über das Skelet systemartig verbreitete Osteosklerose scheint die sog. Albers-Schönbergsche Krankheit darzustellen. Die Knochen werden hier hart, die Markhöhlen vermauert, man spricht von „Marmorknochen". Infolge ihrer Brüchigkeit treten häufig Brüche auf. Meist ist der Türkensattel so eingeengt, daß es durch Verengerung des Kanals des Nervus opticus zu Sehnervenatrophie kommt. Es besteht Anämie; Vergrößerung und myeloische Umwandlung von Lymphknoten, Milz, Leber stellen wohl einen Ersatzblutbildungsvorgang dar. Die Erkrankung befällt ganz junge Kinder. Im Gegensatz hierzu kommt bei Erwachsenen sehr selten eine ähnliche Osteosklerose über das Knochensystem ausgebreitet zusammen mit Störung der Bildung vor allem der roten Blutkörperchen vor: osteosklerotische Anämie. Selten schließt sich an Leukämie Osteosklerose an (so an den Wirbeln).

Zu erwähnen sind endlich noch die mit Adenomen der Hypophyse in Zusammenhang stehenden Knochenveränderungen der **Akromegalie** (vgl. im Allgemeinen Teil).

Von den infektiösen Granulationen, den Veränderungen der Knochen bei **Tuberkulose, Syphilis** (auch **angeborener), Aktinomykose** und **Lepra** war schon im Allgemeinen Teil die Rede.

Noch erwähnt werden sollen die vor allem bei dauernder mechanischer Überbelastung der Wirbelsäule, gegebenenfalls bei Auslösung durch eine Verletzung, entstehenden sog. **Knorpelknötchen (Schmorl)** an der Brustwirbelsäule (besonders deren unteren Abschnitt), seltener der Lendenwirbelsäule.

e) Geschwülste und Parasiten.

An den Knochen kommen **fast sämtliche der Bindesubstanzgruppe angehörigen Geschwülste** vor. Ausgangspunkte der Neubildung sind in erster Linie das Periost einerseits, das Knochenmark andererseits, wozu noch die knorpeligen Enden der Skeletteile kommen. Das Verhalten des verkalkten Knochengewebes zu den Knochengeschwülsten ist in zweierlei Beziehung von Bedeutung. Einerseits erleidet es, besonders bei bösartigen Geschwülsten, durch das Eindringen der Geschwulstmassen eine kariöse Zerstörung, in ähnlicher Weise wie bei entzündlichen Vorgängen durch das wuchernde Granulationsgewebe, und zwar auch auf dem Wege des lakunären Schwundes, woneben aber auch halisteretischer Knochenschwund vorkommt, und dies kann zu

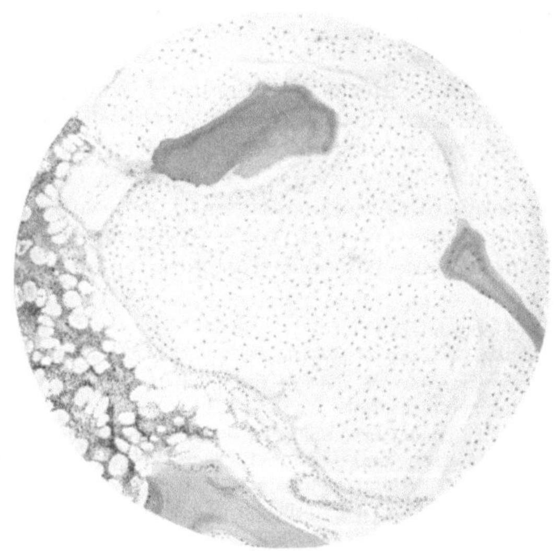

Abb. 493. Chondrom des Knochens.

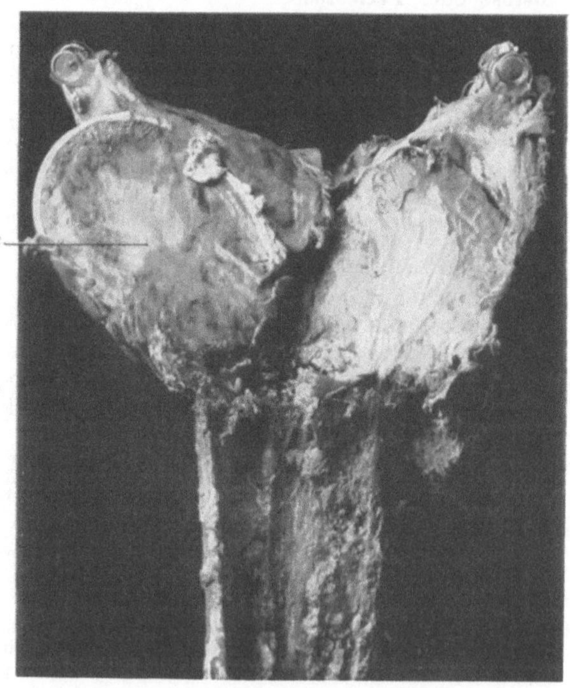

Abb. 494. Sarkom des Humerus, besonders entwickelt im Kopf (*a*) und Hals (*b*). An letzterer Stelle Spontanfraktur.

ausgedehnten Nekrosen führen, so daß sogar **Spontanbrüche** eintreten können. Andererseits findet reaktiv in der Umgebung der Neubildung vielfach ein **Anbau von neuem Knochengewebe** in Form von **Osteophyten, Hyperostosen und Sklerosen** der Spongiosa und Markhöhle statt. Diese beiden Vorgänge des Abbaus und Anbaus gehen vielfach, was wichtig ist, **nebeneinander** her.

Während einerseits an der Wachstumsgrenze der Geschwulst von der Umgebung her neugebildete Knochenmassen gleichsam einen Schutzwall für noch unversehrten Knochen bilden, zerstört andererseits die von innen her sich ausbreitende Geschwulst diesen Schutzwall wieder. Auf diese Weise kann durch eine zentrale Knochengeschwulst der ganze Knochen mehr und mehr aufgetrieben werden und oft außerordentlichen Umfang erreichen, bis schließlich die Neubildung doch noch an die Oberfläche durchbricht.

Eine **Knochenbildung innerhalb der Geschwülste selbst** findet bei den eigentlichen **Osteomen, Osteosarkomen** = osteoblastischen Sarkomen und **Mischgeschwülsten mit Knochenanteil**, gelegentlich aber auch in verschiedenen anderen Geschwülsten, **Fibromen, Chondromen** statt, und zwar entsteht der Knochen teils durch **Osteoblastentätigkeit**, teils durch Umbildung des Gewebes. Öfters kommt es auch nur zur Neubildung von **osteoidem Gewebe**, d. h. einer Knochengrundsubstanz, welcher jedoch die Kalkeinlagerung fehlt. Bei den zerstörend wachsenden Formen dieser Gruppe wird also der normale Knochen zerstört von einer selbst wieder Knochengewebe oder Osteoid bildenden Geschwulst.

Auch **metastatisch** den Knochen befallende Geschwülste, Krebse wie Sarkome, und ähnlich von der Umgebung auf ihn übergreifende, bewirken Knochenzerstörung, zugleich aber auch Knochengewebsneubildung. Man spricht z. B. von osteoplastischen Krebsen, wenn im Innern von Krebsen, fast stets solchen in Knochen, Knochen gebildet wird (s. auch im Allgemeinen Teil).

Fibrome gehen meist vom Periost aus, sind aber im allgemeinen selten; über die sog. fibrösen Nasenrachenpolypen, welche ihren Ursprung vom Periost des Schädelgrundes nehmen und vielfach Übergänge zu Sarkomen zeigen, s. S. 485.

Lipome, ebenfalls meist vom Periost ausgehend, und **Myxome,** zuweilen im Mark, sind auch selten; sie kommen auch in der Wirbelsäule vor.

Angiome finden sich — meist mehrfache — häufig in den Wirbelkörpern der unteren Hälfte der Wirbelsäule; große können zu Druckmyelitis führen.

Die **Osteome** unterscheidet man in die vom Periost ausgehenden **Exostosen** und die vom Mark ausgehenden **Enostosen.**

Doch handelt es sich hier, besonders bei ersteren, vielfach nicht um eigentliche Geschwülste, sondern um entzündliche Knochenneubildung oder solche im Anschluß an Verletzungen. Die Grenze ist hier oft schwer zu ziehen. Die Exostosen kann man in eine Exostosis eburnea und eine Exostosis spongiosa einteilen. Zu den Exostosen gehört die Exostosis fibrosa, aus periostalem Bindegewebe entstehend. Diese Exostosen sind rund, keilförmig oder nadelförmig u. dgl., oft sehr groß und häufig in der Mehrzahl vorhanden. Sie kommen am Schädel wie an Gliedmaßenknochen vor. Ferner gehört hierher die Exostosis cartilaginea, aus der Umbildung einer Knorpelwucherung entstanden. Es sind vor allem vom Epiphysenknorpel ausgehende Chondrome (s. u.), die sich in Knochen umwandeln. Die Knorpelinseln zeigen bei ihrer Verknöcherung ähnlich unregelmäßige Gruppierung wie die Epiphysenverknöcherung bei Rachitis. Enostosen sind seltener, am häufigsten in der Diploe des Schädels und an den Kiefern, sie kommen auch in Wirbeln vor. Endlich können sich auch Osteome im Bindegewebe — unabhängig vom Periost — entwickeln, sog. **Parostosen.**

Chondrome, oft von erheblichem Umfang, finden sich besonders an den Gliedmaßenknochen, so vor allem denen der Hand und des Fußes. Sie sitzen an der Oberfläche der Knochen (Exostosis cartilaginea) oder im Knochenmark (Enchondrome).

Wahrscheinlich nehmen sie zum Teil ihren Ursprung von bei dem intrauterinen Wachstum oder besonders bei Unregelmäßigkeiten der späteren Entwicklung (Rachitis) abgesprengten Knorpelkeimen, besonders des Epiphysenknorpels, zum Teil aber auch vom Periost bzw. Perichondrum. Solche Formen kommen auch schon angeboren vor. Sie sind meist in der Mehrzahl — zuweilen in sehr großen Mengen über das Skelet zerstreut — vorhanden, öfters familiär und gehen häufig in Osteome über (s. o.). Wird osteoides Gewebe gebildet, so spricht man von Osteoidchondrom.

Über das **Chordom** s. S. 152 f.

Die **Sarkome** der Knochen gehen teils vom Periost, teils vom Mark aus. Sie sind klein- oder großzellige Rundzellensarkome, Spindelzellensarkome, Riesenzellensarkome, Fibrosarkome u. a. Die vom Periost ausgehenden sind zumeist Rundzellensarkome — in der Regel besonders bösartig — oder Spindelzellensarkome. Die Riesenzellensarkome gehen meist vom Mark aus. Zum mindesten ein großer Teil solcher sog. „Riesenzellensarkome" ist, ebenso wie das vom Periost der Kiefer ausgehende Riesenzellensarkom, die sog. **Epulis** (s. o.), fast stets gutartig und stellt wohl kein echtes Sarkom dar (s. auch o. bei der Osteodystrophia fibrosa). Die Sarkome bilden häufig Knochengewebe — **Osteosarkom (Sarcoma osteoblasticum)** — oder wenigstens Osteoidgewebe — **Osteoidsarkom.** Gerade bei Sarkomen, die vielfach starke regressive Veränderungen aufweisen, finden sich die oben besprochenen Schalenbildungen, Spontanbrüche usw.

Es kommen auch **Angiosarkome** vor. Auch andere Sarkome weisen öfters besonders starke Gefäßentwicklung auf (Sarcoma teleangiectodes, Fungus haematodes), so daß sie ganz kavernöse Formen bilden können.

Über die **Myelome** s. S. 202, die **Chlorome** s. S. 203.

Endotheliome sind auf jeden Fall sehr selten; sie werden häufig mit Krebstochtergeschwülsten, besonders solchen der sog. Grawitzschen Geschwülste der Nieren, aber auch Sarkomen, Osteoblastomen usw. verwechselt.

In sehr seltenen Fällen gehen auch von den Osteoblasten Geschwülste aus, wobei diese so wuchern, wie sie physiologisch am Rande von Knochenbälkchen gelegen sind, Zelle an Zelle gelagert, ähnlich wie Epithelien. So entstehen ganz adenomartig gebaut erscheinende Geschwülste; stellenweise gehen sie auch in festere krebsartige Massen über. Man bezeichnet sie als **Osteoblastome.** Reine derartige Osteoblastome sind äußerst selten; häufiger finden sich solche geschwulstmäßige Osteoblastenwucherungen in Osteosarkome eingestreut.

Primäre Krebse könnten im Knochen nur von versprengten Epithelien ausgehen. **Sekundäre Krebse** finden sich häufig im Knochen, besonders im Anschluß an Krebse der Nieren, d. h. die sog. Grawitzschen Geschwülste, und solche der Brustdrüse, Schilddrüse und Prostata.

Zysten entstehen im Knochen seltener als Erweichungszysten des Knochengewebes selbst bei seinen Einschmelzungsvorgängen bei Osteomalazie oder entzündlichen Vorgängen, häufiger als Erweichungszysten in Knochengeschwülsten (Sarkomen). Doch gehört ein großer Teil der Zysten in das Gebiet der sog. Osteodystrophia fibrosa (s. o.). Am Kiefer kommen auch Zysten aus Zahnanlagen vor (besonders die sog. Follikularzysten).

Von Parasiten finden sich in seltenen Fällen Zystizerken und Echinokokken.

B. Gelenke.

Vorbemerkungen.

Man teilt die Gelenke ein in **Synarthrosen,** bei welchen zwischen den beiden knöchernen Gelenkenden eine Verbindung durch Bindegewebe oder Knorpel hergestellt ist (Syndesmosen, Synchondrosen), und **Diarthrosen,** an denen sich eine Gelenkhöhle zwischen beiden mit Knorpel überzogenen Gelenken befindet. An solchen Gelenken sind vier Teile zu unterscheiden: die knöchernen Gelenkenden, der diese überziehende hyaline Knorpel, die Gelenkkapsel, die außen von den bindegewebigen Kapselbändern gebildet wird, und die sie an ihrer Innenfläche bekleidende Synovialis. Diese, eine Bindegewebslage mit Endothelauskleidung, bekleidet die Gelenkkapsel, nicht den Gelenkknorpel, und trägt an ihrer Innenfläche zottenartige Auswüchse, welche man als Synovialzotten bezeichnet; sie bestehen aus teils gefäßhaltigem, teils gefäßlosem Bindegewebe, enthalten wohl auch Fettgewebe, Knorpel oder Schleimgewebe. Unter krankhaften Verhältnissen können sie in Wucherung geraten.

Hier sollen die Veränderungen des **Gelenkknorpels** und der **Synovialis** zusammen besprochen werden; die knöchernen Gelenkenden zeigen zwar auch häufig Veränderungen, indessen stimmen diese mit denen des übrigen Knochengewebes überein. Die Gelenkkapsel wird meistens nur sekundär ergriffen.

a) Regressive Vorgänge am Knorpel.

Einerseits Auffaserung, Erweichung und Amyloiddegeneration, andererseits Karies und Oberflächenverluste (Usuren); auch Umbildungsvorgänge finden häufiger hier statt.

Ein besonders als Alterserscheinung häufiges Vorkommnis am Gelenkknorpel ist seine Auffaserung; sie besteht darin, daß die Kittsubstanz, welche die Fibrillen des Knorpels zusammenhält, aufgelöst wird, während die Knorpelzellen dabei teils in Wucherung geraten, teils fettig zerfallen. Die Oberfläche des aufgefaserten Knorpels ist weich, sammetartig papillös oder feinfaserig. Nach den bei dieser Auffaserung auftretenden, glänzenden, weißen Streifen hat man auch von asbestartiger Entartung gesprochen. Die mit der Auffaserung verbundene **Chondromalazie,** die Knorpelerweichung, ist gleichfalls eine Alterserscheinung oder Teilerscheinung einer chronischen Arthritis. Die erweichenden Gebiete zeigen ein weißliches, glänzendes Aussehen, in höheren Graden der Veränderung eine durchscheinende Beschaffenheit und eine gelbliche bis bräunliche Farbe. Schließlich bilden sich Spalten und Zerklüftungen des Knorpels, manchmal selbst umschriebene Zysten. Andererseits können die erweichenden Gebiete durch Hereinwachsen von Bindegewebe eine bindegewebige Umwandlung, schließlich auch eine Verkalkung oder sogar eine wirkliche Verknöcherung erleiden.

Amyloiddegeneration betrifft sowohl die Zellen und ihre Kapseln wie die Grundsubstanz des Knorpels und wandelt ihn in eine homogene bis schollige Masse um.

Von anderen Ablagerungen sind namentlich solche von Kalk, harnsauren Salzen und von Farbstoff im Knorpel zu erwähnen. Die Verkalkung findet sich als Alterserscheinung namentlich bei der Erweichung und Auffaserung des Knorpels und tritt besonders an seinen Rändern hervor. Über die Ablagerung von harnsauren Salzen s. u. unter Gicht. Die Ablagerung eines schwarzen bis braunen Farbstoffes oder Durchtränkung mit einem solchen, welche neben dem Knorpel auch die Sehnenansätze und die Gelenkkapsel betreffen kann, bezeichnet man als **Ochronose;** sie ist eine sehr selten vorkommende Erkrankung (Genaueres s. im allgemeinen Teil unter Farbstoffe). Es kommt hier dann zu Änderungen der Grundsubstanz der Gelenkknorpel mit Bildung von Knorpelsplittern, zu Wucherungen der Synovia, myelogener Knochenwucherung und zuletzt zur Gelenkankylose.

Wie in den Geweben der Bindesubstanzgruppe überhaupt, so kommen auch am Knorpel zuweilen sog. Metaplasien vor, so Umwandlung des Knorpelgewebes in Schleimgewebe, fibrilläres Bindegewebe, Knochengewebe. Ferner kommen Umbildungen der einen Knorpelart in eine andere, z. B. Übergänge von hyalinem Knorpel in Faserknorpel, vor.

Karies, Usuren, Nekrosen des Knorpels treten unter ähnlichen Verhältnissen wie dieselben Vorgänge am Knochen auf und zeigen auch histologisch ein ähnliches Verhalten. Abgestorbene Teile können als Knorpelsequester abgestoßen werden.

b) Kreislaufstörungen und Entzündungen.

Von Kreislaufstörungen kommen aktive Hyperämie und seröse Transsudationen **(Hydrarthros,** s. u.) in der Gelenkhöhle vor. Kleine **Blutungen** entstehen bei Entzündungen, hämorrhagischen Diathesen usw., größere Blutungen in die Gelenkhöhle **(Hämarthros)** sind meist Folgen von Verletzungen, seltener finden sie sich bei Entzündungen.

Bei einfachen Verletzungen erfolgt die Aufsaugung des Blutes — das in der Regel zum großen Teil flüssig bleibt — meistens ziemlich rasch, doch bleiben längere Zeit Verfärbungen der Synovialis zurück.

Geronnenes Blut zerfällt zum Teil und wird dann aufgesaugt, zum anderen Teil wird es von jungem Bindegewebe durchwachsen und nach Art thrombotischer Massen organisiert; doch kommt es im Anschluß an Blutungen selten zu Verwachsungen der Gelenkflächen.

Exsudative entzündliche Vorgänge betreffen in erster Linie die Synovialis, von welcher auch, weil ja der Knorpel gefäßlos ist, das Exsudat geliefert wird, so daß die **Arthritis** im wesentlichen eine **Synovitis** darstellt. Am Knorpel findet sich dabei häufig eine **Synovitis pannosa.** Diese besteht darin, daß die wuchernde Synovialis über den Knorpel hinwächst und ihn mit einer gefäßhaltigen Bindegewebslage in ähnlicher Weise überzieht, wie von der Konjunktiva aus der Pannus der Hornhaut zustande kommt. Dabei zeigt der Knorpel (und der Knochen) oft regressive Veränderungen bzw. Zerstörung.

Die **akuten Gelenkentzündungen** entstehen auf dem Wege von Verletzungen, oder von der Nachbarschaft, besonders den Knochen, übergeleitet, oder auf dem Blutwege, besonders bei allgemeinen Infektionskrankheiten (akute Exantheme, Typhus, Puerperalfieber und sonstige septisch-pyämische Erkrankungen, Gonorrhoe, oft mit Mischinfektion, Syphilis).

Nach der Art des Exsudates unterscheidet man seröse und serofibrinöse sowie eiterige oder eiterig-fibrinöse bzw. eiterig-seröse Entzündungen.

Bei der serösen Synovialentzündung ist der Gelenkerguß — **Hydrarthros acutus** — dünner als die normale Gelenkflüssigkeit. Die Synovialis ist gerötet und ödematös geschwollen, das ganze Gelenk durch die starke Füllung aufgetrieben. Heilung erfolgt durch Aufsaugung; doch kann der Vorgang chronisch werden (s. u.). **Serofibrinöses** Exsudat ist häufiger, rein fibrinöses selten. Es kommt dann meist zur Organisation des Exsudates und Verwachsung (Ankylose) der Gelenkenden — **Arthritis adhaesiva.** Die bindegewebigen Verwachsungen können dann verknöchern.

Die **eiterige Gelenkentzündung** ist entweder ein eiteriger Oberflächenkatarrh der Synovialis oder eine tiefer greifende, mit Gewebszerstörung einhergehende Gelenkeiterung. In beiden Fällen ist die Synovialis gerötet, geschwollen, eiterig durchsetzt und belegt. Der Knorpel zeigt Verfettung, Erweichung, Karies, Nekrose, die knöchernen Gelenkenden unter Umständen ebenfalls letztere. Sind alle Gelenkteile ergriffen, was gerade hier leicht statthat, so spricht man von Panarthritis. Durch Durchbruch durch die Gelenkkapsel können sich Abszesse um die Gelenke und dann Phlegmone der Weichteile anschließen. Leichtere Fälle können völlig heilen, in schwereren, bei denen auch tödlicher Ausgang vorkommt, kommt es zu Bildung von Granulationsgewebe und narbiger Verwachsung (Arthritis adhaesiva) mit Ankylose des Gelenkes.

Eine sehr wichtige akute Gelenkerkrankung ist der **akute Gelenkrheumatismus,** gut **Rheumatismus infectiosus** genannt, denn hier handelt es sich um eine Allgemeinerkrankung des Gesamtkörpers mit noch unbekanntem Erreger, bei der gewisse Zellwucherungen, die sog. Aschoffschen Knötchen, auf der Höhe ihrer Entwicklung kennzeichnende Veränderungen darstellen; bei dieser Allgemeinkrankheit sind häufig viele Gelenke befallen, die Beteiligung des Herzens führt sehr oft zu Klappenfehlern. Von dem akuten Gelenkrheumatismus war schon unter den Infektionskrankheiten im allgemeinen Teil die Rede.

Klinisch und anatomisch ähnlich können sich Gelenkveränderungen verhalten, die im Anschluß an alle möglichen Infektionen vor allem mit Kokken, mit Eingangspforten in den Mandeln, an den Zähnen, in den Geschlechtsorganen und sonstwo im Körper, auftreten. Die kennzeichnenden Aschoffschen Knötchen finden sich hier aber nicht. Wir müssen solche Veränderungen vom Gelenkrheumatismus trennen und können von Rheumatoid oder infektiösem Pseudorheumatismus sprechen.

Auch Gelenkveränderungen auf rein anaphylaktischer (allergischer) Grundlage, so bei der Serumkrankheit, entsprechen nicht dem Gelenkrheumatismus völlig.

Eine **chronische seröse** oder **sero-fibrinöse Arthritis** entwickelt sich selbständig oder im Anschluß an eine akute Gelenkentzündung. Durch ein dünn- oder dickflüssiges, zuweilen mehr kolloides Sekret wird das Gelenk erweitert — **Hydrarthros chronicus.** In der Synovialis stellen sich Wucherung der Zotten, pannöse Wucherung über den Knorpel und bindegewebige Verdickung ein. Fibrinmassen oder gewucherte Zotten können zu freien Gelenkkörpern werden. Der Knorpel geht regressive Veränderungen sowie Wucherungserscheinungen ein. Infolge von Wucherung der Synovialis verwachsen die Gelenkflächen, das Gelenk verödet.

Unter der Bezeichnung **chronische Arthritis** werden noch einige Vorgänge zusammengefaßt, bei denen Exsudationsvorgänge zurücktreten, dagegen regressive Erscheinungen an den Gelenkenden einerseits, entzündliche Wucherungsvorgänge, namentlich der Synovialis, andererseits das Bild beherrschen.

Der Knorpel geht Auffaserung und Erweichung bis zu völligem Zerfall ein, so daß die knöchernen Gelenkenden bloßliegen, daneben aber auch Wucherungen und Verdickungen, die zerfallen, aber auch verknöchern können. Die durch Knorpelerweichung und -Zerfall freigelegten Knochenenden werden zum Teil bei Bewegungen abgeschliffen, der Knochen zeigt Oberflächengewebsverluste, auch in der Tiefe unter noch erhaltenem Knorpel geht das Knochengewebe vielfach in größerer Ausdehnung durch entzündliche Osteoporose zugrunde. Andererseits setzen auch am Knochen lebhafte Wucherungsvorgänge ein, besonders in Gestalt von Exostosen und Osteophyten an den Rändern der Gelenkenden. Die Synovialis wuchert entzündlich und bildet aus Granulationsgewebe bestehende zottige Auswüchse, in denen sich auch Fett- oder Knorpelgewebe bilden und selbst Verknöcherungen auftreten können. Solche Wucherungen, an denen sich auch Periost und Perichondrium beteiligen, treten namentlich am Rande der Gelenkflächen auf. Durch alle diese Vorgänge kommen starke Verunstaltungen der Gelenke, Spontanluxationen und, durch gegenseitiges Abschleifen junger Knochenmassen nach Verlust des Knorpelüberzuges, eine Art neuer Gelenkköpfe zustande.

Im einzelnen kann man nach dem Vorwiegen des einen oder anderen Vorganges folgende chronische Gelenkerkrankungen unterscheiden, die sich aber vielfach nicht scharf trennen lassen.

So hat man nach dem Vorgange v. Müllers zwischen vorwiegend entzündlichen Vorgängen, den eigentlichen Arthritiden, und vorwiegend degenerativen Vorgängen, Arthropathien, unterschieden; man kann dann zu ersteren vornehmlich den sog. sekundär-chronischen und den sog. primär-chronischen Gelenkrheumatismus, zu letzteren vor allem die

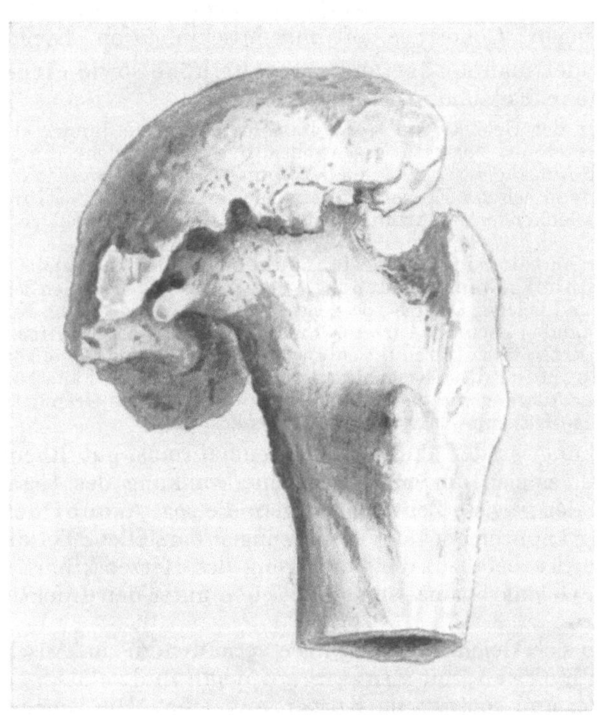

Abb. 495. Arthritis deformans.
(Nach einer Zeichnung von Prof. Kleinschmidt.)

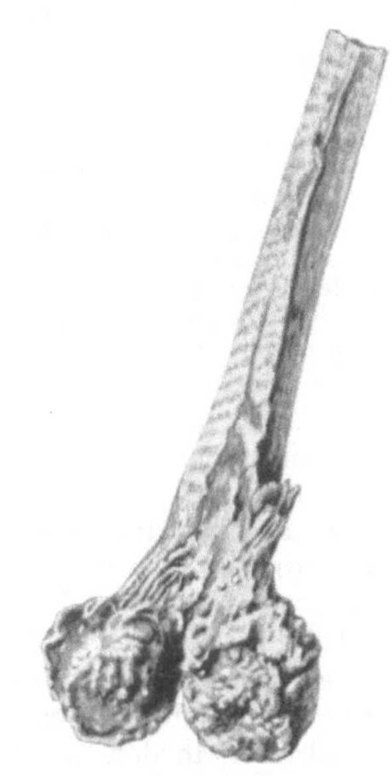

Abb. 496. Arthritis deformans (am Femur).

sog. Arthritis deformans, die Arthropathien bei Tabes usw. und Gelenkerkrankungen auf Grund bekannter Stoffwechselstörungen (Gicht, Ochronose) rechnen. Pathologisch-anatomisch ist aber eine solche Scheidung wegen der Verbindung regressiver und entzündlicher Vorgänge schwer durchführbar. Wir wollen uns aber an die Reihenfolge dieser chronischen Gelenkerkrankungen halten.

Der sog. sekundär-chronische Gelenkrheumatismus ist aus dem akuten Gelenkrheumatismus oder dem akuten Rheumatoid (s. o.) entstanden gedacht. Wahrscheinlich entspricht er auch Spätzeiten solcher Vorgänge, doch ist er anatomisch noch nicht sicher gestellt.

Dies trifft auch für den klinisch sog. primär-chronischen Gelenkrheumatismus, besser Arthritis, zu.

Hier handelt es sich um Gelenkleiden, die schleichend beginnen, zumeist fortschreiten (zuweilen in Schüben) und gewöhnlich symmetrisch die kleinen Finger- und Fußgelenke, zumeist dann erst die größeren Gelenke befallen. Herzerkrankungen sind hier (im Gegensatz zum akuten Gelenkrheumatismus) selten.

Ein großer Teil solcher allgemein als chronisch rheumatische Arthritiden zu bezeichnender Gelenkveränderungen gehört anatomisch in das Gebiet der sog. **Arthritis adhaesiva.** Unter dieser

Bezeichnung faßt man verschiedenartige Gelenkerkrankungen zusammen, welche das Gemeinsame haben, daß sie ihren Ausgang in Verwachsung der Gelenkenden und Ankylosenbildung nehmen. Solche Veränderungen beginnen vielfach nach Art einer Arthritis pannosa (s. o.), indem aus der Synovialis hervorgehendes Granulationsgewebe über den Gelenkknorpel wuchert, ihn durchsetzt und schließlich ersetzt. Solche Formen kommen namentlich im mittleren und jugendlichen Lebensalter, häufiger zugleich an mehreren Gelenken vor. Die Folge der Arthritis adhaesiva ist eine Aufhebung oder Behinderung der Beweglichkeit des Gelenkes, eine bindegewebige Ankylose dieses; auch durch Schrumpfung der Gelenkkapsel kann es zu starker Behinderung in der Beweglichkeit des Gelenkes kommen. Man spricht auch von „Arthritis pauperum" (im Gegensatz zur Gicht).

Zu dieser sog. Arthritis adhaesiva werden auch Formen gerechnet, welche Ausgänge anderer akuter oder chronischer Gelenkentzündungen, auch exsudativer, so eiteriger, darstellen. Auch der Ausgang tuberkulöser Gelenkveränderungen kann dies Bild darbieten.

Als **Arthritis deformans** (auch Osteoarthropathia deformans genannt) bezeichnet man besonders im Alter auftretende Gelenkveränderungen, die mit starken Entartungsvorgängen am Gelenkknorpel und atrophischen am Knochen, andererseits aber mit starken Wucherungserscheinungen aller Teile des Gelenkes und des daruntergelegenen Knochens einhergehen, so daß deren Folge sehr starke Verunstaltungen der Gelenke sein können. Um die Erforschung der Vorgänge hat sich Pommer besondere Verdienste erworben.

Die Erkrankung setzt mit Ernährungsstörungen des Gelenkknorpels, mit dessen Elastizitätsminderung ein. Wir sehen an der Knorpelgrundsubstanz atrophische Verdichtungen, die wohl auf Druckwirkung hinweisen, ferner Lockerungen, Quellungen, Zerfaserung, Zerklüftung, auf Reibungs- und Stoßeinwirkungen zu beziehen, Verflüssigung, schleimige Umwandlung, die bis zur Erweichung führen kann, Lückenbildungen, an den Knorpelzellen auch Entartungen, so Verfettung.

Der Knorpel kann besonders an hauptsächlich beanspruchten Gebieten ganz schwinden. So kann der Knochen freigelegt werden und seinerseits Veränderungen eingehen. Er wird bei Bewegungen gewissermaßen abgeschliffen und gewinnt ein porzellanartig glänzendes (Kaufmann) Aussehen. Er wird nämlich durch eine verhärtende Ostitis in seinen Markräumen verschlossen. Weiterhin kommt es zu Knochenatrophie durch lakunären Schwund, so daß selbst Usuren entstehen können. Das stehenbleibende Knochenmark kann in verschiedener Weise, auch bindegewebig, verwandelt werden. Durch abgekapselte, aufgesaugte Blutergüsse oder Zerfallsmassen oder ähnliche Vorgänge können auch zystenartige Hohlräume entstehen (Pommer). Auch können vermehrungsfähige Knorpelzellen bei der Knorpelzerstörung abgesprengt und in den darunter gelegenen Knochen, d. h. in eröffnete Markräume (auf dem Lymph- oder Blutweg), verlagert werden und hier zahlreiche kleine „Enchondrome", sog. Knorpelknötchen bilden.

Andererseits aber treten Wucherungserscheinungen aller Teile der Gelenkenden auf. So sehen wir am Knorpel Zellvermehrung, auch sog. Wucherungsfelder, Keimgewebe mit Ausbildung einer osteoiden Substanz synovialer oder periostaler Herkunft. So kommen über den Gelenkknorpel sich hinerstreckende synoviale und periostale Gefäß- und Gewebsentwicklungen zustande. Vor allem aber setzt im Wirkungsbereich gestörter Knorpelelastizität und besonders wo der schützende, bedeckende Knochen ausgedehnt zerstört ist, eine Wucherung vom Mark des subchondralen Knochens aus und dringt in Gestalt von Gefäß- und Knochenraumbildung in den Knorpel vor. So kommt es zu Vaskularisation und Verknöcherung des Gelenkknorpels von den subchondralen Knochengebieten aus. Es entstehen so am Rande des Gelenkknorpels sich erhebende knorpelbedeckte Knochenhöcker, die Randwülste Pommers, die in kranzartiger Weise angeordnet sein können. Sie entstehen von vorneherein in Zusammenhang mit dem lamellös gebauten Knochen, also von den subchondralen Markräumen aus unter Gefäßdurchsetzung und Verknöcherung der anliegenden Gelenkknorpelrandgebiete. Nach Pommer sind diese Bildungen und Vorgänge das für die Diagnose Arthritis deformans Maßgebende. Daneben kann der Knochen in seinen oberflächlichen subchondralen Schichten als Reaktion auf Schädigungen, wie Zersplitterungen, Infraktionen u. dgl., auch weitere Wucherungen eingehen. Die, wie schon erwähnt, auch wuchernde Synovia kann auch zu Neubildung von Knorpel führen, dieser auch verknöchern. Zotten oder Knorpelteile oder abgebrochene Knochenwucherungen können gelöst zu freien Gelenkkörpern werden. Wuchert Fettgewebe in oder mit den Zotten besonders stark, so spricht man von „Lipoma arborescens". Stärkerer Gelenkerguß fehlt zumeist.

Was die Entstehung und die ursächlichen Bedingungen der Arthritis deformans betrifft, so ist die von Beneke angenommene, von Pommer ausgebaute funktionelle Entstehungsart in den Vordergrund zu stellen. Physiologisch schützt der Knorpel mittels seiner elastischen Eigenschaften das subchondrale Knochengewebe gegen ungemilderte Einwirkungen von Druck, Erschütterungen, Stößen bei den verschiedensten Tätigkeitsbeanspruchungen der Gelenke. Dieser Schutz fällt fort, wenn der Knorpel in seiner Elastizität, zuletzt bis zu deren Erschöpfung, leidet. Grundlegend hierbei ist wohl die Summierung von Schädlichkeiten im Laufe des Lebens, so daß die Erkrankung insbesondere eine solche des Alters ist, und hierbei mögen sich allmählich häufende Stoffwechselstörungen mitbedingend sein. Auch ererbte angeborene Anlage spielt offenbar eine grundlegende Rolle. Vor allem sind veranlassende Bedingungen

mechanische Überbeanspruchungen, so solche in bestimmten Berufen, besonders bei
Arbeitern, auch die Gefäße treffende Schädigungen. So kommt es zu Entartung des Gelenkknorpels unter dem Einfluß von Reizwirkungen bei der Gelenktätigkeit und infolge der nun
bestehenden mangelnden Sicherung gegen diese und ähnliche Einwirkungen dann reaktiv zu
Gefäß- und Knochenneubildungen, vor allem von den Markräumen des subchondralen Knochens
aus in den Gelenkknorpel hinein, zu den Randwulstbildungen usw., wie sie oben geschildert wurden.
Die reaktiven Wucherungen beherrschen daher das Bild. Es kommt durch alle Vorgänge
zusammen zu starken Gelenkverunstaltungen und Behinderung der Gelenke. Weiterhin vor
sich gehende Gelenkbewegungen verhindern aber Verwachsungen mit Ankylose (Pommer).

Die Erkrankung findet sich am häufigsten im Knie- und Hüftgelenk, sodann an den
Fingergelenken, besonders bei älteren Leuten. Ein Gelenk (Hüftgelenk, besonders bei
Überinanspruchnahme) bei Scheuerfrauen, Schlossern u. dgl. oder mehrere (besonders an den
Händen und Füßen) können ergriffen werden.

Es gibt auch örtliche Formen der Arthritis deformans. Hierher zu rechnen ist das
sog. **Malum coxae senile.** Hier kommt es zu schweren Verunstaltungen am Femurkopf und an der
Gelenkpfanne vorzugsweise in höherem Alter
und vor allem bei Arbeitern, welche das Gelenk schwerer Belastung auszusetzen gewohnt
waren. Auch hier stehen Ernährungsstörungen
und Entartungsvorgänge am Knorpel im Vordergrund, dieser wird zum größten Teil zerstört;
der Knochen wird verändert, die Synovia wuchert
usw. Da bei dieser Hüftgelenkerkrankung und
bei ähnlichen am Ellenbogengelenk, Schultergelenk, der Wirbelsäule die regressiven Veränderungen ohne Exsudatbildung im Vordergrund
stehen, hat man hier auch von Arthritis ulcerosa sicca gesprochen.

Als eine besondere Form der Arthritis defor-
mans können wir auch die sog. **Heberdenschen Knoten**
auffassen. Hier kommt es, besonders bei Frauen im
Klimakterium, an den Fingerendgelenken zu Auffaserung,
Zerklüftung des Knorpels, Usuren, Vordringen von
Gefäßen aus Knochenmarkräumen in den Knorpel und

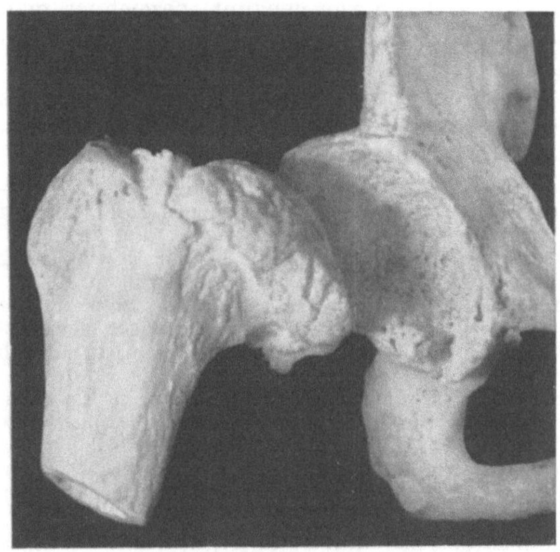

Abb. 497. Malum coxae senile.
(Aus Garré-Borchard, Lehrbuch der Chirurgie, 6. Aufl.)

zu großen Randwulstbildungen, kurzum den oben geschilderten Vorgängen der Arthritis deformans. Die
Gefäße der umliegenden Weichteile zeigen anscheinend endarteriitische Veränderungen, so daß wohl Ernährungsstörungen das Grundlegende sind (nach Brogsitter).

Es gibt auch Fälle von Arthritis deformans bei Kindern. Hierher gehört eine unscharf begrenzte Gruppe,
die als eigenes Krankheitsbild als Stillsche Krankheit bezeichnet wird. Sie ist durch langen Verlauf, hohes
Fieber, Lymphknoten-Milz-Schwellung, Erkrankung an den Gelenken, am Herzen, sowie häufig Exantheme ausgezeichnet. Anatomisch finden sich unspezifische Entzündungen erst der Gewebe um die Gelenke, dann diese selbst,
zu Verwachsungen führende Perikarditis, vielleicht auch Myokarditis (Fahr) und auf Hyperplasie beruhende
Lymphknotenschwellung. Es scheint sich um konstitutionell begründete lokale allergische Reaktion wohl auf
irgendwelche Erreger hin zu handeln; ob der Streptococcus viridans dabei eine besondere Rolle spielt (Leichten-
tritt) erscheint noch zweifelhaft.

Andere chronische Gelenkerkrankungen hängen mit Veränderungen des Nervensystems
zusammen und beruhen zum Teil wenigstens auf trophoneurotischen Störungen, zum
Teil auch auf Herabsetzung oder Aufhebung des Gefühls, wodurch äußere mechanische
Einwirkungen auf ein Gelenk unbeachtet bleiben und stärkere Veränderungen erzeugen. Solche
„neuropathische" Formen der Gelenkerkrankungen kommen vor allem im Verlauf der Tabes
dorsalis wie auch der Syringomyelie, auch bei Neuritiden vor.

Daß auch **Verletzungen** zu chronischen Gelenkentzündungen führen können, sei nur erwähnt.

Von den chronischen Gelenkerkrankungen auf Grund **endogener Stoffwechselgifte** stehen die
durch die Homogentisinsäure und die Harnsäure gekennzeichneten im Vordergrund. Erstere
stellen die Veränderungen der Gelenke bei der **Ochronose** dar, wovon schon S. 76 die Rede war,
letztere diejenigen der **Gicht.**

Die **Arthritis urica (Gicht)** ist die Folge einer harnsauren Diathese (vgl. den letzten Abschnitt des allgemeinen Teils), wobei der Harnsäurewert des Blutes erhöht, die Harnsäureausscheidung durch die Nieren vermindert ist, und beginnt in akuter Weise mit seröser Exsudation in die Gelenkhöhlen, nimmt aber dann einen chronischen, häufig mit Rückfällen versehenen Verlauf an. Der akute Gichtanfall geht mit starker Schwellung und Rötung des Gelenkes und entzündlichem Ödem der umgebenden Weichteile einher, womit infolge Anhäufung der Harnsäure und erhöhter Affinität der Gewebe zu ihr eine Ablagerung harnsaurer Salze in den Knorpel, die Gelenkkapsel, die Gelenkbänder, die Umgebung des Gelenkes und Sehnen verbunden ist. Durch wiederholte Rückfälle entstehen chronische Veränderungen an den ergriffenen Gelenken, welche sich anatomisch an die beschriebenen Formen chronischer Arthritis anschließen. Es kommt zu Auffaserung am Knorpel, Verdickung der Synovialis und Bildung mannigfacher Verunstaltungen an den Gelenkenden. Durch Abscheidung von harnsauren Salzen bilden sich sog. Tophi, bis erbsengroße, rundliche, kreideähnlich aussehende, vorzugsweise aus mandelförmigen Kristallen von harnsaurem Natrium und wenig Fibrin bestehende Knoten. Solche bilden sich nicht bloß in den Gelenken und ihrer Umgebung, sondern selbst in der äußeren Haut und auch im Unterhautbindegewebe, z. B. der Ohrmuscheln. An den Gelenkenden kommt es manchmal zur Bildung von Erweichungsherden; der Knorpel wird nekrotisch. Diese Herde können selbst nach außen durchbrechen und Fistelgänge oder Geschwüre hinterlassen, aus welchen sich erweichte, mit harnsauren Salzen vermischte Massen entleeren. Ein solcher Vorgang ist öfters auch mit heftiger Eiterung verbunden.

Die Gicht befällt, anfangs wenigstens, meistens bloß ein Gelenk, und zwar in der Regel das Metatarso-phalangealgelenk der einen großen Zehe (Podagra), ferner die Finger und Handgelenke (Chiragra), selten andere Gelenke.

Nach neueren Untersuchungen (Brogsitter) findet die erste Uratniederschlagbildung in die Knorpelzellen wie Grundsubstanz des Knorpels statt, und zwar zunächst in noch unveränderten. Bei geringfügiger Gicht ist fast stets der Gelenkknorpel allein fleckig mit den Uraten durchsetzt. Erst später erreichen die Herde den freien Knorpelrand, und hier entstehen nun durch Abstoßung kleiner Teile aus dem Niederschlagsherd am Knorpelrand bzw. von ihm aus teils mehr röhrenförmige, teils mehr kraterförmige Gewebsverluste, auch größere buchtenteiche Geschwüre. Die Berührung der harnsauren Salze mit dem an Blutgefäßen und Nerven reichen Synovialgewebe, in dem sich eine lebhafte Entzündung entwickelt, scheint den akuten Gichtanfall auszulösen. Geringste Einwirkungen, so auch geringer Druckzuwachs nach besonders reichlichem Mahl, scheinen durch Einreißen der den Knorpelherd deckenden dünnen Schicht dies herbeiführen zu können. Der Knorpel — und dann, wenn die Urateinlagerungen dichter werden und sich stellenweise der knöchernen Rinde nähern, der Knochen — antwortet auf die Uratablagerung von vorneherein, wenn auch verschieden stark, mit lebhaften Zellneubildungserscheinungen. Mit Ausbildung der Oberflächengewebsverluste am Knorpel werden die Synovialzotten in ein zellreiches, dickes, stark durchblutetes Polster verwandelt. Besonders aus der Gegend der Gelenkkapselumschlagfalte kann ein Granulationsgewebe die Knorpelfläche pannusartig überkleiden, später tritt Bindegewebe an die Stelle. So entstehen Verwachsungen, welche die Gelenkhöhle verkleinern oder ganz verschließen können; andererseits kann der Knorpel im Bereiche größerer tiefer greifender Gewebsverluste mit lebhafter Wucherung eines fibrillären, bindegewebsartigen, reichlich von kleinsten Zellen durchsetzten Gewebes reagieren, wodurch auch Ankylosen zustande kommen. Bei weit verbreiteten Knorpelzerstörungen können im Zusammenhang mit der Oberfläche auch im Mark des benachbarten Knochens Tophi entstehen. Es bilden sich hier Nekrosen aus, in deren Umgebung Rundzellenhaufen und die Urate aufnehmende große Zellen auftreten. Bei starker Ablagerung harnsaurer Salze dringen aus den subchondralen Markräumen Gefäßkanäle über das Verkalkungsgebiet hinaus bis in unverkalkte Knorpelgebiete vor und bewirken Verknöcherung des Knorpels; so entstehen wulstige Knochenwucherungen, welche den Randwülsten der Arthritis deformans (s. o.) entsprechen.

Über die **tuberkulösen** (und **syphilitischen**) Veränderungen der Gelenke vgl. im allgemeinen Teil.

Die **Wirbelsäule** wird im Laufe des Lebens sehr vielfach überbeansprucht und weist somit in ihren einzelnen Teilen, vor allem auch in den Bandscheiben, vielfach Veränderungen auf, die besonders Schmorl sehr eingehend verfolgt hat. So finden sich an den Bandscheiben häufig Einrisse und Blutungen, auch stärkere Zerklüftungen, besonders an der Lendenwirbelsäule. In Rißstellen quillt Faserwerk der Bandscheiben hinein und gelangt unter Einwirkung der bei der gewöhnlichen Beanspruchung erfolgenden Zusammenpressung der Bandscheiben in die subchondralen Markräume durch die, gegebenenfalls mit zertrümmerte, Schlußplatte oder in dieser physiologisch vorhandene Lücken hindurch. Die in die Markräume eingepreßten Fasermassen bewirken Atrophie der Spongiosabalken mit Bildung von Höhlen hier. Sie werden durch Knorpelwucherung in der Regel ausgefüllt, die von den in den vorgepreßten Fasermassen enthaltenen Knorpelzellen wie vom Markgewebe ausgehen. So kommen die Schmorlschen Knorpelknötchen zustande, häufig an entsprechend gelegenen Stellen der beiden Bandscheibenoberflächen. Später können sie vaskularisiert und in Bindegewebe umgewandelt werden, auch schleimig entarten oder verkalken, selten verknöchern. Um die Knötchen kann sich verdichteter Knochen ausbilden. Diese sehr häufigen Knorpelknötchen entstehen durch bei der Dauerbeanspruchung und Belastung gesetzte Schädigungen, infolge der meist schwereren Arbeit häufiger bei Männern und erst bei abschließendem oder abgeschlossenem Wachstum. Knorpelknötchen können, wenn auch sehr selten, zu Druck auf das Rückenmark führen.

Die Bandscheiben können weiterhin kleine Verkalkungsherde aufweisen, sehr selten nur verkalken sie ganz. Häufig zeigen die Bandscheiben Entartungserscheinungen wie Eintrocknung, Aufquellung oder Auffaserung, Auflösung, Bindegewebsumwandlung ausgehend vom Nucleus pulposus, aber auch so, daß das ganze Bandscheibengewebe umgewandelt werden kann. Solche Veränderungen finden sich mit dem Alter zunehmend, in höherem Alter so gut wie stets und werden auf Abnutzung bezogen, für manche Formen denkt Schmorl auch an Stoffwechsel- oder innere Sekretionsstörungen. Diese Veränderungen der Bandscheiben stehen nun in engen Beziehungen zu der im Alter in geringem Maße überaus häufigen, aber auch schwere Formen annehmenden Spondylitis deformans.

Bei der **Spondylitis deformans** ist auch offenbar — ähnlich der Arthritis deformans — der infolge der Entartungen der Bandscheiben eintretende Elastizitätsverlust (Beneke) grundlegend. Infolge der durch die Bandscheibenveränderungen gesetzten Beweglichkeit des Bandscheibenwirbelgelenkes führen Zerrungen u. dgl. des Bandapparates zu Reaktionen vor allem am Periost der Wirbelkörper, welches wuchert und so die für die Spondylitis deformans kennzeichnenden Randwülste hervorruft. Zuerst treten solche meist an der unteren Brustwirbelsäule rechts auf, dann in der Lendenwirbelsäule links (bei Linkshändern umgekehrt). Infolge der Atrophie der Zwischenwirbelscheiben kommt ein allmähliches Verbacken und völliges Zusammenwachsen der Wirbelkörper zustande. So kommt es zu Versteifungen, zunächst in Abschnitten, besonders dem Brustteil, der Wirbelsäule, dann dieser ganz, und zwar in bogenförmiger Krümmung. Die Erkrankung verläuft außerordentlich langsam. Zurückzuführen ist sie wohl in letzter Linie auf eine konstitutionelle Minderwertigkeit der Zwischenwirbelscheiben, wozu dann Beanspruchungsabnutzung hinzukommt.

Hiervon zu trennen ist eine andere Form der Wirbelversteifung. Hier beruht die Unbeweglichkeit der zuletzt in Streckstellung festgestellten Wirbelsäule auf einer häufig von unten nach oben sich entwickelnden ankylosierenden Entzündung der kleinen Wirbelgelenke, während die Zwischenwirbelscheiben zunächst unbeteiligt sind. Erst später werden sie durch Verknöcherung an ihren Oberflächen und von ihnen selbst in Mitleidenschaft gezogen. Es bilden sich Verklammerungen der Wirbelkörper und Verknöcherung der Längsbänder aus, wodurch die Versteifung zustande kommt. Meist sind die Hüftgelenke — auch die Schultergelenke — durch ankylosierende Gelenkentzündung beteiligt. Diese auch schleichend verlaufende Erkrankung findet sich zumeist in jüngerem Alter und wird gewöhnlich auf infektiöse Vorgänge bezogen.

Man hat die beiden Formen auch nach Bechterew, andererseits Pierre-Marie-Strümpell benannt. Besser unterscheidet man vorgangsmäßig eine spondylarthrotisch-synostotische und eine spondylitisch-syndesmogene Form (Uebermuth).

Besonders häufig wird das Wirbelkörpermark melastatisch befallen, so bei allen möglichen Infektionskrankheiten. So können Spondylitiden nach Typhus, Angina, Grippe usw. auftreten. Es können schwere Verunstaltungen der Wirbelsäule die Folge sein. Auch Tuberkulose der Wirbel ist häufig. Bei den Erkrankungen, die nach Paget und v. Recklinghausen genannt sind, ist die Wirbelsäule oft stark und früh beteiligt (s. o.). Noch erwähnt sei, daß Geschwülste (Krebse) verhältnismäßig häufig Tochterknoten in der Wirbelsäule mit Zerstörung oder auch Neubildung von Knochengewebe bilden.

c) Geschwülste; freie Gelenkkörper; Ganglien.

Geschwülste sind in den Gelenken selten. Am häufigsten findet sich das **Lipoma arborescens** der Synovia, welches aus baumförmig verzweigten Fettgewebszotten besteht.

Sog. **freie Gelenkkörper** (Gelenkmäuse) liegen entweder ganz frei im Gelenk oder bewegen sich, an einem Stiele befestigt, in seiner Höhle. Ihre Entstehung ist ebenso wie ihre Zusammensetzung verschieden; ein Teil von ihnen besteht aus Fibrin, das im Verlauf entzündlicher Vorgänge ausgeschieden worden ist; sie bilden rundliche, reiskornähnliche oder platte, meist in großer Zahl vorhandene Körper und heißen auch Corpora oryzoidea. Andere, bis mandelgroße Gelenkmäuse entstehen durch Wucherungen der Synovialzotten und können durch Abreißen ihres Stieles vollkommen frei werden. Ähnliche Gelenkkörper bilden sich bei chronischen Entzündungen. Eine dritte Gruppe der Gelenkkörper entsteht durch Verletzungen oder zerstörende Eiterungen und besteht aus abgesprengten Knochen- oder Knorpelstücken; eine vierte wird von Fremdkörpern gebildet, welche in die Gelenkhöhle gelangen.

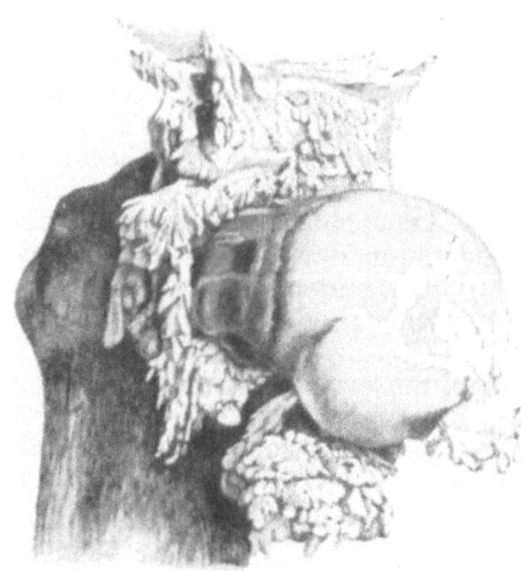

Abb. 498. Arthritis und Ostitis deformans mit Lipoma arborescens des Hüftgelenks.

Verunstalteter Gelenkkopf, dessen Hals senkrecht zur Längsachse des Knochens gestellt ist. Synovialmembran mit hypertrophischen aus Fettgewebe bestehenden Zotten. ²/₃ der natürl. Größe. (Aus Ziegler, Lehrbuch der allgemeinen und speziellen pathologischen Anatomie, 7. Aufl. Jena: Fischer 1892.)

Unter der dritten Gruppe soll die zur Abreißung von Knochen-Knorpelstücken am Condylus medialis femoris im Gebiet des hinteren Kreuzbandes führende sog. Osteochondritis dissecans König erwähnt werden. Auch in den noch sehr umstrittenen anscheinend nicht durch Verletzungen entstehenden Fällen (es wird auch an Gefäßveränderungen als grundlegend gedacht) scheinen traumatische Einflüsse doch in letzter Linie maßgebend, so daß man besser von Osteochondrolysis traumatica spricht.

Die sog. **Ganglien** oder „Überbeine" sind herniöse Ausstülpungen der Synovialis, die sich gegen die Gelenkhöhle abschließen und prall mit eingedickter Synovia gefüllt sind. Im Kniegelenk kommen sie öfters doppelseitig vor.

d) Kontrakturen; Ankylosen; Verletzungen.

Unter **Kontraktur** versteht man eine Beschränkung der Beweglichkeit eines Gelenkes, welche durch Veränderungen innerhalb dieses, oder der das Gelenk umgebenden und seine Bewegungen auslösenden Weichteile, der Muskeln, Sehnen, Nerven, oder auch durch in bzw. unter der Haut gelegene Narben hervorgerufen werden kann. Man unterscheidet hiernach arthrogene, myogene, tendogene, neurogene und narbige Kontrakturen.

Arthrogene Kontrakturen sind meistens auf chronische Entzündungen des Gelenkes mit Schrumpfungsvorgängen in der Synovialis oder in der äußeren Gelenkkapsel zurückzuführen. Myogene und tendogene Kontrakturen werden durch narbige Verkürzung der Muskeln oder Sehnen nach Verletzungen oder Entzündungen dieser hervorgebracht. Die Ursache neurogener Kontrakturen sind Lähmungen von Muskeln bzw. Muskelgruppen, oft zentraler Natur. Bei Lähmung einzelner Muskelgruppen entsteht eine Kontraktur ihrer Antagonisten, z. B. ein Pes calcaneus durch Lähmung der Wadenmuskulatur. Narbenkontrakturen entstehen durch narbige Schrumpfung der das Gelenk bedeckenden Haut und des Unterhautbindegewebes; man findet sie z. B. nach hochgradigen Verbrennungen.

Ist ein an sich frei bewegliches Gelenk durch außerhalb desselben gelegene Ursachen, z. B. infolge von Lähmungen, dauernd in einer bestimmten Stellung festgestellt, so passen sich die Gelenkflächen allmählich der angenommenen Stellung an, so daß sie nach und nach wirklich an Bewegungsfähigkeit verlieren. Besonders ist das an nachgiebigen, noch wachsenden Knochen der Fall; hierdurch erhalten die Gelenke oft ganz ungewöhnlich gebildete Gelenkflächen und hochgradige Entstellungen. Die Verunstaltungen des Fußes bei Pes varus, Pes varo-equinus u. a. geben hierfür bekannte Beispiele (s. u.).

Unter **Ankylose** versteht man die Aufhebung der Beweglichkeit eines Gelenkes, wobei die Ursache der Gelenksteifigkeit im Gelenke selbst liegt. Ankylose kann entstehen durch Verwachsung der Gelenkflächen, welche bindegewebig, knorpelig oder knöchern sein kann; man unterscheidet hiernach eine Ankylosis fibrosa, A. cartilaginea und A. ossea. Letztere entsteht durch Verknöcherung des die Vereinigung herstellenden Bindegewebes bzw. Knorpels. Außerdem entsteht eine Gelenksteifigkeit auch durch Knorpel- und Knochenwucherungen sowie durch Schrumpfungsvorgänge und Kontrakturen (s. o.), welche die unregelmäßig gewordenen Gelenkflächen in einer bestimmten Lage festlegen. Diese Form der Ankylose ist häufig eine Folge der Arthritis deformans (s. o.). Die Versteifungen der Wirbelsäule sind schon oben erwähnt.

Von **Verletzungen** der Gelenke sind Quetschungen, Verstauchungen und Ausrenkungen zu nennen, bezüglich derer jedoch auf die chirurgischen Lehrbücher verwiesen werden muß.

Verletzungen des Knorpels heilen in der Regel durch bindegewebige Narben. Abgesprengte Knorpelstücke heilen nicht wieder an, sondern werden zu freien Gelenkkörpern (s. o.).

C. Sehnen und Schleimbeutel.

Eine Entzündung der Sehnenscheiden, **Tendosynovitis,** kann eine fibrinöse, serofibrinöse oder eiterige sein. Bei rein fibrinöser Exsudation (trockener Tendovaginitis) entsteht das kennzeichnende Reiben bei Bewegungen. Eiterige Entzündung der Sehnen ist meistens sekundär und geht von infizierten Wunden, phlegmonösen Herden, Panaritien oder Abszessen aus. Sie kann ihren Ausgang in Aufsaugung des Exsudats, oder in Verwachsungen der Sehnen und Sehnenscheiden, endlich in Auffaserung und Nekrose der Sehnen nehmen.

Chronische Entzündungen der Sehnen führen zu Auftreibung der Sehnenscheiden (Hydrops der Sehnenscheiden), mit umschriebenen zystischen Bildungen oder Verwachsungen der Sehnen. Dabei entstehen durch Abschnürung zottiger Wucherungen ähnliche Corpora oryzoidea wie in den Gelenken. Am häufigsten erkranken die Sehnenscheiden der Hohlhand. Ebenso entstehen durch bruchartige Vorstülpungen der Sehnenscheiden, in ähnlicher Weise wie von den Gelenken aus, sog. Ganglien (Überbeine).

Im ganzen dieselben Verhältnisse zeigen die Schleimbeutel. Auch an ihnen tritt akute (sero-fibrinöse bis eiterige) oder chronische Entzündung **(Bursitis)** mit Wandverdickungen, zottiger Wucherung an der Innenfläche und Bildung von Reiskörpern usw. auf. Bei häufigem Knien entsteht die chronische Entzündung des vor der Kniescheibe gelegenen Schleimbeutels.

Tuberkulose, meist von solcher der Knochen oder Gelenke aus, kommt in Form miliarer Knötchen wie mehr diffuser verkäsender Granulationen vor und breitet sich den Sehnen entlang aus. Die Bildung von Oryzoid-Körperchen ist hier eine besonders reichliche und häufige.

Über Heilungen von Sehnenwunden s. S. 123.

Unter den Geschwülsten seien sog. xanthomatöse Sarkome genannt, d. h. Riesenzellensarkome gutartiger Natur, besonders an Sehnen von Hand oder Fuß, meist von lappigem Bau. Sie weisen Xanthomzellen mit viel Fett und Lipoid, besonders Cholesterinestern, oft auch Cholesterintafeln (zum Teil in Fremdkörperriesenzellen), ferner Riesenzellen, wechselnd viel Bindegewebe und meist reichliches Hämosiderin auf. Doch handelt es sich hier wohl nicht um echte

Geschwülste, sondern um entzündliche Bildungen bzw. hyperregeneratorische Zellneubildung nach resorptiven Vorgängen. Diese Bildungen erinnern in vielem an die Epulis und auch an die „braunen Tumoren" der Osteodystrophia fibrosa (s. o.) und sind ihnen wohl gleichzustellen. In ihrer Entstehung spielen chronische traumatische Einflüsse bzw. Reizungen eine Rolle. Die Ablagerung der Cholesterinester hängt offenbar mit bestehender Hypercholesterinämie zusammen.

Anhang.

Mißstaltungen einzelner Abschnitte des Knochengerüstes.

Wegen aller Einzelheiten vgl. die chirurgischen Lehrbücher; hier sollen nur einige Grundlinien gezogen werden.
Diese Mißstaltungen sind teils infolge zu geringer Anlage oder mechanischer Einwirkungen während der Entwicklungszeit (Enge der Eihäute u. dgl.) angeboren, teils später erworben. Infolge der nahen Tätigkeitsbeziehungen der Knochen, Gelenke usw. und ihrer Fähigkeit der Anpassung an veränderte Bedingungen können

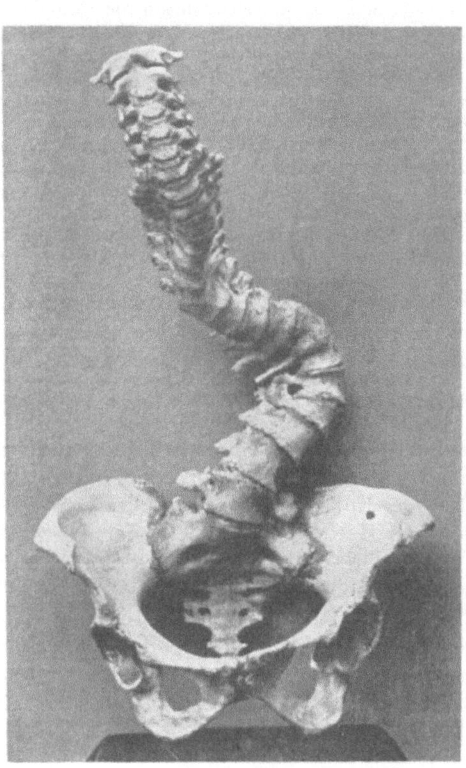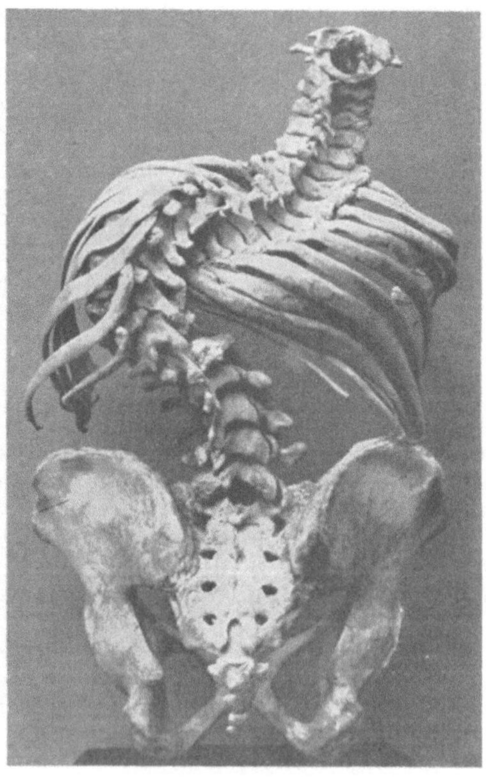

Abb. 499. Skoliose. Links von vorne, rechts von hinten gesehen.
(Aus Riedinger, Morphologie und Mechanismus der Skoliose. Wiesbaden: J. F. Bergmann.)

Einflüsse, auch das Verhalten der Weichteile (man denke an Beziehungen zwischen Schädel und Gehirn) Gestaltsveränderungen an einem ganzen Körperteil herbeiführen. Insbesondere Erkrankungen des Knochengerüstes wie Rachitis, später Osteomalazie, Altersosteoporose usw. können unmittelbar wie mittelbar durch Schaffung außergewöhnlicher Belastungsverhältnisse auch andere Teile des Knochengerüstes als die befallenen selbst beeinflussen. Beispiele dafür sind besonders an der Wirbelsäule — sog. Spondylitis deformans mit knöcherner Verbindung und Feststellung der Wirbel, oder zweite Krümmungen bei Kyphosen usw. (s. u.) zum Ausgleich, um aufrechte Körperhaltung zu ermöglichen —, am Brustkorb und Becken, aber auch an Gliedmaßen gegeben; so haben Formveränderungen eines Teiles vielfach solche anderer von ihm belasteter oder auf ihm ruhender Teile zur Folge. Muskeln können durch dauernde Verkürzungen oder Lähmungen auch besondere Gelenkstellungen nach sich ziehen.
Was die einzelnen Körperteile betrifft, so war von den Gestaltabweichungen am **Schädel** schon die Rede. Von ungewöhnlichen Formen des **Brustkorbes** seien erwähnt bzw. noch einmal zusammengefaßt: der sog. paralytische Thorax, seine Verschiebungen als Folge von Verkrümmungen der Wirbelsäule, mangel-

hafte Entwicklung von Brustkorbteilen bei angeborener bzw. dauernd bleibender Luftleere größerer Lungengebiete, der faßförmige Brustkorb bei Emphysem, der rachitische Brustkorb, der sog. Thorax phthisicus. An der **Wirbelsäule**: I. **Skoliose,** seitliche Verkrümmung der Wirbelsäule, so daß sie S-förmig gebogen ist. Sie entsteht am häufigsten als Belastungsmißgestaltung des wachsenden Körpers durch gewohnheitsmäßige schiefe Haltung des Körpers, d. h. stärkeren Gebrauch der einen Körperseite, besonders bei gegebenen Bedingungen, wie Bleichsucht oder schwächenden Erkrankungen allgemein und insbesondere bei Rachitis, Osteomalazie, auch sonstigen Knochenstörungen oder Schwäche der Bänder und Muskeln. Die Skoliose ist beim weiblichen Geschlecht häufiger und tritt schon bei 7—8jährigen Kindern auf. Die infolge von Rachitis allein entstehende Skoliose der ganzen Wirbelsäule bei kleineren Kindern verschwindet meist mit der Grundkrankheit. Auch Narbenverwachsung der Pleurablätter oder Narbenschrumpfung der Rückenmuskulatur kann Skoliose bewirken. Die Skoliose wird später, indem die Wirbelsäule auch gestaltlich verändert, in der krummen Stellung festgestellt wird, eine dauernde. Meist entsteht an der Wirbelsäule weiter oben oder unten eine zweite, nach der entgegengesetzten Seite gerichtete, ausgleichende Krümmung. Mit der seitlichen Ausbiegung der Skoliose findet stets auch eine Drehung der Wirbelsäule um ihre senkrechte Längsachse mit einer Drehung der betreffenden Wirbel nach der gleichen Seite hin statt. In höheren Graden der Skoliose kommt daneben eine Kyphose (s. u.) zustande = **Kyphoskoliose.** Die Rippen müssen auch ihre Gestalt ändern, auf beiden Seiten abweichende Winkel haben; die Verengerung des Brustkorbes auf der konvexen Seite führt durch Raumbeengung zu Veränderungen, besonders Stauung in der Lunge und teils hierdurch, teils unmittelbar durch Verlagerung zu Hypertrophie und Erweiterung der rechten Herzhälfte. Herzinsuffizienz ist so häufig das Ende solcher Kyphoskoliotiker. II. **Kyphose,** ventralkonvexe Ausbiegung der Wirbelsäule nach hinten, wobei die Spitzen der Dornfortsätze sich entfernen. Die bogenförmige (flache) Kyphose entsteht durch Widerstandsherabsetzung des Skelets bei Rachitis, Osteomalazie, Altersosteoporose und betrifft die ganze Wirbelsäule oder einen Teil von ihr; die spitzwinklige, der sog. Pottsche Buckel bildet sich durch völlige Zerstörung von einem oder mehreren Wirbelkörpern und ihren Zusammenbruch unter dem Gewicht der darauf lastenden Wirbelsäule (wodurch ein nach vorne offener Wirbel entsteht), auf Grund von tuberkulöser Karies, Geschwülsten, auch Aortenaneurysmen, Arthritis deformans, Brüchen u. dgl. Heilt der krankhafte Vorgang, so entstehen Versteifungen der Wirbelgelenke und Verwachsungen der Wirbel. III. **Lordose,** verstärkte dorsalkonkave Krümmung der Lendenwirbelsäule nach vorn, als ausgleichende Erscheinung bei einer Kyphose im Brustteil, ferner auch Vermehrung der Seitenneigung, z. B. um bei einer durch Hüftgelenkentzündung bedingten Feststellung des Hüftgelenkes das Gehen zu ermöglichen, seltener durch Rachitis, Osteomalazie, Karies u. dgl. entstanden.

Am **Becken.** Bei Rachitis, Osteomalazie usw. können die Beckenform beeinflussende Bedingungen sich leichter geltend machen. So entsteht (vgl. o.) bei Osteomalazie das seitlich zusammengeknickte, nach vorne schnabelförmig ausgezogene Becken, ähnlich bei Rachitis, wenn die Kinder bei der Erkrankung noch laufen und so der seitliche Druck der Femora zur Wirkung kommt. Auch bei Verkrümmungen der Wirbelsäule entstehen krankhafte Beckenformen: kyphoskoliotisches Becken. Wird die unter dem 5. Lendenwirbel gelegene Zwischenwirbelscheibe entzündlich oder durch Verletzungen zerstört, und rutscht so die Gesamtwirbelsäule über den Körper des 1. Kreuzbeinwirbels herab nach vorne, so daß der Körper des untersten Lendenwirbels (oder gar des 2.—4.) das Promontorium bildet, so entsteht das spondylolisthetische Becken. Versteifungen des Hüftgelenkes bei Hüftgelenkentzündung, Atrophie der Hüftbeine u. dgl. verschieben das Becken in schiefer Richtung: koxalgisches Becken; ähnlich wirken Abnahme des einen Beines und veraltete Gelenkausrenkungen, indem durch Untätigkeitsatrophie diese Beckenseite kleiner wird. Fötale oder in der Jugend entstehende Synostose der Synchondrosis sacroiliaca bewirkt das schräg verengte (bzw. doppelte Veränderung das querverengte) Becken. Das Zwergbecken (bei Zwergwuchs), das gleichmäßig verengte, das platte (eine Form rachitisch), das gespaltene (bei Symphysenmangel) Becken sind noch zu erwähnen.

An den **Gliedmaßen.** Kniegelenk: Bei Genu varum (den O-Beinen) bildet das Gelenk einen nach innen, bei Genu valgum (den X-Beinen) einen nach außen offenen Winkel. Beides kommt vor allem durch rachitische Verkrümmungen der Beinknochen, das Genu valgum insbesondere im Anschluß an rachitischen Plattfuß (s. u.), wobei die Drehung des Fußes nach außen das Hauptwirksame ist, zustande. Auch vieles Stehen im jugendlichen Alter (Bäcker) führt zu Genu valgum. Bei ihm trägt der innere Kondylus bzw. die mediale Seite der entsprechenden Gelenkfläche der Tibia fast allein die ganze Körperlast, während der äußere Kondylus entlastet wird, daher atrophiert. Fußgelenk: Pes varus bedeutet eine Verbiegung des Fußes nach innen, die so hochgradig werden kann, daß das Gehen auf dem seitlichen Fußrand, ja auf dem Fußrücken erfolgt; zumeist ist damit eine Equinusstellung (Spitzfuß) verbunden, indem zugleich dauernde Plantarflexion besteht = Pes varo-equinus, Klumpfuß. Eine gewisse Pes varus-Stellung ist im fötalen Leben physiologisch und gleicht sich nach der Geburt aus; Enge der Gebärmutter, der Eihäute, zu geringe Fruchtwassermenge kann dies steigern und dauernd gestalten. Oder ein Klumpfuß entsteht später durch Verkürzung eines Beines (infolge der so beim Gehen nötigen dauernden Streckung des Fußes), oder Lähmung eines Beines, oder langes Krankenlager (wobei der Fuß infolge seiner eigenen Schwere nach innen und unten sinkt), oder durch Feststellung in Plantarflexion. Der Plattfuß, Pes valgus, beruht auf Abflachung des Fußgewölbes zugleich mit Drehung des Fußes nach außen, zumeist verbunden mit Dorsalflexion (Kalkaneusstellung) und X-Beinen. Er ist angeboren oder erworben besonders bei Rachitis, langem Stehen, Schlaffheit der Bänder u. dgl. Talimanus ist eine dem Klumpfuß entsprechende Mißstaltung der Hand.

D. Muskeln.

Der ganze Muskel ist umhüllt vom bindegewebigen **Perimysium externum**; er setzt sich zusammen aus **Muskelfasern,** die, zu Bündeln zusammengeordnet, vom **Perimysium internum** umschlossen werden. Jede einzelne Muskelfaser liegt im **Sarkolemm**schlauch, unter dem die Muskelkörperchen mit den in der Längsrichtung gestellten Kernen gelegen sind. Sie besteht aus den feinsten **Muskelfibrillen,** durch **Sarkoplasma** voneinander getrennt; durch reichlicheres Sarkoplasma zwischen zu Bündeln angeordneten Primitivfibrillen entstehen auf Querschnitten die sog. **Cohnheimschen Felder.** Die einzelnen Muskelfibrillen der quergestreiften Muskeln setzen sich aus einfach und doppeltbrechenden Scheiben und dazwischen Querscheiben zusammen. In den Muskeln, besonders der Gliedmaßen und des Rumpfes, finden sich ferner sehr dünne, von besonderen Nerven umsponnene sog. **Muskelspindeln** von noch nicht restlos geklärter Bedeutung.

Von regressiven Veränderungen kommt an den Muskeln zunächst wie an anderen Organen eine **einfache Atrophie** vor, d. h. eine Stoffabnahme, in Gestalt von Verschmälerung und Verkürzung der Fasern, ohne Änderung des Baues; erst in späten Stadien geht die Querstreifung verloren. Der Muskel hat bei ausgedehnter Atrophie eine blasse Farbe, da gleichzeitig sein Farbstoff, das Muskelhämoglobin, verloren geht; nicht selten zeigen aber atrophische Muskeln einen auffallend dunkelbraunen Farbton durch Ablagerung von viel Lipofuszin, eine **Pigmentatrophie,** wie wir sie bei der sog. braunen Atrophie des Herzens schon kennen lernten. Weiterhin findet sich **trübe Schwellung** sowie **Verfettung,** bei der feinste Fetttröpfchen in das Sarkoplasma der Fasern abgelagert sind; bei starker Verfettung erhalten die Muskeln eine trübe gelbliche Farbe mit Fettglanz.

Die **Amyloidentartung** hat wenig Bedeutung; dagegen tritt die sog. **hyaline** oder **wachsartige Entartung** der Muskelfasern als ein sehr häufiger Befund auf. Sie verleiht dem Muskel im ganzen ein trübes, mattes, blasses, fischfleischähnliches Aussehen, steht in vielfacher Beziehung zu Zerfallserscheinungen an den Fasern und tritt besonders an den geraden Bauchmuskeln, Adduktoren des Oberschenkels, aber auch im Zwerchfell usw. bei zahlreichen Infektionskrankheiten, so vor allem Typhus, als sog. Zenkersche Degeneration auf, oft zusammen mit Blutungen.

Einleitend findet offenbar an durch Toxine geschädigten Stellen eine Art regelwidriger Zusammenziehung statt, wodurch die Querstreifung der Faser äußerst eng und undeutlich wird; dann geht sie ganz verloren; die Fasern erscheinen jetzt gleichmäßig, dabei glänzend, glasig. Diese Erscheinung kann die Fasern auf größere Strecken und an verschiedenen Stellen zugleich, ihre ganze Dicke oder nur einen Teil ihres Querschnittes befallen. Die zusammengezogenen, veränderten Fasern zerreißen nun infolge Zugwirkung der Gegenmuskeln und erleiden so vielfach einen Zerfall der zusammenziehbaren Substanz zu einzelnen verschieden großen, klumpigen Bruchstücken, welche sich dann vom Sarkolemm zurückziehen, so daß letzteres einen leeren Schlauch darstellen kann. Die scholligen Massen können als sog. Sakrolyten zunächst liegen bleiben und sodann nach und nach an den Rändern abschmelzen und aufgesaugt werden, oder feinkörnig zerfallen.

Auch die **Nekrose** ähnelt insofern der beschriebenen Entartungsform histologisch, als sich beim Zerfall der Muskelfasern hyalin-schollige Massen bilden. Es kommt zur Nekrose teils aus örtlichen Ursachen wie Verletzungen, Verbrennungen oder Erfrierungen, Gefäßverschlüssen, Blutungen, Entzündungen u. dgl., teils unter Einwirkung allgemeiner Infektionen. Nekrotische Muskelfasern **verkalken** hie und da.

Muskelfasern zeigen auch Auffaserungen, Spaltungen, Zerklüftungen und Vakuolenbildungen (letztere auch bei Ödem). Auch Aushöhlungen und Einbuchtungen der Muskelfasern kommen vor. Eigenartig ist die sog. „röhrenförmige Entartung", wobei die Muskelfaser auf einen Hohlzylinder rückgebildet erscheint, noch quergestreift oder ohne kennzeichnenden Bau und mit dicht gedrängt gewucherten Sarkolemmkernen in reihenförmiger Anordnung besetzt, so daß das Bild einem embryonalen Entwicklungszustand ähnelt. Die sog. „longitudinale Atrophie" besteht in einer Atrophie an den Enden, so daß die Fasern kürzer werden, verbunden mit ausgleichender Verlängerung des zugehörigen bindegewebigen Sehnenbündelchens. Infolge starker Zusammenziehung erscheinen einzelne Muskelfasern im atrophischen Muskel auch oft von besonderer Dicke.

Häufig stellt sich bei atrophischen Vorgängen eine Wucherung der Muskelkörperchen ein, welche sich mit reichlichem Zelleib in langen Reihen dem Sarkolemmschlauch anlagern. Dabei bilden sie oft große vielkernige Riesenzellen, die auf jeden Fall als Ansätze zu Ersatzwucherung zu deuten sind. Das Bindegewebe kann raumfüllend eine Zunahme aufweisen, öfters wuchert dabei auch das Fettgewebe — **Lipomatose** (nicht zu verwechseln mit Verfettung der Muskelfasern selbst); dies kann soweit gehen, daß trotz der Muskelfaseratrophie der Muskel im ganzen sogar größer und dicker erscheinen kann — **Pseudohypertrophie** (s. S. 104).

Ein großer Teil der an den Muskeln vorkommenden Atrophien ist **durch Störungen im Nervensystem** hervorgerufen. Besteht eine zur Entartung nervöser Bestandteile führende Erkrankung in den Vorderhornzellen des Rückenmarks (so bei Myelitis, Poliomyelitis anterior, sog. amyotrophischer Lateralsklerose, progressiver spinaler Muskelatrophie, bei Verletzungen des Rückenmarks u. dgl. mehr) in den vorderen Wurzeln oder in einem peripheren Nerven (bei Polyneuritis, Vergiftungen und Infektionen oder Verletzungen), kurz innerhalb des peripheren motorischen Neurons, so kommt es nach dem Wallerschen Gesetz (s. S. 570) distalwärts zu einer Entartung der Nerven bis in deren Endplatten hinein; hieran schließt sich regelmäßig eine Atrophie der entsprechenden Muskeln an.

Handelt es sich um Durchtrennung eines peripheren Nerven und erfolgt sodann eine Heilung mit Wiederherstellung der Verbindung, so stehen die Entartungsvorgänge an den Muskeln still und regenerative Vorgänge setzen ein, indem unter Wucherung von Myoblasten neue Muskelfasern gebildet werden. Bleibt die Wiedervereinigung der getrennten Nervenstücke aus, so bleibt auch an den Muskeln Regeneration aus und es kommt auch hier zu dauernder Atrophie. Ähnlich an den von Hirnnerven versorgten Muskeln, wenn die Hirnnerven oder ihre Kerne Sitz (progressive Bulbärparalyse) von Entartungen sind. Dagegen fehlt diese Art Muskelatrophie zumeist bei Lähmungen, welche ihre Ursache im zentralen motorischen Neuron haben; hier stellt sich meist nur einfache Untätigkeitsatrophie ein.

Gegenüber den bisher angeführten Formen bezeichnet man als **primäre myopathische Atrophien** solche, welche den Grund ihres Entstehens nicht in Veränderungen des Nervensystems, sondern in den Muskeln selbst haben. Es gehört hierher vor allem die **Untätigkeitsatrophie,** welche wir bereits mehrfach zu erwähnen Gelegenheit hatten; sie läßt sich als Anpassung des Muskels an geringere Anforderungen bezeichnen und entsteht bei Herabsetzung der Beweglichkeit von Gliedmaßen oder deren Teilen durch Feststellung von Gelenken bei Ankylosen, Knochen- und Gelenkerkrankungen verschiedener Art, endlich bei den meisten im Gehirn und im Bereich des ersten motorischen Neurons (s. o.) gelegenen Störungen. Hierher gehört ferner die Atrophie, welche die Muskeln im höheren Alter und bei Körpersiechtum erleiden. Endlich gewisse progressive Atrophien, welche als primäre Vorgänge an den Muskeln vorkommen. Der wichtigste dieser ist die **myopathische progressive Muskelatrophie** (Dystrophia muscularis juvenilis). Sie beginnt fast immer früh im Leben und zwar an den Muskeln des Rumpfes, des Schultergürtels und Oberarmes und schreitet im allgemeinen vom Rumpf nach den Gliedmaßen zu fort. Man unterscheidet eine jugendliche Form, welche vor allem die Schultergegend befällt, von einer kindlichen Form, die besonders das Gesicht betrifft. Die Erkrankung tritt häufig familiär auf. Mikroskopisch findet man die Muskelfasern atrophisch (vakuolär zerklüftet u. dgl.), andere hypertrophisch, Bindegewebe und vor allem Fettgewebe vermehrt, so daß Pseudohypertrophie in die Erscheinung tritt.

Hypertrophie entwickelt sich als Arbeitshypertrophie. Hypertrophische Muskelfasern finden sich auch bei der angeborenen **Thomsenschen Krankheit** (Myotonia congenita).

Hier entspricht die Leistungsfähigkeit der Muskeln nicht ihrer Umfangszunahme, welche mit Entartung anderer Fasern verknüpft ist; es besteht erhöhte Spannung, Erregbarkeit usw. Verschiedenste Muskeln können, wenn auch ungleich, betroffen sein. Auch diese Erkrankung, die vielleicht auf Störungen der inneren Sekretion beruht, trägt familiäres Gepräge. In dies Krankheitsbild gehört auch die **Myotonia atrophica** bzw. **myotonische Dystrophie.** Hier sind bei Leuten mittleren Alters besonders Gesichtsmuskulatur, Schlundmuskulatur, Halsmuskeln, Muskeln des Unterarmes und der Hand zum Teil atrophisch, andere Muskelgruppen myotonisch. Bei dieser Veränderung hat Heidenhain unter dem Sarkolemm gelegene quergestreifte Zirkularmuskelfibrillen in Gestalt sog. Ringbinden (die auch in die Fasern einstrahlen) nachgewiesen; ihre Herkunft und Natur steht nicht fest. Bei der Erkrankung bestehen zugleich am Skelet (Wirbelsäule) Kalkschwund, ferner psychische und nervöse Störungen, frühzeitiger Star, Hodenatrophie, Stoffwechselstörungen usw. Auch diese ausgesprochen familiäre Erkrankung wird (von Nägeli) zu den auf Erkrankung mehrerer Drüsen mit innerer Sekretion beruhenden gerechnet.

Ödem des Muskelzwischengewebes in Gestalt teigiger Anschwellung des Muskels findet sich nach Verletzungen, neben Blutungen und besonders Entzündungen, ferner in den ersten Zeiten der Trichinose und vielleicht auch beim akuten Gelenkrheumatismus. Ausgedehnte blutige Durchsetzungen treten im Verlauf von Skorbut auf.

Entzündungen der Muskeln sind selten primär. Die meisten sind von der Nachbarschaft her (Knochen, Gelenke, Unterhautbindegewebe) fortgeleitet.

Bei der sog. Polymyositis findet sich eine teigige, später derbe Anschwellung der Muskeln, auch zuweilen der bedeckenden Haut (Dermatomyositis); die Muskeln sind grauweiß oder durch Blutzersetzung dunkel gefärbt. Neben trüber Schwellung, wachsartiger Veränderung, Zerklüftung der Muskelfasern finden sich im Zwischengewebe Leukozyten, rote Blutkörperchen, auch Fibrin. Völlige Muskelnekrose und Eiterung kann sich anschließen. Doch sind eiterige Vorgänge und Abszesse der Muskulatur meist von der Nachbarschaft her fortgeleitet. Abszesse können abgekapselt werden und (nach Entfernung des Eiters) narbig heilen.

Bei den meisten sog. Polymyositiden und Dermatomyositiden handelt es sich nun aber um keinen entzündlichen Vorgang, sondern um einfache degenerative Schädigung der Muskulatur, besonders im Sinne der oben besprochenen wachsartigen Veränderung, nur hier über zahlreiche Muskeln ausgebreitet, aber auch infektiös-toxischer Entstehung. Solche Vorgänge, fast über alle Muskeln verbreitet, zusammen mit Hämoglobinurie, wie dies auch sonst in sehr seltenen Fällen beobachtet wurde, scheinen der von 1924 ab eine Zeitlang aufgetretenen „Haffkrankheit" zugrunde zu liegen. Eine noch unbekannte Schädigung scheint hier gleichzeitig die Muskulatur und die roten Blutkörperchen sowie die Niere anzugreifen. Es wird an Arsen gedacht, dies aber auch abgelehnt, und Genuß irgendwie verdorbener Aale angenommen. Paul stellt diese Muskelerkrankung auf Grund einer äußeren Schädigung in Gegensatz zu einer inneren, bei der die Muskelveränderung selbst durch aus Glykogen gebildeter Milchsäure — nach Übertritt ins Blut — zu Hämolyse der roten Blutkörperchen und Nierenschädigung führt; dies soll bei Pferden mit dem hohen Glykogengehalt ihrer großen Muskelmasse häufig sein („paralytische Hämoglobinurie der Pferde"), beim Menschen als sog. „Marschhämoglobinurie" und nach Verletzungen wie Verschüttungen selten vorkommen.

Die **chronische Entzündung** — **Myositis fibrosa** — schließt sich an akute Entzündungen an oder entwickelt sich mehr allmählich in der Umgebung von Entzündungsherden (namentlich in Knochen oder Gelenken). Es entstehen bindegewebige Schwielen im Muskel. Solche können auch das Endergebnis chronisch-degenerativer Veränderungen (besonders neurotischer Atrophien, s. o.) sein.

Das Auftreten von Knochengewebe im Innern von Muskeln bezeichnet man als **Myositis ossificans** besser als **Myopathia chronica osteoplastica**.

Im allgemeinen liegt hier keine Entzündung, auch keine Geschwulstbildung vor, sondern es handelt sich um Bildung von Knochen oder auch Knorpel, der dann auch zu Knochen werden kann, teils vom Periost aus, vor allem aber auch vom Bindegewebe aus, zwar auch parostalem, jedoch auch sonstigem in der Muskulatur gelegenen (auch Faszien, Bänder usw.), wobei aus dem Bindegewebe, welches an die Stelle von untergegangener Muskulatur tritt, infolge „eigenartiger mechanisch-physikalischer Umgebungseinflüsse" (Gruber) sich weiterhin Knochengewebe ausbildet. Solches tritt mit Vorliebe an manchen Stellen als Folge chronisch-mechanischer Bedingungen umschrieben auf. So im M. deltoideus bei Infanteristen die „Exerzierknochen", oder in den Adduktoren des Oberschenkels die „Reitknochen". Entstehen in Muskeln Blutungen und aus dem diese umgebenden Bindegewebe Knochen (bzw. auch Knorpel), so daß er eine Schale um die nicht völlig organisierte Blutung bildet, so kann man von Myositis ossificans cystica sprechen.

Die sog. **Myositis ossificans progressiva** beginnt mit teigiger Anschwellung der Muskeln; dann treten bindegewebige Wucherungen und — oft in Verbindung mit altem Knochen — Bildung echten Knochengewebes ein; die Muskelfasern gehen zugrunde. Die Knochenmassen haben die verschiedensten Formen. Die Erkrankung ist sehr selten und beginnt meist in der Jugend, wohl häufig auf Grund einer entwicklungsgeschichtlichen Abartung, und zwar gewöhnlich in der Nacken- und Rückenmuskulatur, um sich dann weiterhin auszudehnen; zuletzt wird der ganze Körper starr und unbeweglich.

Tuberkulose kann von kariösen Knochen oder Gelenken auf das intermuskuläre Gewebe übergreifen und daselbst käsige, teilweise auch schwielig-verhärtende Vorgänge hervorrufen, wobei das Muskelgewebe mehr oder weniger zerstört wird.

Bei **Syphilis** finden sich in sehr seltenen Fällen gummöse, nekrotische oder schwielige Vorgänge im Muskel.

Von **Geschwülsten** kommen, abgesehen von sehr seltenen Lipomen, Angiomen (darunter auch kavernösen) und Fibromen, verhältnismäßig am häufigsten **Sarkome** vor, welche meistens von dem intermuskulären Bindegewebe ausgehen und auch metastatisch auftreten.

Von Parasiten finden sich **Trichinen** und **Zystizerken** (S. 391 und 386).

Eine noch ziemlich rätselhafte Erkrankung ist die **Myasthenia gravis**. Trotz Ähnlichkeit mit Bulbärparalyse zeigt hier das Zentralnervensystem keine Veränderungen (ähnlich verhält es sich mit gewissen Formen des Botulismus, der dieselben Krankheitszeichen macht, ohne daß im Zentralnervensystem in den entsprechenden Gebieten irgendwelche Veränderungen nachweisbar wären). Die Muskulatur weist hingegen eigentümliche hellgefärbte (bei Eosinfärbung) Muskelfasern auf, die von Knoblauch als Atavismus (Analogie zu den weißen Muskelfasern des Kaninchens) aufgefaßt wurden, jetzt aber meist als degenerativer Natur angesehen werden. Ferner finden sich Lymphozytenherde, die Weigert, da er gleichzeitig eine Thymusgeschwulst fand, als Tochterknoten dieser ansah, die aber als örtlich entstanden aufzufassen sind. Immerhin ist Thymus- und Mediastinalgeschwulst bei der Myasthenie verhältnismäßig häufig beobachtet worden. Vielfach wird angenommen, daß derselben eine Störung des endokrinen Systems zugrunde liegt, worauf auch Zusammentreffen mit Morbus Basedowii bzw. Vergleichspunkte mit diesem hinweisen könnten.

Neuntes Kapitel.

Erkrankungen der Geschlechtsorgane.

A. Weibliche Geschlechtsorgane.

Angeborene Abartungen.

Für die Mißbildungen der weiblichen Geschlechtsorgane kommen in erster Linie zwei Punkte in Betracht: Bildungshemmung und mangelhafte Vereinigung getrennter Anlagen, häufig beides verbunden.

Der höchste Grad der Bildungshemmung, Aplasie der ganzen Geschlechtsorgane, kommt nur bei lebensunfähigen Mißbildungen vor. Häufiger sind Hypoplasien symmetrischer oder asymmetrischer Anlagen, Fehlen der normalen Formgestaltung und Atresie, d. h. Fehlen des Hohlraumes (je nachdem Uterus bicornus solidus oder rudimentarius excavatus). Der Uterus foetalis hat sich nach der Geburt nicht weiter entwickelt, der Uterus infantilis ist unterentwickelt geblieben.

Durch mangelhafte Vereinigung der Anlagen entstehen Doppelbildungen, häufig zugleich mit mangelhafter Entwicklung der getrennt bleibenden Teile. Während die obersten Abschnitte der Müllerschen (Geschlechts-)Gänge als Eileiter normal getrennt bleiben, entwickeln sich aus den verschmelzenden unteren Abschnitten Gebärmutter und Scheide. Unter den zahlreichen Möglichkeiten der durch Ausbleiben dieser Vereinigung entstehenden Mißbildungen seien folgende Formen genannt:

Bei völligem Ausbleiben der Vereinigung der Müllerschen Gänge entsteht **Uterus didelphys,** die vollkommen getrennte Gebärmutter mit zwei vollkommen getrennten Scheiden, meist auch hochgradig unterentwickelt, nur bei nicht lebensfähigen Mißgeburten. Verhältnismäßig häufig ist der **Uterus duplex bicornis** (cum vagina septa). Das Corpus uteri besteht aus zwei völlig getrennten „Hörnern", auch die Zervix ist durch eine Scheidewand getrennt, das Septum der Scheide kann ganz oder teilweise fehlen. Gleichzeitig können alle Teile oder nur ein Horn mangelhaft entwickelt sein. Fehlt dies ganz, so entsteht der **Uterus unicornis.** Ist die Entwicklung der einzelnen Teile eine gute, so kann Schwangerschaft und Austragung der Frucht erfolgen. Beim **Uterus bicornis unicollis** ist nur der obere Teil des Corpus uteri in zwei Hörner geteilt, die Zervix und meist auch die Scheide einfach. Ist der Fundus durch Stehenbleiben nur eines Vorsprunges der früheren Scheidewand herzförmig, so entsteht der **Uterus arcuatus.** Selbst mit dieser geringsten solcher Mißbildungen kann Unterentwicklung des Geschlechtsapparates oder einzelner seiner Teile, wie Scheide, Eileiter, verknüpft sein. Beim **Uterus septus duplex** (U. bilocularis) ist die Gebärmutter äußerlich einfach, aber innen durch eine Scheidewand der ganzen Länge nach getrennt, die Scheide doppelt oder einfach.

Mangel eines **Eierstockes** ist selten und findet sich nur bei Uterus unicornis (Verkümmerung des einen Müllerschen Ganges). Mangelhafte Entwicklung der Eierstöcke kommt neben solcher der Gebärmutter vor. Sgo. überzählige Eierstöcke entstehen dadurch, daß während der letzten Zeit des intrauterinen Lebens durch peritoneale Spangen Teile des Eierstockes abgeschnürt werden. Verlagerung ganzer von ihrem Stiel abgetrennter Eierstöcke kann Nichtanlage des einen Eierstockes vortäuschen. Auch die Follikel (mehrere Eier in einem solchen) und die Eier selbst können Abweichungen aufweisen.

Unterentwicklung des einen oder beider **Eileiter,** wobei oft der Trichter verhältnis-

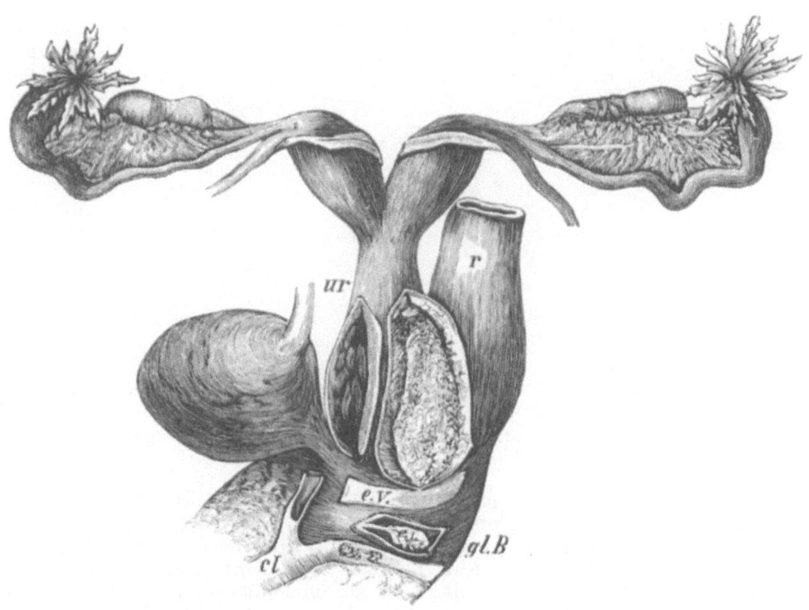

Abb. 500. Uterus duplex bicornis cum vagina septa. (Nach P. Müller.)
r Mastdarm, ur Ureter.

mäßig gut ausgebildet ist, wird neben verkümmerter Gebärmutter beobachtet; ebenso einseitiges Fehlen des Eileiters bei Uterus unicornis und bei doppelter Gebärmutter mit verkümmertem Horn.

Fehlen der **Scheide** kommt nur bei gleichzeitigem Fehlen der Gebärmutter vor; ihr vollkommener Verschluß findet sich bei solchem der Gebärmutter und der Eileiter, bei sonst normalen Geschlechtsorganen meist nur teilweise. Man unterscheidet die eigentliche Atresia vaginae (blinde Endigung) und die Atresia vaginae hymenalis, wobei nur das Hymen den Scheideneingang vollständig verschließt. Bei der sog. Atresia ani vaginalis ist die Kloake erhalten, Mastdarm und Scheide münden ziemlich hoch oben in sie ein (vgl. S. 500).

Von Entwicklungsfehlern der **äußeren Geschlechtsteile** sind die bei der Besprechung des Pseudohermaphroditismus erwähnten (S. 213f.) die wichtigsten.

a) Eierstöcke.

1. Vorbemerkungen und Rückbildungsvorgänge.

Beim neugeborenen Mädchen liegen die schon vollzählig angelegten Follikel sehr dicht; bekanntlich geht weitaus die Mehrzahl der angelegten Eifollikel zugrunde ohne den Zustand der Reife erreicht zu haben und wird durch Bindegewebe, zum Teil mit hyalinem Randstreifen, ersetzt (Atresie der Follikel), wobei sich bei größeren Follikeln die Zellen der Theca interna zu Luteinzellen umbilden. v. Hansemann schätzte die Zahl der beim Neugeborenen vorhandenen Eier auf 40 000—80 000, zur Reifungszeit auf 16 000, bei 17—18jährigen Mädchen aber schon auf nur 5000—7000; von den 16 000 Eiern des geschlechtsreifen Weibes sollen 15 000 durch Follikelverschluß zugrunde gehen. Dementsprechend nimmt das bindegewebige Grundgerüst zu, und es entstehen von der Reifungszeit ab an der bis dahin glatten und ebenen Oberfläche des Eierstockes narbige Einziehungen an Stellen der geborstenen Follikel (und gelber Körper). Reife Follikel, welche einen Durchmesser von 1—1¹/₂ cm erreichen, sind immer nur in geringer Zahl gleichzeitig in einem Eierstock vorhanden.

Ist das Ei befruchtungsreif, so platzt der Follikel (wahrscheinlich hat dies unter gewöhnlichen Bedingungen abwechselnd in beiden Eierstöcken statt). Es ist dies die Ovulation. Über die Verhältnisse und Beziehungen zur Menstruation s. unter Gebärmutter. Ist das Ei nicht befruchtet, so bildet sich das Corpus luteum menstruationis. Der gesprungene Follikel fällt zusammen; dann wuchert sein Epithel und bildet die Granulosaluteinzellen, die Zellen der ebenfalls, wenn auch mehr nur im Bereich von einwuchernden Gefäßen, wuchernden Theca interna bilden die Thekaluteinzellen. Die Granulosaluteinzellenschicht wird von Gefäßen durchsetzt, innen entwickelt sich zartes Bindegewebe. Unter Verklebung der Follikelrißstelle sammelt sich

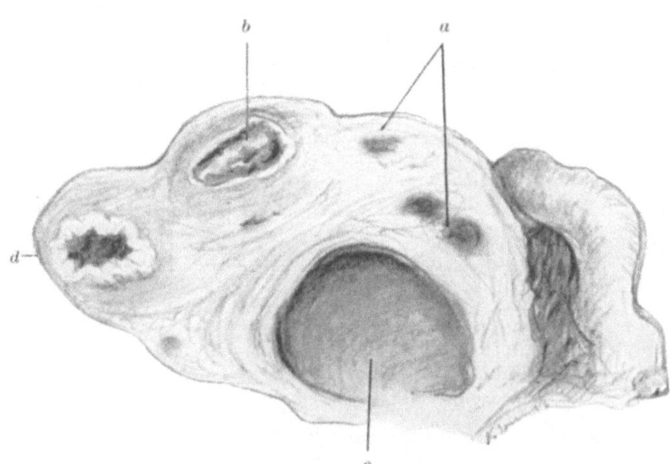

im inneren Hohlraum Serum mit roten Blutkörperchen an. Die Luteinzellen sind mäßig lipoidreich. Es ist dies die Blütezeit des Follikelkörpers. Wenn es dann zur Menstruation kommt (etwa 14 Tage später) tritt eine starke Blutung auch in das Corpus folliculare aus der mit Gefäßen versehenen Granulosaluteinzellenschicht ein. So kommt das Corpus (folliculare) haemorrhagicum zustande. Dann geht dies Zeichen des Rückgangs ein. Die Luteinzellen werden sehr reich an Lipoiden; es bildet sich der eigentliche gelbe Körper, das Corpus (folliculare) luteum menstruationis. Durch Bindegewebsentwicklung in den Hohlraum hinein kommt es zu dessen bindegewebig-narbiger Verwachsung, während die Luteinzellen mit ihren Lipoiden und aus diesen entwickeltem Farbstoff mehr schwinden. Das Bindegewebe nimmt hyalinen Bau an, als Reste der Blutung findet sich nur noch Eisenfarbstoff. So kommt allmählich das Corpus (folliculare) candicans zustande.

Abb. 501. Eierstock einer nichtschwangeren Erwachsenen mit atresierenden Follikeln.

a Kleinere, *b* ein größerer atretischer Follikel. *c* Follikelzyste. *d* Corp. luteum. (Nach Veit, l. c.)

Wenn das Ei befruchtet wird, so bildet sich das Corpus luteum graviditatis (oder Corpus luteum verum) mit anderem Verlauf. Wir sehen zunächst wieder das Blütestadium mit hier besonders stark ausgebildeten Luteinzellen. Diese zeigen ein dem tropfigen Hyalin entsprechendes Kolloid. Das Corpus luteum graviditatis bleibt aber während der ganzen Schwangerschaft, also weit länger, in seinem Blütezustand bestehen und wird daher weit größer. Es fehlt hier eben, da ja auch Menstruation nicht eintritt, die mit dieser zusammenhängende große Blutung in das Corpus hinein. Erst mit Aufhören der Schwangerschaft kommt es zur Rückbildung mit Ausbildung des Corpus candicans graviditatis.

Bei der physiologischen Rückbildung im Klimakterium verschwinden die Follikel aus dem jetzt kleinen Eierstock vollkommen. Dessen Albuginea ist stark verdickt, die Oberfläche durch zahlreiche Einziehungen unregelmäßig grobhöckerig (Altersatrophie). Die Gefäße sind dickwandig oder verschlossen, geschlängelt, hyalin, oft auch mehr oder weniger verkalkt. Diese Gefäßveränderung tritt im Alter im Eierstock stets auf und ist auf Menstruationen und gegebenenfalls Schwangerschaften zu beziehen.

Ähnliche Rückbildungsvorgänge kommen in manchen Fällen ohne erkennbare Ursache auch in einem früheren Lebensalter vor (Climacterium praecox). In anderen Fällen sind sie auf Erkrankungen zurückzuführen, die eine Verödung der Follikel zur Folge haben können, wie Entzündungen der Eierstöcke, Druckatrophie durch Geschwülste, allgemeine Infektionskrankheiten, Vergiftungen (s. u.), chronische Nierenkrankheiten, Blutkrankheiten, Diabetes, Myxödem u. a. Dabei erfolgen die Rückbildungsvorgänge in der Art, daß gleichzeitig eine größere Anzahl von Primordialfollikeln (noch nicht reifen Follikeln) durch Verschluß zugrunde geht und gänzlich verschwindet, und auch die reifen Follikel — oft nachdem sie sich durch eine stärkere Füllung mit Flüssigkeit ausgedehnt haben — entarten und zu Corpora fibrosa werden, welche längere Zeit oder dauernd als narbige Herde bestehen bleiben.

(Vgl. auch unten chronische Oophoritis.)

2. Kreislaufstörungen.

Aktive **Hyperämie** tritt an den Eierstöcken zur Zeit der Menstruation ein, das ganze Organ ist vergrößert, ödematös geschwollen, teigig-weich, etwas gerötet. Unter krankhaften Verhältnissen findet sich Hyperämie bei akuten Entzündungen. Stauungshyperämie kommt bei allgemeiner Stauung, örtlich namentlich bei Druck auf die Vena spermatica oder ihre Verlegung und bei der besonders bei Geschwülsten und Zysten des Eierstockes häufigen Stieldrehung (s. u.) vor.

Blutungen (abgesehen von der Menstruation) finden sich bei Entzündungen, Infektionskrankheiten, Vergiftungen (Phosphor, Arsen), Verbrennung und starker Stauung.

Blutungen in das Zwischengewebe können erhebliche Größe erreichen. Bei Follikelblutungen können Rückbildungsvorgänge wie an gelben Körpern sich anschließen; es bildet sich um die Blutgerinnsel ein gelber, krausenartiger Saum und der Rest des Follikels gleicht ganz einem gelben Körper. Hält die Theka stand, so kommt es bei heftigen Blutungen zu zystenartiger Ausdehnung des Follikels. Bei starken Blutungen kann es auch zu Zerreißungen und — unter Umständen selbst tödlichem — Erguß in die Bauchhöhle kommen.

3. Entzündungen.

Akute und chronische Oophoritis. Mehr degenerative Formen mit Follikelverödung finden sich bei akuten Infektionskrankheiten (wie Typhus, Cholera, Pneumonie, akuten Exanthemen), sowie Vergiftungen (Phosphor, Arsen). Starke akute Oophoritis ist selten. Meist ist sie fortgeleitet von den Eileitern — besonders die puerperale sowie die gonorrhoische —, oder auch von Gebärmutter oder Bauchfell her, oder auf dem Lymphwege durch das Mesovarium, oder endlich auf dem Blutwege entstanden. Der entzündete Eierstock ist gerötet, ödematös geschwollen, weich, oft von Blutungen durchsetzt; durch sein vermehrtes Gewicht senkt er sich. Eiterige Oophoritis kommt vor allem puerperal und bei Gonorrhoe vor. Es entstehen gelbe Flecke und Streifen, gegebenenfalls phlegmonöse oder phlegmonös-jauchige Durchsetzung. Zu Abszessen kommt es vor allem in Gestalt der Follikular- und Luteinabszesse (letztere können auch durch sonstige Abszesse mit lipoidhaltigen Entzündungszellen in der Abszeßmembran vorgetäuscht sein). Abszesse kommen auch metastatisch bei allgemeinen Infektionen vor. Eiterherde können durchbrechen und eiterige Peritonitis bewirken.

Mit der bindegewebigen Ausheilung einer Oophoritis ist eine starke Atrophie des Eierstockes verknüpft, welches zu einem, zuweilen nur noch kirschgroßen, sehr derben, stark höckerigen Körper mit sehr dicker Kapsel wird. Abszesse heilen mit besonders tiefen narbigen Einziehungen.

Bei der chronischen Oophoritis bei chronischen Infektionen, besonders Gonorrhoe, und chronisch-giftigen Schädlichkeiten spielen sich ähnliche Veränderungen mit Follikelverödung in langsamerem Verlauf ab. Durch vermehrte Bildung von Flüssigkeit können Follikel eine zystische Erweiterung erleiden; durch zahlreiche solche kann der dann vergrößerte Eierstock das Bild der kleinzystischen Degeneration (s. u.) bieten.

Bei länger dauernder Oophoritis entwickelt sich sehr häufig in der Umgebung eine akute oder chronische Perioophoritis und Pelveoperitonitis mit serofibrinöser oder eiteriger Exsudatbildung und dann Ausbildung bindegewebiger Schwarten und Verwachsungen mit anderen Beckenorganen.

Von der **Tuberkulose** war schon im allgemeinen Teil die Rede.

4. Hypertrophie. Zysten. Geschwülste.

Als **Hypertrophie** bezeichnet man einen vor der Zeit der physiologischen Geschlechtsreife sich entwickelnden Zustand von Vergrößerung der Eierstöcke und Durchsetzung mit zahlreichen Bläschen, d. h. eine Frühreife der Eierstöcke mit vorzeitiger Ausbildung zahlreicher Follikel; in solchen Fällen wird auch vorzeitige Menstruation und Empfängnisfähigkeit beobachtet. Zumeist handelt es sich indes nicht um echte Follikel, sondern um die unten zu erwähnende sog. kleinzystische Veränderung der Eierstöcke.

Der Eierstock ist ein Vorzugssitz **einfacher Zysten** wie **zystischer Geschwülste.** Zu ersteren gehören die meist höchstens bis walnußgroßen **Follikelzysten,** durch regelwidriges Wachstum nicht zum Bersten gelangter Graafscher Follikel entstanden. Ihr Inhalt ist klare, seröse Flüssigkeit, das Epithel der Zystenwand geht verloren, das übrige Eierstockgewebe druckatrophisch zugrunde. Ferner gehören hierher die aus geborstenen Follikeln (Corpora lutea) entstehenden sog. **Corpus luteum-Zysten.** Die Innenwand dieser Zysten ist mit einer gefüllten gelbbraunen Schicht ausgekleidet, welche der krausenförmigen Schicht gewöhnlicher gelber Körper entspricht; der Inhalt ist durch Blutfarbstoff rötlichgelb, dünn- oder dickflüssig; auch sie erreichen selten über Walnußgröße. Aus Corpora fibrosa bzw. candicantia können durch Flüssigkeitsansammlung **Corpus fibrosum-Zysten** entstehen.

Zystische Neubildungen gehen von Graafschen Follikeln oder von Einsenkungen aus, die sich von dem den Eierstock bekleidenden Epithel in ihn hineinbilden.

Hier handelt es sich um vom Keimepithel stammende Zellmassen teils mit Umbildung einer Zelle zur Eizelle, also Follikelvorstufen, teils ohne Ureier, die intrauterin oder im ersten Lebensjahre entstehen. Auch später, wenn das Oberflächenepithel einfaches solches (d. h. ohne die Fähigkeit, Follikel und Ureier zu bilden)

geworden ist, können einzelne weniger ausgebildet zurückbleibende Zellen feste oder drüsenschlauchartige Einsenkungen in den Eierstock hinein bilden. Auch können sich auf Grund einer Entwicklungsstörung im Oberflächenepithel oder im Eierstock selbst Herde von Plattenepithel oder flimmerndem Zylinderepithel bzw.
Becherzellen finden. Alle diese Zellmassen können zu zystischen Geschwülsten Veranlassung geben.

Gleichzeitige Entwicklung zahlreicher kleiner Zysten bewirkt die sog. **kleinzystische
Entartung** des Eierstockes, bei welcher man das ganze Organ mit mehr oder weniger zahlreichen
kleineren und größeren Hohlräumen durchsetzt findet.

Bei dem **Kystoma serosum simplex** bilden sich einfache, zuweilen bis weit über kindskopfgroße Zysten mit glatter Wand, ausgekleidet von niedrigem Zylinderepithel, ausgefüllt mit klarer,
eiweißhaltiger Flüssigkeit. Sie sind gutartige, meist einseitige Bildungen.

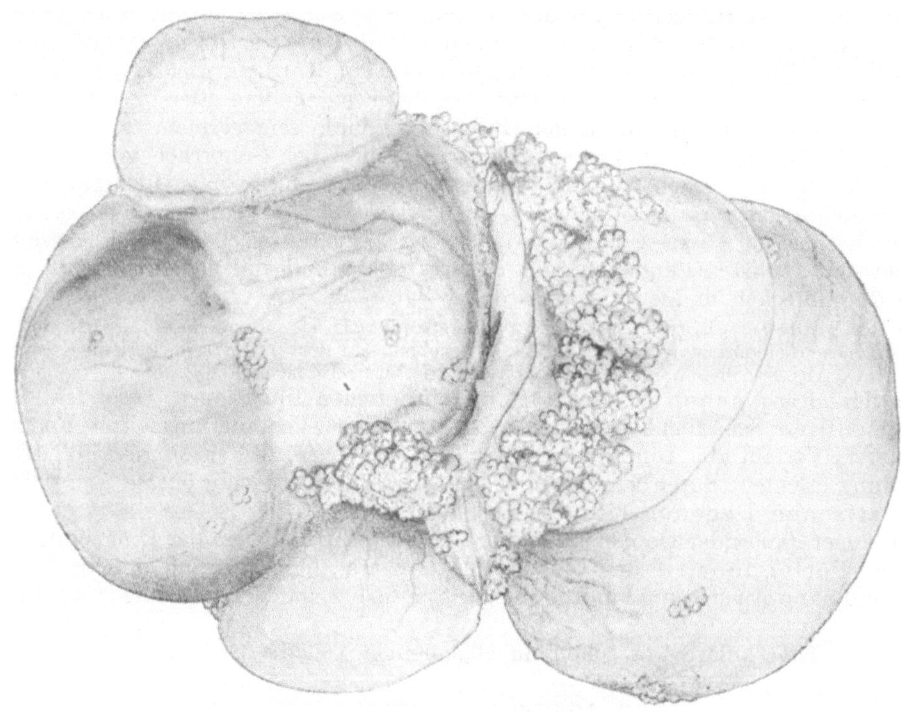

Abb. 502. Kystadenoma serosum (papillare).
(Nach Veit, l. c.)

Die eigentlichen **Kystadenome** stellen vielkammerige Geschwülste dar, welche durch eine,
oft außerordentliche, Erweiterung der Drüsen eines Adenoms entstanden gedacht werden
können. Sie sind meist rund, die Oberfläche (soweit nicht Verwachsungen bestehen) ist glatt,
fast durchscheinend, mit eigentümlich perlmutterartigem Glanz, den Zysten entsprechend grobhöckerig. Im Innern bilden sich durch Schwund der Scheidewände, von denen Reste als leistenförmige Vorsprünge stehen bleiben können, und Zusammenfließen der Hohlräume eine
oder einige Hauptzysten aus.

Die Kystadenome können außerordentliche Größe und ein den ganzen übrigen Körper übertreffendes
Gewicht erreichen; das übrige Eierstockgewebe geht druckatrophisch zugrunde. Die Zysten wachsen dann in
Form gestielter Geschwülste frei in die Bauchhöhle hinein oder zwischen den Bändern weiter. Findet die Geschwulst
im kleinen Becken nicht mehr Platz, so erhebt sie sich in die Bauchhöhle, senkt sich aber nach vorn und tritt so
aus dem kleinen Becken ganz heraus. Dabei kann eine Stieldrehung mit Zusammenpressen der Venen und
Stauung, oder gar der Arterien mit nachfolgender Nekrose eintreten. Meist kann die Blutversorgung allerdings
durch Verwachsungen vermittelt werden, die sich zwischen der Geschwulst und den in die Bauchfellfalten
eingeschlossenen und besonders bei Wachstum zwischen den Bändern aus ihrer Lage verdrängten und zur Atrophie
gebrachten Nachbarorganen, wie Gebärmutter und Eileitern, sowie sonst mit der Umgebung ausgebildet haben.
Diese sind die Folge durch Reibung entstandener Epithelverluste oder besonders entzündlicher Erscheinungen an
den Kystadenomen selbst. Durch Verwachsung mit Darmschlingen kann es bei Stieldrehung des Kystoms
auch zu Achsendrehung der Darmschlingen mit Darmverschluß kommen. Eröffnungen einzelner Zysten

mit Austritt von Inhalt in die Bauchhöhle, kleine Reizungen der Serosa, vielleicht durch aus den Zysten her aufgesaugte Stoffwechselstoffe, können Aszites bewirken.

Die Gewebsbestandteile der Kystome können verfetten, das Bindegewebsgerüst auch verkalken, teils in Form von Platten, teils von rundlichen Körperchen (Psammokystome); auch Eiterung kann sich — z. B. nach Punktionen — anschließen.

Wir können zwei Hauptformen des Kystadenoms unterscheiden: Das oft ungeheure Größe erreichende **Kystadenoma pseudomucinosum glandulare** besteht meist aus zahlreichen, vielkammerigen Zysten, deren glatte Innenfläche von einer einfachen Lage hohen Epithels mit am Grunde gelagerten Kernen bekleidet ist. Als Unterscheidungsmerkmal am wichtigsten, ist der von den Epithelien erzeugte Zysteninhalt. Er ist eine fadenziehende, schleimige, seltener seröse oder mehr kolloidartige Masse, welche stets Pseudomuzin enthält.

Es ist dies ein Mukoid, das mit Säure einen reduzierenden Stoff gibt, beim Sieden nicht gerinnt und — zum Unterschied von echtem Schleim — durch Essigsäure nicht gefällt wird; das sog. Paralbumin stellt ein Gemenge von Pseudomuzin und Eiweiß dar. Der Zysteninhalt schließt vielfach abgestoßene, in Untergang begriffene Epithelien ein. Durch Beimengung von Blut kann der Inhalt auch rot oder braun gefärbt sein.

Die zweite Hauptform wird als **Kystadenoma serosum** bezeichnet. Diese, meist weniger großen und einkammerigen, Bildungen haben zumeist **papillären** Bau und sind teilweise mit Flimmerzellen versehen. Der Inhalt ist hier dünn-serös ohne oder höchstens mit Spuren von Pseudomuzin.

Die Kystadenome — und besonders die letztgenannte Form — können sog. Implantationsmetastasen machen und in bösartiges Wachstum, d. h. Krebse übergehen. Man erkennt dies an Unregelmäßigkeiten, Mehrschichtig-

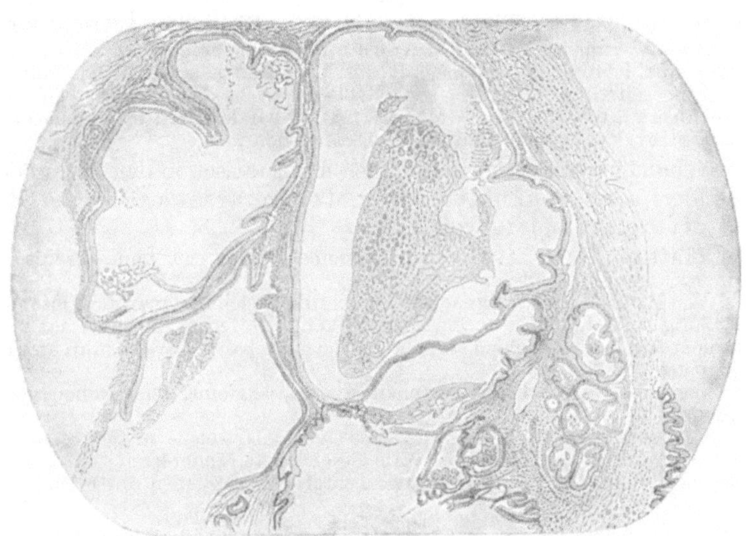

Abb. 503. Schnitt aus der Wand eines typischen Pseudomuzinkystoms (bei schwacher Vergrößerung).

Die Hohlräume sind zum Teil noch mit dem (durch Alkohol geschrumpften) Pseudomuzin gefüllt, die kleinsten Räume drüsenähnlich, die größeren bereits zystisch erweitert. Scheinbare und wirkliche Papillen ragen in die Hohlräume hinein. Das Epithel ist überall ein einschichtiges hohes Zylinderepithel. (Nach Veit, l. c.)

keit und atypischen Wucherungserscheinungen des Epithels. Auch Sarkome können sich im Bindegewebsgerüst entwickeln.

Die meist einseitigen **Teratome** stellen zumeist auch zystische Geschwülste dar, sog. Dermoidzysten; wenn sie — weit seltener — fest gebaut sind, enthalten sie auch oft einzelne Zysten. Über die Teratome, ihren Hauptsitz in den Eierstöcken, die Möglichkeit krebsiger Entartung vgl. im allgemeinen Teil S. 186 f. Neben Teratomen finden sich öfters im Eierstock andere Zysten. Die Teratome verhalten sich im Hinblick auf Verwachsungen, Stieldrehung usw. — auch klinisch — oft ähnlich wie andere Ovarialzysten.

Aus den vom Keimepithel ausgehenden Granulosazellsträngen und -schläuchen können Geschwülste entstehen, die man dementsprechend am besten als Granulosazellgeschwülste bezeichnet. Sie sind durch Bildung follikelartiger Zystchen mit Membrana granulosa und Theca externa gekennzeichnet.

Die sog. **Oberflächenpapillome** entstehen meist durch papilläre Wucherungen an der Oberfläche des Eierstockes; das mehr oder minder vergrößerte Organ kann hierdurch in eine blumenkohlartig aussehende Masse verwandelt werden, die bis Faustgröße erreicht und im Innern vielfach selbst von Zysten durchsetzt ist, so daß Übergänge in echte zystische Geschwülste zustande kommen. Die Oberflächenpapillome erzeugen verhältnismäßig häufig Einpflanzungstochterknoten und Aszites. Auch kommen sie in einem Eierstock neben papillären Kystadenomen des anderen vor.

Bei dem sog. **Pseudomyxoma peritonei** handelt es sich in den meisten Fällen darum, daß bei gallertigen Kystadenomen wucherungsfähige Epithelien mit dem Inhalt einer geplatzten oder etwa bei der Operation eröffneten Zyste in die Bauchhöhle auf das Peritoneum gelangen und hier zu Geschwülsten weiter wachsen, welche den Bau der primären wiederholen. Oder aber es werden Schleimmassen nach Platzen eines Kystadenoma pseudomucinosum auf das Peritoneum ausgesät und hier durch Bindegewebe abgekapselt.

Parovarialzysten. Vom Parovarium oder Epoophoron, einem kleinen zwischen Eileiter und Eierstock im Mesosalpinx eingeschlossenen Körper, welcher aus mit Flimmerepithel ausgekleideten Kanälchen besteht und ein Überbleibsel des Wolffschen Körpers darstellt, gehen sehr häufig durch Erweiterung dieser kleinen Gänge Zysten aus. Selten erreichen sie eine erhebliche Größe. Die Parovarialzysten sind meist glatt, schlaff und enthalten eine dünne seröse Flüssigkeit; bei stärkerem Wachstum umgreifen sie die Eileiter. Sie können auch bersten ohne besondere Folgezustände zu hinterlassen. Sie kommen auch zu mehreren nebeneinander vor, wobei die Scheidewände zwischen den einzelnen Hohlräumen schwinden und die Hohlräume so zum Teil zusammenfließen können; es sind gutartige Bildungen.

Am Peritoneum des Eileiters kommen öfters zahlreiche glashelle kleine Zysten vor, sog. Serosazysten. Sie verdanken ihre Entstehung verlagerten bzw. entzündlich abgesprengten Serosadeckzellen.

Außer der **Umwandlung zystischer Bildungen in zerstörend wuchernde Geschwülste** (s. o.), d. h. **Krebse,** gibt es im Eierstock, und zwar verhältnismäßig häufig, auch feste, also nicht zystische **Krebse.** Sie bilden bis kindskopfgroße Knoten, welche einseitig oder doppelseitig (vielleicht durch sog. Transplantationsmetastase vom erst ergriffenen Eierstock aus) auftreten.

Sie sind zumeist Adenokarzinome oder auch zellreiche Krebse ohne kennzeichnenden Bau. Bei Bildung runder geschichteter Zellmassen, oft mit Verkalkung, spricht man von Psammokarzinomen (sehr selten).

Sehr selten ist auch die sog. **Krukenbergsche Geschwulst,** ein primäres, öfter doppelseitiges, solides Carcinoma mucocellulare (Marchand) es handelt sich in den meisten Fällen jedoch um Tochterknoten von Gallertkrebs, am häufigsten des Magendarms.

Sekundäre Krebsknoten kommen metastatisch in den Eierstöcken von Krebsen anderer Organe, besonders der Gebärmutter, des Magendarmkanals, der Brustdrüse usw. her sehr häufig und oft doppelseitig vor.

Einfache (nicht zystische) Adenome können sich von verschiedenen der oben angeführten Epitheleinsenkungen aus bilden.

Von Bindesubstanzgeschwülsten finden sich im Ovarium **Fibrome,** meist kleine, oft gestielte Knötchen, die häufig zu mehreren nebeneinander vorkommen, ferner **Sarkome** mit verschiedenen Zellformen. Anscheinend sarkomatös gebaute Geschwülste gehören indes auch den Teratomen an. Ferner kommen vielleicht auch Endotheliome vor.

Von anderen Geschwülsten sollen **Myome, Angiome, Chondrome** (von versprengten Keimen her), erwähnt werden.

Es gibt sehr seltene Geschwülste des Ovariums, welche zu „Vermännlichung" führen. Es sind dies einerseits (nach R. Meyer) atypische epitheliale Geschwülste, andererseits ein Teil der Fälle von sog. Adenoma tubulare testiculare ovarii (L. Pick) oder Zwischenformen; sie gehen auf männlich gerichtetes Keimepithel zurück.

5. Lageveränderungen.

Lageveränderungen der Eierstöcke sind meistens sekundäre Zustände und durch Zug narbigen Bindegewebes der Umgebung (adhäsive Perioophoritis), Geschwülste oder Verlagerung anderer Beckeneingeweide bedingt. Durch Vergrößerung und Gewichtszunahme oder infolge von Dehnung und Erschlaffung ihrer Bänder, wie dies z. B. nach Geburten vorkommt, können sich die Eierstöcke tiefer ins kleine Becken senken (Descensus ovarii). In seltenen Fällen sind Eierstöcke in Brüche, meist Inguinalbrüche, verlagert, ein Zustand, welcher angeboren oder erworben vorkommt und im ersten Falle wohl immer, im letzteren Falle meistens den zugehörigen Eileiter mitbetrifft. Im verlagerten Eierstock können sich sekundäre Veränderungen, Kreislaufstörungen, namentlich Stauung und Ödem, einstellen.

b) Eileiter.

Zur Zeit der Menses findet man die Eileiter **hyperämisch,** auch finden **Blutungen** aus ihrer Schleimhaut statt; pathologische starke Blutungen treten infolge von Eileiterschwangerschaft auf; über diese sowie über Hämatosalpinx s. u.

Eine **Salpingitis** kommt durch Fortleitung einer Entzündung von der Gebärmutter her oder durch das Bauchende der Eileiter vom Bauchfell her (Peritonitis, Appendizitis) zustande; seltener greifen Entzündungsvorgänge durch die breiten Mutterbänder auf die Eileiter über, oder entstehen auf dem Blutwege. In der Regel ist die Salpingitis doppelseitig. Bei der **akuten** Salpingitis ist der Eileiter geschwollen, seine Wand aufgelockert und hyperämisch, am stärksten die Schleimhaut. Im oft ausgedehnten Hohlraum findet sich ein katarrhalisches, schleimig-seröses, in schweren Fällen auch ein schleimig-eiteriges oder rein eiteriges Sekret; in manchen Fällen ist die Eileiterschleimhaut sogar diphtherisch verschorft. Bei **chronischer** Salpingitis kommt es nicht selten zu wulstiger Verdickung der Schleimhaut, namentlich ihrer Falten, welche miteinander verwachsen können, so daß abgeschlossene Ausbuchtungen entstehen, ferner zu Verlängerung, Schlängelung und dadurch zu mehrfachen Knickungen der Eileiter. Bei tiefgreifender Zerstörung entstehen starke Narbenbildungen, ausgedehnte Verwachsungen der Wände, ja selbst Verschluß des Hohlraums und namentlich auch des Bauchendes (wobei besonders bei gonorrhoischer Entzündung die Fimbrien in dies eingestülpt werden). Als wichtigste Ursache der Salpingitis ist die **Gonorrhoe** zu bezeichnen, welche von der Gebärmutter auf die Eileiter übergreift und selbst bis in die Eierstöcke vordringen kann. Bei der Gonorrhoe der Eileiter finden sich außer Leukozyten (auch zahlreichen eosinophilen), und Lymphozyten (selten in Form von Knötchen), auch großen, besonders zahlreiche Plasmazellen im Eiter im Hohlraum des Eileiters und insbesondere in der die Eileiterwand durchsetzenden Zellansammlung. Die Leukozyten schließen zum Teil Gonokokken ein. Weiterhin finden sich in der Wand schon frühzeitig häufig Pseudoxanthomzellen mit doppelbrechenden Lipoiden.

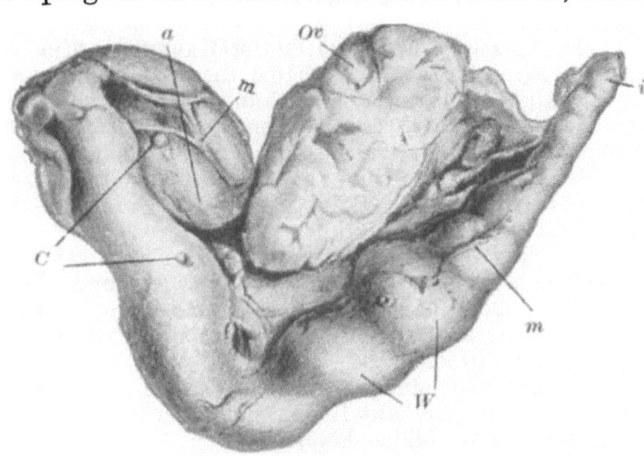

Abb. 504. Salpingitis (Pyosalpinx) gonorrhoica.

Der Eileiter, verdickt und verlängert, mit dem Eierstock und dem Beckenbauchfell durch Verwachsungen verlötet, zeigt zweimalige Abknickung — in der Mitte und in der Nähe des Bauchendes. Von Fimbrien nichts zu sehen; das verschlossene Bauchende *a* bildet eine glatte Kuppe, welcher nur wenige Reste von Verwachsungen (*m*) anhaften. Ferner zeigt der Eileiter, besonders in seiner isthmischen Hälfte, rosenkranzartige Auftreibungen, welche jedoch, wie ein Durchschnitt lehrt, als korkzieherartige Windungen aufzufassen sind (*W*). *Ov* Ovarium. *i* Isthmisches Tubenende. *C* Kleine Zystchen. (Nach Veit, l. c.)

Von der Scheide aus können Bakterien nach künstlichem Abort, besonders bei Benutzung von Laminariastiften, in die Eileiter gelangen und hier Entzündungen bewirken.

Im Anschluß an eine Salpingitis entwickeln sich vielfach auch chronisch-entzündliche Vorgänge am Peritonealüberzug der Eileiter und der Umgebung (Perisalpingitis und Pelveoperitonitis); sie können dann ihrerseits wieder Umschnürungen der Eileiter durch narbige Bindegewebszüge, Knickung der Eileiter oder Verwachsungen mit Gebärmutter, Eierstöcken oder der Wand des kleinen Beckens usw. zur Folge haben.

Bei allen diesen entzündlichen Vorgängen in und um die Eileiter kann es zu Stauung von Sekret, von Blut oder von entzündlichem Exsudat und in der Folge zu teilweiser oder völliger sackförmiger Ausbuchtung der Eileiter kommen, Zustände, welche man als **Saktosalpinx** zusammenfaßt, und von denen wieder je nach dem Inhalte der **Hydrosalpinx,** der **Pyosalpinx** und der **Hämatosalpinx** unterschieden werden.

Eine **Eileiterwassersucht, Hydrosalpinx** (Hydrops tubae), die bis Kopfgröße erreichen kann, entsteht auch an sonst normalen Eileitern, wenn die Bauchöffnung verschlossen ist (s. u.), ferner durch katarrhalische Salpingitiden. Der Inhalt kann auch trübe oder durch Blutbeimengung rötlich gefärbt sein. Die Ausdehnung des Eileiters betrifft namentlich dessen Ampulle, während der mediane Teil oft in die Länge gezogen oder auch geschlängelt ist; die Wand des Hydrosalpinx zeigt häufig Faltungen und Scheidewandbildungen. Die Schleimhaut erleidet schließlich eine Atrophie. In manchen Fällen erfolgt, wenn das Gebärmutterende durchgängig geblieben ist, zeitweise ein Abfluß von Sekret nach der Gebärmutter. Selten kommt es an erweiterten Eileitern zum Durchbruch.

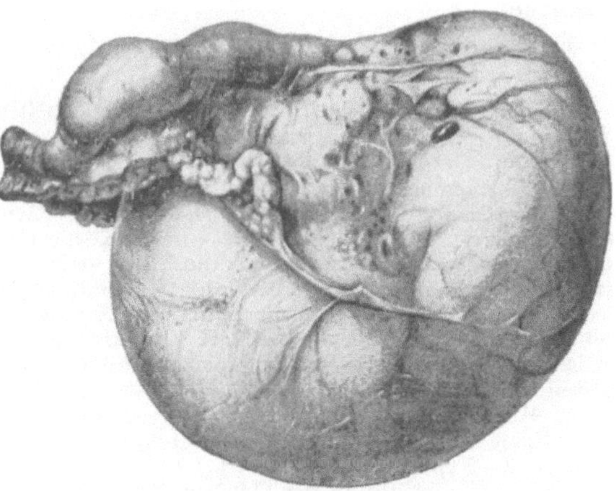

Abb. 505. Eileiter-Eierstock-Abszeß, teilweise intraligamentär.

(Nach Amann.)

Eine eiterige Entzündung — meist gonorrhoischer Ursache — kann **Pyosalpinx** herbeiführen. Hier droht die Gefahr eines Durchbruchs weit mehr, deren Folgen von den inzwischen ausgebildeten Veränderungen der Umgebung (adhäsive Pelveoperitonitis) abhängig sind. In manchen Fällen kann eine Eindickung oder selbst Verkalkung des Eiters eintreten.

Durch Ansammlung von Blut in der Tube entsteht der **Hämatosalpinx,** welcher bei stärkeren oder öfter wiederholten Blutergüssen ebenfalls zur Bildung großer Säcke führen kann. Meistens gerinnt das Blut innerhalb der Eileiter nicht, dickt sich aber schließlich zu einer schmutzig-braunen trockenen Masse ein; die zunächst nicht selten verdickte Eileiterwand erleidet später eine Atrophie. Auch hier sind Durchbrüche möglich durch Verletzungen, neue Blutungen oder auch Entleerung einer gleichzeitig bestehenden Blutansammlung im Hohlraum der Gebärmutter (s. u.) u. dgl. infolge so bedingter Zerrung und aktiver Hyperämie. Nicht selten ist die Blutung in die Bauchhöhle so heftig, daß sie die Gefahr eines Verblutungstodes bedingt. In anderen Fällen schließt sich die Bildung einer sog. Haematocele retro- oder ante-uterina (s. u.) an. Über Eileiterschwangerschaft s. u.

Ein Verschluß der Gebärmutteröffnung der Eileiter kommt angeboren vor und bedingt dann Unfruchtbarkeit; einseitiger Verschluß dieser Öffnung kann zur Extrauterinschwangerschaft Veranlassung geben. Auch in späterer Zeit kann durch verschließende Entzündungen, Knickung, Umschnürung oder Faltenbildung ein Abschluß der Eileiterlichtung gegen die Gebärmutter hin stattfinden, doch kommt es bloß bei gleichzeitigem Verschluß der Bauchöffnung zu den oben erwähnten Stauungszuständen.

Bei angeborenem Verschluß des Hymens, der Scheide oder des Muttermundes bildet sich nicht selten eine Blutansammlung in Eileitern, Gebärmutter, Scheide (Hämatosalpinx, Hämatometra, Hämatokolpos (s. u.) aus.

Die **Salpingitis nodosa isthmica** oder interstitialis ist eine Form chronischer Salpingitis, welche mit Epithelwucherungen in Form von Gängen und Zysten in die Muskularis und Hypertrophie des Eileiters einhergeht. Doch handelt es sich hier nach Schridde um keine Entzündung, sondern um das Ergebnis von Entwicklungsstörungen. Er spricht daher von Epitheliomyose (bei Lage im Bindegewebe der Schleimhaut von Epitheliofibrose).

Primäre **Neubildungen** treten nur selten auf; es kommen Fibrome, Myome, Lipome, Sarkome, **Krebse** vor. In der Schleimhaut finden sich manchmal papilläre Wucherungen, welche vielleicht den Ausgangspunkt für Krebse bilden können.

Sehr häufig werden dagegen die Eileiter in sekundärer Weise durch Geschwülste der Nachbarschaft in Mitleidenschaft gezogen, zusammengepreßt, gezerrt und gedehnt oder, wenn es sich um bösartige Geschwülste handelt, auch zerstört. Die Eileiter können von Geschwülsten durch unmittelbares Einwuchern, auch vom Überzug her, oder auf dem Lymph- und Blutwege befallen werden.

Die sehr häufig vorkommende sog. Morgagnische Hydatide, welche vom Müllerschen Gange aus entsteht, bildet bis über erbsengroße, meist gestielt einer Fimbrie aufsitzende Bläschen.

Sog. **Eileiter-Eierstock-Zysten (Tuboovarialzysten),** bei denen das Fimbrienende des Eileiters mit dem Eierstock verklebt oder verwachsen ist, kommen z. B. dadurch zustande, daß bei einer Tubenzyste der Eierstock mit in die Zystenwand einbezogen wird, in welcher es einen verhältnismäßig unbedeutenden Bestandteil bildet. Man findet eine der Gebärmutter anliegende kugelige oder eiförmige Hauptzyste, an deren Oberfläche, und zwar ziemlich scharf abgesetzt, ein Schlauch entspringt, der, sich allmählich verjüngend, in das Gebärmutterende des Eileiters übergeht, so daß eine Kolbenform entsteht. Die Hauptzyste entspricht der erweiterten Ampulle und dem stark ausgedehnten Infundibulum des Eileiters; die äußerlich sichtbare Einschnürung kommt dadurch zustande, daß nur das vom Peritoneum nicht befestigte Bauchende des Eileiters sich halbkugelig ausdehnen kann und sich dadurch gegen den vom Bauchfell fest umschlossenen, weniger ausdehnungsfähigen Anteil scharf absetzt. In Eileiter-Eierstock-Zysten kann auch eine Extrauterinschwangerschaft eintreten; auch kann sich ein Krebs in ihnen entwickeln. Ferner werden sie durch Vereiterung zu Eileiter-Eierstock-Abszessen.

Risse des Eileiters sind meist auf **Eileiterschwangerschaft** (s. u.) zurückzuführen.

c) Gebärmutter.

Vorbemerkungen.

Die Gebärmutter weist in den verschiedenen Lebensabschnitten und Tätigkeitszuständen ein sehr wechselndes Verhalten auf. Die fötale Gebärmutter (diejenige der reifen Frucht) ist von walzenförmiger Gestalt, etwa 2,5 cm lang; Hals- und Körperteil sind wenig voneinander abgesetzt, letzterer bloß halb so lang als der Halsteil, dünn; die Plicae palmatae reichen bis an den Fundus. Während des kindlichen Alters bis zur Reifungszeit (kindliche Gebärmutter) nimmt der Körperteil der Gebärmutter erheblich an Länge zu, setzt sich deutlicher vom Halsteil ab und zeigt dann eine flache, dreieckige Höhle; die Plicae palmatae bleiben bloß im Zervikalkanal erhalten. Zur Zeit der geschlechtlichen Reife zeigt die Gebärmutter ein starkes Wachstum, besonders in ihrem Körperteile; die jungfräuliche geschlechtsreife Gebärmutter zeigt den Halsteil immer noch stärker ausgebildet, etwa halb so lang wie den Körper, die Halsteillichtung ist durch den inneren Muttermund scharf von der Körperhöhle abgesetzt; der äußere Muttermund stellt einen glatten, querovalen Spalt dar. Die Maße betragen etwa in der Höhe 6—9 cm; Wanddicke 1—1,5 cm; Breite (zwischen den Eileitern) 4—5 cm.

Man unterscheidet an der Gebärmutter meist nur den Körperteil, das Corpus, und den Halsteil, die Zervix; doch ist es besser, als dritten Teil, und zwar am Übergang der beiden genannten, noch den Engpaß, den Isthmus abzugrenzen. Der Kanal ist in diesem Isthmus am engsten; seine Schleimhaut entspricht fast ganz der des Körperteiles. Der Engpaß ist deshalb wichtig, weil er in der Schwangerschaft bei der Bildung des Mutterkuchens unbeteiligt bleibt und zum sog. (in der Geburtshilfe wichtigen) unteren Uterinsegment wird.

Die normale Gebärmutterschleimhaut, welche unmittelbar, ohne eigene Submukosa, der Muskulatur aufliegt, hat in Körper und Hals einen etwas verschiedenen Bau. Die Schleimhaut des ersteren hat einen Belag von Flimmer-Zylinderepithel und zahlreiche ebenso ausgekleidete Drüsen, dazwischen ein ziemlich lockeres Bindegewebe mit reichlichen sog. „Zwischenzellen". Die Halsteilschleimhaut enthält azinöse Drüsen, welche den glasigen Zervikalschleim liefern; das Bindegewebe ist hier derbfaseriger. Die Außenseite der Portio ist von geschichtetem Plattenepithel bekleidet.

Monatsblutungen, Menstruation, findet sich nur beim Menschen und bei Affen. Die Brunstzeit vieler Tiere entspricht der Ovulation. Grundlegend für die Monatsblutung ist die reifende und reife Eizelle. Eine (seltener mehrere) Eizelle wird in etwa 14 Tagen befruchtungsreif und frei und bleibt etwa ebenso lange befruchtbar. So kommt der vierwöchentliche Zyklus zustande, währenddessen andere Eizellen nicht ausreifen. Das reifende Ei, und von diesem bewirkt der Follikel und der aus ihm entstehende gelbe Körper (Granulosazellen), rufen nun hormonal eine Umwandlung der Gebärmutterschleimhaut hervor der Art, daß diese zur Einnistung des Eies bereit wird, und, wenn zu Ende dieser Zeit die reife Eizelle unbefruchtet zugrunde geht, kommt es zu Zerfall und Blutung der veränderten Schleimhaut der Gebärmutter. Dies ist die Monatsblutung, welche also den Fehlschlag eines Vorganges anzeigt, der eigentlich zur Schwangerschaft führen sollte (Rob. Meyer).

So kommen die in vierwöchentlicher Reihe auftretenden Veränderungen der Gebärmutterschleimhaut (bei menstruierenden Frauen) zustande, die man kennen muß, um nicht fälschlich Veränderungen krankhafter Art anzunehmen. Nach der Ovulation, also etwa 14 Tage nach Beginn der letzten Monatsblutung kommt es zur Schwellung der Schleimhaut. Die Drüsen zeigen die Sekretionsstufe (dargestellt nach R. Schröder). Die Drüsen werden geschlängelt, die Epithelien enthalten Fett, Glykogen, bilden Schleim, und dann finden sich diese Stoffe in größerer Menge in den weit werdenden Lichtungen. Infolge ihres Wachstums werden die Drüsen geschlängelt, treiben auch seitliche Buchtungen, sog. „sägeförmige" Drüsen. Die Zwischenzellen werden groß, weisen auch Glykogen auf und bilden besonders um die auch hypertrophierenden Gefäße Zellschichten (Deziduazellen). Zuletzt treten auch Leukozyten in diffuser Verbreitung auf. Dieser prämenstruelle Zeitabschnitt findet mit dem Absterben der unbefruchteten Eizelle sein Ende, infolgedessen kommt es zur Monatsblutung. Die stark gefüllten Kapillaren reißen und zersprengen die schon hochgradig gelockerte Schleimhaut. In wenigen Stunden zerfällt die Schleimhaut, wobei nach Schröder einerseits die phagozytäre Tätigkeit der Leukozyten, andererseits die proto-, glyko- und lipolytischen Fermente der sog. Sekretionsschicht der Schleimhaut eine ausschlaggebende Rolle spielen. So geht ein Teil der Schleimhaut verloren; wie tief dieser Verlust reicht ist aber noch umstritten; im Blut finden sich kleine, autolytisch veränderte Schleimhautstückchen (große Fetzen sind krankhafter Natur). Sehr schnell geht von der stehen gebliebenen Schleimhaut der Ersatz vor sich. Schröder bezeichnet diesen Zeitabschnitt (1—4 Tage) als den der Desquamation und Regeneration. Von dem 4. bis 5. Tag (nach dem Beginn der Monatsblutung) bis etwa zum 14. Tag, also der Zeit der Reifung eines neuen Eies und Follikels entsprechend, stellt sich die Schleimhaut wieder zu ihrer vollen Breite her; die Drüsen beginnen geschlängelt zu werden, ihre Lichtungen sind eng, man sieht zahlreiche Mitosen in den Epithelien. Schröder spricht von einer proliferativen Phase. Dann mit dem 15. Tag beginnt wieder mit einer neuen Ovulation eine neue Sekretionsphase (s. o.). Wir sehen also eine Bewegung nach einer Folge, in der es eine eigentliche Ruhe nicht gibt.

Die beschriebenen Umwandlungen betreffen die Schleimhaut des Körperteiles der Gebärmutter ziemlich gleichmäßig, die Schleimhaut des Engpasses macht dieselben mit, wenn auch weniger ausgesprochen, die Halsteilschleimhaut nicht; ihre Drüsen mischen Schleim bei.

1. Rückbildungsvorgänge und Atrophien.

In den Wechseljahren, dem Klimakterium, findet eine physiologische Rückbildung statt; die Schleimhaut atrophiert, ihre Drüsen werden spärlich, die Epithelien klein. Oft erweitern sich einzelne Drüsen zu, meist kleinen, Zysten. Oft kommt es im Alter zu Verschluß der Lichtung besonders im Engpaßgebiet. Der innere Muttermund ist verschlossen, oder zumeist hochgradig verengt, wobei hier gelegene Drüsen sich auch durch Stauung zu kleinen Zysten umwandeln können. Rückwärts ist die Höhlung der Gebärmutter mit Flüssigkeit oder Schleim gefüllt.

Noch hochgradiger ist dann die Altersatrophie. Die Gebärmutter wird klein, bindegewebig derb, dabei schlaff, die verdickten Gefäße (s. o.) treten noch stärker hervor. Ähnliche Veränderungen kommen in früherem Lebensalter nach Verödung oder Entfernung der Eierstöcke (Kastrationsatrophie) oder ohne nachweisbare Ursache als vorzeitige Atrophie, Klimakterium praecox, zustande.

Beruht die Größenzunahme der schwangeren Gebärmutter auf Hypertrophie ihrer Muskelfasern (bis zum 7—11fachen in der Länge, 5fachen in der Breite), so verkleinern sich die Muskelfasern bei der Rückbildung im Wochenbett wieder unter Auftreten von Fetttröpfchen. Der Muttermund bleibt bis zum 10.—11. Tag nach der Entbindung offen; die Gefäße erscheinen auf Durchschnitten durch die Gebärmutterwand weit klaffend, die Innenfläche der Höhle ist mit leicht abziehbaren Deziduaresten belegt, die Mutterkuchenstelle zeigt reichlich thrombosierte Gefäße, der Halsteil Einrisse. Die Zeit der Rückbildung beträgt 6—8 Wochen, während welcher Zeit die Gebärmutter weich, schlaff ist. Dann geht die Gebärmutter nicht ganz auf Umfang und Form der jungfräulichen zurück; sie bleibt etwas größer und mehr abgerundet, mit gegenüber dem Körper kleineren Halsteil, der äußere Muttermund stellt einen mehr rundlichen, zackigen, narbig eingekerbten Spalt dar (Maße der Gebärmutter: Höhe 9—10 cm, Dicke 2 cm, Weite zwischen den Eileitern 5,5—7,5 cm). Auf Durchschnitten treten die Gefäße dickwandig stärker hervor, alles dies im allgemeinen um so stärker ausgeprägt, je mehr Schwangerschaften durchgemacht wurden.

Unter puerperaler Atrophie versteht man einen Zustand von Rückbildung der Gebärmutter im Wochenbett, wobei ihre Muskelfasern nicht nur, wie sonst, wieder verkleinert werden, sondern in mehr oder weniger großer Zahl durch Nekrose vollständig zugrunde gehen; sie schließt sich an Erkrankungen im Wochenbett, insbesondere an infektiöse, an. Ihr steht die sog. Metritis dissecans nahe, bei welcher umschriebene größere Gebiete des Gebärmuttergewebes völlig zugrunde gehen.

Bei stillenden Frauen findet eine zu starke Rückbildung der Gebärmutter statt, d. h. sie wird kleiner: sog. Laktationsatrophie. Während eine solche für gewöhnlich einen vorübergehenden Zustand darstellt, kann sie unter krankhaften Verhältnissen höhere Grade annehmen und dauernd werden.

Zum Teil dauernde Atrophien der Gebärmutter können sich ferner im Anschluß an verschiedene Allgemeinerkrankungen auch außerhalb des Wochenbettes oder im Gefolge örtlicher Veränderungen einstellen. Insbesondere schließen sich Atrophien der Gebärmutter an Verödung der Eierstöcke an, wie solche bei akuten Infektionskrankheiten, bei Diabetes, Morbus Addisonii, Basedowscher Krankheit usw. vorkommt.

2. Kreislaufstörungen und Entzündungen der Schleimhäute (des Endometrium).

Stauungshyperämie findet sich bei allgemeinen Kreislaufstörungen wie aus örtlichen Ursachen, unter denen namentlich Lageveränderungen und Knickungen sowie Vorfall der Gebärmutter, Verlegung der abführenden Venen, besonders Druck auf den Plexus uterinus durch Geschwülste oder narbige Vorgänge im Parametrium, eine wichtige Rolle spielen. Durch die venöse Blutüberfüllung wird die Gebärmutter vergrößert, blaurot verfärbt, ihre Schleimhaut dunkelrot. Im Scheidenteil der Gebärmutter und seiner Umgebung entstehen manchmal Venenerweiterungen, so bei Vorfall oder zur Zeit der Schwangerschaft.

Übermäßige Blutungen der Monatsblutung werden als **Menorrhagien** bezeichnet. Besser ist es, sie als **Hypermenorrhoen** den **Hypomenorrhoen,** also zu geringen Monatsblutungen, gegenüberzustellen, und weiterhin noch (mit Schröder), der zu langen oder zu kurzen Pause zwischen den Monatsblutungen nach, eine **Oligomenorrhoe** und eine **Polymenorrhoe** zu unterscheiden. Diese zusammen bilden die Abweichungen der Monatsblutungsfolge und hängen ab von Regelwidrigkeiten der diese regelnden Kräfte. Die Monatsblutung wird in ihrer Stärke beeinflußt durch die Muskelzusammenziehungsfähigkeit der Gebärmutter und die zur Hyperämie ihrer Schleimhaut führenden Bedingungen. Somit kann eine Blutungsmengenabweichung (je nachdem Hyper- oder Hypomenorrhoe) entstehen durch Störungen der Muskeltätigkeit (Zusammenziehung) der Gebärmutter, wie solche bei angeborener Uterusschwäche, Myomen, Lageveränderungen, zu häufig sich folgenden Geburten vorkommen, oder durch Störungen der Tätigkeit der Eierstöcke, endlich durch Veränderungen des Blutandranges zur Gebärmutter unter verschiedenen örtlichen (besonders vom Eierstock beeinflußten) oder allgemeinen Bedingungen.

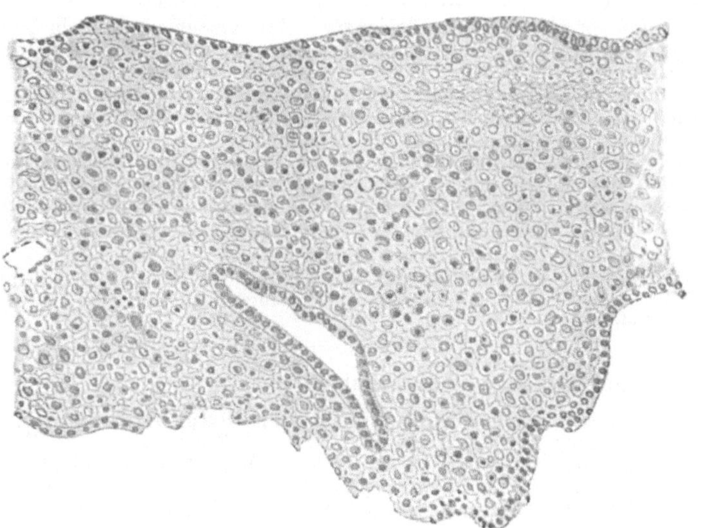

Abb. 506. Decidua menstrualis bei Dysmenorrhoea membranacea.
Deckepithel und Uterindrüsen; Stratum proprium mit etwas vergrößerten, reichlich mit Leukozyten durchsetzten Zellen. (Nach Amann, l. c.)

Als **Dysmenorrhoea membranacea** bezeichnet man eine Erscheinung der Monatsblutungen (deshalb soll diese Erkrankung, wenn auch nicht eigentlich zu den Kreislaufstörungen gehörig, hier mit angeführt werden), bei der größere aus mit Fibrin durchsetzten zusammenhängenden Lagen von Gebärmutterschleimhaut bestehende Häutchen ausgeschieden werden; in manchen Fällen wird selbst die ganze Gebärmutterschleimhaut in einem Stück ausgestoßen, und zwar in Form eines dreizipfeligen Sackes, welcher noch deutlich die Eileitermündungen erkennen läßt. Die ausgestoßenen Schleimhautfetzen zeigen sich bei der mikroskopischen Untersuchung aus Drüsen und einem bindegewebigen Gerüst zusammengesetzt, welches oft sehr reichlich große, deziduazellenähnliche Zellen aufweist; doch sind die letzteren hier nicht so zahlreich und gut ausgereift vorhanden wie in der Dezidua der Schwangerschaft. Die Erscheinung hielt man früher für die Folge einer Endometritis, seit Verfolgung der zyklischen Veränderungen der Gebärmutterschleimhaut weiß man, daß sie mit einer Störung dieser zusammenhängt, nichts mit einer Entzündung zu tun hat. Wahrscheinlich ist das über das gewöhnliche Maß hinausgehende Abstoßen der zusammenhängenden Schleimhaut eine Folge des Fehlens der sonst den Zerfall in kleinste Teile herbeiführenden Bedingungen (s. o.), und zwar (nach Schröder) wahrscheinlich der tryptischen Fermente aus noch ungeklärter Ursache.

Nicht mit der Monatsblutung zusammenhängende **Blutungen** aus der Gebärmutter werden als **Metrorrhagien** bezeichnet; sie treten bei venöser Stauung (s. u.), im Gefolge von allgemeinen Infektionskrankheiten und von Vergiftungen (Phosphor), bei hämorrhagischen Diathesen sowie bei Entzündungen des Endometriums auf. Eine wichtige und häufige

Ursache von Blutungen aus der Gebärmutter stellen die Zustände dar, welche als „chronische Metritis" zusammengefaßt werden (s. u.). Ferner kommt es vielfach zu Blutungen bei Geschwülsten, wobei die Blutung aus der Geschwulst selbst oder aus der umgebenden, infolgedessen veränderten, Schleimhaut, erfolgen kann, endlich bei Gewebszerstörungen, Verletzungen der Gebärmutter u. dgl.

Bei alten Frauen mit atrophischer Gebärmutter treten manchmal ausgedehnte hämorrhagische Durchsetzungen der Schleimhaut und zum Teil selbst der Muskulatur ein, welche zur Nekrose führen und als Apoplexia uteri bezeichnet werden, sie werden auf atherosklerotische Veränderungen der Blutgefäße der Gebärmutter zurückgeführt (vgl. unten bei „chronischer Metritis").

Eine Form der Atherosklerose (s. auch bei dieser) tritt hier an den Arterien besonders frühzeitig — vor allem nach Geburten — auf. Sie zeigt sich besonders in hyaliner Entartung der Media und Intima mit Bildung außergewöhnlich großer Massen elastischer Fasern um die Gefäße. Später verkalkt die Wandung häufig.

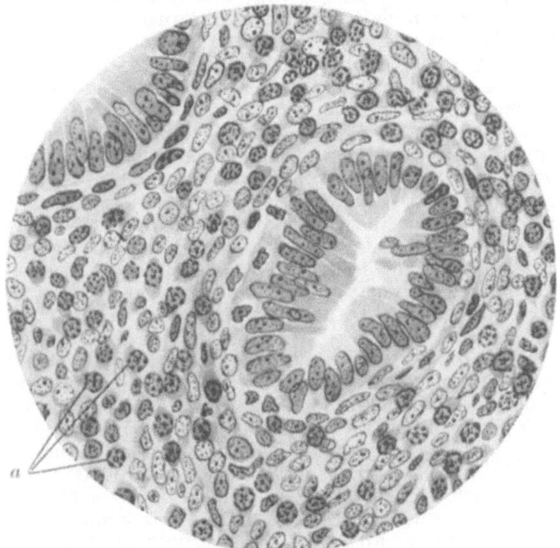
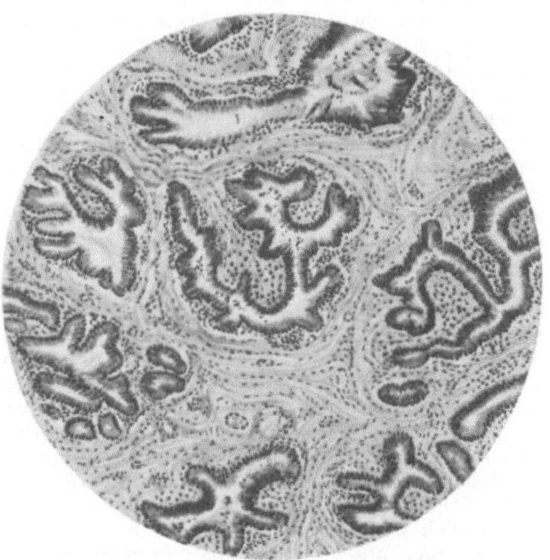

<table>
<tr><td align="center">Abb. 507. Endometritis.
Das Zwischengewebe zwischen den Drüsen ist durchsetzt von
Granulationszellen und besonders Plasmazellen (z. B. a).</td><td align="center">Abb. 508. Hyperplasie der Schleimhaut der
Gebärmutter.</td></tr>
</table>

Bei der **akuten Endometritis** ist die erheblich verdickte Schleimhaut aufgelockert, durchfeuchtet, hyperämisch, meist von in der Regel kleineren Blutungen durchsetzt. Schleimiges, von Leukozyten durchsetztes, meist auch blutig gefärbtes Sekret wird vermehrt abgesondert.

Mikroskopisch findet man die Epithelien trübgeschwollen oder verfettet und abgeschuppt, die Schleimhaut kleinzellig durchsetzt. In den Drüsenlichtungen und im Haupthohlraum der Gebärmutter liegen zahlreiche in Schleimmassen eingebettete Leukozyten, Epithelien und rote Blutkörperchen, mengenmäßig verschieden. Doch sind die Erscheinungen in den Einzelfällen sehr verschieden; bald überwiegt die Hyperämie mit Blutungen, bald die gesteigerte Abscheidung, bald die Epithelabstoßung.

Eine Endometritis ist sehr häufig gonorrhoisch, besonders in Gestalt heftiger eiteriger Katarrhe, vor allem des Halsteiles. In anderen Fällen schließt sie sich an zurückgebliebene Plazentarreste, besonders nach Abort, an. Hyperämien, die in Entzündungen übergehen, finden sich auch bei vielen akuten Infektionskrankheiten, wie Typhus, Cholera, Pneumonie, Influenza, Scharlach, Pocken usw. Hierbei und ebenso bei Ätzungen u. dgl. der Schleimhaut der Gebärmutter kommt auch pseudomembranöse (diphtherische) Endometritis vor (über die puerperale Endometritis s. u.).

Die als **chronische Endometritis** bezeichneten Erkrankungen sind teils Ausgänge akuter, namentlich puerperaler oder gonorrhoischer Erkrankungen (selten), teils Begleiterscheinung verschiedener anderweitiger Erkrankungen der Gebärmutter, wie Geschwülste, Metritiden, Enge des Halsteilkanals, Lageveränderungen und Knickungen, Erkrankungen der Anhangsgebilde u. dgl. Ferner finden sie sich vielfach bei Störungen der Eierstockstätigkeit sowie bei allgemeinen Konstitutionskrankheiten und Bluterkrankungen, allgemeiner Stauung usw. Oft sind jedenfalls nervöse (vasomotorische) Einflüsse beteiligt.

Auch bei der Endometritis ist die Schleimhaut hyperämisch, entzündlich geschwollen, die Sekretion vermehrt; oft finden sich Blutungen und Farbstoffreste. Die Drüsen verhalten sich verschieden, zeigen aber häufig geringe Wucherung, zuweilen mit Abschnürungen in Gestalt von Zysten. Die Zwischenzellen werden sehr groß (zum Teil deziduaartig) und sehr zahlreich. Bindegewebszellen speichern oft viel Lipoid. Dazwischen liegen Rundzellen, nicht selten auch in Form von Follikeln, oder auch polymorphkernige Leukozyten vereinzelt oder in kleinen Haufen. Plasmazellen finden sich meist in größerer Menge, im Gegensatz zu sonst ähnlichen Veränderungen im prämenstruellen Zustand. Die Plasmazellen sind meist sehr beweisend für wirkliche Entzündung, und finden sich in besonderer Menge bei gonorrhoischer Endometritis, doch soll man sich nicht allein auf sie verlassen. Auf jeden Fall sind bei Beurteilung, ob echte Entzündung vorliegt, die periodischen Schwankungen stets in Betracht zu ziehen.

Oft treten stärkere hyperplastische Wucherungen in den Vordergrund, wobei vorzugsweise die Drüsen betroffen sein können. Sie zeigen eine Vergrößerung, namentlich Verlängerung, und werden hierdurch oft geschlängelt und korkzieherartig gewunden. Vielfach zeigen sie auch Ausbuchtungen und Verzweigungen sowie oft in die Lichtungen hineinragende papilläre Wucherungen. Sehr oft ist der Vorgang mit Bildung kleinerer und größerer Zysten durch Sekretstauung, wobei ein Spärlicherwerden der Gitterfasern (besonders wenn Ödem besteht) die Erweiterung der Drüsen begünstigen mag, verbunden. Während man solche Formen früher als Endometritis glandularis hyperplastica — man sprach auch bei starker Ausbildung der Veränderungen von „Endometritis fungosa" — bezeichnete, spricht man heute bei starker Entwicklung und längerem Bestehen der gezeichneten Bilder wegen des Auftretens von Blutungen klinisch mehr allgemein von Metropathia haemorrhagica. Denn das Wesentliche ist, daß offenbar vieles davon einer krankhaften Abwandlung der physiologischen zyklischen Gebärmutterschleimhautveränderungen, wie sie jetzt erkannt sind, angehört. Es liegt hier eine Abweichung der durch den Eierstock bedingten Schleimhautumwandlung zugrunde, die Schröder erforscht hat. Hiernach ist grundlegend eine Störung der Eierstocktätigkeit. Es reifen Follikel, aber, ohne zur Ovulation zu kommen, somit auch ohne Bildung eines gelben Körpers, bleiben sie in reifem Zustande liegen. Oder reifende Follikel gehen zwar ohne Ovulation zugrunde, werden aber sofort durch neue reifende abgelöst. Diese in ihrem letzten Grund unbekannte Dauerwirkung und verstärkte Abgabe von Follikelhormon ruft gesteigerte Wucherungsvorgänge an der Schleimhaut der Gebärmutter hervor, d. h. es tritt die Wucherungsphase ohne in die der Sekretion überzugehen, zutage. Daher die oft ungleichmäßig pilzförmige Verdickung der ganzen Schleimhaut und die vielgestaltigen Drüsenwucherungen, die aber nicht sezernieren (wie in der „Sekretionsstufe" der physiologischen Phase s. o.). Unter Vermeidung der Bezeichnung Endometritis spricht man gut von einer Hyperplasia mucosae uteri oder Hyperplasia glandularis. Die Veränderung findet sich vor allem zur Zeit des Beginns der Geschlechtsreife und dann ganz besonders zur Zeit ihres Endes, also in den Wechseljahren. Später schließen sich an die Veränderung des Endometriums meist Kreislaufstörungen mit Thrombosen und nekrobiotischem Schleimhautzerfall an. Solche Gebiete können ausgestoßen werden, und allmählich Ersatz und Heilung eintreten. Eine Hyperplasia glandularis kommt aber offenbar auch unter anderen als den geschilderten Umständen vor, so vor allem bei Dauerreizung bei Bestehen von Myomen. Nur in einem Teil der Fälle solcher Hyperplasia glandularis bestehen gleichzeitig ausgesprochene Entzündungszeichen (Zelleinlagerungen), so daß man nur hier mit Recht von einer Endometritis hyperplastica glandularia sprechen könnte.

Die Schleimhaut des Halsteiles und die Außenfläche der Portio zeigen in vielen Fällen entzündliche Veränderungen (Zervixkatarrh). Als Eingangspforte für die Entzündungserreger ist die Halsteilschleimhaut vielfach sogar in erster Linie beteiligt, während die hauptsächlich durch Kreislauf- oder Nerveneinflüsse unterhaltenen Hyperplasien der Uterusschleimhaut (s. o.) oft am inneren Muttermund abschneiden. Auch der Zervikalkatarrh ist durch entzündliche Rötung und Schwellung der Schleimhaut mit zellig-seröser Durchtränkung sowie durch vermehrte Schleimsekretion ausgezeichnet; daneben bestehen auch hier lebhafte Wucherungen an den Drüsen und im Zwischenbindegewebe. In den tieferen Lagen finden sehr häufig Abschnürungen der gewucherten Drüsen statt, welche sich zu kleinen, mit Schleim oder eiteriger Masse gefüllten Stauungszysten erweitern; sie stellen in vielen Fällen die als Ovula Nabothi bekannten Gebilde dar.

Als Ausgang stellt sich in vielen Fällen chronischer Endometritis eine Atrophie der Schleimhaut ein, wobei die Drüsen mehr und mehr schwinden und die Oberflächenepithelien niedrigere, mehr kubische Formen annehmen, stellenweise selbst ganz zugrunde gehen. Das Zwischengewebe erleidet eine narbige Schrumpfung. So wird die Schleimhaut im ganzen verdünnt, blaß, derb. Durch Verwachsung gegenüberliegender, ihres Epithels beraubter Wandstellen kann ein teilweiser oder selbst völliger Verschluß der Höhle eintreten. In einzelnen Fällen wird auch ein Ersatz des Zylinderepithels durch Plattenepithel gefunden, welches selbst verhornen kann (Psoriasis uteri).

An der Außenfläche der Portio cervicalis sind das **Ektropion** und die sog. **Erosionen** die wichtigsten Vorkommnisse.

Ein **Ektropion** (Umstülpung der Muttermundslippen nach außen) kann nach Einrissen am Halsteil dadurch zustande kommen, daß der äußere Muttermund stark zum Klaffen kommt, und dadurch die Zervikalschleimhaut nach außen vorgestülpt wird (Lazerationsektropion); oder das Ektropion entsteht infolge von durch entzündliche Schwellung oder durch Geschwülste herbeigeführter Verdickung oder von ringsum wirkendem, nach oben gerichteten Zug am Scheidengewölbe, wie er namentlich bei Vorfall und Rückwärtsbiegung der Gebärmutter eintreten kann.

Unter **Erosionen** versteht man eigentümliche, dunkelrot gefärbte, feuchtglänzende, etwas unebene Stellen an der Portio, in deren Bereich sich statt des normalerweise die

Portioschleimhaut überziehenden Plattenepithels eine Lage von einschichtigem Zylinderepithel vorfindet.

Diese gewöhnlich als „Erosion" bezeichnete Veränderung ist entweder angeboren (sog. angeborene Pseudoerosion), und verschwindet später wieder, oder stellt eine Folge entzündlichen Oberflächen-Gewebsverlustes dar. Es kommt nämlich im Verlauf von Zervikalkatarrhen leicht zu Erweichung des Plattenepithels der Portio durch die starke Schleimbildung im Verlauf des Katarrhs; so entsteht ein kleines oberflächliches Geschwür, mit Rundzelldurchsetzung der Umgebung, und dies wird überhäutet durch das Zylinderepithel des Halsteiles, das infolge des Katarrhs besonders wucherungsfähig ist. Auch kann das Zylinderepithel außer von der benachbarten Halsteilschleimhaut von an der Portio selbst von einer angeborenen Pseudoerosion (s. o.) etwa in der Tiefe noch stehen gebliebenen Drüsen mit Zylinderepithel ausgehen. Wuchert das Zylinderepithel nun während der Ausheilung des Gewebsverlustes an der Portio in Drüsengestalt in die Tiefe — sogar bis in die Muskularis — so spricht man von Erosio glandularis; erhält durch papilläre Wucherungen des entzündlich durchsetzten Schleimhautgewebes die Erosion eine zerklüftete papilläre Oberfläche, so spricht man von Erosio papillaris bzw. polyposa. Hört der Zervixkatarrh auf, so kommt es dann zu einer neuen Oberflächenbekleidung durch das hortio-Plattenepithel vom Rand oder stehen gebliebenen Epithelien aus; so geht an der Oberfläche das Zylinderepithel wieder zugrunde, in die Tiefe reichende Drüsen aber können sich erhalten, so auch nach oben abgeschlossen werden und sich zu Stauungszysten (Ovula Nabothi) erweitern.

Die Halsteilschleimhaut hat eine besondere Neigung zur Bildung von **Polypen**, gestielten Schleimhautwucherungen, gewöhnlich entzündlichen Ursprungs (s. auch unten), in welchen alle Bestandteile der Schleimhaut vertreten sein können, welche oft aber einen ausgesprochen zystischen oder auch kavernösen Bau aufweisen (s. auch unten).

An der Portio kommen papillare Plattenepithelwucherungen auf entzündlicher Grundlage vor, die zum Teil spitzen Kondylomen ganz entsprechen, auch hier zum großen Teil gonorrhoischer Entstehung.

3. Kreislaufstörungen und Entzündungen des Muskelteiles (des Myometrium).

Eine **akute Metritis** schließt sich namentlich an puerperale (s. u.) und gonorrhoische Formen der Endometritis, ferner an Verletzungen der Gebärmutter an. Sie ist angeschwollen, ihre Muskularis zellig-serös durchsetzt. Über eiterige Metritis s. u.

Unter dem Namen „**chronische Metritis**" faßt man Zustände dauernder Vergrößerung der Gebärmutter zusammen, welche in einer Hyperplasie ihrer Muskelbestandteile begründet sind. In manchen Fällen, welche vielleicht als frühe Stufen gedeutet werden dürfen, zeigt sich eine Durchtränkung und Auflockerung der Muskulatur während mit der Dauer der Vorgänge infolge Ersatzes der Muskulatur durch vermehrtes Bindegewebe immer mehr und mehr eine derbe, narbenartig zähe Beschaffenheit hervortritt. Die Wanddicke kann bis auf 2—3 cm zunehmen.

Häufig aber handelt es sich offenbar um Hypertrophie der Muskulatur, welche vielleicht auf mangelhafte Rückbildung nach Geburten zu beziehen ist. Ferner sollen entsprechende Veränderungen auf vasomotorischem Wege mit Erkrankungen der Anhangsgebilde oder mit venöser Überfüllung, so bei Herzfehlern u. dgl., zusammenhängen, endlich vielleicht auch als Folge mangelhafter Zusammenziehungsfähigkeit der Gebärmutter mit Stauung (gleichzeitig häufig Menorrhagien) aufzufassen sein. Mangelhafte Anlage als Grundlage wird für manche Fälle angenommen. Auch an die Folgen besonders starker Monatsblutungen bei Erkrankungen des Eierstockes wird gedacht (Metropathia chronica [nach Aschoff]).

Der Name Metritis faßt offenbar verschiedene, teils entzündliche, teils aber auch nicht entzündliche Vorgänge zusammen, deren Gemeinsames verhältnismäßiges oder wirkliches Überwiegen des Bindegewebes mit Ausgang in bindegewebige Verhärtung ist.

Die Halsteilhypertrophie stellt eine Massenzunahme mit Verlängerung dar, so daß sie in die Scheide herabhängt und Vorfall der Gebärmutter vortäuschen kann; Scheidenvorfall kann folgen. Betrifft die Vergrößerung nur eine Muttermundslippe, so bildet diese einen rüsselförmigen Vorsprung. Zum Teil handelt es sich um Folgezustände nach entzündlichen Wucherungen, zum Teil ist die Entstehungsart unbekannt.

Hier angefügt werden soll die Erscheinung (wenn sie auch nichts mit Entzündung zu tun hat), daß der Fränkelsche Gasbazillus (s. im allgemeinen Teil) die Gebärmutter infiziert und zu Auseinanderreißung der Muskulatur unter Auftreten gashaltiger Hohlräume führt; die Muskulatur kann in großer Ausdehnung ganz morsch werden, Gefäßveränderungen und (geringe) Entzündung sich anschließen. Man benennt die seltene Erkrankung, die nur im Anschluß an Schwangerschaften, meist Abtreibung, vorkommt: Physometra uteri oder Gebärmutter-Gasbrand (E. Fränkel). Die Erkrankung verläuft meist sehr schnell tödlich.

Über **Tuberkulose** und **Syphilis** vgl. im allgemeinen Teil.

4. Geschwülste der Gebärmutter.

Umschriebene hyperplastische Schleimhautwucherungen werden als **Adenome** bezeichnet. Sie können flach oder knotig sein oder die Form **gestielter Polypen** haben, die selbst durch den Hohlraum des Halsleiters hindurchtreten können. In ihnen sind die Drüsen oft zystisch erweitert, mit schleimigem oder kolloidem Sekret gefüllt (zystische Polypen). Doch handelt es sich meist um entzündliche, nicht eigentlich geschwulstmäßige Wucherungen (vgl. auch oben).

Auf solchen Polypen finden sich auch Plattenepithelinseln an Stelle des Zylinderepithels.

Diese „Polypen" können in Krebse übergehen.

Ein viel umstrittenes Gebiet stellen gewisse gerade im Gebiet der weiblichen Geschlechtsorgane vorkommende bzw. von diesen ausgehende heterope Wucherungen von den Gebärmutterdrüsen entsprechenden Drüsenbildungen zusammen mit lockerem, ebenfalls der Schleimhaut der Gebärmutter entsprechendem Bindegewebe und zum Teil glatter Muskulatur dar. Man kann diese Bildungen als Adenomyosis bzw. Adenofibrosis zusammenfassen.

Entweder gehen die Wucherungen unmittelbar von der Gebärmutterschleimhaut in die Tiefe — Adenomyosis endometrica — oder sie liegen tiefer in der Muskulatur unter der Serosa — Adenomyosis perimetrica — oder sie liegen überhaupt außerhalb der Gebärmutter — Adenomyosis extrauterina —, intraperitoneal, besonders an und in den Eierstöcken oder extraperitoneal in der Nabel- oder Leistengegend, auch in Bauchnarben (solche Bildungen in Laparotomienarben scheinen aber in unmittelbarer Verbindung mit der Uterusschleimhaut zu stehen).

Ein kleinerer Teil dieser heterotopen Wucherungen beruht auf Entwicklungsstörungen, und insbesondere sind vielleicht die auch zumeist regelmäßig angeordnete glatte Muskulatur aufweisenden extraperitonealen Gebilde mit Lauche so zu erklären (er leitet die des Nabels von Resten des „physiologischen Nabelbruches", die der Leistengegend vom Processus vaginalis peritonei, d. h. bei Erhaltenbleiben dieser Ausbuchtungen von embryonalem Zölomepithel ab). Die so aufzufassenden Bildungen stehen an der Grenze von Geschwülsten (Adenomyome). Die Adenomyosis endometrica (also Tieferdringen von der Schleimhaut aus) wurde früher vielfach auch als entzündlicher Vorgang (Adenomyositis) aufgefaßt, doch spielt ein solcher hier wohl nur eine kleinere Rolle und das Tieferdringen des Schleimhautepithels und Bindegewebes ist nach der jetzigen Auffassung R. Meyers als durch häufige menstruelle Beanspruchung der tiefen Schleimhautlagen bedingte Überregeneration zu deuten, als weitgehender Zustand der sich als frühzeitige Alterserscheinung gewöhnlich findenden „basalen glandulären Hyperplasie". Dabei soll das vordringende Gewebe eine histolytische Wirkung entfalten, so eben in die Muskulatur eindringen und auch diese zur Hyperplasie reizen. Der Vorgang ist somit (nach Meyer) der einer Adenomyohyperplasie. Er unterscheidet sich von echten Geschwülsten dadurch, daß er von Reizen abhängt und mit deren Aufhören sich zurückbildet (s. u.). Sehr selten entwickeln sich aus den Bildungen Sarkome. Besonders umstritten ist nun die Herkunft der Adenomyosis perimetrica und extrauterina, der also einmal unter der Serosa der Gebärmutter, sodann an anderen Stellen, besonders auch im Eierstock, wo diese Bildungen häufig sind und auch die sog. Teerzysten oder Schokoladezysten in ähnlicher Weise zu erklären sind, und weiterhin irgendwo an der Darmserosa gelegenen. Hier kommt als Ausgangspunkt Serosaepithel, das in die Tiefe gelangt (bzw. im Eierstock dem Oberflächenepithel dieses Organs gleichzustellendes in seinem Innern gelegenes Epithel [Markepithel]) in Betracht. Nach einer Theorie Sampsons handelt es sich um Stückchen Gebärmutterschleimhaut, welche zur Zeit der Monatsblutung zusammen mit Menstrualblut, statt nach außen zu gelangen, infolge von Hindernissen, die sich dem entgegenstellen (Myome, Polypen, Lageveränderungen oder Knickungen der Gebärmutter), ihren Weg durch die Eileiter nehmen — sog. retrograde Menstruation — und dann, lebensfähig (was noch nicht sicher bewiesen ist), sich zunächst besonders in der Nähe, d. h. an den Eierstöcken, intraperitoneal einnisten und weiter wachsen. Auch auf entwicklungsgeschichtlichen Entgleisungen beruhende entsprechende Gebilde in Eierstöcken und Eileitern (s. o. unter Salpingitis isthmica) könnten nach Lauche als Ausgangsmaterial bei diesen intraperitonealen Implantaten dienen, doch ist eine solche Erklärung noch keineswegs bewiesen.

Diese gesamten endometrioiden Heterotopien, mag auch ihre Entstehung uneinheitlich sein, haben gestaltlich das Gemeinsame ganz der Gebärmutterschleimhaut zu gleichen und ferner noch folgende interessante funktionelle Gemeinsamkeiten. Sie finden sich nur bei Frauen, und zwar nur geschlechtsreifen, und vor allem nehmen sie an der Monatsblutung teil, bilden sich in der Menopause zurück. Die Beteiligung an der Monatsblutung führt durch die Blutungen in den Eierstöcken gerade zu den sog. Teer- (Schokolade-) zysten. Diese Beteiligung weist auf hormonale Beeinflussungen von seiten der Eierstöcke bei diesen Bildungen hin, wie dies Lauche zu ihrer Erklärung herangezogen hat. Die ganze Frage hat ihr klinisches Interesse darin, daß es sich einmal um recht häufige Zustände handelt und daß sie mit Beschwerden, Schmerzen usw. während der Monatsblutungen einhergehen. Die besprochenen Bildungen sind aber sehr oft auch nur Nebenbefunde.

Der **Krebs** der Gebärmutter kann von der Außenfläche der Portio cervicalis oder von der Schleimhaut des Halsteiles oder von der des Körpers ausgehen. Am häufigsten ist der Krebs der **Portio.**

Er beginnt als Knoten, eine starke Verdickung der ganzen Portio darstellend, oder als zottig-papilläre, manchmal stark blumenkohlartig verzweigte, Hervorragung, bildet aber bald ein zerklüftetes, leicht blutendes, mit aufgeworfenen Rändern versehenes Geschwür, welches zu Beginn Ähnlichkeit mit einer Erosion haben kann. Mikroskopisch handelt es sich zumeist um echte verhornende Plattenepithelkrebse = Kankroide, ferner Plattenepithelkrebse vom Krompecherschen Typus und mehr solid gebaute Krebse mit kubischen und polymorphen Zellen, selten Zylinderzellenkrebse, auch ausgesprochene Adenokarzinome, welche wohl von Drüsen, die mehr in der Tiefe liegen, oder Zylinderzellen einer Erosion ausgehen. Unter den Plattenepithelkrebsen gibt es solche mit „hellen" Zellen, was auf Glykogenreichtum der Geschwulstzellen beruht.

Die von der Schleimhaut des **Halsteiles** ausgehenden Krebse sind in der Regel Krompecherkrebse (Basalzellenkarzinome) oder solide indifferente Krebse, seltener Adenokarzinome, oder auch echte Kankroide, da sich Plattenepithelinseln hier nicht so selten finden.

Da eine Scheidung in Portio- und Halsteilkrebse nach dem so dicht nebeneinander gelegenen Ausgangspunkt nicht sicher durchführbar ist, faßt man sie am besten als **Kollumkrebse** zusammen.

Diese Kollumkrebse wachsen nun sehr bald weiter. Sie ergreifen die Tiefe der Portio (falls nicht hier sogar der Ausgangspunkt liegt) und dann die Scheide und das Bindegewebe um diese. Die Verbreitung geschieht auf dem Lymphwege (die Lymphgefäße der Portio und des Körpers vereinigen sich an der Kante des Halsteiles und verlaufen von da zusammen mit den Gefäßen). Dann werden — besonders bei dem Halsteil als Ausgangspunkt — meist schon frühzeitig die ganzen Parametrien ergriffen. Sie können derb werden und die Beckenorgane ummauern, oder sie zerfallen mit dem Kollumkrebs zusammen geschwürig, so daß große Zerfallshöhlen, oberhalb deren der Gebärmutterkörper erhalten sein kann, entstehen. Sehr frühzeitig kommt es ferner zum Übergreifen der Neubildung auf die Blase; es werden die unteren Enden der Harnleiter durchsetzt oder auch zusammengedrückt, und Hydronephrose bildet sich aus. Auch die Wand des Mastdarmes wird in vielen Fällen von krebsigen Massen

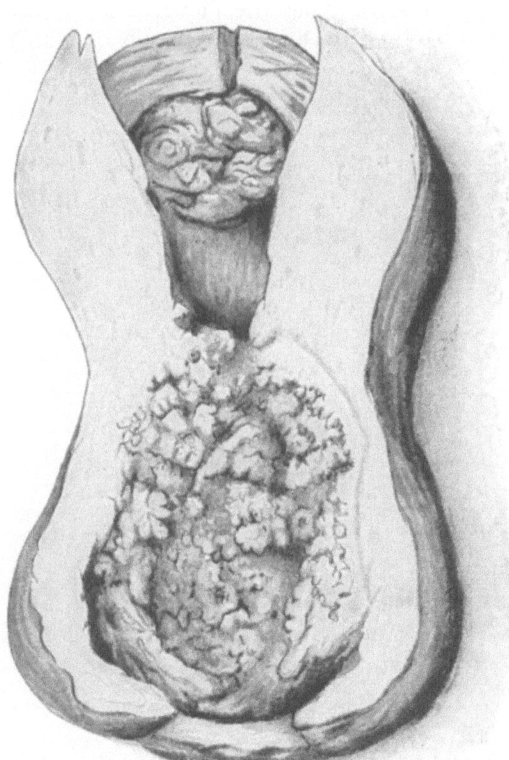

Abb. 509. Carcinoma cervicis mit Metastase im Corpus uteri. (Nach Winter, in Veit, l. c.)

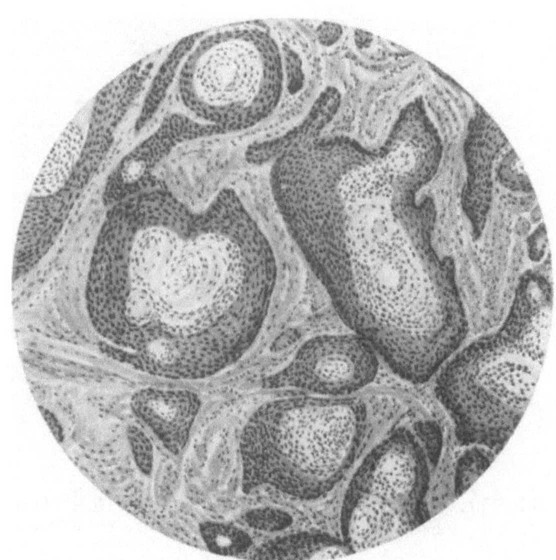

Abb. 510. Plattenepithelkrebs des Collum uteri.

durchsetzt. Durch geschwürigen Zerfall entstehen so häufig Gebärmutter-Blasenfisteln, Blasen-Scheidenfisteln und andere derartige Verbindungen. Die Schleimhaut des Körpers wird meist erst spät von Krebs durchsetzt; doch findet man in ihr und der Muskularis des Körpers mikroskopisch häufiger auf dem Lymphwege hierher gelangte Krebsnester.

Metastasen bilden die Krebse in erster Linie auf dem Lymphwege in die Lymphknoten des kleinen Beckens, die inguinalen, die retroperitonealen, besonders in der Umgebung der Arteria und Vena iliaca, dann in die um die Bauchaorta gelegenen, später auch auf dem Blutwege in die verschiedensten Organe, namentlich Eierstöcke, Leber und Lungen.

Seltener (s. u.) als die Kollumkrebse ist der **Krebs des Gebärmutterkörpers.**

Es bilden sich markig-weißliche Knoten, welche die Gebärmutterwand bald in großer Ausdehnung durchsetzen, sich auch als zerstörende Wucherungen an der Innenwand der Gebärmutter ausbreiten, tief in die Muskulatur vordringen und den Körper oft so vollkommen zum Verschwinden bringen, daß sich nur noch eine von reichen Krebsmassen ausgekleidete Zerfallshöhle vorfindet. Seltener sind Krebse, welche längere Zeit hindurch sich nur oberflächlich weiterwuchernd in der Schleimhaut ausbreiten. So weit die Muskulatur nicht zerstört wird (besonders bei mehr knotigen Formen), kann sie stark hypertrophisch werden. Mikroskopisch sind es zumeist Zylinderzellenkrebse (Adenokarzinome). Zum Teil sieht man sehr regelmäßige drüsige

Anordnung (die atypische Wucherung zeigt sich durch das Fehlen des Zwischengewebes zwischen den Drüsenbildungen); zumeist finden sich dann aber doch auch an manchen Stellen Mehrschichtigkeit und Unregelmäßigkeiten des Epithels oder vereinzelte feste Zellnester. In den meisten Fällen aber handelt es sich um ausgesprochenes Adenokarzinom, das, je atypischer die einzelnen Epithelien sich verhalten und je stärker mehrfache Schichtung der Epithelien bis zur Bildung solider Zellhaufen hervortritt, um so deutlicher ist. Bestehen nur solide Stränge und Massen, so kann man das Karzinom als solides bezeichnen. Selten sind hier am Körper reine verhornende Plattenepithelkrebse, öfters gemischte Zylinderzell- und Plattenepithelkrebse (zum Teil auch nach dem Krompecher-Typus), sehr selten Gallertkrebse, Psammokarzinome (s. im allgemeinen Teil) oder Karzinosarkome.

Die Korpuskrebse machen gewöhnlich am äußeren Muttermund Halt. Erst spät werden meist Halsteil, Portio, gegebenenfalls Scheide ergriffen, sei es durch unmittelbares Weiterwachsen, sei es auf dem Lymphweg (selten Impfmetastasen). Auch die Parametrien werden zumeist erst spät in die Krebswucherung einbezogen. Tochterknoten außer in die regionären Lymphknoten sind selten.

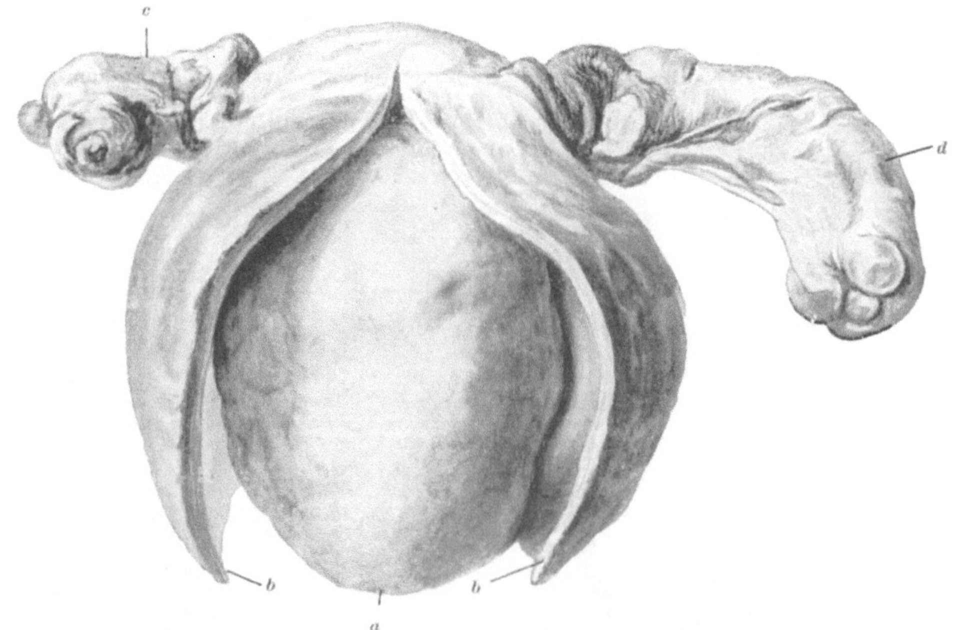

Abb. 511. Großes Myom der Gebärmutter (a). Ihre Vorderwand ist aufgeschnitten (bei b). Rechts ist der Eileiter verkürzt (c). Links ist er aufgetrieben und mit Eiter gefüllt = Pyosalpinx (d).

Die Gebärmutterkrebse gehören zu den häufigsten Krebsen überhaupt; sie machen ungefähr ein Viertel aller krebsigen Erkrankungen aus. Das Kollumkarzinom ist etwa zehnmal so häufig als das Korpuskarzinom. Die Eierstockkrebse betragen etwa 11%, die der Vulva 4%, der Scheide 2% und der Eileiter 1% der Gebärmutterkrebse (nach Schottländer). Die Krebse können auch aus den oben besprochenen hyperplastischen Schleimhautwucherungen hervorgehen. Sie gehen sehr häufig mit Blutungen einher, oft das erste klinische Anzeichen. Es gesellen sich Entzündungen der Schleimhaut und Muskulatur hinzu, ferner durch Verschluß der Höhle Erweiterungen weiter aufwärts (s. u.).

Außerordentlich häufig sind die **Myome** der Gebärmutter, zu allermeist ihres Körpers. Nach Lage und Wachstumsrichtung unterscheidet man subperitoneale, submuköse (polypenartig die Schleimhaut in die Höhle vorstülpende), intraparietale (interstitielle, mitten in der Muskelwand gelegene) und endlich intraligamentäre (d. h. in die breiten Mutterbrüche wachsende) Formen. Die Myome sind meist kugelig, von sehr verschiedener Größe — oft ganz mächtig —, grauweiß, streifig. Oft sind mehrere nebeneinander vorhanden. Sie sind durch eine bindegewebige Kapsel scharf abgesetzt; seltener ist die einen größeren Teil des Organes einnehmende diffuse Myomatose. Polypöse Myome können unter Umständen durch den Muttermund in die Scheide hinabtreten, ja sogar nach Abtrennung ihres Stieles ausgestoßen werden.

Die Myome bestehen aus glatter Muskulatur und, wie diese stets, aus geringen Mengen von Bindegewebe. Meist treten bald infolge ungenügender Ernährung regressive Metamorphosen ein: Nekrose, hyaline und myxomatöse (wohl meist ödematöse) Umwandlung, Erweichung, Verkalkung. An die Stelle zugrunde gegangenen Muskelgewebes wuchert Bindegewebe, und so zeigen die Myome in späteren Zeiten sehr viel solches (oft nicht ganz richtig als Fibromyome bezeichnet). Auch Umwandlung in Knorpel oder Knochen, oder durch Erweiterung der Lymphbahnen Zystenbildung, durch Erweiterung der Gefäße kavernöses Aussehen kommen vor. Selten wuchern ganz regelmäßig gebaute, durchaus gutartige Myome in Form von Zapfen in die Lichtungen von Venen, das Endothel vor sich hertreibend, ein. Myome mit Einschlüssen von Drüsen heißen Adenomyome. Selten gehen von ihrem Drüsenanteil Krebse aus.

Als Folgezustände kommen bei großen Myomen Verdrängung der übrigen Gebärmutter und Lageveränderungen des Organes sowie Formveränderungen der Höhle, Druck auf die anderen Beckeneingeweide, Erschwerung von Befruchtung, Geburten usw. vor. Die Schleimhaut zeigt häufig bei Bestehen von Myomen (besonders interstitiellen und submukösen) chronische Hyperämie und dann hyperplastische Wucherungszustände, wenn auch die Schleimhaut unmittelbar über einem Myom atrophisch werden kann; das Myometrium weist eine Hypertrophie oder Atrophie seiner Muskulatur mit verhältnismäßigem oder wirklichem Überwiegen seiner bindegewebigen Bestandteile (sog. chronische Metritis, s. o.) auf.

Ihren Ursprung verdanken die Myome vielleicht zum Teil ganz kleinen, entwicklungsgeschichtlich aus der übrigen Muskulatur ausgeschalteten Muskelherden.

In seltenen Fällen sind Myome bösartig und nehmen **sarkomatösen Bau** an (**Myosarkome** s. S. 155 f.). Einfacher Zellreichtum genügt nicht zu dieser Diagnose, vielmehr sind dann die Zellen sehr ungleich, zum Teil groß; es finden sich Riesenzellen, sehr zahlreiche Kernteilungen u. dgl. mehr. Ferner besteht zerstörend vordringendes Wachstum und zumeist bilden sich Tochterknoten. Sehr selten sind solche bei nach Art der gewöhnlichen Myome gebauten Myomen (**maligne Myome**).

Auch eigentliche **Sarkome** der Gebärmutter — der Schleimhaut, teils mehr diffus teils polypös, oder der Muskelschicht — sind selten. Es gibt Spindelzellen-, Rundzellensarkome usw. Mischgeschwülste kommen zuweilen im Halsteil vor. Lipome und Lipomyome sind auch sehr selten.

Weiterhin kommen selten Hämangiome (zum Teil nur Teleangiektasien) vor, wohl auf angeborener Grundlage, aber mit Wachstum in der Schwangerschaft, und sehr selten Lymphangiome.

5. Veränderungen der Gebärmutterhöhle.

Verengerung und **Verschluß** der Höhle kommt angeboren und erworben — bei Lageveränderungen, Knickungen, Entzündungen, Geschwülsten — vor. Die Folgen treten meist erst mit Beginn der Geschlechtsreife auf, bei der Monatsblutung staut sich dann das Blut, die Höhle wird erweitert: **Hämatometra.** In anderen Zeiten sammelt sich meist nur katarrhalisches Sekret an: **Hydrometra,** bei eiterigem Katarrh Eiter: **Pyometra.**

Bei Verschluß der Scheide ist auch sie an der Erweiterung beteiligt: **Hämato- usw. -kolpos.**

Fremdkörper können in der Gebärmutter gefunden werden: Tampons, Instrumente, losgelöste Teile der Schleimhaut oder von Geschwülsten und vor allem sog. Plazentarpolypen (Plazentarreste). Diese Dinge können sich mit Kalk zu „Uterussteinen" verkrusten.

6. Lageveränderungen der Gebärmutter.

Unter gewöhnlichen Verhältnissen ist bekanntlich die Lage der Gebärmutter eine wechselnde und vorzugsweise durch die Füllung der Blase, des Mastdarms und den Druck in der Bauchhöhle bestimmt. Bei leerer Blase liegt die Gebärmutter fast waagrecht nach vorn und ist etwas über ihre vordere Fläche geknickt (physiologische Anteversio und Anteflexio). Krankhafte Lageveränderungen bestehen darin, daß das Organ in einer bestimmten Lage festgehalten wird. Dabei kann auch eine Veränderung ihrer Gestalt in Form einer Knickung nach irgendeiner Seite hin vorhanden sein. Die Lageveränderungen werden seltener veranlaßt durch Veränderungen der Gebärmutter selbst, wie Geschwülste, die durch ihr Gewicht eine Senkung bewirken, außergewöhnliche Starrheit der Wand mit Beeinträchtigung der Beweglichkeit, oder umgekehrt besondere Schlaffheit, so daß nach einer Richtung wirkende Kräfte das Übergewicht erlangen, häufiger durch Veränderungen der Umgebung, wie Geschwülste im kleinen Becken, die Gebärmutter aus ihrer Lage verdrängende Exsudate oder ihre Bänder verkürzendes und so einen Zug ausübendes schrumpfendes Narbengewebe.

Die einzelnen Lageveränderungen sind:

Veränderungen des Höhestandes: Besonderer Hochstand = **Elevatio** und Tiefstand = **Descensus uteri.** Erstere entsteht dadurch, daß die Gebärmutter durch Geschwülste aus dem kleinen Becken emporgehoben oder daß das puerperale Organ durch Verwachsungen am Herabsteigen gehindert wird. Tiefstand der Gebärmutter ist in erster Linie durch Schlaffheit der sie befestigenden Teile (Beckenboden, Scheide, Bänder) bedingt, wie sie sich am häufigsten nach Geburten herausbildet. Ferner wirken unter Umständen auch Geschwülste sowie stärkere Anstrengungen der Bauchpresse auf ein Tiefertreten der Gebärmutter hin. Man unterscheidet drei Grade: den Descensus uteri, den unvollständigen und den vollständigen **Vorfall (Prolaps).** Als unvollständigen Vorfall bezeichnet man den Zustand, wenn die Gebärmutter zum Teil aus dem Beckenausgang herausragt, als vollständigen, wenn auch ihr Grund außerhalb des kleinen Beckens steht. Als „Vorfall ohne Senkung" bezeichnet man Zustände von Hypertrophie der Portio, bei denen diese so an Länge zunimmt, daß sie aus dem Beckenausgang herausragt, ohne daß der Körper einen tieferen Stand zeigen muß.

Verlagerungen nach vorne oder hinten: Unter krankhafter **Anteversio** versteht man eine Verlagerung, bei welcher die Gebärmutter in der nach vorn geneigten Lage befestigt ist, unter krankhafter **Anteflexio** eine nicht ausgleichbare Knickung des Organs über seine vordere Fläche. Ursachen dieser Zustände sind narbige Verwachsungen an der vorderen Wand, Schrumpfungen der Ligamenta rotunda, welche die Gebärmutter nach vorn ziehen, schrumpfende Parametritis posterior, wodurch der Halsteil nach hinten und damit der Körper nach vorn gelagert wird; in gleicher Weise wirkt narbige Verkürzung der Ligamenta rectouterina. Unter diesen Verhältnissen entsteht eine Anteflexio, wenn eine Knickung der vorderen Wand zustande kommt, die den Körper stärker gegen den Halsteil neigt und nicht mehr ausgleichbar ist, ferner wenn durch mangelhafte Rückbildung im Wochenbett die hintere Wand länger bleibt als die vordere, und überhaupt nach Geburten als Folge der Schlaffheit der Gebärmutter.

Retroversio ist eine Verlagerung der Gebärmutter nach hinten, so daß ihre Längsachse mit der des kleinen Beckens einen nach hinten offenen Winkel bildet. Ist die Gebärmutter über ihre hintere Fläche geknickt, so entsteht die **Retroflexio,** wobei der Grund der Gebärmutter (Fundus uteri) gegen den Douglasschen Raum herabsinkt. Ursachen sind Erschlaffung der Ligamenta rotunda (damit mangelhafte Befestigung nach vorn), oder Parametritis anterior, welche bei der Schrumpfung den Halsteil nach vorn zieht und damit den Körper nach hinten verlagert, oder endlich Zerrung und Verlängerung der ligamenta sacro-uterina, die ein Abweichen des Halsteiles nach vorn gestatten. Dabei sind die Wirkungen der Bauchpresse und die Füllung des Mastdarms unterstützende Bedingungen; narbige Perimetritis posterior bewirkt einen Zug auf den Körper und neigt ihn so nach hinten und unten.

Lageveränderungen nach der Seite: **Lateroversio** und **Lateroflexio,** kommen meist mit Retroflexio verbunden vor und sind durch Kürze oder Verwachsung des einen Ligamentum latum bedingt.

Drehung um die Längsachse, **Torsio uteri,** entsteht durch schrumpfende parametrale Exsudate oder durch Geschwülste der Gebärmutter bzw. der Eierstöcke, und ist ebenfalls meist mit anderen Lageveränderungen verbunden.

Die **Einstülpung** der **Gebärmutter, Inversio uteri,** besteht in einem Einsinken des Grundes der Gebärmutter in die Höhle, also in einer Einstülpung ihrer Wand, und kommt nur zustande, wenn die Wand stellenweise schlaff und die Höhle weit ist, Bedingungen, welche fast nur im Wochenbett vorhanden sind; es kann dann an der kurz vorher entbundenen Gebärmutter ein geringer Zug auf ihren Grund (Plazentarlösung), Druck von Myomen oder dgl. genügen, um eine Einstülpung einzuleiten, welche schließlich so weit fortschreiten kann, daß die ganze Gebärmutter eingestülpt wird und durch den äußeren Muttermund heraustritt — **Inversio uteri completa.** Häufig ist Gebärmuttervorfall damit verbunden.

Ein Teil der Gebärmutter kann nach operativem Einschnitt (Kaiserschnitt) eine Ausbuchtung — sog. **Uterushernie** — zeigen.

Wegen aller Einzelheiten vgl. die Lehrbücher der Frauenkrankheiten.

c) Gebärmutterbänder, Parametrium, Perimetrium.

Die großen Venengeflechte in der Umgebung des Gebärmutterhalsteiles und in den breiten Mutterbändern um die Eierstöcke können Erweiterung, Thrombose und Phlebolithenbildung aufweisen: **Varicocele parovarialis superior** und **inferior.**

Beim Bersten solcher Varizen, bei stärkeren Blutungen infolge Platzens von Graafschen Follikeln, bei starken Blutungen in die Eileiter, insbesondere beim Bersten eines Hämatosalpinx oder einer Eileiterschwangerschaft, kann es zu Blutungen in das kleine Becken kommen, besonders wenn Verletzungen, starke Monatsblutungen oder Infektionen bzw. Vergiftungen als Gelegenheitsursache dienen; die Blutungen erfolgen zumeist in die Excavatio recto-uterina; erst dann (oder bei Verschluß ersterer) in die ante-uterina. Es kann unmittelbar tödlicher Ausgang, oder durch Infektion Pelveoperitonitis oder diffuse Peritonitis eintreten. Sonst, also zumeist, wird die Blutmasse später organisiert oder wenigstens als sog. Hämatom abgekapselt. Ein solches kann dann noch ganz aufgesaugt und durch Bindegewebe ersetzt werden. Lagen vorher schon peritonitische Verwachsungen vor, so erfolgt die Blutung von vorneherein in abgesackte Räume.

Man versteht unter Parametrium das den Halsteil der Gebärmutter und das Scheidengewölbe umgebende und das in den Bändern des Uterus (breite Mutterbänder, Ligamenta sacro-uterina) vorhandene Bindegewebe, welches zum Teil vom Peritoneum überzogen und zum Teil in dessen Verdopplungen eingeschlossen ist. Die am Parametrium vorkommenden Veränderungen stehen diesen anatomischen Verhältnissen zufolge vielfach in naher Beziehung zu denen des Beckenbauchfells. Zum größten Teile sind die Veränderungen beider sekundär und von den einzelnen im kleinen Becken gelegenen Organen (Gebärmutter, Blase, Eierstöcke, Eileiter, Parovarium, Mastdarm) her fortgeleitet.

Von den Entzündungen des Parametriums, **Parametritis,** kommen zellig-seröse und eiterige Formen vor; außerhalb des Wochenbettes entwickelt sich eine Parametritis meist von der Nachbarschaft her, am meisten von der Gebärmutter aus. Sehr häufig liegt gonorrhoische Infektion zugrunde. Seltener ist eine Wundinfektion oder eine Erkrankung des Mastdarms (Fistula ani, Periproktitis) die Ursache.

Bei starker, namentlich phlegmonöser, Ausbreitung kann das gesamte Beckenbindegewebe Sitz der Erkrankung werden, und es können sich Durchbrüche nach verschiedenen Richtungen, in die Bauchhöhle, die Blase, den Mastdarm, die Scheide oder durch die Bauchdecken hindurch nach außen, sowie auch Senkung des Eiters und Bildung eines Psoasabszesses anschließen; auch Karies der Beckenknochen kann die Folge sein. In anderen Fällen nehmen die Vorgänge einen mehr chronischen Verlauf und ihren Ausgang in Rückbildung oder Schwielenbildungen.

Als **Perimetritis** bezeichnet man Entzündungen der die Gebärmutter überkleidenden Serosa, im weiteren Sinne Entzündungen des die Beckenorgane bekleidenden Bauchfells überhaupt (Pelveoperitonitis). In der Regel entsteht sie, soweit sie nicht Teilerscheinung einer allgemeinen Bauchfellentzündung ist, durch Fortleitung eines Entzündungsvorganges von Gebärmutter, Eileitern, Mastdarm oder Parametrium her.

In ihrem anatomischen Verhalten entsprechen die akuten wie die chronischen Formen der Pelveoperitonitis ganz den Entzündungen des Bauchfells überhaupt; es finden sich fibrinöse und fibrinös-eiterige Exsudationen, später bindegewebige Verdickungen, bindegewebige Spangen und Verwachsungen zwischen Gebärmutter, Eierstöcken und Mastdarm. Durch solche Spangen oder durch narbige Verkürzung der vom Peritoneum bekleideten Ligamenta lata oder Ligamenta retro-uterina entstehen häufig Lageveränderungen von Eierstöcken, Gebärmutter oder Eileitern oder Knickungen der letzteren (s. o.). In manchen Fällen bewirken auch die Spangen und Verwachsungen abgesackte Hohlräume, in welche hinein sodann seröse Exsudation oder Eiterung stattfinden kann.

Über die puerperale Parametritis und Perimetritis s. u.

Über **Tuberkulose** s. im allgemeinen Teil.

Auf der Außenfläche von Gebärmutter, Eileitern, Eierstöcken usw. finden sich zur Zeit der Schwangerschaft — uteriner wie extrauteriner — kleine Knötchen, welche für das bloße Auge ganz miliaren Tuberkeln gleichen können. Es handelt sich hier um eine Entwicklung von Deziduazellen aus der unmittelbar unter dem Oberflächenepithel (Deckzellen) gelegenen Bindegewebsschicht. Auch weiter im Eierstock, so in hier gelegenen endometrioiden Bildungen kommt Entwicklung von Dezidua (besonders bei Ausbildung der schon erwähnten sog. Schokoladenzysten) vor.

Zysten und **zystenartige Bildungen** entstehen an den breiten Mutterbändern (von den Serosadeckzellen aus), vom Parovarium aus (Parovarialzysten), vielleicht auch aus Resten des unteren Teils des Wolffschen Körpers, bzw. vom Gartnerschen Gang aus mit Zylinderepithel, aber auch mit geschichtetem Plattenepithel, endlich bei teilweisem Offenbleiben des Leistenkanals in der offenen Strecke des Processus vaginalis peritonei. Alle diese Zysten weisen zumeist Zylinderepithel, seltener geschichtetes Plattenepithel auf.

Von **Geschwülsten** kommen in den breiten Mutterbändern Lipome, Fibrome, Myome, Sarkome, endlich die sich subserös entwickelnden Eierstockkystome vor.

Von Resten des Gartnerschen Ganges aus können Adenome und Krebse (Zylinderzellen- wie Plattenepithel-Krebse) entstehen.

d) Scheide und äußere Geschlechtsteile.

Das geschichtete Plattenepithel der Scheide ist reich an Glykogen. Die Menge dieses wird von der Tätigkeit der Eierstöcke beeinflußt; es fehlte vor der Geschlechtsreife und nimmt während der Schwangerschaft zu. In innigen Beziehungen zu dem Glykogen steht das Vorhandensein von Bazillen (Döderleinschen Scheidenbazillen), welche aus dem Glykogen Milchsäure bilden. Diese dient der „Selbstreinigung", indem durch sie das Wachstum verschiedenster anderer Keime verhindert wird. Herabsetzung des Glykogens und somit der Säure erleichtert dies daher.

Bei der Altersatrophie wird die Scheide kleiner, enger, ihre Wand dünn und schlaff.

Der akute oder chronische **Katarrh** der Scheide — **Colpitis** — entsteht am häufigsten im Wochenbett, oder als Folge gonorrhoischer Infektion, oder durch reizende Sekrete der Gebärmutter (z. B. bei Krebsen), ferner bei Allgemeinerkrankungen (Diabetes, Skrofulose u. a.).

Die Schleimhaut zeigt Rötung, Schwellung, besonders der Columnae und der Papillen, und Absonderung eines reichlichen trüben, zum Teil stark eiterigen Sekretes (Fluor albus). Geht der Katarrh in einen chronischen Verlauf über, so findet man eine mehr schieferige, fleckige oder diffuse, blaurote Färbung; die geschwollenen Papillen nehmen wieder an Größe ab, und die ganze Schleimhaut kann verdünnt werden.

Fibrinöse bzw. **pseudomembranöse (diphtherische) Kolpitis** entsteht hie und da auf dem Blutwege bei gewissen Infektionskrankheiten (Cholera, Scharlach, Pocken), oder durch Gifte, wie Sublimat, oder durch Verbrennungen.

Sehr selten ist echte (durch Diphtheriebazillen) bewirkte Diphtherie der Scheide (am ehesten noch bei Kindern).

Geschwürsbildungen kommen bei Vorfällen, als Folge von Mutterringen (Pessarien) oder dgl. durch Druck, selten durch örtliche Verätzung, Verletzungen oder im Anschluß an Entzündungen zustande.

Bei chronischem Scheidenkatarrh können sich, besonders im oberen Scheidenteil, diffuse oder umschriebene follikelartige Lymphozytenansammlungen ausbreiten — Colpitis follicularis. Durch Verklebung und Verwachsung aneinanderliegender Teile der Scheide — nach Epithelschwund — in höherem Alter — Colpitis adhaesiva — kann es zu Verengerungen oder gar Verschluß der Scheidenlichtung kommen. Können bei Entzündungen der Scheide infolge Zerstörung der Elastika durch in die Tiefe dringende Epithelzapfen Bakterien eindringen und in den Epithelzapfen, dann auch in Lymphspalten Gas bilden und so Hohlräume erzeugen, so nennt man dies Colpitis emphysematosa.

Erysipel, tuberkulöse und syphilitische Veränderungen (Primäraffekte, Gummata, Narben) sind selten.

Unter **Inversion** versteht man eine Einstülpung der vorderen oder hinteren Wand der Scheide oder eine völlige ringförmige in den Scheidenhohlraum. Tritt das eingestülpte

Gebiet durch die Vulva hindurch, so spricht man von Einstülpung mit Vorfall, wird mit der vorderen Scheiden- die hintere Blasenwand mit herabgezogen von Cystocele vaginalis, ist dasselbe zugleich mit der hinteren Scheiden- mit der vorderen Mastdarmwand der Fall von Rectocele vaginalis. Die Ursachen solcher Lagerveränderungen liegen in Schlaffheit der Scheide bzw. ihrer Umgebung, besonders nach Geburten, auch in Tiefstand der Gebärmutter; die ringförmige völlige Einstülpung tritt meist durch Gebärmuttervorfall ein. Auch kann die hintere Scheidenwand — seltener — durch vergrößerte Eierstöcke oder Darmschlingen oder durch Bauchhöhlen-Exsudat bzw. Transsudat eingestülpt werden.

Scheidenfisteln gegen den Mastdarm, die Blase, die Harnröhre oder verwachsene Dünndarmschlingen hin kommen im Laufe von Geburten, durch zerfallende Geschwülste, gangränöse Vorgänge, selten durch Fremdkörper, zustande. Entzündungen oder Geschwürsbildungen können zu **Narben** und zu **Verengerungen** oder gar **Verschluß** der Scheide führen (s. auch oben).

Von **Geschwülsten** kommen Fibrome, Myome, Adenomyome, Fibromyome, Sarkome selten vor. Auch Krebse — Kankroide — sind selten primär, teilweise auf Grund von umschriebenen Plattenepithelverdickungen, sog. Leukoplakien, meist von der Portio der Gebärmutter fortgeleitet. Das Chorionepitheliom siedelt sich zuweilen in der Scheide an (s. im allgemeinen Teil). Mischgeschwülste — öfters mit glatter und quergestreifter Muskulatur — finden sich vor allem in jugendlichem Alter.

Zysten sind häufiger, teils von Drüsen (Stauungszysten), teils von erweiterten Lymphgefäßen, teils von Resten der Wolffschen Gänge usw. abzuleiten. Besonders bei Schwangeren findet sich zuweilen die Scheide von zahlreichen Zysten besetzt, sog. Colpitis cystica.

Von **Parasiten** findet sich — namentlich bei Scheidenkatarrhen — Trichomonas vaginalis (S. 255); ferner Soor; Oxyuris vermicularis kann vom Darm her einwandern.

Verhältnismäßig häufig finden sich in der Scheide Fremdkörper, z. B. von der Gebärmutter ausgestoßene Massen oder zu Behandlungszwecken eingeführte Mutterringe.

Da die **Vulva** und die **kleinen Schamlippen** mit Schleimhaut, welche an letzteren in die äußere Haut übergeht, bekleidet sind, finden sich hier Veränderungen, wie sie teils an Schleimhäuten, teils an der Haut auftreten. So sind zu erwähnen: Ödeme, Blutungen, Entzündungen, spitze und breite Kondylome, syphilitische Primäraffekte, weicher Schanker, Lupus, Hyperplasien — so Elephantiasis an den großen Schamlippen — von Geschwülsten Fibrome, Lipome, Angiome, Sarkome, Melanome, das von den Schweißdrüsen ausgehende Adenoma tubulare hidradenoides, Kankroide an den Schamlippen oder der Klitoris, Dermoide, Atherome, Zysten, Entzündungen (Gonorrhoe), selten Adenokarzinome der Bartholinischen Drüsen (vom Mündungsstück des Ausführungsganges aus auch Kankroide).

e) Störungen von Schwangerschaft und Wochenbett.

Vorbemerkungen.

Von den genaueren Umwandlungen, welche die Gebärmutter unter der Einwirkung des befruchteten Eies eingeht, sowie über die von letzterem stammenden Bestandteile — über welche die Lehrbücher der Geburtshilfe genauen Aufschluß geben —, sei hier nur kurz folgendes angeführt:

Die ganze Schwangerschaft teilt Aschoff zweckmäßig in folgende Abschnitte ein:
1. Abschnitt der Einwanderung,
2. Abschnitt der Eieinnistung und des Eiwachstums,
3. Abschnitt der Fruchtausstoßung,
4. Abschnitt der Rückbildung und Wiederherstellung.

Das Ei wird wahrscheinlich im Eileiter nahe der Gebärmutter befruchtet und nistet sich dann erst in der Gebärmutter selbst ein. Die Schleimhaut dieser wird verändert. Die Drüsen lockern sich auf, werden weit, korkzieherartig gewunden; die Epithelien quellen, es treten papilläre Wucherungen im Innern der Drüsen auf. Die wuchernden Zwischenzellen der obersten Schleimhautlagen wandeln sich zu den dicht aneinander liegenden Deziduazellen um, während die Drüsen hier schwinden.

Von den Fruchthüllen unterscheidet man das **Amnion,** eine zarte, von Epithel ausgekleidete Bindegewebshaut, welche die vom Fruchtwasser erfüllte, den Embryo bergende Fruchthöhle unmittelbar umgibt, das **Chorion,** welches ursprünglich an seiner Außenfläche mit reichlichen Zotten bekleidet ist, die letzteren aber am größten Teile seines Umfanges durch Rückbildung verliert, endlich die **Dezidua,** von welcher wieder einzelne Teile unterschieden werden: Die Decidua vera entsteht durch Wucherung der Gebärmutterschleimhaut; von der Anheftungsstelle des Eies wuchert die Decidua reflexa über es hinweg und hüllt es ein; sie verschmilzt gegen den fünften Entwicklungsmonat mit der Decidua vera; wo das Ei angeheftet ist, entwickelt sich die Decidua serotina. In den ersten Monaten der Schwangerschaft sind die Deziduazellen (und ebenso die Drüsen der Gebärmutterschleimhaut, s. auch oben bei den monatlichen Umwandlungen) reich an Glykogen, während sich solches später während der Schwangerschaft im Trophoblasten um den Embryo anzusammeln scheint.

Im Bereich der Serotina entsteht durch eine eigentümliche Durchsetzung dieser und des wuchernden Chorions der **Mutterkuchen,** die **Plazenta,** von welcher ein fötaler und ein mütterlicher Anteil gebildet wird. Der erstere kommt dadurch zustande, daß im Bereich der Serotina die Chorionzotten nicht zugrunde gehen, sondern sehr stark wuchern und sich teils als Haftzotten an der Serotina ansetzen, teils frei in die von der Serotina her gebildeten mütterlichen Bluträume (intervillöse Räume) hineinwachsen, wo sie vom mütterlichen Blut umspült werden; sie bestehen aus einem zarten, von Gefäßen durchzogenen Schleimgewebe und sind von einer doppelten Lage von Epithelien überkleidet: einer inneren Lage, welche aus kubischen, gegeneinander abgegrenzten Zellen besteht — Langhanssche Zellschicht — und einer äußeren vielkernigen Lage, welche nicht in einzelne Zellen abteilbar ist — Synzytium. Teilweise bildet dies Synzytium knospenartige Vorsprünge mit vielen Kernen — synzytiale Riesenzellen. Die Langhanssche Zellschicht ist ein Abkömmling des fötalen Ektoblasts. Das Synzytium stammt wahrscheinlich auch vom fötalen Epithel (andere leiteten es vom Gebärmutterepithel her). In den späteren Schwangerschaftsmonaten findet man nur noch einen synzytialen Überzug über den Zotten; die Langhansschen Zellen sind nicht mehr zu erkennen. An der Oberfläche der Zotten treten später immer reichlicher werdende hyaline Massen auf, welche auf Ausscheidung von Fibrin beruhen, womit vielleicht auch eine Umwandlung von Gewebsbestandteilen in hyaline Massen verbunden ist.

Im Bereich der Serotina (mütterlicher Anteil des Mutterkuchens) finden sich ungefähr vom fünften Monat ab neben den Deziduazellen eigentümliche, mit mehrfachen oder einem einfachen, aber großen, vielgestaltigen Kern versehene, sehr große Zellen, die sog. serotinalen Riesenzellen, welche auch in die oberen Lagen der Gebärmuttermuskulatur eindringen; sie verschwinden erst im Laufe der ersten acht Tage nach der Geburt wieder. Auch sie sind als Zellen des wuchernden fötalen Ektoderms zu betrachten, die in die Serotina einwandern.

Am Ende der Schwangerschaft wird der Engpaß der Gebärmutter erweitert, zum sog. unteren Uterinsegment. Durch die Muskelzusammenziehungen wird die Frucht ausgestoßen. In der Rückbildungszeit verkleinern sich die Muskelfasern wieder. Die eröffneten Gefäße thrombosieren. Die Muskulatur der Gebärmutter zieht sich zusammen. So steht die Blutung an der Plazentarstelle. Die Schleimhaut wird sodann gereinigt, und von den Resten der tieferen Drüsenteile aus bildet sich die gesamte Gebärmutterschleimhaut schnell neu. Die Gefäße der Schleimhaut zeigen später Verdickung der Wand oft mit Bildung hyaliner und ausgedehnter elastischer Massen (s. o.).

1. Extrauterinschwangerschaft.

Wenn sich das befruchtete Ei außerhalb der Gebärmutter entwickelt, so entsteht die **Extrauterinschwangerschaft,** von welcher man wieder drei Formen, die Eileiter-, die Eierstock- und die Bauchschwangerschaft unterscheidet.

Weitaus am häufigsten von diesen ist die Eileiterschwangerschaft. Bei ihr kann sich das Ei im äußeren Teile des Eileiters entwickeln und aus ihm herauswachsen, oder auch in einer

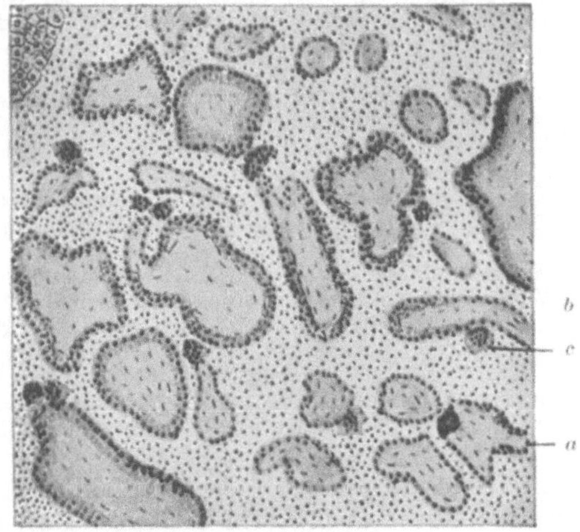

Abb. 512. Plazentarzotten.

Bekleidet von Synzytium (*a*) und darunter der Langhansschen Zellschicht (*b*). Synzytiale Riesenzellen (*c*). Zwischen den Zotten Blut.

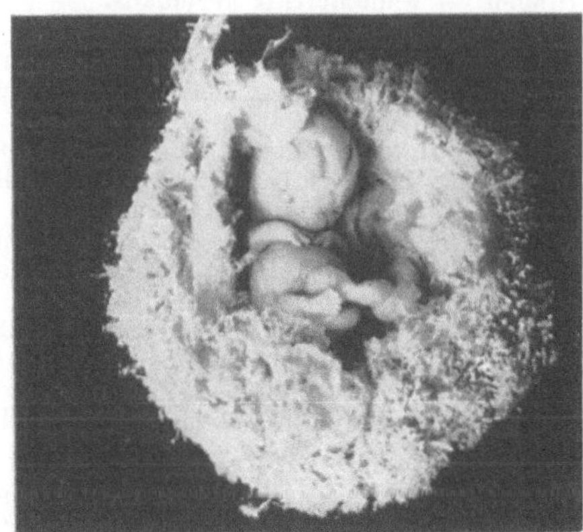

Abb. 513. Abortivei aus dem Anfang des dritten Embryonalmonats, geöffnet.

Durch die Öffnung sieht man den 25 mm langen Embryo von vorn und etwas von rechts. (Aus Broman, l. c.)

Tuboovarialzyste entwickeln (Tuboovarialschwangerschaft), oder sich im freien Teil des Eileiters (einfache Eileiterschwangerschaft), oder endlich im engen Teil des Eileiters (Graviditas tubaria interstitialis) festsetzen. Von der Eileiterschleimhaut aus entwickelt sich zwar eine Art von Plazenta, in welche die fötalen Zotten hineinwachsen; aber die Dezidua bildet sich spät und unvollkommen, da der Boden weit ungünstiger als in der Gebärmutter ist. So wird die ganze Eileiterwand von dem sich einfressenden Ei durchsetzt und zerstört, so daß fast nur noch die Bauchserosa als äußere Hülle übrig bleibt. So kommt es oft schon in den ersten Schwangerschaftsmonaten zu Zerreißungen des Fruchtsackes und Blutungen in die Fruchthüllen und in die Bauchhöhle (Haematocele retrouterina); soweit nicht ein tödlicher Ausgang erfolgt, bilden sich durch Organisation der Blutgerinnsel massenhafte bindegewebige Schichten, welche den Fruchtsack umhüllen. Bei der noch am verhältnismäßig häufigsten Graviditas tubaria interstitialis gelangt das Ei, wenn seine Einnistung Blutungen und Durchbrüche durch die Eileiterwand bewirkt, abgesehen von dem Durchbruch nach außen, Tubenruptur, zuweilen nach innen in das Tubeninnere — Tubenabort — und kann so weiter nach außen befördert werden (vollständiger Abort). Der Fötus stirbt meist frühzeitig ab und bewirkt, wenn er nicht aufgesaugt wird, Entzündung seiner Umgebung, welche zu allgemeiner Bauchfellentzündung führen kann, in sehr seltenen Fällen auch zu Durchbruch in ein Hohlorgan (Darm, besonders Mastdarm).

Ursache der Eileiterschwangerschaft sind Hindernisse im Wege des Eies zur Gebärmutter: Verschluß der Eileiterlichtung, Verlust des Flimmerepithels der Eileiter, Knickungen, Ausstülpungen u. dgl.

Bei der — sehr seltenen — Eierstockschwangerschaft entwickelt sich das Ei in einem geplatzten Graafschen Follikel, dessen Wand und Umgebung zunächst auch die Eihüllen liefern; im weiteren Verlauf bilden sich von der Umgebung her reichliche bindegewebige Umhüllungen um die Frucht und Verwachsungen mit den Fruchthüllen.

Bei der Bauchschwangerschaft entwickelt sich das Ei in der Bauchhöhle, am häufigsten im Douglasschen Raum; die Bauchserosa bildet eine deziduaähnliche Wucherung. Jedoch ist ein solcher Vorgang mindestens außerordentlich selten. Am verhältnismäßig häufigsten kommt eine Bauchschwangerschaft als sekundäre dadurch zustande, daß bei Eileiterschwangerschaft das Ei in die Bauchhöhle gelangt. Die Frucht stirbt meist ab; die Frucht kann, wenn sie nicht aufgesaugt wird, durch Kalkeinlagerung zum sog. Lithopädion werden.

Bei der Extrauterinschwangerschaft bildet sich wie bei der gewöhnlichen Schwangerschaft auch in der Gebärmutter eine Dezidua, die am Ende der Schwangerschaft, oft auch früher, ausgestoßen wird.

2. Erkrankungen des Mutterkuchens und der Eihüllen.

Tritt bei hyperplastischer Endometritis Schwangerschaft ein, oder entsteht, z. B. auf Grund einer Infektionskrankheit, während der Schwangerschaft eine Endometritis, so zeigt auch die Dezidua, besonders die vera, im allgemeinen die der hyperplastischen Endometritis entsprechenden Veränderungen — **Endometritis decidualis.**

In der Folge kann es zu Blutungen in die Eihäute mit Molenbildung (s. u.) kommen. In seltenen Fällen bleibt die Verwachsung zwischen Decidua vera und reflexa aus, und dann sammelt sich in dem zwischen beiden Häuten bleibenden Zwischenraum ein katarrhalisches Sekret an, welches durch Risse in den Eihäuten manchmal in großer Menge entleert wird: Hydrorrhoea gravidarum.

Unter **Blutmolen** versteht man jene Abortiveier, welche längere Zeit nach dem in den ersten Wochen der Schwangerschaft erfolgten Tode der Frucht in der Gebärmutter zurückbleiben und durch Blutungen in die Eihäute hinein verändert werden.

Indem die Blutergüsse sich zwischen und in den Eihüllen flächenhaft ausbreiten, zum Teil auch ihre einzelnen Schichten voneinander abheben, kommt es zu einer starken Verdickung der Eihüllen, so daß die Eihöhle von einem dicken Mantel geronnenen Blutes umgeben erscheint. Die Blutung kann auch in die Eihöhle hinein durchbrechen. Die Frucht wird bei frühzeitigem Entstehen der Mole oft vollkommen verflüssigt und aufgesaugt, oder sie wird doch in einem Zustand starker Erweichung (s. u.) gefunden. Bei längerem Verweilen in der Gebärmutter entfärbt sich die Blutmole durch allmähliche Lösung des Blutfarbstoffes, nimmt eine hellbraune bis gelbliche Farbe an und wird so zur „Fleischmole“. Sie kann schließlich auch verkalken („Steinmole“).

Von Lageabweichungen der Plazenta ist die **Placenta praevia** geburtshilflich wichtig; hier bildet sich infolge zu tiefer Ansiedlung des Eies der Mutterkuchen im unteren Teil der Gebärmutter.

Man unterscheidet die Placenta praevia marginalis, wenn ihr Rand bis an den inneren Muttermund reicht, lateralis, wenn ein Teil des Mutterkuchens den inneren Muttermund deckt, und centralis, wenn auch bei fast völlig erweitertem Muttermund der Mutterkuchen den inneren Muttermund noch völlig einnimmt. Die Placenta praevia kann zugleich eine Placenta praevia cervicalis sein, d. h. es können sich Mutterkuchenausläufer bis tief in den Halsteil der Gebärmutter, ja durch diesen bis auf die hintere Lippe des Scheidenteiles erstrecken. Aschoff nimmt seiner Abgrenzung der Gebärmutter entsprechend (s. o.) eine sehr klare Einteilung der Placenta praevia in Placenta praevia simplex — Sitz zum großen Teil tief unten im Körper — isthmica und cervicalis vor.

Durch die Placenta praevia können gefährliche Blutungen zustande kommen, da ihre Ansiedlungsorte wenig zur Deziduabildung geeignet sind, und somit die Gefahr der Eröffnung der

Gefäße größer wird. Noch gefährlicher aber sind die Blutungen aus dem Mutterkuchen bei der Geburt infolge seines regelwidrigen Sitzes.

Der Mutterkuchen kann zahlreiche Mißbildungen aufweisen, so eine Zwei- oder Dreiteilung, Hufeisenform, oder Unterbrechung durch bindegewebige Scheidewände.

Nicht selten bleiben Teile des Mutterkuchens nach der Geburt in der Gebärmutter zurück. Einmal hindern sie dessen Rückbildung, sodann besteht große Neigung dieser Stellen zu Blutungen. Wird der Mutterkuchenrest von Blut bedeckt, das gerinnt, so spricht man von **Plazentarpolyp.**

Blutungen des Mutterkuchens bilden dunkelrote, später helle Stellen und können organisiert werden; sie können Nekrosen zur Folge haben. Während der Schwangerschaft entstehende Blutungen aus dem Mutterkuchen können Ursache von Fehl- und Frühgeburt werden.

Die sog. **Infarkte** oder **Fibrinkeile,** besser, da keine völlig den Infarkten entsprechende Gebiete vorliegen, **weiße Knoten des Mutterkuchens** genannt, derbe keilförmige oder unregelmäßige, oft zackige Herde von weißlich-gelber Farbe, Linsen- bis Walnußgröße und zumeist am Rande des Mutterkuchens gelegen, oft in reichlicher Zahl, kommen durch Thrombosen der Bluträume zwischen den Zotten des Mutterkuchens zustande.

Bei der mikroskopischen Untersuchung ist in ihrem Bereich reichliches, die Zotten umgebendes hyalines Fibrin bzw. Fibrinoid nachzuweisen; die Zotten selbst zeigen wenigstens teilweise Kernschwund (Nekrose). Ältere Herde können bindegewebig organisiert werden und bedingen dann narbige Einziehungen der Oberfläche. Seltener kommt eine eiterähnliche Erweichung vor.

Am Mutterkuchen kommen produktive, zu Bindegewebsbildung führende **Entzündungen** vor, welche knotige oder diffuse fibröse, manchmal auch verkalkende, Einlagerungen in das Gewebe darstellen; öfters schließt sich der Vorgang an den Verlauf der Gefäße an. Die Zotten gehen dabei zugrunde. Die zur Verhärtung führende Entzündung kann die vorzeitige Lösung des Mutterkuchens herbeiführen oder auch umgekehrt eine zu feste Verbindung mit der Gebärmutter verursachen (adhärente Plazenta).

Manche solcher Entzündungen des Mutterkuchens beruhen wahrscheinlich auf **Syphilis**; in seltenen Fällen sind auch Gummiknoten beschrieben worden. Vgl. im übrigen im Allgemeinen Teil.

Tuberkulose der Plazenta wird bei Tuberkulose der Mutter nicht selten nachgewiesen.

Die Bazillen siedeln sich an der Oberfläche der Zotten an, die entstehenden Tuberkel liegen in den Zwischenzottenräumen, sie wachsen peripher; etwa eingeschlossene Zotten werden nekrotisch. Auch im Innern der Zotten (seltener) entwickeln sich Tuberkel. Ferner siedeln sich die Bazillen in der Decidua basalis an; es kommt hier zu verkäsenden Tuberkeln, welche bis in die Zwischenzottenräume vordringen. Selten wird die choriale Deckplatte und das Amnion tuberkulös bzw. nekrotisch. Auch im Körper der Frucht sind Bazillen und Tuberkel nachgewiesen worden (vgl. S. 273), aber sehr selten. Gewöhnlich scheint die bei Plazentartuberkulose eintretende Verödung der Zottengefäße den Durchtritt der Bazillen in den Blutkreislauf der Frucht hintanzuhalten.

Geschwülste des Mutterkuchens wie Chorioangiome, Myxofibrome, Fibrome u. dgl. kommen vor und sind gutartig.

Die **Blasenmole** (Traubenmole, Myxoma chorii multiplex, Mola hydatidosa) beruht auf einer Umwandlung der Chorionzotten, welche kolbige Anschwellungen bilden und das Aussehen von mit Flüssigkeit gefüllten Blasen erhalten. Die anscheinenden Blasen bestehen aus einem flüssigkeitsreichen gallertigen Gewebe, welches beim Einstechen schleimähnlich aussehende Flüssigkeit entleert.

Der Umbildungsvorgang an den Zotten beruht teils auf Wucherungsvorgängen, an denen mindestens in vielen Fällen das Epithel einen wesentlichen Anteil nimmt, teils auf hydropischen Entartungsvorgängen des bindegewebigen Gerüstes der Zotten und der wuchernden Epithelien. Die Eierstöcke zeigen oft gleichzeitig zystische Entartung der Follikel und besonders starke Entwicklung der Luteinzellen.

Wenn der Umbildungsvorgang an den Zotten sich in einer frühen Entwicklungsstufe des Eies einstellt, so kann die ganze Chorionoberfläche mit traubenartigen Blasen bedeckt und das Ei im ganzen in eine Blasenmole umgewandelt werden, so daß von Frucht, Mutterkuchen und einer Eihöhle nichts mehr zu erkennen ist. Auch sonst stirbt die Frucht meist ab. Bei bloß geringer oder teilweiser Entwicklung der Molenbildung jedoch kann die Frucht gut entwickelt sein und sogar völlig ausreifen.

Dringen die wuchernden Zellmassen bei Blasenmole auch in die Serotina und die Dezidua sowie auch in die Muskellagen der Gebärmutter vor, so spricht man von **destruierender Blasenmole.** Das physiologische Vorbild ist das gewöhnliche Eindringen einzelner Chorionepithelien und Synzytialzellen in die Serotina. Doch ist dies hier weit stärker und dies leitet über zu einer typischen Geschwulstform, dem **malignen Chorionepitheliom,** das schon im allgemeinen Teil geschildert ist.

An der Nabelschnur kommen von Veränderungen besonders vor: die Insertio marginalis am Rande des Mutterkuchens und die Insertio velamentosa, wobei die Nabelschnur den Mutterkuchenrand nicht erreicht, sondern sich in die Eihäute einsenkt und innerhalb dieser ein Stück weit ohne Warthonsche Sulze verläuft. Knotenbildung entsteht dadurch, daß die Frucht durch eine gekreuzte Schlinge des Nabelstranges hindurchschlüpft; selten ist Absterben der Frucht die Folge. Ferner kommen vor Umschlingungen durch die Nabelschnur, welche selten schon vor der Geburt für die Frucht gefährlich werden, aber Selbstamputationen u. dgl. herbeiführen können, zu starke Drehungen der Nabelschnur in der Längsachse mit Druck auf die Gefäße, endlich außergewöhnliche Länge. Über die syphilitischen Veränderungen vgl. den allgemeinen Teil.

Über die vom Nabel aus entstehenden Infektionen s. S. 520, über Nabelbrüche S. 212.

Von **Hydramnion** spricht man, wenn eine besonders große Menge von Fruchtwasser, mehr als etwa 1 bis $1^1/_2$ Liter, vorhanden ist. Die Menge kann bis über das Zehnfache der gewöhnlichen betragen. Ein Hydramnion findet sich bei den verschiedensten Erkrankungen der Mutter (wobei der Zusammenhang vielfach noch unklar ist): Entzündungen der Dezidua, Hyperplasie des Mutterkuchens, Syphilis der Mutter, allgemeinem Hydrops usw. Oft finden sich bei Hydramnion auch Veränderungen an der Frucht, welche ebenfalls zum Teil als Ursache der vermehrten Fruchtwasseransammlung angesehen werden, so schwere Mißbildungen wie Anenzephalie, Rhachischisis usw. Infolge starken Hydramnions kann die Frucht atrophisch werden oder sogar absterben.

Bei eineiigen Zwillingen kommt es manchmal im Verlauf weniger Wochen zur Ausbildung eines akuten Hydramnion, und zwar mit Nieren- und Herzerkrankung sowie Hydrops des einen Fötus.

Ist eine zu geringe Menge von Fruchtwasser vorhanden, so sind unter Umständen ungenügende Abhebung des Amnion von der Oberfläche der Frucht oder Verwachsungen des Amnion mit der Körperfläche der Frucht und die daraus sich ergebenden Mißbildungen (s. S. 205) die Folge.

Von Beimischungen zum Fruchtwasser kommen vor: Mekonium, welches die Frucht indes nur bei behinderten Atembewegungen entleert, Blutfarbstoff und Zersetzungsstoffe, welche bei Fäulnis oder bei einfacher Erweichung der Frucht entstehen. Blutfarbstoff verfärbt das Fruchtwasser.

3. Veränderungen der Frucht und der Fruchthüllen bei vorzeitiger Beendigung der Schwangerschaft.

Als **Fehlgeburt, Abort,** bezeichnet man die vorzeitige Ausstoßung der Frucht in den ersten 16 Wochen der Schwangerschaft, nach dieser Zeit eintretende Unterbrechungen als **Partus immaturus (praematurus).** Die häufigste Ursache ist das Absterben der Frucht, welches wiederum durch Veränderungen der Eihäute und des Mutterkuchens (s. o.), Erkrankungen der Mutter oder solche der Frucht selbst bedingt sein kann. Von den Erkrankungen der Mutter sind hier besonders zu nennen: akute und chronische allgemeine Infektionen (Pneumonie, Typhus, Masern, Scharlach, Tuberkulose, Syphilis usw.), Kreislaufstörungen infolge von Herzfehlern oder Nierenkrankheiten, Vergiftungen. Die Frucht stirbt teils durch unmittelbare Wirkung der Infektion usw., teils durch Störungen des Kreislaufes und der Ernährung von seiten des Mutterkuchens ab. Auch Raumbeengung in der Gebärmutter, z. B. durch Geschwülste der Bauchhöhle, sowie starke körperliche und psychische Bewegungen können unter Umständen die Ursache einer Fehlgeburt abgeben. Von seiten der Frucht sind es teils hochgradige Mißbildungen, teils fötale Erkrankungen, besonders Syphilis — weitaus die häufigste Ursache des intrauterinen Fruchttodes überhaupt —, welche ihren Tod und damit ihre Ausstoßung veranlassen.

Bei Ausstoßung der Frucht kann das ganze Ei mit den Eihäuten und der Decidua vera abgehen, oder es reißen die Eihäute ein und es geht nur ein Teil von ihnen mit dem Embryo ab, oder endlich es kann zunächst bloß der Embryo durchschlüpfen und geboren werden.

Ist die Frucht abgestorben, so können doch noch die Eihäute, insbesondere die Chorionzotten, eine Zeitlang weiter wachsen. Auch muß sich nicht an den Tod der Frucht sofort ihre Ausstoßung anschließen. Erfolgt der Tod der Frucht in den ersten Schwangerschaftswochen, so kommt es zu der als Molenbildung bekannten Veränderung der Eihäute (s. o.). Die abgestorbene Frucht erleidet Veränderungen, welche je nach der Schwangerschaftszeit, in welcher der Tod eintritt, sowie nach der Zeit, welche die abgestorbene Frucht in der Gebärmutter verweilt hat, verschieden gefunden werden. Bei sehr frühzeitigem Absterben, so bei der Molenbildung, wird die Frucht häufig mehr oder weniger vollständig aufgesaugt, oder es bleiben nur einzelne, fast unkenntliche Reste von ihr zurück; manchmal entstehen eigentümliche, den Mißbildungen ähnliche Formen, sog. „abortive Mißbildungen". Namentlich wenn die Frucht etwas älter geworden ist, kommt es bei ihrem längeren Liegenbleiben in der Gebärmutter zu Erweichung durch die Wirkung des Fruchtwassers; die Oberhaut wird zunächst in Blasen abgehoben, später in Lagen abgestreift, die Knochen werden in ihrer Verbindung gelöst, schlotterig, die Schädelknochen übereinander geschoben, alle inneren Organe zeigen sich mehr oder weniger erweicht, von blutigem Serum durchtränkt; solches findet sich auch in den Körperhöhlen (Kolliquation der Frucht, **Foetus sanguinolentus**); in allen Organen finden sich dabei regelmäßig Hämatoidinkristalle. Daneben sind häufig noch Zeichen der angeborenen Syphilis vorhanden.

Sind die Eihäute eingerissen, so kann es zu einer fauligen Zersetzung der Frucht kommen. In anderen Fällen kann bei sehr langem Verweilen der abgestorbenen Frucht in der Gebärmutter ihre Vertrocknung (Mumifikation) eintreten.

4. Wochenbettinfektionen.

Die puerperalen Entzündungen der Gebärmutter sollen wegen ihres innigen Zusammenhanges mit den an den übrigen Geschlechtsorganen beim Wochenbettfieber auftretenden Entzündungsvorgängen hier gleichzeitig mit diesen besprochen werden.

Ihren Ausgang nehmen sie von Verwundungen an den äußeren Geschlechtsteilen (der Vulva, von Dammrissen), der Scheide, dem Halsteil der Gebärmutter, oder von der Innenfläche der Gebärmutter, welche unmittelbar nach der Geburt stets zahlreiche wunde Stellen und durch frische Thromben verschlossene Gefäßmündungen, namentlich an der Plazentarstelle, aufweist. Als Infektionserreger wird meist der Streptococcus pyogenes gefunden. Die Infektionserreger werden durch die Untersuchung mit nicht genügend gereinigten Händen, Instrumenten u. dgl. eingeführt. Es ist aber auch nachgewiesen, daß Eitererreger im Scheidensekret gesunder, nicht schwangerer Frauen, wie auch in den aus der Scheide stammenden Lochien nicht infizierter Wöchnerinnen, vorkommen (nicht dagegen in den aus der Gebärmutter stammenden Lochien). Es können daher auch in der Scheide vorhandene Erreger bei der Untersuchung in die Gebärmutter „hinaufgeschoben" werden, sei es von Ärzten, Hebammen usw., sei es durch die Wöchnerin selbst, da bei mangelhafter Zusammenziehung der Gebärmutter und bei an ihrer Innenfläche vorhandenen Wundlücken und Stauung des Lochialsekretes die Bedingungen für die Vermehrung der schon anwesenden Bakterien günstiger werden, und so eine Selbstinfektion eintreten kann. Gequetschte Stellen stellen einen besonders geeigneten Boden für Infektion dar. Zu fauligen Zersetzungen geben besonders zurückgebliebene Mutterkuchenreste Gelegenheit. Hier sind die Erscheinungen zum Teil auch auf Aufsaugung von Fäulnisgiftstoffen zu beziehen.

Hat eine Infektion stattgefunden, so wandeln sich die Wunden an Vulva, Scheide, Zervix usw. bald in Geschwüre mit nekrotischem graugelbem Belag um. Sie haben entschiedene Neigung zu rascher Ausbreitung in die Tiefe und der Fläche nach; an der Scheidenschleimhaut entwickelt sich häufig eine mehr diffuse eiterige Kolpitis, von der aus Halsteil und Körper der Gebärmutter ergriffen werden, oder die Infektion beginnt mit ähnlichen Geschwüren hier. An die Entstehung der Geschwüre schließt sich nun eine Reihe von entzündlichen Vorgängen verschiedener Teile der Geschlechtsorgane an, die einzeln für sich, oder miteinander verbunden vorkommen, wieder zurückgehen, oder zu allgemeiner Infektion führen können. Die einzelnen Formen sind:

1. Puerperale Endometritis. Sie kann, wie erwähnt, primär durch Infektion der Gebärmutterschleimhaut entstehen, oder von Entzündungen der tiefer gelegenen Teile aus fortgeleitet sein; sie ist eine eiterige oder eiterig-jauchige.

Die Innenfläche der Gebärmutter zeigt dabei einen eiterig-fibrinösen, erweichenden, teilweise schmierigen, gelbbraunen Belag, der die ganze Schleimhaut bedeckt, oder nur einzelnen Stellen, besonders der Mutterkuchenstelle und etwaigen Zervixwunden, aufliegt. Es handelt sich hierbei nicht nur um Deziduareste und einfache fibrinöse Auflagerungen, sondern auch die Schleimhaut selbst ist zum Teil verschorft. Häufig finden sich daneben Blutungen. Nach Verletzungen und Druckgangrän oder nach Zurückbleiben von Eihautresten ist die Entzündung öfters eine jauchige (Putrescentia uteri).

2. Von den entzündlichen Veränderungen der Gebärmutterschleimhaut aus wird bei der puerperalen Infektion fast regelmäßig auch das Muskelgewebe der Gebärmutter mehr oder weniger stark ergriffen und entzündlich-zellig durchsetzt.

Oft findet man auf Querschnitten eine pralle Füllung der Lymphgefäße mit eiterigem Inhalt, welcher diese stellenweise zu großen, glattwandigen Höhlen erweitert; namentlich an den oberen seitlichen Ecken des Gebärmutterkörpers, in der Nähe der Abgangsstellen der Eileiter, wo sich die Lymphgefäße sammeln, zeigt sich eine solche Metrolymphangitis oft in hohem Grade. In anderen Fällen weist die Muskulatur eine diffuse phlegmonöse Durchsetzung auf, wodurch sie gleichmäßig geschwollen und gelblich verfärbt erscheint; oder es entstehen in ihr umschriebene Abszesse, welche sich von den mit Eiter gefüllten erweiterten Lymphbahnen durch ihre unregelmäßigen, fetzigen Ränder unterscheiden.

3. Daß von den puerperalen Erkrankungen der Gebärmutter aus Salpingitis und Oophoritis entstehen können, wurde bereits erwähnt.

4. Von Verletzungen und Entzündungen der Scheide oder des Halsteiles der Gebärmutter aus, auch wenn diese an sich geringfügig erscheinen, ergreift die Veränderung oft das den oberen Teil der Scheide und den Halsteil umgebende und das zwischen den breiten Mutterbändern gelegene Bindegewebe wie das Beckenbindegewebe überhaupt. Man bezeichnet diese Entzündung dann als Parametritis (s. o.).

Mit zellig-seröser Exsudation zwischen den Bindegewebsfasern beginnend, kann sie zunächst wieder zurückgehen, oder ihren Ausgang in schwere eiterige, abszedierende oder phlegmonöse Entzündung nehmen, bei Anwesenheit von Fäulnisorganismen auch eine jauchige Beschaffenheit erhalten. Von dieser Parametritis aus entwickelt sich nicht selten in den Verzweigungen des uterinen Venengeflechtes eine Thrombophlebitis. In minder heftigen Fällen steht die Eiterung still und das Exsudat dickt sich zu derben Massen ein, welche knotige oder bandartige, harte Stellen bilden. In ihrer Umgebung entsteht Entzündung und Bindegewebsvermehrung. Eine solche kann sich auch von Anfang an einstellen, ohne daß es zu eiteriger Exsudation kommt (indurierende chronische Parametritis).

5. Eine Entzündung des das kleine Becken auskleidenden Bauchfells, Pelveoperitonitis oder Perimetritis, kann durch Fortleitung einer puerperalen Endometritis, Metritis oder Parametritis, ferner von den Eileitern oder den Eierstöcken her (vgl. Salpingitis, Oophoritis) entstehen.

Sie kann eine zellig-seröse, fibrinös-eiterige oder jauchig-eiterige sein. Die Entzündung kann örtlich beschränkt bleiben, wenn rasch durch Verklebungen und Verwachsungen ein Abschluß der nicht zu schnell um sich greifenden Eiterung erzielt wird, oder wenn diese von vornherein in bereits abgesackte Höhlen hinein statthat; in anderen Fällen wird sie zur allgemeinen tödlichen Bauchfellentzündung; auch bei den umschriebenen Formen kann im weiteren Verlaufe ein nachträglicher Einbruch in die Bauchhöhle eintreten, worauf diffuse Bauchfellentzündung folgt.

6. Die bei der Geburt eröffneten Gefäße der Innenfläche der Gebärmutter werden nach der Entbindung teils durch die Zusammenziehung der Gebärmutter, teils durch Thromben vorläufig verschlossen, worauf der endgültige Verschluß durch verschließende Endarteriitis erfolgt. Durch faulige Zersetzung liegengebliebener Eihautreste oder durch Auftreten einer puerperalen Endometritis findet leicht eine Infektion der den Verschluß bewirkenden Thromben statt, namentlich an der zahlreiche eröffnete und thrombosierte Gefäße aufweisenden Mutterkuchenstelle. Die Infektion der Thromben führt zur eiterigen oder eiterig-jauchigen Erweichung der Gerinnsel, sowie zu einer Thrombophlebitis. Einerseits pflanzt sich nun die Thrombose von der Wand der Gebärmutter aus auf die Venen des uterinen Geschlechtes, die Vena hypogastrica, Vena spermatica, ja die Cava inferior fort und ruft auch in ihnen Thrombophlebitis und Periphlebitis hervor; andererseits — und das ist eine Quelle sehr rascher Verbreitung und allgemeiner Infektion — entstehen von den erweichenden Gerinnseln aus auf dem Blutwege Abszesse oder in Eiterung übergehende Infarkte in entfernt gelegenen Organen.

7. Außerdem greift die Entzündung von den Geschlechtsorganen nicht selten auch auf die unteren Gliedmaßen über, und zwar teils in Form einer Thrombophlebitis der Vena saphena magna mit Periphlebitis und sekundärer Phlegmone der Schenkel, teils als Phlegmone der Schenkel ohne vorausgehende Thrombose („Phlegmasia alba dolens"). Auch ein Erysipel der äußeren Geschlechtsteile, der Oberschenkel oder auch anderer Körperstellen kann sich an die puerperale Infektion anschließen.

Das Auftreten dieser, als Puerperalfieber zusammengefaßten Veränderungen ist nicht so zu denken, daß alle die erwähnten Formen der Entzündung immer zusammen vorkommen müßten. Auch in den schwersten, zu allgemeiner Infektion führenden Fällen ist es oft nur eine eiterige Parametritis ohne Veränderung des Gebärmutterinnern, oder nur eine Endometritis, oder eine Thrombophlebitis der Mutterkuchenansatzstelle, welche den tödlichen Ausgang herbeiführt; ja ganz kleine Wunden der Vulva, der Scheide oder des Gebärmutterhalsteiles können den Ausgangspunkt puerperaler Sepsis abgeben, so daß letztere fast ohne örtliche Erscheinungen schnell tödlich verläuft.

f) Brustdrüse.

Die Brustdrüse entwickelt sich erst stärker zur Zeit der Geschlechtsreife. Bis dahin besteht sie wesentlich aus Bindegewebe mit Drüsengängen; jetzt erst treten Endstücke auf, welche Drüsenläppchen bilden. Sie verschwinden in den Wechseljahren wieder. Eine besondere Entwicklung geht zur Zeit der Schwangerschaft in Gestalt teils vermehrter, besonders aber hypertrophischer Drüsenläppchen vor sich. Ähnlich, nur geringer, nimmt die Brustdrüse auch an den monatlichen zyklischen Vorgängen teil.

Bei der Rückbildung (nach Schwangerschaft wie zur Zeit der Monatsblutungen) hört die Fettsekretion wieder auf, die Alveolen fallen zusammen, dann kommt es auch zu Einlagerung von Lymphozyten (Rundzellen) und Plasmazellen, die kein Ausdruck einer Entzündung, sondern mit Aufsaugung bei der sich rückbildenden Drüsentätigkeit in Zusammenhang zu bringen sind.

Nichtanlage der Mamma (Amazie) kommt einseitig oder doppelseitig, sowohl für sich allein wie neben anderen Bildungsfehlern am Brustkorb (z. B. Fehlen von Rippen oder Teilen des M. pectoralis) vor. Unterentwicklung der Brustdrüse tritt zuweilen zur Zeit der Geschlechtsreife in Erscheinung, indem das sonst zu dieser Zeit beginnende stärkere Wachstum der Brustdrüse ausbleibt, und diese auf einer kindlichen Entwicklungsstufe stehen bleibt: Mamma infantilis. Auch Zurückbleiben in der zur Zeit der Schwangerschaft eintretenden Ausbildung der Brustdrüse und zu geringe Fähigkeit der Milchbildung ist zum Teil auf eine Unteranlage zurückzuführen und entspricht einer Untätigkeitsatrophie. Gewohnheitsmäßiges Nichtstillen der Kinder im Verlauf von Geschlechterfolgen mag dies begünstigen.

Das Vorkommen **überzähliger** Brustdrüsen (Polymastie) und Brustwarzen (Polythelie) wird auf atavistische Vererbung bezogen. Sie finden sich vor allem in der Gegend der Achselhöhle bzw. in der Mamillarlinie. Weibliche Ausbildung der Brustdrüse beim Manne bezeichnet man als **Gynäkomastie.** Auch von dem beim Manne physiologisch vorhandenen Brustdrüsenrest können manche der unten zu erwähnenden Erkrankungen, insbesondere Geschwülste, ihren Ausgang nehmen.

Im Alter geht die Brustdrüse eine Atrophie ein. Hierbei wird das Drüsengewebe, besonders die Endbläschen, erheblich spärlicher, sie weisen hyalin verdickte Basalmembranen auf; oder das Drüsengewebe wird atrophisch, zuweilen auch fetthaltig, während das bindegewebige Gerüst besonders stark entwickelt ist, zum Teil auch hyaline Beschaffenheit annimmt. Das elastische Gewebe ist sehr stark vertreten, aber verklumpt, zusammengeballt (ähnlich wie in der Altershaut). Andererseits kann das Epithel auch Regenerationszeichen aufweisen. Eine entsprechende Atrophie findet sich nicht selten auch vorzeitig (zuweilen verbunden mit Schmerzen). Bei der Altersatrophie der Brustdrüse wuchern bei ungleichmäßiger Verteilung der Rückbildungsvorgänge auch einzelne Bestandteile, was zu zystischer Umbildung führt (s. auch u.). Die Gefäße zeigen oft starke Verdickung besonders ihrer Elastika.

Mastitis. Die meisten Entzündungen der Brustdrüse stammen aus dem Wochenbett und werden besonders bei Zersetzung zurückbleibender Milch („Milchfieber") dadurch hervorgerufen, daß Infektionserreger von der Brustwarze aus durch die Milchgänge oder durch die Bindegewebsspalten eindringen, in welche sie von kleinen Verletzungen der Warze, Schrunden oder Geschwüren aus gelangen.

Bleibt die Entzündung auf die Brustwarze beschränkt, so spricht man von Thelitis, oder auf den Hof derselben, so bezeichnet man sie als Areolitis. Zumeist entwickelt sich die Entzündung über einzelne oder mehrere Lappen der Blutdrüse selbst.

Es tritt eine auf entzündlicher Hyperämie und Durchsetzung (besonders um die Drüsenläppchen und Milchgänge sowie um Gefäße) beruhende Schwellung in die Erscheinung, welche in heftigen Graden der Entzündung zu phlegmonös-eiteriger Durchsetzung des Gewebes führt, wobei sich buchtige Eiterhöhlen bilden. In frühen Entwicklungsstufen können die Veränderungen durch Narbenbildung abheilen, in anderen Fällen kann sich eine chronische Mastitis entwickeln. Es kann aber auch zum Durchbruch des Eiters durch die Haut oder in einen größeren Milchgang kommen; wenn ein Milchgang mit einem Abszeß in offener Verbindung steht und so seinen Inhalt nach außen entleert, so spricht man von **Milchfistel.**

Eine chronische Mastitis, welche, wie erwähnt, aus einer akuten Entzündung hervorgehen kann, tritt entweder in Form mehrfacher kleinerer Herde auf, innerhalb derer sie zur Bildung derben narbigen Bindegewebes führt, oder die Brustdrüse erleidet im ganzen eine bindegewebige Umwandlung.

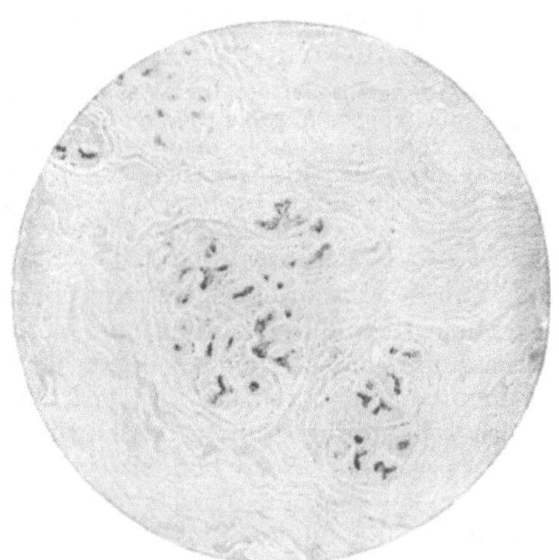

Abb. 514. Ausgang einer Mastitis.
Das Bindegewebe ist sehr vermehrt und derb, die Drüsen sind atrophisch.

Nicht selten finden sich auch für das bloße Auge gelb erscheinende Gebiete, die aus Pseudoxanthomzellen (s. im Allgemeinen Teil) bestehen. Indem durch das Narbengewebe Ausführungsgänge der Milchdrüse verschlossen werden, bilden sich nicht selten Stauungszysten, sog. **Galaktozelen.** Auch sonst kommen gelegentlich einzelne Stauungszysten in der Mamma vor. Bei nichtstillenden Frauen kann die angesammelte Milch eine zunächst blande Stauungsmastitis bewirken. Selten sind die Fälle von Verschlußmastitis, bei der die Endbläschen wie besonders die Ausführungsgänge durch Druck der Entzündungsmassen zusammengepreßt werden, so daß ihre Lichtungen ganz oder fast ganz verschlossen werden.

Außer den genannten Formen kommen Entzündungen der Brustdrüse manchmal bei Neugeborenen sowie bei jungen Mädchen zur Zeit der Geschlechtsreifung zur Entstehung.

Tuberkulose — Einzeltuberkel oder Granulationen —, von der Nachbarschaft (kariöse Rippen, Lymphknoten) fortgeleitet oder auf dem Blutwege entstanden, ist selten. Über **syphilitischen** Primäraffekt vgl. im Allgemeinen Teil.

Zu erwähnen ist das — sehr seltene — Vorkommen der **Aktinomykose,** welche das Bild einer chronisch eiterigen und verhärtenden Entzündung der Brustdrüse hervorbringt.

Auch außerhalb der Schwangerschaft sowie auch bei Gynäkomastie (s. o.) gibt es manchmal eine hyperplastische Wucherung von Drüsengewebe ohne oder mit Milchsekretion. Eine Vergrößerung, bei der die Brustdrüse bis zu mehreren Kilogramm wiegen kann, kommt zuweilen zur Zeit der Geschlechtsreifung vor; der Bau ist der der jungfräulichen Brustdrüse. Wenn Schwangerschaft eintritt, kann verstärkte Ausbildung der Drüsen mit stark gesteigerter Milchbildung die Größe der Brustdrüse noch steigern. Über ausgleichende Hypertrophie der Mamma vgl. S. 101 f. Eine Pseudohypertrophie, welche auf einer Lipomatose der Brustdrüse beruht, findet sich als Teilerscheinung allgemeiner Adipositas („Fettbrust").

Weiterhin kommt häufig besonders im Alter eine Veränderung der Brustdrüse vor, die mit Zysten einhergeht; hier fehlen alle als entzündlich zu deutenden Vorgänge ganz oder spielen eine untergeordnete Rolle. Die Veränderungen schließen an die schon besprochene Altersatrophie an, finden sich aber auch schon in jüngeren Jahren. Im Vordergrund steht eine diffuse sehr starke Bindegewebsvermehrung, so daß man gut von **diffuser Fibromatose der Brustdrüse** oder Fibrosis mammae spricht (wenig bezeichnend auch von Reclusscher Krankheit). Es kommt zu Abschnürung von Drüsenschläuchen und so zur Bildung mehrfacher Zysten, welche für die Veränderung bezeichnend sind. Hierbei spielt Sekretstauung mit. Die Zysten sind zum Teil groß, schon für das bloße Auge sichtbar, mit flachem Epithel ausgekleidet, das auch papillenartige Bindegewebsvorsprünge in die Zystenlichtung hinein bekleiden kann. Unter den Zysten finden sich solche, die mit einem eigenartigen (eosinophilen) „blassen Epithel" bekleidet sind; auch kommen in der Wand lange Muskelspindellagen vor. Diese Zysten mit dem blassen Epithel gleichen aus Schweißdrüsen (der Achselhöhle) hervorgegangenen Zystchen und wurden von Krombecher von auf niedriger Entwicklungsstufe stehengebliebenen Brustdrüsenanteilen (die Brustdrüse entspricht in der stammesgeschichtlichen Entwicklung einer Schweißdrüse) abgeleitet. Doch scheint es sich um eine Umwandlung der Epithelien der Milchsäckchen zu den blassen Zellen und eine aktive Wucherung mit Erweiterung bis zu den Zysten zu handeln. Da es noch nicht sicher steht, ob die Bindegewebevermehrung das Grundlegende ist, spricht man ganz allgemein gut auch von Mastopathia cystica.

Bei der Fibromatose findet sich öfters zudem umschriebenes Fibroadenom (s. u.), und ferner entsteht verhältnismäßig häufig Krebs, sei es von den Ausführungsgängen, sei es von den Azini aus. Hier ist eine gewisse Vorsicht geboten, denn man findet häufig solide Zellnester, aus Drüsen und besonders Ausführungsgängen entstanden, die nach außen durch die Membrana propria, ohne sie zu durchbrechen, scharf abgesetzt sind, so daß Zeichen für ein vordringendes Wachstum, also Krebs, nicht bestehen. In vielen Fällen finden sich dann aber Stellen sicher zerstörend wachsender epithelialer Massen, also Krebs. Gerade bei Bestehen jener Zysten mit blassem Epithel ist dies auffallend häufig der Fall.

Durch umschriebene Wucherungen von Drüsengewebe entstehen die **Adenome**; man unterscheidet solche, deren Bildungen den Drüsenbeeren der normalen bzw. der milchbildenden Brustdrüse und solche, bei denen sie den Ausführungsgängen des Organs gleichen, und teilt sie demnach in azinöse und tubulöse Formen ein. Die Adenome sind an sich gutartige, meist scharf abgegrenzte Geschwülste, welche zum Teil auf angeborene Anlagen zurückgeführt werden. Doch können sich bösartige Neubildungen, papilläre oder gewöhnliche Krebse aus ihnen entwickeln. Meist sind die Adenome der Brustdrüse sehr reich an Bindegewebe, **Fibro-Adenome**. Sie bilden umschriebene, grauweiße, harte Knoten.

Sehr häufig rufen eigentümliche Wachstumserscheinungen im bindegewebigen Anteil der Adenome besondere Formgestaltungen und Bau hervor. Man findet nämlich oft die Drüsen der Geschwulst zu schmalen, halbmondförmigen oder auch längeren, gewunden verlaufenden Gängen geworden; das kommt dadurch zustande, daß die dem Drüsenepithel außen anliegende Bindegewebsschicht breite Sprossen treibt, welche in die Drüsenlichtungen hinein vordringen und auch das Epithel vor sich herschieben, so daß an den betreffenden Stellen die Lichtungen auch der Drüse mehr und mehr eingeengt werden, und sich die Wände fast berühren. Man bezeichnet diese Fibroadenome als **intrakanalikuläre** (im Gegensatz zu den gewöhnlichen **perikanalikulären**).

Noch ausgesprochener kommen solche Wucherungen in den in der Brustdrüse sehr häufigen **zystischen Adenomformen — Kystadenomen** — vor. Sie zeigen oft ähnliche Papillenbildung wie die papillären Eierstockgeschwülste (s. o.), **Kystadenoma papilliferum**; so bilden sich im Innern der Zysten große knollige oder blumenkohlartig aussehende, auch wohl fein-papilläre Wucherungen. Auch treten oft sehr breite, das Epithel nach innen verdrängende Papillen auf, und zwar oft in so großer Zahl, daß die Zystenräume zu schmalen Spalten eingeengt werden, aber immerhin schon mit bloßem Auge erkennbar sind. Wenn um die Zysten besondere Lagen sehr zellreichen, zum Teil auch mehr schleimigen Bindegewebes vorhanden sind, so erscheint die ganze Geschwulst auf den Durchschnitten wie aus zahlreichen blattartigen Läppchen zusammengesetzt (so daß man den Vergleich mit einem Kohlkopf gezogen hat), welche in ihrer Mitte einen feinen Spalt enthalten. Es handelt sich um eine besondere Form des Fibroadenoms mit schnellem Wachstum und oft von großen Ausmaßen; trotz des großen Zellreichtums des Gerüstes liegt eine gutartige Geschwulst vor, kein Sarkom, doch kann sich ein solches im Gerüst entwickeln, oder durch atypische Epithelwucherung ein Krebs (papilläres Kystadenokarzinom) entstehen.

Der **Krebs** der Brustdrüse — eine der häufigst vorkommenden Geschwulsterkrankungen überhaupt — beginnt mit Bildung umschriebener Knoten, breitet sich aber dann in großer Ausdehnung über die Brustdrüse aus und dringt durch die Haut und in die Muskulatur vor. Oft kommt es vor dem Durchbruch durch die Haut zu nabelartigen Einziehungen der Brustwarze; diese sind dadurch bedingt, daß die Warze durch die noch nicht ergriffenen großen Milchgänge festgestellt ist, die Umgebung aber schon durch die Geschwulst vorgewölbt wird. Bei dem Durchbruch durch die Haut entstehen schließlich Geschwürsbildungen, doch gibt es Formen, welche erst spät an die Oberfläche gelangen. In vorgeschrittenen Fällen findet man auch die Haut in der Umgebung der erkrankten Brustdrüse, oft in großer Ausdehnung, von Krebsknoten durchsetzt (s. u.), ebenso auch die Wand des Brustkastens und die Pleura von solchen durchwachsen. Tochterknoten bilden sich in erster Linie in den axillaren Lymphknoten, ferner sehr häufig (etwa in der Hälfte der Fälle) und sehr ausgedehnt in den Knochen, besonders in der Wirbelsäule.

In manchen Fällen wird von einem Brustdrüsenkrebs aus die ganze Brustkastenhaut

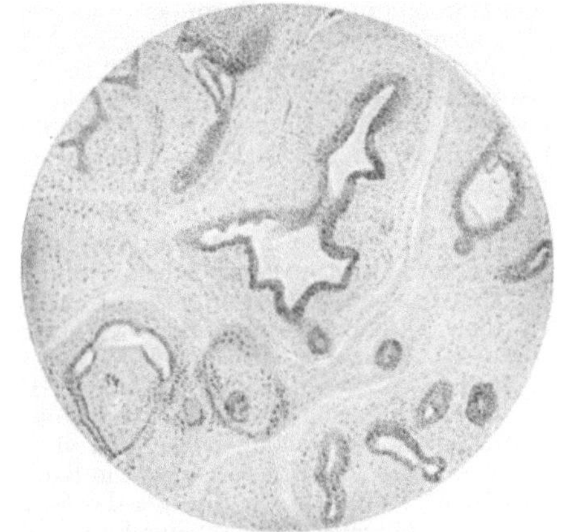

Abb. 515. Fibroadenom der Mamma.
Unten links intrakanalikuläres, sonst perikanalikuläres (interkanalikuläres) Wachstum.

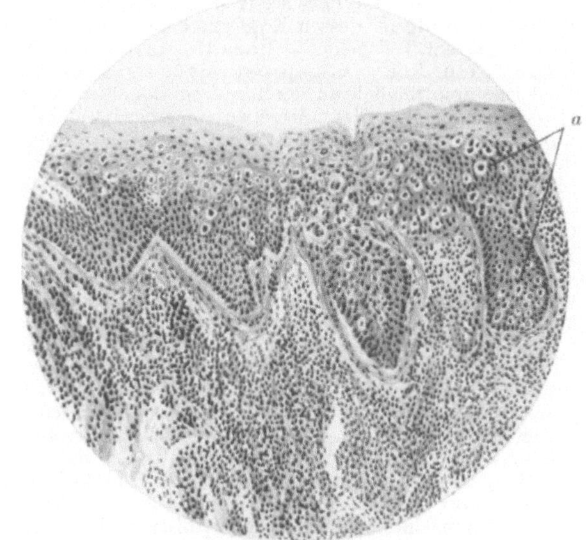

Abb. 516. Pagets Mammakrebs.
Die typischen „hellen" Zellen z. B. bei a. Der eigentliche Krebs ist nicht zu sehen.

von zahllosen, platten, unter der Oberhaut gelegenen Krebsknoten durchsetzt und dadurch derb und bretthart; man bezeichnet solche Formen als „Cancer en cuirasse"; sie entstehen, wie die örtlichen Hautmetastasen vom Brustdrüsenkrebs aus überhaupt, durch rückläufige Verschleppung von Geschwulstkeimen.

Ihrer histologischen Beschaffenheit nach können die Brustdrüsenkrebse nach Art des Adenokarzinoms gebaut sein oder den gewöhnlichen Bau eines Carcinoma simplex aufweisen, oft mit kleinen Epithelien, die in Reihen alle Lymphspalten füllen. Ausgedehntere Epithelmassen finden sich öfters auf dem Wege der Milchgänge gewuchert, in deren Wand sich dann große verklumpte Elastikamassen ausbilden. Oft findet sich Skirrhus, besonders stellenweise. Seltener sind Plattenepithelkrebse, welche dann zumeist von der Brustwarze ihren Ausgang nehmen. Auch Gallertkrebse und Schleimkrebse, Psammokarzinome und Melanome kommen (selten) vor. Von dem Kystadenokarzinom war schon oben die Rede.

Als **Pagetsche Erkrankung der Brustdrüse** wird eine besondere Krebsform bezeichnet, welche als wahrscheinlich „präkanzeröse" Veränderung helle Zellen (sog. „Pagetzellen") aufweist, welche aus Epithelien der Epidermis, der Hautanhangsgebilde oder der großen Milchgänge sich entwickeln und deren „helles" Aussehen auf Einlagerung von sehr viel Glykogen beruht; es schließt sich dann von denselben Stellen ausgehend Krebs an.

Von Bindesubstanzgeschwülsten kommen in der Brustdrüse noch Lipome, Fibrome und Chondrome vor; doch sind reine Fibrome selten, meist handelt es sich um Fibroadenome (s. o.). Knorpelhaltige Geschwülste sind meistens Mischgeschwülste und stammen von Mesenchymkeimen, welche während der

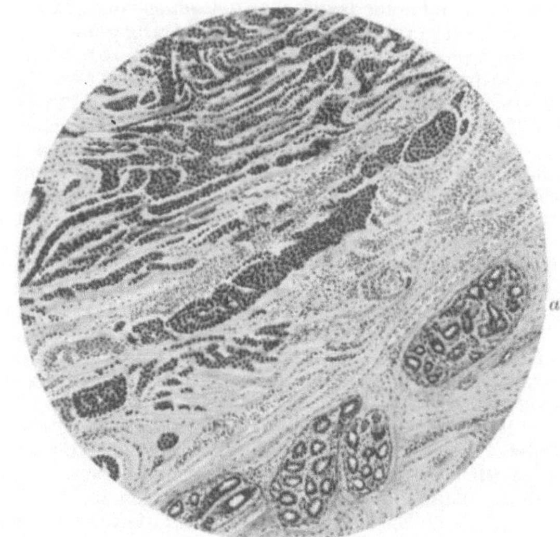

Abb. 517. Krebs der Brustdrüse.
Bei a erhaltenes Brustdrüsengewebe.

Entwicklung in die Brustdrüsenanlage hinein versprengt worden sind. Sie haben öfters einen sarkomatösen Anteil. Endlich finden sich in der Brustdrüse manchmal Myome und Adenomyome. **Sarkome** sind selten. Sie können sich auch aus dem Gerüst von Adenomen bzw. Adenofibromen und Kystadenomen entwickeln (s. auch o.). Öfters handelt es sich bei den Sarkomen um Mischgeschwülste (s. o.). Sehr selten sind Karzinosarkome.

B. Männliche Geschlechtsorgane.

Vorbemerkungen und angeborene Abweichungen.

Die Keimdrüse entwickelt sich zum Hoden, der Wolffsche Gang zum Vas deferens und Schwanz des Nebenhodens, dessen Kopf aus dem oberen Teil der Urniere (des Wolffschen Körpers) entsteht; aus deren unterem Teil geht die Paradidymis hervor. Reste des Müllerschen Ganges sind die ungestielte Hydatide und der Sinus prostaticus (Uterus masculinus). Der von Peritoneum bedeckt und mit ihm verwachsen, ursprünglich an der hinteren Bauchwand gelegene Hoden sinkt in den späteren Hodensack hinab (Descensus testiculi), überzogen von einer blindsackartigen Peritonealfortsetzung, dem Processus vaginalis peritonei, der schließlich durch Bindegewebe gegen die Bauchhöhle abgeschlossen wird. Das parietale Blatt dieser Bauchfellausstülpung ist durch das Cavum vaginale vom viszeralen getrennt, welches mit der Albuginea (dem fibrösen Überzug des Hodens) fest verbunden ist (Tunica vaginalis propria).

Vom Überzug des Hodens ziehen die bindegewebigen Scheidewände des Hodens zusammentreffend zum Corpus Highmori. Zwischen ersteren liegt das Hodengewebe, d. h. die in ein zartes Bindegewebe eingebetteten Samenkanälchen. Sie bestehen aus den Spermatogonien, Spermatozyten und Spermatiden (von außen nach innen), welche sich ineinander umformen und zu den Spermatozoen (Samenfäden) werden. Am äußeren Rand der Kanälchen liegen zudem die Sertolischen Fußzellen und herum die elastische Membrana propria. In dem Bindegewebe zwischen den Kanälchen liegen die protoplasmareichen Zwischenzellen mesodermaler Abstammung. Sie sind in noch wachsenden Hoden besonders ausgeprägt und enthalten Fett (Lipoide) und Farbstoff. Diese Lipoide — wie die Zwischenzellen selbst — sind besonders reichlich bei in der Anlage minderwertigen Kindern, insbesondere bei „Pädatrophie" (Jaffé). Mit den Zwischenzellen scheinen große Zellen, welche sich, in nahen Beziehungen zu den Nerven (Sympathikus), außen am Hoden an seinem „Hilus" finden (und ebenso am Hilus der Eierstöcke, besonders reichlich in Zeiten der Schwangerschaft) zusammenzuhängen. Im geschlechtsreifen tätigen Hoden enthalten die Epithelien der Samenkanälchen ziemlich viel Fett (Lipoide). In bzw. zwischen den Zellen des Hodens finden sich verschiedene Arten von Kristallen, so die Reinkeschen, Lubarschschen und Spangaroschen. Wahrscheinlich sind sie Ersatzstoffe für die Bildung des Samens. Nach neueren Untersuchungen (Leupold) ist die Nebennierenrinde für den geregelten Verlauf der Samenfädenbildung wichtig. Ihre Cholesterinester schützen wahrscheinlich durch Bindung die Samenzellen vor giftigen Stoffen, so daß Verarmung der Nebennierenrinde an Cholesterinestern jene Stoffe erst nachteilbringend einwirken läßt. Ferner scheint die Tätigkeit der Nebennierenrinde eine regelnde zu sein; enthält sie übermäßig viel Cholesterinester, so treten solche in den Zwischenzellen auch im übrigen gesunder Hoden auf. Nach Jaffé und Berberich wird die Samenbildung im höheren Alter durch akute wie chronische Krankheiten weit mehr geschädigt als im jugendlichen Alter; sekundär findet sich eine Vermehrung der Zwischenzellen häufiger in diesem.

Das Rete testis, die Ductuli efferentes, das Vas epididymidis (mit blinden Abzweigungen, den Vasa aberrantia), das Vas deferens tragen allmählich höher werdendes Zylinderepithel, zum Teil mit Flimmern; allmählich stellt sich an den Gängen auch eine Muskellage ein, am Vas deferens in zwei längsverlaufenden und einer dazwischen gelegenen ringförmigen ausgebildet. Das Vas deferens verläuft bis zur Einmündung der Samenbläschen in den Samenstrang gemeinsam mit den den Plexus pampiniformis bildenden Samenstrangvenen und der Arteria spermatica interna in einer bindegewebigen Umhüllung. Die Samenbläschen zeigen Zylinderepithel, die Prostata ebenfalls in Form tubulöser Drüsen, dazwischen Bindegewebe und reichlich glatte Muskulatur, welche (nach etwa dem 20. Jahr) oft reichlich braunen Farbstoff enthält. Ebenso die Muskulatur der Samenbläschen und deren Epithelien.

Die sehr häufigen kleinen Körperchen in den Prostatadrüsen (**Corpora amylacea,** S. 87), welche schon dem bloßen Auge als kleine braune Pünktchen wahrnehmbar sein können, kommen wahrscheinlich durch Niederschläge aus dem Prostatasekret auf abgestorbene, hyalin umgewandelte Zellen zustande. Sie enthalten oft bräunlichen Farbstoff oder Kalk. Die größeren zeigen Schichtung.

Völliges angeborenes Fehlen beider Hoden — **Anorchie** — ist nicht sicher bewiesen. Vorhandensein nur eines Hodens wird **Monorchie,** mangelhafte Entwicklung eines oder beider Hoden **Mikrorchie** genannt. Ist sie beiderseits, so besteht öfters eunuchoider Habitus (ähnlich wie bei Kastraten) mit Adipositas, hoher Stimme und an das weibliche Geschlecht erinnernden Merkmalen.

Eine angeborene Lageveränderung stellt die Aberratio bzw. Ektopia testis dar (ähnliches kommt auf Grund von Verletzungen als sog. Luxation vor). Die Lagerung des Hodens nach rückwärts, des Nebenhodens nach vorn — wie sie auch durch Drehung des Samenstranges entstehen kann — bezeichnet man als **Inversio.**

Die wichtigste Lageabweichung ist der **Kryptorchismus,** d. h. unvollständiges Herabsteigen eines oder beider Hoden. Der Hoden liegt in der Bauchhöhle oder an irgendeiner Stelle des Leistenkanals (Retentio abdominalis und inguinalis). Der Zustand ist beim Neugeborenen häufiger als beim Erwachsenen, da der Hoden noch nachträglich vollständig herabsteigen kann. Der kryptorchische Hoden ist oft unterentwickelt; Entartungen (die Epithelien enthalten oft riesige Mengen großtropfigen Fettes) und Atrophie der samenbildenden Epithelien, sodann Vermehrung der Zwischenzellen können sich anschließen. An dem zurückgebliebenen Hoden entstehen zuweilen Geschwülste (Sarkome). Öfters bestehen gleichzeitig Leistenbrüche.

Der Nebenhoden ist selten allein mangelhaft entwickelt, doch pflegt er an Mißbildungen der Hoden teilzunehmen. Samenleiter und Samenblasen können samt den anderen aus dem Wolffschen Gang entstehenden Gebilden (Nieren usw.) auf einer Seite fehlen; die Samenblasen können verschmolzen, verschlossen, blind endigend, endlich in die Harnleiter einmündend gefunden werden.

Über Epispadie und Hypospadie s. S. 212. Ferner kommen vor: Aplasie und teilweiser Mangel (der Schwellkörper, der Vorhaut), Verdoppelung und Spaltung am Penis, angeborene Penisfistel, d. h. Mündung eines oberhalb der Harnröhre den Penis durchziehenden, aus Vereinigung der Vasa deferentia zu einem selbständigen Kanal entstandenen Ganges; ferner Einlagerung von Knochenplatten, Verengerung

und Verschluß, Hyperplasie und elephantiastische Vergrößerung der Vorhaut und des Hodensackes; endlich zahlreiche paraurethrale Gänge, die meist nur bei Gonorrhoe eine Rolle spielen. Häufig ist
ungewöhnlich lange und enge Vorhaut — angeborene Phimose.

Durch mangelhaften Abschluß des Processus vaginalis peritonei gegen den übrigen Peritonealsack kommen die Leistenbrüche zustande, s. S. 508f., ferner manche angeborene Hydrozelen (vgl. u.).

a) Hoden, Nebenhoden, Scheidenhaut und Samenstrang.

1. Degenerative Veränderungen und Kreislaufstörungen.

Atrophie des Hodens kommt vor allem im Alter, zuweilen auch vorzeitig als Rückbildungserscheinung
vor, ferner bei Erkrankungen mit Körperverfall, bei Status lymphaticus, nach Entzündungen des Hodens, bei
Druck durch Hydrozele, Brüche, Geschwülste, als neurotische Atrophie (auch bei Hirnerschütterung, Gehirnblutungen usw.), bei Gefäßveränderungen (Atherosklerose) und insbesondere bei Säufern (zusammen mit Leberzirrhose). Meist folgt auch auf Entnahme eines Stückes oder Unterbindung des Vas deferens Atrophie.

Der Hoden ist verkleinert, die Kanälchen veröden, die
Epithelien gehen zugrunde, die Membranae propriae bilden
sich zu dicken, hyalinen Ringen aus, das Zwischengewebe,
auch die Zwischenzellen — unter Umständen auch die
Sertolischen Fußzellen —, wuchern dann oft. Häufig besteht starke **Verfettung** und Farbstoffeinlagerung in
Epithel oder Zwischengewebe, wobei der Hoden gelblich
oder gelbbraun erscheint; bei Bindegewebszunahme ist er
auch derb.

Sehr häufig ist Atrophie durch ungenügende Weiterentwicklung des Hodens im frühesten Kindesalter
vorgetäuscht.

Bei Hodenerkrankungen bildet sich häufig Einschrän-
kung oder Wegfall der Samenbildung aus — **Azoospermie.**
Mangelhafte Entleerung der Samenfäden kann aber auch
Folge einer Verlegung der ableitenden Wege sein (auch
Azoospermatismus genannt). Bei leichter Atrophie finden
sich häufig von der Geschlechtsreifungszeit an mehrkernige
Spermatiden bzw. Spermatidenriesenzellen (di Biasi).

Zuweilen verkalkt bei älteren Leuten die Muskularis
des Vas deferens nach bindegewebiger, verhärtender Veränderung, besonders in der mittleren Muskelschicht.

Ödem ist im Hoden unter den verschiedensten Bedingungen häufig.

Unter **Varikozele** versteht man variköse Erweiterung des Plexus pampiniformis zu dicken, vielfach
geschlängelten und unregelmäßig erweiterten Strängen. Sie

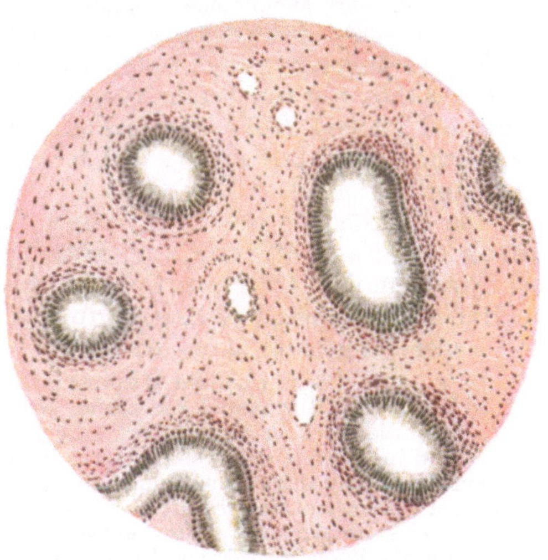

Abb. 518. Ausgang einer Epididymitis.
Kanälchen atrophisch, Zwischengewebe stark gewuchert.

findet sich meist bei jungen Leuten und besonders links (die linke Vena spermatica mündet nicht wie die rechte
unmittelbar in die Cava inferior, sondern in die Vena renalis).

Anämie entsteht bei Druck von Hydrozelen, Hämatozelen u. dgl., **Stauung** bei Druck auf die Venen, hauptsächlich durch den entzündlich geschwollenen Nebenhoden (s. u.).

Blutungen finden sich bei Verletzungen, Entzündungen und toxischen Zuständen, bei Neugeborenen häufig
als Geburtsschädigung, besonders nach Beckenendlagen, und ferner bei Atmungsbehinderung. Bei Typhus wie
bei Streptokokken- und Staphylokokkeninfektionen beteiligen sich die Hoden häufig in Gestalt kleiner Entzündungsherde und vor allem kleiner Blutungen. Als Folge solcher Blutungen findet sich bei Endocarditis
ulcerosa ganz gewöhnlich Hämosiderinablagerung auch hier in Zellen des retikulo-endothelialen Apparates
(Lubarsch).

Verschluß der Arteria spermatica interna und der Samenstrangvenen (Embolie, Thrombose,
Endarteriitis und besonders Torsion des Samenstranges) führt zu **Nekrose** mit hämorrhagischer Infarzierung des Hodens und meist auch Nebenhodens, oder zu weniger ausgedehnten roten Infarkten. Es kann
durch Hinzutritt von Fäulniskeimen Gangrän eintreten. Bei Abheilen des infarzierten Gebietes bilden sich
Narben aus.

Bei Ergriffensein der Arteria deferentialis kommt es zu entsprechenden Veränderungen des Nebenhodens.

2. Entzündungen.

Entzündungen des Hodens, **Orchitiden,** sind häufig fortgeleitet von Entzündungen der
Harnröhre, Blase oder Prostata, und zwar durch die Lymphbahnen längs der Samenwege zunächst auf den Nebenhoden, sodann auf den Hoden. Ursächlich sind die Hoden-
entzündungen entsprechend der meist zugrunde liegenden Entzündung der Harnröhre in erster
Linie gonorrhoisch. Ferner kommen sie auf dem Blutwege bei Parotitis, Pocken, seltener
bei Endocarditis ulcerosa, Typhus, Rotz, Lungenentzündung usw. zustande. Hie und da entstehen
sie auf Grund von Verletzungen.

Bei akuter Orchitis ist der Hoden geschwollen, ödematös, gerötet, öfters bestehen kleine Blutungen. Der Scheidenraum weist häufig serösen Erguß auf (akute Hydrozele). Bei eiteriger Orchitis bilden sich Abszesse, die durch Scheidenhaut und Hodensack durchbrechen können, wobei sich dann vom Fistelgang aus pilzförmige Granulationsmassen entwickeln (Fungus benignus); doch kann auch Verjauchung und Gangrän des Hodensackes eintreten. Der Inhalt der Abszesse kann sich zu einer atheromartigen, cholesterinhaltigen Masse eindicken, die auch verkalken kann. Abszesse können auch narbig heilen.

Die sog. **chronische Orchitis** führt zu Verkleinerung des Hodens oder fleckweisen Hodenschwielen. Besser als von Orchitis fibrosa spricht man, da die Vorgänge meist keine eigentlich entzündlichen Merkmale tragen, von **Fibrosis testis.**

Für das bloße Auge fallen im ganz atrophischen Hoden oder in den atrophisch-harten Gebieten auf dem Durchschnitt des Organs oft verzweigte, weiße, derbe Züge und Massen auf. Auch die Tunica vaginalis propria ist verdickt und verhärtet (s. unter Periorchitis). Die Hodenepithelien sind atrophisch oder entartet, die Kanälchen klein und eng, ihre Membranae propriae hyalin verdickt, auch können Kanälchen ganz verschlossen werden. Die bindegewebigen Zwischenwände sind verdickt, seltener wuchern die Zwischenzellen.

Die Veränderung, welche oft beide Hoden befällt, kommt bei Syphilis, aber nicht, wie man früher glaubte, fast nur bei ihr vor, sondern auch nach anderen Infektionen, besonders Gonorrhoe, bei Tuberkulose, Gelenkrheumatismus und bei Vergiftungen, besonders auch bei chronischem Alkoholismus, und ferner, wenn auch mehr örtlich beschränkt, ganz gewöhnlich im Alter.

Die Entzündung des Nebenhodens, **Epididymitis,** entsteht meist von der Harnröhre aus durch das Vas deferens, und zwar bei Gonorrhoe, seltener durch andere Kokken bewirkt bei Zystitis u. dgl. Oder eine Epididymitis kommt auf dem Blutwege bei Sepsis oder im Anschluß an Hodenentzündung zustande. Öfters schließt sich andererseits an sie Entzündung des Hodens und seiner Umgebung (s. u.) erst an.

Im akuten Zustand besteht Hyperämie, seröse und zellige Durchsetzung des stark anschwellenden Nebenhodens. Die Kanälchen zeigen Katarrh (Abstoßung der Epithelien, Ausfüllung mit Schleim und Eiter). Geht die Veränderung nicht, wie sehr häufig, wieder zurück, so bildet sich ein Granulationsgewebe zwischen Epithel und umgebendem Gewebe, welches bei Gonorrhoe besonders reich an Plasmazellen ist, welche ebenso wie Leukozyten in das Kanälcheninnere durch das Epithel, das auch zerstört werden kann, durchwandern (große Ähnlichkeit, besonders auch im Reichtum an Plasmazellen, mit der gonorrhoischen Eileiterentzündung, s. dort). Das Epithel kann sich (selten) in verhornendes Plattenepithel umwandeln. Abszeßbildung kann sich ausbilden, oder die Vorgänge werden chronisch mit bindegewebiger Verhärtung. Wird dabei das Vas deferens verschlossen, so tritt Azoospermie ein, und zystische Auftreibung des Nebenhodens durch gestaute katarrhalische Massen kann sich einstellen.

Periorchitis, Entzündung der Scheidenhaut, schließt sich an Hoden- oder Nebenhodenentzündungen, meist gonorrhoischer Natur, oder auch an Verletzungen an. Das Cavum vaginale wird durch oft sehr reichliche (selbst mehrere Liter betragende) seröse, oder auch durch Fibrinflocken getrübte, Flüssigkeit aufgetrieben — **Hydrozele (Wasserbruch).**

Auch Eiter kann beigemischt sein. Ist Blut beigemengt, oder kommt es zu Blutergüssen bei Verletzungen, hämorrhagischer Diathese, Skorbut u. dgl., so entsteht die **Hämatozele.** Beimengungen von Spermatozoen werden als **Spermatozele** bezeichnet. Es wird dies auf freie Einmündung eines Vas aberrans des Nebenhodens in das Cavum vaginale bezogen, doch handelt es sich zumeist bei dieser Bezeichnung nicht um Erweiterungen des Kavum, sondern um solche der Vasa aberrantia selbst, der Morgagnischen Hydatide usw.

Periorchitis purulenta entsteht zumeist durch Verletzungen, oder ist von eiterigen Entzündungen des Hodens bzw. Nebenhodens fortgeleitet. Es sammelt sich an der Oberfläche dieser Organe ein eiteriger oder eiterig-fibrinöser Belag an. Bei Ausheilung (Entfernung des Eiters) wird das Cavum vaginale verschlossen.

Chronische Periorchitis ist der Ausgang einer akuten oder Begleiterscheinung chronischer Entzündungen des Hodens und Nebenhodens.

Es bilden sich bestehenbleibende seröse Ergüsse (chronische Hydrozele) oder fibrinöse Beläge, die dann, ganz wie an serösen Häuten, organisiert werden (plastische Periorchitiden). Treten dabei stärkere Blutergüsse ein, so spricht man von chronischer Hämatozele. Es bilden sich Verdickungen, die auch verkalken können, oder Verwachsungen und teilweiser Verschluß der Höhle. Fibrinmassen können sich auch als Corpora libera loslösen (ähnlich wie in Gelenken).

Die **Deferentitis** (Entzündung des Vas deferens) ist zumeist eine eiterige gonorrhoischen Ursprungs. Sie bewirkt oft Verschluß (mit Azoospermatismus) und kann auf den Samenstrang übergreifen — sog. **Funikulitis** —, wobei besonders Thrombophlebitis seiner Venen auftritt. Doch kann auch chronisch-verhärtende Entzündung des Samenstranges ihrerseits zu Verödung des Vas deferens führen.

Als Perispermatitis hat man Entzündungen des in einen bindegewebigen Strang umgewandelten Anteils des Processus vaginalis peritonei bezeichnet.

Eine **angeborene Hydrocele** (H. processus vaginalis) entsteht, wenn der Processus vaginalis peritonei nach dem Herabsteigen des Hodens offen bleibt; wird dann ein Exsudat in das Cavum vaginale ausgeschieden, so kann man dieses in die Bauchhöhle verschieben. Findet eine Exsudation in weiter oben stehen gebliebene Hohlräume statt, so entsteht die **Hydrocele funiculi spermatici.**

Ein ähnliches Bild erzeugt eine **Hydrocele herniosa,** welche durch Exsudation in den Bruchsack eines Leistenbruches entsteht. Durch Blutergüsse kommt das sog. **Haematoma funiculi** zustande.

Von den **tuberkulösen** und **syphilitischen** Veränderungen war schon im allgemeinen Teil die Rede.

Die **Lepra** betrifft meist den Nebenhoden, dann erst den Hoden, und führt zu Atrophie.

Bei **Fleckfieber** finden sich die kennzeichenden Gefäßveränderungen und Knötchen auch gerade im Hoden. Bei **Leukämie** kommen Zellansammlungen auch hier vor.

3. Neubildungen.

Hypertrophie kommt besonders bei jungen Leuten als Ausgleich auf der einen Seite nach Zugrundegehen oder bei Fehlen des anderen Hodens vor. Solange Spermatogonien noch erhalten sind, ist Regeneration in beträchtlichem Maße möglich.

Unter den **Geschwülsten** des Hodens finden sich sehr viele Formen, welche auf eine Wucherung versprengter embryonaler Keime, die sich erst später in verschiedener Weise ausbilden, zurückgeführt werden müssen; man findet daher vielfach **Mischgeschwülste und Teratome** (Teratoblastome), die aus den verschiedenartigsten Gewebsarten zusammengesetzt sind (Knorpel, Knochen, quergestreifte Muskulatur, Epithelien usw.). Siehe Genaueres darüber im Allgemeinen Teil. Im allgemeinen sind diese Bildungen im Hoden fest, doch kommen auch Zystenbildungen, zuweilen mit papillären Wucherungen, vor. Die **Chorionepitheliome,** soweit sie beim Manne vorkommen, sind auch meist von Hodenteratomen abzuleiten (vgl. auch im Allgemeinen Teil).

Krebse stellen zum großen Teil auch krebsig umgewandelte derartige Teratome dar. Doch kommen auch sonst Krebse des Hodens, von ziemlich wenig weiterentwickeltem Bau und sehr zellreich, nicht sehr selten vor. Sie finden sich auch bei jüngeren Leuten, wachsen sehr schnell und bilden oft auch nach Operationen sehr bald Rückfälle; sie können außerordentliche Ausbreitung gewinnen.

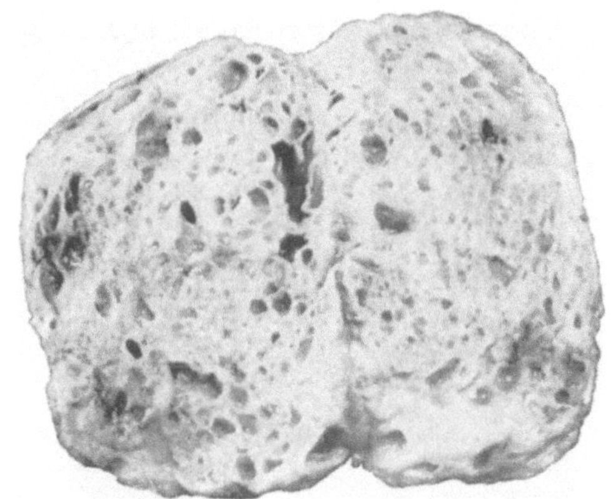

Abb. 519. Mischgeschwulst des Hodens (sog. solides Embryom). 6 jähriger Knabe.
(Nach Schultze, l. c.)

Sarkome gehen vom Zwischengewebe aus, sind auch sehr bösartig und schließen sich öfters an Verletzungen an. Auch bei Kryptorchismus sind sie beobachtet. Manche Formen (von großlappigem Aussehen) bestehen aus großen, Epithelien sehr gleichenden Zellen und gehen von den „Zwischenzellen" des Hodens aus. Brechen bösartige Geschwülste durch die Hüllen des Hodens durch, so entsteht der sog. „Fungus malignus testis".

An der Scheidenhaut des Hodens kommen hie und da Fibrome und Sarkome vor, andere Geschwülste äußerst selten.

Auch sekundäre Geschwülste kommen im Hoden vor. Der Samenstrang zeigt zuweilen Lipome und — selten — Myome.

Zysten finden sich im Hoden und häufiger im Nebenhoden als Stauungszysten.

Bei Stich- oder Schußwunden oder Quetschungen treten Blutungen, Entzündungen, Narbenbildungen auf. Der Hoden kann bei Durchtrennung des Hodensackes vorfallen, und sich an der Wundfläche Heilung durch Granulationsbildung einstellen, „Fungus benignus testis".

b) Vorsteherdrüse (Prostata).

1. Degenerative Veränderungen und Entzündungen.

Atrophie findet sich besonders bei zehrenden Krankheiten und bei Kastration (daher der Versuch, Prostatahypertrophien durch Kastration operativ zu behandeln), sowie als Ausgang von Entzündungen. Besonders hier kommen auch Verfettung und Verfärbungen der Epithelien, hyaline und fettige Entartung der Muskelfasern, hyaline Verdickung der Drüsenwandungen vor.

Die Entzündung der Drüse, die **Prostatitis,** entsteht meist durch Fortleitung von der Nachbarschaft, besonders der **gonorrhoisch** erkrankten Harnröhre her; ferner durch Verletzungen oder auf dem Blutwege und endlich auch bei Thrombophlebitis der paraprostatischen Venen. Sie kann eiteriger Natur sein und führt dann zu Abszessen, die also zumeist gonorrhoischer Natur (oft Mischinfektionen bei Gonorrhoe) sind. Sie können klein sein und abgekapselt werden; oft greifen sie auf die Nachbarschaft über und brechen unter Fistelbildung in anliegende Hohlorgane (Mastdarm, Harnröhre) oder nach außen durch. Durch Verschleppung septischer Thromben des prostatischen Venengeflechtes kann allgemeine Infektion entstehen. Die entzündlich bzw. durch Abszesse vergrößerte Vorsteherdrüse führt oft zu starker Zusammendrückung der Harnröhre.

2. Neubildungen.

Ein überaus häufiges Vorkommnis ist, namentlich im höheren Alter, die **Hypertrophie** der Prostata, die auf einer Zunahme des Drüsengewebes wie auch des Zwischengewebes beruht und vor allem in Knotenform auftritt. Es kann dabei die fibromyomatöse

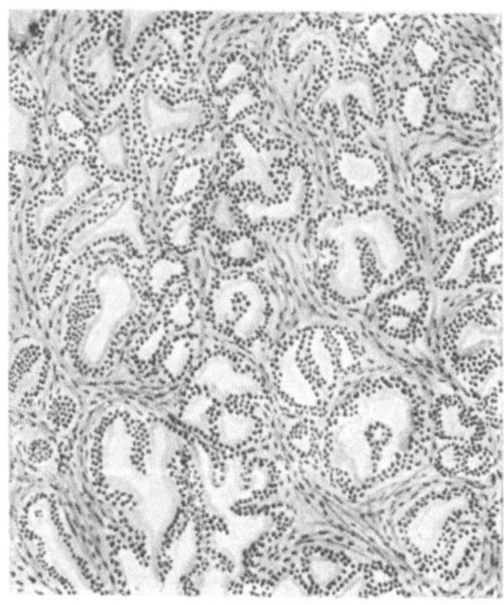

Abb. 520. Prostatahypertrophie.
Adenomatöse Form.

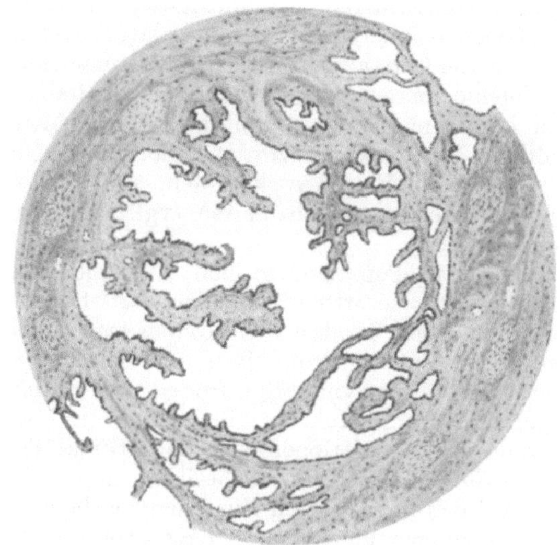

Abb. 521. Prostatahypertrophie.
Die atenomatösen Drüsen sind stark erweitert.

Wucherung des Zwischengewebes gegenüber derjenigen der Drüsenschläuche besonders hervortreten, nachdem letztere zum Teil atrophiert sind; die Drüse ist dann hart, auf dem Durchschnitt trocken, von grauen Streifen und Knoten durchsetzt. Andererseits kann eine adenomatöse Wucherung und Neubildung von Drüsenkanälchen durch Sprossung vorwiegen; dabei ist die Prostata weich, meist mehr allgemein vergrößert, die Schnittfläche ziemlich gleichmäßig graugelb; es läßt sich ein milchiger Saft ausdrücken, welcher abgestoßene, verfettete Epithelien enthält und die Drüsenschläuche zystisch auftreiben kann (andere Zysten können von Resten der Müllerschen Gänge aus entstehen).

Entweder betrifft die Hypertrophie diffus einen großen Teil der Drüse oder mehr umschrieben besonders einzelne Teile und dann meist die sog. Seitenlappen, oft aber auch besonders die Mitte der Vorsteherdrüse, den bei der Hypertrophie sich bildenden sog. mittleren Lappen der Drüse. Sehr wichtig ist nun, daß allgemein die Hypertrophie der Vorsteherdrüse nicht von dem Hauptteil der Prostata, sondern von den urethralen Prostatadrüsen, d. h. den im Bereich der muskulösen Harnröhrenwand gelegenen ausgeht.

Gut ist die Einteilung der Drüsen von Horn und Orator in:

1. muköse (tubulöse) Drüsen der Pars prostatica urethrae,
2. submuköse, paraprostatische Drüsen. Hierzu gehören
   a) die proximale oder Trigonumgruppe,
   b) die mittlere oder Kollikulusgruppe,
   c) die distale oder Urethraldachgruppe,
3. die eigentlichen Prostatadrüsen.

Dann ist die Prostatahypertrophie von der zweiten Drüsenart, und zwar hauptsächlich von b) der Kollikulusgruppe (die sog. Seitenlappenhypertrophie), nächstdem von a) der Trigonumgruppe (die sog. Mittellappenhypertrophie) abzuleiten.

Einfacher ist die Unterscheidung von Löschcke. Er teilt in die Innendrüse, welche den submukösen, paraprostatischen in der eben gegebenen Einteilung entspricht und, durch glatte Muskulatur scharf von ihr geschieden, die Außendrüse, die den eigentlichen Prostatadrüsen entspricht, ein. Beide Teile werden getrennt von Gefäßen versorgt, wobei die Innendrüse durch doppelte Gefäßversorgung besser gestellt ist. Dies ist für die Auffassung der Prostatahypertrophie in ihrer Entstehung wichtig. Hatte man schon früher angenommen, die Hypertrophie stelle vielleicht eine Ausgleichserscheinung nach einer im Alter auftretenden Atrophie der Hauptdrüse, eine Altersrückbildung, dar (Simmonds), so hat Löschcke dies dahin erweitert, daß Atherosklerose in den Gefäßen der Außendrüse vorherrsche, und diese so zur Atrophie bringe, und daß nunmehr die Innendrüse infolge ihrer besseren Blutversorgung und eines Funktionsreizes mit ausgleichender Hypertrophie antworte. Während andere Forscher echte Adenombildung annehmen, spricht sich Löschke also für eigentliche Hypertrophie aus; hierfür sprächen auch der regelmäßige Bau der Drüsen und das Bestehen von Ausführungsgängen in den Knoten der vergrößerten Prostata; daß die Hypertrophie in Knotenform auftritt, ergebe sich aus mechanischen Momenten der Muskulatur. Entzündliche Vorgänge sind nur als häufige sekundäre Erscheinung zu werten.

Die vergrößerte Vorsteherdrüse, besonders bei Bestehen des sog. mittleren Lappens, drückt auf den Blasenhals und die Harnröhre und ruft so durch erschwerte Harnentleerung Balkenblase und weiterhin Erweiterung der Harnleiter und Hydronephrose hervor. Auch schließt sich meist Harnblasenentzündung (infolge Katheterismus) an.

Von **Geschwülsten** finden sich umschriebene Adenome und — sehr selten — Rhabdomyome, ferner selten Sarkome (Lymphosarkome), häufiger **Krebse.**

Die Krebse sind diffus (so daß zunächst für das bloße Auge eine einfache Hypertrophie vorgetäuscht wird) oder knotenförmig. Sie wachsen vor allem nach dem Blasenhals zu und können in Blase oder Harnröhre durchbrechen und an der Oberfläche geschwürig zerfallen. Auch die Wand des Mastdarms und das Beckenbindegewebe werden oft ausgedehnt von Krebsknoten durchsetzt, so daß zum Schluß der Ausgangspunkt schwer feststellbar sein kann, zumal auch Krebse des Mastdarmes nicht selten auf die Vorsteherdrüse übergreifen und sie mehr oder weniger vollständig zerstören. Die primären Prostatakrebse sind Zylinderepithelkrebse (Adenokarzinome) oder Krebse mit unregelmäßigen, mehr runden Zellformen, mehr medullär oder mehr skirrhös gebaut. Auch werden hier Kankroide, aber seltener, beobachtet; sie sind wohl von Plattenepithelinseln abzuleiten, die bei Neugeborenen zu finden sind. Ein ähnliches Wachstum wie die Krebse zeigen auch die Sarkome der Prostata; beide wurden auch schon bei Kindern beobachtet. Die Krebse bilden Tochterknoten besonders häufig in Knochen.

An den Cowperschen Drüsen kommen im Anschluß an Entzündungen der Harnröhre oder der Prostata abszedierende Entzündungen vor. Die Drüsen können bis zu Bohnengröße anschwellen; es kann Fistelbildung, vollständige Verödung oder, bei Verschluß des Ausführungsganges, Zystenbildung entstehen (vgl. auch Kapitel IX).

c) Samenbläschen und Ductus ejaculatorii.

Häufiger sind die Samenbläschen an allgemeiner Amyloidentartung beteiligt, und zwar ihre Gefäße, auch das diesen benachbarte Bindegewebe; äußerst selten ist alleiniger Befund von Amyloid in den Samenbläschen, und zwar zwischen Epithel und sog. Propria der Schleimhaut. An den Samenbläschen finden sich oft Altersveränderungen, ferner katarrhalische und eiterig-katarrhalische Vorgänge — **Spermatozystitis** — auch chronische Entzündungen, die meist vom Vas deferens her fortgeleitet werden. Es kann dabei zu bedeutender Erweiterung, zu Durchbruch, bei chronischem Verlauf zu Wandverdickung und Verschluß kommen. Zuweilen entstehen in den Samenbläschen Verkalkungsmassen, welche hie und da Samenfäden einschließen.

Über **Tuberkulose** vgl. den Allgemeinen Teil.

Geschwülste sind meist sekundär, von der Umgebung (Prostata, Harnblase) fortgeleitet, oder metastatisch entstanden, besonders Krebse.

d) Penis und Hodensack.

(Vergleiche auch Haut, Kapitel XI; über die Harnröhre siehe Harnorgane.)

Hodensack und Penishaut sind in besonderem Maße zu **Ödem** (z. B. bei allgemeinem Hydrops) geneigt.

Balanitis, Entzündung der Schleimhaut an der Eichel, häufig zusammen mit einer solchen des inneren Vorhautblattes — **Balanoposthitis** —, ist meist gonorrhoisch oder begleitet einen syphilitischen Primäraffekt, kommt aber auch bei Zersetzung von Smegma, nach Verletzungen usw. vor. So entsteht die entzündliche Phimose. Ist die Phimose eine vollständige, so kann die Vorhaut durch den gestauten Harn zu einem faustgroßen Sack ausgedehnt werden; auch Eiter kann sich ansammeln. Über angeborene Phimose s. o. Auch narbige Verwachsungen und epitheliale Verklebungen können eine Art Phimose bewirken. Wird bei einer Phimose die Vorhaut mit Gewalt zurückgeschoben und klemmt die Eichel (und meist auch den unterliegenden Teil der umgestülpten Vorhaut selbst) ein, so daß infolge von Stauung und Ödem die Rücklagerung unmöglich wird, so liegt Paraphimose vor. Wird die Paraphimose nicht gelöst, so kann es zu Gangrän der Glans kommen.

Kavernitis — Entzündung der Schwellkörper — kommt hie und da, von der Harnröhre fortgeleitet oder auf Grund von Verletzungen, selten auf dem Blutwege (bei Pyämie, Typhus, Pocken usw.) vor. Es kann zu diffuser Eiterung oder Abszeßbildung mit Einbruch in die Harnröhre oder zu Narben kommen.

Penis, besonders Glans und Frenulum, sind der Hauptsitz des **syphilitischen Primäraffektes** (s. dort). Auch das Ulcus molle hat hier seinen Lieblingssitz (vgl. auch im Allgemeinen Teil). Über die verschiedenen fungösen Wucherungen s. o. Die **Kondylome,** sowohl die spitzen gonorrhoischen, wie die breiten syphilitischen, sitzen — im Gegensatz zu Krebsen — der Basis verschieblich auf.

An der Vorhaut können sich elephantiastische Wucherungen ausbilden. **Elephantiasis des Hodensackes** (und der Penishaut) ist im Orient bei Filariasis (s. S. 389 f.) häufig. Der Hodensack kann sich in einen mannskopf-großen Sack umwandeln. Teleangiektasien, Lipome, Atherome, Hauthörner (öfters neben Kankroid) komme nam Penis vor, am Hodensack vor allem auch Atherome und hie und da Teratome.

Krebs — Kankroid — findet sich besonders an Glans und Präputium nicht selten im Anschluß an Phimose und syphilitische Narben (nicht mit blumenkohlartigen Kondylomen zu verwechseln).

Krebs (Kankroide) des Hodensackes, meist in Gestalt geschwürig zerfallender Knoten, kommt besonders bei Kaminkehrern — **Schornsteinfegerkrebs** — und Paraffinarbeitern — **Paraffin-krebs** — zur Beobachtung (s. auch S. 143).

Von **Verletzungen** des Penis kommen Quetschung und Bruch (Riß der Scheide der Schwellkörper durch Knickung) vor; die Wunden können auch die Harnröhre ganz durchsetzen, so daß Harnröhrenfisteln mit Harn-infiltration, dann Eiterung, Nekrose und Gangrän die Folge sein können. Seltener ist Verstauchung, wobei der Penis aus seiner Scheide bis in die Regio inguinalis hinaufrutschen kann. Starke Blutungen aus den Corpora cavernosa können alle Penisverletzungen begleiten. In der Folge kann Vernarbung mit Knickungen eintreten.

Zehntes Kapitel.

Erkrankungen der endokrinen Drüsen.

Über die durch Ausfall der inneren Sekretion entstehenden Erkrankungen s. den letzten Abschnitt des allgemeinen Teiles. Gerade das Wichtigste über die endokrinen Drüsen betrifft das dort Behandelte. Wir können uns daher hier kurz fassen.

A. Schilddrüse.

Als angeborene Abweichungen kommen völlige Nichtanlage, gefolgt von Kachexia strumipriva (s. S. 417), oder Nichtanlage eines Lappens oder des Verbindungsteiles zwischen beiden vor. Gleichzeitig finden sich zuweilen Geschwülste vom Ductus thyreoglossus ausgehend, mit Platten- und Flimmerepithel, gutartig oder bösartig. Andererseits kommen auch sehr große Schilddrüsen vor; so kann der Verbindungsteil einen bis über den Kehlkopf hinaufreichenden mittleren Lappen bilden (wichtig für Tracheotomie!). Auch über-zählige Schilddrüsen (auch am Zungengrund) kommen vor.

Akute Thyreoiditis (nicht häufig) findet sich bei Infektionskrankheiten, bei Rheumatismus, oder „idiopathisch", eiterige besonders metastatisch bei Allgemeinerkrankungen oder nach Verletzungen. Selten kommt es zu chronischen Entzündungen, die zu Bindegewebsvermehrung, Verwachsungen mit der Nachbarschaft und Atrophie der Schilddrüse mit schwieliger Umwandlung führen können; die Ausfallserscheinungen sind nicht gering, auch kann sich ein Einfluß auf das gesamte endokrine System geltend machen. Tuberkel finden sich vor allem als Teilerscheinung allgemeiner Miliartuberkulose, sonst ist Tuberkulose ebenso wie Gummata selten.

Am wichtigsten und häufigsten ist die epitheliale Hyperplasie, **Struma, Kropf** benannt (vgl. auch im Allgemeinen Teil). Er kommt in allen möglichen Graden und in manchen Gegenden mit besonderer Häufigkeit endemisch vor. So besonders — aber nicht nur — in gebirgigen Gegenden, so vor allem in der Schweiz, in Baden, Württemberg, Oberbayern, aber auch im Harz und Thüringen. Oft folgt der endemische Kropf Flußläufen, Kanälen und findet sich vor allem in Sumpfgegenden. Sehr verbreitet findet sich in bestimmten Gebieten — so in Alpentälern — Kropf zusammen mit Kretinismus, wobei es noch nicht sicher ist, ob letzterer von ersterem abhängt, oder ob beide eine gemeinsame Ursache haben. Als Ursache des Kropfes wurden früher tellurische und hydrotellurische Einflüsse herangezogen, dann wurde auch an das Trinkwasser gedacht. Aber gerade die Verfolgung der Schilddrüsenentwicklung in den verschiedenen Altersstufen und Vergleiche der Gegenden, in denen Kröpfe die Regel sind, mit sog. „kropffreien" Gegenden zeigen, daß die Fragestellung auf eine breitere Grundlage gestellt werden muß. Wir sehen, daß in den Kropfgegenden die Schilddrüse schon beim neugeborenen Kind größer als in anderen Gebieten ist; die Entwicklung in der Kindheit und besonders im Geschlechtsreifungsalter spielt eine grundlegende Rolle. Andererseits sehen wir, daß auch Monatsblutung und Schwangerschaft häufig Schilddrüsenvergrößerungen bedingen. Und so müssen wir von der Leistungsfähigkeit der Schilddrüsen ausgehen, ob diese geeignet ist, erhöhter Inanspruchnahme nachzukommen, bzw. von der Reaktionsfähigkeit des Organes auf endogene und exogene Reize. Dabei steht die Schilddrüse offenbar auch wieder in Beziehungen zu anderen Drüsen mit innerer Sekretion. So treten für die Kropfbereitschaft vererbbare Anlagebedingungen ebenso in den Vordergrund wie funktionelle Beeinflussungen und Reize verschiedenster Art, so verschiedene körperliche Zustände, Klima und Jahreszeiten („Sommerkropf"), Kost — Stoffwechselstörungen im weitesten Sinne sind offenbar überhaupt grundlegend —, seelische Beeinflussungen, Infektionen u. a. mehr. Unter den sehr wesentlichen Bedingungen der Nahrungsaufnahme spielt nun offenbar das Jod eine Hauptrolle; ist doch Jod ein besonderer Bestandteil des Schilddrüsensekrets und für dessen Wirkung im Körper wohl maßgebend. So scheint Jodmangel in Nahrungsmitteln und Trinkwasser eine wesentliche Bedingung bei der Kropfentstehung zu sein, und kleine Jodgaben scheinen vor allem vorbeugend (in frühester Jugend) Erfolge zu erzielen. Dabei scheint dann kalkreiches Wasser (Kalk steht auch offenbar in besonderen Beziehungen zur Schilddrüsentätigkeit) besonders schädigend einzuwirken. Alles in allem scheint für den endemischen Kropf eine Kombination noch

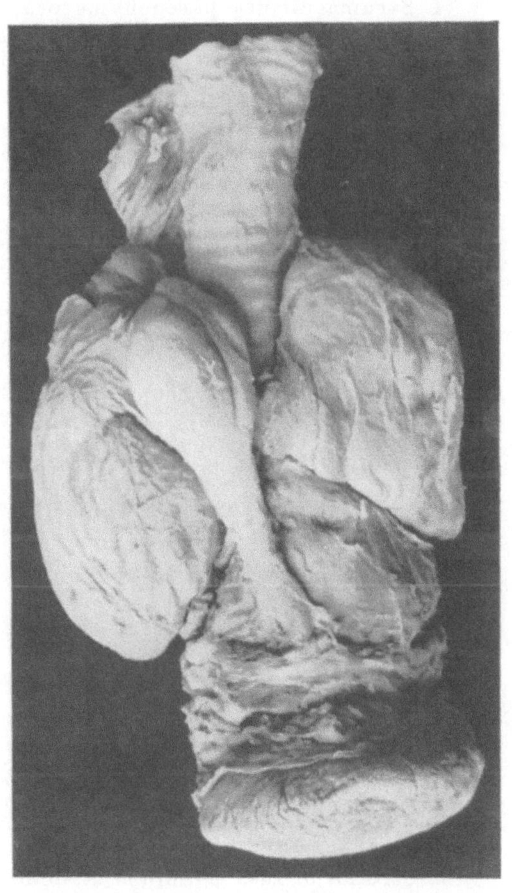

Abb. 522. Struma nodosa mit einem Knoten im Isthmus und starker Vergrößerung der Seitenlappen.
(Nach Wegelin, Henke-Lubarschs Handbuch Bd. 8.)

keineswegs völlig übersichtlicher Umweltsbedingungen maßgebend zu sein. Die zunächst diffuse Schilddrüsenvergrößerung der Kropfgegenden scheint damit zusammenzuhängen, daß das Jod der Schilddrüse an sich verringert ist und erst durch die Vergrößerung des Organs auf die im ganzen normale Höhe gebracht wird. So stellt der Kropf einen ausgleichenden Reaktionsvorgang dar. Noch sei bemerkt, daß in Kropfgegenden auch die Haustiere Schilddrüsenvergrößerung eingehen, wildlebende Tiere nie, ferner daß in stark verunreinigten Wassern Fische (Forellen) Kröpfe (die aber zum Teil echte bösartige Geschwülste der Schilddrüse darstellen) aufweisen und endlich daß dagegen besonders der Kropf der weißen Ratte dem menschlichen ganz entspricht.

Verstehen wir unter „Kropf", „Struma", allgemein jede zunächst gutartige Schilddrüsenvergrößerung, so ist eine weitere Gliederung in anatomischer Richtung besonders wichtig. Wir können hierbei von zwei Gesichtspunkten aus eine Haupteinteilung treffen: einmal ob die Vergrößerung eine allgemeine Hyperplasie des Organes ist — **Struma diffusa** —, oder auf umschriebenen Knoten, Adenomen, besser knotigen Hyperplasien, beruht — **Struma nodosa** —, bzw. beides (ganz gewöhnlich) nebeneinander besteht — **Struma diffusa et nodosa;** und zweitens danach, ob die neugebildeten Follikel (sei es der diffusen, sei es der knotigen Struma) hauptsächlich aus Epithelbildungen mit wenig Kolloid bestehen — **Struma parenchymatosa** — oder ob das Kolloid überwiegt — **Struma colloides.** Dabei braucht das Kolloid keineswegs normalem zu entsprechen. Zu diesen Formen kommt nun die **Basedowstruma** hinzu, und dann echte **bösartige Geschwülste;** hierüber s. erst weiter unten.

Eine genauere Einteilung ist folgende nach Wegelin-Hedinger sowie Aschoff-Bürkle-de la Camp:

I. **Struma diffusa** besonders beider Lappen, oft auch des Isthmus.

1. Struma diffusa parenchymatosa; besonders Parenchym, wenig oder kein Kolloid.

a) Angeborene Struma diffusa parenchymatosa der Neugeborenen, meist mit starker Hyperämie, in Kropfgegenden schon in sehr großer Zahl.

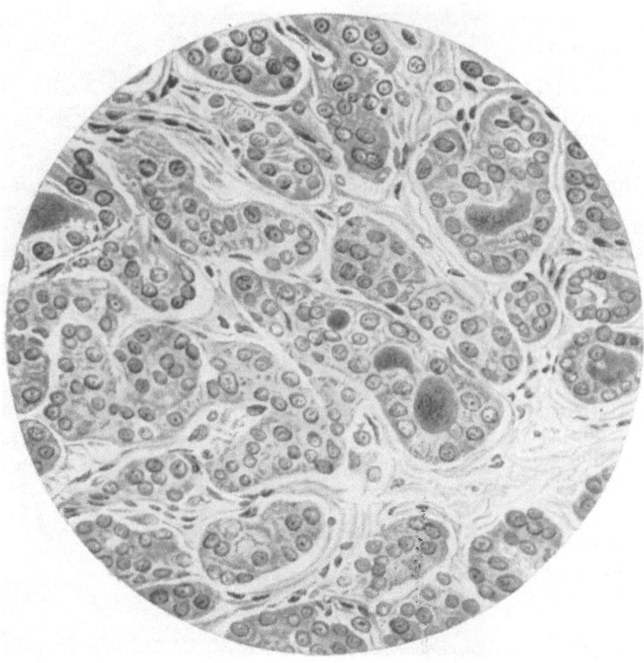

Abb. 523. Großzelliges Adenom mit soliden Zellsträngen und kleinen, kolloidhaltigen Bläschen.
(Nach Wegelin, Henke-Lubarschs Handbuch Bd. 8.)

b) Struma diffusa parenchymatosa des Wachstumsalters, kleine Follikel, oft Epithelschläuche, mäßig Kolloid.

c) Struma diffusa parenchymatosa der Erwachsenen ähnlich b).

2. Struma diffusa colloides. Sie tritt zur Zeit der Geschlechtsreifung mit gleichmäßiger Vergrößerung der Follikel und unter reichlicher Kolloidbildung auf. Diese Formen sind auch als makrofollikuläre zu bezeichnen im Gegensatz zu den mikrofollikulären, welche der sog. „normalen Gebirgsschilddrüse" entsprechen. Man hat 2 Formen zu unterscheiden:

a) eine nicht wuchernde besonders gegen Ende der Geschlechtsreifungszeit und

b) eine wuchernde mit Wucherungen an den Follikeln, die zu Papillenbildung und Neubildung kleinster Follikel führen. Das Kolloid ist hier meist dünnflüssig. Diese Form bleibt öfters in späteren Alterszeiten bestehen.

II. **Struma diffusa et nodosa.** Hier treten zur allgemeinen Organvergrößerung knotenförmig umschriebene, adenomartige Bildungen hinzu.

1. Struma diffusa parenchymatosa et nodosa parenchymatosa, besonders im Wachstumsalter.

2. Struma diffusa parenchymatosa et nodosa colloides, seltener.

3. Struma diffusa colloides et nodosa parenchymatosa, selten.

4. Struma diffusa colloides et nodosa colloides vom Reifungsalter bis zum 3. Jahrzehnt und später überaus häufig. Wir können hier wieder 2 Formen unterscheiden wie bei der Struma diffusa colloides, und zwar auch hier nach Vorgängen hauptsächlich in den diffus vergrößerten Schilddrüsenteilen:

a) eine nicht wuchernde,
b) eine wuchernde, ganz wie oben.

Indem nun die allgemeine diffuse Vergrößerung mehr zur Ruhe kommt, die Knoten aber verschiedenste Wachstumsformen eingehen, treten die Knotenbildungen ganz in den Vordergrund; so kommt es zu:

III. **Struma nodosa.** Wir unterscheiden hier wieder:

1. Struma nodosa parenchymatosa.

öfters nebeneinander
a) trabecularis, schmale netzförmige Stränge, nur wenig eigentliche Follikel, Kolloid fehlt. Besonders im Reifungsalter,
b) tubularis, lange, oft verzweigte, drüsige Schläuche mit höchstens wenig Kolloid.
c) mikrofollicularis, kleine Follikel mit wenig Kolloid.

2. Struma nodosa colloides,
a) Macrofollicularis simplex, Follikel meist groß, mit reichlich Kolloid.
b) Macrofolliculrais papillifera, ebenso mit Papillenbildungen mit höherem Epithel, selten.

Hinzu kommen Rückbildungsvorgänge. Solche führen in der diffusen Struma im Alter (oder bei chronisch-zehrenden Erkrankungen) zu Atrophie und Ersatz des Parenchyms durch Bindegewebe = Sklerose. Auch die Blutgefäße zeigen Veränderungen. Eingreifender sind die regressiven Veränderungen in den

Knoten infolge ungenügender Blutversorgung und auch Lymphstauung. Es kommt zu Untergang von Follikeln besonders in inneren Gebieten und Ersatz durch Bindegewebe — sog. Struma fibrosa. Dies kann völlig hyalines Gepräge tragen. Auch kann sich Kalk ablagern — Struma calcarea — oder sich echter Knochen bilden — Struma ossea. Die Epithelien wie das Bindegewebe können auch schleimige Umbildung eingehen, vor allem die Epithelien auch hochgradigen Fett- (Lipoid-) Reichtum aufweisen. Weiterhin gehen auch hier die Gefäße hyaline Verdickung, Erweiterungen, Wucherungen ein. Teils durch diese Veränderungen, teils durch Stauung, oder auch kleine Verletzungen kommt es häufig zu Blutungen; die Stauung führt oft zu Ödem. Bei allgemeiner Amyloiddegeneration lagert sich in der diffusen Struma oder in den Knoten Amyloid ab, sehr selten findet sich Amyloid allein nur hier. Endlich kommt es häufig zu Zysten — Struma cystica. Teils liegen durch Zusammenfließen weiter Follikel meist kleine kolloidgefüllte, von Epithelien ausgekleidete Zysten vor, teils handelt es sich um Erweichungszysten durch ödematöse Verflüssigung oder Blutungen mit Erweichung. Durch alle diese regressiven bzw. sekundären Veränderungen gewinnen die Knoten oft ansehnliche Größe und bieten ein sehr buntes Bild. Neben solchen Veränderungen kann das Wachstum außen weiter fortschreiten.

Die wuchernden Formen der Kröpfe (s. o.) scheinen zu Hyperthyreoidismus zu führen, die anderen nicht, zumeist gehen sie sogar, wie die Struma nodosa macrofollicularis simplex, mit Hypothyreoidismus einher. Dabei braucht auch unter den verschiedenen Bedingungen das Kolloid nicht alle Merkmale des normalen zu haben, wenn auch ein eigentlicher Dysthyreoidismus nicht sichergestellt ist.

Hyperthyreoidismus ist nun das typische Kennzeichen der Struma der **Basedowschen Krankheit** (vgl. im Allgemeinen Teil), welche auch mit besonderen Epithelwucherungen einhergeht. Diese Kropfform wurde oben nicht mit aufgeführt, weil sie für sich steht, überall, in „kropffreien“ Gegenden ebenso wie in Kropfgegenden, auftritt. Man unterscheidet gestaltlich - entstehungsmäßig zwei Formen:

1. Struma diffusa Basedowiana, die also von einer normalen Schilddrüse ausgeht.

2. Struma Basedowificata, die sich aus einem schon bestehenden Kropf, sei es einem diffusen oder nodösen, besonders kolloiden, entwickelt. Bei dem Basedowkropf findet sich zumeist zylindrisches Epithel, zuweilen mehrschichtig, welches besonders in papillärer Form wuchert. Kolloid ist wenig vorhanden, dünnflüssig, stark durchlöchert; das alte wird verflüssigt, neues nicht aufgespeichert. Oft finden sich ausgedehnte Lymphfollikel mit Keimzentren (die seltener in normalen Schilddrüsen vorkommen). Infolge dieser Veränderungen pflegen die Basedowkröpfe von festem Bau und grauer Farbe zu sein.

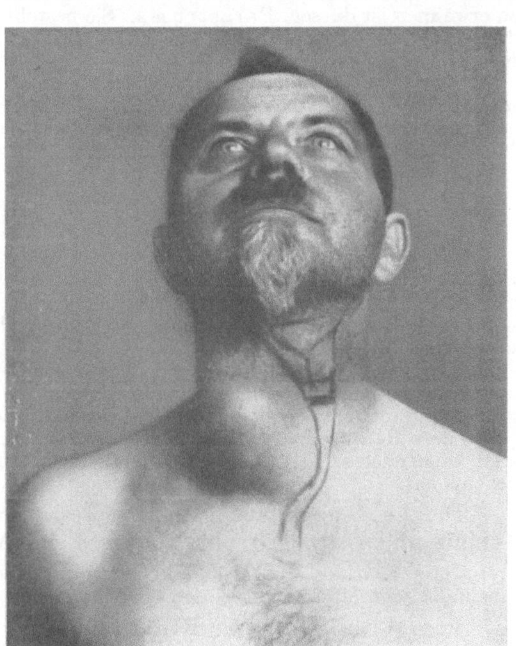

Abb. 524. Struma. Verschiebung der verengten Luftröhre.
(Nach einer Zeichnung von Prof. Kleinschmidt.)

Die verschiedenen Kröpfe haben außer dem allgemeinen Einfluß des Hypo- oder Hyperthyreoidismus auch örtliche Folgezustände. So üben sie Druck auf die Nachbarschaft aus, besonders auf die Luftröhre (Säbelscheidenform derselben s. dort), oder auf die großen Gefäße, in welchem Falle starke Stauungserscheinungen auftreten können. Große, in das Mediastinum hinabwachsende Kröpfe oder hier allein auftretende Schilddrüsenknoten — substernale Strumen — können selbst in der Brusthöhle Druckerscheinungen bewirken. Selten sind intralaryngeale oder intratracheale Strumen, wobei schon im fötalen Leben oder später diffuse Kröpfe in Kehlkopf oder Luftröhre einwachsen.

Von echten Geschwülsten kommen in der Schilddrüse **Krebse,** weit seltener **Sarkome** vor. Die **Krebse** können in Form mehrerer Knoten auftreten oder in diffuser Weise das Schilddrüsengewebe ersetzen; im Gegensatz zu den gutartigen Kröpfen durchsetzen sie die Kapsel der Schilddrüse, dringen in die Nachbarschaft vor und zerstören diese, brechen auch oft in die Luftröhre oder Lymphgefäße und besonders die Blutgefäße ein und bilden Tochterknoten, vor allem in den Knochen. Die Krebse der Schilddrüse wie ihre Tochterknoten (Knochen) bilden meist noch Kolloid. Auch zu Blutungen und regressiven Veränderungen kommt es in den Krebsen häufig.

Dem Bau nach werden eine Reihe Formen unterschieden. Selten sind nodöse Kröpfe, die in nichts ihre Bösartigkeit histologisch verraten, aber Tochterknoten setzen, besonders auch in Knochen. Weiterhin ist eine eigene Form unter der Bezeichnung wuchernde Struma (Langhans) abgegliedert worden. Hier besteht ein meist scharf abgesetzter Knoten, aus großen epithelialen Feldern und Strängen zusammengesetzt, zum Teil feste, zum Teil mit kleinen Lichtungen, wenig Kolloid. Die Epithelien enthalten viel Glykogen. Das Gerüst besteht größtenteils aus sehr weiten Kapillaren. Diese Geschwülste bilden Tochterknoten nur auf dem Blutwege (besonders in Lungen und Knochen). Die eigentlichen Krebse sind meist von solidem Bau, aus festen Zellsträngen bestehend, die Epithelien wenig kennzeichnend. Unterscheidung von einfachen Kröpfen kann, abgesehen wenn Tochterknoten bestehen, schwierig sein. Seltener sind Zylinderzellenkrebse und sehr selten Kankroide, die von Resten des Ductus thyreoglossus oder versprengten Teilen von Kiementaschen abgeleitet werden. An „bronchiogenen" Ursprung wird auch bei den ebenfalls seltenen zystisch-papillären Krebsen gedacht. Noch zu erwähnen ist die sog. Parastruma. Sie besteht aus glykogen- und fetthaltigen Zellen, die in ihrer Anordnung den Zellen der Epithelkörperchen entsprechen und von solchen, besonders in die Schilddrüse verlagerten Keimen, abgeleitet werden.

Unter den **Sarkomen** kommen Spindelzellen-, polymorphzellige oder (selten) riesenzellenhaltige Formen in Betracht; sie entstehen wohl zumeist im Bindegewebe knotiger Kröpfe. Von der Innenhaut der Gefäße ausgehende Sarkomatose soll (nach Hedinger) häufiger sein. Sehr selten sind Endotheliome, Karzinosarkome, Mischgeschwülste, Teratome, zum Teil von zystischem Bau.

B. Epithelkörperchen.

Die Epithelkörperchen, auch Glandulae parathyreoideae genannt, finden sich fast stets paarweise je 2 an der Hinterseite der Schilddrüse oben und unten, wenn auch an Zahl und Lage sehr wechselnd. Sie werden von Ästen der Arteria thyreoidea inferior versorgt. Die oberen Epithelkörperchen sind von der 4., die unteren von der 3. Kiementasche abzuleiten. Bei zahlreichen Tieren liegen erstere in der Schilddrüse („innere Epithelkörperchen").

Histologisch bestehen die Epithelkörperchen aus Hauptzellen („wasserhellen" Zellen, „rosaroten" Zellen, synzytiumartigen Zellgruppen in Übergängen untereinander) und oxyphilen (eosinophilen) Zellen, die in größeren Haufen sich erst bei älteren Leuten zu finden pflegen. Mit dem Alter zunehmend enthalten die Zellen (besonders Hauptzellen) viel Lipoide, im Zwischengewebe bildet sich Fettgewebe aus. Die Epithelkörperchen sind auch reich an Glykogen. Oft bilden sich Follikel mit Kolloid, das aber mit dem der Schilddrüse nichts zu tun hat.

Die kleinen Organe sind von lebenswichtiger Bedeutung. Über ihre Beziehungen zu **Tetanie** und **Osteodystrophia fibrosa** s. im Allgemeinen Teil.

Überzählige Epithelkörperchen und solche in vom gewöhnlichen abweichender Lage sind sehr häufig. Ebenfalls sehr oft finden sich Zysten, vielleicht auch auf angeborener Grundlage.

Von Wichtigkeit sind Blutungen, die sich besonders bei kleinen Kindern, wohl als Folge von Geburtsverletzung, finden, wegen ihres voraussichtlichen Zusammenhanges mit Tetanie. Von Degenerationen kommt hydropische, auch amyloide, bei allgemeiner solcher, vor. Atrophie ist vor allem Folge des Druckes von Kröpfen. Entzündungen sind selten und ohne Bedeutung, Verhärtungen ebenso. Tuberkel finden sich zumeist nur als Teilerscheinung akuter allgemeiner Miliartuberkulose.

Wichtig sind Vergrößerungen der Epithelkörperchen, Wucherungsherde in Epithelkörperchen (Erdheim), deren junge, neugebildete Zellen sich durch Lipoidarmut auszeichnen und Strumen, im Hinblick auf ihre Beziehungen zu den Verkalkungsvorgängen im Körper (vgl. darüber im Allgemeinen Teil). Auch mehr selbständige Adenome kommen vor. Selten sind metastatische Geschwülste in den Epithelkörperchen.

C. Thymus.

Der Thymus ist epithelial angelegt. Reste dieser Anlage sind die großen fettreichen sog. Retikulumzellen sowie die Hassalschen Körperchen, welche verfetten, verkalken oder verhornen können. Sie liegen in der Marksubstanz, neben der man eine Rindenschicht unterscheidet. Die meisten Zellen beider Schichten entsprechen Lymphozyten, welche nachträglich in das epithelial angelegte Organ einwandern (sie werden von Stöhr und Schridde als Epithelien gedeutet). Ferner finden sich meist zahlreiche eosinophile Leukozyten.

Der Thymus wird in der Regel von der Reifungszeit an zum größten Teil durch Fettgewebe ersetzt, in welchem aber noch Thymusreste mit sich noch neubildenden Hassalschen Körperchen erhalten bleiben — Thymusfettkörper (Waldeyer). Auch fällt der Thymus häufig schon bei Kindern der sog. akzidentellen Rückbildung (sklerotischen Atrophie nach Schridde) anheim, besonders bei Magendarmstörungen und Atrophie der Säuglinge, aber auch bei allen möglichen Infektionskrankheiten. Der Thymus ist gewissermaßen ein Gradmesser für den allgemeinen Ernährungszustand (Hart).

Über bestehenbleibenden Thymus, Thymushyerplasie und Status thymicus bzw. thymolymphaticus s. S. 234.

Blutungen finden sich vor allem bei Vergiftungen (Phosphor) und zuweilen beim Erstickungstod.

Über die sog. Thymus- (Duboissche) Abszesse der Neugeborenen und kleinen Kinder mit angeborener Syphilis vgl. im allgemeinen Teil unter Syphilis.

Wirkliche Abszesse finden sich metastatisch, so bei Pyämie u. dgl. Hyperplasie befällt diffus den ganzen Thymus oder nur das Mark (Schridde), letzteres bei Status thymolymphaticus. Tuberkel (besonders bei akuter allgemeiner Miliartuberkulose), Gummata, leukämische Wucherungen kommen vor.

Von Geschwülsten des Thymus findet man insbesondere bösartige Formen, die Sarkome (Lymphosarkome) darstellen (bei Auffassung der kleinen Zellen als Epithelien, s. o. Krebse, so daß man auch allgemeiner von bösartigen Thymusgeschwülsten sprechen kann). Wahrscheinlich nehmen manche der diffus sich ausbreitenden **Mediastinallymphosarkome** ihren Ausgang von dem Thymus; sie greifen vielfach in diffuser Ausbreitung auf die Pleura (auch die Lunge) und den Herzbeutel über.

Es kommen im Thymus aber auch Krebse vor; sie gehen von den epithelialen Mark-Retikulumzellen aus. In von dem Thymus ausgehenden Geschwülsten sind meist noch die Hassalschen Körperchen (s. o.) nachzuweisen. Auch Teratome kommen im Thymus, wenn auch sehr selten, vor. Sehr selten sind auch als Gewebsmißbildung zu deutende Reste von Thymusgängen. Doch können sich aus ihnen das Organ durchsetzende Zysten entwickeln.

Die in mehreren Fällen von Myasthenia gravis (Erbscher Krankheit) im Thymus gefundenen Zellanhäufungen sind schon S. 620 erwähnt.

D. Nebennieren.

Man unterscheidet in der Nebenniere Rinde und Mark, die ganz verschiedener Anlage, von den Amphibien ab erst verschmolzen, bis dahin getrennt sind. Das Interrenalorgan, bei höheren Tieren die Rinde, ist ein vom Zölomepithel stammender epithelialer Körper, das Suprarenalorgan, das Mark höherer Tiere, stammt von der Sympathikusanlage. Die Rinde ist von gelblicher Farbe und deutlich gestreift, während das Mark graurötlich erscheint. Mikroskopisch besteht die Rinde aus Gruppen epithelialer Zellen, die teils in Nestern (oberste Schicht — Zona glomerulosa), teils in säulenförmigen Zügen (mittlere Schicht = Zona fasciculata), teils in netzförmig verbundenen Zügen (unterste Schicht — Zona reticularis) angeordnet sind und ein bindegewebiges Gerüst zwischen sich zeigen.

Die Nebennierenrinde macht nun eine Entwicklung durch. Sie zeigt fötal eigenartige Fältelungs- und Furchungsvorgänge, die Landau so auffaßte, daß dadurch eine möglichst große Berührungsfläche zwischen Mark und Rinde hergestellt wird. Mit der Geburt setzt eine starke Hyperämie und dann ein nekrobiotischer, mit Verfettung verlaufender Vorgang ein, der die inneren Schichten zum großen Teil zum Schwund bringt, so daß eine Neubildung von der Glomerulosa aus stattfindet. Diese allmählich vor sich gehende Umbildung ist etwa mit dem zweiten Lebensjahr vollendet. Vor der Zeit der Geschlechtsreife geht dann eine Speicherung von Fett und Lipoiden, vor allem Cholesterinestern, vor sich. Sie finden sich besonders in Gestalt großer Tropfen in der Zona fasciculata. Die Glomerulosa ist lipoidärmer, die Zona reticularis enthält außer feintropfigeren Lipoiden braunen Abnutzungsfarbstoff (Lipofuszin) in späteren Zeiten. Bei der Frau tritt mit Schwangerschaften eine Hypertrophie der Glomerulosa (die ganze Nebenniere wird größer) mit Lipoidspeicherung ein, und diese Schicht bleibt dann nach Rückbildung im Wochenbett auch lipoidreicher als beim Manne. Im Alter kommt es zu einer Rückbildung mit Bindegewebsvermehrung besonders auch im Gebiete der Zona glomerulosa.

Das vom Sympathikus abzuleitende Mark ist ebenso wie Karotisdrüse, Steißdrüse usw. ihres Gehaltes an chromaffinen Zellen (d. h. Zellen, welche sich mit Kaliumbichromatlösung braun färben), Ganglienzellen und Nervenfasern wegen als „Paraganglion" aufzufassen. Der braun färbbare (bzw. Silbernitrat reduzierende) Stoff entspricht dem Adrenalingehalt. Adrenalin scheint auch das Mark diffus zu durchtränken. Für seine Abfuhr ist die Tatsache wichtig, daß die große Zentralvene hier gelegen ist und besonders stark mit Muskulatur versehen ist, wodurch eine besondere Regelung des Abflusses wohl ermöglicht ist. Auch mit kleineren Venen ist das Mark reich versehen. Ferner gibt es noch abführende Venen, die der Nebennierenkapsel angehören und mit dem Pfortadersystem in Verbindung stehen. Daß das Nebennierenmark sehr reich an elastischen Fasern ist, mag auch für die Adrenalinabfuhr von Bedeutung sein. Die Menge des Adrenalins soll bei Verbrennungen, ferner vor allem bei Infektionskrankheiten und Anlageabweichungen herabgesetzt, besonders bei Nierenentzündung erhöht sein (Lucksch).

Die Nebennierenrinde ist von lebenswichtiger Bedeutung; dabei spielen offenbar die Lipoide (bzw. Cholesterinester) eine besondere Rolle. Das Organ ist aber nicht Bildungsstätte dieser Stoffe, sondern Speicherungsstätte und dient ihrer weiteren Verwendung. Auch wechselt der Lipoidgehalt sehr; er steht in nahen Beziehungen zu Stoffwechselverhältnissen, toxisch-infektiösen Vorgängen u. dgl. Der Lipoidgehalt ist sehr groß bei Atherosklerose, Zirrhose, Nierenentzündung, Gehirnblutungen, Stauung usw., sehr gering bei Typhus, schweren Darmkatarrhen und allerhand septischen Zuständen, überhaupt Infektionen und Vergiftungen (s. auch unten). Trotz der scharfen, auch entwicklungsgeschichtlichen Scheidung in Nebennierenmark und -rinde scheint doch die Tätigkeit beider irgendwie eng gekoppelt zu sein, was auch in der Pathologie des Organs eine große Rolle spielt.

Mangelhafte Entwicklung der Nebennieren kommt neben Anenzephalie und anderen schweren Mißbildungen des Großhirns vor; des weiteren auch mehr allein, besonders bei dem sog. Status thymolymphaticus. Häufig sind die Nebennieren regelwidrig gelagert, sitzen z. B. ganz oder teilweise unter der bindegewebigen Kapsel der Niere, unmittelbar auf der letzteren.

Sehr oft findet man ferner **überzählige Nebennieren** an verschiedene Stellen versprengt, am häufigsten in die Umgebung der Nebennieren selbst, in die Nieren, die Leber, in die Gegend der Eierstöcke (Marchandsche Nebennieren) usw., sog. **Nebennierenkeime.** Sie bestehen nur aus Rindengewebe.

Kleine Blutungen (per diapedesin) finden sich häufiger an der Mark-Rindengrenze bei Neugeborenen bzw. Säuglingen. Sie hängen mit Geburtsschädigungen zusammen, zumal nach der Geburt hier starke Hyperämie besteht (s. o.), und verschwinden später. Blutfarbstoff kann zunächst zurückblieben. Größere Blutungen, **Nebennierenapoplexien,** treten vor allem bei infektiösen und toxischen Zuständen sowie bei Stauungen auf. Selten finden sich — öfters doppelseitig — infolge Gefäßverschlusses fast das ganze Organ durchsetzende (anämische) **Infarkte.** **Atrophien** treten als Alterserscheinung oder bei zehrenden Krankheiten oder als Endergebnis von Entzündungen auf. Verfettung, hyaline und besonders **amyloide Degeneration** kommt vor.

Die **akuten Entzündungen** der Nebennieren haben an sich wenig Kennzeichnendes. Sehr häufig ist eine **degenerativ-entzündliche** Veränderung der Nebenniere bei infektiös-toxischen Vorgängen, so bei Bauchfellentzündung oder Gasödem. Ja die Nebenniere ist als besonders scharfer und frühzeitiger Reaktionsort bei allen derartigen Körperschädigungen zu bezeichnen (Dietrich). Die Veränderungen betreffen die Rinde und bestehen zunächst in „Aufsplitterung" bzw. Verkleinerung der in den Zellen der Nebennierenrinde gehäuften Lipoide (s. o.) zusammen mit Lipoidschwund, sodann in vakuolärem Zerfall oder wabiger Aufquellung der Zellen und endlich entzündlichen Reaktionen in Gestalt von Hyperämie, Ödem, Blutungen, Leukozyten- und Rundzellansammlungen, sowie Thrombenbildung. Besonders bei Diphtherie tritt die Vakuolenbildung der Zellen mit Lipoidschwund scharf hervor. Eigentliche Eiterbildungen sind in der Nebenniere selten.

Sehr schwer zu beurteilen sind in der Nebenniere (Mark und Rinde) häufig zu findende Zellansammlungen (besonders „Rundzellen"-Herde). Auf jeden Fall darf man sie nicht ohne weiteres als entzündlich auffassen. Die Zellherde sind nicht einheitlicher Natur. Ein Teil im Mark stellt bei kleinen Kindern offenbar Sympathikusbildungszellen dar, wie sie sich besonders bei angeborener Syphilis, vielleicht als Entwicklungshemmung, finden. Die große Menge jener Herde ist aber nach Untersuchungen von Paunz wohl von Retikulumzellen bzw. auch adventitiellen Zellen abzuleiten, die auf Grund verschiedenster bakteriell-giftiger (auch bei chronischen Erkrankungen wie Tuberkulose oder Syphilis), autotoxischer Zustände od. dgl. in einen Reizzustand geraten, so, zunächst auch besonders um Gefäße, sich vermehren und auch Lipoide und insbesondere Hämosiderin in großen Massen speichern. Es bilden sich Herde, welche außer größeren Zellen (Makrophagen) auch spindelige Zellen, Rundzellen vom Lymphozytengepräge, Plasmazellen usw. enthalten, es können sich aber auch Herde finden, die fast nur aus kleinen Rundzellen bestehen.

Fibrös-indurierende Entzündungen sind in vielen Fällen wohl auf **Syphilis,** besonders angeborene, zurückzuführen; auch gummöse Vorgänge kommen, und zwar sowohl bei angeborener wie bei erworbener Syphilis, vor. Besonders eine Entzündung der Nebennierenkapsel, meist mit Randatrophie und schwieliger Veränderung in der Nebennierenrinde, scheint für angeborene Syphilis kennzeichnend zu sein.

Über **Tuberkulose** vgl. im Allgemeinen Teil.

Hypertrophie der Nebenniere kommt vor allem zum Ersatz vor. Unter den Geschwülsten der Rinde sind besonders die sog. knotigen Hyperplasien und die **Adenome** zu nennen. Sie treten in Form umschriebener, bis über Kirschgröße erreichender Knoten auf und bestehen aus einem bindegewebigen Gerüst und aus Zellen, die den Epithelien der Rinde entsprechen und meist sehr viel Fett und Lipoid (gelbe Farbe), außerdem, wie auch jene, Glykogen enthalten. Sie sitzen zumeist in der Rinde, aber auch im Mark, und sind ganz überaus häufig. Auch von weiter versprengten Keimen können Adenome ausgehen. Mehr diffuse Hypertrophie bzw. Adenombildung des ganzen Organs wird als **Struma suprarenalis** bezeichnet. Die **Krebse** der Nebennieren (Rinde) kommen nicht allzu selten vor. Es sind meist solide gebaute Krebse, die sehr weich sind, zu regressiven Metamorphosen (Verfettung) und vor allem zu ausgedehnten Blutungen neigen und auf diese Weise bunte Bilder bieten können, ähnlich wie die sog. Grawitzschen Nierengeschwülste (s. dort), die ja zum Teil auch von Nebennierenkeimen abgeleitet werden. Doch bestehen histologisch Unterschiede zwischen ihnen und den Krebsen der Nebenniere selbst. Letztere veranlassen öfters durch frühzeitiges Einbrechen in Venenlichtungen früh zahlreiche Tochterknoten.

Vom **sympathischen Nebennierenmark** gehen die verhältnismäßig häufigsten Geschwülste des Sympathikusgebietes aus. Auch kommen in ihnen öfters wie irgendwo anders neugebildete Ganglienzellen und Nervenfasern vor. Immerhin sind diese Geschwülste auch hier sehr selten. Wir können unterscheiden das **Neuroblastom**; es besteht aus unreifen nervösen Zellen, d. h. den Neuroblasten, den Vorstufen der Ganglienzellen, und aus von diesen gebildeten feinsten Neurofibrillen; diese Geschwulstform findet sich wohl nur angeboren bei kleinen Kindern und ist höchst bösartig. Und ferner die beiden reifen Geschwulstformen, das **Ganglioneurom** aus fertigen Ganglienzellen und Nervenfasern bestehend, sowie die sog. **chrombraunen Geschwülste** oder **Paragangliome** aus chromaffinen Zellen (s. o.) bestehend. Die beiden letzten Geschwulstarten sind gutartiger Natur. Es kommen auch gemischte Formen vor.

Die Nebennieren sind nicht selten — und zwar häufiger doppelseitig — Sitz metastatischer Geschwülste, vor allem von Krebsen, bei Erstsitz dieses etwa im Magen.

Ferner finden sich in den Nebennieren, wenn auch selten, kleinzellige **Rundzellensarkome**, großzellige **Sarkome** sowie **Endotheliome** und sehr selten, zu allermeist mindestens metastatisch, melanotische **Adenome** und Krebse. Außerdem kommen in seltenen Fällen **Zysten** (Lymphzysten) vor.

Sehr oft findet man, namentlich bei älteren Leuten, bei Leichenöffnungen die mittleren Gebiete der Nebennieren **erweicht**, in eine weiche blutähnliche Masse umgewandelt, oder Spaltbildungen, Erscheinungen, welche auf einer eigentümlichen nach dem Tode eintretende Erweichung des Gewebes beruhen, vielleicht aber mittelbar von Vorgängen am Lebensende abhängen.

Auch von der **Steißdrüse und Karotisdrüse**, welche mit dem Mark des Nebennierenmarks gleiche Abstammung haben, können **Paragangliome** ausgehen.

E. Hypophyse und Epiphyse.

Die **Hypophyse** besteht in ihrem **Vorderlappen** (Adenohypophyse) aus drüsigem Gewebe mit chromophoben Zellen = Hauptzellen und chromophilen Zellen, d. h. eosinophilen (azidophilen) einerseits, basophilen andererseits. Beide Arten stammen wohl von Hauptzellen ab, die basophilen zum Teil auf dem Wege über sog. Übergangszellen. In ihrem **hinteren Lappen** (Neurohypophyse) zeigt die Hypophyse Nervenzellen, Nervenfasern, Glia und Bindegewebe. Sie enthält eisenhaltigen und eisenfreien Farbstoff, welcher vielleicht mit einer Blutkörperchen zerstörenden Tätigkeit zusammenhängt (Lubarsch). Kolloide Zysten finden sich verhältnismäßig oft (genaueres s. im Allgemeinen Teil).

Angeborene Mißbildungen, Entartungen, Atrophie, Entzündungen, metastatische Eiterungen bei septisch-pyämischen Vorgängen, Tuberkulose (Miliartuberkel und Haufentuberkel), Syphilis (Gummata, auch miliare, diffuse Narbenbildung, bei angeborener Syphilis häufig diffuse Entzündung, zuweilen auch miliare Nekrosen im Vorderlappen), Embolien mit anämischen Infarkten im Vorderlappen, oder Venenthrombosen (auch bei eiteriger Entzündung der Umgebung, abhängig von Meningitis u. dgl.) mit Nekroseherden kommen vor, aber im ganzen selten. Auch im Anschluß an Schwangerschaft kommt Nekrose mit Ausgang in fibröse Verhärtung vor. Endlich finden sich an Tuberkel erinnernde Bildungen mit Riesenzellen in und außerhalb der Herde, nach Simmonds auf Sekretanomalien zu beziehen.

Hyperplastische Wucherungen des Vorderlappens, die bis Hühnereigröße erreichen können, werden als **Adenome** (auch **Strumen**) bezeichnet. Kleinere sind häufig. Es sind meist sog. **Hauptzellenadenome**, doch kommen auch andere Formen vor. Sie können in Krebse übergehen. Über die Beziehungen der Adenome der Hypophyse zur Akromegalie vgl. im Allgemeinen Teil. Auch Plattenepithel führende Geschwülste sind als sog. **Hypophysenganggeschwülste** bekannt. Sie gehen vom Stiel (und dem vordersten Teil des Hypophysenvorderlappens) aus; hier kommen Plattenepithelien schon normal, dem Hypophysenaufstieg entsprechend, sehr häufig als Reste des rückgebildeten Hypophysenganges vor. Die Geschwülste können gutartig oder bösartig (Krebse) sein, auch verhornen oder Zysten aufweisen. Bei Hypophysenganggeschwülsten kann die Hypophyse selbst durch Druck untergehen und es kann sog. **Paltauf**scher Zwergwuchs entstehen, auch **Nanosomia infantilis** oder eben nach seiner Entstehungsart auch **Nanosomia pituitaria** (Erdheim) benannt. Weiter sind in der Hypophyse **Teratome** beobachtet worden. Über die Beziehungen der Veränderungen des Hinterlappens zu **Störungen der Geschlechtstätigkeit** und **allgemeiner Fettleibigkeit** s. im Allgemeinen Teil S. 421.

In der **Epiphyse, Glandula pinealis** (Zirbeldrüse), kommt häufig eine reichliche Menge von Kalkkörnern vor (Hirnsand). Es handelt sich wohl um Ausfällung von Kolloiden zusammen mit Kristalloiden (besonders Kalksalze). Ferner finden sich zwei Arten von Farbstoff in den Zellen; einer entspricht wohl den Abnutzungsfarbstoffen, der andere steht dem Melanin zum mindesten sehr nahe. Selten werden hyperplastische Zustände, Zysten und Geschwülste, so gutartige Adenome (sog. Pinealome), Krebse, Sarkome bzw. Psammome, ferner Teratome, beobachtet. Vielleicht hängen Veränderungen der Zirbeldrüse mit Stoffwechselstörungen (allgemeine oder umschriebene Fettsucht, frühzeitige Entwicklung oder Hypertrophie der Geschlechtsorgane) zusammen. Über **Diabetes insipidus** vgl. S. 424.

Elftes Kapitel.

Allgemeine pathologische Anatomie der äußeren Haut.

Vorbemerkungen.

Die äußere Haut besteht aus der Epithelschicht (Epidermis), der Kutis und dem Unterhautbindegewebe mit mehr oder weniger Fettgewebe.

1. In der **Epidermis** folgen sich von unten nach oben die Schicht zylindrischer Zellen — Keimschicht (Stratum germinativum, auch basale genannt) —, wo sich stets Kernteilungsfiguren finden und der Ersatz stattfindet und von wo die Zellen nach aufwärts wandern und die jetzt zu nennenden Schichten bilden, die Stachelzellenschicht (Stratum spinosum) mit den Protoplasmafasern und ihren Fortsätzen, den die Zwischenzellspalten durchsetzenden Zwischenzellbrücken (Keim- und Stachelzellenschicht bilden zusammen das Rete Malpighii), die Körnerzellenschicht (Stratum granulosum), abgeplattete Zellen mit Keratohyalinkörnern im Zelleib, das Stratum lucidum mit eleidinhaltigen Zellen und endlich die Hornschicht (Stratum corneum), die platten verhornten Zellen auch mit Fetten und Cholesterinestern.

2. Die **Kutis** läßt zwei Schichten unterscheiden: Dicht unter dem Epithel die Papillarkörper oder Gefäßhaut (Cutis vasculosa, Pars papillaris), welche Zapfen in die Epidermis hineinsendet, so daß zwischen ihnen die ein Netzwerk bildenden Epithelleisten gelegen sind, aus sich in allen Richtungen durchkreuzenden Bindegewebsfasern und elastischen Fasern bestehend und reich an Gefäßen (besonders die Papillen, die auch reich an Nervenfasern sind) und die eigentliche Kutis (Cutis propria, Pars reticularis), aus sich maschenartig, so daß die Maschenräume längliche Rhomben bilden, durchflechtenden Bindegewebsbündeln, von Netzen elastischer Fasern umsponnen, bestehend; auch finden sich hier noch feine Gitterfasern.

3. Das **Unterhautbindegewebe (Subkutis)** besteht aus Bindegewebsbündeln und elastischen Fasern, die sich in einem lockeren, weitmaschigen Netzwerk durchflechten, während in den Maschenräumen mehr oder weniger Fettzellen eingelagert sind.

Noch zu erwähnen sind die sensiblen Nerven mit ihren Endapparaten, besonders in den Papillen, den Meißnerschen Tastkörperchen und in tieferen Kutisschichten den Vater-Pacinischen Körperchen. Sympathische Nerven versorgen die Gefäße, Schweißdrüsen und die glatte Muskulatur.

Außer groben Falten (über den Gelenken usw.) zeigt die Hautoberfläche eine feine Felderung, die sog. **Oberhautfelderung,** welche besonders deutlich an der Rückenfläche der Hände und Finger bemerkbar ist. Das Verhalten dieser Felderung ist auch zur Krankheitsbestimmung wichtig.

Tätigkeitsgemäß wie auch nach ihrem Verhalten unter krankhaften Bedingungen zeigen Epithelschicht und Papillarkörper eine innige Zusammengehörigkeit und einen gewissen Gegensatz zur übrigen Kutis, indem sie sich gegenüber der letzteren etwa entsprechend verhalten wie das Parenchym und das feinere Stützgewebe der drüsigen Organe gegenüber ihrem gröberen bindegewebigen Gerüst. Sie werden daher von Kromayer zusammen unter dem einheitlichen Namen „Parenchymhaut" der eigentlichen Kutis gegenübergestellt.

Zu der Haut gehören auch noch zwei Arten von **Drüsen,** die Knäueldrüsen oder Schweißdrüsen und die Talgdrüsen. Letztere sitzen an den Haaren, welche in ihrem tieferen Teil eine äußere Wurzelscheide (dem Rete Malpighii entsprechend) und eine innere Wurzelscheide (nach innen zu verhornt) besitzen. Um die Wurzelscheiden herum findet sich eine Bindegewebslage; zusammen bilden sie den Haarbalg, er sitzt an seinem unteren Ende der Haarpapille auf. Am Haarbalg setzt der Musculus Arrector pili (glatte Fasern) an. Unter den Schweißdrüsen sind die sog. großen apokrinen Schweißdrüsen zu erwähnen, welche vor allem in der Achselhöhle liegen und denen die besondere Sekretion von Körperduftstoffen zugeschrieben wird; sie werden vom Anfang der Geschlechtsreife an tätig und haben Wechselbeziehungen zu dem Geschlechtsorgan (besondere Entwicklung und Tätigkeit im Prämenstruum und in der Schwangerschaft).

A. Veränderungen der Färbung und Hornbildung.

Der normale Hautfarbstoff, eisenfreies Melanin, liegt in Form von kleinen Körnchen in den untersten Schichten des Epithels, besonders in der Basalschicht, ferner in Bindegewebszellen (sog. Chromatophoren) der oberen Kutislage. Wahrscheinlich wird eine noch ungefärbte Farbstoffvorstufe, welche aus Stoffen wie vor allem Tyrosin oder Brenzkatechin entsteht, den Zellen der Haut zugeführt und durch eine besondere Tätigkeit dieser, d. h. durch oxydative Fermente, in den Farbstoff verwandelt. Dies gilt zunächst für die Epithelien. Inwieweit die pigmentführenden Bestandteile der Kutis auch selbst Melanin bilden können, also nicht nur Chromatophoren, sondern auch Melanoblasten sind, ist noch umstritten. Für an Ort und Stelle in tiefen Kutislagen gebildeten Farbstoff wird das des bei Neugeborenen und meist bis etwa zum 10. bis 14. Lebensjahr in der Steißgegend gefundenen Mongolenflecks angesprochen. Dieser — ein Rest in der Entwicklungsreihe — ist zwar am stärksten, schon für das bloße Auge auffallend, bei Mongolen entwickelt, aber er ist kein Rassenmerkmal, sondern findet sich auch bei Europäern zuweilen ebenso ausgebildet, und sonst nach mikroskopischen Feststellungen auch ganz gewöhnlich wenigstens angelegt.

Einen Übergang zu Farbstoffabweichungen bildet die stark hervortretende Überfärbung nach starkem Lichtreiz, d. h. Sonnenbestrahlung. Wir sehen aber, wie stark gerade hier die verschiedene Lichtreaktionsempfindlichkeit bei einzelnen Menschen und bei diesen in verschiedenen Hautgegenden mitspricht. In dies Gebiet gehören die **Epheliden,** die **Sommersprossen,** welche als flache Flecke unter dem Einfluß des Sonnenlichtes besonders an unbedeckten Stellen der Haut (Gesicht) zustande kommen und während des Sommers deutlicher hervortreten, während sie im Winter abblassen. Sie entwickeln sich gewöhnlich im 6. bis 8. Lebensjahre und pflegen im späteren Alter wieder zu verschwinden. Sie kommen besonders bei blonden Leuten, offenbar auf Grund angeborener Anlage, vor.

Eine solche tritt ganz besonders deutlich hervor bei dem **Xeroderma pigmentosum.** Hier finden sich umschriebene Rötungen und dann bald Farbstoffbildungen schon bei Kindern, besonders an Gesicht und Händen. Es handelt sich also um bei manchen Menschen auf Grund angeborner Anlage viel ausgedehntere und schon bei geringem Reiz hervortretende außergewöhnliche Reaktion gegen den Lichtreiz. Hier schließen sich nun weitere Veränderungen an. Es kommt zu entzündlichen und dann vor allem atrophischen Vorgängen im Bindegewebe mit Zugrundegehen der Elastika, und dann entstehen gerade beim Xeroderma pigmentosum fast stets an verschiedenen Stellen Hautkrebse.

Auch bei der sog. Landmanns- oder Seemannshaut sehen wir bei besonders dazu geneigten Menschen, die Luft und Licht berufsmäßig besonders ausgesetzt sind, Rötungen und Farbstofflecke, oft in großer Ausdehnung, besonders im Gesicht und an den Armen, auftreten und sich Atrophie und Umgestaltungen des Bindegewebes und Zerstörung der Elastika anschließen.

Über die **Pigmentnaevi** s. u.

Eine zweite Gruppe von Färbungen tritt in Zusammenhang mit bestimmten physiologischen und krankhaften Zuständen des Körpers auf, namentlich in Verbindung mit bestimmter Tätigkeitsentfaltung und Erkrankungen der Geschlechtsorgane, sowie bei allgemeiner Erkrankung des Körpers. Es handelt sich offenbar um Folgen von Stoffwechseländerungen. Hierher gehört das **Chloasma uterinum** bzw. **gravidarum** der Schwangeren und solcher weiblicher Personen, welche an Erkrankungen der Geschlechtsorgane leiden. Ein physiologisches Vorbild haben diese Färbungen in der starken Färbung der Warzenhöfe, der Linea alba usw. während der Schwangerschaft. Bei dem Chloasma tritt die Überfärbung auch im Gesicht auf. Bei derjenigen der Schwangeren handelt es sich wohl um Teilerscheinung von Wachstumsvorgängen, die wie sonst im Körper auch an der Haut stattfinden. Das **Chloasma cachecticorum** tritt bei erschöpfenden Krankheiten, besonders Lungenphthise, auf. Ähnliche Überfärbungen finden sich bei angeboren-syphilitischen Kindern.

Wieder andere Färbungen entstehen durch äußere Einwirkungen thermischer, mechanischer oder chemischer Art als **Chloasma caloricum** („Verbranntwerden" durch Sonnenstrahlen), **Chloasma toxicum** (Senfteig, Kanthariden, bei langdauernder Arsenbehandlung) oft zusammen mit Hyperkeratose (s. u.) fast über den ganzen Körper verbreitet, **Chloasma traumaticum,** endlich bei einer Anzahl von akuten und chronischen entzündlichen Vorgängen, Ekzemen, Prurigo, Lichen, Geschwüren, besonders Unterschenkelgeschwüren, syphilitischen Exanthemen usw. In allen diesen Fällen ist die stärkere Färbung der Haut nicht etwa nur auf die vielfachen, in solchen Fällen auftretenden Blutungen zurückzuführen — wenn sich auch dabei vielfach weniger dauerhafter Blutfarbstoff neben dem Melanin findet — sondern vor allem auf eine vermehrte Farbstoffbildung von seiten der Epidermiszellen selbst zu beziehen.

Bei **Pellagra** (infolge Ernährung mit verdorbenem Mais s. im Allgemeinen Teil) wird die Haut gegen Licht überempfindlich und Rötungen, dann Überfärbungen entwickeln sich besonders wieder an Gesicht und Händen. Andere Hautveränderungen können sich anschließen.

Über die Hautfarbstoffvermehrung bei **Morbus Addisonii** vgl. im Allgemeinen Teil S. 425.

Leukodermie, Mangel des normalen Hautfarbstoffes, kommt angeboren oder erworben vor; die angeborene Form, der **Albinismus,** ist allgemein über den ganzen Körper verbreitet und betrifft außer der Haut auch die Augen (die Pupille erscheint rot) und Haare (weiß), oder er ist ein teilweiser, **Leukopathia congenita partialis,** und betrifft nur kleinere Hautflecke oder einzelne Haarbüschel.

Den erworbenen Farbstoffmangel bezeichnet man als **Leukopathia acquisita** oder **Vitiligo;** er tritt in Form umschriebener ungefärbter Flecke auf, die gleichfalls farbstofffreie Haare tragen können; die hellen Stellen vergrößern sich und fließen zusammen, wodurch ausgedehnte Strecken der Haut eine ganz helle Farbe annehmen können; daneben zeigt sich in der Umgebung oft stärkere Farbstoffeinlagerung. Ursächlich scheinen Störungen der endokrinen Drüsen oder der Nerven in Betracht zu kommen. Auch bei dem **Leukoderma syphiliticum,** welches vorzugsweise beim weiblichen Geschlecht, und zwar besonders am Hals und Nacken, auftritt, kann in der Umgebung eine Zunahme des Farbstoffes stattfinden. Ein ähnlicher Farbstoffschwund kommt auch bei anderen Hauterkrankungen, nach Psoriasis usw. vor, doch ist Anordnung und Sitz der Flecke beim Leukoderma syphiliticum kennzeichnend (näheres siehe in den Lehrbüchern der Syphilidologie). In allen diesen Fällen handelt es sich um angeborene oder durch Schädigung erworbene Unfähigkeit des Epithels zur Farbstoffbildung.

Nach **Blutergüssen** in die Haut entstehen Färbungen durch Hämosiderin und Hämatoidin teils in Körnern, teils in Kristallen (s. S. 71 f.); über Färbung durch Gallenfarbstoff s. S. 74f.

Zur Färbung durch von außen zugeführte Stoffe gehört die Tätowierung, ferner die graubraune Verfärbung, welche in der Haut wie auch in anderen Organen durch Silberniederschläge bei längerem inneren Gebrauch von Argentum nitricum auftritt, die **Argyrie.**

Das Keratohyalin der Körnerschicht ist eine Vorstufe des Horns (Keratins), wahrscheinlich auf dem Wege über das Lipoidreaktionen gebende Eleidin des Stratum lucidum. Die gänzliche Verhornung der obersten Zellen der Epidermis führt zur Bildung und Abstoßung der Oberflächenschüppchen.

Eine Verhornungsabweichung, bei der die Verhornung verlangsamt und nur teilweise vor sich geht, wird als **Parakeratose** bezeichnet. Es fehlt dann die Körnerschicht mit den Keratohyalinkörnchen mehr oder weniger, ebenso fehlt das Eleidin, die verbreiterte Hornschicht weist kernhaltige Zellen und wenig und in den obersten Zellagen gelegenes Horn auf. So entstehen der Unterlage fest anhaftende, wenig Horn enthaltende Schuppenplatten. Diese Schuppenbildung ist für die hohen Grade der Parakeratose, die mehr selbständig auftreten (s. u.), kennzeichnend, in geringerem Maße findet sich solche als Begleiterscheinung sehr zahlreicher Hauterkrankungen.

Hyperkeratose stellt eine Verdickung der ordentlich verhornten Hornschicht, öfters auch der vorbereitenden beiden darunter gelegenen Schichten dar. Es liegt ungewöhnlich starke und so schnelle Hornbildung vor, daß auch die Keratohyalin- und Eleidinstufe der Umwandlung gewissermaßen übersprungen werden kann. Die Hornmassen bleiben aber liegen und werden nicht wie sonst abgestoßen. Einmal kann also die Hyperkeratose eine Verbreiterung fast der ganzen Epithelschicht darstellen, in anderen Fällen aber kann es zu einer Atrophie der tieferen Schichten (des Rete Malpighii) kommen. Auch die Hyperkeratose tritt mehr selbständig auf oder stellt eine sehr häufige Begleiterscheinung anderer — hyperplastischer — Vorgänge dar.

Mit Kyrle kann man die Parakeratose als Ausdruck einer zu geringen Tätigkeit, die Hyperkeratose als solchen einer zu starken bezeichnen. Fast an alle Schädigungen, auch der Keimschicht der Epidermisepithelien, schließen sich Abweichungen in den Verhornungsvorgängen der oberen Lagen an.

Die **Schwiele, Callositas,** ist eine umschriebene Verdickung der Hornschicht, die sich besonders an den Fußsohlen und Handtellern findet und auf Druckwirkung zurückzuführen ist.

Das **Hühnerauge, Clavus** (Leichdorn), ist eine, ebenfalls durch Druck entstandene, umschriebene Hypertrophie der Hornschicht, welche in die Tiefe dringt und mit Atrophie des Papillarkörpers an der betreffenden Stelle einhergeht. Die Verdickung dringt bis in die Kutis vor; es kann dabei zu entzündlicher Rötung und Schwellung der Umgebung, ja selbst zu eiteriger Entzündung kommen.

Durch starke Wucherung der Hornschicht entstehen die sog. **Hauthörner, Cornua cutanea,** krallenartige oder hornartige Erhebungen der Epidermis, doch zeigen sich dabei auch die Papillen verlängert und in die Hornmasse hineinragend. Die Hauthörner entwickeln sich auf sonst normalem Untergrund oder über Narben, Geschwülsten, Atheromen u. dgl., besonders am Kopf.

Eine Hyperkeratose ist das grundlegende für die verschiedenen Formen des **Keratoma congenitum,** dessen eine Form an Fuß und Handfläche genannt sei. Unter zahlreichen anderen Keratosisformen soll die Keratosis pilaris (auch Lichen pilaris genannt) erwähnt werden, bei der es zur Ausbildung kleiner über die Haarfollikelmündungen sich ausbreitender Hornknötchen, vielfach mit einem Lanugohaar im Innern, kommt, sowie die **Hyperkeratosis follicularis vegetans** oder **Dariersche Krankheit,** bekannt durch die von Darier anfangs für Krankheitserreger gehaltenen „Corps ronds", abgerundete verhornte Zellen mit erhaltenem aber entartetem Kern. Hier liegt die Verhornungsabweichung, eine „Dyskeratose" besonderer Art vor.

Zu den Hyperkeratosen gehört anch die **Ichthyosis** (vulgaris). Hier handelt es sich um eine diffuse Veränderung, die offenbar auf angeborener Grundlage schon um das Ende des ersten Lebensjahres beginnt. Die Haut wird trocken, rauh (Schweiß- und Talgbildung ist vermindert), dann treten auf der Hautoberfläche hornartige Platten, oft in Form von Schuppen, auf. Im höchsten Grad der Veränderung, der sog. Ichthyosis hystrix, entstehen stachelige Hornplatten; hier besteht zugleich eine Hypertrophie der Papillen.

Über andere mit Hyperkeratose usw. einhergehende Hauterkrankungen, wie Psoriasis, s. erst unten.

B. Kreislaufstörungen.

Die durch aktive **Hyperämie** hervorgerufenen (an der Leiche meist nicht mehr erkennbaren), bei Druck zeitweise schwindenden Rötungen der Haut bezeichnet man im allgemeinen als **Erytheme,** umschriebene kleine fleckige Rötungen insbesondere als **Roseolen.** Erytheme treten unter verschiedenen Umständen auf: auf reflektorischem Wege, durch Strahleneinflüsse (Erythema solare, „Sonnenstich"), durch traumatische, durch giftige Einwirkungen, bei manchen Infektionskrankheiten (Roseola beim Typhus abdominalis, bei Typhus exanthematicus usw.). Die im Verlauf von Infektionskrankheiten auftretenden Rötungen kommen teils durch unmittelbare Einwirkung der Infektionserreger, bzw. deren Giftstoffe, teils auf reflektorische Weise zustande. In vielen Fällen handelt es sich jedoch bei diesen Erythemen nicht einfach um aktive Hyperämie, sondern bereits um entzündliche Erscheinungen (s. u.).

Über die mit Hyperämie und Kapillarerweiterung beginnende **Acne rosacea** und das sich anschließende **Rhinophyma** s. u. S. 677.

Besser als die Wallungshyperämie erkennt man an der Leiche die **Stauungshyperämie,** wie sie nach allgemeiner oder örtlicher Blutstauung, und zwar im ersteren Falle namentlich an den peripheren Teilen der Gliedmaßen und an den Lippen, zustande kommt; sie ist durch die blaurote Färbung der Haut und die starke Füllung der Venen gekennzeichnet. Bei längerer Dauer treten dann zinnoberrote Flecke auf blaurotem Grunde auf, welche wahrscheinlich auf Auslaugung von Blutfarbstoff beruhen.

Atonische oder asthenische Hyperämie (S. 17) der Haut kommt bei Herz- und Lungenkrankheiten, ferner auch durch örtliche Einwirkungen zustande; namentlich durch Frost, wobei durch die Hyperämie die Kapillaren ebenfalls zuerst ausgedehnt werden und dann im Zustande der Atonie verbleiben, ferner beim Dekubitus (s. u.), wo der anfänglichen Druckanämie der aufliegenden Körperstellen eine atonische Hyperämie dieser folgt.

Allgemeine **Anämie** fällt an der Leiche nur in höheren Graden auf (bei Verblutungstod, Blutkrankheiten u. dgl.). Umschriebene anämische Stellen entstehen örtlich durch Druck auf die Haut, oder als Folge von Gefäßzusammenziehungen, wie sie durch Kälte oder durch vasomotorische Einflüsse hervorgerufen werden. Wahrscheinlich wirkt auch das Secale cornutum (Ergotin) durch zentral ausgelöste Erregung der Gefäßverengerer.

Unter den **ödematösen** Zuständen der Haut unterscheidet man die stärkere seröse Durchtränkung des Unterhautgewebes und das Ödem der Papillarschicht. Bei dem Unterhautödem, dem gewöhnlichen **Anasarka** oder **Hyposarka,** ist die Haut angeschwollen und entweder derb, elastisch, gespannt („elastisches Ödem") oder teigig weich, so daß Fingereindrücke längere Zeit bestehen bleiben. Im ersteren Falle ist das Gefüge des Unterhautbindegewebes gelockert, und die Flüssigkeit läßt sich leicht von der Druckstelle verdrängen. Das Anasarka kommt als allgemeines Stauungsödem bei allgemeiner Stauung, besonders in bestimmten Körpergebieten (Beine, Füße), oder als örtliches Ödem bei örtlicher Kreislaufstörung (Venenthrombose u. dgl.), als dyskrasisches Ödem sowie als Fluxionsödem, besonders an gewissen mit lockerem Unterhautgewebe versehenen Stellen (Augenlider, Geschlechtsorgane), vor.

Das sog. Papillarödem, welches ausschließlich in umschriebener Form auftritt, verursacht flache Erhabenheiten, welche in allmählicher Abdachung in die umgebende Haut übergehen — **ödematöse Papel** oder **Quaddel** (Urtika). Es kommt als Fluxionsödem vor und wird durch verschiedene örtliche Reize, Insektenstiche, Brennessel, gewisse Heil- oder Genußmittel, hervorgerufen. Manche Leute haben eine besondere Neigung zur Quaddelbildung in Gestalt der sog. **Urtikaria,** der **Nesseln.** Ausgelöst werden sie dann meist durch gewisse Speisen (Krebse, Erdbeeren usw.), gegen die eine Art Idiosynkrasie besteht. Zum Teil kann das Papillarödem auch durch nervöse Einflüsse auf reflektorischem Wege bewirkt werden. Bei manchen Leuten rufen auch Berührungen der Haut, z. B. durch Darüberstreifen mit dem Griffel, örtlich begrenzte Ödeme hervor — Urticaria factitia. Von den entzündlichen Vorgängen (s. u.) unterscheidet sich die Urtikaria durch das rasche Zurückgehen der Quaddeln, doch kann sie in entzündliche Zustände übergehen, bzw. schon ihre Vorstufe darstellen.

Manche Forscher fassen jetzt auch die Urtikaria selbst schon als einen entzündlichen Vorgang auf im Hinblick auf die bestehende, wenn meist auch sehr geringe, aktive Hyperämie mit Auswanderung von Zellen und den ziemlich hohen Eiweißgehalt der Quaddel.

Auf ähnliche Einflüsse ist auch das **Oedema fugax** (Quincke) zu beziehen. Besonders am Gesicht und an den Gliedmaßen treten umschriebene Ödeme auf, die meist bald wieder verschwinden (1—2 Tage), aber oft wiederkehren können.

An chronisches Ödem können sich hyperplastische und Verhärtungs-Zustände der Haut, Elephantiasis, anschließen.

Über ödematöse Vorgänge in der Epidermis s. u. S. 675.

Blutungen in die Haut entstehen oft und unter verschiedensten Bedingungen. Teils sind sie Folge von Verletzungen, teils entstehen sie bei verschiedenen Exanthemen, bei perniziöser Anämie, Skorbut, Allgemeinerkrankungen, besonders **Sepsis** oder Vergiftungen. Bei Endocarditis ulcerosa treten an der Haut oft kleine embolische hämorrhagische Infarkte auf.

Die Blutungen werden je nach ihrer Größe und Gestalt mit verschiedenen Namen bezeichnet. **Petechien** sind ganz kleine, punktförmige, scharf begrenzte Blutungen, **Vibices** solche von streifiger Gestalt; etwas größere, zackig begrenzte heißen **Ekchymosen,** noch größere, nicht scharfbegrenzte Blutergüsse **Sugillationen.** Viele nicht von Verletzungen herrührende Hautblutungen faßt man unter dem Namen **Purpura** zusammen; von ihnen sind anzuführen diejenigen bei Skorbut, die Purpura senilis und die Purpura haemorrhagica des Morbus maculosus Werlhofii (s. S. 24). Zum Teil sind die Purpurablutungen auf infektiöse (Purpura variolosa) oder chemische Einwirkungen (Phosphor, Jod), zum Teil auf Änderung in der Blutbeschaffenheit oder auf nervöse Einflüsse zurückzuführen.

C. Atrophien, Entartungen, Nekrosen und Geschwürsbildungen.

Unter **Atrophie** der Haut versteht man im allgemeinen eine Abnahme ihrer Bestandteile an Größe oder auch an Zahl, welche sich in Verdünnung ihrer einzelnen Schichten äußert. Eine solche Atrophie findet sich (nach der Einteilung von Gans) infolge Abnahme der bioplastischen Energie als Unterernährung- und Untertätigkeitsatrophie, auf Grund mechanischer Einwirkungen wie Druck oder Zug, infolge nervöser Einwirkungen und endlich auf Grund von Giftschädigung. Von den beiden Hauptschichten wird die Kutis zuerst verändert, dann folgt die Epidermis. Die Papillen und die dazwischen gelegenen Epithelleisten sind erniedrigt, die Oberhautfelderung ist verstrichen, daher die Hautoberfläche glatt (wie wir dies auch noch bei Narben im kutanen Gewebe sehen werden).

Als Beispiel der erstgenannten Entstehungsart sei die **Altersatrophie** der Haut angeführt. Hier zeigt sich die allgemeine Verdünnung der Kutis und Epithelschicht. Die Papillen verschwinden fast ganz, so daß Epidermis und Kutis fast eine gerade verlaufende Grenze bilden. Am stärksten ist — besonders eben in den oberen Kutislagen — der Schwund des leimgebenden und elastischen Gewebes. Es können aber gerade in ihnen auch gestaltliche Umänderungen hinzukommen. Das Bindegewebe macht Verklumpungen und kolloidchemische Umgestaltungen durch, so daß sich plumpe Massen, die sich nach Art der Elastika färben, ausbilden, die Elastika zeigt Aufquellungen, Zerreißungen, Verklumpungen. Die elastischen Fasern können ihre gewöhnliche Färbbarkeit ändern, dann ganz verlieren. Die Kutis verliert so an Elastizität; sie wird durch die Körperbewegungen wie sonst gedehnt, kann sich aber nicht mehr entsprechend zusammenziehen. Die Haut wird schlaff; statt der normalen Oberhautfelderung erhält sie gröbere Falten. Die Haare fallen aus und werden nicht mehr ersetzt. Auch die Talgdrüsen und Schweißdrüsen entarten bzw. atrophieren. Überfärbungen kommen vor. Der Altersatrophie steht die bei zehrenden Körpervorgängen sehr nahe.

Eine Atrophie der Parenchymhaut findet sich ferner bei den sog. Schwangerschaftsnarben; durch die Ausdehnung der Bauchdecken kommt es zur Dehnung und teilweisen Zerreißung von Bindegewebsfasern der Kutis; sie verlieren ihre normale maschenförmige Anordnung und legen sich gleichgerichtet in der Richtung der Dehnung. Vor allem auch die Elastika zeigt Veränderungen. Dann wird auch die Epithelschicht verändert. Ganz ähnliche Dehnungsstreifen kommen auch bei Ausdehnung der Bauchhöhle durch andere Vorgänge, Geschwülste, Flüssigkeitsansammlung, usw. zustande.

In anderen Fällen ist die Atrophie Endausgang einer chronischen Entzündung: Dermatitis chronica atrophicans in ihren verschiedenen Formen. Hier beginnt die Entzündung mit Zelleinlagerungen gerade in den obersten Kutisschichten. Die Elastika geht hier auch frühzeitig zugrunde.

Hier anschließen können wir die **Sklerodermie.** Bei ihr finden wir eine eigenartige umschriebene oder diffuse Hautverhärtung.

Nach einer ödematösen Vorstufe findet sich eine zellige Einlagerung in der Kutis entlang den Gefäßen, die elastischen Fasern schwinden nur teilweise, aber das Bindegewebe quillt und splittert sich auf. Die Papillen werden groß, unregelmäßig, in der Epidermis zeigen die unteren Schichten Auflockerung und Vakuolisierung, die Hornschicht wird hypertrophisch. In der zweiten Stufe ist die Kutis in den erkrankten Gebieten durch eine gleichmäßige Bindegewebsverhärtung ersetzt. Es schließt sich Atrophie der Haut an. Auch das Fettgewebe schwindet und wird durch derbes Bindegewebe ersetzt, ein Teil der Haarfollikel und Talgdrüsen geht unter, die Schweißdrüsenausführungsgänge werden stark zusammengedrückt, die Drüsen darunter können erweitert werden. Der Vorgang greift auch auf die Muskeln sowie Gelenke usw. über; so kommen Sonderformen wie Sklerodaktylie oder Myosklerose zustande. Bei der diffusen Form kann es zu ganz panzerartiger Umschnürung von Körperteilen und schwerster Beweglichkeitsstörung kommen.

Eine besondere, sich meist wieder zurückbildende, Veränderung (mit Einlagerung eines Exsudates in die tiefere Kutis) ist das **Sklerödem der Erwachsenen.** Vielleicht ist die Erscheinung von Veränderungen der Nerven abhängig. Bei Neugeborenen kommt das **Sklerema neonatorum** vor, bei dem meist eine ödematöse und eine adipöse Form unterschieden wird. Das Fettgewebe wird hier eigenartig hart, die Epidermis kann atrophisch werden. Das Sklerem ergreift Neugeborne der ersten Lebenswochen, besonders an den unteren Gliedmaßen, dann dem Rumpf, und führt schnell zu schwerster Schwäche und Tod.

Atrophie der Haare bzw. ihrer Wurzel führt zu Haarausfall. Sie ist Begleiterscheinung verschiedener örtlicher Hauterkrankungen. So findet sich der gewöhnliche Altershaarschwund, die **Alopecia senilis,** als Begleiterscheinung der Altershautatrophie (s. o.). Doch wird Kahlköpfigkeit nur als Altersfolge auch bestritten und angenommen, daß seborrhoeartige Erkrankungen (s. u.) oder dgl. vorangehen. Bei dem vorzeitigen Altersschwund wirken offenbar auch erbliche Anlagebedingungen, besonders auch hormonal-endokriner Art, mit. Eine besondere Form des Haarschwundes stellt die **Alopecia areata** dar, bei welcher runde bis ovale, scharf abgesetzte Flecke des behaarten Kopfes haarlos werden. Durch Zusammenfließen können diese Gebiete groß werden. Zugrunde liegen atrophische Vorgänge vor allem der Haarwurzel. Die Erkrankung ist vielleicht eine trophoneurotische, es wird auch an infektiös-toxische Ursachen und neuerdings vor allem auch an innersekretorische Störungen gedacht; vielleicht ist die Entstehungsursache nicht einheitlich.

Eine eigenartige Veränderung liegt dem **Pseudoxanthoma elasticum** zugrunde, das in Gestalt leicht erhabener Papeln in allen Altern vorkommen kann und Neigung zu familiärem Auftreten zeigt. Hier ist nämlich die Elastika der Kutis hochgradig verändert: die Fasern sind teils plump verdickt, teils aufgequollen, teils aber auch ganz in Bröckel zerfallen. Auch zeigen die elastischen Fasern veränderte Farbreaktion.

Von der **amyloiden Entartung** als Teilerscheinung allgemeiner werden an der Haut vor allem Talg- und Schweißdrüsen befallen. Aber es findet sich auch örtlich Amyloidosis besonders in den Papillen zusammen mit Hyperkeratose nicht so selten.

Das Bindegewebe kann kann auch eine homogene Verklumpung mit Farbänderungen eingehen — sog. **hyaline oder kolloide Entartung** —, wobei meist auch die Elastika verändert ist. Ähnliche Vorgänge sind schon oben unter Altersatrophie beschrieben.

Verkalkung kommt vor allem in der Kutis und im Unterhanggewebe bei allgemeiner Kalzinosis vor, dann auch örtlich im Anschluß an Geschwülste oder Zysten (Atherome), Entzündungen oder dgl. Es kann sich Verknöcherung anschließen; solche findet sich auch zuweilen in Narben, z. B. in Laparotomienarben.

Bei embolischem oder thrombotischem Verschluß der Arterien oder starker Beeinträchtigung ihrer Lichtung durch Atherosklerose treten **Nekrosen** auf. Durch Vertrocknung solcher

Gebiete entsteht der trockene Brand — die **Mumifikation** —, sonst der feuchte Brand, meist **Gangrän,** d. h. durch Fäulniserreger hervorgerufene Zersetzung der abgestorbenen Teile. Bei starker Herzschwäche kann auch ohne völlige Verlegung der Arterienlichtung der Kreislauf in den feineren Ästen der peripheren Teile stocken und so, besonders an Füßen und Unterschenkeln, Nekrose und Gangrän eintreten. Dies findet sich vor allem bei Atherosklerose der Gefäße im Alter — **Altersgangrän** — oder bei Krankheiten mit Körperschwund — **kachektische Gangrän.** Hierher gehört auch die fast stets auf Gefäßveränderungen beruhende **diabetische Gangrän,** besonders der Zehen, und die ebenfalls meist die Zehen und die Finger befallende **symmetrische Gangrän,** die sog. **Raynaudsche Krankheit.** Gelegenheitsursache sind dabei oft kleine Verletzungen besonders an Zehen oder am Fuß, die zu Entzündungen und bei dem mangelhaften Kreislauf (besonders im Alter) zu Nekrose führen. Sekundär schließt sich dann oft ausgedehnte Thrombose an. Nicht auf Atherosklerose, sondern auf **verschließender Arteriitis,** z. T. vielleicht auf Grund von Kälteeinwirkung, beruht eine bei jüngeren Menschen schon vorkommende Gangrän, auch der Zehen und Unterschenkel, auch Finger, die wenig gut sog. **Bürgersche Krankheit.**

Auf infektiösen Ursachen beruht auch die **Noma** (s. S. 484) und der sich an Wundinfektionen anschließende **Hospitalbrand** (Wunddiphtherie); die Wunden zeigen dabei infolge Nekrotisierung der Granulationen grauweißen, nicht entfernbaren Belag; namentlich in der vorantiseptischen Zeit war dies häufig und führte durch Allgemeininfektion zum Tode.

Andere Nekrosen entstehen durch Verletzungen, Ätzung, Verbrennung, Erfrierung usw.

Sehr wichtig ist der **Druckbrand, Dekubitus.** Er kommt unter dem Druck des Körpergewichts an solchen Stellen zustande, wo die aufliegenden Teile diesem Druck besonders ausgesetzt sind: bei Rückenlage in der Kreuz- und Steißbeingegend, an den Dornfortsätzen der Rückenwirbel, dem Hinterhaupt, der Ferse. Bei Seitenlage auch am Trochanter, der Spina anterior superior, dem äußeren Knöchel, dem Ellenbogengelenk.

Außer dem Druck sind örtliche Störungen des Kreislaufs beteiligt, besonders bei Schwäche der Herzkraft. Aber auch zu örtlicher Drosselung der Gefäße kommt es, so besonders in der Kreuzbeingegend zu solcher der Arteria und Vena glutaea, deren Verlauf das Zusammendrücken begünstigt. Thrombose kann so eintreten (Dietrich). Auch zentrale oder periphere Nervenerkrankungen sind auf dem Wege trophoneurotischer Einflüsse äußerst wirksam. So entsteht fast stets bei Rückenmarksleiden mit Lähmungen sehr schnell Dekubitus. Die Veränderungen setzen mit Anämie ein, an deren Stelle sehr schnell atonische Hyperämie tritt. Es bilden sich durch Stase und Austreten des Blutfarbstoffes blau-rote Flecke. Diese wandeln sich unter dem Druck bald in schwarze, schorfartige oder weiche, brandige Massen um. Doch entstehen — besonders bei stürmischem Verlauf — auch schon durch die Gefäßdrosselung anämische oder hämorrhagisch abgestorbene Keile, die dann von der Haut aus oder metastatisch infiziert werden (Dietrich). In jedem Falle kommt es zu nekrotischen Massen, welche gangränös zersetzt werden. Durch Fortschreiten des brandigen Zerfalles und Abstoßung solcher Massen entstehen ausgedehnte Geschwüre, welche die Knochen freilegen oder gar angreifen können. Septische Infektionen und metastatische Eiterungen können sich anschließen.

Geschwüre der Haut entstehen durch Abstoßung irgendwie abgestorbener Gebiete, oder bei infektiösen Granulationen wie Tuberkulose, Syphilis, oder Geschwülsten (s. u.), Verletzungen usw.

Nach der Form unterscheidet man: kallöse Geschwüre mit aufgeworfenen verdickten Rändern, sinuöse mit unterhöhltem Rand, fungöse mit pilzartigen Wucherungen am Grund, fistulöse durch Durchbruch tiefer liegender Zerfallsherde entstanden, und serpiginöse, die an einer Seite zuheilen, an der anderen fortschreiten. Heilung erfolgt durch Vernarbung.

Folgende besondere Geschwürsarten seien erwähnt:

Das **Ulcus varicosum,** Ulcus cruris chronicum, Unterschenkelgeschwür, kommt bei Stauung, besonders Varizen des Unterschenkels, infolge der dann bestehenden Empfindlichkeit der Haut unter Einwirkung geringfügiger äußerer Einflüsse (leichte Abschilferungen durch Druck, Reibung, Verletzungen) zustande.

Die Neigung zur Heilung ist gering, daher der Verlauf sehr chronisch; zwar bilden sich Wundgranulationen, aber sie führen bloß teilweise und vorübergehend zur Vernarbung, zerfallen bald wieder selbst und vergrößern so den Gewebsverlust. Die Wundränder sind zackig, derb. Oft besteht elephantiastische diffuse Verdickung der umgebenden Haut, durch Stauungsblutungen wird sie gefärbt. Nicht selten treten von seiten des Periostes Wucherungen und selbst Knochenneubildungen auf.

Über den weichen Schanker, das **Ulcus molle,** s. im Allgemeinen Teil.

Das **Mal perforant du pied,** meist an der Fußsohle oder der Ferse, beginnt mit Eiterung unter einer schwieligen Stelle der Haut, greift aber rasch in die Tiefe und zerstört auch Knochen und Gelenke. Bezeichnend ist das unaufhaltsame Fortschreiten verbunden mit völliger Schmerzlosigkeit. Ursächlich handelt es sich wahrscheinlich um trophoneurotische Einflüsse, zumal daneben fast immer andere trophische Störungen der Haut und der Nägel vorhanden sind. Die Erkrankung tritt namentlich bei Tabes dorsalis, Syringomyelie, Lepra der Nerven, ferner auch bei Diabetes mellitus auf.

Der **Ergotismus, die Kriebelkrankheit,** stellt eine auf Vergiftung mit Secale cornutum (Mutterkorn) zurückzuführende Erkrankung, welche öfters zu Hautgangrän führt, dar.

Ainhum wird eine besonders Neger befallende Erkrankung (vor allem in Brasilien, Ostasien, Afrika) genannt, welche zu Gangrän und Abstoßung der vierten oder fünften Zehe führt, und deren Ursache unbekannt ist. Es handelt sich um eine auch den Knochen ergreifende Entzündung mit Gefäßverlegung und dann Nekrose.

Bei **Lepra mutilans** sowie bei **Syringomyelie** (S. 585 f.) finden sich Kreislaufstörungen mit blauroter Verfärbung der Haut, Ödem, Blasenbildung, Panaritien, Knochennekrosen (besonders an den Fingergliedern), Veränderungen der Nägel usw., Vorgänge, welche zu hochgradiger Verstümmelung der Finger führen können. Hierher gehört ferner die **Morvansche Krankheit,** welche wahrscheinlich ebenfalls auf Syringomyelie zurückzuführen ist.

Skorbutische Geschwüre entstehen durch Blutungen in die Haut mit nachfolgender Infektion.

D. Entzündungen.

Die entzündlichen Vorgänge der Haut betreffen im wesentlichen die Parenchymhaut (Papillarkörper und Epithel), aber auch die Kutis ist öfters beteiligt. Tiefer greifende Formen der Kutis und des Unterhautgewebes sind besonders eiteriger Art.

a) Akute Formen.

Als leichteste Grade von **akuter Entzündung der Parenchymhaut** lassen sich gewisse **Exantheme** und **Erytheme** bzw. **Roseolae,** besonders toxischer und infektiöser Natur, auffassen, bei denen zur aktiven Hyperämie (s. o.) geringe Exsudation hinzukommt, so bei Masern, Scharlach, Pellagra usw. Leichte Abschuppung schließt sich öfters an.

Bei stärkerer Exsudation tritt eine Anschwellung der Haut ein, entweder diffus verbreitet oder nur über kleinere Bezirke. Im letzteren Falle entsteht die entzündliche **Papel,** eine meist kegelförmige, seltener große Knoten oder Quaddeln bildende Erhebung der Haut, bedingt durch vermehrte Durchtränkung des Papillarkörpers und der Epidermis. Innerhalb der Epidermis kommt es durch Austreten von Flüssigkeit aus dem Papillarkörper zur Bildung von **Bläschen (Vesiculae)** oder größeren **Blasen.** Ihr Sitz ist verschieden:

Findet plötzlicher Austritt von Flüssigkeit aus dem Papillarkörper statt, so sitzt die Flüssigkeit zwischen abgehobenem Epithel und Papillen. In anderen Fällen breitet sich die ausgetretene Flüssigkeit innerhalb der Spalträume zwischen den Epithelien aus, Spongiose (s. u.), in wieder anderen Fällen kommt es zu Einschmelzung und Verflüssigung von Epithelien (Kolliquationsnekrose). Der Inhalt der Bläschen besteht zunächst aus klarer, seröser Flüssigkeit mit nur wenig Leukozyten. Die Decke der Bläschen pflegt zu vertrocknen, oder die Bläschen platzen oder werden eingerissen, worauf sich die Decke dem Grunde des Bläschens anlegt; die Heilung erfolgt durch Epithelersatzbildung. Dauert die Entzündung an, so kann eine Sekretion nach außen stattfinden („nässen"); das Sekret kann zu Borken oder Krusten eintrocknen.

In anderen Fällen trübt sich der Inhalt der Bläschen, indem das Exsudat eiterig wird: **Pusteln.**

Auch an ihnen kann Vertrocknung der Blasendecke oder länger dauerndes Nässen und Eintrocknung des Sekretes mit Bildung von Borken und gelblichen oder durch Blutfarbstoff schmutzigbraunen Krusten stattfinden.

Die Heilung der oberflächlichen akuten Hautentzündung erfolgt ohne Narbenbildung.

Unter den Ursachen sind in erster Linie mechanische, thermische, Strahlen-Einwirkungen, oder chemische (Arsen, Jod, Brom, Quecksilber) auch autotoxische Reize sowie infektiöse Einflüsse anzuführen. Ferner spielen trophoneurotisch bei Zustandekommen und Ausbreitung der Entzündung eine Rolle; so folgt der Herpes zoster (s. u.) dem Ausbreitungsgebiet von Hautnerven; auch bei Prurigo, Herpes labialis und genitalis sind vielleicht nervöse Einflüsse von Bedeutung. Endlich können verschiedene auf reflektorischem Wege entstandene Ödeme der Haut, wie die Urtikaria und das Erythema exsudativum multiforme (s. u.), in entzündliche Veränderungen übergehen.

Von den **einzelnen Formen** seien erwähnt:

Einfache Exantheme bzw. Erytheme (mit geringer Exsudation).

Das **Masern-** und **Scharlachexanthem** vgl. im allgemeinen Teil.

Manche Heilmittel wie Chinin oder Salizyl rufen Exantheme hervor, sog. **Arzneimittelexantheme.**

Das **Erythema exsudativum multiforme** beginnt mit kleinen Papeln, welche sich rasch bis zu Zehnpfennigstückgröße und mehr vergrößern, während die inneren Gebiete einsinken. Außerdem kommen große Blasen, ringförmige Bläschen usw. vor. Wahrscheinlich handelt es sich um eine akute Infektionskrankheit.

Das **Erythema nodosum** bildet besonders am Unterschenkel und Fußrücken oft recht große, erst blasse, dann rote Knoten, die bald aufgesaugt werden. Es zieht sich durch 4—6 Wochen hin und tritt oft zusammen mit Gelenkschmerzen bei Infektionskrankheiten, besonders Gelenkrheumatismus, Scharlach usw. auf.

Erythema induratum s. unter Tuberkulose.

Exantheme mit Bläschenbildung.

Bei dem **Ekzem,** einer schwer bestimmbaren Hautentzündung im weitesten Sinne, bei der die Grundlage wohl, sehr allgemein gesprochen, auf in der Anlage gegebener oder erworbener Überempfindlichkeit beruht, können wir teils Stadien, teils Formen mit folgenden Bezeichnungen unterscheiden: zunächst das Ekzema papulosum sowie das Ekzema vesiculosum. Aber die Bläschen können auch vereitern, Ekzema pustulosum. Platzen die Bläschen oder Pusteln, so entstehen kleine „nässende" (d. h. seröse Flüssigkeit absondernde) Hautabschürfungen — Ekzema madidans. Durch Eintrocknung entstehen Krusten — Ekzema crustosum. Sammelt sich unter den Krusten Eiter, so entsteht das Ekzema impetiginosum. Schließt sich eine chronische Wucherung mit Abstoßung verhornter Zellen an, so bezeichnet man dies als Ekzema squamosum. Doch macht keineswegs jedes Ekzem alle diese Stufen nacheinander durch. Es können an der geschwollenen, unnachgiebigen Haut, besonders an den Händen und über den Gelenken, Einrisse, sog. Rhagaden, auftreten.

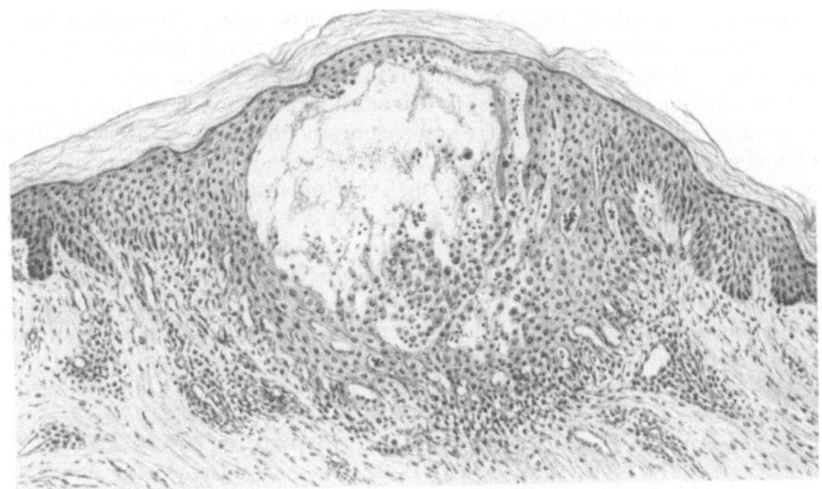

Abb. 525. Zosterbläschen. (Nach J. Kyrle.)

Gerade bei den Ekzemen sehen wir die teils schon besprochenen, teils noch zu besprechenden Erscheinungen der Parakeratose, Akanthose und Spongiose eine Hauptrolle spielen.

Der Schweißfriesel, **Miliaria,** besteht im Aufsprießen kleiner, wasserheller, einige Tage bestehender Bläschen, im Verlauf mancher Infektionskrankheiten (Puerperalfieber, Typhus, akuter Gelenkrheumatismus) sowie als Folge der Reizwirkung des Schweißes, besonders am Rumpf.

Beim **Pemphigus vulgaris** werden ausgedehntere, haselnuß- bis walnußgroße, selbst handtellergroße, Blasen (bullöses Exanthem) mit seröser, gelblicher, später sich eiterig trübender Flüssigkeit gebildet; gewöhnlich trocknen sie zu bräunlich gefärbten Borken ein und heilen ohne Narbenbildung ab. Die Veränderung kann sich in Schüben immer wieder wiederholen und so sehr bedenklich werden. Dann gibt es auch bösartige, mit Pemphigusausbrüchen einhergehende, fortschreitende Erkrankungen, welche sich nach und nach über den ganzen Körper ausbreiten und nach Monaten unter den Erscheinungen des Kräfteschwundes zum Tode führen können. Hierher gehört der **Pemphigus foliaceus,** bei welchem die Kutis in großer Ausdehnung bloßgelegt und von Borken bedeckt wird, und der **Pemphigus vegetans,** welcher ein serpiginöses Fortschreiten zeigt und meist zum Tode führt. Hier entwickeln sich aus den Blasen ausgedehnte Wucherungen. Die Erkrankung befällt oft zuerst die Mundschleimhaut.

Der durch Kokken bewirkte **Pemphigus neonatorum** des ganzen Körpers ist eine mit kleinen, aber sich rasch vergrößernden Bläschen unregelmäßigen Sitzes beginnende Erscheinung, welche nicht ohne Gefahren ist.

Der **Pemphigus syphiliticus,** ebenfalls bei Neugeborenen, zeichnet sich außer durch das gleichzeitige Bestehen noch anderer Zeichen angeborener Syphilis durch symmetrischen Sitz an Handteller oder Fußsohlen aus, wobei auch noch an anderen Stellen Blasen vorhanden sein können.

Der **Herpes** bildet gruppenförmig angeordnete Bläschen mit anfangs klarem, später sich trübendem Inhalt, welche schließlich vertrocknen und unter Abstoßung der kleinen Borken abheilen; selten werden die Spitzen der Papillen zerstört, worauf sich kleine Narben bilden. Dem Sitz nach unterscheidet man vor allem den Gesichtsherpes (insbesondere Lippenherpes) bei fieberhaften Erkrankungen, wie Influenza, heftigen Katarrhen, Lungenentzündungen, Typhus, und den Geschlechtsteilherpes an Vorhaut und Eichel sowie Schamlippen.

Der **Herpes zoster** bildet Bläschen, die dem Ausbreitungsgebiet bestimmter Nervenstämme oder -äste folgen. Er entsteht wahrscheinlich auf Grund von nervösen Beeinflussungen auf anscheinend infektiöser Grundlage, wenn auch scheinbar von selbst oder nach Infektionen und Vergiftungen. Manchmal enthalten die kleinen Bläschen blutige Flüssigkeit (Herpes zoster haemorrhagicus); oder es entwickeln sich gangränöse Schorfe (Herpes zoster gangraenosus).

Auf nervöse Beeinflussungen ist wahrscheinlich auch die **Akrodynie** oder Feersche Krankheit zu beziehen, die erythemartige Ausschläge an Händen und Füßen aufweist, woran sich Epitheldegeneration und Abstoßung anschließen. Es treten später starke Allgemeinerscheinungen, wie Zittern und Krämpfe, auf.

Die Neigung mancher Menschen, auf leichtesten Druck hin, z. B. durch die Kleidungsstücke, pemphigusartige Blasen zu bilden, wird als **Epidermolysis bullosa (hereditaria)** bezeichnet.

b) Chronische Formen.

Bei den Vorgängen, welche gewöhnlich als **chronische Entzündungen** der Parenchymhaut bezeichnet werden, können zwar auch die bei den akuten Entzündungsformen vorhandenen Erscheinungen der serösen und zelligen Exsudation, Hyperämie, sowie Bildung von Bläschen und Pusteln vorhanden sein; die Hauptveränderung aber bildet, abgesehen von jenen Formen, welche bloß insofern chronisch verlaufen, als akute Entzündungsvorgänge fortwährende Rückfälle eingehen, die Anschwellung des Gewebes durch Wucherung seßhafter Zellen und Anhäufung einkerniger Rundzellen; der Papillarkörper ist im ganzen geschwollen, die Papillen sind vergrößert und verlängert, die sie überziehende Epidermislage ist ebenfalls gewuchert und mehr oder weniger verdickt; so entstehen meist breitere, sich gegen die Umgebung flach abdachende Papeln oder ausgedehntere, oft scheibenförmige Bildungen, bei denen die Erscheinungen der Hyperämie zurücktreten oder auch ganz vermißt werden. Mit der vermehrten Bildung von Epithelien geht eine andere Erscheinung einher, welche bei manchen der hierher gehörigen Formen ein kennzeichnendes Merkmal ausmacht, die **Abschuppung** der Epidermis. Diese Schuppung, welche ihren Grund in einer Verhornungsabweichung der wuchernden Epidermiszellen, der Parakeratose (s. o.), hat, und darauf zurückzuführen ist, daß die Zellen bei der lebhaften Wucherung nicht die ordnungsmäßige Verhornung durchmachen, kommt auch im Gefolge von akuten Entzündungen, selbst bei leichten Erythemen wie bei Scharlach oder Masern, vor. In manchen Fällen bilden sich nur kleine, kleienartige Schüppchen, während in anderen sich größere, fast hornartige Lagen loslösen. Bei manchen Formen chronischer Entzündung bildet diese zur Abschuppung führende Verhornungsabweichung das Hauptmerkmal, so z. B. bei Psoriasis, chronischen Ekzemen u. a. Hier können gerade die für die akuten Entzündungen kennzeichnenden Erscheinungen der Hyperämie vollkommen fehlen und nur die Zellbildungsvorgänge hervortreten.

Die Vorgänge, welche die chronische Entzündung kennzeichnen, können sich in vielen Fällen wieder vollkommen zurückbilden und abheilen, ohne daß der Papillarkörper und die Epidermis eine dauernde Veränderung erleiden. In anderen Fällen, und zwar in solchen, in denen sich in der verdickten Papillarschicht ein richtiges Granulationsgewebe mit spindeligen und epitheloiden Zellen gebildet hat, bleibt die Vergrößerung des Papillarkörpers eine dauernde, und es kommt schließlich zu seiner narbigen Umwandlung, indem das Granulationsgewebe einer Rückbildung zu völlig normalem Gewebe nicht mehr fähig ist.

Beispiele chronischer Entzündung der Parenchymhaut sind:

Die **chronischen Ekzeme** stellen zum Teil andauernde Rückfälle der beim akuten Ekzem auftretenden Herde dar. Sie gehen mit starker zelliger Durchsetzung des Papillarkörpers und chronischer Sekretion, Bildung von Borken und Schuppen einher und führen nicht nur zu Hyperplasie des Papillarkörpers, sondern auch manchmal zu Zunahme und Verhärtung der Kutis und des Unterhautgewebes, hie und da selbst zu elephantiasisähnlichen Veränderungen der Haut.

Unter dem Einfluß von **Röntgenstrahlen** können sich chronische Entzündungen und vor allem ausgedehnte und tiefe Geschwüre bilden. Hierbei zeigen die Gefäßveränderungen oft Veränderungen endarteriitischer Natur. Die Geschwüre heilen meist sehr schlecht und nicht selten schließen sich Krebse an.

Bei dem sog. **Ekzema seborrhoicum** bilden sich keine Bläschen, sondern die dabei entstehenden Papeln zeigen ähnliche Schuppungserscheinungen wie die Psoriasis.

Der **Lupus erythematodes** führt häufig, nicht immer, nach starker Füllung und Erweiterung der Gefäße und Lymphgefäße und einer Zelleinlagerung (Plasmazellen und Rundzellen in auffallend lockerer Lagerung) in Papillarkörper, Stratum subpapillare und tieferer Kutis zur Bildung einer großzelligen, auch riesenzellenhaltigen Wucherung des Papillarkörpers, welche später in eine starke narbige Atrophie ausgehen kann. Sekundäre Veränderungen der Epidermis schließen sich an. In frischen Stadien finden sich, oft symmetrisch, rote, etwas erhabene Flecke, besonders im Gesicht, am Kopf und an den Händen, aber auch an den Gliedmaßen und dem Rumpf, die dann in der Mitte weißlich atrophisch einsinken. Die Ursache der Erkrankung ist nicht bekannt, zum Teil mag eine tuberkulöse Grundlage vorliegen.

Prurigo ist eine im frühen Kindesalter, meist im Verlauf des zweiten Lebensjahres, beginnende und in vorgeschrittenen Fällen unheilbare Erkrankung, welche das ganze Leben hindurch bestehen bleibt. Das Prurigoexanthem besteht aus Quaddeln (und schließt sich insofern an die schon oben besprochenen Nesseln an) und Papeln, gegebenenfalls mit Nekrose und Krustenbildung, wozu die in ihren Folgen meist sehr ausgedehnten Kratzfolgen kommen. Infolge dieser stellen sich ausgedehnte Verfärbungen ein. In späteren Stadien entstehen Zelleinlagerungen und Verdickungen der ganzen Haut, Abschuppungen usw. Durch Anschwellung der Lymphknoten entstehen die Prurigobubonen. Es gibt verschiedene ähnliche Formen, nicht zur Prurigo gehörend, bei Leukämien u. dgl. Die Prurigo sitzt in erster Linie an den Streckseiten der unteren Gliedmaßen, besonders den Unterschenkeln, der Kreuzbeingegend und der Haut des Gesäßes, in geringerem Grade an den oberen Gliedmaßen und dem Bauch. Gesicht, Ellenbogen und Kniebeuge bleiben stets frei.

Hier anschließen wollen wir die **Pityriasis rubra.** Diese an sich seltene Hauterkrankung ist stark umstritten und stellt offenbar nur einen Sammelnamen dar; es handelt sich wohl zum Teil nur um Erythrodermien bei Leukämie, Mycosis fungoides u. dgl. Die Erkrankung beginnt mit geröteten, schuppenden Herden, die sich über den ganzen Körper ausbreiten können und Entzündungsherden entsprechen, die dann in Atrophie und derbe Schrumpfung übergehen, so daß (ähnlich wie bei Sklerodermie) die Haut wie ein Panzer den unterliegenden Teilen verlötet ist. Auch die Haarfollikel, Talg- und Schweißdrüsen gehen zugrunde. Der ganz unklaren Stellung der Gesamterkrankung entsprechend läßt sich auch ursächlich nichts aussagen.

Eiterige Entzündungen (Pyodermien) werden vor allem durch Kokken hervorgerufen, wobei die Streptokokken und Staphylokokken an erster Stelle stehen.

Wichtig ist das **Erysipel** (der Rotlauf), eine vorzugsweise die Kutis einnehmende akute Entzündung. Dasselbe kommt meist durch Wundinfektion, seltener auf dem Blutwege, zustande und wird durch Streptokokken bewirkt. Das Erysipel befällt vor allem die Haut des Gesichtes.

Neben einer starken (an der Leiche meist nicht mehr wahrnehmbaren) Hyperämie zeigt die Haut eine starke leukozytäre Durchsetzung der zwischen den Bindegewebsbündeln der Kutis hinziehenden Lymphspalten, welche jedoch in der Regel nicht zur Vereiterung führt, sondern sehr rasch abläuft. Allerdings kann sie, auf dem Lymphwege weiter verbreitet, auf benachbarte Gebiete übergreifen und so über große Hautgebiete wandern (Erysipelas migrans). In manchen Fällen bilden sich dabei Bläschen oder Pusteln oder auch Borken auf der Epidermis; hie und da entstehen auch große, mit serösem oder eiterigem Inhalt gefüllte Blasen (Erysipelas bullosum), oder es kommt selbst zur Nekrose der Haut (Erysipelas gangraenosum). Chronisch-rezidivierendes Erysipel kann zu Elephantiasis (s. u.) führen.

Im Gegensatz zum Erysipel ist die **Phlegmone** eine zu rascher, ausgebreiteter, eiteriger Einschmelzung und Nekrose führende Erkrankung des Unterhautgewebes, von wo sie auf die unterliegenden Teile (Muskulatur, Periost usw.), andererseits auch auf die eigentliche Haut übergreifen kann. Von besonderen Formen der Phlegmone sei das **Panaritium**, eine Phlegmone der Haut der Finger, erwähnt.

Als **Impetigo** bezeichnet man stecknadelkopf- bis linsengroße Bläschen, die sich schnell in Pusteln umwandeln und zu dicken braunen Borken eintrocknen. Als Erreger werden Streptokokken oder Staphylokokken, zuweilen beide in Mischinfektion, gefunden. Die Erkrankung kommt besonders bei Kindern, vor allem im Gesicht, vor. Schließt sich eine Wucherung der Epidermis an, so spricht man von Impetigo contagiosa vegetans. Pusteln, die sich bei Verkrustung in der Mitte mit tiefer greifender Nekrose am Rande langsam verbreitern und vor allem an den Unterschenkeln, an den Vorderarmen und am Gefäß auftreten, werden als **Ekthyma** bezeichnet. Es finden sich vor allem Streptokokken.

Durch Staphylokokken werden die von Beginn an eiterigen Bläschen (meist in größerer Zahl), der sog. **Impetigo Bockhardt** (Impetigo follicularis staphylogenes) hervorgerufen. Sie sitzen zumeist um ein Haar und finden sich so vor allem in behaarten Körpergebieten.

Auch an die Haarfollikel angeschlossen und durch Staphylokokken bewirkt ist die **Sykosis,** die sich vor allem am Bart, aber auch an der behaarten Kopfhaut und anderen haartragenden Gegenden, findet. Die Erkrankung schreitet auch auf die Umgebung der Follikel fort. Sie ist sehr hartnäckig und heilt mit kleinen Narben und Veröden der Haarfollikel.

Die **Akne** geht aus den **Komedonen** hervor. Diese, die Mitesser, beruhen auf Wucherung des Follikelepithels mit Sekretanhäufung sich zystisch erweiternder Talgdrüsen. Das aufsitzende schwarze Pünktchen, das „Köpfchen" der Mitesser, ist leicht ausdrückbar. Sie stehen vor allem im Gesicht (Nase, Stirn), am Hals und an der Brust. Aus ihnen entwickelt sich durch eiterige Infektion in den Haarbälgen, den Talgdrüsen und auch in der Umgebung der Haare die Akne, welche vor allem zur Zeit der Geschlechtsreifung und im Anschluß an Magendarmstörungen auftritt. Es werden eine Reihe Akneformen unterschieden.

Als **Furunkel** bezeichnet man eine stärkere und ausgedehntere eiterige Entzündung der Hautfollikel und deren Umgebung mit einer nekrotisch gewordenen Mitte, die schließlich als Pfropf ausdrückbar ist. Die Furunkel kommen besonders durch Einreiben von Kokken

(Staphylokokken), z. B. durch den scheuernden Kragen, zustande. Ausgedehnte Furunkulose findet sich häufig bei Diabetes mellitus.

Der **Karbunkel** ist eine ähnliche umschriebene, aber stets größere Bezirke ergreifende, eiterig-nekrotisierende Entzündung mit zentraler Gangrän größerer Teile der Haut und des Unterhautbindegewebes. An Furunkulose und besonders Karbunkulose schließt sich leicht Phlegmone an. Heilung erfolgt sonst auf dem Wege der Narbenbildung.

Ein Hauptbeispiel eiteriger Hautentzündungen sind die Pusteln der **Pocken** und verwandter Erkrankungen. Über diese wie über die **Gasphlegmone** und das **maligne Ödem, das Ulcus molle** und die **Hautdiphtherie** vgl. den Allgemeinen Teil.

Die **tuberkulösen** und **syphilitischen** Veränderungen der Haut sind auch schon im Allgemeinen Teil besprochen.

Über **Rotz, Lepra, Mycosis fungoides, Rhinosklerom, Milzbrand, Aktinomykose** vgl. auch im Allgemeinen Teil.

Der Aktinomykose nahe steht der in den Tropen (Indien) heimische **Madurafluß.**

Die sog. **teleangiektatischen Granulome** erreichen selten bis Dreimarkstückgröße und sitzen besonders an Hand, Fuß und Gesicht. (Über die mutmaßlichen Erreger s. S. 257.)

Bei **leukämischer** und **aleukämischer Lymphadenose** treten auch in der Haut manchmal Einlagerungen auf; sehr selten ist die Haut bei **leukämischer Myelose** beteiligt.

E. Dermatomykosen und Dermatozoonosen.

Unter **Dermatomykosen** versteht man Hauterkrankungen, welche durch Fadenpilze hervorgerufen werden und teils nur das Epithel, teils auch das Bindegewebe betreffen; die wichtigsten derselben sind:

Das Trichophyton tonsurans (s. S. 253) ist die Ursache des **Herpes tonsurans,** jetzt auch **Trichophytia tonsurans** genannt, eine Hauterkrankung, welche zuerst Bläschen, dann Schuppen aufweist und durch kreisförmige Anordnung und Ausbreitung mit Abblassen von der Mitte her gekennzeichnet ist. An behaarten Stellen dringt der Pilz von den Haarfollikeln in den Haarschaft ein, wo man Fäden und Konidien vorfindet, und verursacht Haarausfall; an unbehaarten Stellen liegen die Pilze in den tieferen Schichten des Rete Malpighii. Man kann diese Formen als **Trichophytia superficialis** mit Bildung von Bläschen usw. zusammenfassen. Im Bart entsteht durch das Trichophyton tonsurans die **Sycosis parasitaria,** oder **Trichophytia profunda** genannt, eine eiterige Entzündung der Haarbälge der Barthaare und ihrer Umgebung, welche hauptsächlich durch die Rasierstuben verbreitet wird.

Man kann eine mehr umschriebene geschwulstartige und eine diffuse furunkelähnliche Form unterscheiden; die verursachenden Trichophytonpilze zeigen eine Reihe Spielarten; die zweite oben genannte Form scheint vor allem durch das Trichophyton cerebriforme, die erste zum Teil durch Trichophyton gypseum hervorgerufen zu werden (Jadassohn). Ferner unterscheidet man die **Trichophytia profunda tonsurans capillitii,** also der behaarten Kopfhaut. Selten sind Trichophytien an anderen, nur mit Lanugohärchen bedeckten Hautgebieten.

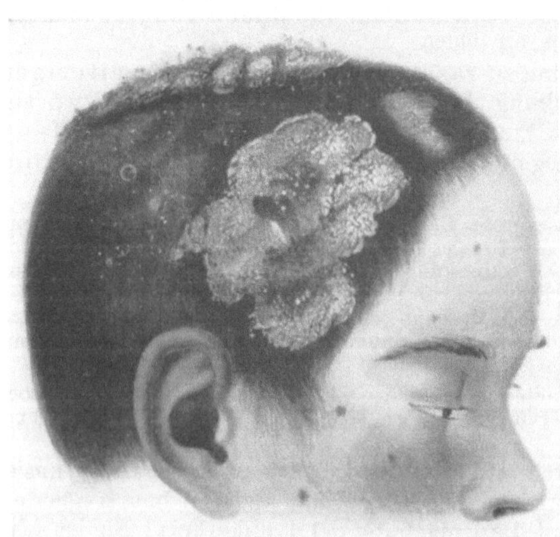

Abb. 526. Favus des Kopfes.
(Nach Lebert, l. c.)

Alle diese Pilzerkrankungen, besonders der behaarten Körpergebiete, werden klinisch wieder in weitere Unterarten geteilt. Die den Kopf befallenden oberflächlichen Formen finden sich vor allem bei noch nicht geschlechtsreifen Kindern. Auch zeigen die Trychophytonpilze eine größere Reihe verschiedener Formen; neben den eigentlichen großsporigen Trichophytiepilzen — die man wieder in Ektothrixarten und Endothrixarten, in solche menschlichen Ursprungs und solche tierischen Ursprungs (die dann aber auch vom Menschen weiter auf den Menschen übertragen werden) und weiterhin in einzelne Formen einteilt — kommen kleinsporige Pilze vor. Die Ausbreitung per continuitatem und (seltener) auf dem Blutwege der einzelnen Pilzarten kann sehr verschieden sein.

Der **Favus** (Erbgrind) tritt besonders am Kopf in Form von umschriebenen, linsengroßen, gelblichen Borken auf, die in der Mitte napfartig verdickt und meist von einem Haar durchbohrt sind — Skutula. Sie bestehen der Hauptsache nach aus Hyphen und Konidien des Favuspilzes, des Achorion Schoenleinii (s. S. 253), daneben aus Zellen, Zerfallsmassen usw. Die Pilzfäden liegen ursprünglich in der Epidermis, dringen aber auch in die Haarschäfte, Haarbälge und Wurzelscheiden ein und rufen allgemein-entzündliche Veränderungen mit Ausgang in Narben hervor. Auch der Nagel kann entarten und verkrüppeln: Onychogryphosis favosa. Am unbehaarten Körper kommt eine Art Favus vor, die meist mit stärkerer Entzündung verläuft, aber oft von selbst abheilt. Sie wird hervorgerufen durch das Achorion Quincksanum, übertragen von der Maus.

Die **Pityriasis versicolor,** welche bräunliche Flecke mit Abschuppung der Epidermis bildet, besonders an Brust, Hals und Rücken, wird durch das Mikrosporon furfur (s. S. 253) hervorgerufen.

Das **Erythrasma** stellt rote bis braune Flecke der Leistengegend (und Axillarzone) dar und wird durch das Mikrosporon minutissimum bewirkt. Bei den beiden letztgenannten Erkrankungen liegen die Pilze nur im Stratum corneum.

Über die **Sporotrichose** und **Hefepilze** als Erreger von Hautveränderungen vgl. S. 253 f.

Zu den **Dermatozoonosen,** also den durch tierische Erreger hervorgerufenen Hautveränderungen, gehört vor allem die **Skabies;** über deren Erreger, Sarkoptes skabiei, s. S. 394 f.

Als **Molluscum contagiosum** (über den mutmaßlichen Erreger s. S. 257) bezeichnet man mehrfache, selten über Erbsengröße erreichende, kleine, weiche Hautknoten, besonders im Gesicht, an Vorderarmen und Penis, welche eine weißliche talgartige Masse ausdrücken lassen. Sie zeigen lappigen Bau mit epithelialen Zellen entsprechend denen des Rete Malpighii (besonders Zylinderzellen), getrennt durch bindegewebige Massen. Sie liegen in die Kutis vorgeschoben, deren Bestandteile auseinanderdrängend.

Über die Dariersche Krankheit s. o.

F. Regenerations- und Reparationsvorgänge (Narben). Hyperplasien. Geschwülste.

Nach Schädigung der Epidermis bzw. der Parenchymhaut ist Ersatz ohne Narbe möglich. Das Epithel regeneriert sich leicht und das Bindegewebe, welches ja in der Cutis vasculosa nicht die regelmäßige Rhombenanordnung der eigentlichen Kutis besitzt, kann sich ohne große Formänderung ebenfalls neu bilden; ebenso die elastischen Fasern. Da die Elastizität der darunter gelegenen Kutis erhalten bleibt, bilden sich auch die Papillen wieder aus und die Oberfläche zeigt normales Aussehen.

Betrifft dagegen ein Gewebsverlust die eigentliche Kutis mit, so entsteht eine Narbe, welche nicht die Elastizität der normalen Kutis besitzt und durch Fehlen der Neubildung des Papillarkörpers und der Oberhautfaltung eine glatte Oberfläche aufweist. Entsteht bei der Narbenbildung eine Vertiefung der Oberfläche, so spricht man von narbiger Atrophie. Hier liegt also eine Atrophie erst im Anschluß an Bindegewebsneubildung vor. Nach Verbrennungen, Entzündungen, Geschwüren usw. tritt teils Narbenbildung, teils narbige Atrophie ein. Im übrigen vgl. das im Allgemeinen Teil über Regeneration und Wundheilung Gesagte.

Hypertrophische und hyperplastische Epithelwucherungen sind unter den verschiedensten Bedingungen sehr häufig. Sie sind begründet in einer besonderen Wachstumsneigung schon der Basalschicht, und vor allem sehen wir, daß die Stachelzellenschicht dann Teilungsfähigkeit beibehält, so daß diese Schicht stark verbreitert ist. Diese Erscheinung wird **Akanthose** benannt. Es kommt an der Oberfläche zu hügelförmigen Hervorragungen, dem sog. „Epithelhügel"; aber auch nach unten können sich die Epithelleisten verbreitern und vertiefen; dann verlängern sich auch die bindegewebigen Papillen nach oben, es tritt Papillarhypertrophie dazu, wodurch eine papilläre Ausbildung der Oberfläche zustande kommt. Oft kommt es dabei infolge Mitbeteiligung der Gefäße zu Ödem, und so auch zu Ödemausbildung in den Zwischenzellspalten der Epithelien des Rete, zur **Spongiose,** einer Erscheinung, welche, wenn sie über das Ausziehen der Zwischenzellbrücken dieser Epithelien hinweg bis zu deren Zerreißung führt, ein intraepitheliales Bläschen bedingt. Vor allem aber finden sich mit der Akanthose, der Epithelhyperplasie, verbunden auch Steigerungen des Verhornungsvorganges — **Hyperkeratose** — und daneben häufig auch Abartungen desselben — **Parakeratose** — beides Vorgänge, die oben bei Besprechung der Verhornungsabweichungen schon beschrieben wurden. Die Akanthose mit ihren Begleiterscheinungen kommt als Reaktion auf Reize, die von oben oder unten einwirken, sehr verbreitet vor.

Die gewöhnliche **harte Warze,** auch **Verruca vulgaris** genannt, tritt mit Vorliebe in der Mehrzahl auf, namentlich an der Haut der Finger. Sie beruht auf Akanthose und besonders starker Hyperkeratose, zuweilen zusammen mit Parakeratose (s. o.). Die Epithelzapfen dringen gegen die Kutis vor, wodurch auch die dazwischen gelegenen Bindegewebspapillen verzogen und hypertrophisch werden; so gewinnen die Warzen ihre papillöse, zerklüftete Beschaffenheit.

Weit geringer sind diese Erscheinungen bei den fast nur auf Hyperkeratose beruhenden flachen Warzen Jugendlicher und den Alterswarzen; die werden größer, sitzen, meist in der Mehrzahl, besonders am Rücken und weisen fettigen Glanz (daher die Bezeichnung Verruca seborrhoica) und zum Teil auch Hornzysten auf. Finden sich bei diesen Warzen neben der Hypertrophie nur geringe Epithelentartungen, so treten solche stärker hervor bei den flachen **Verrucae plantares.** Hier kommt zur Akanthose und Hyperkeratose eine Epithelentartung in Gestalt von Quellungserscheinungen von Kern und Zelleib mit Vakuolen in letzterem in wechselnder Lagerung hinzu.

Das spitze Kondylom, **Condyloma acuminatum,** spitze Warze, Feigwarze, entsteht durch örtliche Reize von Geschwürssekret oder zersetztem Smegma, besonders an den Geschlechtsorganen (am Sulcus coronarius penis, den kleinen Schamlippen, am Scheideneingang) und in der Umgebung des Afters. Es kann zu großen blumenkohlartigen Massen heranwachsen. Auch hier handelt es sich offenbar als das Grundlegende um Akanthose, zusammen mit Spongiose (s. o.); es kommt aber besonders starke Papillarhypertrophie (welche den papillären Bau bedingt) mit erweiterten und vielleicht auch neugebildeten Gefäßen hinzu, infolgedessen Ödem

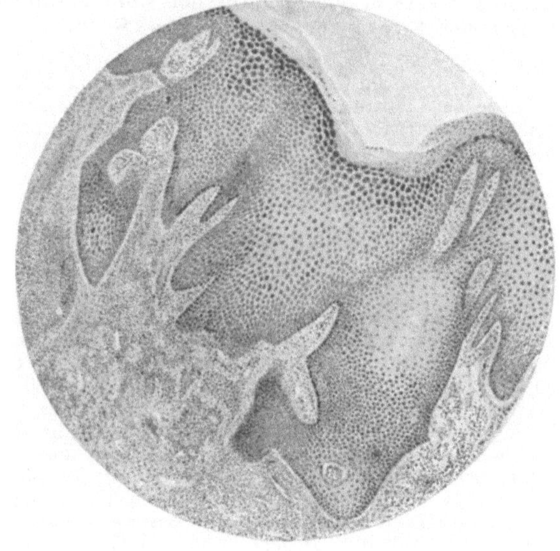

Abb. 527. (Gewöhnliche) harte Warze. Hyperplasie der Epidermis und des Papillarkörpers. Epithel scharf begrenzt, nicht atypisch gewuchert (also kein Kankroid).

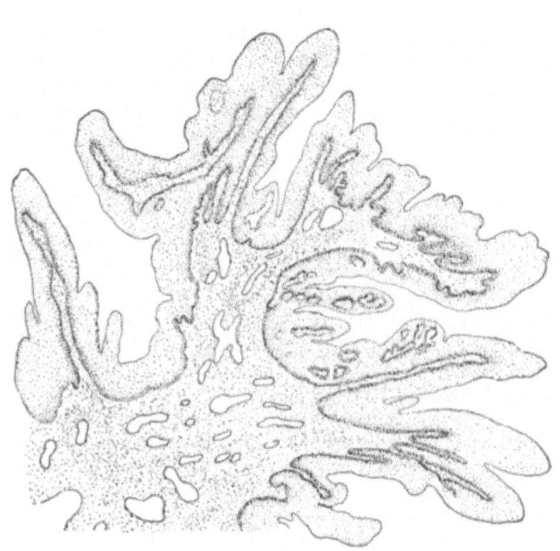

Abb. 528. Papillom (spitzes Kondylom).

(daher die teigige Beschaffenheit der Gebilde); oft schließen sich geringe entzündliche Vorgänge — Rundzellherde — an.

Hier anfügen wollen wir einige Hautkrankheiten, bei denen auch Epithelhypertrophien wohl das anfänglich maßgebende sind, bei denen sich dann aber andere, vor allem auch entzündliche, Erscheinungen hinzuzugesellen pflegen. Sie werden daher vielfach zu den chronischen Entzündungen gerechnet. Im Anschluß an Kyrle, der das Gemeinsame der Hypertrophie als das anatomisch wesentliche in den Vordergrund stellt, wollen wir diese Veränderungen hier einreihen.

Hierher gehört dann vor allem die **Psoriasis.** Bei dieser, der **Schuppenflechte,** handelt es sich um ein chronisches, mit häufigen Rückfällen einhergehendes Leiden, besonders an den Streckseiten der Gliedmaßen (Knie- und Ellenbogengegend), am behaarten Kopf, aber auch am Rumpf usw. Es bilden sich zunächst scharf umschriebene, rote, dann leicht erhabene Flecke, die dann weiße, trockene, leicht abblätternde Schuppen verschiedenster Form bilden, die in große scheibenförmige Platten übergehen und schließlich einen großen Teil des Körpers bedecken können.

Je nach der Ausbreitungsweise werden eine Reihe Formen unterschieden. Mikroskopisch kann man feststellen, daß es sich um eine Verbreiterung der Stachelzellenschicht auf Grund von Zellwucherung (Akanthose), zusammen mit Spongiose, Hyperkeratose und Parakeratose (parakeratotische Schichten wechseln mit einfach verbreiterten verhornten Lagen ab) darüber handelt. Sodann kommt es zu einem Exsudat. Dies Exsudat ist teils serös (so daß es auch zu der oben erwähnten Spongiose bis zur Bildung von Vakuolen in den Epithelien kommt), teils zellig, vor allem leukozytär, was selbst zu kleinen Abszessen führen kann. Die papillären und subpapillären Gefäße sind erweitert und reich an Leukozyten und Lymphozyten, in den Papillen und darunter findet sich auch Exsudat. Die Gefäßveränderungen mit dem Exsudat stempeln dann die Erkrankung zu einer entzündlichen. Ihre Ursache ist noch nicht geklärt. Es finden sich in den Epithelien Einschlüsse

(„Psoriasiskörperchen"), welche Kyrle den Guarnieri-Körperchen der Pocken ganz nahe stellt, weswegen er die Erkrankung — unter Vergleich der Anfangsstadien mit denen der Pocken — zu den „Einschlußkrankheiten" rechnet. Für besondere Anlage- bzw. Immunitätsverhältnisse bei Psoriasiskranken spricht die Tatsache, daß im Aussaatstadium der Psoriasis eine besondere Reizreaktionsfähigkeit besteht, indem leichtes Kratzen oder dgl. bei diesen Leuten neue Psoriasisherde entstehen läßt (sog. Köbnersche Reizerscheinung).

Bei der als **Lichen ruber planus** bezeichneten Hauterkrankung bilden sich Knötchen, welche als solche bestehen bleiben und keine weitere Umwandlung (zu Bläschen, Pusteln usw.) durchmachen. Die Knötchen sind glatt, anfänglich lebhaft rot, mit einer kleinen Delle versehen, trocken, mit weißer, netzförmig gezeichneter Epidermis darüber, ohne besondere Schuppung. Auch hier scheint geringere Akanthose den Vorgang einzuleiten, besonders die Kornschicht ist verbreitert, es gesellen sich Hyperkeratose meist ohne Parakeratose hinzu, in den unteren Epithellagen finden sich Zellquellungen mit Verflüssigung von Zellen, so daß es zu kleineren Lücken mit Ödem kommt. Am stärksten aber fallen hier die Veränderungen des Papillarkörpers ins Auge; hier besteht Hyperämie, Ödem, dann vor allem, zunächst um die Kapillaren gelegene, dann ausgebreitete, Rundzellenanlagerung (daneben können auch regressive Veränderungen auftreten). Später kann es zu narbiger Umwandlung kommen. Bei dem **Lichen ruber acuminatus** bilden sich auf Grund meist follikulären Sitzes spitzhornkegelige Knötchen; hier ist die Hyperkeratose sehr stark.

Eine vermehrte Absonderung der Talgdrüsen, örtlich oder allgemein, besonders am Kopf, im Gesicht, oder an den Geschlechtsorganen, wird als **Seborrhoe** bezeichnet. Ist die Absonderung flüssig-fettig (besonders an Nase und Stirn), so spricht man von Seborrhoea oleosa, besteht sie hauptsächlich aus eingetrockneten Epidermiszellen (besonders am behaarten Kopf) von Seborrhoea sicca (squamosa). Oft geht (zur Zeit der Geschlechtsreifung) Seborrhoe zusammen mit Komedonen (Akne s. o.) einher, jene eine Tätigkeitssteigerung der Talgdrüsen, diese eine solche des Follikelepithels anzeigend.

Eine Talgdrüsenhyperplasie und gegebenenfalls auch Neubildung von (wenn auch mangelhaften) Talgdrüsen liegt dem **Rhinophym,** der Pfundnase, zugrunde. In anderen Formen kommt starke bindegewebige Verdickung sowie Gefäßerweiterung dazu. Das Rhinophym entsteht so gut wie stets im Anschluß an eine **Akne rosacea,** eine mit Hyperämie und Gefäßerweiterung verlaufende Hautrötung zusammen mit Pustelbildung, die besonders Wangen, Mittelstirn und Nase befällt. Die Kutis weist infolge der Gefäßveränderung Ödem auf; Entzündung, besonders um Follikel, schließt sich an.

Ungewöhnlich starke Haarbildung — **Hypertrichosis** — kommt als allgemeine, den ganzen Körper, selbst das Gesicht, betreffende Erscheinung vor (Affenmenschen), oder findet sich örtlich an sonst nicht behaarten Stellen, besonders auf manchen Nävi (Naevi pilosi).

Die **Elephantiasis** beruht auf Hyperplasie des Bindegewebes der Kutis und des Unterhautgewebes mit Verdickung der Epidermis, Wucherung der Papillen usw.; Haarbälge und Schweißdrüsen gehen meist zugrunde, das subkutane Fettgewebe schwindet. Am meisten betroffen sind die Unterschenkel oder Geschlechtsteile, die zu unförmigen, dicken Massen werden, gegebenenfalls auch sackartig herabhängen. Die Ursache der Elephantiasis liegt meist in chronischen oder oft wiederholten akuten Entzündungen (z. B. Erysipel) sowie in Blut- und Lymphstauung (z. B. nach Lymphknotenherausnahme oder bei chronischen Unterschenkelgeschwüren, wobei sich oft Hyperostosen der Knochen hinzugesellen). Bei den zahlreichen Elephantiasisformen der Tropen — Elephantiasis arabum — spielen Entzündungen eine besondere Rolle, welche sich an durch Filaria sanguinis (s. S. 390f.) bewirkte Lymphgefäßerweiterungen und Lymphstauungen anschließen (Elephantiasis lymphangiectatica, s. S. 464). Die sog. Elephantiasis congenita beruht auf diffuser Lymphangiombildung der Haut und des Unterhautgewebes.

Gerade in der Haut sehen wir Gewebsmißbildungen — die Nävi sind geradezu ein Hauptbeispiel solcher — die an sich mit Geschwülsten nichts zu tun haben, aber in solche übergehen können, sodann Bildungen, die auch zu den Gewebsmißbildungen gehören, aber hart an der Grenze der Geschwülste stehen und endlich echte Geschwülste. Wir wollen daher hier alle diese Bildungen zusammenfassen.

Die **Nävi** oder Muttermäler beruhen auf umschriebenen Gewebsmißbildungen; sie gehören zu den Hamartomen (s. im Allgemeinen Teil). Wir finden tiefer ins Bindegewebe verlagert Zellnester, die jetzt vom Epithel abgeleitet werden. Die Zellen sowie auch das Bindegewebe zwischen ihnen enthält mehr oder weniger reichlich Melanin **(Pigmentnävi).**

Sie sind teils angeboren, teils entwickeln sie sich auf angeborener Grundlage. Unna hatte den Vorgang so geschildert, daß Epithelien der Epidermis ins Bindegewebe gewissermaßen „abtropften". Die Zellen der Nester entbehren dann mancher Kennzeichen des fertig ausgebildeten Hautepithels, sie zeigen keine oder kaum Epithelfasern, sie verhornen nicht usw. Die Zellen selbst und vor allem ihre Kerne können sehr vielgestaltig sein, auch finden sich oft sehr große Zellen und häufiger zahlreiche Riesenzellen. Teils liegen einzelne Zellnester vor, teils größere mehr diffuse Herde. Im übrigen können die Bilder sehr unterschiedlich sein.

Ihre Bedeutung haben die Nävi und diese Zellnester nun dadurch, daß aus ihnen sich bösartige Geschwülste entwickeln können, die, stark gefärbt, als **Melanokarzinome** oder am besten als **maligne Melanome** bezeichnet werden. Über alles dies vgl. den allgemeinen Teil.

Sog. Talgdrüsennävi finden sich besonders im Gesicht und an der Stirne; sie stellen meist größere, seltener kleine, zuweilen symmetrisch angeordnete, Knoten dar. Es liegen Talgdrüsenhyperplasien vor. Heterotop kommen solche auch in der Mundschleimhaut vor. Andere ähnliche Formen enthalten auch andere Bildungen, die auf Fehlbildungen von Haarfollikeln beruhen. Dabei kommen auch Hornzysten vor, die auch verkalken können. In anderen Fällen liegen hyperplastische Schweißdrüsen oder deren Gänge auf Grund von Fehlbildungen zugrunde. Diese Talgdrüsen- und Schweißdrüsennävi stehen hart an der Grenze aus solchen Drüsen hervorgehender Adenome, die noch unten erwähnt werden sollen.

Auch eine Reihe mehr zystenartiger Bildungen können wir zu den Fehlbildungen — Hamartomen — rechnen.

Hierher gehört das **Milium.** Es stellt ein kleines (bis hirsekorngroßes) weißes Knötchen, unmittelbar unter der Epidermis gelegen, dar, das besonders an den Augenlidern, der Schläfengegend usw. vorkommt und auf Ansammlung von Epidermiszellen und Talg in Talgdrüsen beruht.

Größere geschwulstartige Gebilde stellen die **Atherome** dar. Sie gehen von in die Kutis oder das Unterhautgewebe versprengten Epithelkeimen aus. Sie stellen eine bindegewebige Wand mit Plattenepithel dar, welche eine weiche oder breiige, grützeähnliche Masse einschließt, bestehend aus verhornten Epithelien, Fett und Fettkristallen, Cholesterin usw.

Ähnliche Gebilde können von erhalten gebliebenen Kiemengangresten ausgehen. Auch künstlich bei Verletzungen im späteren Leben unter die Haut gebrachte Epidermisstückchen können zu ähnlichen Dermoiden bzw. Epidermoiden (s. im Allgemeinen Teil) führen.

Hier anreihen können wir das **Syringom** bzw. **Syringokystadenom.** Es sitzt vor allem an den Augenlidern, oder in der seitlichen bzw. vorderen Brustgegend. Es tritt besonders in der Reifungszeit in die Erscheinung, und zwar in Gestalt kleiner Knötchen, oft zu Hunderten vorhanden, die dann unverändert bestehen bleiben. Mikroskopisch sieht man zahlreiche kleinste Zystchen (und auch mit diesen zusammenhängend dünne Epithelstränge, aus denen sich die Zystchen entwickeln). In den Zysten liegt zumeist eine Art Sekret; in anderen liegt eine mehr breiige Masse. Die Gebilde wurden früher auf Schweißdrüsen oder deren Gänge bezogen, sind aber offenbar von in der Entwicklung gehemmten Keimen abzuleiten, wobei einerseits an Epidermiszellen überhaupt, andererseits (Kyrle) an schon höher entwickelte Gebilde, nämlich an die Haarkeime (und

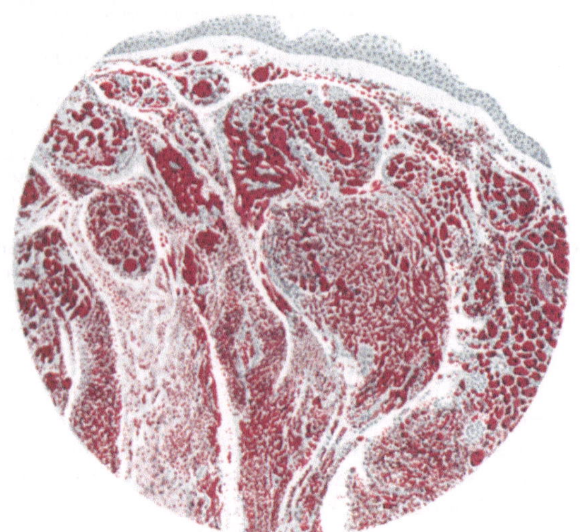

Abb. 529. Xanthom der Haut. Fett (mit Scharlach-R) rot gefärbt.

deren Abkömmlinge, die apokrinen Drüsen) gedacht wird. Für letzteres spricht, daß einzelne solche Gebilde Zusammenhänge mit Follikeln aufweisen können.

Die **Fibrome** der Haut stehen auch zum Teil wenigstens an der Grenze von Gewebsmißbildungen. Insbesondere die **Fibromata** bzw. **Neurinomata** und **Fibroneurinomata nervorum** der Recklinghausenschen Krankheit beruhen auf angeborener Anlage (s. darüber im Allgemeinen Teil). Im übrigen kann die Form der Fibrome sehr wechseln, sie sind glatt oder gerunzelt, öfters gelappt, und hängen oft gestielt herab. Weiche, lockere Fibrome werden gerne als **Fibroma molluscum** bezeichnet. Die Fibrome werden meist unter Verlust der Papillen von der Epidermis glatt überzogen.

Über die **Keloide** s. im Allgemeinen Teil.

Auch die **Lipome** kommen öfters in der Mehrzahl symmetrisch und nicht selten angeboren vor. Sie sind öfters gelappt und können auch polypöse Vorragungen bilden (Lipoma polyposum). Sie sitzen mit Vorliebe im Unterhautgewebe des Rückens, des Gesäßes, der Oberschenkel.

Die **Xanthome** treten meist in Form von kleinen, flachen, oder wenig erhabenen schwefel- bis strohgelben Flecken auf, am häufigsten an den Augenlidern, selten sonst am Körper, sehr selten geschwulstartig hervorragend und groß, meist etwa nur von Linsen- bis Fingernagelgröße. Seltener sind sie in der Mehrzahl vorhanden, zuweilen treten sie zusammen mit sog. xanthomatösen Fibrosarkomen der Sehnenscheiden, besonders der Finger (s. unter Sehnenscheiden) auf, deren Entstehung zum Teil ganz ähnlich zu bewerten ist. Das Xanthom besteht aus in die oberflächlichen Kutisschichten eingelagerten Zellen, welche regelmäßige Einlagerung von Lipoiden, besonders doppelbrechenden Cholesterinestern, aufweisen, ferner finden sich auch Cholesterinkristalle. Die Zellen sind mesenchymaler Natur, wahrscheinlich vor allem Abkömmlinge adventitieller Zellen; sie bilden auch Riesenzellen (nach Touton benannt). Die Xanthome werden zum Teil als Gewebsmißbildungen bzw. an der Grenze solcher stehende Geschwülste aufgefaßt, sind aber von den bei Stoffwechselstörungen, bei Lebererkrankungen, Diabetes u. dgl., auftretenden Xanthelasmen, schwer zu trennen. Vielleicht liegen auch den Xanthomen ähnliche Ursachen zugrunde, denn auch bei ihnen findet sich eine Störung des Cholesterinstoffwechsels, eine Hypercholesterinämie. Die für die Xanthome wie Xanthelasmen kennzeichnenden, die Lipoide, besonders Cholesterinester, enthaltenden (daher die gelbe Farbe), Xanthomzellen gleichen morphologisch den bei Entzündungen auftretenden sog. Pseudoxanthomzellen. Im übrigen vgl. über Xanthome und Xanthelasmen sowie die sog. Pseudoxanthome den Allgemeinen Teil.

Die **Angiome,** auf Neubildung von Blutgefäßen beruhende Geschwülste, treten als kavernöse und plexiforme Angiome auf. Sie neigen zum Teil zu fortschreitender Entwicklung. Sie gehören zum Teil aber auch zu den — angeborenen — Entwicklungsstörungen, und zwar vor allem die sog. Naevi vasculosi des kutanen und Unterhautbindegewebes. Teleangiektasien entwickeln sich aber auch häufig im Verlauf erworbener Hauterkrankungen (z. B. Acne rosacea, Lupus erythematodes), oder auch anscheinend von selbst im höheren Alter.

Auch von den **Lymphangiomen** ist zum mindesten ein größerer Teil angeboren — sog. Naevi lymphatici.

Die sehr seltenen **Myome** sind meist in der Mehrzahl vorhanden und gehen wahrscheinlich von überentwickelten Arrectores pilorum aus, haben also auch offenbar Beziehungen zu Entwicklungsvorgängen. Seltener sind sie in der Einzahl vorhanden und stammen dann meist von kleinen Gefäßen ab.

Wuchern Bindegewebe und Epidermis gemeinsam in nicht in die Tiefe dringender Weise, so kann man so entstandene Bildungen als **Fibroepitheliome** bezeichnen. Doch besteht hier kaum eine Grenze gegenüber den entzündlichen Hyperplasien, wie den spitzen Kondylomen, Warzen u. dgl.

Selten gehen **Adenome** von Talg- oder Schweißdrüsen aus (Adenoepitheliom der Talgdrüsen von Pick). Die Adenome der Schweißdrüsen — Hydroadenome — sind oft zystisch, zum Teil papillär.

Es gibt gutartige Epitheliome (den Cholesteatomen ähnlich), welche von versprengten Epidermiskeimen abzuleiten sind; sie können Kalk oder auch Knochenbildung aufweisen.

Von den **bösartigen Geschwülsten** kommen Sarkome und Krebse in Betracht.

Unter den **Sarkomen** finden sich Spindelzellen- und Rundzellensarkome, Myosarkome usw.

Am wichtigsten sind die **Krebse.** Sie sitzen mit Vorliebe an Übergangsstellen der Haut und Schleimhäute, an den Lippen, der Nase, den Augenlidern, am Penis, dem Hodensack, der Klitoris, der Brustwarze usw. Öfters können wir entzündliche und ähnliche Reizungen als Auslösungsursache annehmen, so bei Krebsen, welche sich an Lupusnarben, Unterschenkelgeschwüre, chronische Ekzeme, Röntgenbestrahlungen u. dgl. anschließen. Auch an den „Schornsteinfegerkrebs" und „Paraffinarbeiterkrebs" sei erinnert (s. im Allgemeinen Teil).

Man unterscheidet oft klinisch flache Hautkrebse, die schnell geschwürig werden (sog. Ulcus rodens), stellenweise vernarben und im ganzen verhältnismäßig gutartig sind, und tiefgreifende Formen von bösartigerem Verhalten. Manche Hautkrebse wachsen auch in papillärer Form.

Seinem histologischen Bau nach ist der Hautkrebs zumeist ein **Plattenepithelkrebs (Kankroid,** S. 176 f.); er nimmt seinen Ausgang vom Epithel der Epidermis oder seltener der Talgdrüsen oder Haarbälge. Manche Formen zeigen sehr ausgeprägte Verhornung, und zuweilen findet auch eine ausgedehnte Verkalkung der Krebsnester statt (Atherokarzinome).

Als zweite Hauptform sind die sog. **Krompecher-Karzinome** (s. S. 177) zu bezeichnen. Sie entsprechen gerade den gutartigeren Formen (Ulcus rodens s. o.) und sitzen mit Vorliebe am Gesicht, neben der Nase. Früher wurden sie vielfach als Endotheliome gedeutet; hierher gehören auch die in der Haut nicht seltenen, an „Zylindrome" erinnernden Formen.

Eine eigene Form bilden die Geschwülste, die sich aus farbstoffhaltigen Nävi entwickeln. Man kann sie als **maligne Melanome** bezeichnen (s. S. 179); sie sind überaus bösartig, meist mit ausgedehnter Tochterknotenbildung.

Wir sehen, wie gerade an der Haut der Krebsbildung präkanzeröse Zustände bzw. Vorgänge (s. im Allgemeinen Teil) vorausgehen können. Hierher können wir teils geschwürig zerfallende, teils vernarbende Vorgänge beim Lupus, oder nach Röntgenbestrahlungen u. dgl. mehr, aber auch angeborene Zustände, wie die zuletzt erwähnten Nävi oder das Xeroderma pigmentosum (s. o.), rechnen. Wichtig ist in dieser Hinsicht auch unter manchen Epithelatypien, die an der Grenze von Krebs (präkanzerös) stehen, besonders die sog. Bowensche Dermatose, an die sich, aber erst nach jahrzehntelangem Bestehen, Krebs anzuschließen pflegt. Bei dieser Hauterkrankung bestehen Papeln mit Schuppen und Krusten, bei deren Lösung der Grund rot, glatt oder leicht gekörnt, auch papillomatös, nässend oder leicht blutend zutage tritt. Histologisch zeigen sich nun Bilder einer Epithelwucherung, einer Akanthose (s. o.), sowie Hyper-, Para- und Dyskeratosen, inter- und intrazelluläres Ödem (Spongiose s. o.), in der Kutis meist starke Infiltrate. Vor allem aber zeigt das Epithel ein auffallendes Durcheinander seiner Zellen und unter den Epithelien besonders große, mit Vakuolen u. dgl. und mit außergewöhnlich großen Kernen. Die so veränderte, gewucherte Epidermis setzt zunächst nach unten scharf ab; später treten atypische Tiefenwucherungen und so Krebse auf. Die Grenze, wann noch von präkanzerösen Wucherungen, wann von sicherem Krebs zu reden ist, ist hier wie in allen ähnlichen Fällen überaus schwer zu ziehen. Entsprechendes läßt sich auch bei der Erzeugung der Hautkrebse im Tierversuch mittels Teer (s. im Allgemeinen Teil) verfolgen.

Von den Talg- und Schweißdrüsen aus entstehen in seltenen Fällen Krebse.

Sekundär kann die Haut bei Krebsen unter ihr liegender Gewebe ergriffen werden, so besonders bei solchen der Brustdrüse. Auch finden sich auf dem Blutwege entstandene Krebstochterknoten in der Haut.

Anhang: An den **Nägeln** findet sich die **Paronychia**, Entzündung des Nagelbettes, mit Ausgang in Eiterung, teils aus örtlichen Ursachen, besonders im Anschluß an eingewachsene Nägel, teils (beiderseitig) als Erscheinung der Syphilis. Die **Onychogryphosis** beruht auf einer Hypertrophie des unter dem Nagel liegenden Polsters, wodurch der Nagel emporgehoben und krallenförmig gekrümmt wird. **Onychomykosis** ist eine Erkrankung des Nagels durch den Favuspilz und den Pilz des Herpes tonsurans (S. 254).

Eiterungen oder Blutungen in das Nagelbett bewirken, daß der Nagel abgestoßen wird. Entzündungen der Haut, Geschwülste, welche unter dem Nagel wachsen, können ihn in Mitleidenschaft ziehen. Bei Psoriasis erkranken die Nägel häufig mit.

Anhang.

Die wichtigsten Maß- und Gewichtsangaben.

Durchschnittsgewichte der Organe normaler erwachsener Menschen. (Die Zahlen sind abgerundet; beim weiblichen Geschlecht sind die Gewichte durchschnittlich etwas geringer und nähern sich mehr der niedrigeren hier angegebenen Zahl, beim männlichen Geschlecht nähern sie sich mehr der höheren Zahl.)

```
Gehirn . . . . . . . . . . . . . . . . . . . . . . . . . . 1200—1400 g
Herz . . . . . . . . . . . . . . . . . . . . . . . . . . .  250— 350 g
Lungen: linke Lunge  . . . . . . . . . . . . . . . . .  325— 480 g
          rechte Lunge . . . . . . . . . . . . . . . . .  350— 570 g
Milz . . . . . . . . . . . . . . . . . . . . . . . . . . . .  110— 180 g (bei der Frau höher)
Leber . . . . . . . . . . . . . . . . . . . . . . . . . . . 1400—1600 g
Nieren (zusammen) . . . . . . . . . . . . . . . . . .        300 g
(Die linke ist um einige Gramm schwerer als die rechte.)
Nebennieren (zusammen) . . . . . . . . . . . . . . .      5— 13 g
```

Durchschnittsmaße am (reifen) Neugeborenen.

```
Länge . . . . . . . . . . . . . . . . . . . . . . . . . . .  50   cm
Gewicht: männlich 3250, weiblich 3000 g.
Kopfdurchmesser: kleiner querer . . . . . . . . . . . .   8   cm
       „          großer querer  . . . . . . . . . . . .   9,25 cm
       „          fronto-okzipitaler . . . . . . . . . .  12   cm
Schädelumfang . . . . . . . . . . . . . . . . . . . . . .  34   cm
Große Fontanelle: Länge . . . . . . . . . . . . . . . . . 2—2,5 cm
Länge der Nabelschnur . . . . . . . . . . . . . . . . . .  51   cm
Durchmesser des Knochenkernes in der unteren Femurepiphyse
(nicht ganz gleichbleibend) . . . . . . . . . . . . . .   5   mm
```

Altersbestimmung der Frucht nach ihrer Länge.

Für die ersten fünf Schwangerschaftsmonate ist die Länge der Frucht gleich dem Quadrat der Monatszahl. Es ergibt sich also die Reihe:

```
1 × 1, also Länge im 1. Monat  1 cm
2 × 2,  „      „     „ 2.  „     4  „
3 × 3,  „      „     „ 3.  „     9  „
4 × 4,  „      „     „ 4.  „    16  „
5 × 5,  „      „     „ 5.  „    25  „
```

Für die fünf letzten Schwangerschaftsmonate ergibt die Länge des Fötus dividiert durch 5 die Monatszahl; z. B. Länge 30 cm, also Alter: 6 Monate.

Sachverzeichnis.

Zusammengestellt von Herrn Dr. **Reineck-Wiesbaden**.

Lobulärpneumonie 475.
Lokalisationsprinzip 3.
Lordose 617. — osteomalazische 598. — rachitische 596.
Luftdruck, Schädigungen durch den 216.
Luftembolie 38.
Lumbalbruch 509.
Lungen 470. — Abszesse 477. — Aktinomyzes 335. — Amyloidtumoren 479. — Anämie 473. — Anatomie 470. — Anthrakosis 77, 478. — Atelektase 470, erworbene 470, Folgezustände 471, fötale 470, marantische 471. — Atrophia senilis 473. — Blutungen 473. — Blutzufuhr 408. — Bronchiektasien, atelektatische 471. — Chalikosis 77, 478. — Corpora amylacea 479. — Eisenlunge 478. — Emphysem 472, allgemeines substantielles 472, alveoläres, interstitielles 473, Kennzeichen 472, vikariierendes 472. — Entzündung (s. a. Pneumonie) 346, 347. — Erweichung, saure 477. — Fettembolie 37, 474. — Fremdkörper 480. — Gangrän 353, 477. — Gasaustausch 408. — Gewicht s. Anhang. — Herzfehlerzellen 473. — Induration, braune 473, zyanotische 473. — Infarkte 473, Entstehung 473. — Kollapsatelektase 471. — Kollapsinduration 471. — Kompressionsatelektase 470. — Luftembolie 38, 474. — Luftzufuhr 408. — Miliartuberkulose (s. a. diese), disseminierte 280, 287. — Mißbildungen 470. — Ödem 401, 473, Ursachen 473. — Parasiten 480. — Pigmentierungen durch Staub und Kohle 77. — Pneumonia alba 329. — Pneumonokoniosen 478. — Rotz 331. — Schimmelpilze 480. — Siderosis 77, 478. — Splenisation 471. — Stauung, chronische 473. — Syphilis 314. — Thromben 473. — Tuberkulose (s. a. Lungentuberkulose, Pneumonie) 280. — Tumoren 479. — Verstopfungsatelektase 471. — Zellembolie 38, 474.
Lungenarterie, Embolie 33.
Lungenpest 378.
Lungentuberkulose, akute 280 f. — Infektion, aerogene 273. — Angriffspunkte des Tuberkelbazillus 267. — Ausbreitung in der Lunge 281, 286. — Azinöse Form 281. — Azinös-nodöse Form 282, konfluierende azinös-nodöse Form 282. — Bronchiektasien 290. — Bronchitis chronica catarrhalis 290. — Bronchitis und Peribronchitis fibrosa und caseosa 284, 285. — Desquamativpneumonie 283. — disseminierte miliare 287. — Doppelinfektion 275. — Einschmelzung der Käsemassen 283. — Emphysem 290. — exsudative Prozesse 283. — fibröse Umwandlung 288. — Folgezustände 282, 287. — Genese 281. — Hämoptoe 289. — Hepatisation, gallertige (glatte) 284. — Induration, schiefrige 282, 288. — Kavernen 283, 288. — bei Kindern 291. — Kollapsatelektase und -induration 282. — Komplikationen 290. — Lymphangitis peribronchialis und perivascularis 287. — Miliartuberkulose (s. a. diese) 280, 287. — Phthisis, experimentelle 274, florida galoppans 285. — Pleuritiden 290. — Pneumonia caseosa 280, 283, miliaris caseosa 283. — Proliferationsprozesse 281. — Resorptionstuberkel 268, 286. — Tuberkelbildung 270. — Verkalkung 288.
Lupus erythematodes 305, 306, 672. — vulgaris 305. — hypertrophicus 184. — pernio 306.
Luteinabszesse des Ovariums 623. — Reaktion 241.
Luxationen 615.
Lymphadenose, aleukämische 202. — leukämische 201.
Lymphangioendotheliome 185.
Lymphangioma 155. — hypertrophicum 155.
Lymphangitis, thrombotische Verschlüsse von Lymphgefäßen bei 44. — tuberculosa 292, peribronchialis 287. — eitrige 341.
Lymphatischer Apparat, Wucherungen, primäre 197.

Lymphatischer Status 234.
Lymphe 40.
Lymphfisteln 44.
Lymphgefäße 40, 464. — Ektasie 464, endemische der Tropen 464. — Filaria sanguinis 464. — Lymphangitis acuta, purulenta, fibrosa 464. — Lymphorrhagie 464. — Stauungen, deren Ursachen und Folgen 464. — Syphilis 310. — thrombische Verschlüsse 44. — Tuberkulose 292. — Tumoren 464.
Lymphknoten 40, 439. — Abszesse, metastatische 135. — Amyloidose 440. — Anatomie 439. — Anthrakose 440. — Atrophie 440. — Blutresorption 440. — Einschleppung schädlicher Stoffe 439. — Hyalindegeneration 440. — Lymphadenitis acuta 440, hyperplastica, purulenta 440. — Lymphadenome 440, aleukämische 441. — Lymphogranulomatose 142, 202, 337. — Lymphome 153, 441. — Pigmentierungen 441. — Regeneration 440. — Retikulumzellen 111. — Sarkome 441. — Status lymphaticus (thymicolymphaticus) 234. — Syphilis 315. — Tuberkulose 292. — Tumoren, metastatische 441. — Verkalkung 440. — Sinuskatarrh 440.
Lymphoblasten 200.
Lymphoblastenleukämie 201.
Lymphogranuloma inguinale 351.
Lymphogranulomatose 142, 202, 336, 337.
Lymphoidzellentuberkel 267.
Lymphome 153.
Lymphorrhagie 44.
Lymphosarkom (Kundrat) 203.
Lymphozyten bei Entzündung 110, 111. — Reihe 200.
Lymphozytose 115, 433.
Lymphozytotaktisch 110.
Lymphzirkulation 40.
Lysis 223.
Lyssa 257, 380.

Maculae tendineae 454.
Madenwurm 394.
Madurafuß 335.
Magen 488. — Abszesse 490. — Anämie 489. — Anatomie 488. — Anomalien, angeborene 488. — Atrophie 490, 491. — Ätzgeschwüre 225f. — Ätznarben 225. — Blutungen 489. — Dilatation 498. — Enteroptose 499. — Entzündungen 490, diphtherische 355, phlegmonöse 490. — Erosionen, hämorrhagische 490. — Erweiterungen 498. — Etat mamelonné 490. — Galle im 499. — Gallertkrebs 496. — Gastritis acuta 490, chronica 490 (Endzustände 490), cirrhoticans 490, polyposa 490. — Gasüberfüllung 499. — Gifteinwirkungen 225. — Haarballen im 499. — Hyperämie 489. — kadaveröse Veränderungen 489. — Kalkablagerung 491. — Inhalt, abnormer 498. — Kankroide 496. — Karzinome 496, Ausbreitung, metastatische 495, 498, Blutungen 498, Prädilektionsstellen 495, ulzeröser Zerfall und Perforationen 497. — Kot im 499. — Lageveränderungen 499. — Magendarmschwimmprobe 499. — Milzbrandkarbunkel 368, 490. — Parasiten 499. — Pylorusstenose, gutartige 489, 490, karzinomatöse 498. — Sanduhr- 499. — Schleimhautdegeneration, amyloide 491, parenchymatöse 490. — Schleimhautregeneration 97. — Selbstverdauung, postmortale 488. — Skirrhus 496. — Stenosklerose Krompechers 490. — Syphilis 315. — Tuberkulose 294. — Tumoren 495f. — Ulcus rotundum 490, 491, acutum 491, Blutung 495, chronicum 493, Folgezustände 494, Lokalisation 491, Perforation 495, Pathogenese 492, Vernarbung 495. — Ulkuskarzinom